Medicina Interna de
Ambulatório

Medicina Interna de Ambulatório

Norma Arteiro Filgueira

Eduardo Andrada Pessoa de Figueiredo

Clezio Cordeiro de Sá Leitão

José Iran Costa Júnior

Jorge Monteiro Mendes

Thiago Cezar Rocha Azevedo

Daniel Christiano de Albuquerque Gomes

Virgílio Gonçalves de Lucena

Daniel Kitner

Marcelo Azevedo Cabral

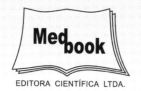

EDITORA CIENTÍFICA LTDA.

Medicina Interna de Ambulatório
Direitos exclusivos para a língua portuguesa
Copyright © 2012 by
MEDBOOK – Editora Científica Ltda.

NOTA DA EDITORA: Os autores desta obra verificaram cuidadosamente os nomes genéricos e comerciais dos medicamentos mencionados; também conferiram dados referentes à posologia, objetivando informações acuradas e de acordo com os padrões atualmente aceitos. Entretanto, em função do dinamismo da área de saúde, os leitores devem prestar atenção às informações fornecidas pelos fabricantes, a fim de se certificarem de que as doses preconizadas ou as contraindicações não sofreram modificações, principalmente em relação a substâncias novas ou prescritas com pouca frequência. Os autores e a editora não podem ser responsabilizados pelo uso impróprio nem pela aplicação incorreta de produto apresentado nesta obra.

Apesar de terem envidado o máximo de esforço para localizar os detentores dos direitos autorais de qualquer material utilizado, os autores e a editora desta obra estão dispostos a acertos posteriores caso, inadvertidamente, a identificação de algum deles tenha sido omitida.

Editoração Eletrônica
REDB – Produções Gráficas e Editorial Ltda.

CIP-BRASIL. CATALOGAÇÃO-NA-FONTE
SINDICATO NACIONAL DOS EDITORES DE LIVROS, RJ

M442

Medicina interna de ambulatório / Norma Arteiro Filgueira ... [et al.]. – Rio de Janeiro: MedBook, 2012.
1112p.

Inclui bibliografia
ISBN 978-85-99977-73-6

1. Hospitais - Serviços de ambulatório. 2. Clínica médica. I. Filgueira, Norma Arteiro.

11-6755   CDD: 616
                                      CDU: 616

10.10.11   10.10.11   030325

Reservados todos os direitos. É proibida a duplicação ou reprodução deste volume, no todo ou em parte, sob quaisquer formas ou por quaisquer meios (eletrônico, mecânico, gravação, fotocópia, distribuição na Web, ou outros), sem permissão expressa da Editora.

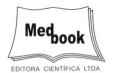

Rua Mariz e Barros 711 – Maracanã
Cep. 20270-004 – Rio de Janeiro – RJ
Telefones: (21) 2502-4438 e 2569-2524
contato@medbookeditora.com.br
medbook@superig.com.br
www.medbookeditora.com.br

Colaboradores

Adolpho Pedro de Melo Medeiros
Médico Residente do Programa de Clínica Médica do Hospital das Clínicas da UFPE.

Alessandra Ferraz de Sá
Hematologista da Clínica NEOH e do Hemope. Médica do Serviço de Hematologia do Hospital do Servidor Estadual de Pernambuco.

Alfredo Pereira Leite de Albuquerque Filho
Pneumologista titulado pela Sociedade Brasileira de Pneumologia e Tisiologia. Mestre em Ciências da Saúde pela Universidade de Pernambuco. Preceptor da Residência em Clínica Médica do Hospital Barão de Lucena – SUS – PE.

Amaury Cantilino da Silva Júnior
Professor Adjunto do Departamento de Neuropsiquiatria da UFPE. Coordenador do Programa de Saúde Mental da Mulher do Hospital das Clínicas da UFPE. Doutor em Psiquiatria pela UFPE.

Ana Carolina de Freitas Thé
Médica Assistente da Unidade de Endocrinologia e Diabetes do Hospital Agamenon Magalhães, SUS – PE. Residência em Clínica Médica pelo Hospital das Clínicas da UFPE e em Endocrinologia pelo Hospital Agamenon Magalhães.

Ana Maria Feitosa Porto
Supervisora da Residência Médica em Ginecologia e Obstetrícia do Instituto de Medicina Integral Prof. Fernando Figueira – IMIP. Doutorado em Saúde Materno-Infantil pelo Instituto de Medicina Integral Prof. Fernando Figueira – IMIP.

Ana Paula de Andrade Lima
Preceptora da Residência de Clínica Médica do Hospital Geral Otávio de Freitas. Especialista em Gastroenterologia pela FBG e em Endoscopia Digestiva pela SOBED. Residência em Clínica Médica e Gastroenterologia pelo Hospital das Clínicas da UFPE.

Ana Roberta Cunha Andrade de Figueiredo
Residência em Dermatologia e Cirurgia Dermatológica pelo Hospital das Clínicas da UFPE.

André Figueira Freitas
Residência em Neurologia pelo Hospital das Clínicas da UFPE.

Andrea Dória Batista
Residência em Clínica Médica pelo Hospital das Clínicas da UFPE. Mestre em Medicina Interna pela UFPE. Gastro-hepatologista do Real Hospital Português.

Andréa Tavares Dantas
Residência em Clínica Médica e em Reumatologia pelo Hospital das Clínicas da UFPE. Mestranda do Programa de Ciências da Saúde da UFPE.

Andresa Cavalcante Rodrigues
Residência em Clínica Médica pela UFPE. Médica Residente do Programa de Anestesiologia do Hospital das Clínicas da UFPE.

Andrezza Layane Alves Santos
Médica Residente do Programa de Cancerologia Clínica do IMIP.

Antonio Carlos Bacelar Nunes Filho
Residência em Clínica Médica pelo Hospital das Clínicas da UFPE e em Cardiologia pelo Hospital das Clínicas da USP. Médico pesquisador da Unidade Clínica de Valvopatias do Instituto do Coração – InCor-HCFMUSP.

Antônio Douglas de Lima
Médico Residente do Programa de Cancerologia Clínica do IMIP.

Arthur Maia Gomes Filho
Médico Residente do Programa de Clínica Médica do Hospital das Clínicas da UFPE.

Audes Magalhães Feitosa
Mestre em Medicina Interna pela UFPE. Especialista em Cardiologia pela SBC e em Hipertensão pela SBH. Coordenador da Cardiologia do Hospital Dom Helder Câmara/IMIP Hospitalar. Cardiologista do RealCor e PROCAPE/UPE.

Bernardo Times de Carvalho
Médico Residente do Programa de Gastroenterologia do Hospital das Clínicas da UFPE. Residência em Clínica Médica pelo Hospital das Clínicas da UFPE.

Bruline Farias de Albuquerque
Residência em Clínica Médica e Dermatologia pelo Hospital das Clínicas da UFPE.

Bruno de Alencar Mendes
Residência em Clínica Médica pelo Hospital das Clínicas da UFPE. Médico Residente do Programa de Cardiologia do Pronto-Socorro Cardiológico de Pernambuco (PROCAPE/UPE).

Bruno Leal Alves da Silva
Residência em Clínica Médica pelo Hospital Getúlio Vargas e em Cardiologia e Ergometria pelo Hospital das Clínicas da UFPE. Mestre em Ciências da Saúde pela UFPE.

Bruno Almeida Miranda
Médico Residente do Programa de Cancerologia Clínica do IMIP.

Carla Fonseca Zambaldi
Mestre em Psiquiatria e Ciências do Comportamento pela UFPE.

Carla Novaes Carvalho
Mestre em Neuropsiquiatria e Ciências do Comportamento pela UFPE. Preceptora da Residência de Psiquiatria do Hospital das Clínicas da UFPE. Psiquiatra e Preceptora de Psicoterapia no Hospital Barão de Lucena.

Carolina do Nascimento Matias Teixeira
Residência de Clínica Médica pelo Hospital das Clínicas da UFPE e de Oncologia Clínica pelo Hospital AC Camargo. Mestre em Medicina Tropical pela UFPE.

Cecília Cavalcanti Lins de Melo
Residência em Clínica Médica pelo Hospital das Clínicas da UFPE. Médica Residente do Programa de Cardiologia do Pronto-Socorro Cardiológico de Pernambuco (PROCAPE/UPE).

Cinthia Cecília Cabral Cordeiro da Silva
Residência em Clínica Médica e Gastroenterologia pelo Hospital das Clínicas da UFPE. Mestre em Medicina Interna pela UFPE. Especialista em Gastroenterologia pela FBG. Médica Hepatologista do IMIP.

Claudia Fernanda de Lacerda Vidal
Médica Infectologista do Serviço de DIP/HC/UFPE. Chefe do Serviço de Controle de Infecção Hospitalar/HC/UFPE. Mestre em Medicina Tropical pela UFPE. Doutoranda em Medicina Tropical – UFPE.

Clélia Maria Ribeiro Franco
Neurologista e Mestre em Neurologia pela EPM-UNIFESP. Doutora em Neuropsiquiatria pela UFPE e Supervisora do Programa de Residência em Neurologia do Hospital das Clínicas da UFPE.

Clezio Cordeiro de Sá Leitão
Professor Assistente do Departamento de Medicina Clínica da UFPE. Preceptor da Residência em Clínica Médica do Hospital das Clínicas da UFPE. Mestre em Medicina Interna pela UFPE. Residência em Clínica Médica pelo HC-UFPE.

Daiane de Barros Silva
Médica Residente do Programa de Residência em Clínica Médica do Hospital das Clínicas da UFPE.

Colaboradores

Daniel Christiano de Albuquerque Gomes
Preceptor da Residência de Clínica Médica do Hospital das Clínicas da UFPE. Mestre em Ciências da Saúde pela UFPE. Residência em Clínica Médica pelo Hospital das Clínicas da UFPE. Pós-graduação em Geriatria pela PUC-RS.

Daniel Kitner
Preceptor do Programa de Residência em Clínica Médica do Hospital das Clínicas da UFPE. Residência em Clínica Médica pelo Hospital das Clínicas da UFPE. Pós-graduação em Geriatria pela PUC-RS e Mestre em Medicina Interna pela UFPE.

Daniella Ericson Araújo
Médica Residente do Programa de Clínica Médica do IMIP.

David Lopes Lima Cavalcanti Coelho
Residência em Clínica Médica pelo Hospital das Clínicas da UFPE e em Pneumologia pela Faculdade de Medicina da USP. Especializando em Endoscopia Respiratória do Hospital das Clínicas da Faculdade de Medicina da USP.

Demetrius Montenegro
Residência em Infectologia pelo Hospital Universitário Oswaldo Cruz. Mestrado em Medicina Tropical pela UFPE. Especialização em Infectologia no Hôpital Necker Enfant Malade – Université de Paris et Institut Pasteur – Paris. Gerente do Isolamento de Adultos do Hospital Universitário Oswaldo Cruz.

Denise Maria do Nascimento Costa
Residência em Clínica Médica pelo Hospital da Restauração. Médica Residente do Programa de Nefrologia do Hospital das Clínicas da UFPE.

Dirceu de Lavôr Sales
Presidente do Colégio Médico Brasileiro de Acupuntura – CMBA. Especialista em Clínica Médica, Acupuntura, e formação em Clínica de Dor. Supervisor da Residência em Acupuntura do HC-UFPE.

Eduardo Andrada Pessoa de Figueiredo
Preceptor do Programa de Residência em Clínica Médica do Hospital das Clínicas da UFPE. Médico Intensivista do HC-UFPE. Residência em Clínica Médica pelo Hospital das Clínicas da UFPE. Pós-graduação em Geriatria pela PUC-RS. Mestre em Medicina Interna pela UFPE.

Elaine Cabral de Brito
Residência em Clínica Médica pelo Hospital das Clínicas da UFPE. Médica Residente do Programa de Cardiologia do Pronto-Socorro Cardiológico de Pernambuco (PROCAPE/UPE).

Elba Lúcia Wanderley
Diretora de Ensino do Colégio Médico de Acupuntura/PE. Especialista em Ginecologia, Acupuntura, e formação em Clínica de Dor. Preceptora da Residência em Acupuntura do HC-UFPE. Mestranda de Cirurgia Pediátrica da UF do Ceará-UFC.

Emanuel Sávio Cavalcanti Sarinho
Professor Doutor Adjunto IV da Pós-graduação em Ciências da Saúde e em Saúde da Criança e do Adolescente. Pesquisador do CNPQ na área de Alergia e Imunologia Clínica. Supervisor dos Programas de Residência Médica em Pediatria e em Alergia e Imunologia do Hospital das Clínicas da UFPE.

Emmanuel Victor Magalhães Nogueira
Médico Residente do Programa de Clínica Médica do Hospital das Clínicas da UFPE.

Fabiano Lima Cantarelli
Residência em Clínica Médica pelo Hospital das Clínicas da UFPE e em Cardiologia e Hemodinâmica pelo Pronto-Socorro Cardiológico de Pernambuco (PROCAPE-UPE). Especialista em Cardiologia pela SBC. Médico Cardiologista do PROCAPE e do IMIP.

Fábio Lima Queiroga
Residência em Clínica Médica pelo Hospital das Clínicas da UFPE. Mestrando em Medicina Tropical da UFPE. Chefe do Serviço de Clínica Médica do Hospital Miguel Arraes.

Fábio Ferreira de Moura
Especialista em Endocrinologia e Metabologia pela SBEM. Mestre em Ciências da Saúde pela Universidade de Pernambuco. Vice-presidente da Sociedade Brasileira de Diabetes-PE.

Fabrício Rodrigo Pires Cagliari
Residência em Clínica Médica do Hospital das Clínicas da UFPE. Médico Residente de Geriatria do Real Hospital Português.

Felipe da Silva Marinho
Oncologista Clínico do IMIP e da Clínica NEOH. Preceptor da Residência Médica em Cancerologia Clínica do IMIP.

Franco Junqueira
Médico Psiquiatra. Mestre em Ciências da Saúde pela Universidade de Pernambuco, Professor Assistente da Universidade de Pernambuco.

Gilda Kelner
Professora do Departamento de Medicina Clínica da UFPE. Psicanalista. Coordenadora de Grupos Ballint. Membro da Academia Pernambucana de Medicina.

Giordano Bruno de Oliveira Parente
Residência de Cardiologia pelo Hospital das Clínicas da UFPE. Mestre em Medicina Interna pela UFPE. Supervisor do Programa de Residência em Cardiologia do Hospital Agamenon Magalhães.

Gisela de Oliveira Saunders
Médica com Especialização em Ginecologia e Obstetrícia pelo IMIP. Preceptora da Residência Médica em Ginecologia e Obstetrícia do IMIP.

Guilherme Jorge Costa
Mestre em Pneumologia pela UNIFESP. Preceptor do Programa de Residência Médica em Pneumologia do Hospital Otávio de Freitas.

Gustavo Gomes de Lima
Residência em Clínica Médica pelo Hospital da Restauração – SUS/PE. Residência em Clínica Médica (ano opcional) no Hospital das Clínicas da UFPE.

Gutemberg Guerra Amorim
Mestre em Neuropsiquiatria e Ciências do Comportamento. Coordenador do Ambulatório de Neurologia Cognitiva e do Comportamento do UnIR/HGA. Preceptor dos Programas de Residência em Psiquiatria do Hospital Ulysses Pernambucano e em Geriatria dos Hospitais Oswaldo Cruz, Getúlio Vargas e Português.

Heberton Medeiros Teixeira
Residência de Oncologia Clínica no Hospital AC Camargo/São Paulo. Mestre em Medicina Tropical pela UFPE.

Heloísa Ramos Lacerda
Professora Associada do Departamento de Medicina Clínica da UFPE e Professora Adjunta do Departamento de Medicina Clínica da UPE. Doutora em Doenças Infecciosas pela USP. Presidente da Sociedade Pernambucana de Infectologia.

Isaac Vieira Secundo
Residência em Clínica Médica pelo Hospital Getúlio Vargas. Médico Residente do Programa de Pneumologia do Hospital Otávio de Freitas.

Isabella Ramos de Oliveira Liberato
Residência em Clínica Médica e Gastroenterologia pelo Hospital das Clínicas da UFPE. Mestre em Medicina Interna pela UFPE.

Jamerson de Carvalho Andrade
Médico Residente de Clínica Médica do Hospital das Clínicas da UFPE.

Jesus Manoel Bernardez Gandara
Residência em Clínica Médica pelo Hospital Universitário Oswaldo Cruz e em Pneumologia pelo Hospital Otávio de Freitas. Preceptor dos Programas de Residência em Pneumologia e Clínica Médica do Hospital Otávio de Freitas. Professor Substituto da Disciplina de Pneumologia do Hospital das Clínicas da UFPE.

Jorge Monteiro Mendes
Preceptor do Programa de Residência em Clínica Médica do Hospital das Clínicas da UFPE. Residência em Clínica Médica pelo HC-UFPE.

José Iran Costa Júnior
Preceptor do Programa de Residência em Clínica Médica do Hospital das Clínicas da UFPE e do Programa de Cancerologia Clínica do IMIP. Mestre em Medicina Interna pela UFPE.

Josemir Belo dos Santos
Professor Adjunto do Departamento de Medicina Tropical da UFPE. Chefe do Serviço e Supervisor da Residência Médica de Dermatologia do Hospital das Clínicas da UFPE.

Juliana Borges Fontan
Residência em Clínica Médica pelo Hospital das Clínicas da UFPE e em Dermatologia pelo Hospital Oswaldo Cruz. Titular da Sociedade Brasileira de Dermatologia.

Juliana Cordeiro Souza Galindo
Residência em Clínica Médica, Dermatologia e Hanseníase pelo Hospital das Clínicas da UFPE. Título de Especialista pela Sociedade Brasileira de Dermatologia.

Juliana de Moura Leal Rodrigues Santos
Médica Residente do Programa de Clínica Médica do Hospital das Clínicas da UFPE.

Juliana Gusmão de Araújo
Residência em Otorrinolaringologia pelo Hospital das Clínicas da UFPE.

Juliana Santos de Santana
Residência em Clínica Médica e Nefrologia pelo Hospital das Clínicas da UFPE. Médica Assistente do Departamento de Clínica Médica do HU-FMUSP.

Jurema Telles de Oliveira Lima
Coordenadora do Serviço de Oncologia Clínica do IMIP. Doutora em Bioética pela Universidade do Porto – Portugal. Especialista em Oncologia Clínica pela SBC/AMB.

Karine Henriques de Miranda
Professora da Disciplina de Iniciação ao Exame Clínico da UFPE. Pós-graduação em Geriatria pela PUC-RS.

Laurindo Ferreira da Rocha Junior
Residência em Clínica Médica pelo Hospital Universitário Professor Alberto Nunes da UFAL. Médico Residente do Programa de Reumatologia do Hospital das Clínicas da UFPE.

Lenício Carneiro de Andrade Filho
Residência em Clínica Médica e Nefrologia pelo Hospital das Clínicas da UFPE. Preceptor da Residência em Nefrologia do IMIP.

Luana do Amaral Dias
Residência em Clínica Médica pelo Hospital das Clínicas da UFPE. Médica Residente do Programa de Cardiologia do PROCAPE.

Lucas Rampazzo Diniz
Médico Residente do Programa de Clínica Médica do Hospital das Clínicas da UFPE.

Luciana Cardoso Martins Arraes
Médica Infectologista do Hospital Universitário Oswaldo Cruz/UPE. Preceptora da Residência em Infectologia do Hospital Universitário Oswaldo Cruz/UPE. Médica intensivista do Hospital das Clínicas/UFPE. Residência em Clínica Médica pelo Hospital das Clínicas da UFPE e em Infectologia pelo Hospital Oswaldo Cruz.

Luciana Simões do Nascimento Borges
Residência em Clínica Médica pelo Hospital das Clínicas da UFPE e em Dermatologia pelo Hospital Oswaldo Cruz. Titular da Sociedade Brasileira de Dermatologia.

Lucila Maria Valente
Supervisora do Programa de Residência em Nefrologia do Hospital das Clínicas da UFPE. Doutora em Nefrologia pela Escola Paulista de Medicina. Residência Médica em Nefrologia pelo Hospital das Clínicas da UFPE.

Luiz Gonzaga de Castro
Professor Associado de Dermatologia da Universidade Federal de Pernambuco. Doutor em Dermatologia pela Universidade de São Paulo.

Lydia Teófilo de Moraes Falcão
Médica Residente do Programa de Clínica Médica do Hospital das Clínicas da UFPE.

Marcello Cavalcanti Borges
Residência em Psiquiatria pelo Hospital das Clínicas da UFPE. Especialista em Psiquiatria pela ABP/AMB. Psiquiatra da Secretaria Saúde do Estado de Pernambuco (Hospital Geral da Mirueira) e da Prefeitura do Recife.

Marcelo Ataíde de Lima
Residência Médica em Neurologia pelo Hospital das Clínicas da UFPE.

Marcelo Azevedo Cabral
Preceptor do Programa de Clínica Médica do Hospital das Clínicas da UFPE. Pós-graduação em Geriatria pela PUC-RS. Mestre em Ciências da Saúde pela Universidade de Pernambuco. Residência em Clínica Médica pelo Hospital das Clínicas da UFPE.

Marcelo Carvalho Vieira de Melo
Supervisor da Residência de Clínica Médica do Hospital Geral Otávio de Freitas. Especialista em Gastroenterologia pela FBG e em Endoscopia Digestiva pela SOBED. Residência em Clínica Médica e Gastroenterologia pelo Hospital das Clínicas da UFPE.

Márcio Sanctos Costa
Mestre em Saúde Materna pelo IMIP. Médico Intensivista pela AMIB. Tutor do curso de Medicina da Faculdade Pernambucana de Saúde. Preceptor da Residência de Clínica Médica do IMIP. Preceptor das Residências de Medicina Intensiva do Hospital Esperança e do Hospital Miguel Arraes.

Marclébio Manuel Coêlho Dourado
Residência em Clínica Médica pelo Hospital das Clínicas da UFPE. Médico Residente do Programa de Nefrologia do Hospital das Clínicas da UFPE.

Marcos Eugênio Ramalho Bezerra
Médico Residente do Programa de Neurologia do Hospital das Clínicas da UFPE.

Marcus Augusto Gomes de Matos
Mestre em Cirurgia pela UFPE. Título de Especialista em Oftalmologia pelo CBO, Especialista em Retina, Vítreo e Uveítes.

Maria Catarina de Melo Dias Guerra
Residência em Clínica Médica pelo Hospital das Clínicas da UFPE. Residência em Cardiologia pelo PROCAPE.

Maria de Fátima Silva de Lima
Residência em Clínica Médica pelo Hospital da Restauração e em Infectologia pelo Hospital das Clínicas da UFPE.

Maria do Carmo Cancio de Godoy
Preceptora do Programa de Residência em Clínica Médica do Hospital Getúlio Vargas. Especialista em Gastroenterologia pela FBG e em Endoscopia Digestiva pela SOBED. Residência de Clínica Médica pelo Hospital Barão de Lucena e de Gastroenterologia pelo Hospital das Clínicas da UFPE.

Maria Júlia Correia Lima Nepomuceno Araújo
Médica Residente do Programa de Clínica Médica do Hospital Getúlio Vargas.

Maria Magalhães Vasconcelos Guedes
Residência em Clínica Médica pelo Hospital das Clínicas da UFPE. Pós-graduação em Geriatria pela PUC-RS. Tutora do Internato de Clínica Médica da Faculdade Pernambucana de Saúde/IMIP. Mestranda em Ciências da Saúde da UFPE.

Marília Montenegro Cabral
Professora nível Adjunto I da Faculdade de Ciências Médicas – Universidade de Pernambuco. Médica Pneumologista do Pronto-Socorro Cardiológico de Pernambuco (PROCAPE).

Martha de Souza Castro
Residência em Gastroenterologia pelo Hospital das Clínicas da UFPE. Especialista em Gastroenterologia pela FBG, em Endoscopia Digestiva pela SOBED e em Hepatologia pela SBH. Médica Gastroenterologista do Hospital da Polícia Militar de Pernambuco.

Mateus da Costa Machado Rios
Residência em Clínica Médica pelo Hospital das Clínicas da UFPE e Hospital Universitário da UFPB. Médico Residente do Programa de Alergia e Imunologia Clínica do Hospital das Clínicas da UFPE.

Max Grinberg
Diretor da Unidade Clínica de Valvopatias do Instituto do Coração – InCor-HC-FMUSP.

Moacir Batista Jucá
Médico Infectologista do Hospital Correia Picanço – SES. Médico Infectologista da Comissão de Controle de Infecção Hospitalar do Hospital Agamenon Magalhães – SES. Preceptor da Residência Médica em Terapia Intensiva do Hospital Esperança.

Norma Arteiro Filgueira
Professora Assistente do Departamento de Medicina Clínica da UFPE. Supervisora do Programa de Residência em Clínica Médica do Hospital das Clínicas da UFPE. Mestre em Medicina Interna pela UFPE. Residência de Clínica Médica pelo Hospital Agamenon Magalhães e em Gastroenterologia pelo Hospital das Clínicas da UFPE.

Patrícia Nunes Mesquita
Residência em Clínica Médica pelo Hospital Getúlio Vargas. Médica Residente do Programa de Endocrinologia do Hospital Agamenon Magalhães.

Colaboradores

Patrícia Travassos Karam de Arruda
Médica Residente do Programa de Clínica Médica do Hospital das Clínicas da UFPE.

Paulo de Lara Lavítola
Médico Assistente da Unidade Clínica de Valvopatias do Instituto do Coração – InCor-HC-FMUSP.

Paula Monteiro Bezerra da Cunha
Médica Residente do Programa de Cancerologia Clínica do IMIP.

Paulo Duprat
Médico Residente do Programa de Cancerologia Clínica do Hospital IMIP.

Pedro Alves da Cruz Gouveia
Preceptor do Ambulatório de Clínica Médica do Instituto de Medicina Integral Professor Fernando Figueira (IMIP)/Faculdade Pernambucana de Saúde. Mestre em Medicina Tropical pela UFPE. Residência em Clínica Médica pelo Hospital das Clínicas da UFPE.

Perla Gomes da Silva
Residência em Clínica Médica pelo Hospital da Restauração e em Dermatologia e Cosmiatria pelo Hospital das Clínicas da UFPE. Professora Substituta do Departamento de Medicina Tropical da UFPE.

Raiane Maria Dutra Negreiros Brandt
Médica com Especialização em Ginecologia e Obstetrícia pelo IMIP

Raphael Santos Bruno
Residência em Clínica Médica pelo Hospital das Clínicas – UFPE. Residente do Programa de Cancerologia do Instituto Materno-Infantil de Pernambuco – IMIP/PE.

Renata Carneiro de Menezes
Reumatologista pela Sociedade Brasileira de Reumatologia (SBR). Mestre em Saúde do Adulto e do Idoso pela UFPE. Reumatologista do Hospital Oscar Coutinho/Instituto de Medicina Integral Professor Fernando Figueira (IMIP).

Renata Mota Paixão
Médica com Especialização em Ginecologia e Obstetrícia pelo IMIP.

Renata Simões de Vasconcelos
Residência em Clínica Médica pelo Hospital das Clínicas da UFPE e em Endocrinologia pelo Hospital Agamenon Magalhães. Endocrinologista do PROCAPE.

Rita de Cassia dos Santos Ferreira
Residência em Pneumologia pelo Hospital das Clínicas da UFPE. Especialista em Pneumologia pela SBPT. Mestre em Ciências da Saúde.

Rita Marina Soares de Castro Duarte
Residência em Clínica Médica pelo Hospital das Clínicas da UFPE. Médica Residente do Programa de Reumatologia do Hospital do Servidor Público Estadual de São Paulo.

Roberta de Castro Vieira
Residências em Clínica Médica, Dermatologia e Cirurgia Dermatológica pelo Hospital das Clínicas da UFPE.

Roberto Borges Bezerra
Médico Residente do Programa de Clínica Médica do Hospital das Clínicas da UFPE.

Rodrigo Agra Bezerra dos Santos
Residência em Clínica Médica e Endocrinologia pelo Hospital das Clínicas da UFPE.

Rodrigo Alves Pinto
Médico Oncologista Clínico do IMIP e da Clínica NEOH. Supervisor do Programa de Residência Médica de Cancerologia Clínica do IMIP.

Rodrigo Cavalcanti Machado da Silva
Residência em Clínica Médica pelo Hospital das Clínicas da UFPE. Médico Residente do Programa de Psiquiatria do Hospital das Clínicas da UFPE.

Rodrigo Tancredi
Oncologista Clínico do IMIP e da Clínica NEOH. Preceptor da Residência Médica em Cancerologia Clínica do IMIP.

Samuel de Alencar Cavalcante
Residência em Clínica Médica pelo Hospital Barão de Lucena e em Nefrologia pelo Hospital das Clínicas da UFPE. Especialização em Transplante renal no Hôpital Saint Louis – Université Paris VII. Preceptor da Residência em Nefrologia do IMIP.

Saulo Barbosa Vasconcelos de Alencar
Residência em Clínica Médica pelo Hospital das Clínicas da UFPE. Médico Residente do Programa de Nefrologia do IMIP.

Sérgio Murilo Maciel Fernandes Filho
Mestre em Medicina Interna pela UFPE. Preceptor do Programa de Residência em Clínica Médica do Hospital Getúlio Vargas. Pós-graduação em Geriatria pela PUC-RS.

Sérgio Tavares França
Residência em Radiologia pela Mie University School of Medicine – Japan. Preceptor do Programa de Residência em Radiologia do IMIP. Médico Radiologista da Maximagem.

Silvio da Silva Caldas Neto
Doutor em Medicina pela USP. Livre-Docente em Otorrinolaringologia pela USP. Professor Adjunto e Coordenador da Disciplina de ORL da UFPE.

Sumaya Mahon Azevedo
Residência em Clínica Médica pelo Hospital das Clínicas da UFPE e em Dermatologia pelo Hospital Oswaldo Cruz. Especialista em Dermatologia pela Sociedade Brasileira de Dermatologia.

Terezinha Tenorio
Professora-Adjunto de Ginecologia da Universidade Federal de Pernambuco. Presidente da Sociedade Brasileira de Doenças Sexualmente Transmissíveis – Regional de Pernambuco.

Thiago Cezar Rocha de Azevedo
Preceptor do Programa de Clínica Médica do Hospital das Clínicas da UFPE. Residência em Clínica Médica pelo Hospital das Clínicas da UFPE. Mestre em Ciências da Saúde pela UFPE.

Thiago Christiano de Albuquerque Gomes
Preceptor do Programa de Residência em Clínica Médica do Hospital Agamenon Magalhães. Preceptor do Programa de Residência em Terapia Intensiva do Hospital Esperança. Especialista em Terapia Intensiva pela AMIB. Especialista em Pneumologia pela SBPT.

Thiago de Barros Saraiva Leão
Mestre em Medicina Clínica pela UFPE. Professor Substituto da Disciplina de Cardiologia da UFPE. Preceptor do Programa de Residência em Cardiologia do Hospital Agamenon Magalhães.

Thiago Lourenço Apolinário
Médico Residente do Programa de Clínica Médica do Hospital das Clínicas da UFPE.

Tiago Coimbra Costa Pinto
Médico Residente do Programa de Clínica Médica do Hospital das Clínicas da UFPE.

Tiago Durães Araújo
Médico Residente do Programa de Psiquiatria do Hospital das Clínicas da UFPE.

Tibério Batista de Medeiros
Residência em Clínica Médica e Gastroenterologia pelo Hospital das Clínicas da UFPE. Mestre em Medicina Interna pela UFPE. Especialização em Hepatologia pela UNIFESP. Professor de Gastroenterologia da Faculdade de Ciências Médicas da Paraíba. Preceptor do Ambulatório de Hepatologia do Hospital das Clínicas da UFPE.

Tomaz Christiano de Albuquerque Gomes
Médico Infectologista do Hospital Correia Picanço. Médico intensivista da UTI de Doenças Infectoparasitárias do Hospital Universitário Oswaldo Cruz – UPE. Preceptor da Residência em Terapia Intensiva do Hospital Esperança.

Valéria Ferreira Martinelli
Especialista em Endoscopia Digestiva pela SOBED e em Gastroenterologia pela FBG. Coordenadora do Ambulatório de Doença Inflamatória Intestinal do Hospital das Clínicas da UFPE. Mestranda em Medicina Interna da UFPE.

Virgílio Gonçalves de Lucena
Preceptor do Programa de Residência Médica do Hospital das Clínicas da UFPE. Médico Clínico do Hospital das Clínicas da UFPE.

Viviane Canadas
Médica Endocrinologista do Hospital das Clínicas da UFPE. Mestrado em Medicina Interna pela UFPE. Residência em Endocrinologia pelo Hospital das Clínicas da UFPE.

Viviann Albuquerque
Médica Residente do Programa de Acupuntura do Hospital das Clínicas da UFPE.

PREFÁCIO

Prezados leitores, há muitos anos tínhamos a intenção de produzir um livro que atendesse as necessidades da medicina ambulatorial em Medicina Interna. A publicação da última edição do livro *Condutas em clínica médica*, em 2007, causou em nós enorme satisfação, uma vez que a obra tem sido adotada como livro de consulta por estudantes, residentes e médicos em universidades e serviços médicos de todo o País. Sem dúvida, este foi um ponto decisivo que nos encorajou a aceitar mais um desafio.

Escrever sobre temas que abordem aspectos médicos relacionados com a medicina terciária sem dúvida é extremamente complexo. Protocolos surgem a cada minuto numa velocidade estonteante, e as informações podem ser acessadas em tempo real através das publicações *online*. Isso faz das tentativas de publicações em forma de livros algo desafiador – entre o início da confecção da obra e sua conclusão muitos aspectos podem se tornar obsoletos. Ainda assim, os *guidelines* e protocolos, citados há pouco, auxiliam o autor a nortear seus escritos pois, em meio ao subjetivo, os recursos tecnológicos voltados para aspectos pragmáticos emprestam ao texto um certo ar de objetividade. E assim, de algum modo, e muitas vezes mais fácil do que imaginamos, os capítulos vão tomando forma.

Por outro lado, abordar temas que estejam relacionados com a atenção básica, por mais elementar que possa parecer a alguns desavisados que se ocupam visceralmente com a chamada medicina de ponta, requer um olhar muito mais pluralista. Aqui não contam apenas dados objetivos, traçados muitas vezes a partir de um modelo cartesiano. Os aspectos sociais, filosóficos, religiosos e culturais recaem sobre o modelo predominantemente biomédico exigindo, deste, muito mais compromisso e discernimento sobre o entendimento real no processo saúde-doença!

A impressão, para alguns, de que a medicina baseada na atenção primária exista para os países de baixa renda e que a medicina baseada na alta tecnologia exista para os países riquíssimos é equivocada, pois a medicina em qualquer grau de complexidade começa na prevenção e na atenção básica, independente das condições socioeconômicas de qualquer país ou continente. Ou seja: os dois extremos se completam, preenchidos de nuances entre os mesmos. Isto porque sempre haverá doença nos seus diversos níveis, assim como a necessidade de preveni-las e, ao mesmo tempo, tratá-las na sua mais alta complexidade quando diagnosticadas tardiamente. Se a medicina de ponta fosse o modelo soberano, não teríamos uma epidemia de obesidade "mórbida" acometendo mais de 50% da população norte-americana. Por outro lado, se dependêssemos apenas, e tão somente, da atenção básica, o que diríamos aos milhões de seres humanos que hoje estão vivos graças ao milagre tecnológico que nos proporcionou a medicina dos transplantes, dos imunossupressores, dos quimioterápicos e da tão recente e revolucionária terapia com células-tronco?

A medicina, portanto, não pode nem deve ser dicotomizada. A visão holística na medicina estabelece o homem como um ser indivisível, que não pode ser entendido mediante uma análise separada de suas diferentes partes. "A abordagem holística propõe uma visão não fragmentada da realidade onde sensação, sentimento, razão e intuição se equilibram e se reforçam" (Pierre Weil, 1991).

Temos grandes desafios para a saúde pública, sobretudo para os estados com menores recursos. O Brasil ainda aparece como o país das contradições quanto ao investimento em saúde: diminuímos a mortalidade infantil, mas aumentamos de maneira assombrosa os partos por meio de cesarianas, e a mortalidade materna ainda é subnotificada; conseguimos nos tornar referência no mundo com o programa de combate à SIDA, inclusive fabricando medicamentos nessa área, mas ainda somos o segundo país em número de casos de hanseníase. Ainda na área das doenças infecciosas, o controle de doenças como a cólera, e daquelas que podem ser prevenidas pela vacinação, obteve êxito por meio das ações públicas eficientes, mas ainda continuamos a amargar com as taxas elevadas de mortalidade pela dengue. Avançamos nos programas de saúde da família, inclusive com a criação de programas de residência de medicina de família e comunidade e residência multiprofissional, porém as condições de saneamento básico para essas referidas áreas de atuação são inadmissíveis.

Em maio de 2011 o *The Lancet* publicou um documento de 108 páginas intitulado **Saúde no Brasil**, em que faz menção a vários aspectos, desde questões como sustentabilidade, o papel das universidades, o papel da sociedade e dos órgãos governamentais, até a trajetória percorrida por nós no que se refere às ações de combate às doenças infecciosas e crônico-degenerativas. A chamada no texto nesse documento diz: *"Em última análise, o desafio é político, exigindo um engajamento contínuo da sociedade brasileira como um todo, para assegurar o direito à saúde para todos os brasileiros."*

O que dizer então da medicina ambulatorial? O atendimento ambulatorial representa mais de 90% das atividades de um clínico geral. Ela deve ser compreendida como uma forma de atenção à saúde, oferecida de maneira generalista ou especializada a indivíduos que não apresentam necessidade de hospitalização, ou nos quais essa indicação necessite ser mais bem definida. Vale salientar que a medicina ambulatorial sempre desempenhou, e continua a desempenhar, papel de maior relevância na formação médica. Esse tipo de prática médica ambulatorial passou por três grandes revoluções consideradas marcos históricos: a primeira, a científica, valorizava os aspectos predominantemente técnicos; a segunda, que teve início por volta de 1950 e que valorizou a pedagogia, teve como meta ensinar professores a ensinar; e a terceira, que compreende o momento atual, tem a preocupação com os aspectos sociais e com a saúde da comunidade no seu próprio ambiente de moradia. Segundo Duncan (2004): "A consulta ambulatorial é um momento central na clínica da atenção básica. Representa o ambiente em que o clínico pode exercer suas habilidades em favor do paciente e sua família, definindo a relação que se estabelecerá e legitimando a inserção do médico na comunidade." O paciente ambulatorial, por sua vez, ainda nesse contexto, deve ser estimulado pelo médico a assumir a maior parte da responsabilidade pelo seu próprio cuidado, a partir de elementos que lhe serão fornecidos. Isto é, deve administrar a maior parte do seu tratamento monitorando quaisquer dados que possam ser úteis ao seu médico.

Em seu atendimento ambulatorial, caberá ao médico generalista, portanto, a responsabilidade do princípio da longitudinalidade, em especial para as doenças de curso crônico que não podem ser dissociadas das ações preventivas nem curativas, de maneira simultânea e oportuna.

Dedicamos este livro a todos os colegas médicos de nosso país que acreditam na produção do conhecimento desvinculado de interesses que subtraem o papel da instituição pública na formação de profissionais, a serviço da sociedade.

Nossos sinceros agradecimentos a todos os colaboradores.

Os autores

Sumário

SEÇÃO I – ABORDAGEM INICIAL AO PACIENTE AMBULATORIAL, 1

CAPÍTULO 1
Relação Médico-Paciente: Uma Abordagem Ambulatorial, 3
Gilda Kelner
Clezio Cordeiro de Sá Leitão

CAPÍTULO 2
Avaliação Clínica Preventiva, 8
Clezio Cordeiro de Sá Leitão
Thiago Lourenço Apolinário

CAPÍTULO 3
Avaliação Clínica do Idoso, 26
Daniel Christiano de Albuquerque Gomes
Rodrigo Cavalcanti Machado da Silva

SEÇÃO II – QUEIXAS COMUNS NO AMBULATÓRIO, 35

CAPÍTULO 4
Emagrecimento, 37
Virgílio Gonçalves de Lucena
Rodrigo Agra Bezerra dos Santos
Marclébio Manuel Coêlho Dourado

CAPÍTULO 5
Febre, 42
Luciana Cardoso Martins Arraes
Marclébio Manuel Coêlho Dourado

CAPÍTULO 6
Linfonodomegalia, 48
Jose Iran Costa Júnior
Jurema Telles de Oliveira Lima
Bruno Almeida Miranda
Paula Monteiro da Cunha Melo

CAPÍTULO 7
Cãibras, 56
Pedro Alves da Cruz Gouveia
Bernardo Times de Carvalho
Denise Maria do Nascimento Costa

CAPÍTULO 8
Fadiga, 64
Clezio Cordeiro de Sá Leitão
Adolpho Pedro de Melo Medeiros

CAPÍTULO 9
Síndrome da Apneia Obstrutiva do Sono, 82
Marília Montenegro Cabral

CAPÍTULO 10
Incontinência Urinária, 88

Márcio Sanctos Costa
Daniella Ericson Araújo
Eduardo Andrada Pessoa de Figueiredo

CAPÍTULO 11
Prurido, 98

Juliana Cordeiro Souza Galindo
Bruline Farias de Albuquerque

CAPÍTULO 12
Dor nas Pernas, 110

Sérgio Murilo Maciel Fernandes Filho
Isaac Vieira Secundo
Eduardo Andrada Pessoa de Figueiredo

CAPÍTULO 13
Queixas Orais Comuns no Ambulatório, 122

Norma Arteiro Filgueira
Daiane de Barros Silva

CAPÍTULO 14
Icterícia, 128

Norma Arteiro Filgueira
Lucas Rampazzo Diniz

CAPÍTULO 15
Ascite, 136

Norma Arteiro Filgueira
Andresa Cavalcante Rodrigues

CAPÍTULO 16
Dor Abdominal, 149

Gustavo Gomes de Lima
Raphael Santos Bruno

CAPÍTULO 17
Diarreia, 160

Thiago Cezar Rocha de Azevedo
Norma Arteiro Filgueira

CAPÍTULO 18
Edema, 175

Lucila Maria Valente
Mateus da Costa Machado Rios

CAPÍTULO 19
Soluço, 185

Ana Paula de Andrade Lima
Marcelo Carvalho Vieira de Melo

CAPÍTULO 20
Constipação Intestinal, 191

Thiago Cezar Rocha de Azevedo
Elaine Cabral de Brito

CAPÍTULO 21
Avaliação da Dor Articular, 198

Clezio Cordeiro de Sá Leitão
Jamerson de Carvalho Andrade

CAPÍTULO 22
Lombalgia, 209

Sérgio Murilo Maciel Fernandes Filho
Maria Júlia Correia Lima Nepomuceno Araújo
Eduardo Andrada Pessoa de Figueiredo

CAPÍTULO 23
Cefaleias, 219

Clélia Maria Ribeiro Franco
Marcelo Ataíde de Lima

CAPÍTULO 24
Tonturas e Síncope, 228

Sérgio Murilo Maciel Fernandes Filho
Patrícia Nunes Mesquita

CAPÍTULO 25
Dispneia, 237

Thiago Christiano de Albuquerque Gomes
Lucas Rampazzo Diniz

CAPÍTULO 26
Dor Torácica, 244

Maria Catarina de Melo Dias Guerra
Luana do Amaral Dias

CAPÍTULO 27
Tosse, 257

Alfredo Pereira Leite de Albuquerque Filho
Fabrício Rodrigo Pires Cagliari

SEÇÃO III – TÓPICOS ENVOLVENDO SISTEMAS ESPECÍFICOS, 267

CAPÍTULO 28
Hipertensão Arterial Sistêmica, 269

Audes Magalhães Feitosa
Bruno de Alencar Mendes

CAPÍTULO 29
Insuficiência Cardíaca, 289

Giordano Bruno de Oliveira Parente
Elaine Cabral de Brito

CAPÍTULO 30
Fibrilação Atrial, 300

Thiago de Barros Saraiva Leão
Patrícia Travassos Karam de Arruda

CAPÍTULO 31
Doença Coronariana Crônica – Angina Estável, 307

Fabiano Lima Cantarelli
Cecília Cavalcanti Lima de Melo

CAPÍTULO 32
Doença Pulmonar Obstrutiva Crônica (DPOC), 324

David Lopes Lima Cavalcanti Coelho
Rita Marina Soares de Castro Duarte

CAPÍTULO 33
Asma Brônquica, 334

Jesus Manoel Bernardez Gandara
Andresa Cavalcante Rodrigues

CAPÍTULO 34
Infecções de Vias Aéreas Superiores, 349

Silvio da Silva Caldas Neto
Juliana Gusmão de Araújo

CAPÍTULO 35
Infecções Broncopulmonares, 360

Rita de Cassia dos Santos Ferreira
Juliana de Moura Leal Rodrigues Santos

CAPÍTULO 36
Rinite Alérgica, 367

Emanuel Sávio Cavalcanti Sarinho
Marcos Eugênio Ramalho Bezerra

CAPÍTULO 37
Diabetes Mellitus: Diagnóstico e Tratamento, 377

Ana Carolina de Freitas Thé
Tiago Coimbra Costa Pinto

CAPÍTULO 38
Complicações Microvasculares do *Diabetes Mellitus*, 389

Fábio Ferreira de Moura
Marcus Augusto Gomes de Matos

CAPÍTULO 39
Obesidade, 397

Viviane Canadas
Eduardo Andrada Pessoa de Figueiredo

CAPÍTULO 40
Hipotireoidismo e Hipertireoidismo, 406

Renata Simões de Vasconcelos
Patrícia Travassos Karam de Arruda

CAPÍTULO 41
Hiperuricemia Assintomática e Gota, 422

Jorge Monteiro Mendes
Daiane de Barros Silva

CAPÍTULO 42
Nódulos Tireoidianos, 432

Ana Carolina de Freitas Thé
Jamerson de Carvalho Andrade
Eduardo Andrada Pessoa de Figueiredo

CAPÍTULO 43
Dislipidemias, 438

Jorge Monteiro Mendes
Tiago Coimbra Costa Pinto

CAPÍTULO 44
Osteoporose, 454

Marcelo Azevedo Cabral
Rita Marina Soares de Castro Duarte

CAPÍTULO 45
Osteoartrite, 464

Renata Carneiro de Menezes
Rita Marina Soares de Castro Duarte

CAPÍTULO 46
Fibromialgia, 472

Pedro Alves da Cruz Gouveia
Renata Carneiro de Menezes

CAPÍTULO 47
Artrite Reumatoide, 480

Andréa Tavares Dantas
Laurindo Ferreira da Rocha Junior

CAPÍTULO 48
Lúpus Eritematoso Sistêmico, 497

Clezio Cordeiro de Sá Leitão
Mateus da Costa Machado Rios

CAPÍTULO 49
Doença do Refluxo Gastroesofágico, 536

Cinthia Cecília Cabral Cordeiro da Silva
Emmanuel Victor Magalhães Nogueira

CAPÍTULO 50
Síndrome do Intestino Irritável (SII), 544

Isabella Ramos de Oliveira Liberato
Lydia Teófilo de Moraes Falcão

CAPÍTULO 51
Helicobacter pylori e Doenças Associadas: Quando e Como Tratar, 550

Maria do Carmo Cancio de Godoy
Martha de Souza Castro

CAPÍTULO 52
Parasitoses Intestinais, 557

Thiago Cezar Rocha de Azevedo
Emmanuel Victor Magalhães Nogueira

CAPÍTULO 53
Colelitíase, 571

Andrea Dória Batista
Lydia Teófilo de Moraes Falcão

CAPÍTULO 54
Cirrose Hepática, 575

Norma Arteiro Filgueira
Bernardo Times de Carvalho

CAPÍTULO 55
Doença Inflamatória Intestinal, 596

Valéria Ferreira Martinelli
Norma Arteiro Filgueira
Rodrigo Cavalcanti Machado da Silva

CAPÍTULO 56
Furunculose de Repetição, 616

Luciana Simões do Nascimento Borges

Sumário

CAPÍTULO 57
Erisipela, 620
Juliana Borges Fontan

CAPÍTULO 58
Dermatoses Infecciosas, 623
Ana Roberta Cunha Andrade de Figueirêdo
Josemir Belo dos Santos

CAPÍTULO 59
Urticária, 632
Eduardo Andrada Pessoa de Figueiredo
Sumaya Mahon Azevedo
Emanuel Sávio Cavalcante Sarinho

CAPÍTULO 60
Doenças Sexualmente Transmissíveis, 641
Terezinha Tenorio
Luiz Gonzaga de Castro

CAPÍTULO 61
Transtornos de Ansiedade, 658
Amaury Cantilino da Silva Júnior
Carla Fonseca Zambaldi

CAPÍTULO 62
Depressão, 665
Franco Junqueira
Daniel Kitner

CAPÍTULO 63
Transtornos Alimentares, 673
Amaury Cantilino da Silva Júnior
Tiago Durães Araújo

CAPÍTULO 64
Demências, 678
Gutemberg Guerra Amorim
André Figueira Freitas

CAPÍTULO 65
Infecção do Trato Urinário, 699
Demetrius Montenegro
Jorge Monteiro Mendes

CAPÍTULO 66
Urolitíase, 704
Juliana Santos de Santana

CAPÍTULO 67
Doença Renal Crônica, 710
Samuel de Alencar Cavalcante
Saulo Barbosa Vasconcelos de Alencar

CAPÍTULO 68
Climatério, 720
Gisela de Oliveira Saunders
Renata Mota Paixão
Raiane Maria Dutra Negreiros Brandt

CAPÍTULO 69
Tuberculose, 731
Clezio Cordeiro de Sá Leitão
Fábio Lima Queiroga

CAPÍTULO 70
Infecções pelo Vírus Herpes, 759
Claudia Fernanda de Lacerda Vidal

CAPÍTULO 71
Hepatites Virais, 768
Norma Arteiro Filgueira
Thiago Cezar Rocha de Azevedo
Fabrício Rodrigo Pires Cagliari

CAPÍTULO 72
Infecção pelo HIV, 795
Luciana Cardoso Martins Arraes
Moacir Batista Jucá
Tomaz Christiano de Albuquerque Gomes

CAPÍTULO 73
Esquistossomose Mansônica, 811

Tibério Batista de Medeiros

CAPÍTULO 74
Hanseníase, 817

Roberta de Castro Vieira
Perla Gomes da Silva

CAPÍTULO 75
Doença de Chagas, 835

Bruno Leal Alves da Silva
Clezio Cordeiro de Sá Leitão

SEÇÃO IV – ACHADOS ANORMAIS EM EXAMES COMPLEMENTARES, 845

CAPÍTULO 76
Eosinofilia, 847

José Iran Costa Júnior
Mateus da Costa Machado Rios
Eduardo Andrada Pessoa de Figueiredo

CAPÍTULO 77
Anemias, 854

Alessandra Ferraz de Sá

CAPÍTULO 78
Alteração de Enzimas Hepáticas, 871

Tibério Batista de Medeiros

CAPÍTULO 79
Sumário de Urina, 881

Lenício Carneiro de Andrade Filho

CAPÍTULO 80
Uso Racional dos Marcadores Tumorais e Biológicos, 886

Carolina do Nascimento Matias Teixeira
Heberton Medeiros Teixeira
José Iran Costa Júnior
Paulo Duprat

CAPÍTULO 81
Hipercalcemia, 896

Rodrigo Alves Pinto
Andrezza Layane Alves Santos

CAPÍTULO 82
Avaliação Laboratorial das Doenças Reumáticas, 904

Clezio Cordeiro de Sá Leitão

CAPÍTULO 83
Lesões Hepáticas Focais, 926

Sérgio Tavares França
Norma Arteiro Filgueira
Adolpho Pedro de Melo Medeiros

CAPÍTULO 84
Nódulo Pulmonar Solitário, 945

Thiago Christiano de Albuquerque Gomes
David Lopes Lima Cavalcanti Coelho

CAPÍTULO 85
Massas Renais, 949

Felipe da Silva Marinho
José Iran Costa Júnior
Antônio Douglas de Lima

CAPÍTULO 86
Massas Mediastinais, 955

José Iran Costa Júnior
Arthur Maia Gomes Filho
Rodrigo Tancredi
Jurema Telles de Oliveira Lima

CAPÍTULO 87
Lesões Osteolíticas, 963

Márcio Sanctos Costa
Eduardo Andrada Pessoa de Figueiredo
Arthur Maia Gomes Filho

SEÇÃO V – SITUAÇÕES ESPECIAIS, 969

CAPÍTULO 88
Álcool: Tratamento do Abuso, Dependência e Síndrome de Abstinência, 971

Eduardo Andrada Pessoa de Figueiredo
Roberto Borges Bezerra

CAPÍTULO 89
Tabagismo e Cessação do Tabagismo, 985

Guilherme Jorge Costa

CAPÍTULO 90
Transtornos Decorrentes do Uso de Drogas Psicoativas, 991

Marcello Cavalcanti Borges
Carla Novaes Carvalho

CAPÍTULO 91
Corticoterapia – Indicações, Dosagens e Cuidados com o Usuário, 999

Renata Carneiro de Menezes
Eduardo Andrada Pessoa de Figueiredo
Marclébio Manuel Coêlho Dourado

CAPÍTULO 92
Manejo da Anticoagulação Oral, 1007

Antonio Carlos Bacelar Nunes Filho
Paulo de Lara Lavítola
Max Grinberg

CAPÍTULO 93
Fármacos no Idoso, 1013

Maria Magalhães Vasconcelos Guedes

CAPÍTULO 94
Uso de Fármacos na Gestação, 1020

Ana Maria Feitosa Porto

CAPÍTULO 95
Imunizações em Adolescentes e Adultos, 1025

Heloísa Ramos Lacerda de Melo
Maria de Fátima Silva de Lima

CAPÍTULO 96
Vitaminas e Antioxidantes, 1037

Daniel Christiano de Albuquerque Gomes
Karine Henriques de Miranda

CAPÍTULO 97
Acupuntura, 1046

Dirceu de Lavôr Sales
Elba Lúcia Wanderley
Viviann Albuquerque

CAPÍTULO 98
Orientações para Uso dos Principais Analgésicos em Ambulatório, 1055

José Iran Costa Júnior
Jurema Telles de Oliveira Lima
Raphael Santos Bruno

Índice Remissivo, 1069

Medicina Interna de Ambulatório

SEÇÃO I

Abordagem Inicial ao Paciente Ambulatorial

Relação Médico-Paciente
Uma Abordagem Ambulatorial

CAPÍTULO 1

Gilda Kelner • Clezio Cordeiro de Sá Leitão

INTRODUÇÃO

Este capítulo tem como objetivo destacar o papel do médico, não só o clínico geral, mas todo aquele que, de algum modo, tenha de lidar com as questões transferenciais e contratransferenciais articuladas às suas habilidades técnicas. Vale destacar que uma escuta e uma acolhida competentes não dão conta, isoladamente, como instrumentos de abordagem médica. Há um lugar do qual todos os médicos quase sempre fogem: o de se debruçar sobre o que está por trás da semiotécnica, da lista de diagnósticos e, por fim, da prescrição. Quase sempre os pacientes precisarão muito mais de retaguarda diante daquilo que simboliza a morte, ou seja, o medo, a incerteza e, sobretudo, a percepção de finitude. E nem sempre haverá a possibilidade de transferir a outros a responsabilidade do cuidar em sua mais ampla plenitude.

Qual a obrigação da qual temos de nos sustentar? Qual o direito do qual temos de nos ausentar? Esse direito e/ou dever existe inexoravelmente? Ou talvez a pergunta deva ser: se não tivermos este preparo, quem terá? O correto é se ausentar ou buscar preparo? A aquisição das competências inerentes e intransferíveis à condição de médico não pode ser banalizada. Afinal de contas estão em jogo a fragilidade de quem cuida e as necessidades daquele que sofre, na condição de não se sentir tão desamparado.

Assim sendo, tomaremos como instrumento de trabalho a vivência num Grupo Balint, coordenado pela Dra. Gilda Kelner, a partir do relato de um caso que consideramos oportuno intitular:

"UM ATENDIMENTO AMBULATORIAL INQUIETANTE!"

RELATO DO DR. JONAS

Um colega de infância, advogado, me pede para atender, com urgência, seu sogro deprimido. Pela demanda, imaginei algo urgentíssimo. Deparo-me com um senhor de 50 anos que me parece algo dismórfico. Imaginei se teria sido submetido a alguma cirurgia disabsortiva, gastroplastia? Ou seria acromegálico? De bermudas, percebi edema significativo de membros inferiores e, pelo volume do abdome, talvez apresentasse ascite. Emagrecido.

Ele foi muito objetivo: "vim porque fui encaminhado a uma tomografia por algumas queixas vagas e, depois, a uma ressonância magnética, que mostrou um colangiocarcinoma. Fui a vários oncologistas daqui, uns quatro ou cinco, e depois fui consultar um cirurgião em São Paulo. A cirurgia, que deveria durar umas cinco horas ou mais, terminou rapidamente. O cirurgião abriu e fechou meu abdome sem nenhuma intervenção – o tumor já comprometia vários órgãos – e me encaminhou para uma quimioterapia. Todos os oncologistas falam a mesma coisa, quando pergunto o que vai me acontecer: 'TUDO DEPENDE DE SEU ORGANISMO...' Resolvi submeter-me ao tratamento, pesquisei muito na internet, vi que a pessoa, nestas condições, vive um a dois anos, mas o que quero, OBJETIVAMENTE, é qualidade de vida, que sejam três ou quatro anos com qualidade de vida."

Dr. Jonas se surpreende com tão pragmática apresentação do problema: "não chorou, não captei tristeza nele. Conta que é advogado, que quer poder trabalhar e ter uma vida normal... com um colangiocarcinoma!"

Reginaldo, o paciente, retoma sua fala: "quero que o senhor, doutor, passe um remédio para eu ter qualidade de vida." Dr. Jonas argumentou que o médico só prescreve uma medicação quando o paciente apresenta sintomas compatíveis com determinada doença e acrescenta: "você está com um tumor no abdome, é uma situação

3

muito difícil, o que mexe com a vida da pessoa e, claro, a pessoa pode deprimir, situação em que o tratamento fica indicado. Mas isso não muda a situação externa." Dr. Jonas pergunta se Reginaldo já pensou em conversar com alguém sobre o que está acontecendo. Reginaldo responde que parou de conversar com os amigos porque perguntam-lhe o que está sentindo e relembram a doença, o que ele quer evitar. Dr. Jonas pergunta como será a qualidade de vida sem mexer com essas coisas. Ele responde que os psicólogos não sabem de nada sobre a doença e ainda pretendem saber: "relembram tudo o que está acontecendo. Aqui com o senhor, doutor, é completamente diferente, porque, ao término da consulta, sairei com uma receita de remédio e vou ter a ilusão..." Reginaldo interrompe a frase e o Dr. Jonas fica com a impressão de que ele pensou que vai poder ter uma ilusão de melhorar a qualidade de vida...

Dr. Jonas alude, para o grupo Balint, que há que se fazer o diagnóstico diferencial entre tristeza, depressão, falta de interesses, desânimo etc.

Reginaldo se reporta ao seu sentimento: SEM PROJETO DE VIDA. Nessa altura da consulta, Dr. Jonas pergunta como o paciente se sente em relação ao seu corpo e ele responde: "já tirei líquido da barriga. É muito estranho estar com a barriga e as pernas assim. Os médicos não querem tirar mais líquido porque eles dizem que a pessoa perde muitos outros elementos junto com o líquido."

Dr. Jonas fica pensando, diante dessas afirmações de Reginaldo, como o paciente se sente ficando deformado. "A paracentese ocorrera há pouco mais de 40 dias. Ele levantou a camisa e me mostrou o abdome."

Dr. Jonas se esforça tentando encontrar um quadro depressivo que justifique a prescrição da medicação antidepressiva, precisando atender a demanda de Reginaldo. "Deu-me uma grande insegurança de perder o paciente, de não ter tempo de fazê-lo compreender certas coisas... Ele consultou quatro ou cinco oncologistas... Ele tem uma reação depressiva... Qual o nível de frustração se ele sair do ambulatório sem a receita? Daria para esperar... Fico inquieto com isso... Indaguei-me se estaria sendo ético, prescrevendo, sem uma real indicação, ou não. Quando falo em perder o paciente, não é uma questão financeira, até porque o atendo num ambulatório para pacientes de baixa renda. É a questão de não poder trabalhar o que deveria ser trabalhado com essa pessoa..."

"A esposa, Sofia, quis entrar no início, e pedi que ela aguardasse na sala de espera. Depois de ter conversado bastante com Reginaldo, convidei-a a entrar. Os médicos lhe disseram que o mais importante é que o marido estivesse com a 'cabeça boa'. Como alguém pode estar com a cabeça boa numa circunstância daquelas? Uma notícia dessas, de repente! Fico cada vez mais sem lugar na consulta."

"Reginaldo contou que um paciente que ele conheceu fazia quimioterapia com um cateter implantado numa veia do pescoço, mas que em breve o cateter seria removido. No seu caso, ele indagou ao médico quando o seu cateter seria removido e este lhe respondeu que ele não tinha perspectiva de tirá-lo."

"Incomodava-me cada vez mais o discurso dele de querer manter uma vida normal até morrer. Não caiu a ficha para ele de que a vida será um suplício... E eu estava encarregado de livrá-lo do suplício."

"Quando Sofia entrou, ele se irritou com as questões colocadas por ela. Argumentou que Reginaldo não acreditava em Deus e ela achava imprescindível introduzir Deus na vida, sobretudo naquelas circunstâncias. Enfatizou também que fazia de tudo por ele. Apesar de ter parado sua vida, por causa da doença, não se descuidava da aparência, do visual, para ele, ia à manicure... Além dos dois pontos anteriores que eram prioritários para ela, Deus e o visual, ela destacou um terceiro ponto, sugerido pelos médicos, que era o de cortar um nervo para tirar a dor. Como o cirurgião alertou que esse procedimento tinha um risco de algum nível de paralisia, ele recusou. Preferiu manter a Metadona de seis em seis horas e o uso crônico de Clonazepam e Bromazepam. A esposa queixava-se da sonolência de Reginaldo. Na cabeça dela, eu deveria dar esses conselhos a Reginaldo, dos pontos levantados por ela. Do jeito que estava, ele estava isolado, na cama, sem falar com ninguém... E piorando. No fim, eu dei três opções: observar e esperar, intervir com psicoterapia, medicar. Ele e a esposa quiseram a prescrição. Fiquei inquieto. Os critérios do DSM (*Diagnostic and Statistical Manual of Mental Disorders*) são muito amplos, terminam encobrindo o essencial da situação. E, nesse ambulatório, não tenho como marcar um paciente semanalmente. Optei por prescrever Citalopram, por julgar este antidepressivo mais adequado."

Clezio opina no Balint

Pelos critérios do DSM, quase todo mundo com tristeza profunda é deprimido, fazendo parte do quadro. Fico lembrando aquela entrevista do célebre professor de Psiquiatria da USP, nas páginas amarelas da revista X, indicando antidepressivos para pacientes "normais", porque o resultado é que eles ficam "mais que normais". Algo incompreensível para mim.

Acho que Jonas se viu tolhido pelo DSM e pelas amarras da formação. Essa busca inequívoca de um diagnóstico como fundamental. Nem sempre isso se aplica, sem ninguém se descuidar de saber elaborar os diagnósticos psiquiátricos precisos e suas respectivas terapêuticas.

Esse paciente, como se diz em linguagem corrente, pegou Jonas de mau jeito. O que é qualidade de vida no caso dele? Jonas deveria ser Higeia, Panaceia, Asclépio, teria que inventar o que está fora da Medicina. Jonas é extremamente fiel à técnica, isso às vezes complica. A formação técnica é muito cartesiana. A técnica só vai até o que está previamente estabelecido para seu usufruto. É previsível. E a imprevisibilidade, inerente à condição humana e ao exercício da Medicina?

Jonas já foi terapêutico antes de medicá-lo, sabendo ouvi-lo, embora inquieto. O remédio foi apenas um detalhe, em minha opinião. Os especialistas anteriores já disseram tudo o que achavam e o encaminharam para alguém que "fizesse sua cabeça boa". Tarefa quase impossível, mas ele se encaminhou a Jonas com esse propósito. O peso foi colocado nos ombros de Jonas. Várias toneladas... E Jonas, durante todo o tempo da consulta, e depois, ficou com muito medo de ser queimado pelos inquisidores da técnica. Medo, medo, medo...

O paciente saiu com uma medicação, que também pode ter efeito placebo, e pode ser um motivo de trazê-lo de volta ao ambulatório.

Jonas interrompe Clezio

Percebi – e lembrei agora – que eu fiz uma relação na hora em que Reginaldo falou que os médicos comunicam uma coisa assim "na lata". E ele me colocou sua história de uma maneira que eu me sentisse sujo. Outra complicação é a posição atual higienista da Medicina e da Psiquiatria. A tal entrevista da revista X, um superpotencial de intervenções. A gente termina confundindo o critério. Qual o limite de uma intervenção farmacológica?

Clezio retoma seus argumentos

Os critérios são criados pela ciência, mas os conhecimentos são contaminados pela cultura. Reginaldo espera que Jonas rearrume o que os oncologistas e o cirurgião "desarrumaram" na sua cabeça. Ele já deve estar com carcinomatose peritoneal.

Terce opina no Balint

O paciente veio buscar algo dificílimo, algo como dissociar a pessoa dele da doença que o acometeu, pedindo para não viver o que ele vai ter que viver. A gente sabe de tudo pelo que ele vai passar e não vai poder fazer muita coisa do ponto de vista da medicação. A medicação não vai salvá-lo. Após consultas extensas à internet sobre a doença, ele se pergunta se vale a pena a quimioterapia, mas quer ter qualidade de vida até morrer. Ele demanda de Jonas algo impossível, que nenhum outro médico lhe garantiu. Na minha especialidade, morro de medo de esclerose múltipla. Quando chega um jovem com esse diagnóstico, fico arrasada porque, como neurologista, tenho pouco a oferecer.

Marcelo opina

Esse paciente me pareceu uma pessoa complicada. Por que tantos oncologistas? Ele até "debocha" do que os oncologistas disseram... Ele repetiu várias vezes que a questão é para ser colocada objetivamente – QUALIDADE DE VIDA! Ele não QUER envolvimento subjetivo. Vemos a negação, a fuga, a evasão. E não tem como fugir à VIA CRÚCIS. A forma como ele se colocou na consulta tirou completamente a flexibilidade de Jonas, restringiu sua pretensa liberdade. Ele não quer sofrer e não quer falar. A psicoterapia seria a maior indicação, e ele recusa. Ele reduziu o sofrimento, refere-se à dor, da qual pretende livrar-se através de Jonas. Ele me parece impermeável. E só aparece o hoje. Como era a vida dele?

Jonas interrompe novamente

Lembrei agora. Quando a esposa entrou no ambulatório, disse: "nossa vida estava caminhando tão bem!" Ele ouviu calado, cabisbaixo.

Clezio retoma a palavra

Ele vai morrer de qualquer jeito. Já acompanhei muita gente que morreu e a sensação que tenho é que isso é de enlouquecer o profissional. Não há regras nem enquadramento para lidar com os "morrentes". Quem estabelece a natureza dos diálogos? Aquele que vai morrer ou sua família, ou quem dele cuida? Se ele não tem o desejo de falar, vale a pena provocá-lo? Como disse Marcelo, ele se coloca inacessível, impermeável.

CONSIDERAÇÕES DE GILDA KELNER, COORDENADORA DO GRUPO BALINT

Gostaria inicialmente de destacar este NÃO LUGAR CONTRATRANSFERENCIAL em que Jonas foi colocado, não só pela incapacidade de Reginaldo de se confrontar com o sofrimento, apenas com a dor, como também o NÃO LUGAR imposto pelas amarras técnicas da formação.

Analisemos o primeiro ponto, citando o brilhante psicanalista Joel Birman:

"A subjetividade atual não consegue mais transformar dor em sofrimento, estando aí sua marca diferencial e inconfundível... Qual a diferença, para a subjetividade atual, entre sentir dor e sofrer?

... A dor é uma experiência em que a subjetividade se fecha sobre si própria, não existindo qualquer lugar para o outro, no seu mal-estar. Assim, a dor é uma experiência marcadamente solipsista, restringindo-se o indivíduo a si mesmo, não revelando este, então, qualquer dimensão alteritária. A interlocução com o outro fica, assim, coartada na dor, que se restringe a um murmúrio e a um mero lamento, por mais aguda e intensa que seja aquela. Daí a passividade que domina o indivíduo quando algo em si dói, esperando que alguém tome uma atitude por si na sua dor...

Em contrapartida o sofrimento é uma experiência essencialmente alteritária. O outro está sempre presente para a subjetividade sofrente, que se dirige a ele com seu apelo e lhe endereça uma demanda... Aqui a subjetividade reconhece que não é autossuficiente, como ocorre na experiência da dor."

Depreende-se então que, se o corpo e a ação são os registros por excelência do mal-estar atual, isso se deve à condição solipsista da subjetividade na atualidade, coartada que esta é de qualquer interlocução com o mundo. "Este se restringe cada vez mais aos registros pragmáticos e funcionais."

Reginaldo quer livrar-se da dor sem sofrer, como todos registraram nos seus comentários. E Jonas é incitado a conseguir-lhe esse *status*. Como é impossível, sente-se incompetente e com medo. A dimensão do medo contratransferencial, com todos os vieses apontados, dá conta do medo que não está sendo vivido por Reginaldo e, talvez, a incompetência sentida possa ser equiparada à incompetência de Reginaldo viver a vida, enquanto vida afetiva, partilhada, "sofrida".

Quanto às "verdades" de Sofia, não partilhadas por Reginaldo, teriam de ser conversadas com ela, reservadamente, sobre os ângulos de observação de cada pessoa e suas verdades incontestáveis. Jonas talvez vá sugerir uma conversa com Sofia.

Os componentes do grupo também apontaram para o vazio da vida pregressa de Reginaldo, quem era Reginaldo antes dessa terrível doença? Alguém o conhecia? Ele se conhecia? Diante desses vazios, Jonas fala das teorias, das três alternativas – expectação, psicoterapia, medicação (ou medicalização?) – e tem medo de perder o paciente, mais um medo. Todos os medos de Jonas são deslocados para essa situação, ajuntados aos medos que Reginaldo teima em não referir... Ou não sentir.

Lembro de um paciente que acompanhei, com uma neoplasia grave, avançada, usando anticoagulantes para a prevenção de tromboses, e que me pede para suspender a medicação para a retirada de um pequeno carcinoma basocelular no braço, negando toda a sua condição de terminalidade, naquele momento.

Como os outros especialistas se retiram das demandas de Reginaldo, Jonas é o objeto final da demanda derradeira, imprescindível, a de retirar a dor, proporcionar QUALIDADE DE VIDA.

Ainda está para ser inventada, nessa atual subjetividade, aquela droga que previna a depressão por vir. E se Reginaldo consultou tantos especialistas, é óbvio que ele queria uma opinião diferente daquela que ele tem sucessivamente escutado, e deleta, ainda que temporariamente, porque o corpo está a lembrá-lo inevitavelmente.

AINDA GILDA KELNER – COM ÊNFASE NA POSIÇÃO DO MÉDICO DIANTE DA MORTE

Gostaria de enfatizar a posição do médico diante da morte. Já ouvi muitos médicos interromperem uma fala do paciente quando mencionam que estão com medo de morrer. "Você não vai morrer! Pensamento positivo!", como se estivessem estimulando o paciente a ter esperança. Na verdade, na maioria das vezes, esses profissionais estão, contratransferencialmente, se defendendo de acompanhar o paciente em sua despedida, o que deveria fazer parte de sua função, da qual frequentemente se excluem. Ou simplesmente se excluem, ou a repassam a outras pessoas. Neste caso, todos se excluíram e Reginaldo foi cair nas mãos de Jonas.

Além do afastamento do confronto com a morte do paciente, há que se lembrar das famílias cujo ente querido não pode morrer, por vários motivos. Às vezes aquele paciente é a única fonte de renda para aquela família. Outras vezes, a mãe de uma criança com paralisia cerebral não tem outro lugar no mundo que o de cuidar de seu filho, e o médico deve estar preparado para conversar com essas famílias e essa mãe. Faz parte de sua tarefa/missão. Não deve nem pode fugir.

Há muitos anos, num grupo Balint, um famosíssimo médico da cidade relatou o seguinte caso:

Ele acompanhava um paciente com câncer de próstata, em estágio avançado, já com várias metástases (pulmonar, cerebral, óssea), tendo entrado várias vezes na UTI, em sépsis. A família não permitia que seu "chefe" soubesse que estava com câncer. Numa ocasião, saindo do respirador, na UTI, o paciente perguntou a seu médico se podia confiar-lhe um segredo. O médico respondeu-lhe afirmativamente, com ênfase. O paciente assim falou: "Doutor, minha família pensa que não sei que estou com câncer, em estado terminal, e eu deixo que eles pensem o que mais os acalme. Sei que vou morrer e preciso tomar algumas providências. Tenho uma outra família, da qual ninguém nunca tomou conhecimento, e preciso que o senhor ligue para minha mulher e a faça vir para a UTI num horário que não seja o de visitas." O médico fez o combinado, a senhora veio, providenciou um tabelião, que também compareceu à UTI. O paciente mudou seu testamento e disse ao médico: "Doutor, agora posso morrer em paz."

Se o médico famoso não tivesse dado espaço para seu paciente fazer-lhe esse pedido, estaria impedindo que algo fundamental da despedida fosse elaborado.

Para os que têm fé, talvez seja menos difícil aceitar a morte. Lembremos o que nos disse o padre Antônio Vieira:

"A morte tem duas portas: uma de vidro, por onde se sai da vida; e outra porta, de diamante, por onde se entra à eternidade. Entre estas duas portas se acha subitamente um homem no instante da morte."

Para os que não têm fé, o poema de William Shakespeare:

Soneto LXV

Se a morte predomina na bravura
Do bronze, pedra, terra e imenso mar,
Pode sobreviver a formosura,
Tendo da flor a força a devastar?
Como pode o aroma do verão
Deter o forte assédio destes dias,
Se portas de aço e duras rochas não
Podem vencer do Tempo à tirania?
Onde ocultar – meditação atroz –
O ouro que o Tempo quer em sua arca?
Que mão pode deter seu pé veloz,
Ou que beleza o Tempo não demarca?
Nenhuma! A menos que este meu amor
Em negra tinta guarde o seu fulgor.

Avaliação Clínica Preventiva

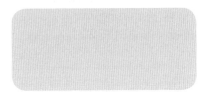

CAPÍTULO 2

Clezio Cordeiro de Sá Leitão • Thiago Lourenço Apolinário

INTRODUÇÃO

Apesar da importância da medicina preventiva para a saúde de todos, estabelecer critérios para seu exercício de maneira eficiente, eficaz, objetiva e ética continua sendo um desafio. Um grande desejo dos que exercem a medicina é poder oferecer a seus pacientes diagnósticos precisos, do ponto de vista preventivo, capazes de detectar neoplasias em estágios curáveis, e indícios de risco para manifestação de doenças crônico-degenerativas ou infectocontagiosas. No entanto, é essencial avaliar o risco de procedimentos diagnósticos causarem danos ao paciente, além de superestimarem seus benefícios. O melhor desenho de estudo utilizado para avaliar um teste de *screening*, que demonstre redução da morbidade e mortalidade, continua sendo o ensaio clínico prospectivo, randomizado e controlado. Por outro lado, um teste de *screening* só será considerado verdadeiramente eficaz quando for capaz de detectar precocemente um caso de doença a aproximadamente cada 500 a 1.100 indivíduos investigados, aparentemente saudáveis. Caso essa relação exceda, a relação custo/benefício do exame não justificará sua solicitação.

Mesmo diante das questões limitantes expostas, a medicina preventiva vem ganhando espaço progressivamente maior no dia a dia do clínico geral e figura hoje como prioridade para órgãos e serviços públicos que coordenam as ações de saúde no mundo inteiro, dado o grande impacto social e econômico que acarreta. Cada vez aumenta mais o número de pessoas assintomáticas que procuram os consultórios de clínica médica com a intenção de fazer um *check-up*. Quando o médico depara com essa situação, muitas vezes não sabe quais exames realmente devem ser pedidos, acabando por solicitá-los em excesso ou inadequadamente. Esse fato levou à criação de importantes grupos de aconselhamento em países como EUA e Canadá que, utilizando os princípios da medicina baseada em evidências, formulam diretrizes sobre cuidados preventivos, incluindo orientações sobre os testes de *screening* para pessoas aparentemente saudáveis.

O *screening* pode ser conceituado como um conjunto de procedimentos (exame clínico e exames complementares) realizados em pacientes assintomáticos com o intuito de identificar e modificar fatores de risco, evitando o aparecimento de doenças ou diagnosticá-las em estágios iniciais, quando o tratamento precoce pode favorecer o prognóstico final.

Alguns dados estatísticos podem demonstrar a importância do *screening* na prática médica. Por exemplo, a pesquisa de sangue oculto nas fezes anual ou bianual reduziu a mortalidade por câncer colorretal em 16% a 33% e pelo menos uma sigmoidoscopia pôde reduzir o risco de morte em 60% a 80%. Mulheres assintomáticas entre 50 e 69 anos de idade que se submeteram à mamografia e ao exame clínico das mamas anual apresentaram redução de 30% na mortalidade por câncer de mama. Desde a introdução do exame de Papanicolau, para *screening* do câncer de colo uterino nos EUA, houve um declínio de mais de 40% em sua incidência e mortalidade.

É importante comentar que este capítulo, que fazia parte do livro *Condutas em Clínica Médica*, do mesmo serviço e do mesmo autor, foi criteriosamente revisado e atualizado, e agora passa a fazer parte do livro de condutas ambulatoriais.

CONTROVÉRSIAS

A utilização de exames complementares como parte da avaliação de indivíduos assintomáticos, com o intuito de detectar alterações que possam representar doenças neoplásicas (cânceres) potencialmente tratáveis e curáveis, tem sido assunto de grande controvérsia no mundo inteiro. Vários trabalhos têm sido publicados com resultados conflitantes, sugerindo fortemente a ineficiência dessas ações denominadas rastreamento periódico (*screening*). Quais procedimentos são justificáveis e como devem ser avaliados? Quando a utilização do *screening* leva à detecção de problemas que poderão ser beneficiados precocemente, sua aplicação deve ser considerada. Quando a realização do *screening* é interpretada como um procedimento capaz de reduzir a morbidade e a mortalidade, muitas vezes sua indicação é completamente despropositada, pois o diagnóstico precoce não justifica por si um programa de *screening*, uma vez que a única justificativa para implementá-lo é a possibilidade de o diagnóstico precoce resultar em melhora na evolução da doença. Uma boa parte dos cânceres, por exemplo, ainda que diagnosticados precocemente, não terá sua curva de mortalidade alterada, mesmo com intervenção terapêutica imediata.

O desenvolvimento científico tem propiciado o surgimento de inúmeros testes diagnósticos que, quando mal utilizados, representarão grande fator de confusão em suas interpretações. Quando a questão envolve a realização de testes imunológicos, o problema é ainda mais complexo, uma vez que nem sempre um resultado positivo representará uma marca genética para determinada doença, e ainda que represente, não obrigatoriamente essa expressão gênica será traduzida futuramente no desenvolvimento de determinada doença. O mesmo raciocínio poderá ser aplicado aos tão falados e disseminados marcadores tumorais. Apesar de sua ampla disseminação, sua efetividade para controle e diagnóstico precoce das doenças é relativamente pouco conhecida. Sem falar nos riscos potenciais de danos na realização de determinados procedimentos como, por exemplo, excesso de irradiação dos exames de imagens, reações alérgicas aos meios de contraste infundidos endovenosamente e acidentes de punção em biópsias aspirativas ou incisionais. O título de um editorial do *British Medical Journal* deixa bem claro isso: "*Screening could seriously damage your health*".

Se levarmos em consideração que a prevalência específica de quase todas as doenças é baixa, em geral menor do que 5%, o número de pessoas que necessitarão ser testadas em programas de *screening* para que indivíduos se beneficiem deles é consideravelmente pequeno. De modo geral, boa parte dos exames de rastreamento costuma ser simples e raramente causa complicação. Por outro lado, em virtude da grande quantidade de pessoas testadas, o percentual de efeitos adversos pode não ser desprezível.

Na ausência de sintomas, a dependência única e exclusiva do valor preditivo negativo ou positivo de um dado exame, como referencial de diagnóstico, coloca qualquer resultado de exame em questionamento, podendo ora favorecer o paciente, ora colocá-lo numa condição de extrema angústia e incerteza infindáveis. Isso porque, na maioria dos testes laboratoriais utilizados como rastreio, o valor preditivo positivo é baixo. Para neoplasias, esse valor situa-se entre 10% e 20%, o que significa dizer que 80% a 90% dos indivíduos supostamente saudáveis poderão ser interpretados como potencialmente enfermos e serão submetidos a exames adicionais, muitas vezes invasivos e desnecessários.

Parte do aumento da prática de *screening*, apesar de evidências limitadas de benefícios, é fruto do senso comum. Tanto para leigos como para profissionais de saúde, sobretudo o médico, é difícil entender a ausência de benefício e, mais ainda, a possibilidade de que a realização de procedimentos diagnósticos possa ser deletéria para a saúde da população.

Recentemente foi lançado nos EUA o livro intitulado *Over diagnosed – making people sick in the pursuit of health*, de autoria do Dr. H. Gilbert Welch, especialista em clínica médica e pesquisador da Universidade de Dartmouth, nos EUA. No livro, várias questões são discutidas. O aforismo de que doenças devem ser descobertas o mais cedo possível para que haja sucesso no tratamento nem sempre procede. Em entrevista à *Folha de S. Paulo*, o autor faz várias colocações. Ele afirma que a epidemia de exames preventivos coloca a população em perigo, mais do que salva vidas. Afirma ainda que a partir do diagnóstico "supervalorizado" muitas pessoas estão sendo tratadas de doenças que nunca chegariam a pôr suas vidas em risco. Chega a ser polêmico, mas com embasamento científico, quando diz: "O jeito mais rápido de ter câncer é fazendo exame para detectar câncer." Muito mais importante do que a supervalorização de exames é a prevenção, a partir da promoção da saúde, que pode ser propiciada por medidas como melhora nos hábitos de vida. Outro elemento fundamental na prevenção é a busca de atendimento médico tão logo surjam sintomas, e não se adiantar aos sintomas. Vários estudos apontam para o fato de que a mortalidade decorrente do câncer no mundo inteiro, para alguns tipos de tumores, não foi reduzida pelo diagnóstico precoce, mas pelos avanços no tratamento nos últimos 20 anos. Como quase todas as pessoas têm algo de alterado organicamente, até mesmo por variações anatômicas ou biológicas aceitáveis, toda vez que procurarmos excessivamente supostas alterações maléficas, acabaremos por encontrá-las e, como não sabemos quais alterações verdadeiramente serão prejudiciais, iremos tratá-las todas indistintamente. É mais do que óbvio a possibilidade de fazer alguém doente se sentir melhor a partir do tratamento que é fruto de uma investigação clínica. Por outro lado, como fazer uma pessoa, aparentemente saudável, sentir-se melhor com os males decorrentes de um excesso de investigação? Até que este caminho tenha sido percorrido, questões como apreensão por ouvir que algo está errado, aborrecimento com os planos de saúde, efeitos colaterais de medicamentos e procedimentos invasivos, além de complicações cirúrgicas e, até mesmo, a morte, terão de ser enfrentadas. Quanto aos tão temidos cânceres, o assunto é ainda mais delicado. Todos nós, ao longo da vida, iremos produzir células cancerígenas e, até mesmo, tumores que não se manifestarão. Significa dizer que, se investigarmos exaustivamente toda a população, encontraremos, de maneira excessiva, câncer de tireoide, mama e próstata, este último sendo o símbolo da questão em discussão.

O autor afirma ainda que há 20 anos um teste sanguíneo chamado PSA foi introduzido na prática médica para detectar câncer de próstata. Passados 20 anos, um milhão de norte-americanos foram tratados por causa de um tumor que nunca chegaria a incomodá-los. Portanto, não se pode continuar defendendo que a busca da saúde implica procurar doenças.

O autor conclui a entrevista enfatizando que, se o conceito de saúde for atribuído ao fato de não termos nenhum exame laboratorial ou de imagem alterado, pouquíssimas pessoas serão consideradas saudáveis. Lamentavelmente, nos EUA, há processo para o erro na falta de diagnóstico, mas não há processo para o erro por "sobrediagnóstico".

Gostaríamos ainda de salientar que é impossível não mencionar os interesses vinculados à indústria de equipamentos e aos grandes laboratórios farmacêuticos que, sem dúvida, pelo poder do capital contribuem para estimular a solicitação de maneira deturpada de vários exames. Ultimamente temos visto grandes centros médicos privados veicularem, no Brasil, propagandas em emissoras de televisão e rádio sobre o benefício extraordinário do *PET-scan*, como se um procedimento médico pudesse ser difundido como um produto comercial. Apesar de estarmos falando de algo que representa um ato médico (a indicação clínica e solicitação de um exame complementar), o poder econômico muitas vezes tem sido maior que a capacidade de imposição das entidades que estão à frente da classe profissional.

Portanto, caberá ao médico o exercício da medicina preventiva de maneira crítica, tendo como embasamento o conhecimento acadêmico e como apoio o compromisso ético, com o intuito de beneficiar única e exclusivamente a saúde pública, aconselhando adequadamente seus pacientes.

BARREIRAS AO *SCREENING*

Apesar de todos os benefícios dos programas de *screening*, alguns obstáculos se interpõem à sua execução. Do ponto de vista do paciente, muitas vezes há ignorância ou falta de conhecimento sobre as consequências danosas de determinadas doenças, o medo de se descobrir doente e todas as possíveis implicações, como o temor da morte, a consciência da finitude da vida e o abalo ao narcisismo humano. Outro ponto importante, talvez o mais difícil de ser superado, é o desejo consciente ou inconsciente de não modificar hábitos de vida, como sedentarismo, dieta inadequada, consumo de álcool, tabagismo, o que é diretamente influenciado pelas normas sociais e culturais do meio em que vivemos. Há ainda os problemas com o custo das consultas e exames, a falta de tempo e a recusa a certos procedimentos desconfortáveis.

Dificuldades podem estar relacionadas com o sistema de saúde, como as imposições e restrições dos planos de saúde, a hiperespecialização da medicina (o paciente tem vários médicos e ao mesmo tempo nenhum) e, principalmente nos serviços públicos, a falta de infraestrutura, recursos financeiros, programas adequados e compromisso com a prevenção em saúde.

O próprio médico pode representar obstáculos, muitas vezes por falta de conhecimento e dúvidas sobre o valor dos testes e intervenções. Baixas remunerações e sobrecarga de trabalho, que contribuem para a diminuição do tempo dedicado ao paciente, também podem levar a uma prática de medicina preventiva inoperante.

PRINCÍPIOS DO *SCREENING*

- **Quanto à condição mórbida:** deve ter elevadas morbidade, mortalidade, incidência e prevalência para que se justifiquem os custos com os testes de *screening*; deve ter tratamento disponível e aceitável para que seu início precoce promova melhora no prognóstico.
- **Quanto ao teste de *screening*:** deve ter elevadas sensibilidade e especificidade, evitando ao máximo falso-negativos e falso-positivos; deve ser seguro, barato, não invasivo e confortável, pois será realizado em pacientes assintomáticos (avaliar a relação risco/custo/benefício individualmente).

Um aspecto relevante é o impacto psicológico que um teste de *screening* positivo pode causar nos indivíduos quando a condição mórbida pesquisada não é passível de tratamento ou não esteja causando sintomas (podendo nunca se manifestar), situação que vem gerando polêmica devido aos progressos no campo da genética (p. ex., pesquisa de genes preditores de risco para câncer de mama). O problema pode ser ainda pior se o resultado for um falso-positivo, o que gera tensão e ansiedade desnecessárias. Quanto maior o número de exames solicitados em indivíduos assintomáticos, maior a probabilidade de se ter um falso-positivo. Portanto, a escolha dos testes de *screening* deve ser baseada em dados confiáveis de sensibilidade e especificidade para doenças em grupos populacionais específicos.

Outro aspecto a ser abordado diz respeito aos grandes avanços registrados no âmbito da imaginologia, fundamentais para o diagnóstico de inúmeras situações clínicas, mas que têm favorecido o "achado" de lesões conhecidas como "incidentalomas". Tais achados muitas vezes vêm a constituir verdadeiros dilemas clínicos. Como exemplo pode-se citar o incidentaloma da suprarrenal, considerado um tumor ocasionalmente diagnosticado no decurso de uma tomografia axial computadorizada, num doente assintomático do ponto de vista de uma lesão na suprarrenal. Essa entidade nosológica, cuja incidência varia entre 0,3% e 5% das tomografias abdominais, tem levantado dúvidas quanto à estratégia terapêutica em face de seu efetivo significado clinicopatológico.

Portanto, tais evidências, igualmente observadas em outros "incidentalomas", devem alertar para o fato de que, à luz do conhecimento científico, o bom senso nunca deve ser ignorado.

O EXAME PERIÓDICO DE SAÚDE – CHECK-UP

A frequência com que exames complementares devem ser solicitados com esse objetivo ainda é foco de discussão. Atualmente, a maioria das instituições de medicina preventiva orienta que parte desses, como, por exemplo, uma colonoscopia, deve ser realizada a cada 5 anos até os 40 anos de idade e a cada 1 a 3 anos após essa idade. No entanto, tendo em vista que a visita ao consultório deve ser anual, caberá ao médico avaliar a necessidade de repetir determinados exames complementares num período de tempo inferior ao preconizado.

Uma história clínica bem elaborada guia o raciocínio do médico para a solicitação dos exames mais apropriados, levando em consideração os fatores de risco individuais, como hábitos de vida e história familiar. Deve-se questionar sempre sobre procedimentos preventivos prévios, como vacinas, colposcopias, mamografias, níveis de colesterol e aferições de pressão arterial. Os antecedentes mórbidos familiares devem ser cuidadosamente pesquisados (p. ex., alcoolismo, história de neoplasias, *diabetes mellitus*, depressão/suicídio, hipertensão, doença coronariana em idade precoce). É importante ainda incluir no questionário os hábitos de vida, como dieta, prática de exercícios, uso de substâncias ilícitas, tabagismo, etilismo, história sexual e ocupacional.

O exame físico tem maior valor em pacientes com queixas específicas, embora deva ser realizado em todos os indivíduos assintomáticos para rastreamento de sinais ainda não percebidos pelos pacientes e que podem ser a chave para o diagnóstico precoce de certas moléstias.

Os testes laboratoriais e radiológicos serão discutidos no contexto das principais condições a que o *screening* se direciona, pois as indicações variam entre as múltiplas diretrizes publicadas pelas instituições de saúde pública e sociedades médicas mundiais.

AVALIAÇÃO DOS PROGRAMAS DE *SCREENING*

Na avaliação dos programas de *screening*, dois pontos são fundamentais para melhor desempenho na investigação:

1. O ponto crítico da doença (PCD).
2. O número de *screenings* necessários (NSN).

O PCD é definido como o limite entre o período em que o tratamento ainda é eficaz e a fase em que nenhum tratamento será benéfico. Portanto, o sucesso dos testes de rastreio depende de onde está localizado o PCD, ou seja, antes, durante ou após o surgimento dos sintomas de determinada doença. Quando o ponto crítico ocorre precocemente, como no caso do câncer pulmonar, o *screening* não será eficaz, tendo em vista que a doença já terá escapado das possibilidades de cura antes de se tornar detectável pelo programa. Por outro lado, se o ponto crítico é tardio, como no caso do câncer endometrial, o *screening* também pode ser desnecessário, uma vez que a doença é curável mesmo após o surgimento das manifestações clínicas. Os programas de *screening*, na verdade, afetarão o curso natural da doença apenas quando o PCD estiver localizado no período assintomático, como no caso do câncer de cérvice uterina.

O NSN representa o número de pacientes que devem participar de determinado programa de *screening* durante certo período de tempo para prevenir uma morte causada pela doença em questão. Ele reflete, então, tanto a prevalência da doença como a eficácia do tratamento, além de oferecer a vantagem de ser fácil de calcular e intuitivamente prático tanto para médicos como para pacientes. No entanto, tem a limitação de não contabilizar os riscos nem os custos do *screening*.

CÂNCER DE MAMA

O câncer de mama é a neoplasia maligna mais comum no sexo feminino e a segunda maior causa de morte relacionada ao câncer em mulheres nos EUA. Com os programas de *screening* em massa é possível identificar 10 casos/1.000 mulheres com mais de 50 anos de idade, sem envolvimento de linfonodos em até 80%, o que representa um grande avanço no diagnóstico da doença precoce. Trinta e cinco a 50% desses tumores precoces podem ser descobertos apenas por mamografia, com uma sensibilidade de 60% a 90%.

O *screeening* para câncer de mama é baseado na mamografia, no exame clínico das mamas (ECM) feito pelo médico e no autoexame das mamas (AEM). O papel do autoexame ainda não está claro, pois não há evidências na literatura de sua eficácia, e está relacionado a um alto índice de falso-positivos e biópsias desnecessárias. Apesar de faltar suporte científico, o autoexame deve ser sempre estimulado a partir dos 25 anos de idade como medida de saúde pública e para criar nas mulheres o senso de cuidado com o próprio corpo, o que facilita a procura pelo serviço de saúde e aumenta a probabilidade de iniciar o *screening* mamográfico.

Em 2009, segundo a United States Preventive Service Task Force (USPSTF), a mamografia, com ou sem o ECM, deve ser solicitada a cada 2 anos para todas as mulheres entre 50 e 74 anos de idade. Entretanto, é necessário individualizar o rastreio, levando em conta o risco potencial para pacientes entre 40 e 49 anos de idade. Diversos estudos calcularam um NSN de 543 para mulheres entre 50 e 74 anos e de 3.125 para mulheres de 40 a 45 anos de idade, levando à recomendação de não incluir esse segundo grupo nos programas de *screening*, habitualmente.

Para mulheres com mais de 75 anos de idade não existem evidências suficientes para avaliar a relação entre os benefícios e os danos da mamografia. Sobre o AEM, a USPSTF não recomenda o uso para rastreio (antes se dizia que as evidências eram insuficientes). As evidências são mais fortes para a faixa etária de 60 a 69 anos de idade. Entre 40 e 49 anos, nem todos os estudos mostram benefícios em reduzir a mortalidade, talvez por haver menor incidência do câncer de mama nesse grupo. Nele, entretanto, os tumores costumam ser mais agressivos e o intervalo ideal entre as mamografias pode ser menor devido a seu crescimento mais rápido nessa faixa etária, mas esse período ainda não está bem estabelecido. Para mulheres com mais de 70 anos de idade, se a expectativa de vida não estiver comprometida por outras comorbidades, são mais evidentes o benefício do exame e a diminuição dos possíveis danos por falso-positivos (ansiedade, biópsias desnecessárias, custos), pois a incidência do câncer de mama aumenta com a idade. As idades para iniciar e parar o *screening* (se menos de 40 anos e mais de 75 anos, respectivamente) são uma escolha subjetiva e devem levar em consideração os fatores de risco individuais.

Segundo a USPSTF, sobre o ECM, as evidências são insuficientes para a avaliação dos benefícios adicionais além da mamografia, sendo indicado em países onde não é possível o uso da mamografia. Faltam estudos controlados para comprovar a eficácia do ECM isolado na prevenção do câncer de mama, o que torna as evidências insuficientes a favor ou contra sua utilização como método único de *screening*. Além disso, ainda não há provas de que a pesquisa de mutações genéticas (genes BRCA1 e BRCA2) poderia beneficiar as portadoras se estas iniciassem mais precocemente o *screening*.

As taxas de falso-positivos para a mamografia devem ser menores que 10% e podem cair para 3% a 4% se for repetida nova incidência com compressão ou ultrassonografia (USG) mamária.

RECOMENDAÇÕES DE OUTRAS INSTITUIÇÕES

- American Medical Association (AMA), American College of Radiology (ACR): mamografia para mulheres > 40 anos de idade, anualmente.
- American Cancer Society (ACS): > 40 anos, anualmente; ECM entre 20 e 40 anos a cada 3 anos e se ≥ 40 anos, anualmente; AEM para ≥ 20 anos mensalmente; ressonância magnética (RM) > 30 anos anual em caso de risco > 20%. Entre 15% e 20%, individualizar; < 15%, contraindicado.
- American College of Obstetricians and Gynecologists (ACOG): a cada 1 ou 2 anos para mulheres entre 40 e 49 anos e anualmente para > 50 anos; ECM a partir de 19 anos.
- Canadian Task Force on Preventive Health Care (CTFPHC): 40 a 49 anos, a cada 12 a 18 meses, porém individualizar; > 50 anos, a cada 1 ou 2 anos, independente do risco.
- American Academy of Family Physicians (AAFP): 40 a 49 anos, a cada 1 ou 2 anos, porém individualizar; > 50 anos, a cada 1 ou 2 anos, independente do risco.
- American College of Preventive Medicine (ACPM): baixo risco: < 50 anos, evidências insuficientes a favor ou contra; 50 a 69, a cada 1 ou 2 anos; > 70 anos, continuar se condição de saúde permitir tratamento para câncer de mama. Alto risco: iniciar mais cedo, porém sem evidências diretas que apoiem tal medida.
- Ministério da Saúde no Brasil: ECM anual a partir de 40 anos de idade. Mamografia a cada 1 ou 2 anos para mulheres com idade entre 50 e 69 anos. ECM associado à mamografia a partir de 35 anos se paciente pertencente a grupo populacional de risco elevado para desenvolver câncer de mama.*

---

* São definidos como grupos populacionais com risco elevado para o desenvolvimento do câncer de mama, segundo documento de Consenso para Câncer de Mama, do Ministério da Saúde de 2004: mulheres com história familiar de pelo menos um parente em primeiro grau (mãe, irmã ou filha) com diagnóstico de câncer de mama antes dos 50 anos de idade; mulheres com história familiar de pelo menos um parente de primeiro grau (mãe, irmã ou filha) com diagnóstico de câncer de mama bilateral ou câncer de ovário, em qualquer faixa etária; mulheres com história familiar de câncer de mama masculino; mulheres com diagnóstico histopatológico de lesão mamária proliferativa com atipia ou neoplasia lobular *in situ*.

CÂNCER DE COLO DE ÚTERO

Mesmo com a disponibilidade de teste barato, sensível e específico (citologia com esfregaço de Papanicolau), capaz de detectar o câncer de colo em sua fase precoce, e apesar de essa neoplasia apresentar um estágio pré-invasivo muito prolongado, sua incidência é ainda alarmante. Países em desenvolvimento lideram as estatísticas em câncer cervical, em especial o Brasil, onde a conjuntura socioeconômica e cultural não permite que a maioria das mulheres possa se submeter aos exames preventivos. A perda de oportunidade é a principal causa de fracasso para o *screening* do câncer de colo, pois a grande maioria das mulheres procura os serviços de saúde por outros motivos, e não é solicitada a citologia oncótica. No Brasil tornou-se obrigatório o exame preventivo como parte do pré-natal, para não se perder a chance de flagrar uma lesão pré-maligna ou um carcinoma invasivo.

O esfregaço de Papanicolau é um dos exemplos mais bem-sucedidos de programa de *screening* para câncer e possui um NSN médio de 1.140, ou seja, 1.140 mulheres devem ser avaliadas durante 10 anos para que seja evitada uma morte por câncer de cérvice uterina.

Um grande percentual de casos é diagnosticado na pós-menopausa, mas ainda não ficou determinado o limite de idade para suspensão do *screening*, devendo-se individualizar cada situação. Várias associações no mundo inteiro sugerem protocolos para rastreio de câncer de colo uterino (Quadro 2.1).

Apesar da orientação dada pelas principais entidades mundiais quanto à realização apenas da citologia oncótica, com base em estudos populacionais, no Brasil inclui-se a colposcopia, ambas devendo ser realizadas anualmente.

CÂNCER DE OVÁRIO

Os possíveis testes de rastreamento para câncer de ovário seriam a USG endovaginal ou pélvica, o marcador tumoral Ca-125 e o toque bimanual, mas não há evidências, com base em estudos de população, que comprovem diminuição de mortalidade com a detecção precoce. Portanto, atualmente não é aconselhável o *screening* para câncer de ovário, já que o custo seria muito alto para pouco benefício em termos de redução do número de óbitos. O USPSTF também não recomenda o rastreio de câncer de ovário, assim como o ACOG, a Society of Gynecologic Oncologists (SGO) e a Canadian Task Force on the Periodic Health. Para mulheres com "síndromes hereditárias de câncer de ovário" (*hereditary ovarian cancer syndromes*), a SGO, o ACOG e a National

Quadro 2.1 Recomendações de algumas diretrizes

Diretriz	Início	Intervalo	Término	Teste para HPV
Ministério da Saúde (2006)	25 anos	Anual e, após dois exames consecutivos negativos, a cada 3 anos	60 anos	Não faz referência
ACS (2002)	21 anos, ou 3 anos após início de atividade sexual	Anual se citologia convencional; a cada 2 anos se citologia em meio líquido; > 30 anos, a cada 2 ou 3 anos após três testes consecutivos normais e sem risco elevado	≥ 70 anos e ≥ três testes negativos consecutivos e ausência de testes positivos nos últimos 10 anos^Δ	Para mulheres ≥ 30 é alternativa à citologia isolada: HPV-teste combinado com citologia cervical não mais frequentemente que a cada 3 anos
ACOG (2009)	21 anos	A cada 2 anos para 21 a 29 anos; > 30 anos, a cada 3 anos após três testes normais, sem história de NIC 2 ou 3, e sem risco elevado	65 a 70 anos se ≥ três testes negativos consecutivos e ausência de testes positivos nos últimos 10 anos^Δ	Para mulheres ≥ 30 é alternativa à citologia isolada: HPV-teste combinado com citologia cervical não mais frequentemente que a cada 3 anos
USPSTF (2003)	21 anos ou 3 anos após início de atividade sexual	No mínimo a cada 3 anos	65 anos, naquelas sem risco elevado	Sem evidências suficientes

^Δ Em caso de história familiar de câncer de colo de útero, exposição intraútero de dietilestilbestrol e imunocomprometidos (incluindo HIV), o rastreio deve ser continuado até quando o estado de saúde permitir.
- National Cancer Institute (NCI), ACOG, ACS e AMA: teste de Papanicolau ao início da atividade sexual ou aproximadamente aos 18 anos, anualmente; se forem obtidos três exames normais, alarga-se o intervalo a critério médico.
- USPSTF: todas as mulheres com mais de 18 anos, pelo menos a cada 3 anos.

Comprehensive Cancer Network (NCCN) recomendam início do rastreio, com Ca-125 e US-TV, entre os 30 e os 35 anos de idade ou 5 a 10 anos antes da idade do diagnóstico do caso mais precoce na família. A NCCN e a SGO orientam a repetição do rastreio a cada 6 meses, embora o ACOG indique apenas que o rastreio seja periódico. O National Cancer Institute não indica rastreio para nenhuma população, incluindo mulheres com risco elevado.

CÂNCER DE ENDOMÉTRIO

Não há evidências na literatura de que o *screening* (citologia com Papanicolau, curetagem ou histeroscopia com biópsia e USG transvaginal) para câncer de endométrio diminua a mortalidade, inclusive em usuárias de tamoxifeno. Essa neoplasia tem a vantagem de apresentar sangramento precocemente, facilitando o diagnóstico. Pacientes portadoras de câncer colorretal hereditário sem polipose (CCHSP) têm chance de apresentar câncer de endométrio aproximadamente 15 anos antes da população geral, e mesmo nesse grupo de mulheres não há estudos que demonstrem diretamente os benefícios do *screening*. O Cancer Genetics Studies Consortium (CGSC) recomenda os testes anuais em pacientes com CCHSP e suas parentas, apenas baseando-se em estudos de incidência e não em dados de mortalidade.

Tanto para o câncer ovariano como para o endometrial, é mais indicado orientar as mulheres para os sintomas iniciais do que partir para testes de *screening* em larga escala.

CÂNCER DE PRÓSTATA

Há ainda muita controvérsia acerca do valor do *screening* para essa patologia, já que não existem estudos randomizados documentando que a detecção precoce e o tratamento agressivo possam diminuir a mortalidade. No entanto, a realização de prostatectomia em pacientes com tumores confinados à cápsula leva potencialmente à cura, o que por si só já justificaria a realização de exames que visem detectar o tumor em seu estágio precoce. A Figura 2.1 mostra a diminuição na porcentagem de tumores com invasão extracapsular em prostatectomias através dos anos, período que coincide com a "era PSA", demonstrando que o *screening* em larga escala com esse exame aumenta as chances de detecção do tumor em seu estágio precoce e potencialmente curável.

Os principais fatores de risco são idade, raça negra (risco 1,5 vez maior) e história familiar (parentes de primeiro grau têm risco duas vezes maior). Devem-se ponderar bem os potenciais benefícios e riscos; se os testes forem normais, o paciente pode ficar mais aliviado e satisfeito, mas se forem indicativos de câncer de próstata, o tratamento agressivo e seus efeitos colaterais podem não se justificar em pacientes que geralmente têm outras comorbidades importantes e que talvez nunca venham a manifestar o tumor clinicamente, além da possibilidade de falso-positivos, que causam tensão e ansiedade.

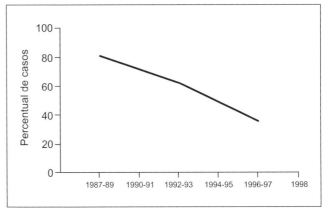

Figura 2.1 Porcentagem de tumores prostáticos com extensão extracapsular à prostatectomia, por ano. (Adaptada de Jahveri FM et al. J Clin Oncol 1999; 17: 3167.)

Para se ter uma ideia dessa complexidade, com relação ao NSN, um estudo europeu mostrou que é necessário solicitar o PSA em 1.000 homens com idade entre 50 e 70 anos, por 10 anos, para evitar a morte de uma pessoa por câncer. Ajudar essa pessoa em especial é importante, mas sem deixar de levar em consideração as outras 999.

Em 2009, Andriole et al. publicaram no *The New England Journal of Medicine* os resultados de um estudo prospectivo randomizado que comparou a mortalidade entre pacientes submetidos a *screening* anual com PSA, toque retal e o grupo de controle. Após seguimento de 7 a 10 anos, a mortalidade por câncer de próstata foi muito baixa e sem diferença significativa entre os grupos.

O PSA (antígeno prostático específico) é uma glicoproteína produzida quase que exclusivamente pela próstata. Outras condições podem aumentar os níveis de PSA, tais como biópsia prostática, ressecção transuretral, retenção urinária aguda, hipertrofia prostática benigna (HPB) e prostatite. O toque retal parece não exercer efeito, mas a ejaculação pode causar aumento mínimo e transitório na dosagem do PSA. Adotando-se um *cut-off* de 4,0ng/mL, a sensibilidade para a presença de um câncer nos próximos 10 anos é de 46% e a especificidade pode chegar a 91%, variando com a idade e com a probabilidade de haver HPB.

Quadro 2.2 *Cut-off* para PSA de acordo com a idade

Idade (anos)	PSA (ng/mL)
40 a 49	2,5
50 a 59	3,5
60 a 69	4,5
70 a 79	6,5

Recomendações:
- **ACS:** PSA e toque retal em homens ≥ 50 anos anualmente, se houver expectativa de vida ≥ 10 anos; para pacientes ≥ 45 anos, na presença de fatores de risco (história familiar, raça negra) ou se solicitarem o *screening;* pacientes > 40 anos, com múltiplos membros da família com diagnóstico antes de 65 anos.
- **American Urological Association (AUA):** semelhante à ACS, porém sugere realizar PSA de base aos 40 anos.
- **USPSTF, American College of Physicians (ACP) e AAFP:** não indicam o *screening,* mas enfatizam a importância da tomada de decisão informada, individualizando os casos.

O *cut-off* para os valores absolutos de PSA (Quadro 2.2) tem sido criticado por conta dos baixos valores de sensibilidade e especificidade em pacientes idosos. Cerca de 75% dos pacientes com níveis de PSA entre 4 e 10ng/mL submetidos a biópsia prostática obtiveram resultados negativos para câncer.

Algumas estratégias podem ser utilizadas para otimizar a acurácia do método na diferenciação entre HPB e câncer. A velocidade de elevação dos níveis de PSA > 0,75ng/mL/ano e a relação PSA livre/PSA total < 0,25 são sugestivas de câncer e devem ser consideradas indicação de biópsia nos pacientes com PSA total alterado, mas < 10ng/mL.

O intervalo entre as avaliações pode ser anual, mas recentes análises mostram que pode ser a cada 2 anos, em função da baixa taxa de crescimento do câncer de próstata inicial. Os mesmos estudos demonstram que se deve parar o *screening* aos 75 anos de idade ou até mesmo aos 65 anos, se os níveis de PSA se mantiverem persistentemente baixos (0,5 a 1,0ng/mL).

Em virtude da ausência de testes clínicos randomizados controlados, não se pode calcular ainda o NSN do *screening* com PSA. Esses testes encontram-se em andamento nos EUA e na Europa, mas seus resultados só estarão disponíveis daqui a vários anos.

CÂNCER DE TESTÍCULO

Representa o tumor mais comum em homens na faixa etária entre 20 e 35 anos. Os principais fatores de risco são criptorquidia na infância, raça branca e história familiar. Preconiza-se o exame clínico anual entre 25 e 40 anos de idade, embora não exista consenso sobre tal conduta. Deve-se estimular o autoexame dos testículos mensalmente, numa analogia com o autoexame das mamas. A ACS não recomenda o autoexame dos testículos para homens que não apresentem fatores de risco, por ainda não haver estudos que mostrem redução da mortalidade com essa prática. O USPSTF também não recomenda o rastreio em adolescentes e adultos.

CÂNCER DE PELE

O exame cuidadoso da pele é parte do *check-up* anual para rastreamento do câncer de pele, em especial o melanoma. A população mais acometida é aquela com muito tempo de exposição solar, pele branca e história pregressa e familiar de câncer de pele.

CÂNCER DE PULMÃO

O câncer de pulmão é a principal causa de morte por câncer em ambos os sexos nos EUA, sendo o tabagismo associado a 87% dos casos (incluindo traqueia e brônquios). Tanto a radiografia de tórax como a citologia do escarro têm baixa acurácia em pacientes assintomáticos, com sensibilidades de 40% a 50% e 10% a 20%, respectivamente. Quando o câncer é suspeitado aos raios X, disseminação micrometastática já ocorreu e não haverá benefícios com a detecção "precoce". Erros de técnica, dificuldade de cooperação do paciente e discordância entre observadores são fatores limitantes da sensibilidade da radiografia.

Nenhuma instituição médica recomenda *screening* de rotina com radiografia ou citologia do escarro, nem para a população geral nem para fumantes. A estratégia mais eficaz para reduzir a morbidade e a mortalidade por neoplasia de pulmão consiste em aconselhamento e suporte para a cessação do tabagismo. Embora estudos com uso de tomografia computadorizada (TC) como rastreio tenham demonstrado diagnóstico em estágios mais precoces, além da questão do custo-benefício, não se sabe se isso refletirá em diminuição da mortalidade.

CÂNCER DE CÓLON

Constitui a segunda causa mais comum de morte relacionada a câncer nos EUA (considerando cólon e reto), e mesmo assim o *screening* para o câncer colorretal ainda é pouco realizado, estimando-se que menos de 30% dos candidatos o façam. Ocorrem aproximadamente 147 mil novos casos/ano e 57 mil mortes/ano nos EUA. Os principais fatores de risco são idade, história pessoal e familiar de neoplasia colônica, doença inflamatória intestinal e poliposes hereditárias, embora se saiba que 75% dos casos acontecem em pessoas sem fatores predisponentes conhecidos (consideradas de risco médio). O câncer colorretal encaixa-se bem nos princípios do *screening* em razão de suas altas incidência e prevalência e por ser curável, se descoberto precocemente.

Os testes de rastreio podem ser divididos em testes de análise fecal, nos quais o objetivo é a detecção precoce do tumor ainda em estágio tratável, e em testes que visualizam a mucosa colônica, que têm a capacidade não apenas de detectar, mas também de prevenir o câncer, pois detectam os pólipos que podem ser removidos antes que ocorra a malignização.

TESTES DE ANÁLISE FECAL
Pesquisa de sangue oculto nas fezes (PSOF)

O teste baseia-se no princípio de que o câncer de cólon sangra, e esse sangramento pode ser detectado pelo teste. A PSOF não detectaria pólipos, atuando apenas na detecção precoce do tumor, e não em sua prevenção. O teste pode ser realizado pelos métodos do guáiaco ou imunológico, este último detectando apenas a hemoglobina humana.

Os testes utilizando o guáiaco (Hemoccult II, Hemoccult SENSA) são os mais utilizados na prática clínica, com diferenças importantes com relação à sensibilidade. De acordo com as diretrizes lançadas em 2008 (ACG – American College of Gastroenterology, ACS-MSTF), devem ser utilizados testes com sensibilidade maior que 50%, sem reidratação. A sensibilidade dos testes Hemoccult II e Hemoccult SENSA é, respectivamente, de 25% a 38% e 64% a 80%. Portanto, o Hemoccult II não deve ser utilizado no rastreio do câncer de cólon. É importante enfatizar que um teste negativo não exclui o diagnóstico, porém a realização anual do exame pode minimizar esse problema.

Devem ser coletadas três amostras de evacuações consecutivas. Um preparo de 72 horas antes das coletas inclui a não ingestão de carnes vermelhas, aves, peixes, alguns vegetais, anti-inflamatórios não esteroides (AINE) e ácido acetilsalicílico, que levam a resultados falso-positivos; vitamina C pode causar falso-negativo. Os falso-positivos podem ocorrer por outras fontes de sangramento (angiodisplasias, úlceras) e pela reidratação das amostras, técnica laboratorial que aumenta a sensibilidade mas diminui a especificidade, não mais indicada atualmente.

Os testes imunoquímicos fecais (FIT) são mais específicos que os testes do guáiaco, pois detectam apenas hemoglobina humana, não sendo necessárias alterações na dieta antes da realização. Também apresentam a vantagem de não detectar sangramentos digestivos altos, desde que a hemoglobina seja digerida. Os resultados, de acordo com o teste, podem ser qualitativos ou quantitativos. Os estudos em relação à sensibilidade variam, com alguns mostrando sensibilidade até mesmo maior que o Hemoccult SENSA, podendo ser aceito que eles têm sensibilidade no mínimo igual à dos testes do guáiaco. É o teste de análise fecal de escolha pelo ACG.

Já está demonstrado, por estudos controlados randomizados, que a pesquisa de sangue oculto nas fezes, anualmente, pode diminuir a mortalidade por câncer colorretal em 15% a 33%, podendo chegar a 40% em pacientes que fazem o teste regularmente.

Se o resultado for negativo, o exame de imagem pode ser adiado por 10 anos. Se uma das amostras for positiva, o paciente deverá submeter-se a uma colonoscopia para estudar todo o cólon, com chance de 5% a 18% de encontrar uma neoplasia, geralmente em estágio precoce; pólipos adenomatosos são achados em 25% a 50% dos pacientes com PSOF positiva.

Devem ser excluídas, também, patologias do trato gastrointestinal alto que possam causar sangramento. Se não houver sintomas digestivos altos, o primeiro exame deve ser a colonoscopia.

Análise de DNA fecal

O teste baseia-se na pesquisa de genes anômalos (presença de fragmentos de DNA) em amostra de fezes, oriundos de pólipos ou tumores intestinais malignos *in situ*. Também há um teste que detecta mutações em genes relacionados ao câncer colorretal, como *k-ras*, P53, entre outros. Como não é possível a análise de todas as mutações associadas ao câncer, podem ocorrer falso-negativos. Os resultados dos estudos variam em relação à sensibilidade. É um teste caro, sendo necessária maior avaliação do custo-benefício.

TESTES DE VISUALIZAÇÃO DA MUCOSA
Retossigmoidoscopia (RSG)

Consiste num exame altamente sensível (90%) e específico (99%) para lesões que estão dentro do alcance do aparelho (sigmoidoscópio flexível de 60cm). Cerca de 50% a 60% dos pólipos e cânceres colorretais estão dentro desse alcance, mas a RSG pode não detectar até 50% das neoplasias que são proximais ou de cólon direito. Ainda não há estudos randomizados para determinar a eficácia da RSG, mas um estudo de caso-controle mostrou redução do risco de morte de 60% para as lesões que estão ao alcance do aparelho e de 30% quando se considera todo o cólon.

A RSG é mais segura que a colonoscopia (risco de perfuração < 1/10 mil casos), de execução simples, não há necessidade de sedação e é de baixo custo.

A maioria dos especialistas advoga que, se for encontrado pólipo adenomatoso, deverá ser realizada colonoscopia, pois até 20% dos pacientes com cânceres de cólon proximal têm grandes adenomas em cólon distal. Alguns só solicitam colonoscopia se o pólipo for maior que 1cm e apresentar componente viloso ou displasia de alto grau.

Colonoscopia

Embora não existam experimentos controlados mostrando que o *screening* com colonoscopia reduza a incidência ou mortalidade do câncer colorretal, estudos recentes têm demonstrado que essa estratégia é mais sensível que a RSG (mesmo quando combinada com PSOF) e tem sido recomendada pela maioria das sociedades de gastroenterologia e oncologia para ser realizada a cada 10 anos.

A colonoscopia é considerada a modalidade preferida para *screening* de pacientes com fatores de risco (p. ex., história familiar) e, segundo o ACG, mesmo em pacientes de risco médio. De acordo com os estudos de custo-eficácia, a colonoscopia não deve ser o teste de *screening* preferido, permanecendo ainda incerto se deve ser o exame de escolha.

A taxa de complicações sérias (perfuração, sangramento e eventos cardiopulmonares) é de 0,3%. Tem as vantagens de visualizar todo o cólon com bastante precisão e possibilitar a ressecção de pólipos adenomatosos. No entanto, as complicações são mais frequentes do que na RSG, tem maior custo e necessita de sedação e de endoscopista treinado.

Colonoscopia virtual

Consiste na reconstrução de imagens por TC helicoidal, promovendo uma visão tridimensional do cólon e simulando uma colonoscopia. Comparada à colonoscopia convencional, tem sensibilidade de 90% para pólipos ≥ 1cm, com a vantagem de ser um teste não invasivo. Como desvantagens, tem menor sensibilidade para lesões menores e planas, além do possível aumento do risco de câncer devido à exposição repetida à radiação. Segundo o ACG, é um exame alternativo para os pacientes que não aceitam a colonoscopia como rastreio.

Outros Testes
Enema baritado com duplo contraste

De baixa sensibilidade (48% para pólipos ≥ 1cm e 55% a 85% para câncer colorretal precoce), não é recomendado para *screening* de pacientes assintomáticos. Atualmente, só é recomendado se outros testes não estiverem disponíveis.

Toque retal

Não se mostrou efetivo e não é recomendado, embora, juntamente com a PSOF, seja o método mais usado de *screening* nos EUA.

SCREENING EM GRUPO DE RISCO MÉDIO

Em 2008/2009 foram lançadas novas diretrizes, merecendo destaque a diretriz associada entre American Cancer Society, United States Multi-Society Task Force on Colorectal Cancer e American College of Radiology (ACS-MSTF-ACR), a diretriz do USPSTF e a do ACG. O ACG e a ACS-MSTF-ACR dão preferência aos testes de prevenção em relação aos testes de detecção, porém a última não define qual o melhor exame entre os grupos, recomendando que tal decisão seja tomada de maneira conjunta entre o médico e o paciente. Diferentemente, o ACG define que a colonoscopia e o FIT são os melhores exames para prevenção e detecção do câncer, respectivamente. A USPSTF refere que não existem evidências suficientes que indiquem ou contraindiquem o uso de colonoscopia virtual ou painel de DNA. Todos recomendam início aos 50 anos de idade, com o ACG recomendando início em pacientes negros aos 45 anos de idade. Apenas a USPSTF se posiciona diretamente sobre a idade de interrupção do rastreio, recomendando a individualização dos casos entre 75 e 85 anos e o contraindicando em pessoas com mais de 85 anos de idade.

As principais recomendações para *screening* do câncer colorretal para a população de risco médio estão resumidas no Quadro 2.3.

Quadro 2.3 Orientações segundo alguns órgãos para screening de câncer colorretal

Testes	USPSTF (2008)	ACS-MSTF-ACR (2008)	ACG (2008)
PSOF	Anual	Anual	Anual
FIT	Anual	Anual	Anual – preferência
DNA	S/E	Anual	3/3 anos
EB	NR	Se ausência de outros testes; 5/5 anos	NR
Sigmoidoscopia	5/5 anos + PSOF 3/3 anos	5/5 anos	5/5 ou 10/10 anos
Colonoscopia virtual	S/E	Colono se pólipo ≥ 6mm; 5/5 anos	5/5 anos
Colonoscopia	10/10 anos	10/10 anos	10/10 anos

NR, não recomendado; S/E: sem evidências sobre benefícios ou danos; PSOF, pesquisa de sangue oculto nas fezes; FIT, testes imunoquímicos fecais; EB, enema baritado.

SCREENING EM GRUPOS ESPECÍFICOS

- **Pacientes com pólipo adenomatoso:** têm 30% de chance de desenvolver outro adenoma em 3 anos, principalmente se for viloso ou tubuloviloso e > 1cm; devem repetir a colonoscopia após 3 anos: se normal ou apenas um pequeno adenoma tubular isolado, novos exames com intervalo de 5 anos; se grande, múltiplos ou com foco de carcinoma invasivo, mais precocemente; a descontinuação fica a critério médico.
- **Câncer colorretal prévio:** as evidências são inconclusivas quanto ao uso do antígeno carcinoembrionário (CEA); a colonoscopia deve ser feita 6 a 12 meses após a ressecção; se normal, a cada 3 anos e, continuando normal, a cada 5 anos.
- **Doença inflamatória intestinal:** para retocolite ulcerativa inespecífica (RCUI) extensa o risco começa a aumentar após uma média de 8 anos de doença, mas se for apenas proctite, o risco é igual ao da população geral. Deve-se vigiar displasia com colonoscopia a cada 2 anos a partir de 8 anos de doença, se pancolite, e 15 anos, se limitada ao cólon esquerdo; se a extensão da doença não pode ser bem determinada, o *screening* deve ser iniciado com 8 a 10 anos de doença. Casos de colite de Crohn também apresentam risco aumentado para desenvolvimento de câncer colorretal. Apesar de o risco ser menor que na RCUI, pois as lesões são salteadas e geralmente poupam o reto, e as constrições e alterações de mucosa dificultem a detecção do câncer em estágios iniciais, os relatos mais recentes sugerem que o programa de *screening* deve ser semelhante ao da RCUI, mas faltam estudos bem controlados sobre o assunto.
- **História familiar:** parentes de primeiro grau têm risco aumentado em 1,7 vez. A curva de risco fica igual à da população geral, mas desviada para esquerda, mostrando que o câncer surge numa idade mais precoce nessas pessoas. Segundo as novas orientações do Colégio Americano de Gastroenterologia, se o paciente tem um único parente de primeiro grau com câncer colorretal ou pólipo adenomatoso diagnosticado com 60 anos de idade ou mais, o rastreio deve seguir as diretrizes para a população geral (risco médio), mas dando preferência à colonoscopia, a cada 10 anos. Se o diagnóstico foi estabelecido com menos de 60 anos de idade e/ou houver mais de um parente de primeiro grau, inicia-se aos 40 anos ou 10 anos a menos que a idade da detecção do parente mais jovem (o que ocorrer primeiro); nesses casos, a colonoscopia deve ser realizada a cada 5 anos.
- **Polipose adenomatosa familiar:** pacientes que têm o diagnóstico genético ou que estão sob risco, mas sem comprovação genética, devem se submeter a RSG ou colonoscopia anual, iniciando dos 10 aos 12 anos. Vigilância do trato digestivo alto por endoscopia é aconselhada nesses pacientes.
- **Câncer colorretal hereditário não polipose:** pacientes de risco, com ou sem diagnóstico genético, devem fazer colonoscopia a cada 1 ou 2 anos, iniciando entre os 20 e os 25 anos de idade, com colonoscopia anual após os 40 anos de idade.

SCREENING NAS DOENÇAS CARDIOVASCULARES

As doenças cardiovasculares (DCV) continuam sendo a principal causa de mortalidade em todo o mundo. No Brasil, em 2001, ficaram em primeiro lugar, representando 32% de todas as causas de morte, o que ainda pode ser subestimado devido ao alto índice de subnotificação. A cardiopatia coronariana responde por metade das mortes por DCV. Os custos para o sistema de saúde são incalculáveis, considerando que nessas condições a morbidade supera a mortalidade, gerando incapacitação e um enorme ônus para o governo. Estima-se que, para cada morte por infarto agudo do miocárdio (IAM), duas pessoas sobrevivam com algum grau de déficit na função cardíaca e consequente incapacitação. Considerando a atual tendência de envelhecimento da população, as altas taxas de prevalência e morbidade e os custos relacionados com seu tratamento, as DCV são importante alvo para os programas de *screening*, devendo os esforços de prevenção figurar como prioridade nas políticas de saúde.

No Quadro 2.4 encontram-se os principais fatores de risco para DCV, sendo a maioria passível de abordagem por *screening*. É importante lembrar que as DCV são de origem multifatorial, devendo o programa ser direcionado aos múltiplos fatores de risco envolvidos na patogênese dessas doenças.

Quadro 2.4 Fatores de risco para eventos cardiovasculares

Hipercolesterolemia
Hipertensão arterial sistêmica
Fatores trombogênicos (p. ex., fibrinogênio)
Diabetes mellitus
Inatividade física
Baixo HDL-colesterol
Obesidade
Pós-menopausa
Hipertrigliceridemia
Homocisteína
PCR (proteína C reativa)
Lipoproteína A
Fatores psicossociais

Fatores de Risco "Emergentes"
Homocisteína

Altos níveis de homocisteína (Hcy) plasmática são um fator de risco independente para DCV. Aproximadamente 20% a 30% dos pacientes com doença arterial coronariana (DAC) prematura têm Hcy plasmática elevada e níveis > 15µmol/L estão associados a um risco quatro vezes maior de DAC. Não se sabe ao certo o mecanismo pelo qual a Hcy contribui para acelerar o processo de aterosclerose, mas sugere-se que esteja relacionado a disfunção endotelial, ativação plaquetária e estresse oxidativo. A Hcy é um aminoácido intermediário formado pela conversão de metionina em cisteína. Ácido fólico e vitaminas B_6 e B_{12} são cofatores nas reações enzimáticas de seu metabolismo; deficiências dessas vitaminas contribuem para elevação dos níveis de Hcy. Os mais altos valores plasmáticos de Hcy são vistos em pacientes com defeitos enzimáticos hereditários que apresentam, em sua evolução, homocistinúria, atraso no desenvolvimento, anormalidades oculares, doença tromboembólica e aterosclerose prematura grave. Além de causas genéticas e nutricionais para a hiper-homocisteinemia, têm-se ainda insuficiência renal, doença hepática, hipotireoidismo e uso de medicamentos como metotrexato, trimetoprima, fenitoína e carbamazepina, entre outros.

Os testes laboratoriais dosam a homocisteína plasmática total, que engloba Hcy ligada à proteína (70% a 80%), homocistina, Hcy ligada a pontes dissulfeto e Hcy tiolactona. Os valores normais de jejum variam de 5 a 15µmol/L; consideram-se como homocisteinemia moderada valores de 15 a 30µmol/L, intermediária, de 31 a 100µmol/L, e grave, se >100µmol/L. Outro exame que pode ser feito é o teste de provocação com metionina, útil para casos suspeitos de hiper-homocisteinemia com dosagem de jejum normal, mas seu significado prognóstico é incerto.

Até o momento não existem estudos controlados que comprovem que a diminuição dos níveis de Hcy reduza o risco para DCV e a mortalidade associada, razão pela qual o *screening* populacional ainda não pode ser preconizado. No entanto, é importante a orientação quanto ao aumento da ingestão de alimentos ricos em ácido fólico e vitaminas do complexo B, medida segura e que deve ser estimulada. Alguns *experts* recomendam a dosagem da Hcy plasmática (e o tratamento com suplementação vitamínica, se elevada) em pessoas com doença aterosclerótica prematura (ou história familiar) e poucos fatores de risco "convencionais" evidentes, em pacientes com trombose venosa profunda (TVP), doença renal, distúrbios de coagulação e DM. A American Heart Association também recomenda o *screening* para desnutridos, pacientes com síndromes malabsortivas, hipotireoidismo, lúpus eritematoso sistêmico (LES) e pessoas em uso de certos medicamentos (p. ex., metotrexato, resinas de ácidos biliares, L-dopa).

Proteína C reativa (PCR)

A PCR é um marcador de processo inflamatório, reconhecido hoje como importante fator de risco independente para DCV em razão da reconhecida participação da inflamação crônica na patogênese da aterosclerose. Não se sabe ao certo se a PCR funciona apenas como marcador inflamatório ou se participa diretamente no processo aterosclerótico. Também se mostrou como fator prognóstico em eventos coronarianos agudos.

O ensaio utilizado deve ser o de alta sensibilidade (proteína C reativa ultrassensível – PCR-us), que pode detectar níveis entre 0 e 2mg/dL, antes considerados normais, mas que agora têm mostrado correlação com aumento do risco cardiovascular.

Alguns fármacos, como AAS, betabloqueadores e estatinas, têm sido testados para a redução dos níveis de PCR. As estatinas demonstraram esse efeito independentemente da diminuição dos lipídios séricos.

Mais dados são necessários para recomendar o *screening* com PCR-us em larga escala, mas sua dosagem pode ser útil em pacientes com mais de um fator de risco em que o resultado possa ser usado para guiar o acompanhamento ou a terapia.

Lipoproteína A (Lpa)

Corresponde à molécula de LDL-C ligada à apolipoproteína A (Apo A). Em função de sua homologia com o plasminogênio, a Apo A compete com seus sítios de ligação, prejudicando a fibrinólise. É considerada fator de risco independente para DCV, embora não se tenha provado que sua redução afete o risco global. Não há, portanto, suporte para justificar o *screening* populacional, devendo ser considerado em casos de história familiar de DAC precoce, pacientes com hipercolesterolemia refratária ao tratamento medicamentoso e em pacientes com LDL-C > 200mg/dL (em razão do elevado valor preditivo de altos níveis de Lpa para DAC em pacientes com hipercolesterolemia familiar).

Screening para Doença Coronariana (DC)

- **Teste ergométrico (TE):** analisa a presença de depressão do segmento ST nos traçados eletrocardiográficos durante esforço, que pode aparecer em 6% a 15% da população assintomática (precisão de 70% a 75%), mostrando risco aumentado de coronariopatia, principalmente se associada a sintomas durante o exame (p. ex., dor torácica). A prevalência de DAC nessa população é baixa, verificando-se uma elevada incidência de falso-positivos, com pequeno valor preditivo para ocorrência de eventos coronarianos futuros; portanto, apenas casos selecionados devem prosseguir com investigação complementar. Os principais objetivos do teste ergométrico em pacientes

assintomáticos são avaliação funcional, motivação para mudanças de hábitos de vida, programação de exercícios físicos, complementação da avaliação clínica rotineira e identificação de indivíduos sob risco de morte súbita na atividade desportiva. As indicações para *screening* nesse grupo de pacientes são:
- Avaliação de indivíduos com história familiar de DCV precoce ou morte súbita.
- Indivíduos classificados pelo escore de Framingham como de alto risco.
- Avaliação de indivíduos com história familiar de DCV que serão submetidos à cirurgia não cardíaca com risco intermediário a alto.
- Indivíduos com ocupações especiais responsáveis pela vida de outros (p. ex., bombeiros, pilotos).
- Homens > 40 anos e mulheres > 50 anos que estejam em vias de iniciar um programa de exercícios físicos.
- Avaliação inicial e seriada de atletas de competição.

- **Cintilografia com estresse e ecocardiograma com estresse:** os exames seriam indicados para os pacientes inaptos para a realização de TE ou para aqueles com alterações no ECG de base com interpretação inconclusiva. Porém, os custos e a pouca disponibilidade fazem com que esses exames não se prestem para *screening*.
- **TC por feixe de elétrons:** detecta e quantifica a deposição de cálcio nas artérias coronárias. A sensibilidade e a especificidade variam com o grau de estenose coronária, sendo bastante sensível para obstruções > 50%, porém apresenta especificidade moderada. Tem como limitações o custo e o fato de não detectar lesões ricas em lipídios, que contêm pouco cálcio. À medida que maiores estudos forem sendo realizados e que ocorra a redução dos custos com o aparelho, esse exame poderá se tornar um instrumento de *screening* exequível. A ACCF/AHA não recomenda o exame como método de rastreio devido à baixa especificidade, o que resultaria em elevadas taxas de falso-positivos quando aplicado em populações de baixo risco.

SCREENING PARA ESTENOSE CAROTÍDEA

- **USG Doppler de Carótidas:** indivíduos > 60 anos de idade e fator de risco para DCV.
- **USPSTF:** não recomenda rastreio na população geral.
- **American Society of Neuroimaging:** rastreio pode ser considerado em indivíduos com idade ≥ 65 anos com múltiplos fatores de risco cardiovasculares.

SCREENING PARA ANEURISMA DE AORTA ABDOMINAL (AAA)

- **ACC/AHA (2005):** homens entre 65 e 75 anos de idade com passado de tabagismo ou ≥ 60 anos com história familiar (irmãos ou pais) devem ser submetidos a exame físico (principalmente palpação da aorta abdominal) e USG de abdome.

Alguns grupos de pacientes são de alto risco para DC e necessitam de maior investigação, como os portadores de vasculopatia periférica, insuficiência renal crônica, pós-transplante cardíaco e *bypass* coronariano.

OSTEOPOROSE

Os principais fatores de risco para osteoporose e fraturas são idade, baixo peso e o não uso da terapia de reposição hormonal (TRH), embora existam outros (Quadro 2.5). O baixo peso é o melhor preditor isolado de densidade mineral óssea diminuída. Há menos evidências de que outros fatores, como tabagismo, perda de peso, história familiar, pouca atividade física, álcool, cafeína e baixa ingestão de cálcio ou vitamina D, possam identificar mulheres de alto risco. A raça branca pode se beneficiar mais do *screening*, pois tem comprovadamente menores índices de densidade mineral óssea.

RECOMENDAÇÕES

- **USPSTF:** recomenda a densitometria mineral óssea (DMO) rotineiramente para mulheres com idade ≥ 65 anos, pois há boas evidências de que o tratamento de mulheres assintomáticas com osteoporose diminui o risco de fratura, estimado com bastante acurácia pela DMO. Atualmente, a USPSTF também recomenda o rastreio para mulheres entre 50 e 64 anos de idade que apresentam risco de fratura igual ou maior que aquelas com mais de 65 anos sem fatores de risco adicionais para osteoporose. O risco pode ser medido por meio do instrumento de avaliação de risco de fratura da OMS (FRAX®), que leva em conta dados como idade, sexo, peso, altura, tabagismo e alcoolismo prévios, entre outros. A USPSTF não recomenda

Quadro 2.5 Fatores de risco para osteoporose

Menopausa antes de 45 anos de idade
Amenorreia secundária há mais de 1 ano
Hipogonadismo
Uso de corticoides (> 7,5mg/dia de prednisona por 1 ano ou mais)
Fratura de quadril na família materna
Fratura de quadril, punho ou coluna após traumas mínimos
IMC < 19
Hipertireoidismo
Hiperparatireoidismo
Síndrome de Cushing
Má absorção
Insuficiência renal crônica
Imobilização prolongada

o rastreio em homens. Não existem dados para indicar a idade apropriada de interrupção do *screening*, como também não se sabe se há vantagens em tratar mulheres com mais de 85 anos de idade.

- **National Osteoporosis Foundation (2010):** recomenda o *screening* para pacientes mulheres com idade ≥ 65 anos e para homens com idade ≥ 70 anos. Para mulheres na pós-menopausa e homens com idade entre 50 e 69 anos, a indicação de rastreio dependerá da presença ou não de fatores de risco.
- **U.S. National Institutes of Health (2000):** concluiu que o valor do *screening* universal ainda não foi bem estabelecido e que a abordagem deve ser individualizada, sabendo que a DMO só se justifica se houver a decisão de tratar a osteoporose.

Quadro 2.6 Fatores de risco para diabetes*

Idade ≥ 45 anos
Sobrepeso (IMC ≥ 25kg/m²)
História de diabetes em familiar de primeiro grau
Sedentarismo
Etnia ou grupo racial de alto risco (p. ex., afro-americanos, hispânicos, americanos nativos)
História de parto com peso de RN > 4,1kg
História de diabetes gestacional
Hipertensão (≥ 140/90mmHg)
Dislipidemia (HDL ≤ 35mg/dL e/ou TG ≥ 250mg/dL)
Valores alterados de testes anteriores (Hb1Ac ≥ 5,7%, intolerância à glicose ou glicemia de jejum alterada)
Síndrome dos ovários policísticos
História de doença vascular

* Traduzido do *UpToDate* 19.1.

DIABETES MELLITUS

Três testes podem ser usados para o *screening* do *diabetes mellitus* (DM): glicemia de jejum (GJ), glicemia pós-prandial de 2 horas (GPP) e hemoglobina glicosilada A1c (HbA1c). A American Diabetes Association (ADA) recomenda a GJ por ser fácil de fazer, conveniente, aceitável e mais barata; é mais reprodutível e mostra menos variação individual que a GPP, com o mesmo valor preditivo para complicações microvasculares. A HbA1c está mais relacionada com a GJ do que com a GPP, mas é menos sensível para detectar níveis menores de hiperglicemia. O teste de glicemia capilar aleatória tem boa sensibilidade (75%, para um limite ≥ 120mg/dL) em detectar pessoas com GJ ≥ 126mg/dL e GPP ≥ 200mg/dL, mas ainda não foi padronizado como teste de *screening* para DM.

A ADA recomenda o rastreamento em todos os adultos com IMC ≥ 25kg/m² associado a um ou mais fatores de risco para diabetes (Quadro 2.6).

A ADA recomenda a confirmação do diagnóstico com a repetição da GJ em outro dia, principalmente em pacientes com valores limítrofes ou normais, mas com alta suspeita clínica.

De acordo com a USPSTF, as evidências são insuficientes para recomendação contra ou a favor do *screening* para DM tipo 2 (DM2) em pessoas assintomáticas. Ainda não foi demonstrado que o início do controle glicêmico precoce, como resultado de um *screening*, cause benefício maior se comparado com o início do tratamento após um diagnóstico clínico. Também não há evidências de possíveis prejuízos pelo *screening*, não se podendo determinar a relação risco/benefício em se fazê-lo de rotina para DM2. Na ausência de evidências dos benefícios diretos do exame de rotina para DM2, a decisão fica a critério do julgamento clínico individual, principalmente levando-se em consideração pacientes sob risco cardiovascular maior. O mesmo órgão recomenda o *screening* para DM2 em pacientes com HAS (PA > 135/80mmHg), pois o controle precoce do DM nesses doentes pode diminuir substancialmente o risco de eventos coronarianos.

Ainda não se sabe ao certo o intervalo ótimo entre os testes, mas, com base em experiência dos grandes centros, a ADA recomenda que sejam realizados a cada 3 anos ou menos, se em pessoas de alto risco, e iniciados aos 45 anos ou mais precocemente em indivíduos com fatores de risco como obesidade, história familiar e hipertensão.

A American Heart Association (AHA) recomenda iniciar o *screening* com GJ aos 20 anos de idade. Os fatores de risco para desenvolvimento de diabetes, segundo o *up to date* versão 19.1, encontram-se resumidos no Quadro 2.6.

HIPERTENSÃO ARTERIAL SISTÊMICA (HAS)

A HAS é um dos principais fatores de risco para doença coronariana, insuficiência cardíaca, acidente vascular encefálico (AVE), ruptura de aneurisma de aorta, doença renal e retinopatia, o que justifica os grandes esforços dos órgãos de saúde em todo o mundo para diagnosticar, tratar adequadamente e, em consequência, diminuir o impacto na morbimortalidade da população, fato bem comprovado em vários e extensos estudos controlados randomizados.

O teste de *screening* mais apropriado consiste no uso do esfigmomanômetro em pacientes assintomáticos durante as consultas de rotina. Tem alta acurácia quando realizado com técnica adequada e com aparelho bem calibrado. O diagnóstico de HAS deve ser estabelecido apenas quando for obtida mais de uma aferição elevada em cada uma de três consultas separadas (segundo a

USPSTF, no mínimo duas aferições com intervalo de, no mínimo, 1 semana), de acordo com os critérios publicados em consensos mundialmente reconhecidos. A medida ambulatorial da pressão arterial (MAPA) pode ser útil em determinadas situações, como na "hipertensão do jaleco branco", mas não há evidências, até o presente, que indiquem seu uso rotineiro para *screening*.

RECOMENDAÇÕES

- **USPSTF (2007):** em todas as pessoas ≥ 18 anos de idade, apesar de informar que o intervalo ideal para rastreio é indeterminado, a USPSTF orienta a utilização das recomendações do VII JNC (Joint National Committee on Detection, Evaluation and Treatment of High Blood Pressure). Uma vez confirmado o diagnóstico de HAS, deve-se aconselhar sobre atividade física, perda de peso, dieta hipossódica e diminuição do consumo de álcool. Posteriormente, avalia-se a necessidade de introdução de agentes farmacológicos.
- **AHA e o VII JNC:** PA normal (< 120 × 80mmHg): repetir a cada 2 anos; pré-hipertensão (120 a 139 × 80 a 89mmHg): repetir anualmente; em caso de níveis maiores, intervalos mais curtos.
- **ACP:** orienta seguir recomendações do USPSTF.
- **AAFP (2007):** todos os adultos ≥ 18 anos de idade.
- **CTFPHE:** entre 25 e 64 anos a cada 5 anos; ≥ 65 anos, a cada 2 anos.

SCREENING PARA DISLIPIDEMIA

Evidências consistentes, baseadas em estudos prospectivos, indicam que altos níveis de colesterol total (CT) e colesterol LDL (LDL-C) e baixos níveis de colesterol HDL (HDL-C) são importantes preditores independentes para doença coronariana. O risco aumenta progressivamente à medida que sobem os valores de CT e LDL-C e decrescem os de HDL-C. As razões CT/HDL-C e LDL-C/HDL-C classificam melhor o risco que a dosagem do CT isolada. O benefício mais evidente do *screening* para dislipidemia é identificar indivíduos com risco cardiovascular suficientemente alto para justificar a terapia medicamentosa ou as intervenções no estilo de vida e dieta.

CT e HDL-C podem ser dosados sem jejum prévio se o objetivo for apenas rastreamento, pois a ingesta alimentar não altera de modo considerável os resultados laboratoriais. Se os valores estiverem dentro do limite da normalidade, não serão necessárias outras dosagens. Entretanto, se o indivíduo apresenta múltiplos fatores de risco, devem ser solicitados CT, HDL-C, LDL-C e triglicerídeos com o paciente em jejum. É preciso pelo menos duas dosagens para se fazer uma média e obter valores mais fidedignos.

RECOMENDAÇÕES

- **USPSTF (2008):** sugere fortes evidências para recomendar o *check-up* (CT e HDL-C) de rotina para homens ≥ 35 anos ou entre 20 e 35 anos de idade, em caso da presença de fatores de risco para doença cardiovascular. O rastreio em mulheres está indicado apenas diante da presença de fatores de risco, podendo ser iniciado aos 20 anos de idade, porém com recomendação mais forte para as mulheres com idade ≥ 45 anos. O benefício do tratamento das desordens lipídicas justifica a realização do *screening*. Para adultos mais jovens (homens de 20 a 35 anos e mulheres de 20 a 45 anos de idade) o *screening* está indicado se apresentarem outros fatores de risco* para DC, não havendo recomendação contra ou a favor de se fazerem as dosagens nesses pacientes se esses fatores não estiverem presentes; ainda faltam evidências para incluir a dosagem de triglicerídeos no *screening*, pois não se sabe se a hipertrigliceridemia é um fator de risco independente para DC. O intervalo ótimo ainda é incerto, mas, com base em experiência de estudiosos, é razoável dosar os lipídios a cada 5 anos, podendo repetir num período maior ou menor com base no risco pessoal. É improvável que os níveis continuem aumentando após os 65 anos de idade, não sendo necessário continuar repetindo as dosagens além dessa idade, a não ser que seja para controlar a resposta à terapia medicamentosa.
- **NIH, AHA e ACOG:** CT e HDL-C a cada 5 anos.
- **ACP:** orienta seguir as recomendações do USPSTF.
- **AAFP:** dosagem periódica de perfil lipídico em jejum ou dosagem de CT e HDL-C sem jejum em homens ≥ 35 anos e mulheres ≥ 45 anos.
- **National Heart, Lung and Blood Institute (2001):** CT e HDL-C em pessoas ≥ 20 anos de idade a cada 5 anos.

Obs.: a dosagem isolada do CT tem importância para programas de *screening* em nível populacional; em se tratando do atendimento médico individualizado, é aconselhável solicitar o perfil lipídico completo, incluindo HDL-C, LDL-C e triglicerídeos.

HIPERTIREOIDISMO E HIPOTIREOIDISMO

O *screening* para detecção de disfunção tireoidiana ainda é controverso, variando bastante entre as diversas orientações dos órgãos de saúde. Hipertireoidismo não

---

* Um dos seguintes: DM, história familiar de DCV antes de 50 anos em homens ou 60 anos em mulheres, história de hiperlipidemia familiar, múltiplos fatores de risco para DCV (ver Quadro 2.3).

suspeitado pode ser detectado por exames de rotina em 0,1% a 0,9% dos casos e o hipotireoidismo, em 0,7% a 2,1%. Indivíduos com síndrome de Down estão sob risco maior, principalmente para hipotireoidismo, que pode ser detectado em até 6,5% dos casos. Mulheres em pós-parto também são boas candidatas ao rastreamento devido ao risco de tireoidite pós-parto (4% a 6%). A prevalência de hipotireoidismo subclínico varia de 1% a 10%, principalmente em mulheres > 60 anos, com alguns relatos mostrando até 20%. Em homens, fica em torno de 3%. Uma pesquisa recente relatou prevalência de 16% em homens aos 74 anos e 21% em mulheres da mesma idade.

Muito se discute sobre a relação custo-efetividade do *screening* para hipotireoidismo, mas ele se mostra comparável a outras práticas preventivas comumente aceitas

Quadro 2.7 Exame periódico de saúde

Item	Frequência
Anamnese	
Antecedentes mórbidos pessoais e familiares	
Uso de álcool, substâncias ilícitas e tabagismo	
Dieta e prática de exercícios regulares	
História sexual	
Riscos ocupacionais	
Capacidades auditiva e visual	
Gravidez/contracepção	
Vacinas e exames de *screening* anteriores	
Exame físico	
Pressão arterial	Anualmente em indivíduos > 18 anos
Peso e índice de massa corpórea (IMC)	Anualmente em indivíduos > 18 anos
Relação cintura-quadril	2/2 anos em indivíduos > 18 anos
Visão (acuidade e fundoscopia)	2/2 anos em indivíduos > 65 anos
Audição (exame do VIII par)	2/2 anos em indivíduos > 65 anos[a]
Exame clínico das mamas	Anualmente em mulheres > 40 anos[b]
Pele	2/2 anos > 18 anos de maior risco[c]
Cavidade oral	2/2 anos principalmente se fuma ou ingere álcool em excesso
Tireoide	2/2 anos > 18 anos, principalmente se história de radiação em parte superior do corpo
Testículos	2/2 anos entre 19 e 39 anos de maior risco[d]
Abdome (aneurisma/massas)	2/2 anos > 40 anos, principalmente em hipertensos severos e/ou tabagistas
Ausculta de carótidas	Idem
Reflexos profundos	Em função do exame clínico
Cognição (demência) – p. ex., minimental	Idem
Toque retal	Anual > 50 anos ou 45 se história familiar de CA de próstata
Pulsos periféricos	Em função do exame clínico
Exames complementares	
Citologia para Ca de colo uterino	Anual a partir do início da vida sexual, 3/3 anos após três exames negativos
Mamografia	Anual > 40 anos
Pesquisa de sangue oculto nas fezes	Anual > 50 anos
Retossigmoidoscopia	5/5 anos > 50 anos
Colonoscopia	10/10 anos > 60 anos[e]
Glicemia de jejum	3/3 anos > 45 anos[f]
PSA	Anual acima de 50 anos ou 45, se história familiar de CA de próstata
Teste de esforço	> 40 anos com fatores de risco para DCV ou que queiram iniciar programa de exercícios[g]
Densitometria mineral óssea	Anual > 65 anos ou mais precoce se fatores de risco[h]
Perfil lipídico	5/5 anos em homens > 35 anos e mulheres > 45 anos[i]
TSH	5/5 anos em mulheres > 35 anos e homens > 65 anos

Adaptado de Duncan BB. Revisão periódica de saúde do adulto. In: Duncan BB. Medicina ambulatorial: condutas clínicas em atenção primária. 2. ed. Artes Médicas, 1996: 303-10.
[a] Mais precocemente se houver exposição excessiva a ruídos, complementando com audiometria (também deve ser solicitada em caso de achados anormais ao exame físico).
[b] Acima de 35 anos se houver caso de CA de mama em parente de primeiro grau antes da menopausa.
[c] Com pele clara, que não bronzeia bem e com exposição excessiva ao sol.
[d] Com criptorquidia, genitália ambígua ou atrofia testicular presente.
[e] Para alguns deve ser o exame de escolha para *screening*, devendo ser realizada a intervalos mais curtos em situações especiais, como doença inflamatória intestinal, polipose ou câncer prévio, história familiar e poliposes hereditárias (ver *Screening em grupos específicos*).
[f] Mais precoce e a intervalos menores em caso de presença de fatores de risco (obesidade, HAS, história familiar, diabetes gestacional, dislipidemia, uso de corticoide).
[g] Também indicado para pessoas que trabalham em atividades em que um evento cardiovascular possa representar risco para outros indivíduos (p. ex., bombeiro, piloto) e na avaliação de atletas.
[h] Ver Quadro 2.4.
[i] Mais precoce e a intervalos menores em caso de presença de outros fatores de risco para DCV (Quadro 2.3).

(p. ex., *screening* para Ca de mama ou HAS) e mais favorável em mulheres idosas.

A dosagem de TSH (de preferência o TSH sensível ou s-TSH) é o teste de escolha (sensibilidade de 89% a 95%), pois o T4 livre ou o T4 total podem estar falsamente aumentados em pessoas com outras patologias e função tireoidiana normal (síndrome do eutireóideo doente) e podem levar a muitos falso-positivos em indivíduos saudáveis. O s-TSH, apesar de bastante específico (90% a 96%), pode cursar com falso-positivos se realizado de rotina na população geral assintomática.

Recomendações

- **American Thyroid Association:** mulheres e homens > 35 anos a cada 5 anos.
- **American Association of Clinical Endocrinologists:** idosos, especialmente mulheres.
- **College of American Pathologists:** mulheres ≥ 50 anos, se procurarem assistência médica; todos os pacientes geriátricos à admissão hospitalar e a cada 5 anos.
- **AAFP:** pacientes ≥ 60 anos.
- **ACOG:** mulheres em grupos de "alto risco" (doença autoimune, forte história familiar de disfunção tireoidiana), iniciando aos 19 anos de idade.
- **ACP:** mulheres > 50 anos com um ou mais sintomas possivelmente relacionados com doença tireoidiana.
- **USPSTF:** evidências insuficientes contra ou a favor.
- **Royal College of Physicians:** não é justificável o *screening* da população adulta saudável.

Apesar de não citado, o *screening* pode ser realizado em homens > 65 anos de idade e deve fazer parte dos testes de rotina solicitados na primeira consulta pré-natal para prevenção de hipotireoidismo neonatal.

Por fim, é importante frisar que, devido à ausência de consensos em diversas orientações citadas neste capítulo, julgamos coerente que os critérios adotados para a determinação do início do *checkup* e do intervalo de tempo para a realização dos exames complementares levem em consideração as particularidades inerentes a cada consulta, além do fato de que uma análise criteriosa é sempre fundamental no dia a dia da prática clínica.

No Quadro 2.7 é apresentado um resumo das condutas para o exame periódico de pacientes assintomáticos, segundo a literatura médica brasileira para conduta ambulatorial.

Leitura Recomendada

American Cancer Society. Cancer Facts & Figures 2007. Atlanta, Ga: American Cancer Society 2007.

Andrade J et al. II Diretrizes da Sociedade Brasileira de Cardiologia sobre Teste Ergométrico. Arq Bras Cardiol 2002; 78(suplem):1-18.

Andriole GL et al. Mortality results from a randomized prostate-cancer screening trial. N Engl J Med 2009; 360(13):1310-9.

Bach P et al. Computed tomography screening and lung cancer outcomes. JAMA 2007; 297(9).

Barry MJ. Prostate-specific-antigen testing for early diagnosis of prostate cancer. N Engl J Med 2001; 344(18):1373-7.

Carvalhães Neto N. Exame periódico de saúde: a importância do check-up na prática clínica. Laboratório Fleury, São Paulo.

Cooper DS. Subclinical hypothyroidism. N Engl J Med 2001; 345(4):260-5.

Danese MD et al. Screening for mild thyroid failure at the periodic health examination: a decision and cost-effectiveness analysis. JAMA 1996; 276(4):285-92.

Duffy FD. Preventive services recommendations for periodic health evaluatiuon. In: Rose BD (ed.) UpToDate, Wellesley, MA: UpToDate, 2002.

Duncan BB et al. Revisão periódica de saúde do adulto. In: Duncan BB. Medicina ambulatorial: condutas clínicas em atenção primária. 2 ed. Porto Alegre: Artes Médicas Sul, 1996:303-10.

Fletcher SW. Evidence-based approach to prevention. In: Rose BD (ed.) UpToDate, Wellesley, MA: UpToDate, 2002.

Fletcher SW. Screening for breast cancer. In: UpToDate 19.2.

Giannini SD. Aterosclerose e dislipidemias. 1 ed. São Paulo: BG Cultural, 1998.

http://bvsms.saude.gov.br/bvs/publicacoes/controle_cancer_colo_utero_mama.pdf

http://www.aafp.org/afp/2005/1015/p1517.html

http://www.acpm.org/breast.htm

http://www.auanet.org/content/media/psa09.pdf

http://www.cancer.org/Cancer/BreastCancer/MoreInformation/BreastCancerEarlyDetection/breast-cancer-early-detection-acs-recs

http://www.cancer.org/cancer/news/news/revised-prostate-cancer-screening-guidelines

http://www.inca.gov.br/publicacoes/Consensointegra.pdf

http://www.medscape.com/viewarticle/501023_3

http://www.nof.org/sites/default/files/pdfs/NOF_ClinicianGuide2009_v7.pdf

http://www.uptodate.com/contents/screening-for-abdominal-aortic-aneurysm?source=search_result&selectedTitle=3~150

http://www.uptodate.com/contents/screening-for-asymptomatic-carotid-artery-stenosis?source=search_result&selectedTitle=2~150#H3

http://www.uptodate.com/contents/screening-for-colorectal-cancer-strategies-in-patients-at-average-risk?source=search_result&selectedTitle=2~46

http://www.uptodate.com/contents/screening-for-coronary-heart-disease?source=search_result&selectedTitle=1~150#H15

http://www.uptodate.com/contents/screening-for-diabetes-mellitus?source=search_result&selectedTitle=1~25

http://www.uptodate.com/contents/screening-for-lung-cancer?source=search_result&selectedTitle=1~16

http://www.uptodate.com/contents/screening-guidelines-for-dyslipidemia?source=search_result&selectedTitle=1~22#H20

http://www.uptodate.com/contents/tests-for-screening-for-colorectal-cancer-stool-tests-radiologic-imaging-and-endoscopy?source=see_link.

http://www.uspreventiveservicestaskforce.org/3rduspstf/ovariancan/ovcanrs.htm

http://www.uspreventiveservicestaskforce.org/uspstf/uspschol.htm

http://www.uspreventiveservicestaskforce.org/uspstf/uspsdiab.htm

http://www.uspreventiveservicestaskforce.org/uspstf07/hbp/hbprs.htm

http://www.uspreventiveservicestaskforce.org/uspstf09/breastcancer/brcansum.htm

http://www.uspreventiveservicestaskforce.org/uspstf10/osteoporosis/osteors.htm

http://www.uspreventiveservicestaskforce.org/uspstf10/testicular/testicuprs.htm

III Diretrizes da Sociedade Brasileira de Cardiologia sobre Teste Ergométrico, 2010.

Keevil JG, Stein JH, McBride PE. Cardiovascular disease prevention. Prim Care 2002; 29(3):667-96.

Klein EA, Garnick MB. Early stage prostate cancer: predicting the pathologic extent of disease. In: Rose BD (ed.) UpToDate, Wellesley, MA: UpToDate, 2003.

Krause KJ. C-reactive protein – a screening test for coronary disease. J Insur Med 2001; 33(1):4-11.

Lang RS, Isaacson JH. Screening. Med Clin Norht Am 1999; 83(6):1205-355.

Lieberman DA, Weiss DG, Bond JH, Ahnen DJ, Garewal H, Chejfec G. Use of colonoscopy to screen asymptomatic adults for colorectal cancer. N Engl J Med 2000; 343:162-8.

Marshall KG. Prevention. How much harm? How much benefit? 4. The ethics of informed consent for preventive screening programs. Can Med Assoc J 1996; 155:377-82.

Martin JC. Common health tests and how to have them. In: http://www.emedicine.com/aaem/topic496.htm

McQuaid KR. Colorectal cancer. In: Tierney LMJ, McPhee SJ, Papadakis MA. Current medical diagnosis and treatment. 42 ed. McGraw-Hill, 2003: 617-23.

McQuaid KR. Polyps of the colon and small intestine. In: Tierney LMJ, McPhee SJ, Papadakis MA. Current medical diagnosis and treatment, 42. ed. McGraw-Hill, 2003: 614-5.

Ministério da Saúde. Controle do câncer de mama. Documento de Consenso 2004:5-32.

Mosca L. Novel cardiovascular risk factors: do they add value to your practice? Am Family Phys 2003; 67(2).

Podrid PJ. C-reactive protein in cardiovascular disease. In: Rose BD (ed.) UpToDate, Wellesley, MA: UpToDate, 2002.

Ransohoff DF, Sandler RS. Screening for colorectal cancer. N Engl J Med 2002; 346(1):40-4.

Rembold CM. Number needed to screen: development of a statistic for disease screening. BMJ 1998; 317:307-12.

Rosenson RS, Kang DS. Hyperhomocyst(e)inemia; atherosclerosis; and venous thromboembolism. In: Rose BD (ed.) Wellesley, MA: UpToDate, 2002.

Ross DS. Diagnosis of and screening for hypothyroidism. In: Rose BD (ed.) Wellesley, MA: UpToDate, 2002.

Santos RD. Conduta frente a outros marcadores do risco cardiovascular. In: Fonseca FAH et al. Manual do tratamento das desordens lipídicas. 1. ed. São Paulo: Editora de Projetos Médicos, 2001:83-6.

Screening for Breast Cancer. Preventive Services Task Force. Guide to Clinical Preventive Services. 3. ed. Baltimore: Williams & Wilkins, 2002. Internet Citation:. Recommendations and Rationale. February 2002. Agency for Healthcare Research and Quality, Rockville, MD. http://www.ahrq.gov/clinic/3rduspstf/breastcancer/brcanrr.htm

Screening for Hypertension. Preventive Services Task Force. Guide to Clinical Preventive Services. 2. ed. Baltimore: Williams & Wilkins, 1996.

Screening for lipid disorders: recommendations and rationale. Preventive Services Task Force. Article originally in Am J Prev Med 2001; 20(3S):73-6. Agency for Healthcare Research and Quality, Rockville, MD. Internet citation: http://www.ahrq.gov/clinic/ajpmsuppl/lipidrr.htm.

Screening for osteoporosis in postmenopausal women. U.S. Preventive Services Task Force. September 2002. Originally in Annals of Internal Medicine 2002; 137:526-8. Agency for Healthcare Research and Quality, Rockville, MD. Internet citation: http://www.ahrq.gov/clinic/3rduspstf/osteoporosis/osteorr.htm

Screening for thyroid disease. Preventive Services Task Force. Guide to Clinical Preventive Services. 2. ed. Baltimore: Williams & Wilkins, 1996.

Screening for type 2 diabetes mellitus in adults: recommendations and rationale. U.S. Preventive Services Task Force. February 2003. Originally in Ann Intern Med 2003; 138:212-4. Agency for Healthcare Research and Quality, Rockville, MD. Internet citation: http://www.ahrq.gov/clinic/3rduspstf/diabscr/diabetrr.htm

Site: http://www.saude.gov.br

Stone NJ, Blum CB, Winslow E. Manejo dos lipídios na prática clínica. 2. ed. Rio de Janeiro: Editora de Publicações Científicas, 1998.

UK National Screening Committee. Criteria for appraising the viability, effectiveness and appropriateness of a screening programme. 2003. Last accessed January 15, 2007.

Welch GN, Loscalzo J. Homocysteine and atherothrombosis. N Engl J Med 1998; 338(15):1042-50.

Wilson JMG, Jungner G. Principles and practice of screening for disease. WHO Chronicle 1968; 22(11):473.

Winaver SJ et al. Colorectal cancer screening and surveillance: clinical guidelines and rationale – update on new evidence. Gastroenterology 2003; 124:544-60.

Wood D. Established and emerging cardiovascular risk factors. Am Heart J 2001; 141(2):49-57.

Avaliação Clínica do Idoso

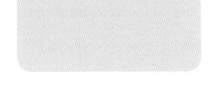

CAPÍTULO 3

Daniel Christiano de Albuquerque Gomes
Rodrigo Cavalcanti Machado da Silva

INTRODUÇÃO

O envelhecimento consiste no declínio progressivo e universal da reserva funcional e das funções que ocorre no organismo ao longo do tempo. Esse processo não é uniforme, variando amplamente entre indivíduos e entre diferentes órgãos no mesmo indivíduo. Envelhecimento não é uma doença, porém o risco de desenvolvimento de enfermidades aumenta em função da idade. Com o tempo, diminuem a capacidade fisiológica e a habilidade em manter a homeostase ante agentes estressores. A mortalidade tende a aumentar exponencialmente com o avançar da idade.

De acordo com a Organização Mundial de Saúde (OMS), nos países em desenvolvimento, idoso é o indivíduo com idade a partir de 60 anos. Nos países desenvolvidos, consideram-se idosos aqueles com idade maior ou igual a 65 anos.

A expectativa de vida tem aumentado drasticamente ao longo do último século em todo o mundo e, especialmente nas últimas décadas, nos países em desenvolvimento, como o Brasil. Atualmente, a esperança média de vida do brasileiro é de 73,1 anos, com previsão de atingir 78,3 anos até o ano de 2030.

Esse cenário ocasionou mudanças nos conceitos de saúde e bem-estar na terceira idade, além de grande mudança no perfil de enfermidades entre os adultos, com a ascensão e predominância das doenças crônico-degenerativas e declínio das doenças infecciosas. Cerca de 80% dos adultos que chegam à idade avançada têm ao menos uma doença crônica e metade deles apresenta duas doenças crônicas.

Condições geriátricas, como prejuízos funcionais e demência, são comuns e frequentemente não são reconhecidas ou são tratadas inadequadamente. A identificação dessas condições numa avaliação geriátrica adequada pode ajudar os médicos a manejá-las melhor e evitar ou retardar suas complicações. Vale ressaltar que a apresentação clínica de doenças no idoso é comumente atípica, o que exige muita perspicácia do avaliador.

Embora a avaliação geriátrica seja um processo de diagnóstico, o termo é frequentemente utilizado para citar tanto a avaliação diagnóstica como o manejo de condições clínicas comuns no idoso. Por vezes é usado para se referir a um programa multidisciplinar mais abrangente, também conhecido como avaliação geriátrica ampla (AGA).

AGA é definida como um processo multidimensional, usualmente interdisciplinar, de diagnóstico e tratamento que visa identificar as limitações médicas, psicossociais e funcionais de uma pessoa idosa frágil, a fim de desenvolver um plano coordenado para maximizar e promover a saúde com o envelhecimento. Os cuidados com a saúde do idoso se estendem além do manejo médico tradicional de doenças. Exige-se uma avaliação de vários aspectos, inclusive os componentes físico, cognitivo, afetivo, social, financeiro, ambiental e espiritual que influenciam a saúde do idoso. A AGA é baseada na premissa de que uma avaliação sistemática dos idosos frágeis por uma equipe de profissionais da saúde pode identificar uma variedade de problemas preveníveis e tratáveis, conduzir a melhores resultados e otimizar a qualidade de vida.

Vale frisar que a avaliação clínica adequada do idoso costuma demandar mais tempo. Além disso, frequentemente é necessária a coleta de informações a partir dos familiares e/ou cuidadores.

INSTRUMENTOS DE AVALIAÇÃO

Embora a quantidade de informações potencialmente importantes possa parecer exagerada, ferramentas de avaliação formal e questionários podem reduzir essa dificuldade e o tempo para o médico realizar a avaliação inicial do idoso.

Os componentes principais da AGA que devem ser abordados são descritos a seguir.

AVALIAÇÃO FUNCIONAL

Refere-se à avaliação das habilidades necessárias ou desejadas pelo idoso para exercer suas atividades e deveres no cotidiano. Mudanças no estado funcional podem sinalizar um problema (p. ex., doença, efeito colateral de fármaco, alteração no suporte social) e devem levar à pronta investigação diagnóstica da causa, bem como à devida intervenção. O *status* funcional representa um dos melhores indicadores de prognóstico e longevidade.

A avaliação funcional pode ser iniciada a partir do momento em que o paciente entra na sala de consulta. Avaliam-se nessa ocasião, por exemplo, se ele necessita de auxílio para andar (p. ex., bengala, andajar) e a velocidade da marcha.

Estudos recentes têm mostrado que a velocidade da marcha é importante preditor de sobrevida. Assim, o prognóstico e a expectativa de vida tendem a ser melhores nos idosos com marcha mais rápida.

As atividades básicas da vida diária (AVD), que incluem as atividades essenciais para a independência físi-

Quadro 3.1 Atividades básicas da vida diária (AVD) – Escala de Katz

Atividade	Independente	Sim	Não
1. Banho	Não recebe ajuda ou somente recebe ajuda para uma parte do corpo		
2. Vestir-se	Pega as roupas e se veste sem qualquer ajuda, exceto para arrumar os sapatos		
3. Higiene pessoal	Vai ao banheiro, usa o banheiro, veste-se e retorna sem qualquer ajuda (pode usar andador ou bengala)		
4. Transferência	Consegue deitar na cama, sentar na cadeira e levantar sem ajuda (pode usar andador ou bengala)		
5. Continência	Controla completamente urina e fezes		
6. Alimentação	Come sem ajuda (exceto para cortar carne ou passar manteiga no pão)		

A pontuação é o somatório de respostas "sim". Independência: 6 pontos; dependência parcial: 4 pontos; dependência importante: 2 pontos.

Quadro 3.2 Atividades instrumentais da vida diária (AIVD) – Escala de Lawton

1. Consegue usar o telefone?	sem ajuda com ajuda parcial não consegue	3 2 1
2. Consegue ir a locais distantes, usando algum transporte, sem necessidade de planejamentos especiais?	sem ajuda com ajuda parcial não consegue	3 2 1
3. Consegue fazer compras?	sem ajuda com ajuda parcial não consegue	3 2 1
4. Consegue preparar suas próprias refeições?	sem ajuda com ajuda parcial não consegue	3 2 1
5. Consegue arrumar a casa?	sem ajuda com ajuda parcial não consegue	3 2 1
6. Consegue fazer trabalhos manuais domésticos, como pequenos reparos?	sem ajuda com ajuda parcial não consegue	3 2 1
7. Consegue lavar e passar sua roupa?	sem ajuda com ajuda parcial não consegue	3 2 1
8. Consegue tomar seus remédios na dose certa e no horário correto?	sem ajuda com ajuda parcial não consegue	3 2 1
9. Consegue administrar suas finanças?	sem ajuda com ajuda parcial não consegue	3 2 1

9: totalmente dependente; 10 a 15: dependência grave; 16 a 20: dependência moderada; 21 a 25: dependência leve; 26 a 27: independência.

ca ou autocuidado, e as atividades instrumentais da vida diária (AIVD), que são aquelas necessárias para a independência na comunidade, são as ferramentas mais comumente utilizadas para a avaliação funcional. Os Quadros 3.1 e 3.2 apresentam a relação dessas atividades.

INVESTIGAÇÃO DE QUEDAS

As quedas constituem um dos problemas mais comuns e graves em idosos. Mais de um terço das pessoas com idade superior a 65 anos caem anualmente, e em metade desses casos as quedas são recorrentes. Em geral, diversos fatores de risco interagem para desencadeá-las.

As quedas representam um marcador de saúde precária, bem como de declínio funcional, e podem ser o primeiro sintoma de uma doença aguda ou nova.

Tipicamente, as quedas são multifatoriais e refletem o somatório de vários fatores de risco, os quais estão relacionados no Quadro 3.3. O risco de queda aumenta consideravelmente à medida que aumenta o número desses fatores.

Quadro 3.3 Fatores de risco para quedas

Idade avançada	Sexo feminino
Deficiência de vitamina D	Declínio cognitivo
Déficit visual	Incontinência urinária
Déficit de força em membros inferiores	Artrose
Depressão	Hipotensão postural
Neuropatia periférica	Problemas nos pés
Transtornos do equilíbrio	Medo de cair
Parkinsonismo	Hemiplegia e AVE
Marcha lenta	Polifarmácia (≥ 4 medicamentos)
Medicações psicotrópicas	Hospitalização ou internação em asilos
Hospitalização recente	Iluminação precária
Tapetes soltos	Tonturas

AVE: acidente vascular encefálico.

Quadro 3.4 Teste *Timed Get up and Go*

Instruções para o paciente: Levante-se sem o apoio dos braços Permaneça em pé momentaneamente Caminhe para frente (3m) Vire-se 180° e caminhe de volta Vire-se e sente-se	**Normal** Sem anormalidades **Anormal** Lentidão (> 30s), excessivos movimentos de tronco, busca de apoio ou suporte **Severamente anormal** Em caso de queda durante o teste
Observar: Equilíbrio sentado Transferência da posição sentada para em pé Passo e estabilidade no caminhar Capacidade de virar-se sem cambalear Tempo para completar o teste	

Entre as medicações, os benzodiazepínicos, antidepressivos tricíclicos e inibidores da recaptação de serotonina, neurolépticos e anticonvulsivantes, além de anti-hipertensivos, têm sido os fármacos mais frequentemente relacionados com a ocorrência de quedas.

Todos os pacientes com mais de 65 anos de idade, especialmente aqueles que apresentam fatores de risco, devem ser rastreados anualmente com perguntas específicas sobre quedas ou situações de quase queda. Duas quedas num intervalo de 6 meses ou qualquer queda que provoque lesão grave deve motivar uma avaliação completa e intervenções em vários níveis.

Para os pacientes que relatam quedas, componentes importantes na história clínica incluem a atividade do paciente durante o incidente, sintomas prodrômicos (lipotimia, desequilíbrio, tontura), além de onde e como a queda ocorreu. Perda de consciência pode sugerir hipotensão ortostática, cardiopatias ou doenças neurológicas.

Informações sobre quedas prévias podem ajudar a identificar e eliminar fatores de risco para sua ocorrência. Informações sobre medicações utilizadas devem ser coletadas, especialmente as que apresentem risco elevado, previamente citadas. Fatores ambientais que podem contribuir para quedas devem ser identificados. Questionamentos sobre iluminação do ambiente, mobília do domicílio, condições do piso e presença de corrimão ou barras de proteção podem revelar pistas importantes.

Aspectos importantes no exame físico de idosos com quedas incluem: avaliação da acuidade visual e da função vestibular (aplicar manobra de Romberg), avaliação cardiovascular (investigar hipotensão postural), análise de extremidades inferiores (pesquisar deformidades nos pés, artrose), além de avaliação neurológica e cognitiva. A observação da marcha e do equilíbrio pode ser feita mediante aplicação de um teste prático denominado *Timed Get up and GO* (Quadro 3.4).

Testes laboratoriais úteis na avaliação de idosos com quedas incluem: hemograma e eletrólitos, funções renal e hepática, TSH/T4 livre, cortisol basal, vitamina B_{12}, 25OH-vitamina D, além de sumário de urina. Outros testes, como estudos de neuroimagem, eletroencefalograma ou Holter, devem ser reservados para pacientes nos quais uma anormalidade específica seja sugerida pela avaliação clínica.

AVALIAÇÃO COGNITIVA

A demência é uma síndrome definida por declínio progressivo da memória e pelo menos outro domínio cognitivo, suficiente para interferir com as funções sociais e/ou ocupacionais e a independência. Deve representar um declínio em relação a um nível prévio. O Quadro 3.5 enumera os critérios diagnósticos de demência do DSM-IV.

O comprometimento cognitivo leve (CCL) caracteriza-se por prejuízo na memória, preferencialmente confirmado por um informante, porém com funções cognitivas gerais e atividades funcionais preservadas. Os pacientes com CCL apresentam maior risco de evolução para demência.

Demência não é uma consequência inexorável do envelhecimento, embora idade avançada seja um de seus principais fatores de risco. A doença de Alzheimer (DA) é a etiologia mais comum de demência em idosos (50% a 80% dos casos). O Quadro 3.6 lista as causas de declínio cognitivo.

CAPÍTULO 3 Avaliação Clínica do Idoso

Quadro 3.5 Critérios do DSM-IV para demência

Prejuízo da memória
Pelo menos um dos seguintes: afasia, apraxia, agnosia, distúrbio em função executiva
As alterações anteriores têm impacto significativo no trabalho ou nas atividades sociais
Distúrbio não ocorre exclusivamente durante *delirium*

Quadro 3.6 Diagnóstico diferencial de disfunção cognitiva

Doenças neurológicas	Processos sistêmicos
Doença de Alzheimer	Deficiência de vitamina B_{12}
Demência vascular	Álcool
Demência por corpúsculos de Lewy	Neurossífilis
	HIV
Demência frontotemporal	Hipo ou hipertireoidismo
Doença de Parkinson	Medicamentos
Tumor cerebral	Depressão
Hematoma subdural crônico	Hipercalcemia
Hidrocefalia de pressão intermitente do adulto (HPIA)	Deficiência de tiamina (pelagra)
	Insuficiência renal
Doença por príons	Insuficiência hepática
Pós-traumatismo craniano	

Quadro 3.7 Miniexame do estado mental

1. Orientação temporal (0-5): ANO – ESTAÇÃO – MÊS – DIA – DIA DA SEMANA
2. Orientação espacial: (0-5): ESTADO – RUA – CIDADE – LOCAL – ANDAR
3. Registro (0-3): nomear: PENTE – RUA – CANETA
4. Cálculo – tirar 7 (0-5): 100-93-86-79-65
5. Evocação (0-3): três palavras anteriores: PENTE – RUA – CANETA
6. Linguagem 1 (0-2): nomear um RELÓGIO e uma CANETA
7. Linguagem 2 (0-1): repetir: NEM AQUI, NEM ALI, NEM LÁ
8. Linguagem 3 (0-3): siga o comando: pegue o papel com a mão direita, dobre-o ao meio, coloque-o em cima da mesa
9. Linguagem 4 (0-1): ler e obedecer: FECHE OS OLHOS
10. Linguagem 5 (0-1): escrever uma frase completa
11. Linguagem 6 (0-1): copiar o desenho

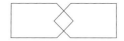

Pontos de corte de acordo com anos de estudo: analfabetos: 19; 1 a 3 anos: 23; 4 a 7 anos: 24; > 7 anos: 28.
Baseado em Herrera e cols., 2002.

A prevalência de demência aumenta com a idade, particularmente entre indivíduos com mais de 85 anos, porém muitos pacientes com déficit cognitivo ainda permanecem sem diagnóstico. A abordagem precoce de disfunção cognitiva possibilita o tratamento de condições potencialmente tratáveis e reversíveis.

O diagnóstico de demência é eminentemente clínico, baseado em história clínica cuidadosa e avaliação objetiva do desempenho cognitivo e funcional. No entanto, o diagnóstico da causa da demência depende de exames complementares.

A avaliação cognitiva inicial deve incluir testes de rastreio. O Miniexame do Estado Mental (MEEM) é o mais comumente empregado. Trata-se de teste simples, de aplicação rápida (cerca de 5 a 7 minutos), que avalia vários domínios cognitivos, apresenta alta confiabilidade intra e interexaminadores e está validado para a população brasileira. Recomenda-se o emprego de pontos de corte diferenciados conforme o nível educacional (Quando 3.7).

Outros testes breves, como fluência verbal semântica (p. ex., número de nomes de animais falados em 1 minuto) e o teste do desenho do relógio, são também úteis, não estendem muito o tempo da consulta e aumentam a acurácia diagnóstica de demência. O primeiro tem como pontos de corte 12 e 13, respectivamente para escolaridades de 1 a 7 anos e maior que 7 anos (Caramelli e cols., 2003). Os pacientes que apresentam mau desempenho nos testes de rastreio, particularmente aqueles sob suspeita de demência leve ou incipiente, devem ser encaminhados para avaliação neuropsicológica, com o emprego de baterias ou conjuntos de testes neuropsicológicos. Para a avaliação funcional podem ser empregadas as escalas previamente citadas.

Vale salientar que o diagnóstico de síndrome demencial só pode ser feito quando um quadro de *delirium* (estado confusional agudo) for afastado. O Quadro 3.8 diferencia essas duas entidades clínicas.

Como comentado previamente, para a definição da causa da disfunção cognitiva são necessários exames complementares, sobretudo com a finalidade de identificar ou excluir alterações potencialmente reversíveis. Entre esses exames se incluem testes laboratoriais (Quadro 3.9) e estudos de neuroimagem (tomografia computadorizada ou ressonância magnética). Eventualmente, estudo liquórico pode ser necessário.

Quadro 3.8 Características de *delirium* e demência

Características	*Delirium*	Demênoia
Início	Agudo	Insidioso
Duração	Dias a semanas	Crônico
Curso ao longo do dia	Flutuante	Normal
Desorientação	Muito intensa, precoce	Tardia
Atenção	Muito alterada	Pouco alterada
Alucinações	Frequentes	Mais raras
Psicomotricidade	Hiper ou hipoativa	Mais preservada

Adaptado do *Tratado de geriatria e gerontologia*. 2 ed.

Quadro 3.9 Exames laboratoriais solicitados em pacientes com demência

Hemograma completo	Vitamina B$_{12}$
Ureia e creatinina	Ácido fólico
Proteínas totais e frações	Cálcio sérico
Provas de função hepática	Sorologia para sífilis
TSH e T4 livre	Sorologia para HIV

AVALIAÇÃO DO HUMOR

Os transtornos depressivos na população idosa representam um sério problema de saúde que resulta em significativo sofrimento, prejudica o estado funcional, afeta negativamente a qualidade de vida, aumenta a mortalidade e acarreta uso excessivo dos recursos de saúde. A prevalência entre idosos da comunidade varia de 4,8% a 14,6%. Entre aqueles hospitalizados ou institucionalizados, esse número é ainda maior. Permanecem, entretanto, subdiagnosticados ou tratados inadequadamente.

Os sintomas da depressão nos idosos comumente tornam necessária a busca ativa para estabelecimento do diagnóstico, em virtude da possibilidade de atribuição errônea da origem desses ao próprio processo de envelhecimento ou às comorbidades presentes. Entre idosos, são frequentes queixas de sensação subjetiva de perda de memória. Estes tendem a relatar mais sintomas somáticos e cognitivos do que humor deprimido, sintomas afetivos ou culpa. Diferenciar depressão de demência no paciente idoso é, por vezes, muito difícil. O Quadro 3.10 reúne algumas pistas que auxiliam essa diferenciação. Vale ressaltar que é frequente a coexistência das duas enfermidades.

Quadro 3.10 Diferenças entre depressão e demência

Características	Depressão	Demência
Duração dos sintomas até a primeira consulta	Curta	Longa
Precisão na data de início dos sintomas	Usual	Pouco usual
Progressão rápida dos sintomas	Usual	Pouco usual
História de depressão	Usual	Pouco usual
Queixas de perda cognitiva	Enfatizadas	Minimizadas
Descrição do paciente de sua perda cognitiva	Detalhada	Vaga
Esforço para executar as tarefas	Pequeno	Grande
Respostas do tipo "não sei"	Usuais	Pouco usuais
Respostas do tipo "quase certo"	Pouco usuais	Usuais
Deterioração da capacidade para atividades sociais	Precoce	Tardia

Adaptado do *Tratado de geriatria e gerontologia*. 2. ed.

Instrumentos breves de rastreio de depressão em idosos são extremamente úteis, uma vez que são, em geral, de fácil e rápida aplicação e tendem a reduzir a possibilidade do subdiagnóstico por exporem objetivamente a sintomatologia.

Um *screening* com duas perguntas pode ser utilizado para a identificação de pacientes com depressão. Se a resposta a ambas as perguntas é sim, há grande possibilidade de ser depressão. São elas:

- Durante o último mês você foi tomado com frequência por sentimentos de desânimo, depressão ou desesperança?
- Durante o último mês você sentiu com frequência falta de interesse ou de prazer em fazer as coisas?

A Escala de Depressão Geriátrica de Yessavage, em sua forma reduzida com cinco itens (GDS 5), também constitui uma boa opção para rastreio de depressão nessa faixa etária. Nessa escala, se duas ou mais das cinco perguntas forem positivas ("não" na primeira ou "sim" nas perguntas seguintes), é provável o diagnóstico de depressão (Quadro 3.11).

Quadro 3.11 Escala de depressão geriátrica de Yessavage – 5 itens (GDS 5)

Satisfeito(a) com a vida?	( ) Sim ( ) **Não**
Aborrece-se com frequência?	( ) **Sim** ( ) Não
Sente-se desamparado(a) com frequência?	( ) **Sim** ( ) Não
Prefere ficar em casa a sair e fazer coisas novas?	( ) **Sim** ( ) Não
Você se sente inútil nas atuais circunstâncias?	( ) **Sim** ( ) Não

Pontuação:
0 quando for diferente da resposta em negrito.
1 quando for igual à resposta em negrito.
Total ≥ 2 = suspeita de depressão.

AVALIAÇÃO NUTRICIONAL

As modificações associadas ao envelhecimento normal aumentam o risco nutricional no idoso. Aproximadamente 15% dos pacientes idosos em geral e metade dos hospitalizados são desnutridos. Estudos mostram que a perda ponderal nessa faixa etária, especialmente quando involuntária, é fator preditor de mortalidade. Perdas modestas inclusive, como 5% do peso corporal em 3 anos, foram associadas a menor sobrevida em idosos na comunidade. Por outro lado, o sobrepeso e a obesidade também estão relacionados com maior morbimortalidade nessa população.

Valores de índice de massa corpórea (IMC) entre 22 e 27 parecem ser os mais adequados para a terceira idade.

Uma combinação de medidas seriadas do peso obtidas no consultório e questionamento sobre mudança de apetite provavelmente constitui o método mais útil e simples de rastreio de desnutrição em idosos.

Perda ponderal clinicamente relevante e que deve motivar investigação diagnóstica é definida por:

- ≥ 2% de perda em relação ao peso basal em 1 mês;
- ≥ 5% em 3 meses; ou
- ≥ 10% em 6 meses.

Perda ponderal involuntária (PPI) no idoso habitualmente está relacionada com um ou mais dos seguintes fatores: ingesta dietética inadequada, perda do apetite (anorexia), desuso ou atrofia muscular (sarcopenia) e efeitos inflamatórios de doenças (caquexia). Em geral, a PPI é multifatorial. O Quadro 3.12 relaciona as diversas etiologias de PPI no idoso.

A avaliação de idosos com PPI deve incluir anamnese e exame físico minuciosos. Deve-se questionar sempre sobre o apetite e a ingesta alimentar, incluindo tipo, quantidade e frequência das refeições. A investigação do humor é apropriada nesse cenário.

Exames laboratoriais úteis incluem hemograma (linfopenia pode sugerir desnutrição), albumina e transferrina (habitualmente reduzidas na desnutrição), além de provas de função renal, hepática e tireoidiana. É valida ainda a dosagem de micronutrientes, como a vitamina B_{12} e a 25OH-vitamina D. As circunstâncias podem indicar a necessidade de aprofundamento dos exames complementares, com solicitação de tomografias e endoscopia, bem como estudos para avaliação da deglutição.

Quadro 3.12 Causas de perda ponderal involuntária (PPI) no idoso

Distúrbios emocionais (depressão, ansiedade)	Demência
	Problemas dentários
Medicamentos (digitálico, ISRS, AINE, antibióticos, antiepilépticos)	Disfagia (sequela de AVE, parkinsonismo, demência)
Alcoolismo	Desordens gastrointestinais (alteração esofágica, má absorção, pancreatite crônica, angina mesentérica, colecistopatia)
Neoplasias malignas	
Distúrbio hormonal (hipertireoidismo, *diabetes mellitus*, insuficiência adrenal)	
Hipercalcemia	Doenças crônicas (insuficiência cardíaca, DPOC, doença renal crônica)
Pobreza	
Isolamento social	Infecções (tuberculose, endocardite, HIV, osteomielite)

ISRS: inibidores seletivos da recaptação de serotonina; AINE: anti-inflamatórios não esteroides; AVE: acidente vascular encefálico; DPOC: doença pulmonar obstrutiva crônica; HIV: vírus da imunodeficiência humana.

INVESTIGAÇÃO DE SARCOPENIA

Sarcopenia é uma síndrome caracterizada pelo declínio progressivo e generalizado da massa muscular esquelética e da função muscular (força e/ou desempenho). Sua prevalência é de 5% a 13% nos indivíduos com 60 a 70 anos de idade, chegando a 50% naqueles com idade superior a 80 anos. A sarcopenia habitualmente resulta de múltiplos fatores, como o processo normal de envelhecimento, dieta inadequada, pouca mobilidade, sedentarismo, doenças crônicas e, até mesmo, alguns fármacos. Representa um marcador negativo do estado de saúde e tem como consequências risco aumentado de quedas e fraturas, redução da habilidade para desempenhar atividades da vida diária, incapacidades, perda da independência e aumento do risco de morte. Por essas razões, a tendência atual é reconhecer a sarcopenia como mais uma das síndromes geriátricas, assim como demência, *delirium*, depressão, incontinência urinária e quedas.

Para o diagnóstico de sarcopenia é necessário documentar a redução de massa muscular associada à redução da força muscular e/ou do desempenho físico.

Para a avaliação da massa muscular podem ser utilizados na prática clínica os métodos de densitometria ou de análise de bioempedância (esta última com a utilização, inclusive, de aparelhos portáteis). Medidas antropométricas também podem ser úteis para estimar a massa muscular. Um exemplo é a aferição da circunferência do braço. Mede-se a circunferência do braço esquerdo, em seu ponto médio (entre o ombro e o cotovelo). Valores menores do que 22cm em mulheres e 23cm em homens sugerem redução de massa muscular. Além disso, circunferência da panturrilha menor do que 31cm também tem sido associada a incapacidade. Entretanto, essas medidas antropométricas são muito suscetíveis a erros e ainda não foram adequadamente validadas em estudos científicos.

Na avaliação da força muscular utiliza-se comumente um dinamômetro para a aferição da força de preensão palmar, a qual se correlaciona bem com a força das pernas. Em geral, valores inferiores a 30kg nos homens e menores do que 20kg nas mulheres sugerem redução de força muscular.

Na prática clínica, a avaliação do desempenho físico pode ser feita por meio do teste *Timed Get up and Go*, previamente citado, ou pela aferição da velocidade da marcha (valores < 0,8m/s são sugestivos de baixo desempenho físico).

Recentemente, o European Working Group on Sarcopenia in Older People (EWGSOP) publicou um consenso no qual propõe um algoritmo simples para identificação de idosos com sarcopenia (Figura 3.1).

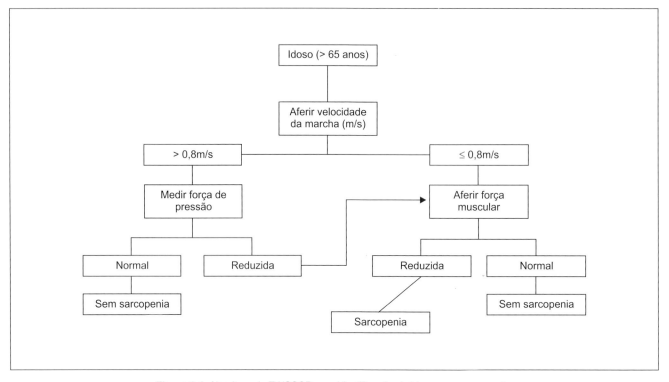

Figura 3.1 Algoritmo da EWGSOP para identificação de idoso com sarcopenia.

CONTINÊNCIA

A incontinência urinária (IU) causa problemas sociais e emocionais em idosos, sendo um dos motivos mais comuns de institucionalização de idosos. Estima-se que afete de 11% a 34% dos homens idosos e de 17% a 55% das mulheres idosas. *Diabetes mellitus* dobra o risco de incontinência grave em mulheres. Problemas de continência frequentemente são curáveis, mas muitas vezes não são relatados pelos pacientes.

Uma história e exame físico direcionados frequentemente identificam a causa da IU e levam a uma intervenção adequada. Alguns autores recomendam perguntar e documentar a presença ou ausência de IU a cada 2 anos e questionar, se a IU estiver presente, se é um fato incômodo ao paciente ou ao cuidador. Avaliação adequada inclui perguntas para determinar o início da IU (aguda *versus* crônica), tipo (esforço, urgência, transbordamento ou mista) e fatores precipitantes (tosse, uso de medicação). Deve-se incluir a avaliação de sobrecarga de fluidos, exames genital e retal, além de avaliação neurológica. Maiores detalhes sobre esse tema são abordados no Capítulo 10.

Exames de urina e sangue são indicados para avaliação da presença de infecção, causas metabólicas, disfunções renais e possível deficiência de vitamina B_{12}. Exame urodinâmico de rotina não é comumente recomendado.

VISÃO E AUDIÇÃO

A prevalência de doenças como catarata, glaucoma e degeneração macular aumenta com o avançar da idade. A baixa acuidade visual (BAV) aumenta o risco de quedas e é um fator preditor independente de mortalidade por todas as causas em alguns estudos. Entretanto, não se sabe ainda se a correção de distúrbios visuais pode reduzir a mortalidade. A cirurgia para catarata, por outro lado, demonstrou melhorar a cognição, sintomas depressivos e a qualidade de vida. Recomenda-se exame oftalmológico anualmente ou a cada 2 anos, incluindo o rastreio para glaucoma. Pode-se avaliar acuidade visual com o cartão de Snellen, no qual a dificuldade de leitura a partir da linha 20/40 à distância de 6 metros é indicativa de BAV (Figura 3.2).

A perda auditiva é a terceira doença mais comum em adultos mais velhos (atrás da hipertensão arterial e das patologias articulares), afetando de 40% a 66% das pessoas com mais de 75 anos. Déficit auditivo pode acarretar isolamento social e aumenta o risco de depressão. Inquérito direto ao paciente é uma forma rápida e barata de rastreio de perda auditiva. Embora a audiometria tonal seja o exame de referência para triagem auditiva, um teste de voz sussurrada (teste do sussurro) é simples, sensível e específico. Nesse teste, o examinador permanece de pé, fora do alcance do campo visual do paciente, a uma distância equivalente ao comprimento do braço do

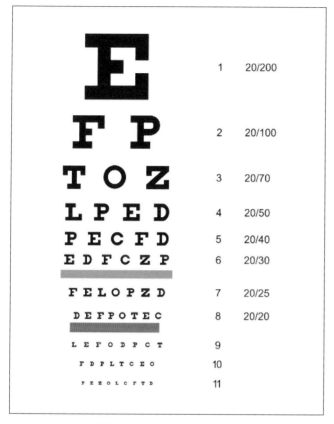

Figura 3.2 Cartão de Snellen.

paciente estendido (60cm). O examinador sussurra um conjunto de três letras/números. O teste é considerado positivo caso o paciente não consiga repetir corretamente o conjunto de letras/palavras. Recomenda-se rastreio auditivo anualmente.

REVISÃO DE MEDICAMENTOS

Comumente o idoso faz uso de múltiplas medicações e é dever do médico avaliar, em cada visita, todas aquelas consumidas pelo paciente, inclusive as não prescritas pelo médico, com especial atenção às da medicina alternativa. É necessária a avaliação cuidadosa de todas as possíveis interações entre os medicamentos e entre esses e as comorbidades existentes, a fim de efetuar as devidas correções.

Deve-se, sempre que possível, tentar minimizar a quantidade de fármacos prescritos ao idoso, uma vez que este tende a apresentar maior risco de efeitos colaterais e interações medicamentosas prejudiciais.

Portanto, otimizar a terapia farmacológica é tarefa essencial no cuidado ao paciente idoso. Maiores detalhes sobre o uso de medicações nesta população são expostos no Capítulo 93.

SUPORTE FINANCEIRO E SOCIAL

Adequados suportes financeiros e sociais são fundamentais para manutenção e promoção da saúde do idoso. Com frequência, a carência desses fatores representa fator determinante para a não adesão do paciente aos tratamentos propostos e para sua piora funcional.

Além disso, deve sempre haver a preocupação do médico com os cuidadores e familiares, investigando ativamente sintomas depressivos e de *burnout* que possam vir a surgir nesses indivíduos.

DISCUSSÃO SOBRE CUIDADOS NO FIM DA VIDA

É de suma importância que sejam frequente e amplamente conversadas com o idoso e sua família, enquanto ainda há cognição preservada, quais as medidas terapêuticas que eles gostariam que fossem implementadas no final da vida. Essa prática tende a favorecer a tomada de decisões mais racionais nessa ocasião.

LEITURA RECOMENDADA

Caramelli P. Avaliação clínica e complementar para estabelecimento do diagnóstico de demência. In: Freitas EV, Py L, Cançado FAX, Doll J, Gorzoni ML. Tratado de geriatria e gerontologia. 2. ed. Rio de Janeiro: Guanabara Koogan, 2006: 238-41.

Cruz-Jentoft AJ, Baeyens JP, Bauer JM et al. Sarcopenia: European consensus on definition and diagnosis – Report of the European Working Group on Sarcopenia in Older People. Age and Ageing 2010; 39:412-23.

Frank MH, Rodrigues NL. Depressão, ansiedade, outros distúrbios afetivos e suicídio. In: Freitas FV, Py L, Cançado FAX, Doll J, Gorzoni ML. Tratado de geriatria e gerontologia. 2. ed. Rio de Janeiro: Guanabara Koogan, 2006: 376-87.

Rinaldi P, Mecocci P, Benedetti C et al. Validation of the five-item geriatric depression scale in elderly subjects in three different settings. J Am Geriatr Soc 2003; 51(5):694.

Ritchie C. Geriatric nutrition: nutritional issues em older adults. Uptodate, 2011: 19.1.

Studenski S, Perera S, Patel K et al. Gait speed and survival in older adults. JAMA 2011; 305(1):50-8.

Ward KT, Reben DB. Comprehensive geriatric assessment. UpToDate, 2011:19.1.

SEÇÃO II

Queixas Comuns no Ambulatório

Emagrecimento

CAPÍTULO 4

Virgílio Gonçalves de Lucena • Rodrigo Agra Bezerra dos Santos
Marclébio Manuel Coêlho Dourado

INTRODUÇÃO

O peso corporal de um indivíduo, influenciado por um componente genético, é o resultado do balanço entre ingesta de calorias, níveis de atividade e gastos metabólicos. O peso corpóreo é uma das medidas mais sensíveis da homeostase orgânica e, além de ser um elemento importante no exame físico, é útil também numa curva temporal: o paciente em questão vem perdendo peso ao longo do tempo? Apenas um terço dos pacientes com perda de peso tende a relatar tal dado como uma queixa a seu médico, o que revela que se deve questionar ativamente os pacientes durante a consulta clínica. Essa pergunta é de tanta importância que alguns especialistas recomendam colocar "perda de peso" como uma hipótese diagnóstica à parte na lista de problemas.

A importância da valorização dessa queixa pode ser demonstrada com dados de estudos retrospectivos, que mostram mortalidade variando entre 9% e 38% em 2 a 3 anos para idosos com perda de peso significativa.

Perda de peso clinicamente relevante pode ser definida como a perda de 4,5kg ou mais de 5% do peso corporal durante um período de 6 a 12 meses. A perda ponderal pode ser causada pelo aumento da demanda metabólica, pela diminuição da ingesta calórica ou pelas perdas de energia, frisando que esses fatores podem estar superpostos.

Um dos passos iniciais na avaliação da perda de peso é se esta é voluntária ou involuntária. A perda involuntária, seja com diminuição ou aumento do apetite, é quase sempre um sinal de alerta, e o médico deve estar atento para prosseguir com uma investigação detalhada. Já a perda de peso voluntária num paciente com sobrepeso, por exemplo, não deve estar associada a doença orgânica, mas ainda assim pode estar associada a doença psiquiátrica. Pacientes com causas orgânicas da perda de peso tendem a minimizar a perda, enquanto os pacientes obesos tendem a exagerar sua perda de peso. É útil obter registros do peso anterior, bem como registros de crescimento em crianças e adolescentes. Os membros da família devem ser consultados sobre o paciente, a perda de peso e as mudanças nos hábitos alimentares. Um dado interessante é dado por um estudo prospectivo que aponta uma mortalidade de 25% em 1 ano para pacientes com perda de peso involuntária significativa.

HISTÓRIA CLÍNICA

Alguns pontos devem orientar o médico ao avaliar uma queixa de perda de peso.

A primeira análise a ser feita é se realmente houve perda de peso. Até 50% dos pacientes que relatam perda de peso significativa não apresentam perda objetiva. Se não houver uma medida de peso prévia, deve-se tentar usar dados como roupas que ficaram mais largas ou a comprovação de familiares. Outro ponto importante a ser levado em consideração é se o paciente sempre apresentou peso corporal estável. A queixa de perda ponderal nesse tipo de paciente deve ser mais valorizada que naquele paciente cujo peso oscila devido a dietas ou períodos de atividade física. Deve ser lembrado, também, que o paciente com mais de 60 anos de idade passa a ter uma perda natural de 0,5% do peso corpóreo ao ano, ao passo que nos idosos encontram-se as maiores taxas de mortalidade associada à perda de peso (até 38% em 2 a 3 anos). Por isso, a cautela nessa faixa etária deve ser maior.

As causas de perda de peso involuntária estão mais relacionadas com doenças de maior gravidade, como neoplasias, doenças gastrointestinais, doenças crônicas (ICC, DPOC, IRC), endocrinopatias ou infecção por HIV. É de grande ajuda também o questionamento sobre alteração do apetite. A perda de peso com aumento do apetite restringe as hipóteses diagnósticas (hipertireoidismo, síndrome de má absorção, diabetes descompensado, feocromocitoma).

Para todos os pacientes deve ser feito um interrogatório sintomatológico completo, pois em até 50% dos casos pode-se chegar a uma hipótese diagnóstica correta apenas na anamnese, antes mesmo do exame físico. Devem ser questionados ativamente os sintomas mais comumente associados à perda de peso: febre, dor, dispneia, palpitação ou sinal de doença neurológica. Deve-se, também, interrogar sobre sintomas do trato gastrointestinal (disfagia, anorexia, náuseas, alterações de hábito intestinal) e pesquisar sobre uso de cigarro, álcool, outras substâncias lícitas ou ilícitas, medicamentos, cirurgias prévias, história familiar de neoplasia, procedência remota de áreas de doenças endêmicas, contato com tuberculose e fatores de risco para HIV. Deve-se lembrar de realizar, também, uma adequada anamnese psíquica em busca de sintomas de depressão, ansiedade ou sinais de demência

PERDA DE PESO INVOLUNTÁRIA COM AUMENTO DO APETITE

Essa condição se deve ao aumento do gasto energético ou à perda calórica na urina ou nas fezes. Mesmo com o aumento da ingestão de alimentos, isso é insuficiente para superar o déficit no balanço energético. As causas desse tipo de perda de peso são poucas e facilmente identificáveis:

- *Diabetes mellitus* **não controlado:** essa é a causa mais comum de perda de peso com aumento de apetite. Esses resultados são mais significativos nos pacientes com o tipo 1 da doença. A perda de peso é uma consequência da deficiência de insulina associada a hiperglicemia e glicosúria; esta, quando grave, também causa diurese osmótica, levando à depleção de volume líquido extracelular e a maior perda de peso. A perda de peso e o aumento do apetite são indicadores de mau controle metabólico, facilmente confirmado pela medida da hemoglobina A1c.
- **Hipertireoidismo:** é um exemplo dramático de perda de peso involuntária com aumento do apetite. Em estudo de 880 pacientes com doença de Graves, 61% tiveram perda de peso e 42% tiveram aumento do apetite. A perda de peso é ocasionada pelo aumento do gasto energético e por vezes agravada pela má absorção associada com aumento da motilidade gastrointestinal. Importante lembrar que alguns pacientes com hipertireoidismo podem perder peso sem ter aumento no apetite e ainda alguns poucos têm aumento no apetite que excede o aumento no gasto de energia, resultando em ganho de peso em vez de perda.
- **Má absorção:** pacientes com má absorção de qualquer causa podem ter perda de peso com aumento do apetite. A maioria, mas não todos, apresenta diarreia ou, pelo menos, evacuações de grande volume ou elevada frequência. Má absorção causada por doenças inflamatórias intestinais, no entanto, na maioria das vezes cursa com perda de apetite.
- **Feocromocitoma:** esse tumor das células cromafins da medula adrenal pode ocasionar hipertensão sustentada ou episódica, cefaleia, náuseas, sudorese, palpitações, tremores, rubor facial, hipotensão ortostática, palidez e perda de peso com apetite aumentado. O exame de eleição para a triagem diagnóstica é a medida das metanefrinas em urina de 24 horas ou em amostra isolada.

PERDA DE PESO INVOLUNTÁRIA COM REDUÇÃO DO APETITE

Muitos distúrbios orgânicos e psiquiátricos podem causar redução no apetite com perda involuntária de peso:

- **Câncer:** perda de peso involuntária é geralmente um dos sinais mais precoces de pacientes com câncer. Em geral, esses pacientes apresentam anorexia, vômitos e algum grau de obstrução do trato digestivo, principalmente aqueles com tumores localizados nas vias digestivas altas. Como consequência, ocorre emagrecimento involuntário, o que, em fase avançada, caracteriza-se como estado de caquexia. Aproximadamente metade dos pacientes com câncer apresenta a síndrome de caquexia. Derivada dos termos gregos *kakos* (ruim) e *hexis* (condição), a caquexia caracteriza-se por anorexia, alteração do metabolismo intermediário, incapacidade funcional, imunodepressão e perda de peso. Esses pacientes têm incidência aumentada de complicações, principalmente pós-operatórias, levando ao aumento da permanência hospitalar. A caquexia tem também impacto negativo sobre a qualidade e o tempo de vida do paciente com câncer. Aproximadamente 20% das mortes de pacientes com câncer são secundárias à desnutrição.

A perda de peso e a carga tumoral não estão intimamente relacionadas, pois tanto o aumento do gasto energético como o consumo reduzido de energia podem estar presentes. O gasto energético aumentado, e talvez a anorexia, parece ser mediado pelo aumento na produção de citocinas, incluindo fator de necrose tumoral alfa (TNF-α) e interleucina-6 (IL-6).

Uma série de outros fatores associados com câncer podem contribuir para perda de peso, como diminuição da ingestão de nutrientes ou absorção. Esses incluem anorexia, náusea e vômito indu-

zidos por quimioterapia ou radioterapia, infecções, ingesta de alimentos limitada em razão da disfagia, dor abdominal, distensão abdominal e saciedade precoce em virtude da visceromegalia.
- **Infecção pelo HIV:** perda muscular e perda de peso são comuns em pacientes com infecção pelo HIV. Ao contrário das observações em pacientes com câncer, o gasto energético total em pacientes infectados pelo HIV é semelhante ao de indivíduos normais. A perda de peso se deve, principalmente, à queda no consumo de energia. Há, também, a rápida perda de peso em função de infecções secundárias e, ainda, a perda de peso gradual associada a doença gastrointestinal.
- **Insuficiência adrenal:** praticamente todos os pacientes com deficiência crônica de glicocorticoides têm anorexia, náuseas e perda de peso. Em algumas pessoas, especialmente crianças, a deficiência de mineralocorticoides é mais acentuada e ocasiona contração no volume do fluido extracelular, diminuindo ainda mais o peso.
- **Hipercalcemia:** também pode causar anorexia, náuseas e perda de peso. Esses sintomas são mais prováveis em pacientes cuja hipercalcemia é decorrente do câncer, em vez de hiperparatireoidismo, em parte porque os níveis séricos de cálcio são geralmente mais elevados em pacientes com câncer.
- **Hipertireoidismo:** essa endocrinopatia pode ocasionar em alguns pacientes, geralmente idosos, perda de apetite. A combinação da perda de apetite e gasto energético aumentado resulta em perda de peso maior que é usual para o hipertireoidismo.
- *Diabetes mellitus*: falta de apetite e perda de peso podem ocorrer em pacientes com diabetes, como resultado de gastroparesia, diarreia, má absorção intestinal (associada à doença celíaca ou ocasionada pela neuropatia autonômica) e insuficiência renal com proteinúria. Pacientes com *diabetes mellitus* tipo 1 também podem perder peso com apetite reduzido caso haja doença de Addison concomitante (geralmente ocorrem hipoglicemias frequentes durante o ajuste da insulina).
- **Doença cardíaca e pulmonar:** a perda de peso pode ser uma complicação tanto de insuficiência cardíaca congestiva avançada (chamada caquexia cardíaca em sua forma mais grave) como de doença pulmonar obstrutiva crônica. No entanto, a perda de massa magra e tecido adiposo pode ser mascarada nesses pacientes na presença de edema crescente. Os mecanismos que levam a atrofia muscular e perda de peso em pacientes com doença cardíaca e/ou pulmonar avançada não são bem compreendidos. Desuso muscular, inflamação crônica e estresse oxidativo parecem contribuir para um desequilíbrio entre a degradação e a síntese de proteína.
- **Doenças gastrointestinais:** perda de apetite com diminuição da ingestão alimentar, resultando em perda de peso, ocorre na maioria dos pacientes com doenças gastrointestinais, por meio de vários mecanismos diretos e indiretos: disfagia, sensação de saciedade, vômito, dor abdominal ou desconforto, regurgitação, inflamação crônica, má absorção, fístula cirúrgica e várias outras patologias.
- **Doença crônica:** qualquer doença sistêmica crônica pode causar anorexia e perda de peso. Na ausência de febre, a perda de peso é predominantemente decorrente da baixa ingestão de alimentos, mas também pode haver aumento do gasto energético em alguns distúrbios.
- **Febre:** hipertermia de qualquer causa é acompanhada por aumento na taxa metabólica e, portanto, do gasto energético.
- **Transtornos psiquiátricos:** perda inexplicável de mais de 5% do peso corporal em 1 mês é um dos critérios diagnósticos para depressão maior, embora alguns pacientes com depressão acabem na verdade ganhando peso devido à diminuição da atividade física e ao aumento do apetite. Para a maioria dos pacientes, perda de peso não é uma queixa proeminente.

Perda de apetite e perda de peso também pode ocorrer em pacientes com outros transtornos psiquiátricos:

- **Transtorno bipolar:** durante as fases maníacas do transtorno bipolar ou doença maníaco-depressiva, hiperatividade e preocupações podem interferir com padrões normais de alimentação.
- **Síndrome de Munchausen:** como mecanismo de busca de atenção, alguns pacientes com transtornos de personalidade e tendências dependentes podem diminuir a ingestão voluntária de alimentos para perder peso.
- **Distúrbios paranoides:** raramente, pacientes com delírios ou paranoia podem desenvolver ideação peculiar sobre os alimentos, o que leva à diminuição da ingestão alimentar e à perda de peso.
- **Retirada abrupta de neurolépticos:** caquexia resultante da retirada dos neurolépticos refere-se à perda de peso acentuada que pode ocorrer em pacientes tratados por muitos anos com altas doses de neurolépticos (clorpromazina, tioridazina, haloperidol), quando o medicamento é rapidamente reduzido ou interrompido. A anorexia e a perda de peso podem ser decorrentes da deterioração do comportamento dos pacientes ou das alterações centrais neuroendócrinas resultantes da diminui-

ção da dose do fármaco. Além desses, muitos agentes antipsicóticos, particularmente os antipsicóticos atípicos mais recentes, podem causar ganho de peso significativo durante o tratamento. Quando esses medicamentos são descontinuados, a perda de peso pode acontecer.

- **Uso abusivo de substâncias e medicamentos:** o uso crônico de álcool, nicotina, opioides e estimulantes do sistema nervoso central pode causar diminuição do apetite e perda de peso. Os opiáceos têm efeito inibitório direto sobre o centro do apetite e também diminuem as secreções gástricas, biliares e pancreáticas. As anfetaminas e a cocaína podem causar anorexia e perda de peso relacionadas com efeitos estimulantes adrenérgicos no centro da saciedade no hipotálamo. Algumas outras medicações associadas com anorexia e perda de peso: antiepilépticos (p. ex., topiramato e zonisamida), antidepressivos (fluoxetina, bupropiona e outros inibidores da recaptação da serotonina durante os primeiros meses de tratamento), medicamentos para a diabetes (metformina, pramlintide, exenatida), levodopa e digoxina.

PERDA DE PESO VOLUNTÁRIA

Muitas pessoas perdem peso voluntariamente. Para aquelas que são obesas, a perda de peso é naturalmente incentivada e não é considerada anormal. Em outros pacientes, geralmente mulheres jovens, a obsessão com o ganho de peso leva à perda de peso como resultado da baixa ingestão de alimentos (anorexia), excesso de exercício, autoindução de vômito ou uso abusivo de laxantes ou diuréticos (bulimia). Além disso, ocupações que exigem um corpo muito magro (p. ex., corredores de longa distância, modelos, bailarinas e ginastas) são consideradas por alguns formas incompletas de anorexia nervosa ou bulimia.

AVALIAÇÃO

Dado o amplo diagnóstico diferencial da perda de peso involuntária, é difícil a formulação de uma abordagem diagnóstica abrangente para todos os pacientes. Cada caso deve ser individualizado com base nas conclusões da história do paciente e em dados do exame físico que sugerem possíveis etiologias para perda de peso (Quadro 4.1).

A perda de peso costuma ser um sinal tardio na maioria das doenças abordadas por este texto, e geralmente a suspeita clínica sobre uma patologia específica pode ser levantada após a anamnese e o exame clínico, devendo direcionar a investigação laboratorial.

Quadro 4.1 Achados na anamnese e no exame físico relacionados com perda de peso

Anamnese/Exame físico	Doenças relacionadas
Poliúria, polidipsia	Diabetes
Exoftalmia, bócio, tremor de extremidades	Hipertireoidismo
Diarreia	Doenças inflamatórias intestinais, síndromes de má absorção, pancreatite crônica, neoplasias de cólon, doença celíaca, parasitoses intestinais (giardíase, amebíase), diabetes, hipertireoidismo
Linfonodomegalia	Linfoma, metástases de neoplasias, tuberculose, micoses sistêmicas, HIV agudo, doenças do tecido conjuntivo, outras doenças infecciosas
Febre	Sintoma "B" de leucemia, endocardite subaguda, tuberculose, micoses sistêmicas, infecções oportunistas em SIDA, doença de Whipple
Disfagia	Neoplasias (cabeça/pescoço, esôfago), megaesôfago chagásico, esclerodermia, sequela de acidente vascular encefálico
Dispneia	ICC descompensada, doença pulmonar obstrutiva crônica (DPOC) exacerbada, tuberculose, pneumocistose em pacientes com HIV, fibrose pulmonar em doenças do tecido conjuntivo
Massa abdominal	Neoplasias
Hepatomegalia/ esplenomegalia	Doenças linfoproliferativas, leishmaniose visceral
Ascite	Insuficiência cardíaca, cirrose hepática, tuberculose peritoneal, síndrome nefrótica, metástase peritoneal
Taquicardia, palpitações	Hipertireoidismo, feocromocitoma
Artrite ou artralgia	Doenças do tecido conjuntivo (artrite reumatoide, lúpus eritematoso sistêmico, doença mista do tecido conjuntivo), doença de Whipple
Estertores crepitantes ou sibilância	Insuficiência cardíaca, DPOC, neoplasia de pulmão, tuberculose
Cirurgia gastrointestinal prévia	Síndrome de má absorção
Tremores de extremidades	Parkinson, hipertireoidismo, feocromocitoma, ansiedade
Disfunção cognitiva	Pós-AVE, quadros demenciais, etilismo crônico
Náuseas ou vômitos	Bulimia, medicamentos, neoplasias, insuficiência adrenal

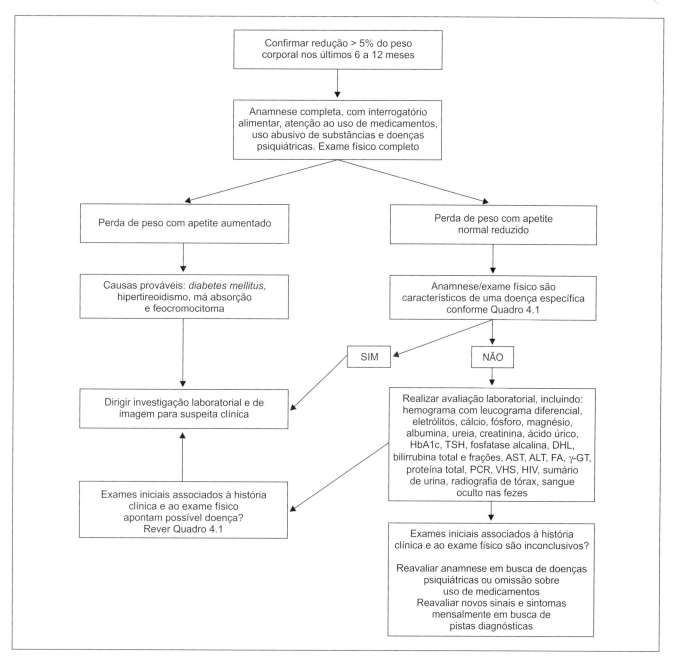

Figura 4.1 Algoritmo para avaliação do paciente com emagrecimento.

Naqueles pacientes cuja etiologia da perda de peso não está totalmente clara, consiste numa estratégia razoável a solicitação dos seguintes exames inicialmente: hemograma completo, ionograma, incluindo cálcio, fósforo e magnésio, glicose, função hepática, função renal, hormônio estimulador da tireoide (TSH) e T4 livre, teste sorológico para HIV, taxa de sedimentação de eritrócitos (VHS), proteína C reativa (PCR) e radiografia de tórax. Novos estudos devem ser baseados nos resultados desses testes iniciais. Não é recomendado o uso de tomografia computadorizada ou ressonância magnética de corpo inteiro para o estudo inicial. A Figura 4.1 apresenta uma sugestão de algoritmo para investigação de emagrecimento.

LEITURA RECOMENDADA

Antonson DL, Madison JK, Young RL. Approach to the patient with unexplained weight loss. In: Yamada T, Alpers DH, Owyand C et al. Textbook of gastroenterology. 3ed. Philadelphia: JB Lippincott, 1999:761-74.

Ernest P et al. Rational approach to patients with unintentional weight loss. Mayo Clinic Proc 2001; 76:923-9.

Evans AT, Gupta R. Approach to the patient with weight loss. UpToDate versão 18.3, 2011.

Sloan JA, Loprinzi CL, Laurini JA et al. A simple stratification factor prognostic for survival in advanced cancer. J Clin Oncol 2001; 19:3539-46.

Strasser F, Bruera ED. Update on anorexia and cachexia. Hem Clin N Am 2002; 16:589-617.

Febre

CAPÍTULO 5

Luciana Cardoso Martins Arraes
Marclébio Manuel Coêlho Dourado

INTRODUÇÃO

A temperatura corporal do ser humano, uma espécie da categoria dos animais homeotérmicos, permanece quase constante ao longo do dia e dos anos após a infância, variando cerca de 0,6°C para mais ou para menos. O ritmo circadiano da temperatura é estabelecido durante os primeiros meses após o nascimento e se mantém ao longo da vida.

A temperatura corporal é controlada pelo hipotálamo e sua mensuração varia de acordo com o local aferido. A temperatura mais próxima à central seria a temperatura aferida no átrio direito, porém, em virtude da inacessibilidade relativa desse local, a que mais se aproxima da central seria a aferida na membrana timpânica.

A temperatura retal também oferece uma temperatura próxima à central, entretanto esse método é incômodo e pouco aceito. A temperatura axilar é usualmente 0,5°C menor que a oral e 0,8°C menor que a retal. No Brasil, o local mais utilizado é o cavo axilar, apesar de não ser muito fidedigno para a temperatura central, pois o excesso de umidade e de pelos pode falsear seu resultado.

De acordo com estudos em indivíduos sadios entre 18 e 40 anos de idade, a temperatura axilar média é de 36,4 ± 0,4°C, com níveis mais baixos às 6 horas da manhã e mais altos entre 16 e 18 horas. A temperatura axilar normal máxima é de 36,8°C às 6 horas da manhã e 37,3°C às 16 horas; esses valores definem o percentil 99 para indivíduos sadios. Por conseguinte, uma *temperatura axilar > 36,8°C pela manhã ou > 37,3°C à tarde é considerada febre*.

Os valores térmicos podem estar aumentados em certas condições fisiológicas, como exercícios físicos, refeições, gravidez e ovulação. Nas mulheres em idade fértil, por exemplo, a temperatura é geralmente mais baixa nas 2 semanas que precedem a ovulação e aumenta 0,6°C com sua chegada, permanecendo nesse nível até que, 24 a 36 horas antes da menstruação, caia novamente.

A temperatura corporal é verificada por meio do termômetro, que pode ser do tipo clínico (afere a temperatura entre 35°C e 42°C) ou eletrônico (limites entre 32°C e 43°C).

ANAMNESE

É no diagnóstico de uma doença febril que a ciência e a arte da medicina se juntam. Em nenhuma outra situação clínica a anamnese meticulosa é tão importante. Deve-se atentar cuidadosamente para a cronologia dos sintomas. Uma vez constatada, é necessária a caracterização de início, variação diurna, duração, padrão e sinais/sintomas associados. Como exemplo de uma queixa associada, verifica-se que a presença de calafrios direciona para etiologia bacteriana na maioria das vezes, embora também possa ocorrer na febre relacionada a medicamentos. A história ocupacional detalhada deve incluir exposição a animais, vapores tóxicos, agentes infecciosos em potencial e antígenos prováveis. As informações sobre *hobbies* incomuns, hábitos alimentares e animais domésticos devem ser elucidadas. A história familiar detalhada deve incluir informações sobre familiares com tuberculose, outras doenças febris ou contagiosas, artrite ou doenças vasculares do colágeno, ou sintomas familiares incomuns, como surdez, urticária, febre e polisserosite, dor óssea ou anemia.

Ainda na anamnese, encontram-se muitas informações valiosas. A idade do paciente pode favorecer o diagnóstico de algumas enfermidades, como arterite de células gigantes em idosos e infecções virais em adultos jovens. A história epidemiológica pode apontar para itens

Capítulo 5 Febre

Quadro 5.1 Padrões de febre

Termo	Descrição	Provável doença
Intermitente	Temperatura retorna ao normal pelo menos uma vez na maior parte dos dias	Abscessos, malária *falciparum*, infecção urinária, doença de Still
Remitente	Sempre acima do normal e com variações > 1°C	Tuberculose, endocardite, febre tifoide
Recorrente	Recorre por vários dias ou semanas	Febre recorrente, brucelose, malária, linfoma (febre de Pel-Ebstein)
Bifásica	Recorre somente uma vez	Dengue, leptospirose
Contínua	Sempre acima do normal e varia < 1°C durante vários dias	Encefalite, tuberculose, salmonela, febre relacionada a medicamentos, febre fictícia

relevantes, como viagens a zonas endêmicas e uso de substâncias injetáveis.

A duração da febre fornece pistas diagnósticas importantes, como nos casos de febre prolongada por mais de 3 semanas, encerrando possibilidades diagnósticas características e diversas dos quadros autolimitados. A tuberculose e a endocardite são frequentes causas de infecções nesse grupo.

O padrão da febre pode ser útil para o diagnóstico de algumas enfermidades, como mostrado no Quadro 5.1.

Ainda sobre a análise da febre, é possível caracterizar seu término. Diz-se término em crise quando a febre desaparece subitamente, com sudorese profusa e prostração. Esse é típico da malária. Pode-se dizer também que na febre pode haver término em lise, quando a hipertermia desaparece gradualmente, até atingir níveis normais. Esse é o tipo mais comum.

Quadro 5.2 Situações clínicas que exigem investigação cuidadosa

Imunocomprometido
Neoplasia maligna
Presença de *rash*
Uso de medicações
Cefaleia importante
Febre em pós-operatório
Hipertensão intracraniana
Uso de medicamentos endovenosos
Confusão mental
Sinais de irritação meníngea
Hipotensão, taquipneia ou taquicardia importante
Perda ponderal
Febre com mais de 3 semanas
Linfonodomegalia
Sudorese noturna
Dissociação pulso-temperatura
Internação prévia recente
Home care
Viagem recente

EXAME FÍSICO

O exame físico também deve ser meticuloso e repetido a intervalos regulares. Todos os sinais vitais são importantes. A presença de taquicardia é uma reação fisiológica à elevação de temperatura. Normalmente há aumento de cerca de 3 a 5 batimentos por minuto para cada grau Celsius que aumenta. Quando isso não ocorre, ou seja, quando há dissociação pulso-temperatura, tem-se uma situação de valor que pode ser verificada na febre tifoide, na psitacose, na febre relacionada com medicamentos, na brucelose, na doença dos legionários, na leptospirose, nas neoplasias e na febre fictícia. É preciso lembrar que dissociação pulso-temperatura também pode ocorrer em doenças febris que afetam o sistema de condução, como endocardite, sarcoidose ou difteria.

Deve-se dedicar atenção especial a linfonodos, pele, leito ungueal, aparelho cardiovascular, sistema osteoarticular, sistema nervoso central e exame retal. Algumas situações precisam de maior cuidado quando se trata de paciente febril. A presença de taquicardia, taquipneia ou hipotensão significativas denota resposta inflamatória sistêmica e orienta internação para investigação e tratamento imediatos. A presença de lesões cutâneas concomitantes ao quadro de febre é importante devido à possibilidade de associação com doenças infecciosas com repercussão sistêmica.

No Quadro 5.2 estão relacionadas as situações que conferem maior probabilidade de doença grave com base no paciente febril e demandam, consequentemente, atenção especial e investigação cuidadosa.

EXAMES LABORATORIAIS

Em medicina, poucos sinais e sintomas têm tantas possibilidades diagnósticas quanto a febre. Caso a anamnese e o exame físico indiquem mais de uma doença, devem ser solicitados exames laboratoriais. No hemograma, quando a série branca mostra leucocitose com desvio à esquerda, granulações tóxicas, corpúsculos de Döhle e eosinopenia, sugere-se infecção bacteriana. A presença de linfocitose aponta para doença viral e linfócitos atípicos falam a favor de dengue, citomegalovirose, mononucleose, rubéola ou toxoplasmose.

A velocidade de hemossedimentação (VHS) tem baixa especificidade, mas ajuda na diferenciação de etiologias infecciosas, pois geralmente não aumenta em infecções virais. As maiores elevações da VHS são encontradas nas neoplasias (principalmente linfoproliferativas, intestinais e de mama), nas doenças hematológicas (principalmente mieloma múltiplo), nas doenças do colágeno (artrite reumatoide, arterite temporal, lúpus eritematoso sistêmico) e nas infecções crônicas (osteomielite, endocardite). Nas doenças inflamatórias, tem especial importância para o diagnóstico de arterite de células gigantes, pois esta é praticamente inexistente quando há valores < 100mm/h. Situações como anemia, gravidez, menstruação, hipoalbuminemia, estados de hiperfibrinogenemia, macrocitose e idade avançada também elevam a VHS, enquanto insuficiência cardíaca, hemodiluição, hiperviscosidade, icterícia, anemia falciforme e hipofibrinogenemia geralmente diminuem seu valor. Valores normais pelo método de Wintrobe (o mais usado em nosso meio) são de 0 a 10mm/h para os homens e 0 a 20mm/h para mulheres até 50 anos de idade; para maiores de 50 anos é sugerido um cálculo pela fórmula: idade dividida por 2 para homens e idade mais 10 dividida por 2 para as mulheres.

A proteína C reativa (PCR) também é utilizada para estudo de inflamação por ser marcador direto. Seus níveis normais variam até 0,3mg/dL, mas valores aceitáveis vão até 1mg/dL. Esse reagente de fase aguda varia com idade, sexo e raça, mas é um marcador muito sensível para inflamação (pode estar elevado em pacientes obesos, tabagistas, pacientes com periodontite, diabéticos, hipertensos, portadores de distúrbios do sono, de fadiga crônica, de depressão) e, dependendo dos valores, pode levantar a suspeita para infecções associadas. Por exemplo, infecções bacterianas são encontradas em até 80% dos pacientes com PCR > 10mg/dL e em 88% daqueles com PCR > 50mg/dL. Também é útil para acompanhamento resolutivo de infecções bacterianas, já que apresenta meia-vida menor que a VHS. No entanto, é mais cara e não acessível para a maioria dos estabelecimentos de saúde brasileiros.

A alfa-1-glicoproteína ácida é de amplo acesso e também se eleva em diversos estados infecciosos. As culturas dos diversos espécimes devem ser solicitadas sempre que houver suspeita de infecção bacteriana ou fúngica e, preferencialmente, antes da administração de antimicrobianos.

DIAGNÓSTICO DIFERENCIAL

Febre, hipertermia e hiperpirexia não são sinônimos. A febre pode ser definida, em linhas gerais, como aumento regular da temperatura para um novo ponto de ajuste hipotalâmico, mediado por prostaglandinas, em resposta a determinadas citocinas.

Na hipertermia, o centro termorregulador permanece inalterado, enquanto a temperatura corporal eleva-se de maneira descontrolada, sobrepujando a capacidade do corpo de perder calor. Como causas, podem ser citados: exposição solar (insolação), uso de fármacos que interferem na termorregulação, síndrome serotoninérgica, crises convulsivas prolongadas, tireotoxicose e feocromocitoma. A exposição a calor exógeno e a produção de calor endógeno são mecanismos pelos quais a hipertermia pode alcançar temperaturas extremamente elevadas. Reconhecer a hipertermia é muito importante, pois ela é rapidamente fatal e seu tratamento difere do da febre. Para auxiliar o diagnóstico diferencial com a febre, deve-se notar que em muitas formas de hipertermia há dificuldade na dissipação do calor, estando a pele seca. Ao contrário do que se vê nos quadros febris e de hiperpirexia, o uso de antipiréticos não exerce nenhum papel na hipertermia, uma vez que ela não apresenta alteração no centro hipotalâmico.

O termo hiperpirexia é utilizado para descrever temperaturas > 41°C, e ela pode ser observada em infecções graves, mas comumente ocorre em pacientes com hemorragia no sistema nervoso central. Diferentemente da hipertermia, responde ao uso de antipiréticos.

FEBRE DE ORIGEM OBSCURA

Antigamente era definida como febre > 38,3°C em diversas ocasiões com duração superior a 3 semanas e ausência de diagnóstico após 1 semana de internação hospitalar. Hoje em dia tem seu significado mais amplo, conforme sugere o Quadro 5.3.

As causas mais prevalentes de febre de origem obscura são as de etiologias infecciosas, seguidas por neoplasias e colagenoses. Causas outras e causas sem diagnóstico fechado podem responder por 30% dos casos. Das causas infecciosas, tuberculose e abscessos são as principais. Das neoplasias, as causas mais prevalentes são linfomas, leucemias e carcinoma renal.

FEBRE ASSOCIADA A MEDICAMENTOS

É provável que todos os fármacos tenham capacidade de induzir febre como reação adversa. Entretanto, alguns tipos de medicamentos são mais propensos a esse tipo de reação, como ansiolíticos, diuréticos e anticonvulsivantes. Muitos dos pacientes que desenvolvem essas reações são atópicos.

A febre pode ser a única manifestação de uma reação adversa a medicamento em até 5% dos casos. Os pacientes portadores do vírus da imunodeficiência humana (HIV) parecem ter suscetibilidade aumentada para

Quadro 5.3 Febre de origem obscura

	Características do grupo	Causas
1. Clássica	Todos os grupos (exceto grupos 2, 3 e 4 deste quadro)	Infecção, neoplasia, doenças inflamatórias
2. Associada ao HIV (não necessariamente prolongada)	Vírus da imunodeficiência humana confirmado	Tuberculose, MAC, PPJ, linfoma não Hodgkin, febre relacionada a medicamentos, citomegalovirose
3. Neutropenia febril	Contagem absoluta de neutrófilos < 500/mm^3	Infecções bacterianas, infecção fúngica
4. Nosocomial	Paciente não admitido por infecção	Infecção, embolia pulmonar, flebite, colite pseudomembranosa, febre relacionada a medicamentos

MAC: *Mycobacterium avium*; PPJ: *Pneumocystis jirovecii*.

desenvolver reações medicamentosas, incluindo febre. O novo surgimento de reação a fármacos num paciente previamente hígido deve levantar a suspeita de infecção pelo HIV.

A febre associada à hipersensibilidade é a causa mais comum de febre relacionada a medicamentos. Esse sintoma pode ser o único, mas *rash*, urticária, disfunção hepática ou renal ou anormalidades hematológicas (como eosinofilia) não são incomuns. Pode-se ter uma associação medicamentosa reconhecidamente causadora de febre em algumas situações como, por exemplo, metotrexato e azatioprina para tratamento de artrite reumatoide.

O desenvolvimento de febre por hipersensibilidade geralmente ocorre dentro de horas ou alguns poucos dias após a administração de algum medicamento, mas pode ser tão longo quanto semanas ou meses, tornando o diagnóstico mais difícil. Nesses casos de desenvolvimento muito tardio, a técnica de uma administração posterior e intencional do fármaco pode precipitar febre dentro de horas num paciente previamente hipersensibilizado, facilitando o diagnóstico.

Qualquer medicamento pode causar hipersensibilidade. Os mais comuns estão no Quadro 5.4.

A carbamazepina e a fenitoína são importantes causas de febre; a incidência estimada é de uma reação para cada 5.000 pacientes tratados, e esse sintoma geralmente se desenvolve 5 a 6 dias após o início da administração, podendo ser acompanhado de linfadenopatia, síndrome do pseudolinfoma, alterações cutâneas ou nefrite intersticial.

A minociclina é um antimicrobiano muito usado para tratamento da acne e pode ser uma causa importante de febre, quando usada por longo tempo, como no tratamento da osteomielite ou de infecção em próteses. Em geral, há desenvolvimento de eosinofilia.

O alopurinol é causa incomum mas importante de febre. Deve sempre ser suspeitado como causa de elevação da temperatura quando o paciente está usando esse medicamento. Quando causador de febre, esse medicamento também leva geralmente a hepatotoxicidade, deterioração da função renal, *rash* severo e eosinofilia.

O uso de heparina é causa rara de febre, e pode ser muito difícil seu reconhecimento em pacientes muito enfermos ou em pós-operatórios.

Pode-se ter ainda febre relacionada à administração parenteral de fármacos. Anfotericina é um exemplo desse mecanismo, pois tem um efeito pirogênico intrínseco. Deve-se atentar também para a possibilidade de febre causada por flebites ou pequenos abscessos durante administrações de medicamentos em veias periféricas.

A febre também pode ser um efeito farmacológico direto do medicamento em questão. O principal exemplo disso são os quimioterápicos. A necrose e a lise celular podem liberar várias citocinas na corrente sanguínea. Esse tipo de febre se inicia 2 a 3 dias após o primeiro dia da quimioterapia e dura até 1 semana. Essa situação diferencia-se da neutropenia febril, pois, nesse caso, raramente ocorre febre antes da segunda semana após o início da quimioterapia.

Outra situação é a reação de Jarisch-Hexheimer. Essa reação é decorrente da liberação repentina de produtos bacterianos de bactérias injuriadas ou mortas por antimicrobianos, causando febre e exacerbação transitória dos sintomas constitucionais. Classicamente ocorre na sífilis secundária ou terciária, mas também pode ser observada após tratamento de brucelose e febre entérica.

Quadro 5.4 Medicamentos que mais comumente causam febre

Antimicrobianos (sulfonamidas, penicilinas, nitrofurantoína, vancomicina, antimaláricos)
Bloqueadores H$_1$ e H$_2$
Anti-inflamatórios não hormonais (incluindo salicilatos)
Anticonvulsivantes (barbitúricos e fenitoína)
Anti-hipertensivos (hidralazina, metildopa)
Antiarrítmicos (quinidina, procainamida)
Antitireoidianos

O diagnóstico de febre relacionada a medicamentos é geralmente de exclusão. O primeiro pensamento dos clínicos é de que a febre pode ser relacionada à infecção, o que nem sempre é fácil de se excluir. O *rash* cutâneo, se presente, fala a favor de febre causada por medicamentos, mas algumas séries relatam que apenas 18% dos pacientes desenvolvem *rash*. A dissociação pulso-temperatura e a eosinofilia também apontam para febre ocasionada por fármacos, mas geralmente são encontradas em 10% e 20% dos pacientes, respectivamente. A velocidade de eritrossedimentação costuma estar aumentada.

O único modo de saber se a febre do paciente em questão é relacionada ao medicamento é interrompendo sua administração. Se há mais de um fármaco suspeito, deve-se suspender inicialmente o mais provável e, assim, continuar até que se ache o responsável. Na maioria dos casos, a febre se resolve dentro de 72 a 96 horas.

Doenças Autoinflamatórias

Diferentemente das doenças autoimunes (como lúpus eritematoso sistêmico, *diabetes mellitus* tipo 1 e vitiligo, nos quais linfócitos T e anticorpos aberrantes estão em atividade e em altos títulos), existe uma situação clínica em que também há uma autoagressão ao corpo humano – as doenças autoinflamatórias. Nessa condição ocorre uma ativação inapropriada de mecanismos inflamatórios antígeno-independentes, envolvendo mediadores de células da imunidade inata, embora possa, em alguns casos, envolver a imunidade adaptativa.

Para ser classificada como doença autoinflamatória, é necessário que se cumpram os quatro critérios listados a seguir:

1. Existência de fenômenos inflamatórios não específicos de órgão, isto é, tratar-se de doença sistêmica.
2. Aparecimento de surtos de inflamação sem fator desencadeante aparente.
3. Ausência de autoanticorpos em titulação significativa.
4. Ausência de linfócitos antígeno-específicos.

A patologia de maior prevalência e mais bem conhecida, que se caracteriza por surtos recorrentes de processos inflamatórios e preenche esses critérios, é a febre familiar do Mediterrâneo (FFM). Identificada em 1955 por Sherf, Heller, Sohar e Kariv, é uma doença autossômica recessiva em que há uma mutação no gene que codifica a proteína pirínica *MEFV*, reguladora da produção de interleucina-1 beta. É particularmente prevalente em algumas etnias: um em cada seis judeus do Norte de África, um em cada sete armênios e um em cada 11 israelitas (em Israel são identificados cerca de 5.000 doentes).

Clinicamente, a FMF pode ter vários tipos de apresentação. O primeiro e mais comum consiste em surtos inflamatórios esporádicos, que se iniciam, muitas vezes, na infância ou adolescência, duram apenas alguns dias e se caracterizam por febre e sinais de um processo inflamatório: leucocitose, peritonite, pleurisia, pericardite, artrite, erisipela, mialgias ou meningite. Essa forma de expressão constitui o fenótipo I. Caso o estado inflamatório seja persistente, poderão ocorrer depósitos amiloides numa fase adiantada da doença. Finalmente, em alguns doentes os depósitos de amiloide surgem na ausência de quadros clínicos prévios de surtos inflamatórios, o que constitui o fenótipo II.

Outra doença desse grupo é a síndrome periódica associada ao receptor TNF-1 (TRAPS), uma doença autossômica dominante com penetrância incompleta, cujo defeito reside no gene que codifica o receptor do fator de necrose tumoral (gene TNFR1). Os surtos geralmente duram pelo menos 5 dias e, muitas vezes, continuam por mais de 2 semanas. Eles são geralmente acompanhados de conjuntivite e edema periorbital, além de mialgias migratórias, exantema, dor abdominal e, ocasionalmente, por monoartrite.

A síndrome da hiper-IgD, a PFAPA (febre periódica com estomatite aftosa, faringite e adenite), a síndrome de Muckle-Wells e a síndrome BLAU ocorrem com maior frequência em lactentes e crianças.

Apesar de constituir uma condição relativamente rara, esse subgrupo de doenças febris deve ser sempre lembrado em pacientes em investigação de febre recorrente ao longo de meses ou anos. O diagnóstico nesses casos é importante por causa de suas potenciais implicações para a terapia, acompanhamento para o surgimento de amiloidose secundária (AA) e pela necessidade de aconselhamento genético.

TRATAMENTO

Algumas vezes é necessária a manutenção da febre para a avaliação de seu padrão, pois ela pode fornecer pistas diagnósticas importantes. No entanto, exceto por essa situação, deve ser sempre combatida. Não existe qualquer evidência científica de que a febre seja adjuvante do sistema imune ou benéfica no combate a infecções, logo, não há provas de que seu tratamento seja deletério.

Essa é uma questão frequentemente levantada: se a febre seria benéfica ou não. A febre é benéfica em algumas poucas infecções, como a neurossífilis, a brucelose crônica e as infecções gonocócicas. Fora isso, a febre pode ter alguns aspectos negativos: aumento dos processos metabólicos, aumento da frequência cardíaca, aumento da perda de sais e líquidos através da sudorese, cefaleia, fotofobia e astenia.

As medidas não farmacológicas devem ser sempre realizadas (p. ex., hidratação e permanência em lugares arejados). Banhos com álcool e água fria devem ser evitados.

O tratamento da febre deverá ser feito sempre que houver sintomas constitucionais importantes, causando desconforto ao paciente ou quando alterações metabólicas associadas forem deletérias ao paciente com determinadas comorbidades. A cada grau elevado de temperatura aumenta-se o consumo de oxigênio em 13%. É recomendado, então, sempre tratar a febre em pacientes cardiopatas, pneumopatas, desnutridos graves, epilépticos e após acidente vascular encefálico.

ANTIPIRÉTICOS

- **Dipirona:** derivado pirazolônico, tem excelente eficácia analgésica e antipirética. Seu mecanismo de ação se dá mediante a inibição da PGE2, agindo no sistema nervoso central. Podem ser usados até 3g/dia.
- **Acetaminofeno:** extremamente barato, apresenta boa eficácia analgésica e antipirética. Como é metabolizado no fígado, doses > 3 ou 4g/dia podem causar lesão hepática.

QUANDO INTERNAR O PACIENTE COM FEBRE

A avaliação de todo paciente febril deve ser pormenorizada. Cabe ao médico assistente uma avaliação criteriosa para que se decida qual a melhor forma de elucidar a queixa do paciente: via ambulatório ou via internamento hospitalar.

O paciente febril deverá ter seu internamento hospitalar indicado quando apresentar queda do estado geral, diminuição da ingesta alimentar com perda de peso significativa, evolução rápida dos sintomas, necessidade de realização de procedimentos mais invasivos ou realização de diversos exames em curto período de tempo. Essas são apenas recomendações gerais e, como salientado anteriormente, cada caso deve ser individualizado.

LEITURA RECOMENDADA

Ben-Chetrit E, Levy M. Familial Mediterranean fever. Lancet 1998; 351:659-664.

Dinarello CA, Porat R. Febre e hipertermia. In: Fauci AS, Braunwald E, Kasper DL et al. Harrison medicina interna. 16. ed. McGraw-Hill, 2006.

Galon J, Aksentijevich I, McDermott MF, O'Shea JJ, Kastner DL. TNFRSF1A mutations and autoinflammatory syndromes. Curr Opin Immunol 2000; 12:479-86.

Grom AA. Fever and the inflammatory response. In: Long SS. Principles and practice of pediatric infectious diseases. 3. ed. Churchill Livingstone, 2009.

Kushner I, Furst DE. Acute phase reactants. UpToDate versão 18.3, 2011.

Peter JB, Reyes HR. Use and interpretation of tests in rheumatology. 1. ed. Los Angeles: Especialty Laboratories, 2000.

Philip AM. Temperature regulation and the pathogenesis of fever. In: Mandell. Mandell, Douglas, and Bennett's Principles and practice of infectious diseases. 7. ed. Churchill Livingstone, 2009.

Porat R, Dinarello CA. Pathophysiology and treatment of fever in adults. UpToDate versão 18.3, 2011.

Porto CC. Semiologia médica. 6. ed. Rio de Janeiro: Guanabara Koogan, 2009.

Wallach JB. Interpretation of diagnostic tests. 6. ed. Boston: Little, Brown and Company, 1996.

Linfonodomegalia

CAPÍTULO 6

José Iran Costa Júnior • Jurema Telles de Oliveira Lima
Bruno Almeida Miranda • Paula Monteiro da Cunha Melo

INTRODUÇÃO E EPIDEMIOLOGIA

Linfonodomegalia é definida como o aumento no tamanho dos linfonodos. A definição do tamanho limite para um linfonodo ser considerado anormal é controversa: na prática diária, os linfonodos > 1cm são considerados megálicos. Já as publicações do RECIST (*Response Evaluation Criteria in Solid Tumors*) consideram como aumentados os linfonodos > 1,5cm.

É sempre importante ressaltar que, na maioria dos pacientes, o aumento dos linfonodos acontece de maneira fisiológica, em decorrência de uma resposta imunológica que geralmente tem resolução espontânea, como foi demonstrado em estudo que avaliou 2.556 pacientes apresentando linfonodomegalia e documentou uma incidência de 2,1% de doenças neoplásicas e de 8% de doenças inflamatórias. Outro grande estudo, com 813 pacientes examinados em emergências médicas, mostrou uma porcentagem que variou de 84% a 98% de linfadenopatias reativas ou fisiológicas como causa do aumento dos linfonodos.

No entanto, deve-se manter a atenção para a possibilidade de essa linfonodomegalia isolada ou generalizada ser decorrente de uma doença inflamatória ou oncológica e, assim, é necessário aprender a diferenciar entre os pacientes com linfonodos, que necessitam de uma abordagem diagnóstica mais agressiva, e aqueles pacientes com linfonodomegalia, nos quais as características clínicas indicam apenas seguimento e uma observação vigiada. Este capítulo tem como principal objetivo propor uma abordagem mais racional para a avaliação dos enfermos com linfonodomegalia.

HISTÓRIA CLÍNICA – COMO SE DEVE AVALIAR CLINICAMENTE UM PACIENTE COM LINFONODO AUMENTADO?

Uma história clínica bem conduzida com exame físico bem executado é fundamental para construção de um diagnóstico diferencial, para definição de quais linfonodos devem ser estudados radiologicamente, retirados ou apenas seguidos e quais exames complementares serão solicitados. A história clínica, o exame físico e a avaliação dos antecedentes devem ser realizados de modo padrão e com muita atenção na busca de informações adicionais que orientem o diagnóstico diferencial.

Um dos pontos mais significativos na consulta médica será a busca por informações sobre a evolução e sobre algumas características anatômicas dos linfonodos. O tempo de evolução, a idade do paciente, o tamanho e localização do linfonodo, o número de cadeias ganglionares envolvidas e a presença de sinais e sintomas clínicos serão decisivos na condução desses pacientes de maneira adequada e criteriosa.

TEMPO DE EVOLUÇÃO DA LINFONODOMEGALIA

- **Linfonodomegalias de início recente,** que apresentem menos de 2 ou 3 semanas do início dos sintomas, são geralmente secundárias à resposta inflamatória às doenças virais ou bacterianas.
- **Linfonodomegalias que apresentem mais de 2 ou 3 semanas de evolução** podem ser decorrentes, também, apenas da resposta imunológica às infecções agudas, porém, nesses enfermos com sintomas mais

crônicos, aumenta a probabilidade de diagnóstico de doenças neoplásicas ou granulomatosas.

DIFERENCIAÇÃO ENTRE A LINFONODOMEGALIA LOCALIZADA E A GENERALIZADA

Deve-se examinar minuciosamente todas as cadeias de linfonodos superficiais, que são: os cervicais, os suboccipitais, os axilares, os inguinais, os supraclaviculares, os infraclaviculares, os pré e retroauriculares, os submandibulares e a cadeia epitroclear. As cadeias linfonodais profundas só poderão ser avaliadas por meio de exames radiológicos.

Linfonodomegalia generalizada

Ocorre quando há aumento de mais de duas cadeias de linfonodos. Essa situação clínica é mais comumente vista em doenças sistêmicas de origem autoimune, inflamações granulomatosas ou doenças linfoproliferativas. Por se tratar de um processo sistêmico, o exame clínico nesses pacientes deve enfatizar o acometimento de outros órgãos, como a busca por hepatoesplenomegalia, sintomas pulmonares, alterações na pele, na boca ou na garganta, além de alterações em regiões frequentemente não avaliadas, como região perianal, pênis, ouvido e dentes. A presença de sintomas consuptivos, como perda de peso, e de outros, como icterícia, anemia, febre ou sinais sistêmicos de doença, deve ser muito bem avaliada.

Causas de linfonodomegalia generalizada

- **Infecções:** infecções virais agudas, HIV, tuberculose em pacientes imunocomprometidos, toxoplasmose, histoplasmose, paracoccidioidomicose, sepse, estafilococias, infecções fúngicas pulmonares e sífilis não tratada.
- **Tumores:** linfomas não Hodgkin, doença de Hodgkin, leucemias, melanoma maligno metastático e tumores germinativos metastáticos. Os tumores sólidos geralmente comprometem os linfonodos próximos a seus órgãos de origem, porém algumas apresentações mais agressivas são associadas a linfonodomegalias generalizadas.
- **Doenças autoimunes:** lúpus, artrite reumatoide e doença de Still são as doenças reumáticas mais associadas à linfonodomegalia.
- **Medicamentos:** o uso de alguns medicamentos pode produzir aumento dos linfonodos, entre os quais: atenolol, alopurinol, carbamazepina, cefalosporinas, quinidina, captopril, hidralazina, pirimetamina, penicilinas e sulfonamidas. O tratamento com algumas vacinas pode produzir linfonodomegalia, febre e prostração, muito semelhantes aos quadros infecciosos agudos.
- **Outras:** sarcoidose, amiloidose e doença do soro.

Linfonodomegalias localizadas

Acometem menos de duas cadeias de linfonodos e são com muita frequência associadas a processos reativos locais. Entretanto, essas linfonodomegalias localizadas também podem sinalizar a presença de linfomas, carcinomas metastáticos ou doença granulomatosa:

- **Linfonodomegalia cervical ou submandibular localizada:** nessa situação clínica, deve-se estar atento aos sinais de infecção das vias aéreas superiores, faringite, otites, infecções bucais e infecções do couro cabeludo. Os tratamentos odontológicos também aumentam os linfonodos da região cervical de modo reativo. Os tumores oriundos da cabeça e do pescoço mais comumente metastatizam para a cadeia ganglionar cervical, principalmente em pacientes com antecedentes de tabagismo e etilismo.
- **Linfonodomegalia retroauricular ou suboccipital:** encontrada em pacientes com infecção viral, otite crônica, infecções de couro cabeludo e conjuntivite. Os linfomas também costumam afetar essa região.
- **Linfonodomegalia inguinal localizada:** nesse grupo de pacientes devem ser buscados os sinais e sintomas de infecções ou traumas nos membros inferiores ou órgãos genitais. As doenças sexualmente transmissíveis e o câncer do pênis são duas doenças que frequentemente produzem aumento dos linfonodos da cadeia inguinal. Metástases de melanomas ou sarcomas localizados nas extremidades podem produzir doença em linfonodos inguinais. Raramente, os linfonodos dessa cadeia ganglionar podem estar aumentados em virtude de metástase de neoplasias na região pélvica, reto ou canal anal.
- **Linfonodomegalia supraclavicular:** o acometimento desse grupo de linfonodos é muitas vezes associado a malignidade ou infecções do tórax. Comumente, um câncer do trato gastrointestinal pode ser visto acompanhado de aumento dos linfonodos supraclaviculares do lado esquerdo (gânglio de Virchow). As linfonodomegalias supraclaviculares do lado direito geralmente estão associadas a tumores do tórax ou de mama.
- **Linfonodomegalia axilar localizada:** as afecções nessa cadeia de linfonodos ocorrem geralmente em virtude de infecções da pele e, nas mulheres, estão muitas vezes associadas ao processo de depilação axilar. Com frequência, as neoplasias da mama são diagnosticadas junto a uma linfonodomegalia axilar.
- **Linfoadenopatia hilar:** muito encontrada em pacientes com tuberculose, linfoma e câncer do pulmão. Pacientes com sarcoidose, histoplasmose, paracoccidioidomicose ou infecções fúngicas pulmonares também podem se apresentar com linfonodomegalia hilar.

- **Linfonodomegalia mediastinal isolada:** encontrada em pacientes com câncer de pulmão, linfomas, timoma, tuberculose, infecções fúngicas e sarcoidose.
- **Linfonodomegalia intra-abdominal ou retroperitoneal isolada:** geralmente decorrente de linfomas, tumores do testículo e de neoplasias do trato gastrointestinal ou geniturinário. Deve-se lembrar também que diversas doenças inflamatórias intestinais, a esquistossomose e a tuberculose intestinal também podem produzir aumento desse grupo de linfonodos.

IDADE DO PACIENTE

Quanto maior a idade do paciente, maior será a chance de diagnóstico de uma doença oncológica. Dados de estudos epidemiológicos mostram que, em pacientes com idade inferior a 45 anos, somente 1% a 6% das linfonodomegalias são de origem tumoral, enquanto nos enfermos com idade superior a 40 anos o diagnóstico de câncer é visto em 4% a até 20% das linfonodomegalias.

CARACTERÍSTICAS DO LINFONODO

Classificação do tamanho do linfonodo

O tamanho do linfonodo também é importante, pois a frequência de diagnóstico de doença neoplásica é diretamente proporcional ao tamanho do linfonodo. Em estudo que analisou a biópsia de 213 pacientes com linfonodomegalia, nenhum paciente com linfonodos < 1cm tinha câncer, ao passo que 8% daqueles com linfonodos entre 1 e 2,5cm apresentavam câncer e 38% daqueles com linfonodos > 2,5cm receberam diagnóstico de tumor maligno.

AVALIAÇÃO DA PRESENÇA DE SINAIS FLOGÍSTICOS

A presença de sinais de inflamação, como hiperemia, dor e calor, é mais comumente associada aos diagnósticos de linfonodomegalias reativas ou doenças granulomatosas e bacterianas. Algumas doenças autoimunes podem produzir inflamação e aumento dos linfonodos. A presença de secreção purulenta é mais encontrada em pacientes com infecção local bacteriana ou em pacientes com tuberculose ganglionar:

- **Avaliar a consistência dos linfonodos:** os linfonodos de consistência endurecida ou "pétrea" são frequentemente decorrentes de carcinomas metastáticos. As doenças linfomatosas e granulomatosas produzem linfonodomegalia com características mais suaves à palpação.
- **Avaliar se os linfonodos são fixos ou móveis:** os linfonodos que se apresentam fixos e aderidos a estruturas vizinhas são geralmente decorrentes de infiltração por câncer.
- **Avaliar a forma dos linfonodos:** os linfonodos reativos são geralmente mais alongados e elípticos.

AVALIAÇÃO SEMIOLÓGICA EM RELAÇÃO AOS SINAIS, SINTOMAS E ANTECEDENTES DO PACIENTE

Algumas informações clínicas sobre os sinais, sintomas, antecedentes mórbidos e características de vida são fundamentais para ajudar no diagnóstico dos pacientes com linfonodomegalia. Um conjunto de dados coletados durante o exame semiológico e que irão diferenciar e ajudar na formulação diagnóstica é citado a seguir:

- **Linfonodomegalia cervical de surgimento agudo, associada a febre, *rash* cutâneo, fadiga, dor generalizada e cefaleia:** situação clínica muitas vezes associada a infecções virais exantemáticas, principalmente dengue.
- **Linfonodomegalia móvel de início recente:** associada a sinais de infecção viral ou bacteriana, ou a procedimento médico realizado na região da cabeça e pescoço, é geralmente relacionada com aumento fisiológico dos linfonodos. O linfonodo costuma normalizar-se em média, em torno de 2 semanas.
- **Linfonodomegalia cervical de surgimento agudo, associada a febre, amigdalite com placas e linfocitose atípica:** uma apresentação clínica muitas vezes associada à mononucleose infecciosa.
- **Linfonodomegalia cervical endurecida em pacientes com passado de alcoolismo crônico ou tabagismo:** muito sugestiva de tumores malignos metastáticos com sítio primário localizado na cabeça e no pescoço.
- **Linfonodomegalia cervical com supuração:** muito encontrada em pacientes com diagnóstico de tuberculose ou infecções bacterianas da cabeça e pescoço.
- **Linfonodomegalia axilar ou infraclavicular com linfonodos de consistência firme:** em mulheres com mais de 40 anos de idade, são frequentemente decorrentes de câncer de mama.
- **Linfonodomegalia axilar com linfonodos com sinais inflamatórios e dolorosos:** decorrentes de processos infecciosos localizados na pele da região próxima à axila.
- **Linfonodomegalia supraclavicular em pacientes com história de perda de peso ou anemia:** muitas vezes associada ao diagnóstico de câncer. Quando o bloco supraclavicular esquerdo é atingido, o tumor geralmente está localizado no trato gastrointestinal, enquanto os tumores localizados no tórax são mais associados aos comprometimentos supraclaviculares do lado direito.
- **Linfonodomegalia de qualquer localização em idosos:** mais comumente associada a doenças oncológicas.
- **Linfonodomegalia generalizada associada a febre, *rash* e artrite:** surgem frequentemente em pacientes com doenças reumáticas.

- **Linfonodomegalia localizada em hilo pulmonar:** pode estar associada a pacientes com tuberculose (contato com pessoas com tuberculose), sarcoidose, histoplasmose (contato com aves, morcegos ou visita a cavernas), paracoccidioidomicose ou infecções fúngicas pulmonares. Pacientes com linfoma ou câncer de pulmão também produzem aumento desse grupo de linfonodos.
- **Linfonodomegalia mediastinal e cervical persistente há mais de 30 dias em pacientes jovens com febre:** muito sugestiva de linfomas. A apresentação mais frequente em mulheres jovens com doença de Hodgkin é com linfonodomegalia cervical associada a massa (bloco de linfonodo) mediastinal.
- **Linfonodomegalia mediastinal associada à síndrome de compressão da veia cava superior:** em pacientes com passado de tabagismo, é indicativo de câncer de pulmão. Os tipos histológicos de pequenas células e epidermoide são os principais causadores de compressão de veia cava superior. As linfonodomegalias associadas a compressões da veia cava superior em jovens são mais encontradas em pacientes com linfoma.
- **Linfonodomegalia inguinal unilateral com ulceração peniana:** muitas vezes associada às doenças sexualmente transmissíveis e câncer de pênis. O aumento dos linfonodos associado a úlceras dolorosas em pênis é um quadro clínico visto em pacientes com cancro mole. As úlceras penianas indolores são muitas vezes associadas a pacientes com sífilis ou câncer de pênis. Pacientes com câncer de pênis podem desenvolver linfonodomegalia inguinal secundária a infecção bacteriana.

EXAMES COMPLEMENTARES

A avaliação dos pacientes com linfonodomegalia por meio de exames complementares deve ser individual e orientada pela história clínica, ou seja, para cada situação clínica individual há uma sequência de exames complementares diagnósticos a ser seguida. Nenhum exame laboratorial tem valor decisivo quando avaliado sozinho, sendo a apresentação clínica do paciente fundamental para a formulação do diagnóstico.

EXAMES LABORATORIAIS SANGUÍNEOS E RADIOLÓGICOS

Os exames laboratoriais séricos mais comumente usados no diagnóstico diferencial das linfonodomegalias são o hemograma e as sorologias específicas. *Os pacientes com sintomas e sinais que sugerem uma linfonodomegalia reacional comumente não precisam de exames.*

Nos pacientes que se apresentam com sintomas sugestivos de infecção viral ou bacteriana aguda, a análise do hemograma das primeiras 24 até 48 horas é muito pouco elucidativa. A dosagem dos marcadores tumorais séricos não costuma auxiliar o diagnóstico diferencial das linfonodomegalias.

Algumas considerações acerca dos exames radiológicas precisam ser feitas, como:

- Setenta por cento dos exames radiológicos são solicitados sem critérios ou indicação clínica. As principais indicações de avaliação radiológica dos linfonodos estão listadas no Quadro 6.1.
- Nenhum exame radiológico tem poder de firmar o diagnóstico. Sua análise criteriosa, juntamente com os dados clínicos, pode principalmente: ajudar a decidir quanto à necessidade da abordagem cirúrgica diagnóstica (biópsia); ajudar na decisão de qual bloco de linfonodo deve ser biopsiado; estudar os grupos de linfonodos profundos e, assim, quantificar a extensão da doença; orientar sobre a melhor técnica de realização desse procedimento diagnóstico; e avaliar a evolução das linfonodomegalias (Quadro 6.2).
- Os exames laboratoriais e os exames de imagem devem ser solicitados de maneira individualizada e orientados pela clínica.
- Ultrassonografia do bloco tumoral a ser avaliado: esse exame é frequentemente solicitado, em razão de sua fácil execução, para o estudo de linfonodos nas regiões cervical e inguinal. Quando solicitado sem critérios, em 95% dos pacientes, não fornece

Quadro 6.1 Principais indicações de estudo radiológico em pacientes com linfonodomegalia ainda sem diagnóstico

Confirmação se a tumoração em questão é realmente um linfonodo
Linfonodomegalia com duração > 2 semanas
Linfonodomegalia com aumento progressivo e linfonodos com > 1,5cm
Linfonodomegalia associada a sintomas sistêmicos, como febre prolongada, perda de peso, anemia, icterícia, hepatoesplenomegalia ou doença pulmonar, hemorragia, déficit neurológico e sudorese noturna
Linfonodomegalia persistente sem causa específica
Linfonodomegalia em pacientes > 50 anos
Linfonodomegalia associada a sintomas consuntivos, como perda de peso, anorexia e prostração severa
Linfonodomegalia em pacientes com antecedentes de tabagismo, etilismo crônico, passado de tratamento para câncer, tuberculose
Linfonodomegalia em pacientes com diagnóstico prévio de infecção pelo vírus HIV, vírus da hepatite B, vírus da hepatite C ou HTLV, ou pacientes submetidos a transplante de órgãos

Quadro 6.2 Achados radiológicos que são indicativos de linfonodomegalia não fisiológica

Blocos de linfonodo > 2,5cm
Linfonodos com necrose central
Linfonodos com perda de sua arquitetura normal
Linfonodos com destruição da cápsula
Linfonodos arredondados e hipoecoicos

Quadro 6.3 Principais indicações de biópsia cirúrgica dos linfonodos

Linfonodomegalia com duração > 2 semanas e com aumento progressivo
Linfonodomegalia com supuração e drenagem de secreção
Linfonodomegalia supraclavicular
Linfonodos aderidos a estruturas vizinhas, endurecidos e firmes
Grandes blocos de linfonodos coalescentes
Linfonodomegalia em pacientes > 50 anos de idade, associada a sintomas consumptivos, como perda de peso, anorexia e prostração severa
Linfonodomegalia em pacientes com antecedentes de tabagismo, etilismo ou passado de tratamento para câncer, tuberculose ou outras doenças sistêmicas
Linfonodomegalia com estudo radiológico com características de linfonodo não fisiológico

nenhum dado adicional ao diagnóstico diferencial. A ultrassonografia é muito usada também para identificar se aquela tumoração palpável é realmente um linfonodo.

- Ultrassonografia endoscópica: essa técnica consiste em levar o transdutor da ultrassonografia acoplada ao endoscópio e, assim, estudar as paredes e as estruturas em volta do esôfago, estômago, pâncreas, intestino, reto, brônquios e estruturas da nasofaringe e da orofaringe. Possibilita estudar e guiar as biópsias de diversos linfonodos próximos a esses órgãos e é um exame sensível para o estudo da intensidade da infiltração na parede estrutural de cada órgão. Sua grande limitação reside em sua abrangência, que vai de 7 a 10cm, não sendo viável para o estudo de linfonodos mais distantes do transdutor.
- Tomografia computadorizada e ressonância magnética: esses exames, quando bem indicados, têm maior capacidade de informar sobre características linfonodais que são fundamentais para definição da necessidade de abordagem cirúrgica dos linfonodos. O uso do contraste é obrigatório, desde que possível, para a execução correta desses exames.
- *PET-CT* – tomografia por emissão de pósitrons (PET): opção de diagnóstico por imagem que promove um breve estudo do metabolismo celular mediante o uso do marcador 2-[F18]-fluoro-2-deoxiglicose (FDG), uma substância similar à glicose. O metabolismo da glicose é importante, pois a grande maioria das células tumorais utiliza-se acentuadamente de glicose como fonte de energia, em comparação com as células normais. Atualmente, a tomografia computadorizada (TC) é acoplada ao PET, unindo assim duas formas de imagens em um só exame e conseguindo definir o metabolismo celular por meio do *PET scan* e delimitar a anatomia com a TC.

Na avaliação de pacientes com linfonodomegalia, a principal indicação do *PET-CT scan* é para avaliar grupos de linfonodos profundos, de difícil acesso à punção ou à abordagem cirúrgica. Assim, o grupo de linfonodos suspeitos que não apresente captação do marcador, ou nos quais a captação pelo *PET-CT* seja muito baixa, poderia, a depender da apresentação clínica, ser apenas seguido. Deve ser lembrado que doenças granulomatosas e autoimunes também podem produzir resultados positivos no *PET-CT*.

BIÓPSIA DE LINFONODO

A biópsia de linfonodo envolve a excisão cirúrgica de uma estrutura linfonodal ou aspiração por agulha de uma amostra nodular para exame histológico. A excisão é preferida em razão de fornecer amostras maiores. As biópsias devem ser indicadas de acordo com princípios técnicos que devem avaliar a necessidade e qual a melhor forma de abordagem de um linfonodo.

A decisão de qual técnica cirúrgica deve ser usada para o estudo histológico dos linfonodos depende de diversos fatores, como condição clínica do paciente, idade, localização dos linfonodos, comorbidades e experiência individual de cada serviço médico. De preferência, deve-se realizar biópsia do maior e mais comprometido linfonodo da região escolhida e, se possível, esse linfonodo deve ser retirado por inteiro.

As principais indicações de realização de biópsia para estudo histológico ou citológico dos linfonodos estão listadas no Quadro 6.3.

Tipos de biópsia

A escolha do procedimento técnico que irá realizar a retirada inteira do linfonodo ou de um fragmento deve ser bem criteriosa. Não está indicada a realização de punção por agulha fina para análise dos linfonodos em razão de a quantidade de material possibilitar apenas análise citológica. Os principais cuidados para realização de uma biópsia de linfonodo estão listados no Quadro 6.4.

Capítulo 6 Linfonodomegalia

Quadro 6.4 Orientação para biópsia adequada de linfonodo

Tamanho	De preferência, deve-se realizar biópsias do maior e mais comprometido linfonodo da região escolhida
Excisão	De preferência, o linfonodo deve ser retirado por inteiro
Cadeia linfonodal superficial	Nos pacientes com linfonodomegalia generalizada deve-se realizar biópsia dando preferência aos linfonodos localizados na região supraclavicular, cervical ou axilar. Os linfonodos inguinais devem ser biopsiados apenas se não houver outra opção
Cadeia linfonodal profunda	Antes de realizar uma biópsia de um linfonodo em cadeia ganglionar que necessite de procedimento invasivo, é fundamental a certeza de que nenhum linfonodo superficial pode ser utilizado. As punções por agulha fina devem ser evitadas. De preferência, deve-se realizar uma punção-biópsia guiada por ultrassonografia ou tomografia computadorizada e, se possível, acompanhada da presença de um patologista que possa avaliar se o fragmento de biópsia é adequado
Culturas	Em caso de suspeita clínica de infecção, ou quando há um linfonodo com secreção, com odor fétido ou com necrose extensa, deve-se encaminhar o material para cultura, avaliando bactérias, fungos e micobactérias

As principais formas de abordagem de um linfonodo são.

- **Biópsia excisional:** nesse tipo de biópsia, todo material suspeito (linfonodo) é retirado para análise por meio de um procedimento cirúrgico.
- **Biópsia incisional:** são retirados apenas alguns fragmentos dos linfonodos. É o procedimento de escolha nas linfonodomegalias muito extensas ou aderidas.
- **Punção-biópsia:** por meio dessa técnica são retirados fragmentos do tumor sem necessidade de cortes no tecido a ser avaliado. Essa técnica ganha maior eficácia quando a punção é guiada por ultrassonografia ou tomografia computadorizada. Recentemente, o surgimento das ultrassonografias acopladas aos aparelhos de endoscopia digestiva ou broncoscopia tornou possíveis o estudo e a punção de linfonodos regionais próximos a órgãos como esôfago, estômago, pâncreas, reto, próstata e pulmão, entre outros.

Quando uma punção-biópsia guiada por imagem for realizada para o estudo histológico de um grupo de linfonodos profundos, recomenda-se, para aumentar a sensibilidade do exame, que um patologista esteja junto ao radiologista para assegurar a coleta de um material adequado. Na ausência dos patologistas, cerca de 30% a 50% das coletas apresentam material insatisfatório para o diagnóstico.

- **Punção por agulha fina para avaliação do linfonodo:** é a técnica mais rápida e menos invasiva para estabelecer o diagnóstico em um linfonodo. Sua maior limitação é a coleta de material para análise apenas citológica. Esse tipo de avaliação só é recomendado em caso de total impossibilidade de uma coleta de material para análise também histológica.
- **Biópsia de linfonodo sentinela:** técnica de avaliação dos linfonodos que se encontra atualmente aprovada em pacientes com diagnóstico de câncer de mama invasivo ou pacientes com diagnóstico de melanoma com Breslow (profundidade) > 1mm. Essa técnica consiste na infusão de material marcado com radioisótopo no local próximo ao tumor primário e na avaliação pela captação de radioatividade do grupo de linfonodos para os quais o contraste foi drenado. Assim, é determinada a drenagem linfática predominante (linfonodo sentinela) de cada tumor e, a partir dessa informação, são retirados dois ou três linfonodos dessa área. Quando esses linfonodos retirados estão normais, não há necessidade de se proceder ao esvaziamento linfonodal, muitas vezes associado a diversas morbidades. Essa técnica é fundamentada na informação de que as células cancerosas se espalham pelo corpo humano, atingindo primeiro um grupo de linfonodos que são chamados de linfonodos sentinelas e, na sequência, atingem os linfonodos e órgãos mais distantes.

Na tentativa de sumarizar a abordagem de um paciente com linfonodomegalia, a Figura 6.1 sugere critérios para indicação de exames complementares e biópsia.

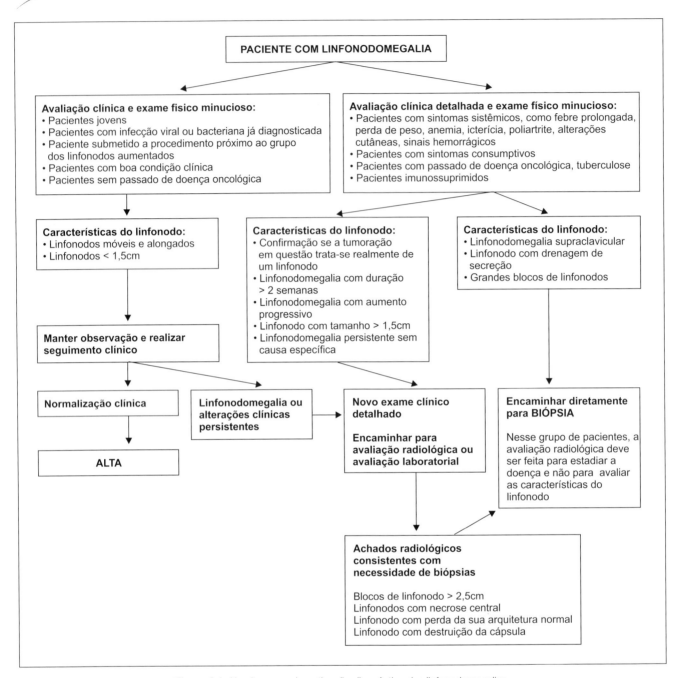

Figura 6.1 Algoritmo para investigação diagnóstica das linfonodomegalias.

Leitura Recomendada

Armitage JO. Approach to the patient with lymphadenopathy and splenomegaly. In: Goldman L, Ausiello D. Cecil's Textbook of internal medicine. 22. ed. Philadelphia: Saunders; 2004. p. 990-4.

Evaluation of peripheral lymphadenopathy in adults. http://www.uptodate.com.

Falle DV. Doenças dos linfonodos e do baço. In: Wingaarden JB, Smith LH, Bennett J. Claude. Cecil tratado de medicina interna. 19. ed., Rio de Janeiro: Guanabara Koogan, 1999: 997-1000.

Ferrer R. Linphadenopathy: differential diagnosis and evaluation. Am Fam Physician 1998; 58(6):1313-20.

Fijten GH, Blijham GH. Unexplainde lymphadenopathy in family practice. An evaluation of the probability of malignant causes and the effectiveness of physicians' workup. J Fam Pract 1988; 27:373-6.

Healey PM, Jacobson EJ. Lymphadenopathy. In: Healeyu-Jacobson. Common medical diagnosis: an algorithimic approach. 2. ed., Los Angeles: W. B. Saunders, 2005: 112-3.

Henry PH, Longo DL. Enlargement of lymph nodes and spleen. In: Fauci S, Braunwald E, Isselbacher KJ et al. Harrisons principles of internal medicine. 18. ed, International Edition: MacGraw-Hil, 2011:345-7.

Jeghers H, Clarck Jr SI, Templeton AC. Linfadenopatia e distúrbio dos linfáticos. In: Blacklow RS, MacBryde. Sinais e sintomas. 6. ed., Chicago: Guanabara Koogan, 1986: 440-505.

Kaplan S, Quadra JAF. Adenomegalia. *In:* Kaplan e Quadra Diagnóstico diferencial em medicina interna com ênfase no aspecto clínico. 1. ed., Rio de Janeiro: Guanabara Kogan, 1982: 325-30.

Pangalis GA. Clinical approach to lymphadenopathy. Semin Oncol 1993; 20:570-82.

Pernetta CC. Exame dos linfonodos. In: Pernetta. Diagnóstico diferencial em pediatria. 3. ed., São Paulo: Sarvier, 1987: 27-49.

Response evaluation criteria in solid tumors. Criteria were published in February 2009 (verson 1.1) by an international collaboration including the European Organization for Research and Treatment of Cancer (EORTC), National Cancer Institute (NCI) of the United States and the National Cancer Institute of Canada Clinical Trials Group. www.recist.com.

Simon HB. Evaluation of lymphadenopathy. In: Goroll AH. Primary care medicine. 4. ed. New York: Lippincott, 2000:63-7.

Slap GB. When to perfoem biopsies of enlarged peripheral lymph nodes in young patients. JAMA 1984; 252:1321.

Vaughn DJ. Approach to the patient with lymphadenopathy. In: Harris Jr et al. Kelley's textbook of internal medicine. 4. ed. Philadelphia: Lippincott Williams & Wilkins, 2000:1522-30.

Cãibras

CAPÍTULO 7

Pedro Alves da Cruz Gouveia • Bernardo Times de Carvalho
Denise Maria do Nascimento Costa

INTRODUÇÃO

Cãibra muscular é uma queixa extremamente comum, vivenciada pela maioria dos indivíduos em algum momento da vida. É frequente em adultos, aumentando de intensidade com a idade. A apresentação das cãibras varia desde uma infrequente dor muscular benigna até um sintoma inaugural de uma doença neurológica grave, como a esclerose lateral amiotrófica (ELA). Como será visto neste capítulo, uma história clínica detalhada e o exame neurológico normalmente diferenciam essas situações.

A cãibra é caracterizada por repentino aperto ou contração muscular involuntária, desconfortável e dolorosa que dura de alguns segundos a vários minutos, acompanhada por rigidez muscular focal palpável. Pode acometer desde um segmento de músculo até um agrupamento muscular responsável por um mesmo movimento. As cãibras, algumas vezes, surgem espontaneamente ao repouso, mas a maioria ocorre depois de uma breve e repentina contração muscular, especialmente quando o músculo encontra-se encurtado, durante ou logo após o exercício. Alguns indivíduos experimentam episódios por vezes tão frequentes e graves que podem comprometer a qualidade de vida. Na maioria das vezes, o alongamento do músculo ou a contração de seu antagonista promove o alívio das dores. Diversos estudos sugerem que as cãibras se originam de descargas espontâneas dos neurônios motores, em vez de surgirem da própria musculatura.

A eletroneuromiografia (ENMG), durante o episódio de cãibra, mostra que essa contração involuntária está associada a repetitivos disparos de potencial de ação com alta frequência (200 a 300Hz) na unidade motora. Essa contração dolorosa associada à atividade elétrica repetida é denominada "cãibra verdadeira" ou essencial.

Muitos pacientes usam a denominação "cãibra" de maneira indevida quando apresentam diversas formas de queixas musculares, como contratura, mialgia, rigidez, distonia ou tetania. No diagnóstico, essas devem ser inicialmente diferenciadas da cãibra essencial.

ETIOLOGIA DAS CÃIBRAS

Cãibras musculares verdadeiras podem ocorrer como efeito colateral de medicamentos ou podem ser secundárias a diversas patologias, incluindo doenças neurológicas, distúrbios hidroeletrolíticos (DHE), desordens metabólicas etc. Podem ocorrer também em situações específicas, como atividade física excessiva e gravidez, ou sem uma causa aparente, de maneira idiopática (Quadro 7.1).

A cãibra muscular associada ao exercício (CMAE) é um evento bastante comum, associado a práticas esportivas, cuja incidência aumenta em função da intensidade e duração da atividade. Tipicamente, ocorre durante ou logo após o exercício, naqueles grupos musculares mais exigidos, interrompendo a atividade esportiva, mas pode ocorrer também horas depois. Estudos mostram não haver relação com desidratação ou DHE, e que a fadiga muscular é o principal fator contribuinte associado ao desenvolvimento da CMAE. Fatores de risco para seu desenvolvimento em atletas são: história prévia de CMAE, atividade física de maiores intensidade e duração em comparação com o treinamento habitual, e condições ambientais quentes e úmidas. Ocorre, portanto, em praticantes de qualquer atividade esportiva, principalmente em eventos de alta resistência, como maratona e triatlo. Nos indivíduos sedentários, pode ocorrer no início de um novo programa de exercícios, mesmo se a intensidade não for grande, em razão da baixa resistência física.

CAPÍTULO 7 Cãibras

Quadro 7.1 Causas etiológicas das cãibras

Primárias	
Cãibras benignas noturnas das pernas (CBNP)	
Cãibra muscular associada ao exercício (CMAE)	
Cãibras ocasionais	

Secundárias	
Gravidez	
Neurológicas	Doença do neurônio motor (incluindo ELA), compressão de raiz nervosa, neuropatia periférica, esclerose múltipla e Parkinson
Metabólicas	Hipotireoidismo, hipertireoidismo, cirrose, uremia, hiperparatireoidismo e *diabetes mellitus*
Perda aguda de volume extracelular	*Heat cramps*, hemodiálise, uso de diuréticos, diarreia, vômitos ou desidratação
Distúrbios hidroeletrolíticos	Hiponatremia, hipocalcemia, hiperpotassemia, hipopotassemia, hipomagnesemia e alcalose
Medicamentos	Diuréticos, nifedipina, β-bloqueadores, β-agonistas, IECA, esteroides, anticoncepcionais orais, estatinas, fibratos, vincristina, penicilamina, fenotiazidas, lítio, cimetidina, donepezil, neostigmina, raloxifeno e descontinuação da morfina
Doença vascular periférica	
Doenças hereditárias	Síndrome cãibra-fasciculação benigna, cãibra familiar hereditária

IECA: inibidores da enzima conversora de angiotensina.

Durante a gestação, principalmente no último trimestre, 30% a 50% das mulheres apresentam cãibras. Ocorrem principalmente à noite e nas pernas, sendo a causa ainda pouco esclarecida. Acredita-se que surjam em decorrência das mudanças fisiológicas da gestação, como retenção hídrica, com consequente compressão nervosa secundária e frouxidão articular. Em geral, as cãibras remitem após o parto.

As cãibras também podem ser uma queixa comum mesmo quando não há uma causa aparente. São denominadas "cãibras benignas noturnas das pernas" (CBNP), pois afetam os músculos da coxa, panturrilha e pé, e na maioria dos pacientes (73%) ocorrem exclusivamente à noite. Alguns pacientes, no entanto, apresentam cãibras durante o dia e à noite (20%), ou apenas diurnas (7%). As CBNP recorrentes são mais frequentes nos idosos, mas podem acometer qualquer faixa etária. Em 40% dos pacientes as cãibras ocorrem mais de três vezes por semana e em 6%, diariamente. O gatilho para os espasmos dolorosos não são claros. Postula-se que o encurtamento dos tendões, que surge com o avançar da idade, ou o alongamento inadequado dos músculos poderia predispor cãibras. Desse modo, postura incomum prolongada, como agachamento e abdução da coxa durante uma longa viagem de moto, pode ser seguida de cãibras noturnas nos territórios estendidos. Apesar de seu caráter benigno, já que não progridem para doença do neurônio motor nem causam incapacidade diurna significativa, as CBNP afetam o sono e a qualidade de vida de muitos pacientes. Outra forma benigna de cãibra é a que ocorre eventualmente em paciente saudável, na ausência de exercícios ou gravidez, sendo denominada "cãibra ocasional".

Entre as doenças neurológicas, aquelas que levam a dano do neurônio motor inferior costumam apresentar cãibras em seu quadro clínico, incluindo: ELA, polineuropatias, neuropatia multifocal motora, compressão de raiz nervosa, lesão de nervo periférico e sequela de poliomielite. Alterações no exame neurológico, como fraqueza e consumo muscular, evidência de desnervação e reinervação na ENMG irão distingui-las das outras causas de cãibras. Apesar de não serem específicas da ELA, as cãibras são muito mais comuns nessa patologia, principalmente no início do quadro, do que nas outras doenças do neurônio motor. Doença de Parkinson e esclerose múltipla também podem causar cãibras durante a evolução da doença.

Alguns distúrbios endócrinos se associam com cãibras: hipotireoidismo, hiperparatireoidismo e diabetes. Cerca de 20% a 50% dos pacientes com doenças da tireoide apresentam dores musculares, apesar de a minoria experimentar cãibras verdadeiras. O diabetes, assim como outras doenças metabólicas, pode apresentar neuropatia periférica associada a cãibras.

Cirrose e uremia são condições clínicas relacionadas a cãibras mesmo quando ainda não apresentam distúrbio metabólico capaz de levar a neuropatia periférica. Na cirrose, a perda de volume intravascular para o terceiro espaço pode ser responsável pela sintomatologia.

A perda aguda de volume extracelular está associada a cãibras em diversas situações, como hemodiálise, transpiração excessiva, diarreia, uso abusivo de diuréticos e situações ocupacionais. Trabalho intenso em ambiente muito quente com reposição de fluidos de maneira indevida pode sabidamente causar cãibras. São denominadas *heat cramps* e ocorrem em mineradores, trabalhadores de fornalhas e caldeiras industriais, bombeiros etc. Caracteristicamente ocorrem naquele músculo mais exigido, durante o trabalho ou até 18 horas depois, apesar de poderem ocorrer em qualquer músculo. Esses pacientes apresentam hipovolemia associada a hiponatremia, em geral como resultado do estímulo do ADH causado pelas perdas insensíveis e ingesta inadequada de grandes quantidades de água livre, e o uso de tabletes de sal durante o trabalho pode prevenir as *heat cramps*.

Pacientes com doença vascular periférica podem apresentar cãibras musculares. Estas devem ser diferenciadas da claudicação intermitente (dor isquêmica), que é um fenômeno bem mais comum e ocorre naqueles que sofrem com doença arterial obstrutiva periférica.

Apesar da falta de evidência científica e da dificuldade na distinção entre mialgia e cãibra como efeito colateral, muitos medicamentos que causam miopatia são reconhecidos como potenciais causadores de cãibras. Além desses, fármacos que causam DHE e hipovolemia podem estar implicados na gênese das cãibras.

Por fim, doenças genéticas e síndromes raras podem apresentar cãibras como sintomatologia principal ou secundária. No primeiro caso, destaca-se a síndrome cãibra-fasciculação benigna, doença de hiperexcitação do nervo periférico associada a uma canalopatia autoimune em virtude do bloqueio dos canais de potássio por autoanticorpos.

ABORDAGEM DIAGNÓSTICA

A maior parte das pessoas já referiu ao menos um evento de cãibra em algum momento da vida. No entanto, muitos pacientes usam o termo cãibra para descrever qualquer contração ou dor de origem presumivelmente muscular. Assim, na abordagem diagnóstica, os episódios de cãibras musculares devem ser minuciosamente caracterizados com o objetivo de diferenciá-los de outros sintomas, tanto de origem muscular como nervosa, que possam se assemelhar às cãibras verdadeiras, como mostra o Quadro 7.2.

Uma vez estabelecido que o paciente apresenta cãibras verdadeiras, o próximo passo é determinar sua causa. Cãibras que ocorrem somente nas panturrilhas e músculos dos pés à noite, especialmente em indivíduos mais idosos, são muito sugestivas de CBNP. Sua duração média é de no máximo 9 minutos, sendo as dos músculos da coxa as de maior duração, ao contrário daquelas secundárias a doenças neurológicas, que podem ser mais prolongadas. Quando as cãibras surgem durante ou após atividade física, o estado de hidratação e o calor ambiental devem ser avaliados como importantes fatores precipitantes antes de atribuí-las tão somente ao exercício. Cãibras generalizadas que ocorrem durante o dia ou provocadas por mínima atividade devem levantar suspeita de doenças do neurônio motor.

Na abordagem inicial, é importante a caracterização da queixa, englobando grupos musculares afetados, fatores desencadeantes, duração, frequência e horário das

Quadro 7.2 Diagnóstico diferencial de cãibras verdadeiras

	Definição	Característica diferencial	Causas patológicas
Mialgia	Dor muscular	Não há contração muscular à dor costuma piorar com o movimento segmentar	Inúmeras doenças que causam miopatia inflamatória, metabólica, infecciosa etc.
Tetania	Contração predominante de músculos distais, apresentando postura característica, denominada espasmo carpopedal, acompanhada ou precedida por parestesia de extremidades. Resulta do aumento da excitabilidade dos nervos periféricos	Contração inicialmente indolor mas, se sustentada, pode causar dano muscular e dor	Alcalose, hipocalcemia e hipomagnesemia
Distonia focal	Contração simultânea de músculos agonistas e antagonistas que impede a realização de uma tarefa específica, apesar de manter a capacidade de realizar tarefas motoras de mesma dificuldade	Apesar de desconfortável, não apresenta a dor característica das cãibras; ocorrência restrita à realização de determinada tarefa	"Cãibra profissional", como cãibra do escritor e cãibra do músico
Contratura muscular	Contração muscular involuntária dolorosa induzida por exercício, impossibilitando a continuidade da atividade, podendo resultar em dano muscular e até mioglobinúria. Ocorre em defeitos no metabolismo muscular do glicogênio e da glicose que limitam a produção de ATP	Nunca ocorre em repouso, fora de atividade muscular; eletricamente silenciosa à ENMG	Miopatias metabólicas, como deficiência da fosforilase muscular (doença de McArdle), deficiência da fosfofrutocinase etc.; miopatias mitocondriais

crises, dados que podem sugerir a etiologia das cãibras. A dor costuma ser insuportável do tipo aperto ou esmagamento, e o músculo pode ainda permanecer dolorido por várias horas após a crise. O Quadro 7.3 apresenta um roteiro dirigido para a queixa de cãibra. É fundamental na anamnese identificar ou descartar uma patologia neurológica subjacente, portanto, a história clínica deve enfocar a presença de fraqueza muscular e fasciculações. Estas últimas, embora possam ocorrer em qualquer etiologia que leve a cãibras, estão muito mais associadas a causas estruturais, como perda ou lesão de neurônios. Deve também ser registrado o uso atual de medicamentos para identificação de possíveis fármacos com potencial de causar cãibras.

Ao exame clínico, atenção deve ser dada à presença de atrofia, fraqueza e perda de massa muscular, já que esses achados refletem lesão de neurônios motores que podem ocorrer por compressão de raiz nervosa ou lesão de nervo periférico. Mesmo que o paciente refira fasciculações na anamnese, estas precisam ser flagradas no exame físico pela palpação, especialmente dos grandes grupos musculares proximais, locais onde elas são mais frequentes. Ainda no exame neurológico, a pesquisa de hiper-reflexia tendínea, espasticidade e rigidez muscular indica doença do neurônio motor superior, o que pode sugerir doença de Parkinson. Entretanto, essas queixas musculares surgem em fases mais avançadas do parkinsonismo, não sendo um sintoma inicial. Evidências de atrofia e fasciculações combinadas a sinais de síndrome do neurônio motor superior devem, prontamente, levantar a suspeita de ELA. A queixa ou achado clínico de perda sensorial sugere a presença de polineuropatia (algumas vezes acompanhada de cãibras, como no diabetes) ou esclerose múltipla. Esta é uma doença desmielinizante que cursa essencialmente com perdas sensoriais; no entanto, cãibras e espasmos musculares são sintomas que podem acompanhar os ataques paroxísticos.

Métodos complementares de diagnóstico na avaliação do paciente com cãibras devem ser solicitados caso a caso. Num paciente com sinais de perda de neurônio motor, um estudo por imagem pode ajudar a excluir lesões estruturais, como a doença discal degenerativa da coluna, como possíveis agentes causais. A radiculopatia talvez seja uma das causas mais comuns de cãibras noturnas. Uma instabilidade articular entre as vértebras L5 e S1 pode ocorrer durante o sono e levar a uma compressão das raízes nervosas, provocando, assim, episódios de cãibras na panturrilha.

O estudo eletroneuromiográfico é útil para confirmação de neuropatia e estimativa da extensão da perda de neurônios motores. A ENMG é exame importante, também, no diagnóstico diferencial das outras condições que se assemelham às cãibras, como tetania, miotonia e neuromiotonia, quando estas não são facilmente distinguidas pela história e o exame clínico.

Exames laboratoriais inespecíficos devem ser solicitados de rotina, incluindo dosagem sérica de creatinina, TSH, CPK, sódio, potássio, cálcio, magnésio e bicarbonato para avaliação do perfil eletrolítico do paciente. Níveis séricos de enzimas musculares como CPK podem estar discretamente elevados em razão de cãibras frequentes apenas ou por dano do neurônio motor, e esse achado não implica necessariamente problema muscular primário. A anamnese e o exame físico podem sugerir causas específicas para as cãibras, como hipotireoidismo, cirrose hepática, diabetes e doença renal crônica. Assim, diante de uma clínica sugestiva, exames laboratoriais direcionados devem ser solicitados, pois as cãibras costumam remitir com o tratamento da causa base. Na investigação de pacientes com cãibras que são candidatos à terapia medicamentosa é importante realizar um eletrocardiograma para avaliar a elegibilidade desses indivíduos ao uso de bloqueadores dos canais de cálcio, como diltiazem e verapamil.

Afastadas as patologias de maior morbidade, como as doenças neurológicas, e as causas secundárias potencialmente tratáveis, o diagnóstico de cãibra idiopática ou essencial é feito por exclusão, apesar de não ser incomum. A Figura 7.1 resume um modelo de abordagem diagnóstica diante de um paciente com queixa de cãibras.

Quadro 7.3 Roteiro para anamnese das cãibras

História da doença atual

Tempo de doença
Semiologia completa da cãibra (caráter da dor, intensidade, duração, frequência, músculos afetados, horário, fatores agravantes e atenuantes, manifestações neurológicas concomitantes)
Manifestações neurológicas: fraqueza muscular, fasciculações e parestesia
Avaliação de evento gatilho, incluindo: gravidez, atividade física intensa ou em ambiente quente, postura incomum prolongada de músculo afetado ou perda aguda de volume extracelular
Avaliação do impacto dos sintomas, principalmente em relação ao sono

Antecedentes pessoais

Comorbidades: diabetes, hipotireoidismo, hiperparatireoidismo, cirrose hepática, insuficiência renal e doenças neurológicas como ELA, neuropatias periféricas, Parkinson etc.
Uso de medicamentos, com ênfase no uso de fármacos que levam à hipovolemia ou DHE, ou que causam miopatia

Exame físico

Avaliação da hidratação
Exame neurológico: pesquisa de força muscular e atrofia, palpação e mobilização da musculatura, pesquisa de reflexos tendíneos e da sensibilidade
Exame do membro afetado: pesquisa de edema e pulsos periféricos

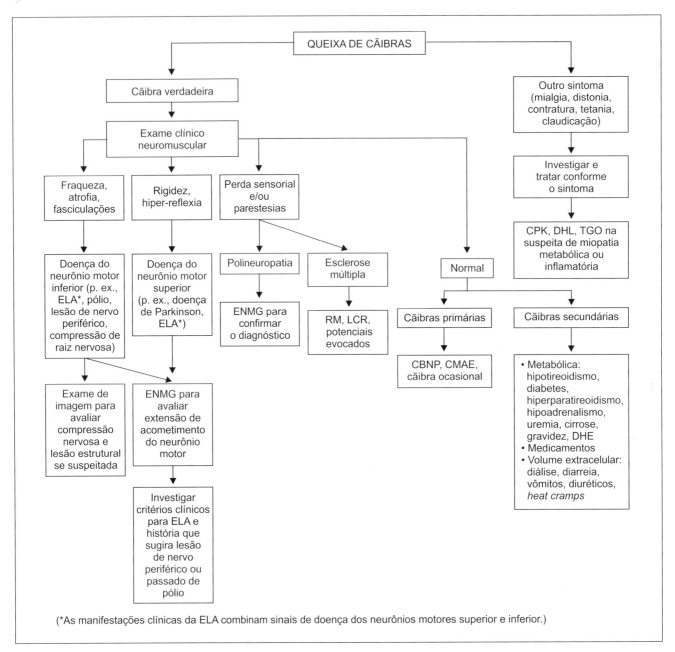

Figura 7.1 Fluxograma para diagnóstico de cãibras.

TRATAMENTO NÃO FARMACOLÓGICO

O tratamento não farmacológico por meio de manobras físicas e mudanças no estilo de vida é a base do tratamento inicial das cãibras verdadeiras. Esse tratamento tem caráter preventivo e fundamenta-se no alongamento da musculatura e no condicionamento físico.

No tratamento dos episódios agudos de cãibra, as manobras de estiramento e alongamento do músculo acometido, ativando seus antagonistas, são capazes de abortar a maioria dos eventos. A aplicação de crioterapia sobre o músculo afetado, com uso sequencial de compressas mornas em caso de dor, é uma estratégia possível, apesar de menos eficaz que o alongamento.

Com base na observação de que o alongamento trata de maneira eficaz a cãibra aguda e de que num músculo alongado a incidência de cãibras é menor, o estiramento e alongamento musculares têm sido tentados como estratégia preventiva principal. Pacientes com CBNP experimentaram importante redução dos eventos quando orientados a se alongar três vezes por dia e antes de deitar. Já para a prevenção das CMAE, alguns minutos de alongamento antes e após a atividade física mostram-se efetivos, apesar de não terem sido formalmente estudados.

Outro elemento importante na prevenção dos episódios de cãibra é o condicionamento físico. Indivíduos sedentários apresentam incidência maior de cãibra, em parte em função de uma musculatura despreparada para a atividade física por apresentar estiramento muscular incompleto e ineficaz. Em pacientes com cãibra, portanto, o combate ao sedentarismo com um programa de exercícios físicos leves a moderados faz parte da estratégia não farmacológica de prevenção. É possível que durante a fase inicial do programa de atividades físicas haja piora das cãibras em virtude de uma carga de exigência a uma musculatura totalmente descondicionada. No entanto, a manutenção da atividade física leve, com aumento progressivo de intensidade, costuma reduzir a frequência das cãibras, não havendo necessidade de interrupção do programa de exercícios.

É importante lembrar, ainda no tratamento inicial, de suspender, quando possível, medicamentos que possam potencialmente induzir cãibras. Algumas medidas adicionais, apesar de questionáveis, podem ajudar a prevenir as cãibras, principalmente as CMAE e as *heat cramps*: hidratação adequada (ingesta hídrica em intervalos regulares ao longo do dia), reposição eletrolítica antes, durante e ao final dos exercícios físicos (adição de tabletes de sal à água apresenta superioridade em relação às bebidas isotônicas), vestimenta adequada durante o exercício (roupas que permitam boa troca de calor do corpo com o ambiente) e evitar exercitar-se sob sol forte.

TRATAMENTO FARMACOLÓGICO

Quando os sintomas das cãibras continuam afetando a qualidade de vida do paciente, a despeito das medidas não farmacológicas, faz-se necessária a instituição da terapia medicamentosa. O tratamento farmacológico atual das cãibras representa um grande desafio para o clínico, pois não há uma terapêutica amplamente estabelecida. Embora uma gama de tratamentos tenha sido proposta, poucos apresentam evidências científicas de benefício. As recomendações atuais são baseadas em pequenos estudos realizados em grupos específicos (Quadro 7.4).

Os medicamentos tradicionalmente utilizados eram a quinina ou o baclofeno, os quais estão atualmente em desuso. A quinina, apesar de efetiva, não é mais recomendada no tratamento de cãibras em virtude de seus efeitos colaterais potencialmente fatais, tendo sido retirada do mercado norte-americano pelo FDA. Já o baclofeno, um antiespástico de ação medular, não é mais a primeira escolha, pois 25% a 35% dos pacientes não respondem ao tratamento, além de apresentar limitações em função dos efeitos adversos, como sonolência, confusão mental, hipotensão, ataxia e tontura, que ocorrem em 20% dos pacientes. O baclofeno está contraindicado em gestantes e na úlcera péptica e deve ser usado com precaução em idosos, diabéticos, epilépticos, etilistas e em pacientes com acidente vascular encefálico, distúrbios psicóticos, estados confusionais ou mal de Parkinson e insuficiências respiratória, hepática e renal.

A gabapentina é um fármaco antiepiléptico que demonstrou ser bastante eficaz no tratamento sintomático de pacientes com cãibras secundárias a doenças neurológicas. Induz redução na frequência e na intensidade das cãibras, nas primeiras 2 semanas de tratamento. Um estudo demonstrou que com 1 mês de tratamento mais de 90% dos pacientes reduziram em mais de 50% a frequência dos sintomas, alcançando remissão total em 3 meses. A dosagem inicial deve ser de 300mg duas vezes ao dia, aumentada mensalmente de acordo com a resposta terapêutica até uma posologia máxima de 1.600mg, divididos em três tomadas. Seu efeito colateral mais importante é a sonolência, que deve ser avaliada com 2 semanas de uso, já que é responsável pelo abandono do tratamento em até 10% dos pacientes. Outros efeitos adversos encontrados são tontura, náusea, vômitos, ataxia, fadiga e ginecomastia. A gabapentina deve

Quadro 7.4 Principais medicamentos utilizados no tratamento das cãibras

Fármaco	Nome comercial	Dose inicial	Faixa terapêutica	Apresentações
Gabapentina	Gabapentina,[1] Neurontin,[2] Gabaneurin,[3] Gamibetal,[3] Progresse[3]	300mg VO de 12/12h	600 a 1.600mg	300, 400 e 600mg
Diltiazem	Cloridrato de diltiazem,[1] Cardizem,[2] Balcor,[3] Angiolong,[3] Diltipress,[3] Diltizem,[3] Cordil[3]	30mg VO à noite	30mg	30 e 60mg
Verapamil	Cloridrato de verapamil,[1] Dilacoron,[2] Coronaril[3]	120mg VO à noite	120mg	80, 120 e 240mg
Baclofeno	Lioresal,[2] Baclon,[3] Baclofen[3]	5mg VO de 8/8h	30 a 75mg ao dia	10mg

[1] Medicamento genérico.
[2] Medicamento de referência.
[3] Medicamento similar.

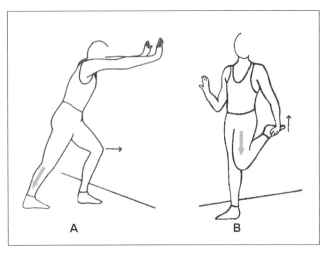

Figura 7.2 Alongamento de membros inferiores. **A** Alongamento da panturrilha em pé: coloque ambas as mãos, no nível do olho, numa parede. Mantenha uma perna à frente e a outra para trás cerca de 30 a 45cm, de modo que a perna posterior fique estendida e seu calcanhar no chão, como mostra a figura. Em seguida, dobre o joelho da perna da frente e apoie-se na parede até sentir um estiramento no músculo da panturrilha. Mantenha a posição por 30 segundos. Repita três vezes e depois inverta a posição das pernas. **B** Alongamento de quadríceps: fique com uma das mãos contra uma parede ou cadeira. Flexione o joelho e segure a parte dianteira do pé da perna lesionada. Dobre a parte dianteira do pé em direção ao calcanhar. Você deve sentir um estiramento na parte frontal da coxa. Segure esta posição por 30 segundos. Repita três vezes e depois inverta a posição das pernas.

ser usada com precaução em gestantes, diabéticos e naqueles com alteração da função renal ou hepática.

Uma alternativa para o tratamento farmacológico inicial são os bloqueadores do canal de cálcio: diltiazem e verapamil. Ambos são usados em dose única diária à noite, sendo a posologia do diltiazem 30mg e a do verapamil 120mg. Estudos em idosos mostraram redução na frequência das cãibras em pacientes resistentes à quinina nessas dosagens, apesar de não apresentar redução significativa na intensidade da dor. Não se recomenda alteração da posologia, pois até o momento não há estudos com doses maiores. Estão contraindicados em caso de bradicardia, bloqueio atrioventricular de segundo e terceiro graus, síndrome do nódulo sinusal, bloqueio sinoatrial, *flutter* atrial e fibrilação atrial complicando síndrome de Wolff-Parkinson-White, insuficiência cardíaca congestiva ou insuficiência ventricular esquerda, porfiria e gravidez. Devem ser usados com cautela em pacientes hipotensos, com alteração da função hepática ou renal e em uso concomitante de betabloqueadores ou digitálicos.

É interessante notar que certos bloqueadores de canais de cálcio, como a nifedipina, podem causar cãibras, enquanto outros, como diltiazem e verapamil, aliviam os sintomas. Essa distinção existe porque o diltiazem e o verapamil bloqueiam a transmissão neuromuscular via inibição de liberação de neurotransmissores, enquanto a nifedipina não.

Em gestantes, a terapêutica farmacológica é complexa, pois os medicamentos supracitados estão contraindicados em virtude do potencial efeito teratogênico. Nas cãibras da gestação, recomenda-se o uso de 300 a 900mg de sulfato ou citrato de magnésio, tomados duas vezes ao dia. No entanto, dada a dificuldade em nosso meio de encontrar a formulação oral do medicamento, recomenda-se o tratamento não farmacológico.

ACOMPANHAMENTO

O paciente que inicia tratamento farmacológico deve ser avaliado a cada 15 dias para observação de efeitos colaterais, dose e resposta terapêutica. Redução de mais de 50% dos episódios de cãibras é considerada uma boa resposta. Em caso de insucesso após 1 mês de iniciada a terapêutica, deve haver substituição por fármaco recomendado (gabapentina, diltiazem, verapamil ou baclofeno). Seja qual for o tratamento instituído, deve ser descontinuado com 6 meses e reavaliado a cada 3 meses. Isso se justifica porque a remissão se torna sustentada após a cessação da terapia, por efeito das medidas não farmacológicas ou efeito de longo prazo do medicamento. No caso de necessidade de reiniciar o tratamento, pode-se utilizar o medicamento previamente eficaz por mais 6 meses.

Acompanhamento do paciente com cãibras por um neurologista deve ser realizado quando há alterações no exame físico ou nos exames complementares sugestivas de lesão do neurônio motor. O diagnóstico precoce é importante, pois essas patologias, quando diagnosticadas em fase oligossintomática, por vezes manifestada somente por cãibras, guardam melhor prognóstico devido à possibilidade do tratamento precoce.

LEITURA RECOMENDADA

Baltodano N, Gallo BV, Weidler DJ. Verapamil vs quinine in recumbent nocturnal leg cramps in the eldery. Arch Intern Med 1988; 148:1969-70.

Butler JV, Mulkerrin EC, O'Keeffe ST. Nocturnal leg cramps in older people. Postgrad Med J 2002; 78(924):596-8.

Hensley JG. Leg cramps and restless legs syndrome during pregnancy. J Midwifery Womens Health 2009; 54(3):211-8.

Katzberg HD, Khan AH, So YT. Assessment: symptomatic treatment for muscle cramps (an evidence-based review): report of the therapeutics and technology assessment subcommittee of the American Academy of Neurology. Neurology 2010; 74(8):691-6.

Miller TM, Layzer RB. Muscle cramps. Muscle Nerve 2005; 32(4):431-42.

Monderer RS, Wu WP, Thorpy MJ. Nocturnal leg cramps. Curr Neurol Neurosci Rep 2010; 10(1):53-9.

Mueller ME, Gruenthal M, Olson WL, Olson WH. Gabapentin for relief of upper motor neuron symptoms in multiple sclerosis. Arch Phys Med Rehabil 1997; 78 (5):521-4.

Parisi L, Pierelli F, Amabile G et al. Muscular cramps: proposals for a new classification. Acta Neurol Scand 2003; 107(3):176-86.

Serrao M, Rossi P, Cardinali P, Valente G, Parisi L, Pierelli F. Gabapentin treatment for muscle cramps: an open-label trial. Clin Neuropharmacol 2000; 23:45-9.

Schwellnus MP, Drew N, Collins M. Muscle cramping in athletes – risk factors, clinical assessment, and management. Clin Sports Med 2008; 27(1):183-94.

Schwellnus MP, Nicol J, Laubscher R, Noakes TD. Serum electrolyte concentrations and hydration status are not associated with exercise associated muscle cramping (EAMC) in distance runners. Br J Sports Med. 2004; 38(4):488-92.

Serratrice G. Les crampes musculaires essentielles. Rev Neurol (Paris) 2008; 164(5):416-25.

Voon WC, Sheu SH. Diltiazem for nocturnal leg cramps. Age Ageing 2001; 3(1):91-2.

Fadiga

CAPÍTULO 8

Clezio Cordeiro de Sá Leitão
Adolpho Pedro de Melo Medeiros

INTRODUÇÃO

Fadiga é um termo utilizado na medicina para expressar não uma doença, mas uma condição clínica inerente a várias situações. Trata-se de um sintoma extremamente comum no dia a dia da prática médica, respondendo por aproximadamente 7% a 9% das queixas principais trazidas ao consultório pelo paciente, além de ser relatada por aproximadamente 30% dos pacientes durante o interrogatório sintomatológico. Sua definição é tema controverso, sofrendo variações em função da fonte literária e, em termos semiológicos, sempre será um sintoma trazido como queixa principal ou relatado pelo paciente durante o interrogatório sintomatológico. Para muitos autores é definida como uma sensação de exaustão associada ou não a uma atividade física e subjetivamente sentida como um cansaço exagerado. É, portanto, um sintoma altamente inespecífico, podendo ser consequência fisiológica de uma atividade física ou mental excessiva ou de manifestações de várias doenças sistêmicas.

Em 1869, Beard empregou o termo neurastenia para designar um distúrbio que reunia mais de 50 sintomas e cujo elemento central era a fadiga. O próprio Hipócrates, na antiga Grécia, já havia dado importância a esse tema. Em 1991, Silva publicou uma revisão intitulada "Da neurastenia à síndrome de fadiga crônica". Nela o autor avalia a complexidade desse sintoma com etiologia que varia desde fatores psicológicos, como conflitos familiares ou profissionais, até transtornos metabólicos, bacterianos ou imunológicos. Enfatiza ainda a dificuldade extrema de estudá-la diante de sua subjetividade e obstáculos para quantificá-la, assim como pela banalização da queixa. Várias hipóteses para o entendimento da fisiopatologia já foram aventadas, como, por exemplo, déficit da via dopaminérgica, além de achados de deficiência de alfa-1-antitripsina em séries de casos. Nenhuma delas obteve comprovações científicas para aceitação como causa da fadiga idiopática.

A subjetividade da queixa, muitas vezes incapacitante, aliada à ausência de alterações em exames complementares os mais diversos, coloca quase sempre esses indivíduos numa solidão sintomática. Esse tipo de paciente muitas vezes já percorreu vários consultórios sem solução para sua sintomatologia, sendo fundamental valorizar seus sintomas, demonstrando empatia, credibilidade a seu relato e, sobretudo, respeito à sua aflição. Tal postura muito contribuirá para a confecção de uma história correta, atrelada a um exame físico abrangente; elementos esses que nortearão a solicitação de exames complementares adequados.

ACHADOS CLÍNICOS DE MANEIRA GERAL

A história clínica é a parte mais importante do atendimento nesse tipo de queixa. Apesar de muito comum, usualmente não implica doença grave, sendo fundamental investigar a dinâmica de vida do paciente, checando questões como estresse relacionado ao trabalho, ao ambiente familiar e ao modo de vida que, muitas vezes, repercutem na qualidade do sono e da alimentação, elementos fundamentais na fisiologia da homeostase do corpo. Durante essa abordagem, dados da literatura confirmam que demonstrar credibilidade, ressaltando ao paciente que o que ele sente é verdadeiro e incapacitante, é uma abordagem que aumenta a aliança terapêutica, levando à adesão ao tratamento e, consequentemente, a melhores resultados. Um rótulo inicial de doente psiquiátrico ou "poliqueixoso" é, sem dúvida, antiterapêutico, dando a impressão de que o sintoma não é

Capítulo 8 Fadiga

real e fazendo muitas vezes o paciente sentir-se culpado. Quando possível, não só neste caso, mas na prática médica de um modo geral, é essencial abordar como o paciente se sente em relação ao resto de sua vida desde que passou a conviver com a fadiga. Essa abordagem não só passará segurança, como também servirá para obter-se uma melhor percepção dos traços histriônicos a partir de um discurso melodramático ou, até mesmo, possíveis benefícios secundários da doença.

Diferenciar, nesse momento, fadiga de outros sintomas, como dispneia, sonolência, fraqueza muscular e torpor, é prioritário, a fim de evitar erros e direcionar incorretamente a abordagem. Deve-se evitar sugestioná-lo e deve-se permitir que ele use suas próprias palavras. Indagações como "o que você chama de fadiga?" e "como você poderia descrever sua queixa?" são extremamente úteis. Comumente a fadiga secundária a transtornos orgânicos acentua-se durante a execução de tarefas, com certa melhora ao repouso, enquanto a fadiga propriamente dita é permanente, e o paciente habitualmente já acorda exausto.

Caracterizar o tempo de instalação do sintoma é importante, uma vez que fadiga com duração de mais de 6 meses poderá ser encaixada na chamada "síndrome da fadiga crônica", entidade à parte que será mais bem estudada adiante. Deve-se investigar o início, se súbito ou insidioso; o curso, se estável ou progressivo, e o quanto ela influencia a vida do indivíduo. Devem ser checados detalhadamente todos os tratamentos improdutivos prévios, a fim de evitá-los.

Quanto ao sono, investiga-se seu padrão (se há ou não insônia inicial, sono fragmentado, insônia terminal, movimentos que sugiram síndrome das pernas irrequietas ou outras parassonias, e alteração do padrão respiratório, como presença de roncos, que possam sugerir apneias patológicas).

Enquanto na maioria das vezes o interrogatório sintomatológico pode ser direcionado para a queixa principal e a duração (QPD) e dados da história da doença atual (HDA), particularmente nesse caso o médico deve ser "obsessivo", interrogando ponto a ponto quanto à presença de queixas em todos os sistemas (tegumento, pares cranianos, funções motora e sensitiva, sistema cardiovascular, sistema respiratório, tratos gastrointestinal e geniturinário, sistema endócrino), além de queixas associadas que possam contribuir para a presença de fadiga ou indisposição, como dor muscular, dor articular, linfonodopatia, odinofagia, cefaleia e alterações dos elementos da cognição (sensopercepção, atenção, pensamento, raciocínio, imaginação e memória propriamente dita).

Outro ponto fundamental consiste na investigação quanto ao uso de medicações de início recente, potencialmente causadoras de fadiga ou sintoma similar, como alfabloqueadores, anti-histamínicos, analgésicos, anabolizantes, anticonvulsivantes, anticinetóticos, antieméticos, antiesclerose múltipla, betabloqueadores, benzodiazepínicos, descongestionantes, diuréticos, estatinas, fibratos, imunobiológicos, interferon, miorrelaxantes, neurolépticos e procinéticos. Ainda que outros grupos de fármacos não tenham sido citados, qualquer medicação pode, potencialmente, causar malefício, seja como reação colateral, efeito adverso ou reação idiossincrática. Nesse caso, o mais sensato é sempre investigar na literatura possível efeito fatigante por qualquer medicação em uso. Vale salientar ainda o uso abusivo de álcool ou de algumas substâncias ditas ilícitas.

EXAME FÍSICO

Deve ser completo e detalhado, apesar de dificilmente levar a um diagnóstico preciso, mas no mínimo fará o paciente sentir-se mais bem cuidado, além de passar muito mais credibilidade no tocante à competência médica. Sem dúvida, é muito mais fácil convencer um paciente de uma possível causa psicossomática nessas circunstâncias do que quando nenhuma atenção maior lhe é dispensada.

Assim sendo, vale salientar alguns dados relevantes nessa etapa do exame:

- Presença de linfadenopatia, que pode levar a uma etiologia infecciosa ou neoplásica (principalmente doença linfoproliferativa e metastática).
- Palidez cutânea, taquicardia e sopro pansistólico, que podem levar ao diagnóstico de anemia e sua consequente etiologia.
- Uma palpação da tireoide pode sugerir um bócio hipotireóideo ou uma doença de Graves na forma de hipertireoidismo apático.
- Sinais sugestivos de cardiopatia, como edema de membros inferiores, estase de jugular, fígado congesto, dispneia de decúbito e congestão pulmonar.
- Presença de baqueteamento digital, tórax em barril, pletora ou taquipneia, que podem evidenciar uma pneumopatia.
- Palpação dos *tender-points*, característicos de fibromialgia, entidade muitas vezes associada à síndrome da fadiga crônica.
- Pesquisa de déficit de força muscular e alterações neurológicas, que podem culminar com um diagnóstico de doença neuromuscular autoimune ou paraneoplásica.

Como mencionado previamente, na maioria das vezes a fadiga é um sintoma transitório, muitas vezes reacional ao contexto de vida em dado momento, nem sempre traduzindo gravidade. No entanto, em linhas gerais, alguns dados servem como critérios de alerta com indicação de investigação com certa urgência:

- Ideias suicidas.
- Evidência objetiva de edema em articulações.
- Febre > 38,4°C.
- Perda de peso significativa (malignidade).
- Algum sinal ou sintoma neurológico focal.
- Anemia severa ou contagem de leucócitos ou plaquetas alterada.
- Dispneia. Dor ou desconforto torácico. Taquiarritmia. Sensação de morte iminente.
- Presença de sopro cardíaco novo ou piora de sopro preexistente (endocardite infecciosa).

DIAGNÓSTICO DIFERENCIAL DE FADIGA CRÔNICA

Durante a abordagem de paciente com queixa de fadiga é fundamental o diagnóstico diferencial entre os distúrbios que cursam com fadiga crônica (Quadro 8.1) e a síndrome da fadiga crônica (Quadro 8.2).

No tópico a seguir serão abordadas as principais causas de fadiga, com ênfase nos elementos semiológicos que levarão à sua etiologia. Aspectos relacionados ao tratamento não fazem parte do objetivo deste capítulo. Apenas na abordagem da síndrome da fadiga crônica (SFC), por sua complexidade, serão incluídos os aspectos terapêuticos.

Diagnóstico Diferencial de Causas Infecciosas de Fadiga

Em algumas doenças infecciosas, o diagnóstico de fadiga será realizado de maneira retrospectiva, pois elas se manifestam como doenças febris agudas autolimitadas, ou seja, o paciente possivelmente não apresentará sinais/sintomas característicos da fase aguda da doença no momento da consulta. Portanto, o diagnóstico se apoiará num apurado interrogatório sintomatológico e nos antecedentes. Desse grupo, classicamente fazem parte as infecções pelos vírus da influenza, hepatites, vírus Epstein-Barr (EBV) e da dengue; entretanto, qualquer infecção viral pode, potencialmente, manifestar-se como fadiga persistente superior a 6 semanas após quadro agudo inicial.

No contexto de fadiga persistente após fase aguda de dengue, o paciente irá referir durante a anamnese, previamente, quadro agudo súbito de febre alta, mialgia importante, dor retro-orbitária e exantema maculopapular pruriginoso antecedendo a consulta em semanas. Prova do laço positivo, leucopenia importante, linfocitose relativa e plaquetopenia são alterações da fase aguda, sendo importantes apenas de maneira retrospectiva no diagnóstico. O exame físico revela poucas alterações na fase de convalescença da doença. Para o diagnóstico, isola-

Quadro 8.1 Principais causas de fadiga crônica

Infecciosas
  Infecção aguda pelo vírus Epstein-Barr (EBV)
  Influenza
  Hepatites virais
  Infecção pelo vírus da imunodeficiência humana (HIV)
  Dengue
  Qualquer doença viral em potencial
  Tuberculose
  Doença de Lyme
  Endocardite infecciosa

Neuroendócrinas
  Hipo/hipertireoidismo
  Doença de Addison
  Insuficiência adrenal
  Doença de Cushing
  Diabetes mellitus
  Pan-hipopituitarismo
  Hipo/hiperaldosteronismo
  Hipogonadismo

Hematológicas
  Anemia
  Linfoma
  Mieloma múltiplo

Psiquiátricas
  Transtorno afetivo bipolar
  Transtorno depressivo
  Esquizofrenia
  Demências
  Transtorno alimentar (anorexia ou bulimia)
  Alcoolismo e/ou drogadição (cocaína, *crack*)

Reumatológicas
  Síndrome de Sjögren
  Polimiosite/dermatomiosite
  Lúpus eritematoso sistêmico (LES)
  Arterite de Takayasu
  Arterite temporal/polimialgia reumática

Respiratórias
  Doença pulmonar obstrutiva crônica (DPOC)
  Asma
  Doença pulmonar intersticial/pneumoconiose

Neurológicas
  Doenças do neurônio motor superior e inferior
  Polirradiculopatias/neuropatias periféricas
  Doenças da placa mioneural
  Miastenia grave

Distúrbios eletrolíticos
  Hipercalcemia
  Hipo/hiperpotassemia
  Hipermagnesemia

Outras (causas diversas)
  Insuficiência hepática – Doença hepática crônica (DHC)
  Insuficiência cardíaca (IC)
  Insuficiência renal crônica (DRC)
  Neoplasias
  Obstrução nasal crônica (anatômica ou alérgica)
  Exposição e toxicidade a metais pesados (principalmente mercúrio)
  Obesidade mórbida
  Distúrbios do sono e/ou síndrome da apneia obstrutiva
  Síndrome da hipoventilação (síndrome de Pickwick)
  Desnutrição/hipovitaminoses (deficiência de vitamina D e do complexo B)
  Mitocondriopatias
  Medicamentosas

Capítulo 8 Fadiga

Quadro 8.2 Critérios diagnósticos de fadiga crônica segundo o CDC, revisados em 1994

Fadiga crônica persistente ou recorrente inexplicada, clinicamente avaliada, que:	Tem início definido (não é pela vida toda) Não é o resultado de esforço em andamento Não é, a princípio, aliviada pelo repouso Resulta em redução importante das atividades ocupacionais, educacionais, sociais ou pessoais em relação aos níveis anteriores à doença
A ocorrência concomitante de quatro ou mais dos seguintes sintomas, todos presentes por pelo menos 6 meses consecutivos, não devendo anteceder a fadiga:	Deterioração da memória de curto prazo ou da capacidade de concentração relatada pelo próprio paciente, intensa o suficiente para causar redução substancial das atividades ocupacionais, educacionais, sociais ou pessoais prévias Dor de garganta Linfonodos axilares ou cervicais dolorosos Dor muscular Dor poliarticular sem edema ou eritema Cefaleia de novo padrão, tipo ou gravidade Sono não restaurador
Exclui-se o paciente com as seguintes situações que explicam satisfatoriamente a fadiga crônica:	Índice de massa corpórea ≥ 45 Condição médica ativa que possa explicar a fadiga, como hipotireoidismo não tratado Condições médicas prévias não resolvidas totalmente, como antecedentes de câncer ou hepatite B ou C crônicas Qualquer transtorno psiquiátrico ou psicótico com elementos melancólicos, como transtornos bipolares ou afetivos, esquizofrenia, transtornos delirantes, assim como demências, anorexia e bulimia nervosa Uso abusivo de álcool ou outra substância nos últimos 2 anos do início da fadiga ou em qualquer tempo após
Não se excluem pacientes com as seguintes alterações, que, por sua vez, não explicam a fadiga crônica por completo:	Qualquer condição definida primariamente por sintomas que não podem ser confirmados por exames complementares, como fibromialgia, transtornos depressivos, ansiosos, somatoformes etc. Qualquer condição cujo tratamento adequado é suficiente para aliviar todos os sintomas relativos a esta, como hipotireoidismo com níveis atuais normais de hormônio tireoestimulante ou asma com prova de função pulmonar normal Qualquer condição, como doença de Lyme ou sífilis, previamente tratada por completo antes de desenvolvimento de sequelas crônicas Qualquer achado de exame físico, laboratorial ou de imagem inexplicável e isolado que é insuficiente para confirmar uma condição que explique a fadiga por si

mento viral deve ser solicitado até o quinto dia de doença e o ELISA para dengue a partir do sexto. Portanto, essas duas ferramentas são inefetivas para confirmar o diagnóstico da fadiga, já que a janela para isolamento é curta e a positividade da sorologia pode não corresponder ao evento recente, e sim a infecção passada. Entretanto, ELISA negativo afasta dengue no diagnóstico da fadiga persistente.

A exemplo da dengue, é possível deparar-se com um paciente queixando-se de fadiga de modo isolado há semanas; entretanto, no interrogatório sintomatológico (IS), verifica-se quadro gripal febril súbito com duração de 1 semana aproximadamente, acompanhado de tosse seca, faringite, dor retroesternal, dispneia, mialgia e sintomas gastrointestinais proeminentes, como diarreia aquosa, náuseas e vômitos, podendo o exame físico ser normal em casos leves. Em casos mais graves, ocorre comprometimento pulmonar, evidenciado pela ausculta de roncos, sibilos expiratórios ou estertores dispersos. A radiografia de tórax pode confirmar tais achados em forma de infiltrado intersticial bilateral ou, mais raramente, infiltrado alveolar. Em resumo, quadro clínico de pneumonia arrastada, associada a sintomas das vias aéreas superiores e sintomas gastrointestinais, principalmente em idosos, nos quais a fadiga pode persistir por várias semanas, sugere infecção prévia pelo vírus da influenza. Infelizmente, o isolamento viral é ineficaz e o exame físico pobre no contexto de fadiga crônica, devendo o diagnóstico se basear na história clínica bem realizada. Interessante fato no contexto atual da influenza é a frequência aumentada nas primeiras décadas de vida, o que pode ser explicado por dois motivos: predominância do sorotipo H1N1 em alguns locais do mundo, bem como sua frequência aumentada em populações mais jovens, ao contrário dos outros sorotipos e maior cobertura vacinal na população idosa.

Apesar da maior frequência da mononucleose infecciosa pelo EBV na segunda década de vida, a fadiga persistente é mais comum em idosos, quando se apresenta com quadro clínico bastante inespecífico e de difícil diagnóstico de febre baixa prolongada, astenia importante, raramente apresentando faringite, linfadenopatia, esplenomegalia e linfocitose com atipia. De modo geral, a doença apresenta-se com 1 a 2 semanas de fadiga e febre baixa, seguidas por faringite exsudativa, sinal mais proeminente nessa fase, hipertrofia de amígdalas e macropoliadenopatia dolorosa cervical (pescoço de touro) posterior ou raramente generalizada. Na terceira ou quarta semana, soma-se ao quadro a esplenomegalia leve e dolorosa. Enquanto os outros sintomas se resolvem em poucas semanas, a fadiga e a poliadenopatia podem perdurar por várias semanas, sendo 2 a 3 meses o tempo de retorno completo às atividades laborativas relatado pela maioria dos pacientes. A fadiga crônica persistente superior a 6 meses é comumente associada ao comprometimento orgânico do surto inicial, como hepatoesplenomegalia, pneumonite, uveíte e doença neurológica.

Na fase inicial, os testes laboratoriais podem corroborar a hipótese com leucocitose de 12.000 a 18.000/mm^3, atipia linfocitária acima de 10% e alteração de transaminases. Entretanto, o diagnóstico sorológico pode ser de difícil interpretação para diferenciar doença atual, recente ou antiga, em virtude do caráter populacionalmente disseminado da infecção pelo EBV. Na prática clínica predominam os testes para anticorpos heterófilos (reação de Paul-Bunnel), dos quais o monoteste apresenta melhor sensibilidade e a associação de diluições maiores do que 1:40 com quadro clínico compatível confirma o diagnóstico, embora a classe IgM apresente pico de concentração em torno da quarta semana, decaindo rapidamente a partir de então. Por isso, anti-VCA, anti-EA e anti-EBNA, testes sorológicos imunoenzimáticos específicos contra o capsídeo viral das classes IgM e IgG, têm melhor acurácia diagnóstica e devem ser os preferidos.

Em caso de fadiga associada a sintomas gastrointestinais, como náuseas, vômitos, anorexia e desconforto em hipocôndrio direito, além de hepatomegalia leve e dolorosa, deve-se levantar a suspeita de hepatites virais. Quando acompanhados de icterícia, acolia fecal e colúria, o diagnóstico fica mais evidente. Na hepatite A em adultos imunocompetentes, por exemplo, essa apresentação perfaz 80% a 70% dos casos. A fim de se realizar a probabilidade pré-teste das sorologias para o tipo específico de hepatite, deve-se detalhar os antecedentes sobre exposição sexual desprotegida, relação anal-oral, uso de medicamentos parenterais, hemotransfusões e contato com água e alimentos contaminados. Com relação às alterações laboratoriais, deve-se procurar por evidência de lesão hepática ao solicitar AST e ALT, as quais estarão bastante aumentadas, principalmente ALT, e coagulograma, pois atividade de protrombina alterada aumenta a frequência da forma fulminante, devendo ser vigiada durante a evolução. Na forma colestática, em que a fadiga é mais marcante, encontram-se bilirrubinas totais > 10mg/dL à custa da fração direta e enzimas canaliculares (fosfatase alcalina e γ-GT) moderadamente alteradas. As sorologias iniciais devem incluir anti-HAV IgG/IgM, anti-HBc total/IgM e anti-HCV, uma vez que a hepatite D necessita de coinfecção com a B para manifestação e há poucos casos de hepatite E casos relatados no Brasil, devendo ser solicitado anti-HEV IgM/IgG em casos típicos de hepatite viral aguda com sorologias negativas.

Perpetrando as causas infecciosas de caráter crônico, deve ser citada a endocardite infecciosa subaguda, entidade clínica de caráter heterogêneo e difícil diagnóstico, principalmente quando não há fatores predisponentes à infecção nem sinais embólicos e imunológicos, bem como sopros valvares. Portanto, todo quadro arrastado de fadiga e febre deve ter seus sistemas revisados durante a história clínica em busca de palpitações, dor precordial, dor pleurítica, dispneia, edema, tosse, urina espumosa, dor lombar, hematúria, cefaleia, alterações visuais e artralgia. Nos antecedentes, inquirir sobre doença reumática, cardiopatias, próteses valvares, manipulações dentárias recentes, internamentos prévios e uso de substâncias parenterais. No exame físico, devem ser procurados minuciosamente sinais de embolia sistêmica em regiões palmoplantares (manchas de Janeway e nódulos de Osler), petéquias em região distal e hemorragias subungueais em chama de vela e realizada fundoscopia para visualização de manchas de Roth. O ritmo cardíaco e sopros cardíacos devem ser bem descritos para comparações futuras. Salientam-se ainda alterações na ausculta pulmonar e derrame pleural, esplenomegalia, artrite e sinais de irritação meningorradicular, devido à possibilidade de embolia para o sistema nervoso central, levando a déficit focal. Em caso de suspeita de endocardite, deve-se solicitar exames para o preenchimento dos critérios de Duke modificados (ecocardiograma, três hemoculturas, velocidade de hemossedimentação [VHS] e proteína C reativa [PCR]), os quais apresentam sensibilidade de 90% para diagnóstico, além de exames para rastrear possíveis complicações: líquor (meningite), sumário de urina, proteinúria (glomerulonefrite), hemograma (anemia severa), função renal (insuficiência renal) e radiografia de tórax (condensações e derrame pleural, e aumento de área cardíaca).

Ao ser solicitado o ecocardiograma, deve-se considerar o tipo de válvula (nativa ou prótese) e a janela ultrassonográfica para ecocardiograma transtorácico e estimar a probabilidade de endocardite, mediante a história clínica, fatores precipitantes e antecedentes:

- **Valva protética:** solicitar ecocardiograma transesofágico direto.
- **Valva nativa, janela adequada e baixa probabilidade:** ecocardiograma transtorácico pode excluir, se negativo.
- **Valva nativa, janela inadequada e baixa probabilidade:** em caso de transtorácico negativo, solicitar transesofágico.
- **Valva nativa e alta probabilidade:** ecocardiograma transesofágico deverá ser solicitado, se o transtorácico for negativo.

No caso do isolamento dos microrganismos, devem ser coletadas três amostras de 10mL de sangue total, espaçadas de 1 hora, em sítios diferentes, inoculando-as rapidamente nos tubos apropriados para hemocultura. Ao obedecer a técnica correta de coleta, é garantida a alta sensibilidade do método; já em caso de uso prévio de antibióticos, esta cai cerca de 35%.

Todo paciente com tosse, expectoração e fadiga por mais de 3 semanas deve ser investigado para tuberculose, tendo em vista a alta prevalência da doença no país. Para corroborar essa hipótese, deve-se inquirir sobre sudorese noturna, febre vespertina, perda de peso, anorexia e instalação dos sintomas e detalhar expectoração, dor torácica, dor pleurítica, contato com bacilíferos, comorbidades/imunodepressão, condições socioeconômicas e sanitárias e estado nutricional. Ao exame, deve-se caracterizar estado geral, linfonodomegalias, sopros tubários, outras alterações na ausculta, semiologia de derrame pleural, atrito pericárdico e ascite. Entretanto, quadros extrapulmonares podem ser de difícil diagnóstico em função da enorme variedade de órgãos potenciais para infecção e dos sintomas pertinentes a cada um deles, bem como em razão do caráter mais insidioso da doença nessas formas. Na propedêutica dessa entidade, a radiografia de tórax é de fundamental importância, podendo apresentar hipotransparências inespecíficas nos andares superiores do tórax, derrame pleural ou lesões cavitárias com halo de hipotransparências em estágios mais avançados. A tomografia estaria indicada nos casos em que a radiografia de tórax não evidencie alterações significativas. A confirmação pode ser dada pela baciloscopia do escarro (duas amostras positivas), a qual apresenta altas sensibilidade e especificidade, ou com o auxílio da cultura do escarro em meio sólido de Lowenstein-Jensen. Nas formas extrapulmonares, coletas anatomopatológicas devem ser direcionadas ao sítio acometido. Em último caso, é possível lançar mão de teste terapêutico em pacientes com febre, fadiga e sintomas constitucionais sem diagnóstico após investigação consistente.

Ao deparar com situações como história de fadiga persistente associada a perda de peso, mialgia, antecedente de hemotransfusão, infecções de repetição, comportamento de risco, como uso de substâncias endovenosas, exposição sexual desprotegida e tatuagens e ao exame físico, estado geral consumido e linfadenopatia generalizada deve-se guiar o plano de investigação diagnóstica para infecção por HIV. Nesse intuito, deve-se descutir a probabilidade pré-teste com o paciente e solicitar autorização para realização do ELISA para HIV. Caso seja positivo, devem ser solicitados exames específicos para confirmação, como Western-blot, PCR para HIV ou detecção do RNA viral.

Em regiões do Rio de Janeiro, Rio Grande do Norte, São Paulo e Mato Grosso do Sul há relatos de casos de doença de Lyme transmitida por picada de carrapatos. Os pacientes apresentam-se com fadiga importante, lesão anelar de bordas eritematosas e centro hipopigmentado, eritema migratório, linfadenopatia generalizada, esplenomegalia, mal-estar, artralgia e dores musculoesqueléticas migratórias, seguidos, após 2 semanas, de sinais de irritação meníngea e distúrbios da condução cardíaca. Em caso de lesão cutânea típica e história clínica compatível, poderá ser iniciada antibioticoterapia empírica. No Brasil, entretanto, devido à experiência reduzida e à raridade da doença, o diagnóstico pode não ser tão evidente. Portanto, o diagnóstico se baseará em culturas para borreliose de espécimes no líquor cefalorraquidiano (LCR), artrocentese e biópsia cutânea.

DIAGNÓSTICO DIFERENCIAL DE CAUSAS NEUROENDÓCRINAS DE FADIGA

O bloco das doenças neuroendócrinas contempla importantes diagnósticos diferenciais de fadiga crônica que devem ser sempre lembrados em pacientes apresentando tal queixa. A abordagem dessas doenças tem como importante ferramenta diagnóstica dosagens hormonais basais ou testes provocativos, enquanto os exames de imagem são relevantes para demonstrar estruturas nodulares ou hiperplásicas. Essas doenças se caracterizam por apresentar fadiga associada a sintomas inespecíficos; entretanto, deve-se procurar pistas diagnósticas que apontem para uma etiologia específica.

Como exemplo, os distireoidismos podem ser citados como importantes causas de fadiga, seja hipotireoidismo ou hipertireoidismo apático (forma clínica mais comum em idosos). No caso de hipotireoidismo, deve-se questionar sobre intolerância ao frio, labilidade emocional, sonolência, ganho de peso, edema, queda de cabelo e bradipsiquismo. Ao exame físico, a presença de tireoide com bócio (este nem sempre presente), mãos frias, pele ressecada, pressão arterial convergente, bradicardia e derrames cavitários também são achados que reforçam o diagnóstico. Deve ser lembrado também em pacientes portadores de insuficiência cardíaca que pioraram a despeito da otimização terapêutica. Para o diagnóstico devem ser solicitados TSH e T4 livre, sendo encontrados TSH aumentado e T4 livre diminuído. Já a forma de hipertireoidismo apático apresenta sintomatologia vaga, simulando hipotireoidismo numa forma frusta. Desse modo, acrescenta-se T3 total aos exames solicitados para hipotireoidismo, os quais apresentarão TSH suprimido e T3 e T4 livre aumentados.

O *diabetes mellitus* representa um importante diagnóstico diferencial de fadiga crônica em virtude da alta prevalência populacional e da importância do diagnóstico precoce nas complicações da doença. Deve-se inquirir sobre poliúria, polidipsia e polifagia, alterações ponderais, palpação de pulsos e ausculta cardíaca em busca de complicações macrovasculares; entretanto, deve ser ressaltado que boa parte desses sintomas/sinais aparece em estágio avançado da doença e com níveis glicêmicos bastante elevados. Portanto, deve-se diagnosticar ainda em pacientes assintomáticos ou com sintomatologia inespecífica da doença, como fadiga. Em se confirmando o diagnóstico por glicemia de jejum ou por teste oral de tolerância à glicose, conforme explicitado no Capítulo 38, devem ser solicitados exames para rastreamento das complicações macro e microvasculares.

As doenças do eixo hipotálamo-hipófise-adrenal também fazem parte do diagnóstico de fadiga crônica. Ressalte-se que os transtornos desse eixo podem ser de caráter primário, secundário ou terciário; entretanto, este capítulo se propõe a orientar a demonstração das deficiências hormonais causadoras da fadiga crônica e o aprofundamento no diagnóstico compartimental deve ser consultado na bibliografia sugerida ao final. Exames de ressonância nuclear magnética (RNM) de encéfalo e tomografia axial computadorizada (TAC) de abdome são importantes ferramentas de auxílio diagnóstico das etiologias desse eixo. No entanto, não devem ser usadas isoladamente devido à distribuição populacional dos incidentalomas.

Portanto, pacientes sentindo-se cronicamente fadigados devem ser questionados sobre sintomas de síndrome de Cushing: irregularidades menstruais, perda de libido, equimoses espontâneas ou aos mínimos traumas, miopatia proximal, ganho de peso, insônia, tristeza, paranoia e perda cognitiva e de memória. Ao exame, deve-se procurar por hipertensão, estrias violáceas, giba, hipertricose, hiperpigmentação, obesidade visceral e acne. Também se deve questionar sobre uso de corticoide, pois é a principal etiologia dessa síndrome, seguida pela doença de Cushing. Como triagem, sugere-se o teste da supressão do cortisol com 1mg de dexametasona, já que valores < 1,8µg/dL excluem o diagnóstico com alta sensibilidade. Se a dosagem for superior, há duas opções:

- **Cortisol livre urinário de 24h:** sensibilidade de 95% e especificidade de 93% se realizado em 3 dias consecutivos com dosagem concomitante da taxa de filtração glomerular.
- **Avaliação do ritmo circadiano do cortisol (salivar às 23h):** valores < 1,8µg/dL excluem a doença, enquanto os > 5,8ng/mL a confirmam. O teste tem especificidade e sensibilidade superiores a 90% em ambos os casos.

Outra doença causadora de fadiga crônica é a insuficiência adrenocortical, seja em suas formas primárias, como a doença de Addison, que pode se acompanhar de deficiência de mineralocorticoides (hipoaldosteronismo), seja nas secundárias (p. ex., uso crônico de glicocorticoide). Trata-se de um quadro clínico insidioso, às vezes de difícil diagnóstico, caracterizado por hipotensão, anorexia, perda ponderal, hiperpigmentação cutaneomucosa (labial, peribucal, locais de pressão e leito ungueal), náuseas, vômitos, dor abdominal, diarreia e episódios recorrentes de hipoglicemia. Nos antecedentes, devem ser coletadas informações sobre comorbidades, doenças agudas prévias, exposições sexuais e substâncias parenterais, além do uso crônico de corticoide. Em síntese, todo paciente com fadiga crônica, distúrbios gastrointestinais e hiperpigmentação cutaneomucosa, sinal mais específico da doença primária (elevação do ACTH), deve ser investigado para insuficiência adrenal, bem como episódios recorrentes de hipotensão ou hipoglicemia devem levantar suspeita. Laboratorialmente, cursa com hiponatremia, hiperpotassemia, acidose metabólica, anemia leve e eosinofilia. A fim de se investigar deficiência de hormônios adrenocorticais, é possível, inicialmente, triar com o cortisol basal: valores < 10µg/dL sugerem a doença, principalmente em pacientes internados; < 5ng/dL confirmam; e > 20µg/dL excluem a possibilidade. Quando encontrados valores intermediários, deve ser solicitado o teste de estimulação rápida do ACTH (250µg), o qual confirmará a doença primária ou secundária com atrofia adrenal, se o pico de cortisol for < 20µg/dL após 30 minutos da aplicação.

Ainda de etiologia adrenal, encontram-se os transtornos dos mineralocorticoides (aldosterona). Tanto o excesso como a diminuição (como citado em parágrafo anterior) podem causar fadiga crônica. No hiperaldosteronismo, há um caso clínico de fadiga, fraqueza muscular arreflexa, cãibras e hipertensão arterial moderada/grave. No exame, devem ser procurados sopros em região lombar e marcha miopática. Laboratorialmente, encontram-se hipopotassemia e alcalose metabólica. O hipoaldosteronismo, por sua vez, deve ser abordado na história clínica como a insuficiência adrenal. Ambos são investigados com atividade de renina plasmática (ARP), aldosterona plasmática (AP) e a relação AP/ARP. No hipoaldosteronismo, a ARP está elevada e a AP, normal ou baixa, enquanto no hiperaldosteronismo primário a ARP está sempre suprimida e a AP (plasmática ou urinária), elevada. Já a relação AP/ARP pode ser interpretada como: 40: confirma; 30 a 40: provável; 25 a 30: sugere; 15 a 25: duvidoso; < 15: improvável.

Em caso de hipogonadismo, deve-se inquirir sobre aspectos sexuais dos pacientes, como perda de libido, disfunção erétil, infertilidade e amenorreia, caracterizando-a como primária ou secundária. Ao exame, deve-se atentar para o desenvolvimento de caracteres sexuais secundários e o exame da genitália. Deve-se confirmar a deficiência hormonal com a solicitação dos hormônios sexuais para cada sexo e LH/FSH. Caso o paciente apresente estigmas de síndromes genéticas e hipogonadismo hipergonadotrófico, deve-se considerar o encaminhamento ao geneticista, bem como a solicitação de cariótipo.

Os casos de sintomas do sistema nervoso central, como cefaleia, diplopia, alterações visuais e deficiência hormonal associada a LH/FSH inadequadamente normais ou diminuídos, devem levar à suspeita de adenomas hipofisários, ou seja, hipogonadismo hipogonadotrófico, associado ou não a outras deficiências glandulares (pan-hipopituitarismo), as quais devem ser investigadas da maneira citada em parágrafos anteriores e, em caso positivo, realizados os testes provocativos com os hormônios liberadores (TRH e GnRH). Essas deficiências apresentam a seguinte ordem de freqüência: GH, LH/FSH, ACTH e TSH. Nesse contexto, faz-se importante a solicitação de RNM de encéfalo para auxílio diagnóstico e quantificação do envolvimento hipofisário.

DIAGNÓSTICO DIFERENCIAL DE CAUSAS HEMATOLÓGICAS DE FADIGA

Em pacientes com queixa de fadiga, associada a dispneia progressiva, intolerância a exercícios, palpitações, sudorese, cefaleia pulsátil, tontura, lipotimia, anorexia, dificuldade de concentração e insônia, deve-se suspeitar de síndrome anêmica, a qual necessita de um plano de investigação etiológica a depender da idade. Na história, são importantes detalhes como: perda de sangue, perda ponderal, padrão de febre, dor óssea, episódios álgicos recorrentes, distúrbios da menstruação, duração e instalação dos sintomas, exposições sexuais e ocupacionais, uso de medicações, quadro infeccioso recente, antecedente familiar, situação socioeconômica, bem como sintomas próprios de certas etiologias, como a perversão do apetite na anemia ferropriva. Ao exame, é possível encontrar palidez cutaneomucosa, edema, taquicardia, taquipneia, linfadenopatia, esplenomegalia, fácies típicas (esquilo e passarinho), queilite angular, atrofia de papilas linguais e úlceras de membros inferiores perimaleolares, ou seja, alterações que apontam para a etiologia. O hemograma e os índices hematimétricos direcionam o plano de investigação, dividindo a anemia em micro, normo e macrocítica, além de estimar sua gravidade. A contagem de reticulócitos, por sua vez, subdivide-a em hipo ou hiperproliferativa. Quando aliados à história e ao exame físico detalhados, esses dados podem restringir o número de possibilidades e direcionar os exames necessários para confirmação etiológica. Para mais informações sobre etiologias específicas e exames, consulte o Capítulo 77.

Apesar de não se dever restringir a esse grupo populacional, ao se deparar com um idoso caucasiano queixando-se de fadiga, palidez, dor lombar, dor óssea, anorexia e náuseas, além de alterações laboratoriais de função renal, anemia, VHS elevada e hipercalcemia, a principal hipótese será mieloma múltiplo. A fim de confirmar essa etiologia, solicita-se inventário ósseo para demonstração de lesões líticas, imunoeletroforese de proteínas séricas e urinárias para pico monoclonal e, obrigatoriamente, mielograma com mais de 10% de plasmócitos ou plasmocitoma.

Já em pacientes mais jovens, entre 20 e 50 anos de idade, apresentando fadiga, anorexia, perda de peso, sudorese noturna, febre, principalmente se houver alternância de semanas (padrão de Pel-Ebstein), tumorações, nódulos cutâneos, tosse seca e dor pleurítica, associados a exame físico com palidez, linfadenopatia, massas abdominais, esplenomegalia e edema de face e membros superiores (síndrome da cava superior), deve-se direcionar a investigação para linfoma. Nesse caso, é de suma importância biópsia excisional de linfonodo para confirmação diagnóstica, bem como mielograma, tomografia de tórax e abdome para estadiamento da doença. Não se deve esquecer também de questionar sobre comportamento de risco para HIV e HTLV-1, pois os linfomas e/ou leucemias associados a esses vírus apresentam pior prognóstico.

DIAGNÓSTICO DIFERENCIAL DE CAUSAS PSIQUIÁTRICAS DE FADIGA

No diagnóstico diferencial de fadiga crônica, o clínico deve buscar por alterações comportamentais, pois as doenças psiquiátricas contribuem para uma parcela importante dos casos. A Organização Mundial de Saúde (OMS) estima em 18,5% a prevalência anual desses distúrbios em maiores de 18 anos. No entanto, estudos apontam para a ineficácia no diagnóstico dessas condições, baixo investimento em saúde pública e a sensação de despreparo dos médicos generalistas diante desses pacientes, embora sejam os principais prestadores de assistência e prescritores de benzodiazepínicos para essas condições. Essa situação deve conduzir a uma profunda reflexão acerca do manejo dos pacientes psiquiátricos e da influência dessas condições nas doenças crônicas.

A partir dessa perspectiva, deve-se atentar para os transtornos comportamentais relatados pelos pacientes ou acompanhantes nas condições crônicas, visto ser a face o mais visível, quando não o único, desses distúrbios. Também fazem parte da avaliação alterações do controle dos impulsos, do humor, do afeto, da vivência corporal subjetiva, do pensamento, vontade ou cognição. O diagnóstico dessas condições é eminentemente clínico, e devem ser usados os critérios do *Manual Diagnóstico e Estatístico dos Transtornos Mentais (DSM-IV)* para categorizar esses transtornos. Outras ferramentas importantes são a Escala de Depressão Geriátrica e o Mini-Mental para triagem e seguimento.

Nos transtornos do humor, devem ser pesquisadas queixas como fadiga, hipoatividade, perda de interesse por atividades prazerosas, labilidade emocional, insônia ou hipersônia, pensamentos negativos, bradipsiquismo, comprometimento de suas atividades laborativas, medicações em uso e comorbidades, bem como avaliar a presença de ideias suicidas em virtude do risco de vida. Esses sintomas estão relacionados ao polo depressivo do transtorno, entretanto, em todo paciente depressivo deve-se inquirir sobre episódios de mania, pois cerca de 40% deles apresentam na verdade transtorno bipolar do humor. Nesse transtorno, haverá episódios de humor exaltado, eufórico ou irritável, que se traduzem por logorreia, pensamentos de grandeza e descarrilados, intolerância a regras e limites financeiros ou sexuais, perda de concentração ou memória e menor necessidade de sono.

Quando os transtornos de forma e conteúdo do pensamento (as psicoses) entre os quais se destaca a esquizofrenia, fazem parte do diagnóstico diferencial de fadiga crônica, o quadro clínico é insidioso. Neste caso, a história do desenvolvimento neuropsicomotor na infância e juventude deve ser explorada pelo médico generalista. Em caso de alterações pré-mórbidas, como isolamento social, excentricidade, poucos amigos, abandono frequente das suas atividades, assim como sintomas mais evidentes do período prodrômico, tais como distúrbios do sono, ansiedade, déficits sociais e comportamentais mais marcantes, o isolamento social se aprofunda. No início de fato da doença, os sintomas característicos comportamentais se evidenciam sob a forma positiva (alucinações e delírios), desorganização (do pensamento e comportamento) e comportamentos negativos (embotamento do afeto, anedonia, apragmatismo e pobreza do discurso).

A demência deve ser pensada como uma síndrome de sinais e sintomas relacionados com a população senil, a qual apresenta uma lista enorme de etiologias, ressaltando-se a importância das causas reversíveis, pois suas prontas identificação e correção alteram a história natural da doença. A anamnese constitui a pedra fundamental na abordagem do paciente, visto que o diagnóstico de tal condição é eminentemente clínico. Portanto, cuidadores e familiares devem ser questionados sobre comorbidades, uso de medicações, apraxia, déficits de atenção, memória (novas e do passado), concentração, cálculo e linguagem (comunicação, fluência, compreensão, nomeação), orientação temporoespacial, alterações da percepção, comportamento e funções executivas. Nas demências primárias, o exame físico inicial é normal, mas devem ser buscadas pistas que indiquem alguma causa secundária. O exame das funções cognitivas pode ser realizado mediante a aplicação do Mini-Mental, o qual tem valor de triagem e seguimento, e o teste do desenho do mostrador do relógio. Exame de imagem do SNC é de fundamental importância para excluir causas secundárias e corroborar diagnósticos clínicos. Por exemplo, na doença de Alzheimer, encontram-se atrofia cortical e dilatação compensatória do sistema ventricular.

A dependência química de álcool/substâncias ilícitas ou uso abusivo pode ter um efeito físico, mental e social devastador na vida do paciente. Desse modo, fadiga, perda de peso, anemia carencial, isolamento social, comportamento arredio, delírios persecutórios e dificuldade em desempenhar funções laborativas sugerem distúrbios relacionados ao uso de substâncias psicoativas. A princípio, a informação sobre o consumo pode ser de difícil aquisição pelo profissional de saúde; entretanto, a demonstração de interesse pela vida cotidiana do paciente costuma facilitar a abordagem. Os critérios da síndrome de dependência do DSM-IV constituem ferramenta importante para padronização diagnóstica e, especificamente para o álcool, é possível o rastreamento com o questionário CAGE, que tem altas sensibilidade e especificidade quando há duas respostas positivas.

Os transtornos alimentares – anorexia nervosa e bulimia – também apresentam sintomas de fadiga crônica e participam desse diagnóstico diferencial, sendo mais frequentes em adolescentes e mulheres jovens. Clinicamente, a anorexia nervosa deve ser pensada em pacientes que apresentam perda ponderal excessiva (peso corporal abaixo de 15% do ideal), alteração dos hábitos alimentares, distorção da imagem do corpo (qualquer ganho de peso é inadmissível e acha-se acima do peso) e amenorreia. Os pacientes costumam apresentar personalidade perfeccionista. A bulimia, que pode apresentar-se no contexto da anorexia, é caracterizada pela perda de controle na ingestão alimentar, seguida de comportamento compensatório (vômitos provocados, laxativos, diuréticos, exercícios extenuantes e dietas restritivas). A exemplo do uso de psicoativos, as informações a serem coletadas podem ser de difícil aquisição, inclusive em razão da faixa etária dos pacientes. Ambas as condições devem ter o exame físico direcionado para sinais vitais (frequência cardíaca, pressão arterial e temperatura), avaliação do estado nutricional e de hidratação, ausculta cardíaca (arritmias são mais frequentes) e, especificamente na bulimia, é possível encontrar lesões nos dedos indicadores em virtude da provocação do vômito. Há critérios do DSM-IV para padronização diagnóstica dessas condições. Entretanto, o clínico poderá utilizar o Teste de Atitude Alimentar (ESP), que apresenta altas sensibilidade e especificidade para triagem desses transtornos.

DIAGNÓSTICO DIFERENCIAL DE CAUSAS REUMATOLÓGICAS DE FADIGA

No diagnóstico de doenças reumatológicas, deve-se ter em mente que muitas das doenças rotuladas como doenças difusas do tecido conjuntivo não se apresentam de maneira característica no início do quadro clínico. Por isso, o clínico não deve diagnosticar de modo precipitado e sempre lembrar que o diagnóstico deve ser perseguido de maneira evolutiva nesse grupo de doenças.

A partir desta perspectiva, o investimento no interrogatório sintomatológico é de suma importância, bem como a reavaliação periódica desses doentes e a solicitação de exames complementares, numa sequência do menos para o mais invasivo, no intuito de preencher os critérios de inclusão diagnóstica. Como exemplo, pode ser citado um caso de fadiga associada à sintomatologia vaga precedendo em anos a confirmação diagnóstica de síndrome de Sjögren. Isso pode se justificar pelo caráter sistêmico de apresentação dessas doenças, muitas vezes levando o paciente a não relacionar os sintomas e omiti-los durante a consulta. Portanto, num paciente com fadiga deve-se inquirir no interrogatório sintomatológico sobre xeroftalmia, xerostomia, dispareunia, disfagia de condução, língua dolorida, congestão nasal, sede, fotofobia, artralgias e dores musculares; no exame físico, deve ser pesquisada a presença de aumento de parótidas, queilite angular, mucosas orais eritematosas, artrites e pele seca e descamativa. Em caso positivo para essas alterações, deve-se guiar o diagnóstico para síndrome de Sjögren, o qual se baseia em critérios de inclusão, e exames deverão ser solicitados no intuito de preencher esses critérios.

Fox e colaboradores revisaram o Critério Europeu (1993) da síndrome, com especificidade de 94% e sensibilidade de 93,5%, tornando obrigatórias para o diagnóstico a biópsia de glândula salivar escore maior que 1 e a positividade dos autoanticorpos Ro (SSA) e La (SSB). Nesse critério revisto, a presença do critério obrigatório e de pelo menos três dos seguintes confirma o diagnóstico:

1. Sintomas de olho seco.
2. Demonstração da xeroftalmia pelos testes oftalmológicos de Schirmer ou rosa-bengala anormais.
3. Sintomas de boca seca.
4. Função glandular alterada por um dos seguintes testes:
    a. Testes de fluxo.
    b. Cintilografia das glândulas salivares.
    c. Sialometria.

Para o paciente que apresenta quadro clínico insidioso de fadiga e fraqueza muscular proximal simétrica, deve-se levantar a suspeita clínica de miopatias inflamatórias, com destaque para polimiosite e dermatopolimiosite. A fim de corroborar esse diagnóstico, a história deve caracterizar uma fraqueza proximal simétrica com predomínio da musculatura da cintura pélvica e escapular, representada por dificuldade em subir escadas e levantar-se (a musculatura do pescoço também pode estar acometida), rigidez matinal, disfagia de transferência com aumento do risco de pneumonias aspirativas, disfonia, mialgia, artralgia e fenômeno de Raynaud. Ao exame físico, encontram-se edema periorbitário, artrite, levantar miopático, marcha anserina e déficit objetivo de força ao exame dinâmico com predomínio da musculatura proximal. Essas características clínicas relatadas são comuns à polimiosite e à dermatopolimiosite, enquanto as alterações exantemáticas são próprias da dermatopolimiosite, como as pápulas de Gottron, heliotropo, sinal do manto ou xale, sinal do V do decote, da mão do mecânico e *rash* malar poupando sulco nasolabial. Em termos laboratoriais, devem ser solicitadas enzimas marcadoras de lesão muscular, como aldolase, transaminases, CPK e DHL; entretanto, essas enzimas podem ser normais inicialmente ou em estágios avançados de atrofia muscular. A eletroneuromiografia também faz parte do aporte inicial e apresenta características inflamatórias do tipo fibrilações espontâneas e aumentada atividade insercional, descargas bizarras de alta frequência e unidade motora apresentando potenciais polifásicos de baixa amplitude e curta duração. O último passo para confirmação diagnóstica seria a biópsia muscular, demonstrando miosite.

Ao se deparar com uma mulher jovem queixando-se de fadiga e sintomatologia multissistêmica, deve-se considerar lúpus eritematoso sistêmico (LES) entre os diagnósticos diferenciais. Essa entidade clínica é semiologicamente rica e polimórfica; portanto, serão encontradas alterações nos diversos sistemas e a abordagem diagnóstica deverá primar pela demonstração de alterações clínicas e laboratoriais dos 11 critérios de inclusão, quatro dos quais devem constar no total para o diagnóstico. Na história, indaga-se sobre queda de cabelo, fotossensibilidade, artralgia, mialgia, rigidez matinal, dor pleurítica, dispneia, distúrbios comportamentais, convulsões, palpitações, alterações cutaneomucosas, perda de peso, anorexia, febre, fenômeno de Raynaud e alterações urinárias; no exame físico, palidez, alopecia, livedo reticular, discromias, *rash* malar, úlceras orais, lúpus subagudo e discoide, artrite, derrame pleural, taquicardia, abafamento de bulhas, atrito pericárdico, sinais de vasculite cutânea e artropatia de Jaccoud, entre outros. Pode-se iniciar a investigação com exames laboratoriais de função renal, pesquisa de cilindros urinários, proteinúria, provas de função inflamatória (PCR e VHS), hemograma (verificar leucopenia, linfopenia e plaquetopenia), rotina para hemólise em caso de anemia, FAN (em caso positivo, estender para pesquisa de anticorpo anti-DNA e anti-Sm), VDRL, anticorpos antifosfolipídios (teste positivo para anticoagulante lúpico, anticardiolipina IgM e IgG), radiografia de tórax para pesquisa de derrame pleural ou pericárdico e eletro e ecocardiograma direcionados pela clínica. Para maiores informações e detalhamento dos critérios, ver a Tabela 48.1.

Analisemos agora essa mesma paciente sendo de origem asiática e apresentando-se com fadiga, febre, perda de peso, claudicação de membros, síncope, tontura, distúrbios visuais e cefaleia na história, além de antecedente de acidente vascular encefálico (AVE). Ao exame, encontram-se pulsos diminuídos em ramos da aorta, diferenças pressóricas > 10mmHg entre os membros, hipertensão e sopros em foco aórtico, carotídeos e abdominais. Qual seria a principal hipótese? Arterite de Takayasu. Entretanto, o quadro clínico não costuma ser tão florido e deve-se suspeitar diante de uma mulher jovem (< 40 anos) com hipertensão arterial sistêmica ou AVE, diferenças de pulsos ou pressão mesmo sem claudicação de membros, tríade isolada de fadiga, febre e perda de peso, pois pode-se estar diante da fase pré-oclusiva. Desse modo, ao se suspeitar dessa vasculite, deve-se solicitar um método de imagem para confirmar a suspeita, pois a biópsia vascular imprime grande morbidade devido à localização das lesões. Angiografia convencional, angiotomografia (angio-TC) e angiorressonância (angio-RNM) são exames valiosos no diagnóstico e manejo dessa arterite, embora cada qual apresente suas vantagens e desvantagens. A angio-TC e a angio-RNM têm como vantagens: são menos invasivas, menor quantidade de contraste, melhor caracterização das paredes dos vasos e atividade da doença, e por esse motivo são utilizadas tanto para diagnóstico inicial como para acompanhamento de atividade inflamatória. A arteriografia representa o exame definitivo para pacientes candidatos a intervenção percutânea ou cirúrgica, em função do acesso vascular e da melhor caracterização anatômica da lesão.

No outro extremo de idade e sexo encontra-se um idoso com quadro insidioso de fadiga, emagrecimento e febre, devendo ser considerada como uma das principais hipóteses arterite temporal ou de células gigantes, a qual poderá, em até 50% dos casos, estar associada a polimialgia reumática que, ao contrário, é mais frequente em mulheres. Portanto, esses pacientes devem ser avaliados quanto a sintomas como claudicação de mandíbula, de membros superiores, cefaleia temporal, distúrbios visuais e, quando associada à polimialgia reumática, rigidez matinal e fraqueza muscular iniciada em pescoço e ombros. Ao exame, é possível flagrar uma artéria temporal eritematosa, endurecida, dolorosa à palpação, pulso diminuído, ausculta de sopro em região carotídea, bem como diferença de pressão entre os membros superiores. Configura-se como uma das poucas causas de VHS > 100mm, teste com significado diagnóstico e de resposta ao tratamento. Em 1990, o American College of Rheumatology estabeleceu cinco critérios de inclusão diagnóstica para arterite temporal, com sensibilidade de 94% e especificidade de 91% ao preencher três dos seguintes critérios:

1. Idade de início > 50 anos.
2. Cefaleia nova ou mudança de padrão.
3. Anormalidades na artéria temporal.
4. VHS elevada.
5. Anormalidades na biópsia da artéria temporal.

E o que dizer da poliarterite nodosa em sua apresentação mais sutil, uma vez que seu quadro florido normalmente denuncia sua presença diante de um internista? Numa de suas apresentações, em homem jovem, é fundamental lembrar que fadiga de início inexplicada associada à dor testicular intensa, e ocasionalmente febre, pode ser sua única manifestação, sendo muitas vezes tratada como uma orquite ou orquiepididimite de origem infecciosa. O prognóstico da viabilidade testicular, nesse caso, estará na dependência da imediata intervenção terapêutica tão logo o diagnóstico seja dado.

DIAGNÓSTICO DIFERENCIAL DE CAUSAS RESPIRATÓRIAS DE FADIGA

O grupo das doenças respiratórias, no diagnóstico diferencial de fadiga crônica, costuma ter como principal sintoma a dispneia. Entretanto, uma boa história clínica, antecedentes e exame físico detalhado podem prever com segurança a confirmação diagnóstica pelos exames complementares.

De modo geral, nesse bloco de doenças, é importante inquirir sobre dispneia (progressiva nos casos de doença intersticial, episódica na asma e na doença pulmonar obstrutiva crônica [DPOC]), frequência de episódios, fatores de melhora e piora, atentar para a distribuição sazonal e diária das crises, idade de início, sintomas associados como tosse, expectoração, quantidade e aspecto, antecedentes pessoais e familiares de atopia, exposição ocupacional, carga tabágica (> 20 maços/ano para início de DPOC) e fumo passivo. Ao exame, deve-se atentar para conformação do tórax, "em tonel" no caso da DPOC e "em peito de pombo" no caso de asma, frequência respiratória e padrão, ausculta de sibilos e roncos, sons pulmonares diminuídos na DPOC e sinais de atopia (pitiríase alba, dupla prega palpebral e tubérculo de Kaminski) na asma. Nas doenças intersticiais fibrosantes, é possível encontrar baqueteamento digital e estertores em velcro.

No campo dos exames complementares, a radiografia de tórax é fundamental no auxílio diagnóstico, bem como para afastar certas etiologias. Dessa maneira, será obtida uma radiografia sem alterações na asma, enquanto em casos mais avançados de DPOC e doenças intersticiais serão encontrados, respectivamente, sinais de hiperinsuflação pulmonar (hipertransparência pulmonar, horizontalização e maior distância entre as costelas) e infiltrado pulmonar difuso. Na doença intersticial, a TAC de tórax pode detectar a doença, sugerir padrão específico, guiar biópsia e avaliar atividade da doença; já na DPOC e na asma a TAC tem papel secundário no diagnóstico. Entretanto, o exame principal para confirmação diagnóstica é a espirometria, de padrão obstrutivo na DPOC e na asma, sendo reversível nesta última. Já na doença intersticial, tem caráter restritivo. Sugerimos a leitura dos Capítulos 32 e 33 para mais informações sobre a espirometria.

Diagnóstico Diferencial de Causas Neurológicas de Fadiga

No diagnóstico de doenças neurológicas, é de fundamental importância questionar sintomas e procurar alterações no exame físico capazes de topografar a lesão da doença causadora de fadiga crônica, não sendo incomum, depois da topografia, o retorno à história do paciente para esclarecimentos, quando esta não for compatível com o achado.

Algumas queixas e achados topografam as lesões em primeiro e segundo neurônios motores:

- **Primeiro neurônio:** fraqueza associada a hipotrofia muscular, hiper-reflexia, reflexo cutaneoplantar em extensão, espasticidade e clônus.
- **Segundo neurônio:** fraqueza associada a atrofia ou hipotrofia mais pronunciada, hipo ou arreflexia, miofasciculações e cãibras.

A partir dessas poucas informações é possível proceder solicitando imagem do nível do SNC topografado (RNM ou TAC), caso seja de primeiro neurônio, ou eletroneuromiografia (ENM), quando do segundo, a fim de se confirmar a lesão, podendo diferenciá-la em componentes sensitivo/motor, axonal/desmielinizante e crônico/agudo, além da caracterização do acometimento do sistema nervoso periférico (SNP) em seu padrão de apresentação: polineuropatia (bilateral e assimétrico), mononeuropatia (lesão focal), plexopatia ou radiculopatia. Essas informações podem, em conjunto, guiar o raciocínio para o diagnóstico diferencial da fadiga crônica.

As radiculopatias são, em sua maioria, de origem compressiva ou desmielinizante (p. ex., síndrome de Guillain-Barré) e alguns dados na história podem sugerir o grupo. Em casos compressivos, serão encontrados sintomas locais da compressão: dor, alteração à palpação ou à movimentação, febre, em casos de abscesso, sintomas sistêmicos ou orgânicos a distância, em casos de metástase, e alteração nervosa mais localizada. Já nas doenças desmielinizantes, deve-se inquirir sobre sintomas constitucionais e padrão de progressão da fraqueza muscular, bem como hábitos alimentares e infecções prévias. Para diagnóstico, deve-se proceder à coleta de líquor, o qual evidenciará dissociação proteico-citológica.

As neuropatias periféricas, que apresentam uma enorme lista de etiologias, cursam com os sintomas de segundo neurônio mais alterações sensitivas, como anestesia, hipo ou hiperestesia, parestesia, e devem ser confirmadas por ENM.

A miastenia grave é o protótipo das doenças da placa neural e deve ser caracterizada, na história, fadiga associada a fraqueza muscular, sensação de fatigabilidade no transcorrer do dia e na execução de esforço físico. Esse transtorno apresenta fraqueza muscular flutuante como seu principal sintoma e não se deve pensar em pacientes com fadiga sem fraqueza. Alguns sintomas são bastante típicos, como ptose palpebral, diplopia, disfagia, disartria, fraqueza proximal e, em casos severos, a fácies miastênica. No exame neurológico, encontra-se fraqueza muscular de predomínio proximal. Em casos de ptose, é possível lançar mão do teste do saco de gelo por 2 minutos, no qual o paciente melhorará após esse tempo com o gelo no olho acometido. Para confirmação, procede-se a um estudo de estimulação eletrofisiológico com padrão decremental, e mais de 80% dos pacientes apresentarão ainda anticorpo antirreceptor de acetilcolina, o qual deverá ser solicitado, bem como TAC de tórax, em busca de timoma.

Diagnóstico Diferencial de Causas Hidroeletrolíticas de Fadiga

As doenças de caráter hidroeletrolítico são na verdade síndromes de alteração nos eletrólitos e necessitam de estabelecimento etiológico. A suspeita com posterior confirmação laboratorial dos distúrbios iônicos não finaliza a propedêutica diagnóstica. Essas alterações apresentam sintomas inespecíficos, podendo, por vezes, confundir-se clinicamente. Portanto, este capítulo tem o intuito de sugerir as síndromes iônicas, que se apresentam com fadiga crônica, devendo ser consultados os capítulos específicos para o diagnóstico etiológico correto de cada síndrome.

Nas hipocalemias, os pacientes são geralmente assintomáticos quando o potássio encontra-se > 3,0mEq/L. Mas abaixo desse valor, o paciente encontra-se com fadiga generalizada, podendo queixar-se de palpitações, poliúria, alterações na cor da urina e constipação intestinal. Entretanto, há pontos importantes na história para sugerir a possível etiologia desse distúrbio, como vômitos, diarreia, distúrbio alimentar, história familiar e uso de medicações. No exame, segue-se o mesmo raciocínio e procuram-se hipertensão arterial sistêmica, sopros lombares, estigmas de síndrome de Cushing e alterações do padrão respiratório. Deve-se solicitar eletrocardiograma para rastrear repercussões cardíacas, ionograma completo, gasometria arterial, função renal e bioquímica urinária para direcionar diagnóstico etiológico.

Pensa-se nas hipercalemias da mesma maneira, que apresentam sintomas inespecíficos, podendo se confundir com a doença de base, tais como fadiga, insuficiência respiratória, paralisia ascendente e palpitações. Deve-se inquirir também sobre história familiar, uso de medicações e comorbidades. Inicialmente, os exames a serem solicitados são os mesmos. Medidas > 6,0mEq/L são consideradas hiperpotassemias de moderada a grave, necessitando de pronto reconhecimento e tratamento agressivo.

As hipercalcemias cursam com sintomas constitucionais, como fadiga importante, náuseas, vômitos, sonolência, letargia, rebaixamento do nível de consciência, constipação intestinal, poliúria e polidipsia; entretanto, deve-se procurar pistas para o diagnóstico da doença de base. Por exemplo, tosse e semiologia de derrame pleural podem indicar neoplasia maligna de pulmão como doença de base da hipercalcemia. Devem ser verificados antecedentes pessoais e familiares, uso de medicações e carga tabágica. Muitas vezes, medidas de cálcio > 14mg/dL são graves e têm como etiologia a síndrome leite-álcali ou neoplasias malignas, sobretudo de pulmão e mama. Inicialmente, solicitam-se ionograma completo, devendo ser corrigido o cálcio pela albumina (caso não esteja disponível a dosagem do cálcio iônico), função renal, paratormônio (PTH) e metabólitos da vitamina D, bem como exames de imagem direcionados pela história clínica.

A hipermagnesemia, por vezes negligenciada do ponto de vista clínico, cursa com sintomas inespecíficos de fadiga, fraqueza muscular, paralisia, ataxia, sonolência e confusão mental, ou seja, sintomas semelhantes aos da hipercalcemia. A propedêutica adotada é a mesma dos anteriores e deve-se procurar um diagnóstico etiológico, solicitando bioquímica e função renal, bem como estado nutricional do paciente.

DIAGNÓSTICO DIFERENCIAL DE CAUSAS DIVERSAS DE FADIGA

Quando em estágios iniciais, os casos de insuficiência dos grandes sistemas (cardiovascular, renal e hepático) podem apresentar-se de modo oligossintomático. Por isso, devem ser procurados sintomas-guias e fatores de risco para levantar hipóteses, como *diabetes mellitus*, hipertensão arterial sistêmica, doença coronariana ou arterial periférica, obesidade, epidemiologia para doença de Chagas, hepatites virais B/C, infecção urinária recorrente, doença renal policística, glomerulopatias, alcoolismo e tabagismo.

Na insuficiência cardíaca (IC), a fadiga, quase sempre, vem acompanhada de dispneia de esforço; entretanto, sintomas como edema de membros inferiores podem surgir tardiamente, mas trata-se de sintoma pouco sensível, assim como ortopneia, dispneia paroxística noturna, palpitações, tonturas e perda de peso, enquanto angina sugere a etiologia da IC. No exame físico verificam-se pressão arterial, ausculta cardíaca (ritmo, bulhas e presença de sopro), precórdio (*ictus* desviado, difuso e impulsão de meso) e ausculta pulmonar com crepitações bibasais, entretanto é de suma importância verificar turgência jugular e refluxo hepatojugular, pois são mais sensíveis para situações congestivas. Radiografia de tórax pode evidenciar cardiomegalia, cefalização da trama vascular, linhas B de Kerley e derrame pleural mais comum à direita. No ECG, deve-se procurar padrão de sobrecarga de câmaras cardíacas e sinais de isquemia crônica. O ecocardiograma estima as funções sistólicas e diastólicas cardíacas, bem como suas dimensões, sendo de fundamental importância na classificação dessa doença.

Na doença hepática crônica (DHC), a fadiga é um sintoma marcante e deve-se questionar sobre dificuldade de concentração, inversão do ciclo sono-vigília, icterícia, disfunção sexual, hipersalivação, crescimento do volume abdominal, edema, ganho de peso, alterações cutâneas e história de hemorragias digestivas. No exame, procura-se estigmas como ingurgitação de parótidas e contratura de Dupuytren (alcoolismo), telangiectasias (aranhas vasculares), ascite, encefalopatia, asterixe (*flapping*), circulação colateral em abdome, hepatomegalia ou hepatimetria reduzida, atrofia testicular e ginecomastia. Feito isso, e com as dosagens de albumina, coagulograma e bilirrubinas, é possível estimar a gravidade da hepatopatia pelo escore de Child-Pugh, definindo o diagnóstico e a gravidade da insuficiência hepática.

Já na doença renal crônica (DRC), podem ser encontrados pacientes com queixa de fadiga e nictúria por anos, apesar do comprometimento importante da função renal. Por isso, deve fazer parte da rotina do clínico a dosagem de creatinina para estimativa do clareamento pela fórmula de Cockcroft-Gault periodicamente, bem como urina tipo I e ureia. Clareamento de creatinina < 90mL/min/1,73m^2 indica perda de função renal.

Na atualidade, os transtornos relacionados ao sono são importantes causas de fadiga crônica e figuram entre as principais hipóteses. Dessa maneira, o clínico deve estar familiarizado com a propedêutica do sono, a qual deverá incluir horário do sono principal, despertar noturno, despertar precoce (insônia final), sensação de bem-estar ao acordar ou cansaço, sintomas diurnos (irritabilidade, fadiga, sonolência, déficit de atenção, motivação e memória), sintomas que afetam o sono (tosse, roncos, dispepsia, pigarro, prurido e parestesias), estresse, ambiente (barulho, calor, mosquitos, luz) e uso de medicações e drogas. Nos casos de insônia e transtornos relacionados ao ciclo circadiano, uma ferramenta auxiliar é o diário de sono por 2 a 3 semanas. A videopolissonografia, por sua vez, deverá ser indicada em caso de dúvida diagnóstica ou para avaliar a gravidade de transtornos como a apneia obstrutiva do sono. Outro exame a ser considerado é o teste de latências múltiplas do sono, o qual deve ser utilizado para quantificar a sonolência diurna.

As neoplasias configuram um heterogêneo grupo de doenças, apresentando diferenças clínicas e de abordagem diagnóstica relativas à sua topografia. Entretanto, alguns princípios podem auxiliar, como: a fadiga crônica associada a consumpção importante num idoso deve levantar a hipótese de neoplasia de sítio indeterminado, enquanto o mesmo caso num jovem é menos sugestivo, apesar de figurar entre as possibilidades. Sangramentos genitais, digestivos e urinários também são sintomas sugestivos de malignidade em pacientes idosos e devem ser necessariamente investigados para exclusão de neoplasia. Linfonodomegalias também figuram entre os sinais clínicos de neoplasias. De modo geral, essas pequenas pistas devem servir de alerta, pois a sobrevida nesses pacientes está intimamente relacionada com a precocidade no diagnóstico e os exames devem ser guiados topograficamente pela clínica do doente. Outro aspecto importante refere-se ao detalhamento para os fatores de risco para malignidade.

A obstrução nasal pode também ocasionar fadiga crônica devido à dificuldade respiratória e às alterações na qualidade e duração do sono. Deve-se buscar, na história, queixa de coriza, obstrução nasal recorrente ou fixa, história de atopia ou doença do refluxo gastroesofágico. No exame, deve ser realizada rinoscopia anterior em busca de deformidades ou secreções.

A obesidade mórbida deve ser pensada em caso de fadiga em pacientes apresentando índice de massa corporal (IMC) > $40kg/m^2$.

A avaliação do estado nutricional do paciente é de fundamental importância, bem como de seus hábitos alimentares e alcoolismo/drogadição, pois IMC dentro da faixa de normalidade não implica nutrição adequada. No exame físico, além das medidas antropométricas, deve-se pesquisar alteração de fâneros, de pele, queilite angular, atrofia de papilas linguais e outros sinais clínicos sugestivos de distúrbios carenciais. De maneira específica, encontra-se a deficiência de vitamina D, na qual deve-se inquirir sobre consumo de laticínios e exposição solar, bem como atentar para cor da pele. Os pacientes se queixam de fadiga crônica e dores difusas. Antecedente de fratura desproporcional ao trauma pode levantar suspeita. Em termos bioquímicos, é possível evidenciar tal patologia pela baixa dosagem de 25-hidroxivitamina D, podendo o cálcio ser normal ou baixo, a depender do hiperparatireoidismo secundário, ou seja, cálcio baixo, se PTH normal ou cálcio normal com PTH aumentado.

Outra carência importante é constituída pela deficiência de vitamina do complexo B, principalmente B_1 em sua forma mais grave, beribéri. A deficiência inicial produz fadiga importante, irritação, déficit de memória e atenção, distúrbios do sono, dor precordial, anorexia, desconforto abdominal e constipação intestinal, podendo evoluir com polineuropatia ou, de modo mais grave, acometimento do SNC e IC de alto débito. No exame, pode-se evidenciar polineuropatia e sinais/sintomas de IC. No diagnóstico laboratorial serão encontradas elevação no piruvato e lactato sanguíneos e diminuição na excreção urinária de tiamina (< 50µg/dia).

As intoxicações por metais pesados (mercúrio, arsênio e cádmio) crônicas ou subagudas podem manifestar-se como fadiga crônica e entram no diagnóstico diferencial. Apesar da lembrança da exposição ocupacional dos garimpeiros aos vapores de mercúrio, esta não é a história natural da intoxicação crônica pelo mercúrio, e sim o quadro agudo. Desse modo, todas as pessoas podem estar expostas, pois o metal pode estar contaminando águas e alimentos, principalmente peixes e crustáceos. Inicialmente, o quadro se caracteriza por fadiga, acrodinia, queda de fâneros e sintomas constitucionais, podendo evoluir para comprometimento importante do SNC e renal, como ataxia, tremores, disartria, espasticidade, proteinúria e necrose tubular aguda. Uma das estratégias diagnósticas consiste em dosar os níveis de mercúrio na urina.

Devem ser cogitadas como hipótese de fadiga crônica as doenças mitocondriais, grupo de doenças heterogêneas que pode acometer vários sistemas não diretamente relacionados (cérebro, musculoesquelético, coração, retina, túbulos renais e glândulas endócrinas), quando diante de quadro clínico dos sistemas citados e hiperlactatemia na ausência de sinais de hipoperfusão. Na história clínica, investigam-se sintomas como migrânea, convulsões, distúrbios da consciência, ataxia, distonia, mialgia, intolerância ao exercício, diarreia, constipação intestinal, disfunção sexual e perda de libido. No exame, surdez, polineupatia, oftalmoplegia, alterações do precórdio e ritmo cardíaco. Os exames complementares podem evidenciar: cardiomiopatias hipertróficas e dilatada, distúrbios de condução, mioglobinúria, rabdomiólise, acidose tubular, síndrome de Fanconi, insuficiência renal aguda, pancreatite, *diabetes mellitus*, hipotireoidismo, hipopituitarismo, hipogonadismo ou hipoparatireoidismo. A ressonância de encéfalo com difusão e perfusão pode evidenciar padrões característicos de tipos específicos de mitocondriopatias, sendo de grande auxílio diagnóstico. Em termos de custo, deve-se tentar ao máximo restringir as possibilidades etiológicas com o uso da clínica, imagem e laboratório para solicitação direcionada dos testes genéticos para diagnóstico das mitocondriopatias.

O inquérito sobre uso de medicamentos deve ser parte essencial do plano de investigação diagnóstica em casos de fadiga e a lista de medicações deve sofrer revisão na literatura sobre a relação de causalidade no quadro clínico.

SÍNDROME DA FADIGA CRÔNICA

A síndrome da fadiga crônica (SFC) é uma doença sem etiologia definida que, como o próprio nome diz, caracteriza-se por um quadro de fadiga crônica, intensa e debilitante, acompanhado de inúmeros sintomas nas esferas neuropsicológica e osteomuscular, além de distúrbios do sono. Mononucleose infecciosa parece ser um fator de risco para a síndrome em adolescentes, surgindo em média após 1 ano do quadro infeccioso. Exposição a traumas durante a infância, sobretudo abuso sexual, abuso emocional e abandono, também é um fator de risco potencial. Por outro lado, vários indivíduos expostos a essas mesmas condições jamais desenvolverão quadro semelhante, sendo difícil estabelecer, de modo contundente, o nexo causal. Pesquisadores descobriram um retrovírus – *xenotropic murine virus-related* (XMVR) – num largo percentual de pacientes com SFC e em pacientes portadores de câncer de próstata. No entanto, não há provas de que tal vírus cause essa condição.

Algumas vezes chamada de síndrome da disfunção imune, ou ainda encefalomielite miálgica, pela comunidade médica europeia, é uma desordem descrita desde o século XIX como neurastenia ou exaustão nervosa. No entanto, só a partir da metade da década de 1980, no século passado, o assunto passou a ser foco de interesse por vários pesquisadores e entidades médicas, tendo em vista que dados norte-americanos apontam a fadiga como responsável por seis milhões de visitas médicas por ano. Em meio a estes, um milhão de pessoas preenchem os critérios dos Centers of Disease Control and Prevention (CDC) para a enfermidade. Apesar desses dados, sua prevalência na população é consideravelmente baixa, da ordem de 0,7% a 2,6%, sendo um diagnóstico de exclusão após investigação extensa com o objetivo de excluir situações como as citadas no Quadro 8.1. A idade de maior acometimento varia dos 40 aos 50 anos, e de cada cinco pessoas acometidas, quatro são mulheres, embora a gravidade do quadro independa do sexo. A investigação de fibromialgia nesses casos é fundamental como condição associada, fazendo com que muitos autores reconheçam essa entidade como uma variante da SFC ou manifestações diferentes da mesma doença, sendo a dor e a fadiga o divisor de água entre as duas.

Recentemente tem sido usado o termo sensibilidade química múltipla, do inglês *multiple chemical sensitivity* (MCS), para descrever uma condição similar à síndrome da fadiga crônica, decorrente de sensibilidade exacerbada a produtos químicos os mais variados, como medicamentos, perfumes, amaciantes, corantes e conservantes. A criação de critérios diagnósticos já foi estabelecida e, de maneira geral, baseia-se na precipitação ou resolução dos sintomas a partir da exposição repetida ou suspensão do produto causador. Diante de sua subjetividade, a entidade ainda é foco de discussão. A possibilidade de autossugestionamento de alguns indivíduos, de que certo produto pudesse causar fadiga, fez com que protocolos com grupos-controle placebo-controlados fossem aplicados. Num estudo, por exemplo, pessoas que eram expostas a placebo, acreditando estarem sendo expostas a uma possível substância química, desenvolveram sintomas de fadiga estatisticamente significativos em relação ao grupo-controle.

Várias condições podem coexistir com a fadiga crônica e devem, portanto, ser lembradas não como causa, mas como comorbidade. São elas: cefaleia crônica; déficit de atenção e hiperatividade; cistite intersticial; síndrome do cólon irritável; distúrbios do sono; e desordens temporomandibulares.

Ao lado dos fatores genéticos, infecciosos, imunológicos e psiquiátricos, os fatores relacionados a anormalidades hormonais e cerebrais merecem atenção especial. Níveis anormais de substâncias químicas reguladas pelo sistema neuroendócrino, conhecido como eixo hipotalâmico-hipofisário-adrenal (EHHA), têm sido propostos como causa da SFC, uma vez que esse sistema controla importantes funções, como sono, vigília, resposta ao estresse e depressão. Alguns elementos de relevância particular e sob controle do EHHA devem ser mencionados:

- **Mudanças em importantes neurotransmissores:** alguns pacientes têm depleção nos níveis de serotonina e dopamina, além de desequilíbrio entre os níveis de noradrenalina e dopamina circulantes. Contudo, o alto custo de dosagens desses neurotramissores, aliado à incerteza de seus reais valores na prática clínica, os torna inviáveis.
- **Deficiência nos níveis de hormônios relacionados ao estresse:** vários estudos evidenciam níveis baixos de cortisol em pacientes portadores de SFC, contudo sua administração clínica responde por melhora dos sintomas apenas numa minoria de pacientes.

- **Distúrbio do ritmo circadiano:** estudos por meio de polissonografia evidenciam alteração do sono reparador, assim como fragmentação do sono. A melhora dos sintomas mediante o uso de medicamentos que corrigem esses distúrbios reforça essa observação.

DIAGNÓSTICO DA SÍNDROME DA FADIGA CRÔNICA

Seu diagnóstico é extremamente difícil, tendo em vista a subjetividade das queixas, além da ausência de substrato orgânico e de marcadores laboratoriais, sendo por isso uma entidade clínica questionada por muitos. Por outro lado, sua classificação no código internacional de doença sob CID10 (G 93.3) confere-lhe um lugar oficial na esfera médica.

Os critérios diagnósticos mais aceitos são os formulados pelo CDC norte-americano. Esses critérios foram revisados em maio de 2006 com a colaboração de pesquisadores, doutores e um grupo representante dos pacientes. Ainda nessa revisão, a SFC foi considerada um subtipo de fadiga crônica, caracterizada por fadiga inexplicada com duração de pelo menos 6 meses (Quadro 8.2). Já a fadiga crônica foi e é considerada um subtipo de fadiga prolongada com duração de pelo menos 1 mês, mas inferior a 6 meses.

O diagnóstico da SFC também pode ser feito de maneira mais simplificada, de acordo com os critérios apresentados a seguir (critérios de Oxford, UK), que estão entre os mais utilizados em pesquisa e na prática clínica:

- Fadiga severa, incapacitante a pelo menos 6 meses de duração que:
  - Afeta duplamente o funcionamento mental e físico.
  - Esteve presente por mais de 50% do tempo.
- Outros sintomas:
  - Particularmente mialgia, distúrbio do sono e do humor devem estar presentes.

Exames complementares

Numa abordagem geral inicial, alguns exames são considerados essenciais como *screening* básico, no intuito de excluir possíveis causas secundárias, além de permitir a hipótese diagnóstica de síndrome da fadiga crônica como diagnóstico de exclusão. Infelizmente, apenas 5% dos casos de fadiga crônica são esclarecidos por exames complementares. Além dos exames listados a seguir, testes adicionais podem ser indicados conforme a suspeita clínica individual:

- Hemograma completo.
- Velocidade de hemossedimentação (VHS).
- Proteína C reativa (PCR).
- Eletrólitos (sódio, potássio, cálcio, fósforo, vitamina D, fósforo e magnésio séricos).
- Glicemia de jejum.
- Ureia e creatinina séricas.
- Fosfocreatinocinase (CPK).
- Ferritina sérica.
- Hormônio tireoestimulante (TSH).
- Proteínas totais e frações.
- Enzimas hepáticas e canaliculares.
- Sumário de urina.
- Teste de Mantoux (PPD).
- Polissonografia com oximetria de pulso.

TRATAMENTO DA SÍNDROME DA FADIGA CRÔNICA

A abordagem do tratamento da fadiga como um todo é tópico altamente específico e não é o objetivo deste capítulo. Com relação à fadiga de causa secundária, a maior contribuição deste capítulo repousa na linha de raciocínio diagnóstico para se chegar às suas causas. A partir desse achado, o tratamento será direcionado para a doença de base, o que não representará grande difculdade para o médico na maior parte das vezes. No que tange ao tratamento da fadiga idiopática, este sempre será não somente um desafio para o médico, mas também motivo de desconforto pelo desafio que represente para a vaidade do médico. Isso porque não há cura nem tampouco tratamento paliativo que garanta eficácia, e nenhum medicamento foi desenvolvido especificamente, até o momento, para essa desordem. O pobre entendimento da doença, levando a tentativas empíricas de sua resolução, muitas vezes torna o tratamento oneroso, além de colocar o médico em posição de descrédito diante do paciente. Praticamente, o tratamento repousa na combinação das ações listadas a seguir (Quadro 8.3):

Dieta saudável

Dieta rica em ômega-3, dieta rica em fibras e aumento da ingestão de sal somente para os que têm pressão baixa.

Antidepressivos

Apenas os antidepressivos tricíclicos e inibidores da monoaminoxidase, em baixas doses, foram capazes de causar razoável melhora dos sintomas. Antidepressivos inibidores de recaptação de noradrenalina também têm sido usados.

Terapia cognitivo-comportamental

Uma revisão que incluiu cinco ensaios clínicos randomizados evidenciou melhora estatisticamente significativa em pacientes submetidos a essa forma de tratamento, de maneira que aproximadamente 55% dos pacientes ao final de 2 anos não preenchiam mais os critérios de SFC.

Exercícios graduais

O uso de atividades aeróbicas é mais indicado e de maneira gradual, com aumento da ordem da 10% a cada 3 semanas até um tempo máximo de 30 minutos, desde que tolerado pelo paciente.

Técnicas para manejo do sono

Além do exposto, alguns princípios são importantes no manejo desses pacientes:

- Desenvolver um plano de manejo individualizado para reabilitação física e social.
- Desencorajar o excesso de descanso e minimizar o isolamento social.
- Manter contato regular.
- Avaliar a origem de qualquer novo sintoma ou deterioração da função.
- Prover suporte para a pessoa e sua família, incluindo acesso à seguridade social, à assistência educacional e a serviços de reabilitação, quando apropriado.

Relação das medicações disponíveis com suas respectivas doses (não serão citados aqui nomes comerciais para que não despertar conflitos de interesses):

- Antidepressivos:
  - Amitriptilina: 25 a 50mg/dia pela manhã ou à noite. Comp. de 25 e 75mg.*
  - Imipramina: 25 a 50mg/dia pela manha ou à noite. Drágeas de 10 e 25mg.
  - Nortriptilina: 10 a 50mg/dia pela manhã ou à noite. Cápsulas de 10, 25, 50 e 75mg.*
  - Moclobemida: 450 a 600mg/dia fracionados em três tomadas. Comp. de 150 e 300mg.*
  - Bupropiona: 150 a 300mg fracionados em duas tomadas, manhã e tarde. Comp. de 150mg.**
  - Mirtazapina: 30mg/dia à noite. Comp. de 15, 30 e 45mg. Apresentações nas formas oral e sublingual.**
  - Duloxetina: 30 a 60mg/dia em dose única matinal. Comp. de 30 e 60mg.**
- Antiparkinsoniano:
  - Selegina: 5mg/dia pela manhã. Comp. de 5mg.**
- Outros fármacos:
  - Tiamina 100mg, riboflavina 100mg, coenzimaQ10 (ubiquinona) 50mg, L-carnitina 500mg, ácido fólico 2mg, vitamina C 500mg, menadiol 10mg, creatina 1mg.**

---

*Os medicamentos citados são incompatíveis com a ingestão associada de álcool.
**Os produtos citados devem ser manipulados isoladamente ou em associação, desde que a dose individual seja administrada três vezes ao dia.

Quadro 8.3 Resumo dos tratamentos disponíveis para fadiga crônica e SFC, segundo ensaios clínicos randomizados

Grupos	Tratamento	Grau de recomendação
Efetivos	1. Terapia cognitivo-comportamental	A
	2. Exercícios gradativos	A
Evidências não conclusivas	1. Imunoglobulina	B
	2. Toxoide estafilocócico	B
	3. Hidrocortisona	B
	4. Selegina e fenelzina	B
	5. Metilfenidato	B
	6. Sulfato de magnésio	B
	7. NADH	B
Evidências insuficientes	8. Polivitamínicos	B
	9. Terfenadina	B
	10. Galantamina	B
	11. Ácidos graxos	B
	12. Ginseng siberiano	A
	13. Extrato de fígado bovino	B
	14. Corticoide nasal	B
	15. Hormônio do crescimento	B
	16. Aciclovir	B
	17. Melatonina	B
	18. Homeopatia	A
	19. Modafinila	B

Obs.: Grau de recomendação e força de evidência: A – estudos experimentais ou observacionais de melhor consistência; B – estudos experimentais ou observacionais de menor consistência; C – relatos de casos (estudos não controlados); D – opinião desprovida de avaliação crítica, baseada em consensos, estudos fisiológicos ou modelos animais.

Leitura Recomendada

Cathebras P, Jacquin L, le GM, Fayol C, Bouchou K, Rousset H. Correlates of somatic causal attributions in primary care patients with fatigue. Psychother Psychosom 1995; 63(3-4):174-80.

Clinical Practice Guidelines. Produced by a Working Group convened under the auspices of the Royal Australasian College of Physicians. 2002 May [citado 2002 May 6]; V.176: S17-S55. Disponível em: http://www.mja.com.au/public/guides/cfs/cfs2.html.

Darbishire L, Ridsdale L, Seed PT. Distinguishing patients with chronic fatigue from those with chronic fatigue syndrome: a diagnostic study in UK primary care. Br J Gen Pract 2003 Jun; 53(491):441-5.

Deale A, Husain K, Chalder T, Wessely S. Long-term outcome of cognitive behavior therapy versus relaxation therapy for chronic fatigue syndrome: a 5-year follow-up study. Am J Psychiatry 2001 Dec; 158(12):2038-42.

Deluca J. Fatigue as a Window to the Brain. Massachusetts Institute of Technology; 2005.

DiMauro S, Schon EA. Mitochondrial respiratory – chain diseases. N Engl J Med 2003; 348:2656-68.

Edmonds M, McGuire H, Price J. Exercise therapy for chronic fatigue syndrome. Cochrane Database Syst Rev 2004;(3):CD003200.

MDConsult. Chronic Fatigue Syndrome. 2010 aug: 1-13. Disponível em http://www.mdconsult.com/das/patient/body/230113602-1330/0/10041/9424.html

Price JR, Couper J. Cognitive behaviour therapy for adults with chronic fatigue syndrome. Cochrane Database Syst Rev 2000;(2): CD001027.

Prins JB, Bleijenberg G, Bazelmans E et al. Cognitive behaviour therapy for chronic fatigue syndrome: a multicenter randomised controlled trial. Lancet 2001 Mar 17; 357(9259):841-7.

Stern DCS, Cifu AS, Altkorn D. Fadiga. In: Stern DCS, Cifu AS, Altkorn D. Do sintoma ao diagnóstico: um guia baseado em evidências (versão em português). Rio de Janeiro: Guanabara Koogan, 2007.

Teixeira Z R. A síndrome da fadiga crônica: apresentação e controvérsias. Psicologia em Estudo 2010 jan/mar; 15(1):65-71.

Whiting P, Bagnall AM, Sowden AJ, Cornell JE, Mulrow CD, Ramirez G. Interventions for the treatment and management of chronic fatigue syndrome: a systematic review. JAMA 2001 Sep 19; 286(11):1360-8.

Zimmer PM, Lima AK. Cansaço ou fadiga. In: Duncan BB, Schmidt MI, Giugliani ERJ (eds.) Medicina ambulatorial: condutas de atenção primária baseadas em evidências. 3 ed. Porto Alegre: Artmed, 2004:1151-6.

Síndrome da Apneia Obstrutiva do Sono

CAPÍTULO 9

Marília Montenegro Cabral

INTRODUÇÃO

A síndrome da apneia obstrutiva do sono (SAOS) é uma condição clínica frequente na qual obstruções repetitivas da via aérea superior ocorrem durante o sono, gerando apneias e/ou hipopneias recorrentes (Figura 9.1). Os pacientes portadores da SAOS apresentam ronco alto, sono fragmentado e sonolência excessiva diurna. Young e colaboradores determinaram a prevalência da SAOS ao estudarem uma população saudável, adulta, de 4% em homens e 2% em mulheres.[1] Em recente estudo de prevalência da SAOS em São Paulo foi documentada sua presença em 32,8% da população estudada.[2]

A SAOS promove um sono de má qualidade e, portanto, sonolência excessiva diurna com aumento do risco de acidentes automobilísticos, redução de memória e capacidade de concentração, além de múltiplos efeitos deletérios sobre o sistema cardiovascular.

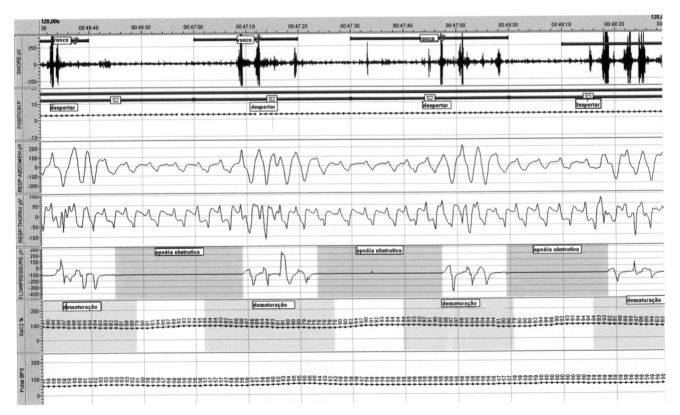

Figura 9.1 Traçado polissonográfico de monitorização respiratória mostrando apneia obstrutiva. Nota-se a dessaturação após a apneia.

Este capítulo pretende revisar a fisiopatologia da SAOS, consequências cardiovasculares, diagnóstico e tratamento.

FISIOPATOLOGIA DA SAOS

A apneia obstrutiva é caracterizada pelo colapso recorrente da via aérea superior secundário à redução do tônus da musculatura inspiratória dessa via aérea que ocorre fisiologicamente durante o sono. Durante a vigília há aumento da atividade dos músculos dilatadores faríngeos, que mantêm a patência da via aérea. Em pacientes com SAOS, há evidências de que a via aérea superior seja menor e mais complacente que a dos indivíduos normais, favorecendo o colapso durante o sono.[3]

O sono é caracterizado por duas fases distintas: uma denominada não movimentos rápidos dos olhos (sono não REM) e outra, movimentos rápidos dos olhos (sono REM). Em humanos saudáveis, o início do sono não REM é associado a reduções do índice metabólico, da atividade do sistema nervoso simpático (SNS), da frequência cardíaca e da pressão arterial. Isso promove um descanso fisiológico ao miocárdio e reduz sua necessidade de oxigênio. Entretanto, o sono REM é associado a elevações intermitentes do índice metabólico, da atividade do SNS, da frequência cardíaca e da pressão arterial, frequentemente para níveis iguais ou maiores que os encontrados no estado de vigília. Uma vez que o sono não REM ocupa aproximadamente 80% do tempo total do sono seu efeito no sistema cardiovascular predomina e, portanto, ocorre o repouso cardíaco.

Infelizmente, um dos principais efeitos fisiopatológicos da apneia obstrutiva do sono é a quebra do estado de quiescência cardiovascular,[4,5] por meio da fragmentação do sono, além de promover sobrecarga ao miocárdio por intermédio de três elementos-chave: aumento da pressão intratorácica negativa contra uma via aérea ocluída, hipoxia e hipercapnia durante a apneia e despertares do sono ao término da apneia. Os elementos fisiopatológicos-chave, que ocorrem conjunta e sinergicamente, serão didaticamente descritos a seguir (Figura 9.2).

PRESSÃO INTRATORÁCICA NEGATIVA

Durante a apneia obstrutiva, o paciente gera esforços respiratórios inefetivos, pois a via aérea permanece obstruída. Os esforços progressivamente maiores geram altas pressões intratorácicas negativas e exercem efeitos deletérios sobre a função cardíaca, com consequente redução do débito cardíaco por dois motivos principais:

- **Aumento da pós-carga do ventrículo esquerdo:** o gradiente de pressão entre a pressão intracavitária (ventricular esquerda) e a extracavitária (intratorácica) é alargado, o que promove aumento da pressão transmural ventricular esquerda no final da sístole ventricular. O aumento da pressão transmural ventricular esquerda é o principal determinante da pós-carga do ventrículo esquerdo.
- **Aumento do retorno venoso:** o aumento do retorno venoso para o ventrículo direito leva à distensão ventricular direita, que pode promover o desvio do septo interventricular para a esquerda, dificultando o enchimento ventricular esquerdo.

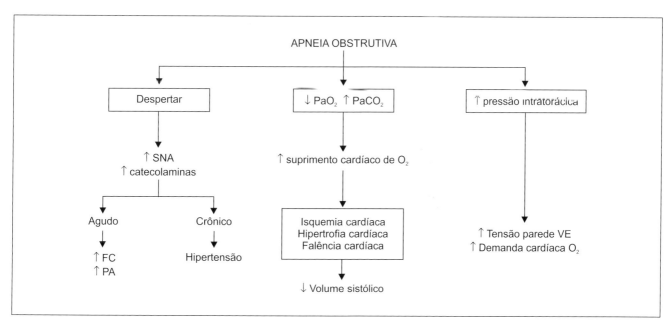

Figura 9.2 Diagrama evidenciando os mecanismos fisiopatológicos da apneia obstrutiva do sono. (Modificada da referência 5.)

HIPOXIA INTERMITENTE

A hipoxia intermitente é consequência direta da apneia e causa vasoconstricção pulmonar e aumento da pressão arterial pulmonar. A hipertensão arterial pulmonar resultante promove aumento da pós-carga do ventrículo direito e pode reduzir o débito cardíaco dessa câmara. A hipoxia pode reduzir o débito cardíaco por deprimir diretamente a contratilidade cardíaca e diminuir o relaxamento de ambos os ventrículos. É também uma potente estimuladora do sistema nervoso simpático. Em alguns pacientes, a hipoxia associada ao aumento da pós-carga pode contribuir para alterações eletrocardiográficas isquêmicas.[6]

DESPERTAR DO SONO AO TÉRMINO DA APNEIA

A apneia obstrutiva é quase invariavelmente terminada por um breve despertar em resposta a hipoxia, hipercapnia e esforço respiratório inefetivo. Nesse contexto, o despertar do sono é um mecanismo de defesa que promove a estimulação dos músculos dilatadores faríngeos, permitindo a restauração da perviedade da via aérea e do fluxo de ar. O despertar do sono promove aumento da atividade do sistema nervoso simpático e da pressão arterial. Os despertares do sono são responsáveis pela hipersonolência diurna encontrada em portadores da SAOS.

ATIVAÇÃO DO SISTEMA NERVOSO SIMPÁTICO

É decorrente de estímulos sinérgicos de cinco fatores: hipoxia, hipercapnia, apneia, redução do débito cardíaco e despertar do sono.[7]

O aumento da estimulação simpática e da pressão arterial, associado ao aumento da pressão intratorácica negativa, promove o aumento da pressão transmural ventricular esquerda não apenas durante, mas após o término da apneia, deixando os pacientes mais suscetíveis ao desenvolvimento de isquemia miocárdica, arritmias cardíacas e redução do débito cardíaco várias vezes durante a noite. Esses efeitos adversos são mais importantes em pacientes portadores de insuficiências cardíaca e coronária.

Em resumo, existem vários mecanismos fisiopatológicos que afetam o sistema cardiovascular. Os efeitos deletérios de cada um desses mecanismos são influenciados pelo estado contrátil do miocárdio e a presença de insuficência coronária, sendo tanto mais graves quanto maior o comprometimento miocárdico. Portanto, em portadores de insuficência cardíaca congestiva (ICC), a SAOS pode contribuir para piora da disfunção ventricular, precipitar arritmias cardíacas graves durante a noite e, por conseguinte, ser responsável pelo aumento da morbimortalidade desses pacientes.

Por outro lado, em pacientes sem comprometimento miocárdico prévio, a SAOS, mediante aumentos repetitivos da pós-carga ventricular esquerda (resultantes do aumento da pressão negativa intratorácica), aumento da pressão arterial e hipoxia associados à apneia, pode promover o desenvolvimento de hipertrofia ventricular esquerda e comprometer o função contrátil do miocárdio.

PATOLOGIAS RELACIONADAS COM A SAOS

Neste item serão abordadas patologias que estão mais diretamente relacionadas com a SAOS.

HIPERTENSÃO ARTERIAL SISTÊMICA (HAS)

A HAS ocorre em aproximadamente 50% a 60% dos pacientes com diagnóstico de SAOS.[8] Visto por outro lado, entre os pacientes com HAS, alguns estudos sugerem que 30% apresentam SAOS. É possível que parte dessa associação esteja relacionada a fatores de risco comum entre as duas patologias, SAOS e HAS, como obesidade centrípeta e sexo masculino.

No entanto, existem estudos experimentais e epidemiológicos apontando para uma associação independente entre SAOS e HAS.[9-11] Nieto e colaboradores,[10] em estudo transversal com 6.132 participantes do ensaio clínico multicêntrico para avaliar as consequências cardiovasculares da SAOS, encontraram uma razão de chance para HAS de 1,37 para índice de apneia e hipopneia (IAH) de 30 ou maior, comparado ao IAH de menos de 1,5. James Skatrud e colaboradores,[11] em estudo prospectivo, analisaram 709 participantes do estudo de coorte de sono de Wisconsin no tempo inicial e após 4 anos de seguimento e evidenciaram uma razão de chance para HAS após o seguimento de 4 anos de 2,03 para um IAH de 5,0 a 14,9 e de 2,89 para um IAH de 15,0 ou mais, quando comparado ao IAH de zero e após ajuste de variáveis de confusão, como idade, sexo e índice de massa corpórea. Esses estudos sugerem que a SAOS é um fator de risco independente para HAS. De acordo com o Joint National Committee on Prevention, Detection, Evaluation and Treatment of High Blood Pressure, SAOS é a primeira de uma lista de causas identificáveis de HAS.

ARRITMIAS CARDÍACAS

Existem evidências de que a SAOS está associada de maneira independente com fibrilação atrial e batimentos cardíacos ectópicos.[12] Um estudo recente[13] com 73 indivíduos com e sem SAOS pareados para fatores de confusão mostrou que a SAOS estava associada ao aumento do átrio esquerdo que, por sua vez, se correlacionou com o aumento da rigidez da aorta.

ATEROSCLEROSE E DOENÇAS CORONÁRIA E CEREBROVASCULAR

Há associação entre SAOS grave não tratada e aumento da mortalidade cardiovascular causada por acidente vascular encefálico (AVE) e infarto agudo do miocárdio.[14] Os autores do estudo sugerem que a SAOS contribui para o desenvolvimento de aterosclerose. Essa hipótese é reforçada pela demonstração de que pacientes com SAOS sem comorbidades, quando comparados com controles adequados, apresentam vários marcadores de aterosclerose alterados, incluindo maior rigidez arterial e aumento da espessura da carótida.[15] A prevalência da SAOS em portadores de insuficiência coronária é alta e oscila, de acordo com vários estudos, entre 14% e 37%.[16,17] Há estudo[17] que sugere que a SAOS é um fator de risco independente para a insuficiência coronária e que a associação das duas doenças aumenta a mortalidade cardiovascular.

DIAGNÓSTICO DA SAOS

O diagnóstico da SAOS é baseado na história clínica, no exame físico e no teste de registro do sono (polissonografia).

Os sinais e sintomas mais comuns da SAOS são roncos, apneias testemunhadas e sonolência excessiva diurna. Na avaliação secundária deve ser incluída a pesquisa de hipertensão arterial sistêmica e pulmonar, assim como história pregressa de AVE, infarto do miocárdio e acidentes automobilísticos.

No exame físico deve-se avaliar a presença de fatores de risco para SAOS: obesidade, retrognatia, micrognatia, grande circunferência do pescoço (sexo masculino > 42,5cm e feminino > 37,5cm) e síndromes genéticas com deformidades craniofaciais evidentes. No exame da cavidade oral e da orofaringe preconizam-se a utilização da escala de Mallampati (classes 3 e 4 levam a maior risco de SAOS) e a avaliação da presença de outros fatores de risco da SAOS: macroglossia, palato ogival, hipertrofia adenoamigdaliana e redundância do pilar posterior.

A quantificação da sonolência diurna pode ser realizada por meio da escala de sonolência de Epworth[19] (Quadro 9.1). Questiona-se sobre a possibilidade de cochilar em oito situações diferentes. A pontuação oscila entre 0 e 24 pontos e caracteriza-se sonolência excessiva diurna quando a pontuação é superior a 10 pontos. Com intuito de prever risco da SAOS, pode-se aplicar o questionário clínico de Berlin, o qual classifica os pacientes em alto e baixo risco para SAOS.[20] O questionário aborda três categorias específicas: ronco, sonolência diurna e hipertensão arterial sistêmica ou obesidade. O paciente é considerado de alto risco quando apresenta duas ou mais categorias positivas.

Quadro 9.1 Escala de sonolência de Epworth

0 = nenhuma chance de cochilar
1 = pequena chance de cochilar
2 = moderada chance de cochilar
3 = alta chance de cochilar

Situação	Chance de cochilar			
Sentado e lendo	0 [ ]	1 [ ]	2 [ ]	3 [ ]
Assistindo à TV	0 [ ]	1 [ ]	2 [ ]	3 [ ]
Sentado em um lugar público (p. ex., sala de espera, cinema, igreja etc.)	0 [ ]	1 [ ]	2 [ ]	3 [ ]
Como passageiro de trem, carro ou ônibus	0 [ ]	1 [ ]	2 [ ]	3 [ ]
Viajando 1 hora sem parar				
Deitando-se para descansar à tarde, quando as circunstâncias permitem	0 [ ]	1 [ ]	2 [ ]	3 [ ]
Sentado e conversando com alguém	0 [ ]	1 [ ]	2 [ ]	3 [ ]
Sentado calmamente após o almoço (sem álcool)	0 [ ]	1 [ ]	2 [ ]	3 [ ]
Imagine-se dirigindo um carro, enquanto para por alguns minutos ao pegar trânsito intenso	0 [ ]	1 [ ]	2 [ ]	3 [ ]
TOTAL				

O objetivo da avaliação clínica, caracterização da sonolência e aplicação de questionário para prever risco para SAOS é direcionar a população de risco na qual o diagnóstico definitivo por meio de exame de polissonografia é mandatório.

O estudo polissonográfico de noite inteira, realizado no laboratório do sono sob supervisão de um técnico habilitado, constitui o método diagnóstico padrão da SAOS. A definição polissonográfica da apneia tem como critério a redução do fluxo inspiratório em mais de 50% por pelo menos 10 segundos. A hipopneia caracteriza-se por redução do fluxo aéreo de no mínimo 30%, de igual duração, associada a despertar e/ou dessaturação da oxiemoglobina. Denomina-se apneia obstrutiva quando há parada do fluxo aéreo nasal e bucal com manutenção do esforço ventilatório pela musculatura inspiratória, incluindo os movimentos toracoabdominais. O somatório das apneias e hipopneias por hora de sono fornece o índice de apneia-hipopneia (IAH). A gravidade da SAOS é determinada pela gravidade da dessaturação da oxiemo-

Quadro 9.2 Critérios diagnósticos da SAOS no adulto

Critérios (A + B + D) ou (C + D): diagnóstico da SAOS

A. No mínimo uma queixa:
   Episódios de sono não intencionais durante a vigília, sonolência excessiva diurna, sono não reparador, fadiga ou insônia
   Acordar com pausas respiratórias, engasgos ou asfixia
   Compaheiro relatar ronco alto e/ou pausas respiratórias no sono
B. Polissonografia: > 5 eventos respiratórios/hora de sono
C. Polissonografia: > 15 eventos respiratórios/hora de sono
D. O distúrbio não pode ser mais bem explicado por outro distúrbio do sono, doenças médicas ou neurológicas, uso de medicações ou distúrbio por uso de substâncias

globina e pelo IAH (grau leve: 5 < IAH < 15/h; grau moderado: 15 < IAH < 30/h, grau acentuado: IAH > 30/h).

Os principais critérios diagnósticos de SAOS se encontram no Quadro 9.2.[21]

TRATAMENTO

O objetivo do tratamento da SAOS é manter a perviedade da via aérea superior e, portanto, prevenir apneia, hipoxia, geração de exagerada pressão intratorácica negativa, aumento da pressão arterial e pós-carga do ventrículo esquerdo, e estimulação excessiva da atividade simpática, além de promover melhora na sonolência diurna e na qualidade de vida. A forma de tratamento da SAOS é selecionada com base em vários fatores, como: IAH definido pela polissonografia, grau de dessaturação da oxiemoglobina e presença de comorbidades associadas.

MODIFICAÇÕES DE FATORES DE RISCO

Devem ser adotadas por todos os pacientes portadores de SAOS, embora não constituam, na maioria das vezes, a única modalidade de tratamento:

- **Evitar o consumo de álcool, sedativos e hipnóticos:** essas substâncias reduzem o tônus da musculatura dilatadora da via aérea superior, aumentando a gravidade do ronco e da apneia. Os hipnóticos e sedativos também deprimem o mecanismo de despertar com consequente prolongamento da apneia e maior dessaturação de oxigênio.
- **Perder peso:** obesidade é o maior fator de risco para SAOS. Reduções moderadas de peso melhoram a função da via aérea superior, tornando-a menos colapsável e, portanto, reduzindo a gravidade da SAOS.
- **Dormir em decúbito lateral:** para pacientes nos quais os eventos apneicos ocorrem principalmente em posição supina.

- **Tratar causas matabólicas subjacentes:** a SAOS é frequentemente encontrada em portadores de hipotireoidismo. Sua gravidade é melhorada após a reposição hormonal, embora a resolução completa da SAOS não ocorra com frequência. A reposição hormonal em mulheres na menopausa com SAOS tem papel adicional no tratamento da SAOS.

CONTINUOUS POSITIVE AIRWAY PRESSURE (CPAP)

O tratamento de escolha para a SAOS consiste no uso de pressão positiva contínua na via aérea (CPAP) durante o período de sono.

O CPAP promove a abertura da via aérea superior, prevenindo o colapso e todas as suas consequências deletérias descritas anteriormente. Vários ensaios clínicos recentes randomizados[22-25] demonstram melhora do desempenho cognitivo, da sonolência diurna e da qualidade de vida dos pacientes tratados com CPAP, mesmo daqueles com SAOS leve.[24] Ensaios clínicos recentes,[26,27] avaliando a influência sobre a pressão arterial mediante a monitorização ambulatorial da pressão arterial de 24h, evidenciam redução da pressão arterial diurna ou noturna de pacientes tratados com CPAP, quando comparados a placebo. Em pacientes portadores de insuficiência cardíaca, o CPAP promove melhora considerável e sustentada da fração de ejeção ventricular esquerda.[28,29] Esses efeitos são observados durante o dia mesmo quando o CPAP não está sendo usado.

APARELHOS INTRAORAIS (AIO)

Os AIO podem ser efetivos para pacientes portadores de SAOS leve.[30] Os mais estudados são os de avanço mandibular e os de retenção lingual.

TRATAMENTO CIRÚRGICO

As cirurgias são direcionadas para modificação dos tecidos moles da faringe (palato, amígdala, base da língua) e/ou do esqueleto (maxila, mandíbula e hioide). Não existe um procedimento específico que possa resolver todas as necessidades do paciente e, muitas vezes, é necessária a associação de cirurgia. Portanto, as cirurgias para SAOS são procedimentos de exceção e devem ser indicadas em casos selecionados. Em alguns pacientes, as cirurgias nasais são de grande auxílio para o uso do CPAP.

REFERÊNCIAS

1. Young TB, Palta M, Dempsey J, Skatrud J, Weber S, Badr S. The occurrence of sleep disordered breathing among middle aged adults. N Engl J Med 1993; 328:1230-5.
2. Tufik S, Santos-Silva R, Taddei JA, Bittencourt LR. Obstructive sleep apnea syndrome in the São Paulo Epidemiologic Sleep Study. Sleep Med 2010 May; 11(5):441-6. Epub 2010 Apr 1.

3. Dempsey JA, Skatrud JB, Jacques AJ, Ewanowski SJ, Woodson BT, Handson PR. Anatomic determinants of sleep-disordered breathing across the spectrum of clinical and nonclinical male subjects. Chest 2002; 122(3):840-51.

4. Bradley TD. Right and left ventricular funcional impairment and sleep apnea. Clin Chest Med 1992; 13:459-79.

5. Bradley TD, Floras JS. Pathophisiologic and therapeutic implications of sleep apnea in congestive heart failure. J Card Fail 1996; 2:223-40.

6. Hanly P, Sasson Z, Zuberi N, Lunn K. ST-segment depression during sleep in obstructive sleep apnea. Am J Cardiol 1993; 71:1341-5.

7. Somers VK, Dyken ME, Clary MP, Abboud FM. Sympathetic neural mechanisms in obstructive sleep apnea. J Clin Invest 1995; 96:1897-904.

8. Carlon JT, Hedner JA, Ejnell H, Peterson LE. High prevalence of hypertension in sleep apnea patients independent of obesity. Am J Respir Crit Care Med 1994; 150:72-7.

9. Grote L, Ploch T, Heitmann J et al. Sleep-related breathing disorder is an independent risk factor for systemic hypertension. Am J Respir Crit Care Med 1999; 160:1875-82.

10. Nieto FJ, Young TB, Lind BK et al. For the Sleep Heart Study: Association of sleep disordered breathing, sleep apnea, and hypertension in a large community-based study. JAMA 2000; 283:1829-36.

11. Peppard PE, Young TB, Palta M, Skatrud J. Prospective study of the association between sleep-disordered breathing and hypertension. N Engl J Med 2000; 342:1378-84.

12. Mehra R, Stone KL, Varosy PD et al. Nocturnal arrhythmias across a spectrum of obstructive and central sleep-disordered breathing in older men: outcomes of sleep disorders in older men (MrOs) study. Arch Intern Med 2009; 169(12):1147-55.

13. Drager LF, Bortolotto LA, Pedrosa RP, Kriger EM, Lorenzi-Filho G. Left atrial diameter is independently associated with arterial stiffness in patients with obstructive sleep apnea: Potential implication for atrial fibrillation. Int J Cardiol. Epub 2009.

14. Marshall NS, Wong KK, Liu PY, Cullen SR, Knuima MW, Grunstein RR. Sleep apnea as an independent risk factor for all-cause mortality: Busselton Health Study. Sleep. 2008; 31(8):1079-85.

15. Drager LF, Bortolotto LA, Lorenzi MC, Figueiredo AC, Krieger EM, Lorenzi-Filho G. Early signs of atherosclerosis in obstructive sleep apnea. Am J Respir Crit Care Med 2005; 172 (5):613-8.

16. Peker Y, Kraiczi H, Hedner J et al. An independent association between obstructive sleep apnea and coronary artery disease. Eur Respir J 1999; 14(1):179-84.

17. Peker Y, Kraiczi H, Hedner J et al. Respiratory disturbance index: an independent predictor of mortality in coronary artery disease. Am J Respir Crit Care Med 2000; 162(1):181-6.

18. Katz I, Stradling J, Slutsky AS et al. Do patients with obstructive sleep apnea have thick necks? Am Rev Respir Dis 1990; 141:1228-31.

19. Johns M. A new method of measuring daytime sleepiness: the Epworth Sleepiness Scale. Sleep 1991; 14:540-5.

20. Netzer NC, Stoohs RA, Netzer CM, Clarck K, Strohl KP. Using the Berlin questionnaire to identify patients at risk for the sleep apnea syndrome. Ann Intern Med 1999; 131:485-91.

21. Bittencourt LRA, Caixeta EC. Critérios diagnósticos e tratamento dos distúrbios respiratórios do sono: SAOS. J Bras Pneumol 2010; 36 (supl.2):S23-S27.

22. Hack M, Davies RJ, Mullins R et al. Randomised prospective parallel trial of therapeutic versus subtherapeutic nasal continuous positive airway pressure on simulated steering performance in patients with obstructive sleep apnea. Thorax 2000; 55:224-31.

23. Loredo J, Ancoli-Israel S, Dimsdale JE. Effect of continuous positive airway pressure vs placebo continuous positive airway pressure on sleep quality in obstructive sleep apnea. Chest 1999; 116:1545-9.

24. Engleman HM, Kingshott RN, Wraith PK et al. Randomized placebo-controlled crossover trial of continuous positive airway pressure for mild sleep apnea/hypopnea syndrome. Am J Respir Crit Care Med 1999; 159:461-7.

25. Kushida CA, Littner MR, Hishkowitz M et al. Practice parameters for the use of continuous and bilevel positive airway pressure devices to treat adult patients with sleep-related breathing disorders. Sleep 2006; 29 (3):375-80.

26. Tkacova R, Logan AG, Leung RS et al. CPAP reduces blood pressure in patients with refractory hypertension and obstructive sleep apnea. Am J Respir Crit Care Med 2000; 161:A213.

27. Faccenda J, Boon NA, Mackay TW, Douglas NJ. CPAP effects on blood pressure in sleep apnea/hypopnoea syndrome during a randomized controlled trial. Am J Respir Crit Care Med 2000; 161:A213.

28. Malone S, Liu PP, Holloway R, Rutherford R, Xie A, Bradley TD. Obstructive sleep apnea in patients with dilated cardiomyopathy: effects of continuous positive airway pressure. Lancet 1991; 338:1480-4.

29. Bradley TD, Holloway RM, Mc Laughlin PR, Ross BL, Walters J, Liu PP. Cardiac output response to continuous positive airway pressure in congestive heart failure. Am Rev Respir Dis 1992; 145:377-82.

30. Barnes M, McEvoy RD, Banks S et al. Efficacy of positive airway pressure and oral appliance in mild to moderate obstructive sleep apnea. Am J Respir Crit Care Med 2004; 170 (6): 656-64.

Incontinência Urinária

CAPÍTULO 10

Márcio Sanctos Costa • Daniella Ericson Araújo
Eduardo Andrada Pessoa de Figueiredo

INTRODUÇÃO

Incontinência urinária (IU) consiste na queixa de perda involuntária de urina, o que pode causar um problema higiênico ou social para o indivíduo. Condição mais comumente encontrada na população geriátrica, acomete cerca de 30% a 60% das mulheres e 10% a 35% dos homens nessa fase da vida. As estatísticas aumentam para cerca de 75% a 80%, de maneira geral, quando são considerados idosos com mais de 80 anos de idade, pacientes internados ou moradores de abrigos geriátricos.

A continência urinária não depende somente dos mecanismos fisiológicos mioneurais e da integridade do trato urinário inferior. Alterações da motivação, a destreza manual e a existência de doenças associadas são fatores que podem ser responsáveis pelo sintoma sem que haja comprometimento significativo do trato urinário inferior. Essas condições são frequentemente encontradas no idoso e podem agravar ou causar IU.

Fatores relacionados com o envelhecimento, como mudanças na fisiologia da bexiga e do assoalho pélvico, contribuem para a perda do controle urinário e, consequentemente, para IU em idosos, mas quando essa condição é considerada apenas parte natural do envelhecimento, incorre-se no risco de desvalorizar a IU como sintoma decorrente da existência de algum problema, como nos casos de IU em pacientes com doenças neurológicas, a exemplo dos casos de esclerose múltipla.

Além da idade, outros fatores de risco para IU são: comprometimento cognitivo, presença de reduzida mobilidade, *diabetes mellitus* e algumas doenças neurológicas. Em mulheres, acrescentam-se ainda como fatores de risco para IU a cor branca, a multiparidade, o uso de terapia de reposição hormonal (TRH), a presença de sobrepeso/obesidade (avaliados pelo índice de massa corporal – IMC) e a menopausa. Em homens, apesar dos avanços das técnicas cirúrgicas, a prostatectomia radical permanece fortemente associada à incontinência transitória ou persistente.

A IU pode ser classificada de várias formas. Neste capítulo, classificamos a IU em incontinência de estresse, urgeincontinência, incontinência mista e incontinência por transbordamento.

Em mulheres idosas, a incontinência mista é a mais frequente, enquanto nos homens idosos a urgeincontinência é a mais registrada. A classificação da IU é importante porque o tratamento costuma ser dirigido às causas específicas de incontinência (ver terminologia no Quadro 10.2).

Embora a IU não esteja associada de maneira direta ao aumento da mortalidade, sua presença tem grande impacto na qualidade de vida, comparável ao de condições como artrite de mãos e punhos, diabetes e acidente vascular encefálico (AVE). A incontinência urinária pode contribuir para isolamento social, transtornos de ansiedade e depressão, infecção do trato urinário (ITU) e dermatite de contato, além de aumentar o risco de queda, fraturas (sobretudo no caso de IU de urgência) e internamento hospitalar.

Cerca de 10% a 35% da população adulta tem alguma queixa ou sintoma relacionado com a IU. Aproximadamente metade das mulheres com perda involuntária de urina, pelo menos uma vez por semana, não se queixa de IU espontaneamente em consultas médicas de rotina, o que leva ao subdiagnóstico e compromete o tratamento.

Pacientes portadores de IU podem permanecer de 6 a 9 anos com a sintomatologia antes de procurar ajuda. Embora a minoria dos casos necessite de avaliação especializada e a maioria dos problemas possa ser resolvida no nível de atenção à saúde primária, estima-se que apenas 5% dos indivíduos incontinentes na comunidade recebam acompanhamento médico adequado. Portadores de IU permanecem com comprometimentos físico, funcional e psicológico não resolvidos, em casa e no trabalho, com implicações sociais e no sistema de saúde.

A literatura propõe, então, que se proceda a uma busca ativa de IU em algumas populações.

DIAGNÓSTICO DE IU

O primeiro passo para a avaliação de portadores de IU é o diagnóstico (Quadro 10.1). Como salientado previamente, apenas uma minoria da população procura atendimento por causa de queixas de incontinência urinária.

Uma vez que existem evidências de que incontinência eventual é fator de risco para incontinência frequente, sugere-se que se faça um questionário simples para IU como parte da avaliação ambulatorial e de fácil aplicação, no qual uma resposta "sim" significa IU e indica a necessidade de avaliação sequencial.

Atualmente existem evidências de que as intervenções terapêuticas baseadas na mudança de comportamento, e atitudes, não só são capazes de prevenir a progressão da incontinência, mas também de prevenir o aparecimento de IU; assim, propõe-se a utilização de questionários ambulatoriais nas consultas, como o apresentado a seguir:

QUESTIONÁRIO SUGERIDO

- Você apresenta ou já apresentou perda involuntária de urina?
- Você perde ou já perdeu urina quando tosse, ri ou faz atividade física?
- Você perde ou já perdeu urina a caminho do banheiro?
- Você usa ou já usou algum dispositivo como absorventes, tecidos ou roupas íntimas a mais para evitar o vazamento de urina na roupa?

A partir de uma resposta "sim", a avaliação geriátrica deverá focalizar-se na história clínica, buscando informações sobre a gravidade, a duração e o quanto a incontinência afeta as atividades diárias do indivíduo.

Deve-se tentar caracterizar os tipos de IU e os possíveis fatores que contribuem para a incontinência. São igualmente importantes um exame físico detalhado e a análise da urina para diagnóstico de possível infecção urinária como causa da sintomatologia.

Devem ser solicitados sumário de urina e urocultura, pois a infecção urinária pode ser tanto causa de sintomatologia relacionada com a IU como consequência de IU.

Os pacientes devem ser questionados sobre o grau de comprometimento em sua qualidade de vida e o impacto no trabalho, nas atividades sexuais e nas atividades de lazer. Existem na literatura questionários para essa finalidade, como o ICIQ-SF (*International Consultation on Incontinence Questionnaire*), já validado para a língua portuguesa e disponível em: www.scielo.br/pdf/rsp/v38n3/20662.pdf.

O volume residual pós-miccional pode ser utilizado como mais um parâmetro que aponta para a IU. Na prática médica, entretanto, não existem critérios baseados em evidências para definir o que é um volume pós-miccional "anormal".

Ainda assim, nos pacientes com IU aguda, ou naqueles em que há suspeita de retenção urinária, o achado de um volume residual vesical pós-miccional > 150mL em homens e > 200mL nas mulheres é clinicamente significativo, desde que esteja acompanhado de sintomas.

Quadro 10.1 Avaliação de pacientes com IU para fins diagnósticos

História	Procurar por doenças crônicas e uso de medicamentos
	Avaliar a forma de início, duração e resposta a tratamento prévio
	Avaliar as características dos sintomas e o impacto na qualidade de vida
	Considerar a frequência e a gravidade dos sintomas
	Considerar os sintomas associados – constipação ou incontinência fecal, disúria, noctúria, ressecamento vaginal
	Considerar teste cognitivo
Exame físico	Geral: Inferir quantidade de líquido ingerida pelo paciente; Exame abdominal → procurar por massas, dor à palpação suprapúbica, bexiga palpável Exame neurológico → reflexos, força, cognição Exame vaginal: Avaliação de prolapso de órgãos pélvicos Força muscular – toque vaginal Exame retal: Toque retal para avaliação de tônus Exame do períneo: Dermatite, fissuras
Laboratório	Sumário de urina e urocultura Em caso de suspeição clínica: avaliação de função tireoidiana, dosagem das vitaminas B_{12} e D
Exames de imagem (solicitar o estudo por imagem em casos selecionados)	Volume urinário residual pós-miccional USG urinária dinâmica

USG: ultrassonografia.

Em pacientes cuja história clínica é difícil, inconsistente, ou em caso de ausência de resposta ao tratamento inicial, recomenda-se um teste cognitivo (ver *Considerações especiais em pacientes com comprometimento cognitivo*).

Em casos de incontinência não complicada, a investigação urodinâmica não necessitará ser realizada. O teste urodinâmico é o teste padrão-ouro para o diagnóstico de IU, mas é invasivo, caro, exige equipamento específico e treinamento e geralmente não é imprescindível para que se chegue ao diagnóstico.

Esse procedimento está recomendado em caso de falha da terapêutica inicial, na presença de infecções recorrentes e, principalmente, quando se planeja uma terapia invasiva.

A cistoscopia está indicada em pacientes com incontinência urinária complicada ou suspeita de fístula vesicovaginal ou incontinência extrauretral.

CLASSIFICAÇÃO

IU TRANSITÓRIA

Caracteriza-se pela perda involuntária de urina com causa externa ao trato urinário inferior e precipitada por fatores psicológicos (depressão, ansiedade), orgânicos (infecção do trato urinário), dificuldade de locomoção (indivíduos acamados transitoriamente) ou ingesta de líquidos excessiva ou medicamentosa (sedativos, hipnóticos e diuréticos).

IU PERSISTENTE

Aqui são agrupados os tipos mais comuns de IU.

Urgeincontinência

Causa comum de incontinência em idosos, consiste na perda involuntária de urina provocada por hiperatividade do músculo detrusor, ou por falta de atividade inibitória de sua contração. Hiperatividade do músculo detrusor, no entanto, também pode ser encontrada em indivíduos saudáveis, levando à conclusão de que, isoladamente, a hiperatividade do músculo detrusor não é capaz de provocar incontinência urinária.

Essa incontinência é frequentemente acompanhada de urgência miccional (desejo súbito e incontrolável de urinar), podendo ser resultado de uma neuropatia, miopatia ou uma associação dessas condições. Quando não se consegue identificar uma causa, define-se como urgeincontinência idiopática.

A urgeincontinência pode estar presente em mulheres jovens, geralmente associada à cistite intersticial. Essa condição é caracterizada por urgência e polaciúria, além de incontinência.

O termo bexiga hiperativa descreve o sintoma de uma síndrome clínica composta por polaciúria, urgência miccional, noctúria e urgeincontinência com base exclusivamente nas queixas clínicas do paciente, não dependendo dos achados urodinâmicos.

O termo instabilidade detrusora descreve contrações involuntárias documentadas na avaliação urodinâmica em pacientes que não apresentam doença neurológica. Na presença de fator neurológico subjacente deve ser denominada hiper-reflexia do músculo detrusor.

Incontinência de estresse

Esse tipo de IU ocorre quando o aumento da pressão intra-abdominal se torna maior que os mecanismos de fechamento esfincteriano (na ausência de contração do músculo detrusor) e acontece durante esforço, espirros, tosse ou riso. A causa mais comum de incontinência de estresse é a hipermobilidade uretral secundária a alterações anatômicas do suporte pélvico.

Na prática clínica, sintomas de urgência e de estresse são frequentemente encontrados em combinação, caracterizando incontinência mista.

Incontinência mista

Causa mais comum de incontinência em mulheres, é, como o nome diz, uma combinação entre incontinência de estresse e urgeincontinência. Aparentemente é causada por uma combinação de hiperatividade do detrusor com insuficiência do aparelho esfincteriano, embora a fisiopatologia ainda não esteja completamente esclarecida.

Incontinência relacionada com o esvaziamento incompleto da bexiga

Decorre da incapacidade de esvaziar completamente a bexiga. Tem como principais causas a hipocontratilidade da musculatura detrusora e/ou obstrução ao fluxo urinário. Alguns autores preferem o termo "esvaziamento incompleto da bexiga" ao termo "incontinência por transbordamento", enquanto outros preferem descrever síndromes diferentes. Neste capítulo, optamos por agrupar essas definições, por entendê-las como uma mesma condição clínica.

Sintomas associados à IU podem estar presentes, como jato urinário fraco ou intermitente, hesitação e noctúria. Também pode haver perda de urina por aumento da pressão intra-abdominal, mesmo com o aparelho esfincteriano intacto.

Os sintomas de IU por transbordamento podem mimetizar aqueles das IU mistas, com pacientes perdendo urina em pouca quantidade quando há aumento da pressão intra-abdominal e experimentando ocasionalmente sintomas de urgência, quando o detrusor tenta expelir urina.

Quadro 10.2 Terminologia e sintomatologia relacionada com a micção

Classificação	Sintomatologia
Urgência miccional	Desejo súbito e imperioso de urinar
Urgeincontinência	Perda involuntária de urina associada à urgência. Alguns fatores precipitantes são, entre outros, o som de água corrente e a proximidade do banheiro (como no momento em que se destranca a porta de casa)
Incontinência de estresse	Perda urinária provocada por esforço
Incontinência urinária contínua	Perda urinária frequente, sem associação com evento ou queixa específica
Noctúria	Necessidade de urinar durante o sono, mais do que uma vez, de maneira frequente
Hiperatividade vesical	Aumento da frequência de diurese, com urgência e noctúria

Em mulheres, pode ocorrer após procedimento cirúrgico anti-incontinência ou por prolapso de órgão pélvico, quando a bexiga ou o útero comprimem a uretra. Em homens, as principais causas são hiperplasia prostática benigna, câncer de próstata ou estenose uretral.

Pacientes com traumatismo raquimedular suprassacral podem desenvolver assinergia entre o detrusor e o esfíncter, provocando contração esfincteriana durante a contração da bexiga e IU por transbordamento.

A diminuição da atividade do detrusor, com consequente esvaziamento incompleto da bexiga, e diurese por transbordamento, provoca IU em 5% a 10% dos indivíduos idosos acometidos, sendo menos frequente em adultos jovens.

São possíveis causas para essa hipocontratilidade: neuropatia periférica (*diabetes mellitus*, alcoolismo, doença de Parkinson, deficiência de vitamina B_{12}), hipoestrogenismo, disfunção ou fibrose da musculatura lisa da bexiga e lesão das fibras eferentes do detrusor (hérnia de disco, estenose medular, tumores ou anomalias congênitas).

TRATAMENTO

O tratamento da incontinência deve objetivar a melhora da qualidade de vida do paciente, e não apenas a redução do número de perdas urinárias diárias. Parte dos estudos que envolveram farmacoterapia teve como desfecho a diminuição da quantidade de perda de urina, e o período de observação de alguns deles foi de apenas 3 a 5 dias. Não há como avaliar a qualidade de vida nesse período de tempo.

Como discutido anteriormente, mesmo em pacientes que procuram atendimento com a queixa específica de perda urinária, o tratamento deixa de ser satisfatório em cerca da metade dos casos.

A literatura defende que os passos do tratamento de IU sejam discutidos com os pacientes e, a partir daí, individualiza-se a abordagem, priorizando a condição que, em avaliação conjunta, prejudique a qualidade de vida.

Há causas reversíveis de IU, cujo tratamento específico está descrito nos Quadros 10.3 e 10.4.

As opções terapêuticas consistem em modificação do estilo de vida, medidas comportamentais, farmacoterapia, procedimentos invasivos e órteses.

MEDIDAS COMPORTAMENTAIS

Consistem em exercícios para a musculatura pélvica, monitorização da diurese (diário miccional), diurese programada (p. ex., antes de situações que reconhecidamente levem a perda urinária ou urgência), redução de cafeína, controle de ingesta hídrica, perda de peso e atividade física.

As medidas comportamentais podem reduzir os episódios de perda urinária em 50% a 80% dos casos, além de levarem à continência 10% a 30% dos pacientes. No Quadro 10.4 há exemplos de estratégias de controle urinário em algumas situações específicas.

Os exercícios para fortalecimento da musculatura pélvica (exercícios de Kegel) objetivam prevenir episódios de perda de urina. Vários métodos disponíveis para o fortalecimento do assoalho pélvico podem ser efetivos, desde *biofeedback*, estimulação elétrica e outros métodos fisioterapêuticos, até livros de autoajuda.

Na prática ambulatorial, o médico pode orientar os pacientes a contrair a musculatura pélvica por 6 a 8 segundos, em oito a 12 repetições, duas a três vezes ao dia, por três a quatro vezes na semana, repetindo o exercício durante 15 a 20 semanas.

A continuidade e persistência dos exercícios é fundamental para o sucesso dessa abordagem. Pacientes com dificuldade em manter a disciplina dos exercícios ou pouco aderentes devem ser encaminhados a um profissional especializado.

Outra medida comportamental que reforça o *biofeedback* consiste no uso de um diário miccional, uma ferramenta em que o paciente faz o registro do tempo e do volume de todas as micções, seja ele continente ou incontinente.

O diário fornece uma medida confiável da frequência da incontinência antes e após o tratamento. Entretanto, os parâmetros básicos do diário, como frequência

Quadro 10.3 Causas reversíveis de perda de urina

Causa	Mecanismo	Tratamento
ITU	Cistite pode provocar urgência e simular urgeincontinência	Antibioticoterapia baseada em urocultura
Constipação	A distensão retal pode causar instabilidade do detrusor	Aumento da ingesta de fibras e líquidos. Medicamentosa, quando o quadro clínico sugerir
Diabetes mellitus	A diurese associada a glicosúria pode precipitar urgeincontinência	Melhorar o controle glicêmico ou diagnosticar e iniciar o tratamento do diabetes
Imobilidade	O paciente pode adiar a micção para evitar dor relacionada com a movimentação, ou ainda quando existe lentificação dos movimentos, dificultando a ida ao banheiro e, consequentemente, acarretando urgeincontinência	Melhorar o tratamento da dor e tentar evitar a imobilidade com fisioterapia, órteses ou outros equipamentos
Obesidade	O aumento da pressão na bexiga causada por obesidade central pode levar à urgeincontinência, assim como o estresse crônico na musculatura do assoalho pélvico pode levar a IU de estresse	Tratamento da obesidade conforme recomendado pela literatura
Síndrome da apneia obstrutiva do sono (SAOS)	Diurese noturna secundária ao aumento da produção de peptídeo natriurético pode precipitar urgeincontinência ou noctúria	Tratamento da SAOS, com CPAP (*continuous positive airway pressure*) se necessário
Substância	**Mecanismo**	**Tratamento**
Cafeína	A cafeína tem ação diurética e irritante da bexiga	Reduzir ou retirar a cafeína pode melhorar a incontinência
Diuréticos	Aumentos rápidos do volume vesical podem provocar urgeincontinência	Considerar a retirada do diurético. Se não for possível, ajuste de doses e horários, evitando diuréticos à noite
IECA	O principal efeito colateral dos IECA, a tosse, principalmente nos idosos, pode provocar incontinência de estresse	Trocar por outro medicamento, como bloqueadores de receptor de angotensina II, conforme indicação
Anticolinérgicos, sedativos e hipnóticos	Sedação pode causar comprometimento cognitivo e embotamento do sensório, podendo provocar enurese. Anticolinérgicos podem provocar esvaziamento incompleto da bexiga e constipação, contribuindo para IU	Descontinuar medicações assim que possível

IECA: inibidores da enzima conversora da angiotensina.

Quadro 10.4 Estratégias para prevenção de perda de urina

Tipo de perda	Característica	Estratégia
Urgeincontinência	Perda de urina após vontade súbita e imperiosa de urinar, frequentemente a caminho do banheiro	Não correr ao banheiro, permanecer no lugar e contrair e relaxar a musculatura pélvica até a urgência passar. Caso aconteça novamente a caminho do banheiro, repetir o exercício
	Perda de urina ao ouvir água corrente, ao dirigir para casa ou ao colocar a chave na porta da frente	Antecipar e prevenir a urgência. Urinar antes de ir para casa e antes de lavar os pratos, se possível. Caso contrário, contrair a musculatura pélvica antes das situações que habitualmente levam à urgência
Incontinência de estresse	Perda de urina ao tossir, espirrar ou rir	Contrair a musculatura pélvica antes e durante o esforço
	Perda de urina durante exercício	Contrair a musculatura pélvica durante o exercício
Perda urinária sem urgência	A urina começa a sair sem aviso, quando o paciente levanta da cama ou da cadeira	Contrair a musculatura pélvica antes de levantar
Perda urinária pós-miccional	A urina cai no chão ou na roupa íntima após o término da micção	Contrair a musculatura pélvica antes de levantar, caso a pessoa urine sentada. Homens podem precisar ordenhar o pênis para prevenir a perda

e volume, não são nem sensíveis nem específicos para a determinação da causa da incontinência.

Os exercícios citados, quando associados ao diário miccional, podem contribuir ainda mais para a redução da urgência e da frequência. O diário miccional também pode ser útil no acompanhamento do tratamento, ao identificar qual estratégia teve melhor resposta.

Uma outra medida a ser tomada deverá ser a redução do consumo de cafeína, a qual pode reduzir tanto a IU de estresse como a urgeincontinência.

A redução do consumo excessivo de líquidos também pode beneficiar o tratamento de IU, sobretudo a restrição hídrica antes de atividades sociais. Entretanto, não se recomenda restrição ou diminuição de ingesta hídrica diária.

A perda de peso parece estar relacionada com melhora significativa de sintomas de IU em mulheres jovens submetidas a cirurgia bariátrica e após perda de 5% da massa corporal em pacientes que não se submeteram à cirurgia. Apesar da falta de evidências definitivas que estabeleçam relação entre a perda de peso e a melhora de IU, a modificação no estilo de vida, exercícios físicos e boa alimentação são intervenções seguras e devem ser recomendadas também para portadores de IU.

O acompanhamento da resposta às medidas comportamentais é de fundamental importância e faz parte do tratamento, devendo ser feito periodicamente.

FARMACOTERAPIA (QUADRO 10.5)

Entre os medicamentos testados para o tratamento de IU, os antimuscarínicos constituem a principal classe terapêutica. Podem ser utilizados em homens e mulheres para o tratamento de urgeincontinência ou IU mista com eficácia semelhante. Efeitos colaterais como boca seca e constipação, entretanto, limitam a aderência ao tratamento.

Em homens, embora os antimuscarínicos possam ser utilizados isoladamente no tratamento de sintomas de urgeincontinência, a associação com fármacos para o tratamento de hipertrofia benigna da próstata (HBP) é frequente. Agonistas -adrenérgicos e inibidores da 5 -redutase são eficazes no tratamento de sintomas associados a HBP, incluindo IU.

É importante notar que portadores de IU por transbordamento ou "esvaziamento incompleto da bexiga" podem piorar a retenção urinária ao utilizar esses medicamentos. Uma vez diagnosticada essa condição, não se deve prescrever antimuscarínicos. Além disso, há potencial piora da cognição, sobretudo com o uso de fármacos menos seletivos.

Existem poucas opções de tratamento farmacológico para IU de estresse. Uma revisão sistemática avaliou a duloxetina, um inibidor da receptação de serotonina e noradrenalina, para o tratamento de IU de estresse em mulheres, mas seu uso para esse fim ainda não foi aprovado pelas agências reguladoras nas Américas.

O estrógeno tópico, na forma de anéis vaginais de estradiol, pode ser uma opção para o tratamento de sintomas de urgeincontinência em idosas. Apesar de a absorção ser mínima, deve ser usado com cautela em mulheres com história familiar de câncer de mama.

ÓRTESES

Embora não seja objetivo deste capítulo dissertar sobre órteses, existe uma variedade de opções para o tratamento de IU. Em mulheres, tampões e pessários podem ser benéficos como parte do tratamento de IU de estresse ou em IU mista com predominância de estresse.

Em homens, há a opção de clampeamento peniano ou de dispositivos urinários (preservativos com cateteres). Como o primeiro apresenta o risco de diminuição do fluxo sanguíneo peniano, recomenda-se que o clampeamento seja removido e trocado de posição a cada 4 horas. Os dispositivos urinários reduzem o risco de bacteriúria e infecção urinária, quando comparados a cateter vesical de longa permanência.

Dispositivos absorventes também podem ser uma opção, com a devida atenção quanto à higiene, sobretudo quando o indivíduo não é capaz de trocar o fraldão ou o absorvente por comprometimento cognitivo ou motor.

Toxina botulínica pode ser usada quando da ausência de efeitos satisfatórios na terapia com anticolinérgicos. A toxina é injetada diretamente no músculo detrusor da bexiga, resultando em diminuição do número de episódios de incontinência, aumento no volume miccional e redução na frequência miccional. A principal limitação a seu uso é a retenção urinária.

TRATAMENTO DE IU POR TRANSBORDAMENTO

O tratamento desse tipo de IU merece consideração em separado, pois, infelizmente, o tratamento medicamentoso isoladamente não parece ser eficaz.

Quando a causa da incontinência por transbordamento não pode ser tratada, é necessário recorrer a um cateter, seja intermitente ou de demora, via uretral ou cistostomia, tanto quando a doença é secundária a um insulto neurológico (arreflexia do detrusor) como quando por causa mecânica (atonia do detrusor). Caso a opção terapêutica escolhida seja o cateterismo, deve-se preferir o cateterismo intermitente realizado pelo próprio paciente em detrimento do cateterismo com sonda de Folley.

Quadro 10.5 Fármacos para o tratamento de incontinência urinária

Mecanismo de ação	Fármacos	Doses	Comentários

Efeitos anticolinérgicos/ antimuscarínicos	Darifenacina*
	 Nome comercial: Enablex®
	 Apresentação:
	   Tablete (tab) de liberação lenta:
	   Tablete de 7,5mg
	   Tablete de 15mg
		7,5 a 10mg/dia VO	Inibidor seletivo do receptor muscarínico M3 da bexiga, possivelmente menos efeitos na cognição

	Fesoterodina	4 a 8mg/dia VO	Seu metabólito ativo é quimicamente idêntico ao metabólito ativo da tolterodina

	Oxibutinina*
	 Nome comercial: Retemic®
	 Apresentação:
	   Comprimidos (comp) de 5mg – Caixas contendo 30 e 60 comprimidos
	   Xarope 1mg/mL
	   Frascos contendo 120mL
		2,5 a 5mg VO em 1 a 3×/dia
		 5 a 30 mg/dia VO (comprimido de liberação prolongada)
			Comprimidos de liberação prolongada têm menos efeitos colaterais

	Solifenacina*
	 Nome comercial: Vesicare®
	 Apresentação:
	   Comp de 5mg em embalagens de 10 e 30 comp
	   Comp 10mg em embalagens de 10 e 30 comp
		5 a 10mg/dia VO	Inibidor seletivo dos receptores M3

	Tolterodina*
	 Nome comercial: Detrusitol®
	 Apresentação:
	   Comp 1mg
	     Caixa com 28 comp
	   Comp 2mg
	     Caixa com 28 comp
	   Detrusitol LA®
	     Cápsula de liberação prolongada 4mg
	     Caixa com 14 ou 28 cápsulas
		2 a 4 mg/dia VO	Pouco lipofílico, pouca penetração no sistema nervoso central

	Trospium	20mg VO 2×/dia 60 mg/dia VO (comprimido de liberação prolongada)	Pouca penetração no sistema nervoso central, potencialmente menos efeitos deletérios na cognição

Inibidores da recaptação da serotonina e noradrenalina	Duloxetina*
	 Nome comercial: Cymbalta®
	 Apresentação:
	   Cápsulas 30mg
	   Caixa com 14 cápsulas
	   Cápsulas de 60mg
	   Caixa com 28 cápsulas
		20 a 80 mg/dia VO	Indicação *offlabel*
			 É indicado, habitualmente, para o tratamento do transtorno depressivo maior e da dor neuropática associada à neuropatia diabética periférica

Antagonistas adrenérgicos (em homens)	Alfuzosina*
	 Nome comercial:
	 XATRAL®
	   Comp 2,5mg
	 XATRAL®
	   Comprimido de liberação prolongada 5mg
	 Xatral OD®
	   Comprimido de liberação prolongada 10mg
	   Caixa com 10 ou 30 comp
		2,5 a 10mg/dia VO	Hipotensão postural é o efeito colateral mais importante; deve-se aumentar a dose gradualmente, testando a tolerância

	Doxazosina*
	 Nome comercial: Unoprost*
	   Comp de 1, 2 e 4mg
	     Caixas com 20 e 30 comp
		1 a 8mg/dia VO	Iniciar com 0,5mg/dia em idosos

Inibidores da 5α-redutase (em homens)	Dutasterida*
	 Nome comercial:
	 Avodart®
	   Cápsulas de 0,5 mg
	     Embalagens contendo 30 cápsulas
		0,5mg/dia VO	

	Finasterida*
	   Comp 5mg
	     Caixa com 30 comp
		5mg/dia VO	

* Fármacos disponíveis comercialmente no Brasil.

CONSIDERAÇÕES ESPECIAIS QUANTO AO PACIENTE COM COMPROMETIMENTO COGNITIVO

A abordagem diagnóstica e terapêutica nessa população merece consideração especial. Sintomas de IU confundem-se com ITU, e ITU frequentemente causa comprometimento cognitivo, que por sua vez é fator de risco para IU.

Merece consideração especial o diagnóstico de bacteriúria assintomática. Caso seja acompanhada de piora da disfunção cognitiva, sugere-se início de tratamento empírico até o resultado da urocultura.

Os idosos frequentemente são submetidos a tratamento com polifarmácia. Deve-se sempre procurar por medicamentos que possam precipitar IU, como inibidores de colinesterase (como o uso de rivastigmina, por exemplo), utilizados no tratamento de síndrome demencial.

No tratamento, há grande dificuldade para a aderência às medidas comportamentais, como os exercícios de Kegel e o diário miccional. Também se encontram dificuldades na realização de cateterismo vesical intermitente e na higiene íntima.

Por esses motivos, devem aumentar os cuidados com a integridade da pele em região perineal. Como os pacientes podem ser incapazes de monitorizar a frequência de evacuações, o familiar ou cuidador deve estar atento para evitar a constipação, fator de risco para IU. A diurese programada pode ser realizada com o auxílio de um cuidador, desde que sejam respeitados os intervalos regulares.

Quanto ao tratamento farmacológico, deve ser julgados o risco × benefício dos antimuscarínicos em razão da potencial piora da função cognitiva. Caso se opte pelo uso, a equipe assistente e o cuidador devem ficar atentos à deterioração cognitiva, suspendendo a medicação tão logo ocorra o comprometimento cognitivo em decorrência do uso da medicação.

RECOMENDAÇÕES GERAIS PARA TRATAMENTO DE IU

- Redução e suspensão de cafeína e de medicamentos que provocam IU.
- Envolvimento do cuidador nas medidas comportamentais.
- Diurese programada a intervalos regulares. Após 3 dias, reavaliar. Em caso de melhora da qualidade de vida do paciente e do cuidador, manter programa: caso contrário, reajustar horários e reavaliar após 3 dias.
- Associar, se necessário, fraldão.
- Ao considerar tratamento cirúrgico para prolapso de órgão pélvico, ter em mente que procedimentos cirúrgicos estão associados a piora cognitiva em portadores de síndromes demenciais.

A Figura 10.1 propõe um algoritmo para a condução de pacientes com IU.

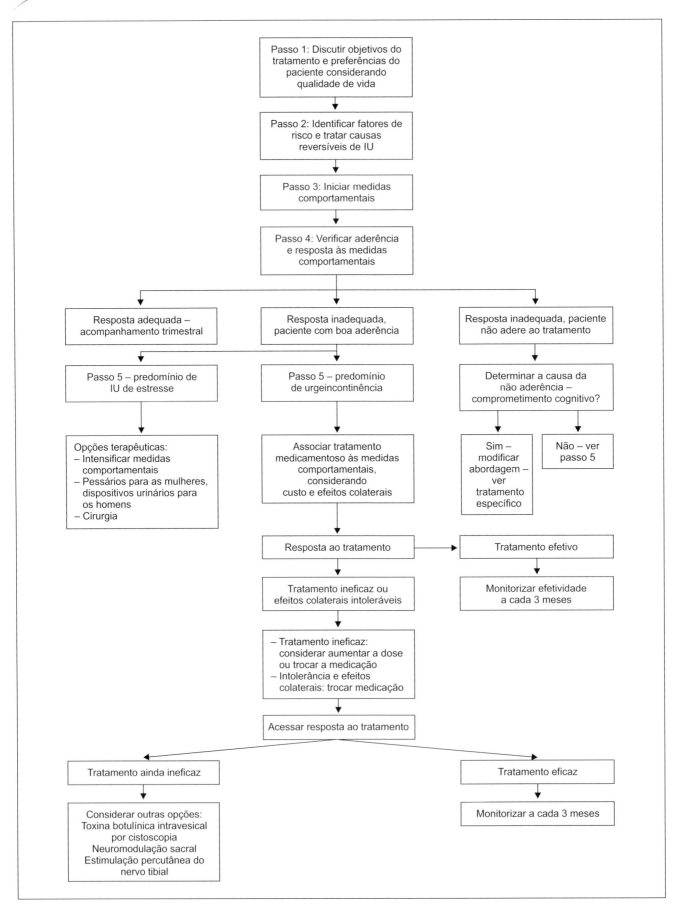

Figura 10.1 Fluxograma de tratamento da incontinência urinária.

LEITURA RECOMENDADA

Abrams P, Cardozo L, Khoury S, Wein A (eds.) 4th International Consultation on Incontinence. Recommendations of the International Scientific Committee: epidemiology of urinary and fecal incontinence and pelvic organ prolapse. 4. ed.

Abrams P, Cardozo L, Fall M, Griffiths D, Rosier P, Ulmsten U, van Kerrebroeck P, Victor A, Wein A. The standardisation of terminology of lower urinary tract function: report from the Standardisation Sub-committee of the International Continence Society. Standardisation Sub-committee of the International Continence Society SO. Neurourol Urodyn 2002; 21(2):167.

Brown JS, Vittinghoff E, Wyman JF et al. Urinary incontinence: does it increase risk for falls and fractures? Study of osteoporotic fractures research group. J Am Geriatr Soc 2000; 48(7):721-5.

Burgio KB, Richter HE, Clements RH et al. Changes in urinary and fecal incontinence symptoms with weight loss surgery in morbidly obese women. ObstetGynecol 2007; 110(5):1034-40.

Burgio KL, Ives DG, Locher JL et al. Treatment seeking for urinary incontinence in older adults. J Am Geriatr Soc 1994; 42(2):208-12.

Chiarelli PE, Mackenzie LA, Osmotherly PG. Urinary incontinence is associated with an increase in falls: a systematic review. Aust J Physiother 2009; 55(2):89-95.

Diokno AC, Brown MB, Brock BM et al. Clinical and cystometric characteristics of continent and incontinent noninstitutionalized elderly. J Urol 1988; 140:567-71.

Diokno AC, Sampselle CM, Herzog AG et al. Prevention of urinary incontinence by behavioral modification program: a randomized controlled trial among older women in the community. J Urol 2004; 171(3):1165-71.

DuBeau CE. Clinical presentation and diagnosis of urinary incontinence. In UpToDate 2011.

DuBeau CE. Treatment of urinary incontinence. In UpToDate 2011.

Goode PS, Burgio K, Redden D et al. Population-based study of incidence and predictors of urinary incontinence in African American and white older adults. J Urol 2008; 179(4):1449-53.

Harris SS, Link CL, Tennstedt SL, Kusek JW, McKinlay J. Care seeking and treatment for urinary incontinence in a diverse population. BSOJ Urol 2007; 177(2):680.

Holroyd-Leduc JM, Mehta KM, Covinsky KE. Urinary incontinence and its association with death, nursing home admission, and functional decline. J Am Geriatr Soc 2004; 52(5):712-8.

Huang AJ, Brown JS, Kanaya AM et al. Quality-of-life impact and treatment of urinary incontinence in ethnically diverse older women. Arch Intern Med 2006; 166(18):2000-6.

Hunskaar S, Arnold EP, Burgio KL et al. Epidemiology and natural history of urinary incontinence. Int Urogynecol J Pelvic Floor Dysfunct 2000; 11:301-19.

Irwin DE, Milsom I, Kopp Z, Abrams P, Cardozo L. Impact of overactive bladder symptoms on employment, social interactions and emotional well–being in six European countries. SOBJU Int. 2006; 97(1):96.

Johnson TM II, Bernard SL, Kincade JE, et al. Urinary incontinence and risk ofdeath among community–living elderly people: results from the national survey on self–care and aging. J Aging Health 2000; 12(1):25-46.

Lin SJ, Salmon JW, Bron MS.The impact of urinary incontinence on quality of life of the elderly. Am J Manag Care 2005; 11(Suppl 4):S103-11.

Mariappan P, Alhasso A, Ballantyne Z et al. Duloxetine, a serotonin and noradrenaline reuptake inhibitor (SNRI) for the treatment of stress urinary incontinence: a systematic review. Eur Urol 2007; 51:67-74.

Markland AD et al. Incontinence. Med Clin N Am 2011; 539-54.

Nakanishi N, Tatara K, Shinsho F, et al. Mortality in relation to urinary and faecal incontinence in elderly people living at home. Age Ageing 1999; 28(3):301-6.

Nygaard I. Clinical practice. Idiopathic urgency urinary incontinence. N Engl J Med 2010; 363(12):1156.

Ostaszkiewicz J, Johnston L, Roe B. Timed voiding for the management of urinary incontinence in adults. Cochrane Database Syst Rev 2004; 1:CD002802.

Ouslander JG, Schnelle JF, Uman G et al. Predictors of successful prompted voiding among incontinent nursing home residents. JAMA 1995; 273:1366-70.

Staskin DR. Age-related physiologic and pathologic changes affecting lower urinary tract function. Clin Geriatr Med 1986; 2:701-10.

Tamanini JTN et AL. Rev Saúde Pública 2004; 38(3):438-44.

Thom D, Haan M, Van Den Eeden S. Medically recognized urinary incontinence and risks of hospitalization, nursing home admission and mortality. Age Ageing 1997; 26(5):367-74.

CAPÍTULO 11

Prurido

Juliana Cordeiro Souza Galindo
Bruline Farias de Albuquerque

CONCEITO

Define-se prurido como a sensação desagradável que incita o paciente à coçadura. É o sintoma cutâneo mais comum e pode surgir como consequência de uma doença primariamente dermatológica ou ser decorrente de doenças sistêmicas, neurológicas ou psiquiátricas. Torna-se importante diferenciar prurido de prurigo, pois no primeiro inexiste qualquer lesão cutânea específica que o justifique. Já o prurigo caracteriza-se pela presença do prurido associada a lesões papulosas específicas desde o início do quadro. Vale salientar que em pacientes com prurido frequentemente observam-se, ao exame físico, alterações cutâneas como escoriações, liquenificação, exulcerações e, até mesmo, verdadeiras úlceras com infecção secundária. Essas lesões surgem em consequência do trauma desencadeado pela coçadura. Os episódios de prurido podem ser ativados ou estimulados por diversos fatores, como calor, exercícios, transpiração, fricção, uso de roupas oclusivas e alterações bruscas de temperatura. Fatores químicos, como o uso de sabões, que reduzem o manto lipídico da pele, também tendem a exacerbá-los. Neste capítulo serão abordadas as diversas causas de prurido com suas características, objetivando facilitar o diagnóstico diferencial e guiar o tratamento. Não serão abordadas as diversas formas de prurigo nem as doenças dermatológicas específicas que cursam com prurido.

CLASSIFICAÇÃO E ETIOLOGIA

Quatro categorias de prurido têm sido propostas com base no sítio de sua origem. Essas incluem: (1) pruriceptivo (originado na pele devido a irritação ou inflamação local); (2) neuropático (origina-se em qualquer ponto das vias aferentes que transmitem o prurido); (3) neurogênico (origina-se centralmente sem qualquer patologia neuronal); e (4) psicogênico. O prurido ainda pode ser classificado como generalizado ou localizado, agudo ou crônico, severo ou discreto, contínuo ou por surtos. O prurido localizado é definido como aquele com localização restrita a certas regiões e usualmente resulta de uma infecção ou dermatose regional. Assim sendo, deve ser perguntado ao paciente se há alguma lesão de pele associada e procurar identificá-la ao exame físico. De acordo com a localização do prurido, as causas dermatológicas mais comuns estão descritas no Quadro 11.1. Há também outras formas especiais de prurido localizado, que são citadas no Quadro 11.2.

O prurido generalizado tipicamente afeta toda a superfície corporal e implica um distúrbio dermatológico ou sistêmico. Estima-se que 10% a 50% dos pacientes que

Quadro 11.1 Principais causas dermatológicas de prurido localizado, por regiões acometidas

Couro cabeludo	Psoríase, dermatite seborreica, pediculose, idiopático do idoso
Axilas	Candidíase, eritrasma, dermatite de contato
Região inguinal	Candidíase, *tinea cruris*, eritrasma, dermatite de contato
Região anal	Candidíase, dermatite de contato, psoríase, tinha, prurido essencial
Mãos	Dermatite de contato, escabiose, eczema desidrótico
Pernas	Dermatite atópica (fossas poplíteas), dermatite herpetiforme (joelhos), prurigo estrófulo, xerose, eczema de estase, escoriações neuróticas
Pés	Dermatite de contato, eczema desidrótico, psoríase, dermatite atópica, *tinea pedis*

Quadro 11.2 Possíveis causas de prurido generalizado e localizado

Formas geralmente generalizadas

1. Prurido essencial ou idiopático
2. Prurido associado a doenças sistêmicas
   2.1. Renal ou urêmico
   2.2. Hepático ou colestático (cirrose biliar, pancreatite crônica com obstrução do trato biliar, hepatite crônica, especialmente pelo vírus C)
   2.3. Associado a doenças hematológicas (policitemia *vera*, deficiência de ferro, mastocitose, doença de Hodgkin, leucemias, mielodisplasia, síndrome de Sézary)
   2.4. Associado a doenças endócrinas (hiper e hipotireoidismo, diabetes, prurido peri ou pré-menstrual, hiperparatireoidismo, geralmente o secundário, síndrome carcinoide)
   2.5. Associado a doenças reumatológicas (dermatomiosite, síndrome de Sjögren)
   2.6. Associado a tumores sólidos (câncer abdominal, tumores do sistema nervoso central)
   2.7. Associado à infecção pelo HIV
3. **Prurido neuropático (associado a doenças neurológicas):** pós-infarto cerebral, abscesso cerebral, esclerose múltipla, tumor cerebral, doença de Creutzfeldt-Jacob
4. **Prurido associado a doenças psiquiátricas:** delírio de parasitose, prurido psicogênico, escoriações neuróticas
5. **Prurido asteatósico (senil e hiemal)**
6. **Prurido aquagênico**
7. **Prurido associado a doenças primariamente dermatológicas:** xerose, escabiose (muito comum em nosso meio), dermatite atópica, dermatite de contato, urticária, penfigoide bolhoso, dermatite herpetiforme, farmacodermias etc.
8. **Prurido associado ao uso de medicações** (opiáceos e derivados, AAS, quinidina, complexo B, agentes colestáticos como estolato de eritromicina, hormônios, fenotiazinas, tolbutamida)
9. **Prurido em gestantes**

Formas localizadas

1. Prurido anogenital
2. Prurido braquirradial
3. Notalgia parestética
4. Prurido do meato acústico (otite externa)

AAS: ácido acetilsalicílico.

procuram o ambulatório com queixa de prurido apresentem uma doença sistêmica como sua causa. As possíveis causas de prurido generalizado estão resumidas no Quadro 11.2. Vale salientar que, mesmo nos casos generalizados, o prurido ainda se deve, na maioria das vezes, a uma causa primariamente dermatológica e, sendo assim, lesões cutâneas devem ser sempre procuradas antes da investigação de causas sistêmicas, neurológicas ou psiquiátricas. A seguir, serão comentadas as principais características das possíveis causas de prurido com o objetivo de guiar o médico no diagnóstico diferencial. Não será objetivo deste capítulo a abordagem detalhada das doenças dermatológicas responsáveis por grande parte dos casos de prurido ou prurigo, as quais serão apenas citadas.

FORMAS CLÍNICAS DE PRURIDO E SEUS TRATAMENTOS ESPECÍFICOS

Neste tópico serão abordadas diversas causas de prurido generalizado e localizado e seus tratamentos específicos, enquanto a abordagem geral dos pacientes com prurido poderá ser encontrada no final do capítulo.

PRURIDO GENERALIZADO

PRURIDO ESSENCIAL OU IDIOPÁTICO

Ocorre por surtos e pode ser generalizado ou localizado (comumente em área anogenital). Inicia-se repentinamente, sendo tão intenso que muitas vezes leva o paciente a provocar escoriações e ulcerações em razão da coçadura. Esse trauma substitui o estímulo do prurido pelo da dor, aliviando-o. Após o desaparecimento da dor, inevitavelmente o prurido retornará. Esses surtos podem estar associados a períodos de maior ansiedade ou estresse enfrentados pelo paciente. Essa forma de prurido é essencialmente psicogênica e é um diagnóstico de exclusão.

PRURIDO ASSOCIADO A DOENÇAS SISTÊMICAS

Prurido renal ou urêmico

Ocorre em pacientes com insuficiência renal crônica (IRC) e, apesar da nomenclatura, não parece ser devido à elevação dos níveis de ureia. Incide em 60% dos pacientes em regime de diálise, incluindo hemodiálise ou diálise peritoneal. É menos frequente naqueles em diálise peritoneal ambulatorial contínua. A etiologia é pouco conhecida. Vários fatores estão possivelmente relacionados, como: hiperparatireoidismo secundário, número aumentado de mastócitos na derme, níveis aumentados de histamina plasmática, níveis aumentados de cátions divalentes e de vitamina A, além de citocinas que são produzidas durante a hemodiálise e podem levar à liberação de substâncias inflamatórias e potencialmente pruridogênicas, mas nenhum desses foi confirmado individualmente como sua etiologia. Neuropatia periférica também é encontrada em 65% dos pacientes em diálise e isso permite especular que o prurido possa ser uma manifestação desta. Vale salientar que indivíduos com IRC frequentemente apresentam outras situações, como deficiência de ferro, anemia, xerose cutânea primária e infecções parasitárias, que também podem se associar a prurido. Clinicamente, o prurido renal é generalizado em 25% a 50% dos casos e, quando localizado, predomina no dorso, na face e no braço do *shunt* arteriovenoso. Observam-se, geralmente, xerose, escoriações e, até mesmo, liquenificação secundárias à coçadura. Apesar da xerose, o uso de hemolientes alivia muito pouco o prurido, assim como o uso de anti-histamínicos.

Tratamento

Várias medidas terapêuticas são tentadas para alívio do prurido urêmico, mas o único tratamento que se mostra definitivo é o transplante renal. Alguns advogam que a primeira medida para o manejo desse tipo de prurido consista em intensificar o regime de diálise, depois tratar a xerose e, em terceiro lugar, proceder à fototerapia com radiação ultravioleta B (UVB) de banda larga. As alternativas terapêuticas estão resumidas no Quadro 11.3:

- **Fototerapia com UVB:** é considerada por muitos a terapia de escolha para prurido urêmico. Duas exposições por semana são suficientes para induzir remissão após seis a oito sessões e esta pode ser sustentada por 3 a 10 meses. Fatores limitadores são a chance maior de neoplasias cutâneas naqueles pacientes passíveis de transplante renal e o tempo necessário para esse procedimento, pelo fato de esses pacientes já terem de se deslocar para as sessões de diálise várias vezes por semana.
- **Carvão ativado e colestiramina:** atuariam evitando a absorção entérica de um agente pruridogênico ainda não esclarecido. Colestiramina tem mostrado resultados inconsistentes no tratamento do prurido renal e há um risco significativo de acidose, enquanto o carvão ativado é bem tolerado e tem se mostrado efetivo no alívio do prurido.
- **Antagonistas opioides (naltrexona):** opioides endógenos são parcialmente excretados pelos rins e seus níveis séricos estão elevados na falência renal. Um estudo mostrou boa resposta do prurido ao uso de naltrexona, mas esse efeito ainda é controverso.
- **Ondansetrona:** é um antagonista dos receptores 5HT3 e aliviaria o prurido por baixar os níveis de serotonina e histamina. Níveis de serotonina estão elevados na IRC, mas não se correlacionam com prurido. Um estudo mostrou efeito antipruritico desse agente em pacientes com IRC em diálise peritoneal, mas estudos mais recentes não têm mostrado tal benefício.
- **Talidomida:** tem demonstrado bons resultados no alívio do prurido urêmico, assim como em muitas formas de prurido, mas seu uso é restrito em razão dos efeitos colaterais.
- **Capsaicina tópica:** indicada para tratamento de dores neurogênicas, tem demonstrado benefício nos casos de prurido renal localizado. É um neuropeptídeo natural que atua analgesicamente, afetando a síntese, armazenamento, o transporte e a liberação da substância P, e isso pode ter interferência na neurotransmissão do prurido. Seu uso pode ser limitado por seus efeitos colaterais: calor, ardor e queimação local, principalmente nos primeiros dias de tratamento, o que pode ser minimizado com o uso de anestésicos tópicos antes da aplicação do creme.

Prurido hepático ou colestático

Está presente em quase todos os pacientes com doenças hepáticas, principalmente cirrose biliar primária, colangite esclerosante primária, coledocolitíase obstrutiva, hepatites virais, principalmente a crônica pelo vírus C, e carcinoma dos ductos biliares. É a manifestação inicial em 25% a 70% dos casos de cirrose biliar primária e incide em 15% dos pacientes com sorologia positiva para hepatite C. Também pode ser secundário ao uso de medicamentos com potencial colestático, como será abordado mais adiante neste capítulo. Os dois fatores teoricamente envolvidos na etiologia desse tipo de prurido são: níveis aumentados de sais biliares e alteração no metabolismo dos opioides centrais. É geralmente associado à colestase, mas ainda não foi possível a correlação dos níveis séricos ou teciduais dos sais biliares com a presença ou a intensidade do prurido. Clinicamente tende a ser generalizado e migratório, tornando-se pior durante a noite. É mais intenso nas extremidades, onde geralmente se inicia, e raramente envolve pescoço e face. Não se associa a nenhuma lesão específica de pele, mas geralmente observam-se escoriações e xerose. Não é melhorado pela coçadura nem pelo uso de anti-histamínicos. Nos casos de doenças obstrutivas das vias biliares, é rapidamente aliviado quando se consegue a desobstrução dessas vias.

Quadro 11.3 Tratamento do prurido renal

1. Otimizar diálise
2. Excluir e tratar fatores associados, como xerose e deficiência de ferro
3. Medidas gerais para todos os tipos de prurido (ver adiante)
4. Medidas específicas com efeito confirmado em estudos controlados:
   - Carvão ativado: 2g VO 3×/dia
   - Fototerapia com UVB
   - Talidomida (comp. de 100mg): 1 comp./dia VO
     - Capsaicina tópica (Moment creme® 0,025%): usar na área afetadas 3 a 4×/dia, espalhando até desaparecerem os resíduos, lavando bem as mãos após a aplicação
5. Medidas com efeito não definido:
   - Naltrexona (Revia®: comp. 50mg): 50mg/dia VO
   - Ondansetrona: (Zofran® comps. revestidos de 4 e 8mg; Vonau® comp. de 4 e 8mg): 8mg/dia VO. Também pode ser usada em apresentação EV

Adaptado de Criado PR, Criado RFJ, Azulay DR. Pruridos, prurigos, urticária e afins. In: Azulay RD, Azulay DR. Dermatologia. 4. ed. Rio de Janeiro: Guanabara Koogan, 2006:221-46.

Tratamento (Quadro 11.4)

- **Colestiramina e colestipol:** a colestiramina é uma resina que se liga aos ácidos biliares e os sequestra no intestino, diminuindo sua absorção. Com isso haverá redução dos níveis de ácidos biliares nos tecidos e no plasma, assim como de outros possíveis agentes pruridogênicos. Há poucos estudos controlados e randomizados sobre o uso da colestiramina, mas é consenso que seu uso traz algum benefício.
- **Ácido ursodesoxicólico (AUDC):** as pesquisas quanto ao efeito do AUDC sobre a colestase nos pacientes que apresentam distúrbios da secreção biliar e sobre os sintomas clínicos nos pacientes portadores de cirrose biliar primária demonstraram que os sintomas colestáticos sanguíneos (medidos pelo aumento dos valores da fosfatase alcalina, gama-glutamiltransferase e bilirrubinas) e os sintomas de prurido diminuem, sendo constatada diminuição da fadiga na maioria dos pacientes. O mecanismo de ação ainda não é totalmente conhecido.
- **Ademetionina:** tem mostrado propriedades antipruríticas em alguns estudos controlados, mas seu mecanismo de ação no prurido colestático ainda é desconhecido.
- **Antagonistas opioides:** a observação de que o uso de naloxona, um potente antagonista opioide, provoca sintomas de síndrome de abstinência a opioides em pacientes com colestase leva a crer que seus níveis estão elevados nesses pacientes. Estudos controlados mostram sucesso no alívio do prurido com o uso endovenoso (EV) de naloxona. No entanto, sua via de administração e sua curta meia-vida limitam seu uso. Antagonistas opioides orais, como naltrexona, também mostram efeito benéfico. Os sintomas de síndrome de retirada dos opiáceos podem ser evitados iniciando-se a terapia com baixas doses de naloxona EV, aumentando-se gradualmente a dose até substituí-la por naltrexona. Deve ser lembrado que esse fármaco pode ser hepatotóxico.
- **Rifampicina:** agente indutor de atividade de enzimas hepáticas, mostra efeito benéfico na redução do prurido. Seu mecanismo de ação pode ser por um aumento do metabolismo de opioides. Pode ser hepatotóxica, e a bioquímica hepática deve ser monitorizada.
- **Ondansetrona:** tem demonstrado benefício por via EV. Preparações orais são menos eficazes.
- **Outros:** relatos de sucesso com uso de propofol, lidocaína EV, agentes androgênicos e fototerapia com UVB foram publicados.

Quadro 11.4 Tratamento do prurido hepático

1. Tratar obstrução mecânica, se houver
2. Medidas com efeito confirmado em estudos controlados:
   - Colestiramina (Questran light pó® – caixas com 10 envelopes com 4g): 4 a 16g/dia divididos em duas a seis tomadas. Deve ser diluído em água ou outros líquidos antes da ingestão. Outros medicamentos não devem ser ingeridos concomitantemente e sim 1 hora antes ou 4 a 6 horas após
   - Colestipol: 5 a 30g/dia como alternativa, em caso de intolerância à colestiramina
   - Ácido ursodesoxicólico (Ursacol® comp. 50, 150 e 300mg; Ursofalk® caps. 250mg): 13 a 15mg/kg/dia VO, divididos em duas a três doses diárias que devem ser ingeridas após as refeições
   - Naloxona (Narcan®: caixa com 10 ampolas de 1mL; 0,4mg/mL): 0,2µg/kg/min EV. Deve ser diluída em solução salina ou solução de dextrose a 5%. A adição de 2mg de Narcan® em 500mL de qualquer solução citada fornece a concentração de 0,004mg/mL. As misturas devem ser usadas dentro de 24 horas. Após 24 horas, a solução restante não utilizada deve ser descartada. Deve ser iniciada em baixas doses e a porcentagem de aumento deve ser ajustada de acordo com a resposta do paciente
   - Naltrexona (Revia® – comp. 50mg): 50mg/dia VO
   - Rifampicina (cápsulas de 300mg): 300 a 600mg dia/VO
   - Talidomida (comp. de 100mg): 100mg/dia VO
3. Medidas com efeito não definido:
   - Ondansetrona (Zofran® comps. revestidos de 4 e 8mg; Vonau® comp. de 4 e 8mg): 8mg dia/VO. Também pode ser usada em apresentação EV na dose de 4 a 8mg/dia
4. Medidas com efeito relatado em série de casos ou relato de casos:
   - Propofol EV, fenobarbital EV, fototerapia com UVA ou UVB e estanozolol: 5mg/dia VO
5. Transplante hepático quando indicado
6. Diálise de albumina para pruridos refratários (tem mostrado benefício em aliviar o prurido).

Adaptado de Criado PR, Criado RFJ, Azulay DR. Pruridos, prurigos, urticária e afins. In: Azulay RD, Azulay DR. Dermatologia. 4. ed. Rio de Janeiro: Guanabara Koogan, 2006:221-46.

Prurido associado a doenças hematológicas (policitemia *vera*, deficiência de ferro, mastocitose, doença de Hodgkin, leucemias, mielodisplasia, síndrome de Sézary)

Policitemia vera

Prurido está presente em 50% dos casos e pode preceder o surgimento da doença por vários anos. Caracteristicamente é desencadeado pelo contato da pele com a água, independente de sua temperatura (prurido aquagênico) e se inicia após o término do banho, durando em média 30 a 60 minutos. Sugere-se que essa forma de prurido esteja associada ao aumento dos níveis séricos de histamina e da agregação plaquetária, o que tem sido sugerido como um fator liberador de serotonina e outros fatores pruridogênicos.

Tratamento

Pode ser feito com o uso de ácido acetilsalicílico, anti-histamínicos H_1 e/ou H_2, fototerapia com UVB, inibidores seletivos da recaptação da serotonina (como a paroxetina), colestiramina, ciproeptadina e pizotifeno, os dois últimos com efeitos anti-histamínicos e antisserotoninérgicos. O tratamento da doença de base com quimioterapia ou flebotomia nem sempre alivia o prurido, e a queda dos níveis de ferro pode inclusive piorá-lo. Terapia com interferon-α reduz a hematopoese e tem certo benefício no prurido. Alguns pacientes que apresentem deficiência de ferro podem melhorar do prurido após sua reposição, mas esta pode piorar a doença de base. O paciente deve ser encaminhado para tratamento com especialista.

Deficiência de ferro

O papel da deficiência de ferro como causa de prurido é controverso, mas estudos têm demonstrado associação da deficiência desse íon com prurido localizado (especialmente vulvar e perianal) ou mesmo generalizado, que pode ocorrer mesmo na ausência de anemia e apresenta melhora com a suplementação desse mineral. É importante lembrar a que deficiência de ferro pode acompanhar muitas doenças que também desencadeiam prurido. Assim sendo, é importante descartá-las antes de se considerar a deficiência de ferro como única responsável. O tratamento é feito com a reposição desse mineral. Deve ser lembrado que esta deve ser continuada por 3 meses após os níveis de hemoglobina se normalizarem.

Linfomas e leucemias

Prurido geralmente acompanha malignidades hematológicas. Nos pacientes com linfoma de Hodgkin, o prurido ocorre em 10% a 30% dos casos e pode preceder o diagnóstico dessa malignidade em meses ou anos. É generalizado e pode ser severo e contínuo, ou acompanhado de uma sensação de ardência. Pode ser acompanhado de lesões dermatológicas específicas de linfoma ou inespecíficas, ou ainda ocorrer na ausência de qualquer uma dessas. O tratamento da doença de Hodgkin é a melhor forma de aliviar o prurido, mas este pode persistir mesmo após a remissão da doença, o que pode indicar recidiva. Nos casos de linfoma não Hodgkin, prurido ocorre em 10% dos casos. Nos casos de leucemia, prurido ocorre mais frequentemente nas leucemias linfocíticas e também tende a ser gereralizado. Na síndrome de Sézary geralmente é intenso e generalizado, acompanhado de eritrodermia.

Prurido associado a doenças endócrinas (hiper e hipotireoidismo, diabetes, síndrome carcinoide)

Tireoidopatias

Pacientes com hipertireoidismo podem apresentar-se com prurido generalizado intenso ou localizado (preferencialmente em área genital). Nos pacientes com hipotireoidismo, o prurido também é a queixa frequente e se deve, entre outros fatores, ao ressecamento da pele. O tratamento é feito com o controle da função tireoidiana e da xerose.

Diabetes mellitus

Mulheres diabéticas apresentam frequência maior de prurido localizado em área anogenital, e este se deve à maior predisposição para infecções por cândida ou dermatófitos. É mais comum nos casos com controle glicêmico inadequado. Neuropatia diabética geralmente causa sintomas de dor e dormência, embora já tenha sido descrita sensação de prurido secundário a esta, inclusive localizado em couro cabeludo. Os níveis glicêmicos devem ser mantidos controlados, e devem ser investigadas infecções nos casos de prurido anogenital localizado, tratando-as.

Síndrome carcinoide

Pode ocasionar prurido generalizado com ou sem erupção tipo *flushing*.

Prurido associado a tumores malignos

Virtualmente qualquer tumor pode gerar prurido como manifestação paraneoplásica, mas essa não é uma associação frequente. Pode ocorrer em qualquer fase da doença e inclusive preceder seu diagnóstico. Prurido intenso e persistente nas fossas nasais tem sido relacionado a tumores cerebrais, especialmente os avançados, com invasão do quarto ventrículo. Os tumores gastrointestinais também podem induzir prurido por obstrução das vias biliares extra-hepáticas.

Prurido associado à infecção pelo vírus HIV

Prurido é uma queixa comum em pacientes HIV-positivos e ocasionalmente pode ser a manifestação inicial da SIDA. Pode ser secundário a dermatoses infecciosas ou não (dermatite seborreica, psoríase, erupção papular e pruriginosa do HIV, escabiose, dermatofitoses, reações medicamentosas, sarcoma de Kaposi, ictiose adquirida, foliculite eosinofílica) ou a causas sistêmicas (doença hepática pelo vírus das hepatites B ou C, nefropatia pelo HIV, linfomas).

PRURIDO NEUROPÁTICO (ASSOCIADO A DOENÇAS NEUROLÓGICAS)

Prurido de origem neurológica é raro. Lesões cerebrais, como tumores, abscessos e acidentes vasculares encefálicos (AVE), podem ocasionar prurido generalizado ou localizado. Tumores cerebrais tipicamente causam prurido nasal. A síndrome do prurido pós-AVE caracteriza-se pela presença de grave prurido, que se desenvolve dias a semanas após o AVE, acometendo principalmente o lado contralateral ao dano cerebral. O tratamento pode ser tentado com o uso de amitriptilina, doxepina ou carbamazepina. Pacientes com esclerose múltipla podem apresentar episódios breves, graves e recorrentes de prurido generalizado. Estudos mostraram evidências de lesões neurológicas nos cordões espinhais no nível correspondente aos dermátomos acometidos pelo prurido. As crises de prurido associado à esclerose múltipla podem ceder com o uso de carbamazepina.

Prurido Associado a Doenças Psiquiátricas

Distúrbios psiquiátricos podem estar associados a prurido generalizado ou localizado, este último geralmente na região anogenital, secundário a transtorno obsessivo-compulsivo ou de ansiedade. Outra forma de estado fóbico obsessivo é o delírio de parasitose, em que o paciente acredita ser portador de parasitas na pele e se queixa de prurido. O tratamento é feito com antipsicóticos como a pimozida (Orap® comp. de 1 e 4mg), 4 a 6mg/dia, ou olanzapina (Ziprexa® comp. de 2,5, 5 e 10mg), 5mg/dia.

Pacientes com depressão ou outras desordens somatoformes podem também apresentar prurido severo e respondem a inibidores seletivos da recaptação da serotonina, como a paroxetina (Pondera® comp. de 10, 20 e 30mg), 20mg/dia. Os autores sugerem que, nos casos em que haja associação com transtornos psiquiátricos, seja feito um acompanhamento conjunto com o psiquiatra e/ou psicoterapeuta.

Prurido Asteatósico (Senil e Hiemal)

Acompanha-se de certo grau de xerose, com discreta descamação da pele. Ocorre principalmente em idosos e no inverno, mas também pode acometer pessoas adultas. O prurido é um dos sintomas dermatológicos mais comuns nos idosos e xerose cutânea é implicada como agente causal em 38% dos casos. Em virtude da atrofia da pele e da diminuição do aporte sanguíneo cutâneo nessa faixa etária, ocorrem alterações na composição lipídica da epiderme, comprometendo a retenção de água e ocasionando a xerose. Esta também ocorre mais frequentemente nos locais de clima seco e frio. Antes de se rotular o prurido como asteatósico, devem ser excluídas outras causas de prurido também comuns no idoso, como doenças hepáticas, renais, tireoidianas, hematológicas, *diabetes mellitus*, escabiose e uso de medicamentos, além de malignidades ocultas. Devido à possibilidade de

o prurido anteceder essas últimas por anos, é necessário acompanhamento prolongado desses pacientes. No que se refere ao tratamento, o paciente deve ser orientado a evitar banhos quentes e restringir o uso de sabões. O uso de hidratantes é indispensável, os quais devem ser passados de preferência após os banhos. Corticoides tópicos podem ser usados inicialmente nas áreas mais irritadas e eczematizadas, por curto período de tempo. Alguns estudos isolados mostraram benefício com o uso de antidepressivos tricíclicos e talidomida.

Prurido Aquagênico

Condição rara, de etiologia desconhecida, provocada pelo contato com a água a qualquer temperatura. A sensação de prurido dura cerca de 30 a 60 minutos sem que surjam alterações visíveis na pele. Pode estar associado a algumas desordens hematológicas, principalmente a policitemia *vera*, além de outros distúrbios linfoproliferativos, síndrome hipereosinofílica, uso de antimaláricos, carcinoma de colo uterino e xantogranuloma juvenil.

Prurido Associado a Doenças Primariamente Dermatológicas

Não serão abordadas todas as doenças primariamente cutâneas que cursam com prurido, pois este não é o objetivo deste capítulo, mas grande parte dos pruridos pode surgir de uma causa primariamente dermatológica, sendo comentadas brevemente as mais frequentes na clínica diária. Entre essas estão as infestações parasitárias, como a escabiose, os eczemas e as urticárias, nas quais o prurido está sempre presente. A escabiose é uma das causas mais comuns de prurido generalizado no Brasil e deve ser sempre lembrada no diagnóstico diferencial. Ao exame clínico geralmente observam-se pequenas pápulas eritematosas escoriadas, disseminadas, localizadas principalmente em abdome, axilas, mamas e regiões periumbilical e interdigitais. O prurido piora durante a noite e geralmente também ocorre nos contactantes, mas a ausência de prurido nestes não exclui a possibilidade dessa parasitose. As urticárias se caracterizam por surgimento de urticas (placas eritematosas, elevadas, circunscritas, podendo apresentar palidez central, que são muito pruriginosas e desaparecem dentro de poucas horas, podendo surgir outras). Suas diversas causas e tratamento serão abordados no Capítulo 59.

Entre os eczemas, são muito frequentes os de contato (alérgico ou por irritante primário) e o eczema atópico. Durante a anamnese, sempre deve ser indagado ao paciente se houve uso de alguma substância diferente na pele antes do surgimento do prurido, pois muitas vezes a queixa de prurido é secundária a um eczema de contato. Outras vezes o eczema de contato pode sur-

Quadro 11.5 Prurido induzido por medicamentos e seu mecanismo

Mecanismo patogênico	Medicamentos
Colestase	ACO, minociclina, ácido valproico, clorofórmio, captopril
Hepatotoxicidade	Azatioprina, eritromicina, esteroides anabólicos, testosterona, ACO, penicilamina, fenotiazídicos, tolbutamida, enalapril
Neurológico	Morfina, codeína, tramadol, fentanila, cocaína
Xerose	Clofibrato, retinoides, betabloqueadores, tamoxifeno, bussulfano
Fototoxicidade	8-metoxipsoraleno
Idiopático	Sais de ouro, cloroquina, clonidina e lítio

Adaptado de Criado PR, Criado RFJ, Azulay DR. Pruridos, prurigos, urticária e afins. In: Azulay RD, Azulay DR. Dermatologia. 4. ed. Rio de Janeiro: Guanabara Koogan, 2006: 221-46.
ACO: anticoncepcionais orais.

gir associadamente a outras causas de prurido por conta de substâncias utilizadas para o próprio tratamento. No caso de dermatite atópica, o diagnóstico é predominantemente clínico. Prurido crônico recorrente, de início em idade precoce, e história familiar ou pessoal de atopia sugerem o diagnóstico. Achados dermatológicos incluem: xerose cutânea, dupla prega infraorbitária, escurecimento periorbitário, hiperqueratose palmar e plantar, eczemátides, queratose folicular e placas eritematosas eczematizadas localizadas principalmente em regiões de dobras (especialmente em crianças).

PRURIDO ASSOCIADO AO USO DE MEDICAÇÕES

Reações cutâneas adversas acompanhadas de prurido podem ser desencadeadas por grande parte dos medicamentos. As mais comuns são os exantemas morbiliformes e as urticárias. Entretanto, o prurido relacionado ao uso de medicações pode surgir sem lesões dermatológicas. Os mecanismos patogênicos possivelmente associados a esse tipo de prurido são: colestase, hepatotoxicidade, mecanismo neurológico, xerose e fototoxicidade. Em alguns casos, esse mecanismo permanece desconhecido (Quadro 11.5).

PRURIDO LOCALIZADO

PRURIDO ANOGENITAL

Prurido anal e perianal é uma queixa comum, com maior prevalência no sexo masculino (4:1). Existem diversas causas de prurido anal, entre as quais: fatores dietéticos (café); desordens anorretais (hemorroidas, fissuras e fístulas anais); tumores benignos (queratose seborreica, angioqueratoma); tumores malignos (carcinoma espinocelular, melanoma); condições cutâneas (dermatite de contato, dermatite seborreica, psoríase, líquen escleroso, líquen simples crônico, trauma); infecções (verrugas, tinha, candidíase), parasitoses (oxiuríase); fatores psicológicos (ansiedade) e causa idiopática.

O prurido genital pode ser causado também por condições cutâneas, infecções e fatores psicológicos, citados anteriormente.

O manejo do prurido anogenital consiste no tratamento da causa sobrejacente. Devem ser orientadas medidas como higiene adequada, evitar uso de produtos irritantes locais (sabões ou papéis higiênicos perfumados) e roupas justas. Os cremes à base de corticoides tópicos não fluorados, como a hidrocortisona 1% (Berlison creme® ou Therasona creme®), podem ser efetivos, mas devem ser utilizados durante curto período de tempo por conta de seus efeitos colaterais a longo prazo. Os imunomoduladores tópicos, como o tacrolimus (Protopic 0,03% e 0,1%®), podem ser prescritos como alternativa aos corticoides quando há necessidade de um tempo maior de utilização.

PRURIDO BRAQUIRRADIAL

Ainda de etiologia não totalmente esclarecida, parece ser secundário à exposição solar e à neuropatia causada por compressão dos troncos neurais cervicais. Localiza-se na face dorsal dos braços e antebraços, na proximidade com o cotovelo, e se exacerba durante o verão. O tratamento é feito com fotoproteção e manejo da neuropatia quando houver compressão na raiz nervosa dos nervos espinhais.

NOTALGIA PARESTÉTICA

Condição caracterizada por prurido na região interescapular, podendo se estender para dorso, ombros e porção anterior superior do tronco, pode ser acompanhada de dor local, parestesia e/ou hiperestesia. É causada pela compressão dos nervos espinhais quando de sua passagem pela musculatura dorsal. Ao exame físico observam-se máculas hiperpigmentadas nos locais afetados. Deve ser feito o diagnóstico diferencial com amiloidose cutânea. O tratamento pode ser feito topicamente com cremes à base de corticoide ou de capsaicina. Também pode ser utilizada fototerapia com *UVB narrow band*.

PRURIDO DO MEATO ACÚSTICO (OTITE EXTERNA)

Caracteriza-se por processo inflamatório no meato acústico associado a prurido. Fatores predisponentes são: má ventilação do meato, estreitamento anatômico, calor excessivo e umidade. A principal causa é dermatite seborreica, mas também pode estar relacionado a outras etiologias, como eczema atópico, psoríase, dermatite infecciosa eczematoide (otite média ou furúnculo), líquen simples crônico e eczema de contato. Muitas vezes ocorre infecção secundária por bactérias (*Staphylococus* e *Pseudomonas*) ou fungos (*Aspergillus* e *Candida*). O tratamento consiste em evitar uso de sabões e água quente para limpeza. Podem ser utilizados cremes à base de corticoide, eventualmente associados à nistatina ou à polimixina B, se houver suspeita de *Candida* ou *Pseudomonas*, respectivamente.

AVALIAÇÃO E CONDUÇÃO DO PACIENTE COM PRURIDO

ANAMNESE

A realização de uma anamnese detalhada é importante para a determinação da causa do prurido. Algumas características, como início, natureza e duração do prurido, auxiliam a definição de sua etiologia. O prurido localizado e de início agudo sem lesões cutâneas primárias é menos sugestivo de ser secundário a doenças sistêmicas subjacentes que o crônico generalizado. Prurido noturno associado a febre, calafrios e sudorese pode estar associado à doença de Hodgkin, podendo preceder seu diagnóstico em até 5 anos. Deve-se realizar a pesquisa de fatores desencadeantes, como o resfriamento da pele após o banho, que se associa a policitemia *vera* ou prurido aquagênico idiopático; a piora nos meses de clima mais frio, que sugere prurido asteatósico; uso de alguma substância tópica antes do início do quadro, que pode falar a favor de eczema de contato. A avaliação do uso de medicamentos e substâncias ilícitas, a presença de comorbidades (tireoidopatias, hepatopatias e nefropatias) e fatores de risco para infecção pelo HIV auxiliam a propedêutica e a condução nos casos de prurido.

Na anamnese, também é importante verificar o uso de tratamentos prévios orientados por médicos ou utilizados por conta própria (sabões, medicamentos tópicos, produtos químicos), pois muitas vezes esses pioram o quadro de prurido ou podem mascarar lesões primárias de pele preexistentes.

EXAME FÍSICO

A maioria dos pacientes com prurido terá uma doença dermatológica primária que o justifique. É necessário o exame físico completo da pele, couro cabeludo, cabelos, unhas, mucosas e região anogenital do paciente, levando em consideração a avaliação de lesões primárias ou secundárias, morfologia, distribuição, liquenificação, xerose e sinais cutâneos de doenças sistêmicas. Quando se evidenciar uma causa dermatológica, esta deverá ser tratada. Em caso de dúvidas no diagnóstico, é prudente encaminhar ao especialista. Na ausência de achados cutâneos, o exame físico deve focalizar alguma evidência que possa sugerir uma doença sistêmica, como palidez conjuntival, linfadenomegalias, aumento de volume da tireoide, hepatoesplenomegalia, estigmas de doença hepática crônica, presença de massas abdominais, entre outros.

AVALIAÇÃO LABORATORIAL

Mesmo na ausência de achados cutâneos anormais, uma avaliação inicial não deve incluir extensiva investigação laboratorial à procura de uma doença sistêmica. Esta deve ser guiada pelos achados físicos ou da anamnese. Muitos autores advogam que a avaliação laboratorial seja reservada para aqueles pacientes que não apresentem uma doença dermatológica e não respondam a curtos cursos de terapia antiprurítica. Exames laboratoriais que podem ser necessários para a investigação estão descritos no Quadro 11.6 e devem ser solicitados de acordo com cada caso.

CONDUÇÃO E TRATAMENTO INICIAL GERAL DO PRURIDO

De modo geral, na primeira avaliação de um paciente com prurido não se consegue definir sua causa, mas ele deseja algo que alivie sua queixa. O primeiro passo é um exame clínico detalhado à procura de lesões de pele primárias específicas ou secundárias que devem ser tratadas. Independente da causa do prurido, a pele geralmente apresenta xerose, escoriações e eczema em virtude do contato com agentes irritantes, como sabões (amarelo, de aroeira, de coco, antiparasitários), cremes antibacterianos, antifúngicos, agentes irritantes químicos ou físicos, como álcool, gelo e outros, que são usados pelos pacientes na tentativa frustrada de alívio do prurido. Além disso, outros fatores agravantes são o atrito e

Quadro 11.6 Exames subsidiários na avaliação do prurido de etiologia indefinida

Leucograma
Velocidade de hemossedimentação (VHS)
Ureia e creatinina
Transaminases, bilirrubinas e fosfatase alcalina
Glicemia em jejum e/ou hemoglobina glicosilada
TSH e T4
Função das paratireoides (cálcio e fosfato)
Protoparasitológico seriado de fezes
Ferro sérico, ferritina
Radiografia de tórax e ultrassonografia de abdome

Adaptado de Criado PR, Criado RFJ, Azulay DR. Pruridos, prurigos, urticária e afins. In: Azulay RD, Azulay DR. Dermatologia. 4. ed. Rio de Janeiro: Guanabara Koogan, 2006:221-46.

a liquenificação causados pela coçadura exagerada com as unhas ou com o uso de objetos (pentes, escovas, esponjas), o que piora ainda mais a sensação de coceira, levando a um ciclo vicioso de prurido-coçadura-liquenificação-mais prurido-mais coçadura. Esses fatores devem ser pesquisados e deve ser dada orientação para abandono desses hábitos. O banho deve ser breve e a higienização feita com sabonetes com menor potencial de irritação (infantis ou hidratantes). Deve-se evitar o uso de água com temperatura elevada, o que pode piorar a xerose. Cremes hidratantes devem ser usados para restaurar o manto lipídico da pele, sendo o melhor momento para sua aplicação logo após os banhos, com a pele ainda úmida. Os mecanismos de hidratação podem ser por oclusão, feitos por substâncias que reduzem a perda de água da pele (vaselina, ésteres de ácidos graxos ou ceramidas), ou por umectação, quando as substâncias são higroscópicas e capazes de reter a água na superfície da pele (ureia, lactato, glicerina e sorbitol). Um conceito mais atual de hidratação consiste na junção desses dois mecanismos no mesmo produto, onde as substâncias e seus efeitos se complementarão. Se a pele apresentar sinais de inflamação e eczematização, o uso de corticosteroides tópicos de baixa, média ou alta potência pode ser útil em suas apresentações em creme ou pomada, dependendo da localização e das características da área afetada. Corticoides sistêmicos são excepcionalmente necessários se há eczema importante e devem ser utilizados por curto período de tempo. Loções calmantes e antipruriginosas à base de calamina ou mentol, en-

Quadro 11.7 Opções de medicações tópicas para tratamento do prurido

Princípio ativo	Apresentações comerciais ou fórmulas	Posologia	Indicações
Algumas opções de hidratantes com ureia ou lactato em creme e loção	Nutraplus® 10% Ureadin® 10 % Isoureia® Ure hidra® Ureia 10% + óleo de amêndoas doces (formulado) Lactrex®	Uso na pele 1 a 2×/dia após os banhos	Xerose Obs.: evitar se a pele estiver eczematizada, devendo-se iniciar após resolução da inflamação
Algumas opções de hidratantes com uma proposta de hidratação mista e menos irritantes	Fisiogel® creme e loção Cetaphil® loção Cetaphil advanced® Epidrat® ultra Fisioativ® creme e loção	Passar na pele 1×/dia	Xerose Dermatite atópica
Loções calmantes	Dulcilamina® (calamina e bisabolol) Caladryl® (calamina, cânfora e glicerol) Prurix® loção (cânfora e mentol)	Passar na pele para alívio da sensação de prurido. Podem ser armazenadas na geladeira e aplicadas de 2 a 3×/dia.	Alívio da sensação de prurido
Corticosteroides tópicos de potência leve a média	**Hidrocortisona 1% creme** Berlison® creme Therasona® creme **Aceponato de metilprednisolona** Advantan® creme e loção **Desonida** Desonol® creme	Passar nas áreas eczematizadas 2×/dia por curto período de tempo	Anti-inflamatórios. Utilizar em áreas de dobras e peles mais finas
Corticosteroides de média a alta potência	**Valerato ou dipropionato de betametasona 0,1% em creme ou pomada** Betaderme® Diprosone® Diprosalic® (betametasona + ácido salicílico) **Clobetasol 0,05% creme e pomada** Clobesol® pomada Clob X® pomada Therapsor® pomada	Passar nas áreas eczematizadas 2×/dia por curto período de tempo	Anti-inflamatório. Utilizar em áreas pouco extensas, de peles hiperqueratóticas ou liquenificadas, como membros, mãos e pés. Os cremes e pomadas à base de clobetasol devem ser reservados para lesões muito liquenificadas e áreas muito hiperqueratóticas

tre outras, podem ser úteis. Se houver infecção secundária, esta deve ser tratada com antibióticos tópicos ou orais, dependendo da extensão do quadro. O Quadro 11.7 traz algumas opções de medicamentos tópicos utilizados para tratamento do prurido.

Com relação ao tratamento sistêmico, os anti-histamínicos H1 são alternativas prescritas na consulta inicial na grande maioria das vezes. Os anti-histamínicos H1 são classificados como de primeira ou de segunda geração. Os anti-H1 de segunda geração diferem dos de primeira por suas elevadas afinidade e especificidade pelos receptores H1 periféricos e, em virtude de seu menor efeito no sistema nervoso central, apresentam menos efeitos anticolinérgicos e sedativos. Além disso, sua meia-vida é maior e sua administração pode ser feita em menos doses diárias. A escolha irá depender, entre outros fatores, da necessidade ou não do efeito sedativo, que muitas vezes traz benefício, principalmente à noite, quando o prurido interfere na qualidade do sono. Podem ser usados inclusive em associação. Efeitos colaterais são bem mais frequentes com o uso dos anti-H1 de primeira geração, podendo ocorrer: sedação, diminuição do rendimento cognitivo e psicomotor, aumento de apetite, xerostomia, retenção urinária, taquicardia sinusal, hipotensão, tontura, taquicardia reflexa, prolongamento do intervalo QT e arritmias ventriculares. No paciente idoso deve-se dar preferência aos anti-H1 de segunda geração em razão da menor possibilidade de efeitos colaterais. Algumas opções desses medicamentos, doses e apresentações comerciais são referidas no Quadro 11.8.

Em virtude da grande associação de prurido com transtornos de ansiedade e depressão, medicações psiquiátricas, como ansiolíticos, antidepressivos e sedativos leves, têm se mostrado eficazes no tratamento dessa afecção. Essa classe de medicamentos deve ser prescrita após refratariedade ao tratamento com terapia convencional (tópicos e anti-histamínicos) e não como alternativa inicial. Muitos dos estudos que evidenciaram o uso dessas medicações no tratamento do prurido foram realizados a partir de relatos de casos, pequenas séries de casos ou estudos não randomizados. Estudos mais rigo-

Quadro 11.8 Opções de anti-H1 mais comumente utilizados no tratamento do prurido

Anti-histamínicos H1 de primeira geração				
Fármaco	**Apresentações comerciais**	**Posologia**	**Uso na gestação e amamentação**	**Ajuste de dose na IR e IH**
Dexclorfeniramina	Polaramine® Deximine® Descoflan®	6 a 12mg/dia em 3 doses	Categoria B Amamentação: deve ser evitado	Não
Hidroxizina	Hixizine® Prurizin®	10 a 200mg/dia	Categoria C Amamentação: deve ser evitado	IH
Doxepina	Medicação formulada Comp. 10mg	10 a 40mg/dia em duas doses. Iniciar com 10mg à noite		IH
Anti-histamínicos H1 de segunda geração				
Loratadina	Claritin®, Loranil®, Loralorg®, Clarilerg®, Loremix®	10mg/dia	Categoria B Amamentação: usar se necessário	IR e IR
Desloratadina	Desalex®	5mg/dia		IH e IR
Cetirizina	Zetalerg®, Cetrizin®, Zyrtec®, Zetir®, Zinetrin®	10mg/dia	Categoria B	IR e IH
Ebastina	Ebastel®	10mg/dia	Categoria C	IH e IR
Fexofenadina	Alegra®, Fexodane®	120 ou 180mg/dia	Categoria C	IR
Rupatadina	Rupafin®	10mg/dia		IH e IR
Levocetirizina	Zyxem®	5mg/dia		IH e IR

Adaptado de Criado PR, Criado RFJ, Maruta CW, Machado CAF. Histamina, receptores de histamina e anti-histamínicos: novos conceitos. Anais Brasileiros de Dermatologia 2010 mar/abr; 85(2):195-210.
IR: insuficiência renal; IH: insuficiência hepática.

Quadro 11.9 Medicamentos psiquiátricos úteis no tratamento do prurido

Medicamento	Mecanismo de ação	Apresentação comercial	Posologia	Indicações e observações
Alprazolam	Ansiolítico e sedativo	Frontal® 0,25mg; 0,5mg; 1,0mg; 2,0mg Apraz® Tranquinal®	DI: 0,25 a 0,5mg administrado 3×/dia	Quando ansiedade estiver presente. Usar por pouco tempo para evitar dependência
Clonazepam	Ansiolítico e sedativo	Rivotril® 0,5 e 2mg	DI: 0,5mg/dia	Quando ansiedade estiver presente. Usar por pouco tempo para evitar dependência
Amitriptilina	Antidepressivo tricíclico com efeitos anti-H1 e H2 e sedação	Tryptanol® 25 e 75mg Amitryl® 25mg	DI: 25mg à noite, podendo ser aumentado até 150mg/dia	Urticária e outras condições de prurido crônico, principalmente se associado à depressão
Imipramina	Antidepressivo tricíclico com efeitos anti-H1 e H2 e sedação	Tofranil® 10 e 25mg	DI: 25mg 1 a 3×/dia	Urticária e outras condições de prurido crônico, principalmente se associado à depressão
Doxepina	Antidepressivo tricíclico com grande efeito anti-histamínico	Doxepina: formular de acordo com a dose desejada Creme: 5%	30 a 150mg/dia ao deitar ou divididos em 3 doses Creme: 4×/dia	Urticária crônica, dermatite atópica, prurido psicogênico. Obs.: por sua ação anticolinérgica, deve ser evitada em pacientes com antecedentes de glaucoma e prostatismo
Paroxetina	Antidepressivo inibidor de recaptação da serotonina com mecanismo de ação no prurido não identificado	Aropax® 20mg, Pondera® 20mg, Cebrilin® 10, 20 e 30mg, Roxetin® 20 a 30mg	DI: 10 a 20mg/dia	Escoriações psicogênicas, desordens de dismorfismo corporal, prurido urêmico
Mirtazapina	Antagonista noradrenérgico, anti-H1, anti-5HT2 e 5HT3 (receptores serotoninérgicos)	Remeron® 30 e 45mg Nemelat® 30 e 45mg	DI: 15mg/dia à noite e, após 4 dias, aumentar para 30mg à noite. Pode chegar a 45mg/dia	Prurido renal associado a colestase, malignidades, idiopático, psicogênico e atópico
Olanzapina	Antipsicótico antagonista dos receptores 5HT2, 5HT3, 5HT6 e dopaminérgicos. Efeito anti-H1	Zyprexa® 5 e 10mg	DI: 10mg/dia 1×/dia. A variação da dose é de 5 a 20mg/dia em 1 tomada	Escoriação psicogênica
Pimozida	Antipsicótico	Orap® 1 e 4mg	DI: 2 a 4mg/dia pela manhã	Delírio de parasitose

DI: dose inicial.
Obs.: esses fármacos não devem ser a primeira escolha e seu uso deve ser cogitado como alternativa se o prurido for refratário ou se houver um distúrbio psiquiátrico evidente.

rosos são necessários para melhor avaliação dos resultados do uso desses fármacos no tratamento das várias formas de prurido, mas isso não inviabiliza seu uso em casos específicos. O Quadro 11.9 traz opções dos medicamentos psiquiátricos úteis para o manejo do prurido.

Se não houver melhora do prurido após 2 a 3 semanas de tratamento com as alternativas medicamentosas citadas, como anti-histamínicos e agentes tópicos, e em consultas posteriores for evidenciada uma doença associada, como as descritas ao longo deste capítulo, o tratamento deve ser individualizado, como já comentado anteriormente em cada tópico. Deve ser lembrado que em muitas dessas formas de prurido, como hepático, renal, associado a algumas doenças hematológicas, dermatológicas e psiquiátricas, é prudente encaminhar o paciente para o especialista.

Leitura Recomendada

Blome C, Augustin M, Siepmann D, Phan NQ, Rustenbach SJ, Ständer S. Measuring patient-relevant benefits in pruritus treatment: development and validation of a specific outcomes tool. Br J Dermatol 2009 Nov; 161(5):1143-8.

Criado PR, Criado RFJ, Azulay DR. Pruridos, prurigos, urticária e afins. In: Azulay RD, Azulay DR. Dermatologia. 4. ed. Rio de Janeiro: Guanabara Koogan, 2006:221-46.

Criado PR, Criado RFJ, Maruta CW, Machado CAF. Histamina, receptores de histamina e anti-histamínicos: novos conceitos. Anais Brasileiros de Dermatologia 2010 mar/abr; 85(2):195-210.

Etter L, Myers SA. Pruritus in systemic disease: mechanisms and management. Dermatol Clin. 2002 Jul; 20(3):459-72.

Fazio SB, MD. Pruritus. UpToDate. Novembro 20, 2009. Disponível em: http://www.uptodate.com/home/store.do

Feramisco JD, Berger TG, Steinhoff M. Innovative management of pruritus. Dermatol Clin 2010 Jul; 28(3):467-78.

Galatian A, Stearns G, Grau R. Pruritus in connective tissue and other common systemic disease states. Cutis 2009 Oct; 84(4):207-14.

Greaves MW. Pathogenesis and treatment of pruritus. Curr Allergy Asthma Rep 2010 Jul; 10(4):236-42.

Heitkemper T, Hofmann T, Phan NQ, Ständer S. Aquagenic pruritus: associated diseases and clinical pruritus characteristics. J Dtsch Dermatol Ges 2010 Jun; 8.

Lonsdale-Eccles A, Carmichael AJ. Treatment of pruritus associated with systemic disorders in the elderly: a review of the role of new therapies. Drugs Aging 2003; 20(3):197-208.

MacLean J, Russell D. Pruritus ani. Australian Family Physician 2010 Jun; 39(6):366-70.

Parés A, Herrera M, Avilés J, Sanz M, Mas A. Treatment of resistant pruritus from cholestasis with albumin dialysis: combined analysis of patients from three centers. J Hepatol 2010 Aug; 53(2):307-12.

Pérez-Pérez L, Allegue F, Fabeiro JM, Caeiro JL, Zulaica A. Notalgia paresthesica successfully treated with narrow-band UVB: report of five cases. J Eur Acad Dermatol Venereol 2010 Jun; 24(6):730-2.

Rivard J, Lim HW. Ultraviolet phototherapy for pruritus. Dermatol Ther 2005 Jul-Aug; 18(4):344-54.

Ruiz-Villaverde R, Sánchez-Cano D. Idiopathic senile pruritus: therapeutic response to gabapentin. Rev Esp Geriatr Gerontol 2009 Nov-Dec; 44(6):355-6.

Sampaio SAP, Rivitti EA. Dermatologia. 3. ed. São Paulo: Artes Médicas, 2008.

Shaw RJ, Dayal S, Good J, Bruckner AL, Joshi SV. Psychiatric medications for the treatment of pruritus. Psychosomatic Medicine 2007; 69:970-8.

Ständer S, Weisshaar E, Steinhof M, Luger TA, Metze D. Pruritus – pathophysiology, clinical features and therapy-an overview. J Dtsch Dermatol Ges 2003 Feb; 1(2):105-18.

Terán A, Fábrega E, Pons-Romero F. Pruritus associated with cholestasis. Gastroenterol Hepatol 2010 Apr; 33(4):313-22.

Tuerk MJ, Koo J. A practical review and update on the management of pruritus sine materia. Cutis 2008 Sep; 82(3):187-94.

Weisshaar E, Kucenic MJ, Fleischer AB Jr. Pruritus: a review. Acta Derm Venereol Suppl (Stockh) 2003 May; (213):5-32.

Wolff K, Goldsmith LA, Katz SI, Gilchrest BA, Paller AS, Leffell DJ. Fitzpatrick's dermatology in general medicine. 7. ed. McGraw-Hill, 2008.

Yamaoka H, Sasaki H, Yamasaki H et al. Truncal pruritus of unknown origin may be a symptom of diabetic polyneuropathy. Diabetes Care 2010 Jan; 33(1):210-2.

Dor nas Pernas

CAPÍTULO 12

Sérgio Murilo Maciel Fernandes Filho • Isaac Vieira Secundo
Eduardo Andrada Pessoa de Figueiredo

INTRODUÇÃO

A dor é definida pela Associação Internacional do Estudo de Dor como uma sensação desagradável que está associada a lesão real ou potencial de algum tecido.

O processo que origina a dor é complexo e multidimensional, podendo envolver alterações psicológicas, neurofisiológicas, bioquímicas, cognitivas e culturais. A interferência de fatores ambientais e afetivos contribui para a persistência da dor e do comportamento doloroso. Em geral, a dor funciona como um sinal de que existe alguma doença ou algum perigo iminente à integridade física do indivíduo que a sente.

A dor crônica é definida como aquela que tem duração maior que 3 meses ou que persiste após resolução de sua causa inicial, sendo, desse modo, considerada uma doença. É causa importante de sofrimento e incapacidade do paciente e motivo frequente de afastamento do trabalho.

O objetivo deste capítulo é abordar a dor crônica nos membros inferiores que tem sua origem, principalmente, através dos sistemas articular, nervoso ou vascular.

ETIOLOGIA

A etiologia de dor nas pernas é diversa e extensa. Por isso, o exame clínico bem executado é fundamental para que se tenha um direcionamento na investigação e para melhor condução terapêutica da dor. No Quadro 12.1 é possível observar suas principais causas, divididas por sistema.

Neste texto serão abordados temas como síndrome da dor regional complexa, cãibras noturnas e insuficiências arterial ou venosa periféricas. Com relação ao sistema articular, será feita uma breve revisão dos principais diagnósticos diferenciais do assunto.

DIAGNÓSTICO

EXAME CLÍNICO

O primeiro passo para se conseguir realizar um direcionamento na pesquisa do sintoma "dor nas pernas" consiste em construir uma história clínica bem estruturada e que caracterize o problema clínico, obtendo-se, assim, uma correta formulação das hipóteses diagnósticas, direcionando de maneira objetiva a investigação da queixa.

São fundamentais na avaliação da queixa: o detalhamento da dor, a avaliação psíquica e neurológica do paciente, a resposta terapêutica a medicamentos e os tratamentos anteriores na interface da dor crônica.

Quando a dor é múltipla, deve-se procurar categorizá-la conforme o grau de intensidade e o tempo de aparecimento, priorizando cada manifestação conforme sua repercussão na vida diária ou conforme a gravidade atribuída a cada um dos sinais e sintomas. Uma proposta de escala de dor que pode ser usada tanto na abordagem diagnóstica como no seguimento desses pacientes está descrita no Quadro 12.2.

Não se deve deixar de lado os antecedentes pessoais e a história familiar, principalmente naqueles pacientes que apresentam a queixa há algum tempo. O uso de álcool ou outras substâncias deve ser pesquisado, assim como antecedentes de síndromes álgicas e experiências anteriores com quadros álgicos em membros da família.

Sistema articular

Na investigação específica de dor no sistema articular, deve-se atentar para alguns pontos fundamentais. É extremamente importante tentar discernir se a dor é causa de uma doença sistêmica ou se reflete um componente puramente local.

Capítulo 12 — Dor nas Pernas

Quadro 12.1 Causas de dores em membros inferiores

Articular

Lesão por sobrecarga repetitiva
Gota
Pseudogota
Artrite reumatoide
Artrite infecciosa
Osteoartrite
Dor muscular
Fibromialgia
Síndrome dolorosa miofascial
Espondilose, espondilólise e espondilolistese

Neurológicas

Compressões na coluna lombossacra
Tumores intrínsecos ou extrínsecos na coluna
Lesões do plexo lombossacro
Herniação discal lombar
Meralgia parestésica
Neuropatia do nervo tibial posterior
Neuropatia femoral e do nervo safeno
Neuropatia do nervo fibular
Síndrome da fadiga crônica
Neuropatias metabólicas e tóxicas
Síndrome de dor regional complexa tipo I
 (distrofia simpático-reflexa)
Síndrome de dor regional complexa tipo II (causalgia)
Cãibras noturnas

Vasculares

Insuficiência venosa periférica
Insuficiência arterial periférica
Trombose venosa profunda
Trombose arterial
Doença aterosclerótica
Eritema pérvio
Fenômeno de Raynaud
Linfedema
Tromboangiite obliterante
Eritromelalgia
Acrocianose
Livedo reticular
Vasculites

Miscelânea

Osteomalacia
Doença de Paget
Fratura osteoporótica ou patológica
Dor muscular
Estenose do canal vertebral
Miopatias inflamatórias
Transtornos somatoformes dolorosos
Dor álgica de origem hematológica
Pé ou calcanhar doloroso
Dor nas pernas na *tabes dorsalis*
Neoplasias primárias ou secundárias em partes moles ou ossos

Quadro 12.2 Escala de dor de acordo com escala analógica

0 – Sem dor
1-2 – Dor de pouca intensidade
3-4 – Dor de pequena intensidade
5-6 – Dor de média intensidade
7-8 – Dor de grande intensidade
9-10 – Dor de enorme intensidade
 ("a pior dor da vida")

Outro aspecto relevante, e que auxilia o exame clínico, consiste na caracterização da dor em relação a sua intensidade, irradiação, presença de rigidez matinal, quais as articulações envolvidas, qual o padrão de envolvimento, quais são os fatores de piora ou melhora da dor e se já se fez uso de terapêuticas anteriores.

Sistema neurológico

No âmbito neurológico, a atenção deve se concentrar na caracterização do início dos sintomas: há quanto tempo eles começaram; como foi a sua evolução ou ordem de aparecimento; quanto tempo transcorreu para que o quadro se instalasse completamente; se ainda está piorando e se a evolução se modificou com alguma medida terapêutica anteriormente empregada.

Entre as várias causas de dor em membros inferiores de origem neurológica, destacam-se a síndrome da dor regional complexa (SDRC) e as cãibras noturnas.

A SDRC se distingue das outras causas neurológicas por apresentar dor, alodinia, hiperestesia, hiperpatia, hiperalgesia, alterações vasomotoras e sudomotoras, comprometimento da função muscular, atrofia de pele, anexos e articulações, retrações musculotendíneas e articulares, podendo levar à desmineralização óssea irregular.

A SDRC pode ser classificada em duas formas: o tipo I, a distrofia simpático-reflexa, que corresponde a pacientes sem lesão de nervo definível, sendo a mais comum e representando 90% dos casos, e o tipo II, causalgia, onde existe definição da lesão nervosa, sendo essa a forma de aparecimento mais raro.

Essa síndrome ocorre por uma atividade anormal do sistema nervoso simpático. Pode ser idiopática, mas está comumente relacionada com lesão traumática, cirúrgica ou amputações.

É mais comum em mulheres (60% a 80% dos casos) e na faixa etária dos 36 aos 42 anos. Os membros superiores são acometidos em 55% dos casos e os membros inferiores, em 45%.

Em séries de estudos recentes, observou-se que a lesão de partes moles foi a causa-gatilho mais frequente na incitação da dor, com um percentual de 40%. As fraturas ósseas também foram um fator de risco importante em 25% dos casos, porém em 35% dos casos a dor desencadeou-se sem fator precipitante.

Outros fatores conhecidos foram: artroscopias de joelhos, hemiplegias por acidentes vasculares encefálicos, infarto do miocárdio, imunizações, construção de fístulas arteriovenosas em pacientes renais crônicos e até o uso de ciclosporina. Um aspecto importante é que distúrbios e estresses emocionais funcionam como gatilhos em muitos casos.

Há estudos que apontam uma maior quantidade de marcadores inflamatórios que podem deixar o "nervo inflamado". Outros sugerem que há uma predisposição genética para a SDRC, como uma pesquisa desenvolvida no Canadá, na qual se observou a duplicação de alelos, como HLA A3, B7 e DR2, em mulheres brancas com o diagnóstico da síndrome. Essa pesquisa chega a sugerir que o HLA-DR2 seria uma diátese genética para uma possível má resposta ao tratamento.

Podem ser observados três estágios clínicos bem definidos, como é mostrado no Quadro 12.3.

Alguns sintomas autonômicos podem ocorrer, como cianose, manchas na pele, aumento da transpiração, crescimento anormal de pelos, edema difuso em tecidos não articulares e distermia do membro.

Outras manifestações descritas são as queixas urológicas, como hiper-reflexia do detrusor ou até mesmo arreflexia, poduzindo incontinência-urgência ou ainda retenção urinária.

O diagnóstico, numa fase inicial, pode ser difícil em razão da falta de dados, embora a descrição de dor em queimação, latejante, parestesias e distermias, na pele alterada, possa direcionar o pensamento para a SDRC.

Outras doenças, como fibromialgia, histórico de distúrbios de sono, dores bilaterais e fadiga, podem coexistir ou até sugerir a necessidade de se realizar um diagnóstico diferencial mais cuidadoso.

Outra causa neurológica de dor em membros inferiores a ser considerada são as cãibras noturnas, as quais poucas vezes chegam a ser relatadas ao médico e podem acometer o indivíduo em todas as fases da vida. Geralmente benignas, elas podem causar dores, de caráter intermitente, tanto nas pernas como nos pés e despertar o paciente algumas vezes à noite.

A maioria dos casos é de origem idiopática, mas essa patologia pode estar relacionada a alterações estruturas, ao posicionamento dos pés, a distúrbios de depleção de volume extracelular (p. ex., desidratação) e distúrbios hidroeletrolíticos. Algumas informações podem ser importantes na história clínica, como é possível observar no Quadro 12.4.

Sistema vascular

A história clínica nas doenças que acometem vasos periféricos é determinante e pode, muitas vezes, direcionar o raciocínio clínico de modo que, ao final do exame físico completo, se possa chegar a um diagnóstico anatômico e funcional e ao grau de acometimento dos órgãos e tecidos envolvidos com um índice de acerto que pode alcançar 90%, em profissionais bem-treinados.

Nos vasos arteriais, a aterosclerose é a principal responsável pelos sintomas de dor em membros inferiores e tem a claudicação intermitente como principal manifestação sintomática.

A claudicação consiste na dor muscular que aparece após andar certa distância, aumentando de intensidade até obrigar o paciente a parar. Apresenta algumas características fundamentais: (a) a dor não se manifesta quando não há movimento e só aparece após certa distância percorrida; (b) embora possa haver variações, a dor é constante e sempre aparece nas mesmas circunstâncias;

Quadro 12.3 Estágios da síndrome da dor regional complexa

Estágio 1 – Após um evento ou de modo idiopático, a dor se instala em determinado membro. Características fundamentais incluem queimor e, por vezes, uma dor latejante difusa, sensibilidade ao toque frio ou quente e edema local. A distribuição da dor não é compatível com um único nervo periférico, tronco ou lesão específica. Os distúrbios vasomotores têm frequência variável, produzindo alteração da cor da pele e variação de temperatura

Estágio 2 – É marcado pela progressão do edema em partes moles e espessamento da pele e dos tecidos periarticulares com perda de massa muscular. Essa fase pode durar de 3 a 6 meses

Estágio 3 – É o mais grave. Aqui, há limitações de movimento, contratura dos dedos, alterações tróficas de pele e unhas quebradiças. A radiografia convencional mostra desmineralização óssea grave

Quadro 12.4 Estados relacionados a cãibras noturnas

Genu recurvatum ou síndrome de hipermobilidade nos pés. Forte componente familiar

Viver ou trabalhar em pavimentos de concreto por longo tempo

Depleção de volume extracelular (uso de diuréticos, sudorese excessiva ou remoção excessiva de fluidos durante a diálise – síndrome do desequilíbrio da diálise)

Grávidas com baixos níveis de magnésio

Alguns distúrbios neurológicos (Parkinson, miopatias, neuropatias, radiculopatias, doenças do primeiro neurônio motor)

Distúrbios metabólicos, tóxicos ou hormonais, como hipoglicemia, alcoolismo, hipotireoidismo e miopatias metabólicas

Cãibras musculares associadas ao exercício físico

Medicações como o uso furosemida ou outros diuréticos, beta-agonistas, betabloqueadores com atividade simpaticomimética intrínseca, bloqueadores de receptor de angiotensina II, broncodilatadores inalatórios, benzodiazepínicos, contraceptivos orais, raloxifeno, cisplatina, vincristina, donepezila, neostigmina, pirazinamida, lovastatina, clofibrato

Ainda causas incomuns, como anemia, síndrome de Raynaud, cirrose alcoólica e pacientes após cirurgia bariátrica

Adaptado de Sheon RP. Nocturnal leg cramps, night starts, and nocturnal myoclonus. In: Basow DS (Ed.), UpToDate, UpToData, Waltham, MA, 2010.

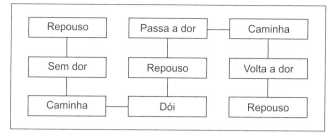

Figura 12.1 Padrão da dor claudicante de membros inferiores.

(c) depois de instalada, o paciente tem de diminuir o ritmo da passada pois, se continuar no ritmo anterior, será forçado a parar por causa da dor; (d) quando o indivíduo para de andar, a dor cede completamente em alguns minutos. O padrão segue o exposto na Figura 12.1.

A claudicação incapacitante pode ser definida como qualquer quadro claudicante em que o paciente não ultrapassa 100m de caminhada sem dor. Nesse estágio, há grande interferência nas funções laborais e individuais de maneira importante.

Em estados mais avançados, a dor pode se manifestar em repouso e ser de forte intensidade. Esse estado, denominado dor isquêmica do membro, é caracterizado como dor em queimação e mais intensa nas extremidades, como dedos e dorso dos pés. Piora quando o paciente está deitado e muitas vezes o impede de dormir. Pode vir acompanhada de formigamento e adormecimento dos dedos. A posição sentada alivia os sintomas. Não é incomum que os pacientes relatem dormir "sentados".

Em estados ainda mais avançados, encontram-se lesões tróficas secundárias a isquemia crítica de todo o membro ou de parte dele. O quadro clínico pode incluir o aparecimento de necrose e úlceras isquêmicas. Nesse estágio será configurada uma emergência médica.

A principal marca da insuficiência arterial é a ausência de pulsos. Todos os pulsos periféricos devem ser palpados e descritos no exame clínico, o que possibilitará a definição da altura do acometimento vascular. Os pulsos a serem procurados são os seguintes: femorais, poplíteos e pediais (dorsais). Alguns cuidados podem auxiliar o diagnóstico, como mostrado no Quadro 12.5.

A ausculta à procura de sopros deve começar no abdome, nas regiões inguinais ou na face interna da coxa. Sua presença pode indicar estenoses arteriais nessas regiões.

O membro em sofrimento ou isquemiado é geralmente frio e pálido. É importante perceber que os tecidos se defendem da isquemia com vasodilatação e, assim, o membro dá impressão de ruborização.

Se a dúvida quanto ao diagnóstico persistir, deve-se colocar o paciente em decúbito dorsal e elevar seus membros a uma angulação de 45 graus por alguns minutos. A palidez aparecerá no membro acometido. Após o paciente ser deixado na posição sentada, o membro volta a ficar com cor rubra. Contudo, é importante ter em mente que apenas o fato de o membro estar ruborizado não afastará o diagnóstico de isquemia.

Outra marca semiológica importante consiste na realização do índice tornozelo-braço (ITB). A técnica é realizada dividindo-se a maior pressão arterial em uma de três artérias dos membros inferiores (tibial anterior, tibial posterior ou artéria pediosa), cuja aferição necessita de um aparelho de Doppler-ultrassom portátil, em virtude da maior pressão arterial encontrada nos membros superiores.

A relação ITB normal é maior que 1. Índices de 0,5 a 1 são compatíveis com claudicação, entre 0,35 e 0,5, com dor de repouso, e aqueles inferiores a 0,35, com isquemia crítica, podendo o quadro estar associado ao aparecimento de úlceras ou necrose dos membros inferiores. O mapeamento ou cartografia dos pulsos é importante e fundamental no acompanhamento evolutivo da terapêutica proposta ao paciente.

A insuficiência venosa crônica (IVC) decorre de uma anomalia de funcionamento do sistema venoso causada por uma incompetência valvar, associada ou não a obstrução, podendo afetar o sistema venoso superficial e/ou o profundo. Essa disfunção pode ser de origem congênita ou adquirida.

Os principais fatores de risco, para insuficiência venosa de membros inferiores são: idade avançada, obesidade, hipertensão arterial sistêmica, síndrome nefrótica, insuficiência cardíaca congestiva, *diabetes mellitus*, artrite reumatoide e antecedente de trombose venosa profunda. As condições que elevem a pressão intra-abdominal (gestação e compressão por tumores), a obstrução prostática e a neoplasia de cólon sigmoide também podem ser descritas como fatores de risco.

A classificação clínica mais usada, nos dias atuais, pode ser descrita por meio da mnemônica *CEAP* (*C*línica/*E*tiológica/*A*natômica/*P*atológica), a qual se encontra descrita no Quadro 12.6.

Quadro 12.5 Regras básicas de palpação dos pulsos em membros inferiores

O exame de pulsos sempre é comparativo. Podem estar diminuídos ou ausentes bilateralmente, porém, na maioria das vezes em que existe patologia, eles serão assimétricos

Pulsos difíceis de sentir devem ser exaustivamente procurados para evitar erros diagnósticos e classificá-los inadequadamente como ausentes

Em poucos casos de claudicação intermitente, todos os pulsos estarão presentes. Pede-se ao paciente que deambule até sentir a dor e repete-se o exame físico para definir o comprometimento vascular

Os pulsos tibiais sempre estão presentes, mas os pediosos podem estar ausentes de maneira bilateral e simétrica, em 20% dos casos. Em caso de alguma assimetria entre os pulsos, a suspeita é de doença arterial

Adaptado de Benseñor IM, Atta JA, Martins MA (org.) Semiologia clínica. São Paulo: Sarvier, 2002.

Quadro 12.6 Classificação de insuficiência venosa crônica

- C 0 – Sem sinais de doença venosa visível ou palpável
- C 1 – Telangiectasias ou veias reticulares
- C 2 – Veias varicosas
- C 3 – Presença de edema
- C 4 – Alterações cutâneas (hiperpigmentação, eczema ou dermatofibrose)
- C 5 – C4 + úlcera curada ou inativa
- C 6 – C4 + úlcera ativa

Descrita por Nicolaides, Havaí, 1994.
C: classe.

Essa classificação é fundamental tanto para a classificação inicial da IVC como para o acompanhamento da terapêutica.

A sensação de peso em membros inferiores é comum e tende a aumentar com o tempo, havendo o aparecimento do edema e a queixa de queimação com desconforto local. Em casos mais extremos, essa sensação pode até causar dor ao deambular e ser confundida com claudicação, se o sintoma não for bem abordado.

Edema é um sinal comum nesse perfil de paciente e precisa ser bem definido. O Quadro 12.7 diferencia as principais características clínicas dos possíveis diagnósticos diferenciais do edema agudo ou crônico dos membros inferiores.

Outras alterações clínicas encontradas são as hemorragias das varizes decorrentes, principalmente, de traumas. O prurido, que aparece com o tempo e pode ser de grande intensidade, pode acarretar fissuras na pele e até mesmo, descamação.

Podem ocorrer alterações tróficas em que o doente se queixa de escurecimento da pele (deposição de hemossiderina + melanina), chegando a utilizar o termo "pernas sujas". As cãibras e parestesias podem estar presentes e estão relacionadas com a estase venosa, sendo queixas de predomínio noturno. Outro achado é a "dor cansada nas pernas", que pode ser definida como uma queixa vaga de desconforto em membros inferiores que apresentam varizes.

O exame físico das varizes é de fundamental importância na busca de quatro objetivos fundamentais: (a) definir a anatomia da varicosidade, (b) compreender o mecanismo fisiopatológico, (c) estabelecer sua importância funcional e (d) planejar a terapêutica.

O paciente deve ser colocado de pé num banco e de costas para o examinador. É nessa posição que as veias se enchem, facilitando o exame.

A inspeção deve ser realizada em toda a extensão do membro estudado, observando-se suas faces medial, lateral, dorsal, de modo distal e proximal. Várias alterações descritas podem ser observadas, como coroa flebectásica (telangiectasias intradérmicas visíveis nas faces interna e externa do pé), alterações de cor da pele, edema e alterações tróficas.

A palpação do território venoso, assim como a palpação dos pulsos, é fundamental para que se tenha a real dimensão da doença. Após 10 minutos na posição em pé, inicia-se a palpação estabelecendo a tensão da parede, temperatura da pele e eventuais frêmitos (fístulas arteriovenosas). Pode-se dirigir o exame em busca de flebites no local da dor referida pelo paciente, o que possibilita o estabelecimento de vários diagnósticos diferenciais, já citados anteriormente.

Após o exame clínico, pode-se fazer um mapeamento, também chamado de cartografia, das varizes dos membros inferiores como mais um plano de acompanhamento evolutivo da terapêutica empregada.

EXAMES COMPLEMENTARES
Sistema articular

Com um bom exame clínico, a grande maioria dos diagnósticos será firmada. São candidatos à realização de algum tipo de exame complementar aqueles que apresentam condições monarticulares, seja ela de origem traumática ou inflamatória, e aqueles pacientes que têm manifestações sistêmicas ou neurológicas de doenças graves.

Ainda podem ser investigados os indivíduos que apresentam sintomas crônicos, principalmente os que não ti-

Quadro 12.7 Diagnóstico diferencial do edema em membros inferiores

	Edema agudo		Edema crônico			
Tipo	Unilateral	Bilateral	Unilateral	Unilateral	Bilateral	Bilateral
Diagnóstico	TVP	ICC, nefropatia, hepatopatia	Isquêmico	IVC	Lipedema	Linfedema primário
Sinais clínicos	Doloroso, mole, liso e cianótico	Indolor, mole e liso	Mole, muito doloroso, até o pé, com lesões necróticas	Liso, mole, pigmentado, atrofia branca, dermatoesclerose, úlcera	Mole, muito doloroso, colar de gordura no joelho das mulheres	Duro em perna, dorso do pé e nas articulações

TVP: trombose venosa profunda; IVC: insuficiência venosa crônica.

veram resposta clínica às medidas iniciais. É importante deixar claro que os exames complementares só devem ser solicitados para confirmação de uma suspeita clínica e não devem ser usados como elementos de triagem para avaliação de pacientes com queixas vagas.

Além de hemograma, marcadores de fase aguda devem ser solicitados como eritrossedimentação (ou VHS) e proteína C reativa (PCR). Além de serem exames de baixo custo, esses poderão estar alterados em casos de processos inflamatórios, infecciosos, doenças autoimunes, neoplasias, gestação, insuficiência renal e idade avançada. Por isso, a indicação deve ser a mais precisa possível para não haver estados de confusão.

O ácido úrico é importante na suspeita de gota, mas seus valores podem ser normais e ainda assim o paciente ser portador da doença; além disso, esse exame não tem correlação com o prognóstico.

Os testes sorológicos são utilizados apenas para confirmação do diagnóstico das doenças autoimunes, como o anti-CCP (anticorpos ao peptídeo citrulinado) na artrite reumatoide, FAN para doenças autoimunes, níveis de complementos, c-ANCA, p-ANCA, anti-DNA, anti-U1-RNP, anti-Sm, anti-Ro, anti-La, anti-PM1, anti-Jo1, ou ainda a ASO.

A aspiração e a análise do líquido sinovial estão sempre indicadas nas monartitrites agudas ou quando se suspeita de uma artropatia não infecciosa, e ainda naquela induzida por cristais. No Quadro 12.8, é apresentada uma classificação simples das características do líquido sinovial.

A utilização de exames de imagem, como a radiografia convencional, terá papel importante, principalmente, nos quadros articulares. Quando de boa qualidade, pode fornecer dados relevantes para se obter o diagnóstico. Para o estudo de artrites em grandes eixos articulares, como na coluna e na pelve, é possível a utilização da tomografia computadorizada. Ela se torna fundamental na pesquisa de tumores ósseos e traumas, sejam patológicos ou não.

A ressonância nuclear magnética (RNM) é usada para estudar partes moles com mais clareza, como as alterações internas de joelhos. A RNM será o exame de escolha na osteomielite, associando-se à cintilografia óssea, que é um exame complementar fundamental para avaliação de locais de atividade osteoblástica e de vascularização esquelética.

A ultrassonografia (USG) é um procedimento de baixo custo, comparativamente a outros exames de imagem, que pode fornecer informações importantes sobre estruturas periarticulares, como bolsas sinoviais, tendões e ligamentos, além de ser capaz de notar alterações intra-articulares. Também é útil quando se pensa em realizar intervenções com infiltrações medicamentosas em caso de reumatismos extra-articulares.

Sistema neurológico

Após o exame clínico minucioso, alguns procedimentos diagnósticos podem ser realizados a fim de fechar o diagnóstico e programar o tratamento das lesões encontradas na SDRC.

Alguns testes para o sistema nervoso autônomo, como a cintilografia, podem apontar um diagnóstico inicial. Para alterações neurológicas, os estudos radiológicos serão mais úteis em fases mais tardias da investigação diagnóstica. Importante destacar que a resposta ao tratamento poderá se constituir num teste diagnóstico muito útil.

Os testes do sistema nervoso autônomo mais comuns são: o de saída de suor de repouso (SSR), a temperatura da pele em descanso (TPD) e o teste quantitativo reflexo sudomotor do axônio (TQRSA). São exames realizados pelos neurologistas ou fisiatras e, muitas vezes, estão indisponíveis nos locais de trabalho. Os estudos mostram que o SSR positivo e um TQRSA anormal terão sensibilidade e especificidade na ordem de 94% e 98%, respectivamente. Já o TPD e o TQRSA são excelentes predecessores de resposta ao bloqueio simpático inibitório da dor.

A mensuração da temperatura da pele e das alterações sensoriais é menos sensível, porém mais disponível no país. Esses testes só devem ser usados em caso de dúvida diagnóstica ou em questões médico-legais.

Quadro 12.8 Classificação do líquido sinovial de acordo com seu estudo

Tipo	Aparência	Leucócitos	% PMN
Normal	Claro, amarelo pálido	0 a 200	<10%
Grupo 1 (não inflamatórios)	De claro a turvo	200 a 2.000	<20%
Grupo 2 (inflamatório)	Levemente turvo	2.000 a 50.000	20 a 70%
Grupo 3 (pioartrose)	De turvo a muito turvo	> 50.000	>70%

PMN: polimorfonucleares.

A cintilografia óssea, com uso do tecnécio, consegue definir a diminuição de perfusão em áreas afetadas logo após o início dos sintomas, com especificidade e sensibilidade de 86% e 97%, respectivamente, em estágios iniciais de acometimento – estágios 1 e 2 da SDRC.

No estágio 3, o melhor exame na SDRC será a radiografia simples, que mostrará o comprometimento ósseo (desmineralização). A osteopenia é a principal alteração encontrada, sendo possível observar ainda destruição articular e de ossos adjacentes, subluxações e proliferação óssea. A desmineralização varia de indivíduo para indivíduo de acordo com o grau de acometimento do membro.

Outro exame de imagem que pode ser usado na SDRC é a RNM. Ela pode ser usada em qualquer estágio da doença, principalmente nos estágios 1 e 3. Observam-se espessamento da pele, realce do tecido pelo contraste, edema de partes moles ou atrofia muscular. Não é exame de primeira escolha ou de rotina, ficando reservado apenas para ser usado em casos de dúvida diagnóstica.

A tomografia computadorizada (TC) pode mostrar áreas focais de osteoporose, característica marcante no estágio 3, mas a radiografia pode fornecer tais informações; sendo assim, o uso de TC não é recomendado como teste diagnóstico.

Pode-se utilizar, na prática clínica, o teste terapêutico para fins diagnósticos e terapêuticos, o qual consiste na realização de um bloqueio regional do nervo simpático ou anestesia regional. A resposta é o alívio abrupto da dor e disestesia, que, apesar de temporário, sugere fortemente o diagnóstico.

Nos casos de cãibras noturnas, o diagnóstico poderá ser feito tão somente pela história clínica sugestiva e pelo exame clínico. Além disso, exames padrões de rotina, como hemograma, ureia, creatinina, ionograma, cálcio, fósforo, magnésio e TSH, devem ser solicitados sempre no sentido de excluir outras patologias, em sua grande maioria metabólicas.

Vasculares

Na avaliação arterial, o aparelho de Doppler portátil, mesmo sem registro gráfico, auxilia a identificação e a quantificação do fluxo arterial. Na maioria das vezes, pode-se até selar o diagnóstico, localizando com certa precisão a lesão e fornecendo subsídios para o uso de outros métodos de avaliação na área vascular.

Contudo, o exame de escolha na maioria dos casos será a realização de USG Doppler arterial, que fornecerá informações mais completas sobre a presença de quadros obstrutivos ou não. Em casos de patologias venosas (IVC), a USG Doppler também tem papel relevante na avaliação da insuficiência venosa crônica.

Apesar de a arteriografia ainda ser o exame padrão-ouro para o diagnóstico definitivo de lesões obstrutivas arteriais, pois identifica todas as lesões estenóticas ou oclusivas na orientação da terapêutica, a angiografia por RNM ou por TC tem sido cada vez mais utilizada com o mesmo fim.

Em casos com intervenção endovascular, o exame mais indicado é a angiografia invasiva (com contraste iodado) com subtração digital (esta utiliza 25% do contraste de uma angiografia com contraste iodado, a angiografia convencional).

Nos casos em que se esteja programando procedimento cirúrgico endovascular, os exames de USG Doppler arterial, angiorressonância e angiotomografia de vasos arteriais dos membros inferiores, ou dos segmentos afetados, poderão ser utilizados como referência anatômica pré-cirúrgica. A decisão dependerá ainda da disponibilidade dos serviços de imagem especializados, da prática médica vascular regional, além da decisão clínica em conjunto com o paciente, ao se pesarem as condições clínicas do caso.

TRATAMENTO

DAS CAUSAS ARTICULARES

Deve ser realizada e direcionada para o diagnóstico efetuado pelos exames clínico e complementar. O tratamento deverá ser realizado, então, considerando-se o tipo sindrômico de afecção articular, em conjunto com a terapêutica específica das respectivas grandes síndromes clínicas.

DAS CAUSAS NEUROLÓGICAS

O manejo da SDRC começa por sua prevenção. Estudos mostraram que a mobilização precoce do membro pode ser usada para reduzir o risco de desenvolvimento dessa síndrome. Em caso de fratura de rádio, o uso de vitamina C (500mg/dia) terá papel preventivo na prevenção da SDRC.

A abordagem desse tipo de doente deve ser multidisciplinar, com o apoio da fisioterapia motora, para mobilizar o membro do modo mais precoce possível, continuadamente, para evitar a evolução dos estágios.

A terapia ocupacional tem destaque na continuidade do trabalho realizado pelo fisioterapeuta, apesar de a maioria dos estudos realizados com essas duas terapias ser conflitante e não melhorar, de maneira significativa, a amplitude do movimento articular em até 1 ano. Em contrapartida, ambas melhoram de modo considerável o controle da dor, que é um dos principais objetivos do tratamento não farmacológico.

Todos os doentes devem passar por um exame psicológico de triagem com o objetivo de estabelecer o diagnóstico diferencial ou, até mesmo, fazer diagnósticos com transtornos de humor ou outras doenças psiquiátricas.

Certamente, após 2 meses de tratamento, sem resposta de melhora do estado geral de saúde, esses transtornos se revelam como suspeitas fortes de comorbidades associadas. Além disso, o apoio psicológico auxilia o controle do estresse emocional, que funciona como um gatilho importante para o desencadeamento da SDRC.

A experiência clínica mostra que os pacientes tratados logo após o diagnóstico, qualquer que seja o estágio, terão mais benefícios que aqueles encaminhados de imediato para clínicas especializadas. Além de poucas unidades disponíveis, o tempo do início da terapêutica dessa patologia é fundamental e não deve ser postergado.

Na abordagem farmacológica, a SDRC pode ser tratada de modo não invasivo com antidepressivos tricíclicos, anticonvulsivantes, anti-inflamatórios esteroides (glicocorticoides) e não esteroides (AINE) e calcitonina nasal. Esses medicamentos devem ser usados de acordo com o estágio em que se encontra a doença. É fundamental para uma terapia bem sucedida encontrar o medicamento que funciona rapidamente para o alívio dos sintomas. A escolha do tratamento, de acordo com o estágio, é mostrada no Quadro 12.9.

Apesar de não existirem ensaios clínicos específicos para dor em portadores de SDRC, os antidepressivos tricíclicos serão eficazes no controle da dor neuropática, constituindo uma adição valiosa ao tratamento inicial. Recomenda-se o uso de amitripltina ou nortriptilina.

Em pacientes estágio 1, com dor residual de suave a moderada, pode-se usar um creme tópico de capsaicina (0,075%). Também podem ser utilizados no controle inicial da dor os AINE e até opioides, para aqueles com dores mais intensas.

Os anticonvulsivantes apresentam importante papel no tratamento de dores crônicas, principalmente se as dores forem lancinantes, ardentes ou cortantes. O fármaco mais utilizado para esse fim costuma ser a gabapentina.

Outros agentes, como pregabalina e lamotrigina, também têm sido utilizados quando os AINE e os antidepressivos tricíclicos falham, geralmente partindo-se para a associação dessas três classes de medicações.

Os bifosfonatos têm duas ações importantes nos portadores da SDRC. Além de prevenirem a reabsorção óssea, podem ser úteis no alívio da dor, como demonstra um estudo realizado com 32 pacientes em estágio 1 da SDRC. A dor diminuiu cerca de 36% naqueles que os utilizaram em relação a 6% do placebo. Os efeitos adversos relatados foram poucos, sendo o principal a hipocalcemia assintomática.

Importante salientar que os bifosfonatos podem produzir efeitos colaterais graves, como ulceração esofágica ou osteonecrose de mandíbula. Aqueles que têm dificuldade em engolir, distúrbios de motilidade esofágica e os que não podem sentar ou repousar durante 30 minutos não devem receber esse tipo de terapia.

Outros estudos utilizaram glicocorticoides orais, após o diagnóstico, com melhora clínica de até 75% dos pacientes num curso de 12 semanas de tratamento. O esquema proposto constiria no uso de prednisona 10mg, três vezes ao dia. Esse grupo de fármacos também se mostrou mais eficiente quando comparado aos AINE.

Apesar disso, vários autores acreditam que os AINE devam ser a escolha inicial, só se utilizando corticoides naqueles que não respondem. Destaca-se que após o estágio 3, em que já há contraturas, a resposta aos anti-inflamatórios hormonais foi pequena, não sendo, portanto, recomendados.

O uso de calcitonina só deve ser realizado quando pacientes com SDRC persistem com sintomas apesar da

Quadro 12.9 Escolha do tratamento da SDRC de acordo com o estágio de evolução

	Terapia inicial	**Outras terapias**
Estágio 1	Uso de creme tópico de capsaicina Antidepressivos tricíclicos AINE Agonistas alfa-adrenérgicos	Terapia física Terapia ocupacional Estimulação elétrica nervosa transcutânea Bloqueios no gânglio simpático
Falha terapêutica ou estágio 2	AINE Prednisona Antidepressivos tricíclicos	Terapia física
Falha terapêutica ou estágio 3	Antidepressivos tricíclicos	Bloqueios no gânglio simpático Terapia física
Falha terapêutica das medidas anteriores		Referenciar a um centro especializado ou, se o paciente tem boa resposta ao bloqueio simpático, considerar simpatectomia

fisioterapia motora e o uso de AINE e antidepressivos tricíclicos (Quadro 12.10).

Uma revisão sistemática sugere que o uso de agonistas alfa-adrenérgicos poderia beneficiar alguns pacientes. São citadas a fentolamina e a fenoxibenzamina. A hipotensão arterial seria a principal limitação para o uso dessas substâncias.

O monitoramento desses pacientes é importante, sendo a chave do sucesso da programação terapêutica que tem como objetivos reduzir a dor e melhorar a mobilidade e a função do membro acometido.

Em qualquer estágio, os pacientes devem ser vistos todas as semanas para manutenção ou alteração do tratamento. Se não houver melhora após 2 semanas de tratamento multidisciplinar e com terapia farmacológica, deve-se considerar o encaminhamento do paciente para um centro especializado, pois haverá a necessidade de considerar a utilização de formas invasivas, no intuito de evitar a progressão dos estágios.

O tratamento de cãibras noturnas consiste em medidas não farmacológicas e farmacológicas.

Entre as principais medidas recomendadas, no âmbito não farmacológico, destacam-se os alongamentos e o uso de exercícios físicos, como o uso da bicicleta ergométrica algumas vezes por semana.

Se o paciente tiver crise de cãibras, o ideal é que se alongue a região muscular onde o fenômeno está ocorrendo, podendo-se até massagear a região com gelo. A elevação da perna também pode ajudar, assim como um banho quente. Exercícios regulares em contato com a água (hidroginástica) têm obtido sucesso e podem ser realizados para melhorar o condicionamento muscular.

Com relação ao manejo farmacológico, não há um tratamento bem estabelecido. Recomenda-se a suplementação de vitaminas e minerais antes de uso de medicações como cálcio, magnésio, ferro e vitaminas E e B_6.

Alguns autores têm utilizado difenidramina, na dose de 12,5 a 50mg à noite, reservando o diltiazem (30mg) ou o verapamil (180mg) para antes de dormir, naqueles que não respondem.

Cloroquina, com a dose de 250mg diariamente, no curso de 2 a 3 semanas, seguida de uma dose de até 500mg, uma vez por semana, pode ser testada em casos refratários, assim como a hidroxicloroquina, que também tem sido usada na dose diária de 200mg, por 2 semanas, seguida da mesma dosagem uma vez por semana.

Em casos mais refratários, tem-se recomendado o uso de gabapentina na dose de 600mg diariamente, aumentando a dose se necessário. O uso de quinino pode ser considerado, embora seus riscos pareçam superar os benefícios.

Nos pacientes com insuficiência renal crônica, a diálise é a melhor forma de tratar as cãibras, tendo em vista que a grande maioria delas é de origem metabólica. A melhora é rápida, ocorrendo em cerca de 10 minutos.

Das Causas Vasculares

O tratamento de doença arterial periférica (DAP) pode ser clínico ou cirúrgico. Os claudicantes intermitentes devem sempre iniciar pelo tratamento clínico. Os portadores de isquemia crítica devem ser encaminhados para uma avaliação com o cirurgião vascular para programação do procedimento cirúrgico. Os portadores de claudicação incapacitante devem ser analisados caso a caso para que se proponha a melhor terapêutica e para que possam passar por uma avaliação para cirurgia vascular.

O tratamento clínico tem como objetivo evitar desfechos cardiovasculares desfavoráveis, e muitos autores consideram a DAP como uma extensão de doença cardiovascular crônica (DAC), devendo ser tratada como tal.

Quadro 12.1 Medicações usadas no tratamento da SDRC

Classe de medicações	Fármaco e dose
Agonistas alfa-adrenérgicos	Fentolamina 1 a 6mg/dia Fenoxibenzamina 10 a 30mg/dia
Anticonvulsivantes	Gabapentina, iniciar com 300mg/dia até 1.200mg/dia regabalina 75mg 2×/dia Lamotrigina 25mg 2×/dia
Antidepressivos tricíclicos	Amitriptilina 25 a 150mg/dia Nortriptilina 10 a 70mg/dia
AINE	Indometacina 25 a 50mg 2 a 3×/dia Cetoprofeno 50 a 100mg até dose máxima de 300mg/dia Piroxicam 10 a 30mg 1×/dia Tenoxicam 20 a 40mg 1×/dia Nimesulida 50 a 100mg 2×/dia
Bifosfonatos	Ácido zolendrônico 4mg diluídos em 100mL de SF EV em 15 minutos a cada 4 semanas. Não fazer em pacientes com creatinina > 3,0mg/dL Clodronato 900 a 1.500mg diluídos em 500mL de SF EV em 2 horas a cada 4 semanas Pamidronato 60 a 90mg diluídos em 500mL de SF 0,9% EV em 3 a 4 horas. Escolha em doentes com insuficiência renal Alendronato 70mg – tomar um comprimido pela manhã em jejum com copo cheio de água filtrada, permanecendo em jejum e sentado, ou de pé, por 30 a 60 minutos (dose semanal)
Corticoides	Prednisona 80mg/dia, com redução da dose de 10mg a cada 4 dias até manutenção de 20mg/dia
Calcitonina	200UI 2×/dia

CAPÍTULO 12 Dor nas Pernas

Assim sendo, deve-se estimular o paciente a controlar os fatores de risco e realizar mudanças no estilo de vida e tratar hipertensão arterial sistêmica (HAS), diabetes e dislipidemias com rigor, estimulando a cessação do tabagismo para aqueles que fazem uso do cigarro.

As medidas não farmacológicas para esse grupo de pacientes consiste em cuidado meticuloso com os pés, sempre mantendo-os limpos e protegidos contra o ressecamento excessivo com cremes hidratantes, além do uso de calçados bem justos e confortáveis.

Os pacientes com claudicação devem ser estimulados a realizar atividades físicas de maneira regular e em níveis cada vez mais progressivos. Sugere-se que as sessões durem cerca de 30 a 45 minutos, três a cinco vezes por semana, por pelo menos 12 semanas, aumentando a distância da caminhada gradativamente. O paciente deve caminhar até sentir a dor em seu ponto máximo, repousar e repetir o exercício. Vários estudos mostram que essas medidas aumentam a distância percorrida e aliviam os sintomas.

Com relação às medidas farmacológicas, o paciente deve passar a utilizar o ácido acetilsalicílico (AAS) e tentar obter o melhor controle da hipertensão, preferencialmente com inibidores da ECA e diuréticos. Os betabloqueadores adrenérgicos podem ser utilizados, principalmente naqueles que têm DAC diagnosticada. Recomenda-se o uso de metoprolol, bisoprolol e nebivolol. Com relação às dislipidemias, as estatinas estão indicadas com objetivo de atingir a faixa de LDL < 100mg/dL. As doses utilizadas são as mesmas preconizadas para DAC.

Apesar de alguns estudos afirmarem que o clopidogrel parece prevenir, de maneira mais eficaz que o AAS, comorbidades e mortalidade cardiovasculares em pacientes portadores de DAP, o uso do AAS é mais consagrado, em razão de seu baixo custo e por ser mais acessível à população. Segundo os estudos atuais, não há evidência clínica, por ensaios clínicos bem realizados, de que a terapia dupla de AAS e clopidogrel, nesse grupo de pacientes, traga mais benefícios que seu uso de modo isolado.

O tratamento farmacológico da DAP não se mostrou tão eficaz como nos pacientes com DAC. Os vasodilatadores têm se mostrado ineficazes em pacientes com DAP (antagonistas de canais de cálcio e papaverina, entre outros).

O cilostazol, que contém propriedades vasodilatadoras e antiplaquetárias, tem o poder de aumentar a distância percorrida em 40% a 60% da alcançada antes da terapêutica, melhorando ainda a qualidade de vida do paciente.

Apesar de alguns estudos demonstrarem que a pentoxifilina aumenta a distância percorrida em relação ao placebo em pacientes claudicantes, a eficácia desse medicamento não tem sido confirmada por ensaios clínicos realizados até o momento.

Para o tratamento da IVC recomenda-se, inicialmente, tratar a obesidade e restringir líquidos, sal e álcool; recomendam-se ainda realizar exercícios físicos de modo regular, controlar a circulação de retorno venoso durante a gestação e utilizar suporte elástico, meias elásticas, de membros inferiores.

As meias elásticas têm papel primordial no controle dos sintomas e dos sinais provocados pela IVC. As meias até o joelho são usualmente suficientes, pois a ação muscular no retorno venoso ocorre fundamentalmente na região das panturrilhas. Um nível de compressão de 30 a 40mmHg no nível do tornozelo é muito efetivo na redução do edema e de outros sinais da patologia, embora nem sempre bem tolerado.

As meias de compressão são clinicamente efetivas, mas fatores como desconforto pelo uso, calor local, receio de lesão da pele (peles frágeis e friáveis), dificuldade de aplicação das meias e sensação de aperto nas pernas com o uso, entre outros, podem acarretar a descontinuidade da utilização das meias elásticas como tratamento das varizes, mesmo quando sob supervisão médica.

É importante informar ao paciente que as meias podem ser retiradas quando ele estiver deitado, reforçando a importância do uso das meias na terapia conservadora. As meias elásticas de compressão graduada deverão ser de utilização preferencial em relação às não graduadas, estando disponíveis em pressões que variam de 15 a 60mmHg (Quadro 12.11).

As medicações podem ser utilizadas como terapêutica adjunta às meias de compressão, como escina, hidroxietilrutosídeo ou mesmo a pentoxifilina (Quadro 12.12).

Os pacientes com ulcerações devem ser encaminhados a um serviço especializado em curativos, devendo-se prescrever antibioticoterapia nos casos em que se julgar necessário (como aumento da dor, hiperemia e/ou tamanho da úlcera), levando em conta as comorbidades de cada um.

Está indicado o encaminhamento ao cirurgião vascular dos pacientes cujos sintomas não cedam ao tratamento clínico, daqueles cujo desejo de correção estética seja imperativo ou daqueles que desenvolvam complicações recorrentes, como celulites, úlceras infectadas ou tromboses (Quadro 12.3).

Quadro 12.11 Tipos de meias de compressão elástica

Classe	Nível de compressão	Indicação
X	10 a 19mmHg	Profilaxia de trombose venosa
1	20 a 30mmHg	Controle de edema
2	31 a 40mmHg	Controle da dermatite venosa ou de úlceras
3	> 40mmHg	Controle da dermatite venosa ou de úlceras

Quadro 12.12 Tratamento medicamentoso da insuficiência venosa crônica

Medicação	Dose	Indicações	Observação
Diuréticos	Furosemida 20 a 80mg/dia Hidroclortiazida 12,5 a 25mg/dia	Edema significativo na insuficiência crônica	Deve ser limitado a poucos dias; pode levar a hipovolemia
Ácido acetilsalicílico	AAS (entérico) 300mg/dia	Pode ajudar a acelerar a cicatrização de úlcera em conjunto com meias elásticas	Efeitos adversos: reação alérgica, sangramento gastrointestinal, disfunção renal
Pentoxifilina	Trental® 400 a 800mg 3×/dia	Pode ajudar a acelerar a cicatrização de úlcera em conjunto ou não com meias elásticas	Efeitos gastrointestinais (náusea, indigestão, diarreia) são comuns
Extrato seco de castanha-da-índia	Venocur triplex® (associado a rutosídeo), 1 a 2 drágeas ao dia após refeições	Diminui edema e volume de membros inferiores em conjunto ou não com meias elásticas	Estimula venoconstrição; efeitos colaterais raros e infrequentes
Hidroxietilrutosídeo	Daflon 500®, 1 comprimido pela manhã e à noite, com as refeições	Diminui edema e volume de membros inferiores em conjunto ou não com meias elásticas. Diminui também dor de "pernas cansadas"	Estimula venoconstrição; efeitos colaterais raros e infrequentes, sendo bem tolerado mesmo em idosos
Cumarina e troxerutina	Venalot 15/90, 1 a 3 drágeas ao dia, via oral	Efeitos antiedema, antiflogístico, protetor do tecido e linfocinético. Diminuem edemas e melhoram a microcirculação. Ações micro-hemodinâmicas e antitrombóticas	Efeito protetor do endotélio capilar, melhoram a microcirculação; diminuem exsudação de plasma para o interstício; contraindicados em hepatopatias

Adaptado de Alguire PC, Mathes BM. Medical management of lower extremity chronic venous disease. In. UpToDate 2011.

Quadro 12.13 Indicações cirúrgicas para tratamento das varizes de membros inferiores

- Injeção de esclerosante ou uso de *laser* para ablação de aranhas vasculares e varicosites (devido aos sintomas ou por questões estéticas)
- Ablação das veias safenas mediante ablação percutânea venosa com uso de radiofrequência ou *laser* para as veias safenas varicosadas
- Ressecção das veias perfuratas varicosadas
- Tratamento percutâneo da oclusão total crônica ou estenoses das ilíacas e da veia cava com a utilização de *stents*
- Reconstrução de valvas venosas profundas

Adaptado de Raju S, Neglén P. Clinical practice: chronic venous insufficiency and varicose veins. N Engl J Med 2009; 360.

LEITURA RECOMENDADA

Araújo L, Guimarães AV. Isquemia dos membros inferiores. In: Pitta GBB, Castro AA, Burihan E (eds.) Angiologia e cirurgia vascular: guia ilustrado. Maceió: UNCISAL/ECMAL & LAVA, 2003.

Barros Jr N. Insuficiência venosa crônica. In: Pitta GBB, Castro AA, Burihan E (eds.) Angiologia e cirurgia vascular: guia ilustrado. Maceió: UNCISAL/ECMAL & LAVA, 2003.

Evangelista SSM. Métodos não invasivos: Doppler ultra-som e plestimografia. In: Pitta GBB, Castro AA, Burihan E (eds.) Angiologia e cirurgia vascular: guia ilustrado. Maceió: UNCISAL/ECMAL & LAVA, 2003.

Gilron I, Bailey JM, Tu D et al. Morphine, gabapentine or their combination for neuropatic pain. N Engl J Med 2005; 352:1324-34.

Machado FS. Exame do sistema arterial e venoso. In: Benseñor I.M, Atta JA, Martins MA (org.) Semiologia clínica. São Paulo: Sarvier, 2002:196-200.

Mackey S, Feinberg S. Pharmacologic therapies for complex regional pain syndrome. Curr Pain Headache Rep 2007 February; 11(1): 38-43.

Mutarelli EG. Exame do sistema nervoso. In: Benseñor IM, Atta JA, Martins MA (org.) Semiologia clínica. São Paulo: Sarvier, 2002:100-57.

Nunes MPT. Insuficiência venosa periférica. In: Benseñor IM, Atta JA, Martins MA (org.) Semiologia clínica. São Paulo: Sarvier, 2002: 430-8.

Puech-Leão P. Insuficiência arterial periférica. In: Benseñor IM, Atta JA, Martins MA (org.) Semiologia clínica. São Paulo: Sarvier, 2002:427-9.

Rocha QMW. Diagnóstico diferencial das dores de membros. In: Pitta GBB, Castro AA, Burihan E (eds.) Angiologia e cirurgia vascular: guia ilustrado. Maceió: UNCISAL/ECMAL & LAVA, 2003.

Rutkove SB. Differential diagnosis of peripheral nerve and muscle disease. In: Basow DS (ed.) UpToDate, UpToData, Waltham, MA, 2010.

Sakata RK, Giraldes ALA, Aoki SS. Síndromes dolorosas crônicas e qualidade de vida. In: Diniz DP, Schor N (org.) Qualidade de vida. Barueri-SP: Malone, 2006:79-89.

Sheon RP. Etiology, clinical manifestations, and diagnosis of complex regional pain syndrome in adults. In: Basow DS (ed.) UpToDate, UpToData, Waltham, MA, 2010.

Sheon RP. Nocturnal leg cramps, night starts, and nocturnal myoclonus. In: Basow DS (ed.), UpToDate, UpToData, Waltham, MA, 2010.

Sheon RP. Prevention and management of complex regional pain syndrome in adults. In: Basow DS (ed.), UpToDate, UpToData, Waltham, MA, 2010.

Stanton-Hicks M. Complex regional pain syndrome. Anesthesiol Clin N Am 2003; 21:733-44.

Takayasu V, Yashinari HN. Exame de ossos e articulações. In: Benseñor IM, Atta JÁ, Martins MA (org.). Semiologia clínica. São Paulo: Sarvier, 2002:88-99.

Texeira LR, Pitta GBB. Diagnóstico não invasivo: duplex scan venoso. In: Pitta GBB, Castro AA, Burihan E (eds.) Angiologia e cirurgia vascular: guia ilustrado. Maceió: UNCISAL/ECMAL & LAVA, 2003.

Tomic ER. Dor – Conceitos gerais. In: Benseñor IM, Atta JA, Martins MA (org.) Semiologia clínica. São Paulo: Sarvier, 2002:509-12.

Van de Vusse AC, Stomp-Van DEN BERG SG, Kessels AH, Weber WE. Randomised controlled trial of gabapentin in complex regional pain type I. BMC Neurol 2004;4:13. One of the few randomized trails performed with one of the most widely used drugs for CPRPS.

Queixas Orais Comuns no Ambulatório

CAPÍTULO 13

Norma Arteiro Filgueira • Daiane de Barros Silva

INTRODUÇÃO

Sintomas relacionados com a cavidade oral são frequentes em pacientes ambulatoriais. Condições geralmente de baixa morbidade, têm sua importância no comprometimento da qualidade de vida que acarretam. Neste capítulo procuraremos abordar de maneira prática a investigação diagnóstica e terapêutica de algumas dessas condições.

ÚLCERAS ORAIS

Úlceras orais são definidas como lesões com perda completa do epitélio e com perda variável do tecido conjuntivo subjacente. As úlceras podem ser causadas por um amplo espectro de doenças, que incluem condições autoimunes, neoplásicas, traumáticas, infecciosas, carenciais e medicamentosas. A principal entidade clínica relacionada com múltiplas ulcerações orais é a estomatite aftosa recorrente, que será abordada adiante.

O exame da cavidade oral deve abranger obrigatoriamente sete locais: assoalho da boca, lábios, mucosa lateral, dentes e gengivas, palato duro, língua e trígono retromolar. Deve-se caracterizar a úlcera quanto a tamanho, forma e limites, número de locais afetados, características dos tecidos adjacentes, buscando-se sinais inflamatórios e de endurecimento e fixação dos tecidos e relação da úlcera com próteses, dentes afiados ou restaurações dentárias. Sempre se deve pesquisar linfadenomegalias na região da cabeça e pescoço.

Em pacientes com úlceras únicas, a principal etiologia é o trauma por prótese dentária, havendo ainda diferentes causas a depender da idade, sexo, raça e presença ou não de tabagismo. A prevalência de causas malignas difere entre as diferentes regiões do mundo e sua incidência vem aumentando em várias populações, havendo recentemente aumento no grupo das mulheres jovens.

Deve-se suspeitar de câncer sempre que houver uma úlcera indolor e não cicatrizante, endurecida, de margens mal delimitadas e grossas, com ausência de inflamação nos tecidos adjacentes, principalmente quando esta persiste por mais de 3 semanas (úlcera crônica). Tabagismo e etilismo são fatores de risco importantes para o desenvolvimento de carcinoma epidermoide de boca. As localizações mais comuns dos carcinomas são as bordas laterais da língua e o assoalho da cavidade oral, com envolvimento precoce de linfonodos cervicais. Pacientes com úlceras que apresentem essas características devem ser encaminhados ao cirurgião para realização de biopsia.

A *estomatite aftosa recorrente* (EAR) acomete 20% a 40% da população, sendo mais frequente em crianças, adolescentes e mulheres (relação 2:1). Caracteriza-se por surtos recorrentes de úlceras orais dolorosas. O tabagismo parece atuar como fator protetor devido à hiperqueratose da mucosa. É uma condição imunomediada, mas também há influência genética importante, pois 40% dos casos têm agregação familiar e parece haver relação com o HLA B51. São fatores desencadeantes dos surtos: trauma local, hipersensibilidade alimentar (castanhas, chocolate, pimenta, tomate etc.), estresse emocional, fase luteínica do ciclo menstrual e uso de alguns medicamentos. Formas secundárias devem ser investigadas, cujas causas estão apresentadas no Quadro 13.1.

Quanto às formas clínicas, a EAR pode ser classificada em:

- **Forma minor:** representa cerca de 85% dos casos. As úlceras geralmente têm < 1cm, acometem a mucosa

Quadro 13.1 Causas de estomatite aftosa recorrente

- Idiopática
- Familiar
- Deficiência de ferro, zinco, folato e vitaminas do complexo B
- Doença celíaca
- Doença de Behçet
- Doenças inflamatórias intestinais
- Neutropenia
- Infecção pelo HIV
- Medicamentos: MTX, AINE, betabloqueadores, bloqueadores do canal de cálcio, bifosfonatos etc.
- Síndrome de Sweet (dermatose neutrofílica aguda)
- Síndrome da febre periódica, úlceras aftosas, faringite e adenite

MTX: metotrexato; AINE: anti-inflamatórios não esteroides.

não queratinizada (lábios, bochechas, assoalho da boca, palato mole), duram de 7 a 10 dias e curam sem deixar cicatriz. Evolui em surtos que se intercalam com períodos assintomáticos que podem durar semanas, meses ou anos.

- **Forma major:** representa cerca de 10% dos casos e se caracteriza por úlceras > 1cm, profundas, extremamente dolorosas, que se localizam preferencialmente na porção posterior da cavidade oral e orofaringe, têm duração mais longa (até 6 semanas) e deixam cicatriz. São comuns e mais graves nos pacientes imunocomprometidos, sendo sinal de progressão da infecção pelo HIV.
- **Forma herpetiforme:** a forma mais rara, caracteriza-se por agregado de diminutas lesões de 1 a 3mm que coalescem numa única lesão grande e muito dolorosa, podendo atingir tanto a mucosa queratinizada como a não queratinizada (gengivas, palato duro e dorso da língua).

A estratégia terapêutica será ditada pela gravidade e frequência dos surtos. Os casos leves exigem apenas a busca de fatores desencadeantes e o uso de medicações para alívio da dor e aceleração da cicatrização, como os corticoides em orabase (triancinolona) ou bochechos com solução de dexametasona (0,01mg/mL) até a cicatrização das lesões. A cauterização química com soluções de nitrato de prata encurta o período de dor, mas não acelera a cicatrização da mucosa. Para quadros mais intensos pode-se lançar mão de corticoide sistêmico (prednisona, 1mg/kg/dia, por 5 dias).

Há várias opções para o tratamento de casos graves com recorrências frequentes: corticoide oral, talidomida (200mg/dia por 4 semanas, com manutenção de 50mg/dia se houver recorrência após o término do período), levamisol (150mg três vezes ao dia por 3 dias, em ciclos a cada 11 dias), dapsona, colchicina e, até mesmo, imunossupressores como a azatioprina.

XEROSTOMIA

Caracteriza-se pela percepção do paciente de boca seca, que nem sempre está associada a comprometimento objetivo da produção e fluxo salivar. A percepção do ressecamento oral é muito variável entre os indivíduos, com alguns pacientes muito sintomáticos apesar de fluxo salivar apenas discretamente alterado, enquanto outros apresentam boca objetivamente ressecada e são oligossintomáticos. Afeta de modo negativo a qualidade de vida em virtude do desconforto e das possíveis consequências, como dificuldade em falar, mastigar e engolir, odinofagia, redução do paladar e do olfato, fragilidade da mucosa oral a alimentos ásperos, aumento do risco de cáries, doença periodontal, candidíase e sialolitíase.

A fisiopatologia pode envolver destruição verdadeira do parênquima das glândulas salivares ou disfunção dos receptores muscarínicos que mediam a secreção salivar.

É uma queixa comum, pois diversos medicamentos e condições clínicas podem interferir com o fluxo salivar. Acomete cerca de 30% das pessoas com mais de 60 anos e praticamente 100% dos pacientes que receberam radioterapia de cabeça e pescoço e daqueles com síndrome de Sjögren. As causas mais comuns são: síndrome de Sjögren, radioterapia, cirurgia de cabeça e pescoço, desidratação, diabetes, anemia, hepatite C, SIDA, doença de Parkinson etc. (Quadro 13.2). Muitos pacientes referem ressecamento oral após uso de alguns fármacos, como antidepressivos tricíclicos e diuréticos.

Quando o sintoma está associado a algum medicamento e causa incômodo significativo, sugere-se a substituição do agente causador. Quando o paciente ainda tem função salivar residual, recomendam-se o aumento da ingesta hídrica, o uso de chicletes sem açúcar e a prescrição de medicamentos sialogogos, como pilocarpina (5mg três a quatro vezes ao dia) e cevimelina (30mg três vezes ao dia), com atenção a possíveis efeitos colaterais (sudorese excessiva, dor abdominal, polaciú-

Quadro 13.2 Causas de xerostomia

Não salivares

Desidratação, transtornos psicológicos, respiradores bucais, disfunções neurológicas e cognitivas

Salivares

Doenças: síndrome de Sjögren primária e secundária, *diabetes mellitus*, infecção pelo HIV, hepatite C, sarcoidose, IRC, trauma e tumores das glândulas salivares, amiloidose, desordens alimentares (anorexia nervosa e bulimia)

Iatrogênicas: antidepressivos tricíclicos, isotretinoína, antagonistas H1, antipsicóticos, diuréticos, hipnóticos, sedativos, antiparkinsonianos, clonidina, metildopa, anticolinérgicos, antiespasmódicos, radioterapia de cabeça e pescoço, iodoterapia

Quadro 13.3 Medidas gerais para atenuação do desconforto da xerostomia

Ingerir frequentemente pequenas quantidades de água ou chupar gelo
Soluções de saliva artificial à base de carboximetilcelulose
Evitar alimentos abrasivos, picantes ou ácidos
Evitar soluções antissépticas orais com álcool e pastas dentais de sabor ativo
Monitorização odontológica rigorosa
Evitar tabagismo e consumo de álcool e de bebidas açucaradas e com cafeína

ria e *flushing*) e contraindicações (glaucoma, úlcera péptica, asma e hipertensão não controladas e arritmias).

Algumas medidas simples que podem atenuar o desconforto quando a lesão das glândulas salivares é irreversível (como após radioterapia) são apresentadas no Quadro 13.3.

HALITOSE

A halitose ou mau hálito consiste no odor fétido exalado pela boca ou nariz, que pode ser crônico ou esporádico, e ocorre em determinados momentos do dia (ao despertar), durante períodos de estresse ou menstruais, após fumar ou após ingestão de certos alimentos (alho, cebola, repolho, couve-flor, bebidas alcoólicas etc.). Enquanto quase todas as pessoas referem episódios esporádicos de halitose, o mau hálito crônico é encontrado em cerca de 15% da população, sendo três vezes mais comum em homens que em mulheres. Ele raramente é sinal de doença grave, mas pode ter importante impacto na qualidade de vida e no relacionamento social, transtornando a vida de algumas pessoas acometidas por esse sintoma.

No hálito é emitida uma variedade de moléculas voláteis e não voláteis, cuja composição é influenciada pela genética, dieta, estresse e doenças. A primeira dificuldade no estudo dessa condição é a falta de um padrão-ouro para seu diagnóstico, uma vez que pessoas que apresentam halitose frequentemente não percebem isso, enquanto muitos pacientes que se queixam de mau hálito de verdade não o têm.

A preocupação pessoal com odores corpóreos é um dos aspectos mais importantes da natureza humana, principalmente das civilizações ocidentais. Cerca de 25% dos pacientes que procuram atendimento médico por halitose são halitofóbicos e sofrem restrições importantes em sua qualidade de vida por um problema que na verdade não têm. É tendência natural do médico considerar essas queixas de pouca importância, imaginárias ou inexistentes, o que piora o sofrimento contínuo e crônico desses pacientes.

Cerca de 85% das causas do mau hálito verdadeiro se originam na cavidade oral, mediante a interação de determinadas bactérias gram-negativas anaeróbias no terço posterior do dorso da língua e na região periodontal com substratos oriundos da alimentação, debris celulares ou saliva, gerando compostos voláteis de enxofre. Isso ocorre mais comumente em pacientes com condições que favorecem o acúmulo de alimento e placas bacterianas na cavidade oral, o que promove o desenvolvimento de um meio anaeróbio, como condições precárias de higiene oral, doença dentária ou periodontal, redução do fluxo salivar, uso de próteses dentárias e desordens da mucosa oral.

A segunda origem mais frequente de halitose são o nariz e os seios paranasais (5% a 8% dos casos), sendo as características do odor diferentes nesses casos, com cheiro semelhante a queijo. São possíveis causas para essa condição: sinusite, corpo estranho (principalmente em crianças), pólipos nasais e anormalidades craniofaciais, como fenda palatina, mas também pode ocorrer em pessoas sem nenhuma anormalidade nas vias respiratórias.

Em menos de 3% dos casos de halitose, a fonte do sintoma é a região amigdaliana. Cerca de 7% da população apresenta pequenos grumos em suas amígdalas (tonsilolitos) que, por albergarem bactérias anaeróbias e resíduos alimentares, apresentam odor fétido. No entanto, nem todos os tonsilolitos estão associados à existência de halitose.

A halitose quase nunca advém do esôfago, estômago ou intestino, pois, como o esôfago é uma cavidade virtual, que fica geralmente colapsada e fechada, o conteúdo gasoso do aparelho digestivo não costuma ser eliminado pelo hálito. Portanto, a queixa de halitose por si só não deve ser considerada indicação para realização de endoscopia digestiva alta numa população ambulatorial sem outras queixas. Os estudos são conflitantes quanto ao papel do *Helicobacter pylori* na gênese da halitose, pois enquanto um estudo encontrou alta prevalência do *H. pylori* no dorso da língua de pacientes que sofriam de halitose, outros não observaram qualquer relação. A melhora temporária da halitose após tratamento de erradicação da bactéria não pode ser usada como argumento de relação causa-efeito, pois comumente se observa melhora desse sintoma após cursos de antibióticos em razão da redução da flora oral.

Outra possível fonte de halitose é o trato respiratório, em condições como bronquiectasias e infecções pulmonares, e, raramente, carcinomas escamosos de cabeça e pescoço, que podem atingir grandes volumes e necrosar antes de provocar outros sintomas. Portanto, exame minucioso da região da cabeça e pescoço é advogado para pacientes com halitose e fatores de risco para carcinoma, como consumo crônico de fumo e álcool.

Quadro 13.4 Causas de halitose

Orais	Vias respiratórias superiores	Digestivas e respiratórias	Sistêmicas
Má higiene oral	Sinusite	Bronquiectasias	Trimetilaminúria
Doenças periodontais	Gotejamento posterior	Infecções pulmonares	Uremia
Úlceras orais	Pólipos nasais	Divertículo de Zenker	Encefalopatia hepática
Hipossalivação	Carcinoma de cabeça e pescoço	Megaesôfago	Diabetes descompensado
Próteses dentárias	Corpos estranhos	DRGE	Fármacos: anfetaminas, dissulfiram, ômega-3, nitratos, fenotiazinas
Cobertura lingual	Tonsilolitíase	Bezoar gástrico	
Cáries profundas	Amigdalite	Síndrome pilórica	
	Fenda palatina		

DRGE: doença do refluxo gastroesofágico.

Doenças sistêmicas, como insuficiência renal, insuficiência hepática, disfunções metabólicas e diabetes, podem provocar halitose, mas são raras na população ambulatorial e usualmente acompanhadas de sintomas evidentes da doença de base. Uma rara condição genética, chamada trimetilaminúria, provoca eliminação de metabólito com odor de peixe em saliva, suor e urina.

No atendimento do paciente com queixas de halitose é importante determinar se o odor vem da boca, do nariz ou do dorso da língua. Uma forma prática de fazer isso consiste em esfregar uma colher no dorso da base da língua e verificar se o odor que advém da colher é o que incomoda o paciente. Nesses casos, o único tratamento necessário consiste em escovação da língua e gargarejos.

Na grande maioria dos pacientes, o tratamento é baseado na redução do acúmulo de debris alimentares e bactérias orais produtoras de gás, o que é obtido mediante a combinação de melhoria da higiene oral, tratamento de doenças dentárias e periodontais e redução da cobertura lingual. O Quadro 13.5 apresenta medidas simples e efetivas para redução da halitose. Alguns especialistas advogam o uso de metronidazol na dose de 200mg, a cada 8 horas, por 7 dias, com o intuito de reduzir a flora oral produtora de compostos voláteis em casos de halitose oral resistente.

Quadro 13.5 Medidas gerais para controle da halitose

Realizar refeições regulares, incluindo alimentos sólidos e sucos cítricos no café da manhã (para estimular a salivação e retirar os debris da língua)
Suspender tabagismo
Intensificar a higiene oral, com escovações dentárias e uso de fio dental após as refeições e ao deitar
Escovar a língua uma vez ao dia (ao deitar)
Uso de enxaguatório bucal com clorexidina e zinco, cetilpiridínio ou triclosan à noite.
Reduzir consumo de álcool
Mascar chicletes por períodos < 5 minutos quando a boca estiver seca ou após as refeições

É essencial realizar na anamnese e exame físico um rastreamento para possíveis sintomas e sinais associados, que possam direcionar o raciocínio diagnóstico para causas sistêmicas ou de órgãos internos.

É sempre importante encaminhar o paciente para avaliação odontológica detalhada, na intenção de identificar doenças dentárias ou periodontais que possam estar contribuindo para o problema. Também é importante encaminhar ao otorrinolaringologista ou ao cirurgião de cabeça e pescoço os casos com provável origem nasal para o sintoma, assim como os mais refratários e com fatores de risco para carcinoma de cabeça e pescoço.

SÍNDROME DA BOCA ARDENTE

A síndrome da boca ardente (SBA) tem sido descrita como uma síndrome dolorosa crônica com muitos sintomas, cujo principal é a sensação dolorosa em queimação na cavidade oral (principalmente a língua) sem que haja nenhuma lesão visível. Com freqüência, há outros sintomas, como sensação de boca seca e disgeusia. Muitos sinônimos vêm sendo empregados, como estomatopirose, glossopirose, glossodinia, estomatodinia e disestesia oral.

Sua prevalência na população geral varia entre 0,7% e 15%, dependendo do estudo, provavelmente em função das diferenças nos critérios diagnósticos utilizados. Trata-se de uma condição tipicamente observada em indivíduos de meia-idade e idosos, sendo a ocorrência antes dos 30 anos bastante rara. Existe claramente maior prevalência dessa condição em mulheres, com uma razão feminino-masculino de 7:1, sendo observada em até 10% a 40% das mulheres que realizam tratamento para sintomas da menopausa.

Ainda não há consenso estabelecido sobre a fisiopatologia da SBA. Alguns estudos têm mostrado evidências da existência de fatores predisponentes locais e sistêmicos na maioria dos pacientes com SBA – ver Quadro 13.6 (forma secundária). A resolução desses fatores tem se relacionado com melhora dos sintomas na maioria dos

Quadro 13.6 Fatores associados à síndrome da boca ardente secundária

Hábitos parafuncionais: escovação frequente da língua, bruxismo
Menopausa
Deficiências vitamínicas e minerais (vitaminas B_{12}, B_6, zinco, ferro e folato)
Diabetes mellitus
Transtorno de ansiedade
Depressão

casos. Quando isso não ocorre, postula-se que ocorreu uma lesão neuropática permanente e irreversível secundária à permanência prolongada dos fatores agressores. Na minoria dos pacientes em que não é possível identificar fatores predisponentes, classifica-se a SBA como primária ou idiopática e o manejo desses casos é mais complicado.

FATORES LOCAIS

A disfunção das glândulas salivares tem sido sugerida como um dos fatores locais contribuintes para a SBA, uma vez que a sensação de boca seca é uma queixa comum nesses pacientes. No entanto, diversos estudos não têm demonstrado alterações no estudo do fluxo salivar com e sem estímulo. Alguns defendem que hábitos parafuncionais relacionados com a ansiedade, como escovação frequente da língua e bruxismo, possam levar a dano neuropático que ocasione os sintomas da SBA.

FATORES SISTÊMICOS

Cerca de 90% das mulheres que procuram atendimento por sintomas da SBA estão na perimenopausa, o que levou à teoria de que há uma associação entre as mudanças hormonais desse período e o desencadeamento dos sintomas. No entanto, estudos não demonstraram melhora dos sintomas após terapia de reposição hormonal. Os níveis séricos de vitaminas do complexo B frequentemente são baixos em pacientes com SBA, principalmente os da vitamina B_{12}; contudo, a reposição dessas vitaminas também não tem sido relacionada com a resolução dos sintomas. A associação de diabetes melito tipo 2 com a SBA também tem sido descrita, acreditando-se que, nesses casos, a SBA possa ser uma manifestação de neuropatia diabética.

FATORES PSICOLÓGICOS

Os fatores psicogênicos foram durante muito tempo apontados como causa importante dos sintomas da SBA, embora não houvesse evidência científica bem estabelecida que suportasse essa afirmação. Reconhece-se atualmente que disfunções psicológicas são frequentes em pessoas com condições que cursam com dor crônica, no entanto, há dificuldade em se estabelecer se as disfunções psicológicas, como depressão e ansiedade, são causa ou consequência da dor crônica. É frequente também a associação com distúrbios do sono.

A tríade clássica de sintomas da SBA inclui: dor incessante na mucosa oral, disgeusia e xerostomia. As formas mais comuns de apresentação são a oligossintomática (dor e disgeusia ou dor e xerostomia) e a monossintomática (dor apenas), sendo a tríade completa encontrada mais comumente em mulheres na pós-menopausa. É essencial o exame minucioso da cavidade oral em busca de lesões como erosões, úlceras, hiperemia ou atrofia, que possam sugerir outros diagnósticos.

A dor é o sintoma predominante, sendo descrita como em queimação, furadas ou parestesias. Os locais mais acometidos são: língua, especialmente os dois terços anteriores, palato duro e mucosa do lábio inferior. Caracteristicamente, a dor aumenta gradativamente de intensidade ao longo do dia, mas não interrompe o sono à noite e não piora com a presença de alimentos ou bebidas na cavidade oral. Para configurar um critério diagnóstico da SBA, os episódios dolorosos devem ocorrer continuamente ao longo do dia ou pelo menos na maior parte dele, durante pelo menos 4 a 6 meses. A maioria dos pacientes não associa o início dos sintomas a um fator desencadeante específico. Em até dois terços dos pacientes pode ocorrer resolução espontânea da dor após 6 a 7 anos do início dos sintomas.

Disgeusia (alteração na percepção dos sabores) está presente em cerca de 70% dos casos, sendo a alteração mais comum a percepção de gosto metálico, amargo ou ambos.

Também é descrita xerostomia em até 67% dos pacientes, embora na maioria das vezes a sensação de boca seca não esteja associada a disfunção de glândulas salivares em testes objetivos.

A SBA pode ser diferenciada de outras síndromes dolorosas crônicas da cavidade oral mediante a caracterização detalhada dos sintomas e um exame físico minucioso. A qualidade e a localização da dor excluem outras condições, como odontalgia e artromialgia facial, que não afetam a mucosa e sim os dentes e músculos e articulações, respectivamente. Na maioria das outras condições, as queixas são frequentemente unilaterais e apresentam períodos de remissão e exacerbação, relacionados principalmente com a alimentação. Além disso, a presença de sintomas associados, como xerostomia, alterações na gustação e alterações sensoriais, devem levantar a suspeita de SBA.

TRATAMENTO

Embora muitas vezes a correção dos fatores precipitantes não provoque melhora dos sintomas da SBA, deve-se realizá-la, pois em alguns casos pode promover a regressão da sintomatologia. Recomenda-se a correção da deficiência salivar, dos hábitos parafuncionais e de vitaminas, principalmente do complexo B, assim como um *trial* de reposição hormonal em mulheres menopausadas.

Nos casos em que não se identifica um fator precipitante ou em que sua correção não provoca regressão dos sintomas, segue-se uma estratégia de suporte que visa reduzir o desconforto dos pacientes e melhorar a qualidade de vida. É indispensável a quantificação da intensidade da dor por meio de escalas para a avaliação da evolução com o tratamento.

A terapia farmacológica inclui tanto a administração tópica como sistêmica de diversos agentes.

Agentes tópicos

- **Capsaicina:** um ativo derivado da pimenta, pode ser aplicada três a quatro vezes por dia nas áreas dolorosas, resultando em alívio rápido dos sintomas. Recomenda-se a administração cíclica, por períodos máximos de 7 dias, pois a capsaicina administrada continuamente pode resultar em alterações neurológicas locais.
- **Benzodiazepínicos:** o clonazepam tem sido usado dissolvido na cavidade oral, durante 3 minutos, e depois retirado. É relatada uma melhora importante dos sintomas com essa medida em relação ao uso de placebo.

Agentes sistêmicos

- **Psicotrópicos:** pacientes com componente psicológico importante geralmente não respondem aos agentes tópicos e necessitam do uso de medicações de ação sistêmica. Os fármacos mais usados incluem benzodiazepínicos e antidepressivos. Os benzodiazepínicos estão principalmente indicados nos pacientes com componente ansioso importante. Os principais antidepressivos utilizados são os tricíclicos, em baixas doses, em razão de seu poder analgésico independente de sua ação antidepressiva. Recomenda-se dose inicial de 10mg, aumentando 10mg a cada semana, até atingir a melhora dos sintomas ou dose máxima de 150mg/dia. No entanto, outros antidepressivos, como sertralina e paroxetina, também têm sido estudados com boa tolerância e boa resposta clínica.
- **Anticonvulsivantes:** utilizados com bons resultados no tratamento da SBA em razão de seu provável mecanismo neuropático. Os fármacos mais estudados são carbamazepina, gabapentina e pregabalina, que devem ser iniciadas em doses baixas, com elevação progressiva até melhora dos sintomas: gabapentina – iniciar com 100mg três vezes ao dia e aumentar até doses de até 1.600mg/dia; pregabalina – iniciar com 50mg três vezes ao dia e aumentar até o máximo de 300mg/dia.

Suporte psicológico

Pacientes que não respondem a nenhum tipo de tratamento devem ser encaminhados a terapias cognitivo-comportamentais, que têm sido associadas, em estudos de intervenção, à redução significativa da intensidade da dor.

Terapias alternativas

- **Acupuntura:** estudo recente demonstrou melhora da microcirculação da mucosa oral com melhora dos sintomas orais após 3 semanas de sessões, com manutenção da melhora nos 18 meses seguintes.
- **Terapia com baixas doses de *laser* diodo:** estudo recente demonstrou diminuição de cerca de 50% na intensidade da dor, mantida por pelo menos 12 meses, após a terapia com baixas doses de *laser* diodo.

LEITURA RECOMENDADA

Coleman GS. Diseases of the mouth. In: Bope ET, Rakel RE, Kellerman R. Conn's current therapy 2010. Philadelphia: Elsevier Saunders, 2010:864.

Maltsman-Tseikhin A, Moricca P, Niv D. Burning mouth syndrome: will better understanding yield better management? Pain Practice 2007; 7(2):151-62.

Mirowski GW, Mark LA. Oral disease and oral-cutaneous manifestations of gastrointestinal and liver diseases. In: Feldman M, Friedman LS, Brandt LJ. Sleisenger and Fordtran's gastrointestinal and liver diseases. 9. ed. Philadelphia: Saunders Elsevier, 2010: 353-68.

Napeñas JJ, Brennan MT, Cox PC. Diagnosis and treatment of xerostomia (dry mouth). Odontology 2009; 97(2):76-83.

Rosenberg M. Bad breath. In UpToDate versão 18.2, maio 2010.

Sciubba JJ. Oral mucosal lesions. In: Flint PW, Haughey BH, Lund VJ, Niparko JK, Richardson MA, Robbins KT, Thomas JR. Cummings otolaryngology, head & neck surgery. 5. ed. Philadelphia: Mosby Elsevier, 2010:1222-44.

Sculy M, Greenman J. Halitosis (breath odor). Periodontology 2008; 48:66-75.

Van den Broek AMWT, Feenstra L, de Baat C. A review of the current literature on management of halitosis. Oral Diseases 2008; 14:30-9.

Icterícia

CAPÍTULO 14

Norma Arteiro Filgueira • Lucas Rampazzo Diniz

DEFINIÇÃO

Icterícia consiste no sinal clínico do aumento dos níveis séricos de bilirrubina. Apresenta-se pela alteração da coloração, para tons em amarelo, das escleras (bilirrubina sérica > 2,0 a 2,5mg/dL) e da pele (níveis séricos > 3,0 a 4,0mg/dL). Ocorre também o escurecimento de fluidos corpóreos em geral (como urina, líquido ascítico etc.). Sabe-se que há diferenças na afinidade tecidual por esse composto – quanto maior a concentração de fibras elásticas nos tecidos, maior a afinidade. Por esse motivo há maior impregnação na pele, nas escleras oculares e nas válvulas cardíacas. Os tecidos presentes nas córneas e nos músculos e o tecido nervoso apresentam, por sua vez, menor afinidade.

Em geral, não se trata de sinal de emergência; no entanto, ocasionalmente, pode ser sinal de alerta para rápida intervenção médica, como na colangite, na doença hepática fulminante e na hemólise maciça.

METABOLISMO DA BILIRRUBINA

A bilirrubina é formada a partir da metabolização da fração heme da molécula da hemoglobina (cerca de 90%) ou do citocromo e da mioglobina. Didaticamente pode-se dividir o ciclo da bilirrubina em três fases: pré-hepática (formação), hepática (metabolização) e pós-hepática (excreção).

A *fase pré-hepática* ocorre nas células do sistema reticuloendotelial do fígado e no baço mediante a lise das hemácias senescentes (após cerca de 120 dias de sua formação na medula óssea), com liberação da hemoglobina. A degradação do anel heme gera a biliverdina, que depois é reduzida a bilirrubina.

Como a bilirrubina é um composto praticamente insolúvel no plasma, ela precisa se ligar a proteínas séricas, principalmente a albumina, para seu transporte.

Com a captação da bilirrubinas pelo hepatócito, inicia a *fase hepática*. No retículo endoplasmático liso, ocorre a solubilização da bilirrubina mediante sua ligação com ácido glicurônico e formação de compostos monoglicuronídeos e diglicuronídeos, por meio da enzima uridil difosfato glicuronil transferase (UGT). Esse processo é de extrema importância para se entender a fisiopatologia da icterícia, tendo em vista que nesse ponto há a diferenciação da bilirrubina não conjugada (ou indireta) daquela dita conjugada (ou direta).

Na superfície canalicular das células hepáticas ocorre o transporte ativo, dependente de ATP, da bilirrubina conjugada para os ductos biliares. Após essa excreção celular se inicia a terceira fase do ciclo da bilirrubina (*fase pós-hepática*). A bile é armazenada na vesícula biliar e liberada para o lúmen duodenal, por mediação fisiológica neuro-hormonal, com contração da vesícula e relaxamento do esfíncter de Oddi. Após a liberação no duodeno, o suco biliar percorre o restante do trato intestinal, onde é transformado em urobilinogênio ou estercobilina. Cerca de 10% da bilirrubina presente no lúmen são absorvidos passivamente, entram na circulação êntero-hepática e são novamente excretados pelo fígado. Uma pequena parte não é captada pelo fígado, vindo a ser eliminada na urina após a filtração glomerular. A Figura 14.1 demonstra com maiores detalhes as várias etapas do metabolismo da bilirrubina.

ETIOPATOGENIA

Didaticamente se divide a icterícia de acordo com a fração predominante da bilirrubina. No entanto, pode haver aumento das duas formas de bilirrubina num mesmo mecanismo de icterícia, assim como pode haver mais de um fator contribuinte para o surgimento do quadro (Quadro 14.1).

- **Aporte excessivo de bilirrubina:** as principais causas são: hemólise (anemias hemolíticas, degradação de grandes hematomas e falhas da eritropoese, após transfusões sanguíneas) e deslocamento da ligação com a albumina (como observado no uso de alguns medicamentos, como sulfonamidas, ampicilina e indometacina). Em geral, os níveis de bilirrubina não ultrapassam 4 a 5mg/dL, na ausência de doença hepática.

- **Redução da captação hepática:** ocorre por diminuição da circulação sanguínea nos sinusoides hepáticos (como em *shunts* portossistêmicos e na insuficiência cardíaca), na inibição dos receptores de captação por ação de subs-

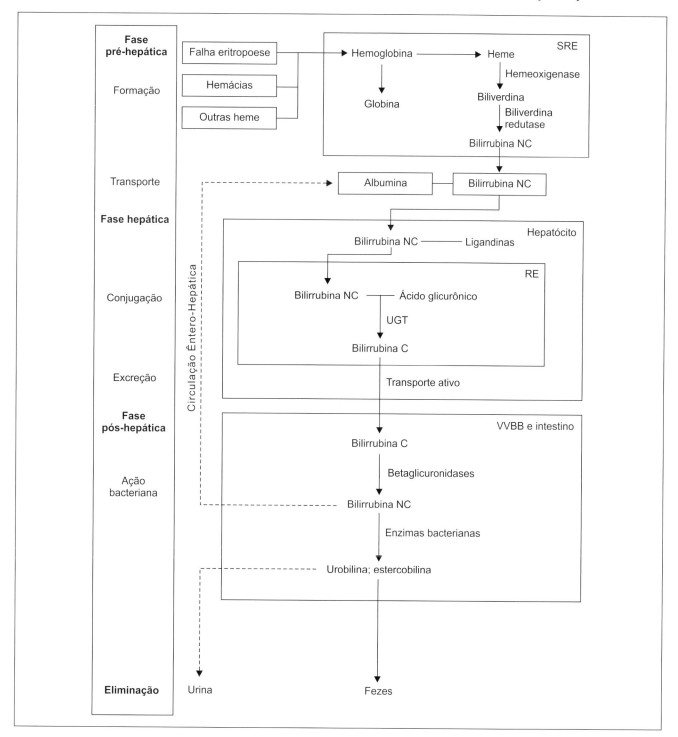

Figura 14.1 Representação esquemática do metabolismo da bilirrubina. (SER: sistema reticuloendotelial; NC: não conjugada; C: conjugada; RE: retículo endoplasmático; VVBB: vias biliares.)

Quadro 14.1 Mecanismos fisiopatológicos de icterícia

Hiperbilirrubinemia predominantemente não conjugada	Hiperbilirrubinemia predominantemente conjugada
Aporte excessivo de bilirrubina	Falha da excreção de glicuronídeos da bilirrubina
Redução da captação hepática	
Redução do armazenamento intracelular	Deficiência de transportadores de membrana canalicular
Comprometimento da conjugação da bilirrubina	

tâncias endógenas (sais biliares) ou exógenas (quinidina, endocianina, rifampicina, probenecida, sulfabromoftaleína, ciclosporina) ou na síndrome de Gilbert.

- **Redução do armazenamento intracelular:** a partir de causas endógenas (ação de ácidos graxos de cadeia longa), exógenas (indocianina-verde, contraste radiográfico) ou de defeito genético (síndrome de Rotor).
- **Comprometimento da conjugação da bilirrubina:** por lesão hepatocelular difusa, que acaba por liberar a bilirrubina presente nos hepatócitos para a corrente sanguínea (Quadro 14.2). Essa falha também acontece em síndromes genéticas (Crigler-Najjar e Gilbert) e na diminuição da atividade da UGT (como na icterícia fisiológica do recém-nascido).

Quadro 14.2 Causas de lesão hepatocelular difusa

Hepatites agudas (A, B, C, D, E)
Hepatites crônicas (B, C, D)
Outros vírus hepatotrópicos (dengue, Epstein-Barr, citomegalovírus etc.)
Bacterianas (leptospirose, febre Q)
Hepatites autoimunes
Hepatites tóxicas (alcoólicas, medicamentosas, pelo fungo *Amanita phalloides*)
Fígado cirrótico (álcool, hemocromatose, doença de Wilson, deficiência de alfa-1-antitripsina)
Causas hepatovenosas (fígado da insuficiência cardíaca, síndrome de Budd-Chiari, doenças veno-oclusivas)

- **Falha da excreção de glicuronídeos da bilirrubina:** leva ao acúmulo do pigmento nas vias biliares, causando o fenômeno denominado colestase, que pode ser intra ou extra-hepática (Quadro 14.3).
- **Deficiência de transportadores de membrana canalicular:** principalmente por causas genéticas, como nas síndromes de Rotor e Dubin-Johnson.

PSEUDOICTERÍCIA

Na pseudoicterícia observa-se a coloração amarelada da pele sem relação com aumento dos níveis séricos de bilirrubina. Nesses casos, em geral, as escleras oculares e a região sublingual permanecem sem alterações. O caso mais comum é a carotenemia, condição causada por excesso de ingestão de alimentos ricos em carotenoides (como a cenoura), que se caracteriza por coloração alaranjada das palmas das mãos, plantas dos pés e regiões frontal e nasolabial. É mais comum em pacientes diabéticos e com hipotireoidismo e não tem consequências clínicas, apenas estéticas.

DIAGNÓSTICO DIFERENCIAL

ANAMNESE

Em virtude do amplo leque de diagnósticos diferenciais para a icterícia, a anamnese deve ser feita de maneira cuidadosa e com parcimônia para que se possa formular uma possível hipótese diagnóstica a partir das informações coletadas.

Na história da doença atual é importante inquirir sobre detalhes dessa alteração: a gradação, intensidade e progressão dessas mudanças (diferenciar icterícias de início súbito daquelas progressivas); sobre onde foi percebida inicialmente e no momento atual; sobre quadros clínicos semelhantes anteriores.

A excreção do pigmento pela urina é denominada colúria. Em geral, é descrita como escurecida como chá preto ou da cor de refrigerantes que usam cola em sua

Quadro 14.3 Causas de icterícia colestática

Colestase intra-hepática	Colestase extra-hepática (obstrutiva)
Lesão hepatocelular (viral ou alcoólica)	Coledocolitíase
Induzida por medicamento (clorpromazina, estrógenos)	Colelitíase e síndrome de Mirizzi
Colestase associada à gestação	Tumores periampulares
Colestase benigna recorrente	Estenose de papila
Cirrose biliar primária	Pancreatites
Sepse	Parasitária
Doenças infiltrativas (amiloidose, sarcoidose, linfomas)	Colangite esclerosante primária
Uso de nutrição parenteral total (NPT)	Disfunção do esfíncter de Oddi
Icterícia após transplantes (doença do enxerto *versus* hospedeiro)	Anomalias congênitas do ducto biliar
Icterícia pós-cirúrgica	Colangiopatia na SIDA
	Causas iatrogênicas

formulação. Há a descrição de a urina espumar e ser capaz de manchar roupas. A colúria é indício de que há predomínio de bilirrubina direta, já que a forma indireta não pode ser filtrada pelo glomérulo renal em razão de sua ligação com a albumina.

Comum também é a alteração das fezes, havendo a perda de sua coloração habitual (denominada acolia ou hipocolia fecal), o que é indício de que não há a chegada da bilirrubina no tubo intestinal, como na colestase por obstrução mecânica, ocorrendo, então, liberação da forma conjugada na corrente sanguínea. Pode haver história de hemeralopia, que consiste na dificuldade de enxergar em ambientes com pouca luminosidade, por deficiência de vitamina A, devido à falha hepática de sua metabolização. Também pode haver queixa de xantopsia, quando há a impressão de coloração amarela dos objetos.

Pacientes com icterícia podem se queixar de prurido pelo corpo, o que é mais comum em pacientes com quadro de colestase. Este não acontece de forma homogênea e não apresenta constância em localização nem em intensidade. Em geral, é pior à noite, e o paciente pode referir insônia. Apresenta maior intensidade em espaços interdigitais, axilas, abdome e extremidades. A causa do prurido da colestase não é bem conhecida, mas as teorias incluem: irritação da pele por depósitos de sais biliares, presença de moléculas com semelhança estrutural à histamina e aumento da neurotransmissão de vias opioides. Há indícios de formação de substâncias pruritogênicas pelo fígado, devido aos relatos de alívio após desobstrução de vias biliares, após transplante hepático ou mesmo falência hepática total.

No interrogatório sintomatológico investigam-se fatores associados ao quadro: febre, perda de peso, dor ou aumento do volume abdominal, mialgias, edema, anorexia, sangramentos, alterações vasculares etc.

Nos antecedentes pessoais é indispensável averiguar quadros precedentes, internamentos, cirurgias, hemotransfusões, diagnósticos anteriores (como doenças hemolíticas), alergias, uso de medicações, chás ou ervas, anabolizantes etc. Como a metabolização do composto é exclusivamente hepática, torna-se essencial o questionamento acerca de fatores de risco para hepatopatias (uso de álcool, história sexual, história de uso de substâncias injetáveis, passado de lesões hepáticas, presença de tatuagens etc.). Nos antecedentes familiares é importante a investigação de parentes com quadro semelhante no passado (alterações genéticas) ou mesmo recentemente (causas infecciosas).

EXAME FÍSICO

No exame físico, a icterícia deve ser pesquisada em: pele, escleras, palato, região sublingual, tórax, abdome e face interna de membros, classificando-a em cruzes quanto à intensidade, preferencialmente, sob luz solar. Diferentemente da cianose, a coloração não desaparece à vitropressão.

Na literatura, são descritas diferentes colorações da icterícia que podem ser úteis para estimativa da possível origem da hiperbilirrubinemia:

- **Icterícia flavínica:** é a forma mais comum, tem coloração amarelada. Em geral, é de origem hemolítica.
- **Icterícia rubínica:** há um amarelo intenso na pele, quase de cor alaranjada. Há associação com icterícia de origem hepatocelular, tendo como exemplo a leptospirose.
- **Icterícia verdínica:** parece haver maior proporção de biliverdina em relação à bilirrubina, ficando a pele em tons amarelo-esverdeados, frequente em causas obstrutivas.
- **Icterícia melânica:** ocorre em icterícias obstrutivas de longa duração e de grande intensidade (como nos tumores periampulares). Possivelmente, há o escurecimento da pele devido ao aumento de pigmento melânico, secundário à impregnação por pigmentos bilirrubínicos.

No restante do exame físico, deve-se avaliar a presença de sinais de hepatopatias crônicas (ascite, telangiectasias, ginecomastias, eritema palmar, atrofia testicular nos homens etc.) e de hipertensão porta (formação de circulação colateral no abdome, esplenomegalia, alterações à palpação de fígado).

É essencial chamar a atenção para a pesquisa de sinais clínicos de sepse biliar, como ocorre na colangite supurativa, por ser doença de elevada morbimortalidade. São características dessa condição: febre alta, calafrios, taquipneia, taquicardia, dor em hipocôndrio direito e hipotensão.

Podem ser evidenciados alguns sinais característicos de certas patologias, como o sinal de Courvoisier-Terrier (vesícula palpável em obstruções distais de vias biliares, em geral devido a tumores em região periampular), o anel de Kayser-Fleischer (lesão ocular vista em pacientes com doença de Wilson) e os xantomas (depósitos de colesterol na pele, que podem ser vistos na cirrose biliar primária).

Também podem ser detectadas: lesões em pele secundárias ao prurido, bradicardia sinusal (atribuída aos sais biliares ou à colina), hipotensão arterial (nas icterícias graves) e hemorragias nasais, gengivais ou subcutâneas (em razão da menor formação de fatores de coagulação).

EXAMES COMPLEMENTARES

Exames laboratoriais

A dosagem sérica de bilirrubina e a determinação de sua fração predominante são fatores essenciais para avaliação da icterícia, já que se divide a icterícia a partir da fração predominante. Deve ser lembrado que, em indivíduos saudáveis, a dosagem sérica não ultrapassa 1,0 a 1,5mg/dL, com predomínio da forma não conjugada (cerca de 95%).

No hemograma podem ser detectadas: anemia, reticulocitose, alterações do leucograma sugestivas de quadros infecciosos e trombocitopenia (em função da menor produção hepática de trombopoetina na falência hepática ou sequestro esplênico na hipertensão porta).

As dosagens de AST, ALT, fosfatase alcalina e gamaglutamiltransferase (γ-GT) são essenciais para diferenciar icterícias de causa hepatocelular (predominância das aminotransferases) e colestáticas (predomínio das enzimas canaliculares – FA e γ-GT). Nos casos em que não há aumento dos níveis de qualquer dessas enzimas, deve-se pensar em icterícia de origem genética.

Na lesão hepatocelular aguda há, em geral, predomínio da ALT sobre a AST com valores > de 500U/L. Nos pacientes alcoolistas crônicos, os níveis de transaminases dificilmente ultrapassam os valores de 300U/L e ocorre a inversão dessa relação, com razão AST/ALT maior que 2. Pacientes com cirrose hepática, em geral, não apresentam grande aumento das aminotransferases.

Importante lembrar que a FA também é sintetizada nos ossos e na placenta, portanto, os níveis normais são mais elevados em crianças, adolescentes e gestantes. A γ-GT é útil para confirmação da origem hepática da elevação da FA.

Em virtude do metabolismo exclusivamente hepático da bilirrubina, é necessário avaliar a função do fígado com a determinação dos níveis de albumina e do tempo de protrombina (TP). Valores normais de albumina num paciente ictérico podem sugerir lesão hepática aguda, já que a meia-vida da albumina é de 21 dias. Nos casos em que existe alargamento do tempo de protrombina é essencial a diferenciação entre deficiência de vitamina K e a insuficiência hepática propriamente dita. A vitamina K, por ser lipossolúvel, depende de sais biliares para ser absorvida, podendo haver déficit nas icterícias de origem obstrutiva. Tal diferenciação pode ser avaliada mediante o uso parenteral da vitamina K, que corrigirá o TP nos casos obstrutivos e não provocará alteração nos casos de disfunção hepática. O TP e INR têm elevado valor prognóstico em casos de hepatite aguda, quando seu alargamento progressivo é sinal de evolução para formas fulminantes.

O Quadro 14.4 apresenta diferenças clinicolaboratoriais entre as icterícias hepatocelulares e colestáticas.

Nas condições hemolíticas há queda da haptoglobina e aumento da desidrogenase láctica.

Outros exames são necessários para definição da etiologia da doença hepática, como exposto no Quadro 14.5.

O Quadro 14.6 apresenta um comparativo entre as características laboratoriais das causas mais comuns de icterícia, exemplificando um guia de raciocínio diagnóstico.

Quadro 14.4 Diferenças clinicolaboratoriais entre icterícias hepatocelulares e colestáticas

	Hepatocelular	**Colestática**
Sintomas	Astenia, anorexia	Prurido
Exame físico	Sinais de insuficiência hepática	Xantelasmas
Características bioquímicas	Transaminases > enzimas canaliculares	Enzimas canaliculares > transaminases
Anormalidades na coagulação	INR alargado, não corrigível com vitamina K	INR normal ou alargado, corrigível com vitamina K
Predominância de bilirrubinas	BD > BI	BD >>>>>> BI
Achados bioquímicos	Hipoalbuminemia	Hipercolesterolemia

Quadro 14.5 Exames laboratoriais para diagnóstico específico da doença hepática

Condição	**Avaliação laboratorial**
Hepatite A	Anti-HVA IgM
Hepatite B aguda	Anti-HBc IgM e HBsAg
Hepatite B crônica	Anti-HBc IgG, HBsAg, HBeAg
Hepatite C	Anti-HCV
Doença de Wilson	Ceruloplasmina plasmática, cobre urinário
Hepatites autoimunes	FAN, Ac antimúsculo liso, IgG
Cirrose biliar primária	Anticorpo antimitocôndria
Hemocromatose	Dosagem sérica de ferro, ferritina e saturação de transferrina
Deficiência de alfa-1-antitripsina	Dosagem sérica de alfa-1-antitripsina
Tumores hepáticos	Alfafetoproteína (AFP), antígeno carcinoembrionário (CEA), antígeno CA 19-9

Quadro 14.6 Comportamento laboratorial das causas mais comuns de icterícia

Exame	Síndrome de Gilbert	Hepatite aguda	Cirrose	Obstrução biliar
Bilirrubina	Predomínio da indireta	Elevação de ambas as frações	Elevação de ambas as frações	Predomínio da direta
ALT e AST	Normais	Muito elevadas, ALT > AST	Elevação discreta, AST tende a ser maior que ALT	Pouco elevadas
Fosfatase alcalina	Normal	Normal ou pouco elevada	Normal ou pouco elevada	Muito elevada
Albumina	Normal	Normal	Baixa	Baixa
INR	Normal	Pouco alargado, grande valor prognóstico	Alargado, não corrige com vitamina K	Alargado, corrige com vitamina K

Exames de imagem

Exames de imagem podem ser utilizados na investigação da icterícia para avaliação de sinais de hipertensão porta, de alterações da anatomia hepática (como na cirrose) e para definição de colestase extra-hepática, quando se procura a presença de dilatação das vias biliares. No entanto, quadros obstrutivos agudos ou parciais podem não apresentar aumento do calibre das vias biliares. O exame inicial é a ultrassonografia, em razão da praticidade, rapidez e baixo custo. No entanto, é um método complementar que exige profissional treinado (operador-dependente) e pode apresentar dificuldade para a avaliação de obesos ou se houver distensão abdominal gasosa.

A ultrassonografia endoscópica, exame ainda pouco disponível em território nacional, por colocar o transdutor no duodeno, possibilita excelente visualização da via biliar e do pâncreas, sendo método extremamente sensível para a detecção de coledocolitíase e de pequenos tumores de pâncreas.

A tomografia computadorizada (TC) e a ressonância magnética (RM) são métodos mais caros (em geral não são utilizados como de primeira escolha), contudo promovem a melhor definição do local e da causa da obstrução. A colangiografia por RM tem substituído os métodos mais invasivos na visualização das vias biliares, com sensibilidade semelhante à da colangiopancreatografia endoscópica retrógrada (CPER) na detecção de cálculos de colédoco.

A CPER é um excelente método diagnóstico, além de oferecer terapêutica para obstruções do colédoco distal (papilotomia, retirada de cálculos e colocação de *stents*). No entanto, apresenta riscos de sangramento, colangite e pancreatite (3% dos casos), com mortalidade de 0,2%.

Para icterícias obstrutivas proximais à confluência dos ductos hepáticos ou naquelas em que a CPER não pode ser utilizada por motivos anatômicos, pode-se usar a colangiografia percutânea trans-hepática, que também torna possível intervenções terapêuticas, com taxas de complicação semelhantes às da CPER. Uma limitação relativa para o uso do método é a ausência de dilatação dos ductos biliares. As complicações mais frequentes são: sangramento, peritonite biliar e fístula biliar.

O Quadro 14.7 oferece comparações entre os diversos métodos de imagem no diagnóstico da icterícia.

Quadro 14.7 Métodos de imagem para diagnóstico da icterícia

Método	Vantagens	Desvantagens
Ultrassonografia (USG)	Barata, portátil, amplamente disponível, não invasiva	Obesidade e meteorismo dificultam a aquisição da imagem, operador-dependente
Tomografia computadorizada	Não invasiva, maior resolução que a USG	Nefrotoxicidade e anafilaxia pelo contraste
Colangiografia por RM	Não invasiva, altas sensibilidade e especificidade	Claustrofobia, cara, menos sensível que a CPER para doenças de pequenos ductos
USG endoscópica	Alta sensibilidade para tumores de pâncreas e coledocolitíase	Exige sedação, pouco disponível
CPER	Excelente resolução de imagem, permite biópsia, visualização direta da papila e intervenções terapêuticas	Invasiva, risco de complicações, não pode ser realizada em pacientes com anatomia digestiva alterada (Y de Roux)
Colangiografia percutânea	Permite intervenções terapêuticas, ideal para lesões proximais à confluência dos ductos hepáticos	Invasiva, risco de complicações, tecnicamente difícil quando não há dilatação dos ductos intra-hepáticos

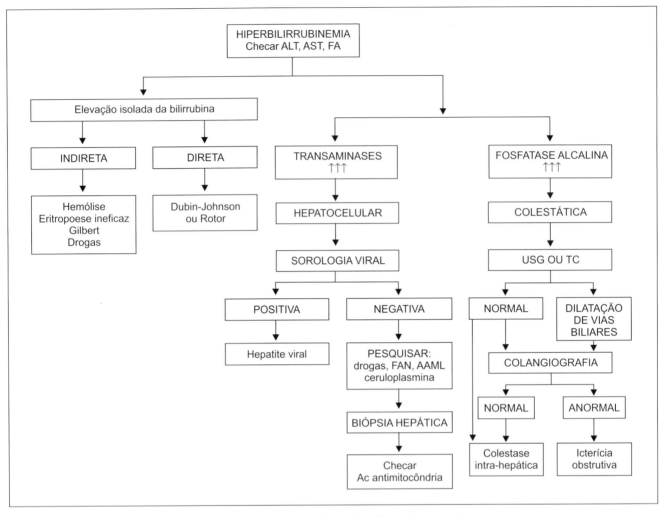

Figura 14.2 Algoritmo para diagnóstico diferencial da icterícia.

Biópsia hepática

Na análise anatomopatológica é possível avaliar a arquitetura lobar, a presença de fibrose e os sinais de depósito de substâncias no parênquima hepático. A punção hepática, em geral, é utilizada quando não se define a causa de uma icterícia hepatocelular ou de colestase intra-hepática ou para a biópsia de nódulos tumorais. Sua realização pode ser feita às cegas, quando da suspeita de doença parenquimatosa difusa (como na cirrose hepática), ou guiada por exame de imagem, quando há alguma lesão focal.

A Figura 14.2 propõe um algoritmo para diagnóstico diferencial das icterícias.

TRATAMENTO DO PRURIDO

O prurido associado à colestase é uma manifestação de difícil controle, já que não se sabe ao certo sua causa. Na literatura médica são sugeridas algumas opções para alívio desse sintoma:

- **Resinas sequestradoras de sais biliares (colestiramina):** inibem a reabsorção intestinal de sais biliares em até 90%. Devem ser usadas em doses de 4 a 16g/dia. Em pacientes com vesícula biliar intacta, devem ser administradas antes e após o desjejum, para aumentar o sequestro de agentes pruridogênicos que tenham se acumulado na vesícula durante a noite. Seu uso é dificultado pelo paladar desagradável, por induzir constipação intestinal e por interferir com a absorção de uma série de medicações, não sendo recomendado administrar outros medicamentos num período de 2 horas antes e após seu uso.
- **Fármacos indutores de enzimas hepáticas, como a rifampicina (300 a 600mg/dia) e o fenobarbital (50 a 100mg/dia):** de ação controversa, podem ser efetivos em alguns casos. Há dúvidas se o fenobarbital tem ação sobre o prurido ou apenas sedante. Pacientes em uso prolongado de rifampicina precisam ter suas enzimas hepáticas monitorizadas por conta do risco de hepatotoxicidade.

- **Anti-histamínicos (dexclorfeniramina, hidroxizina):** parecem levar a algum alívio desse sintoma, provavelmente devido a seu efeito sedativo e não por ação anti-histamínica propriamente dita.
- **Antagonistas opioides (naloxona e naltrexona):** medicamentos reservados para prurido refratário a outras medidas. Recomenda-se o início por infusão endovenosa de naloxona (*bolus* de 0,4mg seguido por infusão de 0,2μg/kg/min) por 24 a 48 horas. Foram descritos alguns casos de desencadeamento de sintomas de abstinência de opioides de curta duração e autolimitados. Nesses casos, suspende-se a infusão, reiniciando com doses baixas e progressivas. Caso haja resposta, troca-se para a naltrexona oral, na dose de 12,5 a 50mg/dia (Revia® 50mg).

Outros medicamentos foram citados, como sertralina (75 a 100mg/dia), ácido ursodesoxicólico (15 a 20mg/kg/dia), paroxetina (20mg/dia), canabinoides (dronabinol, 5mg à noite) e metronidazol (250mg, três vezes ao dia por 1 semana), todos com mecanismo de ação incerto e resultados variáveis. Em casos graves e refratários, com risco de suicídio, pode-se tentar plasmaférese, sedação com propofol e fototerapia com luz ultravioleta.

TRATAMENTO

A icterícia é um sinal clínico que se encontra na interseção entre especialidades clínicas e cirúrgicas em razão de seu amplo quadro de possíveis diagnósticos diferenciais. É imperioso definir se existe obstrução ao fluxo biliar, pois nesses casos será necessária a abordagem cirúrgica ou por métodos menos invasivos, como CPER e colangiografia percutânea. A presença de infecção determinará a urgência na realização de procedimentos de desobstrução biliar.

Indicações de internamento:

- Sinais da síndrome da resposta inflamatória sistêmica (alteração da temperatura corpórea, da frequência cardíaca ou respiratória, do leucograma) ou indícios de má perfusão periférica (hipotensão, alteração de níveis de consciência).
- Sinais clinicolaboratoriais de insuficiência hepática aguda.
- Associação com dor abdominal intensa e ainda inexplicada.
- Hemólise maciça.
- Prurido grave, com risco de suicídio.

LEITURA RECOMENDADA

Bergasa NV. Medical palliation of the jaundiced patient with prutitus. Gastroenterol Clin N Am 2006; 35:113-23.

Chowdhury NR, Chowdhury JR. Diagnostic approach to the patient with jaundice or asymptomatic hyperbilirubinemia. 2010 UpToDate. Software 18.1; 2010.

Crawford JM. O fígado e o trato biliar. In: Cotran RS, Kumar V, Collins T. Robbins patologia estrutural e funcional. Rio de Janeiro: Guanabara Koogan, 2000:750-808.

European Association for Study of the Liver. EASL Clinical Practice Guidelines: Management of cholestatic liver diseases. J Hepatol 2009; 51:237-67.

Filgueira NA, Figueiredo EAP. Icterícia. In: Filgueira NA, Costa Júnior JI, Lucena VG et al. Condutas em clínica médica. 4. ed. Rio de Janeiro: Guanabara Koogan, 2007:57-65.

Ghosn SH, Kibbi AG. Cutaneous manifestations of liver diseases. Clin Dermatol 2008; 26:274-82.

Lidofsky SD. Jaundice. In: Feldman M, Friedman LS, Brandt LJ. Sleisenger and Fordtran's gastrointestinal and liver disease. Philadelphia: Saunders Elsevier, 2010:322-66.

Moradpour D, Blum HE. Jaundice. In: Siegenthaler W. Differential diagnosis in internal medicine – from symptom to diagnosis. New York: Thieme, 2007:760-99.

Navarro RL, González GP. Semiologia en el examen de la piel. In: Navarro RL, Gonzáles GP. Propedéutica clínica Y semiología médica – Tomo I. Havana: Editorial Ciencias Médicas, 2003:354-76.

Pratt DS, Kaplan MM. Jaundice. In: Fauci A, Braunwald E, Kasper DL et al. Harrinson's principles of internal medicine. 17. ed. New York: McGraw-Hill, 2008:261-6.

Sanioto DL, Aires MM. Sistema digestivo: secreção. In: Aires MM. Fisiologia. Rio de Janeiro: Guanabara Koogan, 1999:652-80.

Santos JS, Kemp R, Sankarankutty AK et al. Clinical and regulatory protocol for the treatment of jaundice in adults and elderly subjects: a support for the health care network and regulatory system. Acta Cir Bras 2008; 23(1):133-42.

Ascite

CAPÍTULO 15

Norma Arteiro Filgueira • Andresa Cavalcante Rodrigues

INTRODUÇÃO

O termo ascite tem origem na palavra grega "*askos*", que significa saco ou conteúdo de um saco. Desse radical derivaram "*askites*" e, depois, "ascite".

Em condições normais, existem cerca de 50mL de líquido entre os dois folhetos peritoneais, facilitando a mobilidade e o deslizamento das vísceras. Ascite consiste no acúmulo anormal de líquido na cavidade peritoneal; entretanto, as secreções purulentas das peritonites e o hemoperitônio são excluídos dessa definição.

A doença hepática crônica é a causa mais comum de ascite (81%). Etiologias menos frequentes incluem: neoplasia (10%), insuficiência cardíaca (3%), tuberculose (2%), diálise (1%), doença pancreática (1%) e outras (2%). Aproximadamente 5% dos pacientes apresentam ascite mista, caracterizada pela coexistência de mais de uma etiologia, como cirrose associada a neoplasia, tuberculose ou insuficiência cardíaca (IC).

O tratamento eficaz irá depender do diagnóstico correto e será específico para cada etiologia.

DIAGNÓSTICO DA ASCITE

ANAMNESE

Deve-se suspeitar de ascite em pacientes com fatores de risco ou sintomas de doença hepática crônica, história de insuficiência cardíaca, insuficiência renal, tuberculose ou neoplasia que apresentem aumento do volume abdominal.

O aumento do volume abdominal deve ser avaliado cuidadosamente, pois pode ser secundário a outras causas, como obesidade, meteorismo e tumor abdominal. A descrição do início dos sintomas é útil para distinguir gordura, meteorismo, tumoração e ascite.

Em geral, quando se trata de ascite, os pacientes procuram atendimento médico de maneira precoce, dentro de algumas semanas, pois o fluido geralmente se acumula rapidamente, o que se associa a sintomas como distensão abdominal, saciedade precoce e dificuldade respiratória.

Uma história clínica minuciosa deve ser realizada na busca de dados que possam sugerir alguma etiologia específica.

O aparecimento da ascite nos pacientes cirróticos pode ser devido a vários fatores, como a progressão da doença hepática subjacente, lesão hepática aguda superposta (como a hepatite viral ou alcoólica), descompensação após complicação ou o desenvolvimento de carcinoma hepatocelular. Essas causas também podem contribuir para o agravamento da ascite em pacientes antes controlados com diuréticos.

EXAME FÍSICO

Por meio da inspeção só é possível identificar ascite em casos de acúmulo de líquido de moderada a grande intensidade. O paciente deve ser examinado primeiramente em pé e, a seguir, deitado. Observa-se um abdome globoso (aquele totalmente aumentado com predomínio do diâmetro anteroposterior sobre o transversal) ou um abdome em ventre de batráquio (aquele que, quando o paciente fica em decúbito dorsal, há um franco predomínio do diâmetro transversal sobre o anteroposterior, sendo consequência da pressão que o líquido exerce sobre as paredes laterais do abdome). Este é mais comum na ascite de médio volume. O paciente tende a adotar uma postura lordótica e tem maior predisposição ao surgimento de hérnias umbilical, inguinal e inguinoescrotal.

O método mais seguro para o reconhecimento de ascite é a percussão, porém a técnica irá variar de acordo com a intensidade da ascite. A seguir, são descritos os achados semióticos de acordo com a intensidade da ascite:

- **Ascite de grande volume:** abdome globoso; a cicatriz umbilical pode se tornar plana ou protrusa. O dado semiótico essencial é obtido pela percussão por piparote. Com o paciente em decúbito dorsal, o examinador posiciona-se do lado direito do paciente e repousa a mão esquerda no flanco contralateral. Inicia-se uma sequência de golpes com o dedo indicador na face lateral do hemiabdome direito e, havendo líquido suficiente na cavidade abdominal, a mão esquerda capta os choques das ondas líquidas desencadeados pelos piparotes. Em alguns casos (excesso de panículo adiposo ou edema de parede), pode-se solicitar que algum auxiliar coloque a margem cubital da mão sobre a linha média do abdome, exercendo uma pequena pressão, para impedir a propagação do piparote pela parede abdominal.
- **Ascite de médio volume:** a pesquisa de macicez móvel é a manobra de escolha quando o sinal do piparote é negativo. Deve-se inicialmente percutir todo o abdome do paciente em decúbito dorsal, observando-se macicez nos flancos e hipogastro e som timpânico na parte média do abdome. Posteriormente, coloca-se o paciente em decúbito lateral direito, detectando-se, em caso de ascite, timpanismo no flanco esquerdo e macicez no hemiabdome direito, decorrente da mobilização do líquido livre na cavidade peritoneal.
- **Ascite de pequeno volume:** presença de menos de 500mL de líquido ascítico (LA) na cavidade peritoneal. É difícil estabelecer o diagnóstico por meio do exame físico, porém pode-se fazer o piparote na região do baixo-ventre, com o paciente em pé e com a bexiga vazia. O melhor método para o diagnóstico nesses casos é a ultrassonografia (USG).

A manobra dos semicírculos de Skoda é usada para diferenciar ascite de grandes cistos abdominais. Na ascite, a percussão evidencia um semicírculo com concavidade para cima, onde o centro é timpânico e a periferia (flancos e hipogástrico) é maciça. Nos cistos volumosos, o semicírculo tem concavidade para baixo, com o centro maciço e a periferia timpânica.

Em casos de ascites septadas ou multiloculadas, como pode ocorrer na tuberculose peritoneal, o sinal do piparote pode ser duvidoso ou ausente e o líquido na cavidade não se desloca com a mudança de decúbito.

EXAME DE IMAGEM (USG)

A USG pode detectar coleções com volume acima de 100mL, que geralmente se acomodam na goteira parietocólica direita e no espaço sub-hepático. Além de definir a presença de ascite, a USG também é utilizada para localizar o melhor local para realizar punção e para pesquisar características da doença de base, como cirrose ou neoplasias. As vantagens da USG sobre os outros métodos de imagem são: baixo custo, ampla disponibilidade e não utilização de radiação ou contrastes.

PARACENTESE

Paracentese é o procedimento em que se realiza a remoção de líquido da cavidade peritoneal, sendo utilizada para diagnóstico da etiologia da ascite (paracentese diagnóstica) ou como medida terapêutica quando uma grande quantidade de líquido é retirada (paracentese terapêutica). A paracentese com análise apropriada do LA é o modo mais eficiente para diagnosticar sua causa e determinar se existe infecção.

Indicações

São indicações para realização de paracentese diagnóstica:

- Ascite de início recente e sem diagnóstico definido.
- A cada admissão hospitalar de pacientes cirróticos.
- Nos pacientes que apresentam deterioração clínica, febre, dor abdominal, alteração do estado mental, hipotensão, alterações laboratoriais que sugiram infecção, acidose, piora da função renal ou hepática.
- Casos de sangramento gastrointestinal em cirróticos.

Com as técnicas atuais, a paracentese diagnóstica é considerada um procedimento seguro. O sucesso está diretamente relacionado com a quantidade de LA presente, sendo da ordem de 44% com 300mL e de 78% com 500mL.

Técnica

A técnica mais utilizada para paracentese diagnóstica é a seguinte:

1. Posicionar o paciente confortavelmente, preferencialmente em decúbito dorsal (grandes volumes) ou decúbito lateral esquerdo (pequenos volumes).
2. Realizar percussão e escolher local de macicez evidente para punção, sendo o melhor na fossa ilíaca esquerda, cerca de 4cm acima e medialmente à espinha ilíaca anterossuperior. Consegue-se essa topografia traçando uma linha imaginária que une o umbigo à crista ilíaca e o local de punção será entre os terços externo e médio dessa linha, em razão da mobilidade das alças nesse local, o que reduz o risco de perfuração acidental.
3. Preparar a pele ao redor e no local escolhido para a punção com clorexidina, povidine ou álcool 70% com gaze estéril. O campo deve ser estéril.

4. Administrar anestésico local (cloridrato de lidocaína a 2% sem vasoconstritor) no subcutâneo e em tecidos moles no local da punção, utilizando uma seringa de 5mL e agulha 25G. Sempre aspirar ao avançar com a agulha.
5. Com uma agulha 22G e uma seringa de 20mL, puncionar o local selecionado num ângulo perpendicular. Deve-se progredir lentamente a agulha através do tecido, aspirando ao mesmo tempo. Será observada a saída do líquido peritoneal, e este deve ser aspirado para análise. Em seguida, deve-se remover a agulha rapidamente.
6. Aplicar pressão no local da punção por curto período, se necessário, para garantir que nenhum sangramento excessivo ou vazamento de fluido ocorra. Realizar curativo no local da punção.

Complicações e contraindicações

As complicações incluem hemorragia, perfuração visceral, infecção local ou peritonite e um vazamento persistente. Não existem evidências de sangramento significativo durante a realização de paracentese diagnóstica, mesmo em pacientes que apresentam contagem plaquetária < 50.000/mm^3 ou INR > 1,5. As alterações hemorrágicas se manifestam como hematomas ou hemoperitônio, porém o risco de um hematoma de parede abdominal necessitar de hemotransfusão é inferior a 1%. O risco de hemoperitônio ou infecção é de apenas 1 para 1.000.

Em estudo envolvendo 1.100 paracenteses de grande volume, os pacientes toleraram o procedimento apesar de INR > 8,7 e contagem plaquetária < 19.000/mm^3. Dois estudos retrospectivos (608 e 4.729 paracenteses) mostraram baixo risco de complicações hemorrágicas em pacientes com coagulopatias e/ou trombocitopenia de diferentes gravidades. Os resultados entre os estudos são consistentes com uma taxa de sangramento significativo de cerca de 0,2%. Num dos estudos, os pacientes que receberam profilaticamente transfusão de plasma fresco congelado não apresentaram redução da taxa de sangramento em comparação com aqueles não transfundidos. O volume de sangue perdido também foi semelhante entre aqueles com leve a moderada coagulopatia, em comparação com os sem coagulopatia. Em ambos os estudos, um fator relacionado ao maior risco de sangramento foi a insuficiência renal avançada (provavelmente relacionada a um defeito qualitativo das plaquetas na uremia); entretanto, nesses pacientes, a vigilância contínua é mais aceita que a transfusão plaquetária profilática. Desse modo, não há necessidade de solicitação rotineira de contagem plaquetária e coagulograma antes da realização do procedimento.

Houve relatos de casos de sangramento significativo de paracenteses realizadas na linha mediana relacionados com a punção de varizes intra-abdominais ou uma veia umbilical recanalizada. Um estudo laparoscópico encontrou que o lado da linha média peritoneal subumbilical é frequentemente vascularizado em pacientes com hipertensão porta.

O risco de perfuração da bexiga ou intestino pode ser reduzido mediante a garantia de que o paciente tenha uma bexiga vazia e evitando puncionar áreas de cicatrizes onde pode haver alguma alça intestinal subjacente aderente.

A única contraindicação absoluta à paracentese é a presença de coagulopatia grave com sinais clínicos evidentes de fibrinólise ou coagulação intravascular disseminada (CIVD). Existem algumas contraindicações relativas à paracentese às cegas (realizada sem o auxílio de ultrassom), como gravidez, distensão grave de alças intestinais e cirurgia abdominal/pélvica extensa prévia. Nesses casos, uma paracentese guiada por USG deve ser considerada.

ANÁLISE DO LÍQUIDO ASCÍTICO

Macroscopia

A aparência do LA é útil no diagnóstico diferencial. O líquido é considerado límpido quando se pode ler nitidamente através de um tubo de ensaio que o contém. Um líquido amarelo translúcido em geral reflete uma ascite de origem cirrótica, a qual ainda pode ter coloração mais clara se os níveis de bilirrubinas forem normais e a concentração proteica for baixa. Na minoria dos casos de cirrose, o líquido pode apresentar aspecto opaco, em virtude da presença de uma ligeira elevação dos níveis de triglicerídeos, que não parece ter significado patológico, devendo-se ter cuidado para não confundir tal achado com pus. Um líquido infectado frequentemente apresenta coloração turva em decorrência de um número elevado de células.

Líquido leitoso usualmente apresenta uma concentração de triglicerídeos maior que os níveis séricos e frequentemente > 1.000mg/dia, achados que definem o diagnóstico de ascite quilosa. Alguns estudos sugerem relação entre ascite quilosa e neoplasia, principalmente linfoma, porém ainda há contradição na literatura, pois cerca de um em cada 200 pacientes com cirrose (0,5 %) tem ascite quilosa na ausência de câncer.

Líquido róseo ou avermelhado em geral apresenta contagem de hemácias > 10.000/mm^3, enquanto o francamente hemorrágico tem milhares de hemácias/mm^3. A contagem de células brancas e neutrófilos deve ser corrigida nas amostras hemorrágicas, já que o vazamento de sangue para o líquido peritoneal carreia leucócitos. Dessa maneira, para cada 250 hemácias, deve-se diminuir um polimorfonuclear (ver fórmula adiante). Se o sangramento ocorreu há muito tempo, os leucócitos terão sido lisados e a contagem corrigida poderá resultar num número negativo.

> **Fórmula para correção do número de polimorfonucleares (PMN) em LA hemático**
> PMN corrigidos = número de PMN encontrado − (número de hemácias/250)

O líquido hemático frequentemente é resultante de acidente de punção. Nesses casos, a amostra não apenas clareia no decorrer da retirada do líquido, mas também pode coagular na seringa, fato não observado quando o líquido coletado é homogeneamente avermelhado em função de ser composto predominantemente por células degradadas e antigas.

Ascite sanguinolenta está presente em aproximadamente 50% dos pacientes com hepatocarcinoma (HCC), em 22% das ascites neoplásicas, e raramente está associada a peritonite tuberculosa. É importante lembrar que 5% dos pacientes cirróticos também apresentam tal achado, que pode ocorrer espontaneamente ou após trauma.

Ascite amarronzada é encontrada em pacientes profundamente ictéricos com uma concentração de bilirrubina de cerca de 40% do valor sérico. Caso os níveis sejam mais elevados que o sérico, pode-se suspeitar de perfuração de vias biliares ou de úlcera duodenal.

Ascite negra pode ser raramente encontrada em pacientes com melanoma maligno que apresentam disseminação peritoneal. Líquido gelatinoso pode ser observado em casos de pseudomixoma peritoneal e carcinomatose por tumor secretor de mucina.

Gradiente de albumina soro-ascite (GASA)

O GASA é o melhor parâmetro para a classificação da ascite e identifica de maneira bastante acurada a presença de hipertensão porta, visto que a concentração de albumina no líquido não varia com a diurese e está diretamente relacionada com a pressão porta. O gradiente tem valor definitivo e, consequentemente, só é necessário ser solicitado na primeira paracentese. As amostras de soro e ascite devem ser obtidas no mesmo dia, de preferência na mesma hora, pois as concentrações de albumina no soro e no LA podem mudar ao longo do tempo; entretanto, esses valores mudam em paralelo e, por conseguinte, a diferença é estável.

> GASA = albumina do soro − albumina do LA
> Gradiente ≥ 1,1g/dL sugere hipertensão porta (acurácia: 97%).
> Gradiente < 1,1g/dL sugere que não há hipertensão porta.

Quadro 15.1 Classificação da ascite de acordo com o GASA

GASA ≥ 1,1g/dL	GASA < 1,1g/dL
Cirrose hepática	Carcinomatose peritoneal
Hepatite alcoólica	Peritonite tuberculosa
Hepatite fulminante	Ascite pancreática
Esteatose hepática da gestação	Síndrome nefrótica
Doença hepática venoclusiva	Ascite nefrogênica
Metástases hepáticas maciças	Peritonite por fungos e parasitas
Esquistossomose descompensada	Sarcoidose
Insuficiência cardíaca congestiva	Serosite das colagenoses
Pericardite constritiva	Ascite biliar
Síndrome de Budd-Chiari	Mesotelioma peritoneal primário
Trombose de veia porta	Obstrução ou infarto intestinal
Mixedema	Vazamento linfático pós-operatório
Ascite mista	

Existem algumas limitações desse método: hipotensão arterial pode diminuir a pressão porta e, desse modo, levar a uma diminuição do gradiente; em pacientes que apresentam albumina sérica < 1,1g/dL, fato que ocorre em menos de 1% dos cirróticos, o gradiente pode se encontrar falsamente baixo; a coleta das amostras em tempos diferentes, pois os dois valores variam de modo paralelo; na ascite quilosa pode ser evidenciado um gradiente falsamente elevado, pois os lipídios interferem com a dosagem da albumina.

O Quadro 15.1 mostra a classificação das causas de ascite de acordo com o GASA.

Celularidade

A contagem celular total e diferencial é o teste mais prático para avaliar se existe infecção e deve ser sempre realizada, mesmo em paracentese terapêutica. Pacientes com ascite cirrótica não complicada têm níveis < 500 leucócitos/mm^3.

A peritonite bacteriana espontânea (PBE) é a principal causa de elevação da celularidade, com predomínio de polimorfonucleares. O diagnóstico e tratamento precoces são essenciais na redução da morbimortalidade dessa temida complicação da cirrose. O resultado pode ser rapidamente disponível, diagnosticando PBE quando a contagem de polimorfonucleares é > 250/mm^3.

Aumento do número de leucócitos com predominância de linfócitos geralmente ocorre em casos de tuberculose ou neoplasia. Eosinofilia também pode ocorrer e, quando superior a 10%, pode estar associada a diálise peritoneal crônica, alguns casos de ICC, linfoma e vasculites.

Cultura

Deve ser coletada no momento do diagnóstico da ascite, nos pacientes que são internados com ascite e nos que apresentam deterioração clínica, como febre, dor abdominal, azotemia, acidose ou confusão mental. Não há necessidade de coleta de cultura em pacientes sem sinais de infecção que estejam realizando paracentese terapêutica periódica.

Em pacientes com PBE, a concentração média de bactérias no LA é de cerca de 1 bactéria/mL, o que justifica a baixa sensibilidade da cultura. A coleta deve ser realizada em dois frascos de hemocultura com inoculação de cerca de 10mL em cada um. Essa medida faz com que a cultura apresente sensibilidade de 80%, ao contrário da coleta em tubo seco, que é de 50%.

Proteínas

O líquido ascítico pode ser classificado em transudato e exsudato, de acordo com a concentração proteica; no entanto, essa classificação caiu em desuso em decorrência do surgimento de outro parâmetro com maior acurácia, que é o GASA.

Pacientes com níveis de proteínas < 1g/dL apresentam risco aumentado de desenvolver PBE. Níveis elevados de proteínas em pacientes com GASA elevado sugerem o diagnóstico de ascite cardíaca.

Glicose

A concentração de glicose no LA é semelhante à sérica, havendo queda caso ocorra consumo pela presença de células sanguíneas, células neoplásicas ou bactérias na cavidade peritoneal; pode ainda se tornar indetectável em casos de perfuração visceral.

Desidrogenase lática

A relação de desidrogenase lática (DHL) no líquido ascítico/soro (LA/S) é de aproximadamente 0,4 na ascite cirrótica não complicada e pode chegar a 1,0 na PBE. Quando essa relação é superior a 1,0, existe DHL sendo produzido ou liberado na cavidade peritoneal, o que sugere a presença de infecção ou tumor.

Gram

Embora seja frequentemente solicitado na suspeita de PBE, apresenta sensibilidade muito baixa, pois são necessárias cerca de 10.000 bactérias/mL para sua positividade. Desse modo, sua realização não está indicada na PBE, podendo ser útil na perfuração de vísceras, quando existe maior número de microrganismos.

Amilase

A concentração média no LA é de cerca de 40UI/L em ascite cirrótica não complicada, com relação LA/S de cerca de 0,4. Ocorre aumento para cerca de 2.000UI/L e relação LA/S de cerca de 6,0 em casos de pancreatite ou perfuração visceral.

Quadro 15.2 Sensibilidade dos diversos exames para diagnóstico da tuberculose peritoneal

Exame	Sensibilidade
Baciloscopia direta	0 a 2%
Cultura com coleta de 50mL de LA	50%
Laparoscopia com cultura do fragmento peritoneal	100%

Testes para peritonite tuberculosa

O LA na peritonite tuberculosa caracteriza-se por elevada concentração de proteínas, GASA < 1,1 (na ausência de cirrose associada) e leucocitose com predomínio linfocitário, embora às vezes possa simular PBE com cultura negativa. A sensibilidade dos diversos métodos para isolamento da micobatéria no LA é baixa (Quadro 15.2). A cultura é pouco usada na prática, devido ao prazo de 4 a 6 semanas para obtenção de resultado. A pesquisa do bK no LA por meio de técnicas de PCR é um campo promissor, mas ainda sem dados consistentes na literatura. A laparoscopia é o método de escolha, possibilitando o diagnóstico macroscópico em 95% dos casos (nódulos esbranquiçados em peritônios visceral e parietal, bandas fibrosas em cordas de violino e espessamento de omento). A análise histológica do material pode encontrar granuloma caseoso em praticamente todos os casos e a presença de bacilos álcool-ácido-resistentes (BAAR) em 74%.

A adenosina deaminase (ADA) é uma enzima de degradação da purina necessária para maturação e diferenciação das células linfoides. Sua dosagem no LA é um método útil no diagnóstico de peritonite tuberculosa, com a maioria dos pacientes apresentando níveis > 40UI/L. No entanto, a sensibilidade é reduzida para 30% quando existe cirrose associada, o que ocorre em até 50% dos pacientes ocidentais.

Triglicerídeos

Devem ser solicitados em pacientes que apresentam líquido de aspecto leitoso. Ascite quilosa tem uma dosagem de triglicerídeos > 200mg/dL e usualmente > 1.000mg/dL.

Bilirrubinas

Devem ser mensuradas em pacientes com líquido amarronzado. Níveis mais elevados que o plasmático ou > 6mg/dL sugerem perfuração intestinal ou de vias biliares.

Citologia oncótica

A sensibilidade da citologia oncótica é de 58% a 75% e varia em decorrência do tipo de neoplasia e da presença de envolvimento peritoneal. Após a coleta do material, deve-se realizar a leitura da lâmina em curto espaço de tempo; visto que pode haver degradação das células normais, assumindo aspecto semelhante às neoplásicas, e gerar um resultado falso-positivo.

Quase todos os pacientes com carcinomatose peritoneal terão citologia positiva, pois há presença de células neoplásicas espoliadas para o LA; entretanto, apenas dois terços dos pacientes que têm ascite relacionada com a neoplasia desenvolverão carcinomatose peritoneal. O restante geralmente apresenta citologia negativa e pode ter a ascite decorrente de metástase hepática maciça, HCC ou ascite quilosa secundária a linfoma.

CA-125

O CA-125 é uma glicoproteína do tipo mucina, de papel fisiológico ainda desconhecido e que representa um antígeno de superfície epitelial que pode ser encontrado em diversas estruturas derivadas do epitélio celômico. Dessa maneira, costuma estar elevado em ascites de qualquer causa e seu uso não deve ser recomendado, para evitar diagnósticos equivocados de carcinomatose por neoplasias de ovário.

Fitas reagentes

As fitas reagentes são usualmente utilizadas na detecção de infecção urinária, avaliando a atividade de estearase leucocitária por método colorimétrico. Alguns estudos avaliaram o uso dessas fitas para o diagnóstico de PBE em pacientes cirróticos, com resultados conflitantes quanto à sensibilidade (45% a 86%). Embora esse seja um método muito prático, que possibilitaria o diagnóstico à beira do leito e alguns autores o proponham como critério definidor de PBE quando > 2+, deve ser sempre confirmado com a celularidade, para evitar resultados falso-negativos.

O Quadro 15.3 apresenta a relação dos exames a serem solicitados no estudo do LA.

Quadro 15.3 Exames a serem realizados no líquido ascítico

Rotina	Opcional	Incomum
Celularidade	Glicose	Triglicerídeos
Albumina	DHL	Citologia oncótica
Proteínas totais	Amilase	Esfregaço e cultura para tuberculose
Cultura		Bilirrubinas

OUTROS EXAMES NA AVALIAÇÃO DA ASCITE

Ultrassonografia

Útil não só para o diagnóstico da ascite, como para a avaliação da etiologia, podendo demonstrar os achados típicos de hepatopatia crônica, metástases hepáticas, implantes peritoneais etc.

Endoscopia digestiva

Essencial para avaliação da presença de varizes esofágicas, o que reforçaria o diagnóstico de hipertensão porta. Também deve ser realizada na suspeita de carcinomatose peritoneal, para investigação de tumor primário.

Laparoscopia

Exame de escolha para o diagnóstico definitivo de causas peritoneais de ascite, possibilitando também a realização de biópsia hepática nos casos de cirrose. Deve ser solicitada nos casos em que o GASA é < 1,1 e cujo diagnóstico não foi estabelecido por outros métodos.

DIAGNÓSTICO DIFERENCIAL

O Quadro 15.4 e a Figura 15.1 auxiliam o raciocínio de diagnóstico diferencial das diversas causas de ascite.

TRATAMENTO DA ASCITE

ASCITE CIRRÓTICA

Foi estimado que o risco de um paciente cirrótico desenvolver ascite é de cerca de 5% a 7% ao ano, portanto, 10 anos após o diagnóstico de cirrose, o risco é de 60% se a doença de base não for tratada. Seu surgimento é um importante indicador prognóstico em pacientes com cirrose hepática, pois é um sinal de descompensação da doença hepática com uma taxa de sobrevivência aproximada de 50% a 20% em 1 e 5 anos, respectivamente. Isso ocorre porque as alterações hemodinâmicas e a disfunção circulatória que acompanham a progressão da cirrose predispõem esses pacientes a outras complicações, como hiponatremia, PBE e síndrome hepatorrenal, que acarretam diminuição da sobrevida.

Manejo da ascite não complicada

A combinação de restrição salina e diuréticos pode reduzir ou eliminar a ascite em 90% dos pacientes. A fisiopatologia subjacente que leva à formação da ascite na cirrose é a retenção renal de sódio; desse modo, o primordial no tratamento da ascite é alcançar um balanço negativo de sódio, o que pode ser conseguido mediante a diminuição da ingestão salina associada ao aumento da excreção renal de sódio com o uso de diuréticos.

Restrição salina

O Clube Internacional da Ascite recomenda a ingestão de 88mEq/dia de sódio. Sais substitutos não são recomendados, pois apresentam elevado conteúdo de potássio. Em cerca de 10% dos pacientes cirróticos com

Quadro 15.4 Diagnóstico diferencial das causas de ascite

Patologia	Achados clínicos	Achados no LA
Cirrose	Icterícia, edema de membros inferiores (MMII), icterícia, *spiders*, eritema palmar, encefalopatia etc.	GASA > 1,1; proteína baixa, celularidade normal
ICC	Edema de MMII, turgência jugular, hepatomegalia, presença de B3, refluxo hepatojugular, dispneia de intensidade variável, ortopneia, dispneia paroxística noturna	GASA > 1,1; proteínas > 4g/dL, celularidade normal
Neoplasia	Perda de peso, queda do estado geral, astenia, sintomas consumptivos. Nódulo umbilical endurecido, linfonodomegalias	GASA < 1,1, pode ter aspecto hemorrágico, aumento de DHL, citologia oncótica pode ser positiva
Tuberculose	Febre vespertina, perda de peso, quadro pulmonar presente em 30% a 40% dos casos	GASA < 1,1, celularidade alta com predomínio de mononucleares, ADA elevada, cultura positiva para micobactéria
Pancreática	Dor abdominal, antecedentes de alcoolismo ou trauma abdominal	GASA < 1,1, altos teores de amilase
Nefrogênica	Renais crônicos em hemodiálise há anos, refratária e de mau prognóstico	Líquido amarronzado, GASA < 1,1
Mixedematosa	Voz anasalada, lentificação de movimentos e raciocínio, pele seca, constipação intestinal, frio excessivo	GASA > 1,1, proteína alta
Síndrome nefrótica	Anasarca, urina espumosa	GASA < 1,1 com celularidade normal e baixo teor de proteínas
Biliar	História de cirurgia biliar ou trauma	Líquido amarronzado com elevado teor de bilirrubinas

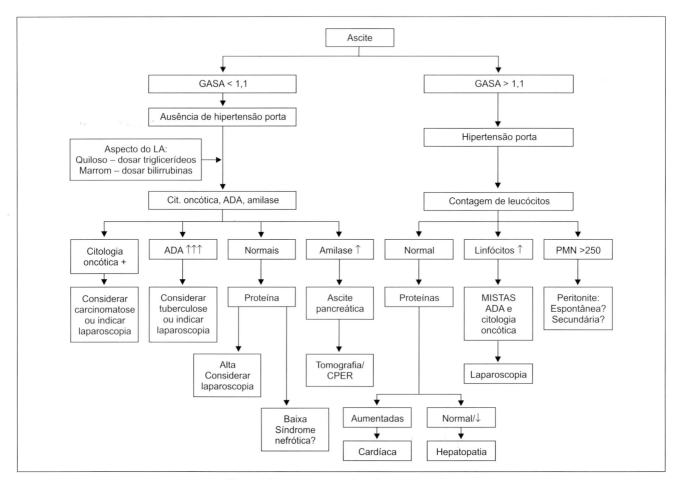

Figura 15.1 Algoritmo para investigação da ascite.

ascite que consomem uma carga salina normal ou elevada, o uso isolado de restrição salina pode diminuir a ascite, principalmente se excreção urinária de sódio > 78mEq/dia.

Deve-se deixar o paciente ciente dos reais benefícios dessa terapia. Entretanto, é importante manter-se atento, pois muitas vezes o paciente pode realizar uma dieta muito rigorosa, levando à piora do quadro nutricional ou, em consequência da dificuldade de realizar tal dieta, ao abandono do tratamento.

Restrição hídrica

Deve ser indicada nos pacientes que apresentam dosagem de sódio sérico < 120mEq/L.

Terapia diurética

Os diuréticos de alça e os poupadores de potássio são os mais utilizados no tratamento da ascite não complicada no paciente cirrótico e agem mediante o bloqueio da reabsorção de sódio ao longo do néfron, aumentando sua excreção urinária e levando, posteriormente, à excreção de água de maneira passiva.

A espironolactona é um diurético poupador de potássio que pode ser administrado, inicialmente, na dose de 100mg/dia, com aumento gradual até a dose máxima de 400mg/dia. A absorção é melhor quando tomada conjuntamente com alimentos, e seu efeito diurético pode ser visto após 48 horas. O pico do início da ação é de 2 semanas, fato decorrente do metabolismo prejudicado nos cirróticos e de uma meia-vida muito longa do fármaco (até 5 dias); desse modo, a dose deve ser ajustada apenas a cada 7 dias.

A amilorida pode ser usada, em lugar da espironolactona, numa dose inicial de 5mg/dia. Sua meia-vida é menor e o início de ação é mais rápido; entretanto, é mais cara e alguns estudos randomizados controlados evidenciaram menor efetividade.

A furosemida, um diurético de alça, pode ser utilizada numa dose inicial de 40mg/dia e gradativamente aumentada até a dose máxima de 160mg/dia. É um diurético potente, porém, ao contrário da espironolactona, não é muito efetiva quando utilizada isoladamente, pois o sódio que não foi absorvido na alça de Henle irá para o tubo coletor distal, onde será rapidamente reabsorvido por ação da aldosterona. Assim sendo, o ideal é combinar um diurético de alça com um poupador de potássio, pois, além da melhor efetividade no tratamento da ascite, tem benefício na manutenção dos níveis séricos de potássio.

Em geral, inicia-se com 40mg/dia de furosemida e 100mg/dia de espironolactona, e os pacientes em uso de diuréticos devem ter eletrólitos, diurese, função renal e peso monitorizados. A perda de peso recomendada varia de 300 a 500g/dia em pacientes sem edema periférico e 800 a 1.000g/dia em casos de edema periférico. Nos pacientes sem resposta satisfatória deve-se investigar a adesão à dieta hipossódica por meio da dosagem da excreção urinária de sódio nas 24 horas. Dessa maneira, se essa for > 78mEq/dia e o paciente não estiver perdendo peso, deve-se recomendar uma dieta mais rigorosa. Uma alternativa a essa medida é a dosagem em amostra urinária aleatória da relação sódio/potássio (acurácia de 90%) que, se for maior que a unidade, sugere excreção de sódio > 78mEq/dia.

Paracentese evacuadora

Para ascite de grande volume, existem duas formas terapêuticas principais: paracentese de alívio e uso de diuréticos em doses progressivas. Diversos estudos controlados e randomizados mostraram que paracentese evacuadora é satisfatória e mais efetiva para o tratamento da ascite tensa em comparação com o uso de doses elevadas de diuréticos. O tempo de internamento hospitalar e a incidência de distúrbios hemodinâmicos, eletrolíticos, renais e encefalopatia são menores nos que realizam paracentese de alívio, porém as taxas de readmissão hospitalar e sobrevivência são semelhantes entre os grupos. A ascite tende a recorrer após o procedimento, já que não altera nenhum mecanismo fisiopatológico da ascite, daí a necessidade de associar terapia diurética.

A retirada de mais de 5L de LA pode ocasionar disfunção circulatória em virtude da redução do volume arterial efetivo e da ativação de fatores vasoconstritores e antidiuréticos, havendo, consequentemente, maior incidência de síndrome hepatorrenal e hiponatremia dilucional. Há grande controvérsia acerca do uso de expansores de volume, como albumina, após a paracentese. O Clube Internacional da Ascite recomenda a infusão de 6 a 8g de albumina para cada litro de líquido ascítico retirado nas paracenteses com retirada de mais de 5 a 6L.

ASCITE NEOPLÁSICA

Essa condição ocorre em estágios avançados da doença neoplásica, havendo na maioria dos casos indicação de tratamento paliativo. Uma exceção é a carcinomatose por tumor de ovário, quando o tratamento quimioterápico pode ter resposta significativa. Na tentativa de amenizar o desconforto abdominal desses pacientes podem ser feitas paracenteses de alívio e, até mesmo, usados diuréticos, com o cuidado de não induzir hipovolemia e redução da perfusão renal.

ASCITE CARDÍACA

Inicialmente, deve ser priorizado o uso de diuréticos de alça e até paracentese de alívio para controle dos sintomas. Entretanto, sabe-se que é de fundamental importância o controle da doença de base, e a terapia de manutenção da ICC deve ser otimizada com o uso de betabloqueadores, inibidores da enzima conversora de angiotensina, antagonistas dos receptores de angiotensina, espironolactona, digitálicos, conforme cada caso e tendo em mente as indicações de cada classe de medicações.

ASCITE NA TUBERCULOSE

O tratamento deve ser voltado para a doença de base, com esquema tuberculostático tradicional. Após iniciado o tratamento, a febre usualmente desaparece em 1 semana. A resposta da ascite é um pouco mais lenta, mas cerca de 90% dos pacientes melhoram em algumas semanas.

ASCITE REFRATÁRIA

Ascite refratária é definida como a ascite que não é facilmente mobilizada (perda de peso < 1,5kg/semana) apesar do uso de doses diárias de 400mg de espironolactona (ou 30mg de amilorida) + 160mg de furosemida e dieta com restrição salina (≤ 90mmol de sódio/dia) por pelo menos 1 semana.

Pacientes que não toleram os diuréticos por conta de efeitos colaterais têm o que se chama de ascite *diurético-intratável*. Já os pacientes que apresentam falha na resposta à dieta e a terapia intensiva têm ascite *diurético-resistente*.

A presença de ascite refratária prediz um prognóstico abaixo de 50% em 2 anos e exige outras medidas além da terapia medicamentosa, como paracenteses repetidas com retirada de grande volume ou colocação de *shunt* portossistêmico intra-hepático transjugular (TIPS). Todos esses pacientes devem ser considerados para o transplante hepático, salvo em caso de contraindicações. Dessa maneira, antes de considerar um paciente como portador de ascite refratária, devem ser excluídas algumas causas que acarretam pior resposta ao tratamento, como ingestão excessiva ou uso de medicações com elevada quantidade de sódio, uso de medicamentos que interferem com a ação dos diuréticos, uso de anti-inflamatórios não esteroides, presença de processo infeccioso, carcinoma hepatocelular ou trombose de veia porta.

Alguns conceitos são importantes:

- **Recorrência precoce:** ressurgimento da ascite em grau moderado ou tenso nas 4 semanas após mobilização. É importante lembrar que o reacúmulo da ascite nos primeiros 2 a 3 dias da paracentese não deve ser levado em consideração, pois representa a passagem do fluido intersticial para o espaço peritoneal.
- **Ascite recidivante:** de acordo com o Clube Internacional da Ascite, é a ascite que recorre em três ou mais ocasiões num intervalo de 12 semanas, apesar da restrição salina e do uso de diuréticos. Não é necessariamente considerada refratária, pois muitos pacientes apresentam resposta a elevadas doses de diuréticos quando internados.

No tratamento da ascite refratária, os principais métodos são paracentese de alívio e colocação de TIPS. Há preferência pela paracentese, a qual deve ser realizada a cada 1 ou 4 semanas, visto que existe rápida recorrência pelo fato de ela não modificar os mecanismos responsáveis pelo acúmulo do LA.

O TIPS é mais efetivo na redução da ascite refratária, pois diminui a atividade dos mecanismos de retenção de sódio e melhora a resposta renal à ação dos diuréticos. As desvantagens são as seguintes: disfunção do TIPS (menos frequente após o uso rotineiro de *stents* recobertos), encefalopatia hepática e alto custo. O uso de TIPS leva a melhor controle da ascite, redução da incidência de síndrome hepatorrenal e aumento da sobrevida livre de transplante, à custa de aumento da prevalência de encefalopatia. Os dados atuais são discordantes quanto ao aumento da sobrevida. São possíveis contraindicações ao uso do TIPS: idade > 70 anos, fração de ejeção < 60%, MELD > 18 e classificação de Child > 12.

PERITONITE BACTERIANA ESPONTÂNEA

A PBE é caracterizada pela infecção do líquido ascítico na ausência de foco infeccioso evidente intra-abdominal. Sua prevalência entre os pacientes portadores de ascite cirrótica é da ordem de 10% a 30%; entretanto, também está presente em ascites de outras etiologias, principalmente quando há uma contagem de proteínas totais no líquido ascítico < 1g/dL, como ocorre, por exemplo, na ascite nefrótica.

A base fisiopatológica é a translocação bacteriana, com migração das bactérias do lúmen intestinal para os linfonodos mesentéricos, bacteremia e posterior deposição do patógeno no líquido ascítico. A deficiente resposta imunológica do paciente associada possibilita a multiplicação bacteriana, provocando a PBE.

Quando inicialmente descrita, apresentava mortalidade superior a 80%, porém, com o diagnóstico precoce e o rápido início de antibióticos, a mortalidade foi reduzida para cerca de 10% a 20%. Desse modo, o diagnóstico precoce é um ponto fundamental para que ocorra o sucesso terapêutico. É uma infecção com elevada taxa de recorrência, que pode chegar a 70% em 1 ano.

Recomenda-se realizar paracentese diagnóstica em todo paciente cirrótico admitido no hospital com ascite, mesmo que assintomático, e naqueles que apresentam febre, dor abdominal, encefalopatia hepática não explicada ou piora da função renal ou hepática.

Quadro 15.5 Fatores predisponentes ao desenvolvimento de PBE

Proteína do LA < 1g/dL
Hemorragia digestiva
Supercrescimento bacteriano no lúmen intestinal
Presença de infecção urinária
Bilirrubina sérica > 3,2mg/dL
Plaquetas < 98.000/mm³
Episódio prévio de PBE
Realização de procedimentos invasivos (endoscopia digestiva, cateterismo vesical, acesso venoso central)
Internamento hospitalar e em UTI

FATORES PREDISPONENTES

Alguns pacientes apresentam fatores que os tornam mais suscetíveis à infecção, como, por exemplo, supercrescimento bacteriano intestinal e redução dos mecanismos de defesa do LA. Níveis de proteínas < 1g/dL no LA estão relacionados com menor concentração de opsoninas, com deficiente resposta imunológica nesse sítio.

A ocorrência de hemorragia digestiva também é um fator predisponente, pois aumenta a permeabilidade intestinal e a translocação bacteriana e reduz a atividade do sistema reticuloendotelial. Outros fatores são vistos no Quadro 15.5.

DIAGNÓSTICO

Os sinais e sintomas encontrados na PBE são: febre, dor abdominal, alteração do estado mental e outros, como diarreia, íleo paralítico e sinais de choque. Achados laboratoriais também podem estar presentes, como leucocitose, acidose ou piora da função renal. Aproximadamente 13% dos pacientes portadores de PBE são assintomáticos, daí a importância da realização de paracentese diagnóstica de rotina em pacientes com ascite cirrótica que são admitidos no hospital. É importante lembrar que, como os folhetos peritoneais parietais e viscerais são separados pelo acúmulo de líquido entre eles, sinais de irritação peritoneal podem estar ausentes, mesmo em quadro de peritonite purulenta. O Quadro 15.6 sugere situações em que é imperiosa a investigação de PBE.

O diagnóstico de PBE é estabelecido com o achado na celularidade do LA de mais de 250 polimorfonucleares/

Quadro 15.6 Quando investigar PBE?

À admissão hospitalar, por qualquer motivo, de um cirrótico com ascite
Sinais de dor abdominal, febre, íleo paralítico
Desenvolvimento de encefalopatia hepática inexplicada
Piora da função renal
Agravamento súbito da ascite ou icterícia
Perda de resposta ao esquema diurético anteriormente utilizado

mm³. Em cerca de 40% a 60% dos casos, o microrganismo responsável pode ser isolado por meio de cultura do LA.

A infecção do LA apresenta algumas variantes (Figura 15.2), entre elas:

- **Peritonite bacteriana espontânea:** celularidade do líquido ascítico ≥ 250PMN/mm³ e presença de cultura positiva monomicrobiana.
- **Bacterascite:** cultura positiva na ausência do critério leucocitário. A conduta irá variar dependendo da flora presente na cultura.
  - **Monomicrobiana:** ocorre resolução espontânea do quadro em cerca de 60% dos casos, não havendo, portanto, recomendação para o tratamento imediato dos pacientes assintomáticos, os quais devem ser submetidos a nova paracentese em 24 a 48 horas para avaliação da evolução. Os pacientes que apresentam sintomas devem receber antibióticos do mesmo modo como na PBE.
  - **Polimicrobiana:** em geral, acontece em decorrência de acidentes de punção e evolui, na maioria das vezes, para resolução espontânea, sendo, portanto, de aparecimento menos frequente, pois o acidente de punção com perfuração de alça ocorre em 1 a cada 1.000 paracenteses realizadas. É importante realizar sua diferenciação da peritonite secundária, pois esta usualmente exige intervenção cirúrgica.
- **Ascite neutrocítica:** celularidade do líquido ascítico ≥ 250PMN/mm³ com cultura negativa. É importante avaliar situações que levam à negativação da cultura, como uso de antibióticos, e situações que acarretem o aumento do número de PMN, como ascite hemorrágica, carcinomatose peritoneal, tuberculose, pancreatite e lúpus eritematoso sistêmico. Esses pacientes apresentam prognóstico, recorrência e sobrevida a longo prazo semelhantes aos dos pacientes portadores de PBE e devem ser tratados como esses.
- **Peritonite bacteriana secundária (PBS):** celularidade do líquido ascítico ≥ 250PMN/mm³ e presença de cultura positiva para múltiplos microrganismos. Nesses casos, provavelmente existe um foco infeccioso intra-abdominal primário, como, por exemplo, víscera oca perfurada ou abscesso perinefrético. Consiste no diagnóstico diferencial mais importante da PBE, pois, se não for feito o tratamento adequado, a mortalidade se aproxima de 100%; por outro lado, uma cirurgia abdominal apresenta uma mortalidade de até 80% na PBE. Um estudo prospectivo mostrou que a contagem de PMN ≥ 250/mm³ com dois ou mais dos seguintes achados no líquido ascítico sugere fortemente a presença de PBS: proteínas totais > 1g/dL, glicose < 50mg/dL e DHL maior que o limite sérico normal. Outro estudo evidenciou que os níveis no líquido ascítico de CEA > 5ng/mL ou fosfatase alcalina > 240U/L apresen-

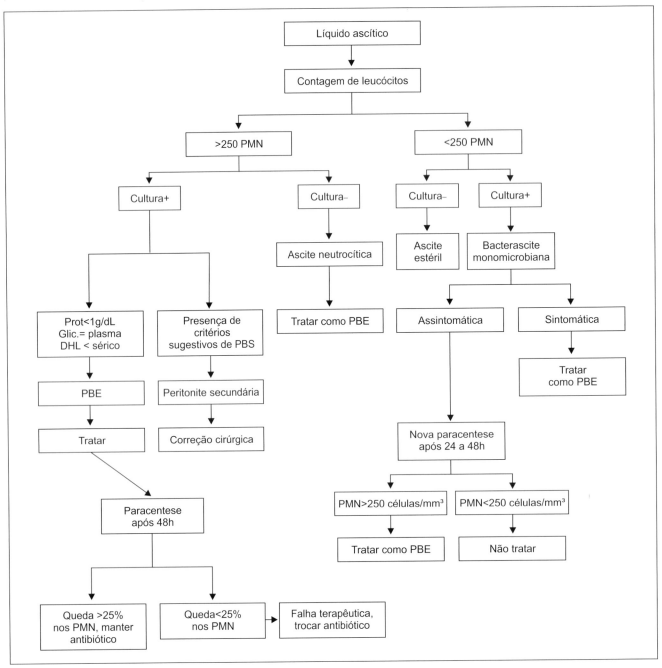

Figura 15.2 Algoritmo para investigação e conduta na PBE.

tam 92% de sensibilidade e 88% de especificidade na detecção de perfuração de víscera oca.

O achado muito elevado de PMN (usualmente milhares) e a ausência de queda de 25% dos leucócitos e de negativação da cultura na paracentese de controle (48 horas após o início dos antibióticos) também sugerem origem secundária da peritonite.

Os casos suspeitos de peritonite devem submeter-se a exames de imagem, como radiografias (rotina para abdome agudo), exame intestinal com contraste solúvel e tomografia de abdome. Pneumoperitônio ou extravasamento do contraste selam o diagnóstico, indicando pronta laparotomia.

Tratamento

É importante ressaltar que o diagnóstico e o tratamento precoces reduziram a mortalidade na PBE; portanto, a antibioticoterapia deve ser iniciada imediatamente, mesmo antes do resultado dos estudos microbiológicos do líquido ascítico.

Para um tratamento adequado deve-se ter o conhecimento dos principais patógenos associados ao surgimento da infecção (Quadro 15.7).

Quadro 15.7 Bacteriologia da PBE

Bactéria	Porcentagem
Cultura positiva	**39 a 67**
Bacilos gram-negativos	31 a 61
Escherichia coli	25 a 37
Klebsiella spp	2 a 21
Enterobacter spp	1 a 2
Outros	3 a 7
Cocos gram-positivos	8 a 39
Streptococcus pneumoniae	1 a 10
Streptococcus viridans	1 a 12
Outros Streptococcus	6 a 8
Staphylococcus aureus	1 a 5
Enterococcus faecalis	1 a 7
Cultura negativa	**33 a 61**

Adaptado de Fernandéz-Gómez e Acevedo.

O tratamento da PBE deve ser feito em regime hospitalar, sendo as cefalosporinas de terceira geração o regime de escolha. Outros antibióticos, como a associação amoxicilina + clavulanato, também são efetivos. A monoterapia com aztreonam não é recomendada em virtude de sua cobertura apenas para bacilos gram-negativos e por haver estudos demonstrando maior mortalidade com seu uso. Os aminoglicosídeos devem ser evitados por apresentarem má penetração no líquido ascítico e serem nefrotóxicos. Nos pacientes que não apresentam vômitos, encefalopatia graus II a IV, hemorragia ou disfunção renal, as quinolonas orais são uma opção viável, mas não há dados sobre a segurança do tratamento ambulatorial.

Após 48 horas do início do tratamento, uma nova paracentese pode ser realizada para avaliação da resposta; entretanto, nos pacientes que evoluem com melhora clínica evidente, esse procedimento pode ser evitado. Considera-se como falha terapêutica quando não ocorre a queda de mais de 25% dos PMN em relação aos valores prévios ao tratamento. Caso não haja uma evolução favorável, deve-se estar atento ao diagnóstico de peritonite bacteriana secundária e, havendo essa suspeita, deve-se ampliar a cobertura antimicrobiana para anaeróbios.

A elevada morbimortalidade da PBE se dá pela indução de descompensação, principalmente com a síndrome hepatorrenal, e cuidados de prevenção para a disfunção renal são essenciais nesses casos.

PROFILAXIA

As elevadas taxas de recorrência e morbimortalidade da PBE levaram à realização de diversos estudos de descontaminação seletiva da luz intestinal com o uso de antibioticoterapia profilática. O antibiótico mais utilizado é a norfloxacina, pois é um fármaco com poucos efeitos colaterais a longo prazo e tem atividade predominante contra a flora gram-negativa e pouco efeito sobre gram-positivos e anaeróbios. No entanto, o estabelecimento dos critérios de indicação é de grande relevância, pois o uso prolongado da antibioticoprofilaxia pode selecionar uma flora intestinal resistente, com posterior desenvolvimento de infecção por essas cepas.

As indicações de profilaxia serão avaliadas separadamente, de acordo com a situação do paciente.

História prévia de PBE

Há consenso acerca do uso da antibioticoprofilaxia nesse grupo, pois esses pacientes apresentam taxa de recorrência elevada, da ordem de 70% em 1 ano. Deve ser iniciada após o término do curso de antibiótico para tratamento agudo da infecção. Administra-se norfloxacino 400mg até o desaparecimento duradouro da ascite ou até a realização do transplante hepático. Um estudo clínico mostrou que, em pacientes que não podem fazer uso de quinolonas, o sulfametoxazol-trimetoprima, na dose de 800/160mg, uma vez ao dia, é uma alternativa razoável. O uso diário apresenta menor incidência de resistência bacteriana, quando comparado com o uso intermitente dessas medicações.

Hemorragia digestiva alta

Cerca de 44% dos pacientes que dão entrada no hospital com quadro de hemorragia digestiva alta desenvolvem infecções bacterianas, com risco proporcional à severidade da disfunção hepática. A hemorragia digestiva aumenta a incidência de infecções independentemente da presença de ascite, enquanto a presença de infecção aumenta o risco de ressangramento, pois eleva os níveis de pressão portal. Uma metanálise demonstrou diminuição significativa da taxa de infecção de 45% para 13% e melhora significativa na sobrevida, com diminuição da mortalidade de 24% para 15% com o uso de profilaxia antibiótica. Nesses casos, está indicado o uso, por 7 dias de doses terapêuticas de quinolonas ou cefalosporinas de terceira geração.

Profilaxia primária

Ainda existem controvérsias acerca do uso de antibioticoprofilaxia para evitar o surgimento do primeiro episódio de PBE. Recentemente, um grande estudo controlado avaliou os benefícios do uso de norfloxacina para tal fim. Os pacientes que apresentaram benefícios tinham concentração de proteínas no líquido ascítico < 1,5g/dL e sinais de insuficiência hepática avançada (Child maior que 9 pontos com bilirrubina > 3,0mg/dL) ou disfunção renal (creatinina > 1,2mg/dL ou ureia > 25mg/dL ou sódio < 130mEq/L). Nesse grupo, houve redução da incidência de PBE e da síndrome hepatorrenal, além de aumento da sobrevida em 3 meses. Mais estudos necessitam ser realizados para que haja melhor avaliação dos benefícios da antibioticoterapia profilática nesses casos.

LEITURA RECOMENDADA

Angeli P, Gatta. Management of patients with cirrhosis and ascites. In: Arroyo V, Bosch J, Bruix J, Ginès P, Navasa M, Ròdes J (eds.). Therapy in hepatology. Ed. Ars Medica, 2002:43-50.

Fernandéz-Goméz J, Acevedo J. Treatment of acute bacterial infections in cirrhosis. In: Arroyo V, Abraldes JG, Ginès P et al. Treatment of liver diseases. Barcelona: Ars Medica, 2009:221-34.

Garcia-Tsao G. Bacterial infection in cirrhosis: treatment and prophylaxis. J Hepatol 2005; 42:S85-S92.

Garcia-Tsao G. Risk stratification in spontaneous bacterial peritonitis. In: Arroyo V, Abraldes JG, Ginès P et al. Treatment of Liver Diseases. Barcelona: Ars Medica; 2009. p. 193 - 98.

Gines P, Cardenas A, Arroyo V, Rodes J. Management of cirrhosis and ascites. N Engl J Med 2004; 350:1646–54.

Hou W, Sanyal AJ. Ascites: diagnosis and management. Med Clin N Am 2009; 93:801-17.

McGibbon A, Chen GI, Peltekian KM, van Zanten SV. An evidence-based manual for abdominal paracentesis. Dig Dis Sci 2007; 52:3307-15.

Planas R, Morillas MR. Treatment of refractory ascites. In: Arroyo V, Bosch J, Bruix J, Ginès P, Navasa M, Ròdes J (eds.). Therapy in hepatology. Ed. Ars Medica, 2002:51-7.

Runyon BA. Ascites and spontaneous bacterial peritonitis. In: Feldman M, Friedman LS, Sleisenger MH (eds.) Sleisenger and Fordtran's gastrointestinal and liver diseases. 7. ed. Philadelphia: WB Saunders, 2002:1517-42.

Runyon BA. Management of adult patients with ascites due to cirrhosis: an update. Hepatology 2009; 49:2087-107.

Saab S, Hernandez JC, Chi AC, Tong MJ. Antibiotic prophylaxis reduces spontaneous bacterial peritonitis occurrence and improves short-term survival in cirrhosis: a meta-analysis. Am J Gast 2009; 104:993-1001.

Wilkerson RG, Sinert R. The use of paracentesis in the assessment of the patient with ascites. Ann Emerg Med 2009; 54(3):465-8.

Dor Abdominal

CAPÍTULO 16

Gustavo Gomes de Lima • Raphael Santos Bruno

INTRODUÇÃO

Dor abdominal é um dos sintomas mais frequentes na prática clínica. Essa frequência é consistentemente alta nas mais diversas faixas etárias e áreas geográficas. Embora seja potencialmente um sintoma relacionado a doenças funcionais e causas que não necessitam de tratamento cirúrgico, pode estar associada a patologias graves e com risco iminente de vida, caso uma abordagem cirúrgica não seja indicada em tempo hábil.

Costuma-se citar o intervalo de 12 semanas para separar dor abdominal aguda de crônica, e embora essa divisão funcione em grande parte dos casos, nenhum intervalo, quando tomado como dado isolado, irá classificar com exatidão em que categoria uma determinada dor se situa. Uma dor de início recente que piora progressivamente até a chegada ao atendimento médico é claramente "aguda"; uma dor de meses a anos de duração, sem mudanças importantes nesse período, é claramente "crônica"; dor que não seja classificada com facilidade nessas duas descrições será mais bem denominada subaguda, e deve ter consideradas em seu diagnóstico diferencial tanto causas de dor aguda como crônica.

As causas mais frequentes de dor abdominal aguda são usualmente vistas em atendimentos de urgência e serviços de pronto-atendimento, e incluem apendicite e diverticulite agudas, obstrução intestinal e patologias das vias biliares. Já a dor abdominal crônica é mais comumente atendida em consultório/ambulatório, e as patologias funcionais são as causas mais diagnosticadas. Assim, síndrome do intestino irritável e dispepsia funcional são responsáveis por grande parte dos casos. Entre as patologias orgânicas, as neoplasias e doenças inflamatórias intestinais também são encontradas com frequência.

MECANISMOS DA DOR ABDOMINAL

A *dor visceral* é mal localizada e habitualmente intermitente, ou em cólicas. Seu maior estímulo é a distensão, mas tração, compressão e torção, além de estímulos químicos que entram em contato com a mucosa, também são precipitantes importantes. Como a maioria das vísceras apresenta inervação bilateral simétrica, a dor visceral frequentemente é percebida na linha média. Dor claramente lateralizada é geralmente proveniente de estruturas somáticas ou de vísceras com inervação predominantemente unilateral, como a vesícula biliar e os cólons ascendente e descendente.

Além disso, os neurônios aferentes primários responsáveis pela sensibilidade visceral entram em contato no corno posterior da medula com neurônios medulares que transmitem a informação da dor ao sistema nervoso central e que também recebem estímulos aferentes de estruturas musculoesqueléticas e da pele. Como os neurônios aferentes da pele são responsáveis por maior número de estímulos, muitas vezes a dor visceral é percebida no dermátomo correspondente ao mesmo segmento medular. A isso se chama *dor referida*. Por exemplo, o intestino delgado é inervado por fibras que entram na medula entre T8-L1; assim, a dor proveniente da distensão do intestino delgado é usualmente percebida na região periumbilical. Ademais, colecistite pode causar dor referida na escápula, já que o diafragma e a pele do ombro enviam estímulos para o mesmo nível da medula.

A *dor parietal* é constante e bem localizada, uma vez que o peritônio parietal é inervado por fibras somáticas. A intensidade depende do tipo e da quantidade do material a que ele é exposto. Por exemplo, o contato súbito com uma pequena quantidade de suco gástrico estéril causa muito mais dor que a mesma quantidade de fezes

149

contaminadas, mas com pH neutro. A dor é invariavelmente acentuada por pressão ou movimento, e há espasmo reflexo da musculatura abdominal no segmento correspondente à irritação.

Com relação à dor referida, tanto pode ocorrer em doenças abdominais que provoquem dor em localização extra-abdominal como em doenças extra-abdominais que causem dor abdominal, sendo os exemplos mais típicos a pneumonia de base pulmonar, causando dor em andar superior de abdome, e o infarto do miocárdio, causando dor epigástrica.

AVALIAÇÃO DA DOR ABDOMINAL

Apesar de estudos não demonstrarem boas sensibilidade e especificidade da história e do exame físico no diagnóstico preciso das causas de dor abdominal, uma história clínica bem colhida e um exame físico bem realizado podem proporcionar dados importantes no diagnóstico diferencial.

Especialmente em se tratando de dor abdominal *aguda*, a história pode, isoladamente, indicar com grande probabilidade de acerto a causa da dor. Contudo, ela é também fundamental nos quadros mais arrastados, pois pode alertar para características de patologias específicas. Valorizar dados como caráter e duração da dor, sintomas associados, mudanças de hábito intestinal, história menstrual nas mulheres, fatores agravantes e de alívio, fácies e estado psicológico do paciente que se apresenta para um atendimento pode, em várias situações, ser a diferença entre conseguir ou não chegar a um diagnóstico, especialmente para os casos mais crônicos, em que o doente, não raro, já passou por várias consultas e permanece sem resolução para sua queixa.

Deve-se inicialmente procurar caracterizar a dor como aguda, subaguda ou crônica. É importante também saber se a dor é constante, episódica ou em cólica, se tem caráter em aperto, em pontada, em queimação ou em peso. A localização da dor é uma informação importante para reduzir o número de possibilidades diagnósticas, mas tão ou mais importante é o comportamento da dor ao longo do tempo (início, frequência e duração). Além disso, também há que se prestar atenção à intensidade da dor, a fatores predisponentes/agravantes e que causem sua melhora e a sintomas associados. Em pacientes idosos, diabéticos e gravemente imunossuprimidos, deve-se aumentar a atenção para a possibilidade de causas raras.

Com relação ao exame físico, a simples inspeção pode obter informações importantes, como fácies, posição no leito e frequência respiratória. Observar a atitude do paciente ao entrar no consultório torna possível verificar posturas antálgicas; atentar para fácies e para o estado geral pode auxiliar em caso de suspeita de patologias orgânicas de evolução arrastada, como neoplasias e doença inflamatória intestinal. Devem ser avaliados pressão arterial, pulso e temperatura; conjuntiva e pele devem ser examinadas com relação à presença de icterícia; a ausculta de tórax e abdome também faz parte da avaliação.

A palpação abdominal deve ser feita com delicadeza, começando pela região onde o paciente menos se queixa de dores, e deve-se dar preferência à percussão para pesquisa de irritação peritoneal, a qual é tão sensível quanto a provocação de dor à descompressão e facilitará a colaboração do paciente em exames subsequentes. A tosse também serve como manobra para avaliar irritação. É importante lembrar que o tratamento da dor com analgesia efetiva não deve ser retardado, como se pensou por muito tempo; a analgesia pode "mascarar" o exame físico, mas não há evidências de que altere ou retarde o diagnóstico final e a conduta adequada.

Muito se fala sobre a importância em definir se a dor abdominal representa ou não um abdome "cirúrgico". No entanto, há que se ter em mente que uma dor abdominal intensa e com sinais clássicos de "abdome agudo" pode representar uma patologia não cirúrgica, do mesmo modo que uma dor leve de evolução mais arrastada pode significar uma lesão que necessite de correção imediata.

Em pacientes com dor abdominal baixa, o toque retal é de extrema importância, e muitas vezes apenas com ele se dará o diagnóstico de patologias como, por exemplo, uma apendicite retrocecal. No caso de uma dor abdominal baixa em mulheres, o exame pélvico/ginecológico, incluindo a palpação bimanual de útero e anexos, torna-se obrigatório em razão de a possibilidade da dor ser causada por patologias do trato genital feminino, como doença inflamatória pélvica, endometriose, gravidez ectópica e cistos ovarianos rotos.

Exames laboratoriais são muito úteis na avaliação diagnóstica da dor abdominal, mas sempre devem ser analisados em conjunto com a história e o exame físico. É necessário ter em mente que uma leucocitose nunca deve ser levada em consideração como dado isolado para a definição da necessidade de cirurgia, porém chama a atenção para alguma base orgânica, especialmente se associada à anemia e a níveis elevados de reagentes de fase aguda, como a proteína C reativa. Patologias cirúrgicas frequentemente apresentam leucocitoses importantes; entretanto, pancreatite aguda, colecistite, doença inflamatória pélvica e doenças inflamatórias intestinais também cursam com leucocitose. Por outro lado, mesmo uma perfuração de víscera pode evoluir com contagem leucocitária normal.

Função renal, glicose e sumário de urina são importantes, tanto para avaliar causas metabólicas como para buscar complicações de patologias intra-abdominais. Transaminases, bilirrubinas, amilase e lipase são úteis na avaliação das causas de dor em abdome superior. Dor em abdome superior associada à elevação de transaminases e icterícia fala a favor de coledocolitíase ou outras afecções das vias biliares. Na avaliação da pancreatite aguda ou agudização de uma pancreatite crônica, a lipase é mais específica que a amilase, visto que esta última pode se elevar em perfurações de vísceras ocas, obstrução intestinal, colecistite e outras causas de dor abdominal. Ainda na pancreatite aguda, a elevação de transaminases aponta para a etiologia biliar, mesmo na ausência de alteração ultrassonográfica, garantindo investigação adicional.

Mulheres em idade fértil com dor abdominal devem ter coletado o β-HCG, mesmo que a possibilidade de gestação seja considerada baixa.

Radiografias de abdome simples e em pé podem ser úteis na avaliação de quadros mais agudos, como o de obstrução intestinal e úlceras perfuradas. No primeiro caso, podem ser importantes na detecção de distensão de alças e níveis hidroaéreos, além de avaliar a presença de gás no reto que, quando presente, pode apontar para síndrome de Ogilvie. No caso de úlceras perfuradas, a demonstração de pneumoperitônio pode ser fundamental no diagnóstico.

A radiografia de abdome após administração de contraste baritado ou hidrossolúvel oral pode ser importante no diagnóstico de semiobstruções do intestino proximal, mas o uso de contraste baritado deve ser evitado na suspeita de obstruções completas. O uso de contraste por enema pode ser diagnóstico em obstruções colônicas (sem perfuração).

A ultrassonografia (USG) de abdome é o exame de escolha na avaliação de dor em abdome superior, já que sua sensibilidade na detecção de colelitíase e dilatação de vias biliares é maior que a da tomografia computadorizada (TC). Sua desvantagem é a dificuldade na avaliação do colédoco retroduodenal. Também pode ser útil na detecção de líquido livre por qualquer causa. Em mulheres com suspeita de doença em trato genital, muitas vezes precisa ser complementada pela USG endovaginal.

Em pacientes com clínica de coledocolitíase, a colangiopancreatografia endoscópica retrógrada (CPER) é diagnóstica e terapêutica, sendo a retirada do cálculo e a drenagem da secreção acumulada em vias biliares fundamentais para o sucesso do tratamento. A ressonância magnética (RM) de vias biliares também é de grande valia nessa situação, sendo também importante na investigação etiológica da pancreatite de provável origem biliar, em que não foi detectada colelitíase na USG de abdome.

A endoscopia digestiva alta (EDA) está recomendada para pacientes com história de dores epigástricas refratárias ao tratamento clínico, com suspeita ou história de sangramento gastrointestinal, perda de peso, idade superior a 50 anos, vômitos persistentes, história familiar de neoplasia gástrica, anemia, massa abdominal palpável, história de cirurgia bariátrica e patologias que podem recorrer, como doença ulcerosa péptica.

A colonoscopia é realizada de rotina em pacientes com dores abdominais persistentes e com suspeita de malignidade, doença inflamatória intestinal, perda de peso, hemorragia digestiva baixa, anemia (quando a endoscopia alta e outros exames não elucidaram o diagnóstico), naqueles com mais de 50 anos de idade, independente de fatores de risco, e naqueles com mais de 40 anos de idade e história familiar de neoplasia de cólon.

A TC de abdome é importante na avaliação da dor abdominal cujo diagnóstico não foi estabelecido pela história/exame físico, exames laboratoriais e USG de abdome. Em algumas ocasiões, contudo, em que a USG presumivelmente vai ser pouco útil, torna-se o exame inicial de escolha, como nos casos de diverticulite aguda e de apendagite epiploica. É também o exame de escolha na avaliação das suspeitas de urolitíase, pois pode localizar precisamente, mesmo sem uso de contraste (a maioria dos cálculos renais é radiopaca), a porção do ureter em que o cálculo se encontra e seu tamanho, parâmetros importantes na decisão sobre retirada ou expectação pela eliminação espontânea.

A TC de abdome também é importante na avaliação dos casos de obstrução intestinal, nos quais pode fornecer informações mais detalhadas que a radiografia simples, apontando muitas vezes a causa da obstrução.

Nos casos em que toda a investigação anterior foi inconclusiva, e há dúvida sobre a gravidade do quadro, é importante a indicação da laparoscopia diagnóstica, estratégia indicada cada vez mais precocemente, e especialmente importante no diagnóstico de patologias pélvicas, como a endometriose, ou outras patologias abdominais, como as bridas, comuns em pacientes com história de laparotomia prévia.

Apesar de todo o auxílio propedêutico disponível, muitas vezes o diagnóstico não ficará claro, e a indicação ou não de procedimentos invasivos terapêuticos ou diagnósticos continua sendo uma decisão eminentemente clínica.

DOR ABDOMINAL AGUDA

Quadros de dor abdominal aguda abrangem desde patologias simples, de curso benigno, que muitas vezes necessitam apenas de tratamento clínico e/ou acompanhamento ambulatorial, até situações dramáticas, com risco iminente de vida, caso não haja presteza em se indicar a intervenção cirúrgica (ver Quadros 16.1 a 16.3).

Quadro 16.1 Causas de dor aguda em abdome superior

Patologia	Características
Cólica biliar	Impactação temporária de cálculos no infundíbulo da vesícula biliar ou ducto cístico. Dor constante em hipocôndrio direito, de intensidade crescente e início após ingesta alimentar. Diagnóstico por USG de abdome superior
Colecistite	Causada por obstrução prolongada do ducto cístico. Dor semelhante à da colelitíase, porém mais prolongada, sinal de Murphy positivo. Diagnóstico por USG de abdome
Colangite	Obstrução do colédoco ou ductos hepáticos com superinfecção bacteriana. USG de abdome pode mostrar a coledocolitíase. CPER é diagnóstica e terapêutica
Pancreatite aguda	Dor em abdome superior com irradiação para o dorso, náuseas, vômitos e inquietação com duração de várias horas. Diagnóstico pela elevação da lipase sérica. TC de abdome pode ser importante na definição de gravidade
Dor não abdominal referida em abdome	Infarto agudo do miocárdio, pneumonia de base pulmonar, dor relacionada ao gradil costal e outros podem se apresentar como dor em andar superior do abdome

Quadro 16.2 Causas de dor aguda em abdome inferior

Patologia	Características
Apendicite aguda	Dor inicialmente periumbilical e vaga que, com o passar do tempo, se localiza em fossa ilíaca direita, com presença de irritação peritoneal e dor à descompressão brusca. Apresentações atípicas não são incomuns. Diagnóstico é clínico e pode ser comprovado por USG ou TC de abdome ou laparoscopia
Diverticulite aguda	Dor insidiosa, geralmente com vários dias de duração e frequentemente associada a náuseas, vômitos e diarreia. Localiza-se em fossa ilíaca esquerda (apenas 1,5% das diverticulites no Ocidente se localizam à direita) com sinais de irritação peritoneal. Diagnóstico por TC de abdome
Urolitíase	A dor representa a passagem do cálculo pelo ureter; pode ser intensa e não varia com posição ou movimento. Diagnóstico por TC de abdome
Dor em trato genital feminino	Doença inflamatória pélvica, cistos ovarianos hemorrágicos ou rotos, endometriose e gravidez ectópica rota são causas importantes de dor abdominal em mulheres em idade fértil

Quadro 16.3 Causas de dor abdominal difusa

Patologia	Características
Isquemia mesentérica	Condição potencialmente fatal, deve ser pensada em todo paciente com dor abdominal e fatores de risco cardiovascular. O índice de suspeição deve ser alto
Aneurisma aórtico roto	O quadro clínico clássico é dramático, com dor abdominal lancinante, hipotensão e massa abdominal palpável. Apenas 50% dos pacientes chegam ao hospital com vida e, destes, apenas 50% sobrevivem ao reparo cirúrgico
Peritonite	O paciente se apresenta deitado e imóvel, com os joelhos dobrados, numa tentativa de minimizar a dor provocada pelos menores movimentos. O exame físico pode mostrar febre e sinais de hipovolemia. Há presença de irritação peritoneal
Obstrução intestinal	Dor abdominal difusa e de grande intensidade, geralmente acompanhada de vômitos, náuseas e constipação intestinal. A pseudo-obstrução intestinal (síndrome de Ogilvie) se caracteriza por sinais e sintomas de obstrução intestinal e distensão colônica, mas sem sinais de obstrução mecânica

DOR ABDOMINAL CRÔNICA

A maior parte dos pacientes com dor abdominal crônica vai ter uma doença funcional. A avaliação da dor abdominal crônica deve ser voltada para afastar patologias orgânicas e fazer a diferenciação entre estas e as patologias funcionais. Achados que sugerem doença orgânica incluem sinais vitais instáveis, perda de peso, febre, desidratação, anormalidades hidroeletrolíticas, anemia ou desnutrição.

Pacientes com dor abdominal crônica devem ter coletados hemograma completo, eletrólitos, função renal, glicemia, transaminases, fosfatase alcalina, bilirrubinas, lipase e ferritina. Aqueles com doença funcional provavelmente não apresentarão alterações nesses exames (Figura 16.1). É importante lembrar que o objetivo dos fluxogramas é ajudar a organizar a investigação diagnóstica e evitar que passos importantes deixem de ser realizados, mas nada substitui o julgamento clínico; assim, a depender do quadro do paciente, etapas poderão ser puladas ou antecipadas (p. ex., um paciente com forte suspeita clínica de angina mesentérica terá a angiografia, USG ou RNM de artérias mesentéricas antecipada e não fará enteroscopia ou cápsula endoscópica).

CAPÍTULO 16 Dor Abdominal

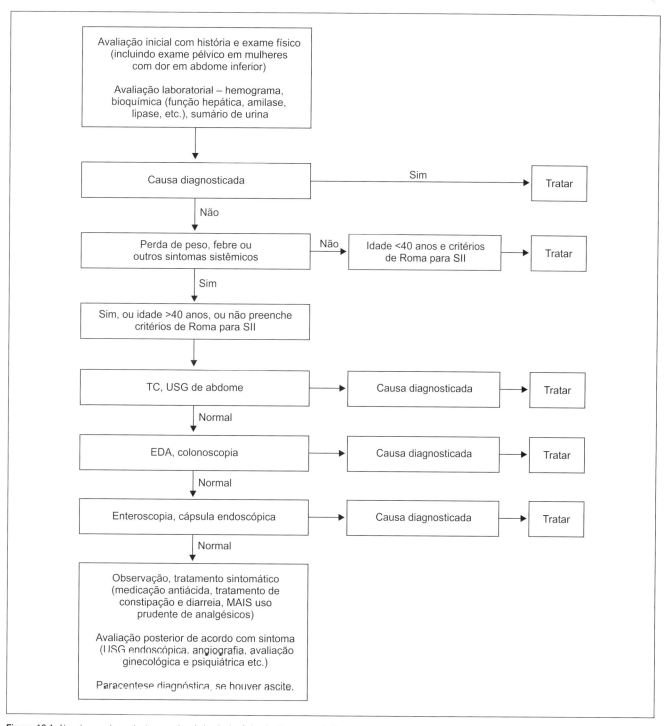

Figura 16.1 Abordagem do paciente com dor abdominal crônica (> 12 semanas). (SII: síndrome do intestino irritável; TC: tomografia computadorizada; USG: ultrassonografia; EDA: endoscopia digestiva alta.) (Modificada de Proctor DD. Approach to the patient with gastrointestinal disease. In: Goldman L, Ausiello D. Cecil medicine. 23. ed. Philadelphia: Saunders Elsevier, 2008.)

Síndrome do Intestino Irritável

Trata-se de uma síndrome gastrointestinal caracterizada por dor abdominal crônica associada a mudanças no hábito intestinal. Sua frequência varia em várias zonas geográficas e diversas faixas etárias, porém é mais prevalente em mulheres jovens, e chega a ser responsável por 25% a 50% dos encaminhamentos a gastroenterologistas; é a maior causa de absenteísmo, após o resfriado comum. Pode estar relacionada com diarreia, constipação intestinal ou uma alternância de ambas.

A dor na síndrome do intestino irritável é geralmente descrita como sensação de cólica de intensidade variável com exacerbações periódicas. A diarreia é geral-

Quadro 16.4 Critérios de Manning para o diagnóstico da síndrome do intestino irritável*

Dor aliviada pela defecação
Aumento da frequência das evacuações junto ao início da dor
Diminuição da consistência fecal junto ao início da dor
Distensão abdominal visível
Evacuação de muco
Sensação de evacuação incompleta

*A probabilidade de síndrome do intestino irritável é proporcional à quantidade de critérios presentes.
Adaptado de Manning AP, Thompson WG, Heaton KW, Morris AF. Towards positive diagnosis of the irritable bowel. Brit Med J 1978; 2(6138):653-4.

Quadro 16.5 Critérios de Roma III para o diagnóstico da síndrome do intestino irritável

Dor ou desconforto abdominal recorrente, pelo menos 3 dias por mês nos últimos 3 meses, associado a 2 ou mais dos seguintes dados:
Melhora com a defecação
Início associado a mudança na frequência das evacuações
Início associado a mudança na aparência (forma) das fezes

O início dos sintomas deve ter ocorrido pelo menos 6 meses antes do diagnóstico.
Adaptado de Longstreth GF, Thompson WG, Chey WD, Houghton LA, Mearin F, Spiller RC. Functional bowel disorders. Gastroenterology 2006; 130(5):1480-91.

Quadro 16.6 Diagnóstico diferencial de dispepsia

Dispepsia funcional (até 60% dos casos)
Doença ulcerosa péptica
Doença do refluxo gastroesofágico (DRGE)
Dor biliar
Dor crônica da parede abdominal
Câncer gástrico ou esofágico
Gastroparesia
Pancreatite
Má absorção de carboidratos
Medicações
Doenças infiltrativas do estômago
Distúrbios metabólicos
Hepatoma
Isquemia mesentérica
Doenças sistêmicas
Parasitose intestinal
Câncer abdominal, especialmente pancreático

Adaptado de Talley NJ, Silverstein MD, Agréus L, Nyrén O, Sonnenberg A, Holtmann G. AGA technical review: evaluation of dyspepsia. American Gastroenterological Association. Gastroenterology 1998; 114(3):582-95.

Quadro 16.7 Sinais de alerta em pacientes com sintomas dispépticos

Idade > 45 anos
Emagrecimento involuntário
Vômitos persistentes
Disfagia progressiva
Odinofagia
Anemia ou deficiência de ferro sem outra explicação
Hematêmese
Massa abdominal palpável ou linfadenopatia
História familiar de câncer em trato digestivo alto
Cirurgia gástrica prévia
Icterícia

Adaptado de Gillen D, McColl KE. Does concern about missing malignancy justify endoscopy in uncomplicated dyspepsia in patients aged less than 55? Am J Gastroenterol 1999; 94(8):2329-30.

mente acompanhada de urgência, e as fezes são liquefeitas em pequena a moderada quantidade. A constipação intestinal é frequentemente acompanhada de tenesmo.

Dor abdominal que aparece junto a anorexia, desnutrição e perda de peso, ou que acorda o paciente durante o sono, deve levar à investigação de causas orgânicas, do mesmo modo que diarreia com fezes em grande quantidade. Alterações laboratoriais importantes, como anemia ou elevação de marcadores inflamatórios, também devem levar à busca de outras causas.

Vários critérios diagnósticos foram criados com a intenção de facilitar o reconhecimento da síndrome e, embora todos tenham vantagens e limitações importantes, os de maior uso na prática diária são os de Manning (Quadro 16.4) e Roma (Quadro 16.5).

DISPEPSIA FUNCIONAL

A definição de dispepsia se refere à presença de um ou mais dos seguintes sintomas – plenitude pós-prandial, saciedade precoce e epigastralgia – e está ligada a uma série de patologias (Quadro 16.6). É um dos problemas mais comuns na prática médica (até 25% da população a cada ano). Em até um quarto dos casos está relacionada com doença ulcerosa péptica, e em até 60% dos casos, com dispepsia funcional. Sinais de alerta (Quadro 16.7) devem levar à pesquisa de doença orgânica e malignidade.

O termo dispepsia funcional leva em consideração a definição de dispepsia acrescida da ausência de evidência de doença estrutural (inclusive após EDA) que justifique os sintomas. Essa combinação deve estar presente nos últimos 3 meses, e os sintomas devem ter início no mínimo 6 meses antes do diagnóstico.

O tratamento da dispepsia funcional é geralmente frustrante, e o foco do manejo clínico consiste em ajudar o paciente a aceitar, diminuir e lidar com os sintomas, em vez de eliminá-los.

COLECISTITE CRÔNICA

O termo colecistite crônica se refere ao achado histopatológico de infiltrado celular inflamatório crônico na vesícula biliar. Está relacionada com ataques repetidos subclínicos de colecistite aguda, e seu significado clínico é incerto, haja vista a intensidade da inflamação não estar relacionada com a intensidade dos sintomas. Clinicamente, assemelha-se à colelitíase, com episódios transitórios de dor em hipocôndrio direito, especialmente pós-prandiais, que podem vir associados a náuseas, vômitos e empachamento.

PANCREATITE CRÔNICA

Pancreatite crônica é uma síndrome que envolve alterações inflamatórias progressivas do pâncreas, que resultam em dano permanente e podem levar a alterações de suas funções endócrinas e exócrinas. Isso a difere da pancreatite aguda, na qual o dano usualmente não é progressivo. Contudo, as duas condições podem coexistir. Seu principal fator de risco é a ingestão de álcool, mas outras causas, como hipertrigliceridemia e pancreatites agudas de repetição, também podem estar presentes.

As duas principais manifestações clínicas da pancreatite crônica são dor abdominal e insuficiência pancreática. A dor abdominal é tipicamente epigástrica, pode irradiar-se para o dorso, é ocasionalmente associada com náuseas e vômitos e pode ser parcialmente aliviada ao se sentar ou inclinar para a frente. Ela também é geralmente maior de 15 a 30 minutos após uma refeição. Inicialmente, a dor ocorre em ataques discretos, mas tende a se tornar mais contínua com o tempo. Diferentemente da pancreatite aguda, lipase e amilase estão usualmente normais.

A insuficiência pancreática pode ser tanto exócrina (esteatorreia e sinais e sintomas de má absorção; déficit nutricional importante só ocorre após dano de mais de 90% do tecido pancreático) como endócrina (geralmente intolerância à glicose; *diabetes mellitus* franco ocorre apenas com destruição pancreática extensa).

A tríade diagnóstica típica de calcificações pancreáticas, esteatorreia e *diabetes mellitus* só está presente em casos avançados. A epidemiologia, associada à demonstração de calcificações pancreáticas, é a forma de diagnóstico mais frequente. Radiografias simples de abdome mostram calcificações pancreáticas em apenas 30% dos casos, e USG e TC de abdome têm sensibilidades de 60% a 70% e 75% a 90%, respectivamente. A RNM de vias biliares pode demonstrar tanto as calcificações pancreáticas como as obstruções ductais consistentes com pancreatite crônica, e tem se tornado o teste de escolha para o diagnóstico, substituindo a CPER, atualmente reservada para os casos em que se fará necessário algum procedimento terapêutico.

ANGINA MESENTÉRICA

A isquemia mesentérica crônica é geralmente o resultado de doença aterosclerótica dos vasos mesentéricos e se manifesta por episódios repetidos de dor abdominal pós-prandial. O paciente típico é idoso e tabagista e, em até metade dos casos, tem doença vascular periférica ou coronariana conhecida.

A dor é usualmente em cólica, mal definida e epigástrica, e aparece dentro da primeira hora após a refeição; tem intensidade variável e pode ocasionalmente irradiar-se para as costas, frequentemente melhorando em até 2 horas. Refeições ricas em gorduras podem causar dor de maior intensidade. Os sintomas podem progredir até culminar numa isquemia mesentérica aguda. Pode ocorrer perda de peso em até 80% dos pacientes, que também podem apresentar náuseas, vômitos, saciedade precoce e medo de se alimentar.

O diagnóstico deve ser suspeitado em pacientes idosos com dor abdominal progressiva e perda de peso nos quais a investigação afastou patologias como malignidade, colecistite crônica, pancreatite crônica e doença ulcerosa péptica. O padrão-ouro para o diagnóstico é a angiografia, mas USG dos vasos mesentéricos com Doppler, angiotomografia computadorizada e angiografia por RNM têm se mostrado opções viáveis em grande parte dos casos.

DOR RELACIONADA A NEOPLASIAS

Várias síndromes de dor visceral podem advir das mais diversas neoplasias. Estruturas peri-hepáticas sensíveis à dor incluem a cápsula hepática, os vasos e o trato biliar. A dor pode se iniciar mediante distensão da cápsula hepática por um tumor primário ou secundário (síndrome da distensão hepática), ou mesmo por invasão da veia porta ou ductos biliares; ela é geralmente mal definida e pode ser referida na escápula.

A invasão do pâncreas ou de outras estruturas subdiafragmáticas da linha média pode provocar dor em virtude do comprometimento de estruturas somáticas na parede abdominal posterior, ou por invasão do plexo celíaco; a dor é geralmente epigástrica, em dorso, ou ambos, e é descrita como um incômodo que piora ao se deitar e melhora ao se levantar.

Obstrução intestinal crônica também pode ser causa importante de dor relacionada a neoplasias, e pode ocorrer tanto como resultado dos próprios tumores quanto pelas cicatrizes. A dor é em cólica e pode acontecer associada a náuseas, vômitos e constipação intestinal. Tumores ginecológicos e gastrointestinais são os principais responsáveis.

Carcinomatose peritoneal leva a inflamação do peritônio, aderências entre as alças e ascite, todas condições que podem provocar dor. A dor pode ser focal ou difusa, associada ou não a cólicas, náuseas, vômitos e constipação intestinal.

Dor perineal está mais relacionada a neoplasias colorretais, ginecológicas e do trato urinário. A dor pode piorar com o paciente sentado ou em pé, e pode haver tenesmo.

Metástases adrenais (mais comumente secundárias a câncer de pulmão não pequenas células) podem provocar dor no flanco homolateral, a qual pode irradiar-se para os quadrantes superior e inferior adjacentes. Dor intensa aguda geralmente está relacionada à hemorragia adrenal.

Tumores gastrointestinais, ginecológicos e urinários podem provocar obstrução ureteral. A dor costuma iniciar-se no flanco e irradiar-se para a virilha ipsilateral. Pode começar abruptamente, porém mais frequentemente o início é gradual. Quando muito intensa, pode estar associada a náuseas e vômitos.

DOENÇA CELÍACA

Pacientes com dor abdominal crônica de difícil diagnóstico, especialmente se associada a sinais de desnutrição/má absorção, devem ser investigados para doença celíaca. Esta pode ser definida como uma doença do intestino delgado caracterizada por inflamação da mucosa, atrofia vilosa e hiperplasia das criptas, que ocorre após exposição ao glúten da dieta e melhora após a retirada deste. Em sua forma clássica, apresenta prevalência que varia entre 1:4.000 e 1:8.000. Contudo, com o uso mais frequente da EDA e dos testes sorológicos, e o reconhecimento de formas oligossintomáticas, a prevalência nos mais diversos lugares varia entre 1:300 e 1:500.

A forma clássica geralmente se apresenta com diarreia e sintomas de má absorção (esteatorreia, perda de peso, deficiências nutricionais), e os pacientes apresentam atrofia vilosa. Além disso, a retirada de alimentos que contenham glúten leva à regressão dos achados histológicos.

Pacientes com doença atípica mostram apenas queixas gastrointestinais vagas, mas podem apresentar anemia, defeitos no esmalte dentário, osteoporose, artrite, transaminases persistentemente elevadas, sintomas neurológicos, dor abdominal recorrente ou infertilidade. Todavia, a maior parte desses pacientes terá lesões mucosas graves e anticorpos positivos para a doença.

Pacientes com doença assintomática são reconhecidos após triagem com os anticorpos (antigliadina ou antitransglutaminase tecidual) e frequentemente apresentam alterações na arquitetura da mucosa intestinal, mas não têm sintomas clínicos.

Pacientes com doença latente apresentam mucosa jejunal normal, ausência de sintomas e anticorpos positivos.

Triagem para doença celíaca na população geral não se mostrou válida até o momento, mas em alguns grupos ela deve ser considerada: pacientes com sintomas gastrointestinais incluindo diarreia crônica ou recorrente, sinais e sintomas de má absorção, perda de peso e distensão abdominal ou meteorismo; pacientes com deficiências nutricionais (anemia ferropriva, deficiência de vitamina B_{12} ou ácido fólico), puberdade tardia, perda fetal recorrente, infertilidade, neuropatia periférica, ataxia cerebelar não hereditária ou migrânea recorrente sem outras explicações; e pacientes sintomáticos com história familiar de doença celíaca ou antecedentes pessoais de doença autoimune.

A investigação diagnóstica deve ser iniciada com os testes sorológicos, sendo os anticorpos IgA antitransglutaminase tecidual e antiendomísio mais sensíveis e específicos que os anticorpos IgA ou IgG antigliadina. Um teste sorológico positivo deve ser complementado com a biópsia de intestino delgado.

DOENÇA INFLAMATÓRIA INTESTINAL

Retocolite ulcerativa e doença de Crohn devem ser lembradas em pacientes com dor abdominal prolongada de difícil diagnóstico.

A retocolite ulcerativa é caracterizada por episódios recorrentes de inflamação limitada à mucosa do cólon. Quase invariavelmente envolve o reto e pode se estender proximalmente para envolver outras porções do cólon. Em sua forma leve, é geralmente limitada ao reto ou ao retossigmóide, apresenta-se de maneira insidiosa com sangramento retal intermitente, associado à passagem de muco e diarréia leve, com menos de quatro fezes liquefeitas, em pequena quantidade, ao dia. Também podem ocorrer cólicas de pequena intensidade, tenesmo e períodos de constipação intestinal.

Em sua forma moderada, há frequentemente acometimento anatômico de segmentos mais proximais, com o processo inflamatório se estendendo ao menos até a flexura esplênica. O quadro clínico inclui fezes liquefeitas e sanguinolentas frequentes (até 10 vezes ao dia), anemia leve que não necessita da transfusão, dor abdominal que não é grave e febre baixa. Em geral, não há desnutrição.

Na forma grave, há envolvimento colônico extenso, geralmente – mas não sempre – se estendendo ao ceco. Esses pacientes tipicamente apresentam mais de 10 evacuações liquefeitas ao dia, com cólicas intensas, febre de até 39,5°C e sangramento, o que pode levar à necessidade de hemotransfusão. Pode haver perda rápida de peso, levando a um estado de desnutrição. Em casos muito graves, pode haver envolvimento das camadas musculares do cólon, levando ao megacólon tóxico. Pode haver extensão à serosa e perfuração.

O diagnóstico da retocolite ulcerativa é feito com a combinação de história clínica, aspecto endoscópico e biópsia colônica. Em estágios iniciais, frequentemente a retossigmoidoscopia flexível será suficiente para o diagnóstico, já que nesses casos a inflamação usualmente não se estende além da flexura esplênica. A colonoscopia está indicada nos casos sem risco de perfuração colônica que se estendam para além da flexura esplênica e naqueles em que haja dúvida diagnóstica com a doença de Crohn.

A doença de Crohn é caracterizada por inflamação transmural do trato gastrointestinal, podendo envolvê-lo desde a boca até a região perianal. Aproximadamente 80% dos pacientes têm envolvimento do intestino delgado, frequentemente no íleo distal, e até 50% têm ileocolite, ou seja, envolvimento de íleo e cólon. Cerca de 20% têm doença limitada ao cólon, mas, ao contrário da retocolite ulcerativa, até metade dos pacientes com comprometimento colônico não terão comprometimento do reto. Até um terço dos pacientes tem doença perianal, e menos de 5% dos pacientes têm envolvimento da boca ou do trato gastrointestinal alto.

As manifestações clínicas da doença de Crohn são mais variadas que as da retocolite ulcerativa, e pacientes podem ter sintomas por vários anos antes do diagnóstico. Fadiga, diarreia prolongada com dor abdominal, perda de peso e febre, com ou sem sangramento digestivo macroscópico, são achados típicos.

Como a doença é transmural, podem ocorrer estreitamentos devido à fibrose cicatricial e episódios recorrentes de obstrução do intestino delgado ou grosso. O fato de o íleo distal ser o principal local acometido pode levar a quadros de dor recorrente em flanco/fossa ilíaca direitos. Também pode ocorrer a formação de fístulas (as mais comuns são as enterovesicais, enterocutâneas, enteroentéricas e enterovaginais) e abscessos.

Quando há acometimento importante de delgado, podem aparecer sinais e sintomas de má absorção. Também são frequentes as manifestações extraintestinais, que podem incluir artrite, envolvimento ocular e cutâneo, colangite esclerosante primária, amiloidose secundária, tromboembolismo arterial e venoso, nefrolitíase, alterações do metabolismo ósseo e deficiência de vitamina B_{12}.

Como na retocolite ulcerativa, o diagnóstico geralmente é resultado da combinação de quadro clínico, achados endoscópicos e biópsia. Já que frequentemente o íleo distal é o mais acometido, a colonoscopia é o exame endoscópico de escolha na maioria dos casos. Cerca de 30% dos pacientes com doença de Crohn apresentam granuloma ao estudo histopatológico, o qual é diagnóstico da doença quando excluídas infecções (tuberculose, *Yersinia spp*) e outras patologias, como doença de Behçet e linfomas. Exames de imagem (TC, RNM) podem ser de auxílio diagnóstico, especialmente na detecção de complicações.

Nos casos de dúvida diagnóstica entre doenças inflamatórias intestinais e outras patologias, marcadores sorológicos podem ser utilizados. Classicamente, os anticorpos anti-*Saccaromyces cerevisae* (ASCA) estão mais relacionados com a doença de Crohn, enquanto o p-ANCA seria mais característico da retocolite.

Intolerância à Lactose

A intolerância à lactose é um problema comum, e sua prevalência é variável nos diferentes grupos étnicos. Sua principal causa é a deficiência de lactase, enzima presente na borda em escova do intestino delgado, e esta deficiência pode ser primária (étnica, associada à prematuridade ou congênita/genética) ou secundária (supercrescimento bacteriano, enterites infecciosas e doenças do intestino delgado, como doença celíaca e doença de Crohn).

Seu quadro clínico caracteriza-se por dor abdominal em cólica, geralmente periumbilical, meteorismo, flatulência, diarreia volumosa e aquosa e vômitos, que aparecem após a ingestão de leite e derivados.

O teste de tolerância à lactose mede a capacidade de absorção de lactose e consiste na medição dos níveis séricos de glicose 0, 60 e 120 minutos após a ingestão de 50g de lactose. Um aumento < 20mg/dL no nível de glicose, associado ao desenvolvimento de sintomas, é diagnóstico.

O teste de hidrogênio no ar exalado mede a "não absorção" de lactose, já que a utilização da lactose não digerida pelas bactérias colônicas leva à liberação de hidrogênio. É simples de ser realizado, não invasivo e mais sensível e específico que o teste de tolerância à lactose. O teste consiste na ingestão de lactose em jejum (2g/kg, até o máximo de 25g) e na medição do hidrogênio no ar exalado basal e a cada 30 minutos até 3 horas. Um valor de hidrogênio exalado até 10ppm é considerado normal; entre 10 e 20ppm, é indeterminado, se não acompanhado de sintomas; e níveis > 20ppm são diagnósticos de má-absorção de lactose.

Em pacientes com causas não tratáveis de intolerância à lactose, o tratamento se baseia na redução da ingesta de leite e derivados, substituição calórico-proteica adequada dos nutrientes, administração ocasional de lactase sintética e manutenção dos níveis de cálcio e vitamina D.

O tratamento das causas secundárias de intolerância à lactose geralmente leva à melhora do problema, após o tempo necessário para recuperação funcional da borda em escova do intestino delgado.

Endometriose

Endometriose é uma patologia comum e se refere à presença de glândulas endometriais e estroma fora da cavidade uterina. Mulheres em idade fértil que apresentem dor pélvica crônica, dismenorreia, dispareunia profunda e infertilidade devem ser investigadas para a presença de endometriose. Localiza-se mais comumente, em ordem decrescente, em ovários, fundo de saco anterior e posterior, ligamentos uterossacros, útero, tubas uterinas, cólon sigmoide, apêndice e ligamentos redondos.

Seu sintoma mais comum é a dor, que pode se apresentar como dor pélvica crônica e/ou dismenorreia. Outros sintomas incluem dispareunia profunda, sangramentos intestinal ou vesical, que podem ser cíclicos, infertilidade, sangramento menstrual anormal, fadiga crônica e dor lombar.

O diagnóstico de certeza se dá pela visualização do implante endometrial, preferencialmente por laparoscopia, e o tratamento mais efetivo consiste em ressecção/ablação laparoscópica do implante.

OUTRAS CAUSAS

Hiper e hipotireoidismo, embora raramente, também podem ser causa de dor abdominal, além de vários outros distúrbios metabólicos (ver Quadro 16.8). Dor localizada que piora com a flexão da musculatura abdominal deve alertar para o diagnóstico de dor crônica da parede abdominal. Parasitose intestinal é causa importante e frequentemente negligenciada de dor abdominal crônica.

Quadro 16.8 Causas metabólicas de dor abdominal

Uremia
Diabetes mellitus
Porfiria
Insuficiência adrenal
Dislipidemia
Hiperparatireoidismo

Adaptado de Fishman MB, Aronson MD. Differential diagnosis of abdominal pain in adults. UpToDate 2010; 18.3.

CAUSAS RARAS DE DOR ABDOMINAL

Causas raras de dor abdominal devem ser consideradas em pacientes com repetidas visitas à emergência pela mesma queixa, mas sem diagnóstico definido; em pacientes que aparentam estar doentes, mas com achados mínimos ou não específicos durante a investigação; e em pacientes idosos, imunocomprometidos e soropositivos para HIV. O Quadro 16.9 lista algumas dessas causas.

TRATAMENTO DA DOR ABDOMINAL

O tratamento definitivo da dor abdominal depende, obviamente, da causa subjacente. Contudo, como já mencionado anteriormente, o alívio sintomático não deve ser postergado. Não há indicação de que o alívio da dor atrapalhe a investigação diagnóstica, e não há motivo para submeter o paciente a um sofrimento que pode ser aliviado. O grau de analgesia e a medicação utilizada dependem da intensidade da dor, podendo variar desde analgésicos simples (dipirona, paracetamol, hioscina, ibuprofeno) até opioides fortes (sulfato de morfina, metadona etc.).

INDICAÇÕES DE INTERNAMENTO

Além da indicação clara da necessidade de tratamento cirúrgico, também constituem indicação de internamento

Quadro 16.9 Causas raras de dor abdominal

Causas	Diagnóstico
Síndrome de compressão da artéria celíaca	História de dores epigástricas pós-alimentares e angiografia
Baço errante	Tomografia computadorizada e ultrassom de abdome
Dor da parede abdominal	Exame físico e tomografia computadorizada de abdome
Migrânea abdominal	História clínica de cefaleia com aura
Gastroenterite eosinofílica	Biópsia de mucosa gastrointestinal com infiltrado eosinofílico
Apendagite epiploica	Tomografia computadorizada de abdome
Síndrome compartimental abdominal	História de trauma, distensão abdominal e tomografia computadorizada de abdome
Síndrome de Fitz-Hugh-Curtis	Laparoscopia
Febre familiar do Mediterrâneo	História familiar e clínica compatíveis com resposta à administração de colchicina
Angioedema hereditário	Dosagem sérica de C4 e atividade do inibidor de C1 esterase reduzidas
Porfiria intermitente aguda	Porfobilinogênio e ácido delta-aminolevulínico urinários, seguidos da determinação da atividade da enzima porfobilinogênio-deaminase eritrocitária
Epilepsia abdominal	Eletroencefalograma
Anemia falciforme	HbS na eletroforese de hemoglobina

Adaptado de Fishman MB, Aronson MD. Differential diagnosis of abdominal pain in adults. UpToDate 2010; 18.3.

a necessidade de investigação adicional nos casos indefinidos ou com sinais de doença consumptiva, tanto para melhora do estado nutricional como para realização de exames para os quais o internamento é necessário (laparoscopia diagnóstica, por exemplo, ou mesmo colonoscopia em pacientes idosos que não suportam o preparo em domicílio), e necessidade de analgesia endovenosa persistente (como, por exemplo, nas cólicas nefréticas intensas).

Leitura Recomendada

Fishman MB, Aronson MD. Differential diagnosis of abdominal pain in adults. UpToDate 2010; 18.3.

Fishman MB, Aronson MD. History and physical examination in adults with abdominal pain. UpToDate 2010; 18.3.

Gillen D, McColl KE. Does concern about missing malignancy justify endoscopy in uncomplicated dyspepsia in patients aged less than 55? Am J Gastroenterol 1999; 94(8):2329-30.

Longstreth GF, Thompson WG, Chey WD, Houghton LA, Mearin F, Spiller RC. Functional bowel disorders. Gastroenterology 2006; 130(5):1480-91.

Manning AP, Thompson WG, Heaton KW, Morris AF. Towards positive diagnosis of the irritable bowel. Brit Med J 1978; 2(6138): 653-4.

Penner RM, Majumdar SR. Diagnostic approach of abdominal pain in adults. UpToDate 2010; 18.3.

Proctor DD. Approach to the patient with gastrointestinal disease. In: Goldman L, Ausiello D. Cecil medicine. 23. ed. Philadelphia: Saunders Elsevier 2008.

Silen W. Abdominal pain. In: Fauci AS, Braunwald E, Kasper DL et al. Harrison's principles of internal medicine. 17. ed. New York: McGraw Hill Medical 2008: 91-95.

Talley NJ, Silverstein MD, Agréus L, Nyrén O, Sonnenberg A, Holtmann G. AGA technical review: evaluation of dyspepsia. American Gastroenterological Association. Gastroenterology 1998; 114(3):582-95.

Diarreia

CAPÍTULO 17

Thiago Cezar Rocha de Azevedo • Norma Arteiro Filgueira

INTRODUÇÃO

Apesar de ser um dos mais frequentes sintomas da prática clínica (3% a 5% da população), a diarreia ainda está longe de contar com uma definição de consenso. Teoricamente, considera-se diarreia o aumento anormal na frequência das evacuações (acima de três evacuações ao dia) ou na fluidez das fezes. Entretanto, os próprios pacientes geralmente não referem diarreia quando ocorre aumento apenas na frequência, preferindo valorizar as perdas fecais liquefeitas. Como o trânsito rápido aumenta o percentual de água nas fezes, a consistência das fezes correlaciona-se bem com o trânsito intestinal. A viscosidade das fezes é crítica, já que fezes aquosas são difíceis de reter e o contato do ânus com fezes líquidas causa extrema urgência. Portanto, a maioria dos autores prefere conceituar diarreia como aumento da fluidez e não da frequência de evacuações.

A diarreia aguda é caracterizada quando a duração dos sintomas é menor que 2 semanas, ao passo que a diarreia crônica define os casos que se estendem por mais de 3 a 4 semanas, geralmente são de causa não infecciosa e exigem investigação e terapia adicional. Grande parte dos autores considera 4 semanas como "ponto de corte" razoável para definição de diarreia crônica.

A diarreia aguda é considerada um problema de saúde pública em virtude de sua elevada incidência, sendo uma das razões mais comuns de falta ao trabalho, e em razão da morbimortalidade que pode acarretar em populações especiais. As doenças diarreicas estão entre as cinco maiores causas de morte no mundo. Estudos realizados em regiões desenvolvidas (EUA e Europa Ocidental) estimaram a incidência de diarreia aguda como 1,2 a 1,5 episódio/pessoa/ano. Provavelmente esta incidência deve ser maior em populações com condições higiênicas menos favoráveis.

CLASSIFICAÇÃO E ETIOLOGIA

DIARREIA AGUDA

A diarreia aguda (DA) pode ser classificada como infecciosa (85% dos casos) ou não infecciosa (15%). As infecciosas podem ser virais (70%), bacterianas (25%) ou parasitárias (5%). Os agentes infecciosos causam diarreia inflamatória, por invasão da mucosa colônica, ou diarreia secretória, pela produção de citotoxinas.

As DA não infecciosas são causadas por uma grande variedade de condições clínicas. O Quadro 17.1 enumera as causas mais frequentes de DA não infecciosa, embora a maioria delas curse, em geral, cronicamente.

Cerca de 5% a 30% dos pacientes que usam antibióticos desenvolverão diarreia, mas apenas 10% a 30% destes serão mediados pelo *Clostridium difficile*. Os casos não relacionados ao *C. difficile* têm fisiopatologia desconhecida, costumam ser menos graves e regredir após a suspensão do medicamento.

Como são a causa mais frequente de DA, serão abordados os agentes infecciosos mais associados aos casos de diarreia (Quadro 17.2):

- ***Staphylococcus:*** é a principal causa de intoxicação alimentar por enterotoxinas preformadas. O período de incubação é tipicamente curto (1 a 6 horas) e os sintomas predominantes são vômitos (76%) e diarreia (77%). Febre é incomum (23%). A condição é autolimitada, com duração média de 1 a 3 dias. Os alimentos mais frequentemente envolvidos nesses surtos são aqueles com elevado conteúdo proteico, como presunto, aves, maionese e folhados recheados com creme. A contaminação ocorre durante o preparo do alimento e não é raro o achado de lesões cutâneas purulentas no pessoal de cozinha.

Quadro 17.1 Causas de diarreia aguda não infecciosa

Substância	Doenças abdominais	Doenças sistêmicas
Álcool Antiácidos com Mg Antiarrítmicos Antibióticos Anti-inflamatórios Antilipidêmicos Colchicina Dieta enteral hipertônica Lactulose Manitol Prostaglandinas Quimioterápicos Metformina	Abscesso pélvico Apendicite Colite isquêmica Diverticulite Doença inflamatória intestinal Intolerância à lactose Semioclusão intestinal Síndrome da alça cega Síndrome do intestino irritável Síndromes de má absorção Neoplasia de cólon	Diarreia diabética Esclerodermia Hipertireoidismo Insuficiência adrenal Pelagra Síndrome carcinoide

Quadro 17.2 Causas infecciosas de diarreia aguda

Bacterianas	Virais	Parasitárias
Shigella *Salmonella* *Campylobacter jejuni* *Escherichia coli* *Yersinia enterocolitica* *Staphylococcus aureus* *Bacillus cereus* *Vibrio cholerae* *Clostridium difficile*	Rotavírus Adenovírus Citomegalovírus Vírus Norwalk	*Giardia lamblia* *Entamoeba histolytica* *Cryptosporidium* *Cyclospora* *Isospora belli* *Microsporida* *Strongyloides stercoralis*

- **Shigella:** é a causa da chamada disenteria bacilar, embora muitos pacientes apresentem apenas diarreia aquosa em razão da ação da toxina no intestino delgado. No entanto, 48 a 72 horas após a ingestão do inóculo bacteriano pode ocorrer a invasão da mucosa colônica, desencadeando uma colite expressa clinicamente por diarreia com grande número de evacuações de pequeno volume, contendo muco, sangue e pus, associada a tenesmo, cólicas abdominais e febre.
- **Salmonella:** período de incubação de 6 a 48 horas, iniciando com náuseas e vômitos e seguindo com cólicas e diarreia que duram de 5 a 7 dias. Febre pode ser observada em 50% dos casos. O envolvimento geralmente é entérico, com diarreia aquosa, mas pode também ser colônico, com forma disentérica. Alguns grupos de pacientes apresentam risco elevado para formas graves com infecções extraintestinais; são eles: crianças menores de 3 meses, imunocomprometidos, portadores do HIV, neoplasias e hemoglobinopatias.
- **Campylobacter:** germe tão comum na gênese da DA quanto a *Salmonella* e a *Shigella*. A maioria dos casos parece advir da ingestão de alimentos de origem animal mal cozidos, principalmente aves e leite não pasteurizado. O período de incubação é de 24 a 72 horas, sendo frequentes febre (90%), dor abdominal (70%) e sangue nas fezes (50%). A duração média dos sintomas é de 1 semana, com evolução para cura espontânea na maioria dos casos. Alguns pacientes podem desenvolver complicações imunomediadas durante a fase de convalescença, como artrite reativa e síndromes de Reiter e Guillain-Barré.
- **Escherichia coli:** componente normal da flora intestinal humana. Algumas cepas contêm fatores de virulência associados ao desenvolvimento de sintomas diarreicos:
  - **E. coli enteropatogênica:** promove destruição das microvilosidades intestinais, principalmente em crianças, e a diarreia geralmente é autolimitada.
  - **E. coli enterotoxigênica:** produz toxina que ativa a adenilciclase, promovendo secreção de fluidos e eletrólitos para a luz intestinal. É a principal causa da diarreia dos viajantes, por ingestão de água ou alimentos contaminados. Tem duração de 1 a 5 dias.
  - **E. coli enteroinvasiva:** causa rara da síndrome disentérica, com clínica semelhante à da shigelose.
  - **E. coli êntero-hemorrágica ou produtora de Shiga-toxina:** é a cepa 0157:H7, mais comum em países desenvolvidos, adquirida por ingestão de alimentos

contaminados, principalmente hambúrguer mal cozido. O quadro se inicia com diarreia líquida, que se torna sanguinolenta e pode complicar-se com a síndrome hemolítico-urêmica ou púrpura trombocitopênica trombótica, principalmente em crianças com menos de 5 anos de idade, quando atinge elevada letalidade.

- *Yersinia enterocolitica:* tem o poder de invadir as placas de Peyer, proliferando nos folículos linfoides e daí partindo para a invasão da lâmina própria. A doença pode persistir por várias semanas, quando é comum a confusão com doença inflamatória intestinal, principalmente doença de Crohn, devido ao acometimento preferencial do íleo terminal. Em crianças com menos de 5 anos de idade, adenite mesentérica e ileíte são frequentes, simulando apendicite aguda. Poliartrite reativa pode ocorrer em cerca de 2% dos adultos, 2 a 3 semanas após o episódio diarreico, assim como eritema nodoso.
- *Clostridium difficile:* é a principal causa de DA nosocomial, geralmente associada a uso de antibióticos. Os antibióticos mais frequentemente envolvidos nesses casos são as cefalosporinas, ampicilina e clindamicina. Alguns antineoplásicos, como cisplatina, 5-fluorouracil (5-FU) e metotrexato, também podem estar envolvidos. Não há associação com a dose utilizada, e os sintomas podem persistir ou mesmo se iniciar após a suspensão do medicamento. O espectro clínico de gravidade pode variar desde casos assintomáticos até quadros graves com megacólon tóxico e risco de perfuração. Nos casos mais graves observam-se diarreia aquosa profusa, cólicas abdominais, febre, leucocitose e hipoalbuminemia. A doença se desenvolve em pacientes portadores da bactéria (o que é visto em 15% a 30% dos hospitalizados sem diarreia) que sofrem alteração na flora intestinal (geralmente secundária ao uso de antibióticos), promovendo uma rápida proliferação da bactéria e produção de toxinas A (enterotoxina) e B (citotoxina), que provocam inflamação da mucosa. O diagnóstico pode ser feito rapidamente pela pesquisa das toxinas nas fezes (sensibilidade de 63% a 94% e especificidade de 75% a 100%), reservando-se a colonoscopia para os casos mais graves com suspeita de colite pseudomembranosa e pesquisa negativa da toxina, ou quando é importante o diagnóstico diferencial com outras condições.
- *Vibrio cholerae:* responsável por surtos epidêmicos em todo o mundo. A cólera é uma doença típica de transmissão hídrica: água poluída (contaminada) por fezes e vômitos dos doentes, sem tratamento adequado e, em menor proporção, pelas fezes dos portadores ou por alimentos (raízes, vegetais folhosos e frescos, frutas adubadas com fezes humanas, leite e derivados, verduras, moluscos, mexilhões, camarão, ostras, mariscos etc.) contaminados pela água ou pelas mãos sujas dos doentes e portadores. É o protótipo da diarreia secretória mediada por toxina. O período de incubação é de 12 a 48 horas. A clínica pode variar desde uma gastroenterite simples até casos graves. Nos casos típicos ou clássicos, o início é súbito, explosivo, com diarreia aquosa, não dolorosa, com fezes volumosas, descoradas, contendo pequenos focos de epitélio intestinal descamado, podendo chegar a 15 a 20L/dia, com letalidade podendo alcançar 50% em casos não tratados. Inicialmente as dejeções são biliosas, mas depois se tornam mucoides, sem sangue, cinzentas, semelhantes à "água de arroz" (fezes risiformes), com odor peculiar de peixe. A diarreia é acompanhada de vômitos violentos em jato e cãibras fortes na panturrilha devido à hipocalemia.
- **Rotavírus:** disseminação por via fecal-oral. As manifestações clínicas são mais frequentes em crianças, mas os adultos podem ser portadores assintomáticos. O Centro de Controle das Doenças nos EUA (CDC) estima que provoque anualmente cerca de dois milhões de internamentos e mais de 400.000 mortes em crianças com menos de 5 anos de idade. A transmissão é fecal-oral, o período de incubação varia de 1 a 3 dias e a duração da doença é de 5 a 7 dias, mas quadros persistentes podem ser observados em imunodeprimidos. O quadro se inicia com vômitos, seguidos por diarreia aquosa profusa, que pode provocar sérios distúrbios hidroeletrolíticos.

DIARREIA CRÔNICA

Na diarreia crônica é fundamental sua classificação quanto a mecanismo de ação e quanto a seu local de inflamação (diarreia alta ou baixa), o que torna possível um melhor direcionamento na investigação clínica, podendo ser caracterizada como mostram os Quadros 17.3 e 17.4:

- **Diarreia osmótica:** ocorre em virtude da presença de solutos intraluminais não digeridos ou malabsorvidos, osmoticamente ativos, que favorecem a passagem de fluidos do plasma para o lúmen intestinal, superando a capacidade de absorção, com consequente aumento do volume fecal. A diarreia osmótica pode ser clinicamente subdividida em má absorção de carboidratos e outras substâncias, e má absorção de gorduras, que leva à esteatorreia. Suas principais características são: grande volume fecal (> 500g/dia), *gap* osmótico > 50mOsm/kg {(290 − (2 × ([Na] + [K])}, melhora clínica com jejum, pH fecal < 6,0 (presença de substâncias oxirredutoras), distensão abdominal, meteorismo e flatulência, fezes gordurosas e fétidas, que aderem ao vaso sanitário, com desnutrição e deficiências vitamínicas (esteatorreia).

CAPÍTULO 17 Diarreia

Quadro 17.3 Causas de diarreia crônica

Diarreia osmótica	Intolerância à lactose congênita ou adquirida Ingestão de açúcares não absorvidos (manitol, sorbitol, lactulose) Sulfato de magnésio, sulfato de sódio, hidróxido de magnésio
Esteatorreia	Insuficiência pancreática Deficiência de sais biliares Má absorção intestinal Alcoolismo crônico (atrofia de vilosidades) Síndrome do intestino curto Supercrescimento bacteriano
Diarreia secretória	Abusos de laxantes Medicamentos Má absorção de sais biliares Adenoma viloso do cólon Colite microscópica Doenças inflamatórias intestinais (Crohn, RCUI) Supercrescimento bacteriano Hormônio-mediada (TSH, gastrina, calcitonina, VIP, serotonina, somatostatina, histamina) Colite infecciosa (criptosporidiose) Insuficiência adrenal Diarreia secretória idiopática crônica Neoplasias (adenocarcinoma, linfomas)
Diarreia motora	Síndrome do intestino irritável Pós-cirurgia (vagotomia, gastrectomia, simpatectomia) Esclerodermia, *diabetes mellitus*, hipertireoidismo
Diarreia inflamatória	Retocolite ulcerativa inespecífica (RCUI) Doença de Crohn Colite actínica Colite pseudomembranosa Causas infecciosas (SIDA, TB, CMV, shigelose, amebíase, estrongiloidíase, esquistossomose, entre outras) Colites diversas (isquêmicas, autoimunes, tóxicas) Neoplasias (linfoma, adenocarcinoma) Endometriose

- **Diarreia secretória:** ocorre em função da diminuição da absorção ou aumento da secreção de íons pela mucosa intestinal (estruturalmente preservada). Os principais estimuladores da secreção podem ser exógenos (enterotoxinas bacterianas) ou endógenos (ácidos biliares e prostaglandinas – PG). As características da diarreia secretória são: diarreia líquida e volumosa (1 a 10L/24h), hiato osmótico normal (< 50mOsm/kg), elevado conteúdo de eletrólitos nas fezes, persistência dos sintomas com o jejum, desidratação e distúrbios hidroeletrolíticos, pH > 6 (alcalino).
- **Diarreia motora:** aceleração do trânsito intestinal pode acompanhar muitas diarreias como fenômeno secundário, mas dismotilidade primária é causa rara de diarreia crônica. As características das fezes da diarreia motora são semelhantes às da secretória. A aceleração do trânsito é traduzida por exacerbação do reflexo gastrocólico e acentuação dos movimentos peristálticos, diminuindo o tempo de contato do fluido intestinal com as células absortivas. Algumas peculiaridades dessa entidade são: alternância de diarreia e constipação intestinal, associação com doenças neurológicas e sistêmicas que cursam com neuropatia autonômica, história de cirurgia abdominal prévia e cólicas abdominais que melhoram com a evacuação.
- **Diarreia inflamatória:** a interrupção da integridade da mucosa intestinal devido a inflamação e ulceração resulta na eliminação de muco, proteínas séricas e sangue para o lúmen intestinal. A associação de componentes secretórios e de má absorção pode estar presente. Algumas características desse tipo de diarreia são: febre, dor abdominal e perda de peso, além de presença de sangue e leucócitos nas fezes.

Algumas condições clínicas podem determinar diarreia por mais de um mecanismo fisiopatológico, como, por exemplo, a doença de Crohn do intestino delgado, que assume características inflamatórias e secretórias.

Quadro 17.4 Diferenças entre as diarreias altas e baixas

Características	Diarreias altas (intestino delgado e ceco)	Diarreias baixas (cólon esquerdo e reto)
Volume das fezes	Grande	Pequeno
Número de evacuações	Pequeno	Grande
Urgência nas defecações	Infrequente	Frequente
Dor	Ausente/periumbilical	Frequente/sacral e na FIE
Gotículas de gordura, restos alimentares	Frequentes	Ausentes
Muco, sangue e pus	Ausentes	Frequentes
Consistência	Líquida	Pastosa

FIE: fossa ilíaca esquerda.

DIAGNÓSTICO

A primeira e mais importante etapa na definição diagnóstica da diarreia é uma anamnese bem-feita, detalhada e objetiva, visando a identificar possíveis associações da história clínica com características da doença que, em conjunto com o exame físico minucioso, orientará uma investigação complementar direcionada e com racionalização.

DIARREIA AGUDA

A DA geralmente é uma condição de baixa morbimortalidade, e a maioria dos pacientes acometidos não chega a procurar assistência médica. É importante reconhecer os fatores que estão associados a casos mais graves com pior prognóstico para que a esses seja dedicada uma atenção especial.

Um dos principais fatores de mau prognóstico na DA é a idade avançada. Um estudo mostrou que a maioria das mortes por essa patologia (51%) ocorreu no grupo com mais de 74 anos de idade. É importante também pesquisar a existência de outras condições que levem ao comprometimento da função imune, como SIDA, uso de corticoides, imunossupressores ou quimioterápicos, deficiência de IgA e outras imunodeficiências congênitas ou adquiridas. Esses pacientes estão mais suscetíveis a infecções convencionais, assim como a infecções oportunistas, como por *Cryptosporidium*, *Microsporida*, *Isospora belli*, *Citomegalovirus* e *Mycobacterium avium-intracellulare*.

A investigação epidemiológica também é essencial para guiar o raciocínio de diagnóstico diferencial. São pontos importantes a serem investigados:

- **Uso prévio de antibióticos ou hospitalização nos últimos 2 meses:** pode sugerir diarreia por *Clostridium difficile*, que é a principal causa de diarreia em pacientes hospitalizados.

- **Orientação sexual:** homossexuais masculinos estão sob maior risco de adquirir patógenos entéricos de transmissão fecal-oral, como *Shigella*, *Salmonella* e *Campylobacter*, assim como sob risco de desenvolver proctite por inoculação direta de gonococo, *Herpes* e *Chlamydia*.

- **Ingestão de alimentos suspeitos ou existência de outros casos em familiares ou contactantes:** surtos de intoxicação alimentar são muito comuns, e o tipo de alimento ingerido, assim como o período entre a ingestão do alimento e o desenvolvimento dos sintomas, pode sugerir o agente etiológico, como mostrado no Quadro 17.5.

Na avaliação sintomatológica são informações importantes: número e volume das evacuações, presença de sangue ou pus nas fezes, febre, dor abdominal, tenesmo e vômitos. As manifestações clínicas são divididas em algumas grandes síndromes, o que serve como guia quanto à etiologia e à condução (Quadro 17.6). Pacientes com fezes sanguinolentas e dor abdominal importante, mas sem febre ou leucócitos fecais, devem ser investigados para infecção por *E. coli* êntero-hemorrágica.

O objetivo principal do exame físico é avaliar o grau de desidratação. A avaliação do turgor e elasticidade da pele é pouco sensível, com baixa especificidade para a avaliação de desidratação em idosos. Alterações posturais na pressão arterial (queda de 10mmHg) e na frequência cardíaca (aumento de 10bpm) sugerem depleção do volume intravascular. O débito urinário e a razão ureia/creatinina auxiliam a melhor avaliação do grau de desidratação. São também importantes a avaliação de temperatura e o exame abdominal à procura de distensão, dor à palpação e sinais de irritação peritoneal, principalmente em idosos, quando a colite isquêmica pode se apresentar como DA.

Quadro 17.5 Intoxicação alimentar

Período de incubação	Patógenos	Fontes
1 a 6 horas	*Staphylococcus aureus*	Presunto, maionese, aves
	Bacillus cereus	Arroz frito, carnes, vegetais
8 a 16 horas	*Clostridium perfringens*	Carne, aves, molhos
> 16 horas	*Vibrio cholerae*	Crustáceos, água, verduras, sorvete
	E. coli enterotoxigênica	Saladas, queijo, água
	E. coli êntero-hemorrágica	Hambúrguer mal cozido, leite cru
	Salmonella	Ovos, aves, laticínios, maionese, frutos do mar, casca de ovo
	Shigella	Saladas, aves, sorvete

Quadro 17.6 Síndromes diarreicas agudas e seus agentes

Síndrome	Localização anatômica	Clínica	Agentes prováveis
Gastroenterite	Estômago e intestino delgado	Vômitos e diarreia aquosa	Vírus ou toxinas preformadas de *S. aureus* e *B. cereus*
Diarreia aquosa	Intestino delgado, cólon direito	Fezes volumosas, cólicas, dor alta	Qualquer patógeno entérico
Colite	Cólon	Disenteria, febre	*Shigella, Salmonella, Campylobacter*
Proctite	15cm distais de reto	Tenesmo, secreção piossanguinolenta	*Neisseria, Herpes, Chlamydia*

DIARREIA CRÔNICA

A investigação da diarreia crônica deve ser focada numa boa classificação do padrão das evacuações, bem como na diferenciação entre diarreia orgânica e funcional (Quadro 17.7), como na síndrome do intestino irritável, que será abordada separadamente no Capítulo 50. O Quadro 17.8 mostra alguns questionamentos importantes a serem levantados na anamnese.

- **Padrão temporal da diarreia e fatores desencadeantes:** diarreia que melhora com o jejum sugere causa osmótica ou alergia alimentar. A existência de diarreia noturna torna improvável o diagnóstico de síndrome do cólon irritável e, se associada a incontinência fecal, sugere neuropatia autonômica diabética. Diarreia alternada com obstipação, principalmente matinal, que piora logo após a refeição (reflexo gastrocólico) e que se relaciona com conflitos emocionais, especialmente em jovens com bom estado geral, é sugestiva de cólon irritável. O episódio diarreico que surge após a ingestão de leite ou derivados pode corresponder à intolerância à lactose (primária ou secundária). É importante lembrar que muitos produtos dietéticos contêm em sua composição sorbitol (substância que pode produzir diarreia osmótica).
- **Característica das fezes:** a diarreia que apresenta sangue e pus sugere doenças inflamatórias, infecciosas e neoplásicas. A presença de muco nas fezes sugere síndrome de cólon irritável e gotículas de gordura ou alimentos mal digeridos estão presentes na síndrome de má absorção ou má digestão.
- **Outros sintomas:** febre e perda de peso são dados indicativos de organicidade e costumam ocorrer em doenças inflamatórias intestinais, infecciosas, neoplásicas, hipertireoidismo e SIDA. *Flushing* pode estar presente na síndrome carcinoide, no feocromocitoma e na cólera pancreática. Meteorismo exagerado sugere aumento da fermentação de carboidratos pelas bactérias colônicas, causado por ingestão de carboidratos pouco absorvíveis ou má absorção pelo intestino delgado.
- **Antecedentes pessoais e familiares:** alguns antecedentes pessoais, como doença perianal, hipertireoidismo, úlcera péptica, diabetes, alcoolismo, promiscuidade,

Quadro 17.7 Diferenças entre diarreia orgânica e funcional

Características	Diarreia funcional	Diarreia orgânica
Duração dos sintomas	Vários anos	Usualmente mais curta
Volume de fezes	Usualmente pequeno < 300g/24h	Variável, usualmente grande > 300g/24h
Sangue e pus	Ausentes	Presentes ou ausentes
Horário das evacuações	Usualmente matinal e pós-prandial. Raramente interfere no sono	Sem padrão temporal
Febre e emagrecimento	Ausentes	Frequentemente presentes
Emoções	Geralmente precedem ou coincidem com os sintomas	Sem relação com os sintomas
Queixas múltiplas	Geralmente presentes	Geralmente ausentes
Cólicas	Geralmente presentes	Geralmente ausentes
Localização da dor	Difusa	Localizada
Urgência	Presente ou ausente	Quase sempre presente

Quadro 17.8 Questões básicas na anamnese para investigação de diarreia crônica

Há quanto tempo apresenta essa diarreia?
Quantas evacuações ao dia?
Aspecto das fezes: Grande ou pequeno volume? Líquidas ou pastosas?
Apresentam muco, sangue, pus, restos alimentares ou gotículas de gordura?
As evacuações são acompanhadas de grande volume de gases?
Existe horário preferencial para a diarreia? A diarreia o acorda durante a madrugada?
Qual a influência das refeições sobre a diarreia? A diarreia diminui quando não se alimenta?
A diarreia é acompanhada por dor no abdome? Em que região? Perda de peso?
Apresenta dor no reto durante as evacuações? Há sensação de evacuação incompleta, trazendo-o frequentemente de volta ao sanitário quando não há mais fezes a serem eliminadas?

banhos de rio, viagem recente, hábitos de higiene, ingestão de leite cru ou antecedentes de cirurgia (gastrectomia, enterectomia, colecistectomia) e familiares (doenças inflamatórias intestinais), podem contribuir para o estudo do diagnóstico etiológico da diarreia.

- **Uso de medicamentos:** algumas substâncias são causadoras de diarreia, como antibióticos, anti-hipertensivos (reserpina, hidralazina, metildopa, propranolol), antiácidos (que contêm Mg^{++}), antiarrítmicos (digital, quinidina), anti-inflamatórios não esteroides, quimioterapia antineoplásica, suplementos nutricionais (soluções hiperosmolares, sorbitol), ácido acetilsalicílico (AAS), lactulose, teofilina, álcool e colchicina.

No exame físico de um paciente com diarreia crônica deve-se estar atento para dados que sugiram a etiologia da diarreia em todos os sistemas orgânicos:

- **Pele:** queilose, estomatite, hiperqueratose folicular (deficiências nutricionais da má absorção), eritema nodoso e pioderma gangrenoso (doença intestinal inflamatória), rigidez da pele, esclerodactilia, calcinose, telangiectasias, ulcerações em extremidades distais (esclerodermia, que pode cursar com estase intestinal e supercrescimento bacteriano), *flushing* (síndrome carcinoide, mastocitose sistêmica, síndrome da cólera pancreática), mixedema pré-tibial (hipertireoidismo), hiperpigmentação (doença de Addison, doença de Whipple, espru celíaco, síndrome de Peutz-Jeghers), sarcoma de Kaposi, herpes, dermartite seborreica, leucoplasia pilosa oral (SIDA) e dermatite herpetiforme (doença celíaca).
- **Edema de membros inferiores:** secundário a hipoalbuminemia, mais encontrado nos casos de má absorção.
- **Adenomegalias:** linfoma com comprometimento intestinal, tuberculose, micoses profundas, SIDA, doença de Whipple.
- **Exame oftalmológico:** irite, episclerite, iridouveíte (relacionadas com doenças inflamatórias intestinais); retinopatia (citomegalovírus, diabetes); exoftalmia (hipertireoidismo).
- **Aparelho respiratório:** broncoespasmo (síndrome carcinoide); sopro tubário, derrame pleural etc. (tuberculose).
- **Aparelho cardiovascular:** hipotensão postural (secundária a desidratação ou insuficiência adrenal, neuropatia autonômica diabética ou amiloidótica); taquicardia (processos infecciosos, desidratação ou hipertireoidismo); sopro cardíaco (síndrome carcinoide).
- **Aparelho digestivo:** úlceras orais (doenças inflamatórias intestinais e síndrome de Behçet); macroglossia (amiloidose); candidíase e leucoplasia pilosa (SIDA); massa abdominal (se dolorosa, abscesso, tumor ou massa inflamatória; fecalomas podem causar diarreia paradoxal); hipertimpanismo (má absorção de carboidratos que evolui com meteorismo acentuado); fístulas enterocutâneas e doença perianal com fístulas e abscessos (doença de Crohn).
- **Sistema osteoarticular:** artrites – nas doenças inflamatórias inespecíficas geralmente acometem simetricamente grandes articulações e sacroilíacas. Tuberculose, enterite por *Yersinia*, colagenoses, proctite gonocócica e doenças de Whipple e Behçet também cursam com artrites.
- **Sistema nervoso:** sinais de excitabilidade neuromuscular (sinais de Trousseau e Chvostek, tetania, tremores e convulsões) – deficiência de cálcio e magnésio secundária à má absorção. Neuropatia sensorial periférica – secundária a deficiência de vitamina B, pelagra, diabetes ou amiloidose. Nistagmo, oftalmoplegia, alterações de pares cranianos – doença de Whipple.

EXAMES COMPLEMENTARES

Como a maioria dos casos de DA são autolimitados, devem ser selecionados os pacientes que necessitam de investigação laboratorial complementar. Alguns critérios de indicação de investigação laboratorial podem ser citados: idosos, imunocomprometidos, desidratação importante, febre, disenteria, dor abdominal intensa, principalmente em pacientes com mais de 50 anos de idade e curso prolongado, não responsivos às medidas conservadoras. A investigação diagnóstica da DA geralmente se resume à solicitação de lâmina direta e coprocultura.

A investigação da diarreia crônica deverá ser guiada pela sintomatologia e o provável mecanismo fisiopatológico, conforme características descritas anteriormente.

Exame das fezes

- **Lâmina direta:** a predominância celular de leucócitos polimorfonucleares e hemácias em amostras de fezes recentemente coletadas sugere causas inflamatórias, como doença infecciosa, colite ulcerativa ou granulomatosa e neoplasias.

- **Lactoferrina fecal:** é um marcador de leucócitos fecais, sendo mais precisa e menos vulnerável a erros de processamento da amostra que a lâmina direta.
- **Parasitológico:** ovos de *Ancylostoma* e *Schistosoma*, larvas de *Strongyloides*, cistos e trofozoítos de ameba e a forma trofozoítica da *Giardia* podem ser encontrados nas fezes, além de patógenos relacionados com a SIDA, como *Isospora* e *Cryptosporidium*. Para aumentar a sensibilidade do método é aconselhável a análise de três amostras fecais através da lâmina direta e métodos de Faust e Baermann, além de métodos específicos para pesquisa de *Isospora* e *Cryptosporidium*. Podem ser necessárias até nove amostras negativas para exclusão segura de estrongiloidíase. É interessante lembrar que alguns parasitas encontrados nas fezes não são patogênicos, como é o caso da *Endolimax nana*. Vários estudos têm mostrado que as cepas de ameba encontradas no Brasil não são patogênicas, ficando de valor questionável o tratamento em casos assintomáticos.
- **Gordura fecal:** o teste de *screening* é feito por coloração com Sudan. A detecção de três a cinco grânulos alaranjados por campo microscópico sugere fortemente esteatorreia, com sensibilidade de 90% quando a excreção de gordura fecal nas 24 horas é > 10g. A análise quantitativa da gordura fecal deve ser feita com fezes coletadas durante 72 horas em vigência de dieta com teor de gordura usual (entre 75 e 100g/dia). O valor diário normal é < 7g. Deve-se considerar que a própria diarreia pode diminuir a absorção de gorduras e levar a uma eliminação fecal de até 13g/dia. Esteatorreia é considerada significativa quando a eliminação diária é > 14g.
- **pH fecal:** importante para o diagnóstico de má absorção de carboidratos, quando está < 6,0.
- **Osmolaridade e eletrólitos:** a osmolaridade fecal normal é semelhante à do plasma, ou seja, cerca de 290mOsm/kg. Se < 250mOsm/kg, sugere diluição das fezes com água ou urina (diarreia factícia). As dosagens das concentrações fecais de sódio e potássio possibilitam o cálculo do hiato osmótico, útil na diferenciação de diarreias osmóticas (hiato osmótico > 50mOsm/L) e secretórias (hiato osmótico < 50mOsm/L).
- **Cultura:** fundamental na investigação de diarreias infecciosas. Deve ser feita pesquisa de *Shigella*, *Salmonella*, *Campylobacter*, *Aeromonas* e *Yersinia*. Para o *Vibrio cholerae* é preciso meio seletivo específico (TCBS-ágar).
- **Pesquisa de antígenos virais:** atualmente disponível na rotina para pesquisa de rotavírus e adenovírus.
- **Pesquisa da toxina do *Clostridium difficile*:** indicada na avaliação de pacientes com DA hospitalizados ou que fizeram uso de antibióticos nas últimas 3 semanas.
- **Alcalinização das fezes:** também conhecida como pesquisa de substâncias redutoras. A presença de fenolftaleína é indicada pela coloração vermelho-brilhante das fezes após alcalinização, sendo importante no diagnóstico de diarreia factícia por ingestão de laxativos.

OUTROS EXAMES LABORATORIAIS

- **Hemograma:** anemia ocorre em síndromes de má absorção e doenças inflamatórias e neoplásicas. Eosinofilia sugere etiologia parasitária, principalmente estrongiloidíase.
- **Protidograma:** hipoalbuminemia está presente nas síndromes de má absorção, doenças inflamatórias e enteropatias perdedoras de proteínas.
- **Ionograma:** hiponatremia e hipocalemia são sugestivas de diarreias secretórias. Hiponatremia com hipercalemia sugere insuficiência adrenal.
- **Dosagens hormonais:** em pacientes com diarreia secretória, as seguintes dosagens hormonais podem ser realizadas de acordo com a hipótese diagnóstica: TSH, cortisol (doença de Addison), gastrina (síndrome de Zollinger-Ellison), VIP (vipoma), calcitonina (carcinoma medular da tireoide), ácido 5-hidroxi-indolacético urinário (síndrome carcinoide), ácido vanilmandélico e metanefrina urinária (feocromocitoma) e histamina (mastocitose).
- **Anti-HIV:** quando o quadro for sugestivo de doença orgânica e principalmente inflamatória.
- **Autoanticorpos** em casos suspeitos de doença celíaca, pesquisar anticorpos antiendomísio IgA, antitransglutaminase tecidual IgA e antigliadina IgA e IgG. O antiendomísio é considerado o mais fidedigno para o diagnóstico e apresenta sensibilidade de 85% a 98% e especificidade de 97% a 100%. O anticorpo antitransglutaminase tecidual IgA apresenta acurácia diagnóstica superior ao antigliadina, com sensibilidade que varia de 90% a 98% e especificidade de 95% a 97%; é de mais fácil realização e mais barato que o antiendomísio. Os anticorpos antigliadina estão caindo em desuso em virtude de suas baixas sensibilidade e especificidade. Resultados falso-negativos dos autoanticorpos podem ser observados em pacientes com deficiência de IgA, o que ocorre em 2% a 5% dos pacientes com doença celíaca. Nesses casos, recomendam-se dosagem da IgA sérica e pesquisa do anticorpo antigliadina IgG. Os anticorpos IgA antigliadina e antitransglutaminase também são úteis para avaliar a adesão à dieta isenta de glúten, já que tendem a negativar de 1 a 6 meses após a retirada do glúten da dieta. Na investigação das doenças inflamatórias intestinais (DII), dois anti-

corpos podem ser úteis para diferenciar doença de Crohn de retocolite ulcerativa (RCUI). Os pacientes com Crohn apresentam anti-ASCA (anti-*Saccharomyces cervisiae*) positivo (em 65% dos casos) e pANCA (anticitoplasma de neutrófilo padrão perinuclear) negativo (em 80% dos casos). O contrário acontece nos pacientes com RCUI (70% de positividade do pANCA contra apenas 15% do anti-ASCA.
- **Teste da D-xilose:** este açúcar não necessita do estágio pancreático da digestão para ser absorvido pela mucosa do intestino delgado proximal. Constitui um teste útil para diferenciar má absorção de má digestão. São ingeridos 25g de D-xilose e sua concentração é medida no sangue após 1 hora (VN > 20mg/dL) e na urina durante 5 horas consecutivas (VN > 5g). Absorção diminuída indica distúrbio da mucosa intestinal, enquanto um teste normal sugere má digestão secundária à insuficiência pancreática.
- **Teste de tolerância à lactose:** após a ingestão de 50g de lactose, os níveis séricos de glicose se elevam pelo menos 20% em comparação ao jejum, quando são realizadas amostras seriadas e a atividade intestinal de lactase é normal. A ingestão de lactose para realização do teste costuma desencadear os sintomas em pacientes com deficiência de lactase.

EXAMES RADIOLÓGICOS

- **Radiografia simples de abdome:** pode demonstrar calcificações pancreáticas, distensão de alça por semioclusão ou megacólon tóxico.
- **Radiografia de tórax:** pode identificar adenopatia hilar ou mediastinal (linfoma, carcinoma), lesão cavitária (tuberculose), derrame pleural (doença de Whipple, tuberculose [TP], tumor, hipoalbuminemia) ou fibrose pulmonar (esclerodermia, fibrose cística).
- **Trânsito intestinal:** ulcerações da mucosa, alteração do padrão mucoso e estenoses segmentares, principalmente em íleo terminal, são compatíveis com linfoma, tuberculose e doença de Crohn. Dilatações localizadas, diverticulose jejunal e fístulas enterocólicas podem ser causa de supercrescimento bacteriano.
- **Tomografia computadorizada do abdome:** útil na avaliação de doenças pancreáticas, como pancreatite crônica e tumores endócrinos, assim como alterações de delgado e linfonodomegalias, em casos de tuberculose e linfoma.

EXAMES ENDOSCÓPICOS

- **Colonoscopia:** essencial na investigação das diarreias crônicas de padrão inflamatório, também pode ser utilizada nas diarreias secretórias. Devem ser retirados vários fragmentos para estudo histopatológico, mesmo quando a mucosa se revela endoscopicamente normal, pois diagnósticos como colite microscópica (linfocítica e colagenosa), esquistossomose, amiloidose, vasculite, colite isquêmica, doença de Whipple e a forma leve da retocolite ulcerativa poderão ser estabelecidos nessa situação. A colite microscópica é o principal diagnóstico feito histologicamente nos pacientes com diarreia crônica com mucosa normal. Deve-se pensar nessa possibilidade principalmente em mulheres de meia-idade com diarreia secretória de início recente sem evidência de doenças sistêmicas ou infecção. É interessante notar que, apesar da inflamação da mucosa, essa entidade causa diarreia secretória e não inflamatória, porque a mucosa permanece íntegra.
- **Endoscopia digestiva alta (EDA):** útil na identificação de úlcera péptica concomitante, doença de Menétrier, duodenites parasitárias etc. Sua principal indicação no estudo da diarreia crônica é para obtenção de biópsias de delgado em casos suspeitos de doenças mucosas causadoras de má-absorção intestinal.
- **Endoscopia do intestino delgado:** anteriormente considerada uma região inacessível aos exames endoscópicos, o intestino delgado atualmente pode ser examinado por meio da endoscopia por cápsula ou pela enteroscopia. Ambos os métodos são pouco disponíveis na prática clínica, mas já são realizados em alguns centros de referência. Embora a endoscopia por cápsula seja um método menos invasivo e que examina todo o tubo digestivo, não permite o direcionamento das imagens nem a realização de biópsias ou procedimentos terapêuticos, além de oferecer risco de impactação em pacientes com estenoses intestinais. A enteroscopia com duplo balão é exame mais invasivo, exigindo sedação, de longa duração, mas que promove a realização de biópsias e intervenções terapêuticas por toda a extensão do delgado em 86% dos casos em que o aparelho é sequencialmente inserido pelas vias oral e retal.

CONDUTA NO PACIENTE COM DIARREIA CRÔNICA

Muitas doenças gastrointestinais e sistêmicas podem causar diarreia crônica. Para facilitar a abordagem diagnóstica é possível dividi-las, de acordo com o aspecto das fezes, em: aquosa, inflamatória ou esteatorreia. A diarreia aquosa é subdividida em osmótica e secretória. Essa classificação pode ser realizada por meio da análise fecal. Devem ser solicitados eletrólitos fecais, lâmina direta e Sudan. A dosagem dos eletrólitos fecais serve para diferenciar diarreia osmótica de secretória. Um *gap* osmótico < 50mOsm/kg caracteriza diarreia secretória e *gap* osmótico > 50mOsm/kg, diarreia osmótica. A presença de hemácias ou leucócitos fecais visualizados na lâmina direta caracteriza a diarreia inflamatória e o Sudan

Capítulo 17 Diarreia

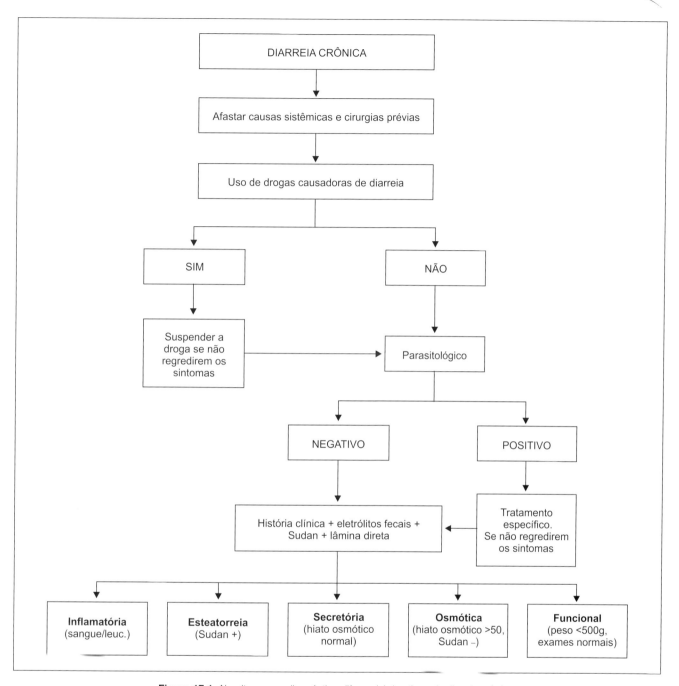

Figura 17.1 Algoritmo para diagnóstico diferencial dos tipos de diarreia crônica.

positivo diagnostica a esteatorreia. A Figura 17.1 apresenta um esquema algorítmico que deve servir de base para o raciocínio de diagnóstico diferencial das diarreias crônicas.

Diarreia Secretória

Diversas condições podem levar a uma diarreia secretória, sendo esta, portanto, a de maior desafio diagnóstico. Deve-se estar atento para o uso de medicamentos, laxantes ou cirurgias prévias, causas que frequentemente passam despercebidas pelo médico. Inicialmente devem ser excluídas causas infecciosas mediante coprocultura e pesquisa de ovos e larvas no parasitológico de fezes. É prudente a realização de sorologia para HIV, pois, se positivo, indica a realização de pesquisa para germes oportunistas, como *Criptospora*, *Isospora*, *Microspora* e *Ciclospora*. É importante investigar a presença de doença estrutural, como síndrome do intestino curto, fístulas gastrocólicas, enteroentéricas, DII e tumores, por meio de métodos radiológicos (trânsito intestinal), endoscópicos ou mesmo tomografia axial computadorizada (TAC) de abdome para investigação de tumores neuroendócrinos.

Durante a EDA deve-se fazer biópsia do duodeno e aspiração de secreção duodenal para realização de cultura quantitativa, padrão-ouro para o diagnóstico de supercrescimento bacteriano (> 10^6 bactérias).

Muitas doenças endócrinas podem ser causa de diarreia secretória, como *diabetes mellitus*, hipertireoidismo e insuficiência adrenal. A dosagem da glicemia de jejum, do TSH e do cortisol após estimulação com ACTH deve ser solicitada de acordo com a clínica do paciente. Finalmente, pode-se dosar peptídeos sanguíneos ou urinários conforme suspeita clínica ou achado de tumor pancreático na TAC de abdome. Por exemplo, em pacientes com diarreia, *flushing*, sopro cardíaco e hepatomegalia, deve-se dosar o ácido 5-hidroxi-indolacético urinário para pesquisa de tumor carcinoide.

DIARREIA OSMÓTICA

Para propósitos práticos, a diarreia osmótica apresenta três etiologias: má absorção de carboidratos, ingestão de açúcares não absorvidos (manitol, sorbitol, lactulose) e ingestão de magnésio, intencional (diarreia factícia) ou acidental. Essas entidades podem ser diferenciadas por dois testes simples: pH fecal e dosagem de magnésio nas fezes. Se o pH fecal for < 6,0, sugere-se fortemente má-absorção de carboidratos, como ingestão de sorbitol, manitol ou deficiência de lactase. Esta pode ser confirmada por meio do teste de tolerância à lactose ou do teste do hidrogênio expirado com lactose. Pacientes com níveis elevados de magnésio fecal devem ser investigados quanto à ingestão excessiva de suplementos minerais e antiácidos ou ao uso indiscriminado de laxantes (diarreia factícia).

ESTEATORREIA

A investigação inicial de esteatorreia visa diferenciar má absorção de má digestão. As principais causas de má digestão são insuficiência pancreática exócrina (pancreatite crônica) e deficiência de sais biliares (colestase acentuada). Entre as causas de má absorção podem ser citadas anormalidades da mucosa intestinal, como doença celíaca, doença de Whipple, giardíase e pelagra, entre outras. Uma forma de diferenciar má digestão de má absorção é por meio do teste da D-xilose. Na investigação das síndromes disabsortivas é importante a realização de EDA com biópsia da segunda e terceira porções duodenais, trânsito intestinal e sorologias específicas, como anticorpos antiendomísio e antitransglutaminase tecidual para doença celíaca. Os testes para investigação de insuficiência pancreática exócrina, como o teste da secretina, são complexos e de pouca disponibilidade em território nacional. A melhor forma de diagnosticar é por meio da realização de teste terapêutico, com suplementação de enzimas pancreáticas.

Quadro 17.9 Causas de diarreia de origem obscura

Incontinência fecal
Síndrome do intestino irritável
Diarreia iatrogênica (medicamentos, cirurgia, radiação)
Diarreia factícia (ingestão de laxantes)
Colite microscópica
Diarreia induzida por sais biliares
Supercrescimento bacteriano
Insuficiência pancreática exócrina
Diarreia secretória idiopática crônica
Má absorção de carboidratos
Tumores neuroendócrinos

DIARREIA INFLAMATÓRIA

A presença de leucócitos ou hemácias nas fezes caracteriza esse tipo de diarreia. Todos os pacientes devem ser submetidos à colonoscopia com visualização do íleo terminal, sede de muitas patologias, como a doença de Crohn e a tuberculose. A realização de biópsias é de extrema importância para o diagnóstico. O trânsito intestinal deve ser solicitado para melhor visualização do intestino delgado. Algumas causas infecciosas podem causar diarreia inflamatória. Para diagnosticá-las, podem ser realizadas culturas e sorologias específicas.

DIARREIA DE ORIGEM OBSCURA

Muitas vezes, o médico não consegue chegar a um diagnóstico de diarreia crônica, mesmo após um plano elaborado de investigação terapêutica. A maioria das causas não necessita de testes complexos para seu diagnóstico, apenas de maior perspicácia clínica.

TRATAMENTO

TRATAMENTO DA DIARREIA AGUDA (FIGURA 17.2)

Os objetivos primários no tratamento de qualquer tipo de DA são restaurar as perdas e prevenir a desidratação. A hidratação deve ser feita preferencialmente pela via oral em pacientes com diarreia leve a moderada e que não estejam com vômitos incoercíveis. Em pacientes com DA de leve intensidade, a reposição hídrica pode ser feita com sucos, água de coco, refrigerantes ou líquidos isotônicos.

Nos casos com perda líquida mais significativa, deve-se preferir o uso de soluções glicossalinas, pois a glicose no lúmen intestinal facilita a absorção do sódio e esse mecanismo de cotransporte permanece inalterado mesmo em condições infecciosas.

Em pacientes intensamente desidratados, com vômitos incoercíveis e hipotensos, a via parenteral deve ser a escolhida para hidratação e o Ringer lactato a solu-

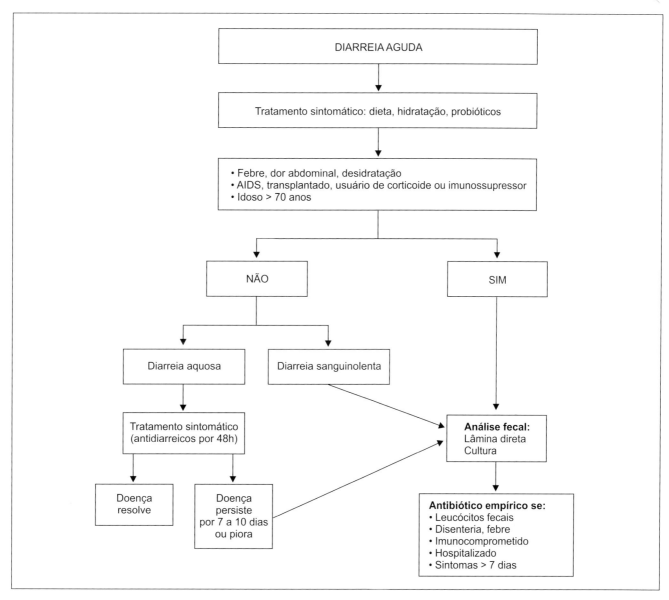

Figura 17.2 Algoritmo para conduta em caso de diarreia aguda.

ção mais indicada, devendo se realizar também avaliação de parâmetros bioquímicos, como ureia, creatinina e eletrólitos. Pacientes idosos, com doenças associadas significativas, imunocomprometidos ou com instabilidade clínica devem ser internados.

O antigo conceito de repouso intestinal deve ser abandonado porque pode piorar a diarreia e agravar a desidratação. O aporte nutricional adequado é importante para a renovação dos enterócitos. No entanto, alguns tipos de alimentos devem ser evitados em razão da potencialidade de piorar o quadro diarreico, como bebidas contendo cafeína, leite e derivados e alimentos com alto teor de gorduras.

O uso de agentes antidiarreicos foi considerado durante muito tempo inaceitável em casos de DA devido à experiência em crianças e a um trabalho que mostrou prolongamento do tempo de doença em pacientes com quadro disentérico agudo. No entanto, vasta literatura tem demonstrado a segurança do uso de agentes antimotilidade, como a loperamida (Imosec®) em casos de DA não disentérica, o que reduz o número de evacuações em até 80% e promove um grande alívio dos sintomas. A dose preconizada é de dois comprimidos de 2mg inicialmente, seguidos por 2mg após cada evacuação diarreica, com dose máxima de 8mg/dia.

No entanto, como agentes antimotilidade podem aumentar o tempo de febre em pacientes com shigelose, induzir megacólon tóxico em pacientes com colite pseudomembranosa e aumentar o risco de síndrome hemolítico-urêmica em crianças infectadas com *E.coli* produtora de Shiga-toxina, seu uso deve ser evitado em pacientes com diarreia sanguinolenta ou com quadro sugestivo de infecção invasiva. Também é necessário cuidado redobrado com a hidratação, pois a redução da motilidade pode mascarar a perda líquida, que ficará retida nas alças intestinais.

Outra opção como agente antidiarreico é o racecadotril (Tiorfan®), um inibidor da encefalinase intestinal com consequente ação antissecretória. Estudos têm mostrado eficácia semelhante à da loperamida na redução da duração de diarreia e dor abdominal, com menor perda líquida e menos indução de constipação intestinal. A dose preconizada é de um comprimido de 100mg a cada 8 horas, por 3 dias.

Estudos de metanálise têm comprovado o efeito benéfico do uso de probióticos no tratamento da DA, reduzindo significativamente a persistência de diarreia no terceiro dia de doença (risco relativo de 0,67) e a duração da diarreia (redução aproximada de 30 horas). O efeito benéfico pareceu ser mais significativo em adultos que em crianças e nas infecções por rotavírus. A dose e duração de uso e a melhor apresentação permanecem indefinidas.

O uso de probióticos também revelou-se comprovadamente útil na prevenção da diarreia por *C. difficile* associada a antibióticos, com redução do risco de 17,5% para 4,5% num dos estudos que utilizou 200mg/dia de *Sacharomyces boulardii* durante a terapia antibiótica com betalactâmicos e clindamicina.

Embora o mecanismo fisiopatológico não esteja ainda claramente definido, vários estudos têm demonstrado o efeito favorável da suplementação de zinco em crianças com DA aquosa, reduzindo: o volume fecal em cerca de 28%, a duração e a gravidade da doença, o desenvolvimento de diarreia persistente, a mortalidade, assim como a incidência de novos surtos diarreicos, sendo, portanto, efetiva tanto no tratamento como na profilaxia da diarreia aguda. A Organização Mundial de Saúde (OMS) recomenda a associação rotineira do zinco às soluções de reidratação oral, na dose de 20mg ao dia, por 10 a 14 dias.

A antibioticoterapia empírica para DA está indicada nos seguintes casos: febre de moderada a intensa, disenteria (sangue e/ou pus nas fezes), lâmina direta mostrando leucócitos e pacientes idosos ou imunocomprometidos com queda do estado geral. Os esquemas recomendados são: quinolonas – norfloxacino 400mg ou ciprofloxacino 500mg a cada 12 horas, por 3 a 5 dias. O uso empírico de sulfametoxazol-trimetoprima deve ser desencorajado no Brasil, tendo em vista que é frequente o achado de *Shigella* resistente a esse fármaco. Gestantes e adolescentes podem ser tratados com ampicilina ou amoxicilina-clavulonato. Em razão da crescente incidência de cepas de *Campylobacter* resistente às quinolonas, o esquema empírico para tratamento de pacientes gravemente enfermos ou imunocomprometidos deve incluir azitromicina ou eritromicina.

A antibioticoterapia específica é realizada após a identificação do patógeno por meio de coprocultura ou outros métodos complementares. A seguir, será analisado o tratamento específico dos germes mais comumente envolvidos em casos de DA:

- ***Shigella:*** a recomendação consiste em prescrever antibióticos para todo caso de DA com cultura positiva para *Shigella*, de modo a reduzir o tempo de doença e prevenir a disseminação na comunidade. O tratamento de escolha no país consiste no uso de quinolonas por 3 a 5 dias. Ampicilina deve ser reservada para o tratamento de gestantes ou crianças com cepas sensíveis. É crescente a prevalência de bactérias resistentes a sulfa-trimetoprima e amoxicilina.

- ***Salmonella:*** o tratamento específico deve ser evitado em pacientes sadios com sintomas leves, pois pode prolongar o período de eliminação fecal da bactéria e aumentar a frequência de recidivas. Devem ser tratados os casos sob risco de bacteriemia: pacientes com sintomas sistêmicos graves, crianças com menos de 3 meses, adultos com mais de 65 anos, portadores de SIDA, uremia, hemoglobinopatias, doenças linfoproliferativas, neoplasias, transplantados e com outras imunodeficiências, incluindo usuários de corticoides. O tratamento também é recomendado para pacientes com fatores de risco para infecções extraintestinais localizadas, como aneurisma de aorta, valvulopatia reumática, prótese valvar cardíaca e próteses ortopédicas ou vasculares. O tratamento pode ser feito com ampicilina, cloranfenicol, sulfa-trimetoprima ou quinolonas, de acordo com os padrões de sensibilidade.

- ***Campylobacter:*** os pacientes com infecção comprovada por *Campylobacter* devem ser tratados com antibióticos para reduzir a duração da doença, embora a resistência bacteriana esteja se tornando um problema, principalmente em relação às quinolonas, com os medicamentos de escolha sendo a eritromicina e a azitromicina.

- ***E. coli:*** ainda é assunto questionável a indicação de antibióticos nessa condição, pois não há provas de que seu uso reduza a duração da doença. Em casos graves de diarreia por *E. coli* enterotoxigênica, uma quinolona pode ser usada por 3 a 5 dias. Na infecção por *E. coli* êntero-hemorrágica, alguns trabalhos têm mostrado maior risco de síndrome hemolítico-urêmica naqueles tratados com antibióticos, e a recomendação atual é de não usar antibióticos nessa situação.

- ***V. cholerae:*** tetraciclina (500mg a cada 6 horas) por 3 dias parece reduzir o volume e a duração da diarreia e a disseminação na comunidade. São outras opções: sulfa-trimetoprima (800/160mg a cada 12 horas), furazolidona (100mg a cada 6 horas) e norfloxacino. Para gestantes utiliza-se ampicilina (500mg a cada 6 horas).

- **Clostridium difficile:** como a bactéria não invade a mucosa, o objetivo principal é obter elevadas concentrações antibióticas nas fezes. O tratamento pode ser feito com vancomicina ou metronidazol VO. Como a vancomicina não dispõe de apresentação oral no Brasil, apresenta custo elevado e risco de desencadear o surgimento de enterococos resistentes, tem-se preferido o uso de metronidazol, reservando-a para tratamento de crianças e gestantes, cepas resistentes ao metronidazol ou pacientes criticamente doentes. As doses preconizadas são: metronidazol 250mg a cada 8 horas VO e vancomicina 125mg a cada 6 horas VO, ambos por 7 a 14 dias. Em pacientes sem via oral disponível, opta-se pelo uso endovenoso de metronidazol. A frequência de recidivas é de 5% a 25% após o primeiro surto e de 60% após a primeira recidiva. As recidivas podem ser tratadas com o mesmo antibiótico, e alguns trabalhos têm mostrado que o uso combinado de probióticos (principalmente *Sacharomyces boulardii*) pode reduzir a frequência de novas recidivas.

TRATAMENTO DA DIARREIA CRÔNICA

O tratamento da diarreia crônica deve fundamentar-se no correto diagnóstico da etiologia e no tratamento específico que, por ser assunto muito extenso, foge aos objetivos deste capítulo. No entanto, em muitos casos, uma causa tratável não é identificada. Nessas situações estaria indicado o tratamento sintomático com agentes antidiarreicos, assim como em casos com etiologia definida, mas em que houve falha no tratamento específico ou quando este não é disponível:

- **Opiáceos:** compreendem o difenoxilato, a loperamida, a codeína e o elixir paregórico. Retardam o trânsito gastrointestinal, inibem as secreções gástrica, pancreática e biliar e estimulam a absorção de água e eletrólitos. Os opiáceos reduzem o volume das fezes e a frequência das evacuações em praticamente todos os tipos de diarreias crônicas. O difenoxilato-atropina (Lomotil®/Colestase®) deve ser usado na dose de um comprimido três a quatro vezes ao dia. A loperamida (Imosec®) pode ser usada na dose inicial de 4mg, seguidos de 2mg a cada evacuação (no máximo 16mg/dia), e tem a vantagem de não atravessar a barreira hematoencefálica, não causando dependência nem sintomas centrais de ação opioide. O elixir paregórico, embora eficaz, é pouco utilizado, pois apresenta gosto ruim e potencial para dependência. Esses fármacos devem ser evitados na RCUI e na amebíase, pois podem desencadear megacólon tóxico. Também não devem ser usados nos casos infecciosos, pois a diminuição do trânsito intestinal leva a maior contato da bactéria com a mucosa, facilitando a disseminação da infecção.

- **Adsorventes:** são substâncias que quelam fatores intestinais causadores de diarreia. Os mais utilizados são caolim e pectina (Kaopectate®), sais de bismuto (Pepto-Bismol®) e hidróxido de alumínio. São eficazes e não produzem efeitos colaterais importantes.

- **Agentes que aumentam o bolo fecal**, como o psílio (Metamucil®) e a policarbofila cálcica (Muvinor®), podem melhorar a consistência de efluentes de ileostomia e colostomia e podem ser utilizados na síndrome do intestino irritável (SII). Diarreia crônica associada a incontinência fecal é sua principal indicação.

- **Quelantes:** uma resina sintética, a colestiramina (Questran®), quela os sais biliares desconjugados, sendo útil nos casos de má absorção dessas substâncias e nos casos secundários à ressecção intestinal ou doença ileal. A dose é de 4g, antes e após o café da manhã. Recomenda-se que nenhuma outra medicação seja tomada num intervalo de 2 horas antes e após a colestiramina, em função do prejuízo em sua absorção.

- **Pancreatina:** pode ser útil no tratamento de diarreias crônicas consequentes à deficiência exócrina do pâncreas; como tem função substitutiva, deve ser administrada durante as refeições.

- **Octreotida:** análogo sintético da somatostatina, tem ação endocrinológica dez vezes mais potente que seu precursor e pode ser indicado nas diarreias crônicas causadas pela síndrome carcinoide e nas diarreias endócrinas relacionadas.

- **Subsalicilato de bismuto:** terapia de primeira linha nos pacientes com colite microscópica. Em estudo realizado por Fine et al., 90% dos pacientes apresentaram remissão clínica e 80%, melhora histológica. Apresenta efeitos anti-inflamatórios e antibacterianos.

LEITURA RECOMENDADA

Abath EFL, Brito CAA, Almeida SB. Como diagnosticar e tratar cólera. Revista Brasileira de Medicina 1992; 49.400-02.

Allen SJ, Okoko B, Martinez E et al. Probiotics for treating infectious diarrhea (Cochrane review). In: The Cochrane Library, vol. 1, 2006. Oxford: Update software.

Bartlett JG. Pseudomembranous enterocolitis and antibiotic-associated diarrhea. In: Feldman M, Friedman LS, Sleisenger MH: Sleisenger & Fordtran's gastrointestinal and liver disease. 7. ed. Philadelphia: Elsevier Science, 2002:1914-31.

Butterton JR, Calderwood SB. Acute infections diarrheal diseases and bacterial food poisoning. In: Kasper DL, Fauci AS, Longo DL et al. Harrison's principles of internal medicine. 16. ed. New York: McGraw-Hill, 2005:754-9.

Ciclitira PJ. AGA Technical Review on Sprue Celiac. Gastroenterology 2001; 120(6):1526-40.

Chun AB, Desautels S, Wald A. Clinical manifestation and diagnosis of irritable bowel syndrome. In: Up To Date 14.2, 2006.

Donowitz M, Kokke FT, Saidi R. Evaluation of patients with chronic diarrhea. New Engl J Med 1995; 332(11):725-9.

Eisen GM, Dominitz JA, Faigel DO et al. Use of endoscopy in diarrheal diseases. Gastrointestinal Endoscopy 2001; 54(6):821-3.

Fine KD, Schiller LR. American Gastroenterological Association Technical Review on the Evaluation and Management of Chronic Diarrhea. Gastroenterology 1999; 116(6):1464-86.

Fine KD, Seidel RH, Do K. The prevalence, anatomic distribution, and diagnosis of colonic causes of chronic diarrhea. Gastrointestinal Endoscopy 2000; 51:318-26.

Guerrant RL, Van Gilder T, Steiner S et al. Practice Guidelines for the Management of Infectious Diarrhea (Infectious Disease Society of America Guidelines). Clin Infect Dis 2001; 32:331-50.

Hoque KM, Binder HJ. Zinc in the treatment of acute diarrhea: current status and assessment. Gastroenterology 2006; 130(7):2201-5.

Horwitz BJ, Fisher RS. The irritable bowel syndrome. New Engl J Med 2001; 344(24):1846-50.

Kelly CP. Diagnosis of celiac disease. In: UpToDate 14.2, 2006.

Kleiner M, Mincis M. Diarréias crônicas. In: Mincis M. Gastroenterologia & Hepatologia – diagnóstico e tratamento. 2. ed. São Paulo: Lemos Editorial & Gráficos Ltda., 1998:369-78.

Longstreth GF, Thompson WG, Chey WD et al. Functional bowel disorders. Gastroenterology 2006; 130:1480-91.

Manatsathit S, Dupont HL, Farthing M et al. Guideline for the management of acute diarrhea in adults. J Gastroenterol Hepatol 2002; 17:S54-S71.

Read NW. Irritable bowel syndrome. In: Feldman M, Friedman LS, Sleisenger MH. Sleisenger & Fordtran's Gastrointestinal and liver diseases 7. ed. Philadelphia: Elsevier Science, 2002:1794-806.

Santosham M, Chandran A. Acute infectious diarrhea. In: Rakel RE, Bope ET. Conn's current therapy. 58. ed., Philadelphia: Saunders Elsevier, 2006:15-22.

Sartor RB. Probiotic therapy of intestinal inflammation and infections. Current Opinion in Gastroenterology 2005; 21:44-50.

Schiller LR. Chronic diarrhea. Gastroenterology 2004; 127:287-93.

Schiller LR. Chronic diarrhea: to biopsy or not to biopsy. Gastrointestinal Endoscopy 2005; 61:376-7.

Schiller LR, Sellin JH. Diarrhea. In: Feldman M, Friedman LS, Sleisenger MH. Sleisenger & Fordtran's gastrointestinal and liver diseases. 7. ed. Philadelphia: Elsevier Science, 2002:131-54.

Thielman NM, Guerrant RL. Acute infectious diarrhea. New Engl J Med 2004; 350(1):38-47.

Thielman NM, Wilson KH. Antibiotic-associated colitis. In: Mandell, Bennett & Dolin. Principles and practice of infectious diseases. 6. ed., Churchill Livingstone, 2005:1249-61.

Wang HH, Shieh MJ, Liao KF. A blind, randomized comparison of racecadotril and loperamide for stopping acute diarrhea in adults. World J Gastroenterol 2005; 11(10):1540-3.

WHO, UNICEF. WHO-UNICEF Joint Statement on the Clinical Management of Acute Diarrhea. Genebra: Organização Mundial de Saúde, 2004.

Edema

CAPÍTULO 18

Lucila Maria Valente • Mateus da Costa Machado Rios

INTRODUÇÃO

Edema é uma condição clínica caracterizada por inchaço palpável, secundário à expansão do volume do componente extravascular (interstício), e pode se apresentar de forma localizada ou generalizada. Quando o edema é generalizado e maciço, envolvendo as cavidades serosas, é denominado anasarca.

A fisiopatologia da formação do edema tem três fatores importantes:

- Alteração hemodinâmica capilar que favorece o movimento do fluido intravascular para o interstício. Isso ocorre quando há aumento da pressão hidrostática, diminuição da pressão oncótica ou aumento da permeabilidade capilar.
- Retenção de sódio e água pelos rins.
- Defeito no retorno venoso do sistema vascular periférico.

CLASSIFICAÇÃO

O edema pode ser classificado, de acordo com sua consistência, em duro ou mole, e de acordo com sua localização, em localizado ou generalizado.

De acordo com a consistência, o edema é considerado mole quando é facilmente depressível e geralmente indica retenção hídrica de curta duração, sendo denominado duro quando há dificuldade da pele em ceder à pressão digital, pois geralmente é um edema de duração mais prolongada com consequente proliferação de fibroblastos e endurecimento do tecido adjacente. Esse tipo de edema geralmente se acompanha de uma história de surtos inflamatórios repetidos.

Quando o edema é classificado de acordo com a localização denomina-se *localizado* e apresenta acúmulo de líquido no interstício, sendo clinicamente visualizado numa região do tecido subcutâneo, ou na intimidade dos tecidos de diversos órgãos e também nas cavidades pré-formadas do organismo. Esse tipo de edema dá origem ao edema isolado de membros inferiores, ao hidrotórax, ao hidroperitônio (também denominado ascite), ao hidropericárdio, à hidrocele (derrame de líquido entre as túnicas vaginais do testículo) e a hidroartrose (derrame de líquido nas articulações).

O edema é classificado como *generalizado* quando ocorre simultaneamente um aumento expressivo do volume do líquido intersticial no tecido subcutâneo, na intimidade dos tecidos de diversos órgãos e nas cavidades pré-formadas (Quadro 18.1).

Quadro 18.1 Classificação do edema

Localizado	Generalizado
Estase venosa periférica	Insuficiência cardíaca
Linfedema	Doença hepática crônica
Angioedema	Enteropatia perdedora de proteínas
Ascite	Síndrome do extravasamento capilar
Medicamentos	Desnutrição
	Edema idiopático
	Gravidez
	Hipotireoidismo
	Medicamentos
	Doença renal
	Síndrome nefrótica
	Síndrome nefrítica
	Insuficiência renal

ABORDAGEM DIAGNÓSTICA DO EDEMA

Na avaliação de um paciente com edema devem ser pesquisados, na história clínica, alguns itens importantes para o diagnóstico:

- **Tempo do início:** horas, dias, semanas, meses.
- **Localização:** face, membros inferiores, simétrico, assimétrico, generalizado.
- **Características:** contínuo, cíclico, mole, duro, indolor ou doloroso, associado a calor e/ou rubor, local do início, se muda de localização de acordo com a posição, se é mais importante em determinado período do dia e/ou em alguma localização específica.
- **Associações:** devem ser valorizadas as informações e questionado se há alguma alteração urinária, como urina espumosa, hemática ou presença de oligúria, ou referente ao aparelho cardiorrespiratório, como palpitações, dispneia ou ortopneia. Outras informações também são importantes, como alterações do cabelo e madarose; alterações do hábito intestinal, bem como se está relacionado com o período pós-operatório ou gestacional ou com o uso de medicamentos, como corticoide, anti-inflamatórios não esteroides, e alguns anti-hipertensivos. Vale ressaltar a pesquisa da associação com doenças previamente diagnosticadas no paciente, como doença renal, hepática, cardíaca, do sistema venoso, neoplasias e doenças alérgicas.
- Fatores agravantes, como tempo prolongado em posição ortostática, são comuns no paciente com edema por estase venosa periférica.
- Sinais ou sintomas simultâneos ao edema, como dispneia aos esforços ou ortopneia, podem sugerir insuficiência cardíaca congestiva.
- Questionar se o edema é persistente ou intermitente. Com frequência, o edema é persistente, podendo flutuar durante o dia. O edema intermitente pode ser visto no período pré-menstrual.
- O edema que se apresenta "da barriga para baixo", ascite associada a edema simétrico dos membros inferiores, poupando membros superiores e face, sugere que o paciente é portador de doença hepática crônica.
- O edema insidioso, mole, frio, indolor, presente mais na face e na região lombossacra após período de repouso em posição dorsal, geralmente matinal, e que está localizado mais nos membros inferiores após um período em posição ortostática, sugere edema do paciente com síndrome nefrótica, principalmente se associado a "urina espumosa". Contudo, no paciente que apresenta ganho de peso rápido, com edema facial geralmente matutino associado a hipertensão, hematúria e oligúria, sugere síndrome nefrítica.
- O edema insidioso, frio, indolor e endurecido, sem características inflamatórias e associado à intolerância ao frio, à constipação intestinal e à lentificação, sugere mixedema.

Depois de estabelecida a história clínica, é necessária a realização do exame físico para confirmação da presença do edema. Algumas vezes, a informação sobre o aumento do peso corporal é muito importante; portanto todo paciente com edema deve ter seu peso corporal anotado em sua ficha clínica.

Na avaliação do edema subcutâneo devem ser observados o intumescimento das partes atingidas e a perda do pregueamento cutâneo. Nos locais de maior proeminência óssea, a digitopressão produz uma depressão na pele, denominada "sinal de cacifo". A coexistência do edema com um processo inflamatório fará com que a pele se apresente hiperemiada e quente.

A identificação de acúmulo de líquido em diversas regiões do corpo e nas cavidades pré-formadas implica a necessidade de uma avaliação clínica específica. A ascite é avaliada mediante manobras semiológicas, como a pesquisa da macicez móvel e/ou do sinal do piparote, seguidas de exames complementares.

Para uma abordagem diagnóstica prática, as causas serão divididas conforme a classificação do edema em generalizado e localizado (Quadro 18.1). A seguir, serão discutidos alguns aspectos das principais patologias que causam edema.

CAUSAS DE EDEMA LOCALIZADO

EDEMA POR ESTASE VENOSA PERIFÉRICA

Essa forma de edema localizado resulta da dificuldade do retorno venoso. Essa dificuldade é decorrente da elevação da pressão hidrostática e pode estar associada ao aumento da permeabilidade capilar. Está presente na insuficiência vascular periférica, como das veias varicosas, na trombose venosa e na compressão extrínseca dos troncos venosos. Em geral, é locorregional e acomete preferencialmente os membros inferiores, porém pode acometer os membros superiores e a face. Como exemplo, pode ser citada a compressão da veia cava superior por carcinoma brônquico, que causa edema de membro superior com ingurgitamento da veia jugular externa.

O edema da obstrução venosa regional é unilateral e não responsivo ao uso de diurético. O edema associado a varizes geralmente acompanha os cordões varicosos (que muitas vezes é bilateral) e também não é responsivo ao uso de diuréticos.

O edema da estase venosa, nas fases iniciais, é mole e depressível, porém, com o passar do tempo, torna-se endurecido, fibrótico e com áreas de hiperpigmentação. Na fase de cronificação é comum a presença de complicações secundárias, como dermatite, celulite e úlcera de estase.

Na trombose venosa profunda (TVP), o edema geralmente é unilateral e próximo ao local da obstrução, porém pode ser bilateral, caso exista trombose bilateral das veias iliofemorais ou da veia cava inferior. O edema da TVP pode apresentar-se, no exame físico, com dor e cianose no local acometido. Na história clínica, encontra-se a presença de fatores predisponentes à trombose, como estase sanguínea, estados de hipercoagulabilidade, imobilização prolongada, pós-operatório, insuficiência cardíaca, gravidez, puerpério imediato, trauma, síndrome nefrótica, corticoterapia, neoplasia maligna e história familiar de trombofilia.

LINFEDEMA

O linfedema ocorre por obstrução dos vasos linfáticos, o que resulta edema com fluido intersticial rico em proteínas, secundário ao extravasamento linfático para o interstício.

Entre as causas de linfedema destaca-se a linfangite por filária, que é o resultado dos surtos de linfadenite provocados pelo parasita, levando ao edema na região acometida, em especial nos membros inferiores e na genitália. Na história clínica, observa-se a epidemiologia de moradia em regiões endêmicas para a filariose.

O linfedema pode surgir após surtos repetidos de erisipela ou ser secundário a traumas ou associado à malignidade. O linfedema traumático pode ocorrer como consequência de queimaduras, irradiação e cirurgias. Um exemplo comum é o aparecimento de edema homolateral no caso de mastectomia radical associada à exérese dos gânglios linfáticos da cadeia axilar. O linfedema maligno deriva da invasão neoplásica ou metastática dos linfonodos e/ou vasos linfáticos.

O linfedema se caracteriza por ser duro, pois a estase linfática crônica leva à fibrose do tecido celular subcutâneo, mostrando-se como uma forma de edema visualmente semelhante à "casca de laranja".

EDEMA INFLAMATÓRIO

Pode se apresentar como edema localizado e resulta de uma lesão do endotélio capilar. A lesão do endotélio capilar leva ao aumento de sua permeabilidade e permite o transporte de proteínas para o compartimento intersticial. Vários fatores interferem na permeabilidade capilar, entre os quais estão as citocinas, como o fator de necrose tumoral alfa (TNF-α) e as interleucinas envolvidas no processo inflamatório. O edema inflamatório é localizado, em geral não produz cacifo e é acompanhado de outros sinais de inflamação, como rubor, calor e dor.

As infecções são causas comuns de edema inflamatório localizado. No edema secundário à infecção, têm destaque as celulites e a erisipela. A celulite é uma infecção aguda da pele que envolve o tecido subcutâneo, frequentemente causada por *Staphylococcus aureus* ou *Streptococcus* beta-hemolítico do grupo A, e se manifesta com dor, calor, eritema e edema local. A erisipela é uma celulite superficial associada com linfangite e linfadenite que se manifesta com lesões endurecidas, quentes, brilhantes, vermelhas e edematosas.

O cisto de Baker roto também produz um edema inflamatório. Esse tipo de cisto está localizado no espaço poplíteo, e quando roto, extravasa o líquido sinovial no local e na panturrilha. Essa patologia merece destaque, pois faz parte do diagnóstico diferencial com trombose venosa profunda da panturrilha.

ANGIOEDEMA

Esse tipo de edema é gerado pela liberação de mediadores de mastócitos e bradicinina, resultando no aumento da permeabilidade capilar em consequência a reações alérgicas a alimentos, medicamentos e picadas de insetos, assim como pode estar presente quando há deficiência ou produção defeituosa do inibidor da C1 esterase no angioedema hereditário. O angioedema é um edema de pele e mucosas, podendo afetar face, lábios, língua, boca, garganta, laringe, extremidades e genitália, e quando compromete as vísceras abdominais, pode ocorrer dor abdominal tipo cólica. O edema frequentemente é assimétrico e caracteriza-se pelo desenvolvimento rápido, em minutos a horas, com duração de 24 a 48 horas. A pele pode apresentar-se com coloração normal ou eritematosa e quando a ela se associa urticária ocorre um prurido intenso. A presença de urticária é mais comum nos pacientes que apresentam angioedema relacionado à alergia.

O angioedema pode necessitar de atendimento hospitalar de urgência.

ASCITE

Essa forma de edema localizado é consequência do acúmulo de líquido na cavidade peritoneal. As causas de ascite são inúmeras, destacando-se dentre elas as síndromes clínicas, como insuficiência hepática, síndrome nefrótica e insuficiência cardíaca, ou as patologias relacionadas com o envolvimento peritoneal, como a ascite maligna e a tuberculose peritoneal.

Para o diagnóstico da ascite é necessário um exame físico minucioso com manobras específicas, como a pesquisa de macicez móvel na ascite moderada, a pesquisa do "sinal do piparote" para a ascite mais volumosa, e nos casos de pequeno volume a detecção da ascite só é possível com o auxílio de exames de imagem, em especial da ultrassonografia abdominal. Para o diagnóstico diferencial das causas de ascite são necessários a punção desse líquido (denominada paracentese) e o estudo laboratorial. Outros exames também podem estar indicados, como tomografia de abdome, laparoscopia e biópsia peritoneal.

EDEMA CAUSADO PELO USO DE MEDICAÇÕES

- Medicações bloqueadoras dos canais de cálcio podem causar edema periférico por provocar dilatação do esfíncter pré-capilar, levando ao aumento do vazamento capilar. Os fármacos desse grupo que causam edema são os da classe das diidropiridinas, como a nifedipina, a anlodipina e a felodipina. Em geral, o edema secundário ao uso desses medicamentos se inicia alguns dias após sua introdução, sendo localizado na região maleolar, mole, frio e indolor, com piora no decorrer do dia, e geralmente não está associado a outros sintomas nem ao aumento do peso corporal.
- Pramifexole é um agonista da dopamina utilizado em pacientes com doença de Parkinson, sendo causa de edema periférico.
- Glitazonas são medicamentos utilizados no tratamento do *diabetes mellitus* e também estão associadas à presença de edema periférico.

CAUSAS DE EDEMA GENERALIZADO

INSUFICIÊNCIA CARDÍACA

Os pacientes portadores de insuficiência cardíaca congestiva podem apresentar edema localizado ou generalizado. O edema se deve à retenção de sódio e água associada ao aumento da pressão venosa central e consequente aumento da pressão hidrostática capilar, o que favorece a passagem de líquido para o interstício.

O edema na insuficiência cardíaca inicia-se com localização periférica, na região dos tornozelos (região maleolar interna), e evolui de modo ascendente, em sua fase avançada chega até a raiz das coxas, se generaliza e associa-se ao derrame nas cavidades serosas, configurando um quadro de anasarca. É um edema mole, frio e indolor associado ao aumento do peso corporal e aos sinais e sintomas de insuficiência cardíaca. Os pacientes com insuficiência ventricular direita, além do edema periférico, podem apresentar ascite, hepatomegalia, estase jugular, impulsão de mesocárdio, taquicardia e ritmo de galope (B3 de ventrículo direito). Os pacientes com comprometimento do ventrículo esquerdo apresentam-se com dispneia, ortopneia, estertores finos e ritmo de galope (B3 de ventrículo esquerdo).

O diagnóstico de insuficiência cardíaca é clínico, porém exames complementares se fazem necessários para elucidação diagnóstica e melhor condução do caso. Entre os exames complementares estão o eletrocardiograma, o ecocardiograma, a radiografia do tórax e o BNP (peptídeo natriurético).

DOENÇA RENAL

O comprometimento renal frequentemente está associado à história de edema, o qual se deve principalmente à retenção renal de sódio e água, porém, em alguns casos, a redução da pressão oncótica parece ser um fator importante. As síndromes renais associadas ao edema são a síndrome nefrótica, a síndrome nefrítica e a insuficiência renal aguda e crônica.

Síndrome nefrótica

O edema da síndrome nefrótica é mais evidente nas pálpebras e na face no período matutino e/ou após período prolongado de repouso no leito, mas pode apresentar-se com edema nos membros inferiores que se exacerba após um período em posição supina. Nos quadros mais intensos observa-se a presença de ascite, geralmente associada à anasarca. A variação do local do edema conforme o decúbito o caracteriza como edema gravitacional. Os achados clássicos, além do edema, são: proteinúria significativa (por definição $\geq 3,5g/m^2/24$ horas, ou $> 30mg/kg$ de peso nas crianças), hipoalbuminemia e hiperlipidemia. As principais causas de síndrome nefrótica são as doenças glomerulares primárias, mas o *diabetes mellitus* destaca-se como causa importante de síndrome nefrótica secundária.

Síndrome nefrítica

O edema da síndrome nefrítica tem início súbito, geralmente é observado na região periorbital matinal e está associado a hipertensão arterial, hematúria (micro ou macroscópica sem a formação de coágulos), proteinúria não nefrótica e disfunção renal. O achado de cilindros hemáticos no sumário de urina ou a presença de hemácias dismórficas, principalmente acantose na microscopia de fase, são achados importantes na síndrome nefrítica.

As doenças glomerulares proliferativas são as principais causas de síndrome nefrítica. Em razão de sua frequência, a glomerulonefrite aguda pós-infecciosa (GNAPI) é causa importante dessa síndrome, principalmente nas áreas subdesenvolvidas, onde são mais prevalentes as infecções de pele ou orofaringe pelos *Streptococcus*. Na GNAPI, geralmente o edema, a hipertensão arterial, a oligúria e a hematúria aparecem em seguida a um período de latência médio de 10 dias após o episódio infecioso ter se iniciado. Nos casos de síndrome nefrítica com oligúria persistente pode ser observado edema generalizado.

Insuficiência renal

Na insuficiência renal aguda oligúrica e na doença renal crônica, o edema é decorrente da retenção de sódio e água e se apresenta associado a alterações nos exames laboratoriais (elevação dos níveis de ureia, creatinina, potássio e acidose metabólica). No caso de insuficiência renal crônica avançada, pode contribuir para o surgimento do edema a concomitância de descompensação cardíaca, anemia e até hipoproteinemia secundária ao mau estado nutricional dos pacientes. Nos casos de doença renal crônica por alterações no compartimento tubulointersticial, geralmente o edema só aparece nas fases mais avançadas (geralmente no estágio V da doença renal crônica).

DOENÇA HEPÁTICA

O edema é uma característica comum nos portadores de doença hepática crônica avançada, como na cirrose hepática descompensada, e costuma se apresentar com edema de membros inferiores e ascite. Em associação ao edema, esses pacientes podem apresentar outros sinais de insuficiência hepática, como ginecomastia, eritema palmar, aranhas vasculares, icterícia, circulação colateral no abdome e encefalopatia. A avaliação da função hepática e os exames de imagem contribuem para o diagnóstico.

DOENÇAS ENTÉRICAS PERDEDORAS DE PROTEÍNAS

Na enteropatia perdedora de proteínas ocorre grande perda proteica ao longo do intestino, o que resulta em hipoalbuminemia. Como consequência, há redução da pressão oncótica do plasma, com extravasamento de líquido intravascular para o espaço intersticial e formação do edema. Entre as causas dessa síndrome estão: gastrite hipertrófica (doença de Menétrier), alergia à proteína do leite, doença celíaca, linfangiectasia intestinal, doença inflamatória intestinal (doença de Crohn e retocolite ulcerativa), parasitose intestinal (giardíase), afecções cardíacas (pericardite constritiva e insuficiência cardíaca direita), linfoma intestinal e lúpus eritematoso sistêmico.

O paciente pode ter anasarca ou edema periférico, mas há hipoalbuminemia, com albumina sérica geralmente < 2g/dL. O diagnóstico sindrômico da enteropatia perdedora de proteínas se baseia nos dados clínicos e laboratoriais. Em caso de suspeita clínica, o teste de rastreio consiste na medida do *clearance* intestinal da alfa-1--antitripsina.

DESNUTRIÇÃO

O edema associado à desnutrição com baixa ingesta proteica ocorre, em princípio, em função da redução da pressão oncótica do plasma secundária a hipoalbuminemia. Contudo, a formação aumentada de radicais livres na desnutrição ocasiona aumento na permeabilidade capilar e contribui para a formação do edema.

Na avaliação clínica desses pacientes geralmente há na história uma dieta inadequada e sinais de desnutrição associados ao edema. Há anorexia, perda de apetite, distúrbios neurovegetativos (demência), alterações da pigmentação cutânea e sinais de hipovitaminose.

Nesses pacientes, o tratamento nutricional pode agravar o edema; portanto, a oferta de sal deve ser diminuída quando o paciente começar a ingerir alimentos, senão o aumento na oferta de sal ingerido pode aumentar o edema.

EDEMA IDIOPÁTICO

O edema idiopático é uma síndrome clínica de fisiopatologia desconhecida, que geralmente acomete mulheres jovens em idade fértil, é intermitente, e não há hipoalbuminemia, doença cardíaca, hepática ou renal associadas. O edema não tem predileção pelo período menstrual, nem se associa ao uso de medicamentos, porém patologias como obesidade e problemas emocionais são frequentes nesse grupo de pacientes.

Na maioria das vezes, o edema idiopático é percebido pela paciente, porém não é detectado objetivamente pelo médico. Há referência ao aumento de 2 a 3kg no peso corporal durante o período. Quando visível, em cerca de 80% dos casos o edema se relaciona à posição ortostática, localizando-se nos membros inferiores. Também pode ser verificada oscilação importante no peso corporal durante as 24 horas do dia.

GRAVIDEZ

O edema na gravidez geralmente ocorre no segundo trimestre da gestação devido a vários fatores, como aumento do volume plasmático, retenção renal de sódio, menor concentração proteica plasmática, aumento da pressão hidrostática em membros inferiores em virtude da compressão da veia cava e das veias ilíacas, aumento da aldosterona e da desoxicorticosterona e ativação do sistema renina-angiotensina-aldosterona.

Cerca de 75% das gestantes apresentam edema dos membros inferiores e até 20% apresentam edema generalizado. Acredita-se que o ganho de peso médio durante a gestação seja de cerca de 11,5 a 12,5kg e que sua maior parte ocorra após a 20ª semana de gestação.

O edema no período gestacional pode também estar associado a condições patológicas, como a doença hipertensiva específica da gravidez (DHEG), que se caracteriza pelo surgimento de hipertensão, proteinúria e edema após a 24ª semana de gestação.

Hipotireoidismo

Os pacientes com hipotireoidismo podem apresentar edema localizado ou generalizado. Esses pacientes apresentam ganho ponderal moderado consequente à retenção hídrica. Na forma localizada, o edema é observado nas pálpebras, na face e no dorso das mãos. Em geral, tem consistência endurecida, mas sem sinais inflamatórios. A forma generalizada é vista nos pacientes com hipotireoidismo severo.

Em associação ao edema, os pacientes com hipotireoidismo apresentam outros sinais e sintomas clínicos, como astenia, sonolência, intolerância ao frio, letargia, hiporreflexia profunda, bradicardia e adinamia. Laboratorialmente apresentam elevação do TSH (hormônio tireotóxico estimulante) e baixo nível de T4 livre.

A formação do edema nos pacientes com hipotireoidismo é atribuída ao acúmulo de mucopolissacarídeos no interstício e ao aumento da permeabilidade vascular. O edema tende a regredir e desaparecer completamente com o tratamento do hipotireoidismo.

Síndrome do Extravasamento Capilar

A síndrome do extravasamento capilar é uma manifestação rara que se apresenta como consequência de um extravasamento plasmático e colapso vascular, acompanhado de hemoconcentração e hipoalbuminemia. A causa é desconhecida, porém acredita-se que se deva à disfunção endotelial e se manifesta com evolução rápida para edema generalizado e choque, associado com pródromos como fadiga, mialgias, febre, dor abdominal e diarreia. Nos exames laboratoriais, são encontradas hemoconcentração, leucocitose, trombocitose e hipoalbuminemia. Acredita-se que a síndrome do extravasamento capilar esteja relacionada a doenças infecciosas (dengue, sepse), angioedema hereditário, quimioterápicos (gencitabina) e neoplasias (linfomas), entre outros. O manejo deverá ser feito com o paciente internado em ambiente hospitalar.

Medicamentos

- **Minoxidil e diazóxido:** são vasodilatadores que ativam o sistema renina-angiotensina-aldosterona e o sistema nervoso simpático, ambos estimulando a retenção de sódio e água.
- **Anti-inflamatórios não esteroides:** inibem a síntese das prostaglandinas renais e podem causar ou exacerbar o edema nos pacientes com doença renal, insuficiência cardíaca ou hepatopatia crônica.
- **Estrógenos:** causam retenção renal de sal e água.
- **Docetaxel:** utilizado no tratamento de câncer de mama, produz retenção de líquido.

AVALIAÇÃO LABORATORIAL DO PACIENTE COM EDEMA

Na avaliação inicial do paciente com edema, além da anamnese é necessária a realização de exames laboratoriais. Os exames de triagem devem ser direcionados para as patologias mais comuns que causam o edema. Desse modo, doenças renais devem ser investigadas mediante dosagem de ureia e creatinina plasmática e sumário de urina (presença de proteinúria e hematúria, bem como avaliação da densidade urinária). Também é importante avaliar a função hepática (coagulograma e albumina sérica), o comprometimento cardíaco (eletrocardiograma, radiografia de tórax e ecocardiograma) e a função tireoidiana (TSH e T4 livre).

TRATAMENTO DO EDEMA E CRITÉRIOS PARA INTERNAÇÃO HOSPITALAR

Após sugerido o diagnóstico etiológico do edema, deve ser iniciado o tratamento. Algumas vezes, esse tratamento deve incluir o internamento hospitalar. De qualquer modo, na maioria dos casos de edema generalizado está indicada a restrição da ingesta de sódio associada ao controle hídrico. Muitas vezes, o tratamento deve ser o da causa base (p. ex., a retirada do medicamento relacionado).

No tratamento ambulatorial do edema não inflamatório, deve-se levar em conta o aspecto "cosmético" que atrapalha a vida do paciente; no entanto, a rápida remoção do edema mediante o emprego de medidas drásticas, como restrição hídrica severa e uso de diuréticos em altas doses, pode levar a iatrogenias como desidratação e hipotensão postural, bem como a quadros ainda mais graves, como a insuficiência renal aguda, ou o agravamento de uma doença renal preexistente.

O tratamento do edema deve ser criterioso. No seguimento ambulatorial, o paciente pode necessitar ser avaliado a intervalos curtos e com acompanhamento de peso, dosagem de eletrólitos e função renal. É importante ter em mente que a remoção do edema deve ser lenta, principalmente nos casos associados à insuficiência cardíaca (ICC) e a doenças renal e hepática crônicas. O tratamento do hipotireoidismo deve ser feito com reposição hormonal, já o do edema inflamatório deve ser o de sua causa, com antibióticos e/ou anti-inflamatórios, nos casos de edema infeccioso, e com corticosteroides, antialérgicos e retirada da substância imunogênica, nos casos de edema alérgico. Algumas vezes, o edema alérgico deve ser conduzido em unidades de emergência, como o angioedema hereditário e o alérgico com comprometimento sistêmico que envolve a glote.

INDICAÇÃO DE INTERNAMENTO HOSPITALAR NOS CASOS DE EDEMA

Há situações em que o tratamento do edema deve ser realizado em nível hospitalar ou em salas de emergência:

- A anasarca pode ser difícil de ser conduzida ambulatorialmente, pois, independentemente da etiologia, ocorrerá edema das alças intestinais, comprometendo a absorção dos diuréticos. Quando não se obtém o efeito terapêutico com o tratamento oral, deve-se tentar a via parenteral, com o paciente internado.
- ICC descompensada.
- Em todos os casos de insuficiência renal aguda ou de agudização de doença renal crônica preexistente e nos casos de insuficiência renal com síndrome urêmica, acidose metabólica, hipercalcemia e/ou hipervolemia. O tratamento do edema e da sua causa, nessas situações, poderá requerer ultrafiltração e/ou diálise.
- Mixedema pode necessitar internamento, pois caracteriza hipotireoidismo grave e a reposição do hormônio tireoidiano deverá ser cautelosa.
- Edema alérgico com comprometimento da glote, que pode levar à insuficiência respiratória por obstrução das vias aéreas superiores.
- Alguns casos de erisipela ou celulite que apresentem comprometimento sistêmico.
- Edema decorrente de TVP, principalmente se a TVP for do membro inferior, pois o paciente necessitará de anticoagulação imediata. Nesses casos o tratamento deve ser imediato, porque existe risco iminente de complicação grave, como o tromboembolismo pulmonar.
- Ascite volumosa com pouca resposta aos diuréticos e com necessidade de paracentese de alívio.

ABORDAGEM TERAPÊUTICA

A abordagem terapêutica nos pacientes com edema deverá ser conduzida conforme sua patologia de base.

São necessárias medidas gerais para a condução do tratamento, como redução da ingesta de sal, controle hídrico, identificação e suspensão de medicamentos causadores ou que agravam o edema e estabelecimento da terapêutica específica após a definição diagnóstica. A abordagem por patologias será realizada nos capítulos específicos deste livro e encontra-se resumida no Quadro 18.2.

DIURÉTICOS (Quadro 18.3)

Os diuréticos são fármacos que aumentam a excreção urinária de sódio, inibindo o transporte desse cátion ao longo do néfron. Como consequência dessa ação, os diuréticos aumentam o volume urinário. Os diversos segmentos do néfron apresentam características morfológicas e funcionais distintas entre si, de maneira que a urina é resultado de um processo que envolve os mecanismos de filtração, reabsorção e secreção tubular. Como o transporte de sódio apresenta características específicas em cada porção do néfron, o aumento da natriurese e do volume urinário difere de acordo com o inibidor utilizado, ou seja, com o diurético administrado. Por essa razão, os diuréticos podem ser classificados, quanto a seu local de ação, em diuréticos de ação no túbulo proximal, em alça, no túbulo distal e no tubo coletor.

DIURÉTICOS DE AÇÃO EM TÚBULO PROXIMAL

Manitol

O manitol é um soluto filtrado e não reabsorvido pelo túbulo renal. Uma vez filtrado, o manitol passa a exercer pressão osmótica na luz do túbulo proximal em oposição à pressão oncótica existente no capilar peritubular. Assim, parte da água e do sódio presentes no espaço intercelular das células do túbulo proximal não é reabsorvida, permanecendo na luz tubular. Além desse mecanismo, o manitol também diminui a reabsorção da água na porção fina descendente da alça de Henle.

A principal indicação do uso do manitol é no tratamento do edema cerebral. Essa ação não renal tem como intuito aumentar a pressão osmótica efetiva do extracelular, ocasionando a diminuição da viscosidade sanguínea. Assim, observa-se aumento transitório do fluxo sanguíneo cerebral seguido de vasoconstrição cerebral intensa, o que diminui o edema cerebral.

Acetazolamida

A acetazolamida é um inibidor da anidrase carbônica e, por isso, causa diminuição da reabsorção de sódio e bicarbonato; entretanto, trata-se de um fraco diurético, pois diminui apenas parte do sódio reabsorvido no proximal. As principais indicações desse diurético são o tratamento de glaucoma e o aumento da bicarbonatúria na alcalose pós-hipercapnia.

DIURÉTICOS DE AÇÃO EM ALÇA

Furosemida e bumetanida

A furosemida e a bumetanida são diuréticos que agem na alça de Henle, ligando-se ao sítio do cloro no cotransportador Na-K-2Cl, diminuindo a reabsorção do sódio, do potássio e do cloro. Em consequência dessa

Quadro 18.2 Características clínicas e terapêuticas das causas comuns de edema

Causa	Dado clínico/laboratorial	Terapêutica
Edema generalizado		
Insuficiência cardíaca	Edema periférico, turgência jugular, dispneia, ascite, ritmo de galope (B3), radiografia de tórax com aumento de área cardíaca e ECG com sinais de sobrecarga cardíaca	Redução da ingesta de sal, betabloqueador, inibidores da enzima de conversão da angiotensina ou bloqueadores do receptor da angiotensina e diurético
Hepatopatia crônica	Ascite, edema periférico, icterícia, eritema palmar, aranhas vasculares, hipoalbuminemia e INR alargado	Redução da ingesta de sal e diurético (geralmente inibidor da aldosterona)
Enteropatia perdedora de proteína	Anasarca, ascite, edema periférico, diarreia, dor abdominal, hipoalbuminemia com exclusão de proteinúria e déficit de produção de albumina	Tratar a patologia de base
Insuficiência renal aguda	Edema associado a oligúria ou anúria, com elevação dos níveis de ureia, creatinina, potássio e acidose metabólica	Tratar a patologia de base e diálise se necessário
Doença renal crônica (DRC)	Dependendo da etiologia, o edema aparece na DRC estágio V, estando associado à elevação de ureia e creatinina	Restrição salina e controle hídrico, associados a tratamento da causa básica e diálise, se necessário
Síndrome nefrótica	Edema, proteinúria, dislipidemia e hipoalbuminemia	Restrição hidrossalina associada a diuréticos; tratar a doença glomerular
Síndrome nefrítica	Edema, hematúria e hipertensão arterial associada ou não à oligúria	Redução da ingestão hidrossalina associada a diurético e/ou vasodilatadores
Desnutrição	Edema periférico ou anasarca, anorexia, distúrbio neurovegetativo, lesões cutâneas e hipoalbuminemia	Melhora do aporte nutricional de maneira adequada com correção dos distúrbios metabólicos
Edema idiopático	Ganho de peso e edema periférico; quadro não relacionado com o período menstrual; afastar outras causas de edema	Redução da ingesta de sal, uso de meias elásticas e repouso
Hipotireoidismo	Ganho de peso, edema generalizado, astenia, sonolência, letargia, bradicardia; elevação do TSH e queda do T4 livre	Reposição do hormônio tireoidiano
Edema localizado		
Edema por estase venosa periférica	Edema uni ou bilateral e presença de cordões varicosos	Manter membros elevados, uso de meias elásticas e correção cirúrgica caso necessário
Linfedema	Edema duro e localizado, associado com história de surtos de erisipela, edema crônico, trauma e malignidade	Manter membros limpos e elevados, profilaxia com antibiótico, fisioterapia para facilitar o retorno venoso; incentivar caminhada
Edema inflamatório	Edema localizado associado com rubor, calor e dor local	Tratamento específico da patologia de base. Se associado com infecção, deverá ser tratado com antibioticoterapia
Angioedema	Edema mole localizado, podendo acometer lábio, língua, face e extremidades. Pode se apresentar com prurido quando associado à urticária. Alteração nos níveis de complemento C4, C1q e C1-INH	Identificar e afastar o agente causador, anti-histamínicos anti-H1, adrenalina e corticosteroides. Nos casos de angioedema hereditário, deverá ser conduzida com tratamento específico

Quadro 18.3 Apresentações dos diuréticos

Fármaco	Apresentação	Nome comercial
Manitol	Fr. 250mL – 20%	Manitol
Acetazolamida	Comp. 250mg	Diamox
Furosemida	Comp. 40mg Amp. 2mL – 10mg/mL (EV-IM)	Lasix
Hidroclorotiazida	Comp. 25mg Comp. 50mg	Clorana
Hidroclorotiazida + amilorida, cloridrato	Comp. 50mg + 5mg	Moduretic; Amilorid; Amiretic; Diurezin
Clortalidona	Comp. 50mg	Higroton; Diupress; Clortalil
Espironolactona	Comp. 25mg e 100mg	Aldactone; Diacqua

ação, o gradiente elétrico luminal reduz e por isso a reabsorção de todos os cátions pelo espaço intercelular também diminui, reduzindo a concentração dos solutos na medula renal. Em consequência à diminuição do gradiente osmótico medular, a reabsorção da água no ducto coletor diminui, aumentando o volume urinário. Esses fármacos são potentes diuréticos, pois inibem a reabsorção de 20% da carga filtrada de sódio.

A furosemida é usada habitualmente na dose de 20 a 80mg/dia e a bumetanida, na dose de 0,5 a 2mg/dia. A duração do efeito de ambos os fármacos é de 3 a 6 horas. Na insuficiência renal, a dose da furosemida pode chegar a 200 ou até 400mg/dia.

Diuréticos de Ação no Túbulo Distal

Tiazídicos

Esses diuréticos se ligam a um cotransportador Na-Cl no túbulo distal, reduzindo a reabsorção de sódio. São diuréticos de média potência, porém, quando associados a um diurético de alça, resultam num efeito natriurético mais potente.

A hidroclorotiazida e a clortalidona são os exemplos mais conhecidos desse grupo de medicamentos. Esses diuréticos são usados nas doses de 12,5 e 50mg/dia, respectivamente, e a duração de ação é de 6 a 12 horas para a hidroclorotiazida e de 24 a 72 horas para a clortalidona.

Diuréticos de Ação no Ducto Coletor

Amilorida e trianereno

Esses diuréticos bloqueiam especificamente o canal ENaC, responsável pela reabsorção do sódio no ducto coletor. A menor reabsorção de sódio diminui a eletronegatividade da luz tubular, o que interfere na secreção do potássio. Por essa razão, os diuréticos que agem no ducto coletor são também conhecidos como retentores de potássio. Esses diuréticos são considerados de fraca potência, porém, quando associados a um diurético de alça, aumentam a natriurese sem induzir hipopotassemia. A amilorida é usada na dose de 5 a 10mg/dia, com duração de ação de 24 horas. O trianereno é usado na dose de 50 a 200mg/dia, e sua ação persiste por 9 horas.

Espironolactona

A espironolactona, um antagonista do receptor citoplasmático da aldosterona, é o único diurético que não tem ação luminal. Em situações de hiperaldosteronismo, o bloqueio da ação da aldosterona faz-se necessário para reduzir a reabsorção do sódio e a secreção do potássio. O ducto coletor é responsável pela reabsorção de 1% a 3% da carga filtrada de Na; desse modo, a espironolactona é considerada um diurético de potência fraca. A espironolactona é usada na dose de 25 a 200mg/dia. Como o mecanismo de ação da espironolactona envolve bloqueio do receptor nuclear, seu início de ação é demorado (cerca de 3 dias a 1 semana).

Leitura Recomendada

Alves MAR. Propedêutica das glomerulopatias. In: Barros RT, Alves MAR, Dantas M et al. Glomerulopatias: patogenia, clínica e tratamento. 2. ed. São Paulo: Sarvier, 2006.64-81.

Barros CM, Seguro AC. Sódio, água e diuréticos. In: Barros E, Manfro RC, Thomé FS et al. Nefrologia: rotinas, diagnóstico e tratamento. 3. ed. Porto Alegre: Artmed, 2006:139-52.

Barros E, Manfro RC, Thomé FS, Gonçalves LFS. Doença renal crônica. In: Barros E, Manfro RC, Thomé FS et al. Nefrologia: rotinas, diagnóstico e tratamento. 3. ed. Porto Alegre: Artmed, 2006:381-404.

Barros E, Seguro AC, Valer L. Edema. In: Barros E, Gonçalves LF et al. Nefrologia no consultório. Porto Alegre: Artmed, 2007: 155-70.

Dhir V, Arya V, Malay IC et al. Idiopathic systemic capillary leak syndome (SCLS): case report and systematic review of cases reported in the last 16 years. Internal Medicine 2006, Oct:899-904.

Druey KM, Greipp PR. Narrative review: the systemic capillary leak syndrome. Ann Inter Med. 2010 july; 153(2):90-8.

Fauci AS, Braunwald E, Kasper DL et al. Edema. In: Harrison's principles of internal medicine. 17. ed.. Section 5: chapter 36. v. 1. 2008:231-5.

Freitas MC, Lima LHC. Diagnóstico e tratamento do hipotireoidismo. In: Villar L, Kater CE, Naves LA et al. Endocrinologia clínica. 4. ed. Rio de Janeiro: Guanabara Koogan, 2009:290-301.

Reis M, Andrade DR Jr. Edema. In: Martins MA, Carrilho FJ, Alves VAF et al. Clínica médica. São Paulo: Manole, 2009:246-53.

O'Brien JG, Chennubhotla SA, Chennubhotla RV. Treatment of edema. American Family Phisician 2005 june; 11(71):2111-7.

Rocha LOS, Rocha ALS. Edema. In: Lopez M, Medeiros L. Semiologia médica. 5. ed. Rio de Janeiro: Revinter, 2005:168-81.

Sartir W, Arruda K. Urticária e angioedema. In: Voltarelli JC. Imunologia clínica na prática médica. São Paulo: Atheneu, 2009:1005-14.

Silva DM, Veronese JV, Manfro RC, Thomé FS. Insuficiência renal aguda. In: Barros E, Manfro RC, Thomé FS et al. Nefrologia: rotinas, diagnóstico e tratamento. 3. ed. Porto Alegre: Artmed, 2006:347-64.

Stevens DL, Bisno AL, Chambers HF et al. Practice guidelines for the diagnosis and management of skin and soft-tissue infections. Clinical Infectious Disease 2007; 10(41):1373-406.

Umar SB, Dibaise JK. Protein-losing enteropathy: case illustrations clinical review. Am J Gastroenterol 2010; 1(105):43-9.

Soluço

CAPÍTULO 19

Ana Paula de Andrade Lima
Marcelo Carvalho Vieira de Melo

INTRODUÇÃO

O soluço é um fenômeno habitualmente benigno e autolimitado. Porém, dependendo de sua frequência, intensidade e persistência, pode levar a desnutrição, perda de peso, fadiga, desidratação e insônia e causar deiscência de ferida. Soluço persistente ou intratável pode sinalizar uma doença de base grave que necessita de investigação e tratamento adequado.

DEFINIÇÃO

O soluço é uma contração involuntária, espasmódica e intermitente do diafragma e dos músculos intercostais inspiratórios que ocasiona uma inspiração interrompida pelo fechamento abrupto da glote, produzindo um som agudo característico. Como a glote permanece fechada até que a contração muscular inspiratória tenha cessado, há pouco ou nenhum efeito ventilatório em adultos, embora em lactentes possa haver alterações clinicamente significativas sobre a ventilação. Ocorre numa frequência de 4 a 60 por minuto. A frequência é relativamente constante em dado indivíduo e varia inversamente com a PCO_2 arterial.

Os soluços podem ser divididos, de acordo com sua duração, em três categorias:

- **Transitórios:** episódios com duração menor que 48 horas.
- **Persistentes:** episódios que duram entre 48 horas e 1 mês.
- **Intratáveis:** episódios que duram mais de 1 mês.

EPIDEMIOLOGIA

Os soluços ocorrem em qualquer idade, e até mesmo durante a vida intrauterina, particularmente durante o terceiro trimestre da gravidez. As crianças prematuras passam 2,5% de seu tempo soluçando. Embora soluços ocorram menos frequentemente na idade avançada, os persistentes e intratáveis são mais comuns na vida adulta.

Os casos persistentes e intratáveis são mais frequentes em homens (82% dos casos), porém os soluços transitórios acometem igualmente ambos os sexos. Nas mulheres, os soluços ocorrem mais frequentemente durante a primeira metade do ciclo menstrual e diminuem acentuadamente no período da gestação.

Não há registros sobre variação da incidência em função de raça, geografia ou estrato socioeconômico. Os soluços são mais frequentes ao anoitecer e podem durar até as primeiras horas da manhã.

FISIOPATOLOGIA

Os soluços resultam da estimulação de um ou mais ramos do arco reflexo da glote. O ramo aferente é composto pelos nervos vago e frênico e pela cadeia simpática torácica, com o "centro do soluço" situado na medula espinhal entre C3 e C5. O ramo eferente é principalmente o nervo frênico, com eferentes para glote e músculos respiratórios acessórios. O soluço é gerado por um centro supraespinhal distinto do que comanda a respiração.

Estudos de fluoroscopia revelam que os soluços podem envolver um ou ambos os hemidiafragmas, sendo mais frequente a contração unilateral e da cúpula diafragmática esquerda (80% dos casos).

ETIOLOGIA

Os soluços são causados ou estão associados a uma grande variedade de condições. A causa de soluços em crianças e infantes raramente é encontrada. Soluços transitórios em adultos usualmente são benignos e autolimitados. Em geral, são causados por distensão gástrica, alimentação copiosa, mudanças súbitas de temperatura do ambiente e gastrointestinal, ingestão excessiva de álcool, fumo em excesso, excitação e outras condições listadas no Quadro 19.1.

Foram identificadas mais de 100 causas de soluços persistentes ou intratáveis (Quadro 19.1). No entanto, em muitos casos, a causa permanece idiopática. A causa mais comum de soluço intratável ou persistente é o refluxo gastroesofágico.

Soluço intratável é também complicação da SIDA. Muitos casos são atribuídos a esofagite por cândida ou outras patologias do esôfago.

Os soluços podem ocorrer em associação com as seguintes situações:

- Desordens dos nervos frênico e vago.
- Desordens do sistema nervoso central.
- Desordens tóxico-metabólicas.
- Fatores psicogênicos.

DIAGNÓSTICO

Os soluços temporários são comuns, autolimitados e não necessitam de investigação ou tratamento médico.

No soluço persistente ou intratável, deve ser realizada uma boa anamnese, avaliando-se a severidade e a duração, doenças associadas, passado cirúrgico e uso de álcool e drogas. Caso os episódios de soluços ocorram durante o sono, a causa orgânica é mais provável que a psicogênica. O exame físico pode detectar alterações em cabeça, pescoço, tórax e abdome, além de anormalidades neurológicas.

Exames laboratoriais devem ser solicitados rotineiramente nos casos de soluços persistentes e intratáveis e devem incluir: hemograma, creatinina, ionograma e radiografia de tórax.

Nos pacientes nos quais a avaliação inicial não detectou a causa, deve ser realizada investigação para refluxo gastroesofágico com endoscopia digestiva e/ou pHmetria de 24 horas. Outros exames que podem ser úteis, dependendo da história e do exame físico, são: avaliação

Quadro 19.1 Causas de soluços persistentes e intratáveis

Sistema nervoso central	Psicogênica
Lesão vascular – traumatismo craniano,* AVE isquêmico/hemorrágico,* malformações arteriovenosas, arterite temporal	Anorexia nervosa
Infecções – meningite, encefalites,* abscesso cerebral, neurossífilis	Depressão
Lesões estruturais – neoplasia intracraniana, esclerose múltipla, siringomielia, hidrocefalia	Estresse
Tóxico-metabólica	Excitação
Álcool*	Reação de conversão
Uremia	**Irritação dos nervos vagos e frênicos**
Diabetes mellitus	Ramos meníngeos – meningite, glaucoma
Hiponatremia	Ramos faríngeos – faringite, laringite
Hipopotassemia	Ramos torácicos – pneumonia, empiema, bronquite, asma, pleurite, esofagite, obstrução esofagiana, aneurisma da aorta, infarto do miocárdio, pericardite, mediastinite, tumor miocárdico, traumatismo torácico, linfadenomegalia secundária a infecção ou neoplasia*
Hipocalcemia	
Hipocapnia	
Hiperuricemia	Ramos auriculares – irritação da membrana timpânica por cabelo ou corpo estranho
Relacionado a procedimento/anestesia	Ramos laríngeos recorrentes – bócio,* cisto ou tumor cervical
Anestesia geral	Ramos abdominais – distensão gástrica, gastrite, pancreatite, câncer pancreático, carcinoma gástrico, doença ulcerosa péptica, abscesso abdominal, colecistopatia, doença intestinal inflamatória, hepatite
Intubação (estimulação da glote)	
Extensão do pescoço (esmagamento da raiz do nervo frênico)	
Distensão gástrica	
Tração de víscera	Irritação diafragmática – eventração, infarto da parede inferior do miocárdio, pericardite, hérnia hiatal, refluxo gastroesofágico,* hepatoesplenomegalia, abscesso subfrênico, distensão gástrica
Craniotomia/laparotomia/toracotomia	
Medicamentos	
Alfametildopa	
Barbitúricos de curta ação	
Dexametasona*	
Intoxicação digitálica	
Midazolam*	

* Causas mais comuns.
AVE: acidente vascular encefálico.

CAPÍTULO 19 Soluço

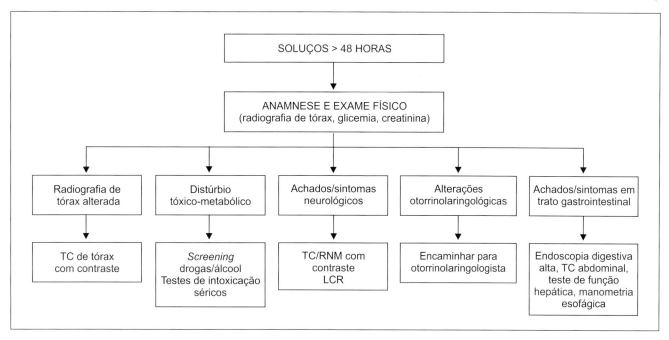

Figura 19.1 Abordagem diagnóstica.

da função hepática, cálcio sérico, amilase, lipase, eletrocardiograma, ressonância magnética cerebral, tomografia computadorizada de tórax e abdome, líquido cefalorraquidiano (LCR), eletroencefalograma (EEG), teste de função pulmonar, broncoscopia e manometria esofágica (Figura 19.1).

Quadro 19.2 Exame físico

Cabeça – examinar olhos, ouvidos e couro cabeludo	**Tórax** Asma
Corpos estranhos ou pelos aberrantes adjacentes à membrana timpânica	Pneumonia Tumores
Glaucoma	**Cardiovascular** Arritmias
Neurológico Desordens das funções mentais superiores	Infarto do miocárdio Aneurisma da aorta torácica Pericardite
Indicações de esclerose múltipla Lesões focais	**Abdome** Abscesso subfrênico
Boca Faringite	Aneurisma da aorta abdominal Apendicite Atonia gástrica
Pescoço Anormalidades da voz (nervo recorrente laríngeo)	Colecistite Organomegalia Pancreatite
Bócio Inflamação (laringite) Massas tumorais	Peritonite **Reto** Massas tumorais
Rigidez de nuca – possível indicação de infecção ou tumores	

TRATAMENTO

Várias são as terapias utilizadas para soluços, embora na maioria das vezes sejam baseadas em relatos de casos ou pequenos estudos não controlados.

O tratamento deve ser dirigido para a causa base, quando esta é conhecida. Como exemplo pode ser citado o uso de bloqueador da bomba de prótons e procinéticos para o tratamento da doença do refluxo gastroesofágico. Há duas maneiras de tratar soluços persistentes ou intratáveis: pode-se usar um medicamento e substituí-lo caso não haja resposta ou medicar com uma combinação de fármacos com mecanismos de ações diferentes (p. ex., metoclopramida – estimula o esvaziamento gástrico – mais inibidor da bomba de prótons – reduz a acidez gástrica – em combinação com baclofeno ou gabapentina – reduzem a atividade do centro do soluço).

O tratamento empírico deve ser instituído quando nenhuma causa foi diagnosticada, podendo ser farmacológico (Quadro 19.3) e/ou não farmacológico (Quadro 19.4).

COMPLICAÇÕES

- Arritmias.
- Refluxo gastroesofágico: pode ser a causa ou consequência dos episódios de soluços.
- Perda de peso, distúrbio do sono, desidratação e desnutrição.
- Deiscência de ferida.

Quadro 19.3 Exames complementares

Exames laboratoriais	Exames de imagens	Outros testes
Hemograma Infecção Malignidade **Glicose** Hiperglicemia **Ionograma** Hiponatremia – pode ser a causa (incluindo doença de Addison) ou efeito (beber água em excesso como terapia) Hipopotassemia **Cálcio** Hipocalcemia **Ureia/creatinina** Uremia **AST/ALT** Hepatite **Amilase/lipase** Pancreatite **Sumário de urina/culturas /LCR** Certas doenças infecciosas podem causar soluços	**Radiografia de tórax** Aorta torácica Infecção Tumores **Fluoroscopia dos movimentos diafragmáticos** Confirma o diagnóstico de simulação Determina se unilateral ou bilateral antes de terapia invasiva **TC – cerebral, tórax e abdome** Infecção Lesão estrutural Tumores **Ressonância magnética** Esclerose múltipla	**Endoscopia digestiva** DRGE Esofagite Moniliase Tumores **Manometria esofagiana** **pHmetria 24 horas** **Teste de função pulmonar** Asma DPOC **Broncoscopia** Infecção Tumores **Eletrocardiograma** Arritmia Infarto do miocárdio Pericardite

AST: aspartato aminotransferase; ALT: alanino aminotransferase; LCR: líquido cefalorraquidiano; TC: tomografia computadorizada; DRGE: doença do refluxo gastroesofágico; DPOC: doença pulmonar obstrutiva crônica.

Quadro 19.4 Tratamento não farmacológico

Alteração do arco reflexo do soluço:
Estimulação da nasofaringe – tração forçada da língua, deglutir açúcar grosso, gargarejar água, beber água gelada, morder um limão, beber com o lado oposto do copo, inalar agentes nocivos (p. ex., amônia)
Estimulação do dermátomo C3-5 – massagear a face posterior do pescoço, acupuntura
Estimulação direta da faringe – cateter nasal ou oral (90% de efetividade)
Estimulação direta da úvula – massagear com colher ou cotonete
Esvaziamento do conteúdo gástrico – sonda nasogástrica (muito utilizada no pós-operatório) ou induzir o vômito

Estimulação vagal:
Lavagem gástrica com soro gelado
Manobra de Valsalva
Massagem do seio carotídeo
Pressão digital no globo ocular
Massagem retal

Interferência com a função respiratória normal:
Prender a respiração, hiperventilação, receber um susto, respirar dentro de um saco (aumento da pressão parcial de dióxido de carbono), ventilação com pressão positiva contínua

Distração mental

Tratamento alternativo:
Acupuntura
Hipnose
Cardioversão – tem sido relatada cura acidental durante a cardioversão
Marca-passo respiratório – aparelho que controla as incursões do diafragma por estimulação elétrica do nervo frênico
Bloqueio do nervo frênico – deverá ser utilizado apenas quando todas as outras terapêuticas falharam. O bloqueio pode ser realizado com anestésico local (rocivacaína 1%) ou por esmagamento
"Promessa ao santo"

Capítulo 19 Soluço

Quadro 19.5 Tratamento farmacológico

Antipsicóticos: Clorpromazina (Amplictil®)* – é o fármaco mais utilizado para soluços persistentes ou intratáveis. Utilizado na dose de 25 a 50mg EV (lentamente) ou IM, é efetiva em 80% dos casos. Para minimizar ou evitar a hipotensão, deverão ser previamente infundidos 500 a 1.000mL de solução salina. A dose de manutenção é 25 a 50mg VO 3 a 4×/dia por 7 a 10 dias Haloperidol (Haldol®) – ataque: 2 a 5mg IM; manutenção: 5 a 10mg/dia VO **Antagonista dopaminérgico:** Metoclopramida (Plasil®)* – é considerado o segundo fármaco de escolha. É mais segura que a clorpromazina, porém menos efetiva. Ataque: 10mg EV ou IM; manutenção: 10mg VO 3 a 4×/dia por um período de 10 dias **Anticonvulsivantes:** Difenil-hidantoína (Hidantal®) – 15 a 20mg/kg de ataque EV ou VO, seguidos de 2 a 3mg/kg EV ou VO, 2×/dia Carbamazepina (Tegretol®) – 200mg VO 2×/dia Ácido valproico (Depakene®) – 10 a 15mg/kg/dia VO, divididos em 1 a 3×/dia. **Relaxantes musculares:** Baclofeno (Lioresal®)* – análogo do ácido gama-aminobutírico, reduz a excitabilidade e deprime a atividade do reflexo do soluço. Muitas vezes é utilizado como agente de primeira linha nos pacientes sem doenças gastrointestinais. A dose é de 10mg, 2 a 4×/dia. Iniciar no idoso, devido à sonolência, com 5mg, 2×/dia e aumentar progressivamente Gabapentina (Neurontin®) – é utilizada nos pacientes baclofeno-resistentes. É particularmente útil nos pacientes com tumores sólidos. Pode ser usada isoladamente ou associada ao baclofeno. A dose é de 600mg, 2×/dia. Iniciar com 300mg e aumentar 300mg a cada dia Ciclobenzaprina (Miosan®) – é utilizada na dose de 20 a 40mg/dia, dividida em duas a quatro tomadas	**Estimulantes do sistema nervoso central:** Cloridrato de metilfenidato (Ritalina®) – dose de 10mg/dia VO, dividida em duas doses. Dose máxima 60mg/dia **Antiarrítmicos:** Quinidina (Quinidine Duriles®) – dose de 200mg VO, 4×/dia Lindocaína (Xylocaína®) – dose de ataque de 1mg/kg, seguida de infusão de 2mg/min. O tratamento deverá ser descontinuado 24 horas após a remissão completa do soluço. Necessita de monitorização por ECG antes da terapia e diariamente. O surgimento de sonolência e desorientação pode indicar toxicidade **Bloqueador de canal de cálcio:** Nifedipina (Adalat®) – dose de 10 a 80mg/dia VO, divididos em 2 a 4 tomadas Nimodipina (Nimotop®) – dose de 30mg a cada 8 horas. A nimodipina é mais eficaz que a nifedipina em virtude de sua maior penetração no sistema nervoso central **Antidepressivo tricíclico:** Amitriptilina (Tryptanol®) – dose de 25 a 150mg/dia em 1 a 2 tomadas **Analgésico:** Nefopam® – analgésico não opioide de ação central. Tem rápida resposta (cerca de 1 minuto após a infusão). A dose é de 10mg EV a cada 6 horas por um período de 2 dias. Efeitos colaterais: confusão mental, convulsão, retenção urinária e palpitações **Anestésico:** Ketamina – age no córtex e no sistema límbico e diminui o espasmo muscular. Dose de 0,4mg/kg (um quinto da dose anestésica usual) EV. Doses suplementares de um terço à metade da dose inicial podem ser necessárias para a manutenção **Outros:** *Cannabis* – em relato de caso foi utilizada com sucesso em pacientes com SIDA. É útil também para o tratamento da náusea e anorexia relacionadas com a SIDA

*Fármacos mais utilizados.

PROGNÓSTICO

Em geral, os episódios de soluços são autolimitados e o prognóstico é excelente. O prognóstico dos soluços persistentes ou intratáveis vai depender da etiologia de base.

Leitura Recomendada

Albrecht H, Stellbrink HJ. Hiccups in people with AIDS. J Acquir Immune Defic Syndr 1994; 7:735.

Bilotta F, Rosa G. Nefopam for severe hiccups. N Engl J Med 2000; 343:1973.

Bobele M. Nonmedical management of intractable hiccups: a brief review of the literature. Psychol Rep 1987 Aug; 61(1):225-6.

Dunst MN, Margolin K, Horak D. Lidocaine for severe hiccups [letter]. N Engl J Med 1993 Sep 16; 329(12):890-1.

Friedjood CE, Ripster CB. Chlorpromazine in the treatment of intractable hiccups. JAMA 1955; 157:309.

Friedman NL. Hiccups: a treatment review. Pharmacotherapy 1996; 16:986.

Gilson I, Busalacchi M. Marijuana for intractable hiccups. Lancet 1998; 351:267.

Guelaud C, Similowski T, Bizec JL et al. Baclofen therapy for chronic hiccup. Eur Respir J 1995 Feb; 8(2):235-7.

Howard RS, Charmers RM. Causes and treatment of persistent hiccups [editorial]. Natl Med J India 1996 May-Jun; 9(3):104-6.

Kolodzik PW, Eilers MA. Hiccups (singultus): review and approach to management. Ann Emerg Med 1991 May; 20(5):565-73.

Lewis JH. Hiccups: causes and cures. J Clin Gastroenterol 1985 Dec; 7(6):539-52.

Madanogopolan N. Metoclopramide in hiccups. Curr Med Res Opin 1975; 3:371.

Marsot-Dupuch K, Bousson V, Cabane J. Intractable hiccups: the role of cerebral MR in cases without systemic cause. AJNR Am J Neuroradiol 1995 Nov-Dec; 16(10):2093-100.

Moretti R, Torre P, Antonello RM, Ukmar M, Cassato G, Bava A. Gabapentim as a drug therapy of intractable hiccup because of vascular lesion a three-year follow up. Neurologist Mar 2004; 10(2): 102-6.

Ramirez FC, Graham DY. Treatment of intractable hiccup with baclofen: results of a double-blind randomized, controlled, cross-over study. Am J Gastroenterol 1992; 87:1789.

Shay SS, Myers RL, Johnson LF. Hiccups associated with reflux esophagitis. Gastroenterology 1984; 87:204.

Souadjian Cain J. Intractable hiccups: etiological factors in 220 cases. Postgrad Med 1968; 43:72.

CAPÍTULO 20

Constipação Intestinal

Thiago Cezar Rocha de Azevedo • Elaine Cabral de Brito

DEFINIÇÃO

Constipação intestinal é uma das queixas mais comuns na prática clínica. Sua definição é ampla e, em geral, refere-se à defecação difícil, infrequente ou aparentemente incompleta. Cada indivíduo tem diferentes percepções dos sintomas, o que dificulta a realização de um diagnóstico correto. Para melhores avaliação e padronização do conceito de constipação foram elaborados critérios por um comitê internacional (critérios de Roma III) que ajudam o clínico a estabelecer um diagnóstico mais preciso da constipação funcional (Quadro 20.1).

EPIDEMIOLOGIA E FATORES DE RISCO

A prevalência da constipação crônica nos países ocidentais varia entre 2% e 27%, tendo como resultado mais de 2,5 milhões de consultas médicas ao ano nos EUA. O custo para o sistema de saúde é alto, podendo atingir mais de U$$ 7.500,00 por paciente.

É mais frequente em mulheres, não brancos, crianças e idosos, os quais têm risco cinco vezes maior de desenvolver constipação do que os adultos. A constipação grave é vista quase exclusivamente em mulheres. Outros fatores de risco podem ser citados, como: sedentarismo, baixo nível socioeducacional, uso de medicações, depressão, má orientação dietética, pacientes terminais, uso abusivo de laxantes, viagem e gravidez.

ETIOLOGIA

A causa (Quadro 20.2) da constipação intestinal é geralmente multifatorial e pode ser resultante de doenças sistêmicas ou neurológicas, ou do uso de medicações (Quadro 20.3).

A etiologia pode ser dividida didaticamente em distúrbios da motilidade e distúrbios do assoalho pélvico, como mostrado a seguir:

- **Distúrbios da motilidade:**
  – Fatores psiquiátricos (depressão, abuso sexual).
  – Nutrição inadequada.
  – Medicamentos.
  – Inércia colônica ou constipação por trânsito lento.
  – Síndrome do intestino irritável (SII).
  – Miopatia intestinal.
  – Causas neurológicas.
- **Distúrbios do assoalho pélvico:**
  – Disfunção do assoalho pélvico e/ou do esfíncter externo (síndrome do assoalho pélvico espástico, anismo).
  – Obstrução do assoalho pélvico (prolapso retal, enterocele, retocele).

Quadro 20.1 Critérios de Roma III para constipação*

Presença de dois ou mais dos seguintes:
Uso de força em ≥ 25% das evacuações
Fezes duras ou petrificadas em ≥ 25% das evacuações
Sensação de evacuação incompleta em ≥ 25% das evacuações
Sensação de obstrução/bloqueio anorretal em ≥ 25% das evacuações
Manobras manuais para facilitar ≥ 25% das evacuações (p. ex., manobra digital, apoio do assoalho pélvico)
Menos de três evacuações por semana
Critérios adicionais:
Fezes que raramente são eliminadas sem o uso de laxantes
Critérios insuficientes para indicar síndrome do cólon irritável

* Os sintomas têm de existir pelos últimos 3 meses, com início dos sintomas pelo menos 6 meses antes do diagnóstico.

Quadro 20.2 Causas da constipação intestinal em adultos

Dietética
    Ingestão insuficiente de fibras
    Baixa ingestão de água
Metabólica
    Hipotireoidismo
    Hipertireoidismo
    Diabetes
    Hipocalcemia
    Hipopotassemia
    Hipopituitarismo
    Síndrome paraneoplásica
    Uremia
    Porfiria
Doenças do tecido conjuntivo
    Esclerose sistêmica
    Amiloidose
    Polimiosite/dermatomiosite
Doença neurológica
    Esclerose múltipla
    Doença de Parkinson
    Lesões da medula espinhal
    Neuropatia autonômica

Quadro 20.3 Agentes associados à constipação intestinal

Analgésicos
Anticolinérgicos
Anti-histamínicos
Antiespasmódicos
Antidepressivos
Antipsicóticos
Suplementos contendo ferro
Alumínio (antiácidos, sucralfato)
Opiáceos
Anti-hipertensivos
Bloqueadores do canal de cálcio
Alcaloides da vinca (vincristina, vimblastina)
Antagonistas dos receptores da serotonina – 5-HT3 (ondansetrona)

Outra forma de divisão consiste na classificação em categorias: constipação de trânsito colônico normal, constipação de trânsito colônico lento e desordens anorretais. A *constipação de trânsito colônico normal* (ou constipação "funcional"), a forma mais frequente, geralmente responde às orientações dietéticas. Ansiedade e estresse emocional são fatores importantes no desenvolvimento desse tipo de constipação. A *constipação de trânsito colônico lento* incide mais em mulheres jovens e se inicia em torno da puberdade. A forma mais extrema dessa categoria é a doença de Hirschsprung, uma doença congênita caracterizada por constipação e dilatação proximal de um segmento do cólon em razão da ausência de células ganglionares dos plexos mioentéricos. Outra condição de trânsito colônico lento é a chamada inércia colônica, presente na maioria dos pacientes com constipação grave e trânsito colônico anormal. Caracteriza-se por trânsito lento e ausência de aumento da atividade motora após refeições ou após administração de bisacodil ou agentes colinérgicos. Por fim, as *desordens anorretais* ocorrem por disfunção do assoalho pélvico ou do esfíncter anal e também podem ser conhecidas como *anismus*, dissinergia do assoalho pélvico, contração paradoxal do assoalho pélvico, obstrução funcional do retossigmoide, síndrome do assoalho pélvico espástico e retenção fecal funcional em crianças. A dissinergia do assoalho pélvico é difícil de ser tratada com medicamentos, e os pacientes geralmente necessitam efetuar a evacuação manualmente.

É importante lembrar que a constipação de qualquer etiologia pode ser exacerbada por hospitalizações ou doenças crônicas.

ABORDAGEM DIAGNÓSTICA

ANAMNESE

A avaliação inicial do paciente deve incluir anamnese e exame físico minuciosos. Deve-se caracterizar bem a constipação no que diz respeito à frequência (< 3 vezes/semana), à consistência das fezes (endurecidas, em pelotas), ao esforço excessivo para evacuar, à necessidade de manipulação anorretal e ao tempo de evacuação prolongado. A escala de Bristol é uma forma prática de avaliação das características das fezes (Figura 20.1). Informa-

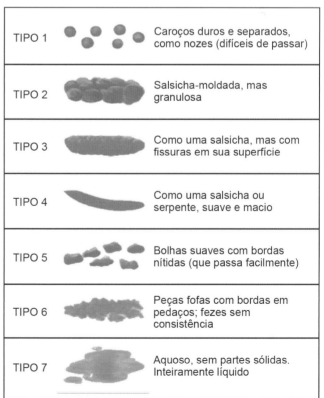

Figura 20.1 Escala fecal de Bristol para o formato das fezes.

ções sobre hábitos dietéticos também são importantes, assim como a avaliação da carga horária de trabalho, estresse emocional, tempo de início dos sintomas; enfim, conhecer a vida do paciente é fundamental.

Sabe-se que em mais de 90% dos casos de constipação não se encontra causa subjacente, sendo o distúrbio primário. A história clínica deve enfocar a identificação de causas secundárias, como o uso de medicações. Isso deve ser exaustivamente pesquisado, inclusive averiguando se há relação temporal entre o uso de determinado medicamento e o aparecimento da constipação. Um interrogatório sintomatológico bem feito é de extrema valia, pois inúmeras desordens neurológicas e sistêmicas (hipotireoidismo, esclerose sistêmica, doença de Parkinson etc.) afetam outros sistemas orgânicos e podem justificar a constipação e ajudar na elaboração do diagnóstico. Os antecedentes pessoais e epidemiológicos também fazem parte da anamnese e devem incluir história de diabetes (gastroparesia diabética), epidemiologia para doença de Chagas e passado de cirurgias anorretais, entre outros.

A presença de mudança de hábito intestinal recente sem causa facilmente definida, assim como a presença de sangramento retal, anemia e/ou emagrecimento, deve alertar para doenças estruturais ou orgânicas, sendo indicada uma avaliação imediata. O diagnóstico de constipação funcional só deve ser considerado após a exclusão dessas doenças.

EXAME FÍSICO

Deve ser realizado de modo completo e abrangente, principalmente o exame do abdome à procura de massas, visceromegalias e presença de cicatrizes cirúrgicas. Por fim, é indispensável o exame das regiões perineal e anorretal, inclusive com realização do toque retal. Na inspeção estática e dinâmica avalia-se a presença de fissuras, fístulas, hemorroidas, prolapso ou procidência do reto e assimetria de abertura do esfíncter anal, alteração sugestiva de doença neurológica. Ao toque, observam-se o tônus do esfíncter anal, a presença de massas e a consistência das fezes, se presentes, na ampola retal.

INVESTIGAÇÃO COMPLEMENTAR

- **Exames laboratoriais:** é necessário solicitar como avaliação inicial hemograma, TSH, glicemia de jejum, ionograma e cálcio. Em caso de suspeita de alguma doença específica, complementa-se a investigação com exames adicionais.
- **Estudo radiológico:** a radiografia simples de abdome pode detectar presença de retenção fecal significativa e, além disso, sugerir presença de megacólon. Nesse caso, realiza-se o enema baritado, que mostra-se superior à colonoscopia para esse diagnóstico.
- **Colonoscopia:** a colonoscopia e a retossigmoidoscopia são exames superiores para identificar lesões expansivas e/ou estenoses, pois, além da visualização da lesão, tornam possível a extração de material para realização de biópsias. A colonoscopia é preferível e mandatória na presença de anemia, emagrecimento, sangramento retal, sangue oculto positivo, mudança de hábito intestinal recente, modificação no calibre das fezes e prolapso retal. É importante lembrar que todo paciente com mais de 50 anos de idade e com quadro de constipação deve ser rastreado para neoplasia de cólon.
- **Tempo de trânsito colônico:** o teste mais utilizado é aquele com uso de marcadores radiopacos. É fácil, barato e seguro. Após ingestão do marcador, realizam-se radiografias sucessivas do abdome para monitorizar sua passagem pelo cólon. O tempo do trânsito colônico normal é inferior a 72 horas. A radiografia obtida após 5 dias deverá indicar a passagem de pelo menos 80% do marcador, na ausência do uso de laxativos ou enemas. A retenção de mais de 20% do marcador após esse período indica trânsito colônico lento.
- **Defecografia:** é realizada com a instilação de contraste de bário dentro do reto. A defecação do contraste é monitorizada por radiografias ou vídeos por meio de fluoroscopia, com o paciente sentado numa cadeira especial. O procedimento é usado para medir o ângulo retoanal e detectar defeitos anatômicos do reto, como prolapso de mucosa interna, enteroceles ou retoceles.
- **Estudos da motilidade anorretal:** manometria e eletroneuromiografia são usadas para complementar a avaliação da complacência e sensibilidade retais e do tônus esfincteriano. A eletroneuromiografia é mais útil na avaliação de pacientes com incontinência que naqueles com sintomas de obstrução à defecação. Um teste simples e útil pode ser feito com a colocação de um cateter urinário no reto. Faz-se a instilação de 50mL de água e o paciente é orientado a expelir o balão, o que acontece geralmente em menos de 1 minuto. Se passarem mais de 2 minutos para a expulsão, sugere desordem defecatória.

Não há um consenso sobre quais testes e em que ordem eles devem ser realizados na avaliação do paciente com constipação. A SII, por exemplo, permanece como uma das condições mais difíceis de diagnosticar em razão de sua fisiopatogenia ainda incerta e em função da falta de testes diagnósticos específicos. Manometria anorretal, defecografia, eletroneuromiografia e radiografia de tempo de trânsito colônico são complexas, demandam tempo e exigem recursos nem sempre disponíveis na maioria dos centros médicos. A Figura 20.2 sugere um algoritmo de investigação da constipação.

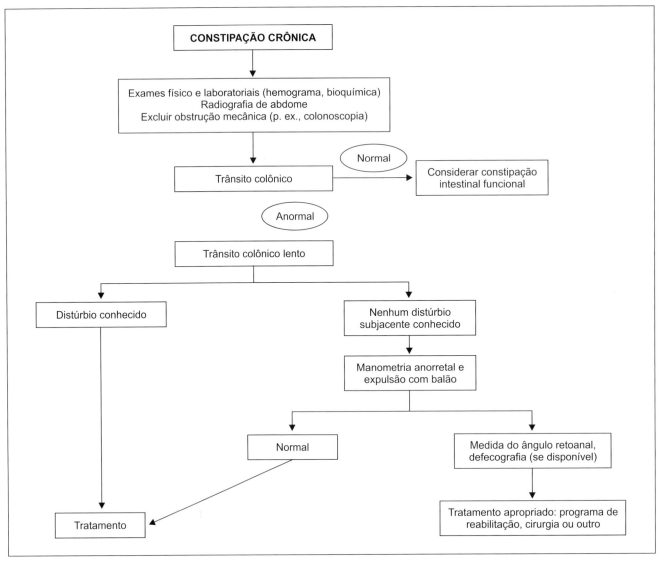

Figura 20.2 Algoritmo para investigação da constipação. (Adaptada do Harrison – Medicina interna, 17. ed.)

TRATAMENTO

O principal objetivo num paciente com queixa de constipação crônica consiste em melhorar a sintomatologia, ou seja, ajustar ou reajustar o hábito intestinal do paciente.

Por ser um problema pouco valorizado na prática clínica, muitos pacientes encontram-se receosos durante as consultas iniciais. Nesse ponto, estabelecer uma boa relação médico-paciente é fundamental, pois, como observado anteriormente, o fator psicológico tem forte influência na abordagem da constipação.

As orientações devem ser bem claras e de fácil entendimento, e o paciente tem de ser bem conduzido quanto aos objetivos do tratamento, pois, em geral, cria-se a expectativa de que o hábito intestinal volte ou torne a ser bem regular, diário, mas nem sempre essa é a meta a ser alcançada.

Não existe um tratamento definido para essa ou aquela situação, devendo cada caso ser avaliado de acordo não só com a causa da constipação, mas também pelo histórico médico, medicações em uso, estado geral do paciente, *status* mental etc. A abordagem deve ser escalonada, iniciando com orientações sobre estilo de vida e hábitos alimentares. O Quadro 20.4 mostra algumas medidas que podem ser úteis em pacientes constipados, possibilitando uma melhor evolução do quadro, a depender da causa subjacente.

ABORDAGEM DIETÉTICA

O aumento do teor de fibras na dieta deve ser estimulado. A dieta rica em fibras é efetiva no tratamento da constipação por promover estímulo químico mediante a produção de ácidos graxos voláteis, além de causar um efeito mecânico de distensão.

As fibras solúveis, encontradas principalmente na aveia, são metabolizadas no colón pelas bactérias e lubrificam

Capítulo 20 Constipação Intestinal

Quadro 20.4 Medidas que auxiliam o tratamento da constipação intestinal

1. Boa relação médico-paciente
2. Procurar manter um horário para evacuar, de preferência após refeições, mesmo que ainda não tenha desejo de defecar. Também é importante manter horários regulares para alimentação e evitar longos intervalos em jejum
3. Sempre atender ao desejo de evacuar, se possível
4. Aumentar a ingestão de líquidos
5. Praticar atividades físicas regularmente
6. Postura correta no vaso sanitário
7. Evitar o uso indiscriminado de laxativos
8. Tratar causas secundárias de constipação (p. ex., as patologias orificiais)
9. Evitar o consumo de álcool

as fezes, facilitando sua progressão. Já as insolúveis, principalmente o trigo e o arroz, retêm água, aumentando o peso fecal, além de estimular a motilidade intestinal. O consumo diário indicado é de 30 gramas (Quadro 20.5). Pacientes que não conseguem alcançar essa meta devem recorrer ao uso de fibras sintéticas ou medicinais, como o psilo ou a policarbofila.

Quadro 20.5 Conteúdo de fibras de alguns alimentos

Alimentos	Porção	Fibras (g)
Vegetais:		
Brócolis	1/2 xícara	2,2
Cenoura crua	1 unidade média	2,0
Tomate	1 médio	1,5
Repolho	1/2 xícara	1,4
Batata cozida sem casca	1 unidade média	1,3
Alface	1 xícara (chá)	0,8
Frutas:		
Pera	1 unidade média	4,0
Maçã	1 unidade média	3,0
Ameixa seca	2 unidades	2,4
Laranja	1 unidade média	2,2
Mamão	1 fatia	1,2
Abacaxi	1 rodela média	0,9
Cereais:		
Feijão cozido	1 xícara (chá)	7,5
Soja cozida	½ xícara (chá)	3,9
Farelo de trigo	3 colheres (sopa)	2,2
Farinha de aveia	3 colheres (sopa)	2,1
Pão francês e branco	1 fatia	0,6
Arroz branco cozido	5 colheres (sopa)	0,5

Quadro 20.6 Agentes formadores de massa

Agente	Dose recomendada	Efeitos adversos
Plantago (Plantaben®, Metamucil®)	3,5 a 10,5g/dia (dose máxima 20g/dia)	Gases, plenitude, distensão abdominal e flatulência
Policarbofila (Muvinor®, Benestare®)	1 a 2g/dia (dose máxima 6g/dia)	Distensão abdominal, náusea, vômitos e flatulência

Tratamento Medicamentoso

Agentes formadores de massa (Quadro 20.6)

A suplementação da dieta com fibras sintéticas ou naturais é uma alternativa, mas de difícil aceitação pelo paciente em virtude dos efeitos adversos, que incluem flatulência, distensão abdominal, eructação, além do sabor desagradável de algumas dessas substâncias. São também chamados de agentes de massa, sendo os principais representantes os derivados da celulose e os polissacarídeos sintéticos, como a metilcelulose, semente de plantago, ágar, farelo e a policarbofila. Esses agentes são os mais indicados para os tratamentos a longo prazo da constipação. O objetivo é melhorar a formação do bolo fecal, de modo a facilitar o trânsito intestinal.

Laxativos (Quadro 20.7)

Os laxativos osmóticos atuam mediante a retenção de água na luz intestinal, facilitando a mistura de água e gordura e amolecendo as fezes. Os principais representantes são os açúcares pouco absorvíveis, como sorbitol, manitol, glicerina, lactulose, além dos osmóticos sintéticos, como polietilenoglicol, e os laxativos salinos, como os sais de magnésio ou sódio. O polietilenoglicol, por ser uma substância atóxica, vem sendo cada vez mais utilizado em gestantes, idosos e crianças. O custo dessa medicação ainda é um fator limitante.

Os laxativos estimulantes são medicamentos reservados para quando a terapêutica com agentes osmóticos não é eficaz. Atuam estimulando a secreção e a motilidade intestinal. Apesar dos relatos de que o uso indiscriminado desses agentes pode levar a uma lesão dos plexos intestinais, causando o "cólon catártico", estudos recentes não embasam essa teoria. Entretanto, pacientes que fazem uso de agentes antraquinônicos, como o sene e o óleo de rícino, podem desenvolver uma pigmentação escura (marrom ou preta) na mucosa colônica, chamada de *melanosis coli*. Essa alteração é reversível com a suspensão do uso da medicação e não está relacionada com o desenvolvimento de neoplasias intestinais.

Quadro 20.7 Laxativos

Fármaco	Dose recomendada	Efeitos adversos
Laxativos osmóticos:		
Lactulose (Lactulona®)	15 a 30mL 1 ou 2 x/dia	Pode alterar os níveis glicêmicos. Distensão abdominal, náuseas, vômitos, diarreia, meteorismo e dor abdominal
Polietilenoglicol (Muvinlax®)	17 a 36g 1 ou 2 x/dia	Cólicas, empachamento e diarreia
Laxativos salinos:		
Hidróxido de magnésio (Leite de Magnésia®)	15 a 30mL 1 ou 2 x/dia	Hipermagnesemia (pacientes renais crônicos)
Laxativos estimulantes:		
Óleo mineral	30mL/dia	O uso prolongado pode provocar má absorção de vitaminas lipossolúveis. Pneumonia lipoide em pacientes com risco de broncoaspiração
Sene	400mg/dia	*Melanosis coli*
Bisacodil (Dulcolax®, Lactopurga®)	5 a 10mg/dia	Hipopotassemia, diarreia, dores abdominais
Psicossulfato de sódio (Guttalax®)	5 a 10mg/dia	Hipopotassemia, diarreia, dores abdominais

Os principais representantes dos laxativos são os derivados difenilmetânicos (bisacodil), os antraquinônicos, os surfactantes ou emolientes (sulfato ou docusato de sódio) e os lubrificantes (óleo mineral e a parafina líquida).

Enemas e supositórios

Supositórios à base de glicerina auxiliam o início da evacuação, pois geralmente atuam em questão de minutos. Podem ser usados como auxílio na obtenção de um hábito evacuatório mais regular, com horários mais determinados. Os enemas, por sua vez, devem ser utilizados apenas para casos de impactação retal ou obstrução, como, por exemplo, os fecalomas.

Procinéticos

A cisaprida atua estimulando o trânsito intestinal, por aumentar a liberação de acetilcolina sem causar efeito antidopaminérgico. No entanto, devido ao risco de arritmias, foi retirada do mercado.

Os agonistas dos receptores 5-HT4, por aumentarem o reflexo peristáltico, vêm sendo estudados para o tratamento da constipação. O tegaserode foi lançado como uma excelente alternativa para pacientes com SII, mas seu uso tem sido bastante restrito devido ao risco de eventos cardíacos, além do risco de diarreia severa e até colite isquêmica. A prucaloprida vem sendo apontada como opção terapêutica, com bons resultados em estudos, mas ainda não foi liberada para uso clínico.

Antagonistas opioides

Como a constipação é um efeito comum observado em pacientes em uso de opioides, estudos têm buscado avaliar o papel dos antagonistas opioides no tratamento da constipação. O metilmatroxene e o alvimopan, antagonistas que não atravessam a barreira hematoencefálica, têm se mostrado eficazes no tratamento da constipação induzida por opioides e em pacientes com doenças em estágio avançado.

BIOFEEDBACK E PSICOTERAPIA

Estudos vêm apontando que técnicas de relaxamento podem ser úteis no tratamento da constipação. O princípio do *biofeedback* consiste em reativar o reflexo evacuatório preexistente. Todas as modalidades ensinam o paciente a relaxar a musculatura pélvica durante a evacuação. É o tratamento de escolha para pacientes com disfunção do assoalho pélvico. Pode ser realizado por eletroneuromiografia ou manometria, com sinais auditivos e visuais, ou mediante a introdução de um balão via retal, solicitando ao paciente para evacuá-lo. Uma revisão sistemática mostrou sucesso em até 67% dos participantes tratados, mas os dados incluem poucos estudos controlados.

Os resultados com a psicoterapia são conflitantes na maioria dos estudos realizados. O princípio do tratamento está em reduzir a ansiedade do paciente, promovendo o relaxamento da musculatura pélvica.

TRATAMENTO CIRÚRGICO

O tratamento cirúrgico é restrito a casos bem selecionados, como, por exemplo, fecalomas que não cedem às manobras para desobstrução e alguns casos de constipação grave. Os resultados não têm sido muito animadores, com grande percentual apresentando complicações graves ao procedimento, como diarreia, incontinência fecal e até manutenção da constipação.

CONSTIPAÇÃO EM IDOSOS

A constipação em idosos é um problema comum, com importante impacto na qualidade de vida desses pacientes. O tratamento deve ser individualizado, levando em consideração não apenas a causa da constipação, mas também o histórico médico, medicações e comorbidades. O aumento ou suplementação da ingestão de fibras deve ser estimulado, sendo o primeiro passo na abordagem de pacientes idosos. A suplementação deve ser feita lentamente, para evitar efeitos adversos, principalmente distensão abdominal e gases. Em geral, os suplementos sintéticos são mais bem tolerados que os demais. Pacientes que não respondem bem ao aumento de ingestão de fibras podem lançar mão do uso de laxantes. O agente de escolha deve ser baseado no histórico do paciente, principalmente no *status* renal e cardíaco, já que o uso de laxativos salinos, como o hidróxido de magnésio, pode causar distúrbios hidroeletrolíticos em pacientes com problemas renais. Os açúcares pouco absorvíveis, como a lactulose e o polietilenoglicol, surgem como opções mais seguras para pacientes idosos.

A utilização de óleo mineral em idosos deve ser feita com ressalvas, principalmente nos predispostos à aspiração de líquidos, devido ao risco de pneumonia lipoide. Os supositórios de glicerina podem ser aplicados ocasionalmente para ajudar a iniciar ou facilitar a evacuação, ou como parte de tratamento para reabilitação do hábito evacuatório.

Os agentes procinéticos têm seu uso restrito em idosos, em virtude dos eventos cardiovasculares relacionados a esses medicamentos. A psicoterapia e o *biofeedback* podem ser opções terapêuticas em casos selecionados.

LEITURA RECOMENDADA

Bouras EP, Tangalos EG. Chronic constipation in the elderly. Gastroenterol Clin N Am 2009; 38:463-80.

Camilleri M, Murray JA. Diarreia e constipação. In: Fauci AS, Braunwald E, Kasper DL, Hauser SL, Longo DL, Jameson JL, Loscalzo J. Harrison – Medicina interna. 17. ed. Rio de Janeiro: McGraw Hill, 2008:253-5.

Freitas JA, Tacla M. Constipação intestinal. In: Dani R. Gastroenterologia essencial. 3. ed. Rio de Janeiro: Guanabara Koogan, 2006:403-15.

Frizelle F, Barclay M. Constipation in adults. Clinical Evidence 2007; 8:413-29.

Khan F, Simon C. Constipation in adults. Innov Ait 2010; 3(5):279-84.

Lembo A, Camilleri M. Chronic constipation. N Engl J Med 2003; 349:1360-8.

Miszputen SJ. Constipação intestinal. In: Miszputen SJ. Gastroenterologia – Guias de medicina ambulatorial e hospitalar da Unifesp. 1. ed. São Paulo: Ed Manole, 2002:203-15.

Müller-Lissner S. The pathophysiology, diagnosis and treatment of constipation. Dtsch Arztebl Int 2009; 106(25):424-32.

Rao SS. Constipation: evaluation and treatment. Gastroenterol Clin N Am 2003; 32:659-83.

Wald A. Etiology and evaluation of chronic constipation in adults. Up To Date 2010:18.1.

Dor Articular

CAPÍTULO 21

Clezio Cordeiro de Sá Leitão • Jamerson de Carvalho Andrade

INTRODUÇÃO

A dor articular é uma das queixas mais frequentes em consultas médicas. Em países desenvolvidos, cerca de 30% dos adultos referem dor articular. Ocupa o terceiro lugar entre as doenças de maior impacto socioeconômico em razão dos altos índices de incapacidade e custos ao sistema de saúde. Para melhor compreensão dos transtornos articulares será feita uma abordagem sistemática do tema, seguindo alguns parâmetros baseados na história clínica e no exame físico.

ORIENTAÇÃO QUANTO À INVESTIGAÇÃO

Algumas perguntas devem ser feitas inicialmente, antes da avaliação do sistema osteoarticular (Quadro 21.1).

Artralgia é caracterizada por dor sem sinais inflamatórios em nível articular. Por outro lado, artrite refere-se ao achado semiológico de edema e/ou dor à palpação, calor e limitação. O objetivo inicial é localizar a fonte dos sintomas articulares e, em seguida, caracterizar o padrão de acometimento articular, levando em consideração o número e a distribuição para, a partir desses dados, formular hipóteses diagnósticas. Muitas vezes, é importante estar atento à queixa de dor referida pelo paciente como dor articular quando, na verdade, a queixa tem origem nos tendões (entesalgia ou entesite), nos músculos (mialgia ou miosite) ou na extensão dos ossos. O exame físico detalhado é, sem dúvida, sempre essencial a uma correta anamnese.

A abordagem aqui proposta dará ênfase aos achados coletados na história e no exame físico, sendo a abordagem laboratorial tema do Capítulo 82. Antes da discussão de vários aspectos relevantes da anamnese, será

Quadro 21.1 Elementos semiológicos para a investigação inicial

Investigação semiológica	Achado semiológico
Existe artrite ou artralgia?	Presença de sinais inflamatórios (dor, calor, edema e limitação) ou não
Qual o padrão de acometimento articular quanto ao número de articulações acometidas?	Mono, oligo ou poliarticular
Qual a distribuição quanto ao dimídio?	Simétrica ou assimétrica*
Qual o tempo de surgimento da queixa/modo de apresentação?	Agudo ou crônico**
Qual a localização?	Esqueleto axial (central) ou apendicular (periférico)
Qual a sequência de acometimento?	Por adição, migratória ou intermitente
Existe apenas uma doença articular ou um problema sistêmico associado?	Febre, alterações cutâneas, perda de peso, uso de medicações etc.

* A simetria diz respeito à presença de acometimento da articulação nos dois dimídios, independente da proporcionalidade da intensidade.
** Agudo: ≤ 6 semanas; crônico: > 6 semanas.

CAPÍTULO 21 Dor Articular

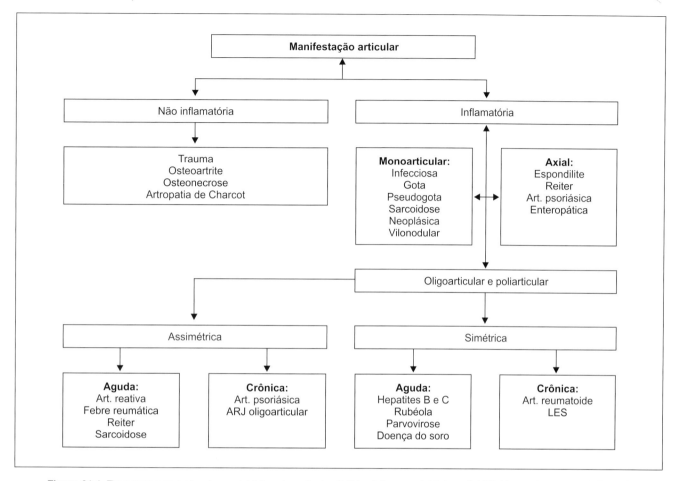

Figura 21.1 Fluxograma para abordagem inicial na dor articular. (ARJ: artrite reumatoide juvenil; LES: lúpus eritematoso sistêmico.)

apresentado um fluxograma para nortear quanto aos aspectos mais preponderantes na investigação da dor articular (Figura 21.1).

ANAMNESE

A maioria dos pacientes tem dificuldades em informar as características, o curso e a duração dos sintomas. Deve-se dar atenção especial ao tempo dos sintomas articulares e a presença de sintomas inflamatórios, porém todos os dados da anamnese devem ser levados em consideração.

Dirigir a anamnese seguindo alguns pontos a serem abordados facilita o raciocínio diagnóstico. Sendo assim, modo de apresentação, localização, sequência do acometimento e busca de sintomas em outros sistemas serão fundamentais à avaliação inicial.

Identificação, quanto à idade e ao sexo do paciente, deve ser lembrada. Adultos jovens representam um grupo no qual artrite gonocócica e artrite secundária ao vírus da rubéola e parvovírus têm incidência aumentada. Da mesma maneira, mulheres jovens com manifestações articulares devem ser investigadas quanto à possibilidade de lúpus eritematoso sistêmico (LES).

Em homens jovens, espondilite anquilosante (EA), artrite reativa e artrite pelo HIV devem constar no diagnóstico diferencial de manifestação articular. Diante de um paciente na meia-idade, artrite reumatoide (AR) e osteoartrite (também definida como artrose) de mãos são achados comuns em mulheres, e gota e artrite por deposição de cristais são comuns em homens. Em negros, deve ser lembrada a maior prevalência de lúpus eritematoso, sarcoidose e anemia falciforme. Em caucasianos, espondilite anquilosante e polimialgia reumática chamam a atenção.

Não se pode esquecer também que informações como atividade física, história laboral, tratamentos prévios e hábitos de vida podem sugerir um diagnóstico. História de viagens a áreas endêmicas, contato com carrapatos, comportamento sexual de risco, diarreia, uretrite e infecções virais, uso de substâncias ilícitas e prótese devem ser pesquisados.

Deve ser lembrado que sintomas constitucionais como fadiga, fraqueza, febre e perda de peso frequentemente acompanham doenças reumáticas e devem ser interrogados.

Várias patologias podem coexistir no mesmo paciente, como também causar queixas articulares. Como exemplos, podem ser citadas as doenças linfoproliferativas, a doença de Whipple e quadros febris agudos causados por influenza. A artrite também pode ser um achado ou fazer parte das manifestações cardinais de patologias sistêmicas, como no LES e na artrite reumatoide.

É importante lembrar que inúmeras estruturas periarticulares podem causar dor e ter como queixa a artralgia. Tendinites, bursites, síndrome do túnel do carpo, doenças ósseas primárias (doença de Paget) e fibromialgia são alguns exemplos e devem entrar no diagnóstico diferencial das doenças reumáticas propriamente ditas.

MODO DE APRESENTAÇÃO E DURAÇÃO DOS SINTOMAS

A forma de apresentação varia de acordo com a doença e o decorrer da história. Deve-se também ter em mente que o diagnóstico se faz, na maioria das vezes, de maneira evolutiva e que a manifestação inicial pode, muitas vezes, não corresponder às características principais da doença.

Algumas artrites têm seu início e pico de instalação em período de horas a dias (p. ex., gota e artrite séptica), porém a maioria apresenta início e curso insidiosos. Uma mesma doença apresentando ambos os padrões também pode ser encontrada em um mesmo paciente ou em pacientes diferentes. Como exemplo, pode ser citada a AR, cujo acometimento clássico se faz com poliartrite simétrica, insidiosa e crônica em pequenas articulações de mãos e punhos e sua variante no jovem, a doença de Still, se dá com início súbito de poliartrite acompanhado de *rash*, hepatoesplenomegalia e febre.

Quando o quadro articular dura de 4 a 6 semanas, é denominado autolimitado (agudo); acima disso, pode ser designado de crônico. Artrites autolimitadas, como a artrite reativa e por deposição de cristais, muitas vezes são diagnosticadas de modo retrospectivo. No entanto, a osteoartrite se caracteriza por envolvimento articular em um período extenso de tempo (crônica).

As artrites que têm início e pico máximo de apresentação em curto período de tempo (dias a horas) merecem atenção especial. Nesse grupo, as artrites infecciosas (principalmente bacteriana) e por deposição de cris-

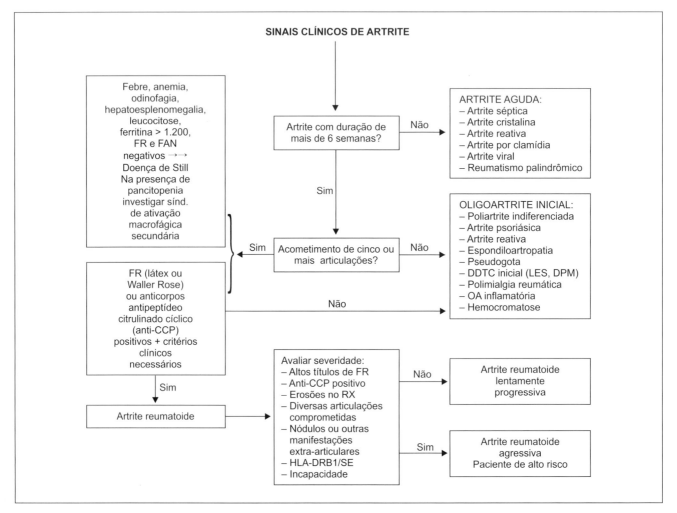

Figura 21.2 Diagnóstico diferencial de artrite de início recente. FR: fator reumatóide; FAN: fator antinúcleo.

tais devem ser investigadas ou descartadas em virtude das complicações decorrentes, se não forem tratadas adequadamente.

Todavia, a dor articular de caráter insidioso, com períodos de melhora e exacerbações flutuantes, leva a um grupo maior de doenças, entre as quais podem ser citadas o LES, a AR e a EA. Não se podem esquecer as artrites por fungos e micobactérias que, apesar de infecciosas, têm curso crônico, geralmente se apresentando como monoartrite.

A Figura 21.2 apresenta um fluxograma como sugestão para investigação de artrite de início recente.

LOCALIZAÇÃO E DISTRIBUIÇÃO DO ENVOLVIMENTO ARTICULAR

A presença de simetria pode ser um achado sugestivo de algumas patologias. Na AR, a distribuição bilateral de artrites de pequenas articulações de mãos e da articulação do punho é achado característico. Todavia, o padrão unilateral (assimétrico) está presente na febre reumática e na osteoartrite, entre outras. Assim sendo, a distribuição em relação às articulações contralaterais divide as artrites nos padrões *simétrico* e *assimétrico*.

O envolvimento de grupos articulares em relação ao eixo do corpo é dividido em apendicular e axial. Coluna vertebral e articulações esternoclavicular, manubrioesternal e sacroilíacas compõem o esqueleto axial.

Na avaliação de uma queixa articular periférica, uma das mais importantes ajudas no diagnóstico diferencial se faz quando há envolvimento axial concomitante. EA, artrites reativa e psoriásica e osteoartrite apresentam graus variáveis de combinação entre envolvimento axial e periférico. Áreas específicas do envolvimento axial também fornecem pistas, como ocorre no envolvimento cervical na AR, na doença de Still do adulto e na EA.

O envolvimento periférico se dá em um vasto número de patologias, porém um grupo específico de articulações pode se associar a determinada patologia. O tamanho da articulação também deve ser levado em conta na descrição do quadro, assim como a localização em relação aos membros.

Desse modo, uma artrite simétrica, de predomínio nos membros superiores, em que as pequenas articulações dos dedos e punhos são afetadas, sendo poupadas as articulações interfalangianas distais, remete ao padrão da AR.

O envolvimento exclusivo da interfalangiana distal é raro, porém seu padrão exclusivo, assimétrico, predominante em mãos, leva a pensar em artrite psoriásica quando há sinais flogísticos evidentes. O mesmo padrão na ausência de flogose leva a pensar em osteoartrite de dedos, em que se está diante de um nódulo de Heberden. Também será evidente, em determinadas formas de osteoartrite, o acometimento de interfalangianas proximais em fuso, semiologicamente chamado de nódulos de Bouchard.

Na gota, a monoartrite periférica de pequenas articulações, assimétrica, com envolvimento típico da primeira articulação metatarsofalangiana (podagra), encontrada em pelo menos 50% dos casos agudos e em até 90% das formas crônicas da doença.

SEQUÊNCIA DE ENVOLVIMENTO ARTICULAR

A forma na qual o envolvimento evolutivo das múltiplas articulações se dá segue três padrões principais: aditivo, migratório e intermitente.

O envolvimento aditivo é visto quando novas articulações são envolvidas mesmo na persistência do acometimento das articulações inicialmente acometidas. Esse padrão de sobreposição é característico da AR, mas pode ser visto também no lúpus e na osteoartrite, causando dúvidas ao diagnóstico.

O envolvimento migratório é comum na febre reumática e diz respeito ao acometimento imediato de uma nova articulação tão logo o processo termine em uma área afetada, com curto ou nenhum espaço de tempo entre ambos.

O padrão intermitente é caracterizado pela remissão completa dos sinais e sintomas articulares, antes de um novo envolvimento em outra ou na mesma área anteriormente afetada. Há intervalo variável entre os episódios, e nesse ínterim nenhum sinal inflamatório costuma ser detectado. Artropatia induzida por cristais, artrite enteropática, febre familiar do Mediterrâneo e reumatismo palindrômico são algumas das condições clínicas que se enquadram nesse padrão.

NÚMERO DE ARTICULAÇÕES ACOMETIDAS

A abordagem inicial partindo desse dado é fundamental na construção de uma linha de raciocínio. Os quadros de artrite, portanto, podem apresentar um padrão monoarticular, oligoarticular (duas a quatro articulações) e poliarticular (> cinco articulações). O agrupamento das doenças, em função do número de articulações acometidas, tem o objetivo didático de facilitar a investigação; no entanto, nem sempre essas doenças obedecerão a essa regra.

MONOARTRITES

Diversas patologias podem cursar com o padrão de envolvimento monoarticular. Entretanto, diante de um paciente com esse achado, três etiologias principais devem ser lembradas: artrite infecciosa, artrite por deposição de cristais e traumatismo local (Quadro 21.2).

Dados coletados referentes à forma de instalação e duração dos sintomas devem ser pesquisados. A instalação aguda de uma monoartrite exige uma avaliação imediata e instituição terapêutica, uma vez que nesse grupo se enquadram as artrites infecciosas e as microcristalinas. A presença de febre, dor articular de rápida instalação, história de uso de substâncias injetáveis e relação sexual recente sem preservativo devem remeter ao diagnóstico de artrite infecciosa. Na maior parte dos casos, o foco da infecção é hematogênico e a etiologia bacteriana predomina. O *Staphylococcus aureus* é o agente mais comum entre crianças e idosos, enquanto em adultos jovens a *Neisseria gonorrheae* prevalece. No Brasil deve ser lembrado o acometimento por micobactérias e fungos nos quadros caracterizados por cronicidade e poucos sinais flogísticos. A análise do líquido sinovial (Quadro 21.3) deve ser sempre feita quando a etiologia infecciosa é pensada. O achado de líquido turvo (purulento), associado a leucocitose e predomínio de polimorfonucleares, reforça a hipótese. Cultura e Gram devem ser solicitados, porém não devem postergar o início do tratamento.

Todavia, uma monoartrite em um homem com mais de 50 anos de idade, no qual a primeira articulação metatarsofalangiana é a única acometida, trata-se de gota até que se prove o contrário.

As artropatias por deposição de cristais (gota e pseudogota) são processos originados de lesão sinovial por

Quadro 21.2 Causas comuns de envolvimento monoarticular

Padrão	Categoria	Etiologia	
Monoartrites agudas	Infecciosas (sépticas)	Bacteriana	Gonococo*, *Staphylococcus, Streptococcus, Borrelia burgdorferi*, enterobactérias, *Haemophilus influenzae***
		Micobacteriana	*M. tuberculosis**** e os atípicos
		Fúngicas	Blastomicose, candidíase, coccidioidomicose, criptococose, histoplasmose, esporotricose
		Virais	HIV, hepatite B, parvovírus B19
	Induzidas por cristais	Gota	Cristais de ácido úrico
		Pseudogota	Cristais de pirofosfato de cálcio diidratado
		Hidroxiapatita	Hiperfosfatemia e hiperparatireoidismo
	Doença inflamatória sistêmica	Artrite psoriásica	Imunomediada
		DII	Imunomediada
		Artrite reativa	
Monoartrites crônicas	Infecciosas	Micobacterianas	Idem
		Fúngicas	Idem
		Virais	Idem
	Outras	Osteoartrite	Trauma, familiar
		Sinovite pigmentada vilonodular	Incerta
		Amiloidose	Depósito de substância amiloide
		Sarcoidose	Granulomas sarcoídeos
		Osteonecrose	Trauma, corticoide, diabetes
		Neoplásicas	Metástase
		Corpo estranho	Corpo estranho
		Fratura	Trauma

* Principal causa em adultos jovens com vida sexual ativa. Sempre perguntar sobre atividade sexual recente sem preservativos diante de população mais predisposta.
** Principal agente em idoso e pacientes com SIDA.
*** Imunossuprimidos.
DII: doença inflamatória intestinal.

Capítulo 21 Dor Articular

Quadro 21.3 Dados essenciais da análise do líquido sinovial

Aspecto	Normal	Não inflamatório	Inflamatório	Séptico	Hemorrágico
Coloração	Incolor	Amarelo	Amarelo	Amarelo	Vermelho
Aspecto	Claro	Claro	Turvo	Turvo	Turvo
Viscosidade	Alta	Alta	Baixa	Baixa	?
Coágulo de fibrina	++++	++++	+	+	?
Leucócitos totais/mm^3	< 200	2.000 a 5.000	5.000 a 100.000	> 100.000*	?
PMN (%)	< 10	< 10	> 50	> 85	?
Cultura	–	–	–	+	–
Glicose (mg/dL)	< 10	< 10	> 25	> 25	?

* Alguns autores consideram sépticos valores a partir de 50.000. No entanto, como esse valor não é consensual, consideram-se valores > 100.000 quando o diagnóstico de artrite séptica é bem estabelecido. Em casos suspeitos com valores inferiores, considerar o conjunto de achados.
?: variável ou duvidoso (não se aplica); PMN: polimorfonucleares.

cristais não solúveis que se depositam devido a defeitos em sua metabolização. Esses são urato monossódico e pirofosfato de cálcio, respectivamente.

Tipicamente, a gota envolve a primeira articulação metatarsofalangiana (podagra), joelho e tornozelos. Precipitação por traumatismo local, associado a febrícula ou ausência de sintomas sistêmicos, abre o quadro. A incompatibilidade com níveis séricos de ácido úrico também pode ser observada; assim, níveis normais de ácido úrico não excluem gota. Quando não tratada, a resolução se dá de maneira espontânea em cerca de 7 dias. Curso crônico e crises com menor intervalo e mais dolorosas são esperadas sem a instituição de tratamento adequado. A artrite por pirofosfato de cálcio é clinicamente indistinguível da gota, sendo por isso denominada pseudogota. Uma ressalva se faz pelo acometimento preferencial de joelhos e punhos na abertura do quadro.

A análise do líquido sinovial, revelando cristais de urato monossódico no interior de leucócitos, como a birrefringência negativa após a exposição de luz polarizada, sugere gota.

História de traumatismo recente pode resultar em inflamação, hemartrose ou fratura, podendo se manifestar como uma monoartrite. Nesses casos, uma história clínica e exames de imagem serão suficientes para o diagnóstico.

Uma monoartrite crônica geralmente exige avaliação histopatológica para esclarecimento etiológico e costuma representar uma manifestação de doença sistêmica subjacente.

Várias doenças sistêmicas podem ter como manifestação inicial uma monoartrite, como LES, AR, artrite reativa e doença de Behçet, entre outras. Em virtude da frequência desses achados e de sua forma atípica, esses

Quadro 21.4 Diagnóstico diferencial de hemartroses

Principais causas de hemartroses
Traumatismos com ou sem fratura
Sinovite vilonodular pigmentada
Hemangioma
Sinovioma e outros tumores
Artropatia de Charcot e outras destruições articulares intensas
Doença de von Willebrand
Terapia com anticoagulantes
Hemofilia
Doença mieloproliferativa com trombocitose
Iatrogênicas
Trombocitopenia
Escorbuto
Fístula arteriovenosa
Idiopática
Tumores (benignos e malignos)

não devem ser pensados inicialmente e, com o seguimento clínico e laboratorial, devem ser ou não incluídos no plano de investigação.

Diante de paciente com derrame articular hemorrágico (hemartrose) é fundamental, antes de qualquer abordagem mais detalhada, direcionar a investigação para suas principais causas, sobretudo porque nem sempre seu tratamento será da competência do traumatoortopedista. Como visto no Quadro 21.4, algumas patologias, como as diáteses hemorrágicas, terão sua resolução a partir de intervenção clínica, e não cirúrgica.

Ainda no que diz respeito ao diagnóstico diferencial das monoartrites de caráter agudo, na Figura 21.3 é mostrado um fluxograma adaptado do que foi publicado no *Jornal da Associação Médica Canadense* (CMAJ) em maio de 2000. Esse fluxograma contempla os aspectos clínicos e laboratoriais das principais causas de monoar-

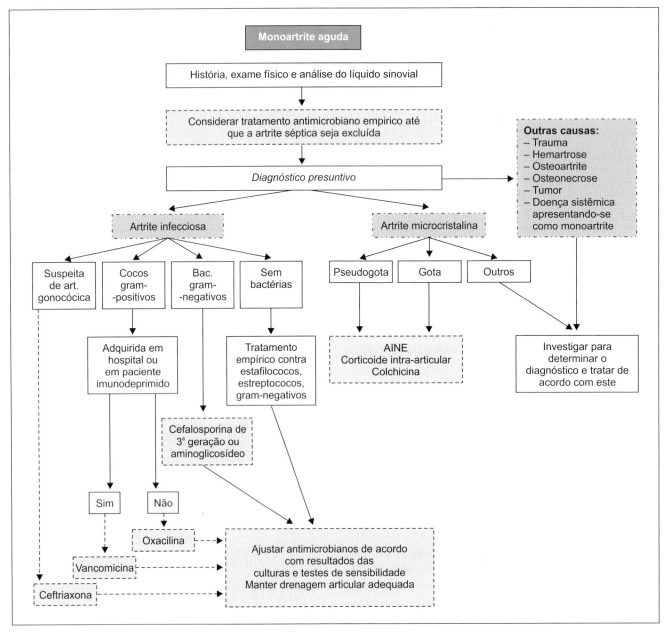

Figura 21.3 Diagnóstico e manejo das monoartrites agudas.

trite, sugerindo ainda, de modo sumarizado, a abordagem terapêutica para a maioria delas. Apesar de o tratamento não ser ponto de pauta deste capítulo, o fluxograma foi incluído na íntegra.

Ainda com relação ao diagnóstico das monoartrites agudas diante de suspeita de artrite gotosa, aplicam-se os critérios adotados por Wallace e colaboradores desde 1977 e que ainda são de grande valor para sua definição diagnóstica (Quadro 21.5).

OLIGOARTRITES

Representam uma área de superposição entre os processos que se manifestam como mono e poliartrites. Sendo assim, uma série de patologias pode se manifestar sob essa forma. Doenças autoimunes (LES, AR e espondiloartrites) e infecciosas são os principais representantes (Quadro 21.6).

Quando o predomínio se dá nos membros inferiores de maneira assimétrica, com ou sem envolvimento axial, deve-se pensar no grupo das espondiloartrites, que inclui: artrite reativa, artrite enteropática e artrite psoriásica.

Comumente encontradas na faixa pediátrica e na adolescência, as oligoartrites podem ser diferenciadas por fatores epidemiológicos e história clínica. Consequentemente, a avaliação em uma criança ou adolescente em que, além do envolvimento articular, há presença de aco-

Quadro 21.5 Critérios diagnósticos (Wallace e colaboradores, 1977)

Presença de um ou mais dos seguintes achados:
A. Presença de cristais de urato no líquido sinovial
B. Evidência de um tofo que contenha cristais de urato mediante análise
C. Seis ou mais de 12 características clínicas, laboratoriais e radiológicas listadas abaixo:
1. Mais de um ataque de artrite aguda
2. Inflamação súbita
3. Comprometimento monoarticular
4. Rubor local
5. Comprometimento da 1ª MTF
6. Comprometimento de 1ª MTF unilateral
7. Comprometimento tarsal unilateral
8. Suspeita de presença de tofos
9. Hiperuricemia
10. Edema articular assimétrico visto à radiografia
11. Cistos subcondrais vistos à radiografia sem erosão
12. Cultura do líquido sinovial negativa na vigência de crise

MTF: metacarpofalangianas.

Quadro 21.6 Causas comuns de envolvimento oligoarticular

Tempo de instalação	Etiologia
Agudo	Artrite infecciosa
	Gota
	Pseudogota
	Artrite reativa
	Endocardite infecciosa
	Infecção gonocócica e meningocócica
Crônico	Osteoartrite
	Artrite reumatoide juvenil
	Lúpus eritematoso sistêmico
	Artrite reumatoide
	Artrite enteropática
	Artrite psoriásica

metimento cardíaco, febre, nódulos subcutâneos e, principalmente, história de infecção (piodermite ou amigdalite pultácea), leva a pensar em febre reumática. Provas de atividade inflamatória associadas à documentação de infecção estreptocócica corroboram o diagnóstico.

Crianças na primeira infância (2 a 5 anos) com história de artrite predominando em joelhos e tornozelos, muitas vezes manifestando-se como dificuldade de deambulação, associada a melhora no decorrer do dia e duração maior do que 6 semanas, provavelmente têm AR juvenil na forma pauciarticular. A presença de uveíte (manifestada como vermelhidão ocular) e a pobreza de outros achados fazem dessa patologia um diagnóstico diferencial provável.

Em adultos com envolvimento de joelho e dedos (dactilite) com episódio prévio de diarreia (*Shigella*) ou corrimento uretral e disúria (*Chlamydia*), faz-se mandatória a investigação, pois provavelmente se trata de uma artrite reativa. Trata-se de uma reação mediada por imunocomplexos, em que o agente agressor não ataca diretamente a articulação. Podem compor o quadro, além da artrite, conjuntivite e úlceras genitais, sendo essa tríade denominada síndrome de Reiter.

O envolvimento das interfalangianas distais é característico da artrite psoriásica. Além de componente articular, lesões cutâneas descamativas reforçam a etiologia citada, assim como alterações nas unhas.

Artrite no contexto clínico de exacerbação de doença inflamatória intestinal subjacente com predomínio de articulações periféricas e assimétrico leva a pensar em artrite enteropática; então, doença de Crohn, retocolite ulcerativa, doença celíaca e doença de Whipple devem ser investigadas.

Ainda diante de paciente com envolvimento do esqueleto axial, é fundamental a avaliação da dor lombar do ponto de vista de seu caráter mecânico ou inflamatório (Figura 21.4).

POLIARTRITES

Na busca por compor uma abordagem consistente, conhecimentos específicos de cada doença têm de estar em mente. A soma da vivência clínica aos conceitos próprios de cada patologia torna possível a formulação de uma hipótese diagnóstica coerente.

A busca de sinais e sintomas que demonstrem processo inflamatório subjacente ou sua ausência pode ser considerada um divisor de águas inicial. Assim sendo, as poliartrites poderiam ser divididas em dois grandes grupos: inflamatórias e não inflamatórias (Quadro 21.7).

As poliartrites inflamatórias têm como característica a dor difusa articular, que está presente mesmo em repouso. Rigidez matinal em torno de 60 minutos com melhora ao longo do dia também é característica sugestiva. Ao exame físico, dor, edema e hiperemia estão presentes em graus variados. Nesse grupo estão presentes doenças como AR, LES, artrites virais, febre reumática, polimiosite e dermatopolimiosite, entre outras.

No grupo das não inflamatórias espera-se apenas dor ao exame físico, com limitação funcional variável. Piora da dor ao movimento e alívio ao repouso com rigidez matinal que não passa de 20 minutos nos remete a esse grupo. Como representantes principais encontram-se osteoartrite, envolvimento articular da hemocromatose, amiloidose e infiltração neoplásica.

A presença apenas de dor fibromuscular difusa (confundindo-se com dor articular), sem inserção em nenhum padrão conhecido, na ausência de sinais inflamatórios evidentes, remete à fibromialgia. Presença de *tender-points* em uma paciente adulta em que há eviden-

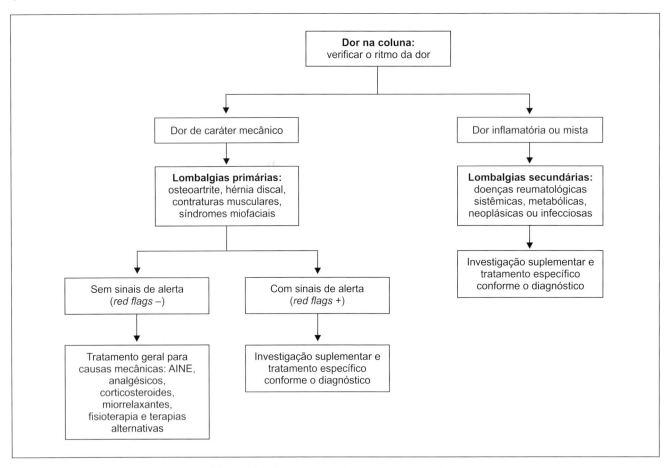

Figura 21.4 Algoritmo para diagnóstico da dor lombar.

Quadro 21.7 Diagnóstico diferencial das poliartrites inflamatórias e não inflamatórias

Achado	Inflamatórias	Não inflamatórias
Dor articular	Durante atividade e repouso	Durante atividade
Aumento articular	Decorrente de alterações de partes moles	Aumento ósseo
Eritema/calor	Presente	Ausente
Rigidez matinal	Prolongada	Variável
Sintomas sistêmicos	Comuns	Raros

te componente psicogênico reforça essa suspeita. A influência de alterações psíquicas também pode sugerir, no mesmo contexto clínico, o achado de depressão. A presença de fadiga excessiva associada a alterações do sono e humor também deve ser lembrada.

Poliartrites que, além de articulações periféricas, apresentam envolvimento axial devem remeter ao grupo das espondiloartropatias soronegativas. Estas apresentam muitas características em comum, nas quais entesite (dor na inserção tendinosa ou ligamentar), lesões sistêmicas associadas e ausência de fator reumatoide (por isso ditas soronegativas), entre outras, devem ser os elementos essenciais ao diagnóstico de suspeição clínica. A EA, apesar de se apresentar classicamente como uma sacroileíte e envolvimento de coluna lombar, pode, em 25% dos casos, se manifestar como uma poliartrite periférica. Presença de sindesmócitos na radiografia de tórax em um homem adulto pode levantar essa suspeita.

A AR é a causa mais comum de poliartrite inflamatória crônica (30% a 40%), sendo mais frequente em mulheres entre 35 e 55 anos de idade que apresentam quadro de surtos e remissões de artrite simétrica de pequenas articulações de mãos e dedos, com aumento ao longo do tempo no número de articulações acometidas e deformidades sugestivas. Rigidez matinal por mais de 45 minutos e sintomas sistêmicos, como febre e prostração, precedendo os episódios de artrite estão normalmente presentes. Dedos em pescoço de cisne e botoeira, desvio ulnar da mão, atrofia muscular e cistos de Baker são frequentemente vistos nas formas com evolução mais grave. Manifestações extra-articulares, como nódulos subcutâneos, derrame pleural e vasculite, denotam o estado inflamatório sistêmico envolvido na patogênese. O fator reumatoide está presente em 70% dos pacientes, porém a maior especificidade se dá com o antipeptídeo citrulinado cíclico (95%).

A artralgia e a artrite estão presentes em cerca de 95% dos pacientes com LES. A artrite geralmente se apresenta de maneira aguda, assimétrica, migratória, com envolvimento preferencial de mãos, punhos e joelhos. Durante as crises, há edema articular e rigidez matinal (normalmente não excede 1 hora). A ausência de erosão articular, normalmente sem deformidade, caracteriza a artrite lúpica. A exceção se dá com a artropatia de Jaccoud, na qual, há deformidade articular por destruição de estruturas periarticulares sem envolvimento intra-articular. Alterações cutâneas específicas e outros achados extra-articulares estão incluídos na miríade de sinais e sintomas que compõem o LES.

Poliartrites virais geralmente são resultantes da infecção pelo vírus da rubéola ou parvovírus B19. Manifestam-se como poliartrite aguda com rigidez matinal e envolvimento periféico de mãos e punhos (lembrando a AR) com curso autolimitado.

Desarranjo estrutural é a principal característica da osteoartrite. História de traumatismos, dor crônica, trabalhos repetitivos e excesso de peso orientam para esse diagnóstico. Pode ser caracterizada pelo envolvimento destrutivo de sua cartilagem (deposição de cristais, traumatismos), alterações do osso subcondral e neoformação óssea na margem articular. Tipicamente acomete pacientes de meia-idade com fatores que sobrecarregam as articulações, como obesidade, atividades de alto impacto articular (p. ex., ciclismo), referindo dor, rigidez matinal (em torno de 30 minutos) e limitação funcional. A dor piora ao movimento e melhora com repouso, e tem curso insidioso, intermitente e autolimitado. Cursa com padrão clássico de envolvimento dos esqueletos axial e periférico com envolvimento de interfalangianas distais e proximais (nódulos de Heberden e Bouchard, respectivamente), primeira carpometacarpiana, quadris, joelhos, primeira metatarsofalangiana (joanete) e colunas cervical e lombar (articulações interapofisárias). Durante o exame físico, é percebido um alargamento ósseo das articulações palpáveis e, durante a movimentação passiva, encontram-se crepitação e limitação ao movimento. O trancamento articular (*locking*) ocorre em virtude da presença de fragmentos de cartilagem no interior das articulações. Sinais inflamatórios podem estar presentes, porém sua presença deve chamar atenção para superposição de artrite séptica e/ou por microcristais.

CONSIDERAÇÕES FINAIS

O diagnóstico diferencial das doenças reumatológicas de um modo geral, incluindo aquelas com envolvimento articular, necessita de atenção criteriosa, uma vez que a ausência de elemento patognomônico, seja no exame clínico, seja nos exames complementares, dificulta muito o diagnóstico de certeza. Assim sendo, o ACR (American College of Rheumatology) e a EULAR (The European League Against Rheumatism) têm, ao longo dos anos, se esforçado para estabelecer os chamados critérios classificatórios (muitas vezes utilizados como critérios diagnósticos) para as mais diversas doenças nessa área da medicina. Portanto, diante de qualquer paciente com quadro clínico sugestivo de doença reumática, a partir da experiência que este capítulo possa proporcionar, recomenda-se que esses critérios facilmente encontrados em várias publicações, inclusive na internet, sejam sempre consultados para melhor impressão clínica final.

LEITURA RECOMENDADA

Cibere J. Rheumatology: 4. Acute monoarthritis. Canadian Medical Association or its licensors, May 30, 2000; 162(11):1577-83.

Cush JJ, Lipsky PE. Approach to articular and musculoskeletal disorders. In: Fauci A, Braunwald E, Kasper D et al. (eds.) Harrison's principles of internal medicine. 17. ed. New York: McGraw-Hill, 2008:2149-58.

Golin V, Sprovieri SR. Condutas em urgências e emergências para o clínico. São Paulo: Atheneu, 2009:681-706.

Handa R. Laboratory investigations in rheumatology: a practical approach. Natl Med J India 1999; 12:285-7.

http://www.cibersaude.com.br/revistas.asp?id_materia=3458&fase=imprime.

http://www.medicinanet.com.br/

Hubbscher O. Pattern recognition in arthritis. In: Hocheberg MC, Silman AJ, Smolen JS, Weinblatt ME, Weisman MH (eds.) Rheumatology. 3. ed. London: Mosby, 2003:49-55.

Kataria RK et al. Spondyloarthropathies. American Family Physician June 15, 2004; 69(12):2853-60.

Kohen CL, Xavier RM. Dor poliarticular. In: Duncan BB, Schimidt MI, Giugliani ERJ (eds.) Medicina ambulatorial: condutas de atenção primária baseadas em evidências. 3. ed. Porto Alegre: Artmed, 2004:781-91.

Leitão CCS. Avaliação laboratorial das doenças reumáticas. In: Filgueira et al. (eds.) Condutas em clínica médica. 4. ed. Rio de Janeiro: 2007:66-76.

Moreira C, Carvalho MAP, Filho MAP. Sistema locomotor. In: López M, Laurentys-Medeiro (eds.) Semiologia médica: as bases do diagnóstico clínico. 4. ed. Rio de Janeiro: Revinter, 2001:1215-56.

Ramanan AV, Scheneider R. Macrophage ativation syndrome – What's in a name. J Rheumatol 2003; 30(12):2513-6.

Randa R et al. Emergency Medicine – Rheumatological emergencies in clinical practice. Journal of Indian Academy of Clinical Medicine 2005; 5(2):135-41.

Ranzolin A, Lotterman A, Muhlen CAV. Monoartrites. In: Duncan BB, Schimidt MI, Giugliani ERJ (eds.) Medicina ambulatorial: condutas de atenção primária baseada em evidências. 3. ed. Porto Alegre: Artmed, 2004:792-7.

Schumacher HR, Chen LX. Musculoskeletal signs and symptoms. A. monoarticular joint disease. In: Klippel JH, Stone JH, Crofford LJ, White PH (eds.) Primer on the rheumatic disease. 13. ed. New York: 2008:42-6.

Skare TL. Reumatologia princípios e prática. 2. ed. Rio de Janeiro: Guanabara Koogan, 2007:97-246.

West S. Musculoskeletal signs and symptoms, B. Polyarticular joint disease. In: Klippel JH, Stone JH, Crofford LJ, White PH (eds.) Primer on the rheumatic disease. 13. ed. New York: 2008:47-57.

Lombalgia

CAPÍTULO 22

Sérgio Murilo Maciel Fernandes Filho
Maria Júlia Correia Lima Nepomuceno Araújo
Eduardo Andrada Pessoa de Figueiredo

INTRODUÇÃO

Lombalgia é um sintoma extremamente comum e tem impacto substancial na qualidade e no estilo de vida. A segunda maior causa de consulta médica nos EUA, a lombalgia responde por aproximadamente 2% do total de consultas. Até 84% dos adultos vão desenvolver lombalgia em algum momento da vida e esta é a causa mais comum de incapacidade em pacientes até os 45 anos de idade. Dados no Brasil sugerem prevalência de 14,7% numa capital nordestina, sendo mais frequente em ex-tabagistas, naqueles com maior circunferência abdominal e baixa escolaridade.

Fatores de risco incluem idade, estado de saúde, ocupação, estilo de vida e fatores psicossociais e culturais. A importância da lombalgia também se dá pelos altos custos atribuídos a essa patologia, que excedem US$ 100 bilhões ao ano nos EUA. Estudos demonstram que a maioria dos pacientes não irá desenvolver sintomas crônicos e incapacitantes, que o prognóstico a longo prazo é favorável, com melhora em 60% a 90% dos casos em até 6 semanas e de 95% dos casos em até 12 semanas. Daí a importância de uma boa avaliação inicial que consiga identificar os pacientes mais propensos a desenvolver sintomas persistentes e que ajude a guiar a terapêutica e o manejo destes.

ETIOLOGIA

Um diagnóstico etiológico não é estabelecido na maior parte dos pacientes, nos quais a lombalgia é habitualmente autolimitada e melhora sem terapia específica. Apesar de o diagnóstico diferencial ser vasto (Quadro 22.1), a maioria dos pacientes tem dor mecânica ou inespecífica, e estima-se que menos de 5% apresentam patologia sistêmica associada.

Quadro 22.1 Causas de lombalgia

Congênita/desenvolvimento
   Espondilolistese
   Cifoescoliose
   Espinha bífida oculta
Trauma menor
   Entorse ou tensão
Fraturas
   Traumáticas
   Não traumáticas
Herniação discal
Degenerativas
Artrites
   Espondilose
   Artropatia sacroilíaca
   Autoimune (espondilite anquilosante, Reiter)
Neoplásica
Infecção/inflamação
   Osteomielite vertebral
   Meningite
   Aracnoidite
   Espondilodiscite
Metabólicas
   Osteoporose
   Osteoesclerose
Vascular
   Aneurisma de aorta abdominal
Outras
   Dor visceral referida
   Postural
   Psiquiátrica, simulação de doença, síndromes de dor crônica

Adaptado de Engstrom JW. Back and neck pain. Harrison's principles of internal medicine, 2009.

A dificuldade no diagnóstico está presente mesmo em pacientes com exames de imagem com alterações, pois esses achados podem não estar associados aos sintomas e são comuns em pessoas assintomáticas.

Recomenda-se que, ao relatar o motivo da dor ao paciente, procure-se evitar termos que remetam a deterioração progressiva ou lesões corporais. Os pacientes podem associar esses termos a anormalidades graves.

COMO INVESTIGAR?

Todo paciente deve ser submetido à anamnese e ao exame físico, os quais são úteis em identificar sinais de doença grave (fratura, tumor, infecção, deformidade) que exigem tratamento específico e fatores de risco para uma recuperação retardada.

ANAMNESE

A história deve incluir localização, duração, intensidade, irradiação, fatores precipitantes e de melhora da dor, além de detalhes de algum episódio anterior. Entender o tipo de dor relatada pelo paciente é uma etapa importante. Alguns tipos de dores importantes podem ser assim definidos:

- **Dor inflamatória:** caracteriza-se pelo alívio durante o exercício e está associada com rigidez matinal de mais de 1 hora. Ocorre de maneira insidiosa, piorando ao repouso e à noite.
- **Dor local:** causada por alongamento das estruturas sensitivas dolorosas que comprimem ou irritam as terminações nervosas. A dor geralmente está localizada próximo à parte afetada.
- **Dor referida:** deve originar-se de uma víscera abdominal ou pélvica. A dor costuma ser descrita como primariamente pélvica ou abdominal com dor lombar associada, sem interferência da postura. O paciente ocasionalmente pode reclamar apenas de dor nas costas.
- **Dor de origem na coluna:** pode ser localizada nas costas ou referida ao glúteo ou aos membros inferiores. Injeções com substâncias irritativas nas estruturas sensitivas podem ocasionar dor que não segue um dermátomo específico.
- **Dor radicular (lombociatalgia):** tipicamente aguda, em queimação, irradia-se da região lombar para a face posterior ou lateral do membro inferior, usualmente até o pé ou o joelho, seguindo o território de uma raiz nervosa. Pode ser acompanhada de parestesias e formigamento. Aumenta com a posição que estire os nervos e as raízes nervosas (p. ex., manobra de Laségue). Irradiação até abaixo do joelho fala mais a favor de radiculopatia verdadeira. Manobras de Valsalva, tosse ou espirro podem precipitar a dor em caso de afecção do nervo ciático.
- **Dor associada com espasmos musculares:** é comumente encontrada em desordens que afetam a coluna. Os espasmos geralmente são acompanhados de postura anormal e dor insidiosa.

- **Síndrome da cauda equina:** é uma emergência médica, felizmente rara, responsável por 0,0004% das lombalgias. Em geral, acompanha-se de disfunção intestinal ou da bexiga. Retenção urinária é o sintoma mais consistente. Esse achado aponta para o diagnóstico de síndrome da cauda equina com alta sensibilidade (90%). Podem ser encontradas anestesia em sela (déficit sensorial em períneo, nádegas e coxas em região posterossuperior) e hipotonia do esfíncter anal. É mais comumente causada por tumor ou herniação discal maciça.

Outros dados de anamnese podem ser importantes. História de trauma, por exemplo, não é um preditor sensível de fratura, enquanto a história de uso prévio de corticosteroide ou idade avançada aumenta a probabilidade de ser encontrada uma fratura no paciente com queixa de lombalgia de início recente.

Febre tem baixa sensibilidade e alta especificidade para o diagnóstico de espondilodiscite. Na avaliação da gravidade do quadro clínico, o conhecimento pleno das circunstâncias associadas com o desencadeamento da dor será de fundamental importância.

Consensos sugerem uma abordagem baseada em três aspectos: (1) avaliar evidência de doença sistêmica grave, como, por exemplo, os "alertas vermelhos" (Quadros 22.2 e 22.3); (2) determinar a presença e o grau de comprometimento neurológico; (3) identificar fatores psicossociais associados com persistência ou recorrência da dor – "alertas amarelos" (Quadro 22.4).

A história psicossocial ajuda a estimar o prognóstico e planejar a terapia. Para a avaliação da interferência da lombalgia na função do paciente, pode-se fazer uso de escalas funcionais, como o questionário de Roland-Morris (ver Quadro 22.8), constituído de 24 itens sobre a interferência da lombalgia nas atividades da vida diária e

Quadro 22.2 Fatores de risco para doença estrutural grave

Anamnese	Exame físico
Piora da dor ao descanso ou à noite	Febre inexplicada
Antecedente de câncer	Perda de peso inexplicada
História de infecção crônica (pulmão, ITU, pele)	Dor à palpação da coluna
História de trauma	Massa pélvica, retal ou abdominal
Incontinência	Sinal de Patrick
Maior de 50 anos	Laségue positivo
Uso de corticoides	Déficit neurológico focal
História de déficit neurológico	
Ausência de resposta a terapias prévias	

Adaptado de Engstrom JW. Back and neck pain. Harrison's principles of internal medicine, 2009.
ITU: infecção do trato urinário.

Capítulo 22 Lombalgia

Quadro 22.3 "Alertas vermelhos" nos pacientes em avaliação de lombalgia

Trauma recente significativo ou menor em > 50 anos de idade
Perda de peso inexplicada
Febre inexplicada
Imunossupressão
História de câncer
Uso de substâncias endovenosas
Osteoporose
Uso prolongado de corticoides
Idade > 70 anos
Déficit focal neurológico progressivo ou sintomas incapacitantes
Duração > 6 semanas

Extraído de American College of Radiology, 2007.

Quadro 22.4 "Alertas amarelos" nos pacientes em avaliação de lombalgia

Crença de que a dor é prejudicial ou incapacitante
Medo de realizar as atividades habituais
Humor deprimido e personalidade antissocial
Expectativa de que o tratamento passivo seja melhor que o ativo

Extraído de American College of Radiology, 2007.

da vida prática do paciente, que são assinalados se presentes no cotidiano do paciente.

O questionário também pode ser útil para a avaliação da resposta ao tratamento, aplicando-o de maneira periódica para avaliar a evolução. Revisão sistemática sugere que esse instrumento também pode ser útil para predizer risco de cronicidade e recorrência.

Deve ser lembrado de questionar sobre falha de tratamentos anteriores, uso abusivo de substâncias e algum tipo de benefício com a incapacidade. Alguns pacientes envolvidos em acidentes de trabalho podem superestimar a dor com o objetivo de conseguir alguma compensação ou por estresse psicológico. A triagem para depressão pode ser útil nos pacientes com dor lombar, principalmente nos que apresentam dor crônica.

EXAME FÍSICO

O exame físico básico deve incluir: inspeção da coluna e postura do paciente, observação de limitação dos movimentos, palpação da coluna, provas de estiramento de raiz nervosa e exame neurológico.

Realiza-se pesquisa de malignidade (mama, próstata, linfonodos) quando há dor persistente ou a história sugere fortemente doença sistêmica. Adicionalmente, pulsos periféricos devem ser avaliados em pacientes mais velhos, em caso de dor associada a exercício, para exclusão de claudicação de membros.

Aconselha-se incluir exame abdominal e toque retal. Lombalgia referida de alguma víscera abdominal pode ser reproduzida durante palpação abdominal (p. ex., pancreatite, aneurisma de aorta abdominal e pielonefrite).

A coluna normal tem lordose cervical, lordose lombar e uma cifose torácica, que são fisiológicas. A inspeção pode revelar anormalidades anatômicas, como escoliose (desvio lateral da coluna), hipercifose torácica, hiperlordose lombar ou assimetria dos músculos paraespinhais, o que sugere espasmo muscular.

A avaliação da mobilidade da coluna em flexão e extensão não distingue entre causas patológicas, mas pode ser utilizada como parâmetro de resposta à terapia. Flexão lombar diminuída é pouco específica e pouco sensível para espondilite anquilosante.

A palpação da coluna é realizada para avaliação de dor nas vértebras ou partes moles. Dor à palpação nas vértebras é sensível, porém inespecífica, para espondilodiscite. Entretanto, o achado de dor em partes moles é pobremente reprodutível entre diferentes observadores.

As provas de estiramento de raiz nervosa são úteis para sugerir radiculopatia, algumas das quais são descritas a seguir:

- **Elevação da perna estendida (Laségue):** com o paciente em decúbito dorsal e os membros inferiores estendidos, o examinador faz a flexão passiva da coxa sobre a bacia. A prova é positiva quando o paciente reclama de dor na face posterior do membro examinado logo no início da prova (entre 30 e 60 graus). Quanto menor o ângulo para positividade, mais específico é o teste.
- **Prova cruzada:** refere-se à elevação da perna não afetada, gerando dor na perna oposta, com ciatalgia. O teste de Laségue positivo é sensível, mas inespecífico para herniação discal. A prova cruzada é menos sensível, mas tem especificidade de 90%.

A avaliação neurológica deve incluir a pesquisa de déficit motor focal, atrofia muscular, ausência de reflexos, déficit sensitivo e sinais de dano à medula espinhal.

Para pacientes com suspeita de herniação discal, o exame neurológico deve ser focado nas raízes nervosas de L5 e S1, pois 98% dos casos de herniação discal clinicamente importantes ocorrem em L4-L5 e L5-S1.

A avaliação motora de L5 envolve força do tornozelo e dorsoflexão do primeiro pododáctilo. Dano sensitivo de S1 resulta em parestesias no pé medial e no espaço entre o primeiro e segundo pododáctilos. A raiz de S1 é testada mediante avaliação dos reflexos do tornozelo e da sensibilidade do pé medial e da panturrilha.

A radiculopatia de S1 também pode causar flexão plantar deficiente, mas é de difícil detecção até que esteja em nível avançado. Uma estratégia consiste em pedir ao paciente que fique na ponta dos pés três vezes seguidas, alternando os pés.

Quadro 22.5 Sinais de Waddel

- Dolorimento regional que não corresponde à localização anatômica precisa
- Reação exagerada às manobras do exame físico
- Dor ao leve toque
- Ausência de inclinação posterior à manobra de elevação da perna estendida na posição sentada
- Estimulação com carga axial

Apesar da importância da pesquisa dos reflexos do tornozelo, a ausência desses reflexos é comum com o aumento da idade. É importante referir que em pacientes com lombalgia isolada, sem ciatalgia ou sintomas neurológicos, a prevalência de distúrbio neurológico é tão baixa que uma avaliação extensa é desnecessária.

SINAIS NÃO ORGÂNICOS

O estresse psicossocial pode amplificar ou prolongar a dor. Em pacientes com dor crônica, a angústia psicológica pode amplificar os sintomas e produzir sinais anatômicos inapropriados durante o exame físico. Desses, também chamados sinais de Waddel (Quadro 22.5), os mais reprodutíveis são dor ao toque superficial, exames de estiramento de raiz nervosa conflitantes (Lasègue positivo com prova cruzada negativa) e a observação de exagero na reação do paciente durante o exame físico.

Outros sinais que também reforçam essa constatação são distribuição de déficit sensitivo que não respeita os dermátomos, movimentos bruscos durante a pesquisa de déficit motor, inconsistência dos achados quando comparados a movimentos espontâneos e dor desencadeada por sobrecarga axial (pressão no topo da cabeça).

Os sinais de Waddel podem sugerir um componente comportamental, entretanto revisões sistemáticas não demonstraram associação entre esses sinais e distúrbio psicológico.

EXAMES COMPLEMENTARES

Em geral, os exames complementares só são indicados se puderem guiar uma terapêutica específica ou melhorar o prognóstico do paciente. Testes diagnósticos realizados sem indicação clara, numa população com baixa probabilidade pré-teste, podem levar a uma cascata de investigação e intervenções desnecessárias, causando ansiedade no paciente e custos elevados em saúde. Pacientes que recebem uma explicação adequada sobre seu problema são menos propensos a exigir testes diagnósticos adicionais.

Exames laboratoriais

Os exames laboratoriais de rotina raramente são necessários para avaliação inicial de dor lombar aguda não específica com menos de 4 semanas de duração. Quando há fatores de risco para doença grave (Quadro 22.2) ou dor com duração superior a 4 semanas, devem ser realizados exames laboratoriais, como hemograma, velocidade de hemossedientação (VHS) e proteína C reativa (PCR), que são os únicos com valor preditivo comprovado. São úteis em detectar pacientes com possibilidade de apresentar infecção ou malignidade.

O sumário de urina deve ser considerado em pacientes com dor unilateral inexplicada, na procura de pielonefrite subclínica. Quando considerada a possibilidade de mieloma múltiplo, sugestiva quando há elevação de VHS, idade avançada ou outros sinais, deve ser solicitada eletroforese de proteínas sérica e urinária. A especificidade do HLA-B27 para espondilite anquilosante é baixa, portanto não deve ser solicitado como exame de rastreio.

Exames de imagem

Quase 90% dos pacientes com lombalgia isolada melhoram rapidamente, portanto, devido ao prognóstico favorável, os exames de imagem são raramente necessários. A radiação gonadal proveniente de uma radiografia da região lombar em duas incidências é equivalente à exposição à radiação de uma radiografia de tórax diária durante mais de 1 ano.

O Colégio Americano de Radiologia identificou 10 "alertas vermelhos" que podem ser úteis para identificar aqueles pacientes nos quais o exame de imagem seria apropriado (Quadro 22.3).

Radiografia

Achados em radiografias simples raramente mudam o manejo, e comumente são detectadas alterações não relacionadas com os sintomas. Além disso, sua realização está associada com radiação gonadal e custos maiores.

Não detecta herniação discal, mas pode mostrar evidência de infecção, fratura, malignidade, espondilolistese, alterações degenerativas, estreitamento do espaço discal e cirurgias prévias.

Exames normais, porém, não excluem infecção ou malignidade em pacientes com história clínica sugestiva. Revisão sistemática demonstrou sensibilidade de 60% e especificidade de 95% na detecção de malignidade e sensibilidade de 82% e especificidade de 57% na detecção de infecção.

Estudos radiológicos especializados

Estudos de imagem – radiologia avançada – são pouco indicados na avaliação inicial de um paciente com lombalgia. Tomografia computadorizada (TC) ou ressonância magnética (RM) devem ser solicitadas quando houver suspeita clínica das seguintes patologias: sín-

CAPÍTULO 22 Lombalgia

Quadro 22.6 Indicações para referência cirúrgica em lombalgia

Ciática com provável hérnia de disco
Síndrome da cauda equina (emergência cirúrgica): disfunção do intestino ou da bexiga (habitualmente retenção urinária), dormência no períneo ou na região medial das coxas (distribuição em sela), dor bilateral na perna, fraqueza e dormência
Déficit neurológico progressivo ou severo
Déficit neuromotor progressivo após 4 a 6 semanas de terapia não cirúrgica
Dor ciática persistente (não somente lombalgia) por 4 a 6 semanas, com achados neurológicos e clínicos consistentes (nessas circunstâncias, e para os casos com déficit motor persistente, a cirurgia é eletiva, e os paciente devem participar da decisão terapêutica)

Estenose espinhal
Déficit neurológico progressivo ou severo, como em discos herniados
Lombalgia e dor nas pernas que são incapacitantes e persistentes, melhoram com a flexão espinhal e se associam a estenose espinhal nos exames de imagem; a cirurgia é eletiva e o paciente deve participar do processo de decisão

Espondilolistese
Déficit neurológico progressivo ou severo, como em discos herniados
Estenose espinhal como nas indicações descritas acima
Lombalgia severa ou ciática com comprometimento funcional severo que persiste por 1 ano ou mais

Adaptado de Dayo et al. N Engl J Med, 2001.

---

drome da cauda equina, infecção, tumor, fratura com repercussão neurológica ou outras lesões com efeito de massa. Também devem ser realizadas na presença de sintomas radiculares sugestivos de herniação discal, sintomas com duração maior de 4 a 6 semanas, para os quais se cogite tratamento cirúrgico, queixas de claudicação neurogênica ou outro achado que sugira estenose espinhal.

Tomografia computadorizada (TC)

A TC revela-se superior à RM em demonstrar anormalidades ósseas, como sacroileíte, fraturas, espondilolistese, fusões instáveis, anormalidades das facetas articulares, alterações degenerativas e anormalidades congênitas. Pode ser útil quando a radiografia é anormal ou normal (p. ex., diagnóstica após trauma) e pode detectar alterações em sacroilíacas antes de seu aparecimento na radiografia. Pode ser difícil a diferenciação de cicatriz do disco, mesmo após injeção de contraste.

O uso de contraste é útil no diagnóstico de abscesso espinhal epidural, mas a qualidade do resultado do exame mostra-se inferior quando comparada à da RM. Seu uso é seguro em pacientes com implantes contendo material ferromagnético. Saliente-se ainda que a radiação proveniente de uma TC lombar é dez vezes maior que a de uma radiografia simples.

Ressonância magnética

A RM sem contraste é geralmente considerada o exame inicial para os pacientes que necessitam de um exame de imagem avançado. Fornece visão sagital e axial que pode mostrar o disco, ligamentos, raízes nervosas, gordura epidural, assim como a forma e o tamanho do canal medular.

Com a utilização do contraste de gadolínio, as cicatrizes podem ser diferenciadas em pacientes com cirurgias prévias. É particularmente útil em pacientes com suspeita de herniação discal, estenose espinhal, osteomielite, espondilodiscite, abscesso espinhal epidural, metástase óssea, aracnoidite e defeitos do tubo neural.

Cintilografia óssea

Tem valor limitado na avaliação de pacientes com lombalgia, sendo mais sensível em detectar infecção ou neoplasia que não foram identificadas nas radiografias.

Mielografia

Consiste na injeção de contraste não iônico no canal medular, seguida de radiografia ou TC. Já foi considerada o exame de escolha, entretanto, em razão de seu caráter invasivo e da evolução dos outros métodos, deve ser usada em situações excepcionais e específicas, e não deve ser realizada sem a indicação de um especialista. Os riscos são similares aos de uma punção lombar, com a adição de meningite química, e raras convulsões e reações alérgicas.

Discografia

Nesse teste, o contraste é injetado por fluoroscopia no núcleo do disco vertebral supostamente causador da dor do paciente. Considera-se positivo quando há extravasamento de contraste do disco em lagrimas e reprodução da dor do paciente. Em virtude da controvérsia quanto aos resultados (não há referência de padrão-ouro), e das potenciais complicações (piora da dor, discite e cefaleia), além de ser invasivo, tem utilidade mínima na avaliação diagnóstica inicial e deve ser solicitado somente após avaliação do especialista, quando há falhas dos outros métodos em localizar a causa da dor.

Eletroneuromiografia

A eletroneuromiografia é mais útil para avaliar pacientes com sintomas de radiculopatia que são candidatos a cirurgia, naqueles com pobre correlação entre clínica e exames de imagem e quando há doença em vários níveis nas imagens.

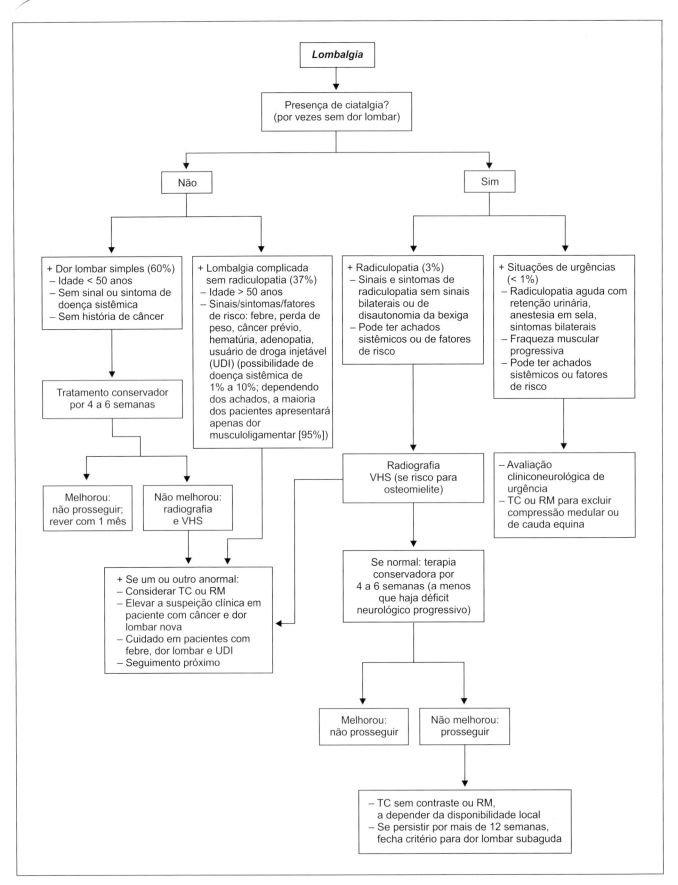

Figura 22.1 Algoritmo para manejo e tratamento de lombalgia. (Adaptada de Approach to the diagnosis and evaluation of low back pain in adults, UpToDate, 2011.) (RM: ressonância magnética; TC: tomografia computadorizada; UDI: usuário de drogas injetáveis; VHS: velocidade de hemossedimentação.)

COMO TRATAR?

Dor Lombar Aguda

Dor lombar aguda é definida como dor com duração menor que 4 semanas e tem excelente prognóstico. Recuperação completa deve ser esperada em 85% dos pacientes com essa apresentação sem outros sintomas. A maioria tem dor puramente mecânica.

Não se deve recomendar repouso absoluto. Pacientes tratados com repouso têm mais dor e uma recuperação mais lenta que os outros pacientes. Estudo randomizado mostrou que pacientes com 2 dias de repouso no leito apresentaram desfecho clínico semelhante ao daqueles com 7 dias de repouso, com menor descondicionamento e perda de dias de trabalho. A atividade deve ser minimamente diferente da usual, com o paciente retornando às atividades diárias assim que for possível e às de trabalho assim que for viável.

A terapia deve enfocar o alívio temporário dos sintomas, priorizando o conforto do paciente. Tratamento de curta duração com anti-inflamatórios não esteroides (AINE) ou acetaminofeno é recomendado (Quadro 22.7).

O tratamento com AINE deve ser considerado para pacientes mais jovens que não apresentem comorbidades renais, gástricas ou cardiovasculares significativas, enquanto o paracetamol é indicado aos pacientes sem comprometimento hepático que não toleram AINE. Não parece haver vantagem em acrescentar AINE a altas doses de paracetamol.

Pacientes que toleram melhor algum grau de sedação podem se beneficiar de relaxantes musculares não benzodiazepínicos, como a ciclobenzaprina, em doses de 5mg/dia via oral, que promove alívio sintomático sem tantos efeitos colaterais quando do uso de 10mg. Os dados são conflitantes, mas a associação de miorrelaxantes antes de dormir com AINE durante o dia pode ser benéfica para os pacientes que não respondem à monoterapia.

Independente da presença de lombociatalgia, corticoides sistêmicos não devem ser prescritos, pois não há evidência de benefício, além de acarretar muitos efeitos adversos. Terapia com opioides pode ser considerada para pacientes com dor de forte intensidade, preferivelmente com ciclos curtos de tratamento e com doses agendadas, em vez das doses usadas quando necessário.

Quanto ao uso de calor ou frio no local, ambas as terapias parecem equivalentes, embora haja mais evidência a favor do uso de tratamento com calor local tanto para alívio da dor como para melhorar a função.

As terapias de manipulação, como ioga, acupuntura e massagem, podem ser consideradas uma opção nos pacientes que as desejarem. Entretanto, só há dados consistentes na literatura para pacientes com lombalgia crônica.

Nos casos de lombalgias agudas, não há dados consistentes quanto à injeção de *trigger points*, escleroterapia ou injeção de toxina botulínica, e o encaminhamento precoce para fisioterapia não parece mudar os desfechos e não é sugerido.

O uso de injeção epidural de corticoide pode ser considerado para os pacientes com sintomas radiculares mais intensos que não obtiveram sucesso com a terapia conservadora.

Dor Lombar Subaguda e Crônica

Lombalgia subaguda é definida como dor com duração entre 4 e 12 semanas, enquanto a crônica é aquela que persiste por mais de 12 semanas. Assim como na forma aguda, os pacientes devem manter-se ativos, com o mínimo de repouso absoluto. Não se recomenda a mudança do colchão para um mais rígido ou outro tipo de superfície, e o uso de suportes lombares, como suspensórios, não está indicado.

O paracetamol e os AINE devem ser usados nos casos de exacerbação aguda, mas os miorrelaxantes e os benzodiazepínicos não são indicados. Também não devem ser utilizadas medicações antiepilépticas.

A terapia com opioides pode ser usada por curto período de tempo nos pacientes com baixa probabilidade de desenvolver dependência e que apresentam exacerbações intensas da lombalgia. Deve-se ter cautela com o uso crônico de opioides, os quais, além da tolerância com o tempo, podem ocasionar hiperalgesia e alodinia (dor desproporcional a um estímulo que habitualmente não causaria dor). Podem ser raramente prescritos naqueles pacientes com dor crônica incapacitante e refratários às outras modalidades de tratamento.

O uso de antidepressivos, principalmente tricíclicos, tem demonstrado benefício pequeno, mas consistente, naqueles pacientes com lombalgia crônica sem depressão clinicamente evidente (redução de 20% a 40% maior que o placebo após uso por 4 a 8 semanas). As doses variam de 10 a 100mg de nortriptilina e de 25 a 150mg de amitriptilina, começando pelas menores doses e com atenção ao aparecimento de efeitos colaterais, os quais ocorrem em mais de 20% dos casos. Inibidores da recaptação de serotonina e trazodona não foram melhores que placebo nesses casos.

Atividades físicas supervisionadas, que incluam programas de alongamento e aquecimento adequados, devem ser estimuladas para pacientes motivados. Atividade aeróbica deve ser recomendada para todos os pacientes. Fisioterapia convencional também se mostra eficaz. Essas atividades devem acontecer em sessões de 1 hora, duas a três vezes por semana, durante 4 a 6 semanas. A associação delas com a terapia médica usual é mais eficaz que qualquer das medidas isoladamente.

Quadro 22.7 Medicações analgésicas e AINE sugeridos para quadro de lombalgia aguda

Medicação	Nome comercial	Dose oral	Observações
ANALGÉSICO			
Acetaminofeno Cx. 100 comp. 500mg Cx. 10 ou 200 comp. 750mg	Tylenol® 500mg/comp. 750mg/comp.	500 a 750mg, 12/12, 8/8 ou 6/6h	Não ultrapassar 3g/dia de dose total
ANTI-INFLAMATÓRIOS			
Ibuprofeno Cx. 12 de 200mg Cx. 10 de 400mg Cx. 10 de 600mg	Dalsy® 200mg/comp. 400mg/comp. 600mg/comp.	400mg, 8/8 ou 6/6h 600mg, 8/8 ou 12/12h	Não exceder 2.400mg/dia Outras marcas: Advil®, Alivium® e Artril®
Indometacina Cx. 30 caps. 25 ou 50mg Cx. 10 supositórios 100mg	Indocid® 25mg/cápsula 50mg/cápsula 100mg/supositório	25 a 50mg, 12/12, 8/8 ou 6/6h Pode ser feito à noite, antes de deitar	Dose máxima diária de 200mg/dia ou 4mg/kg/dia (a que for menor)
Naproxeno 250mg Cx. 10, 15, 30 e 45 comp. 500mg Cx. 10, 15, 30 e 45 comp.	Naprosyn® 250mg/comp. 500mg/comp.	Dose inicial 500mg, seguida de 250mg 6/6 ou 8/8h	Evitar uso por mais de 10 dias consecutivos
Diclofenaco Cx. 20 comp 50mg Liberação lenta Cx. 20 comp. 75mg Liberação lenta Cx. 10 comp. 100mg	Voltaren® 50mg/comp. 75mg/comp. liberação lenta 100mg/comp. liberação lenta	50 a 75mg, 12/12 ou 8/8h 100mg em dose única	Fórmula de liberação lenta disponível Dose máxima/dia 150mg
Piroxicam Cx. 10 ou 15 caps. 20mg Cx. 10 ou 15 comp. 20mg	Feldene® 20mg/caps. 20mg/comp.	Dose de ataque inicial de 40mg, seguida de 20mg/dia	Outras formulações: sublingual, supositório e solução injetável
Nimesulide Cx. 12 comp 100mg Cx. 12 supositórios 100mg	Nisulid® 100mg/comp. 100mg/supositório	50mg, 12/12h 100mg até 2×/dia	Dose máxima dia 200mg Outras formulações: solução oral, granulado, comprimido dispersível
MIORRELAXANTES			
Cilcobenzaprina Cx. 10 e 30 comp. 5mg Cx. 10 e 30 comp. 10mg	Miosan® 5mg/comp. 10mg/comp.	Iniciar com dose de 5mg, 8/8 ou 6/6h, dobrar dose se necessário	Outra marca: Mirtax® (doses iguais às do Miosan®) Dose máxima 60mg/dia Cuidado com visão borrada e confusão mental
Casiprodol Cx. 15 e 30 comp.	Tandrilax® Casiprodol 125mg + diclofenaco 30mg + cafeína 30mg + paracetamol 300mg	1 a 2 comp. 12/12h	Dose mínima 1 comprimido de 12/12h, máxima de 2 comprimidos por dose Outras marcas: Beserol®, Cedrilax®, Flexalgex®, Mioflex A®, Tensilax®, Torsilax® e Sanilax® Procurar não ultrapassar mais de 10 dias de tratamento

Tabela exposta apenas como guia referencial.
Comp.: comprimido; Cx.: caixa; caps.: cápsula.

Para pacientes com interesse em outros tipos de modalidade terapêutica podem ser sugeridas ioga, manipulação da coluna, massoterapia, terapia cognitiva comportamental e acupuntura, as quais demonstraram ser moderadamente mais efetivas que placebo. Pacientes que têm comprometimento funcional mais severo devem ser acompanhados por um grupo de reabilitação interdisciplinar, visando à restauração funcional. Não há evidências quanto ao uso de ultrassom, terapia com *laser*, tração, diatermia e estimulação elétrica transcutânea ou percutânea do nervo.

Para a prescrição de qualquer modalidade terapêutica devem ser sempre considerados a motivação, os custos, a conveniência, a disponibilidade de bons profissionais e o desejo do paciente.

A injeção epidural de corticoide deve ser administrada a pacientes com radiculopatia decorrente de hérnia discal, para alívio imediato da dor, ou àqueles que não desejam ou não podem ser submetidos à cirurgia. Não promove benefício além de 6 semanas e não é benéfica em postergar cirurgia nos pacientes com indicação. Não deve ser usada em pacientes com estenose espinhal ou lombalgia não específica.

Procedimentos como injeção intradiscal de corticoide, injeção de corticoide nas articulações sacroilíacas ou no músculo piriforme, ou então injeção de toxina botulínica e desnervação por radiofrequência, até o presente momento carecem de evidência clínica efetiva quanto aos resultados, não sendo atualmente recomendados.

Apenas uma minoria dos pacientes que sofrem de lombalgia vai necessitar de cirurgia, entretanto as taxas desse procedimento estão aumentando nos EUA, particularmente para lombalgia não específica.

Cirurgia não é o melhor tratamento para a maioria dos pacientes. A indicação de cirurgia pode ser dividida em dois grandes grupos (Quadro 22.6): radiculopatias, mais comumente secundárias a hérnia de disco ou estenose espinhal, e lombalgia não específica, geralmente relacionada a alterações degenerativas. Não há evidência de que o encaminhamento precoce ao cirurgião de pacientes com radiculopatia sem déficits neurológicos severos seja benéfico.

O tratamento cirúrgico das radiculopatias deve ser discutido com o paciente e com a equipe de neurocirurgia. Decisões sobre a indicação ou não do procedimento devem ser tomadas em conjunto, considerando sempre a possibilidade de insucesso. A cirurgia deve ser considerada nos pacientes com lombalgia não específica quando preenche os seguintes critérios:

- Sintomas persistentes associados a alguma deficiência que não responderam ao tratamento não cirúrgico por 1 ano.
- Candidato adequado à cirurgia.
- Terapia cognitiva comportamental não disponível ou sem resultados favoráveis.

Quadro 22.8 Questionário de Roland Morris

1. Fico em casa a maior parte do tempo por causa de minhas costas
2. Mudo de posição frequentemente, tentando deixar minhas costas confortáveis
3. Ando mais devagar que o habitual por causa de minhas costas
4. Por causa de minhas costas eu não estou fazendo nenhum dos trabalhos que geralmente faço em casa
5. Por causa de minhas costas eu uso o corrimão para subir escadas
6. Por causa de minhas costas eu me deito para descansar mais frequentemente
7. Por causa de minhas costas eu tenho que me apoiar em alguma coisa para me levantar de uma cadeira normal
8. Por causa de minhas costas tento conseguir que outras pessoas façam as coisas por mim
9. Eu me visto mais lentamente que o habitual por causa de minhas costas
10. Eu somente fico em pé por períodos curtos de tempo por causa de minhas costas
11. Por causa de minhas costas evito me abaixar ou me ajoelhar
12. Encontro dificuldades em me levantar de uma cadeira por causa de minhas costas
13. As minhas costas doem quase o tempo todo
14. Tenho dificuldade em me virar na cama por causa das minhas costas
15. Meu apetite não é muito bom por causa das dores em minhas costas
16. Tenho problemas para colocar minhas meias (ou meia-calça) por causa das dores em minhas costas
17. Caminho apenas curtas distâncias por causa de minhas dores nas costas
18. Não durmo tão bem por causa de minhas costas
19. Por causa de minhas dores nas costas eu me visto com a ajuda de outras pessoas
20. Fico sentado a maior parte do dia por causa de minhas costas
21. Evito trabalhos pesados em casa por causa de minhas costas
22. Por causa das dores em minhas costas fico mais irritado e mal-humorado com as pessoas que o habitual
23. Por causa de minhas costas eu subo escadas mais vagarosamente que o habitual
24. Fico na cama a maior parte do tempo por causa de minhas costas

A cirurgia mais indicada nesses casos é a fusão vertebral, procedimento que consiste em unir dois ou mais corpos vertebrais com o objetivo de restringir o movimento da coluna para reduzir os sintomas. Também altera a mecânica normal da coluna e está associada a aumento das alterações degenerativas nos segmentos adjacentes a longo prazo. Uma alternativa à fusão consiste na substituição do disco intervertebral por uma prótese artificial, o que pode ajudar a manter a mobilidade da coluna e induzir menos degeneração. Mais estudos são necessários para a avaliação do real benefício dessa nova técnica.

QUANDO ENCAMINHAR AO ESPECIALISTA?

Pode-se considerar a avaliação da neurologia quando os seguintes critérios estiverem presentes:

- Déficit motor que persiste após 4 a 6 semanas de terapia conservadora.
- Lombociatalgia, déficit sensitivo ou hiporreflexia persistente depois de 4 a 6 semanas com achados clínicos compatíveis e exclusão de causas psicossociais.

Deve-se ainda encaminhar o paciente a um especialista em cirurgia de coluna, que pode ser um ortopedista ou neurocirurgião, nas seguintes situações:

- Síndrome da cauda equina.
- Suspeita de compressão da medula espinhal.
- Déficit neurológico progressivo ou severo.

PROGNÓSTICO

O prognóstico a longo prazo da lombalgia é geralmente favorável. Estudo longitudinal com 973 pacientes na atenção primária demonstrou que, após 1 ano, 83% tinham dor leve ou nenhuma dor e 86% não apresentavam incapacidade ou apresentavam incapacidade mínima, entretanto apenas 72% tiveram recuperação completa do quadro. Além disso, recorrências são comuns, com até 40% dos pacientes apresentando-as em até 6 meses.

Aspectos psicológicos e sociais são melhores preditores de incapacidade a longo prazo que os achados anatômicos de estudos de imagens. Pacientes que têm melhores expectativas quanto a seu tratamento apresentam também um desfecho mais favorável.

LEITURA RECOMENDADA

Almeida ICGB, Sá KN, Silva M et al. Prevalência de dor lombar crônica na população da cidade de Salvador. Rev Bras Ortop 2008; 43(3):96-102.

Bradley WG Jr, Seidenwurm DJ, Brunberg JA et al. Low back pain. American College of Radiology (ACR); 2005. www.guideline.gov/summary/summary.aspx?doc_id=8599#s24. (Acessado em 3 de maio, 2007).

Carrage EJ. Persistent low back pain. N Engl J Med 2005; 352:1891-8.

Cassidy JD, Carroll LJ, Cote P. The Saskatchewan health and back pain survey. The prevalence of low back pain and related disability in Saskatchewan adults. Spine 1998; 23:1860.

Chou R, Shekelle P. Will this patient develop persistent disabling low back pain? JAMA 2010; 303:1295.

Chou R. Subacute and chronic low back pain: nonsurgical interventional treatment. In: Basow DS (ed.). UpToDate, UpToData, Waltham, MA, 2011.

Chou R. Subacute and chronic low back pain: pharmacologic and nointerventional treatment. In: Basow DS (ed.). UpToDate, UpToData, Waltham, MA, 2011.

Chou R. Subacute and chronic low back pain: surgical treatment. In: Basow DS (ed.). UpToDate, UpToData, Waltham, MA, 2011.

Chou R, Baisden J, Carragee EJ et al. Surgery for low back pain: a review of the evidence for an American Pain Society Clinical Practice Guideline. Spine (Phila Pa 1976) 2009; 34:1094.

Chou R, Qaseem A, Snow V et al. Diagnosis and treatment of low back pain: a joint clinical practice guideline from the American College of Physicians and the American Pain Society. Ann Intern Med 2007; 147:478.

Deyo RA, Rainville J, Kent DL. What can the history and physical examination tell us about low back pain? JAMA 1992; 268(2):760-5.

Deyo RA. Descriptive epidemiology of low-back pain and its related medical care in the United States. Spine 1987; 12:264.

Engstrom JW. Back and neck pain. In: Faucy AS, Braunwald E, Kasper DL et al. Harrison's principles of internal medicine. MacGraw-Hill Companies, 2009.

Jarvik JG, Deyo RA. Diagnostic evaluation of low back pain with emphasis on imaging. Ann Intern Med 2002; 137:586.

Jarvik JG, Hollingworth W, Martin B et al. Rapid magnetic resonance imaging vs radiographs for patients with low back pain: a randomized controlled trial. JAMA 2003; 289:2810.

Kinkaid S. Evaluation and treatment of acute low back pain. Am Fam Physician 2007; 75:1181-8.

Knight CL, Deyo RA, Staiger TO et al. Treatment of acute low back pain. In: Atlas SJ/Eamranond P. Uptodate. Versão 18.2, maio de 2010.

Last AR, Hulbert K. Chronic low back pain: Evaluation and management. Am Fam Physician 2009; 79(12):1067-1074.

Liang M, Komaroff AL. Roentgenograms in primary care patients with acute low back pain: a cost-effectiveness analysis. Arch Intern Med 1982; 142:1108.

Palmer KT, Walsh K, Bendall H et al. Back pain in Britain: comparision of two prevalence surveys at an interval of 10 years. BMJ 2000; 320:1577.

Staiger TO, Gatewood M, Wipf JE et al. Diagnostic testing for low back pain. In: Basow DS (ed.). UpToDate, UpToData, Waltham, MA, 2011.

Wheeler SG, Wipf JE, Staiger TO et al. Approach to the diagnosis and evaluation of low back pain in adults. In: Basow DS (ed.). UpToDate, UpToData, Waltham, MA, 2011.

Capítulo 23

Cefaleias

Clélia Maria Ribeiro Franco • Marcelo Ataíde de Lima

INTRODUÇÃO

Condição clínica muito comum e muitas vezes incapacitante, a cefaleia atinge uma prevalência maior que 90% ao longo da vida. Embora a maioria dos pacientes apresente cefaleias primárias benignas do tipo tensional, migrânea e em salvas, 2% a 4% das cefaleias são secundárias a causas orgânicas, algumas delas de evolução catastrófica. Assim, o passo inicial para o manejo exige avaliação clínica criteriosa para afastar a possibilidade de cefaleias secundárias ou sintomáticas. Uma anamnese adequada e exames geral e neurológico dirigidos são essenciais para separar clinicamente os casos que necessitarão de exames complementares. Neuroimagem ou análise do líquido cefalorraquidiano (LCR) serão indicadas quando sinais de alerta, ou *red flags*, para causas secundárias (organicidade) surgirem no *screening* clínico (Quadro 23.1). Não existe suporte científico que indique qualquer exame complementar para diagnóstico de cefaleia em casos individuais que, após avaliação clínica criteriosa, preencham critérios de cefaleia primária e não apresentem anormalidades significativas.

CEFALEIAS: COMO INVESTIGAR?

Na avaliação clínica dirigida, a anamnese busca dados que permitirão, junto ao exame físico, separar as cefaleias primárias das secundárias (devem ser questionados os *red flags*) e classificar o tipo de cefaleia, quando primárias. Os dados a serem investigados consistem em:

1. **Sexo:** a preferência por um dos sexos ocorre em diversos tipos de dor de cabeça, como a migrânea, a cefaleia do tipo tensional e a hemicrania paroxística crônica, que têm predomínio no sexo feminino,

Quadro 23.1 Sinais de alerta (*red flags*) que apontam para a organicidade da cefaleia

1. Mudança no padrão ou rápida progressão da cefaleia
2. Início súbito ou piora súbita da cefaleia (causando despertares noturnos)
3. Cefaleia atípica (fora da classificação da SIC*), com localização occipitonucal
4. Cefaleia de início em idade atípica (< 5 anos ou > 50 anos)
5. Anormalidade no exame físico geral ou neurológico
6. Sintomas neurológicos com duração > 1 hora
7. Cefaleia iniciada durante processos de imunossupressão, gestação ou câncer
8. Cefaleia associada a alteração ou perda de consciência
9. Cefaleia desencadeada por esforço físico, atividade sexual ou manobra de Valsalva

*SIC: Sociedade Internacional de Cefaleia.

enquanto a cefaleia em salvas, a cefaleia benigna do esforço e as cefaleias ligadas à atividade sexual incidem mais nos homens.

2. **Idade de início:** a migrânea começa preferencialmente antes dos 20 anos de idade, enquanto a cefaleia em salvas e a cefaleia do tipo tensional surgem mais frequentemente após essa idade. Por outro lado, arterite temporal, cefaleia hípnica e as neuralgias craniofaciais são doenças do idoso, sendo muito raras antes dos 50 anos de idade.

3. **Tempo da doença:** é pouco provável que uma cefaleia que ocorra há mais de 5 anos com um mesmo padrão tenha etiologia orgânica.

4. **Profissão:** cefaleia pode estar relacionada com posturas antifisiológicas mantidas por longo período de tempo, por exigência da atividade exercida.

5. **Sintomas premonitórios:** entre as cefaleias primárias, apenas a migrânea apresenta sintomas precedendo as crises em horas ou, até mesmo, dias, os

quais podem englobar alterações do humor, alterações da capacidade intelectual, distúrbios gastrointestinais, diminuição do volume urinário, hipersensibilidade a estímulos sensoriais, bocejos e necessidade de ingerir doces.

6. **Sintomas iniciais (ou aura):** na migrânea, sintomas podem preceder de imediato o quadro doloroso, como motores, sensitivos, distúrbios de linguagem ou outros.
7. **Características da dor:** o modo de instalação (aguda, subaguda ou crônica), a frequência (recorrente ou não recorrente), a evolução (progressiva ou não progressiva), a localização (uni ou bilateral, holo ou hemicraniana), o caráter e a intensidade, os fatores de melhora ou de piora e os sintomas acompanhantes ajudarão na classificação do tipo de cefaleia.
8. **Antecedentes pessoais e hereditários:** podem sugerir etiologia no diagnóstico diferencial com as cefaleias secundárias ou sintomáticas.

CLASSIFICAÇÃO

A mais recente Classificação Internacional das Cefaleias (CIC-2003), apresentada pela Sociedade Internacional de Cefaleia, divide as cefaleias em três grandes grupos:

- Cefaleias primárias, em que o sintoma não é atribuído a outro transtorno que não à própria cefaleia primária (p. ex., migrânea, cefaleia do tipo tensional, cefaleia em salvas).
- Cefaleias secundárias, que apresentam as seguintes características:
  – Um transtorno reconhecidamente capaz de causar o sintoma.
  – Estreita relação temporal da cefaleia com o transtorno e/ou outra evidência de uma relação causal.
  – Cefaleia sofre acentuada redução ou remite dentro de 3 meses após tratamento bem-sucedido ou remissão espontânea do transtorno causador.
- Neuralgias cranianas e causas centrais de dor facial, mediadas por fibras aferentes dos nervos trigêmeo, intermédio, glossofaríngeo e vago e raízes cervicais superiores via nervos occipitais, mediante a estimulação desses nervos por compressão, tração, exposição ao frio, outras formas de irritação ou lesão nas vias centrais.

Uma vez que a origem secundária tenha sido excluída (ver *red flags* – Quadro 23.1), e sendo a cefaleia caracterizada como primária, esta deverá ser classificada na forma episódica ou crônica.

As cefaleias primárias classificadas como crônicas são condições em que as crises atingem uma frequência > 15 dias/mês por mais de 6 meses. A maioria dos casos será de migrânea e cefaleia tensional. Ainda não está esclarecida a base fisiopatológica para a transformação das formas episódicas da migrânea ou tensional para as formas crônicas. Fatores possivelmente implicados incluiriam estresse físico e emocional, alterações hormonais, comorbidades como depressão, ansiedade, insônia e fibromialgia, e uso abusivo de medicamentos, como analgésicos, descongestionantes, sedativos, relaxantes nusculares ou ansiolíticos. Em virtude desses fatores, a cefaleia crônica diária costuma representar um desafio terapêutico e, muitas vezes, é necessária a avaliação de especialista em cefaliatria.

Felizmente, a maioria dos casos que buscam atendimento ambulatorial primário apresenta formas episódicas das cefaleias primárias.

CEFALEIAS PRIMÁRIAS

CEFALEIA TIPO TENSIONAL

No universo das cefaleias, a do tipo tensional é a de maior prevalência, variando de 30% a 78%. No Brasil, Souza e cols., em 2003, registraram 16,79% de casos de cefaleia do tipo tensional episódica e 5,9% do tipo crônica. Em Recife, Farias da Silva encontrou cefaleia tensional em 12,57% a 16,5% dos paciente acompanhados no ambulatório de cefaleia do Hospital das Clínicas da UFPE (HC-UFPE). Mais comum em mulheres (3:1), sua incidência atinge o pico entre os 30 e os 39 anos de idade, sendo definida pela Sociedade Internacional de Cefaleia (2003) como uma dor tipicamente bilateral, em pressão, aperto ou ardência (não pulsátil), de intensidade leve a moderada e que não piora com a atividade física rotineira. Estresse é listado como o desencadeante mais comum. Esse tipo frequente de cefaleia coexiste muitas vezes com a migrânea sem aura. Como o tratamento de ambas é distinto, é importante educar os pacientes para diferenciá-las, com o objetivo de selecionar o tratamento adequado e prevenir o uso abusivo de medicação.

MIGRÂNEA

Migrânea, ou popularmente conhecida como enxaqueca, é cefaleia primária comum e incapacitante. De elevada prevalência e relevante impacto socioeconômico e pessoal, figura na 19ª posição no *ranking* da Organização Mundial de Saúde entre todas as doenças causadoras de incapacidade, acometendo de 10% a 12% da população dos países ocidentais. No Brasil, Queiroz (2008) detectou migrânea em 15,2% da população adulta.

Representa a segunda cefaleia primária mais predominante, ocorrendo em 75% dos casos na faixa etária mais produtiva da população, entre os 25 e os 55 anos de idade. O pico de incidência, por 1.000 habitantes, é maior entre as mulheres, que respondem por 70% a 80% dos casos, principalmente após a puberdade. O predomínio do sexo masculino ocorre antes da puberdade. A dor é tipicamente unilateral e latejante, mas 40% dos migranosos podem ter dor bilateral e em até metade deles a dor pode ter caráter não pulsátil. Durante a cefaleia, pelo menos um dos seguintes sintomas estará presente: náusea, vômitos, fotofobia, osmofobia e fonofobia. Manifestações autonômicas, como lacrimejamento e congestão nasal, mais esperados nos quadros de sinusites, podem ocorrer em até 46% dos migranosos. Até 75% dos migranosos podem referir cervicalgia, manifestação mais típica da cefaleia tensional. A inerente variabilidade da dor migranosa, fatores desencadeantes e manifestações associadas podem dificultar o diagnóstico, embora o contexto de uma cefaleia diária recorrente incapacitante, com uso abusivo de analgésicos, na ausência de sinais de alerta, quase invariavelmente caracterize a migrânea.

A migrânea pode ser subdividida em dois subtipos principais:

1. **Migrânea sem aura:** síndrome clínica caracterizada por cefaleia com características específicas e sintomas associados. No ambulatório de cefaleias do HC-UFPE, corresponde a 64,81% dos casos.
2. **Migrânea com aura:** caracteriza-se primariamente pelos sintomas neurológicos focais que normalmente precedem ou, às vezes, acompanham a cefaleia.

Alguns migranosos também experimentam fase premonitória, antecedendo em horas ou dias o aparecimento da cefaleia. Os sintomas premonitórios incluem hiperatividade, hipoatividade, depressão, apetite específico para determinados alimentos, bocejos repetidos e outros sintomas inespecíficos relatados por alguns pacientes.

Entre as principais complicações da migrânea, destacam-se:

- **Migrânea crônica:** ocorrência de cefaleia em 15 ou mais dias por mês por mais de 3 meses, na ausência de uso excessivo de medicação.
- **Estado migranoso:** crise debilitante de migrânea com duração de mais de 72 horas.
- **Infarto migranoso:** um ou mais sintomas de aura migranosa associados a uma lesão cerebral isquêmica em território apropriado, demonstrada por exame de neuroimagem.

CEFALEIA EM SALVAS

A cefaleia em salvas está entre os tipos menos frequentes das cefaleias primárias, mas costuma causar maior sofrimento aos pacientes, sendo responsável por 6% do total de casos de dor de cabeça. No ambulatório de cefaleias do HC-UFPE, sua prevalência é de 5,96%. É mais frequente em homens (7,2:1), com início, em geral, entre os 20 e os 40 anos de idade. Estudos genéticos sugerem que 5% dos casos tenham transmissão autossômica dominante. As crises geralmente ocorrem em séries (*salvas*) que duram semanas ou meses, separadas por períodos de remissão, que geralmente duram meses a anos. Contudo, 10% a 15% dos pacientes apresentam sintomas crônicos sem remissões. As crises ocorrem de maneira regular e podem ser provocadas por álcool, histamina ou nitroglicerina. A dor costuma ser intensa, periorbitária unilateral, podendo ser também supraorbitária, temporal ou em qualquer combinação dessas áreas, durando de minutos a horas, quase invariavelmente recorrendo no mesmo lado. Na crise, ocorrem sintomas autonômicos ipsilaterais à dor: lacrimejamento (73%), hiperemia conjuntival (60%), congestão nasal (42%), rinorreia (22%), sudorese na fronte e na face, miose, ptose e edema palpebral. O paciente caracteristicamente se mostra agitado, andando de um lado para o outro.

OUTRAS CEFALEIAS

CEFALEIAS PRIMÁRIAS DA TOSSE E DO ESFORÇO FÍSICO

As cefaleias primárias (benignas) da tosse e do esforço são predominantes no sexo masculino, sendo mais frequentes após os 40 anos de idade. A dor se instala de modo súbito durante ou logo após um esforço físico, acesso de tosse ou gargalhada exuberante, ao erguer um peso ou no ato de defecar. A dor pode ser de grande intensidade, pulsátil e de curta duração (de 1 segundo a 30 minutos). Pode se iniciar em qualquer parte da cabeça e permanecer localizada, sendo habitualmente referida na região occipital, tendendo a se tornar difusa. Náuseas e, excepcionalmente, vômitos podem ocorrer em episódios mais severos. A cefaleia da tosse é sintomática em cerca de 40% dos casos, a maioria dos quais apresenta malformação de Arnold-Chiari tipo I. Outras causas relatadas de cefaleia da tosse sintomática são aneurismas cerebrais e doença vascular carotídea ou vertebrobasilar.

NEURALGIA DO TRIGÊMEO

A neuralgia clássica do trigêmeo (V nervo craniano) está entre as causas mais frequentes de dor facial recorrente. Ocorre em homens e mulheres à proporção de 2,5 a 5,7 por 100 mil habitantes a cada ano, respectivamente. Acomete especialmente pacientes nas sexta e sétima décadas de vida (em média aos 50 anos de idade). Consiste num transtorno unilateral que se caracteriza por dores de curta duração (fração de segundos a 2 minutos), assemelhando-se a choques elétricos, de início e término abruptos, limitando-se a uma ou mais divisões do nervo trigêmeo, geralmente na segunda ou terceira divisões, e afetando a bochecha ou o queixo. A dor costuma ser desencadeada por estímulos triviais, como mastigar, barbear-se, fumar, falar e/ou escovar os dentes (fatores de gatilho) e, com frequência, ocorre espontaneamente. Pequenas áreas na região nasolabial e/ou no queixo podem ser particularmente suscetíveis ao desencadeamento da dor (áreas de gatilho). As dores costumam remitir por períodos de tempos variáveis.

CEFALEIA POR USO EXCESSIVO DE MEDICAÇÃO

A cefaleia por uso excessivo de medicação sintomática caracteriza-se por uma interação entre os agentes terapêuticos usados de maneira excessiva para alívio da cefaleia, como analgésicos comuns, anti-inflamatórios não esteroides, ergóticos, triptanos e opioides, e uma pessoa suscetível. É o terceiro tipo mais comum de cefaleia diária. Sua prevalência é variada e confunde-se com aquela da cefaleia crônica diária primária que evoluiu da migrânea episódica ou da cefaleia do tipo tensional. Estudos epidemiológicos têm mostrado que aproximadamente 4% da população apresentam cefaleia crônica diária e em torno de 30% fazem uso excessivo de analgésico, sugerindo que a cefaleia por uso excessivo de medicação atinja cerca de 1% da população. As mulheres são as mais acometidas (3,5:1), e entre as medicações mais utilizadas estão os analgésicos simples (34,7%), seguidos pelos medicamentos com associações de substâncias (27,8%), triptanos (22,2%), opioides (12,8%) e derivados da ergotamina (2,7%). Com frequência, é uma cefaleia constante, difusa, em pressão e sem sintomas associados. Depressão é observada num grande percentual desses pacientes.

De acordo com a CIC-2003, o diagnóstico da cefaleia por uso excessivo de medicação é estabelecido pela presença de três situações típicas: consumo de medicações sintomáticas além da dose máxima permitida, o paciente refere mais dias com dor do que sem dor (> 15 dias/mês) e excluídas causas secundárias.

CEFALEIAS ASSOCIADAS A DISTÚRBIOS VASCULARES

Esses tipos de cefaleia costumam ser sintomáticos, ou seja, são secundários a doenças vasculares (hematomas ou trombose venosa intracranianos, hemorragia subaracnóidea) que, na maioria das vezes, exigem internação hospitalar ou, até mesmo, tratamento cirúrgico. Consequentemente, observam-se os sinais de alerta (red flags) que possam indicar organicidade da cefaleia e indicam-se exames complementares ou internamento para diagnóstico e tratamento da patologia de base. Entretanto, em virtude de sua alta prevalência no atendimento ambulatorial de adultos, a hipertensão arterial sistêmica (HAS) deve ser lembrada como causa de cefaleia vascular, quando em situação de crise hipertensiva ou quadros de HAS maligna. A dor costuma ser aguda, pulsátil, de intensidade moderada a severa, de distribuição difusa, podendo predominar na região occipital. Sintomas associados podem existir, como náuseas, turvação visual e até sinais neurológicos focais.

TRATAMENTO

As cefaleias secundárias serão tratadas de acordo com a situação clínica causal, podendo exigir pronto internamento para investigação e tratamento. A resposta ao uso de analgésicos comuns ou triptanos é variável e não deve ser usada como critério diagnóstico de cefaleia primária.

TRATAMENTO DAS CEFALEIAS PRIMÁRIAS

Cefaleia tipo tensional

Análise dos fatores desencadeantes deve ser realizada para, desse modo, evitá-los e aumentar a eficácia do tratamento: estresse (físico ou mental), refeições irregulares e inapropriadas, alta ingestão de bebidas contendo cafeína, desidratação, distúrbios do sono, sedentarismo, problemas psicológicos e variações hormonais durante ciclo menstrual ou terapia de reposição. Deve ser considerado o tratamento não farmacológico, como a fisioterapia com técnicas de melhora postural e relaxamento, termoterapia e crioterapia, ultrassom e estimulação elétrica. O tratamento psicológico tem conquistado bons resultados com evidência científica, na terapia cognitivo-comportamental, ensinando o paciente a identificar e controlar os pensamentos que causam o estresse, fator agravante da cefaleia.

A terapia farmacológica aguda refere-se ao tratamento dos ataques (Quadro 23.2). Paracetamol ou dipirona podem ser recomendados como agentes de primeira escolha em razão dos escassos efeitos gástricos adversos. Se ambos não forem efetivos, os anti-inflamatórios não esteroides, preferencialmente o ibuprofeno, devem ser utilizados. A combinação de analgésicos com cafeína, codeína, sedativos e tranquilizantes frequentemente é utilizada, observando-se aumento da eficácia, porém essas combinações devem ser evitadas por causa do risco de dependência, abuso e cronificação da cefaleia. Os triptanos não apresentam efeito clinicamente relevante, e os estudos utilizando relaxantes musculares não demonstraram efetividade nesse tipo de cefaleia.

Capítulo 23 Cefaleias

Quadro 23.2 Tratamento agudo das cefaleias – uso via oral

Medicamento	Variação da dose diária oral
Dipirona	500 a 1.000mg
Paracetamol	500 a 3000mg
Cetoprofeno	50 a 100mg
Meloxicam	7,5 a 15mg
Ibuprofeno	400 a 600mg
Naproxeno	250 a 500mg
Diclofenaco sódico ou potássico	50 a 100mg
Indometacina	25 a 50mg
Tartarato de ergotamina	2 a 6mg
Sumatriptano	25, 50 e 100mg
Rizatriptano	5 a 30mg
Naratriptano	2,5 a 5mg
Zolmitriptano	2,5 a 15mg
Metoclopramida	10mg
Domperidona	10mg
Prednisona	5 a 60mg

Quadro 23.3 Tratamento profilático das cefaleias – uso oral

Medicamento	Variação da dose diária oral
Betabloqueadores	
Propranolol	40 a 400mg
Atenolol	50 a 200mg
Metoprolol	100 a 200mg
Nadolol	20 a 160mg
Timolol	20 a 60mg
Antidepressivos	
Amitriptilina	10 a 400mg
Nortriptilina	10 a 150mg
Mirtazapina	15 a 45mg
Fluoxetina	10 a 80mg
Sertralina	25 a 100mg
Paroxetina	10 a 30mg
Venlafaxina	75 a 225mg
Trazodona	50 a 150mg
Carbonato de lítio	300 a 900mg
Bloqueadores de canais de cálcio	
Verapamil	120 a 640mg
Flunarizina	5 a 10mg
Antiepilépticos	
Topiramato	100 a 400mg
Valproato de sódio	500 a 1.500mg
Carbamazepina	600 a 1.200mg
Oxcarbazepina	600 a 1.800mg
Gabapentina	600 a 1.200mg
Corticosteroides	
Prednisona	5 a 60mg

A terapia farmacológica profilática deveria ser considerada em pacientes que têm a forma crônica da cefaleia do tipo tensional e que não responderam ao tratamento não farmacológico (Quadro 23.3). A amitriptilina, um antidepressivo tricíclico, é o medicamento que apresenta maior efetividade em vários estudos controlados na cefaleia do tipo tensional. O efeito é de longo prazo (pelo menos 6 meses) e não é relacionado com a presença de depressão concomitante. Deve ser iniciada com baixas doses e aumentos titulados semanalmente, conforme a resposta terapêutica ou efeitos colaterais. Recomenda-se a troca por outra medicação para o tratamento profilático, se o paciente não responder após 4 semanas de terapia. Os efeitos colaterais estão relacionados com o bloqueio de receptores específicos. O bloqueio colinérgico-muscarínico agrava quadros de glaucoma de ângulo fechado e induz xerostomia, constipação intestinal, retenção urinária e aumento da frequência cardíaca. O bloqueio histaminérgico, por sua vez, acarreta sonolência e ganho de peso. O bloqueio alfa-1-adrenérgico leva a hipotensão postural, devendo haver cautela na prescrição a pacientes que apresentem esta síndrome. Como segunda linha, outros antidepressivos podem ser utilizados: mirtazapina, venlafaxina e os inibidores seletivos da recaptação de serotonina. Deve-se ter em mente que a eficácia das medicações para o tratamento profilático da cefaleia do tipo tensional é frequentemente modesta. A descontinuação do tratamento deve ser tentada a cada 6 a 12 meses.

Migrânea

A escolha do esquema terapêutico a ser utilizado fundamenta-se na gravidade dos sintomas e, principalmente, na frequência dos ataques. Se ocorrem menos de duas crises por mês, recomenda-se apenas um tratamento agudo abortivo, ficando o tratamento profilático reservado para os pacientes que têm duas ou mais crises mensais e para aqueles nos quais, mesmo tendo menor número de crises, estas são particularmente severas e/ou demoradas ou são casos com aura prolongada (> 60 minutos) ou incapacitante (p. ex., migrânea hemiplégica). Diretrizes americanas sugerem outras indicações para o tratamento profilático: falha, contraindicações ou efeitos colaterais de medicamentos da terapia aguda, uso abusivo de medicamentos ou conveniência do paciente, desejando um mínimo possível de crises.

Para acompanhamento e melhor avaliação da resposta terapêutica é de grande auxílio a elaboração de diário, onde devem ser registrados os dias de crises, o horário de início e término e a intensidade, a resposta à medicação abortiva e, em pacientes do sexo feminino, também a época da menstruação, dados que serão utilizados para os ajustes medicamentosos necessários.

Tratamento agudo para migrânea

A Sociedade Internacional de Cefaleia determinou como meta a ser alcançada no tratamento agudo da migrânea a resolução da dor em até 2 horas da administração da medicação.

Na ausência de contraindicações médicas e de doenças vasculares, se as crises costumarem causar mais de 10 dias de redução em 50% da capacidade funcional do indivíduo nos últimos 3 meses, o tratamento agudo inicial deverá ser feito com um triptano. Se este isoladamente falhar na obtenção de alívio rápido, consistente e prolongado, será feita associação de anti-inflamatório não esteroide.

Os derivados da ergotamina, por sua vez, apresentam ação vasoconstritora, sendo contraindicados para pacientes hipertensos e/ou cardiopatas. São mais bem indicados por via oral para os casos sem sintomas gástricos associados.

O tratamento deve ser estratificado com base em critérios para a instituição da medicação mais adequada para cada paciente. Levando-se em consideração o pico de intensidade da crise, pode-se utilizar:

1. **Crises leves a moderadas:** analgésico comum ou anti-inflamatório não esteroide.
2. **Crises graves (com ou sem náuseas):** um fármaco específico (derivados ergóticos com cafeína e/ou metoclopramida) ou triptanos por via oral.

Para os indivíduos cujas crises acarretam dores que alcançam rapidamente um pico de intensidade ou cujas manifestações gástricas, como náuseas e vômitos, são bastante incômodas, recomenda-se o encaminhamento do paciente para os serviços de emergências com a finalidade de administrar as medicações específicas por via inalatória e/ou venosa.

O tratamento agudo deve ser oferecido durante apenas 10 dias por mês, evitando a transformação da migrânea nas formas de cefaleia crônica diária e cefaleia por uso abusivo de analgésicos. Quando é necessário o tratamento por mais de 10 dias no mês, preconiza-se a instituição de terapia profilática.

Tratamento profilático para migrânea

A terapia profilática é utilizada na tentativa de reduzir a frequência, a duração e a gravidade dos ataques. Benefícios adicionais incluem aumento da resposta ao tratamento agudo, melhora na funcionalidade do paciente e redução da incapacidade. As indicações foram mencionadas no início do tópico referente ao tratamento da migrânea. Os seguintes princípios orientam a escolha do melhor medicamento preventivo:

1. Iniciar com a menor dose possível e aumentar lentamente até a obtenção do efeito terapêutico desejado.
2. Evitar interações, abuso ou medicamentos contraindicados.
3. Reavaliar o tratamento, visto que a migrânea pode melhorar independentemente do tratamento.
4. Considerar comorbidades.
5. Envolver o paciente na terapêutica.

O tratamento profilático é frequentemente recomendado por 6 a 9 meses, entretanto não existem estudos radomizados, placebo-controlados, que tenham investigado a frequência da migrânea depois da suspensão do tratamento preventivo.

Os principais grupos medicamentosos para o tratamento profilático da migrânea são os bloqueadores β-adrenérgicos, os antidepressivos, os antagonistas da serotonina, os bloqueadores dos canais de cálcio e os anticonvulsivantes, além de outros menos utilizados na prática médica, como a toxina botulínica, a riboflavina e o magnésio. Os esquemas de uso adotados encontram-se no Quadro 23.3.

Os bloqueadores β-adrenérgicos correspondem à classe de medicamentos mais comumente utilizada para o tratamento profilático da migrânea. Apresentam eficácia de mais de 50% na redução de mais de 50% da frequência de ataques. Entretanto, observou-se que nem todos os bloqueadores β-adrenérgicos são eficazes no tratamento profilático da migrânea, admitindo-se que apenas aqueles que não apresentam atividade simpaticomimética intrínseca são válidos. Admite-se que atuariam nos receptores beta centrais, interferindo nas vias adrenérgicas, além de estabilizarem os níveis de serotonina intrassináptico nos neurônios serotoninérgicos.

Antidepressivos tricíclicos têm eficácia comprovada na migrânea. Estudos evidenciaram que eles previnem a cefaleia mediante a inibição da recaptação pré-

-sináptica da serotonina e noradrenalina ou atuando como antagonistas dos receptores 5-HT$_2$. Para os pacientes que também apresentam cefaleia do tipo tensional associada ou que mostram traços depressivos e ansiosos, tornam-se a primeira opção para o tratamento profilático.

As evidências de efetividade dos antagonistas da serotonina são desapontadoras, porém a combinação desses com os antidepressivos tricíclicos pode ser benéfica no tratamento da depressão refratária associada e, segundo alguns autores, também para os casos de migrânea resistente.

O mecanismo de ação dos bloqueadores dos canais de cálcio na prevenção da migrânea é incerto, sendo possivelmente decorrente da inibição da liberação da serotonina, da inflamação neurovascular e da iniciação e propagação da depressão alastrante cortical.

Mecanismos variados são responsáveis pela atuação dos anticonvulsivantes, sendo os principais a diminuição dos níveis de glutamato, a redução da atividade dos receptores N-metil D-aspartato (NMDA), o aumento do GABA e a estabilização de membrana no que diz respeito aos canais de sódio, cálcio e potássio.

Cefaleia tipo salvas

Pelas características da dor em salvas, o tratamento de fase aguda deve ser rápido e efetivo e proporcionar alívio duradouro. A grande maioria das opções terapêuticas é utilizada em ambiente hospitalar, com uso de sumatriptano, 6mg, subcutâneo; oxigênio a 100%; lidocaína intranasal ou bloqueio do nervo occipital maior. No entanto, algumas outras opções podem ser adotadas no nível ambulatório, apresentando menor eficácia:

- Triptanos: sumatriptano (10 a 20mg, *spray* nasal); zolmitriptano (5 a 10mg, oral).
- Tartarato de ergotamina (2mg, sublingual).
- Neurolépticos: olanzapina (2,5 a 10mg, oral); clorpromazina (25 a 50mg, supositório, via retal).
- Indometacina (50mg, supositório, via retal): utilizar um supositório a cada 30 minutos até a dose máxima de 150mg.

O tratamento profilático, de curta duração, baseia-se no uso de corticosteroides. Em geral, dentro de 24 a 48 horas o paciente torna-se livre das salvas. A principal opção é a prednisona, 60 a 80mg por via oral, reduzindo 20mg a cada 2 dias até a suspensão completa; ou a dexametasona, na dose de 4mg, duas vezes ao dia, por 2 semanas. Outra opção seria o uso de naratriptano 2,5mg, duas vezes ao dia, por via oral, durante 7 dias. Em função de seu tempo de resposta prolongado e meia-vida longa, é o medicamento de primeira escolha para o tratamento de crises noturnas (administrado ao deitar) ou para aqueles ataques que, em alguns pacientes, ocorrem em horários regulares (deve ser tomado 1 a 2 horas antes da hora prevista da crise). A ergotamina 2mg, uma vez ao dia, pode ser usada ao deitar, por via oral, durante 7 dias.

A terapia profilática de longa duração é absolutamente necessária em pacientes que apresentam a cefaleia tipo salvas, a menos que o período sintomático seja inferior a 2 semanas. As medicações preventivas devem ser usadas apenas enquanto o paciente estiver no ciclo de salvas, até a suspensão, uma vez que o período tenha encerrado. Sua manutenção não previne o início de outro ciclo de salvas.

O verapamil parece ser um dos principais medicamentos de primeira linha. Seu uso concomitante ao sumatriptano, derivados da ergotamina e corticosteroides, bem como a outras medicações profiláticas, é seguro. Inicia-se com a dose de 80mg durante 3 a 5 dias, seguidos de aumentos de 80mg a cada 3 a 7 dias. Em média, utiliza-se a dose de 80mg três vezes ao dia. Se o paciente necessitar de mais de 480mg por dia, um eletrocardiograma deve ser realizado antes de qualquer aumento para flagrar um possível bloqueio cardíaco. Não é incomum que os pacientes necessitem de doses tão altas quanto 800mg para remissão das salvas. Constipação intestinal é o efeito adverso mais comum, mas tontura, náuseas, edema, fadiga, hipotensão e bradicardia também podem ocorrer. Outras opções incluem carbonato de lítio, valproato e divalproato de sódio, topiramato, gabapentina e lamotrigina. O uso de carbonato de lítio tem sido desencorajado em virtude de sua estreita janela terapêutica e seus frequentes efeitos adversos. A dose inicial é de 300mg ao deitar, mas a dose máxima não deve ultrapassar 900mg/dia. A concentração sérica de lítio efetiva é frequentemente de 0,3 a 0,8mmol. Antes de seu início, as funções renais e tireoidianas devem ser checadas e o controle periódico dos níveis séricos deve ser realizado no início do tratamento. Não deve ser usado concomitantemente com dieta hipossódica ou com diuréticos que induzam perda de sódio, tendo em vista que a depleção de sódio acarreta retenção intracelular de lítio. Seus principais efeitos adversos são tremor, diarreia e poliúria.

TRATAMENTO DAS OUTRAS CEFALEIAS

Neuralgia do trigêmeo

O tratamento instituído deve ser o profilático de longo prazo, sendo a carbamazepina e a oxcarbazepina os agentes de primeira escolha (Quadro 23.3). Outras opções incluem o baclofeno (40 a 80mg/dia), a fenitoína (300 a 500mg/dia), o clonazepam (1,5 a 8mg/

dia), a pimozida (4 a 12mg/dia), o divalproato de sódio (500 a 2.000mg/dia), a gabapentina (até 3.600mg/dia), a lamotrigina (50 a 400mg/dia) e o topiramato (200 a 300mg/dia). Se o tratamento farmacológico não controlar os sintomas adequadamente, devem ser considerados procedimentos neurocirúrgicos.

Cefaleia por uso abusivo de medicamento

A principal medida a ser adotada para um tratamento efetivo é a suspensão do medicamento em uso excessivo. A descontinuação pode ser feita de maneira abrupta ou gradativa, dependendo da classe de medicamento utilizada. Em geral, os derivados da ergotamina, os triptanos e os não opioides podem ser retirados abruptamente na maioria dos pacientes, enquanto os opioides e os benzodiazepínicos devem ser retirados lentamente, num período de 2 semanas ou mais, dependendo da duração do uso. Em alguns casos é necessária a realização de medidas específicas, como, por exemplo, a associação de clonidina para pacientes em uso excessivo de opioides, para evitar os efeitos adversos provocados pela suspensão da medicação, como a síndrome de abstinência.

Outro ponto fundamental consiste na instituição de uma terapia transitória durante a retirada da medicação em uso excessivo, tornando possível que o paciente apresente melhora dos sintomas sem uma drástica piora do quadro clínico. Baseia-se no uso de corticoides como a prednisona, na dose de 60mg/dia, ou a dexametasona, 4 a 12mg/dia, por 3 a 7 dias. Uma segunda alternativa consiste num curso curto diário de triptano, como o naratriptano, na dose de 2,5mg/dia, para os pacientes que não utilizavam essa classe de medicação antes. Um curso curto de anti-inflamatório não esteroide também pode ser tentado, embora essa classe de medicamento seja menos efetiva do que a prednisona como terapia transitória. Medidas estratégicas incluiriam: limitação das medicações analgésicas para uso agudo por não mais do que 10 dias ao mês; instituição de tratamento profilático eficiente e não farmacológico, como perda de peso, exercícios físicos e educação alimentar; acompanhamento psicoterápico dos pacientes com depressão.

O tratamento hospitalar pode ser necessário nos seguintes casos: falha do tratamento ambulatorial, pacientes inseguros quanto ao sucesso do tratamento ambulatorial ou aqueles que apresentam comorbidades sintomáticas ou psiquiátricas significativas.

QUANDO INTERNAR?

No caso específico da migrânea existem três situações em que a hospitalização se torna imprescindível: vômitos profusos – quando se faz necessária reposição hidroeletrolítica por venóclise; estado migranoso – em que o uso de corticosteroide por via parenteral é o tratamento de escolha; infarto migranoso – por se tratar de acidente vascular encefálico.

Além disso, várias outras situações, que denotam uma provável organicidade da cefaleia, merecem ser investigadas, preferencialmente em nível hospitalar (ver Quadro 23.1).

LEITURA RECOMENDADA

Bendtsen L, Jensen R. Tension-type headache. Neurol Clin 2009; 27:525-35.

Bigal ME, Liptona RB. The Epidemiology, burden, and comorbidities of migraine. Neurol Clin 2009; 27:321-34.

Cruccu G, Gronseth G, Alksne J et al. AAN-EFNS guidelines on trigeminal neuralgia management. European Journal of Neurology 2008; 15:1013-28.

Dodick D, Freitag F DO. Evidence-based understanding of medication-overuse headache: clinical implications. Headache 2006; 46 [Suppl 4]:S202-S211.

Farias da Silva W. Manual prático para diagnóstico e tratamento das cefaleias. 2. edição revisada, Rio de Janeiro: Sociedade Brasileira de Cefaleia, 2004.

Farias da Silva W, Costa Neto J, Valença MM. Cefaleia em salvas. Rio de Janeiro: Sociedade Brasileira de Cefaléia, 2004.

Farias da Silva W, Moreira Filho PF. Cefaleia do tipo tensional e outras cefaleias primárias. Rio de Janeiro: Sociedade Brasileira de Cefaléia, 2005.

Farias da Silva W, Sampaio MCF, Costa Neto J, Valença MM, Serva WD. Migrânea. Rio de Janeiro: Sociedade Brasileira de Cefaléia, 2005.

Goadsby PJ, Lipton RB, Ferrari MD. Migraine – current understanding and treatment. N Engl J Med 2002; 346(4):257-68.

Kaniecki R. Headache assessment and management. JAMA 2003; 289(11):1430-3.

Krymchantowski AV, Bordini CA, Bigal ME. As cefaleias na prática médica. São Paulo: Lemos Editora, 2004.

Lipton RB, Hamelsky SW, Bigal ME. Migraine: epidemiology and impact. Continuum Lifelong Learning Neurol 2006; 12(6):17-31.

Matta APC, Moreira Filho PF. Cefaleia do tipo tensional episódica. Avaliação clínica de 50 pacientes. Arq Neuropsiquiatr 2006; 64(1):95-9.

Queiroz LP, Peres MFP, Kowacs F et al. Um estudo epidemiológico nacional da cefaleia no Brasil. Migrâneas Cefaleias 2008; 11:190-6.

Rozen TD. Trigeminal autonomic cephalalgias. Continuum Lifelong Learning Neurol 2006; 12(6):170-93.

Rozen TD. Trigeminal autonomic cephalalgias. Neurol Clin 2009; 27:537-56.

Speciali JG, Farias da Silva W. Cefaléias. 1. ed. São Paulo: Lemos Editorial, 2002.

Silberstein SD, Young WB. Preventive treatment. Continuum Lifelong Learning Neurol 2006; 12(6):106-32.

Silberstein SD. Preventive migraine treatment. Neurol Clin 2009; 27:429-43.

Sheftell FD, Bigal ME. Medication overuse headache. Continuum Lifelong Learning Neurol 2006; 12(6):153-68.

Subcomitê de Classificação das Cefaleias da Sociedade Internacional de Cefaleia. Classificação Internacional das Cefaléias. 2. edição (revista e ampliada). Trad. Sociedade Brasileira de Cefaleia. São Paulo: Alaúde Editorial Ltda., 2006.

Tanuri FC, Sanvito WL. Cefaleia em salvas. Estudo das alterações autonômicas e outras manifestações associadas em 28 casos. Arq Neuropsiquiatr 2004; 62(2-A):297-9.

Tepper SJ. Acute treatment of migraine. Continuum Lifelong Learning Neurol 2006; 12(6):87-105.

Tepper SJ, Spears RC. Acute treatment of migraine. Neurol Clin 2009; 27:417-27.

Young WB, Silberstein SD. Migraine: spectrum of symptons and diagnosis. Continuum Lifelong Learning Neurol 2006; 12(6):67-86.

Tonturas e Síncope

CAPÍTULO 24

Sérgio Murilo Maciel Fernandes Filho
Patrícia Nunes Mesquita

INTRODUÇÃO

A queixa de "tontura" é uma expressão vaga, sendo necessária sua caracterização adequada para melhores abordagem e tratamento. Para isso, tenta-se classificar essa queixa como uma das seguintes quatro síndromes: pré-síncope, uma sensação de desfalecimento causada por perfusão cerebral inadequada; vertigem, definida como ilusão de movimento por distúrbio no sistema vestibular; desequilíbrio, causado por um distúrbio de marcha de origem neurológica; e uma queixa mal definida de "vazio" na cabeça, manifestação comum de ansiedade.

A descrição do paciente é crucial para que seja estabelecida a etiologia da tontura. Segundo um estudo, a história foi mais sensível em identificar vertigem (87%), pré-síncope (74%), desordens psiquiátricas (55%) e desequilíbrio (33%). O exame físico geralmente confirma, mas não estabelece o diagnóstico. Também complica a avaliação o fato de usualmente haver mais de uma causa para a queixa de tontura, sendo desafiante reconhecer a causa dominante sobre a qual se sobrepõem sintomas colaterais ou secundários. Entre os idosos com queixa de tontura, por exemplo, apenas a metade enquadra-se em algum dos subtipos.

Ainda quanto à caracterização, a pré-síncope é diferenciada da síncope pela perda da consciência na segunda, estando ambas associadas a uma diminuição da perfusão cerebral global em detrimento, por exemplo, do acidente isquêmico transitório, no qual a diminuição da perfusão ocorre num território cerebral específico.

A seguir serão abordadas as síncopes e outros diagnósticos diferenciais comuns da queixa de tontura, focando em sua apresentação, diagnóstico e tratamento.

SÍNCOPE

Cerca de 1% a 3% das visitas a serviços de emergência e 6% das internações hospitalares envolvem síncopes e 20% a 50% dos adultos têm pelo menos um episódio de síncope ao longo de suas vidas, chegando a 75% naqueles maiores de 70 anos.

Distinguir inicialmente a síncope da convulsão pode ser difícil. Enquanto a presença de aura antes da crise é típica da convulsão, a síncope pode ser precedida de sudorese e náuseas e desencadeada por dor, exercício, micção ou eventos estressores. Desorientação depois do evento e lentidão em retornar à consciência são sugestivos de crise convulsiva. Quando movimentos rítmicos (clônicos ou mioclônicos) são relatados, convulsão é o diagnóstico usual, embora possa haver movimentos similares em até 15% das síncopes. Lesões em língua e incontinências urinária e fecal também estão associadas ao quadro convulsivo.

CLASSIFICAÇÃO

Os episódios de síncope podem ser classificados segundo quatro mecanismos básicos: mediada por reflexo (36% a 62% dos casos), cardíaca (10% a 30%), ortostática (2% a 24%) e cerebrovascular (cerca de 1%). Ainda assim, 13% a 31% dos casos de síncope permanecem inexplicados a despeito de investigação. As causas de síncope de acordo com a classificação estão descritas no Quadro 24.1.

AVALIAÇÃO INICIAL

Anamnese e exame físico minuciosos são essenciais e levam à identificação da causa de síncope em cerca de 45% dos pacientes.

CAPÍTULO 24 Tonturas e Síncope

Quadro 24.1 Classificação de síncope e suas causas

Causa geral	Subcategoria causal	Entidades nosológicas
Síncope reflexa ou neuralmente mediada	Síncope neurocardiogênica Seio carotídeo Situacional (p. ex., tosse, espirro, defecação, micção, pós-miccional) Neuralgia do trigêmeo e glossofaríngeo	Síncope vasovagal Hipersensibilidade do seio carotídeo Síncope situacional
Cardíaca	Estrutural ou mecânica	Doença vascular, particularmente estenose aórtica ou mitral; síndrome coronariana aguda, hipertensão ou embolia pulmonar, dissecção aguda de aorta; cardiomiopatia hipertrófica; doença pericárdica ou tamponamento cardíaco; mixoma atrial
	Arritmia	Disfunção do nó sinusal; bloqueio de ramo de 2º ou 3º grau; taquicardia ventricular; mau funcionamento de dispositivo implantado (p. ex., marca-passo, cardiodesfibrilador implantável)
Ortostática	Primária	Atrofia de múltiplos sistemas; falência pura autonômica; doença de Parkinson
	Secundária	Depleção de volume; medicações; substâncias ilícitas ou álcool; neuropatia diabética ou amiloide
Cerebrovascular	Vertebrobasilar Síndrome de roubo vascular Convulsão Enxaqueca	Ataque isquêmico transitório Síndrome de roubo da subclávia

Adaptado da American Family Physician (www.aafp.org/afp). Evaluation of syncope, Outubro 2005; 72 (8).

A anamnese permite ao médico definir um evento como síncope e promove a descrição do evento para ajudar no diagnóstico e na formulação do diagnóstico diferencial. Características relevantes da história incluem fatores precipitantes (p. ex., dor e ansiedade), sintomas de esforço ou posturais, situações nas quais os episódios ocorrem (p. ex., pós-miccional), sintomas neurológicos associados, história de doença cardíaca, história de doença psiquiátrica, medicações em uso e história familiar de morte súbita. A história deve incluir uma revisão completa dos sistemas. No exame físico, atenção especial deve ser dada à hipotensão ortostática, medida de pressão arterial nos dois braços, além de sinais neurológicos e cardiovasculares. A pressão arterial deve ser medida após uma posição supina por 5 minutos e seguidamente após levantar, no primeiro e terceiro minutos.

O uso rotineiro de testes laboratoriais (hemograma, eletrólitos, glicemia e função renal) tem baixa acurácia, apresentando valor quando indicados especificamente pela história e o exame físico. Esses testes raramente levam a uma atribuição de causa (em 2% a 3% dos pacientes), e a maioria daqueles com resultados anormais em testes laboratoriais tem mais convulsão do que síncope. Em pacientes idosos, entretanto, recomenda-se a solicitação de enzimas cardíacas para a avaliação da ocorrência de infarto do miocárdio.

O eletrocardiograma, assim como outros exames complementares, é mais bem descrito a seguir.

Papel do eletrocardiograma (ECG)

Deve ser solicitado a todos os pacientes com diagnóstico de síncope. Exame barato e sem riscos, sua importância reside no fato de que, por exemplo, 90% dos pacientes com síncope cardíaca têm alteração no ECG contra 6% daqueles com síncope neuralmente mediada. No Quadro 24.2 encontram-se os achados eletrocardiográficos sugestivos de origem arritmogênica da síncope.

Outros exames

O ecocardiograma é útil naqueles pacientes com história de doença cardíaca prévia ou sinais e/ou sintomas à avaliação, além daqueles com alteração no ECG. Ecocardiogramas raramente revelam anormalidades na função cardíaca não suspeitadas antes (em 5% a 10% dos pacientes) e a descoberta dessas anormalidades não leva necessariamente ao diagnóstico da causa.

O Holter é reservado para aqueles pacientes com alteração no ECG (Quadro 24.2), com doença cardíaca conhecida ou suspeitada, quando a síncope é precedida por palpitações, quando o paciente se encontra deitado ou durante exercícios (após o exercí-

Quadro 24.2 Anormalidades eletrocardiográficas sugestivas de síncope arrítmica

Bloqueio bifascicular (definido como bloqueio de ramo esquerdo ou bloqueio de ramo direito combinado com bloqueio fascicular posterior esquerdo ou anterior esquerdo)
Outras anormalidades de condução intraventricular (QRS de duração ≥ 0,12s)
Bloqueio atrioventricular segundo grau Mobitz tipo I
Bradicardia sinusal assintomática (< 50bpm) ou bloqueio sinoatrial
Complexos QRS pré-excitados
Intervalo QT prolongado
Bloqueio de ramo direito padrão com elevação de ST de V1 a V3 (síndrome de Brugada)
Ondas T negativas nas derivações precordiais direitas, ondas em épsilon e potencial ventricular atrasado sugestivo de displasia arritmogênica do ventrículo direito
Ondas Q sugestivas de infarto do miocárdio

Adaptado da American Family Physician (www.aafp.org/afp). Evaluation of syncope, outubro 2005; 72(8).

cio, pode ser situacional ou por falência autonômica), ou ainda em caso de história familiar de morte súbita. Em alguns casos selecionados pode-se optar pelos gravadores implantáveis.

O eletroencefalograma (EEG) promove o diagnóstico em menos de 2% dos casos de síncope. Quase todos esses pacientes têm sintomas sugestivos de convulsão ou uma história de desordem convulsiva.

Tomografia computadorizada (TC) de crânio promove informação diagnóstica nova em 4% dos casos. Exames de imagem e de avaliação neurológica (TC, ressonância magnética, EEG, ultrassonografia de carótidas) devem ser reservados para pacientes com sinais ou sintomas neurológicos ou após exclusão de outras causas cardíacas ou mediadas por reflexo.

Teste de inclinação (ou *tilt-test*)

O teste de inclinação (ou *tilt-test*) é amplamente utilizado na avaliação de pacientes com síncope inexplicada, sendo particularmente importante naqueles com corações estruturalmente normais, auxiliando o diagnóstico das síncopes neurocardiogênicas ou vasovagais. O paciente deve ser colocado inclinado a 60 graus ou mais na ausência de fármaco provocativo por 45 minutos; deve ser administrado isoproterenol venoso ou dinitrato de isossorbida em baixa dose e o paciente colocado novamente na posição inclinada por 10 minutos. A resposta positiva mais comum ao *tilt-test* em paciente com síncope inexplicada inclui hipotensão súbita, bradicardia ou ambas. Como os sintomas, as respostas hemodinâmicas e a liberação de catecolaminas durante o teste de inclinação são semelhantes aos da síncope vasovagal espontânea, acredita-se que o teste da inclinação provoca síncope vasovagal em pessoas suscetíveis. Entre pacientes com síncope inexplicada, resposta positiva em protocolos com isoproterenol é relatada em aproximadamente 66% dos casos. A especificidade do *tilt-test* atualmente, com estimulação química, aproxima-se de 90%. Importante lembrar que o teste é contraindicado em gestantes, em homens de 45 anos ou mais com teste de estresse (p. ex., ergométrico) positivo e nas mulheres de 55 anos ou mais com teste de estresse positivo.

Síndrome do seio carotídeo

Síndrome do seio carotídeo é uma variante de síncope mediada por reflexo. Deve ser considerada em pacientes com sintomas espontâneos sugestivos de síncope do seio carotídeo (p. ex., síncope ao fazer a barba, enquanto vira a cabeça ou ao usar colar apertado), em pacientes idosos com síncope recorrente ou quedas inexplicadas e investigações neurológicas e cardiovasculares negativas. Nessas ocasiões deve-se indicar a massagem do seio carotídeo.

A massagem do seio carotídeo deve ser realizada com o paciente monitorizado, com avaliação contínua não invasiva de pressão arterial, oxímetro de pulso, eletrocardiógrafo e acesso endovenoso. Inicia-se, por convenção, pela carótida direita com o paciente em posição vertical. Massageia-se a borda superior da cartilagem tireoide no nível do ângulo da mandíbula de maneira firme e longitudinalmente, com aumento gradual de pressão, continuada por 5 segundos. Em momento algum ambas as carótidas devem ser massageadas ao mesmo tempo. Déficit neurológico após massagem carotídea é raro (ocorrendo em 0,28% dos pacientes segundo um grande estudo).

Resultados positivos são considerados caso ocorra bloqueio atrioventricular paroxístico ou assistolia de pelo menos 3 segundos de duração, ou diminuição da pressão arterial sistólica de 50mmHg ou 30mmHg na diastólica em relação ao basal e ocorrência de síncope ou sintomas de pré-síncope.

A massagem está contraindicada em caso de infarto do miocárdio, ataque isquêmico transitório ou acidente vascular encefálico recente (últimos 3 meses), presença de fibrilação ventricular, taquicardia ventricular ou sopro carotídeo.

REAVALIAÇÃO E AVALIAÇÃO PSIQUIÁTRICA

Os passos descritos previamente irão levar ao diagnóstico na maioria dos casos. Em pacientes que persistam sem diagnóstico, toda a abordagem deve ser reavaliada, uma vez que a avaliação tenha sido completada. Consulta adicional com neurologista é necessária caso existam sinais ou sintomas neurológicos sutis. Síncopes de causa indeterminada devem ter seguimento próximo, e deve ser realizada completa reavaliação em caso de recorrências.

Transtorno de ansiedade generalizada, síndrome do pânico e depressão maior podem causar síncope por predispor os pacientes a reações neuralmente mediadas (p. ex., vasovagal). Desmaio é uma manifestação conhecida de transtorno de somatização e, em casos raros, pode representar uma resposta "psicogênica" no teste de inclinação. Uso abusivo e dependência de drogas e álcool podem levar à síncope. Pacientes com síncope em decorrência de distúrbio psiquiátrico são geralmente jovens, sem doença cardíaca e têm frequentemente síncope recorrente.

Hospitalização

Em algumas situações, os pacientes devem ser hospitalizados para uma rápida identificação da causa de síncope ou para tratamento, quando a causa é conhecida. As recomendações para admissão hospitalar são baseadas no potencial de resultados adversos se a avaliação é retardada, embora nenhum estudo tenha focado nesse aspecto. As recomendações para internamento hospitalar estão descritas no Quadro 24.3. Além das indicações descritas, todo paciente idoso com quadro de síncope deve ser internado devido à maior frequência de etiologias mais graves.

Tratamento

O tratamento do paciente com síncope é igual ao daquele com pré-síncope. É direcionado de acordo com a causa de base com o objetivo de prevenir recorrências e, em alguns casos, o óbito.

Quadro 24.3 Indicações de hospitalização em caso síncope

Admitir para diagnóstico	Admitir para tratamento
Doença cardíaca significativa suspeita ou conhecida	Arritmias cardíacas como causa da síncope
Anormalidades eletrocardiográficas sugestivas de síncope arrítmica	Síncope causada por isquemia cardíaca
Ocorrência de síncope durante o exercício	Síncope secundária a doença cardiopulmonar ou cardíaca estrutural
Síncope causando dano severo	Acidente vascular encefálico ou desordem neurológica focal
História familiar de morte súbita	Hipotensão ortostática severa Síncope cardioinibitória neuralmente mediada quando um implante de marca-passo é planejado

Adaptado da American Family Physician (www.aafp.org/afp). Evaluation of syncope, outubro 2005; 72 (8).

Síncope neurocardiogênica (ou vasovagal)

Considerada após ser descartada a síncope situacional, assim como causas cardiovasculares e neurológicas, é usualmente confirmada pela realização do teste de inclinação. O tratamento pode consistir inicialmente em medidas não farmacológicas, como evitar fatores desencadeantes (calor excessivo, álcool, vasodilatadores), realizando nas crises contrações isométricas (cruzar e contrair as pernas, fechar as mãos e contrair os braços) que levam a aumento da pressão arterial, ou ainda aumentar a ingesta regular de água e sal (p. ex., 2 litros de água pela manhã são suficientes para manter a urina clara, ou cerca de 7g de sal por dia).

Em casos de não melhora com medidas não farmacológicas ou de alto risco (lesões ou trabalho de risco), deve-se instituir a terapia farmacológica profilática. Uma das opções é a fludrocortisona (no Brasil, Florinefe®), um mineralocorticoide sintético que atua por meio da expansão volêmica e sensibilização dos alfarreceptores, com a dose variando de 0,05 a 0,2mg/dia, devendo-se manter alerta à possibilidade de hipopotassemia. Outra opção são os vasoconstritores, sendo o mais recomendado a midodrina (não disponível no Brasil), com doses variando de 2,5 a 10mg/dia. Estudos com etilefrina não mostraram melhora em relação ao placebo. Pequenos ensaios sugerem benefício dos inibidores da recaptação de serotonina, como paroxetina (20mg/dia) ou escitalopram (10mg/dia). Betabloqueadores já foram recomendados no passado, mas vários estudos realizados não confirmaram esse benefício. Em casos refratários e associados à bradicardia, a implantação de marca-passo pode ser considerada.

Síncope situacional

O tratamento dessa condição depende da identificação do mecanismo desencadeador (tosse, esforço para defecar, deglutir ou urinar), tentando evitá-lo, além de reassegurar a natureza benigna desse tipo de síncope.

Síndrome do seio carotídeo

A síndrome (ou hipersensibilidade) do seio carotídeo, avaliada conforme descrito anteriormente, pode ter um padrão predominantemente bradicárdico (ou cardioinibitório), vasodepressor ou ambos. Nos casos com componente bradicárdico, a implantação de marca-passo deve ser considerada.

Doença cardiovascular

Nas doenças cardiovasculares causadoras de síncope de origem obstrutiva, geralmente há a necessidade de correção cirúrgica ou atenuação da obstrução. Como exemplo, a substituição de valva aórtica em paciente com estenose aórtica irá aliviar os sintomas, prevenir síncope e prolongar a sobrevida. Obstrução dinâmica ao fluxo resultante de cardiomiopatia hipertrófica é tratada farmacologicamente com betabloqueadores ou bloqueadores do canal de cálcio. Sintomas obstrutivos refratários podem ser tratados com métodos não farmacológicos, como miomectomia ou ablação septal. Nas causas arritmogênicas pode ser necessária a implantação de marca-passo (p. ex., distúrbios de condução) ou mesmo de cardiodesfibrilador implantável (taquicardia ventricular sincopal).

Hipotensão ortostática

O tratamento da causa de base, se distúrbio autonômico secundário, é fundamental. Pode-se ainda aplicar os mesmos princípios não farmacológicos e farmacológicos citados para a síncope neurocardiogênica.

VERTIGEM

Como salientado anteriormente, vertigem é o sintoma predominante que surge a partir de uma assimetria aguda do sistema vestibular. Os pacientes usualmente a interpretam como uma ilusão de movimento, seja movimento próprio, seja movimento do meio ambiente. A percepção mais comum é a de uma sensação de movimento rotacional, usando-se termos como "girar", "inclinação" ou "em movimento". No entanto, nem todos os pacientes descrevem sua vertigem de maneira tão vívida. Tonturas vagas, desequilíbrio ou desorientação podem ser decorrentes de um problema vestibular.

CLASSIFICAÇÃO

O diagnóstico da origem da vertigem inclui causas vestibulares periféricas, vestibulares centrais e outras, conforme descrito no Quadro 24.4. Noventa e três por cento dos pacientes com queixa de vertigem na atenção primária apresentam vertigem posicional paroxística benigna (VPPB), neuronite vestibular aguda ou doença de Menière.

AVALIAÇÃO INICIAL

A qualidade do movimento rotatório de sensações vertiginosas é notoriamente pouco confiável. A falta de movimento rotatório não pode ser usada para excluir a doença vestibular, dada a dificuldade que muitos pacientes têm em colocar sua experiência de tontura em palavras. Por outro lado, alguns pacientes interpretam uma pré-síncope como sensação de giro. O curso do tempo, fatores desencadeantes e fatores agravantes são úteis em estabelecer a causa da vertigem.

Quanto ao tempo de curso, a vertigem nunca é contínua. Mesmo quando a lesão vestibular é permanente, o sistema nervoso central se adapta ao defeito e a vertigem diminui durante várias semanas. Tontura constante durante meses é usualmente psicogênica, não vestibular. Entretanto, o médico deve ter cuidado com o que o paciente classifica como "constante", podendo significar uma vertigem episódica frequente, que pode ser um problema vestibular. Além disso, alguns pacientes com neurite vestibular podem, por exemplo, não ter compensação adequada e apresentar sintomas mais duradouros, como os sedentários ou em imobilidade.

Quanto aos fatores desencadeantes, certos tipos de vertigem ocorrem espontaneamente, enquanto outros são precipitados por algumas manobras. Por exemplo, vertigem posicional e pré-síncope postural são duas condições comuns frequentemente confundidas. A chave para o diagnóstico consiste em determinar se a tontura pode ser provocada por manobras que mudam a posição da cabeça sem levar à diminuição do fluxo cerebral. Entre essas há movimentos como rolar na cama ou dobrar o pescoço para trás para olhar para cima.

Com relação aos fatores agravantes, todas as vertigens são agravadas pelo movimento da cabeça. Esse é um sintoma útil para distinguir vertigem de outras formas de tontura. Se o movimento de cabeça não agravar a sensação, trata-se provavelmente de outro tipo de tontura.

Exame físico

A presença de nistagmo sugere que a tontura é vertiginosa. Nistagmo nem sempre é facilmente visível, embora muitas vezes possa ser provocado por manobras ou eletronistagmografia. O surgimento de alguns batimentos de nistagmo simétricos e bilaterais na horizontal no olhar lateral é normal (nistagmo fisiológico). Nistagmo patológico é assimétrico ou mais pronunciado ou prolongado.

Mudanças posicionais, como flexão, extensão, rotação ou flexão lateral da coluna cervical, podem provocar vertigem e nistagmo em pacientes suscetíveis. A manobra de Dix-Hallpike (Figura 24.1) pode ser o teste mais útil a ser executado em pacientes com vertigem. Tem valor preditivo positivo de 83% e valor preditivo negativo de 52% para o diagnóstico de VPPB. A combinação de um resultado positivo à manobra de Dix-Hallpike e uma história de vertigem ou vômitos sugere VPPB. Se a manobra provoca puramente nistagmo de torção ou vertical, sem um período de latência de pelo menos alguns segundos, e não diminui com manobras repetidas, isso sugere uma causa central para a vertigem.

Os efeitos de lesões do sistema vestibular sobre a estabilidade postural são variáveis, mas pacientes com vertigem costumam ter dificuldade em manter a postura ereta ao caminhar firme, de pé e mesmo sentados sem apoio, particularmente quando os sintomas são agudos.

Quadro 24.4 Diagnóstico diferencial de vertigem

Causa	Descrição
Causas principais	
Labirintite aguda	Inflamação de órgãos labirínticos causada por infecção viral ou bacteriana
Neuronite vestibular aguda (neuronite vestibular)	Inflamação do nervo vestibular, usualmente causada por infecção viral
Vertigem posicional paroxística benigna (vertigem posicional benigna)	Episódios transitórios de vertigem causados por estimulação de órgãos sensitivos vestibulares pelos canalículos; afeta pacientes idosos e de meia-idade; afeta duas vezes mais mulheres que homens
Colesteatoma	Lesão semelhante a cisto preenchida com debris de queratina, mais frequentemente envolvendo orelha média e mastoide
Herpes zoster auditivo (síndrome de Ramsay-Hunt)	Erupção vesicular afetando a orelha, causada por reativação do vírus da varicela zoster
Doença de Ménière (síndrome de Ménière, hidropisia endolinfática)	Episódios recorrentes de vertigem, perda da audição, zumbido, plenitude aural causada por aumento do volume da endolinfa nos canais semicirculares
Otoesclerose	Endurecimento ou espessamento da membrana timpânica causado pela idade ou infecções recorrentes no ouvido
Fístula perilinfática	Abertura entre a orelha média e a interna frequentemente causada por trauma ou tensão excessiva
Causas centrais	
Tumor de ângulo cerebelopontino	Schwanoma vestibular (isto é, neuroma do acústico), assim como ependimoma infratentorial, glioma cerebral, meduloblastoma ou neurofibromatose
Doença cerebrovascular (como ataque isquêmico transitório ou acidente vascular encefálico)	Oclusão arterial causando isquemia cerebral ou infarto, especialmente se afetar o sistema vertebrobasilar
Migrânea	Cefaleias episódicas, usualmente unilaterais, acompanhadas por outros sintomas, como náusea, vômito, fotofobia ou fonofobia; pode ser precedida por aura
Esclerose múltipla	Desmielinização da substância branca do sistema nervoso central
Outras causas	
Vertigem central	Vertigem desencadeada por movimentos de entrada somatossensoriais da cabeça e do pescoço
Vertigem induzida por medicamento	Reação adversa a medicações
Psicológica	Humor, ansiedade, somatização, personalidade ou desordens abusivas do álcool

Adaptado da American Family Physician (www.aafp.org/afp), janeiro 2006; 77 (2).

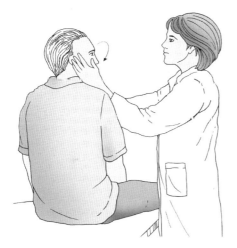
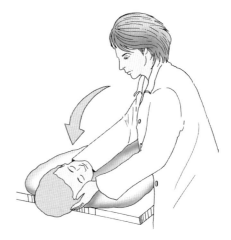

Figura 24.1 Para realizar a manobra de Dix-Hallpike, o paciente senta-se inicialmente. O examinador deverá alertar o paciente que a manobra pode causar vertigem. O examinador vira a cabeça do paciente 30 a 45 graus para o lado a ser testado. O paciente mantém os olhos abertos e focalizado nos olhos ou na testa do examinador. Então, enquanto o examinador segura a cabeça do paciente, este é deitado rapidamente (dentro de 2 segundos), permitindo um pouco de hiperextensão do pescoço e mantendo a cabeça fora da borda da mesa de exames 20 a 30 graus abaixo da horizontal. Depois de 2 a 20 segundos de um período de latência, o início de nistagmo de rotação ou nistagmo horizontal indica um teste positivo para VPPB. O episódio pode durar de 20 a 40 segundos. O nistagmo muda de direção quando o paciente senta-se novamente.
(Adaptada da American Family Physician [www.aafp.org/afp] 2006; 77 [2]).

Sintomas de envolvimento auditivo são muito sugestivos de causa periférica para a vertigem, embora sua ausência não exclua o diagnóstico. O médico deve perguntar se houve alguma perda auditiva, sua duração e progressão, se os sintomas são unilaterais ou bilaterais, e sintomas que acompanham, como corrimento ou drenagem do ouvido, zumbido ou história de otite.

Perda auditiva subclínica pode ser detectada com razoável sensibilidade no consultório, segurando os dedos a alguns centímetros de distância da orelha do paciente e esfregando-os suavemente, ou pedindo ao paciente para repetir alguns números ou palavras sussurradas em seu ouvido. A audiometria é mais sensível para essa avaliação.

Exame neurológico

A presença de sinais neurológicos adicionais sugere fortemente uma lesão vestibular central. Sintomas como marcha cambaleante ou atáxica, vômitos, cefaleia, visão dupla, perda visual, fala arrastada, dormência da face ou do corpo, fraqueza ou falta de coordenação devem ser pesquisados no paciente. Já o sinal de Romberg, apesar de consistente com alteração vestibular ou na propriocepção, tem uma sensibilidade de apenas 19% para distúrbios vestibulares periféricos.

Um exame neurológico cuidadoso deve ser realizado para avaliar anormalidades de nervos cranianos, mudanças sensoriais ou motoras, dismetria ou reflexos anormais. Entretanto, a falta de um achado neurológico não exclui um processo central.

Testes diagnósticos

Testes laboratoriais como hemograma, eletrólitos, glicemia, função tireoidiana e fator reumatoide identificam a etiologia da vertigem em menos de 1% dos pacientes com tontura. Devem ser solicitados quando o paciente com vertigem apresenta sinais e sintomas que sugerem a presença de outras condições. Pacientes idosos podem se beneficiar de um ECG, tendo em vista as inúmeras apresentações atípicas da isquemia coronariana.

Audiometria é importante para a identificação de déficit auditivo sensorioneural de baixa frequência no paciente com suspeita de doença de Ménière. Eletronistagmografia e videonistagmografia podem ser utilizadas para avaliação de distúrbios vestibulares.

Exames de imagem

Exames de neuroimagem devem ser solicitados aos pacientes com sinais ou sintomas neurológicos, fatores de risco para doença cerebrovascular ou perda auditiva unilateral progressiva. Anormalidades podem ser encontradas em até 40% dos pacientes com vertigem e sinais neurológicos e em 25% daqueles em risco para doença cerebrovascular. A ressonância magnética é superior à TC, tendo em vista uma melhor visualização da fossa posterior, sendo o contraste (gadolínio) indicado para melhor visualização de neuromas do acústico.

ENCAMINHAMENTO AO ESPECIALISTA

Nem todos os pacientes com vertigem devem ser referenciados a um especialista. O encaminhamento adequado (otorrinolaringologista, cirurgião de cabeça e pescoço, neurologista, neurocirurgião) deve ser considerado se o diagnóstico de vertigem não está claro ou se o paciente tem um problema médico que exija mais cuidados de especialistas.

TRATAMENTO

O manejo adequado da vertigem exige o diagnóstico correto. Isso inclui a identificação da vertigem como um problema do sistema vestibular e, em seguida, a determinação do local e da origem do problema. Tem como principais fundamentos o uso de medicações e a terapia de reabilitação, além dos tratamentos específicos de acordo com a causa.

Medicações

Medicamentos para suprimir os sintomas vestibulares são muito utilizados para alívio dos episódios agudos de vertigem que durem pelo menos algumas horas ou dias. Esses fármacos não são úteis para VPPB, visto que as crises duram, geralmente, menos de 1 minuto. Quatro classes gerais de medicamentos podem ser utilizadas para suprimir o sistema vestibular. Os anti-histamínicos (p. ex., meclizina, 12,5 a 50mg, oral a cada 4 a 8 horas, e dimenidrato, Dramin®, 25 a 100mg, oral, intramuscular ou venoso, a cada 4 a 8 horas) são os fármacos de escolha na maioria dos pacientes. As fenotiazinas antieméticas (p. ex., prometazina, Fenergan®, 12,5 a 25mg, oral, intramuscular ou retal, a cada 4 a 12 horas) são mais sedativas e usualmente reservadas para casos de vômitos intensos. Os benzodiazepínicos (p. ex., diazepam, 2 a 10mg, oral ou endovenoso, a cada 4 a 8 horas) são também sedativos e normalmente usados em pacientes com contraindicação aos anti-histamínicos anticolinérgicos, como aqueles que apresentam glaucoma e prostatismo. Meclizina é o agente de escolha na gravidez.

Exercícios de reabilitação vestibular

Após estabilização aguda do paciente com vertigem, o uso de medicações supressoras vestibulares deve ser minimizado para facilitar a adaptação do cérebro às novas informações ao sistema vestibular. É necessário que o paciente reexperimente a vertigem para que o cérebro possa se adaptar ao novo basal de função vestibular. Esses exercícios treinam o uso de informações visuais e proprioceptivas para manutenção do equilíbrio e da marcha.

Tratamentos específicos

Na doença de Ménière (ou hidropisia endolinfática), o tratamento visa diminuir a pressão endolinfática. A combinação de dieta com pouco sal (menos de 1 a 2g de sal por dia) e diurético (mais comumente a combinação de hidroclorotiazida com triantereno) geralmente reduz a vertigem, tendo menos efeito em caso de perda auditiva e no zumbido. Em alguns casos, intervenção cirúrgica descompressiva pode ser considerada.

Na neurite vestibular e na labirintite, geralmente associadas a quadros infecciosos pós-virais, o tratamento focaliza o uso de medicação na fase aguda, seguido de reabilitação vestibular, iniciada duas vezes ao dia tão logo seja tolerada. Um curso de 10 dias de corticosteroide (prednisona 60mg dia nos primeiros 5 dias, seguido de diminuição progressiva) na neurite vestibular pode acelerar a recuperação.

Na VPPB, encontra-se a vertigem por debris de cálcio (canalitíase) nos canais semicirculares, usualmente no canal posterior. Medicações geralmente não são recomendadas, e o tratamento usualmente consiste em manobras para colocar os depósitos de cálcio de volta no vestíbulo. A manobra de Epley, por exemplo, tem taxas de sucesso que variam de 50% a 90%, podendo chegar a 100% em tratamentos repetidos. O paciente é aconselhado, embora isso não seja regra, a manter-se de pé no dia subsequente à manobra, a qual é contraindicada em casos de estenose carotídea grave, doença cardíaca instável e grave doença cervical, como espondilose com mielopatia. Ilustrações e vídeos mostrando como realizar a manobra de Epley, assim como a Epley modificada (em domicílio), são facilmente encontrados na internet.

DESEQUILÍBRIO

O desequilíbrio é uma sensação que ocorre principalmente ao andar. Tontura crônica ou desequilíbrio pode causar prejuízo significativo de funcionamento físico e social, principalmente em idosos.

Desequilíbrio pode resultar de neuropatia periférica, um distúrbio osteomuscular que interfere com a marcha, distúrbio vestibular e/ou espondilose cervical. Pacientes com doença de Parkinson frequentemente sofrem de desequilíbrio e estão sujeitos a hipotensão postural, bem como ao desequilíbrio. Espondilose cervical pode estar associada à tontura, que aparentemente está relacionada com um distúrbio no controle postural, embora essa não seja uma causa universalmente aceita de tontura. A deficiência visual, seja de doença ocular de base ou de fraca iluminação, geralmente exacerba a sensação de desequilíbrio.

O médico deve inquirir sobre os sintomas de distúrbios neurológicos e de marcha, especialmente aquelas sugestivas de parkinsonismo ou neuropatia periférica.

TONTURA NÃO ESPECÍFICA

Tontura não específica é aquela que frequentemente o paciente tem dificuldade em definir. Ele ou ela pode simplesmente insistir: "Eu estou tonto." Os pacientes podem também descrever uma sensação de desmaio ou rotação.

Desordens psiquiátricas podem ser a causa primária de tontura não específica em alguns casos. Segundo um estudo, um quarto dessas pessoas sofria de depressão grave, um quarto tinha ansiedade generalizada ou transtorno do pânico e o restante, transtorno de somatização, dependência de álcool e/ou transtorno de personalidade. Outras séries relataram taxas mais elevadas de transtorno do pânico. Doenças mal definidas, como fibromialgia, também têm sido associadas à tontura e à vertigem.

Pacientes que têm uma causa principal de tontura que não psiquiátrica também podem apresentar um distúrbio psiquiátrico como fator contribuinte.

Tontura não específica é comumente relacionada com a hiperventilação. Tontura que acompanha a hiperventilação, ansiedade ou depressão muitas vezes se acumula gradualmente, aumenta e diminui ao longo de um período de 20 minutos ou mais, e gradativamente se resolve. Não pode haver sensação de "fome de ar", já que esses pacientes apresentam apenas hiperventilação de grau leve. Isso geralmente ocorre em ambientes que são pelo menos levemente estressantes.

Versões menos intensas de pré-sincope ou vertigem podem ser experimentadas pelo paciente com uma tontura não específica. Tontura inespecífica (bem como vertigem) pode seguir traumatismo craniano ou lesões cervicais. Episódios de hipoglicemia podem também produzir uma sensação de tontura inespecífica como principal sintoma. Além disso, os pacientes devem ser questionados sobre os medicamentos, principalmente antidepressivos e anticolinérgicos, tendo em vista que uma variedade de medicamentos produz tontura como efeito colateral ou como um sintoma da retirada abrupta do fármaco.

Não há sinais físicos que estabeleçam o diagnóstico da tontura inespecífica. A maioria dos pacientes é saudável, jovem, sem doença detectável envolvendo os sistemas neurológico, cardiovascular ou otorrinolaringológico. Hiperventilação intencional é uma maneira de confirmar o diagnóstico. O paciente é orientado a hiperventilar até que ele ou ela fique tonto; em seguida, tenta-se identificar ou não se a tontura imita os sintomas que ocorrem espontaneamente. Em caso afirmativo, o paciente estará convencido, assim como o médico, de que a hiperventilação é a etiologia. No entanto, o examinador deve observar os olhos do paciente para ver se há nistagmo, uma vez que algumas lesões vestibulares patológicas são agravadas ou desmascaradas pela hiperventilação. Se o nistagmo é observado, o diagnóstico é de lesão vestibular, não pela hiperventilação.

A reprodução dos sintomas por hiperventilação muitas vezes tranquiliza o paciente e é, por si só, terapêutica. É possível que os indivíduos, ao aprender a respirar mais profundamente e pelo nariz, limitem a hiperventilação. Se o paciente entender que deve transcorrer certo número de minutos antes que os sintomas desapareçam, ele pode espontaneamente abortar seus próprios ataques. Tratamento de ansiedade ou depressão com farmacoterapia deve ser baseado nos sintomas dessas doenças, e não necessariamente na presença de tontura não específica.

Leitura Recomendada

Baloh RW. Vestibular Neuritis. N Eng J Med 2003; 348:1027-32.

Branch WT, Barton J. Approach to the patient with dizziness. In: Basow DS (ed.) UpToDate. UpToDate, Waltham, EUA, 2010.

Furman JM, Whitney SL. Illustrative cases. Neurol Clin 2005; 23:919-33.

Furman JM. Vestibular neuritis. In: Basow DS (ed.). UpToDate, UpToDate, Waltham, EUA, 2010.

Grubb BP. Neurocardiogenic syncope. N Eng J Med 2005; 352:1004-10.

Kapoor WN. Primary care: syncope. N Eng J Med 2000; 343:1856-62.

Kerzner R. Tonteira, síncope e hipotensão ortostática. In: Moylan KC (ed.). The Washington manual série consultas geriatria. Rio de Janeiro: Guanabara Koogan, 2006:48-55.

Labuguen RH. Initial evaluation of vertigo. Am Fam Physician 2006; 73:244-51.

Miller TH, Kruse JE. Evaluation of syncope. Am Fam Physician 2005; 72(8):1492-500.

Olshansky B. Evaluation of syncope in adults. In: Basow DS (ed.) UpToDate, UpToDate ,Waltham, EUA, 2010.

Olshansky B. Management of the patient with syncope. In: Basow DS (ed.) UpToDate . UpToDate, Waltham, EUA, 2010.

Schondorf R, Shen WK. Syncope: case studies. Neurol Clin 2006; 24:215-31.

Swartz R, Longwell P. Treatment of vertigo. Am Fam Physician 2005; 71(6):1115-22.

Weimer LH. Syncope and orthostatic intolerance for the primary care physician. Primary Care 2004; 31:175-99.

Dispneia

CAPÍTULO 25

Thiago Christiano de Albuquerque Gomes
Lucas Rampazzo Diniz

INTRODUÇÃO

A dispneia, um sintoma frequente em consultas ambulatoriais ou de emergência, é definida como a sensação subjetiva de dificuldade para a realização dos ciclos respiratórios. Assim como a sensação de dor, sua percepção é individual, sendo referida de diferentes maneiras: falta de ar, cansaço, incapacidade de inspiração, sufocamento ou opressão torácica.

Embora normalmente relacionada a doenças cardiorrespiratórias, pode ser manifestação de doenças neuromusculares (síndrome de Guillain-Barré, miastenia grave), osteomusculares (cifoescoliose), ou ser decorrente de causas sistêmicas (acidose metabólica, sepse, hipo ou hipertireoidismo, anemia). As principais causas de dispneia estão descritas no Quadro 25.1.

ANAMNESE

Durante a anamnese, é importante abordar a forma de surgimento da dispneia, sua duração, frequência, relação com esforços físicos, fatores precipitantes, agravantes ou atenuantes (horário do dia, contato com substâncias, resposta a broncodilatadores ou corticoide), sintomas associados, respiratórios (chiado, tosse, expectoração, hemoptoicos, congestão nasal, gotejamento pós-nasal) ou sistêmicos (febre, dor torácica, palpitação, síncope). A relação com o decúbito ou a frequência de sua ocorrência também pode contribuir para a investigação diagnóstica:

- **Ortopneia:** dispneia relacionada ao decúbito (insuficiência cardíaca congestiva [ICC], paralisia diafragmática bilateral, apneia obstrutiva do sono, refluxo gastroesofágico).
- **Trepopneia:** dispneia ao decúbito lateral, com preferência por decúbito do lado acometido (tumor em brônquio principal, efusão pleural unilateral, pneumectomia).
- **Platipneia:** dispneia relacionada à posição ortostática (síndrome hepatopulmonar).
- **Dispneia paroxística noturna (DPN):** despertares durante o sono devido a episódios de dispneia (relação com ICC).
- **Dispneia de caráter intermitente:** asma, ICC.
- **Dispneia de caráter persistente ou progressivo:** doença pulmonar obstrutiva crônica (DPOC), fibrose pulmonar, hipertensão pulmonar.
- **Dispneia noturna:** asma, doença do refluxo gastroesofágico (DRGE), ICC.

Com relação aos antecedentes pessoais, é importante abordar:

- Tabagismo: duração e intensidade.
- Exposição ocupacional ou ambiental.
- Doenças pulmonares prévias, como tuberculose, asma ou infecções respiratórias recorrentes.
- Passado de intubação orotraqueal ou traqueostomia.
- Fatores de risco para doença cardiovascular, como hipertensão, diabetes, dislipidemia, sedentarismo, obesidade.

Na tentativa de mensurar objetivamente a dispneia, uma classificação criada pelo Medical Research Council (conselho de pesquisa médico – órgão britânico) relaciona a queixa com a capacidade de realizar atividades físicas, sendo útil na avaliação da progressão da doença e da resposta à terapêutica empregada (Quadro 25.2).

Quadro 25.1 Causas de dispneia

Causas	Quadros agudos	Quadros crônicos
Pulmonares		
Doenças pulmonares obstrutivas	Asma DPOC Bronquite	Asma DPOC Estenose de vias aéreas
Doenças pulmonares restritivas	Pneumotórax Hemotórax	Doença pulmonar intersticial Pneumoconioses Derrame pleural Neoplasias
Inflamatórias	Pneumonias Tuberculose Vasculites	Tuberculose Vasculites
Vasculares	TEP	Hipertensão arterial pulmonar Síndrome hepatopulmonar *Shunts* intrapulmonares
Extrapulmonares		
Cardíacas	Edema agudo de pulmão DAC Arritmias	ICC DAC Pericardiopatias Valvulopatias
Causas obstrutivas	Obstrução por corpo estranho Edema de glote	Estenose traqueal ou laríngea
Causas restritivas	Doenças neuromusculares (síndrome de Guillain-Barré, miastenia grave) Paralisia diafragmática	Obesidade Cifoescoliose Doenças neuromusculares Paralisia diafragmática
Outras	Hipoxemia anóxica Psicogênicas Acidose metabólica Intoxicação por monóxido de carbono Perda sanguínea aguda (hemorragia, hemólise) Trauma	Anemia crônica extrema Gestação de terceiro trimestre Doenças tireoidianas Ascite volumosa

DPOC: doença pulmonar obstrutiva crônica; TEP: tromboembolismo pulmonar; HAP: hipertensão arterial pulmonar; ICC: insuficiência cardíaca congestiva; DAC: doença arterial coronariana.

Quadro 25.2 Classificação da dispneia pelo Medical Research Council

Grau da dispneia	Esforço físico
0	Dispneia a esforços extremos, como correr e subir escadas íngremes
1	Dispneia ao andar depressa ou subidas leves
2	Dispneia ao caminhar normalmente
3	Dispneia ao caminhar menos de 100 metros
4	Dispneia para atividades habituais (tomar banho ou trocar de roupa)

EXAME FÍSICO

Durante o exame físico é importante avaliar a presença da dispneia e sua intensidade, alterações em sinais vitais (temperatura, frequências cardíaca e respiratória, pressão arterial) e, quando possível, oximetria de pulso.

No exame físico geral, pesquisam-se palidez cutaneomucosa, estado nutricional, cianose, baqueteamento digital, edema em extremidades, deformidades da caixa torácica, presença de tiragens, uso de musculatura acessória, batimento de asa de nariz e presença de respiração paradoxal, tumorações no pescoço, desvio traqueal e estase jugular.

CAPÍTULO 25 Dispneia

Na ausculta cardiorrespiratória deve ser considerada a presença de estridor, sibilos, estertores (grossos e finos), sopros ou ritmos de galope com presença de bulhas cardíacas acessórias. A percussão é utilizada quando se suspeita de preenchimento do espaço aéreo ou espaço pleural por meios não fisiológicos (pneumotórax, derrame pleural).

EXAMES COMPLEMENTARES

Após anamnese e exame físico detalhados, a investigação será complementada por exames laboratoriais e de imagem, direcionados conforme a suspeita clínica:

- **Hemograma:** anemia pode ser isoladamente causa de dispneia, além de estar inserida no contexto de uma doença inflamatória, infecciosa ou neoplásica, principalmente se associada a aumento da velocidade de hemossedimentação (VHS). No outro extremo, a presença de policitemia sugere hipoxemia crônica (DPOC e fibrose pulmonar severa).
- **Gasometria arterial:** indicada em pacientes mais sintomáticos, sendo importante na avaliação de gravidade e diagnóstico de insuficiência respiratória.
- **Peptídeo natriurético cerebral (BNP):** útil no diagnóstico diferencial de dispneia em pacientes com suspeita de descompensação aguda de ICC, principalmente em unidades de emergência. Dosagens > 400pg/mL são bastante sugestivas, enquanto valores < 100pg/mL apresentam elevado valor preditivo negativo para ICC como causa de dispneia.
- **Marcadores de isquemia miocárdica – mioglobina, creatinofosfoquinase (CPK) e sua fração MB (CK-MB) e troponinas:** alterados na suspeita de síndrome coronariana aguda.
- **D-dímero:** utilizado na investigação de possível tromboembolismo venoso (TEV) ou pulmonar (TEP). Dosagem < 500ng/mL tem elevado valor preditivo negativo, sendo útil para a exclusão do diagnóstico, principalmente no paciente jovem com quadro agudo de dispneia, em que pese embolia pulmonar como suspeita clínica maior e que não apresente outras comorbidades. Valores elevados, como achado isolado, são pouco específicos, pois estão presentes na gravidez, em neoplasias, após cirurgias ou no infarto do miocárdio.
- **Radiografia de tórax:** exame essencial na abordagem inicial de pacientes com dispneia, independente da suspeita clínica. Alterações podem ser percebidas em diversas patologias que levam à dispneia, como pneumonias (áreas de hipotransparência), derrames pleurais (hipotransparência em seios costofrênicos), asma e DPOC (hiperinsuflação), pneumotórax (hipertransparência, desvio de mediastino contralateral), ICC (hipotransparência bilateral, aumento de área cardíaca), doenças pulmonares intersticiais (presenças de áreas de fibrose), paralisia diafragmática (elevação da hemicúpula), TEP (áreas hipovasculares, opacidade triangular com base pleural).
- **Ultrassonografia de tórax:** útil na confirmação de derrame pleural, fornecendo informações relevantes, como volume estimado, características do líquido (presença de debris) e espessamento ou septações da pleura.
- **Tomografia de tórax:** promove melhor visualização de estruturas torácicas, complementando alterações evidenciadas na radiografia. Essencial em caso de suspeita de doenças intersticiais, neoplasias e TEP.
- **Cintilografia pulmonar ventilação-perfusão:** utilizada para diagnóstico de TEP, principalmente em caso de impossibilidade ou contraindicação de tomografia de tórax. O exame normal torna o diagnóstico de TEP improvável. Um resultado de alta probabilidade na cintilografia, em conjunto com alta probabilidade clínica, apresenta elevado valor preditivo positivo.
- **Espirometria:** contribui na diferenciação entre as doenças pulmonares relacionadas a distúrbio ventilatório obstrutivo (DPOC, asma, bronquiectasias) e as relacionadas a distúrbio ventilatório restritivo (doença intersticial pulmonar, fibrose, neoplasias, alterações na parede torácica ou neuromusculares, obesidade). No distúrbio obstrutivo há diminuição do volume expiratório forçado no primeiro segundo (VEF1) e da relação desse volume com a capacidade vital forçada (CVF), relação conhecida como índice de Tiffenau e calculada da seguinte maneira: VEF1/CVF. Nos quadros obstrutivos, esse índice será menor do que 0,7, enquanto nos quadros restritivos haverá diminuição global de todos os parâmetros avaliados, ocorrendo a preservação da relação VEF1/CVF.
- **Eletrocardiograma:** rotina nos casos de suspeita de dispneia de origem cardíaca, avaliando alterações de ritmo e sinais de aumento de câmaras cardíacas e de isquemia.
- **Ecocardiograma (ETT):** fornece informações importantes, como o tamanho das câmaras cardíacas, a função e anatomia ventricular e valvular, a presença de efusões pericárdicas e alterações na pressão de artéria pulmonar.
- **Teste ergométrico e/ou cintilografia miocárdica:** investigação de doença arterial coronariana.

No Quadro 25.3 encontram-se as causas mais comuns de dispneia e suas principais características.

Quadro 25.3 Diagnósticos diferenciais possíveis a partir dos exames clínico e radiográfico

Etiologia	Achados de anamnese	Achados de exame físico	Radiografia torácica
DPOC	Dispneia aos esforços, tosse crônica, chiado, tabagismo	Sibilos, tórax em barril, diminuição do murmúrio vesicular, aumento de fase expiratória	Hiperinsuflação pulmonar
Asma	Dispneia intermitente; atopia, sintomas na infância, alívio com beta-agonistas ou corticoides	Sibilos, diminuição do murmúrio vesicular, aumento da fase expiratória	Hiperinsuflação pulmonar
Pneumonia	Febre, tosse, expectoração purulenta	Febre, roncos e estertores à ausculta, aumento do frêmito toracovocal	Hipotransparência pulmonar
Tuberculose	Febre vespertina, sudorese, perda de peso, tosse produtiva, hemoptoicos	Febre, roncos e estertores à ausculta	Hipotransparência pulmonar, cavitações
TEP	Dor torácica ventilatório-dependente, dor ou edema em MMII, fatores de risco associados	Estertores finos ou atrito pleural à ausculta, edema unilateral em MMII, dor à palpação em MMII	Normal ou presença de áreas de atelectasia, hipotransparência periférica em cunha (giba de Hampton), oligoemia regional (sinal de Westermark), aumento do tronco da artéria pulmonar
Pneumotórax	Dor torácica ventilatório-dependente	Hiper-ressonância unilateral, ausência de murmúrio vesicular, desvio traqueal	Ar no espaço pleural, pulmão colapsado, desvio do mediastino
Obstrução mecânica de vias aéreas superiores	História de engasgo, disfagia	Estridor, sibilos	Hiperinsuflação
Doença pulmonar intersticial	Dispneia de progressão gradual, história de exposição ambiental ou ocupacional	Estertores finos, baqueteamento digital	Diminuição de volumes pulmonares, sinais de fibrose pulmonar, alteração em interstício
Neoplasias	Tosse, hemoptise, fadiga, febre, perda de peso	Diminuição de sons pulmonares	Nódulo ou massa, adenopatia hilar
Insuficiência cardíaca congestiva	Dor torácica, ortopneia, DPN, edema periférico, palpitações, dispneia de esforço	Cianose, estertores, estase jugular, 3ª e 4ª bulhas, refluxo hepatojugular, hipertensão	Cardiomegalia, edema intersticial
Psicogênica: hiperventilação, síndrome do pânico	Transtornos ansiosos, personalidade neurótica	Sem alterações	Sem alterações
Anemia	Fadiga, dispneia ao esforço	Taquicardia, palidez cutaneomucosa	Sem alterações

MMII: membros inferiores.
DPN: dispneia paroxística noturna.

ACOMPANHAMENTO

Na prática ambulatorial, as principais causas de dispneia são pulmonares (obstrutivas) e cardiovasculares. Como a dispneia é uma queixa e um sinal ao exame clínico e não um diagnóstico, o tratamento deve ser direcionado para a causa básica.

Deve-se estar atento aos quadros que necessitarão de acompanhamento em nível hospitalar ou de emergência:

- **Sinais da síndrome da resposta inflamatória sistêmica (SRIS):** alteração da temperatura corporal, da frequência cardíaca ou respiratória ou do leucograma.
- **Indícios de má perfusão periférica:** hipotensão, dor torácica anginosa, alteração de níveis de consciência.
- **Sinais de alerta:** desvio da traqueia, cianose, presença de estridor, retrações ou ausência de murmúrio vesicular à ausculta, gasometria com sinais de falência respiratória.

Quadro 25.4 Broncodilatadores orais e inalados e corticoides inalados

Fármaco	Nome comercial/apresentação	Posologia
Broncodilatadores orais		
Cloridrato de bambuterol	Bambair® Bambec® Solução oral 1mg/mL (frasco 100mL)	10 a 20mg/dia
Fenoterol	Berotec® Xarope adulto: 5mg/10mL Xarope pediátrico: 2,5mg/10mL	5 a 10mL, a cada 8 horas
Salbutamol	Aerolin® Aerojet® Xarope: 2mg/5mL Comprimido: 2 ou 4mg	Xarope 2mg/5mL: 5 a 10mL a cada 4 ou 6 horas Comprimido: 2 a 4mg a cada 4 ou 6 horas
Aminofilina	Aminofilina® Comprimido: 100 e 200mg	12 a 15mg/kg/dia, a cada 8 horas
Bamifilina	Bamifix® Drágeas: 300 e 600mg	600 a 900mg, a cada 12 horas
Teofilina	Teolong®, Talofilina®, Teofilina Bermácia Retard®: cápsulas 100, 200 e 300mg Teolong Xarope®, solução de teofilina Bermácia®: xarope 100mg/15mL	10 a 13mg/kg/dia para não fumantes e 15 a 20mg/kg/dia para fumantes, a cada 12 horas
Broncodilatadores inalados de ação curta		
Brometo de ipratrópio	Atrovent® Spray (20µg/puff) Solução para nebulização 0,025% (250µg/mL)	2 puffs, 4×/dia Nebulizar com 40 gotas (2mL/0,5mg) diluídas em 3mL de SF 0,9% 4×/dia
Fenoterol	Berotec® Spray (100µg/puff) Solução para nebulização: 5mg/mL (20gts = 5mg)	1 a 2 puffs a cada 6 horas
Salbutamol	Aerojet® e Aerolin®: spray (100µg/puff) Butovent Pulvinal®: 200µg/dose Aerolin®: solução para nebulização 5mg/mL (0,5%)	Doses usuais: 2 puffs a cada 4 ou 6 horas Doses nas crises: 4 a 8 puffs a cada 15 minutos Butovent pulvinal®: 1 a 2 inalações a cada 6 horas Nebulizar com 10 a 20 gotas a cada 4 ou 8 horas Doses nas crises: 10 a 20 gotas a cada 15 a 20 minutos na primeira hora. A seguir, a cada 1 a 4 horas
Fenoterol + brometo de ipratrópio	Duovent®: spray (100µg de fenoterol/40µg de brometo de ipratrópio/puff)	1 a 2 puffs a cada 6 horas
Salbutamol + brometo de ipratrópio	Combivent®: spray (100µg de salbutamol/ 20µg de brometo ipratrópio/puff)	2 puffs a cada 6 horas
Broncodilatadores inalados de ação prolongada		
Brometo de tiotrópio	Spiriva Respimat®: 2,5µg de tiotrópio/puff	Spiriva Respimat®: 2 puffs (um seguido do outro) uma vez ao dia
Formoterol	Fluir®, Foradil®, Formocaps®: cápsulas 12µg Oxis Turbuhaler®: 6µg e 12µg	1 aplicação a cada 12 horas

(Continua)

Quadro 25.4 Broncodilatadores orais e inalados e corticoides inalados (*continuação*)

Fármaco	Nome comercial/apresentação	Posologia
Salmeterol	Serevent Spray®: 25µg/*puff* Serevent Diskus®: 50µg/dose inalada	Serevent Spray®: 2 *puffs* a cada 12 horas Serevent Diskus®: 1 aplicação a cada 12 horas
Broncodilatadores inalados + corticoides inalados		
Formoterol + budesonida	Foraseq 12/200® e 12/400®: 12µg de formoterol e 200µg ou 400µg de budesonida por cápsula inalada Symbicort 6/100®, 6/200® e 12/400®: 6µg ou 12µg de formoterol e 100µg, 200µg ou 400µg de budesonida por dose inalada Alenia 6/100®, 6/200® e 12/400®: 6µg ou 12µg de formoterol e 100µg, 200µg ou 400µg de budesonida por cápsula inalada Vannair 6/100µg®: 6µg de formoterol e 100µg de budesonida por dose inalada	Foraseq 12/200 e 12/400: 1 cápsula de cada tipo a cada 12 horas Symbicort 6/100, 6/200:1 a 2 aplicações a cada 12 horas Symbicort 12/400: 1 aplicação 1 ou 2× ao dia Alenia 6/100, 6/200: 1 a 2 cápsulas a cada 12 horas Alenia 12/400: Aspirar 1 cápsula a cada 12 horas Vannair 6/100: 2 inalações 1 ou 2× ao dia
Salmeterol + fluticasona	Seretide Diskus (aplicador de pó seco para inalação) 50/100®, 50/250® e 50/500®: 50µg de salmeterol e 100µg, 250µg ou 500µg de fluticasona por dose inalada Seretide Spray 25/50®, 25/125® e 25/250® (120 doses): 25µg de salmeterol e 50µg, 125µg e 250µg de fluticasona por dose inalada	Seretide Diskus: 1 aplicação a cada 12 horas Seretide Spray: 2 *puffs* a cada 12 horas
Corticoides inalados		
Budesonida	Busonid Aerossol e Budiair®: *spray* 50 e 200µg/*puff* Busonid Caps®: 200 ou 400µg/dose de pó para inalação Pulmicort®: 100 ou 200µg por dose de pó para inalação 250 e 500µg/mL, solução para nebulização Miflonide®: 200 ou 400µg/dose de pó para inalação Novopulmon Novolizer®: 200µg/dose de pó seco para inalação	Aplicações com intervalo de 12 horas Pó para inalação: doses baixas (200 a 400µg/dia), doses moderadas (400 a 800µg/dia) e doses altas (> 800µg/dia) Suspensão para nebulização: doses baixas (500 a 1.000µg/dia), doses moderadas (1.000 a 2.000µg/dia) e doses altas (> 2.000µg/dia)
Ciclesonida	Alvesco®: spray, 80 ou 160µg/*puff*	160 a 640µg dia (dose única ou dividida em 2 tomadas)
Dipropionato de beclometasona	Beclosol®, Clenil®: *spray* de 50 e 250µg/*puff* Clenil A®: solução para nebulização 2mL (400µg/mL) Clenil Pulvinal®: 100, 200 ou 400µg/dose de pó para inalação Miflasona®: 200 ou 400µg por dose de pó para inalação	Doses baixas (até 500µg/dia), doses moderadas (de 500 a 1.000µg/dia) e doses altas (> 1.000µg/dia)
Fluticasona	Flixotide®: 50 ou 250µg/*puff* Flixotide Diskus®: 50 ou 250µg por dose inalada Fluticaps®: 50 ou 250µg por dose de pó para inalação	Doses baixas (de 100 a 250µg/dia), doses moderadas (de 250 a 500µg/dia) e doses altas (> 500µg/dia)
Mometasona	Oximax® 200 ou 400µg: cápsulas para inalação	200 a 800µg (dose diária única ou fracionada em 2×)

- Suspeita de embolia pulmonar ou síndrome coronariana aguda.
- Presença de pneumotórax ou derrame pleural.

Em pacientes com derrame pleural, deve-se considerar sempre toracocentese, tanto de alívio como diagnóstica. Entretanto, na presença de insuficiência cardíaca descompensada, a toracocentese pode ser reservada a derrames associados a dor, febre ou não regressão após 72 horas de tratamento da ICC.

Em caso de suspeita de doenças obstrutivas, como asma e DPOC, o tratamento é baseado no uso de broncodilatadores, principalmente agonistas beta-2 e anticolinérgicos (curta e longa ação) e corticosteroides (inalatórios e/ou sistêmicos). Os principais fármacos utilizados estão listados no Quadro 25.4. O uso de medicações inalatórias é preferível por apresentar menos efeitos colaterais. As indicações e posologias variam conforme a gravidade e a resposta ao tratamento empregado, sendo frequente a associação de corticoide inalatório e broncodilatador de longa duração para controle em longo prazo. Como terapêutica geral, a reabilitação cardiopulmonar, com orientação individualizada, pode aliviar os sintomas nos quadros crônicos, como nos pacientes com DPOC.

Leitura Recomendada

Bersácola SH, Pereira CAC, Silva RCC, Ladeira RM. Dispneia crônica de causa indeterminada: avaliação de um protocolo de investigação em 90 pacientes. J Pneumol 1998; 24(5):283-97.

Brandão Neto RA, Ribeiro SCC. Dispneia. In: Martins HS, Brandão Neto RA, Scalabrini Neto A, Velasco IT. Emergências clínicas: abordagem prática. 5. ed. Editora Manole, 2010:157-65.

Mahler DA, Fierro-Carrion G, Baird JC. Evaluation of dyspnea in the elderly. Clin Geriatr Med 2003; 19:19-33.

Navarro RL, González GP. Sistema respiratorio. Datos anamnésicos y síntomas principales. In: Navarro RL, González GP. Propedéutica clínica y semiología médica – Tomo I. Havana: Editorial Ciencias Médicas, 2003:431-48.

Park JG. Pulmonary diseases part I. In: Habermann TM. Mayo Clinic Internal Medicine Review 2006-2007. 7. ed. Rochester. Mayo Clinic Scientific Press, 2006:825-57.

Petrache I, Georas SN. Common pulmonary problems: cough, hemoptsys, dyspnea, chest pain, and abnormal chest x-ray. In: Fiebach NH, Kern DE, Thomas PA, Ziegelstein RC. Barker, Burtin and Zieve's principles of ambulatory medicine. 7. ed. Lippincott Williams & Wilkins, 2007:869-90.

Russi EW, Bloch KE. Cough, expectoration and shortness of breath. In: Siegenthaler W. Differential diagnosis in internal medicine from symptom to diagnosis. New York: Thieme, 2007:496-517.

Sarkar S, Amelung PJ. Evaluation of the dyspneic patient in the office. Prim Care Office Pract 2006; 33:643-657.

Shiber JR, Santana J. Dyspnea. Med Clin N Am 2006; 90:453-79.

Schwartzstein RM. Approach to the patient with dyspnea. 2010 UpToDate. Software 18.1; 2010.

Schwartzstein RM, Adams L. Dyspnea. In: Mason: Murray and Nadel's textbook of respiratory medicine. 5. ed. Saunders Elsevier, 2010.

Torres M, Moayedi S. Evaluation of the acutely dyspneic elderly patient. Clin Geriatr Med 2007; 23:307-25.Zuber M, Cuculi F, Jost CHA et al. Value of brain natriuretic peptides in primary care patients with the clinical diagnosis of chronic heart failure. Scand Cardiovasc J 2009; 43(5):324-9.

Dor Torácica

CAPÍTULO 26

Maria Catarina de Melo Dias Guerra • Luana do Amaral Dias

INTRODUÇÃO

Uma das principais causas de atendimentos ambulatoriais e emergenciais, a dor torácica representa um grande desafio diagnóstico. Doenças que causam risco potencial de morte são o foco da avaliação inicial, mas essas quase sempre se apresentam num contexto de sala de emergência e, assim, não serão abordadas neste capítulo (o Quadro 26.5 resume as causas não isquêmicas de dor torácica ameaçadoras à vida).

Síndromes coronarianas agudas, insuficiência cardíaca e embolia pulmonar respondem por mais da metade dos atendimentos emergenciais por dor torácica. Por outro lado, no consultório, as etiologias mais comuns são: desordens esofágicas, osteomusculares, pulmonares, doença arterial coronariana estável, síndrome do pânico e outras doenças psiquiátricas. Quanto às causas ambulatoriais mais frequentes, a literatura médica é controversa, sendo o primeiro lugar em prevalência ocupado pelas doenças esofágicas em muitas referências, seguidas pelas musculoesqueléticas. Outros autores ressaltam que em muitos pacientes, mesmo após investigação exaustiva, não se encontrará uma causa orgânica para a dor torácica; esse percentual ultrapassa 50% dos casos em algumas fontes.

A fisiopatologia da dor torácica não cardíaca (DTNC) é complexa e pouco compreendida e, por conseguinte, seu tratamento é desafiador. Inúmeros mecanismos já foram identificados, como refluxo gastroesofágico, dismotilidade esofágica, hiperalgesia visceral, distúrbios psiquiátricos e anormalidades no processamento cerebral da estimulação visceral, entre outros.

Independentemente da causa, a maioria dos pacientes com dor torácica prolongada ou recorrente apresenta importante redução da qualidade de vida, além da funcionalidade, principalmente em razão do medo de a dor representar um prenúncio de um ataque cardíaco. As implicações econômicas são relevantes: o número de faltas ao trabalho é elevado nesse grupo.

Mais de uma causa de dor não cardíaca ou dores cardíaca e não cardíaca podem coexistir, o que dificulta ainda mais o diagnóstico. A história, o exame físico e as investigações complementares têm sensibilidade e especificidade limitadas, devendo ser avaliados conjuntamente a fim de melhorar a acurácia diagnóstica e racionalizar o uso dos recursos disponíveis. A indicação criteriosa dos exames complementares e da necessidade de admissão hospitalar é de fundamental importância, pois, dada a elevada frequência do problema, a indicação indiscriminada representaria altíssimo custo, podendo levar ao colapso qualquer sistema de saúde.

Visualizando os órgãos do tórax e as estruturas subjacentes, é possível enumerar várias causas possíveis de dor torácica, como mostra a Figura 26.1. As características das etiologias mais prevalentes estão resumidas no Quadro 26.1.

Este capítulo enfatiza as causas não emergenciais de dor torácica, cuja investigação é mais comumente realizada no ambulatório. O foco está no diagnóstico diferencial, não serão abordados, portanto, aspectos terapêuticos específicos.

ANAMNESE

Uma história clínica bem conduzida, além de fortalecer a relação médico-paciente, é fundamental para a elaboração das hipóteses diagnósticas mais prováveis, guiando a investigação complementar.

Capítulo 26 Dor Torácica

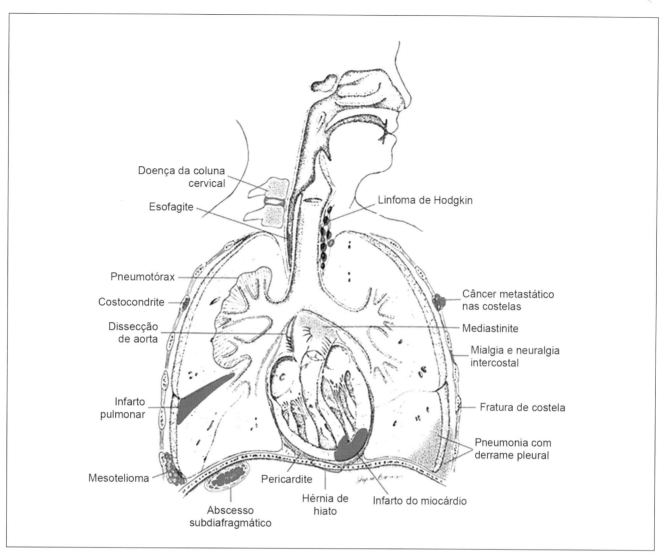

Figura 26.1 Anatomia com causas possíveis de dor torácica. (Adaptada de Collins RD. Differential diagnosis in primary care. 4. ed.).

É importante a definição clara sobre o início da dor e sua evolução. Devem ser questionadas todas as suas características, como: *qualidade* (constritiva, aperto, peso, opressão, desconforto, queimação, pontada); *localização* (precordial, retroesternal, ombro, epigástrio, cervical, hemitórax, dorso); *irradiação* (membros superiores – direito, esquerdo ou ambos –, ombro, mandíbula, pescoço, dorso, região epigástrica); *duração* (segundos, minutos, horas e dias); *fatores desencadeantes* (esforço físico, atividade sexual, posição, alimentação, respiração, estresse emocional, espontânea); *fatores de alívio* (repouso, nitrato sublingual, analgésico, antiácido, alimentação, posição, apneia) e *sintomas associados* (sudorese, náuseas, vômito, palidez, dispneia, hemoptise, tosse, lipotimia e síncope).

Alguns pontos-chave e achados clínicos mais específicos podem ajudar a suspeitar ou excluir certos diagnósticos e serão detalhados no Quadro 26.2.

ETIOLOGIA

Dor Cardíaca Isquêmica

A doença arterial coronariana (DAC) pode se apresentar como angina estável, angina instável e infarto agudo do miocárdio (IAM) com ou sem elevação do segmento ST. A angina estável é o quadro clínico inicial em cerca de metade dos casos e se deve à isquemia miocárdica transitória durante situações que alteram a relação oferta/demanda miocárdica de oxigênio (Quadro 26.3). A angina instável pode ser dividida em: angina de repouso, angina em crescendo (maior frequência ou duração ou menor limiar) e angina de começo recente (< 2 meses). Nesta última, o prognóstico é semelhante ao da angina estável, quando os sintomas só surgem aos grandes esforços, não se configurando numa síndrome coronariana aguda propriamente dita.

Quadro 26.1 Diagnósticos diferenciais principais de dor torácica

		Descrição clínica	Características-chave
Cardiovascular 1. Isquêmica aterosclerótica	Angina	Pressão torácica retroesternal em aperto, peso ou queimação. Pode irradiar-se para pescoço, mandíbula, epigástrio, ombros e braços (um ou ambos)	Precipitada por exercício, frio ou estresse (angina estável); duração de cerca de 2 a 10 minutos, alívio com repouso ou nitrato
	IAM	Semelhante à angina, podendo ser mais intensa	Início súbito, duração geralmente superior a 30 minutos, com dispneia, sudorese, náuseas e vômitos
2. Isquêmica não aterosclerótica	Estenose aórtica	Semelhante à angina, também associada ao esforço	Tríade diagnóstica: angina, síncope e dispneia
3. Não isquêmica	Pericardite	Dor pleurítica aguda que piora em decúbito dorsal e melhora ao inclinar o tronco para frente	Atrito pericárdico ECG com supradesnivelamento de ST difuso e infra de PR
Digestiva	DRGE	Desconforto em queimação subesternal/epigástrico com duração de 10 a 60 minutos	Agravada por refeições copiosas e ao deitar-se após alimentação. Aliviada com antiácidos e antissecretores
	Úlcera péptica	Queimação subesternal e epigástrica prolongada e intensa	Relação com dieta ou jejum. Alívio com antiácidos e antissecretores
	Colecistopatias	Dor prolongada epigástrica ou em quadrante superior esquerdo	Piora com alimentação USG tem elevada acurácia
	Pancreatite	Dor epigástrica, em quadrante superior direito, "barra" ou difusa Aguda: intensa, prolongada (dias), com vômitos	Piora com a alimentação Fatores de risco: álcool, hipertrigliceridemia e medicamentos Aguda: máxima em 10 a 30 minutos
Respiratória	Pleurite/pneumonia	Dor ventilador-dependente	Tosse com expectoração, febre RX pode mostrar condensação
	Hipertensão arterial pulmonar	Dor em linha média exacerbada pelo esforço	Dispneia, RX: abaulamento do 2º arco à esquerda ECG: sobrecarga de câmaras direitas
	Traqueobronquite	Desconforto em linha média	Associada a tosse intensa
Musculoesquelética	Costocondrite	Dor superficial, posicional, duração variável	Reprodução da dor à palpação Piora à movimentação
	Trauma	Dor contínua História geralmente clara	Reprodução com a palpação ou movimento de tórax e braços, edema
Pele	Herpes zoster	Dor em queimação, prolongada, distribuição em dermátomo	Lesões vesicobolhosas, contato prévio com varicela zoster
Psicogênica	Síndrome do pânico	Dor em aperto, associação frequente com dispneia, duração ≥ 30 minutos, sem relação com esforço, mas com situações de estresse	Perfil psicológico ansioso Sem evidência de afecção orgânica Sem fatores de risco para DAC ECG normal ou taquicardia sinusal

A dor anginosa mais tipicamente é referida como uma sensação de opressão, peso ou queimor em região retroesternal e, menos comumente, precordial, geralmente desencadeada por exercício, atividade sexual, estresse emocional, frio ou alimentações copiosas. Repouso ou nitrato sublingual tipicamente aliviam a dor ao longo de minutos; esse dado mostrou ser o melhor preditor de dor anginosa num grande estudo.

Essa dor pode se irradiar para região cervical, ombros ou membros superiores (direito, esquerdo ou ambos), mandíbula ou dentes, refletindo a origem comum dos neurônios sensitivos na medula. Menos comumente, o paciente refere um desconforto unicamente nos locais da dor irradiada. Sintomas comumente associados incluem dispneia, náuseas, vômitos, sudorese, pré-síncope e palpitações. A dor anginosa geralmente dura mais de 2 e menos de 20 minutos, sendo mais prolongada nos casos de IAM.

A descrição clássica da dor isquêmica é mais frequentemente vista em homens de meia-idade com fatores de risco para aterosclerose. O termo "dor torácica atípica" deve ser evitado, pois aumentaria o risco de erro diagnóstico, especialmente em subgrupos como mulheres, idosos e diabéticos de longa data. Esses pacientes podem apresentar sintomas como dispneia isolada ou dor epigástrica pós-prandial como equivalentes isquêmicos. O ideal é a descrição de todas as características da dor em vez de categorizá-la como típica ou atípica, analisando-a com base nos fatores de risco para aterosclerose.

Embora diversos estudos mais recentes tenham mostrado incidência de angina e IAM semelhante nos dois sexos, a investigação complementar tem sido realizada com menor frequência nas mulheres. Algumas publicações citam que o sexo masculino apresenta maior incidência de IAM e mortalidade cardiovascular.

São características que tornam o diagnóstico de isquemia miocárdica improvável: dor em pontada, dor pleurítica (provocada por movimentos respiratórios ou tosse), dor em meso ou hipogástrio, dor muito localizada e apontada com um dedo, dor reproduzida por palpação e/ou movimentação e relação com a posição e duração de muitas horas ou poucos segundos. No entanto, nenhum desses dados isoladamente pode excluir isquemia, especialmente diante de fatores de risco relevantes.

Na avaliação diagnóstica de um paciente com dor torácica, a identificação dos fatores de risco para doença aterosclerótica influencia a decisão sobre a necessidade e a complexidade da avaliação complementar. Incluem-se: tabagismo, dislipidemia, diabetes, hipertensão arterial, idade superior a 45 anos nos homens e 55 anos nas mulheres, história familiar de DAC precoce (parente de primeiro grau masculino com idade inferior a 55 anos ou feminino inferior a 65 anos), antecedentes pessoais de DAC, doença cerebrovascular ou aterosclerose em outros sítios (p. ex., claudicação intermitente) e estresse emocional relevante no último ano.

OUTRAS DORES CARDÍACAS

Pericardite

A dor torácica é uma das principais manifestações da pericardite aguda, presente em mais da metade dos ca-

Quadro 26.2 Probabilidade de cada diagnóstico ambulatorial de dor torácica de acordo com dados da anamnese e do exame físico

Diagnóstico	Achado clínico presente	Razão de chances
Infarto do miocárdio (2%)	Dor torácica que se irradia para ambos os braços	7,1
	Hipotensão	3,8
	Galope de B3	3,2
	Sudorese	2,0
	Dor torácica pleurítica	0,17
	Palpação de área dolorosa reproduz a dor	0,16
Pneumonia (5%)	Egofonia	8,6
	Macicez à percussão	4,3
	Febre	2,1
Insuficiência cardíaca (2%)	Dispneia de esforço	1,2
	Desvio do *ictus*	17
Síndrome do pânico (8%)	"Sim" em pelo menos um item do questionário (ver no texto)	1,3
Dor da parede torácica (36%)	Palpação de uma área dolorosa reproduz a dor	12

Adaptado de Cayley Jr. WE. Diagnosing the cause of chest pain. American Family Physician 2005; 72:2012-21.

Quadro 26.3 Condições que podem provocar ou exacerbar isquemia

Causas não cardíacas	
Anemia	Hipertensão pulmonar
Hipertermia	Fibrose pulmonar intersticial
Hipertireoidismo	Apneia do sono obstrutiva
Toxicidade simpatomimética (p. ex., cocaína)	Doenças falciformes
	Policitemia
Hipertensão	Hiperviscosidade
Fístula arteriovenosa	Leucemia
Pneumonia	Trombocitose
Asma, DPOC	Hipergamaglobulinemia
Ansiedade	

Causas cardíacas	
Estenose aórtica	Cardiomiopatia dilatada
Cardiomiopatia hipertrófica	Taquicardias

sos. Em geral, é de início agudo, intensidade progressiva, caráter em "furada" ou "pontada", mais intensa na porção anterior do tórax, podendo irradiar-se para o dorso e os ombros. Exacerba-se com a inspiração e a tosse, melhorando na posição sentada e com a inclinação do tórax para frente (atitude genupeitoral). Entretanto, pode ocorrer dor torácica opressiva indistinguível da dor isquêmica. O atrito pericárdico é o achado clínico que mais chama a atenção para o diagnóstico, mas muitas vezes não é encontrado. Muitos casos apresentam dispneia.

Acredita-se que a dor na pericardite decorra do envolvimento da pleura adjacente, já que a maior parte do pericárdio é insensível à dor. Por sua frequente extensão à pleura, a pericardite infecciosa é mais dolorosa do que as afecções mais restritas ao pericárdio, como a pericardite pós-infarto e a urêmica. Outras causas incluem: pericardite aguda idiopática, tuberculosa, neoplásica, pós-pericardiotomia, cardite reumática e doenças do colágeno.

Miocardite

O largo espectro de apresentações clínicas dificulta o diagnóstico, variando desde alterações eletrocardiográficas assintomáticas, taquiarritmias e bloqueios atrioventriculares até insuficiência cardíaca de rápida evolução, quadro semelhante ao IAM e à morte súbita. Pródromos de mialgias e febre podem anteceder a miocardite viral, enquanto a reação de hipersensibilidade tardia às vezes se inicia com *rash* cutâneo, eosinofilia e elevação de transaminases, embora tais achados careçam de especificidade.

A dor na miocardite viral tende a ser de leve a moderada, sendo mais significativa quando há pericardite concomitante. A inflamação do miocárdio secundária à síndrome pós-infarto ou pós-pericardiotomia, por sua vez, pode ser extremamente dolorosa.

Valvulopatia

Na estenose aórtica, a dor torácica faz parte da tríade sintomática mais característica – angina, síncope e dispneia – e está presente em dois terços dos pacientes com lesão valvular grave. Em cerca de metade dos pacientes há doença coronariana subjacente. Nos demais, a angina é explicada pela lesão de barreira que reduz o fluxo coronariano, associada à hipertrofia ventricular esquerda, que aumenta a demanda de oxigênio e comprime as coronárias intramiocárdicas, dificultando ainda mais a perfusão coronariana.

Pacientes com estenose mitral raramente apresentam dor torácica; quando presente, a dor geralmente é explicada por hipertensão pulmonar associada, taquiarritmia que provoque baixo débito cardíaco, doença coronariana subjacente ou embolia pulmonar. Estenose pulmonar congênita ou adquirida (geralmente associada à síndrome carcinoide) é causa rara de dor torácica.

Insuficiência cardíaca (IC)

A dor torácica pode estar relacionada com a etiologia da IC, como na DAC e na estenose aórtica. Mesmo na ausência dessas, entretanto, muitos referem um desconforto torácico mal definido. Quase todos os pacientes com IC apresentam dispneia aos esforços, sendo a ausência desse sintoma uma pista para excluir a IC como causa da dor. A dor é geralmente descrita como uma sensação de opressão no tórax de difícil diferenciação com a própria dispneia. Uma importante pista para considerar a congestão pulmonar da IC como causa do desconforto é sua piora ao deitar.

Síndrome X

Entidade de difícil distinção clínica com a angina estável, com grande predominância em mulheres, especialmente entre os 30 e os 50 anos de idade. A dor pode ser esforço-induzida ou acontecer em repouso. Tende a ser mais intensa e prolongada do que a angina estável, sendo também aliviada por nitratos. Há relatos de associação com a síndrome do pânico. O diagnóstico de síndrome X é de exclusão: exige uma cineangiocoronariografia que evidencie coronárias sem obstruções significativas (inferiores a 50% para a maioria dos autores) e ausência de espasmo coronariano após provocação com ergonovina ou acetilcolina num paciente com dor sugestiva de angina. A comprovação de isquemia em testes não invasivos não é obrigatória, mas, como pacientes com testes negativos geralmente não são submetidos ao cateterismo cardíaco, não seria possível confirmar o diagnóstico.

Pacientes com dor sugestiva de angina estável têm prognóstico excelente, enquanto aqueles que apresentam quadro sugestivo de síndrome coronariana aguda (SCA) apresentam mortalidade significativa, embora inferior à dos que têm doença coronária angiográfica relevante.

CAUSAS PLEUROPULMONARES

As causas de dor torácica podem ser relacionadas com a vasculatura, o parênquima pulmonar ou a pleura, sendo a dor comumente associada à dispneia. O acometimento isolado do parênquima pulmonar, sem envolvimento da pleura por contiguidade, é causa improvável de dor torácica.

Doenças da pleura

A dor é secundária à irritação das terminações nervosas da pleura parietal. Em geral, tem caráter em furada e piora à inspiração e com a tosse, o que faz o paciente reprimi-la. Acomete uma área restrita, bem delimitada; por vezes, o paciente se diz capaz de cobri-la com uma polpa digital ou agarrá-la sob as costelas com os dedos semifletidos. Dor referida da pleura pode ser percebida em áreas da pele inervada por nervos intercostais.

Pleurite viral é uma causa comum de dor pleurítica em adultos jovens. Serosites, principalmente pleurite, são manifestações comuns de doenças autoimunes como lúpus eritematoso sistêmico, lúpus induzido por medicamentos (hidralazina, procainamida, isoniazida etc.) e artrite reumatoide. Derrames pleurais significativos se manifestam com dispneia e desconforto mal definido; dor pleurítica só ocorre se houver inflamação pleural.

Pneumotórax espontâneo deve ser considerado em qualquer paciente com dor torácica pleurítica de início súbito e dispneia. O primário é mais comum em homens jovens longilíneos fumantes. O secundário pode complicar pacientes com doença pulmonar obstrutiva crônica e pneumonia por *Pneumocystis jiroveci*, por exemplo.

Infecções

Como as pneumonias alveolares se iniciam na periferia dos lobos, pode haver envolvimento pleural; até 30% dos casos apresentam dor pleurítica. Um foco pneumônico apical, mediastinal ou diafragmático pode provocar uma sensação dolorosa profunda, mal localizada. Outros achados incluem: tosse produtiva, febre, calafrios, egofonia e macicez à percussão.

A traqueobronquite pode cursar com desconforto retroesternal, geralmente em queimação. Mais comumente, nas infecções respiratórias – tanto virais como bacterianas – pode surgir dor torácica de origem osteomuscular causada pela tosse incessante.

Hipertensão arterial pulmonar

O sintoma mais prevalente é a dispneia de esforço progressiva (aguda nos casos de embolia pulmonar maciça), mas alguns pacientes relatam dor torácica muito parecida com a angina, comumente desencadeada pelo exercício. O mecanismo da dor é incerto, tendo sido propostas a distensão da artéria pulmonar e a isquemia ventricular direita. Não há ortopneia nem dispneia paroxística noturna, e não se auscultam estertores sugestivos de congestão pulmonar, exceto nos casos secundários à hipertensão venocapilar pulmonar (p. ex., insuficiência ventricular esquerda de qualquer causa e estenose mitral). Nos casos graves, surgem sintomas de baixo débito cardíaco (lipotimia, síncope aos esforços, hipotensão etc.).

Essa hipótese raramente é lembrada, sendo a maioria dos diagnósticos feita tardiamente, o que piora gravemente o prognóstico. Isso é especialmente verdadeiro

Quadro 26.4 As seis características mais importantes para diferenciar a dor originada na parede torácica de outras causas de dor torácica

Características clínicas	Razão de chances (IC 95%)
Dor não opressiva	2,53 (1,21 a 5,28)
Localizada no lado esquerdo do tórax	2,28 (1,58 a 3,28)
Bem localizada numa área pequena	2,10 (1,37 a 3,22)
Não é induzida por esforço físico	1,58 (1,00 a 2,49)
Influenciada por movimentação ou postura	1,54 (1,06 a 2,24)
Reproduzida pela palpação	5,72 (1,2 a 5,28)

Adaptado de Verdon F, Burnand B, Herzig L et al. Chest wall syndrome among primary care patients: a cohort study. BMC Fam Pract 2007; 851.

nas causas factíveis de correção definitiva, como a comunicação interatrial e outras cardiopatias congênitas. A hipertensão arterial pulmonar deve sempre entrar no diagnóstico diferencial de dispneia de esforço em nosso meio, visto que uma de suas principais etiologias – a esquistossomose – é altamente prevalente na população brasileira.

O tromboembolismo pulmonar (TEP), apesar de manifestar-se geralmente como doença aguda e exigir atendimento de urgência, pode ter curso mais arrastado. Um percentual dos casos apresenta episódios repetidos de TEP de pequena magnitude, com sintomatologia frustra até que se desenvolva hipertensão arterial pulmonar, que pode levar à dor torácica. São esses casos de TEP crônico que mais provavelmente se apresentarão para investigação ambulatorial.

Câncer

Dor torácica isolada é uma apresentação rara da neoplasia pulmonar. Entre 25% e 50% dos pacientes apresentam dor torácica, quase sempre acompanhada de outros sintomas, como tosse, dispneia, perda de peso ou hemoptise. Alguns referem um desconforto intermitente, leve, no lado do tumor; a presença de dor intensa ou persistente sugere fortemente invasão da parede torácica ou do mediastino.

CAUSAS DIGESTIVAS

O coração e o esôfago compartilham das mesmas inervações; assim, a distinção entre dor esofágica e cardíaca isquêmica pode ser difícil, ambas podendo apresentar caráter opressivo ou em queimação. O alívio com nitrato sugere causa isquêmica, mas também pode ocorrer nas doenças esofágicas e psiquiátricas.

São pistas importantes que apontam para causa esofagiana: odinofagia, disfagia, dor de intensidade constante durante mais de 1 hora, ausência de irradiação, piora com decúbito dorsal e após refeições, alívio com antiácidos, associação inconsistente com o exercício e presença de regurgitação alimentar.

A *doença do refluxo gastroesofágico* (DRGE) é a causa orgânica mais comum de dor torácica no ambulatório na maioria dos estudos, respondendo por 60% dos casos de DTNC numa grande série. Apesar da escassez de estudos, dor torácica aparece como a manifestação atípica mais comum da DRGE.

Geralmente descrita como queimação, a dor da DRGE localiza-se em região epigástrica ou retroesternal, podendo irradiar-se para pescoço, mandíbula e, mais raramente, braços. Pode ser precipitada por refeições copiosas ou estresse emocional. Alguns pacientes são acordados pela dor; outros referem relação com a mudança postural. A duração é muito variável, desde poucos minutos até várias horas, aliviando espontaneamente ou após o uso de antiácidos. A dor tipicamente ocorre em repouso, embora já tenha sido relatado que o refluxo possa causar um reflexo capaz de reduzir o fluxo coronariano, levando à angina.

O papel da *dismotilidade esofágica* como causa de dor torácica parece limitado; fatores psicossociais têm importante influência – talvez essencial – na percepção dos eventos intraesofágicos. Em alguns pacientes sem DRGE ou alterações da motilidade, verifica-se alteração na percepção da dor após alguns estímulos intraesofágicos (*hiperalgesia visceral*). Com exceção de alívio com antiácidos e relato de queimor retroesternal e regurgitação ácida, as características clínicas não se mostraram confiáveis na distinção entre os três mecanismos de dor de origem esofágica supracitados.

A *esofagite induzida por medicamentos* deve ser suspeitada na presença de dor de início súbito e forte intensidade – dificultando até a deglutição da saliva – após ingestão de comprimido com pouca ou nenhuma água, principalmente se não há história de doença esofágica prévia. Os medicamentos mais envolvidos são: antibióticos (principalmente a doxiciclina), anti-inflamatórios, bifosfonatos, cloreto de potássio e ferro. Enfatiza-se a necessidade de ingestão do alendronato com bastante água (mínimo 600mL) e não se deitar por ao menos 30 minutos, devendo-se evitá-lo em pacientes com disfagia, já que essa classe traz especial risco.

Doenças intra-abdominais podem provocar dor irradiada ou referida no tórax, entre elas: úlcera péptica, colecistite, cólica biliar, pancreatite, cólica nefrética e, até mesmo, a apendicite.

PAREDE TORÁCICA (OSTEOMUSCULAR, PELE E MAMA)

As *doenças osteomusculares* são causas frequentes de dor torácica no ambulatório, respondendo por cerca de 36% dos casos em algumas séries. Além dos distúrbios musculoesqueléticos propriamente ditos, patologias que afetam os nervos da parede torácica, como a hérnia discal, também precisam ser investigadas.

Deve-se buscar história de atividade repetitiva ou não costumeira envolvendo braços e tronco. Em geral, a dor é insidiosa e pode ser reproduzida por pressão direta sobre a área afetada, movimentos, mudanças posturais ou inspiração, podendo ser confundida, nesses dois últimos casos, com a dor das afecções pleurais e pericárdicas. Pode ser fugaz e difusa, embora mais comumente tenha duração de várias horas a semanas e se localize em áreas bem delimitadas. A hipersensibilidade à palpação torácica, principal característica da dor osteomuscular, não exclui a concomitância de desordens de maiores gravidade e mortalidade. O Quadro 26.5 traz pistas importantes para o diagnóstico.

A *costocondrite* é importante causa de dor torácica no ambulatório, chegando a 13% dos casos. A inflamação pode envolver a cartilagem de várias articulações costocondrais de ambos os lados, porém é mais comum o acometimento unilateral. A dor tende a ser difusa, havendo múltiplos pontos dolorosos que a reproduzem. Não há calor, eritema ou edema localizado. Sua etiopatogenia não está definida; há hipóteses de traumas de pequena intensidade, infecções virais e predisposição genética. A costocondrite também pode aparecer no contexto de doenças sistêmicas, como artrite psoriásica, espondilite anquilosante, artrite reativa e doenças inflamatórias intestinais.

A *síndrome de Tietze* é bem mais rara, predominando no sexo feminino. Tem a mesma localização, diferenciando-se da costocondrite pela presença de edema, além da dor nas articulações costoesternal, esternoclavicular e costocondral; mais comumente, envolve a segunda e terceira costelas. A dor tem intensidade variável, comumente é descrita como "fina" ou em "furada", podendo haver calor e rubor nas áreas envolvidas. A duração varia de dias a semanas.

Fibromialgia é uma síndrome de elevada prevalência caracterizada por dor muscular crônica difusa. A incidência aumenta com a idade e é cerca de seis vezes maior em mulheres. Fadiga, insônia e artralgias compõem o quadro, estando presentes em mais de 70% dos pacientes. A associação de ansiedade ou depressão é marcante, o que aumenta a percepção álgica. O mecanismo da dor ainda não foi esclarecido; não há evidências de inflamação. Embora muito queixosos, os pacientes não apresentam outras alterações nos exames físico, laboratoriais ou radiológicos. Por isso tem sido questionada a existência de uma miopatia orgânica; muitos consideram haver uma origem psicogênica para essa desordem.

Deve-se pensar na fibromialgia como causa da dor torácica quando há áreas dolorosas também fora do tórax

Capítulo 26 Dor Torácica

Quadro 26.5 Dor torácica potencialmente catastrófica

	TEP	**Dissecção aórtica**	**Pneumotórax hipertensivo**	**Ruptura esofágica**
Tipo de dor	Pleurítica	Lacerante, súbita, irradiação para o dorso	Súbita, aguda e intensa	Persistente com piora progressiva
Sintomas associados	Dispneia sem alterações na ausculta e com RX geralmente normal Hemoptise, tosse	Perda de pulsos Déficits neurológicos IC secundária à insuficiência aórtica Choque, hemotórax	Dispneia Hipotensão Confusão	Dispneia Choque tardio
Exame físico	FR > 16 Taquicardia Cianose Sibilos	PA elevada Pulsos assimétricos Insuficiência aórtica Isquemia de órgãos	↓ murmúrio vesicular Timpanismo Turgência jugular	Enfisema subcutâneo Hipotensão
Atenção!	Pode aparecer como exacerbação de doença de base (ICC, DPOC) ou mimetizar ansiedade	Pode mimetizar IAM e AVCi	Pode aparecer como exacerbação de doença de base (IC, DPOC)	Pode mimetizar dispepsia, mas evolui com choque se não tratado
Exames	d-dímero TAC de tórax USG MMII Cintilografia ventilação/perfusão	Ecocardiograma TAC de tórax	RX tórax	RX tórax TC de tórax EDA
Tratamento inicial	Anticoagulação	Anti-hipertensivos	Drenagem torácica	Cirurgia

IAM: infarto agudo do miocárdio; AVCi: acidente vascular cerebral isquêmico; IC: insuficiência cardíaca; DPOC: doença pulmonar obstrutiva crônica; TC: tomografia computadorizada; EDA: endoscopia digestiva alta.

e, ao exame físico, constatam-se ao menos 11 dos 18 *tender points*. Os *tender points* são pontos específicos predefinidos cuja compressão provoca dor localizada sem irradiação (diferentemente dos *trigger points*, característicos da dor miofacial) (Figura 26.2).

Quando a dor é provocada por *trauma* de costelas e músculos, geralmente a história é clara. Entretanto, deve-se lembrar de possíveis causas menos óbvias de fraturas de costelas, como tosse repetitiva, golfe, remo, arremesso de peso ou halterofilismo. Nem todas as fraturas podem ser detectadas pela radiografia de tórax, estando indicada, se a suspeita persistir, tomografia ou cintilografia. A tosse persistente também pode causar dor em razão da contusão muscular resultante.

Outras possíveis causas de dor torácica de origem osteomuscular incluem: fraturas patológicas (relacionadas a neoplasias), osteomielite, síndrome torácica aguda da anemia falciforme, síndrome esternal, xifoidalgia, subluxação esternoclavicular espontânea, síndrome da dor das costelas inferiores e síndrome da parede torácica superior. Hérnias discais torácicas são causas incomuns de dor em face posterior do tórax, podendo acometer um dermátomo ou, ainda, irradiar-se para região epigástrica ou retroesternal.

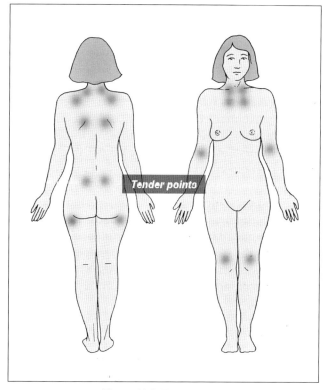

Figura 26.2 *Tender points*.

Existem diversas *lesões de pele e mama* que podem causar dor torácica. Na maioria dos casos, a presença de lesão de pele é facilmente detectada ao exame físico. Uma exceção é a fase prodrômica do herpes zoster (cerca de 4 dias antes do surgimento das vesículas), na qual a dor pode anteceder as lesões cutâneas. Nesse caso, a dor é normalmente prolongada, em queimor, com distribuição num dermátomo, podendo se acompanhar de prurido (27%) e parestesias (12%). Existem relatos de zoster manifestando-se sem *rash*. A neuralgia pós-herpética – conceituada como a persistência da dor por mais de 4 meses – afeta cerca de 12% dos casos, sendo mais comum em idosos e imunodeprimidos. Pode haver parestesias, disestesias e alodinia no dermátomo afetado.

Dor torácica é um sintoma incomum de lesões benignas ou malignas da mama. Os exames radiológicos da mama podem ser considerados quando não há evidência de outras etiologias para a dor.

PSICOGÊNICA

Transtornos do pânico e estresse emocional intenso já foram associados a aumento do risco cardiovascular e de morte súbita. Permanece controverso se depressão e ansiedade são fatores de risco independentes para DAC, havendo boa evidência de que fatores psicológicos podem agravar uma cardiopatia, além do impacto relevante na dor torácica não cardíaca.

Diversas doenças psiquiátricas – com destaque para síndrome do pânico e depressão – manifestam-se com desconforto torácico em algum momento de sua evolução, respondendo por até um terço dos atendimentos por dor torácica na emergência. Também no contexto ambulatorial, é uma importante etiologia que deve ser sempre considerada, principalmente em pacientes com múltiplas queixas. Seu tratamento correto promove importante melhora na qualidade de vida. Em muitos casos, uma anamnese cuidadosa é capaz de identificar um evento emocional precedendo o início da queixa. A dor geralmente é difusa, imprecisa, de caráter variável, muitas vezes acompanhada de dispneia (geralmente suspirosa).

A investigação deve ser cuidadosa, mesmo quando o diagnóstico de uma desordem psiquiátrica já está definido, visto que, dada a elevada prevalência de ambas, doenças cardiovasculares e psiquiátricas podem coexistir. Além disso, num paciente com DAC, a hiperativação adrenérgica durante um ataque de pânico pode precipitar isquemia.

Duas perguntas simples são muito sensíveis para triagem de síndrome do pânico:

1. Nos últimos 6 meses, você apresentou um acesso ou um ataque quando subitamente se sentiu amedrontado, ansioso ou incapaz?
2. Nos últimos 6 meses, você apresentou um acesso ou um ataque quando por nenhuma razão seu coração começou a acelerar subitamente e você se sentiu fraco sem conseguir "puxar o ar"?

A triagem é positiva quando o paciente responde sim a uma ou ambas, apresentando elevada sensibilidade (94% a 100%). Duas respostas negativas praticamente excluem o diagnóstico, com bom valor preditivo negativo (94% a 100%).

Similarmente, há uma triagem rápida para depressão:

1. Durante o último mês você ficou preocupado por estar se sentindo "para baixo", deprimido ou desesperançoso?
2. Durante o último mês você se sentiu preocupado, incomodado por fazer as coisas com pouco ou nenhum interesse e sem prazer?

Se o paciente responder sim a uma ou a ambas as perguntas, a triagem é positiva para depressão, com sensibilidade de 97% e especificidade de 67%; duas respostas negativas praticamente excluem o diagnóstico.

DOR REFERIDA

Como um mesmo segmento da medula espinhal recebe estímulos tanto de dermátomos da parede torácica como de terminações nervosas na pleura ou no peritônio, a dor torácica pode ser secundária a patologias extratorácicas – as chamadas dores referidas. Irritação da pleura mediastinal ou da área central do diafragma por colecistite ou abscesso hepático, por exemplo, pode provocar dor no pescoço ou no ombro. Nas pleurisias diafragmáticas periféricas, a dor se reflete na área dos nervos intercostais mais próximos, na parede torácica inferior. Abscessos subdiafragmáticos comumente levam à dor referida.

AVALIAÇÃO DIAGNÓSTICA

Diante dos inúmeros diagnósticos diferenciais discutidos previamente, este tópico não objetiva detalhar a investigação complementar de cada um deles, mas apenas tecer considerações gerais, ressaltando pontos importantes.

A avaliação ambulatorial inicial de um paciente com dor torácica deve ser focada na exclusão de cardiopatias (ver Capítulo 31). Descartada essa hipótese, define-se o diagnóstico de DTNC, que guarda bom prognóstico quanto à mortalidade, mas reduz significativamente a qualidade de vida, principalmente em virtude do medo de uma doença grave. A DTNC representa altíssimo custo para o sistema de saúde, tendo em vista os inúmeros atendimentos ambulatoriais e em emergência e os diversos exames complementares comumente solicitados.

Na primeira avaliação, um *eletrocardiograma* (ECG) e uma radiografia de tórax devem ser realizados em todo paciente, exceto em casos muito particulares, como na detecção de lesões compatíveis com herpes zoster. O ECG será normal na maioria dos casos, o que reduz marcadamente a probabilidade de IAM, mas não o exclui completamente, nem outras condições cardíacas potencialmente graves, como a angina instável. Um ECG anormal por achados específicos de isquemia permanece como importante preditor de SCA. O que mais comumente se verifica, no entanto, são anormalidades inespecíficas de ST e T, que podem ou não indicar doença cardíaca. Até a hiperventilação, com consequente alcalose relacionada a ataques de pânico, pode cursar com dor torácica não anginosa e, ocasionalmente, alterações da repolarização ventricular.

A *radiografia de tórax* pode sugerir pneumonia, derrame pleural ou pericárdico, neoplasias, embolia pulmonar (raramente), hipertensão pulmonar, pneumotórax, pneumomediastino, dissecção aórtica etc. Embora amplamente disponível, sua interpretação incorreta é comum. Muitos de seus achados precisam ser esclarecidos por exames de maior complexidade, principalmente a tomografia.

Para muitos autores, a investigação da DTNC deve ser inicialmente direcionada para as doenças esofágicas, dada sua elevada prevalência.

Não há exame definido como padrão-ouro para o diagnóstico de DRGE. Embora tanto a *endoscopia digestiva alta* (EDA) como a *pHmetria esofágica* de 24 horas sejam usadas como referência, nenhuma delas mostra perfeita correlação com os sintomas. Na DRGE, a endoscopia poderá evidenciar esofagite erosiva, estenose, ulcerações e esôfago de Barret, o que tem implicações terapêuticas e modifica o protocolo de seguimento.

Metanálises recentes concluíram que um teste com um curso curto de altas doses de inibidores de bomba de prótons (IBP) tem sensibilidade e especificidade aceitáveis, sendo adequado para a investigação inicial de pacientes com dor torácica não cardíaca, embora a maioria dos estudos disponíveis seja de pequena amostra e sujeita a críticas. Sua sensibilidade para detecção de dor torácica relacionada à DRGE variou de 69% a 95% e a especificidade, de 67% a 86%. Sua duração dependerá da frequência dos episódios de dor torácica, podendo ser de até 4 semanas nos pacientes com menos de um episódio semanal. A maior parte dos respondedores melhora dentro de 48 horas. Diferentes IBP podem ser utilizados: 60 a 80mg/dia de omeprazol, 20 a 40mg/dia de lansoprazol e 40mg/dia de rabeprazol, por exemplo. O teste reduz bastante a necessidade de EDA e de monitorização do pH esofágico nas 24 horas – até 80% em alguns estudos –, sendo uma estratégia considerada prática e altamente custo-efetiva, dada a elevada prevalência da DRGE. A EDA estaria indicada nos não respondedores.

Quadro 26.6 Sintomas de alarme nas doenças dispépticas

Vômitos recorrentes	Disfagia
Anemia	Odinofagia
Anorexia importante	Hematêmese
Perda de peso	Melena

Dados de Faybush EM, Fass R. Diagnosis of noncardiac chest pain: In: Fass R, Eslick GD (eds.) Noncardiac chest pain: a growing medical problem. San Diego: Plural Publishing, 2007.

O Quadro 26.6 traz achados que podem sinalizar doença subjacente de potencial gravidade, como tumores, ulcerações e estenose péptica, em pacientes com queixas dispépticas ou DTNC e, portanto, indicam EDA precoce em detrimento do teste terapêutico.

A pHmetria esofágica de 24 horas é usualmente solicitada na investigação de DRGE quando o teste com IBP em altas doses falha e a EDA não é diagnóstica. Ela é anormal em cerca de metade dos casos de DTNC, mas isso não é suficiente para comprovar que a DRGE é a causa da dor, já que os episódios de dor torácica durante a realização do exame são raros. Além de invasivo, incômodo e de custo elevado, esse teste ainda não teve bem definida sua acurácia na avaliação diagnóstica de dor torácica. Já foi lançada uma cápsula que, fixada na parede esofágica, é capaz de aferir o pH esofágico por até 48 horas sem a permanência da sonda, sendo muito mais confortável para o paciente.

O Colégio Americano de Gastroenterologia sugere realizar a pHmetria quando a EDA é negativa em pacientes com sintomas atípicos de DRGE que são refratários a IBP.

Apesar de a *manometria* esofágica ter sido comumente indicada na investigação da DTNC após a exclusão de DRGE, seu papel tem sido bastante questionado. Evidências clínicas mostram a baixa eficácia das opções terapêuticas para a dismotilidade aliada à significativa resposta aos moduladores de dor, independentemente da presença de alterações da motilidade. Além disso, a documentação dessas anormalidades não prova de maneira conclusiva que elas são a causa da dor referida pelo paciente. O diagnóstico de acalasia seria uma exceção, na qual a manometria tem grande importância, mas essa representa uma parte muito pequena dos pacientes com DTNC.

A Associação Americana de Gastroenterologia orienta que a manometria não deve ser usada rotineiramente na investigação de DTNC, dadas suas baixas especificidade e probabilidade para detectar desordens clinicamente relevantes.

O teste de distensão esofágica com balão para avaliação de hiperalgesia visceral tem se limitado a laboratórios de pesquisa, visto que, embora pacientes com DTNC apresentem limiares álgicos mais baixos que os dos controles, sua utilidade ainda não foi avaliada em estudos prospectivos. Antes da solicitação de exames de maior complexidade para a investigação de desordens esofágicas, é válido realizar uma revisão da história e do exame físico na busca de causas não gastrointestinais para a dor.

Na inspeção da *parede torácica*, devem ser buscadas articulações com edema, calor ou rubor e lesões cutâneas dolorosas – como herpes zoster e celulite – ou que se associam a condições musculoesqueléticas que podem cursar com dor torácica, como a psoríase. A palpação deve incluir as articulações esternoclavicular, acromioclavicular, costocondrais, manubrioesternal, xifoesternal, costovertebrais, a extensão das costelas afetadas e – diante de mialgias difusas – os *tender points*.

A manobra do "galo cantando" pode reproduzir a dor da parede torácica. Com o paciente com as mãos na nuca e o examinador atrás dele, tracionam-se os membros na altura do cotovelo para trás e discretamente para cima (Figura 26.3). Outras manobras incluem a tração do braço em flexão horizontal, cruzando anteriormente o tórax, e a elevação do gradil costal anterior com os dedos de ambas as mãos fletidos.

A dor desencadeada pela palpação e pelas manobras supracitadas só possibilita o diagnóstico de uma desordem *musculoesquelética* quando se reproduz o desconforto referido pelo paciente inicialmente. Na maioria dos casos, o exame físico adequado será suficiente para o diagnóstico dessas doenças. Se não há sinais flogísticos, nem evidências de doenças sistêmicas, exames complementares podem ser dispensados, iniciando-se tratamento empírico e reservando a investigação adicional para os não respondedores. Em casos de dor de leve intensidade, pode ser suficiente um analgésico comum, como dipirona ou paracetamol, ou um anti-inflamatório não esteroide (AINE) em baixas doses, associados ou não a agentes tópicos, como diclofenaco. Para sintomas mais intensos, doses plenas de AINE ou opioides podem ser necessárias, mas exames de imagem devem ser indicados nos casos de dor forte ou sempre que houver história de trauma. No caso de dor intensa por costocondrite ou síndrome de Tietze, a administração de anestésico e corticoide intra-articular é muito útil, devendo ser realizada por especialista.

Quando há suspeita de uma doença sistêmica, exames complementares são indicados. Além de estudos hematológicos e radiografia de tórax, devem ser considerados a avaliação pelo reumatologista ou ortopedista e outros exames de imagem de acordo com a suspeita clínica. Na presença de sinais flogísticos, derrames articulares devem ser aspirados para exclusão de artrite séptica.

A *tomografia* é mais sensível e específica do que a radiografia para o diagnóstico de doenças do parênquima e da vasculatura pulmonar, da pleura e da caixa torácica. Apresenta grande acurácia diagnóstica na embolia pulmonar e na dissecção aórtica, podendo ser útil também para a confirmação de doenças abdominais com dor referida no tórax, como a pancreatite.

A *ultrassonografia (USG) abdominal* tem sensibilidade elevada na detecção de abscessos intra-abdominais, colecistite e colangite, mas é insatisfatória em muitos casos de pancreatite.

CONSIDERAÇÕES FINAIS

Ao avaliar um paciente com dor torácica, o clínico deve analisar uma série de questões relacionadas ao prognóstico e à necessidade de tratamento imediato. Diante da suspeita clínica de síndrome coronariana aguda no ambulatório, deve-se prontamente realizar um ECG de 12 derivações, administrar ácido acetilsalicílico (AAS), entre 162 e 325mg (costuma-se usar dois comprimidos de 100mg), orientando o paciente a mastigar os comprimidos antes de engolir, e encaminhar a um serviço de emergência cardiológica. Nitrato sublingual pode ser administrado na ausência de contraindicações (uso de sildenafila ou vardenafila há menos de 24 horas ou tadalafila há menos de 48 horas, hipotensão, suspeita de infarto de ventrículo direito pela presença de supradesnivelamento do segmento ST nas derivações V3R e V4R).

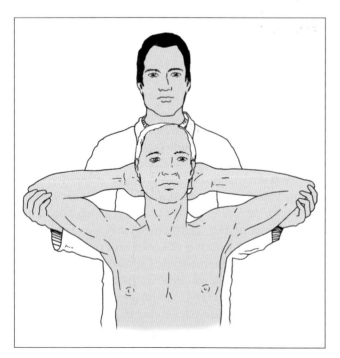

Figura 26.3 Manobra do "galo cantando".

Em pacientes com provável angina estável, indica-se início de tratamento clínico com AAS e estatina, considerando betabloqueadores e nitratos conforme a intensidade dos sintomas e na ausência de contraindicações. A investigação deve ser prosseguida ambulatorialmente com testes provocativos de isquemia – como teste ergométrico, cintilografia de perfusão miocárdica ou ecocardiograma com estresse – e avaliação laboratorial, buscando outros fatores de risco cardiovasculares, como dislipidemia e diabetes (ver Capítulos 43 e 37, respectivamente).

Em caso de suspeita de etiologia osteomuscular, e não havendo sinais flogísticos, um teste terapêutico com AINE pode ser útil. Se a dor persistir, considerar o aprofundamento da investigação diagnóstica e o encaminhamento ao especialista.

As doenças esofágicas aparecem como a principal causa de DTNC na maioria dos estudos, com o maior número de casos relacionados à DRGE, para a qual o tratamento com IBP mostra-se bastante eficaz. Diante da suspeita de patologia esofágica, a literatura respalda a realização do teste com altas doses de IBP como primeira conduta, desde que não existam os sinais de alarme descritos no Quadro 26.6, quando então a EDA estará indicada no início da investigação. O papel do tratamento cirúrgico para a DRGE não foi avaliado nos pacientes que se apresentam com dor torácica.

As demais desordens esofágicas relacionadas à DTNC são mais difíceis de diagnosticar e tratar. A difusão da terapia com IBP discriminou um grupo de pacientes com DTNC não respondedores, para os quais a abordagem inicial geralmente é direcionada para o tratamento da hiperalgesia visceral com antidepressivos tricíclicos (ATC) ou inibidores seletivos da recaptação de serotonina (ISRS), dadas a baixa disponibilidade e a escassez de estudos que validem os testes que identificam essa desordem. Outros autores orientam, nesse momento, a realização de manometria para exclusão de acalasia, já que o tratamento dessa condição encontra-se bem definido.

Os ATC imipramina e trazodona são agentes valiosos na DTNC; estudos randomizados e placebo-controlados, embora pequenos, suportam seu benefício. A imipramina mostrou reduzir o limiar para dor durante a distensão esofágica com balão. O uso dos tricíclicos pode ser limitado por efeitos colaterais, como tontura, retenção urinária e arritmias. Trazodona foi associada a priapismo.

Os ISRS também têm se mostrado úteis na dor visceral. Sertralina, citalopram e paroxetina já foram avaliados para DTNC. A redução da libido e disfunções ejaculatórias podem restringir o uso dos ISRS. Os estudos que revelaram o benefício dos antidepressivos comparados ao placebo no tratamento da DTNC estão resumidos no Quadro 26.7. Uma limitação importante é que todos envolveram um número pequeno de pacientes. Não há ensaios que tenham comparado diretamente ATC com ISRS.

Embora haja um número razoável de opções terapêuticas sque ae aplicam no tratamento da dismotilidade, nenhuma tem eficácia clara para ser considerada o medicamento de escolha. A aplicação de toxina botulínica mostrou-se benéfica em pacientes com acalasia, mas seu efeito é temporário. Também nos demais transtornos da motilidade, resultados preliminares indicam uma resposta favorável. Óxido nítrico e inibidores da fosfodiesterase (sildenafila 50mg) parecem pro-

Quadro 26.7 Analgésicos viscerais na dor torácica não cardíaca

Autor, ano	Amostra	Tipo de estudo	Fármaco	Resultado
Clouse et al., 1987	30 (15 em cada grupo)	Placebo-controlado, 6 semanas	Trazodona 100 a 150mg/dia	Trazodona melhorou a dor
Cannon et al., 1994	60 (20 em cada grupo)	Duplo-cego, placebo-controlado, 3 semanas	Imipramina 50mg ou clonidina 0,2mg ao deitar	Imipramina foi significativamente superior
Prakash e Clouse, 1999	21	Aberto, seguimento longo (3 anos)	Diversos antidepressivos tricíclicos	Melhora de 75% com tricíclicos em 3 anos
Varia et al., 2000	25	Cego, placebo-controlado, 3 semanas	Sertralina 50 a 200mg/dia (ajuste pela resposta)	Sertralina melhorou a dor
Doraiswamy et al., 2006	50 (27 com paroxetina e 23 com placebo)	Duplo-cego, placebo-controlado, 3 semanas	Paroxetina 10mg/dia, aumento semanal até 50mg/dia (dose média: 30mg/dia)	Paroxetina foi benéfica numa escala preenchida pelo médico, mas não nos escores definidos pelo paciente sozinho

Adaptado de Achem S R. Noncardiac chest pain – treatment approaches. In: Gastro Clin NA, 2008.

missores no espasmo esofagiano, mas exigem estudos adicionais. Algumas séries evidenciaram melhora com doses variadas de nitrato; o de maior amostra utilizou 0,8mg de nitroglicerina *spray*. Outras sugeriram benefício com bloqueadores de canais de cálcio; nifedipino (10 a 30mg a cada 8 horas) e diltiazem (60 a 90mg a cada 8 horas) foram os fármacos avaliados. Efeitos colaterais incluem constipação intestinal, hipotensão e edema. Os resultados de todas essas terapias permanecem inconsistentes devido à escassez de grandes ensaios clínicos randomizados e placebo-controlados. Pesquisas avaliando mecanismos adicionais para a dor visceral, incluindo o uso de antagonistas do receptor de adenosina, parecem promissoras.

Nas dores torácicas de origem psicogênica, geralmente ocorre boa resposta a benzodiazepínicos durante as crises, mas esses medicamentos isoladamente não tratam os casos crônicos e devem ser prescritos com cautela, principalmente em razão do risco de dependência. Considerando a importante piora da qualidade de vida associada a essas condições, é indispensável uma avaliação adequada em busca de depressão, síndrome do pânico e outros transtornos ansiosos que exijam terapia específica e um aconselhamento cuidadoso. Dadas a elevada incidência desses transtornos e a resistência de muitos pacientes ao encaminhamento ao psiquiatra, o clínico deve estar preparado para conduzir o tratamento, referindo para o especialista os casos mais graves ou resistentes ao tratamento.

Por fim, em virtude da alta prevalência de desordens psiquiátricas em pacientes com DTNC, naqueles em que a investigação complementar não identificar uma causa orgânica o tratamento com antidepressivos tricíclicos ou benzodiazepínicos, particularmente nos portadores de síndrome do pânico, deve ser considerado e direcionado. A elevada prevalência de desordens psiquiátricas em pacientes com DTNC exige uma abordagem multidisciplinar, havendo necessidade de ensaios clínicos bem desenhados que definam melhor o papel, o momento e as formas de intervenção psicológica nesse grupo. Estudos iniciais sugeriram benefício significativo do tratamento combinado com a psicologia.

Nos pacientes com dor persistente, e sempre que surgirem outros sintomas associados à dor, é importante que a história e o exame físico sejam refeitos e outras hipóteses diagnósticas levantadas (lembrar da dor referida). Se não se chegar a um diagnóstico mesmo após investigação exaustiva, considerar referir o caso para um centro especializado no manejo da dor e reavaliar a possibilidade de causas psicogênicas subtratadas.

Leitura Recomendada

Almansa C, Wang B, Achem SR. Non cardiac chest pain and fibromyalgia. Med Clin Am 2010; 94:275-89.

Barros MNDS, Montenegro S, Martins SM et al. Dor torácica. In: Emergência cardiológica do PROCAPE: passo a passo da rotina médica. Recife: EDUPE, 2009:29-43.

Bassan R, Pimenta L, Leães PE, Timerman A. Sociedade Brasileira de Cardiologia. I Diretriz de Dor Torácica na Sala de Emergência. Arq Bras Cardiol 2002; 79(supl II):1-22.

Braunwald E, Libby P, Bonow RO, Mann D, Zipes DP. Abordagem ao paciente com dor torácica. In: Braunwald – Tratado de doenças cardiovasculares. 8ª ed. Rio de Janeiro: Elsiever, 2010: 1195-205.

Brims FJH, Davies HE, Gary Lee YC. Respiratory chest pain: diagnosis and treatment. Med Clin Am 2010; 94:217-32.

Cayley WE Jr. Diagnosing the cause of chest pain. American Family Physician 2005; 72:2012-21.

Collins RD. Chest pain. In: Differential diagnosis in primary care. 4. ed, Lippincott Williams & Wilkins, 2008:84-5.

Eslick GD. Classification, natural history, epidemiology, and risk factors of noncardiac chest pain. Dis Mon 2008; 54:593-603.

Fass R. Evaluation and diagnosis of noncardiac chest pain. Dis Mon 2008; 54:627-41.

Fass R, Navarro-Rodriguez T. Noncardiac chest pain. J Clin Gastroenterol 2008; 42(5):636-48.

Faybush EM, Fass R. Diagnosis of noncardiac chest pain: In: Fass R, Eslick GD (eds.) Noncardiac chest pain: a growing medical problem. San Diego: Plural Publishing, 2007.

Kindt S, Tack J. Pathophysiology of noncardiac chest pain: not only acid. Dis Mon 2008; 54:615-26.

Lenfant C. Chest pain of cardiac and noncardiac origin. Metabolism Clinical and Experimental 2010; 59(Suppl 1):S41-S46.

Meisel JL, Aronson MD, Eamranond P. Differential diagnosis of chest pain in adults. In: UpToDate, 17.3, UpToDate, Waltham, MA, 2009.

Meisel JL, Aronson MD, Eamranond P. Diagnostic approach to chest pain in adults. In: UpToDate, 17.3, UpToDate, Waltham, MA, 2009.

Muir J, Yelland M. Skin and breast disease in the differential diagnosis of chest pain. Med Clin Am 2010; 94:319-25.

Nicolau JC, Tarasoutchi F, Vieira da Rosa L, Machado FP. Dor torácica na emergência. In: Condutas práticas em cardiologia. 1. ed. São Paulo: Manole, 2010:111-20.

Rouan GW, Lee TH, Cook EF. Clinical characteristics and outcome of acute myocardial infarction in patients with initially normal or nonspecific electrocardiograms (a report from the Multicenter Chest Pain Study). Am J Cardiol 1989; 64:1087-92.

Sami RA. Treatment of non-cardiac chest pain. Dis Mon. 2008; 54:642-70.

Stochkendahl MJ, Christensen HW. Chest pain in focal musculoskeletal disorders. Med Clin Am 2010; 94:259-73.

Verdon F, Burnand B, Herzig L et al. Chest wall syndrome among primary care patients: a cohort study. BMC Fam Pract 2007; 851.

Wells PS, Anderson DR, Rodger M et al. Derivation of a simple clinical model to categorize patients probability of pulmonary embolism: increasing the models utility with the SimpliRED D-dimer. Thromb Haemost 2000; 83:416-20.

White KS. Assessment and treatment of psychological causes of chest pain. Med Clin Am 2010; 94:291-318.

Yelland M, CayleyJr, Vach W. An algorithm for the diagnosis and management of chest pain in primary care. Med Clin Am 2010; 94:349-74.

Tosse

CAPÍTULO 27

Alfredo Pereira Leite de Albuquerque Filho
Fabrício Rodrigo Pires Cagliari

INTRODUÇÃO

A tosse é um dos sintomas que mais comumente levam o paciente a procurar auxílio médico, representando, portanto, um dos temas mais importantes da medicina ambulatorial. Independentemente de sua etiologia, causa morbidade significativa, sobretudo quando sua duração é prolongada por semanas, meses ou, até mesmo, anos. À parte a piora da qualidade de vida, a tosse é responsável por grande impacto financeiro e social, provocando faltas ao trabalho e à escola e custo com exames subsidiários e medicamentos.

O ato de tossir resulta de um mecanismo de defesa das vias aéreas contra a entrada de partículas nocivas e um meio de depuração de secreções respiratórias. Ocorre como reação a estímulos mecânicos, inflamatórios, térmicos e químicos que causam irritação de receptores presentes nas vias aéreas superiores e inferiores, faringe, conduto auditivo externo, esôfago, estômago, pericárdio e diafragma. Curiosamente, não existem receptores nos alvéolos pulmonares, podendo haver pneumonia alveolar extensa sem tosse.

O episódio de tosse desenvolve-se em três fases: uma inspiratória, uma compressiva (em que o diafragma e os músculos das paredes torácica e abdominal elevam a pressão intratorácica contra uma glote fechada) e uma fase expiratória, com alto fluxo aéreo após a abertura da glote.

CLASSIFICAÇÃO

A classificação mais utilizada da tosse baseia-se na duração do sintoma e direciona a busca de sua etiologia:

- **Tosse aguda:** duração inferior a 3 semanas.
- **Tosse subaguda:** duração entre 3 e 8 semanas.
- **Tosse crônica:** duração superior a 8 semanas.

ABORDAGEM DIAGNÓSTICA

Para definição etiológica da tosse é importante uma anamnese detalhada com relação à duração do sintoma, à existência e ao aspecto da expectoração, bem como à presença de sintomas associados (queixas nasais, dispneia, dor torácica, sintomas constitucionais, sintomas digestivos altos). Antecedentes de atopia, asma, tabagismo, uso de medicações e exposições ocupacionais devem ser interrogados.

No exame físico deve-se dar especial atenção à ausculta pulmonar e ao exame da cavidade nasal, da orofaringe e do conduto auditivo externo. O exame físico geral pode indicar uma doença sistêmica causadora da tosse. Anamnese e exame físico podem levar ao diagnóstico etiológico da tosse crônica em até 70% dos casos.

Exames subsidiários podem ajudar na definição diagnóstica. A radiografia simples do tórax pode ser solicitada em caso de tosse aguda, caso haja indícios de doença pulmonar, e nos casos de tosse subaguda e crônica. Outros exames de utilidade potencial são a espirometria, testes de broncoprovocação, tomografia computadorizada (TC) de tórax de alta resolução, TC de seios da face, análise de escarro e outros exames cuja indicação e importância serão discutidas ao longo do capítulo.

Serão abordadas as principais causas de tosse aguda, subaguda e crônica, com ênfase nas últimas em virtude do maior desafio diagnóstico que representam.

TOSSE AGUDA

As principais causas de tosse aguda são as infecções respiratórias virais, como o resfriado comum e a bronquite aguda. Outras possíveis causas são a exposição a alérgenos e irritantes, além das exacerbações de doenças crônicas, como asma e doença pulmonar obstrutiva crônica (DPOC).

Deve-se dar atenção especial às doenças potencialmente graves que podem se manifestar com tosse aguda, como pneumonias, edema pulmonar, embolia pulmonar e exacerbações graves de asma e DPOC.

Uma dúvida frequente consiste em definir a necessidade da radiografia de tórax na tosse aguda. Ela está geralmente indicada em pacientes com dispneia, hemoptise, febre, dor torácica, taquicardia e anormalidades ao exame do tórax.

A principal causa de tosse aguda é o resfriado comum, tendo um adulto cerca de dois a quatro episódios anuais. É causado por mais de 200 tipos de vírus. Radiografia de seios da face não está recomendada, já que cerca de 80% dos resfriados comuns acometem os seios da face e as características radiológicas são indistinguíveis da sinusite bacteriana. Essa complicação, que ocorre em 1% a 5% dos casos, deve ser suspeitada apenas quando os sintomas pioram após o quinto dia ou persistem por mais de 10 dias. O alívio da tosse pode ser atingido com o uso de anti-histamínicos H1 de ação central ("sedantes"), como a difenidramina, a bromofeniramina ou a dexclorfeniramina, associados a descongestionantes (fenilefrina, pseudoefedrina). Deve-se atentar para os efeitos sedativos dos primeiros e o potencial pró-hipertensivo e arritmogênico dos últimos. Soluções salinas nasais podem ser utilizadas como auxílio. Mucolíticos e expectorantes não são indicados.

A bronquite aguda manifesta-se com tosse, associada ou não a expectoração, que pode ou não ser purulenta, com duração inferior a 3 semanas, sendo afastados pneumonia, resfriado comum, asma e exacerbação de DPOC. A principal causa é viral, tendo etiologia bacteriana em apenas 10% dos casos. Nessas situações, são isolados geralmente *Mycoplasma pneumoniae*, *Chlamydophila pneumoniae* e, menos frequentemente, *Bordetella pertussis*. Hiper-responsividade brônquica pode estar presente em até 40% dos pacientes e dura no máximo 6 semanas. Cerca de 65% a 80% dos pacientes com bronquite aguda recebem antibióticos, conduta equivocada na grande maioria das vezes. O uso de antimicrobianos é desnecessário na maioria dos pacientes, devendo ser racionalizado, individualizado e baseado no julgamento clínico. Mucolíticos e expectorantes não são indicados. Agentes com ação antitussígena periférica (modificadores da excitabilidade dos receptores sensitivos da tosse), como a levodropropizina (*Antux xarope*), podem ser usados. Broncodilatadores são úteis em pacientes com hiper-responsividade brônquica.

TOSSE SUBAGUDA

Definida como a que se apresenta com duração entre 3 e 8 semanas, tem como principal modalidade a *pós-infecciosa*. Nos casos em que não há história prévia de infecção de vias aéreas superiores, o manejo deve ser igual ao da tosse crônica.

TOSSE PÓS-INFECCIOSA

A tosse pós-infecciosa é aquela que se segue a uma infecção respiratória; geralmente apresenta evolução autolimitada.

A etiologia do processo infeccioso é geralmente viral. Menos frequentemente, a tosse ocorre após infecção por bactérias como *Mycoplasma pneumoniae* (cerca de 4% dos casos, acometendo principalmente adultos jovens) e por *Bordetella pertussis* (incidência variável de acordo com a região geográfica). A patogênese é multifatorial, com presença de inflamação das vias aéreas, lesão epitelial, hiper-responsividade transitória, acúmulo de secreções, drenagem pós-nasal e indução ou agravamento do refluxo gastroesofágico em função da tosse vigorosa.

O tratamento não é bem definido e deve ser guiado pelo mecanismo patogênico aparentemente preponderante. O uso de antibióticos *não* está indicado, uma vez que não há evidência de que infecção bacteriana ativa seja causa da tosse. Um teste com brometo de ipratrópio inalatório pode ser tentado, e quando não há melhora e a tosse afeta negativamente a qualidade de vida, corticosteroides inalatórios podem ser usados. Em casos com tosse intensa, pode ser tentado um curso de corticosteroide oral – prednisona 30 a 40mg por dia, durante 5 a 7 dias. No caso de tosse refratária às medidas anteriores, o uso de agentes antitussígenos de ação central, como codeína e dextrometorfano, pode ser considerado.

A infecção por *B. pertussis* tem ressurgido nos últimos anos, principalmente na faixa etária de 10 a 19 anos e entre adultos jovens. Isso se deve, provavelmente, a uma redução da imunização conferida pela vacina administrada na infância, bem como à diminuição do contingente de adultos possuidores de imunidade natural após contato com a infecção. O Estado de Pernambuco teve a

Quadro 27.1 Dicas sobre tosse aguda

As principais causas são infecções respiratórias virais (resfriado comum e bronquite aguda); manter atenção para as excepcionais doenças graves
Radiografia de tórax: pacientes com dispneia, hemoptise, dor torácica ou exame torácico alterado
Geralmente autolimitada
Tratamento: associações de anti-histamínicos sedantes (p. ex., dexclorfeniramina 2mg a cada 8 horas) e descongestionantes sistêmicos (p. ex., pseudoefedrina 120mg a cada 12 horas), até cessar a tosse

CAPÍTULO 27 Tosse

Quadro 27.2 Dicas sobre tosse pós-infecciosa

- Geralmente sucede infecção respiratória de etiologia viral
- Autolimitada
- Patogênese multifatorial
- Tratamentos a ser tentados, sequencialmente: brometo de ipratrópio inalatório, corticosteroide inalatório, corticosteroide oral
- Caso não haja melhora, investigar causas de tosse crônica

maior incidência do Norte-Nordeste do Brasil em 2008, com 89 casos confirmados de coqueluche.

Doença altamente contagiosa, a infecção por *B. pertussis* se caracteriza por tosse espasmódica com vários episódios de curta duração seguidos por um som peculiar, o guincho, e presença de vômitos pós-tosse. Apresentações mais brandas, em que predomina uma tosse sem as características distintivas supracitadas, parecem estar se tornando mais comuns. Nas poucas ocasiões em que é diagnosticada precocemente (nas primeiras 2 semanas), o tratamento deve ser feito com eritromicina, 500mg a cada 6 horas, por 7 a 14 dias, o que diminui as complicações e os episódios de tosse espasmódica. Quando se apresenta como tosse pós-infecciosa, a antibioticoterapia já não é mais útil, devendo ser aplicado o manuseio genérico mencionado anteriormente.

TOSSE CRÔNICA

A abordagem inicial da tosse com duração superior a 8 semanas valoriza os dados clínicos e radiológicos. Curiosamente, o caráter da tosse e a presença ou não de expectoração não têm se mostrado úteis para a definição etiológica. A radiografia simples do tórax está indicada como rotina pela maioria dos consensos sobre o tema. Em pacientes com radiografia de tórax normal, que não fazem uso de inibidores da enzima de conversão da angiotensina (IECA) e não são tabagistas, as principais causas de tosse crônica compõem a chamada *tríade patogênica da tosse*: síndrome de tosse da via aérea superior (STVAS), tosse variante de asma (TVA) e doença do refluxo gastroesofágico (DRGE). Essas etiologias são responsáveis por cerca de 90% das causas de tosse crônica, chegando, em algumas séries, a perfazer até 96% dos casos. Portanto, a abordagem diagnóstica e a terapêutica inicial devem ser focadas nessa tríade, devendo-se ter em mente que seus componentes podem surgir associados num percentual variável dos pacientes. Essa estratégia leva a altos índices de sucesso na resolução da tosse. Uma outra etiologia de tosse crônica, a bronquite eosinofílica não asmática, tem ganho destaque em séries mais recentes. No Quadro 27.3 são apresentados os principais diagnósticos diferenciais de tosse crônica.

Quadro 27.3 Causas da tosse crônica, agrupadas conforme a frequência

Causas da tosse crônica	Frequência
Causas comuns	
Síndrome de tosse da via aérea superior	29% a 41%
Tosse variante de asma	24% a 29%
Doença do refluxo gastroesofágico	5% a 41%
Bronquite eosinofílica não asmática	10% a 30%

Causas menos frequentes
- Bronquite crônica
- Bronquiectasias
- Neoplasia de pulmão
- Tuberculose pulmonar
- Medicamentos (IECA, outros)

Causas incomuns e raras
- Doenças das vias aéreas centrais: traqueobroncomalacia, estenose das vias aéreas, traqueobroncopatia osteoplástica, traqueobroncomegalia (síndrome de Mounier-Kuhn), amiloidose traqueobrônquica, corpo estranho nas vias aéreas, broncolitíase, fios de sutura nas vias aéreas, compressão ou irritação das vias aéreas por lesões mediastinais (cistos e tumores do esôfago, linfoma, lipomatose mediastinal), aneurisma da aorta, doenças da tireoide (bócio, tireoidite)
- Doenças pulmonares difusas: linfangioleiomiomatose, granulomatose de células de Langerhans, proteinose alveolar, microlitíase alveolar pulmonar)
- Doenças cardiovasculares: edema pulmonar (cardiogênico ou não), embolia pulmonar, contrações ventriculares prematuras

Miscelânea
- Coqueluche
- Disfunção de cordas vocais
- Hipertrofia tonsilar (mais em crianças)
- Tosse induzida por medicamentos diferentes dos IECA: medicações inalatórias, micofenolato mofetil, betabloqueadores, nitrofurantoína, propofol
- Doenças do tecido conectivo (lúpus, artrite reumatoide, esclerodermia, síndrome de Sjögren, doença mista do tecido conectivo, policondrite recidivante)
- Vasculites (granulomatose de Wegener, arterite de células gigantes)
- Doença inflamatória intestinal (Crohn, retocolite ulcerativa)
- Síndrome de Tourette
- Síndrome hipereosinofílica
- Tosse psicogênica

IECA: inibidores da enzima conversora de angiotensina.

SÍNDROME DA TOSSE DA VIA AÉREA SUPERIOR

Causa mais comum de tosse crônica, é decorrente de afecções que acometem as vias aéreas superiores. Previamente chamada de *tosse por gotejamento pós-nasal*, a STVAS tem como fisiopatologia não só esse gotejamento, mas também a inflamação e a irritação de receptores presentes na cavidade nasal e nos seios da face.

Está principalmente associada ao desenvolvimento de rinossinusite e nasofaringite, ambas de curso prolongado. Caracteriza-se, clinicamente, pela sensação de gotejamento em parede posterior da orofaringe, pigarro, obstrução nasal, rinorreia e espirros. Podem estar presentes, adicionalmente, halitose, disfonia, cefaleia e uma história prévia de sinusopatia. Ao exame físico, a presença de secreção mucoide ou purulenta na orofaringe, cuja mucosa pode assumir um aspecto em "pedras de calçamento", reforça o diagnóstico. Todos esses achados são sensíveis, mas não específicos para a STVAS (a DRGE pode manifestar-se com alguns desses sintomas). Um aspecto importante é que a STVAS pode ser a causa da tosse mesmo que o paciente apresente achados clínicos sugestivos (é o chamado gotejamento pós-nasal "silencioso").

A rinossinusite pode ser de caráter alérgico ou não alérgico (infecciosa, por anormalidades anatômicas, por irritantes, vasomotora, medicamentosa, ocupacional e rinossinusite eosinofílica não alérgica). A rinossinusite infecciosa é causada geralmente por vírus, porém bactérias e menos comumente fungos podem participar de sua gênese, principalmente na rinossinusite crônica. A identificação de sinusite bacteriana crônica é de suma importância, dada a necessidade de antibioticoterapia e, eventualmente, de medidas cirúrgicas.

O diagnóstico da STVAS é sugerido pela conjunção de dados clínicos. Em virtude da baixa especificidade desses achados, a resposta ao tratamento (teste terapêutico) é o que possibilita, em última instância, a confirmação diagnóstica. Os exames complementares ficam reservados para pacientes não responsivos ao teste terapêutico, nos quais a suspeita de STVAS permaneça. A radiografia simples dos seios da face tem valor limitado, dada sua pouca capacidade de evidenciar espessamento mucoso e de avaliar adequadamente os seios etmoidais, esfenoidais e o complexo osteomeatal, o que pode ser mais bem alcançado pela TC. Outros exames complementares, como a endoscopia nasal para pesquisa de anormalidades anatômicas e coleta de secreções, podem ser utilizados. Considerando que a STVAS é a principal causa de tosse crônica, e o fato de que pode ocorrer sem a presença de sintomas e alterações ao exame físico, alguns autores recomendam como abordagem inicial seu tratamento empírico.

O tratamento deve ser realizado mediante a associação de anti-histamínicos de primeira geração (difenidramina, dexclorfeniramina) e descongestionantes (pseudoefedrina, fenilefrina), por via oral. A ação mais eficaz dos anti-histamínicos "sedantes", em relação aos "não sedantes" (loratadina, desloratadina, epinastina e outros), é atribuída à sua atividade anticolinérgica central. De fato, a opção pelo uso de anti-histamínicos "não sedantes" é causa frequente de insucesso terapêutico. Quando os dados clínicos sugerem rinite alérgica como doença de base, o uso de corticosteroides intranasais é a terapia de primeira linha, podendo ser associados a anti-histamínicos não sedantes por via oral. Os corticosteroides tópicos podem ser usados também na rinite vasomotora e na rinite eosinofílica não alérgica. Têm também benefício na rinossinusite bacteriana, quando associados aos antibióticos. Em geral, recomenda-se que o tratamento da STVAS dure cerca de 2 semanas, quando a resposta poderá ser avaliada.

Quadro 27.4 Dicas sobre síndrome de tosse de vias aéreas superiores

Causa mais comum de tosse crônica
Pode ser a causa da tosse mesmo sem a sintomatologia característica
Geralmente realiza-se o teste terapêutico para confirmação do diagnóstico
Tratamento por no mínimo 2 semanas
Tratamento com associação de anti-histamínicos sedantes (p. ex., dexclorfeniramina 2mg) e descongestionantes sistêmicos (p. ex., pseudoefedrina 120mg) a cada 12 horas
Podem ser utilizados corticosteroides nasais (p. ex., budesonida *spray* nasal 50μg 1 a 2 jatos em cada narina de 12 em 12 horas)

TOSSE VARIANTE DE ASMA

Pacientes com tosse associada a sibilos e dispneia são diagnosticados facilmente como portadores de asma. No entanto, alguns asmáticos podem manifestar tosse como sintoma isolado ou predominante – é a chamada *tosse variante de asma (TVA)*. A TVA figura entre as causas mais frequentes de tosse crônica, estando associada a alterações inflamatórias idênticas à asma clássica, incluindo o remodelamento brônquico. Pode evoluir para a asma clássica em um terço dos casos. A presença de atopia, história familiar de asma, piora noturna dos sintomas, piora com exercícios e com exposição aos alérgenos são achados que aumentam a suspeita diagnóstica.

A presença de distúrbio obstrutivo responsivo ao broncodilatador na espirometria é fortemente sugestiva do diagnóstico. No entanto, uma espirometria normal não o exclui. Caso a suspeita persista, deve ser realizado o teste de broncoprovocação com metacolina. Esse teste apresenta um elevado valor preditivo negativo, ou seja, um resultado normal praticamente exclui asma. Falso-positivos podem ocorrer, pois outras condições que não a asma podem causar hiper-responsividade brônquica, entre as quais: DPOC, tabagismo, doença do refluxo gastroesofágico, bronquiectasias e rinossinusites. Na prática, o diagnóstico de TVA só se confirma após resposta favorável ao tratamento apropriado.

O tratamento é igual ao da asma clássica. Devem ser utilizados broncodilatadores e, principalmente, corti-

Quadro 27.5 Dicas sobre tosse variante de asma

Está entre as principais causas de tosse crônica
Pode evoluir para asma clássica em 30% dos casos
Espirometria com prova broncodilatadora e teste de broncoprovocação são úteis, mas o diagnóstico é confirmado pelo teste terapêutico
Tratamento baseia-se em corticosteroides inalatórios (p. ex., budesonida, 200 ou 400µg a cada 12 horas); antileucotrienos são também efetivos
Caso não haja resposta, pode ser utilizada prednisona, 20 a 40mg/dia por 1 a 2 semanas

costeroides inalatórios, geralmente com resolução completa dos sintomas em poucas semanas. Caso a tosse seja refratária aos corticosteroides inalatórios, outros diagnósticos devem ser pesquisados. Inibidores da síntese de leucotrienos, como o zafirlukast, também são efetivos. Caso não haja resposta às terapias anteriores, o emprego de corticosteroide oral está recomendado (prednisona 20 a 40mg/dia, por 1 a 2 semanas).

Tosse Associada à Doença do Refluxo Gastroesofágico (DRGE)

Os mecanismos postulados para a tosse pela DRGE são o reflexo esofagotraqueobrônquico (cuja via aferente inicia-se pela estimulação química ou mecânica do esôfago distal), a microaspiração e/ou a macroaspiração do conteúdo gástrico refluído até o esôfago proximal.

O diagnóstico e o tratamento da tosse por decorrência de DRGE figuram entre os aspectos mais espinhosos do manuseio da tosse crônica. Como ambos são condições relativamente comuns, não é surpreendente que ocorram em associação, ainda que não haja, necessariamente, uma relação de causa e efeito em todos os pacientes.

Pacientes com tosse crônica diagnosticada como resultante da DRGE podem não apresentar manifestações esofágicas da doença (pirose, regurgitação) em até 75% dos casos, o que dificulta o diagnóstico. Parecem ter pouca relevância as características da tosse quanto ao período de ocorrência (noturno ou diurno) ou sua relação com ingestão de alimentos.

Entre os métodos complementares de diagnóstico, destaca-se, tradicionalmente, a monitorização do pH esofágico (pHmetria) nas 24 horas. Apesar de sua sensibilidade e especificidade serem consideradas superiores em relação a outros métodos, o exame tem limitações. Primeiramente, mesmo em pacientes que não atingem o critério mínimo de tempo com pH esofágico distal < 4,0, pode haver episódios de tosse correlacionados temporalmente com os (poucos) episódios de refluxo documentados. Adicionalmente, a pHmetria não identifica os pacientes portadores de DRGE não ácido, que vem tendo sua importância reiteradamente ressaltada na literatura. Para o diagnóstico do RGE não ácido, o melhor método é a impedanciometria intraluminal, que detecta as variações de condutividade elétrica que ocorrem consequentemente às mudanças de conteúdo do esôfago (esôfago vazio *versus* preenchido pelo conteúdo líquido refluído); essas variações independem do pH local. Infelizmente, a impedanciometria não se encontra facilmente disponível no Brasil.

Em última instância, o diagnóstico de tosse por DRGE só será confirmado após resolução satisfatória da tosse em seguida ao tratamento antirrefluxo. O teste terapêutico está indicado, já no início da abordagem, quando houver sintomas digestivos de RGE. Mesmo naqueles sem pirose ou regurgitação, e tendo sido adequadamente afastados os diagnósticos de tosse por síndrome da via aérea superior, asma e bronquite eosinofílica não asmática, considera-se que a possibilidade de que a tosse seja secundária à DRGE é de cerca de 90%. Tal probabilidade justifica a realização de teste terapêutico.

Além das medidas dietéticas e comportamentais usuais, esse tratamento tende a exigir doses mais altas de inibidores da bomba de prótons (IBP), que devem ser usadas por período mais prolongado (de 6 semanas a 3 meses), quando comparado ao manuseio das manifestações esofágicas do DRGE. Caso não haja resposta satisfatória e persistindo a suspeita clínica, a possibilidade de tratar-se de tosse por DRGE ainda não deve ser afastada. Com o paciente sob ação da dose atual de IBP, tem sido indicada a realização conjunta de pHmetria (para averiguar se a supressão ácida está adequada) e impedanciometria (para afastar a possibilidade de refluxo não ácido). Se a supressão ácida ainda estiver insuficiente, as doses de IBP (ou o acréscimo de anti-histamínicos H2) devem ser consideradas. Nos casos de insucesso na supressão ácida, recidivas frequentes da tosse após suspensão do tratamento ou refluxo não ácido, pode ser considerada a opção de cirurgia antirrefluxo. Em que pese tratar-se de medida de exceção, o procedimento cirúrgi-

Quadro 27.6 Dicas sobre a tosse secundária ao refluxo gastroesofágico

A maioria dos pacientes não tem pirose ou regurgitação
O teste terapêutico é recomendado comumente para o diagnóstico
pHmetria e impedanciometria estão indicadas em caso de insucesso do teste terapêutico (lembrar a possibilidade de refluxo não ácido)
Tratamento sugerido:
  IBP (p. ex., omeprazol 40mg, 2x/dia ou equivalente), por 6 a 12 semanas
  Pode-se associar procinético (p. ex., bromoprida, 10mg, 2x/dia)
  Medidas dietéticas e comportamentais (ver capítulo específico)

IBP: inibidores de bomba de prótons.

Bronquite Eosinofílica Não Asmática (BENA)

A BENA foi descrita pela primeira vez como causa de tosse crônica em 1989. Desde então, tem sido responsabilizada por cerca de 10% a 30% dos casos em clínicas de tosse. Por definição, os pacientes com BENA não apresentam sintomas de asma (à parte a tosse) ou distúrbio obstrutivo na espirometria. O teste de broncoprovocação mostra-se normal, não havendo, portanto, hiper-responsividade brônquica. O diagnóstico é firmado pela demonstração de eosinofilia no escarro induzido (> 3% de eosinófilos entre as células não escamosas). A etiologia é incerta.

Caracteristicamente, a resposta aos corticosteroides inalatórios é muito boa. Isso tem levado alguns especialistas a congregarem a BENA e a tosse variante de asma sob a alcunha de "tosse crônica responsiva a corticoide". Considerando que a técnica de contagem de eosinófilos não está facilmente disponível em território nacional, o teste terapêutico com corticosteroides inalatórios é aceitável para os casos em que a condição for suspeitada. Não existe definição clara sobre qual corticoide deve ser utilizado, em que doses e por quanto tempo; raramente corticoide oral se faz necessário.

Tosse por IECA e Outros Fármacos

Os IECA podem causar tosse em até 20% dos usuários. O início da tosse ocorre geralmente com cerca de 1 semana de uso, porém pode surgir após intervalo de horas a meses. Esse efeito colateral, que não é dose-dependente, ocorre mais em mulheres, descendentes de chineses e em não fumantes.

Os IECA causam tosse, presumivelmente, em razão do acúmulo de bradicinina, substância P e neurocinina A, substâncias que são degradadas pela enzima conversora da angiotensina. Participa ainda em sua gênese o aumento da síntese de prostaglandinas, que é estimulado pela bradicinina.

O diagnóstico é geralmente contemplado quando se observa uma relação temporal entre o início do medicamento e o surgimento da tosse e é confirmado por sua melhora depois da suspensão do fármaco. A tosse costuma resolver-se dentro de 1 a 4 semanas, porém esse tempo pode se prolongar por até 3 meses. O IECA pode ser substituído pelos bloqueadores do receptor da angiotensina, os quais usualmente não causam tosse como efeito colateral.

Betabloqueadores podem desencadear tosse e broncoespasmo em pacientes com asma ou DPOC subclínica, inclusive quando usados na forma de colírios. Do mesmo modo, o ácido acetilsalicílico (AAS) e os anti-inflamatórios não esteroides podem precipitar a tosse em asmáticos. Outra medicação que pode causar tosse é a amiodarona, caso leve a uma pneumopatia intersticial.

Quadro 27.7 Dicas sobre tosse por inibidores da enzima conversora de angiotensina

Ocorre em até 20% dos usuários
Início da tosse na primeira semana de uso, porém pode ocorrer em horas a meses
Resolução após suspensão do medicamento dentro de 1 a 4 semanas, entretanto pode se prolongar por até 3 meses
Pode ser realizada a substituição por bloqueador de receptor da angiotensina

Causas Incomuns e Raras

Uma ampla lista de causas incomuns de tosse tem sido descrita (ver Quadro 27.3). Elas deverão ser levadas em consideração quando houver dados clínicos ou radiológicos sugestivos na avaliação inicial, ou quando a investigação para as causas comuns tiver sido infrutífera. A lista não se pretende completa, mas abrange a maior parte das condições que, ao menos eventualmente, têm manifestado a tosse como sintoma predominante ou inicial. Uma discussão pormenorizada das doenças mencionadas foge às limitações de espaço deste capítulo.

Cabe uma menção à tosse psicogênica. Esse diagnóstico tem sido descrito em crianças e adolescentes, mas muito raramente em adultos. A escassez de relatos bem documentados recomenda a insistência na busca de uma etiologia orgânica nessa faixa etária.

Tosse Inexplicada (Idiopática)

O termo *tosse inexplicada* é preferível a "tosse idiopática" ao se referir aos pacientes cuja causa do sintoma não pôde ser estabelecida após avaliação apropriada e completa. Nas várias séries descritas, essa situação foi encontrada em 0 a 33% dos pacientes, embora a probabilidade por volta dos 5% seja a mais comumente citada. A maior dificuldade reside em assegurar-se de que houve, realmente, uma "avaliação apropriada e completa". A aplicação sistemática de um dos algoritmos validados (Figura 27.1) tende a elevar consideravelmente as taxas de sucesso diagnóstico e terapêutico. Uma lista das possíveis *armadilhas* no diagnóstico da tosse crônica é mostrada no Quadro 27.8.

Alguns autores têm descrito algumas características comuns a pacientes com tosse inexplicada: predomínio no sexo feminino (77%), coexistência frequente de hipotireoidismo e aumento de linfócitos no lavado broncoalveolar. No momento, não há dados conclusivos que possibilitem definir a tosse inexplicada como entidade única e homogênea.

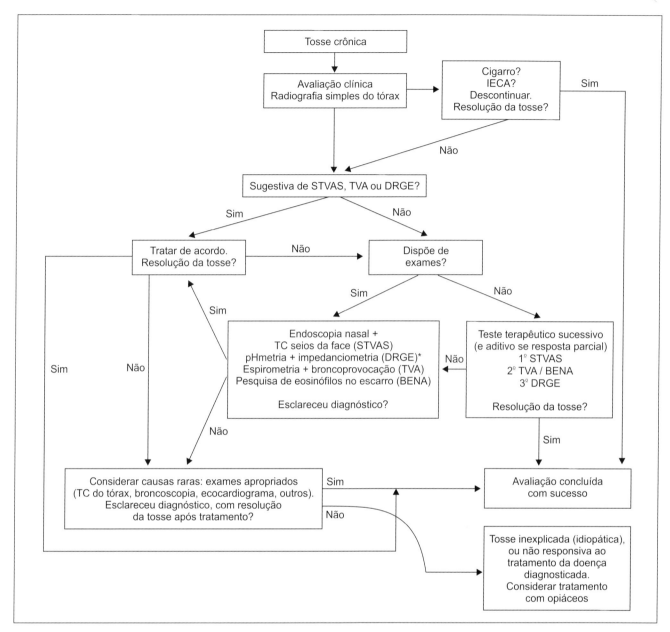

Figura 27.1 Algoritmo para abordagem diagnóstico-terapêutica da tosse. (*Preferencialmente realizados sob tratamento da DRGE, para descartar supressão ácida insuficiente ou refluxo não ácido.) (STVAS: síndrome da tosse da via aérea superior; TVA: tosse variante de asma; BENA: bronquite eosinofílica não asmática; DRGE: doença do refluxo gastroesofágico.)

Quadro 27.8 "Armadilhas" no diagnóstico/tratamento da tosse crônica

Utilizar anti-histamínicos não sedantes no tratamento da STVAS
Afastar a STVAS após teste terapêutico por período inferior a 2 semanas
Ignorar a possibilidade de STVAS "silenciosa" (sem sintomas nasais)
Assumir que espirometria normal exclui tosse variante de asma
Tratar RGE com doses de IBP utilizadas para as manifestações digestivas
Afastar RGE após teste terapêutico por período inferior a 12 semanas
Não considerar a possibilidade de bronquite eosinofílica não asmática
Falhar em suspeitar de causas raras

STVAS: síndrome de tosse de vias aéreas superiores; RGE: refluxo gastroesofágico; IBP: inibidores de bomba de prótons.

COMPLICAÇÕES DA TOSSE

A tosse, seja ela aguda ou crônica, provoca alterações fisiológicas importantes, como a elevação reflexa do tônus vagal e o aumento da pressão intratorácica; este ocorre graças a uma poderosa contração da musculatura torácica e abdominal contra um diafragma fixo durante a fase compressiva. Esses fenômenos podem provocar complicações mecânicas e hemodinâmicas variadas, como pode ser visto no Quadro 27.9 Adicionalmente, foi demonstrado que a tosse crônica ocasiona queda relevante da qualidade de vida. O dano psicológico pode

Quadro 27.9 Complicações da tosse

Constitucionais: sudorese excessiva, anorexia, exaustão
Cardiovasculares: hipotensão arterial, bradiarritmias, taquiarritmias, deslocamento de cateteres intravasculares, perda de consciência; rotura de veias subconjuntivais, nasais e anais
Respiratórias: exacerbação de asma; herniações do pulmão (intercostal, supraclavicular); trauma laríngeo (edema, disfonia); enfisema intersticial pulmonar (com enfisema subcutâneo, pneumotórax, pneumomediastino ou pneumoperitônio associados); ruptura brônquica
Gastrointestinais: episódios de refluxo gastroesofágico; herniações (inguinal e outras); síndrome de Mallory-Weiss
Viscerais (vísceras maciças): rotura de cisto hepático; rotura esplênica
Geniturinárias: incontinência urinária; inversão da bexiga através da uretra
Musculoesqueléticas: roturas musculares (retos abdominais, diafragma, outros); fraturas (de costelas, escápula); deiscência de ferida operatória esternal
Neurológicas: radiculopatia cervical aguda, embolia gasosa cerebral, rinorreia de líquido cerebrospinhal, cefaleia, convulsões, síncope
Psicossociais: temor de doença grave; mudanças de estilo de vida (comportamentos de evitação)
Cutâneas: petéquias, púrpura; deiscência de feridas cirúrgicas

Adaptado de Irvin R. Complications of cough. Chest 2006; 129:54S-58S.

surgir em decorrência do temor de estar portando uma doença séria ainda não diagnosticada ou graças ao constrangimento social frequentemente observado.

A abordagem diagnóstico-terapêutica da tosse crônica pode ser feita de diversas maneiras. Em linhas gerais, inicialmente tende-se a realizar uma radiografia simples do tórax, na intenção de afastar a presença de pneumopatia potencialmente grave, como, por exemplo, tuberculose ou câncer de pulmão. Outros achados radiológicos, quando presentes, direcionarão a investigação posterior. Na maioria dos casos, no entanto, a radiografia será normal ou mostrará alterações sequelares, clinicamente irrelevantes. Fumantes e usuários de IECA devem ter o agente ofensivo suspenso como teste terapêutico, antes de se prosseguir com a investigação. Daí em diante, uma das abordagens possíveis consiste em realizar o teste sistemático das causas mais prováveis de tosse crônica (STVAS, TVA, DRGE, BENA), utilizando-se os métodos complementares apropriados. Essa estratégia parece desconfortável para o paciente, além de demorada e dispendiosa. Alternativamente, existem algoritmos que direcionam a investigação a partir de dados clínicos, valendo-se, a seguir, de maneira variável, de exames complementares selecionados e, sobretudo, de testes terapêuticos. Não se pode perder de vista que um diagnóstico só será confirmado quando ocorrer a resolução da tosse com o respectivo tratamento, exceto nos casos de doenças que provoquem tosse não tratável por medidas específicas.

Adicionalmente, existe a possibilidade de que a tosse crônica seja devida a mais de uma causa (em até 20% dos casos). Quando se suspeitar dessa situação, e tendo havido resposta parcial a um tratamento empírico, este deverá ser mantido, partindo-se, em paralelo, para a investigação da(s) causa(s) de tosse associada(s).

Estudos têm validado algoritmos diagnósticos, mostrando taxas de sucesso de até 93%. O algoritmo proposto na Figura 27.1 baseia-se nas recomendações oficiais do American College of Chest Physicians (ACCP, EUA, 2006), da Sociedade Brasileira de Pneumologia e Tisiologia (SBPT, 2006), da British Thoracic Society (BTS, Reino Unido, 2006), em um algoritmo validado em 2005 no European Respiratory Journal, além de em outros artigos publicados posteriormente aos mencionados. Em que pese ser necessária a validação do algoritmo aqui sugerido, ele foi baseado na melhor evidência disponível sobre o manejo da tosse crônica e pretende adaptar-se a certas limitações de disponibilidade de recursos diagnósticos (p. ex., a contagem de eosinófilos no escarro induzido e a impedanciometria esofágica), comuns no Brasil.

TRATAMENTO SUPRESSIVO (INESPECÍFICO) DA TOSSE

O tratamento supressivo objetiva o alívio sintomático da tosse e está indicado nas seguintes situações:

1. Quando a etiologia da tosse não pode ser elucidada (tosse inexplicada ou idiopática).
2. Quando o tratamento específico exige um período de tempo prolongado para se fazer efetivo.
3. Quando a terapia específica da tosse não é efetiva (p. ex., num paciente com câncer de pulmão inoperável).

As informações a seguir são baseadas na melhor evidência disponível.

Fármacos com ação antitussígena periférica (modificadores da excitabilidade dos receptores sensitivos da tosse), como a levodropropizina (*Antux xarope*), são ativos na bronquite aguda e crônica. Esses fármacos não têm eficácia digna de nota no tratamento da tosse no resfriado comum e outras infecções das vias aéreas superiores.

Fármacos com ação antitussígena central (que inibem o controle motor central da tosse, desempenhado presumivelmente no tronco cerebral), como a codeína e o dextrometorfano (Silencium® – assoc., Trimedal® – assoc.), são ativos na tosse por bronquite crônica/DPOC, suprimindo os episódios em 40% a 60%. Por outro lado, não parecem ser eficazes nas infecções de vias aéreas superiores.

A tosse secundária ao resfriado comum responde às associações de anti-histamínicos de ação central com descongestionantes (ver *Tosse aguda*).

Nos casos de tosse crônica inexplicada, a escassa evidência disponível tem sugerido algum sucesso com o uso de morfina.

Outros fármacos têm sido utilizados, sendo alguns de uso bastante popular (com ou sem prescrição médica), como a cloperastina (*Seki xarope*). No entanto, não há evidência suficiente de eficácia para recomendar seu emprego. O mesmo pode ser dito do clobutinol, que, à parte a carência de dados que comprovem eficácia, mostrou-se associado ao risco de prolongamento do intervalo QT e arritmias.

LEITURA RECOMENDADA

Altiner A, Brockmann S, Sielk M, Wilm S, Wegscheider K, Abhols HH. Reducing antibiotic prescriptions for acute cough by motivating GPs to change their attitudes to communication and empowering patients: a cluster-randomized intervention study. J Antimicrob Chemother 2007; 60:638-44.

II Diretrizes brasileiras no manejo da tosse crônica. J Bras Pneumol 2006; 32(Supl 6):403-46.

Irwin RS, Baumann MH, Bolser DC et al. Diagnosis and management of cough: ACCP evidence-based clinical practice guidelines. Chest 2006; 129:1S-292S.

Irwin RS, Madison JM. The diagnosis and treatment of cough. NEJM 2000; 343:1715-21.

Kastelik JA, Aziz I, Ojoo JC, Thompson RH, Redington AE, Morice AH. Investigation and management of chronic cough using a probability-based algorithm. Eur Respir J 2005; 25:235-43.

Morice AH, McGarvey L, Pavord I. British Thoracic Society Cough Guidelines: Recommendations for the management of cough in adults. Thorax 2006; 61(Suppl I): i1–i24.

Pinheiro BV. Tosse crônica. Pneumoatual out. 2008. Disponível em: http://www.pneumoatual.com.br.

Silvestri RC, Weinberger SE. Evaluation of subacute and chronic cough in adults. UpToDate 2009: http://www.uptodate.com. Software 17.3; 2009.

Weinberger SE, Silvestri RC. Treatment of subacute and chronic cough in adults. UpToDate 2009: http://www.uptodate.com. Software 17.3; 2009.

SEÇÃO III

Tópicos Envolvendo Sistemas Específicos

Hipertensão Arterial Sistêmica

CAPÍTULO 28

Audes Magalhães Feitosa • Bruno de Alencar Mendes

INTRODUÇÃO

A hipertensão arterial sistêmica (HAS) afeta mais de 1 bilhão de pessoas em todo o mundo, com tendência a aumento progressivo de sua prevalência devido, principalmente, ao envelhecimento da população e ao crescimento do número de obesos. Fator de risco mais comum e o mais potencialmente identificável e reversível para doenças cardiovasculares, representa a principal causa de morte em todo o mundo e um dos maiores problemas de saúde pública mundial. Sua prevalência no Brasil gira em torno de 30%, com variações de 22,3% a 43,9%, sendo de 35,8% nos homens e 30% nas mulheres.

Apresenta-se como um importante desafio por sua natureza assintomática, subdiagnósticos, pouco acesso da população à sua medida, pouca adesão do paciente ao tratamento e baixo índice de controle, dados que são de fundamental importância para a redução dos eventos cardiovasculares.

Os principais fatores de risco para HAS são: idade – que apresenta relação direta e linear com a pressão arterial (PA); indivíduos da cor não branca; excesso de peso e obesidade central; ingestão excessiva de sal e bebidas alcoólicas; sedentarismo; e história familiar.

As mudanças no estilo de vida são fundamentais para a prevenção primária da HAS. As recomendações mais importantes são: combate ao sedentarismo e ao tabagismo, alimentação saudável, consumo controlado de sódio e álcool e ingestão de potássio. As medidas farmacológicas na prevenção da HAS só estão indicadas para os pacientes com PA considerada limítrofe e alto ou muito alto risco cardiovascular.

DIAGNÓSTICO

O diagnóstico de HAS é estabelecido mediante a detecção de níveis elevados e sustentados da PA por sua medida casual. A medida da PA é então o elemento-chave para o diagnóstico de HAS, devendo ser realizada conforme uma sequência de procedimentos para evitar erros (Quadro 28.1).

Na primeira avaliação, as medidas devem ser obtidas em ambos os braços e, em caso de diferença, utiliza-se como referência sempre o braço com o maior valor para as medidas subsequentes, devendo o paciente ser investigado para doenças arteriais se apresentar diferenças de pressão entre os membros superiores > 20/10mmHg para as pressões sistólica/diastólica, respectivamente. A posição recomendada para a medida da PA é a sentada. As medidas nas posições ortostáticas e supinas, realizadas para avaliar hipotensão postural, devem ser feitas pelo menos na primeira avaliação em todos os indivíduos e em todas as avaliações em idosos, diabéticos, portadores de disautonomias, alcoolistas e/ou em uso de medicação anti-hipertensiva.

Recomenda-se, sempre que possível, a medida da PA fora do consultório para esclarecimento do diagnóstico e a identificação da hipertensão do avental branco (HAB) e da hipertensão mascarada (HM) (Quadro 28.2). A automedida da pressão arterial (AMPA) pode ser realizada por familiares ou pelo paciente em seu domicílio, representando importante fonte de informação adicional. Sua sua principal vantagem é a possibilidade de obter uma estimativa mais real da PA. Valores > 130/85mmHg pela AMPA devem ser considerados alterados. Em caso de suspeita de HAB ou HM, sugerida pelas medidas da AMPA, re-

Quadro 28.1 Procedimentos recomendados para a medida da pressão arterial

Preparo do paciente:

1. Explicar o procedimento ao paciente e deixá-lo em repouso por pelo menos 5 minutos em ambiente calmo. Deve ser instruído a não conversar durante a medida. Possíveis dúvidas devem ser esclarecidas antes ou após o procedimento
2. Certificar-se de que o paciente NÃO:
   - está com a bexiga cheia
   - praticou exercícios físicos há pelo menos 60 minutos
   - ingeriu bebidas alcoólicas, café ou alimentos
   - fumou nos 30 minutos anteriores
3. Posicionamento do paciente: deve estar na posição sentada, pernas descruzadas, pés apoiados no chão, dorso recostado na cadeira e relaxado. O braço deve estar na altura do coração (nível do ponto médio do esterno ou 4º espaço intercostal), livre de roupas, apoiado, com a palma da mão voltada para cima e o cotovelo ligeiramente fletido

Para a medida propriamente:

1. Obter a circunferência aproximadamente no meio do braço. Após a medida, selecionar o manguito de tamanho adequado ao braço
2. Colocar o manguito, sem deixar folgas, 2 a 3cm acima da fossa cubital
3. Centralizar o meio da parte compressiva do manguito sobre a artéria braquial
4. Estimar o nível da pressão sistólica pela palpação do pulso radial. Seu reaparecimento corresponderá à PA sistólica
5. Palpar a artéria braquial na fossa cubital e colocar a campânula ou o diafragma do estetoscópio sem compressão excessiva
6. Inflar rapidamente até ultrapassar 20 a 30mmHg o nível estimado da pressão sistólica, obtido pela palpação
7. Proceder à deflação lentamente (velocidade de 2mmHg/s)
8. Determinar a pressão sistólica pela ausculta do primeiro som (fase I de Korotkoff), que em geral é fraco, seguido de batidas regulares e, em seguida, aumentar ligeiramente a velocidade de deflação
9. Determinar a pressão diastólica no desaparecimento dos sons (fase V de Korotkoff)
10. Auscultar cerca de 20 a 30mmHg abaixo do último som para confirmar seu desaparecimento e depois proceder à deflação rápida e completa
11. Se os batimentos persistirem até o nível zero, determinar a pressão diastólica no abafamento dos sons (fase IV de Korotkoff) e anotar valores da sistólica/diastólica/zero
12. Sugere-se esperar em torno de 1 minuto para nova medida, embora esse aspecto seja controverso
13. Informar os valores de pressões arteriais obtidos para o paciente
14. Anotar os valores exatos sem "arredondamentos" e o braço em que a pressão arterial foi medida

Quadro 28.2 Valores de pressão arterial no consultório, MAPA, AMPA e MRPA, que caracterizam hipertensão, hipertensão do avental branco e hipertensão mascarada

	Consultório (mmHg)	MAPA vigília (mmHg)	AMPA (mmHg)	MRPA (mmHg)
Normotensão ou hipertensão controlada	< 140/90	≤ 130/85	≤ 130/85	≤ 130/85
Hipertensão	≥ 140/90	> 130/85	> 130/85	> 130/85
Hipertensão do avental branco	≥ 140/90	< 130/85	< 130/85	< 130/85
Hipertensão mascarada	< 140/90	> 130/85	> 130/85	> 130/85

Adaptado de VI Diretrizes Brasileiras de Hipertensão, 2010.

comenda-se a realização de Monitorização Ambulatorial da Pressão Arterial (MAPA) ou Monitorização Residencial da Pressão Arterial (MRPA) para confirmar ou excluir o diagnóstico.

O diagnóstico de HAS pode então ser realizado seguindo-se o fluxograma apresentado na Figura 28.1. O seguimento do paciente pode ser realizado conforme o Quadro 28.3. Os valores de PA que classificam os indivíduos com mais de 18 anos de idade estão apresentados no Quadro 28.4.

AVALIAÇÃO

Os principais objetivos da avaliação clínica e laboratorial são: (1) confirmar o diagnóstico de HAS por medida da PA; (2) identificar fatores de risco para doenças cardiovasculares; (3) pesquisar lesões, clínicas ou subclínicas, em órgãos-alvo; (4) pesquisar presença de outras doenças associadas; (5) estratificar o risco cardiovascular global; e (6) avaliar indícios do diagnóstico de hipertensão arterial secundária.

A realização de uma história clínica completa é essencial, com especial atenção aos dados relevantes referentes ao tempo e ao tratamento prévio de hipertensão, aos fatores de risco, aos indícios de hipertensão secundária e de lesões de órgãos-alvo, aos aspectos socioeconômicos, às características do estilo de vida do paciente e ao consumo pregresso ou atual de medicamentos ou drogas que podem interferir em seu tratamento (anti-inflamatórios, anorexígenos, descongestionantes nasais etc.). No exame físico, entre outras avaliações, é importante a busca por sinais sugestivos de lesões de órgãos-alvo (p. ex., exame de fundo de olho, índice tornozelo-braquial) e de hipertensão secundária.

Capítulo 28 Hipertensão Arterial Sistêmica

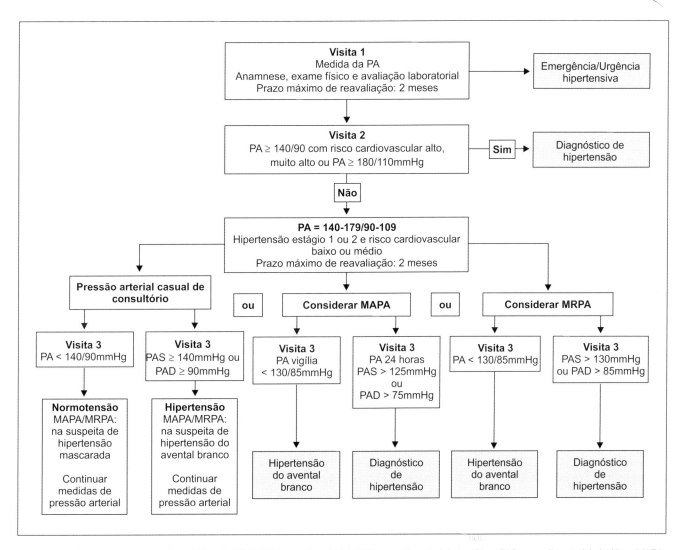

Figura 28.1 Fluxograma para o diagnóstico da HAS. (PA: pressão arterial; PAD: pressão arterial diastólica; PAS: pressão arterial sistólica; MAPA: monitorização ambulatorial da pressão arterial; MRPA: monitorização residencial da pressão arterial.) (Adaptada de VI Diretrizes Brasileiras de Hipertensão, 2010.)

Quadro 28.3 Recomendações para o seguimento: prazos máximos para reavaliação*

Pressão arterial inicial (mmHg)**		
Sistólica	**Diastólica**	**Seguimento**
< 130	< 85	Reavaliar em 1 ano Estimular mudanças de estilo de vida
130 a 139	85 a 89	Reavaliar em 6 meses*** Insistir em mudanças do estilo de vida
140 a 159	90 a 99	Confirmar em 2 meses*** Considerar MAPA/MRPA
160 a 179	100 a 109	Confirmar em 1 mês*** Considerar MAPA/MRPA
≥ 180	≥ 110	Intervenção medicamentosa imediata ou reavaliar em 1 semana***

* Modificar o esquema de seguimento de acordo com a condição clínica do paciente.
** Se as pressões sistólicas ou diastólicas forem de estágios diferentes, o seguimento recomendado deve ser definido pelo maior nível de pressão.
*** Considerar intervenção de acordo com a situação clínica do paciente (fatores de risco maiores, doenças associadas e lesão em órgãos-alvo).
Adaptado de VI Diretrizes Brasileiras de Hipertensão, 2010.

Quadro 28.4 Classificação da pressão arterial de acordo com a medida casual no consultório (> 18 anos)

Classificação	Pressão sistólica (mmHg)	Pressão diastólica (mmHg)
Ótima	< 120	< 80
Normal	< 130	< 85
Limítrofe*	130 a 139	85 a 89
Hipertensão estágio 1	140 a 159	90 a 99
Hipertensão estágio 2	160 a 179	100 a 109
Hipertensão estágio 3	≥ 180	≥ 110
Hipertensão sistólica isolada	≥ 140	< 90

Quando as pressões sistólica e diastólica situam-se em categorias diferentes, a maior deve ser utilizada para classificação da pressão arterial.

* Pressão normal-alta ou pré-hipertensão são termos que se equivalem na literatura.
Adaptado de VI Diretrizes Brasileiras de Hipertensão, 2010.

Uma investigação laboratorial básica está indicada a todos os pacientes hipertensos, com: sumário de urina, potássio plasmático, creatinina plasmática e estimativa do ritmo de filtração glomerular, glicemia de jejum, colesterol total, HDL, triglicérides plasmáticos (cálculo do LDL = colesterol total − HDL − triglicérides/5 [quando a dosagem de triglicérides for < 400mg/dL]), ácido úrico plasmático e eletrocardiograma convencional. A avaliação complementar tem o objetivo de detectar lesões clínicas ou subclínicas para melhor estratificação do risco cardiovascular (Quadro 28.5).

Para a tomada da decisão terapêutica é necessária a estratificação do risco cardiovascular global (ver Quadro 28.6), que definirá o risco de eventos e orientará a meta terapêutica. A estratificação do risco levará em conta os valores de PA associados à presença de fatores de risco (FR) adicionais (Quadro 28.7), de lesões em órgãos-alvo (Quadro 28.8) e de doenças cardiovasculares (Quadro 28.9).

Quadro 28.5 Avaliação complementar para o paciente hipertenso: exames recomendados e população indicada

Radiografia de tórax: recomendada para pacientes com suspeita clínica de insuficiência cardíaca, quando demais exames não estão disponíveis, e para avaliação de acometimento pulmonar e de aorta
Ecocardiograma: hipertensos estágios 1 e 2 sem hipertrofia ventricular esquerda ao ECG, mas com dois ou mais fatores de risco; hipertensos com suspeita clínica de insuficiência cardíaca
Microalbuminúria: pacientes hipertensos diabéticos, hipertensos com síndrome metabólica e hipertensos com dois ou mais fatores de risco
Ultrassom de carótida: pacientes com sopro carotídeo, com sinais de doença cerebrovascular ou com doença aterosclerótica em outros territórios
Teste ergométrico: suspeita de doença coronariana estável, diabetes ou antecedente familiar para doença coronariana em paciente com pressão arterial controlada
Hemoglobina glicada: na impossibilidade de realizar hemoglobina glicada, sugere-se a realização do teste oral de tolerância à glicose em pacientes com glicemia de jejum entre 100 e 125mg/dL
MAPA, MRPA e medida domiciliar: segundo as indicações convencionais para os métodos
Outros exames: velocidade de onda de pulso
Investigação de hipertensão secundária: quando indicada pela história, exame físico ou avaliação laboratorial inicial

Adaptado de VI Diretrizes Brasileiras de Hipertensão, 2010.

Quadro 28.6 Estratificação do risco cardiovascular global: risco adicional atribuído à classificação de hipertensão arterial de acordo com fatores de risco, lesões de órgãos-alvo e condições clínicas associadas

	Normotensão			Hipertensão		
Outros fatores de risco ou doenças	Ótimo	Normal	Limítrofe	Estágio 1	Estágio 2	Estágio 3
Nenhum fator de risco	Risco basal	Risco basal	Risco basal	Baixo risco adicional	Moderado risco adicional	Alto risco adicional
1 a 2 fatores de risco	Baixo risco adicional	Baixo risco adicional	Baixo risco adicional	Moderado risco adicional	Moderado risco adicional	Risco adicional muito alto
≥ 3 fatores de risco, LOA ou SM-DM	Moderado risco adicional	Moderado risco adicional	Alto risco adicional	Alto risco adicional	Alto risco adicional	Risco adicional muito alto
Condições clínicas associadas	Risco adicional muito alto	Risco adicional muito alto	Risco adicional muito alto	Risco adicional muito alto	Risco adicional muito alto	Risco adicional muito alto

LOA: lesão em órgãos-alvo; SM: síndrome metabólica; DM: *diabetes mellitus*.
Adaptado de VI Diretrizes Brasileiras de Hipertensão, 2010.

Quadro 28.7 Fatores de risco cardiovascular adicionais nos pacientes com HAS

Idade (homens > 55, mulheres > 65 anos)
Tabagismo
Dislipidemias: triglicérides > 150mg/dL; LDL colesterol > 100mg/dL; HDL < 40mg/dL
Diabetes mellitus
História familiar prematura de doença cardiovascular: homens < 55 anos; mulheres < 65 anos

Adaptado de VI Diretrizes Brasileiras de Hipertensão, 2010.

Quadro 28.8 Identificação de lesões subclínicas de órgãos-alvo

ECG com HVE (Sokolow-Lyon > 35mm; Cornell > 28mm para homens [H]; > 20mm para mulheres [M])
ECO com HVE (índice de massa de VE > 134g/m^2 em H ou 110g/m^2 em M)
Espessura mediointimal de carótida > 0,9mm ou presença de placa de ateroma
Índice tornozelo-braquial < 0,9
Baixo ritmo de filtração glomerular ou *clearance* de creatinina (< 60mL/min)
Microalbuminúria 30 a 300mg/24h ou relação albumina/creatinina > 30mg/g
Velocidade de onda de pulso (se disponível) > 12m/s

Adaptado de VI Diretrizes Brasileiras de Hipertensão, 2010.

Quadro 28.9 Condições clínicas associadas à hipertensão

Doença cerebrovascular (AVE, AVEI, AVEH, alteração da função cognitiva)
Doença cardíaca (infarto, angina, revascularização coronária, insuficiência cardíaca)
Doença renal: nefropatia diabética, déficit importante de função (*clearance* < 60mL/min)
Retinopatia avançada: hemorragias ou exsudatos, papiledema
Doença arterial periférica

AVE: acidente vascular encefálico; AVEI: AVE isquêmico; AVEH: AVE hemorrágico.
Adaptado de VI Diretrizes Brasileiras de Hipertensão, 2010.

Quadro 28.10 Decisão terapêutica

Categoria de risco	Considerar
Sem risco adicional	Tratamento não medicamentoso isolado
Risco adicional baixo	Tratamento não medicamentoso isolado por até 6 meses. Se não atingir a meta, associar tratamento medicamentoso
Risco adicional médio, alto e muito alto	Tratamento não medicamentoso + medicamentoso

Adaptado de VI Diretrizes Brasileiras de Hipertensão, 2010.

Quadro 28.11 Metas a serem atingidas em conformidade com as características individuais

Categoria	Considerar
Hipertensos estágios 1 e 2 com risco cardiovascular baixo e médio	< 140/90mmHg
Hipertensos e comportamento limítrofe com risco cardiovascular alto e muito alto, ou com 3 ou mais fatores de risco, DM, SM ou LOA	130/80mmHg
Hipertensos com insuficiência renal com proteinúria > 1,0g/L	

DM: *diabetes mellitus*; SM: síndrome metabólica; LOA: lesões em órgãos-alvo.
Adaptado de VI Diretrizes Brasileiras de Hipertensão, 2010.

TRATAMENTO

A instituição do tratamento dos pacientes hipertensos não deve ser baseada apenas nos níveis da PA, mas no risco cardiovascular global estabelecido para aquele paciente. Seu objetivo consiste na proteção de órgãos-alvo dos danos causados pela HAS, na redução do impacto causado pela presença de fatores de risco associados e na desaceleração do processo aterosclerótico, levando, consequentemente, a uma redução da morbidade e mortalidade cardiovasculares.

O tratamento da HAS engloba o tratamento não farmacológico e o farmacológico, que são complementares. A escolha do tipo de tratamento a ser instituído vai depender do risco cardiovascular do paciente (Quadro 28.10). As metas a serem atingidas no tratamento podem ser visualizadas no Quadro 28.11.

TRATAMENTO NÃO MEDICAMENTOSO

Várias abordagens devem ser consideradas.

As perdas de peso e da circunferência abdominal têm correlação com reduções da PA (redução de 5 a 20mmHg da PAS para cada 10kg de peso reduzido) e melhora das alterações metabólicas associadas. Mudança comportamental e adesão a um plano alimentar saudável são fundamentais para o sucesso terapêutico e a manutenção do controle adquirido. Os objetivos são um índice de massa corporal (IMC) < 25kg/m^2 e circunferência abdominal < 102cm para os homens e < 88cm para as mulheres. A cirurgia bariátrica está indicada para os pacientes hipertensos com obesidade de moderada a grave.

Vários tipos de dieta têm sido propostos, mas a com melhor nível de evidências para os pacientes hipertensos é a dieta DASH (*Dietary Approaches to Stop Hypertension*). O alto grau de adesão a esse tipo de dieta reduziu em 14% o desenvolvimento de hipertensão. Seus benefícios sobre a PA, com redução entre 8 e 14mmHg da PAS, têm sido associados ao alto consumo de potássio,

Quadro 28.12 Como recomendar uma dieta ao estilo DASH

- Escolher alimentos que contenham pouca gordura saturada, colesterol e gordura total. Por exemplo, carne magra, aves e peixes, utilizando-os em pequena quantidade
- Comer muitas frutas e hortaliças, aproximadamente de oito a dez porções por dia (uma porção é igual a uma concha média)
- Incluir duas ou três porções de laticínios desnatados ou semidesnatados por dia
- Preferir os alimentos integrais, como pão, cereais e massas integrais ou de trigo integral
- Comer oleaginosas (castanhas), sementes e grãos, de quatro a cinco porções por semana (uma porção é igual a 1/3 de xícara ou 40 gramas de castanhas, duas colheres de sopa ou 14 gramas de sementes, ou 1/2 xícara de feijões ou ervilhas cozidas e secas)
- Reduzir a adição de gorduras. Utilizar margarina *light* e óleos vegetais insaturados (como azeite, soja, milho, canola)
- Evitar a adição de sal aos alimentos. Evitar também molhos e caldos prontos, além de produtos industrializados
- Diminuir ou evitar o consumo de doces e bebidas com açúcar

Adaptado de VI Diretrizes Brasileiras de Hipertensão, 2010.

magnésio e cálcio. Ela ajuda no emagrecimento e reduz biomarcadores de risco cardiovascular (Quadro 28.12).

Reduções na ingesta de sal são eficientes em reduzir a PAS em 2 a 8mmHg, sendo orientada pela Organização Mundial de Saúde a ingestão alimentar máxima diária de 5g de cloreto de sódio ou sal de cozinha.

A ingestão alcoólica deve ser controlada, com orientações àqueles que têm o hábito de ingerir bebidas alcoólicas que não ultrapassem 30g de etanol ao dia (o que corresponde a 625mL de cerveja, 312,5mL de vinho e 93,7mL de bebida destilada), para homens, de preferência não habitualmente, sendo a metade dessa quantidade tolerada para as mulheres. Para aqueles que não têm o hábito, não se justifica recomendar que o façam. O consumo moderado de álcool reduz a PAS em 2 a 4mmHg.

A realização de exercícios físicos é muito importante, havendo a comprovação de que exercícios aeróbicos (isotônicos), que devem ser complementados pelos resistidos, promovem reduções de PA (entre 4 e 9mmHg na PAS), estando indicados tanto para a prevenção como para o tratamento da HAS. Todo adulto deve realizar, pelo menos cinco vezes por semana, 30 minutos de atividade física moderada de maneira contínua ou acumulada, desde que em condições de efetuá-la. Deve-se iniciar com atividades de leves a moderadas, progredindo para exercícios mais vigorosos após adaptação, caso não haja contraindicação. Com relação aos exercícios resistidos, recomenda-se que sejam realizados entre duas e três vezes por semana, por meio de uma a três séries de oito a 15 repetições.

Recomenda-se a avaliação médica antes do início de um programa de treinamento estruturado e sua interrupção na presença de sintomas. Em hipertensos, a sessão de treinamento não deve ser iniciada se as PA sistólica e diastólica estiverem > 160 e/ou 105mmHg, respectivamente.

Não há evidências de que a cessação do tabagismo tenha benefícios no controle da PA, mas deve sempre ser orientada, tendo em vista seus benefícios para prevenção de diversas doenças.

TRATAMENTO MEDICAMENTOSO

As medicações utilizadas para o tratamento da HAS devem reduzir não só a PA, mas também os eventos cardiovasculares fatais e não fatais, e, se possível, a taxa de mortalidade. Vários estudos demonstram redução de morbidade e mortalidade com diuréticos, betabloqueadores, inibidores da enzima conversora da angiotensina (IECA), bloqueadores do receptor AT1 da angiotensina II (BRA II) e antagonistas dos canais de cálcio (ACC), sendo essas as classes de medicações mais utilizadas. Esse benefício parece não depender da classe de medicamentos utilizados, mas da própria redução da PA. Os principais anti-hipertensivos com suas doses utilizadas estão relacionados no Quadro 28.13, os nomes comerciais mais utilizados e suas apresentações estão listados no Quadro 28.14, e as associações estão listadas no Quadro 28.15.

O tratamento deve ser individualizado, e a escolha do medicamento e do esquema a utilizar vai depender, entre outros fatores, do estágio da HAS e do risco cardiovascular do paciente. A Figura 28.2 mostra o fluxograma do esquema de tratamento da HAS.

Para a monoterapia inicial, as classes de anti-hipertensivos consideradas preferenciais são as de diuréticos, betabloqueadores, ACC, IECA e BRA II. Atualmente, os betabloqueadores são utilizados como monoterapia apenas nos casos com indicação específica.

A grande maioria dos pacientes necessitará de associações de anti-hipertensivos para atingir a meta terapêutica, principalmente os pacientes de alto e muito alto risco cardiovascular, diabéticos, doentes renais crônicos e na prevenção de acidente vascular encefálico (AVE). Essas associações devem ser realizadas com grupo de medicações com mecanismo de ação não similar. Duas considerações são importantes: (1) a combinação de IECA com ACC foi mais eficaz em reduzir a morbidade e mortalidade cardiovasculares e a progressão da doença renal; e (2) quando já estão sendo usados pelo menos dois medicamentos, o uso de um diurético é fundamental.

Diuréticos

Agem por mecanismos diversos com efeitos diuréticos e natriuréticos (promovendo diminuição do volume

Quadro 28.13 Principais anti-hipertensivos

Medicamentos	Dose (mg/dia) mínima – máxima	Número de tomadas diárias	Medicamentos	Dose (mg/dia) mínima – máxima	Número de tomadas diárias
Diuréticos			**Antagonistas dos canais de cálcio**		
Clortalidona	12,5 – 25	1	Verapamil Retard*	120 – 480	1 – 2
Hidroclorotiazida	12,5 – 25	1	Diltiazem SR*	180 – 480	1 – 2
Indapamida	2,5 – 5	1	Anlodipino	2,5 – 10	1
Indapamida SR*	1,5 – 5	1	Felodipino	5 – 20	1 – 2
Furosemida	20 –**	1 – 2	Lercarnidipino	10 – 30	1
Amilorida	2,5 – 10	1	Manidipino	10 – 20	1
Espironolactona	25 – 100	1 – 2	Nifedipino Oros	30 – 60	1
Triantereno	50 – 100	1	Nifedipino Retard*	20 – 60	2 – 3
			Nitrendipino	10 – 40	2 – 3
Betabloqueadores			**Inibidores da enzima conversora da angiotensina II**		
Atenolol	25 – 100	1 – 2	Benazepril	5 – 20	1
Bisoprolol	2,5 – 10	1 – 2	Captopril	25 – 150	2 – 3
Carvedilol	12,5 – 50	1 – 2	Enalapril	4 – 40	1 – 2
Metoprolol	50 – 200	1 – 2	Fosinopril	10 – 20	1
Nadolol	40 – 120	1	Lisinopril	5 – 20	1
Nebivolol	5 – 10	1	Perindopril	4 – 8	1
Propranolol	40 – 240	2 – 3	Ramipril	2,5 – 10	1
Propranolol LA*	80 – 160	1 – 2	Trandolapril	2 – 4	1
Pindolol	10 – 40	1 – 2			
Alfabloqueadores			**Bloqueadores do receptor AT1 da angiotensina II**		
Doxazosina	1 – 16	1	Candesartana	8 – 32	1
Prazosina	1 – 20	2 – 3	Irbersartana	150 – 300	1
Prazosina SR*	4 – 8	1	Losartana	25 – 100	1
Terazosina	1 – 20	1 – 2	Olmesartana	20 – 40	1
			Telmisartana	40 – 160	1
			Valsartana	80 – 320	1
Vasodilatadores de ação central			**Inibidor direto da renina**		
Alfametildopa	500 – 1.500	2 – 3	Alisquireno	150 – 300	1
Clonidina	0,2 – 0,6	2 – 3			
Moxonidina	0,2 – 0,6	1			
Reserpina	12,5 – 25	1 – 2			
Vasodilatadores diretos					
Hidralazina	50 – 150	2 – 3			
Minoxidil	2,5 – 80	2 – 3			

* Liberação prolongada.
** A critério clínico.

extracelular) inicialmente e, posteriormente, após cerca de 4 a 6 semanas, o volume circulante praticamente se normaliza e há redução da resistência vascular periférica. Apresentam eficácia comprovada, com redução da morbidade e mortalidade cardiovasculares. Dá-se preferência a diuréticos tiazídicos em baixas doses, especialmente a clortalidona, em virtude do maior número de evidências em estudos, ou a indapamida, por não promover alterações metabólicas. Os diuréticos de alça são reservados para situações de hipertensão associada a insuficiência renal com taxa de filtração glomerular < 30mL/min e a insuficiência cardíaca com retenção de volume, podendo ser associados os tiazídicos em caso de necessidade de melhor controle do edema e da PA. Os diuréticos poupadores de potássio apresentam pequena eficácia diurética, mas, quando associados aos tiazídicos e aos diuréticos de alça, são úteis na prevenção e no tratamento de hipopotassemia.

As principais reações adversas são: hipopotassemia, que ocorre apenas nas primeiras 2 semanas do tratamento com tiazídicos e pode induzir arritmias ventriculares, principalmente se acompanhada de hipomagnesemia, intolerância à glicose, aumento do risco do aparecimento do *diabetes mellitus*, aumento de triglicérides, hiperuricemia (mais comum com os tiazídicos), alcalose metabólica, hiponatremia e disfunção sexual em homens

Quadro 28.14 Principais anti-hipertensivos, nomes comerciais e apresentações

Medicamentos	Nomes comerciais	Apresentações (mg)
Diuréticos		
Clortalidona	Genérico, Higroton, Clortalil, Neolidona, Tenoretic	12,5; 25; 50
Hidroclorotiazida	Genérico, Clorana, Diuretic, Diurix, Hyzaar	12,5; 25; 50
Indapamida	Natrilix	2,5
Indapamida SR*	Natrilix SR, Indapen SR	1,5
Furosemida	Genérico, Lasix, Furosem, Neosemid	40
Espironolactona	Genérico, Aldactone, Diacqua, Spiroctan	25; 50; 100
Betabloqueadores		
Atenolol	Genérico, Ablok, Angipress, Atenobal, Atenol, Atenopress	25; 50; 100
Bisoprolol	Concor	1,25; 2,5; 5; 10
Carvedilol	Genérico, Cardilol, Carvedilat, Coreg, Divelol, Ictus, Karvil	3,125; 6,25; 12,5; 25
Metoprolol	Genérico, Lopressor, Seloken, Selozok	25; 50; 100
Nadolol	Corgard	40; 80
Nebivolol	Nebilet	5
Propranolol	Genérico, Antitensin, Cardiopranol, Inderal, Propranolol AYERST, Rebaten,	10; 40; 80
Propranolol LA*	Rebaten LA	80; 160
Pindolol	Visken	5; 10
Alfabloqueadores		
Doxazosina	Genérico, Carduran, Duomo, Euprostatin, Mesidox, Euprost, Unoprost, Zoflux	1; 2; 4
Doxazosina XL*	Carduran XL	4
Prazosina SR*	Minipress SR	1; 2; 4
Terazosina	Hytrin	2; 5; 10
Vasodilatadores de ação central		
Alfametildopa	Genérico, Aldomet, Metilpress, Venopressin	250; 500
Clonidina	Atensina	0,1; 0,15; 0,2
Moxonidina	Moxon	0,3
Vasodilatadores diretos		
Hidralazina	Apressolina	25; 50
Minoxidil	Loniten	10
Antagonistas dos canais de cálcio		
Verapamil AP, Retard*	Verapamil AP, Verapamil retard, Dilacoron AP, Dilacoron retard	120 (AP); 240 (retard)
Diltiazem SR, AP, CD, retard*	Cardizem SR (90; 120mg), Cardizem CD (180; 240mg), Diltiazem AP (90; 120; 240mg), Balcor retard (90; 120; 180; 300mg)	
Anlodipino	Genérico, Amlocor, Anlo, Anlodibal, Cordarex, Norvasc, Pressat, Roxflan	2,5; 5; 10
Felodipino	Genérico, Splendil	2,5; 5; 10
Lercarnidipino	Zanidip	10; 20
Manidipino	Manivasc	10; 20
Nifedipino Oros*	Adalat Oros	20; 30; 60
Nifedipino Retard*	Adalat retard, Dilaflux retard, Oxcord retard, Cardalim retard	10; 20
Nitrendipino	Genérico, Nitrencord, Caltren	10; 20

(continua)

CAPÍTULO 28 Hipertensão Arterial Sistêmica

Quadro 28.14 Principais anti-hipertensivos, nomes comerciais e apresentações (*continuação*)

Medicamentos	Nomes comerciais	Apresentações (mg)
Inibidores da enzima conversora da angiotensina II		
Benazepril	Genérico, Lotensin	5; 10
Captopril	Genérico, Capoten, Captil, Catoprol, Cabioten, Capobal, Captotec	12,5; 25; 50
Enalapril	Genérico, Renitec, Eupressin, Vasopril, Enalabal, Enatec, Vasopril, Venalapril	2,5; 5; 10; 20
Fosinopril	Genérico, Fosipraz, Monopril	10; 20
Lisinopril	Genérico, Zestril, Prinivil, Prilcor, Prinzide	5; 10; 20
Perindopril	Genérico, Coversyl, Pericor	4; 8
Ramipril	Genérico, Triatec, Naprix, Ecator	2,5; 5; 10
Trandolapril	Gopten, Odrik	2
Bloqueadores do receptor AT1 da angiotensina II		
Candesartana	Genérico, Atacand, Blopress	8; 16
Irbersartana	Aprovel, Ávapro	150; 300
Losartana	Genérico, Aradois, Corus, Cozaar, Losatal, Redupress, Torlós, Valtrian, Zaarpress, Zart	25; 50; 100
Olmesartana	Benicar, Olmetec	20; 40
Telmisartana	Micardis	40; 80
Valsartana	Diovan	40; 80; 160; 320
Inibidor direto da renina		
Alisquireno	Rasilez	150; 300

Quadro 28.15 Associações de anti-hipertensivos, nomes comerciais e apresentações

Associações	Nomes comerciais	Apresentações (mg)
Diurético + diurético		
Amilorida + hidroclorotiazida	Genérico, Amilorid, Amiretic, Ancloric, Diurezin A, Moduretic	2,5/5; 5/50
Amilorida + clortalidona	Diupress	5/25
Amilorida + furosemida	Diurisa	10/40
Espironolactona + hidroclorotiazida	Aldazida	50/50
Espironolactona + furosemida	Lasilactona	100/20
Hidroclorotiazida + triantereno	Iguassina	50/50
Inibidor adrenérgico de ação central + diurético		
Alfametildopa + hidroclorotiazida	Hydromet	250/25
Reserpina + clortalidona	Higroton reserpina	50/25
Betabloqueador + diurético		
Atenolol + clortalidona	Genérico, Ablok plus, Angipress CD, Atenorese, Betacard plus, Diublok, Tenoretic	25/12,5; 50/12,5; 100/25
Bisoprolol + hidroclorotiazida	Genérico, Biconcor	2,5/6,25; 5/6,25; 10/6,25
Metoprolol + hidroclorotiazida	Selopress, Selopress Zok	100/12,5
Propranolol + hidroclorotiazida	Genérico, Tenadren	40/12,5; 40/25; 80/12,5; 80/25
Pindolol + clopamida	Viskaldix	10/5

(*continua*)

Quadro 28.15 Associações de anti-hipertensivos, nomes comerciais e apresentações (*continuação*)

Associações	Nomes comerciais	Apresentações (mg)
Inibidor da ECA + diurético		
Benazepril + hidroclorotiazida	Lotensin H	5/6,25; 10/12,5
Captopril + hidroclorotiazida	Genérico, Loprild, Captotec HCT	50/25
Enalapril + hidroclorotiazida	Genérico, Co-renitec, Enatec F, Eupressin H, Malena HCT, Vasopril plus	20/12,5; 10/25
Fosinopril + hidroclorotiazida	Monoplus	10/12,5
Lisinopril + hidroclorotiazida	Genérico, Zestoretic, Prinzide, Lisinoretic	10/12,5; 20/12,5
Perindopril + indapamida	Coversyl plus	4/1,25
Ramipril + hidroclorotiazida	Genérico, Triatec D, Naprix D, Ecator H, Ramipress HCT	5/12,5; 5/25
Bloqueador do receptor AT1 + diurético		
Candesartana + hidroclorotiazida	Atacand HCT	8/12,5; 16/12,5
Irbesartana + hidroclorotiazida	Aprozide	150/12,5; 300/12,5
Losartana + hidroclorotiazida	Genérico, Aradois H, Corus H, Hyzaar, Torlós H, Valtrian HCT, Zart H	50/12,5; 100/25;
Olmesartana + hidroclorotiazida	Benicar HCT, Olmetec HCT	20/12,5; 40/12,5; 40/25
Telmisartana + hidroclorotiazida	Micardis HCT	80/25
Valsartana + hidroclorotiazida	Diovan HCT	80/12,5; 160/12,5; 160/25; 320/12,5; 320/25
Inibidor direto da renina + diurético		
Alisquireno	Rasilez HCT	150/12,5; 150/25; 300/12,5; 300/25
Antagonistas dos canais de cálcio + betabloqueador		
Nifedipina + atenolol	Nifelat	10/25; 20/50
Anlodipino + atenolol	Betalor, Anaten	5/25; 5/50
Antagonistas dos canais de cálcio + inibidor da ECA		
Anlodipino + benazepril	Press plus	2,5/10; 5/10; 5/20
Anlodipino + enalapril	Sinergen, Atmos	2,5/10; 5/10; 5/20
Anlodipino + ramipril	Naprix A	2,5/5; 5/5; 5/10; 10/10
Antagonistas dos canais de cálcio + bloqueador do receptor AT1		
Anlodipino + losartana	Lotar, Branta	2,5/50; 5/50; 5/100
Olmesartana + anlodipino	Benicar amlo	20/5; 40/5; 40/10
Valsartana + anlodipino	Diovan amlo, Diovan amlo Fix	80/5; 160/5; 160/10; 320/5; 320/10
Antagonistas dos canais de cálcio + bloqueador do receptor AT1 + diurético		
Valsartana + hidroclorotiazida + anlodipino	Diovan triplo	160/12,5/5; 160/12,5/10; 160/25/5; 160/25/10

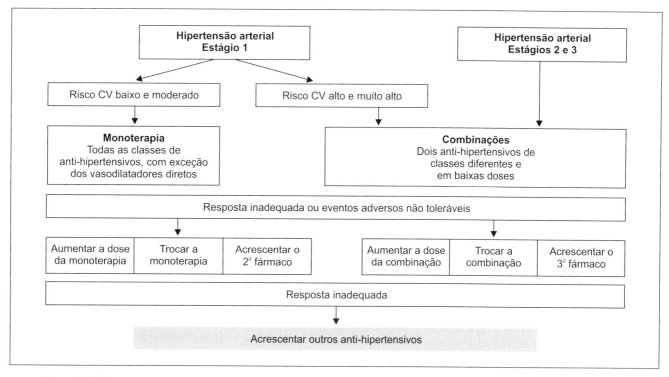

Figura 28.2 Fluxograma para tratamento da HAS. (CV: cardiovascular.) (Adaptada de VI Diretrizes Brasileiras de Hipertensão, 2010.)

(apenas os diuréticos tiazídicos). O emprego de baixas doses diminui o risco de efeitos adversos, sem prejuízo da eficácia anti-hipertensiva, especialmente quando em associação com outros anti-hipertensivos.

Betabloqueadores

O mecanismo anti-hipertensivo envolve diminuição inicial do débito cardíaco, redução da secreção de renina, readaptação dos barorreceptores e diminuição das catecolaminas nas sinapses nervosas. São medicações que apresentam características diferentes:

- **Cardiosseletividade:** apresentam, em baixas doses, ação principalmente nos receptores beta-1 cardíacos, com poucos efeitos nos receptores beta-2 dos brônquios, vasos periféricos e outros órgãos (p. ex., atenolol, esmolol, metoprolol e bisoprolol).
- **Bloqueio alfa-adrenérgico:** promovem vasodilatação mediante a redução da resistência vascular periférica (p. ex., carvedilol e labetalol).
- **Atividade simpaticomimética intrínseca:** provocam menores taxas de bradicardia (p. ex., pindolol, acebutolol, carteolol e penbutolol).

Além dos betabloqueadores com ação alfa-adrenérgica (como o carvedilol), outro que também promove vasodilatação é o nebivolol, em função do aumento da síntese e liberação endotelial de óxido nítrico, sendo um betabloqueador de geração mais recente (terceira geração).

Os betabloqueadores estão indicados em situações específicas, como nos pacientes com doença coronariana (fase aguda do infarto, infarto prévio ou angina estável ou instável), insuficiência cardíaca, taquiarritmias, tremor essencial, síndromes hipercinéticas, cefaleia de origem vascular, glaucoma e hipertensão porta. Na ausência dessas indicações, o uso dos betabloqueadores não está indicado como terapia inicial, principalmente nos pacientes com mais de 60 anos de idade, em virtude do aumento da taxa de AVE, doença coronariana, número de eventos cardiovasculares maiores e pequeno aumento da mortalidade.

As principais reações adversas são: broncoespasmo, bradicardia, distúrbios da condução atrioventricular, vasoconstrição periférica, insônia, pesadelos, depressão psíquica, astenia, fadiga e disfunção sexual.

Betabloqueadores de primeira e segunda gerações podem acarretar também intolerância à glicose e induzir o aparecimento de novos casos de diabetes, hipertrigliceridemia com elevação do LDL-colesterol e redução da fração HDL-colesterol. Esses efeitos não ocorrem com os de terceira geração, que podem até melhorar os metabolismos da glicose e lipídico. O nebivolol tem menor interferência na função sexual.

Deve-se evitar a suspensão brusca dos betabloqueadores para evitar a hiperatividade simpática, com hipertensão de rebote e/ou manifestações de isquemia miocárdica, sobretudo em hipertensos com PA prévia muito elevada e pacientes com doença coronariana.

Os betabloqueadores, principalmente os de primeira e segunda gerações, são formalmente contraindicados a pacientes com asma brônquica, doença pulmonar obstrutiva crônica (DPOC), bradicardia, bloqueio atrioventricular de segundo e terceiro graus, doença vascular periférica grave e fenômeno de Raynaud. Deve-se tomar cuidado com o uso dos betabloqueadores nos pacientes diabéticos suscetíveis à hipoglicemia em razão do não reconhecimento dos sinais de aviso da hipoglicemia.

Alfabloqueadores

Seu efeito hipotensor se deve à ação nos receptores alfa pós-sinápticos. A prazosina, o primeiro agente dessa classe, está muito relacionada com a hipotensão na primeira dose, mas os fármacos mais recentemente utilizados – a doxazosina e a terazosina – têm início de ação mais lento e duração mais prolongada, podendo ser administrados uma vez ao dia, com menor propensão para hipotensão na primeira dose. Podem induzir tolerância, levando à necessidade de maiores doses, e retenção hídrica. Têm a vantagem de propiciar melhora dos perfis lipídico e glicídico e melhora urodinâmica, sendo boas opções para pacientes com hiperplasia prostática benigna. Não devem ser utilizados em monoterapia, por aumentar a ocorrência de insuficiência cardíaca.

Suas principais reações adversas são: hipotensão postural, mais evidente com a primeira dose, sobretudo se a dose inicial for alta, palpitações e, eventualmente, astenia.

Vasodilatadores de ação central

Atuam estimulando os receptores alfa-2-adrenérgicos pré-sinápticos no sistema nervoso central e reduzindo o tônus simpático, como a alfametildopa, a clonidina e o guanabenzo e/ou os inibidores dos receptores imidazolidínicos, como moxonidina e a rilmenidina.

Apresentam discreto efeito hipotensor em monoterapia, tendo seu uso restrito a associações, principalmente quando há evidência de hiperatividade simpática. Não interferem na resistência insulínica ou no perfil lipídico. A alfametildopa é o agente de escolha para o tratamento da hipertensão durante a gestação em virtude da grande experiência com seu uso e à sua segurança.

As principais reações adversas são, em geral, decorrentes da ação central, como sonolência, sedação, boca seca, fadiga, hipotensão postural e disfunção sexual. A alfametildopa pode provocar ainda, embora com pequena frequência, galactorreia, anemia hemolítica (devido a anticorpos anti-hemácias) e lesão hepática (por lesão parenquimatosa difusa), sendo contraindicada em caso de insuficiência hepática. Ocorre positivação do fator antinúcleo em cerca de 10% dos pacientes em uso de alfametildopa. Hipertensão de rebote e boca seca estão com mais frequência associadas ao uso da clonidina.

Vasodilatadores diretos

Atuam sobre a musculatura da parede vascular, promovendo relaxamento muscular com consequentes vasodilatação e redução da resistência vascular periférica pré-capilar. São utilizados em associação com diuréticos e betabloqueadores para evitar, respectivamente, a retenção hídrica e o aumento reflexo do débito cardíaco, tornando-se mais efetivos e com menos efeitos colaterais. Hidralazina e minoxidil são dois dos principais representantes desse grupo. São particularmente úteis para pacientes com hipertensão grave e com insuficiência renal. Deve-se ter cautela nos pacientes com coronariopatia em virtude do aumento do débito cardíaco e do consumo de oxigênio miocárdico.

Apresentam como principais reações adversas, em função da vasodilatação arterial direta, a promoção de retenção hídrica e taquicardia reflexa, o que contraindica seu uso como monoterapia.

Antagonistas dos canais de cálcio

São representados por três grupos distintos de medicamentos que bloqueiam os mesmos canais L de cálcio voltagem-dependentes, promovendo diminuição da concentração de cálcio nas células musculares lisas vasculares. Os três grupos são:

- **Diidropiridinas (anlodipino, nifedipino, felodipino, nitredipino):** apresentam maior potência vasodilatadora periférica em função da sua ação preferencialmente vascular.
- **Fenilalquilaminas (verapamil):** ação predominantemente cardíaca, com redução do automatismo, da condução e da contratilidade.
- **Benzotiazepinas (diltiazem):** apresentam ação intermediária entre os outros dois grupos.

No início do uso, podem promover natriurese, o que pode diminuir a necessidade de uso de diuréticos. Diferentemente dos outros anti-hipertensivos, podem ter sua eficácia anti-hipertensiva diminuída pela restrição do sódio na dieta, sendo efetivos para o tratamento dos pacientes que não fazem essa restrição.

São medicamentos eficazes no controle da PA. Mostraram redução da morbidade e mortalidade cardiovasculares e melhor proteção contra AVE, apesar de pequeno aumento do risco de insuficiência cardíaca. São uma boa opção para o tratamento de idosos e negros. São indicados também para pacientes com doença coronariana, taquicardia supraventricular recorrente (verapamil), fenômeno de Raynaud (diidropiridinas), cefaleia, insuficiência cardíaca com disfunção diastólica, espasmo esofagiano e uso concomitante de ciclosporina ou anti-inflamatórios não esteroides. Deve-se dar preferência aos de longa duração de ação.

Principais reações adversas

- **Diidropiridina:** cefaleia, tontura, rubor facial (mais frequente com diidropiridínicos de curta ação) e edema de extremidades, sobretudo maleolar. Esses efeitos adversos são, em geral, dose-dependentes. Mais raramente podem induzir a hipertrofia gengival. Os diidropiridínicos de ação curta provocam importante estimulação simpática reflexa, sabidamente deletéria para o sistema cardiovascular.
- **Verapamil e diltiazem:** depressão miocárdica, bloqueio atrioventricular e constipação intestinal (particularmente com o verapamil).

Inibidores da enzima conversora da angiotensina

Atuam inibindo a ação da enzima conversora da angiotensina (ECA), bloqueando a transformação da angiotensina I em II no sangue e nos tecidos. Essa mesma enzima é responsável pela inativação do hormônio vasodilatador bradicinina que, ao atuar no endotélio, estimula a secreção do fator relaxante endotelial e das prostaciclinas. Consequentemente, promovem vasodilatação por diminuição da formação da angiotensina II, potente vasoconstritor, e aumento da concentração de cininas, agentes vasodilatadores.

Vários estudos mostraram a eficácia dos inibidores da enzima conversora da angiotensina (IECA) no tratamento da hipertensão, com redução da morbidade e mortalidade cardiovasculares, principalmente para:

- Pacientes com insuficiência cardíaca ou disfunção ventricular esquerda assintomática.
- Pacientes com coronariopatia, tanto no tratamento do evento agudo como para a prevenção secundária.
- Pacientes com alto risco para doença aterosclerótica.
- Prevenção secundária ao AVE.
- Pacientes com doença renal crônica, para retardar o declínio da função renal, seja em pacientes diabéticos ou não.

Alguns estudos mostraram redução da incidência de novos casos de *diabetes mellitus* tipo 2.

As principais reações adversas são: tosse seca, alteração do paladar, leucopenia e, mais raramente, reações de hipersensibilidade com erupção cutânea e edema angioneurótico. Em indivíduos com insuficiência renal crônica, podem eventualmente agravar a hipercalemia e causar aumento de até 30% da creatininemia, com estabilização nos primeiros 2 meses de uso, preponderando seu efeito nefroprotetor em longo prazo. Em pacientes com hipertensão renovascular bilateral ou unilateral associada a rim único, podem promover redução da filtração glomerular com aumento dos níveis séricos de ureia e creatinina, sendo contraindicados.

Seu uso é contraindicado na gravidez em função do risco de complicações fetais. Desse modo, seu emprego deve ser cauteloso e frequentemente monitorizado em adolescentes e mulheres em idade fértil.

A eficácia anti-hipertensiva pode ser neutralizada com o uso de altas doses de ácido acetilsalicílico (300mg) e da maioria dos anti-inflamatórios não esteroides.

Bloqueadores dos receptores AT1 da angiotensina II

Existem vários receptores da angiotensina II (AT1, AT2, AT3 e AT4), sendo os receptores AT1 os mais conhecidos e os que promovem a maioria dos efeitos fisiológicos da angiotensina II. Os bloqueadores dos receptores AT1 da angiotensina II (BRA II) antagonizam a ação da angiotensina II por meio do bloqueio específico dos receptores AT1. Alguns representantes da classe apresentam outras ações específicas, como o losartano, que tem efeito uricosúrico, e o telmisartano, que parece provocar sensibilização à insulina por sua provável semelhança estrutural com os agonistas do receptor PPAR-γ.

São eficazes no tratamento da hipertensão, apresentando os mesmos benefícios e indicações dos IECA, parecendo apresentar leve superioridade na proteção cerebrovascular. Até o momento, parece haver uma única situação em que os BRA II têm um benefício mais específico, ou seja, nos pacientes com hipertensão grave com evidência eletrocardiográfica de hipertrofia ventricular esquerda.

São particularmente indicados para os pacientes com intolerância ao uso de IECA. Apresentam bom perfil de tolerabilidade com raras reações adversas, como tontura, hipercalemia e, raramente, reações de hipersensibilidade cutânea. As precauções para seu uso são as mesmas descritas para os IECA.

Inibidor direto da renina

Promove inibição direta da ação da renina com consequente diminuição da formação de angiotensina II, além de outras ações possíveis, como redução da atividade plasmática de renina, bloqueio de um receptor celular próprio de renina/pró-renina e diminuição da síntese intracelular de angiotensina II.

Seu único representante é o alisquireno, cujos estudos mostraram intensidade semelhante de redução da PA em monoterapia, quando comparado aos outros agentes anti-hipertensivos. Apesar de estudos de curta duração indicarem efeito benéfico na redução das morbidades cardiovascular e renal, hipertrofia de ventrículo esquerdo e proteinúria, aguarda-se a comprovação de seu real benefício na redução da mortalidade e morbidade cardiovasculares e renais por meio de estudos de longa duração, além de maior experiência de uso para melhor avaliação de sua segurança em longo prazo.

O inibidor direto da renina, alisquireno, apresenta boa tolerabilidade. *Rash* cutâneo, diarreia (especialmente com doses > 300mg/dia), aumento de CPK e tosse são os eventos mais frequentes, porém, em geral, com incidência inferior a 1%. Seu uso é contraindicado na gravidez.

Novos tratamentos

Em virtude da grande importância do sistema renina-angiotensina-aldosterona (SRAA) na patogênese da HAS, estão sendo estudadas várias classes de medicamentos que atuam em diferentes locais desse sistema. Destacam-se: (1) inibidores do receptor da pró-renina; (2) agonistas do receptor AT2 da angiotensina II; (3) bloqueadores de endopeptidases; (4) bloqueadores seletivos do receptor mineralocorticoide da aldosterona; (5) inibidores da síntese de aldosterona. A vacinação anti-SRAA está em desenvolvimento. Alguns estudos estão sendo realizados com o uso da renalase recombinante, uma amina plasmática que metaboliza as catecolaminas circulantes. Pesquisas mostraram bons resultados utilizando, nos pacientes com HAS resistente, a desnervação simpática renal, cirúrgica ou percutânea por radiofreqüência.

HIPERTENSÃO ARTERIAL SISTÊMICA SECUNDÁRIA

A prevalência da hipertensão arterial sistêmica secundária é de, aproximadamente, 3% a 5%. Sua investigação é indicada na presença de sinais específicos não comuns na HAS primária não complicada (Quadro 28.16). Em muitos casos, a avaliação e o acompanhamento de

Quadro 28.16 Achados que sugerem hipertensão arterial secundária

Achados	Suspeita diagnóstica	Estudos diagnósticos adicionais
Ronco, sonolência diurna, síndrome metabólica	Apneia obstrutiva do sono	Polissonografia
Hipertensão resistente ao tratamento e/ou com hipopotassemia e/ou com nódulo adrenal	Hiperaldosteronismo primário	Relação aldosterona/atividade de renina plasmática
Insuficiência renal, doença cardiovascular aterosclerótica, edema, ureia elevada, creatinina elevada, proteinúria/hematúria	Doença renal parenquimatosa	Taxa de filtração glomerular, ultrassonografia renal, pesquisa de microalbuminúria ou proteinúria
Sopro sistólico/diastólico abdominal, edema pulmonar súbito, alteração de função renal por medicamentos que bloqueiam o sistema renina-angiotensina	Doença renovascular	Angiografia por ressonância magnética ou tomografia computadorizada, ultrassonografia com Doppler, renograma, arteriografia renal
Uso de simpaticomiméticos, perioperatório, estresse agudo, taquicardia	Catecolaminas em excesso	Confirmar normotensão em ausência de catecolaminas
Pulsos em femorais reduzidos ou retardados, radiografia de tórax anormal	Coarctação da aorta	Doppler ou tomografia computadorizada de aorta
Ganho de peso, fadiga, fraqueza, hirsutismo, amenorreia, face em "lua cheia", "corcova" dorsal, estrias purpúricas, obesidade central, hipocalemia	Síndrome de Cushing	Determinações: cortisol urinário de 24 horas e cortisol matinal (8h) basal e 8 horas após administração de 1mg de dexametasona às 24 horas
Hipertensão paroxística com cefaleia, sudorese e palpitações	Feocromocitoma	Determinações de catecolaminas e seus metabólitos em sangue e urina
Fadiga, ganho de peso, perda de cabelo, hipertensão diastólica, fraqueza muscular	Hipotireoidismo	Determinações de T4 livre e TSH
Intolerância ao calor, perda de peso, palpitações, hipertensão sistólica, exoftalmia, tremores, taquicardia	Hipertireoidismo	Determinações de T4 livre e TSH
Litíase urinária, osteoporose, depressão, letargia, fraqueza muscular	Hiperparatireoidismo	Determinações de cálcio sérico e PTH
Cefaleias, fadiga, problemas visuais, aumento de mãos, pés e língua	Acromegalia	Determinação de IGF-1 e de hormônio do crescimento basal e durante teste de tolerância oral à glicose

Adaptado de VI Diretrizes Brasileiras de Hipertensão, 2010.

um especialista (cardiologista, endocrinologista, nefrologista) estão indicados, a depender da suspeita clínica.

DOENÇA RENAL CRÔNICA

A doença renal crônica (DRC) é a principal causa de HAS secundária, sendo representada, principalmente, pela nefropatia diabética, seguida pelas glomerulopatias. A identificação precoce desses pacientes por meio da dosagem de ureia, creatinina, *clearance* de creatinina, proteinúria (pela medida nas 24 horas ou pela relação albumina/creatinina urinária) e albuminúria, nos pacientes diabéticos, é fundamental para o tratamento precoce e a prevenção da progressão da doença renal. Outras avaliações podem ser necessárias, de acordo com a ocasião, com ultrassonografia, cintilografia renal, urografia ou biópsia renal.

Medidas não farmacológicas têm grande importância para a condução dos pacientes. Está recomendada a restrição de sódio (até 5g de sal por dia), proteínas (0,8 a 1,2g/kg/dia), fósforo e potássio; dieta pobre em colesterol e rica em cálcio; abandono do tabagismo e do etilismo; e estímulo à prática de atividades físicas.

Os principais mecanismos patogênicos da HAS nos pacientes com DRC são a hipervolemia e a maior ativação do SRAA. Os fármacos mais utilizados para o tratamento são os IECA e os BRA II, por também reduzirem a proteinúria, a progressão da DRC e o número de eventos cardiovasculares. Os diuréticos têm grande importância em função da redução da sobrecarga volêmica e de sódio, devendo os tiazídicos serem utilizados inicialmente e substituídos para diuréticos de alça nos pacientes com *clearance* de creatinina < 30mL/min. Antagonistas dos canais de cálcio não diidropirimidínicos são efetivos na redução da proteinúria em pacientes com DRC secundária a nefropatia diabética, diferentes dos diidropirimidínicos, que podem agravar a proteinúria, sendo recomendado seu uso apenas em associação com IECA ou BRA II.

Os pacientes que apresentam *clearance* de creatinina < 60mL/min devem ser encaminhados ao nefrologista, e aqueles que apresentam *clearance* de creatinina > 60mL/min devem ser encaminhados se apresentarem proteinúria e/ou alteração do sedimento urinário.

HIPERTENSÃO RENOVASCULAR

A hipertensão renovascular ocorre em até 5% dos casos de hipertensão. A doença aterosclerótica acomete cerca de 90% dos casos, afetando, principalmente, o terço proximal da artéria renal principal em homens idosos. A displasia fibromuscular, que ocorre em quase 10% dos casos, acomete principalmente a camada média dos vasos, envolvendo os dois terços distais e ramos das artérias renais, e aparece mais comumente nas mulheres jovens. Outras etiologias são mais raras, como a arterite de Takayasu.

Vários métodos diagnósticos estão disponíveis com sensibilidade e especificidade diferentes. A ultrassonografia (USG) renal pode sugerir o diagnóstico pelo achado de assimetria do tamanho dos rins (diferença > 1,5cm). O ultrassom com Doppler de artérias renais é frequentemente capaz de detectar a estenose, principalmente quando localizada na origem dos vasos, sendo capaz de determinar o índice de resistência que terá importância para o tratamento. As angiografias por tomografia computadorizada (TC) ou por ressonância magnética (RM) são outros testes não invasivos recomendados. A arteriografia renal é recomendada quando a suspeita clínica é elevada e os exames não invasivos foram inconclusivos ou inconsistentes com a evidência clínica, sendo o exame padrão-ouro para o diagnóstico.

A angioplastia é o tratamento de escolha nos casos de displasia fibromuscular, apresentando alta taxa de sucesso. O tratamento da estenose por doença aterosclerótica pode ser realizado pela angioplastia com colocação de *stent* ou por revascularização cirúrgica, a depender de cada caso.

COARCTAÇÃO DA AORTA

A coarctação da aorta é a quarta causa mais frequente de cardiopatia congênita, e se caracteriza pelo estreitamento do lúmen da aorta em qualquer posição, sendo mais frequente após a emergência da artéria subclávia esquerda. Além dessa obstrução mecânica, outros mecanismos parecem estar envolvidos, como uma vasoconstrição generalizada. Seu diagnóstico precoce é muito importante, tendo em vista que pacientes assintomáticos ao nascimento, se não tratados, têm mortalidade de 50% até a quarta década de vida e apresentam menor taxa de reversão da HAS após a correção da coarctação.

O exame físico pode revelar diminuição ou ausência de pulsos femorais, sopro sistólico interescapular e uma diferença de pressão entre os membros superiores e inferiores de pelo menos 10mmHg. A coarctação pode ser visualizada pelo ecocardiograma e confirmada pela aortografia e pela angiorressonância magnética, com melhor avaliação da anatomia da lesão.

O tratamento pode ser feito por procedimento endovascular, em pacientes mais jovens ou crianças, ou por correção cirúrgica, nos casos de hipoplasia do arco aórtico e/ou necessidade de ressecção da coarctação. A melhora dos níveis pressóricos após o tratamento da coarctação depende, em grande parte, da duração da hipertensão no período pré-operatório e da idade do paciente. Há cura da HAS em até 50% dos pacientes, mas pode recorrer tardiamente, em especial se a intervenção for realizada em idades mais avançadas.

FEOCROMOCITOMA E PARAGANGLIOMAS

São tumores de células argentafins produtores de catecolaminas, responsáveis por até 0,5% dos casos de HAS, apresentando-se mais frequentemente entre a terceira e quarta décadas de vida. Originam-se da medula adrenal (feocromocitomas) em 90% dos pacientes (bilateral em apenas 10%) ou de regiões extra-adrenais (paragangliomas), nos 10% restantes. A malignização dos tumores ocorre em 10% dos casos e há associação, na mesma frequência, com doença de von Hippel-Lindau, neurofibromatose tipo 1 ou neoplasia endócrina múltipla (NEM 2A e 2B). A HAS pode ser paroxística (30% dos casos) ou sustentada com ou sem paroxismos (50% a 60%). Os paroxismos são frequentes ou esporádicos e costumam aumentar em frequência, duração e intensidade com o decorrer do tempo. São acompanhados de cefaleia, sudorese, palpitações, náusea, tremores, rubor facial, hipotensão ortostática, palidez, ansiedade, dor torácica ou abdominal, apreensão e sensação de morte iminente. Esses paroxismos podem ser precipitados por qualquer atividade capaz de deslocar o conteúdo da cavidade abdominal.

O diagnóstico depende criticamente da evidência da produção excessiva de catecolaminas pelo tumor. A dosagem das metanefrinas plasmáticas livres é o teste de escolha, seguida pela dosagem das metanefrinas na urina de 24 horas. Os outros exames bioquímicos têm sensibilidade e especificidade variadas, podendo ser utilizados em situações específicas. A localização do tumor pode ser estabelecida por meio da TC ou da RM, que apresentam a mesma sensibilidade (de 98% a 100%), embora a RM se revele superior para a identificação dos paragangliomas. A cintilografia de corpo inteiro com metaiodobenzilguanidina pode ser realizada para detecção de tumores extra-adrenais e metástases.

O tratamento clínico deve ser realizado antes do procedimento cirúrgico. Os alfabloqueadores devem ser usados inicialmente, com associação posterior de um betabloqueador (após alfabloqueio efetivo) e de outros agentes anti-hipertensivos, a depender da necessidade. O tratamento cirúrgico deve ser realizado sempre que possível, levando à resolução da hipertensão em 75% dos casos.

Recorrências ou metástases na doença maligna e de um segundo tumor nas síndromes familiares podem ocorrer, sendo necessário seguimento clínico, laboratorial e radiológico.

HIPERALDOSTERONISMO PRIMÁRIO

O hiperaldosteronismo primário é causado por um grupo de doenças que se caracterizam pela produção aumentada de aldosterona de maneira autônoma em relação ao sistema renina-angiotensina, não sendo supressível por sobrecarga salina ou bloqueio desse sistema. Elas são representadas principalmente pela hiperplasia bilateral das adrenais (mais frequente no sexo masculino) e pelo adenoma unilateral produtor de aldosterona (mais frequente em mulheres), mas podem ser causadas por hiperplasia adrenal unilateral, carcinoma adrenal, tumores extra-adrenais produtores de aldosterona, ou ter origem genética.

Sua ocorrência na população de hipertensos está em torno de 6,1%, com ampla variação, sendo mais alta nos hipertensos em estágio 3 e/ou de difícil controle, quando são encontrados em até 20% dos pacientes. Algumas situações indicam exames de triagem: (1) hipopotassemia não provocada ou inexplicável; (2) hipopotassemia induzida por diuréticos, mas resistente à correção; (3) história familiar de hiperaldosteronismo; (4) hipertensão resistente à terapia adequada, em que não se pode explicar a resistência; ou (5) presença de massa adrenal na TC ou RM.

Um fluxograma para rastreamento, diagnóstico e tratamento é apresentado na Figura 28.3.

Cerca de metade dos pacientes com adenoma submetidos a tratamento cirúrgico apresentam normalização dos níveis pressóricos, enquanto os demais apresentam apenas melhora da PA, seja por hipertensão primária ou pela lesão renal decorrente da hipertensão prolongada. A espironolactona pode ser usada nos pacientes com hiperplasia ou adenoma que não se submeterão à ressecção cirúrgica, por recusa própria, por ser inoperável ou pela ausência de condições clínicas.

SÍNDROME DE CUSHING

A hipertensão acomete cerca de 80% dos pacientes com síndrome de Cushing, podendo causar graves hipertrofia ventricular esquerda e insuficiência cardíaca e/ou coronariana. Ela se deve ao excesso de cortisol, que aumenta a retenção de sódio e água, promovendo expansão de volume, além de aumento da produção de substratos de renina e na expressão de receptores para a angiotensina II. Deve ser investigada em pacientes com sinais de hipercortisolismo, como obesidade central, fácies em lua cheia, pletora, fraqueza muscular, cansaço fácil, hirsutismo, estrias abdominais e distúrbios emocionais. O excesso de cortisol pode ser exógeno devido à administração de glicocorticoides ou do hormônio adrenocorticotrófico (ACTH), ou endógeno, por excesso de produção de cortisol ou de ACTH (a maioria por adenoma pituitário). O diagnóstico correto entre as várias causas deve ser realizado para a escolha do melhor tratamento, sendo o teste de supressão com dexametasona e a medida do cortisol livre urinário ou salivar noturno os testes que podem ser inicialmente realizados. O diagnóstico etiológico preciso é fundamental para possibilitar a terapêutica mais específica possível ao paciente, a qual geralmente é a ressecção cirúrgica do tumor.

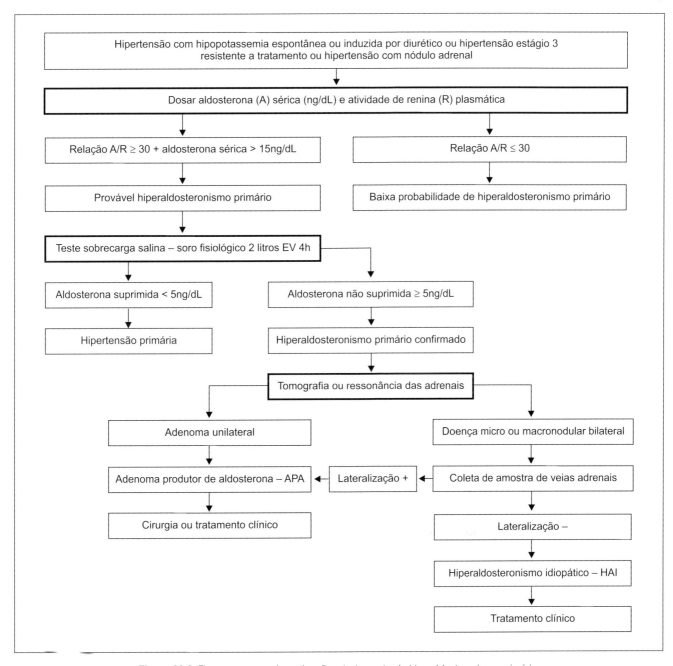

Figura 28.3 Fluxograma para investigação e tratamento do hiperaldosteronismo primário.

DOENÇAS DA TIREOIDE E PARATIREOIDE

Doença tireoidianas são muito comuns na população geral. Tanto o hipotireoidismo como o hipertireoidismo podem ser causas de hipertensão secundária. O diagnóstico é realizado com a dosagem de TSH e T4 livre. A PA tende a normalizar-se com a correção do distúrbio.

A HAS é frequente nas doenças da paratireóide, seja no hiperparatireoidismo primário (causado por adenoma da paratireoide na maioria dos casos), no secundário (que ocorre em estágios avançados de insuficiência renal crônica) ou no pseudo-hiperparatireoidismo (em razão da resistência periférica à ação do paratormônio). O hiperparatireoidismo caracteriza-se pela história de litíase renal, osteoporose, depressão, letargia e fraqueza muscular, acompanhadas de hipercalcemia e altas dosagens do paratormônio (PTH). O tratamento cirúrgico tende a normalizar os níveis pressóricos.

SÍNDROME DA APNEIA E HIPOPNEIA OBSTRUTIVA DO SONO

A síndrome da apneia e hipopneia obstrutiva do sono (SAHOS) caracteriza-se pela obstrução recorrente das vias aéreas superiores durante o sono, resultando em períodos de apneia, hipopneia, dessaturação de oxiemoglobina e despertares frequentes com alteração da arquitetura do sono. Estima-se que a prevalência da SAHOS em pacientes com HAS e hipertensão arterial refratária gire em torno de 30% a 56% e 71% a 82%, respectivamente. A SAHOS está relacionada com o desenvolvimento de HAS independentemente da presença de obesidade. Evidências sugerem também que a SAHOS pode contribuir para o surgimento de lesões de órgãos-alvo e aceleração do processo de aterosclerose nos pacientes hipertensos, emergindo como fator de risco cardiovascular.

Deve ser suspeitada nos pacientes obesos, com síndrome metabólica, roncadores habituais e hipersonolentos. O questionário de Berlim é utilizado para diagnóstico inicial da SAHOS, confirmado pela polissonografia com utilização do índice de apneia-hipopneia e achado de cinco ou mais episódios de apneia e/ou hipopneia por hora.

O tratamento deve incluir medidas comportamentais, como perda de peso, cessação do uso de álcool e/ou sedativos, e manutenção do decúbito lateral durante o sono. Nos casos graves com índice de apneia-hipopneia ≥ 15 eventos por hora, o uso da pressão positiva contínua em vias aéreas superiores (CPAP) durante o sono está indicada e mostrou melhor controle dos níveis pressóricos.

HIPERTENSÃO SECUNDÁRIA AO USO DE MEDICAMENTOS E DROGAS

Um grande número de substâncias está associado à HAS. Entre elas constam: glicocorticoides, anti-inflamatórios não esteroides, antidepressivos tricíclicos e inibidores da monoaminoxidase, anorexígenos, eritropoetina, imunossupressores (ciclosporina e tacrolimus), álcool e substâncias ilícitas (anfetamina, cocaína e derivados).

Os anticoncepcionais orais constituem a principal causa de hipertensão secundária em mulheres jovens, principalmente as obesas, tabagistas, com idade superior a 35 anos e com história de etilismo importante. Deve-se tentar utilizar doses baixas de estrógenos ou substituir por outro método anticoncepcional.

HIPERTENSÃO EM SITUAÇÕES ESPECIAIS

DIABETES MELLITUS

A HAS e o *diabetes mellitus* (DM) são condições clínicas frequentemente associadas. No diabetes tipo 1, existe evidente relação entre HAS e desenvolvimento de nefropatia diabética, com a primeira raramente ocorrendo na ausência de comprometimento renal e começando a se elevar, mesmo dentro da faixa normal, cerca de 3 anos após o início da microalbuminúria. Entre os pacientes com diabetes tipo 2, cerca de 40% já se encontram hipertensos por ocasião do diagnóstico de diabetes como parte da síndrome metabólica.

Pacientes com HAS e DM apresentam alto risco para eventos cardiovasculares e seu tratamento é eficaz para a prevenção da doença cardiovascular, de modo a minimizar a progressão da doença renal e da retinopatia diabética. A meta a ser atingida deve ser uma PA de 130/80mmHg, não havendo benefícios adicionais com redução da PA a níveis inferiores a esses valores em diabéticos.

O incentivo à mudança dos hábitos de vida deve ser sempre implementado, assim como o tratamento das comorbidades frequentemente presentes. Todos os agentes que reduzirem a mortalidade (IECA, BRA II, diuréticos, ACC e betabloqueadores) podem ser usados, mas na maioria das vezes dois ou mais deles precisam ser associados para que os objetivos do tratamento sejam atingidos. Vários estudos mostraram vantagens no uso de bloqueadores do SRAA e na associação desses com um ACC no tratamento da HAS nos diabéticos, devendo os IECA ou BRA II serem as medicações de escolha inicial. Em pacientes com DM tipos 1 e 2, independentemente dos níveis pressóricos, os IECA e BRA II retardam a progressão da nefropatia já estabelecida, enquanto nos pacientes com DM tipo 2 e microalbuminúria eles reduzem o progressão para macroalbuminúria. Diuréticos tiazídicos em baixas doses são eficazes na redução de eventos cardiovasculares. Os betabloqueadores também são agentes eficazes para tratamento da HAS em pacientes diabéticos com redução de eventos cardiovasculares, mas tende-se a utilizá-los nos pacientes com indicações específicas devido à possibilidade de mascarar episódios de hipoglicemia e promover alterações metabólicas.

OBESIDADE E SÍNDROME METABÓLICA

Esses pacientes apresentam maior número de fatores de risco cardiovascular, necessitando de intervenção agressiva para cada um deles.

A redução do peso corporal contribui para o controle da PA de maneira consistente e significativa. As mudanças no estilo de vida constituem as medidas mais eficazes para prevenção e tratamento da HAS, contribuindo para a redução do risco cardiovascular global.

Com relação ao tratamento farmacológico, deve-se priorizar o uso de IECA, BRA II e ACC. Os diuréticos tiazídicos devem ser utilizados em baixas doses isoladamente ou em associação aos IECA ou BRA II.

Idosos

O tratamento da HAS nos idosos reduziu a morbidade e a mortalidade com diminuição da incidência de déficit cognitivo e demência. Deve-se promover redução lenta e gradual da PA, objetivando valores < 140/90mmHg, com o cuidado de evitar pressão diastólica < 65mmHg. Os anti-hipertensivos devem ser iniciados em doses baixas e a progressão da dose ou a associação de novos medicamentos realizadas com muito cuidado, pois apresentam maior risco de efeitos colaterais das medicações e hipotensão postural. Todos os agentes se mostraram efetivos no tratamento da HAS no idoso, principalmente diuréticos tiazídicos, betabloqueadores em combinação, ACC de ação longa, IECA e BRA II. Os idosos portadores de comorbidades múltiplas não cardiovasculares devem ter seu tratamento cuidadosamente individualizado.

Crianças e adolescentes

Causas de HAS secundária devem ser sempre avaliadas em crianças e adolescentes, sabendo-se que, quanto mais altos forem os valores da PA e mais jovem o paciente, maior é a possibilidade de a HAS ser secundária, com maior prevalência das causas renais (cerca de 70% a 80%). Outras possíveis causas de HAS nessa população que devem ser investigadas incluem ingestão de álcool, tabagismo, uso de substâncias ilícitas, utilização de hormônios esteroides, hormônio do crescimento, anabolizantes e anticoncepcionais orais, além da obesidade. Não são conhecidos os efeitos dos anti-hipertensivos usados por período prolongado na infância ou na adolescência. Na ausência desses dados, a escolha dos medicamentos obedece aos mesmos critérios utilizados para adultos.

Mulheres

As mulheres estão expostas a situações que contribuem para o surgimento de HAS.

O uso de contraceptivos orais (CO) com estrógeno está associado a aumento do risco de HAS, AVE e infarto do miocárdio, principalmente nas mulheres fumantes com mais de 35 anos de idade. A hipertensão geralmente é leve e retorna aos níveis normais em 3 a 6 meses após a interrupção do CO em metade das pacientes.

Desordens hipertensivas na gestação permanecem como as maiores causas de morbidade e mortalidade materna, fetal e neonatal. A HAS na gestação é classificada nas seguintes categorias principais: pré-eclâmpsia, eclâmpsia; pré-eclâmpsia superposta à hipertensão crônica; hipertensão crônica; hipertensão gestacional. O tratamento definitivo nos casos de pré-eclâmpsia, eclâmpsia e hipertensão gestacional consiste na interrupção da gestação, cujo momento em que será realizado depende de vários parâmetros materno-fetais a serem considerados. Para o tratamento farmacológico, a alfametildopa é a medicação de escolha, por ser a mais bem estudada e não haver evidência de efeitos deletérios para o feto. Os ACC, betabloqueadores e diuréticos tiazídicos podem ser medicações alternativas. Os IECA e BRA são contraindicados na gestação em virtude de seus efeitos teratogênicos.

Negros

Os negros apresentam mais hipertensão e têm maior número de lesões de órgão-alvo, principalmente AVE e lesão renal, o que leva à necessidade de tratamento mais precoce com maior vigilância. Apresentam baixos níveis de renina, o que justifica a pouca resposta às medicações que inibem o SRAA, em contraste com bom controle pressórico obtido com os diuréticos e os ACC. Outras classes de medicações estão indicadas, a depender de cada situação clínica. Os negros apresentam melhor resposta às medidas não farmacológicas do que os brancos e maior ocorrência de angioedema com o uso de IECA.

HIPERTENSÃO RESISTENTE

A hipertensão resistente caracteriza-se pelo não controle dos níveis pressóricos em pacientes aderentes ao tratamento com doses plenas de três anti-hipertensivos, incluindo um diurético. Deve-se avaliar a presença de fatores que dificultam o controle da pressão arterial após exclusão de causas secundárias de HAS: (1) medição errônea da PA; (2) sobrecarga de volume devido ao consumo excessivo de sal, piora da doença renal ou terapia diurética inadequada; (3) pseudorresistência – "jaleco branco" ou pseudo-hipertensão nos idosos; (4) doenças associadas – obesidade, consumo excessivo de álcool, tabagismo, ansiedade ou síndrome do pânico, dor crônica, vasoconstrição intensa (fenômeno de Raynaud, arterite); (5) uso de medicamentos – os mesmos listados como causa de HAS secundária; ou (6) não aderência ao tratamento – ocorrência de efeitos colaterais, custo das medicações, combinações inapropriadas, instruções não compreendidas pelos pacientes e déficit cognitivo do paciente (analfabetismo, demência).

Após a exclusão desses fatores ou sua correção, a adição de espironolactona, simpatolíticos centrais ou betabloqueadores ao esquema terapêutico tem se mostrado útil. Os vasodilatadores diretos, usados em combinação com diuréticos e betabloqueadores, devem ser reservados para pacientes que não responderam adequadamente à estratégia proposta.

LEITURA RECOMENDADA

Aksnes TA, Kjeldsen SE, Rostrup M, Omvik P, Hua TA, Julius S. Impact of new-onset diabetes mellitus on cardiac outcomes in the valsartan antihypertensive long-term use evaluation (VALUE) trial population. Hypertension 2007; 50:467-73.

Bakris GL, Sarafi PA, Weir MR et al., for the ACCOMPLISH Trial investigators. Renal outcomes with different fixed-dose combination therapies in patients with hypertension at high risk for cardiovascular events (ACCOMPLISH): a pre-specified secondary analysis of a randomised controlled trial. Lancet 2010; 375(9721):1173-81.

Calhoun DA, Jones D, Textor S et al. Resistant hypertension: diagnosis, evaluation, and treatment: a scientific statement from the american heart association professional education committee of the council for high blood pressure research. Hypertension 2008; 51;1403-19.

Cooper-DeHoff RM, Gong Y, Handberg EM et al. Tight blood pressure control and cardiovascular outcomes among hypertensive patients with diabetes and coronary artery disease. JAMA 2010; 304(1):61-8.

Domino FJ, Kaplan NM. Overview of hypertension in adults. In Up to Date, 18.2, 2010.

Eisenhauer AC, White CJ. Tratamento endovascular da doença vascular obstrutiva não-coronariana. In: Libby P, Bonow RO, Mann DL, Zipes DP. Tratado de medicina cardiovascular. 8. ed. Rio de Janeiro: Elsevier, 2010:1523-46.

Holman RR, Paul SK, Bethel MA, Neil HAW, Matthews DR. Long-term follow-up after tight control of blood pressure in type 2 diabetes. N Engl J Med 2008; 359:1565-76.

Jamerson K, Weber MA, Bakris GL et al., for the ACCOMPLISH trial investigators. Benazepril plus amlodipine or hydrochlorothiazide for hypertension in high-risk patients. N Engl J Med 2008; 359:2417-28.

Jesus EVS, Dias-Filho EB, Mota BM et al. Suspeita de apneia obstrutiva do sono definida pelo questionário de Berlim prediz eventos em pacientes com síndrome coronariana aguda. Arq Bras Cardiol 2010; [online]. ahead print, PP.0-0.

Kaplan NM, Rose BD. Choice of therapy in essential hypertension: Recommendations. In Up to Date, 18.2, 2010.

Kaplan NM, Rose BD. Choice of therapy in essential hypertension: Clinical trials. In Up to Date, 18.2, 2010.

Kaplan NM. Hipertensão sistêmica: tratamento. In: Libby P, Bonow RO, Mann DL, Zipes DP. Tratado de medicina cardiovascular. 8. ed. Rio de Janeiro: Elsevier, 2010:1049-70.

Kaplan NM. Indications and contraindications to the use of specific antihypertensive drugs. In Up to Date, 18.2, 2010.

Kaplan NM. Initial evaluation of the hypertensive adult. In Up to Date, 18.2, 2010.

Kotchen TA. Hypertensive vascular disease. In: Harrison's: principles of internal medicine. 17. ed. The McGraw-Hill Companies, 2008.

Okin PM, Devereux RB, Harris KE et al., for the LIFE Study Investigators. In-treatment resolution or absence of electrocardiographic left ventricular hypertrophy is associated with decreased incidence of new-onset diabetes mellitus in hypertensive patients. Hypertension 2007; 50:984-90.

Paulis L, Unger T. Novel therapeutic targets for hypertension. Nat Rev Cardiol 2010; 7:431-41.

Reboldi G, Angeli F, Cavallini C, Gentile G, Mancia G, Verdecchia P. Comparison between angiotensin-converting enzyme inhibitors and angiotensin receptor blockers on the risk of myocardial infarction, stroke and death: a meta-analysis. J Hypertens 2008; 26(7):1282-9.

Santos FL, Véras FHAP. Hipertensão arterial sistêmica. In: Filqueira NA et al. Condutas em clínica médica. 4. ed. Rio de Janeiro: Guanabara Koogan, 2007:133-48.

Sarafidis PA, Bakris GL. Resistant hypertension: an overview of evaluation and treatment. J Am Coll Cardiol 2008; 52:1749-57.

Sociedade Brasileira de Cardiologia/Sociedade Brasileira de Hipertensão/Sociedade Brasileira de Nefrologia. VI Diretrizes Brasileiras de Hipertensão. Arq Bras Cardiol 2010; 95(1 supl.1):1-51.

Sowers JR. Treatment of hypertension in patients with diabetes. Arch Intern Med 2004; 164:1850-7.

Taler SJ. Secondary causes of hypertension. Prim Care Clin Office Pract 2008; 35:489-500.

The Task Force for the Management of Arterial Hypertension of the European Society of Hypertension (ESH) and of the European Society of Cardiology (ESC). 2007 Guidelines for the management of arterial hypertension. European Heart Journal 2007; 28:1462-536.

Victor RG, Kaplan NM. Hipertensão sistêmica: mecanismos e diagnóstico. In: Libby P, Bonow RO, Mann DL, Zipes DP. Tratado de medicina cardiovascular. 8. ed. Rio de Janeiro: Elsevier, 2010:1027-48.

Vijan S, Hayward RA. Treatment of hypertension in type 2 diabetes mellitus: blood pressure goals, choice of agents, and setting priorities in diabetes care. Ann Intern Med 2003; 138:593-602.

Whelton PK, Barzilay J, Cushman WC et al. The ALLHAT Officers and Coordinators for the ALLHAT Collaborative Research Group. Major outcome in high-risk hypertensive patients to angiotensin-converting enzyme inhibitor or calcium channel blocker vs. diuretic. The Antihypertensive and Lipid-Lowering Treatment to Prevent Heart Attack Trial (ALLHAT). JAMA 2002; 228:2981-97.

Whelton PK, Barzilay J, Cushman WC et al. The ALLHAT Officers and Coordinators for the ALLHAT Collaborative Research Group. Major cardiovascular events in hypertensive patients randomized to doxazosin vs. chlorthalidone. The Antihypertensive and Lipid-Lowering Treatment to prevent Heart Attack Trial (ALLHAT). JAMA 2000; 283:1967-75.

Williams B. The changing face of hypertension treatment: treatment strategies from the 2007 ESH/ESC hypertension Guidelines. Journal of Hypertension 2009; 27(suppl 3):S19-S26.

Yusuf S, Teo KK, Pogue J et al., for the ONTARGET Investigators. Telmisartan, ramipril, or both in patients at high risk for vascular events. N Engl J Med 2008; 358:1547-59.

Insuficiência Cardíaca

CAPÍTULO 29

Giordano Bruno de Oliveira Parente • Elaine Cabral de Brito

INTRODUÇÃO

DEFINIÇÃO

A insuficiência cardíaca (IC) consiste numa síndrome clínica complexa resultante de anormalidade estrutural e/ou funcional do coração. Pode ocorrer em virtude do comprometimento da capacidade de enchimento ou de ejeção do sangue pelo coração, ou pode ser resultante de aumento súbito das necessidades metabólicas tissulares num coração normal.

EPIDEMIOLOGIA

A IC afeta 23 milhões de pessoas no mundo. Sua prevalência global na população adulta de países desenvolvidos é em torno de 2%, aumenta com a idade e se estabelece entre 6% e 10% nos idosos (> 65 anos). A incidência tem diminuído entre as mulheres, segundo o *Framingham Heart Study*, o que não ocorre entre os homens. O aumento da prevalência da IC no mundo se deve às melhores intervenções médicas, o que leva ao aumento da expectativa de vida dos pacientes.

No Brasil, as doenças cardiovasculares representam a terceira causa de internamento no Sistema Único de Saúde (SUS), e a IC é a causa mais frequente de internação por doença cardiovascular. Em 2007, a IC foi responsável por 2,6% das hospitalizações e por 6% dos óbitos registrados no Brasil. O custo para o SUS é muito alto e pode ultrapassar 3% do total de gastos com a saúde.

CLASSIFICAÇÃO

Existem algumas formas de classificação da IC, principalmente quanto ao tipo: IC com função sistólica reduzida (IC "sistólica") e IC com função sistólica preservada (IC "diastólica"). A fração de ejeção (FE) do ventrículo esquerdo estimada pelo ecocardiograma é fundamental para essa classificação. A escolha de um ponto de corte do valor da FE para separar o tipo da IC permanece arbitrária. A atual Diretriz Brasileira de IC estipula uma FE menor do que 45% a 50% para a caracterização de IC "sistólica". A prevalência dessas entidades é semelhante (em torno de 50%).

A IC também pode ser classificada como aguda, quando os sintomas se desenvolvem rapidamente, ou crônica, com sintomas que se desenvolvem no decorrer de anos. A IC crônica pode agudizar, sendo chamada de IC crônica descompensada. Neste capítulo só será abordada a IC crônica.

O termo IC congestiva (ICC), de uso tão frequente, está ultrapassado e é cada dia menos utilizado. Refere-se aos pacientes que se apresentavam edemaciados e com sobrecarga volêmica.

CLASSIFICAÇÃO FUNCIONAL E POR ESTÁGIOS

A IC deve ser vista como uma doença contínua e progressiva. Para melhores manejo e seguimento dos pacientes foram estabelecidos estágios clínicos. A primeira classificação proposta foi a NYHA (da New York Heart Association), categorizada em quatro classes funcionais (CF) com base na intensidade dos sintomas (ver adiante). Essa classificação, além de ter caráter funcional, pode verificar a qualidade de vida do paciente, assim como pode avaliar a resposta terapêutica e contribuir para a determinação do melhor momento para intervenções.

- **Classe I:** ausência de sintomas durante as atividades cotidianas.
- **Classe II:** pequena limitação às atividades físicas cotidianas.

- **Classe III:** sintomas desencadeados por pequenos esforços. Não há desconforto em repouso.
- **Classe IV:** sintomas em repouso.

A classificação mais recente da IC é a que envolve quatro estágios, que vão do A ao D. Essa categorização torna possível uma compreensão evolutiva da doença e serve de base para a identificação de pacientes com indicação de intervenções predominantemente preventivas (estágios A e B), terapêuticas (estágio C) ou seleção de pacientes para procedimentos especializados e cuidados paliativos (estágio D). A diferença nessa classificação é que os pacientes não podem retroceder de estágio, o que é perfeitamente possível e esperado com a classificação da NYHA. Ou seja, se ele for classificado em C, será sempre C ou então progredirá para D:

- **Estágio A:** pacientes sob risco de desenvolver IC, mas ainda sem doença estrutural perceptível e sem sintomas atribuíveis à IC (p. ex., pacientes com diabetes ou hipertensão arterial).
- **Estágio B:** pacientes com lesão estrutural cardíaca, mas sem sintomas atribuíveis à IC (p. ex., pacientes com infarto prévio, com hipertrofia do ventrículo esquerdo [VE] ou com disfunção sistólica assintomática do VE).
- **Estágio C:** pacientes com lesão estrutural cardíaca e com sintomas atuais ou pregressos de IC (p. ex., pacientes com infarto prévio e dispneia).
- **Estágio D:** pacientes com sintomas refratários ao tratamento convencional e que necessitam intervenções especializadas (p. ex., transplante cardíaco) ou cuidados paliativos.

ETIOLOGIA

Determinar a etiologia faz parte da avaliação inicial do paciente com IC e contribui para avaliar o prognóstico, assim como influi na terapêutica. Além disso, existem condições potencialmente reversíveis com o tratamento específico.

Em países industrializados, a doença arterial coronariana (DAC) é responsável por aproximadamente 70% de todas as causas de IC, tanto em homens como em mulheres. A hipertensão contribui para o desenvolvimento da IC em 75% dos pacientes, incluindo a maioria com DAC. Doenças valvares respondem por 10% das etiologias e cardiomiopatias, por mais 10%. Em 20% a 30% dos casos de IC com função sistólica reduzida, a causa é desconhecida.

A cardiopatia valvular reumática ainda é uma causa frequente de IC no Brasil e é a principal causa de IC na Ásia e na África, principalmente em indivíduos jovens. A cardiomiopatia chagásica crônica é a principal causa de IC em áreas endêmicas da doença. No Brasil, essa etiologia acomete de 4% a 8% dos pacientes ambulatoriais.

Quadro 29.1 Elementos clínicos que podem sugerir etiologia na IC

Etiologia	Situação clínica
Doença isquêmica	Fatores de risco aterosclerótico, angina do peito ou infarto prévio, alterações segmentares ao ECG ou ECO
Hipertensão arterial	Cardiopatia hipertensiva denunciada pelo aumento da espessura do ventrículo esquerdo (causa frequente de IC com função sistólica preservada)
Doença de Chagas	Dados epidemiológicos sugestivos, ECG com distúrbios de condução (clássico: bloqueio do ramo direito + bloqueio da divisão anterior do ramo esquerdo)
Cardiomiopatia	História familiar (dilatada, hipertrófica)
Medicamentos	Uso prévio de agentes citotóxicos quimioterápicos
Toxinas	Álcool, cocaína, mercúrio, cobalto, arsênico
Endocrinopatias	Diabetes, hipo/hipertireoidismo, Cushing, insuficiência adrenal, feocromocitoma, hipersecreção de hormônio do crescimento
Nutricional	Deficiência de selênio, tiamina, carnitina, obesidade
Infiltrativa	Sarcoidose, amiloidose, hemocromatose
Estados de alto débito	Fístula arteriovenosa, beribéri, doença de Paget, anemia
Outras	Miocardiopatia periparto, do HIV e doença renal crônica

Adaptado da III Diretriz Brasileira de Insuficiência Cardíaca Crônica, 2009.

ABORDAGEM DIAGNÓSTICA

A avaliação inicial do paciente com IC começa pela história clínica e o exame físico e tem como objetivos: confirmar o diagnóstico, identificar a etiologia, estimar o prognóstico e definir o melhor tratamento para o paciente. A avaliação clínica deve incluir uma investigação de potenciais fatores de risco, como hipertensão, diabetes, DAC, tabagismo, epidemiologia para Chagas, antecedente de febre reumática, uso de cardiotóxicos, antecedentes familiares etc. (Quadro 29.1).

Na semiótica da IC também é importante a investigação de fatores de descompensação (Quadro 29.2), uma vez que frequentemente podem justificar uma consulta ambulatorial, mesmo em pacientes sem doença estrutural importante. Identificá-los e preveni-los torna possível sua correção, a fim de melhorar a sintomatologia e a qualidade de vida do paciente.

CAPÍTULO 29 Insuficiência Cardíaca

Quadro 29.2 Fatores precipitantes da IC

Infecção
Má aderência terapêutica
Aumento da ingesta hídrica ou salina
Isquemia miocárdica
Embolia pulmonar
Medicamentos (anti-inflamatórios, bloqueadores do canal de cálcio, anticorpos anti-TNF)
Insuficiência renal
Anemia
Agravamento da hipertensão arterial
Gravidez
Arritmias
Uso de álcool

Adaptado da III Diretriz Brasileira de Insuficiência Cardíaca Crônica, 2009.

Quadro 29.4 Achados no exame físico da IC

Achados maiores	Achados menores
Taquicardia	Sopro de insuficiência mitral
Estase jugular	Cardiomegalia
Refluxo hepatojugular	Esplenomegalia
Estertores pulmonares	Hipotensão
Taquipneia	Pulso alternante
Presença de terceira bulha (B3)	Extrassístoles
Hepatomegalia	Fibrilação atrial
Edema de membros inferiores	Perda de peso
Ascite	
Derrame pleural	

Adaptado do Braunwald E. Tratado de doenças cardiovasculares. 8. ed.

SINTOMAS

Os principais sintomas são dispneia, fadiga e intolerância ao exercício. Classicamente, os pacientes referem início progressivo de sintomas de congestão pulmonar: dispneia a esforços cada vez menores, além de sintomas ortostáticos (dispneia paroxística noturna e, em maior grau, ortopneia). Além disso, quando se desenvolve a congestão periférica, o paciente refere edema em membros inferiores (inicialmente maleolar e vespertino), assim como pode haver associação com sintomas gastrointestinais, como anorexia, náusea, saciedade precoce, dor abdominal e sensação de plenitude abdominal. Em estágios mais avançados podem predominar sintomas de baixa perfusão periférica, como fadiga, confusão mental, desorientação, sonolência e distúrbio do humor. O Quadro 29.3 ilustra os principais sintomas da insuficiência cardíaca.

EXAME FÍSICO

Um exame físico cuidadoso deve ser realizado em todo paciente com suspeita de ter IC. Além de possibilitar a confirmação da síndrome, auxilia a investigação etiológica, assim como avalia sua gravidade. Deve incluir aferição de sinais vitais, avaliação das veias jugulares (pesquisa de estase a 45 graus), exame dos aparelhos respiratório e cardiovascular e exame do abdome e dos membros inferiores. A presença de desvio do *ictus cordis*, em associação com a terceira bulha, estertores pulmonares e estase jugular, indica de maneira específica a existência de IC sistólica, muitas vezes grave. O Quadro 29.4 ilustra as alterações que podem ser encontradas no exame físico.

EXAMES COMPLEMENTARES

Além de úteis para o diagnóstico, a pesquisa etiológica e o estadiamento da IC são muito utilizados na determinação de doença estrutural em pacientes ainda assintomáticos (estágios A e B).

Avaliação laboratorial

Deve ser sempre solicitada, tanto para diagnóstico como para seguimento clínico. Os exames essenciais são: hemograma, ionograma, ureia, creatinina, transaminases, albumina, glicemia de jejum, perfil lipídico e sumário de urina. De acordo com a suspeita clínica, pode-se solicitar também função tireoidiana, sorologia para doença de Chagas e sorologia para HIV, entre outros. A dosagem do peptídeo natriurético cerebral (BNP), se disponível, deve ser solicitada. O BNP tem alto valor preditivo negativo (VPN), ou seja, se normal, praticamente afasta o diagnóstico de IC. Diversos estudos têm demonstrado a correlação entre os níveis desse marcador e a gravidade e o prognóstico da IC. É importante lembrar que ele pode estar elevado em outras condições, como hipertensão arterial sistêmica (HAS), valvopatias, isquemia miocárdica e embolia pulmonar; seus valores ainda sofrem influência da idade, do índice de massa corpórea (IMC) e da função renal.

Eletrocardiograma (ECG)

Deve ser realizado em todo paciente. Um ECG normal torna improvável o diagnóstico de IC (VPN > 90%). Entretanto, muitas das alterações encontradas podem

Quadro 29.3 Sintomas da insuficiência cardíaca

Sintomas maiores	Sintomas menores
Dispneia	Perda de peso
Ortopneia	Tosse
Dispneia paroxística noturna	Noctúria
Edema maleolar	Palpitação
Edema pulmonar	Cianose de extremidades
Fadiga	Depressão
Intolerância ao exercício	
Caquexia	

Adaptado do Braunwald E. Tratado de doenças cardiovasculares. 8. ed.

ser inespecíficas (p. ex., sobrecarga de câmaras). As mais comumente encontradas são sinais de sobrecarga de câmaras (em caso de HAS, valvopatias e muitas miocardiopatias), ondas Q patológicas (p. ex., indicando fibrose miocárdica na cardiopatia isquêmica), distúrbios da condução ventricular, taquiarritmias supraventriculares, fibrilação atrial e extrassístoles. A duração do QRS é importante fator prognóstico, servindo inclusive nos pacientes refratários na indicação de candidatos à terapêutica de ressincronização.

Radiografia de tórax

Exame fundamental na avaliação do paciente com IC, possibilita a avaliação da presença de cardiomegalia (índice cardiotorácico > 0,5), sinais de congestão pulmonar (linhas B de Kerley, cefalização do fluxo) e derrame pleural, podendo ainda evidenciar doença pulmonar ou infecção como causa de descompensação da doença de base. Alguns casos de IC podem cursar sem cardiomegalia, como IC com função sistólica normal, IC sistólica aguda, algumas valvopatias e pericardite constritiva.

Ecocardiografia

Além de ser útil na confirmação diagnóstica, avaliação da etiologia, seguimento clínico e avaliação do prognóstico, mensura diretamente os diâmetros cavitários, a função valvar e outras alterações morfológicas, e torna possível quantificar diretamente a função ventricular, expressa por meio da fração de ejeção (mede a função sistólica, normalmente acima de 55%) e do grau de disfunção diastólica (grau leve, moderada e importante). Além disso, é possível a avaliação hemodinâmica indireta, mediante o cálculo da pressão de artéria pulmonar e da pressão de enchimento do VE, esta última de máximo valor para diagnóstico e estratificação.

Teste de esforço

No paciente compensado, tem valor para a avaliação da capacidade funcional, visando principalmente à reabilitação cardiovascular, em especial quando associado a medidas dos gases expirados (teste ergoespirométrico). Além disso, pode servir na investigação de causa isquêmica e na estratificação de risco arrítmico.

Cineangiocoronariografia

Indicada nos casos suspeitos de origem isquêmica, principalmente na presença de viabilidade miocárdica, pode ser solicitada quando a história clínica é compatível (p. ex., angina), quando existem fatores de risco para doença aterosclerótica e, principalmente, quando outros métodos diagnósticos apontam para essa etiologia (teste de esforço, ecocardiograma, cintilografia, tomografia).

Medicina nuclear

Três técnicas de medicina nuclear são úteis no estudo da IC: os exames de perfusão miocárdica, que visam identificar e estudar doenças coronarianas; a cintilografia com gálio, útil na pesquisa de inflamação miocárdica, e a cintilografia com hemácias marcadas, superior ao ecocardiograma no cálculo da fração de ejeção, mas que vem sendo substituída pela ressonância magnética.

Ressonância magnética

Possibilita uma avaliação mais precisa do que a ecocardiografia em relação às alterações estruturais e funcionais do coração, podendo inclusive promover a caracterização tecidual, identificando e diferenciando com facilidade a presença de inflamação, fibrose, doenças de depósito etc. Em virtude de seu alto custo e da baixa disponibilidade, só é indicada em casos específicos, como na pesquisa de miocardites, avaliação de viabilidade miocárdica e investigação de massas intracardíacas.

SEGUIMENTO CLÍNICO

Apesar de não existir consenso sobre a periodicidade das consultas, recomenda-se que no início da terapêutica o paciente seja visto com maior frequência (quinzenal, mensal), visto que nesse período ocorre o ajuste dos medicamentos, sendo importante avaliar efeitos colaterais dos fármacos e a melhora clínica dos sintomas.

O sucesso no seguimento do paciente com IC é maior quando ele é acompanhado por equipe multidisciplinar. Médico, enfermeiro, nutricionista, psicólogo, educador físico e fisioterapeuta são fundamentais para a elaboração e o cumprimento do plano de tratamento.

Em todas as consultas devem ser avaliados alguns parâmetros, como:

- **Classe funcional:** questionar sobre quais atividades rotineiras são limitadas pela sintomatologia.
- **Peso e volemia:** pesar em todas as consultas e avaliar sinais de congestão pulmonar e sistêmica.
- **Aderência ao tratamento:** identificar e solucionar causas de não adesão ao tratamento, promovendo educação sistematizada e direcionada às diversas dificuldades enfrentadas pelo paciente.
- **Monitorização laboratorial:** ionograma e função renal devem ser solicitados de rotina. Muitos medicamentos usados no tratamento da IC crônica interferem nesses parâmetros e, portanto, devem ser acompanhados de perto (principalmente quando houver mudanças de medicações e/ou aumento de dose).

- **Otimização do tratamento farmacológico:** tentar chegar aos objetivos das diretrizes deve ser a meta. Sempre que possível, a dose dos medicamentos deve ser aumentada e feitas associações para melhoria da qualidade de vida e do prognóstico.

TRATAMENTO NÃO FARMACOLÓGICO

Essas medidas devem ser indicadas a todos os pacientes, mesmo durante os períodos de melhora da capacidade funcional, e nunca podem ser substituídas pela terapia medicamentosa, sempre em associação.

DIETA

A quota calórica deve ser individualizada mas, de modo mais prático, recomendam-se 28kcal/kg de peso para pacientes bem-nutridos e 32kcal/kg de peso para malnutridos. A obesidade deve ser combatida ativamente, pois tem implicação negativa para a IC, além de ser mais um fator de risco cardiovascular.

A ingesta de sódio deve ser limitada a 2 a 3g/dia, principalmente nas fases avançadas da doença. Em pacientes descompensados com sódio sérico reduzido é questionável a necessidade de restrição importante. Composições alternativas, como sais de cloreto de potássio, podem contribuir para a redução do sódio, devendo ser evitadas em pacientes predispostos a hiperpotassemia (uso de espironolactona, insuficiência renal).

A restrição hídrica deve ser de 1 a 2L/dia em pacientes sintomáticos, principalmente naqueles com hiponatremia. De maneira geral, o paciente deve ser orientado a evitar sobrecarga hídrica, não existindo benefício clínico com a restrição hídrica como regra.

ÁLCOOL

Tem efeito inotrópico negativo e aumenta a pressão arterial (em altas doses) e o risco de arritmias. Naqueles com cardiomiopatia alcoólica, a abstinência completa melhora sensivelmente o prognóstico da doença.

TABAGISMO E SUBSTÂNCIAS ILÍCITAS

A cessação do tabagismo tem impacto no risco cardiovascular global, bem como no risco de distúrbio respiratório como fator complicador da doença. As substâncias ilícitas são totalmente maléficas, e seu uso deve ser evitado.

VACINAÇÃO

Os pacientes devem receber vacina contra *influenza* anualmente e contra *Pneumococcus* a cada 5 anos (ou a cada 3 anos em pacientes com IC avançada).

ANTI-INFLAMATÓRIOS NÃO ESTEROIDES (AINE)

Os AINE, tanto os clássicos como os inibidores da Cox-2, devem ser evitados, pois provocam retenção hidrossalina e elevação da pressão arterial. Apesar do possível perfil de segurança do naproxeno em relação aos demais, não existe recomendação para liberação de seu uso na IC.

VIAGENS

Pacientes com IC classe funcional IV devem evitar viagens aéreas. Altas atitudes (> 1.500m) e viagens para lugares muito quentes ou úmidos devem ser desencorajadas para os pacientes sintomáticos.

A profilaxia para trombose venosa profunda é recomendada para todo paciente com IC independentemente da classe funcional. Recomenda-se o uso de meias elásticas de média compressão para viagens prolongadas. O uso de heparina profilática subcutânea deve ser avaliado em viagens com mais de 4 horas de duração.

ATIVIDADES FÍSICAS E REABILITAÇÃO CARDIOVASCULAR

Programas de exercícios físicos ativos em associação com o tratamento farmacológico otimizado são recomendados para melhorar a condição clínica e a capacidade funcional de pacientes estáveis. Atividade física diária e regular de baixa intensidade é recomendada a todos os pacientes com IC e, idealmente, deve ser prescrita levando em consideração dados clínicos e de exames complementares, limitando o esforço dentro de uma faixa de segurança (risco de piora da IC, arritmias, isquemia etc.). Em casos selecionados, deve-se prescrever um plano de exercícios individualizado, com utilização de variáveis obtidas numa prova de esforço (p. ex., teste ergoespirométrico) e com orientação de equipe multidisciplinar (médico, fisioterapeuta e educador físico).

Exercícios competitivos e extenuantes são contraindicados.

ATIVIDADE SEXUAL

Disfunção sexual é muito frequente nos pacientes com IC, principalmente nos de classe funcional mais avançada (III). A orientação sobre atividade sexual deve fazer parte da rotina de abordagem médica.

Apesar de não haver contraindicação para o uso de inibidores da fosfodiesterase 5 (p. ex., sildenafila), seu uso deve ser cuidadoso em associação com fármacos vasodilatadores, sendo contraindicada sua associação com nitratos.

GRAVIDEZ E CONTRACEPÇÃO

Mulheres com IC classe funcional III ou IV e aquelas com miocardiopatia periparto devem ser desencorajadas a engravidar. A gravidez piora a IC e, além disso, várias medicações utilizadas para seu tratamento são contraindicadas em gestantes.

DEPRESSÃO E DISTÚRBIOS DO HUMOR

A prevalência de depressão em pacientes com IC pode ultrapassar 20%. Essa doença é associada a aumento da morbidade e da mortalidade. O médico deve atentar para sintomas depressivos em seus pacientes, a fim de diagnosticar precocemente e iniciar um tratamento adequado.

TRATAMENTO FARMACOLÓGICO

O tratamento farmacológico é de fundamental importância no manejo da IC e deve ser iniciado para a maioria dos pacientes.

A terapêutica padrão para IC com função sistólica reduzida é composta pelo bloqueio neuro-hormonal com betabloqueadores e inibidores da enzima conversora da angiotensina (ou bloqueadores da angiotensina). Em casos específicos são utilizadas associações com outros medicamentos: diuréticos de alça e digital (pacientes sintomáticos), espironolactona (classe funcional III e IV) e nitrato + hidralazina (casos refratários).

A terapêutica inicial da IC crônica inclui inibidores da enzima conversora da angiotensina e betabloqueadores, que podem ser iniciados simultaneamente ou individualmente como monoterapia até as doses toleradas, antes da introdução do outro. A Figura 29.1 ilustra o algoritmo de tratamento medicamentoso da IC.

INIBIDORES DA ENZIMA CONVERSORA DE ANGIOTENSINA (IECA)

- **Indicações:** devem ser usados em todos os pacientes sintomáticos e nos assintomáticos com FE reduzida (<40%). Inibem o remodelamento ventricular, melhoram os sintomas, previnem hospitalização e prolongam a sobrevida. São o anti-hipertensivo de escolha nos pacientes no estágio A da insuficiência cardíaca.
- **Ajuste terapêutico:** devem ser iniciados na menor dose e reajustados de acordo com a tolerância do paciente. Em pacientes com pressão arterial de limí-

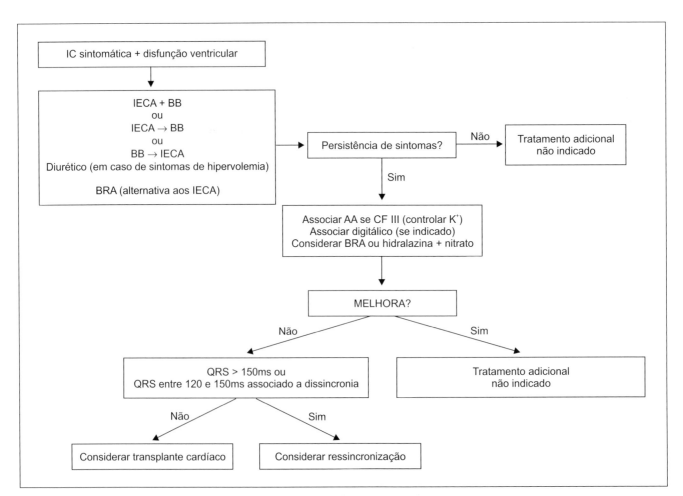

Figura 29.1 Algoritmo para o tratamento da IC. (Adaptada da III Diretriz Brasileira de Insuficiência Cardíaca Crônica, 2009.)

CAPÍTULO 29 Insuficiência Cardíaca

Quadro 29.5 Inibidores da enzima conversora de angiotensina (IECA)

Fármaco	Apresentação	Dose inicial	Dose-alvo	Frequência/dia
Captopril (Capoten®, Capotril®, Captil®)	12,5mg, 25mg e 50mg	12,5mg/dia	150mg/dia	3×
Enalapril (Renitec®, Vasopril®, Eupressin®)	5mg, 10mg e 20mg	5mg/dia	40mg/dia	2×
Lisinopril (Zestril®, Prilcor®, Prinivil®)	5mg, 10mg e 20mg	5mg	40mg	1×
Ramipril (Triatec®Naprix®, Ecator®)	2,5mg e 5mg	1,25 a 2,25mg	10mg	1×
Perindopril (Coversyl®)	4mg	2mg	16mg	1×

trofe a baixa, devem ser realizadas progressões sucessivas (a cada 3 a 5 dias nos pacientes internados ou a cada 2 a 4 semanas ambulatorialmente) até ser atingida a dose-alvo (Quadro 29.5) preconizada, se não houver complicações. Recomenda-se otimizar a dose dos diuréticos antes do início de IECA em pacientes hipervolêmicos, porque a retenção de líquidos pode atenuar o efeito da medicação. Em caso de pacientes estáveis, é aceitável associar um betabloqueador antes de se chegar à dose-alvo do IECA. No início do tratamento, deve-se solicitar função renal e ionograma, especialmente em pacientes com hipotensão, azotemia, hiponatremia, diabetes e aqueles que fazem suplementação de potássio.
- **Contraindicações:** estenose bilateral da artéria renal, nível sérico de K^+ > 5,5mEq/L, insuficiência renal aguda (especialmente pré-renal), além de creatinina > 3,0mg/dL em pacientes não dialíticos.
- **Efeitos adversos:** no início da terapia, frequentemente são observadas hipotensão e azotemia leve, que são, em geral, bem toleradas e não tornam necessária redução da dose do fármaco. Entretanto, se a hipotensão for sintomática (tontura, síncope), ou a disfunção renal se tornar progressiva (creatinina > 3,5mg/dL), pode ser necessário diminuir a dose do diurético se não houver retenção hídrica importante, ou diminuir a dose do IECA no caso de retenção hídrica substancial. Hiperpotassemia também pode ocorrer, devendo ser sempre avaliada em ionogramas de controle. Além disso, podem ser obtidos relatos de tosse seca (10% a 15% dos pacientes) e angioedema (1% dos pacientes), além de *rash* cutâneo e urticária.

BLOQUEADORES DO RECEPTOR DA ANGIOTENSINA (BRA)

- **Indicações:** em substituição aos IECA, em caso de intolerância (tosse ou angioedema). O uso associado com IECA em pacientes que permanecem sintomáticos, mesmo com tratamento otimizado, reduz a mortalidade e o número de internações, segundo estudos recentes. Nesse caso, a associação com antagonistas da aldosterona deve ser utilizada com cautela (risco de hipercalemia).
- **Ajuste terapêutico:** devem ser iniciados em dose baixa, com aumentos progressivos até ser atingida a dose-alvo (Quadro 29.6) ou a máxima tolerada. Podem ocorrer piora na função renal, hipercalemia e hipotensão, assim como com os IECA.
- **Contraindicações:** semelhantes às dos IECA.
- **Efeitos adversos:** os mesmos dos IECA, exceto tosse (raramente ocorre).

BETABLOQUEADORES (BB) (QUADRO 29.7)

- **Indicações:** devem ser usados em todos os pacientes com IC sintomática (classes II-IV da NYHA) com FE < 40%. Além disso, seu uso é indicado, independente da classe funcional, na doença isquêmica miocár-

Quadro 29.6 Bloqueadores do receptor da angiotensina (BRA)

Fármaco	Apresentação	Dose inicial	Dose-alvo	Frequência/dia
Candesartana (Atacand®, Blopress®)	8mg, 16mg	4 a 8mg	32mg	1×
Losartana (Cozaar®, Aradois®, Zart®, Torlós®)	25mg, 50mg e 100mg	25mg	50 a 100mg	1×
Valsartana (Diovan®, Tareg®)	40mg, 80mg e 160mg	40mg	320mg	1×

dica. Quando associados ao IECA, melhoram a sintomatologia, previnem hospitalização e aumentam a sobrevida. Os BB com eficácia comprovada para a IC são: carvedilol, succinato de metoprolol e bisoprolol. Recentemente, estudos demonstraram que a utilização de nebivolol em pacientes com mais de 70 anos de idade promoveu redução de eventos combinados de mortalidade e internação hospitalar por IC.

- **Ajuste terapêutico:** em pacientes que estejam recebendo dose baixa de IECA, a adição de um BB leva à maior melhora dos sintomas, e à redução da mortalidade, do que um aumento da dose do IECA. Deve ser iniciado com doses baixas, com aumentos sucessivos a cada 7 a 14 dias, até ser atingida a dose-alvo. Pode haver piora sintomática da IC no início da terapia (3 a 5 dias), que deve ser controlada com o aumento da dose dos diuréticos. Apenas 10% a 15% dos pacientes serão intolerantes aos BB, por piora na retenção hídrica ou hipotensão sintomática.
- **Contraindicações:** asma, bloqueio atrioventricular (BAV) de segundo e terceiro graus e bradicardia sinusal < 50bpm. Deve-se ter cuidado com seu uso nos portadores de doença pulmonar obstrutiva crônica (DPOC), sendo possível seu uso nos casos de leves a moderados, com o paciente compensado. De preferência, utilizam-se os cardiosseletivos (p. ex., bisoprolol).
- **Efeitos adversos:** hipotensão sintomática (considerar redução da dose de outras medicações para não suspender o BB), piora da IC por retenção hídrica (aumentar diuréticos), bradicardia e BAV, fadiga, impotência sexual e broncoespasmo.

ANTAGONISTAS DA ALDOSTERONA (AA)

- **Indicações:** uso recomendado em pacientes sintomáticos (classes funcionais III e IV da NYHA) com fração de ejeção (FE) < 35%. A eplerenona, ainda não disponível no Brasil, também é indicada, independente da classe funcional, na disfunção ventricular pós-infarto do miocárdio (recomendação estendida para a espironolactona pela maioria dos especialistas).
- **Ajuste terapêutico:** a espironolactona pode ser iniciada na dose de 12,5 a 25mg/dia. Os níveis de K^+ e a função renal devem ser monitorizados após 1 semana de uso. Caso K^+ > 5,5mEq/L, o fármaco deve ser suspenso.
- **Contraindicações:** potássio sérico > 5,0mEq/L, creatinina > 2,5mg/dL ou *clearance* de creatinina (ClCr) < 30mL/min.
- **Efeitos adversos:** hiperpotassemia, piora da função renal, ginecomastia e mastodinia (estes últimos não encontrados com a eplerenona).

DIURÉTICOS DE ALÇA E TIAZÍDICOS (QUADRO 29.8)

- **Indicações:** a todos os pacientes com retenção hídrica (presença de sinais e/ou sintomas) e naqueles com risco de recorrência dos episódios. Não devem ser usados como monoterapia, mas sempre em associação com IECA e BB. Muitos pacientes, após estabilização do quadro com dose otimizada de IECA e BB, devem ser "titulados" com a menor dose suficiente para evitar os sintomas congestivos. São encarados como medicamentos sintomáticos, não havendo nenhuma evidência em relação à redução de mortalidade com seu uso.
- **Ajuste terapêutico:** o diurético mais utilizado na IC é a furosemida, que deve ser iniciada conforme o estado de congestão do paciente, com aumento da dose até ser alcançado o efeito desejado (perda 0,5 a 1kg de peso/dia e aumento da diurese). Às vezes, é necessário manter o diurético uma a duas vezes ao dia para a manutenção do estado euvolêmico. Principalmente quando se usa dose elevada, devem ser monitorizados ionograma e a função renal, pois os diuréticos podem causar distúrbios eletrolíticos e piora da função renal.
- **Contraindicações:** hipovolemia; deve-se ter cuidado na insuficiência renal, quando existe risco de componente pré-renal, bem como devem ser evitados os diuréticos tiazídicos.
- **Efeitos adversos:** distúrbios eletrolíticos (hipopotassemia, hipomagnesemia, hiponatremia, hipocalcemia), metabólicos (hiperglicemia, hiperlipidemia, hiperuricemia), hipovolemia, hipotensão, azotemia e ototoxicidade (diuréticos de alça), entre outros.

Quadro 29.7 Betabloqueadores

Fármaco	Apresentação	Dose inicial	Ajuste a cada 7 a 14 dias	Dose-alvo	Frequência/dia
Carvedilol (Ictus®, Cardilol®, Divelol®)	3,125mg, 6,25mg, 12,5mg, 25mg	3,125mg	6,25-12,5-25-50mg	25mg: < 85kg 50mg: > 85kg	2×
Bisoprolol (Concor®)	1,25mg, 2,5mg, 5mg e 10mg	1,25mg	2,5-5-7,5-10mg	10mg	1×
Metoprolol (Selozok®)	25mg, 50mg e 100mg	12,5mg	25-75-100-125-150mg	200mg	1×
Nebivolol (Nebilet®)	5mg	1,25mg	2,5-5-7,5-10mg	10mg	1×

Quadro 29.8 Diuréticos

Diuréticos	Apresentação	Dose inicial	Dose máxima
De alça:			
Furosemida (Lasix®, Furosem®)	40mg	20mg	240mg
Bumetanida (Burinax®)	1mg	0,5 a 2mg	10mg
Tiazídicos:			
Hidroclorotiazida (Clorana®, Drenol®)	25mg, 50mg	25mg	100mg
Indapamida (Natrilix®, Indapen SR®)	1,25mg, 2,5mg	2,5mg	5mg

HIDRALAZINA + NITRATO

- **Indicações:** (1) como *alternativa* na intolerância aos IECA e aos BRA (p. ex., hiperpotassemia); (2) podem ser usados também em pacientes refratários já com terapia otimizada, especialmente em afrodescendentes com classe funcional III-IV (estudo V-HeFT). Além disso, os nitratos isoladamente são particularmente úteis nos portadores de cardiopatia isquêmica com isquemia miocárdica residual.
- **Ajuste terapêutico:** a hidralazina deve ser iniciada na dose de 12,5mg três vezes ao dia e o dinitrato de isossorbida, 10mg três vezes ao dia. Após 2 a 4 semanas, deve ser considerado aumento de dose se não houver hipotensão sintomática. O objetivo é a máxima dose tolerada ou 75mg três vezes ao dia de hidralazina e 40mg três vezes ao dia de dinitrato de isossorbida.
- **Contraindicações:** hipotensão sintomática e síndrome lúpus-*like*.
- **Efeitos adversos:** hipotensão sintomática, cefaleia e taquicardia (nitrato) e síndrome lúpus-*like* (artralgia, mialgia, *rash*, pericardite ou febre).

BLOQUEADORES DOS CANAIS DE CÁLCIO (BCC)

Essa classe de medicamentos, de modo geral, deve ser evitada nos pacientes com IC sistólica. Estudos mostraram que verapamil, diltiazem e nifedipina podem causar efeitos deletérios nos pacientes com IC. Anlodipino e felodipino, por outro lado, embora não tenham benefícios na redução da mortalidade, são bem tolerados pelos pacientes, podendo ser úteis no controle da angina e HAS associadas. Não há grandes estudos relacionados ao uso de BCC na IC diastólica.

DIGITÁLICOS

- **Indicações:** a digoxina está particularmente indicada nos pacientes sintomáticos com disfunção sistólica e frequência cardíaca elevada (fibrilação atrial). Nos outros casos, seu uso sistemático não é recomendado devido à ausência de benefício em termos de mortalidade, havendo, entretanto, indicação de melhora funcional e de redução do número de hospitalizações nos pacientes sintomáticos com disfunção ventricular. Nos pacientes já usuários, sua suspensão sem critério pode significar piora clínica e aumento do número de hospitalizações.
- **Ajuste terapêutico:** a digoxina é prescrita na dose de 0,125 a 0,25mg/dia. Após uso crônico, e principalmente em pacientes idosos, pode ser usada a dose de 0,125mg/dia. Naqueles portadores de insuficiência renal, usa-se 0,125mg em dias alternados.
- **Contraindicações:** BAV de segundo e terceiro graus, suspeita de doença do nó sinusal e síndromes de pré-excitação. BAV de segundo grau Mobitz tipo I não constitui contraindicação. Deve ser evitado seu uso em pacientes já com frequência cardíaca baixa (muito encontrada em pacientes com idade avançada, portadores de distúrbio de condução e usuários de betabloqueadores). Com frequência, durante a otimização da dose dos betabloqueadores, é necessário ajuste da dose ou mesmo a suspensão do digital.
- **Efeitos adversos:** a elevação dos níveis séricos pouco acima dos níveis terapêuticos pode representar risco de intoxicação digitálica, manifestada por arritmias cardíacas (incluindo bloqueio cardíaco), problemas neurológicos (distúrbios visuais, desorientação e confusão) e sintomas gastrointestinais (anorexia, náusea, vômito). O risco de intoxicação aumenta se o paciente tiver hipopotassemia e hipomagnesemia concomitantemente. Deve-se ter cuidado também com interações medicamentosas que possam elevar o nível sérico do digital (amiodarona, quinidina). A intoxicação digitálica deve ser tratada com medidas específicas, além da suspensão do digital.

ANTIARRÍTMICOS

Arritmias ventriculares e morte súbita são comuns no paciente com IC. Entretanto, não há evidência clínica sustentável para o uso de antiarrítmicos sistemáticos na IC. Os betabloqueadores têm papel comprovado na redução de taquiarritmias, bem como na prevenção de morte súbita. Alguns casos específicos de taquiarritmias podem também ser tratados com amiodarona, que, entre os antiarrítmicos, apresenta o melhor perfil de segurança.

ABORDAGEM TERAPÊUTICA POR ESTÁGIOS

ESTÁGIO A

O tratamento baseia-se no controle dos fatores de risco para DAC e outras causas de cardiomiopatia, incluindo hipertensão arterial (HAS), dislipidemia, *diabetes mellitus* (DM), consumo abusivo de álcool, tabagismo e desordens da tireoide. Alguns casos podem ser tratados farmacologicamente com IECA ou BRA (diabetes associado a hipertensão ou proteinúria).

ESTÁGIO B

Os objetivos são reduzir o risco de dano adicional ao ventrículo esquerdo (VE) e minimizar a taxa de progressão da disfunção do VE. Deve-se seguir a recomendação do estágio A e, na ausência de contraindicação, os BB e IECA ou BRA são recomendados para todos os pacientes com infarto do miocárdio prévio e para todos aqueles com IC com FE reduzida, independente de história prévia de infarto.

ESTÁGIO C

Devem ser seguidas as recomendações para os estágios A e B, assim como ser restringido o consumo de sódio e aferido o peso diariamente, além do estímulo à prática de exercícios físicos. O uso de BB e IECA é recomendado para todos os pacientes na ausência de contraindicação; diuréticos devem ser utilizados nos casos de sobrecarga volêmica. Pode ser necessário o uso de antagonista da aldosterona e/ou hidralazina associada a nitrato, conforme recomendações já citadas.

ESTÁGIO D

Devem ser seguidas todas as recomendações anteriores e considerado o uso de estratégias especializadas de tratamento: clínica de insuficiência cardíaca, uso de ressincronizador, plastia mitral e transplante cardíaco.

TRATAMENTO DA IC COM FE PRESERVADA (ICFEP)

A literatura apresenta poucas medidas baseadas em evidência no tratamento dessa condição: a terapêutica baseia-se no tratamento da IC como síndrome e no controle ou eliminação dos fatores desencadeantes (diabetes, hipertensão, obesidade, DAC) que levam à ICFEP. As orientações gerais para o tratamento encontram-se no Quadro 29.9.

Quadro 29.9 Orientações para tratamento da ICFEP

Controle da HAS
Controle da frequência cardíaca (evitar taquicardia, principalmente na FA)
Diuréticos unicamente para controle da congestão pulmonar e periférica
Revascularização miocárdica dos pacientes com DAC com tratamento clínico otimizado e com isquemia sintomática
Evitar o uso de digital
Uso de IECA (ou BRA, se intolerante)

OUTROS TRATAMENTOS

O paciente com insuficiência cardíaca refratária à terapia medicamentosa pode ser candidato a outras formas de tratamento, como dispositivos de estimulação cardíaca artificial e procedimentos cirúrgicos, incluindo o transplante cardíaco. Essa decisão sempre deverá ser tomada por uma equipe multidisciplinar, que fundamentalmente inclua um cardiologista com vasta experiência no tratamento da IC.

Como tratamentos cirúrgicos, podem ser citados a cirurgia de revascularização miocárdica (nos pacientes com IC + doença isquêmica), a cirurgia da valva mitral (em casos específicos) e o remodelamento cirúrgico do VE. Todos esses procedimentos devem ser avaliados e indicados pelo cardiologista.

O transplante cardíaco é o melhor tratamento para a IC crônica terminal. Os pacientes candidatos ao transplante são os que têm doença avançada, classe funcional IV permanente ou classe funcional III com pioras constantes. Além disso, precisam ter sintomas graves e incapacitantes, sem outras alternativas de tratamento e com alta mortalidade em 1 ano. Várias são as contraindicações para esse procedimento, como diabetes insulino-dependente com graves lesões em órgãos-alvo, doenças cerebrovascular e/ou vascular periférica graves, insuficiência hepática irreversível, pneumopatia grave e consumo abusivo de álcool e substâncias ilícitas, entre outros.

A terapia de ressincronização cardíaca é alternativa viável para pacientes com disfunção ventricular grave, refratários ao tratamento medicamentoso convencional. No algoritmo proposto na Figura 29.2 são ilustradas algumas das indicações dessa terapia.

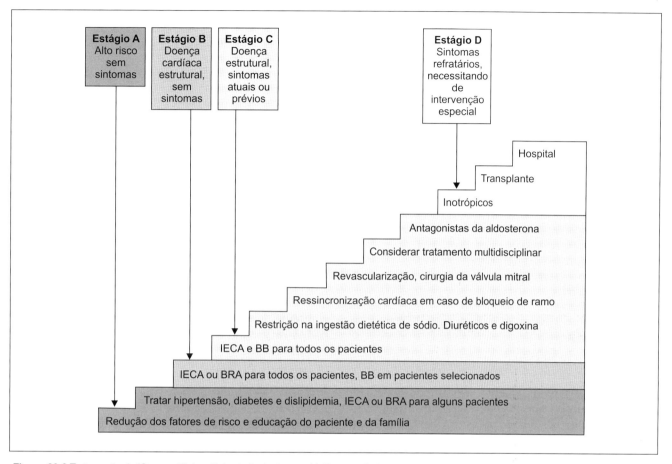

Figura 29.2 Tratamento da IC por estágios. (Adaptada de Jessup M, Brozena S. Medical progress: heart failure. N Engl J Med 2003; 348:2007.)

Leitura Recomendada

Bocchi EA, Marcondes-Braga FG, Ayub-Ferreira SM et AL. Sociedade Brasileira de Cardiologia. III Diretriz Brasileira de Insuficiência Cardíaca Crônica. Arq Bras Cardiol 2009; 93(1 supl.1):1-71.

Colucci WS. Overview of the therapy of heart failure due to systolic dysfunction. UpToDate 2010: 18.1.

Dickstein K, Cohen-Solal A, Filippatos G et al. ESC Guidelines for the diagnosis and treatment of acute and chronic heart failure 2008: the Task Force for the Diagnosis and Treatment of Acute and Chronic Heart Failure 2008 of the European Society of Cardiology. Developed in collaboration with the Heart Failure Association of the ESC (HFA) and endorsed by the European Society of Intensive Care Medicine (ESICM). Eur Heart J 2008; 29:2388-442.

Hunt SA, Abraham WT et al., 2009 focused update incorporated into the ACC/AHA 2005 Guidelines for the Diagnosis and Management of Heart Failure in Adults: a report of the American College of Cardiology Foundation/American Heart Association Task Force on Practice Guidelines: developed in collaboration with the International Society for Heart and Lung Transplantation. Circulation 2009; 119:e391.

Jessup M, Brozena S. Medical progress: heart failure. N Engl J Med 2003; 348:2007-18.

Zipes DP, Libby P, Bonow RO, Braunwald E. Braunwald – Tratado de doenças cardiovasculares. 8. ed. Elsevier, 2010.

Fibrilação Atrial

CAPÍTULO 30

Thiago de Barros Saraiva Leão
Patrícia Travassos Karam de Arruda

DEFINIÇÃO

A fibrilação atrial (FA) é uma arritmia supraventricular em que ocorre completa desorganização da atividade elétrica atrial, resultando na perda de sua capacidade de contração efetiva. Os átrios adquirem movimentos irregulares e de alta frequência, podendo chegar a 300 batimentos por minuto (bpm). A resposta ventricular é habitualmente irregular, pois grande número dos impulsos atriais chega ao nó atrioventricular, tornando-o refratário aos estímulos subsequentes.

A FA pode ser observada em pessoas previamente hígidas, principalmente após estresse emocional, cirurgia, exercício físico, consumo de bebidas alcoólicas ou estímulo vasovagal, porém é mais frequente em pacientes portadores de doença estrutural cardíaca ou pulmonar, como, por exemplo, cardiopatia reumática, doença mitral não reumática, doença cardiovascular hipertensiva ou doença pulmonar crônica.

Sua morbidade está associada a vários fatores:

- Elevada frequência ventricular, que é capaz de gerar hipotensão, congestão pulmonar ou angina do peito.
- Pausa após o episódio de FA, que pode desencadear síncope.
- Formação de trombos intracavitários e embolização sistêmica.
- Perda da contribuição da contração atrial para o débito cardíaco.
- Ansiedade devido às palpitações.

DIAGNÓSTICO

O diagnóstico de FA é simples, exigindo apenas seu registro eletrocardiográfico. As características eletrocardiográficas encontradas são:

1. Frequência cardíaca geralmente entre 90 e 170bpm.
2. Irregularidade do intervalo R-R (salvo em situações específicas).
3. Ausência de onda P ou qualquer atividade elétrica atrial regular.
4. Complexo QRS estreito, idêntico ao do ritmo sinusal, a não ser em caso de distúrbio de condução.

A FA deve ser suspeitada quando o eletrocardiograma (ECG) mostra complexos supraventriculares num ritmo irregular e nenhuma onda P evidente. A atividade elétrica atrial pode ser vista como pequenas ondulações irregulares na linha basal, as chamadas ondas f. Essas oscilações rápidas ou ondas fibrilatórias têm variações de amplitude, forma e duração. A frequência atrial é de 350 a 600bpm. A resposta ventricular é grosseiramente irregular ("irregularmente irregular") e rápida quando a condução atrioventricular está intacta. A resposta ventricular depende das propriedades eletrofisiológicas do nó atrioventricular e outros tecidos de condução, dos tônus vagal e simpático, da presença ou ausência de vias acessórias e da ação de drogas, ficando, em média, entre 100 e 160bpm.

Quando existe bloqueio atrioventricular, ventricular ou taquicardia juncional, os ciclos cardíacos (intervalos R-R) podem ser regulares. Além disso, em portadores da síndrome de Wolff-Parkinson-White, a frequência ventricular durante a FA pode exceder 300bpm e degenerar para fibrilação ventricular.

EPIDEMIOLOGIA

Trata-se da arritmia sustentada mais frequente. Sua prevalência aumenta consideravelmente com a idade e com a presença de cardiopatias estruturais. A média de idade ao diagnóstico vai dos 65 aos 85 anos de idade, estando 70% dos pacientes com FA nessa faixa etária. Estima-se que seja mais frequente em homens do que em mulheres, numa proporção de 2:1, porém, acima dos 75 anos, predomina em mulheres.

Além da idade, são considerados fatores de risco: a hipertensão arterial sistêmica, o diabetes e as valvopatias. O tamanho do átrio se correlaciona intimamente com o risco de desenvolvimento de FA, pois, quanto mais tecido atrial, mais facilmente os mecanismos de reentrada se estabelecerão. Além disso, a hipertrofia atrial gera remodelamento, com substituição dos miócitos por tecido fibrótico e cicatricial, alterando as propriedades eletrofisiológicas do miocárdio.

Também é sabido que a FA é mais prevalente em portadores de doença do nó sinoatrial (síndrome bradi-taqui) e na síndrome de Wolff-Parkinson-White.

CLASSIFICAÇÃO

- **Inicial:** ocasião em que é feito o diagnóstico do primeiro episódio.
- **Paroxística:** episódios que duram menos de 7 dias, frequentemente menos de 24 horas, podendo ou não apresentar recorrências e que cedem espontaneamente, sem cardioversão ou uso de fármacos. Em geral, evoluem com aumento da frequência e da duração, até se tornarem persistentes.
- **Persistente:** episódios que duram mais de 7 dias e só revertem com o uso do choque elétrico ou de antiarrítmicos. Podem ou não apresentar recorrências.
- **Permanente:** é aquela em que houve falha nas tentativas de reversão para o ritmo sinusal ou optou-se por não reverter a arritmia.

Essas categorias não são mutuamente exclusivas, e um mesmo paciente pode ter vários episódios de paroxismos e, ocasionalmente, uma persistência ou o reverso. É prático categorizar o paciente em sua mais frequente apresentação.

Outras nomenclaturas importantes para a prática clínica diária são:

- **FA recorrente:** quando ocorrem dois ou mais episódios.
- **FA reumática** × **não reumática:** de acordo com o acometimento ou não da válvula mitral pela doença reumática.
- **FA solitária ou isolada:** quando ocorre em menores de 60 anos de idade, sem lesão cardíaca estrutural, nem hipertensão arterial sistêmica ou doença pulmonar. Ocorre em 40% dos pacientes com FA paroxística e 25% dos casos de FA persistente. Esses pacientes devem ser acompanhados de perto, pois uma causa cardíaca estrutural inicialmente silente pode ser diagnosticada durante o seguimento. Em idosos sem lesão estrutural, o próprio enrijecimento e a perda da complacência muscular podem ser responsáveis pelo desencadeamento da arritmia.
- **FA com duração menor do que 48 horas:** é aquela que teve início registrado por ECG ou história clínica inequívoca. Tem risco menor de tromboembolismo pós-reversão para o ritmo sinusal, seja ela química ou elétrica.
- **FA com duração maior do que 48 horas:** quando não se pode definir com clareza a época de início da FA, deve-se, por segurança, considerá-la como maior do que 48 horas, devido ao maior risco de tromboembolismo com a reversão da arritmia.

INVESTIGAÇÃO CLÍNICA (Anamnese/Exame Físico/Exames Complementares)

A avaliação inicial do paciente deve incluir a caracterização da arritmia como paroxística ou persistente, além da tolerância aos episódios. A qualidade de vida deve ser questionada, visto que está comumente diminuída em comparação com a de pacientes da mesma faixa etária sem FA. Fatores cardíacos e extracardíacos devem ser pesquisados como desencadeantes ou mantenedores da arritmia.

O Quadro 30.1 cita as principais etiologias e fatores predisponentes para a FA.

Quadro 30.1 Etiologias e fatores predisponentes para FA

Aumento na pressão atrial	Amiloidose
Doença valvular mitral e tricúspide	Miocardite
Doença miocárdica	Alterações atriais fibróticas relacionadas com o envelhecimento
Alteração valvular semilunar	Medicamentos
Hipertensão arterial sistêmica ou pulmonar	Álcool
Tumores ou trombos intracardíacos	Cafeína
Isquemia atrial	Hipertireoidismo
Doença arterial coronariana	Feocromocitoma
Doença atrial infiltrativa ou inflamatória	Pós-operatório cardíaco, pulmonar ou esofagiano
Pericardite	Doença cardíaca congênita
Idiopática	Hemorragia subaracnóidea

Adaptado das Diretrizes Brasileiras de FA.

Durante a anamnese, é importante a procura por causas potencialmente reversíveis que podem ter desencadeado o episódio de FA, como, por exemplo, consumo de bebidas alcoólicas, cirurgias, miocardites, infarto agudo do miocárdio ou hipertireoidismo, pois nessas situações o tratamento deve ser instituído de acordo com a doença de base.

As principais lesões cardíacas estruturais associadas ao risco de desenvolver a arritmia são as valvopatias, principalmente em sítio mitral, a doença arterial coronariana e a hipertensão arterial sistêmica. No entanto, miocardiopatias dilatadas ou hipertróficas, cardiopatias congênitas e prolapso de válvula mitral com ou sem refluxo também são incriminados e devem ser pesquisados.

A FA é uma arritmia de indivíduos cardiopatas, idosos ou hipertireóideos, sendo menos comum em jovens saudáveis, a não ser quando submetidos a determinados fatores precipitantes, como libação alcoólica, uso de adrenérgicos (cocaína, anfetamina) ou distúrbios eletrolíticos.

A história familiar deve ser interrogada. Existe suscetibilidade genética para o desenvolvimento de FA. A identificação de casos de origem familial vem se tornando cada vez mais comum. Mutações gênicas podem desencadear alterações eletrofisiológicas primárias ou podem se relacionar com predisposição para hipertensão, diabetes ou insuficiência cardíaca (IC) de origem familial.

No exame físico são observadas irregularidade do pulso, variação na intensidade da primeira bulha cardíaca e ausência de B4. Deve também ser avaliado o índice de massa corporal do paciente. A obesidade é considerada importante fator de risco. Existem estudos que comprovam a correlação entre o tamanho do átrio esquerdo e o índice de massa corporal.

O quadro clínico da FA é determinado por inúmeros fatores, incluindo: a condição cardiovascular subjacente, a frequência ventricular e a perda da contração atrial. Pode se manifestar com sensações de palpitações, consequências hemodinâmicas diversas, síncopes, tontura, dor torácica, dispneia ou fadiga, pode causar fenômenos tromboembólicos variados ou ser totalmente assintomática. Não é incomum a ausência de sintomas, sendo seu diagnóstico, por vezes, um achado eletrocardiográfico em exame de rotina. Com o tempo, nos pacientes inicialmente sintomáticos, as palpitações tendem a desaparecer naqueles que evoluem para a forma persistente. Episódios prolongados de FA de elevada resposta podem provocar dilatação ventricular (taquicardiomiopatia), especialmente naqueles que não percebem a arritmia.

A investigação mínima deve incluir, além da avaliação clínica, mensuração da função tireoidiana, renal, hepática, ionograma e hemograma, ECG de repouso, radiografia de tórax e ecocardiograma transtorácico:

- **Radiografia de tórax:** avalia a circulação pulmonar e a dimensão do átrio esquerdo.
- **Ecocardiograma transtorácico:** é exame obrigatório na investigação dos pacientes com FA, pois é capaz de avaliar as válvulas e câmaras cardíacas funcionalmente e anatomicamente. Sua sensibilidade para a detecção de trombos intracavitários é de 33% a 72%.

Além dos exames citados, em situações específicas podem ser necessários outros procedimentos para investigação diagnóstica. O Holter de 24 horas, por exemplo, pode ser útil para documentar o início e o término dos episódios e para avaliar a frequência ventricular média, enquanto a importância do ecocardiograma transesofágico reside na maior sensibilidade na detecção de trombos intracavitários, a qual varia de 97% a 100%.

TRATAMENTO

Existem duas estratégias possíveis para o tratamento da FA: a restauração do ritmo sinusal e o controle da frequência cardíaca. Em ambas as opções, deve-se atentar para a prevenção de fenômenos tromboembólicos. A decisão inicial envolve a escolha entre as duas primeiras estratégias. Dependendo do curso do paciente, caso não haja sucesso, elas poderão ser substituídas uma pela outra. Além dessa abordagem não invasiva, existe também a abordagem invasiva, mediante ablação por cateter, procedimentos cirúrgicos ou implante de marca-passo definitivo.

A abordagem inicial exige o conhecimento do padrão de apresentação e das condições subjacentes e a decisão de restaurar e manter o ritmo sinusal ou controlar a frequência ventricular, e a terapia antitrombótica.

Vários estudos (AFFIRM, RACE, PIAF, STAF, HOT CAFÉ) compararam essas duas estratégias. A maioria não encontrou diferença em relação à redução de morte, acidente vascular encefálico incapacitante, hospitalizações, novas arritmias ou complicações tromboembólicas. O estudo AFFIRM, por exemplo, não encontrou diferença na taxa de mortalidade ou acidente vascular encefálico (AVE) entre essas duas opções. O estudo RACE mostrou não haver diferença na prevenção da morbimortalidade. Nenhum desses trabalhos encontrou diferença com relação à qualidade de vida.

Dependendo dos sintomas, o controle da frequência cardíaca pode ser feito por terapia inicial em idosos com FA persistente que têm hipertensão arterial sistêmica e doença cardíaca. Nos jovens, especialmente aqueles com FA isolada paroxística, o controle do ritmo sinusal pode ser a melhor alternativa.

O presente capítulo enfoca o tratamento ambulatorial dos portadores de FA nos quais não se optou ou houve insucesso na manutenção do ritmo sinusal, ou seja, *FA permanente*. Até o momento, a maioria dos trabalhos que compararam a estratégia de manutenção do ritmo sinusal *versus* controle de FC falhou em mostrar benefícios da primeira sobre o segundo, sendo este, atualmente, a principal abordagem na grande maioria dos pacientes portadores de FA.

O tratamento da FA permanente baseia-se, portanto, no controle da frequência cardíaca e na prevenção de fenômenos tromboembólicos.

CONTROLE FARMACOLÓGICO DA FREQUÊNCIA CARDÍACA

Os medicamentos que aumentam o período refratário do nó atrioventricular levam a uma diminuição da frequência cardíaca. Embora sua redução não piore a função do ventrículo esquerdo, podem ocorrer efeitos adversos. A bradicardia e os bloqueios cardíacos podem necessitar de implante de marca-passo provisório em virtude da piora da função ventricular associada à síndrome de baixo débito cardíaco. Isso pode acontecer especialmente em idosos, quando se utilizam betabloqueadores, amiodarona, digitais ou bloqueadores dos canais de cálcio.

Quando se faz necessário o controle rápido da resposta ventricular, a via endovenosa é utilizada; quando não, é usada medicação oral. Combinações de fármacos são utilizadas tanto na fase aguda como na crônica, caso não haja boa resposta aos medicamentos usados isoladamente. Se o tratamento farmacológico falhar, o tratamento não farmacológico deverá ser considerado.

No Quadro 30.2 estão listados os agentes farmacológicos mais comumente utilizados no Brasil para o controle de frequência cardíaca na FA.

Nos pacientes portadores de FA associada à síndrome de Wolff-Parkinson-White *não* devem ser administrados agentes endovenosos que reduzam a condução do nó atrioventricular, como betabloqueadores, digitais, adenosina, lidocaína e bloqueadores de canal de cálcio não diidropiridínicos, os quais podem facilitar a condução anterógrada pela via acessória durante a FA, levando a aumento exagerado da resposta ventricular e possível degeneração para fibrilação ventricular. Nessa situação, os fármacos que podem ser administrados, na vigência de estabilidade hemodinâmica, são os antiarrítmicos de classe I ou a amiodarona.

Quando se escolhe a abordagem por controle da frequência cardíaca (FC), parece ser racional manter taxas similares àquelas habitualmente alcançadas com o ritmo sinusal. Esse alvo é baseado na crença de que menores frequências resultam em menos sintomas, melhor desempenho hemodinâmico (por aumentar o tempo de enchimento diastólico) e menor risco para o desenvolvimento de taquicardiomiopatia. Dados de estudos epidemiológicos mostraram que frequências mais elevadas, ainda que sinusais, estão associadas a maior mortalidade cardiovascular. Essas considerações levaram à adoção de metas mais rígidas com FC de repouso de 80bpm e de 110bpm durante atividade física moderada. Dados retrospectivos do AFFIRM e do RACE, contudo, já mostravam que não houve redução da mortalidade e melhora na qualidade de vida entre os pacientes submetidos a uma abordagem mais rígida *ver-*

Quadro 30.2 Fármacos utilizados para controle da frequência cardíaca na FA

Fármaco	Dose	Início de ação	Dose de manutenção	Efeitos colaterais
Quadros crônicos e controle de frequência				
Controle da frequência cardíaca				
Metoprolol	Ver dose de manutenção	4 a 6h	25 a 100mg 2×/dia	↓ PA, ↓ FC, Bloq., IC, asma
Propranolol	Ver dose de manutenção	60 a 90min	80 a 240mg/dia divididos	↓ PA, ↓ FC, Bloq., IC, asma
Diltiazem	Ver dose de manutenção	2 a 4h	120 a 360mg divididos	↓ PA, ↓ FC, IC
Verapamil	Ver dose de manutenção	1 a 2h	120 a 360mg divididos	↓ PA, ↓ FC, IC
Controle da frequência cardíaca em pacientes com IC e sem via acessória				
Digoxina	0,5mg/dia VO	2 dias	0,125 a 0,375mg/dia	Intoxicação digitálica, Bloq.,↓FC
Amiodarona	800mg/dia por 1 semana, 600mg/dia na 2ª semana, 400mg/dia por 4 a 6 semanas	1 a 3 semanas	200mg/dia	↓ PA, ↓ FC, Bloq., toxicidade pulmonar, pigmentação na pele, tireoidopatias, depósitos na córnea, neurite óptica, interação com varfarina

Bloq.: bloqueio atrioventricular; ↓ FC: bradicardia; ↓ PA: hipotensão arterial; IC: insuficiência cardíaca.

sus menos rígida da FC. Recentemente, o estudo RACE II avaliou duas metas de FC em pacientes com FA: um grupo com alvo mais rígido (FC < 80 bpm) e outro mais flexível (FC < 110bpm), ambas em repouso. A duração média do seguimento foi de 2 anos. Os resultados não mostraram diferenças entre as duas abordagens no que se refere à mortalidade, a eventos adversos graves (incluindo insuficiência cardíaca congestiva [ICC]) ou a sintomas relacionados à arritmia. Não obstante, como o seguimento foi relativamente curto, não se pode afirmar com segurança que pacientes com FC mais elevadas não estejam sob risco maior de evoluir futuramente com taquicardiomiopatia. De qualquer modo, o estudo RACE II mostrou que, a médio prazo, a manutenção de FC menos rígida é mais facilmente alcançada, com menor necessidade de medicamentos, não sendo inferior ao tradicional controle rígido.

PREVENÇÃO DO TROMBOEMBOLISMO

Os pacientes de alto risco para doença cerebrovascular necessitam de anticoagulação independente da estratégia escolhida (restauração do ritmo sinusal ou controle da frequência ventricular).

Os principais fatores de risco para acidente cerebrovascular associados à FA são: história prévia de AVE permanente ou transitório, história prévia de tromboembolismo, ICC, cardiopatia reumática, hipertensão arterial sistêmica, *diabetes mellitus*, idade maior do que 65 anos e átrio esquerdo maior do que 5cm.

O ecocardiograma auxilia a estratificação de risco mediante a identificação dos pacientes de alto risco por parâmetros não contemplados na avaliação clínica, como presença de trombo intracardíaco, contraste espontâneo no átrio, diminuição de fluxo na auriculeta esquerda e placas ateromatosas complexas na aorta. Além disso, promove o diagnóstico etiológico da FA (reumática, valvar etc.) e a confirmação da insuficiência ventricular esquerda. A ausência dessas anormalidades ecocardiográficas categoriza o paciente como de baixo risco, embora não possa, isoladamente, evitar a necessidade de anticoagulação. O consenso brasileiro de FA sugere duas classificações para estimativa do risco de o paciente apresentar embolia sistêmica: a da American Heart Association/American College of Cardiology (Quadro 30.3) e a do CHADS2 (*Cardiac failure, Hypertension, Age, Diabetes, Stroke*) (Quadro 30.4). Escores mais altos estiveram relacionados com maiores taxas de ocorrência, indicando-se anticoagulação para pontuações iguais ou maiores do que 2.

Quadro 30.4 Índice CHADS2 – Risco de AVE isquêmico em pacientes com FA não valvar sem anticoagulação

Critérios	Pontuação
AVE/AIT prévio	2
Idade > 75 anos	1
Hipertensão arterial	1
Diabetes mellitus	1
IC	1

AVE: acidente vascular encefálico; AIT: ataque isquêmico transitório; IC: insuficiência cardíaca.

ESTRATÉGIAS ANTITROMBÓTICAS PARA PREVENÇÃO DE TROMBOEMBOLISMO SISTÊMICO

ANTAGONISTA DA VITAMINA K

A grande maioria dos estudos mostra que a utilização de anticoagulantes orais com ajuste da dose de acordo com INR (entre 2 e 3) é a forma mais eficaz de prevenir AVE. No entanto, o risco de sangramento está sempre presente, embora com baixa prevalência. A taxa de

Quadro 30.3 Terapia antitrombótica para pacientes com FA

Categoria de risco	Terapia recomendada
Sem fatores de risco	AAS, 81 a 325mg diariamente
Um fator de risco moderado	AAS, 81 a 325mg diariamente ou varfarina (INR entre 2,0 e 3,0, alvo 2,5)
Qualquer fator de risco elevado ou mais de um fator de risco moderado	Varfarina (INR 2,0 a 3,0, alvo 2,5*)

Fatores de risco mais leves ou menos validados	Fatores de risco moderados	Fatores de risco elevados
Sexo feminino	Idade ≥ 75 anos	AVE prévio, AIT ou embolia
Idade entre 65 e 74 anos	Hipertensão	Estenose mitral
Doença arterial coronariana	Insuficiência cardíaca	Prótese valvar*
Tireotoxicose	FE < 35% *Diabetes mellitus*	

* Com válvulas mecânicas, o INR deve ser > 2,5.
AAS: ácido acetilsalicílico; FE: fração de ejeção; AVE: acidente vascular encefálico; AIT: ataque isquêmico transitório.

AVE hemorrágico em idosos submetidos à anticoagulação vem decrescendo (encontra-se entre 0,1% e 0,6%), refletindo a diminuição da anticoagulação intensa (INR > 3), o maior cuidado com a regulação das doses e o melhor controle da hipertensão arterial sistêmica.

O estudo RE-LY comparou o inibidor competitivo direto da trombina, dabrigatana, na dose de 110 ou 150mg duas vezes ao dia, com a varfarina, em pacientes com FA não valvular, mas com risco para eventos cardioembólicos elevados (CHADS2 médio de 2,1). Os pacientes submetidos à dose de 110mg apresentaram taxas semelhantes de acidente vascular encefálico isquêmico (AVEI) e embolia sistêmica, mas menor frequência de sangramentos importantes, enquanto aqueles que receberam a dose maior tiveram *menor* incidência de eventos embólicos e taxas similares de sangramento. As vantagens dessa nova classe de anticoagulantes se baseiam em maior previsibilidade dos efeitos farmacológicos, menor interação com outros fármacos e alimentação e ausência da necessidade de monitorização sanguínea frequente, todos problemas comuns com o uso de varfarina. Contudo, paradoxalmente, o grupo da dabrigatana teve maior incidência de infarto agudo do miocárdio (IAM) do que o da varfarina. Aventa-se a hipótese de uma possível ativação plaquetária pelo fármaco estudado. Apesar de ser uma medicação promissora, os custos ainda elevados dessa medicação devem ser levados em consideração.

ÁCIDO ACETILSALICÍLICO (AAS) E CLOPIDOGREL (ANTIPLAQUETÁRIOS)

Essa medicação oferece modesta proteção contra AVE em pacientes portadores de FA. Sua eficácia é maior nos hipertensos e diabéticos, reduzindo o número de AVEI. Os acidentes de origem cardíaca são mais incapacitantes. Como a população portadora de FA tem risco maior de acidente vascular de origem cardíaca, o AAS oferece menos proteção.

A combinação de anticoagulantes orais com agentes antiplaquetários não reduz o risco de sangramento ou aumenta sua eficácia. Particularmente nos idosos, pode intensificar a hemorragia intracraniana. Para pacientes com doença arterial coronariana estável e FA, a utilização isolada do anticoagulante promove profilaxia satisfatória para eventos isquêmicos cerebrais e miocárdicos.

O estudo ACTIVE avaliou o uso associado de AAS e clopidogrel em pacientes não candidatos ao uso da terapia com antagonistas da vitamina K. Essa associação reduziu o risco de eventos vasculares maiores, principalmente AVE, porém aumentou o risco de eventos hemorrágicos mais graves. A diretriz brasileira para FA não adotou a dupla agregação plaquetária nos pacientes que não podem utilizar anticoagulante oral.

HEPARINA DE BAIXO PESO MOLECULAR

Sua utilização é baseada na extrapolação dos resultados obtidos no tratamento das doenças tromboembólicas venosas e em pequenos estudos observacionais. Em geral, apresenta diversas vantagens farmacológicas: longo tempo de meia-vida, maior biodisponibilidade após injeção subcutânea, comodidade posológica e resposta antitrombótica previsível. Essas propriedades podem simplificar o tratamento da FA nas situações agudas e reduzir ou eliminar a necessidade de hospitalização para início da anticoagulação. Em pacientes grávidas, portadoras de FA e de alto risco, quadro comum em pacientes com sequela reumática, essa é a única forma de anticoagulação com segurança, uma vez que a varfarina é teratogênica.

Medidas não farmacológicas para prevenção de tromboembolismo

Uma opção emergente para pacientes que não podem ser anticoagulados com segurança consiste na obliteração da auriculeta esquerda. Embora não suficientemente estudada, é fundamentada na remoção do principal sítio de formação de trombos. Sua eficácia está, presumivelmente, na completa e permanente eliminação de fluxo naquele local, avaliado pelo ecocardiograma transesofágico. Em geral, é reservada para pacientes que serão submetidos à cirurgia cardíaca e apresentam FA concomitante com alto risco para tromboembolismo.

PROGNÓSTICO

A FA é associada a aumento, em longo prazo, do risco de AVE, insuficiência cardíaca e mortalidade por todas as causas, especialmente entre as mulheres.

O risco de morte nos pacientes portadores dessa arritmia é aproximadamente o dobro daqueles com ritmo sinusal normal. Os estudos ALFA, COMET e Val-Heft mostraram-na como forte e independente fator de risco para morbimortalidade.

A gravidade da doença cardíaca sobrejacente tem estreita relação com a presença dessa arritmia. Sua existência promove, agrava e piora o prognóstico dos portadores de disfunção cardíaca.

A taxa de AVEI entre pacientes com FA não valvular é, em média, de 5% por ano, sendo duas a sete vezes maior do que em indivíduos normais. Um de cada seis AVE ocorre em pacientes com essa arritmia. O prognóstico do AVEI é pior em sua presença: a mortalidade em 30 dias é de 25% *versus* 14% no AVEI sem FA. Além disso, as sequelas neurológicas são mais graves, tendo em vista que o infarto cerebral costuma ser maior na etiologia cardioembólica.

Em pacientes com IAM foi comprovado que a ocorrência de FA triplica a mortalidade, pelo menos no primeiro ano de acompanhamento, provavelmente em razão da maior relação dessa arritmia com a presença de disfunção de ventrículo esquerdo.

Em pacientes com doença cardíaca reumática e FA, no estudo Framingham, o risco de AVE foi 17 vezes maior, quando comparado ao de controles da mesma idade, com um risco atribuível cinco vezes maior naqueles com FA não reumática.

O risco de AVE aumenta com a idade, sendo de 1,5% o risco atribuído à FA em pacientes de 50 a 59 anos e de 23,5% naqueles com mais de 80 anos de idade.

QUANDO ENCAMINHAR AO ESPECIALISTA?

Em virtude do crescente envelhecimento da população e das altas incidência e prevalência nesse grupo, estima-se que haverá, num futuro próximo, uma verdadeira "epidemia" de FA, o que torna necessário ao especialista, portanto, os conhecimentos médicos adequados para o manejo de boa parte desses pacientes. Contudo, em casos como falha do controle da FC, sintomas persistentes e/ou descompensação progressiva da cardiopatia de base (quando presente), aconselha-se a consulta ou o encaminhamento ao especialista, muitas vezes uma subespecialidade da própria cardiologia, para avalição da necessidade de outras intervenções, como uso de múltiplos esquemas terapêuticos, especialmente na prescrição de agentes antiarrítmicos ou, até mesmo, indicação de intervenção não farmacológica, como, por exemplo, ablação do nó atrioventricular e implante de marca-passo definitivo.

QUANDO INTERNAR?

O paciente com FA permanente habitualmente necessita apenas de seguimento ambulatorial para garantia de um bom controle da FC, assim como anticoagulação adequada. Aqueles que apresentarem aumentos exagerados de INR com risco grave de sangramento deverão ser internados. Outrossim, ao longo da história natural, não só da FA mas como da própria doença cardíaca de base associada, ficará a critério clínico a indicação do internamento nos episódios de descompensação evidente.

ACOMPANHAMENTO

O acompanhamento de pacientes com FA permanente visa, principalmente, ao controle adequado do INR que, como salientado anteriormente, é às vezes complicado, o que leva a sua subutilização em grande parcela dos pacientes. Deve-se, também, averiguar se o controle da FC está sendo adequado com a solicitação do teste de esforço ou do Holter de 24 horas.

LEITURA RECOMENDADA

Carlsson J, Miketic S, Windeler J et al. STAF Investigators. Randomized trial of rate-control versus rhythm-control in persistent atrial fibrillation: The Strategies of Treatment of Atrial Fibrillation (STAF) study. J Am Coll Cardiol 2003; 41:1690-6.

Connolly SJ, Ezekowitz MD, Yusuf S et al. Dabigatran versus warfarin in patients with atrial fibrillation. N Engl J Med 2009; 361:1139-51.

Dabigatran versus warfarin in patients with atrial fibrillation [correspondence]. N Engl J Med 2009; 361:2671-5.

Fuster V, Rydén LE, Cannom DS et al. ACC/AHA/ESC 2006 guidelines for the management of patients with atrial fibrillation: a report of the American College of Cardiology/American Heart Association Task Force on Practice Guidelines and the European Society of Cardiology Committee for Practice Guidelines (Writing Committee to Revise the 2001 Guidelines for the Management of Patients With Atrial Fibrillation). J Am Coll Cardiol 2006; 48:e149-246.

Hohnloser AH, Kuck KH, Lilienthal J. Rhythm or rate control in atrial fibrillation – Pharmacological Intervention in Atrial Fibrillation (PIAF): a randomised trial. Lancet 2000; 356:1789-94.

Moreira DAR, Habib RG, Moraes LR, Reyés CAS, Gizzi JC. Fibrilação e flutter atriais. In: Nobre F, Serrano Junior CV (eds.). Tratado de cardiologia (SOCESP). Barueri: Manole, 2005:1216-31.

Olgin JE, Zipes DP. Specific arrhythmias: diagnosis and treatmente. In: Braunwald E, Zipes DP, Libby P (eds.). Braunwald's heart disease: a textbook of cardiovascular medicine. 7. ed. Philadelphia: Elsevier Saunders, 2005:816-9.

Opolski G, Torbicki A, Kosior DA et al. Investigators of the Polish How to Treat Chronic Atrial Fibrillation Study. Rate control vs. rhythm control in patients with nonvalvular persistent atrial fibrillation. The results of the Polish How to Treat Chronic Atrial Fibrillation (HOT CAFE) Study. Chest 2004; 126:476-86.

Oral H, Pappone C, Chugh A et al. Circumferencial pulmonary-vein ablation for chronic atrial fibrillation. N Engl J Med 2006; 354:934-41.

The ACTIVE Investigators. Effect of clopidogrel added to aspirin in patients with atrial fibrillation. N Engl J Med 2009; 360:2066-78.

Van Gelder IC, Hagens VE, Bosker HA et al. Rate Control versus Electrical Cardioversion for Persistent Atrial Fibrillation Study Group: a comparison of rate control and rhythm control in patients with recurrent persistent atrial fibrillation. N Engl J Med 2002; 347:1834-40.

Wyse DG, Waldo AL, DiMarco JP et al. Atrial Fibrillation Follow-up Investigation of Rhythm Management (AFFIRM) Investigators. A comparison of rate control and rhythm control in patients with atrial fibrillation. N Engl JMed 2002; 347:1825-33.

Zimerman LI, Fenelon G, Martinelli Filho M et al. Sociedade Brasileira de Cardiologia. Diretrizes Brasileiras de Fibrilação Atrial. Arq Bras Cardiol 2009; 92(6 supl.1):1-39.

Doença Coronariana Crônica – Angina Estável

CAPÍTULO 31

Fabiano Lima Cantarelli • Cecília Cavalcanti Lins de Melo

INTRODUÇÃO

A angina cardíaca consiste numa síndrome clínica que se caracteriza por dor ou desconforto torácico, classicamente retroesternal, podendo envolver áreas adjacentes – epigástrio, mandíbula, ombro, dorso ou membros superiores –, sendo tipicamente desencadeada ou agravada por atividade física ou estresse emocional e atenuada com repouso e/ou com uso de nitroglicerina e derivados. É considerada típica quando apresenta localização e fatores desencadeantes e de alívio acima descritos e atípica quando somente dois fatores estão presentes, sendo denominada dor torácica não cardíaca quando nenhum ou apenas um desses fatores está presente.

Fisiopatologicamente, a angina ocorre quando a demanda miocárdica de oxigênio excede o suprimento, levando a uma isquemia transitória do músculo cardíaco, sem a ocorrência de necrose. Em caso de necrose muscular cardíaca, estaria caracterizado o infarto agudo do miocárdio.

No Reino Unido, 320 mil indivíduos com queixa de angina são atendidos a cada ano. Em ambos os sexos, a prevalência se eleva com a idade. Cerca de 2% a 5% da população entre 45 e 55 anos de idade apresenta angina. Dez a 20% dos indivíduos de 65 a 74 anos de idade e uma entre três pessoas com mais de 75 anos de idade apresentam a síndrome. Na Europa, até 40 mil pessoas por 1 milhão têm angina, com 50% delas apresentando limitações significativas às atividades da vida diária. De acordo com o *Framingham Heart Study*, o risco durante toda a vida de desenvolvimento de doença arterial coronariana (DAC) sintomática após a idade de 40 anos é de 49% para os homens e de 32% para as mulheres.

A doença cardíaca isquêmica é hoje a principal causa de morte no mundo, e espera-se que a taxa de DAC se acelere na próxima década, com a contribuição do envelhecimento populacional, aumentos alarmantes na prevalência da obesidade, diabetes tipo 2 e síndrome metabólica, assim como em virtude da elevação dos fatores de risco cardiovasculares entre as gerações mais jovens.

FISIOPATOLOGIA

A síndrome anginosa é decorrente de uma isquemia miocárdica, resultante de um desequilíbrio entre consumo e suprimento de oxigênio para o músculo cardíaco. A demanda pode elevar-se conforme o aumento da frequência cardíaca, do estresse parietal ventricular esquerdo e da contratilidade; por outro lado, a oferta é determinada pelo fluxo sanguíneo coronariano, pela pressão de perfusão tissular e pelo conteúdo arterial de oxigênio.

Alguns precipitantes da chamada angina de demanda são esforço físico, estresse emocional, febre, calafrio, tireotoxicose, refeições volumosas e hipoglicemia, situações que determinam liberação de noradrenalina nos terminais nervosos e no leito vascular, aumentando a necessidade miocárdica de O_2 pela estimulação cronotrópica e inotrópica e pela elevação da pós-carga e da tensão parietal ventricular.

A dor anginosa pode também ocorrer em casos de doença cardíaca valvar, cardiomiopatia hipertrófica e hipertensão não controlada, causas cardíacas que também aumentam o consumo de oxigênio.

Na maioria dos casos, a angina de suprimento é causada por reduções transitórias no fornecimento de oxigênio, como consequência de uma vasoconstrição associada à estenose da luz coronariana. O dano endotelial e a presença de trombos e componentes da placa aterosclerótica produzem substâncias vasoconstritoras que determinam espasmos coronarianos, bem como reduzem a produção de vasodilatadores naturais ("angina mista," de acordo com Maseri – ver Quadro 31.1). O componente vasoespástico pode conferir um limiar variável à dor, diferentemente do clássico limiar fixo secundário a lesões "estáveis", sem que isso se constitua numa instabilidade da doença coronariana.

A angina usualmente acomete portadores de DAC com comprometimento de, pelo menos, uma artéria epicárdica. O fluxo coronariano estará limitado em pacientes com lesões críticas ou em situação de vasoconstrição. As lesões são ditas severas ou críticas quando, angiograficamente, apresentam estenose de 70% ou mais do diâmetro de pelo menos um segmento de uma das artérias epicárdicas maiores, ou estenose maior ou igual a 50% do diâmetro do tronco da coronária esquerda. Apesar de lesões com menor grau de estenose causarem angina, estas têm um significado prognóstico menor. Os pacientes com coronárias normais e isquemia miocárdica relacionada a espasmo ou disfunção endotelial também podem apresentar angina.

As situações relacionadas com a diminuição da concentração de oxigênio no sangue também podem precipitar isquemia miocárdica, como pneumopatias, apneia obstrutiva do sono, doenças falciformes e hiperviscosidade sanguínea por policitemia, leucemia, trombocitose e hipergamaglobulinemia.

CLASSIFICAÇÃO

Existem dois tipos de angina:

1. **Angina estável:** quando se refere ao desconforto torácico que ocorre de maneira preditiva e reprodutível num determinado nível de esforço, aliviada com repouso ou nitroglicerina.
2. **Angina instável:** decorrente de um evento coronariano agudo, manifesto por uma variedade de condições, incluindo angina de começo recente (há menos de 2 meses), angina de repouso, angina em crescendo (previamente diagnosticada, que se apresenta mais frequentemente com episódios de maior duração, ou com limiar menor), angina após infarto agudo do miocárdio (IAM) e angina pós-procedimento de revascularização.

Essa classificação tem um significado prognóstico e clínico, uma vez que guia terapêuticas diferenciadas.

Do ponto de vista fisiopatológico, Maseri, em 1980, propôs uma classificação para angina do peito (Quadro 31.1).

De acordo com a intensidade dos sintomas, a angina estável, em correspondência com a angina secundária, segundo Maseri e cols., pode ser classificada, de acordo com a Sociedade Canadense de Cardiologia, em:

- **Classe I:** atividade física habitual, como caminhar ou subir escadas, não provoca angina. Esta ocorre com esforços prolongados e extensos.
- **Classe II:** discreta limitação para atividades habituais. A angina ocorre ao caminhar ou subir escadas rapidamente, caminhar em aclives, caminhar ou subir escadas após refeições, ou no frio, ou ao vento, ou sob estresse emocional, ou apenas durante poucas horas após despertar. Após caminhar dois quarteirões no plano ou subir mais de um lance de escadas.
- **Classe III:** limitação para atividades habituais. A angina ocorre ao caminhar um quarteirão plano ou subir um lance de escada.
- **Classe IV:** incapacidade em realizar qualquer atividade habitual sem desconforto, podendo os sintomas estar presentes no repouso.

DIAGNÓSTICO

Uma história clínica, com detalhada descrição dos sintomas, possibilita aos clínicos uma caracterização adequada da dor torácica. Algumas características dos sintomas devem ser cuidadosamente indagadas para orientação quanto à probabilidade da presença de angi-

Quadro 31.1 Classificação da angina de acordo com a fisiopatologia

Mecanismo fisiopatológico	Severidade
Angina primária (secundária a vasoespasmo, doença microvascular, anormalidades metabólicas miocárdicas, déficit na vasodilatação)	Depende do número e da duração dos eventos
Angina secundária (secundária a lesão coronariana estenótica conferindo angina com limiar fixo)	Classe I: angina ocorre durante exercícios extenuantes Classe II: angina ocorre com exercícios moderados Classe III: angina ocorre com exercícios leves Classe IV: angina ocorre aos mínimos esforços e repouso
"Angina mista" Predominantemente primária Predominantemente secundária Balanceada	Normalmente ocorre angina com limiar variável de dor aos esforços e repouso

Modificado de Maseri A. Pathogenetic mechanisms of angina pectoris: expanding views. Br Heart J 1980; 43:648-60.

na: *caráter, localização, irradiação, duração, fatores desencadeantes, fatores de alívio* e *sintomas associados*.

Os mais relevantes fatores de risco para coronariopatia devem ser sempre pesquisados: tabagismo, hiperlipidemia, diabetes, hipertensão arterial, história familiar de DAC em parentes de primeiro grau (< 55 anos para homens e < 65 anos para mulheres) e antecedentes pessoais de DAC ou doença cerebrovascular.

O exame clínico é um dos mais importantes passos para a avaliação do paciente com dor torácica. Ele permite presumir, associado a dados completos de anamnese, com cerca de 90% de acurácia, uma baixa, moderada ou alta probabilidade para DAC.

O diagnóstico diferencial abrange uma série de outras condições clínicas cardiovasculares (pericardite, dissecção aórtica, valvulopatias), respiratórias (tromboembolismo pulmonar, derrame pleural, pneumonia) e gastrointestinais (espasmo esofagiano, doença do refluxo gastroesofágico), entre outras que serão mais bem abordadas no Capítulo 26.

ESTRATIFICAÇÃO DE RISCO

Um evento coronariano agudo é a primeira manifestação da doença aterosclerótica em pelo menos metade dos indivíduos que apresentam a comorbidade. Desse modo, a identificação dos indivíduos assintomáticos que estão mais predispostos é crucial para a prevenção efetiva, com a correta definição e o cumprimento das metas terapêuticas. A estimativa do risco de doença aterosclerótica resulta do somatório do risco causado por cada um dos fatores de maior correlação com doença cardiovascular. Com essa finalidade, diversos algoritmos têm sido criados com base em análises de regressão de estudos populacionais. Entre os algoritmos existentes, o Escore de Risco de Framingham (ERF) é o mais utilizado em nível mundial. Nele se estima a probabilidade de ocorrer infarto do miocárdio ou morte por doença coronária no período de 10 anos em indivíduos sem diagnóstico prévio de aterosclerose clínica.

O mais claro identificador de risco é a manifestação prévia da própria doença. Desse modo, o primeiro passo (fase 1) na estratificação do risco consiste na identificação das manifestações clínicas da doença aterosclerótica ou de seus equivalentes, como descrito no Quadro 31.2.

Numa segunda fase, dentre os indivíduos sem doença aterosclerótica manifesta, podem ser estimados pelo ERF aqueles de risco baixo (probabilidade menor do que 10% de infarto ou morte por doença coronária no período de 10 anos) e risco alto (probabilidade maior do que 20% de infarto ou morte por doença coronária no período de 10 anos). Para os indivíduos identificados pelo ERF como portadores de risco intermediário (probabilidade entre 10% e 20% de infarto ou morte por doença coronária no período de 10 anos), maior atenção deverá ser dada aos fatores agravantes (terceira fase), para aperfeiçoar a acurácia do ERF nesses indivíduos. No Quadro 31.3 são mostrados os meios para cálculo do risco.

Quadro 31.2 Critérios para identificação de pacientes com risco muito alto de eventos coronarianos (fase 1)

Doença arterial coronariana manifesta atual ou prévia (angina estável, isquemia silenciosa, síndrome coronariana aguda ou cardiomiopatia isquêmica)
Doença arterial cerebrovascular (acidente vascular encefálico isquêmico ou ataque isquêmico transitório)
Doença aneurismática ou estenótica de aorta abdominal ou seus ramos
Doença arterial periférica
Doença arterial carotídea (estenose ≥ 50%)
Diabetes mellitus tipo 1 ou 2

A estimativa do risco de eventos coronarianos pelo ERF é menos precisa nos indivíduos de risco intermediário, nos quais ocorre a maioria dos eventos, na avaliação do risco cardiovascular de curto prazo e nos jovens e nas mulheres. No Quadro 31.4 são relacionados agravantes que levam o indivíduo à categoria de risco imediatamente superior.

A simples observação clínica, com caracterização de dor, idade e sexo, é importante preditor para DAC, com alta correspondência aos achados angiográficos, possibilitando presumir uma baixa, intermediária e alta probabilidade para doença. A avaliação desses dados, juntamente com o cálculo de risco clínico cardiovascular, guia a estratégia diagnóstica e terapêutica para os indivíduos com suspeita de coronariopatia.

TESTES ADICIONAIS PARA DIAGNÓSTICO E ESTRATIFICAÇÃO DE RISCO

Os testes adicionais na angina estável são baseados na probabilidade de DAC significativa (ver Quadro 31.5), sendo essa probabilidade decorrente do tipo de dor, do gênero, da idade e das comorbidades do paciente, além dos fatores de risco, como tabagismo, dislipidemia e *diabetes mellitus* tipo 2 (DM2), que aumentam a chance de DAC, como salientado previamente.

Após a estimativa da probabilidade de DAC, ela é categorizada como baixa, intermediária ou alta, e, de acordo com valores estabelecidos: < 10% nos casos de baixa probabilidade, 10% a 90% nos casos intermediários e > 90% nos casos de alta probabilidade.

Nos pacientes com baixa probabilidade de DAC, testes adicionais baseiam-se na pesquisa de causas não cardíacas para a dor torácica. Nos casos de probabilidade intermediária, são necessários métodos subsequentes, tanto para o diagnóstico de DAC como para a estratificação de risco. Nos casos de alta probabilidade, deve-se seguir com a investigação diagnóstica para determinação do risco individual de o paciente ter um evento cardíaco, como infarto do miocárdio fatal ou não fatal.

Quadro 31.3 Escore de Risco de Framingham (ERF) para cálculo do risco absoluto de infarto e morte em 10 anos para homens e mulheres (fase 2)

Homens			Mulheres		
Idade		Pontos	Idade		Pontos
20 a 34		– 9	20 a 34		– 7
35 a 39		– 4	35 a 39		– 3
40 a 44		0	40 a 44		0
45 a 49		3	45 a 49		3
50 a 54		6	50 a 54		6
55 a 59		8	55 a 59		8
60 a 64		10	60 a 64		10
65 a 69		11	65 a 69		12
70 a 74		12	70 a 74		14
75 a 79		13	75 a 79		16

Colesterol total (mg/dL)	Idade 20 a 39	Idade 40 a 49	Idade 50 a 59	Idade 60 a 69	Idade 70 a 79	Colesterol total (mg/dL)	Idade 20 a 39	Idade 40 a 49	Idade 50 a 59	Idade 60 a 69	Idade 70 a 79
< 160	0	0	0	0	0	< 160	0	0	0	0	0
160 a 199	4	3	2	1	0	160 a 199	4	3	2	1	1
200 a 239	7	5	3	1	0	200 a 239	8	6	4	2	1
240 a 279	9	6	4	2	1	240 a 279	11	8	5	3	2
≥ 280	11	8	5	3	1	≥ 280	13	10	7	4	2
Tabagismo	Idade 20 a 39	Idade 40 a 49	Idade 50 a 59	Idade 60 a 69	Idade 70 a 79	Tabagismo	Idade 20 a 39	Idade 40 a 49	Idade 50 a 59	Idade 60 a 69	Idade 70 a 79
Não	0	0	0	0	0	Não	0	0	0	0	0
Sim	8	5	3	1	1	Sim	9	7	4	2	1

HDL-colesterol (mg/dL)		Pontos	HDL-colesterol (mg/dL)		Pontos
≥ 60		– 1	≥ 60		– 1
50 a 59		0	50 a 59		0
40 a 49		1	40 a 49		1
< 40		2	< 40		2

PA (sistólica, mmHg)	Não tratada	Tratada	PA (sistólica, mmHg)	Não tratada	Tratada
< 120	0	0	< 120	0	0
120 a 129	0	1	120 a 129	1	3
130 a 139	1	2	130 a 139	2	4
140 a 159	1	2	140 a 159	3	5
≥ 160	2	3	≥ 160	4	6

(continua)

CAPÍTULO 31   Doença Coronariana Crônica – Angina Estável

Quadro 31.3 Escore de Risco de Framingham (ERF) para cálculo do risco absoluto de infarto e morte em 10 anos para homens e mulheres (fase 2) (*continuação*)

Total de pontos	Risco absoluto em 10 anos (%)	Total de pontos	Risco absoluto em 10 anos (%)
< 0	< 1	< 9	< 1
0	1	9	1
1	1	10	1
2	1	11	1
3	1	12	1
4	1	13	2
5	2	14	2
6	2	15	3
7	3	16	4
8	4	17	5
9	5	18	6
10	6	19	8
11	8	20	11
12	10	21	14
13	12	22	17
14	16	23	22
15	20	24	27
16	25	≥ 25	≥ 30
≥ 17	≥ 30		

Quadro 31.4 Fatores agravantes de risco

História familiar de doença coronariana prematura em parente de primeiro grau masculino < 55 anos ou feminino < 45 anos
Síndrome metabólica
Macro ou microalbuminúria (> 30µg/min)
Hipertrofia ventricular esquerda
Insuficiência renal crônica (creatinina ≥ 1,5mg/dL ou *clearance* de creatinina < 60mL/min)
Proteína C reativa de alta sensibilidade > 3mg/dL (na ausência de etiologia não aterosclerótica)
Exame complementar com evidência de doença aterosclerótica subclínica:
Escore de cálcio coronário > 100 ou > percentil 75 para idade e sexo
Espessamento de carótida (IMT) máximo > 1mm
Índice tornozelo-braquial (ITB) < 0,9

Quadro 31.5 Probabilidade (%) de DAC pré-teste em pacientes sintomáticos, de acordo com idade e sexo

Idade (anos)	Dor torácica					
	Não anginosa		Angina atípica		Angina típica	
	Homem	Mulher	Homem	Mulher	Homem	Mulher
30 a 39	4	2	34	12	76	26
40 a 49	13	3	51	22	87	55
50 a 59	20	7	66	31	93	73
60 a 69	27	14	72	51	94	86

Modificado de Gibbons e cols., ACC/AHA Practice Guidelines, 2002.

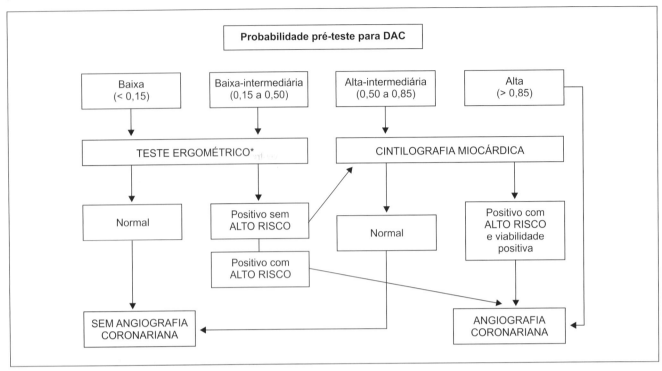

Figura 31.1 Sugestão sobre conduta baseada na probabilidade pré-teste. (Retirada e modificada das Diretrizes Brasileiras de Doença Coronariana Crônica, 2004.) (*Os sinais de mau prognóstico e alto risco do teste ergométrico podem ser vistos no Quadro 31.6.)

Entre os testes adicionais, encontra-se uma variedade de métodos disponíveis, como teste ergométrico, ecocardiograma-estresse, cintilografia miocárdica de estresse e cineangiocoronariografia.

A escolha de cada um desses métodos deve basear-se em dados do paciente, como, por exemplo: condicionamento físico e tolerabilidade ao esforço, achados no eletrocardiograma (ECG) de repouso, como bloqueio de ramo esquerdo, marca-passo definitivo, alterações de repolarização, entre outros; história prévia de doença coronariana, como IAM ou revascularização; preferência e ocupação do paciente, como profissões em que há necessidade de diagnóstico preciso pelo risco a outras pessoas ou pela ausência de socorro médico, caso haja um eventual evento coronariano agudo.

Como a mortalidade geral do paciente com angina estável é baixa (cerca de 1% ao ano), seria inadequado um método diagnóstico que oferecesse uma incidência maior de complicação e morte.

De acordo com a probabilidade pré-teste e a avaliação de fatores de risco, de maneira geral, são recomendados os exames conforme a Figura 31.1.

ELETROCARDIOGRAMA

O ECG tem utilidade limitada na DAC crônica, uma vez que sua normalidade não exclui a presença de obstrução coronariana, ao passo que alterações de repolarização não implicam obrigatoriamente a existência de DAC, podendo estar relacionadas a outras causas, incluindo hipertrofia do ventrículo esquerdo, distúrbios hidroeletrolíticos e distúrbios de condução. As alterações indicativas da presença de área eletricamente inativa prévia (ondas QS ou Qr) tornam possível inferir o diagnóstico de DAC; porém achados de isquemia subepicárdica e subendocárdica (ondas T negativas pontiagudas e simétricas e infradesnivelamento de ST) surgem na vigência do evento agudo manifesto pela angina. Assim, durante um episódio de dor, o ECG é indicado a pacientes com suspeita de causa cardíaca para a dor torácica.

RADIOGRAFIA DE TÓRAX

Esse exame tem importância na exclusão de diagnósticos diferenciais, como pneumotórax, pneumomediastino e infecções agudas, bem como de condições que cursem com dor torácica aguda com etiologia não cardiogênica, como aneurisma de aorta, dissecção de aorta e tromboembolismo pulmonar, embora sua sensibilidade para essas últimas doenças seja baixa. A radiografia é indicada nos pacientes com DAC e sinais e sintomas de insuficiência cardíaca congestiva.

TESTE ERGOMÉTRICO (TE)

O TE é o teste não invasivo mais utilizado na angina estável, visando especialmente à exclusão diagnóstica, à determinação prognóstica e à avaliação terapêutica.

A melhor recomendação para seu uso é nos casos de probabilidade intermediária pré-teste, com base no gênero, na idade e na caracterização da dor. Num paciente masculino com mais de 50 anos de idade, com dor torácica atípica, um exame normal tem alto valor preditivo negativo. Nos indivíduos de baixa e alta probabilidade pré-teste, seu valor é reduzido, uma vez que resultados positivos ou negativos, respectivamente, não firmam definitivamente o diagnóstico nesses casos. É descrita sensibilidade de 70% a 80% para os portadores de lesões graves em dois ou três vasos, caindo para 50% a 60% quando a obstrução for isolada e significativa.

Para interpretação do TE devem ser consideradas as respostas clínicas relacionadas aos sintomas e à capacidade funcional e às respostas eletrocardiográficas e hemodinâmicas. As variáveis mais preditivas relacionadas ao diagnóstico de obstrução coronariana são a depressão do segmento ST ≥ 1mm com configuração horizontal ou descendente e a presença de dor anginosa.

Os indivíduos com anormalidades no ECG basal (síndrome de pré-excitação, ritmo de marca-passo, depressão do segmento ST > 1mm no repouso e bloqueio de ramo esquerdo) apresentam limitação na interpretação do teste pelos achados eletrocardiográficos, devendo-se levar em consideração as respostas hemodinâmicas e clínicas e a capacidade funcional. Da mesma maneira, as valvulopatias, as cardiopatias congênitas, as cardiomiopatias, a anemia, o esforço súbito e excessivo, o duplo produto muito elevado (produto entre frequência cardíaca e pressão arterial sistólica, sendo uma estimativa do consumo miocárdico de oxigênio), a hipertensão arterial severa e a hipertrofia ventricular esquerda podem alterar o segmento ST na ausência de coronariopatia obstrutiva, por diminuição da reserva coronariana e/ou por afetarem o sistema de transporte de oxigênio.

Na determinação prognóstica, o TE tem como objetivo selecionar os pacientes sob risco maior de futuros eventos mediante a quantificação da resposta isquêmica, bem como definir a conduta terapêutica.

Nos pacientes com DAC capazes de ultrapassar o terceiro estágio do protocolo de Bruce, a taxa de mortalidade anual é em torno de 1%, em contraste com aqueles incapazes de ultrapassar os 5 METS, cuja mortalidade anual gira em torno de 5%.

Os principais marcadores prognóstico e variáveis de alto risco no TE são vistos no Quadro 31.6.

O TE é recomendado para pacientes com probabilidade intermediária ou alta de DAC, após avaliação inicial, que evoluam com modificação dos sintomas, desde que estáveis, bem como pode ser considerado para indivíduos assintomáticos de moderado risco cardiovascular (com dois ou mais fatores de risco), para a busca ativa do diagnóstico de DAC.

Quadro 31.6 Marcadores de alto risco no teste ergométrico

Baixa capacidade funcional (igual ou inferior a 4 METS)
Depressão do segmento ST em baixas cargas
Depressão do segmento ST em múltiplas derivações
Depressão do segmento ST com duração > 5 minutos na recuperação do esforço
Inadequada resposta cronotrópica
Queda da pressão arterial durante o esforço ou ausência de sua elevação
Arritmia ventricular grave

Nos indivíduos previamente revascularizados e com sintomas sugestivos de isquemia coronariana, é recomendável a realização de exames de imagem (cintilografia ou ecocardiograma de estresse [ECO-estresse]) para detectar a presença e o local de isquemia residual.

Não se recomenda o TE para portadores de comorbidades graves, como artrites, amputações, doença arterial periférica sintomática, pneumopatias e outras condições que confiram reduzida capacidade funcional, dada a limitação evidente na execução do esforço.

Antes da realização do teste com a finalidade de avaliação diagnóstica e prognóstica, idealmente devem ser suspensos os medicamentos em uso que reduzam a resposta cronotrópica (betabloqueadores, antagonistas de canais de cálcio não diidropiridínicos) ou mascarem sintomas (nitratos), para que não haja redução na acurácia do exame. Naqueles testes com fins de avaliação terapêutica, o exame deve ser realizado em uso da medicação após pelo menos 30 dias do início ou ajuste dos medicamentos.

CINTILOGRAFIA MIOCÁRDICA

A cardiologia nuclear promove a avaliação do coração enfocando os aspectos de perfusão miocárdica, integridade celular, metabolismo miocárdico, contratilidade e função ventricular global/segmentar.

Os estudos de perfusão miocárdica têm importante espaço no diagnóstico da doença isquêmica por não serem invasivos, virtualmente isentos de reações adversas ao radiotraçador e de fácil aplicação nos pacientes.

As técnicas atuais de sincronização eletrocardiográfica e de quantificação regional, associadas ao estudo tomográfico (SPECT), possibilitam confirmar ou excluir doença arterial coronariana com sensibilidade acima de 90% e especificidade em torno de 80% a 90%, com informações concomitantes de perfusão miocárdica e da mobilidade parietal do ventrículo esquerdo. Se não houver contraindicações ou limitações, o exame deve ser realizado de preferência sob estresse físico, por ergometria, o que confere melhor acurácia ao exame. Outras opções são por meio medicamentoso, com agentes vasodilatadores que determinem o "roubo de fluxo coronariano", ou ainda por protocolos combinados reunindo os dois métodos.

Em virtude da menor dose do traçador, da melhor qualidade das imagens adquiridas e da maior facilidade do manuseio, os estudos com agentes marcados por tecnécio (^{99m}Tc) estão indicados como a primeira escolha para pesquisa da isquemia miocárdica. O estudo com tálio (^{201}Tl) é reservado para avaliação concomitante da isquemia com viabilidade miocárdica.

A cintilografia de perfusão miocárdica como rotina inicial para o diagnóstico da doença arterial coronariana está indicada nos portadores de probabilidade intermediária-alta para doença, situação em que o teste de esforço convencional apresenta até 28% de valores falso-negativos. Também está indicada a cintilografia no início da investigação de DAC em situações nas quais o eletrocardiograma em repouso é anormal, incluindo desnível do segmento ST ≥ 1mm, síndrome de Wolff-Parkinson-White e suas variantes, na presença de bloqueio de ramo esquerdo ou marca-passo, em que o estresse farmacológico com dipiridamol ou adenosina associado ao SPECT será o método de escolha para o diagnóstico da doença coronariana. Na presença de bloqueio de ramo esquerdo, existe assincronismo de contração das paredes do ventrículo esquerdo, podendo, por redução do período diastólico, haver perfusão diminuída, principalmente na região septal e nas regiões adjacentes, sendo o fenômeno potencializado por aumento da frequência cardíaca. Com o uso de agentes farmacológicos como dipiridamol ou adenosina, que não acarretam aumento significativo da frequência cardíaca, obtém-se maior especificidade.

Nos casos de contraindicação ao TE, como limitação física ou capacidade funcional reduzida, a cintilografia também se configura como o primeiro exame na avaliação diagnóstica.

É contraindicada a realização de cintilografia miocárdica de perfusão ou ventriculografia radioisotópica para triagem de pacientes assintomáticos com baixa probabilidade de doença coronariana crônica. Esse fato se deve ao baixo valor preditivo positivo dos testes não invasivos em assintomáticos. Entretanto, tem indicação nos assintomáticos com teste de esforço positivo, para determinação da necessidade de coronariografia, e nos portadores de DAC, para avaliação da presença e da gravidade da isquemia miocárdica. Na estratificação de risco antes de cirurgias não cardiovasculares, em pacientes com probabilidade intermediária ou alta para DAC, é definitivamente recomendada a cintilografia miocárdica de perfusão, no repouso e no exercício.

Como limitação do método tem-se que pacientes obesos tendem a apresentar maior propensão para artefatos por atenuação diafragmática, adiposidade localizada na face lateral do tórax e alças intestinais sobrepondo-se à projeção do ventrículo esquerdo. As mulheres tendem a apresentar cavidades ventriculares menores e atenuação da parede anterior pelo tecido mamário. Outras situações que podem sugerir defeitos de perfusão, na ausência de coronariopatia obstrutiva, são a miocardite segmentar, a sarcoidose e o linfoma. O uso de terapêutica anti-isquêmica pode alterar a relação de demanda miocárdica e fluxo coronariano, minimizando a isquemia durante o estresse.

Quadro 31.7 Marcadores de alto risco na cintilografia miocárdica

Extensa área comprometida
Múltiplas paredes comprometidas concomitantemente
Captação pulmonar do traçador
Aumento transitório do ventrículo esquerdo no esforço

O estudo de perfusão com ^{201}Tl (protocolos de repouso/redistribuição, ou estresse/redistribuição e reinjeção) permite a avaliação da viabilidade com base na presença de perfusão e na integridade da membrana celular, do metabolismo e da reserva contrátil.

Os aspectos cintilográficos mais importantes na análise da estratificação de risco e prognóstico da DAC encontram-se no Quadro 31.7.

Os exames nucleares em cardiologia são muito úteis no acompanhamento dos pacientes em tratamento medicamentoso, sendo capazes de detectar redução dos defeitos de perfusão e extensão das áreas isquêmicas induzidas pelo exercício. Além disso, predizem reestenose pós-angioplastia com até 77% de acurácia no período de 3 a 12 meses após a implantação de *stent*.

A cintilografia também é recomendada na avaliação de assintomáticos, após revascularização miocárdica, que apresentem teste de esforço anormal ou ECG basal alterado.

ECOCARDIOGRAMA-ESTRESSE

O ECO-estresse consiste num método não invasivo, estabelecido para avaliação de pacientes com DAC obstrutiva suspeita ou conhecida, para determinação do diagnóstico e prognóstico, avaliação do impacto de terapias de revascularização, detecção de viabilidade miocárdica e auxílio às decisões terapêuticas.

O estresse cardiovascular causa isquemia miocárdica em regiões supridas por uma artéria com grau significativo de estenose, e esse fenômeno é manifestado por alteração transitória da contração segmentar. A ecocardiografia bidimensional possibilita a avaliação de todos os segmentos miocárdicos do ventrículo esquerdo com grande resolução espacial e temporal.

A ecocardiografia sob estresse apresenta boa acurácia para detecção de isquemia miocárdica induzida em pacientes com probabilidade pré-teste intermediária ou alta. Quando comparado ao teste ergométrico, o

ECO-estresse tem maiores sensibilidade e especificidade para o diagnóstico de DAC, com acurácia de aproximadamente 84% quando realizada com dobutamina ou exercício. O método não é recomendado para avaliação inicial de pacientes assintomáticos sem DAC estabelecida. Em geral, os pacientes com resposta positiva ao teste ergométrico, porém sem alteração da contração segmentar induzida pelo estresse, apresentam baixa taxa de eventos cardiovasculares adversos durante o acompanhamento tardio, embora um pouco maior do que a de pacientes com resultado completamente negativo.

O ECO-estresse pode também ser uma opção para avaliação de isquemia miocárdica em indivíduos sintomáticos, quando o teste ergométrico não é diagnóstico, e para pesquisa de isquemia em pacientes com quadro clínico não sugestivo de insuficiência coronariana, mas com teste ergométrico positivo ou duvidoso. Naqueles com alta suspeição clínica de DAC, o ECO-estresse é útil nas situações que possam gerar falhas no diagnóstico dado pelo teste ergométrico ou cintilografia.

Em pacientes com DAC, a função contrátil miocárdica pode estar deprimida devido à necrose miocárdica ou como resultado do miocárdio hibernado em pacientes com doença multiarterial e função ventricular esquerda deprimida. A melhora da contração miocárdica segmentar durante baixas doses de dobutamina, detectada pelo método, é considerada indicativa de reserva contrátil (viabilidade) e é preditora de melhora da função ventricular após cirurgia de revascularização miocárdica.

Ressonância Nuclear Magnética

A ressonância magnética cardíaca (RMC) é uma técnica não invasiva de imagem que vem apresentando intenso desenvolvimento tecnológico, com repercussão na aplicação clínica nos últimos anos, sendo útil para avaliação diagnóstica e prognóstica.

Com relação aos tipos de RMC, é possível listar: RMC com avaliação da função ventricular e anatomia cardíaca em repouso; RMC com avaliação da função ventricular e viabilidade miocárdica em repouso; e RMC com avaliação da função ventricular e perfusão miocárdica durante estresse farmacológico – dobutamina, dipiridamol ou adenosina.

O uso da RMC de repouso para avaliação da função ventricular global e segmentar e delineamento da anatomia é de mais forte recomendação nos casos de suspeita de dissecção de aorta e em caso de limitação técnica do ECG para situações especiais, como na suspeita de estenose aórtica e/ou cardiomiopatia hipertrófica, na disfunção ventricular, na suspeita de equivalente isquêmico e na evidência clínica de doença valvar, pericárdica ou miocardiopatias primárias.

A avaliação da viabilidade miocárdica pela RMC de repouso é indicada para pacientes com sintomas de insuficiência cardíaca, disfunção ventricular, DAC documentada e com possibilidade técnica para revascularização miocárdica, com áreas de acinesia ou discinesia e com contraindicação à realização de estudo de estresse por ecocardiograma ou medicina nuclear. São exemplos de contraindicações para o ECO-estresse ou medicina nuclear as lesões coronarianas críticas, as arritmias ventriculares e a doença pulmonar obstrutiva crônica.

A RMC de estresse está recomendada para pacientes com probabilidade pré-teste intermediária de DAC e incapazes de realizar exercício físico eficaz e com limitações técnicas no ECG ou medicina nuclear de estresse, ou quaisquer outras das seguintes situações, na vigência de limitações desses métodos: pacientes com probabilidade pré-teste intermediária de doença arterial coronariana e capazes de realizar esforço físico eficaz, porém com alterações no ECG basal; ou na avaliação da reestenose pós-angioplastia em pacientes com sintomas recorrentes atípicos.

Na avaliação prognóstica, a ressonância possibilita a definição da viabilidade miocárdica (miocárdio hibernado) para planejamento da revascularização, avaliação da função ventricular em repouso e durante estresse com dobutamina e detecção de áreas de infarto em pacientes com limitação técnica no ECG, além de promover a avaliação sequencial da função ventricular no seguimento após intervenção terapêutica.

Angiotomografia

A tomografia computadorizada é um método não invasivo que possibilita a avaliação da carga de placas de ateroma, representada pela calcificação coronariana (CAC) e, também, a avaliação das obstruções coronarianas por meio da angiografia não invasiva. A CAC se correlaciona com a carga de placas de ateroma em estudos anatomopatológicos e de ultrassom intracoronariano. A carga de placa, por sua vez, correlaciona-se com o risco de eventos clínicos.

Até o momento, as evidências mostram que a avaliação da CAC poderá ser util para melhorar a avaliação de indivíduos com risco intermediário. Caso haja cargas de placa moderadas a altas (escores acima de 100 ou acima do percentil 75 para idade e gênero), o paciente poderá ser promovido à categoria de alto risco e tratado como tal. Esse exame não está indicado para indivíduos assintomáticos de alto ou baixo risco, já que não há evidências de sua efetividade em mudar a conduta terapêutica nesses casos.

Com relação à angiografia coronariana não invasiva pela tomografia computadorizada, embora os resultados dos estudos com tomógrafos de múltiplos detectores pareçam promissores, ainda não há evidência de que ela irá substituir a angiografia convencional ou os métodos de estresse na avaliação da doença coronariana.

Quadro 31.8 Recomendações para angiografia coronariana com ventriculografia em pacientes com angina estável de acordo com ACC/AHA Guidelines

---

Angina estável (CCS III ou IV) a despeito do tratamento clínico (IB)

Alto risco em testes não invasivos, independentemente da angina (IB)

Angina e sobreviventes de parada cardíaca ou arritmia ventricular grave (IB)

Angina e sintomas/sinais de insuficiência cardíaca congestiva (IC)

Diagnóstico incerto após testes não invasivos, nos quais o benefício de um diagnóstico preciso supera os riscos e os custos da cinecoronariografia (IIaC)

Impossibilidade de se submeter a testes não invasivos por incapacidade física, doença ou obesidade (IIaC)

Profissões de risco, o que exige um diagnóstico preciso (IIaC)

Pacientes com informações prognósticas inadequadas após testes não invasivos (IIaC)

Múltiplas internações por dor torácica, em que o diagnóstico definitivo é considerado necessário (IIbC)

CCS: Canadian Cardiovascular Society Classification.
As letras entre parênteses correspondem aos níveis de evidência.

CINEANGIOGRAFIA CORONARIANA (CATE)

Esse método é o de maior acurácia para diagnóstico de lesões coronarianas obstrutivas e também para as outras causas não ateroscleróticas incomuns de angina, como anomalia coronariana, doença de Kawasaki e dissecção primária das coronárias.

A indicação como método inicial para o diagnóstico pode ter um papel em casos especiais, como na dor torácica sugestiva de isquemia em que os testes não invasivos são contraindicados ou contraditórios, ou nos pacientes de alto risco nos quais os testes não invasivos não afastaram em definitivo a possibilidade de DAC (Quadro 31.8).

Entre os pacientes com angina e sinais de insuficiência cardíaca, ou com morte súbita abortada ou arritmia ventricular grave, a realização da CATE como primeira opção consiste numa escolha razoável para definição da anatomia e do grau de comprometimento coronariano, a fim de considerar revascularização, seja por angioplastia, seja por cirurgia.

A ventriculografia esquerda é fundamental para os casos em que a revascularização é proposta, visando à melhora da sobrevida. O achado de acinesia ou discinesia nas paredes miocárdicas pode indicar a necessidade de testes de viabilidade prévios ao procedimento de revascularização.

TRATAMENTO

Doença Coronariana Estável

Os principais objetivos do tratamento da doença coronariana crônica são:

1. Prevenção do IAM e redução da mortalidade.

2. Diminuição da ocorrência e da intensidade dos sintomas, propiciando melhor qualidade de vida.

Esses objetivos são atingidos inicialmente com orientação dietética e atividade física, além da terapêutica medicamentosa e, quando indicado, por medidas invasivas.

Medidas gerais

- O tabagismo deve ser fortemente desencorajado, tendo em vista que há fortes evidências estabelecidas de que se trata do mais importante fator de risco modificável na gênese da doença coronariana. A interrupção do fumo promove melhora dos sintomas e do prognóstico. Entre os métodos de suporte à cessação, os mais efetivos são a abordagem cognitivo-comportamental (motivação, estímulo e acompanhamento) e a farmacoterapia (nicotínica e não nicotínica). A terapia de reposição de nicotina (TRN) está disponível, em território nacional, nas formas de adesivos de liberação transdérmica e goma de mascar. A TRN aumenta significativamente as taxas de cessação do tabagismo, mas deve ser utilizada com cautela em pacientes com doença cardiovascular que possa ser exacerbada pelo aumento da atividade simpática induzida pelo fármaco. Os medicamentos não nicotínicos são os antidepressivos bupropiona e nortriptilina, além da vareniclina e da clonidina.

- Dietas devidamente orientadas previnem eventos agudos em pacientes com doença coronariana já estabelecida. Os alimentos constituintes da "dieta do Mediterrâneo" devem ser encorajados, incluindo porções de frutas, vegetais, cereais e peixe. A intensidade das restrições calóricas e lipídicas deve basear-se nos níveis de colesterol LDL e triglicérides, bem como no índice de massa corpórea e na medida da circunferência abdominal, que tornam possível identificar a obesidade do tipo central, visceral ou androgênica, a qual está associada ao maior risco de doença aterosclerótica. Os pacientes devem, para esse mister, ser estimulados a buscar orientação de profissional especializado na área de nutrição.

- A ingestão moderada de bebida alcoólica (um a dois *drinks* diários) pode ser benéfica na redução de risco para doenças cardíacas, mas o consumo excessivo é danoso, principalmente para pacientes hipertensos e com insuficiência cardíaca. Acredita-se que o consumo de quantidades moderadas de álcool tenha efeito protetor nas coronariopatias, mediante o aumento do colesterol HDL, na redução do fibrinogênio e por ação antitrombótica. No entanto, o consumo de mais de três *drinks* diários vem sendo associado a inúmeros efeitos adversos relacionados com as doenças cardiovasculares, como arritmias, hipertensão arterial, acidente vascular encefálico (AVE) hemorrágico e morte súbita. A American Heart Association sugere que se limite o consumo de álcool a um *drink* diário para mulheres e até dois *drinks* diários para homens. Um *drink* corresponde a 14g de álcool e pode ser definido como uma lata de cerveja ou uma taça de vinho (120mL). O benefício do vinho tinto sobre as outras bebidas parece estar relacionado com a presença do resveratrol, também presente em sucos de uva escura, que tem efeito aditivo independente na redução da agregação plaquetária.

- O ácido graxo ômega-3 (linolênico, EPA e DHA) é encontrado nos vegetais (soja, canola e linhaça) e em peixes de águas frias (cavala, sardinha, salmão, arenque). Promove a redução dos triglicérides plasmáticos mediante a diminuição da síntese hepática de VLDL, podendo ainda exercer outros efeitos cardiovasculares, como redução da viscosidade do sangue, maior relaxamento do endotélio e também efeitos antiarrítmicos. Alguns estudos têm demonstrado a redução de morte súbita em pacientes com história de IAM recente quando foi ingerida uma cápsula de óleo de peixe ao dia. Esse achado sugere maior benefício dessa suplementação dietética em pacientes de maior risco cardiovascular, sendo raramente considerada para indivíduos com DAC estável de baixo risco.
- Os antioxidantes presentes na dieta, entre eles os flavonoides, podem potencialmente estar envolvidos na prevenção da aterosclerose por inibirem a oxidação das LDL, diminuindo sua aterogenicidade e, consequentemente, o risco de DAC; contudo, não há evidência de que suplementos de vitaminas antioxidantes previnam manifestações clínicas da aterosclerose nem reduzam o risco cardiovascular em portadores de DAC. Assim sendo, suplementos com antioxidantes sintéticos não são recomendados.
- Recomenda-se o controle dos níveis tensionais em até 130/85mmHg para pacientes com doença cardiovascular estabelecida, incluindo pacientes com angina ou DAC confirmada por testes invasivos ou não. Os pacientes com *diabetes mellitus* (DM) ou doença renal crônica devem ser tratados para atingir uma meta de pressão arterial < 130/80mmHg.
- O controle glicêmico no DM deve ser rigoroso, uma vez que a doença confere um risco cardiovascular semelhante ao de indivíduos já infartados não diabéticos.
- As doenças coexistentes, como anemia e hipertireoidismo, devem ser corrigidas.
- As atividades físicas devem ser estimuladas, uma vez que garantem o aumento da tolerância ao exercício, reduzem sintomas e são benéficas no controle do peso e da pressão arterial, na sensibilidade e tolerância à glicose. A avaliação da capacidade funcional por meio de teste ergométrico ou teste cardiorrespiratório (ergoespirometria) pode guiar um programa de exercício físico e de reabilitação que deve incluir exercícios aeróbicos, como caminhadas, corridas leves, ciclismo e natação. Os exercícios devem ser realizados de três a seis vezes por semana, em sessões com duração de 30 a 60 minutos. Nas atividades aeróbicas, recomenda-se como intensidade a zona-alvo situada entre 60% e 80% da frequência cardíaca máxima (FC máx.) estimada em teste ergométrico.
- Apesar de ser controverso o papel do estresse emocional na gênese da coronariopatia, o diagnóstico de angina está usualmente relacionado com a ansiedade como fator desencadeante comum. Os pacientes podem beneficiar-se de medidas de controle do estresse, podendo reduzir a necessidade de medicamentos e cirurgia.
- A atividade sexual pode deflagrar crises anginosas, sendo recomendação comum práticas sem grandes demandas físicas ou emocionais para portadores de DAC. Os inibidores da fosfodiesterase, incluindo sildenafila e tadalafila, podem ser utilizados, com segurança, por homens coronariopatas, com a finalidade de melhorar o desempenho sexual, para os que não utilizam nitratos. Os pacientes devem ser informados dos riscos do uso concomitante de nitrato com essa classe de medicamentos.
- Os pacientes devem ser sempre encorajados a manter suas práticas de trabalho, com ajustes a funções apropriadas quando for necessário.
- O uso de anti-inflamatórios inibidores seletivos da COX-2 deve ser evitado em indivíduos com angina estável. Ao reduzirem a produção da prostaciclina (vasodilatador e inibidor plaquetário), eles podem predispor a elevação da pressão arterial, aceleração da aterogênese e eventos trombóticos. Alguns estudos com esses medicamentos revelaram aumento do risco de eventos coronarianos agudos em populações de pacientes sob diferentes riscos cardiovasculares, além das evidências em conferir maior risco para AVE, insuficiência cardíaca e hipertensão, levando à suspensão das vendas no mercado de alguns fármacos dessa classe, como o rofecoxibe.

Terapia medicamentosa

Em pacientes com angina estável, a terapia medicamentosa é uma alternativa viável às estratégias invasivas, as quais devem ser reservadas para pacientes de alto risco ou aqueles sintomáticos com refratariedade às medicações.

Para prevenção do infarto e redução da mortalidade cardiovascular usam-se:

- Antiagregantes plaquetários.
- Ácido acetilsalicílico (AAS).

Os efeitos antitrombóticos do AAS provêm da inibição irreversível da ciclo-oxigenase 1, com consequente bloqueio da síntese do tromboxano A2. O AAS constitui o antiagregante plaquetário de excelência, com evidência de redução de até 34% no risco de eventos cardiovasculares (IAM e morte súbita) em portadores de angina estável, devendo ser sempre prescrita na dose de 75 a 150mg/dia, exceto em raros casos de contraindicação (alergia ou intolerância, sangramento ativo, hemofilia, úlcera péptica ativa), ou alta probabilidade de sangramento gastrointestinal ou geniturinário.

Derivados tienopiridínicos

O clopidogrel e a ticlopidina são antagonistas da ativação plaquetária mediada pelo difosfato de adenosina (ADP), além de reduzirem os níveis de fibrinogênio circulante e bloquearem parcialmente os receptores da glicoproteína IIb/IIIa, impedindo sua ligação ao fibrinogênio e ao fator de von Willebrand.

A ticlopidina apresenta melhores efeitos do que o AAS para prevenção de episódios isquêmicos cerebrais, nos indivíduos com AVE pregresso, porém as reações hematológicas adversas, como neutropenia e plaquetopenia, são mais comuns e geralmente regridem com a suspensão do medicamento. Não há estudos que tenham comparado os efeitos do AAS aos da ticlopidina na sobrevida de pacientes com doença coronariana crônica. Os estudos que avaliaram os efeitos da ticlopidina incluíram apenas pacientes submetidos à angioplastia transluminal coronariana com colocação de *stent*.

Os estudos comparativos entre clopidogrel e AAS incluíram apenas pacientes com IAM, AVE e/ou doença arterial periférica, sem avaliação específica dos pacientes portadores de DAC crônica sem eventos prévios. O estudo CAPRIE, embora tenha incluído pacientes com história de IAM há menos de 1 ano, teve um seguimento de 2 anos, avaliando pacientes que passaram a se comportar como portadores de doença crônica, mas com evento pregresso, e mostrou maior benefício absoluto do clopidogrel, 75mg/dia, em relação ao AAS, 325mg/dia, nesses casos.

A recomendação atual para o uso do clopidogrel e da ticlopidina encontra respaldo para os casos de contraindicação absoluta ao uso do AAS e na associação com AAS após intervenção com *stents*, por pelo menos 30 dias, em caso de *stent* não farmacológico, ou 1 ano, se farmacológico.

A associação do AAS ao clopidogrel não parece reduzir as taxas de IAM, AVE isquêmico ou morte cardiovascular, quando comparada ao uso isolado do AAS nos pacientes com doença coronariana estável ou com múltiplos fatores de risco cardiovascular, além de aparentemente aumentar os riscos de sangramentos moderados. Portanto, não é recomendado o uso da dupla antiagregação nessa população.

Nos casos de hemorragia digestiva em vigência do uso do AAS, a associação de inibidores da bomba de prótons parece ser superior à substituição pelo clopidogrel na tentativa de redução do risco de úlcera sangrante recorrente. A erradicação do *Helicobacter pylori* também reduz o risco de sangramento gastrointestinal relacionado ao AAS.

Nos pacientes de alto risco, a associação de AAS com varfarina na prevenção do IAM e da mortalidade cardiovascular foi mais eficaz do que a monoterapia com esses medicamentos. A varfarina aumenta a incidência de AVE hemorrágico e seu uso deve ser restrito aos pacientes com elevado risco trombótico, como quando há episódios repetidos de AVE ou acidente vascular periférico. Nos pacientes com DAC, os valores de INR devem ser mantidos por volta de 2, tanto com o uso isolado como com o uso associado.

Agentes hipolipemiantes

Em estudos de prevenção primária, a redução dos níveis de LDL-colesterol em 1% propiciou redução de eventos cardiocirculatórios em 2%. Em pacientes com doença coronariana estabelecida, a redução sérica de colesterol também reduz o risco de eventos e para esses pacientes, de acordo com evidências atuais, a obtenção do nível de LDL-colesterol ≤ 70mg/dL promove redução adicional da incidência de eventos cardíacos maiores. Portanto, recomenda-se a meta de LDL ≤ 70mg/dL para todos os indivíduos com doença aterosclerótica clinicamente manifesta (angina estável, isquemia silenciosa, síndrome coronariana aguda ou cardiomiopatia isquêmica; doença aneurismática ou estenótica da aorta abdominal e seus ramos; doença arterial cerebrovascular, periférica e carotídea). As demais metas a serem atingidas são HDL ≥ 50mg/dL em mulheres e ≥ 40mg/dL em homens e TG < 150mg/dL.

Os fibratos estão indicados nos casos de hipertrigliceridemia endógena, quando houver falha das modificações no estilo de vida, ou quando a hipertrigliceridemia for muito elevada (TG > 500mg/dL). As doses do fibrato usualmente preconizadas são: genfibrozila, 600 a 1200mg; bezafibrato, 600mg/dia e 400mg/dia na forma de liberação lenta; etofibrato, 500mg/dia; fenofibrato micronizado, 200mg/dia; ciprofibrato, 100mg/dia.

A colestiramina, nas doses de 16 a 24g/dia, reduz o LDL e o risco de eventos coronarianos em até 30%. É o fármaco de escolha em crianças, em caso de intolerância às estatinas, bem como na terapia adjuvante a essas.

As estatinas constituem a melhor opção terapêutica para o controle dos níveis de LDL em adultos, utilizando-se as doses necessárias para atingir as metas propostas com objetivo de prevenção primária e secundária. São preconizadas: sinvastatina, 10 a 80mg/dia, atorvastatina, 10 a 80mg/dia, pravastatina, 20 a 40mg/dia, e rosuvastatina, 10 a 40mg/dia. As estatinas reduzem a mortalidade cardiovascular, a incidência de eventos isquêmicos coronários agudos, a necessidade de revascularização do miocárdio e AVE. Devem ser suspensas caso haja aumento de transaminases (mais de três vezes os valores normais), ou se houver dor muscular ou aumento da CPK maior que 10 vezes o valor normal. Nos pacientes coronariopatas ou com alto risco cardiovascular, o tratamento com estatinas pode reduzir complicações aterotrombóticas no perioperatório de intervenções vasculares, devendo ser mantida ou iniciada independente da natureza do procedimento cirúrgico proposto.

A ezetimiba é um inibidor de absorção do colesterol que atua na borda em escova das células intestinais, inibindo a ação da proteína transportadora do colesterol. Pode ser usada associada às estatinas quando estas não são capazes de promover o controle efetivo dos níveis de LDL, recomendando-se dose única diária de 10mg.

Inibidores da enzima conversora de angiotensina (IECA)

O uso dos IECA é recomendado de rotina para todos os pacientes com DAC, principalmente quando há disfunção ventricular e/ou DM associados. A melhora do perfil hemodinâmico e da perfusão subendocárdica e a estabilização das placas ateroscleróticas são as bases que justificam o uso dessa classe de medicamentos em todos os casos de coronariopatia estável, independente de outras condições concomitantes, com evidência de redução de desfechos primários (IAM não fatal, morte cardiovascular e parada cardíaca) e secundários (AVE e piora da função renal). As doses recomendadas usualmente são: benazepril, 10mg/dia; captopril, 50mg, três vezes ao dia; enalapril, 20mg/dia; lisinopril, 20mg/dia; ramipril, 10mg/dia.

Betabloqueadores adrenérgicos

Os betabloqueadores são medicamentos de primeira escolha no tratamento da DAC, pois reduzem não só a mortalidade cardiovascular mas também a isquemia miorcárdica e, portanto, a angina. Os estudos que avaliaram os efeitos dessa classe na redução do risco de morte incluíram apenas pacientes com história de IAM, mostrando benefício com seu uso precoce e estendido após a alta hospitalar. Seu uso é recomendado para casos de DAC com IAM prévio e, com menor evidência, sem IAM prévio ou sem disfunção ventricular associada. As doses usuais são: propranolol, 40 a 160mg/dia em duas a três doses; atenolol, 25 a 100mg/dia, em uma a duas doses diárias; metoprolol, 100 a 200mg/dia, divididos em duas doses; nadolol, 40 a 160mg/dia, em dose única diária; carvedilol, 6,25 a 100mg/dia, em duas doses; bisoprolol, 2,5 a 10mg/dia, em dose única; e nebivolol, 2,5 a 10mg/dia, em dose única.

TRATAMENTO PARA REDUÇÃO DOS SINTOMAS E DA ISQUEMIA MIOCÁRDICA

Betabloqueadores adrenérgicos

O uso de betabloqueadores para tratamento da DAC, em vigência de sintomas ou de isquemia, promove redução do número de crises anginosas e do grau de isquemia (sintomática ou silente) e aumento da tolerância ao esforço físico. As propriedades simpaticomiméticas, a lipossolubilidade e a cardiosseletividade diferenciam os agentes dessa classe; embora todos sejam eficazes, suas propriedades farmacológicas devem adequar-se às doenças simultâneas nos pacientes com DAC.

Antagonistas dos canais de cálcio

Embora não reduzam a mortalidade pós-IAM, são bastante eficazes na redução da isquemia miocárdica, tanto sintomática como silenciosa, e também na angina vasoespástica. Há também incremento na melhora dos sintomas anginosos com o uso concomitantes desses fármacos com um betabloqueador. Os agentes de rápida e curta ação têm sido proscritos no tratamento da angina estável. O verapamil e o diltiazem são usados em caso de contraindicação absoluta aos betabloqueadores (asma e doença pulmonar obstrutiva crônica graves, alergias e doença arterial obstrutiva periférica sintomática). O verapamil reduz a condução atrioventricular, tem efeito inotrópico negativo, relaxa a musculatura lisa vascular e aumenta o fluxo coronariano, reduzindo a pós-carga. O diltiazem tem efeitos similares, exceto pela depressão miocárdica, que é menos intensa. As diidropiridinas, incluindo nifedipina, anlodipina e nitrendipina, além do diltiazem, são usadas em associação ao betabloqueador quando este não controla a angina, sendo necessário cautela quanto ao risco de bradicardia intensa na associação com o diltiazem (Quadro 31.9).

Nitratos

Os nitratos sublinguais de ação rápida são indicados para tratamento da crise anginosa, na forma sublingual ou *spray*. Sua ação é imediata (1 a 3 minutos após dissolução) e os efeitos vasodilatadores perduram por 30 a 45 minutos. O alívio dos sintomas provém de venodilatação, redução da pós-carga e dilatação vascular coronariana. O uso contínuo induz tolerância medicamentosa, que pode ser evitada com intervalos livres de nitrato de 10 a 12 horas por dia (uso a cada 6 horas com omissão da última dose). Os nitratos de ação prolongada via oral devem ser reservados para os pacientes sintomáticos, mesmo com betabloqueadores e/ou antagonistas de cálcio. Os fármacos usualmente utilizados são mononitrato de isossorbida, dinitrato de isossorbida e propatilnitrato.

Quadro 31.9 Antagonistas dos canais de cálcio usados no tratamento da DAC

Medicamento	Comprimidos ou cápsulas	Dose mínima (mg/dia)	Dose máxima (mg/dia)
Diidropiridínico			
Nifedipina Retard	10 e 20mg	20mg	60mg
Nifedipina Oros	30 e 60mg	30mg	90mg
Anlodipina	2,5, 5 e 10mg	2,5mg	10mg
Nitrendipina	10 e 20mg	10mg	40mg
Lacidipina	4mg	4mg	8mg
Felodipina	5mg	5mg	20mg
Fenilalquilamina			
Verapamil	80mg	160mg	480mg
Verapamil Retard	240mg	240mg	480mg
Benzotiazepínico			
Diltiazem	30 e 60mg	120mg	240mg
Diltiazem SR	90 e 120mg	90mg	240mg

Trimetazidina

Trata-se de uma substância com efeitos metabólicos e anti-isquêmicos, sem qualquer efeito na hemodinâmica cardiovascular, não modificando a frequência cardíaca ou a pressão arterial durante o repouso ou o esforço físico. Seus benefícios são atribuídos à preservação dos níveis intracelulares de ATP e da fosfocreatina, com o mesmo oxigênio residual, redução da acidose, da sobrecarga de cálcio e do acúmulo de radicais livres induzidos pela isquemia, além da preservação das membranas celulares e do fluxo transmembrana de sódio e potássio. É capaz de reduzir a isquemia quando associada a outros antianginosos ou substituindo o nitrato de ação prolongada, em pacientes ainda sintomáticos mesmo com terapia otimizada e múltipla.

SITUAÇÕES ESPECIAIS

SÍNDROME X

O termo síndrome X é empregado para conceituar a dor torácica anginosa com teste indutor de isquemia positivo, em pacientes com angiografia coronariana normal. Essa situação pode sugerir disfunção endotelial, doença da microvasculatura miocárdica ou sensibilidade anormal à dor. Cerca de 6% a 30% dos pacientes com diagnóstico de coronariopatia, a partir da dor torácica, apresentam coronárias normais à angiografia. Estudos realizados com o uso de ultrassonografia endovascular demonstram que há uma variação de apresentações entre os pacientes, desde os que apresentam coronárias totalmente normais aos que apresentam espessamento da íntima e placas ateromatosas.

A síndrome X ocorre mais frequentemente em mulheres na fase pré-menopausa, enquanto a DAC obstrutiva ocorre mais em mulheres na pós-menopausa, e nos homens. Menos da metade dos pacientes tem sintomas de angina típica; no entanto, essa dor pode ser incapacitante, mesmo que benigna em termos de mortalidade. Pesquisas demonstraram desordens psiquiátricas em dois terços dos pacientes com dores torácicas e coronárias normais. O exame clínico é normal na maioria das vezes. O ECG basal pode ser normal, podendo também haver alterações inespecíficas do segmento ST.

O prognóstico dos pacientes com angiografia normal é excelente, com sobrevida de 96% em 7 anos, quando as coronárias são normais, e 92%, se ocorre obstrução coronária menor do que 50%. Essa informação é de extrema importância para aqueles que apresentam dor torácica intensa associada a limitação funcional e distúrbios psicológicos, principalmente por responderem mal ao tratamento farmacológico habitual. Nesses casos, a chance de os nitratos aliviarem a dor torácica é de somente 50%. Outras opções terapêuticas poderiam ser mais eficazes, como a correção de distúrbios hormonais nas mulheres. O uso de bloqueadores de canais de cálcio tem bons resultados, com melhora dos sintomas e da tolerância ao exercício, segundo alguns estudos.

ISQUEMIA SILENCIOSA

Alguns episódios de isquemia miocárdica nos pacientes com doença coronariana são "silenciosos", de ocorrência mais frequente em idosos e diabéticos.

CAPÍTULO 31 Doença Coronariana Crônica – Angina Estável

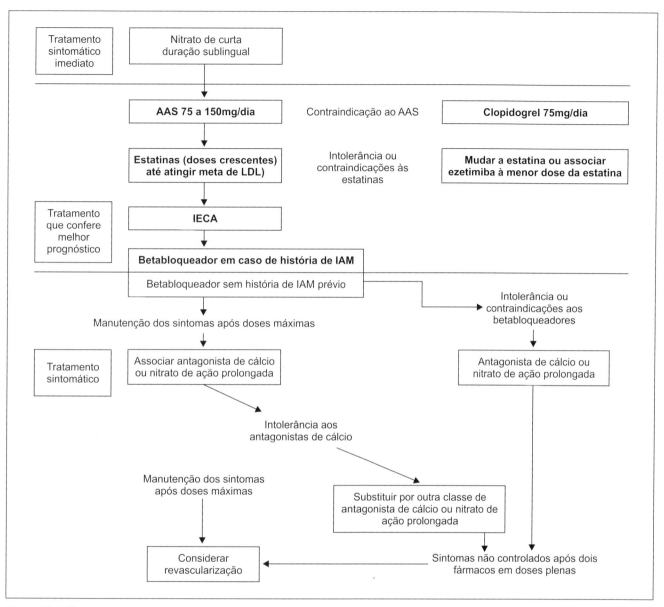

Figura 31.2 Algoritmo para tratamento medicamentoso da angina estável. (Modificada da Diretriz de Angina Estável da Sociedade Europeia de Cardiologia, 2006.)

Existem várias hipóteses que justificam a ocorrência da isquemia silenciosa, porém nenhuma delas é comprovada, tais como área isquêmica reduzida ou breve duração do evento, presença de colaterais que reduzam a extensão da área isquêmica, déficit na percepção da dor relacionado com lesão do sistema nervoso central, ou inervação local por infarto prévio, passado de cirurgia torácica, ou ainda, alto limiar para dor.

A constatação desse tipo de ocorrência tem sido descrita como preditora de eventos adversos, inclusive morte súbita. No entanto, alguns estudos não confirmam esses achados e ainda apresentam evidências conflitantes quanto ao fato de a supressão desses eventos na angina estável melhorar ou não a evolução dos pacientes.

A recomendação são as mesmas indicadas para a doença sintomática, com todas as medidas capazes de melhorar a sobrevida, como terapia antiagregante, hipolipemiante, uso de IECA e betabloqueadores, além de revascularização nos casos de doença multiarterial, disfunção de ventrículo esquerdo e isquemia persistente.

ANGINA VASOESPÁSTICA

Também chamada de angina variante, caracteriza-se por uma crise anginosa acompanhada de um supradesnivelamento do segmento ST ao ECG, sem relação com esforço, que melhora com a administração de vasodilatadores, normalizando o ECG e não apresentando alterações enzimáticas típicas de IAM ou aparecimento de

Q no ECG. É causada por vasoespasmo localizado e intenso.

Diversos mecanismos são teoricamente implicados, entre eles a hiper-reatividade por perda do equilíbrio entre substâncias vasoconstritoras e a produção de óxido nítrico, hipercontratilidade vascular relacionada com lesão aterosclerótica e alterações regionais da inervação simpática.

Os pacientes portadores de angina de Prinzmetal tendem a ser mais jovens do que os portadores de DAC crônica, e muitos não apresentam os fatores de risco clássicos para doença coronariana, exceto pelo tabagismo. A dor tende a ser severa e a ocorrer durante a madrugada, por vezes em surtos repetidos duas ou três vezes num período de até 1 hora. Ao contrário da angina instável, não ocorre normalmente história de angina de esforço prévia. Episódios de IAM por espasmo em artérias angiograficamente normais são bem documentados.

Com relação ao tratamento, além de ineficazes, os betabloqueadores podem aumentar a tendência de indução de mais vasoespasmo, por não bloquearem os alfarreceptores. Assim como ocorre com os nitratos, a dilatação dos vasos epicárdicos, com ou sem aterosclerose, é o principal e benéfico efeito dos antagonistas de cálcio no tratamento da angina por vasoespasmo. É conhecido que todos os diferentes antagonistas de cálcio testados são capazes de abolir completamente a recorrência de angina em aproximadamente 70% dos pacientes, e em outros 20% reduzem significativamente sua frequência. A vasosseletividade e a longa duração da ação do anlodipino, em comparação com placebo, também diminuem de maneira significativa os eventos anginosos e o consumo de nitrato.

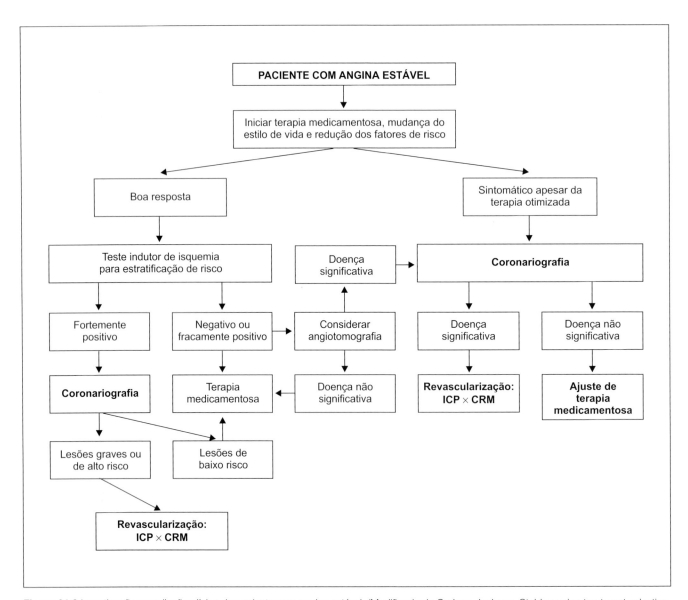

Figura 31.3 Investigação e avaliação clínica do paciente com angina estável. (Modificada de Graham Jackson. Stable angina treatment selection, 2010.) (ICP: intervenção coronariana percutânea; CRM: cirurgia de revascularização miocárdica.)

Leitura Recomendada

Bhatt D et al., for the CHARISMA Investigators. Clopidogrel and aspirin versus aspirin alone for the prevention of atherothrombotic events. N Eng J Med 2006; 354:1707-17.

Boden W et al., for the COURAGE Trial Research Group. Optimal medical therapy with or without PCI for stable coronary disease. N Engl J Med 2007; 356:1503-16.

CAPRIE Steering Committee. A randomised, blinded, trial of clopidogrel versus aspirin in patients at risk of ischaemic events (CAPRIE). Lancet 1996; 348:1329-39.

European Society of Cardiology. Guidelines on the management of stable angina pectoris, 2006.

Fox K et al. Efficacy of perindopril in reduction of cardiovascular events among patients with stable coronary artery disease: randomised, double-blind, placebo-controlled, multicentre trial (the EUROPA study). Lancet 2003; 362:782-8.

Goldberg I et al. Wine and Your Heart. A Science Advisory for Healthcare Professionals From the Nutrition Committee, Council on Epidemiology and Prevention, and Council on Cardiovascular Nursing of the American Heart Association. Circulation 2001; 103:472-5.

Jackson G. Stable angina: treatment selection. Heart Metab 2010; 46:39-41.

Maseri A. Pathogenetic mechanisms of angina pectoris: expanding views. Br Heart J 1980; 43:648-60.

Morrow D, Gersh B. Chronic coronary disease. In: Libby P et al. Braunwald heart's disease: a textbook of cardiovascular medicine. 8. ed. Boston: Elsevier, 2008: 1353-418.

Sociedade Brasileira de Cardiologia. Diretriz de Doença Coronariana Crônica. Arquivos Brasileiros de Cardiologia 2004; 83 (II).

Sociedade Brasileira de Cardiologia. Diretrizes da Sociedade Brasileira de Cardiologia – Intervenção Coronária Percutânea e métodos adjuntos diagnósticos em cardiologia intervencionista. Vol 91, Suplemento 1, Dez 2008.

Sociedade Brasileira de Cardiologia. IV Diretriz Brasileira sobre Dislipidemia e Prevenção da Aterosclerose. Vol 88. Suplemento I.2007.

Doença Pulmonar Obstrutiva Crônica (DPOC)

CAPÍTULO 32

David Lopes Lima Cavalcanti Coelho
Rita Marina Soares de Castro Duarte

INTRODUÇÃO

A doença pulmonar obstrutiva crônica (DPOC) é uma doença prevenível e tratável com componente pulmonar caracterizado por obstrução das vias aéreas não completamente reversível. Apresenta alguns efeitos extrapulmonares, como perda ponderal, anormalidades nutricionais e disfunção da musculatura esquelética, que podem contribuir para a gravidade da doença em alguns pacientes. A obstrução costuma ser progressiva e associada a resposta inflamatória anormal dos pulmões a partículas ou a gases nocivos.

A DPOC é altamente prevalente no mundo. No Brasil, estudo recente demonstrou prevalência de 15,8% na cidade de São Paulo. Entretanto, de acordo com o mesmo estudo, aproximadamente 88% dos pacientes não tinham conhecimento prévio desse diagnóstico. Atualmente, é a quarta maior causa de morte no mundo e a quinta no Brasil, sendo responsável por grande utilização de recursos públicos.

INVESTIGAÇÃO

HISTÓRIA CLÍNICA

Pacientes com DPOC apresentam, em sua maioria, história de exposição tabágica (cigarro, cigarrilha, cachimbo, charuto). Muitas vezes esquecida, a exposição ocupacional a gases, poeiras e fumos é responsável por uma fração atribuível de DPOC na população americana de 10% a 20%. A queima de biomassa em ambientes fechados (p. ex., fogão a lenha) é importante fator de risco para o desenvolvimento de DPOC.

Cerca de 20% dos pacientes com DPOC não apresentam história de exposição tabágica ou a outros agentes inalantes.

Os pacientes com DPOC tipicamente se apresentam com sintomas respiratórios crônicos, como tosse e dispneia aos esforços. Dispneia é a queixa mais frequente que motiva os pacientes a procurarem auxílio médico.

A procura de serviços de saúde normalmente ocorre quando esforços realizados no dia a dia (p. ex., subir ladeira ou andar no plano na velocidade de indivíduo da mesma faixa etária) provocam dispneia. Antes de procurarem auxílio, os pacientes reduzem progressivamente suas atividades e, em muitos casos, já se encontram numa fase avançada da doença.

O índice de dispneia do Medical Research Council (MRC) consiste em uma escala que quantifica o grau de limitação aos esforços (Quadro 32.1). É importante no seguimento (avaliação da evolução da doença e impacto de medidas terapêuticas) e tem correlação com a qualidade de vida e o prognóstico.

Tosse crônica frequentemente é o sintoma inicial da DPOC. Muitas vezes é relevada pelo paciente e interpretada como "pigarro de fumante". Inicialmente matinal, com a progressão da doença passa a ocorrer durante todo o dia. Normalmente é produtiva com secreção mu-

Quadro 32.1 Índice de dispneia modificado do Medical Research Council (MRC)

---
0. Tenho falta de ar ao realizar exercício intenso
1. Tenho falta de ar quando apresso meu passo ou subo escadas ou ladeiras
2. Preciso parar algumas vezes quando ando no meu passo ou ando mais devagar do que outras pessoas de minha idade
3. Preciso parar muitas vezes devido à falta de ar quando ando cerca de 100 metros ou depois de poucos minutos de caminhada no plano
4. Sinto tanta falta de ar que não saio de casa ou preciso de ajuda para me vestir ou tomar banho sozinho

coide. Em alguns casos, entretanto, a obstrução de vias aéreas ocorre sem tosse associada.

Os pacientes podem ainda apresentar-se com exacerbação aguda da DPOC. Nesses casos, a apresentação com dispneia agudizada e sibilância pode ser rotulada como crise asmática. Outros diagnósticos diferenciais devem ser considerados (Quadro 32.2).

Deve-se questionar sobre história mórbida pregressa (história de asma, alergia e infecções respiratórias, incluindo tuberculose) e história familiar de DPOC ou outras doenças respiratórias. Além disso, é fundamental dar atenção a comorbidades extrapulmonares (doença vascular periférica, cerebral ou doença isquêmica do miocárdio).

História de perda ponderal é importante porque, se causada pela DPOC, é marcador de mau prognóstico.

Exame Físico

Pouco sensível para diagnóstico de DPOC, principalmente nas fases mais precoces, pode, em fases mais avançadas, detectar diminuição de murmúrio vesicular, sibilos, hipofonese de bulhas e outros sinais de hiperinsuflação (aumento do diâmetro anteroposterior do tórax e horizontalização das costelas).

Outros achados incluem: respiração com lábios cerrados, redução paradoxal dos espaços intercostais inferiores na inspiração (sinal de Hoover), uso de musculatura acessória, cianose, asterixe por hipercapnia, turgência jugular e sinais de *cor pulmonale* (hepatomegalia dolorosa, edema de membros inferiores).

Investigação por Imagem

Exames de imagem, apesar de frequentemente solicitados, não são necessários para o diagnóstico. São importantes para excluir diagnósticos alternativos, além de analisarem doença localizada (bolhas).

Radiografia de tórax

Apresenta baixa sensibilidade (cerca de 50%) para diagnóstico de DPOC.

Achados sugestivos compreendem hiperlucência parenquimatosa, redução da vasculatura pulmonar, aumento dos campos pulmonares, bolhas, retificação do diafragma e aumento da transparência retroesternal em perfil.

Achados associados à hipertensão pulmonar secundária incluem aumento da área cardíaca e aumento da sombra hilar (por dilatação das artérias pulmonares).

Tomografia (TC) de tórax

Apresenta maiores sensibilidade e especificidade que a radiografia de tórax para detecção de enfisema, particularmente a TC de alta resolução. É particularmente importante na avaliação de pacientes para cirurgia redutora.

Quadro 32.2 Diagnósticos diferenciais

1. DPOC
Início na meia-idade
Sintomas lentamente progressivos
História de tabagismo
Dispneia aos esforços
Limitação de fluxo irreversível

2. Asma
Início mais precoce (frequentemente na infância)
Sintomas com variação diária
Sem história de exposição (tabágica/ocupacional/queima de biomassa domiciliar)
Sintomas noturnos/matinais
Alergia, rinite e/ou eczema
História familiar de asma
Obstrução ao fluxo aéreo com reversibilidade completa

3. Insuficiência cardíaca congestiva
Crepitantes finos bibasais à ausculta
Aumento da área cardíaca e sinais de congestão na radiografia de tórax
Prova de função pulmonar com restrição
BNP elevado

4. Bronquiectasias
Escarro purulento em grande quantidade
Crepitantes grosseiros à ausculta
Dilatação brônquica e espessamento das paredes brônquicas na radiografia/tomografia computadorizada de tórax

5. Tuberculose
Início em qualquer idade
Sintomas constitucionais (febre vespertina, sudorese noturna, perda ponderal)
Opacidade/infiltrado a radiografia de tórax em segmento apical/posterior dos lobos superiores e superior dos lobos inferiores ou cavitação
Confirmação microbiológica

6. Bronquiolite obliterante
Início mais precoce
Tipicamente sem exposição tabágica
História de artrite reumatoide ou exposição a fumos tóxicos
Tomografia computadorizada de tórax na expiração evidenciando áreas de aprisionamento aéreo (hipoatenuantes) e hiperinsuflação

7. Panbronquiolite
Maioria dos casos em homens não fumantes e asiáticos
Sinusite crônica associada
Tomografia computadorizada de tórax evidenciando hiperinsuflação, micronódulos centrolobulares e aprisionamento aéreo. Pode haver bronquiectasia em casos avançados

8. Traqueomalacia ou outras obstruções altas
Estridor
História prévia sugestiva (intubação traumática/prolongada, cirurgia de cabeça ou pescoço)
Prova de função pulmonar com padrão de obstrução fixa ou variável e intra ou extratorácica
Tomografia computadorizada de tórax compatível
Laringotraqueobroncoscopia é diagnóstica nesses casos

BNP: peptídeo natriurético cerebral.

INVESTIGAÇÃO LABORATORIAL

Avaliação gasométrica

Indicada em pacientes estáveis, quando a saturação periférica de oxigênio (SpO_2) ≤ 92%, em pacientes com VEF_1 < 50% e quando há evidência de insuficiência respiratória ou *cor pulmonale*.

Avaliações eletro e ecocardiográficas

Realizadas em caso de suspeita de hipertensão pulmonar ou *cor pulmonale*.

Dosagem de α-1-antitripsina

A deficiência de α-1-antitripsina é uma desordem hereditária caracterizada por baixos níveis de α-1-antitripsina, aumento do risco de DPOC e, menos comumente, insuficiência hepática. Trata-se de uma serinoprotease que protege contra a elastase liberada por neutrófilos, levando à destruição do parênquima pulmonar e ao enfisema. Sua dosagem está indicada nas situações apresentadas no Quadro 32.3.

Quadro 32.3 Indicações para dosagem de α-1-antitripsina

Enfisema pulmonar com início em adulto jovem < 45 anos
Enfisema pulmonar sem fator de risco conhecido
Enfisema predominante em região basal
Doença hepática inexplicada
Vasculite com positividade para o anticorpo anticitoplasma de neutrófilo (c-ANCA)
História familiar de enfisema, doença hepática, paniculite ou bronquiectasia

Espirometria

Exame obrigatório para o diagnóstico de DPOC e utilizado para estadiamento da doença, é o método mais reprodutível para a medida da limitação ao fluxo aéreo.

A espirometria consegue mensurar o volume pulmonar expirado após inspiração máxima (CVF), além do volume expirado no primeiro segundo (VEF_1) e a relação VEF_1/CVF. A avaliação da VEF_1/CVF < 0,7 pós-broncodilatador (compatível com limitação ao fluxo aéreo) é necessária para o diagnóstico de DPOC. A classificação espirométrica da gravidade da DPOC é baseada no grau de redução do VEF_1 e está correlacionada com a qualidade de vida, o desenvolvimento de exacerbação e a mortalidade (Quadro 32.4).

ACOMPANHAMENTO

O acompanhamento ambulatorial visa garantir que os objetivos terapêuticos sejam alcançados. As avalia-

Quadro 32.4 Classificação da gravidade da DPOC segundo o Global Initiative for Chronic Obstructive Lung Disease (GOLD)

Estágio I (DPOC leve)
VEF_1/CVF < 0,7
VEF_1 pós-BD ≥ 80% do normal previsto
Com ou sem sintomas crônicos
Estágio II (DPOC moderado)
VEF_1/CVF < 0,7
VEF_1 pós-BD ≥ 50% e < 80% do normal previsto
Com ou sem sintomas crônicos
Estágio III (DPOC grave)
VEF_1/CVF < 0,7
VEF_1 pós-BD ≥ 30% e < 50% do normal previsto
Com ou sem sintomas crônicos
Estágio IV (DPOC muito grave)
VEF_1/CVF < 0,7
VEF_1 pós-BD < 30% ou
VEF_1 pós-BD < 50% do normal previsto + insuficiência respiratória crônica (PaO_2 < 60mmHg com ou sem $PaCO_2$ > 50mmHg, em ar ambiente e no nível do mar)

VEF_1: volume expiratório forçado no primeiro segundo; CVF: capacidade vital total; BD: broncodilatador; PaO_2: pressão parcial de oxigênio no sangue arterial; $PaCO_2$: pressão parcial de gás carbônico no sangue arterial.

ções devem incluir questionamentos sobre: exposição a fatores de risco; progressão da doença e desenvolvimento de complicações; farmacoterapia e outros tratamentos médicos; história de exacerbação, e comorbidades.

EXPOSIÇÃO A FATORES DE RISCO

Em todas as consultas, deve-se questionar a manutenção da exposição ao tabagismo e outros fatores de risco.

PROGRESSÃO DA DOENÇA E DESENVOLVIMENTO DE COMPLICAÇÕES

A DPOC é uma doença progressiva. Nas avaliações periódicas devem ser avaliados sintomas e medidas objetivas da função pulmonar para identificação do surgimento de complicações e otimização da terapêutica.

Função pulmonar

Recomenda-se a realização de uma espirometria ao ano em caso de pacientes estáveis, para avaliação do declínio da função pulmonar. Mais exames podem ser necessários em caso de alteração no quadro clínico.

Mensuração dos gases

A oximetria constitui um bom método de *screening* para avaliação da insuficiência respiratória crônica (PaO_2 < 60mmHg), devendo ser realizada em toda consulta. A gasometria arterial deve ser coletada se SpO_2 ≤ 92%.

Diagnóstico de insuficiência ventricular direita (IVD) e *cor pulmonale*

Turgência jugular e edema de membros inferiores são sinais importantes no reconhecimento do *cor pulmonale*. Os achados do exame físico devem ser associados a exames complementares.

Hematócrito (HT)

Policitemia (HT ≥ 55%) é decorrente de hipoxia, especialmente em fumantes. Anemia pode ocorrer e é sinal de mau prognóstico nos usuários de O_2.

Força muscular

A mensuração da força muscular respiratória é realizada a partir da medida das pressões inspiratória e expiratória máximas. É útil na avaliação de pacientes com dispneia ou hipercapnia não justificada por obstrução ou quando há suspeita de fraqueza muscular.

Estudos do sono

A associação de síndrome da apneia obstrutiva do sono e DPOC é comum, sendo denominada síndrome de *overlap*. Estudos têm demonstrado que essa associação aumenta a mortalidade em pacientes com DPOC. Desse modo, deve-se fazer *screening* para detecção de apneia do sono nesse grupo. Polissonografia também deve ser realizada em pacientes com *cor pulmonale*, hipercapnia, hipoxemia e função pulmonar relativamente preservada, incompatível com dados clínicos e gasométricos.

Teste de esforço

Vários testes de esforço encontram-se disponíveis para mensuração da capacidade de exercício, como a ergoespirometria em esteira ou bicicleta ou o teste de caminhada de 6 minutos. A capacidade de esforço tem valor prognóstico e é usada em conjunto com os programas de reabilitação.

FARMACOTERAPIA E OUTROS TRATAMENTOS MÉDICOS

Em todas as consultas devem ser questionadas as medicações de uso corrente e seu impacto nos sintomas. As perguntas devem incluir a dosagem das medicações, a técnica de uso das medicações inaladas, a aderência e o surgimento de efeitos colaterais.

HISTÓRIA DE EXACERBAÇÃO

Deve-se indagar sobre a presença e a quantidade de exacerbações, o uso de antibióticos e se houve hospitalização (incluindo permanência em UTI e necessidade de intubação orotraqueal) na exacerbação. Deve-se atentar para o aumento do volume, a purulência do escarro e o aumento da dispneia, já que esses dados sugerem exacerbação infecciosa. Exacerbações graves e frequentes da DPOC estão associadas a pior qualidade de vida, perda mais rápida de VEF_1 e mortalidade maior.

COMORBIDADES

Pacientes com DPOC têm risco aumentado de doenças coronarianas, osteoporose, depressão, diabetes, doenças do sono, anemia e glaucoma. A DPOC tem efeitos extrapulmonares, como perda ponderal, anormalidades nutricionais e disfunção da musculatura esquelética. Essas comorbidades devem ser adequadamente manejadas, uma vez que amplificam a limitação causada pela DPOC.

GRAVIDADE DA DOENÇA/PROGNÓSTICO

Após evidência clínica de DPOC, a sobrevivência média é de 10 anos. Entretanto, o prognóstico é muito variável.

Vários fatores foram identificados como maus preditores de sobrevida, entre os quais: grau de limitação funcional, grau de obstrução de vias aéreas (com base no VEF_1), presença de *cor pulmonale*, insuficiência respira-

Quadro 32.5 Cálculo do índice BODE*

	Pontos no índice BODE			
	0	1	2	3
VEF_1 (% do predito)	≥ 65	50 a 64	36 a 49	≤ 35
Teste de caminhada de 6 minutos (m)	≥ 350	250 a 349	150 a 249	≤ 149
Escala de dispneia MRC (ver Quadro 32.1)	0 a 1	2	3	4
Índice de massa corpórea (kg/m_2)	> 21	≥ 21		

*O índice BODE é calculado de acordo com a soma de pontos de cada item.
Adaptado de Celli BR, Cote CG, Marin JM et al. The body-mass index, airflow obstruction, dyspnea, and exercise capacity index in chronic obstructive pulmonary disease. N Engl J Med 2004; 350:1005-12.

tória, taquicardia de repouso, hipoxemia, desnutrição, baixa difusão de monóxido de carbono (DLCO) e exacerbações frequentes.

O índice prognóstico BODE combina quatro variáveis, sendo melhor preditor de sobrevida do que qualquer dos componentes individualmente (Quadro 32.5). Um escore acima de 7 está associado à mortalidade de 30% em 2 anos. Os escores 5 e 6 estão associados à mortalidade de 15% em 2 anos e o escore abaixo de 5 está associado à mortalidade menor que 10% em 2 anos.

TRATAMENTO

Os objetivos do tratamento da DPOC incluem a prevenção da progressão da doença e das complicações, o alívio dos sintomas, a melhora da capacidade de exercício, a melhora da qualidade de vida, o tratamento das exacerbações e o aumento da sobrevida.

EDUCAÇÃO

É importante que o paciente conheça sua doença, os fatores de progressão, seu papel no manejo da doença e a função dos serviços de saúde.

A educação para a cessação do tabagismo tem grande impacto na sobrevida do paciente com DPOC. Outros tópicos importantes incluem o uso apropriado das medicações, o reconhecimento e tratamento de exacerbações e, nos casos mais avançados (GOLD III e IV), o reconhecimento e tratamento de complicações, o uso de oxigenoterapia domiciliar e a discussão sobre doença terminal e fim da vida.

Efeitos positivos incluem melhora da qualidade de vida associada ao estado de saúde, redução das exacerbações e maior aderência ao tratamento.

O Quadro 32.6 resume os principais tópicos para abordagem das atividades educacionais.

Quadro 32.6 Tópicos importantes para atividades educacionais

Anatomia e fisiologia do pulmão
Fisiopatologia da DPOC
Bases do tratamento farmacológico (uso de inaladores e outros dispositivos)
Informação sobre oxigenoterapia
Reconhecimento e tratamento das exacerbações
Estratégias para minimizar dispneia
Benefício dos exercícios físicos
Prevenção quanto a irritantes ambientais e orientação sobre tabagismo
Evolução natural da doença, discussão sobre doença terminal e fim da vida
Informações sobre complicações
Alterações psicológicas e sua abordagem
Sexualidade, atividade laborativa e prazer
Nutrição

CESSAÇÃO DO TABAGISMO

Fundamental no manejo de pacientes com DPOC, a cessação do tabagismo acarreta menor perda de VEF_1 e menor mortalidade.

VACINAÇÃO

Todos os pacientes com DPOC devem ser vacinados contra influenza anualmente, exceto aqueles com hipersensibilidade a componentes da vacina (incluindo alergia à proteína do ovo). Vacinação antipneumocócica está indicada em todos os pacientes com mais de 65 anos e naqueles com menos idade, mas que apresentem $VEF_1 = 40\%$.

NUTRIÇÃO

Mais de 30% dos pacientes com DPOC têm desnutrição calórico-proteica. Um baixo índice de massa corpórea (IMC) é fator de risco independente de mortalidade. Os motivos de redução da ingesta calórica devem ser identificados e corrigidos. Pacientes com dispneia ao se alimentar devem ser orientados a ingerir pequenas quantidades de alimento com elevado valor calórico e aumentar a frequência de refeições. Para pacientes com doença avançada, suplementos com proporção elevada de lipídios em relação aos carboidratos (3:1) são mais bem tolerados em virtude da menor produção de CO_2. A melhora do estado nutricional nos pacientes que vêm apresentando perda ponderal pode levar a aumento da força da musculatura respiratória. Acetato de megestrol (800mg/dia) está associado a aumento do peso e do apetite, mas sem efeito significativo na função muscular respiratória ou na tolerância ao exercício. O uso de suplementos dietéticos altamente calóricos ou do acetato de megestrol ainda não tem evidência de benefício a longo prazo.

TRATAMENTO FARMACOLÓGICO

Princípios gerais

A farmacoterapia na DPOC é usada para prevenir e reduzir sintomas, reduzir a frequência e a gravidade das exacerbações e melhorar as condições de saúde e a capacidade de exercício.

A via inalatória é preferida em relação às formulações orais. A preferência por essa via se justifica pelo tratamento efetivo com uso de doses menores, eficácia maior ou igual e menos efeitos colaterais em relação à via oral. Pode-se usar nebulímetro (MDI), inalador de pó seco ou nebulizador para fornecer medicação por via inalatória.

Um número significativo de pacientes não consegue coordenar o uso do nebulímetro, mas pode usar um inalador de pó seco ou espaçador.

CAPÍTULO 32 Doença Pulmonar Obstrutiva Crônica (DPOC)

Quadro 32.7 Esquema de tratamento da DPOC de acordo com a gravidade

Estágio 1	Eliminação de fatores de risco Vacinação anti-influenza Broncodilatador (BD) de curta ação de demanda
Estágio 2	Estágio 1 + Um ou mais BD de ação prolongada + Reabilitação
Estágio 3	Estágio 2 + Corticoide inalatório (se exacerbações frequentes)
Estágio 4	Estágio 3 + O_2 domiciliar ou cirurgia

As principais diretrizes para o tratamento da DPOC propõem um esquema cumulativo (com aumento gradativo do número de medicações) à medida que a doença evolui, na dependência da gravidade e da frequência dos sintomas e exacerbações (Quadro 32.7).

Como a evolução é lenta, o tratamento permanece inalterado por longos períodos. O tratamento deve ser individualizado, uma vez que a resposta e os efeitos colaterais são específicos para cada paciente.

Broncodilatadores

Os broncodilatadores (BD) causam diminuição da resistência de vias aéreas, aumento do esvaziamento pulmonar e diminuição da hiperinsuflação no repouso e no exercício. Com isso, promovem alívio dos sintomas e melhora da capacidade de exercício e da limitação ao fluxo aéreo mesmo quando não há resposta espirométrica após dose de BD. A melhora de VEF_1 pode ser pequena, mas há alteração dos volumes pulmonares (com redução do volume residual e da hiperinsuflação dinâmica no esforço) com consequente redução da dispneia.

BD incluem beta-agonistas, anticolinérgicos e metilxantinas, os quais podem apresentar ação curta ou prolongada (ver Quadro 32.8).

Todos os pacientes sintomáticos devem receber BD de curta ação para uso sob demanda, durante episódios de dispnéia. Em pacientes com doença avançada (GOLD II-IV), o uso isolado ou associado de BD de curta ação (sob demanda ou de horário) pode ser insuficiente para controle dos sintomas. Nesses casos, pode-se associar BD de ação prolongada de horário (beta-agonista ou anticolinérgico). Na doença refratária a um agente isolado, podem ser associados dois ou mais BD de longa ação. O Quadro 32.8 mostra as medicações comumente prescritas no tratamento ambulatorial da DPOC.

Beta-2-agonistas

Os beta-2-agonistas podem ser de curta (efeitos com duração de 4 a 6 horas) ou longa ação (cerca de 12 horas).

Os beta-2-agonistas de curta duração têm uso preferencial sob demanda. O uso em horários fixos não promove benefício adicional e leva ao aumento da dose cumulativa.

Os beta-2-agonistas de longa ação incluem o salmeterol e o formoterol, os quais apresentam ação prolongada sem perda de efeito noturno e mantêm a eficácia mesmo com uso contínuo. Estudos relatam melhora da função pulmonar, redução das exacerbações e melhora da qualidade de vida.

Os efeitos colaterais incluem taquicardia sinusal, palpitações, distúrbios do ritmo cardíaco em pacientes suscetíveis (raros), tremor, reação de hipersensibilidade e hipocalemia.

Anticolinérgicos

Existem dois anticolinérgicos disponíveis apenas por via inalatória no mercado: ipratrópio e tiotrópio. O ipratrópio tem ação pouco mais duradoura que os beta-2-agonistas de curta duração (efeito até 8 horas após administração), mas com melhora semelhante na função pulmonar. O uso combinado de ipratrópio e beta-2-agonista de curta ação tem efeito aditivo na melhora da função pulmonar.

O tiotrópio é um anticolinérgico de ação prolongada (duração maior que 24 horas).

Os anticolinérgicos têm pouca absorção sistêmica e seu uso tem se mostrado seguro. Boca seca e gosto metálico são os efeitos colaterais mais comuns. Apesar da preocupação com a segurança cardiovascular, um grande estudo (UPLIFT) não evidenciou aumento de risco cardiovascular com o uso do tiotrópio. Alguns estudos têm relatado aumento discreto do risco cardiovascular com o uso do ipratrópio, mas as evidências são conflitantes, tornando necessárias investigações adicionais. Recomenda-se evitar seu uso em máscara facial, em virtude do relato de casos de glaucoma agudo nessa situação; em pacientes com glaucoma, deve-se evitar o contato da névoa de aerossol com os olhos.

Metilxantinas

Existem evidências de aumento do VEF_1, da capacidade vital forçada (CVF) e da troca gasosa e de redução da exacerbação da DPOC com o uso de teofilina de liberação prolongada. Em virtude da toxicidade potencial, seu uso não é frequente na prática, sendo reservado como terceira opção para a associação a outros BD de longa ação em casos de difícil controle. Devem ser iniciadas em doses baixas (dose inicial de até 300mg), a qual deve ser ajustada para a obtenção do efeito desejado, sem a ocorrência de efeitos colaterais. Seus níveis devem ser monitorizados para manter níveis de pico entre 8 e 12μg/mL. Mensuração deve ser realizada a cada 6 a 12 meses ou em caso de alteração da condição clíni-

Quadro 32.8 Principais medicamentos usados na DPOC

Fármaco	Dispositivo inalatório (μg)	Solução para nebulização (mg/mL)	Oral	Injetável	Duração de ação (h)
Beta-agonistas					
Curta ação					
Salbutamol	100 (N)	5	0,4mg/ml (L) 2,4mg (C)	0,5mg/mL	4 a 6
Fenoterol	100-200 (N)	5	2,5 mg (C) 0,2-0,5mg/mL (L)	0,5mg/mL	4 a 6
Longa ação					
Formoterol	6-12 (N e P)				12+
Salmeterol	25-50 (N e P)				12+
Anticolinérgicos					
Curta ação					
Ipratrópio	20 (N)	0,25			6 a 8
Longa ação					
Tiotrópio	18 (P)				24+
Associação Beta 2 de curta e anticolinérgico					
Fenoterol + ipratrópio	100/40 (N)				6 a 8
Salbutamol + ipratrópio	120/20 (N)				
Metilxantinas					
Aminofilina			100-200mg (C)	24mg/mL	4 a 6
Teofilina (LP)			100-200-300mg (C)		12
Bamifilina (LP)			300-600mg (C)		12
Corticoides inalatórios					
Beclometasona	50-400 (N) (P)	0,2-0,4			
Fluticasona	50-400 (N) (P)				
Budesonida	100-200-400 (N) (P)				
Associação Beta 2 de longa + corticoide					
Formoterol/budesonida	6/100, 200 (P) 12/200, 400 (P)				
Salmeterol/fluticasona	50/100, 250, 500 (P) 25/50, 125, 250 (N)				

LP: liberação prolongada; C: comprimido; L: líquido; N: nebulizador dosimetrado (nebulímetro), P: inalador de pó seco.

ca ou introdução de medicação com potencial interação (Quadro 32.10).

Os efeitos tóxicos mais temidos incluem convulsões e arritmias, tanto atriais como ventriculares. Efeitos colaterais comuns consistem em cefaleia, pirose e náusea, que podem ocorrer dentro da faixa terapêutica.

Glicocorticoides

Similarmente aos broncodilatadores, os corticoides inalados reduzem em 15% a 20% a taxa de exacerbações e melhoram a qualidade de vida relacionada ao estado de saúde. Na maior parte dos estudos, o corticoide não modificou a evolução da doença nem a mortalidade.

São indicados em pacientes com $VEF_1 < 50\%$ e que apresentaram duas ou mais exacerbações em 1 ano ou três ou mais exacerbações nos últimos 3 anos.

Os corticoides inalados aumentam o risco de pneumonia e não diminuem a mortalidade. Disfonia, irritação de garganta e candidíase oral são os efeitos colaterais mais comuns. Para redução do risco de efeitos ad-

Capítulo 32 Doença Pulmonar Obstrutiva Crônica (DPOC)

Quadro 32.9 Medicações mais comumente prescritas no manejo ambulatorial da DPOC

Broncodilatador de curta ação	
Apresentação	**Posologia**
β₂-agonista	
Salbutamol 100µg – nebulímetro	2 *puffs* 6/6 ou 4/4h, sn
Fenoterol 5mg/mL – nebulizador	2,5mg 6/6 ou 4/4h, sn
Anticolinérgico	
Ipratrópio 20µg – nebulímetro 0,25mg/mL – nebulizador	2 *puffs* 6/6h ou 8/8h, sn (até 12 *puffs*/dia) 0,5mg 6/6h ou 8/8h, sn
Associação	
Salbutamol 120µg + ipratrópio 20µg – nebulímetro	2 *puffs* 6/6h, sn (até 12 *puffs*/dia)
Fenoterol 5mg/mL + ipratrópio	2,5mg + 0,5mg 6/6 0,25mg/mL – nebulizador ou 4/4h, sn
β₂-agonista de longa ação	
Salmeterol 50µg – pó	1 *puff* 12/12h, uso contínuo
Formoterol 12µg – pó	1 *puff* 12/12h, uso contínuo
Corticoides inalatórios	
Fluticasona 250µg – pó	1 a 2 *puffs* 12/12h, uso contínuo
Budesonida 200-400µg – pó	400µg 12/12h
Beclometasona 250µg – nebulímetro	1 a 2 *puffs* 12/12h
Mometasona 220µg – pó	1 *puff* 1×/dia
Combinação β₂-agonista de longa ação + Corticoide inalado	
Salmeterol + fluticasona 50/250 – pó	1 *puff* 12/12h
Salmeterol + fluticasona 25/125 – nebulímetro	2 *puffs* 12/12h
Formoterol + budesonida 12/400 – pó	1 *puff* 12/12h
Anticolinérgico de longa ação	
Tiotrópio 18µg – pó	1 *puff* 1×/dia
Metilxantina	
Teofilina lib. prolongada 100/200mg*	200 a 800mg/dia

*Ver detalhes sobre prescrição inicial e acompanhamento da teofilina no texto.

Quadro 32.10 Interações medicamentosas com o uso das metilxantinas

Fármacos/fatores que aumentam nível	Fármacos/fatores que diminuem nível
Idade avançada	Tabagismo
Hipoxia (PaO₂ < 45mmHg)/ acidose respiratória	Medicamentos anticonvulsivantes
ICC	Rifampicina
Cirrose hepática	Álcool
Antibióticos: macrolídeos, quinolonas	
Cimetidina	
Infecção viral	
Fitoterápicos	

ICC: insuficiência cardíaca congestiva.

versos tópicos, o paciente deve ser orientado a lavar a boca após o uso. Os efeitos na densidade mineral óssea, com a via inalatória, são controversos. Seu uso em DPOC sempre se faz em regime combinado, nunca como agentes únicos.

Não há respaldo para o uso de corticosteroides orais em pacientes estáveis com DPOC.

Terapia combinada: broncodilatador de longa ação e glicocorticoide

A associação de broncodilatador de longa ação a corticoide inalatório é mais efetiva do que o uso de cada um dos agentes isoladamente na melhora da função pulmonar, na redução da taxa de exacerbação e na melhora da qualidade de vida no que se refere às condições de saúde. Em alguns estudos, a associação reduziu queda do VEF₁ e a mortalidade.

Reposição de alfa-1-antitripsina

Com base em estudos observacionais, é recomendada a reposição de alfa-1-antitripsina para pacientes com deficiência grave dessa enzima (< 11µmol/L) e doença obstrutiva estabelecida (VEF₁ < 80%). Entretanto, seu custo é muito elevado (60.000 a 150.000 dólares/ano) e necessita ser importada, o que torna sua utilização muito rara em território brasileiro.

Outros tratamentos farmacológicos

Não há indicação para antibioticoterapia profilática em casos de DPOC.

A *N*-acetilcisteína parece reduzir a exacerbação infecciosa em pacientes não usuários de corticoide inalado. Os demais mucolíticos não têm respaldo para recomendação atual, assim como os antitussígenos. Vasodilatadores pulmonares podem piorar a relação ventilação-perfusão nesses pacientes, o que pode agravar a hipoxemia.

Quadro 32.11 Indicações para oxigenoterapia em casos de DPOC

PaO$_2$ ≤ 55mmHg ou saturação arterial de oxigênio (SaO$_2$) < 88% em repouso
PaO$_2$ entre 55 e 60mmHg ou SaO$_2$ de 88% com evidências de hipertensão pulmonar, *cor pulmonale* ou policitemia (Ht > 55%)

OXIGENOTERAPIA

Oxigenoterapia prolongada (> 15 horas) em DPOC com insuficiência respiratória crônica demonstrou reduzir a mortalidade e a incidência de dispneia. As indicações de oxigenoterapia prolongada na DPOC estão resumidas no Quadro 32.11.

A saturação de oxigênio deve ser titulada para manter uma SaO$_2$ > 90%. A prescrição da oxigenoterapia deve incluir a forma de oxigênio ofertada (gás ou líquido), o sistema de oxigenoterapia empregado (p. ex., cilindro ou concentrador) e o fluxo de oxigênio (em repouso, no esforço e ao dormir), com duração mínima de 15 horas.

REABILITAÇÃO

Em pacientes com DPOC, a fadiga muscular ocorre mais precocemente do que em indivíduos saudáveis por redução da capacidade aeróbica muscular. Em alguns indivíduos, a fadiga muscular é mais limitante na capacidade de exercício do que a dispneia, causando sedentarismo com descondicionamento muscular e cardiovascular. Essa restrição causa isolamento social e depressão, quadros muito prevalentes em pacientes com DPOC avançada (GOLD II a IV).

A reabilitação visa, entre outros objetivos, reverter a disfunção cardiovascular e muscular. Deve ser multidisciplinar, pois abrange vários domínios, como programa de exercício, educação, mudança comportamental, orientação nutricional e intervenção social e psicológica.

Vários estudos demonstram melhora da capacidade de exercício e da qualidade de vida, redução da sensação de dispneia e atenuação de depressão e ansiedade. Outros benefícios incluem redução do número de hospitalização e menor tempo na internação hospitalar.

Entre as contraindicações estão aqueles pacientes incapazes de andar e com doenças cardiovasculares instáveis. Contraindicação relativa consiste em incapacidade cognitiva que impeça o entendimento ou a cooperação com o programa. Pacientes tabagistas devem estar num grupo de cessação do tabagismo. O programa de reabilitação varia entre as instituições, mas deve ter duração mínima de 6 semanas – quanto mais longo, mais efetivos os resultados. Os benefícios alcançados tendem a desaparecer se o paciente, após o término da reabilitação, retornar ao sedentarismo.

TRATAMENTO DA APNEIA DO SONO

O tratamento da apneia do sono tem impacto positivo em pacientes portadores de DPOC, podendo reduzir a mortalidade. Possivelmente, esse tratamento também reduz as taxas de exacerbação nesses pacientes.

TRATAMENTO CIRÚRGICO

As modalidades de tratamento cirúrgico disponíveis são bulectomia, cirurgia de redução do volume pulmonar e transplante pulmonar.

Bulectomia

Procedimento cirúrgico que remove bolha que não participa das trocas gasosas e comprime o parênquima adjacente. Em pacientes selecionados, reduz a dispneia e melhora a função pulmonar.

Cirurgia de redução pulmonar

A cirurgia de redução volumétrica (CRV) tem como objetivos a melhora da mecânica respiratória e da função diafragmática e o aumento do recolhimento elástico com aumento do VEF$_1$. Deve ser indicada em pacientes com obstrução grave ao fluxo aéreo (VEF$_1$ < 45%) e dispneia grave, apesar de tratamento otimizado.

O NETT (*National Emphysema Therapy Trial*) identificou subgrupos com benefícios distintos após a realização da cirurgia. Os pacientes eram encaminhados a um programa de reabilitação pulmonar e, após a reabilitação, realizavam teste de esforço com quantificação da capacidade de exercício. Foram divididos em grupos de acordo com a capacidade de exercício e o predomínio do enfisema (predomínio apical *vs.* predomínio não apical). Pacientes com capacidade máxima de exercício < 40W em homens ou < 25W em mulheres eram considerados com baixa capacidade de exercício.

Pacientes com VEF$_1$ < 20% e DLCO < 20% ou enfisema homogêneo na tomografia computadorizada de alta redução (TCAR) submetidos à CRV apresentaram mortalidade significativamente maior que os de manejo clínico, sendo contraindicado o procedimento nesses casos.

Os pacientes com enfisema predominante em ápice são mais provavelmente beneficiados pelo procedimento. Neles há registro de aumento da capacidade de exercício e melhora da qualidade de vida e da função pulmonar, enquanto no subgrupo com baixa capacidade de exercício há relato de diminuição da mortalidade. Pacientes com enfisema não apical não apresentaram benefício importante com a CRV em relação ao manejo clínico.

TRANSPLANTE

Nos casos indicados, o transplante melhora a capacidade funcional e a qualidade de vida. A sobrevida média

Quadro 32.12 Indicações para tratamento em nível hospitalar

- Insuficiência respiratória aguda grave (aumento acentuado da dispneia; distúrbios de conduta ou hipersonolência; incapacidade para se alimentar, dormir ou deambular)
- Aparecimento de cianose e edema periférico
- Hipoxemia refratária; hipercapnia com acidose
- Tromboembolismo pulmonar, pneumonia, pneumotórax ou arritmias
- Insuficiência cardíaca descompensada ou descompensação de outra condição associada, como diabetes
- Ausência de condição socioeconômica para realização de tratamento ambulatorial
- Situações de dúvida diagnóstica
- Ausência de resposta ao tratamento inicial

pós-transplante de pulmão ainda é bem menor do que em outros transplantes sólidos, com sobrevida de 50% em 5 anos. Como a DPOC é uma doença de evolução lenta, não há evidência de aumento da sobrevida.

As indicações para encaminhamento ao transplante de pulmão incluem:

- Idade < 65 anos.
- Doença com VEF_1 < 25% pós-BD, apesar de otimização terapêutica.
- Hipoxemia em repouso com PaO_2 < 55mmHg.
- Hipertensão pulmonar ou *cor pulmonale*, apesar de oxigenoterapia.
- Exacerbações frequentes e graves.
- Hipercapnia com $PaCO_2$ > 50mmHg.

INTERNAÇÃO

A DPOC estável é condição de manejo ambulatorial. Internamento deverá ser indicado quando surgirem complicações associadas com a doença (*cor pulmonale*, exacerbação infecciosa). No Quadro 32.12 encontram-se algumas indicações de tratamento hospitalar das exacerbações da DPOC. Internamento deve ser considerado nos casos em que existem condições que possam exacerbar o paciente estável, como, por exemplo: necessidade de procedimentos invasivos como broncoscopia; biópsia transbrônquica ou biópsia transparietal com agulha; realização de procedimentos médicos ou cirúrgicos que exijam o uso de hipnoanalgésicos, sedativos ou anestésicos.

LEITURA RECOMENDADA

Calverley PMA et al. Salmeterol and fluticasone propionate and survival in chronic obstructive pulmonary disease. N Engl J Med 2007 Fev 22; 356:775-89.

Casaburi C, ZuWallack R. Pulmonary rehabilitation for management of chronic obstructive pulmonary disease. N Engl J Med Mar 26 2009; 360(13):1329-35.

Celli BR et al. Standards for the diagnosis and treatment of patients with COPD: a summary of the ATS/ERS position paper. Eur Respir J 2004; 23(6):932-46.

Decramer M et al. Clinical trial design considerations in assessing long-term functional impacts of tiotropium in COPD: the UPLIFT trial. N Engl J Med 2004 Out 9; 1:303-12.

Ferguson G, Make B. Management of stable chronic obstructive disease. In: Up to date, versão 18.2, 2010.

Fishman A et al. A randomized trial comparing lung volume reduction surgery with medical therapy for severe emphysema. N Engl J Med. 2003 Mai 22; 348:2059-73.

Jardim JR et al. II Consenso Brasileiro de DPOC. Jornal Brasileiro de Pneumologia 2004; 30(supl 5):S1-S42.

Marin JM, Soriano JB, Carrizo SJ, Boldova A, Celli BR. Outcomes in patients with chronic obstructive pulmonary disease and obstructive sleep apnea. The overlap syndrome. Am J Resp Crit C Med 2010 Abr 8; 1-30.

Menezes AMB et al. Prevalence of chronic obstructive pulmonary disease and associated factors: the PLATINO Study in Sao Paulo, Brazil. Cad Saude Publica 2005; 21(5):1565-73.

Niewoehner DE. Outpatient management of severe COPD. N Engl J Med 2010 Abr 15; 362(15):1407-16.

Rennard S. Chronic obstructive pulmonary disease: definition, clinical manifestation, diagnosis and staging. In: Up to Date, versão 18.2, 2010.

Vestbo J, et al. Global initiative for chronic obstructive lung disease. Citado em 10/09/2010. Disponível em http:www.goldcopd.com

Asma Brônquica

CAPÍTULO 33

Jesus Manoel Bernardez Gandara
Andresa Cavalcante Rodrigues

INTRODUÇÃO

A asma é uma doença inflamatória crônica caracterizada por hiper-responsividade das vias aéreas inferiores e por limitação variável ao fluxo aéreo, reversível espontaneamente ou com tratamento. Manifesta-se clinicamente por episódios recorrentes de sibilância, dispneia, aperto no peito e tosse, particularmente à noite e pela manhã, ao despertar. Tem relação com fatores genéticos e ambientais e afeta todas as raças, desde a infância até a senilidade, com leve predomínio do sexo masculino até a puberdade; após essa fase, há aumento da prevalência no sexo feminino.

Quando não bem controlada, pode levar a alterações irreversíveis da estrutura das vias aéreas, com limitação permanente ao fluxo aéreo, comprometimento da qualidade de vida do paciente e maior risco de morte durante as exacerbações. Dessa maneira, o tratamento adequado da doença representa um desafio para os pacientes e para o sistema de saúde.

EPIDEMIOLOGIA

A asma é um problema mundial, havendo cerca de 300 milhões de pessoas afetadas. A prevalência no Brasil é de cerca de 10%, segundo dados retirados dos maiores centros urbanos, onde há maior probabilidade de se desenvolver a doença.

O início dos sintomas ocorre mais frequentemente durante a infância, com cerca de 75% dos casos sendo diagnosticados entre 7 e 10 anos de idade; 30% a 50% dos pacientes irão apresentar regressão espontânea na idade adulta. Existe também um componente genético: se um dos pais tem a doença, a probabilidade de um filho desenvolvê-la é de 25%; se os dois a tiverem, a chance é de aproximadamente 50%.

PATOLOGIA E PATOGENIA

O espectro clínico da asma é bastante variável, e a obstrução das vias aéreas ocorre devido ao aumento da inflamação e à contratilidade da musculatura lisa brônquica.

A inflamação das vias aéreas consiste em edema de mucosa, submucosa e adventícia, com infiltração celular, principalmente por eosinófilos (e, em alguns casos, neutrófilos), linfócitos T *helper* ativados e mastócitos. Associadamente, ocorrem ingurgitamento capilar, hiperplasia da musculatura lisa, deposição em excesso de colágeno logo abaixo da membrana basal epitelial e aumento da secreção nas vias aéreas, a qual é formada por muco, eosinófilos e células descamadas do epitélio de revestimento.

Com o passar do tempo, as alterações estruturais podem ocasionar o remodelamento das vias aéreas, com limitação irreversível ao fluxo aéreo.

Os principais fatores que influenciam o surgimento da doença são citados no Quadro 33.1.

DIAGNÓSTICO

Deve ser baseado na anamnese, no exame clínico e, sempre que possível, nas provas de função pulmonar e avaliação de alergia.

DIAGNÓSTICO CLÍNICO

São indicativos de asma:

- Um ou mais dos seguintes sintomas: dispneia, tosse crônica, sibilância, aperto no peito ou desconforto torácico, particularmente à noite ou nas primeiras horas da manhã.

CAPÍTULO 33 Asma Brônquica

Quadro 33.1 Fatores que influenciam o desenvolvimento e a expressão da asma

Fatores do hospedeiro
Genética: por exemplo, genes predisponentes para atopia e para hiper-responsividade das vias aéreas
Obesidade
Sexo:
Durante infância e adolescência: prevalência maior em indivíduos do sexo masculino
Durante idade adulta: prevalência maior em mulheres

Fatores ambientais
Alérgenos: ácaros domésticos (*Dermatophagoydes pteronissinus* e *Blomia tropicalis*), proteínas do epitélio de animais (cães, gatos, ratos), alérgeno de barata, pólen, fungos, bolores e leveduras
Infecções (principalmente virais)
Mudanças climáticas
Tabagismo ativo e passivo
Agentes ocupacionais: poeira de madeiras, de grão de soja, algodão, trigo, cevada e mamona
Poluição do ar, combustão de lenha
Dieta:
Em crianças: leite de vaca e leite de soja
Dieta rica em alimentos processados e baixa ingesta de antioxidantes
Estresse emocional
Medicamentos: AAS, dipirona, AINE e betabloqueadores

Modificado da revisão do *Global Initiative for Asthma*, 2006.
AAS: ácido acetilsalicílico; AINE: anti-inflamatório não esteroide.

- Sintomas episódicos.
- Melhora espontânea ou pelo uso de medicações específicas (broncodilatadores, anti-inflamatórios esteroides).
- Três ou mais episódios de sibilância no último ano.
- Variabilidade sazonal dos sintomas e história familiar positiva para asma ou atopia.
- Diagnósticos alternativos excluídos.

DIAGNÓSTICO FUNCIONAL

As medidas de função pulmonar fornecem uma avaliação da gravidade da limitação ao fluxo aéreo, sua reversibilidade e variabilidade, além de possibilitarem a confirmação do diagnóstico de asma.

- **Espirometria:** é o método de escolha na determinação da limitação ao fluxo de ar e no estabelecimento do diagnóstico de asma. São indicativos: obstrução das vias aéreas caracterizada por redução do volume expiratório forçado no primeiro segundo (VEF_1) para abaixo de 80% do previsto e sua relação com capacidade vital forçada abaixo de 75% em adultos e 86% em crianças; obstrução ao fluxo aéreo, que desaparece ou melhora significativamente após o uso de broncodilatador (aumento de 7% no VEF_1 em relação ao valor previsto e de 200mL em valor absoluto, após inalação de beta-2-agonista de curta duração).

- **Pico de fluxo expiratório (PFE):** o PFE é importante para diagnóstico, monitoração e controle da asma. Sugerem o diagnóstico: aumento de pelo menos 15% no PFE após a inalação de um broncodilatador ou um curso oral de corticosteroide; variação diurna no PFE > 20%, considerando medidas feitas pela manhã e à tarde, ao longo de um período de 2 a 3 semanas.

- **Testes adicionais:** em indivíduos sintomáticos com espirometria normal e ausência de reversibilidade demonstrável ao uso de broncodilatador, o diagnóstico pode ser confirmado pela demonstração de hiper-responsividade das vias aéreas.

As medidas de hiper-responsividade refletem a sensibilidade ou facilidade com que as vias aéreas reagem aos estímulos externos que podem causar sintomas de asma. Os resultados do teste são usualmente expressos como a concentração (ou dose) provocadora do agonista utilizado para causar uma queda significativa no VEF_1 (por convenção ≥ 20%). São eles: teste de broncoprovocação com agentes broncoconstritores (metacolina, histamina e carbacol), que tem alta sensibilidade e alto valor preditivo negativo; teste de broncoprovocação por exercício, demonstrando queda do VEF_1 > 10 a 15%.

- **Diagnóstico de alergia:** a anamnese cuidadosa é importante para identificação da exposição a alérgenos relacionados com a asma. A sensibilização alérgica pode ser confirmada por meio de provas *in vivo* (teste cutâneo) ou *in vitro* (determinação de concentração sanguínea de IgE específica).

DIAGNÓSTICO DIFERENCIAL

Diversas patologias podem se manifestar com quadro de dispneia, e uma medida que auxilia bastante a diferenciação etiológica consiste na realização de uma boa história clínica, com anamnese completa e um exame físico minucioso (Quadro 33.2).

A asma é uma das causas mais comuns de tosse crônica, ao lado de rinossinusites (síndrome de gotejamento pós-nasal), refluxo gastroesofágico, uso de inibidores da enzima conversora da angiotensina (ECA) e tabagismo. Uma característica extremamente comum é o agravamento da dispneia e/ou sibilos durante a noite.

A realização de provas de função pulmonar também pode ser útil na investigação (Quadro 33.3).

CLASSIFICAÇÃO

A classificação da asma visa auxiliar o manejo terapêutico, orientando quanto ao início, à substituição ou aumento ou redução da dose de determinada medicação. As classificações mais utilizadas atualmente são: aquela baseada na gravidade e aquela baseada no controle da doença.

Quadro 33.2 Diagnóstico diferencial da asma

Patologia	Características
Tumor ou edema de laringe	Estridores e murmúrio rude sobre a região da traqueia. Em geral, não há sibilos difusos
Insuficiência cardíaca congestiva	Estertores crepitantes basais, ritmo de galope, escarro com estrias de sangue ou róseo
Disfunção da glote	Estreitamento da glote durante inspiração e expiração, produzindo crises episódicas de obstrução grave das vias aéreas
Doença endobrônquica: aspiração de corpo estranho, neoplasia ou estenose brônquica	Sibilos persistentes localizados numa área do tórax, associados a paroxismos de tosse
Síndrome de hiperventilação	Surtos de dispneia, largamente considerados uma forma de neurose de ansiedade, podendo resultar em pânico. Com freqüência, os doentes relatam necessidade de encher os pulmões, sem obter alívio do sintoma
Síndrome de Churg-Strauss	Perda de peso, febre, mialgia e artralgia; quadro sugestivo de asma de grave a moderada; eosinofilia periférica (> 10% ou $1,5 \times 10^9$/L); mono ou polineuropatia; infiltrado pulmonar eosinofílico, "migratório"; sinusite, rinite, polipose nasal; miocardite eosinofílica; glomerulonefrite focal e segmentar; eosinófilos extravasculares à biópsia
Bronquite crônica	Não há efetivamente períodos assintomáticos, e geralmente é possível obter história de tosse e expectoração crônicas que se superpõem às crises agudas de sibilos
Embolia pulmonar recidivante	Episódios de falta de ar, principalmente aos esforços, algumas vezes com sibilos. As provas de função pulmonar podem mostrar sinais de obstrução das vias aéreas periféricas; quando essas anormalidades existirem, a cintilografia pulmonar também poderá ser anormal
Tumores carcinoides	Desencadeiam sibilância quando apresentam a síndrome carcinoide, a qual tem as seguintes características: rubor com pele azulada em cabeça e pescoço desencadeado por emoções ou por ingesta alcoólica ou de líquidos quentes, diarreia, dor abdominal tipo cólica, má absorção dos alimentos, lesões cardíacas (fibrose endocárdica)
Infecções virais e bacterianas	Presença de outros sintomas associados, como queda do estado geral, coriza, febre, astenia ou presença de secreção brônquica
Refluxo gastroesofágico	Em geral, ocorre após alimentação e ao se deitar, podendo haver dispepsia ou, até mesmo, outros sintomas respiratórios, como faringite de repetição e rouquidão
Doença pulmonar obstrutiva crônica	Início após os 40 anos de idade, história de tabagismo ou exposição prolongada a partículas inaladas, espirometria com distúrbio obstrutivo com pouca ou nenhuma reversibilidade
Apneia obstrutiva do sono	Ronco, frequente interrupção do sono à noite, abstenção da respiração durante o sono, sonolência anormal durante o dia, recente aumento de peso, falta de disposição e sonolência durante o dia, dor de cabeça, perturbação da memória, da atenção e da concentração, tendência à depressão, hipertensão, arritmias cardíacas e, especialmente, inúmeros microdespertares dos quais o portador do distúrbio pode lembrar-se ou não
Aspergilose broncopulmonar alérgica	Secreção brônquica, bronquiectasias em exame de imagem, IgE elevada (em geral, > 1.000)
Fibrose cística	Perda progressiva da função pulmonar, com sinusite, pólipos nasais, infecções de repetição, bronquiolite, pneumonias, atelectasias e bronquiectasias. Disfunção hepática, síndrome disabsortiva (fezes gordurosas, distensão abdominal, desnutrição), atraso no crescimento e puberal e infertilidade
Síndrome de Löeffler	Tosse, dispneia, sibilância, febre, hemoptise, quadro intestinal com diarreia ou, até mesmo, constipação intestinal e anemia

Capítulo 33 Asma Brônquica

Quadro 33.3 Diagnóstico diferencial de acordo com a presença ou ausência de obstrução ao fluxo aéreo (VEF$_1$/CVF < 0,7)

Ausência de obstrução ao fluxo aéreo
Síndrome de tosse crônica
Síndrome de hiperventilação
Disfunção das cordas vocais
Rinite alérgica
Doença do refluxo gastroesofágico (DRGE)
Insuficiência cardíaca
Fibrose pulmonar

Com obstrução ao fluxo aéreo
Doença pulmonar obstrutiva crônica (DPOC)
Bronquiectasias*
Inalação de corpo estranho*
Bronquiolite obliterante
Grande estenose das vias aéreas
Câncer de pulmão*
Sarcoidose*

Adaptado do British Guideline on the Management of Asthma, 2008.
* Pode também estar associada a um padrão não obstrutivo na espirometria.

A classificação baseada na gravidade do quadro leva em consideração diversos aspectos, como intensidade e frequência dos sintomas, necessidade do uso de medicações para alívio e medidas de PFE ou VEF$_1$ antes do tratamento. As IV Diretrizes Brasileiras para o Manejo da Asma adotam a classificação mostrada no Quadro 33.4, que tem como principal função a determinação da terapêutica inicial para controle da doença. Por meio dela, divide-se a patologia em: intermitente, persistente leve, persistente moderada e persistente grave, com cerca de 60% dos pacientes no grupo de asma intermitente e persistente leve, 25% a 30% no de persistente moderada e 5% a 10% no de persistente grave. A gravidade envolve tanto a severidade da doença subjacente como sua capacidade de resposta ao tratamento e, desse modo, a classificação de acordo com esses critérios não é uma característica fixa, podendo se alterar no decorrer do tempo e de acordo com a terapia.

A outra classificação (Quadro 33.5) é muito utilizada para guiar o tratamento de manutenção e avalia o nível

Quadro 33.4 Classificação da gravidade da asma*

	Intermitente**	Persistente Leve	Persistente Moderada	Persistente Grave
Sintomas	Raros	Semanais	Diários	Diários ou contínuos
Despertares noturnos	Raros	Mensais	Semanais	Quase diários
Necessidade de beta-2 para alívio	Rara	Eventual	Diária	Diária
Limitação de atividades	Nenhuma	Presente nas exacerbações	Presente nas exacerbações	Contínua
Exacerbações	Raras	Afetam atividades e sono	Afetam atividades e sono	Frequentes
VEF$_1$ ou PFE	≥ 80% predito	≥ 80% predito	60% a 80% predito	≤ 60% predito
Variação VEF$_1$ ou PFE	< 20%	< 20 a 30%	> 30%	> 30%

*Classificar o paciente sempre pela manifestação de maior gravidade.
**Pacientes com asma intermitente, mas com exacerbações graves, devem ser classificados como tendo asma persistente moderada.
Adaptado das IV Diretrizes Brasileiras do Manejo da Asma, 2006.

Quadro 33.5 Níveis de controle do paciente com asma

Parâmetro	Controlado	Parcialmente controlado (pelo menos 1 em qualquer semana)	Não controlado
Sintomas diurnos	Nenhum ou mínimo	2 ou mais por semana	3 ou mais parâmetros presentes em qualquer semana
Despertares noturnos	Nenhum	Pelo menos 1 por semana	
Necessidade de medicamentos de resgate	Nenhuma	2 ou mais por semana	
Limitação de atividades	Nenhuma	Presente em qualquer momento	
PFE ou VEF$_1$	Normal ou próximo do normal	< 80% ou do melhor individual, se conhecido	
Exacerbação*	Nenhuma	1 ou mais por ano	1 em qualquer semana

*A ocorrência de uma exacerbação deve levar a uma revisão do tratamento de manutenção para assegurar que ele é adequado.
Adaptado da revisão do *Global Initiative for Asthma*, 2006.

de controle: asma controlada, parcialmente controlada ou não controlada. Em condições ideais, para observação se houve realmente o controle, deveriam ser avaliadas as manifestações clínicas, os marcadores laboratoriais de inflamação e as características fisiopatológicas da doença. Entretanto, em decorrência da indisponibilidade geral dos testes, como biópsia endobrônquica, medição de eosinófilos no escarro e óxido nítrico exalado, recomenda-se que a terapia seja baseada no sentido de controlar apenas o quadro clínico característico da patologia, incluindo alterações da função pulmonar.

TRATAMENTO

O tratamento tem como objetivos: alcançar e manter o controle dos sintomas, possibilitar a realização das atividades físicas habituais ou, até mesmo, de exercícios físicos, otimizar a função pulmonar, prevenir exacerbações e reduzir a mortalidade.

As medidas não farmacológicas incluem: vacinação anual contra a influenza; redução da exposição aos fatores desencadeantes, como alérgenos, irritantes, infecção viral, ar frio, medicamentos e agentes ocupacionais relacionados com o quadro. Deve-se evitar: o tabagismo ativo ou passivo, o desenvolvimento de fungos nas paredes, a presença de baratas no domicílio, ambientes com altos índices de poluição e uso de alguns medicamentos, como ácido acetilsalicílico (AAS), anti-inflamatórios não esteroides (AINE) e betabloqueadores (incluindo colírios).

O tratamento inicial da asma pode ser feito de acordo com os critérios de gravidade. No entanto, a manutenção deve ser baseada fundamentalmente no estado de controle da doença.

Atualmente, as medicações utilizadas são divididas em agentes para alívio dos sintomas e para o controle da doença. No entanto, antes da abordagem de suas particularidades, deve ser lembrado que grande parte delas tem apresentação para via inalatória, sendo importante conhecer os dispositivos utilizados para sua administração.

Dispositivos para uso da via inalatória:

- **Nebulização:** a administração é feita com máscara ou dispositivo de bico, e o aparelho deve produzir gotas de tamanho adequado para atingir as vias aéreas inferiores. Às vezes, é o único método possível, no caso de pessoas que não conseguem utilizar o aerossol de maneira adequada.
- **MDI** – *metered dose inhaling* (aerossol dosimetrado): mais conhecido como *bombinha*, é um dispositivo capaz de expelir jatos contendo doses fixas do fármaco. Pode ainda ser usada uma câmara espaçadora para concentrar o aerossol. Inicia-se com uma inspiração súbita e profunda e, em seguida, prende-se o ar por cerca de 10 segundos, antes de expirar. Exige uma coordenação mínima entre o disparo e a inalação.
- **DPI** – *dry powder inhaling* (aerossol com pó seco): o medicamento encontra-se na forma de pó e, quando o paciente inspira pela boca, desencadeia a formação do aerossol, que é inalado. Os dispositivos podem ser na forma de aerolizer, turbuhaler, diskus e pluvinal.

MEDICAMENTOS PARA ALÍVIO DOS SINTOMAS

Beta-2-agonistas de curta duração

Os beta-2-agonistas de curta duração, quando administrados por via inalatória, são os agentes mais efetivos para a rápida reversão da obstrução das vias aéreas e o alívio dos sintomas. Os mais utilizados são os agonistas adrenérgicos beta-2-seletivos, em virtude de sua atividade na musculatura brônquica e início da ação em cerca de 5 minutos, atingindo um pico em 30 a 60 minutos e com duração de 4 a 6 horas. Além do efeito broncodilatador, acarretam aumento na frequência dos batimentos ciliares e reduzem a produção de muco e a permeabilidade capilar.

Para alívio dos sintomas, são suficientes duas a três inalações do MID ou nebulização com 10 gotas de salbutamol ou fenoterol em 3mL de soro fisiológico (Quadro 33.6). Não há necessidade de seu uso de modo predeterminado (p. ex., a administração cerca de três a quatro vezes ao dia) pois, além de o uso contínuo levar à *down-regulation* dos receptores beta-2, estudos não evidenciaram benefício quando comparado ao uso apenas quando necessário. Também podem ser utilizados antes da exposição a algum fator desencadeante do broncoespasmo (p. ex., em casos de asma induzida por exercício físico).

O tratamento precoce da exacerbação é de grande importância e, desse modo, todos os pacientes asmáticos, independente da gravidade do quadro, devem ter sempre consigo um broncodilatador inalatório de início rápido para utilizarem logo que se iniciarem os primeiros sintomas.

Os efeitos simpaticomiméticos são dose-dependentes e incluem: tremores, ansiedade, taquicardia e discreta diminuição do potássio e magnésio séricos. O uso das vias oral e injetável deve ser desencorajado em razão da incidência de efeitos adversos.

Anticolinérgicos

Agentes anticolinérgicos, como o brometo de ipratrópio (Quadro 33.7), não são recomendados para alívio rápido dos sintomas, exceto em casos de pacientes com intolerância aos beta-2-agonistas, crises graves ou broncoespasmo induzido por betabloqueadores.

Capítulo 33 Asma Brônquica

Quadro 33.6 Beta-2-agonistas de curta duração disponíveis no Brasil

Salbutamol (Albuterol)	Fenoterol	Terbutalina
Aerolin®, Aerojet®, Aero-Ped®, Aerotrat®, Albulin®, Asmaliv®, Asmoquinol®, Broncodil®, Broncolin®, Salbutalin®, Salbutamol®, Teoden®	Berotec®, Fenozan®, Flux-air®	Bricanyl®
NBZ (dose média: 2,5 a 5mg → 10 a 20 gotas) Vidro com 5mL (5mg/mL) MDI (dose média: 5 a 8 puffs) Puff → 100µg Xarope: 2 a 4mg/5mL Xarope adulto: 2mg/5mL Injetável: 0,5mg/mL	NBZ (dose média: 2,5 a 5mg → 10 a 20 gotas, Vidro com 20mL (5mg/mL) MDI (dose média: 5 a 8 puffs) Puff → 100 ou 200µg Xarope adulto: 5mg/10mL Comprimidos: 2,5mg	NBZ (dose média: 5mg → 10 gotas Vidro com 10mL (1mg/mL) MDI (dose média: 1 puff) Puff → 500µg DPI (dose média: 1 dose) Dose → 500µg Xarope: 1,5mg/5mL Comprimido: 2,5mg Injetável: 0,5mg/mL

Quadro 33.7 Apresentação do anticolinérgico mais utilizado

Brometo de ipratrópio
Atrovent®
NBZ (dose média: 250µg → 20 gotas) Vidro com 20mL MDI (dose média: 3 puffs) Puff → 20µg
Brometo de ipratrópio + salbutamol (Combivent®) MDI (dose média: 2 puffs) Puff → 20/120µg

Um estudo que comparou os agentes anticolinérgicos com os beta-2-agonistas observou um início de ação mais demorado (cerca de 30 minutos) e menor efeito broncodilatador dos anticolinérgicos. No mercado, encontram-se disponíveis frascos de aerossóis com beta-2 de curta ação associado a anticolinérgico.

Entre os efeitos colaterais, encontram-se: boca seca, retenção urinária e glaucoma.

Corticosteroides sistêmicos

Os agentes mais potentes, agem reduzindo o processo inflamatório mediante a diminuição da migração dos leucócitos e a inibição da síntese de prostaglandinas, TNF-α, IL-1, IL-2, entre outros agentes inflamatórios.

Seus principais efeitos tornam-se evidentes cerca de 4 a 6 horas após a administração. A ingestão do fármaco com alimentos pode retardar sua absorção sem comprometer sua biodisponibilidade, e a principal via de excreção é a renal.

Apesar de os glicocorticoides sistêmicos não serem geralmente considerados medicamentos de alívio, são importantes no tratamento de exacerbações agudas graves porque diminuem a progressão da crise asmática, previnem a recaída precoce após o tratamento de emergência e reduzem a morbidade da doença.

A terapia oral é a preferida, sendo tão eficaz quanto a endovenosa. O tratamento após a exacerbação irá depender da gravidade, mas, em geral, consiste em 40 a 50mg de prednisolona ou equivalente (Quadro 33.8), diariamente, por 5 a 10 dias. O uso parenteral não apresenta vantagem sobre um curso curto de corticoide oral na prevenção da recaída.

Os corticosteroides podem também ser usados no tratamento de manutenção em casos de asma persistente grave, sempre na menor dose possível para controle do quadro, visto que, quanto mais elevados forem a dose e o período do uso, mais efeitos colaterais o paciente irá desenvolver (Quadro 33.9).

Medicamentos de manutenção

O tratamento voltado para o controle deve ser prescrito quando é necessário o uso de medicações para alívio mais de duas vezes durante a semana, ou mais de duas vezes durante o mês (em casos de sintomas noturnos). Deve ser ajustado intensivamente para que ocorra o controle da asma com, no máximo, uma crise por ano que exija o uso de corticoides sistêmicos.

Corticosteroides inalatórios

Agentes anti-inflamatórios, constituem a classe de escolha para o tratamento de manutenção. A via inalatória é preferível com relação à sistêmica, em decorrência da menor incidência de efeitos colaterais e de início de ação mais rápido.

Provocam a diminuição do número de mastócitos, eosinófilos e linfócitos T na mucosa e submucosa e reduzem a hiperplasia das células caliciformes e a lesão nas células epiteliais. Os benefícios incluem melhora dos sintomas, da função pulmonar, da qualidade de vida e menos exacerbações, efeitos estes que podem ser observados 1 a 2 semanas após o início do tratamento. É importante lembrar que alguns pacientes apresentam me-

Quadro 33.8 Apresentações e algumas características dos corticoides sistêmicos (os mais conhecidos)

Substância	Apresentação	Equivalência da dose	Meia-vida biológica (h)	Meia-vida plasmática (duração do efeito)	Potência anti--inflamatória	Potência mineralocorticoide
Prednisona Meticorten®	Comprimidos: 5 e 20mg	5	12 a 36	60min	4	0,8
Prednisolona Predsim®	Comprimidos: 5 e 20mg Solução oral: a 3mg/mL Gotas: 11mg/mL	5	12 a 36	200min	4	0,8
Metilprenisolona Solu-Medrol®	Injetável: 125mg/2mL e 500mg/8mL	4	12 a 36	180min	5	0,5
Hidrocortisona Solu-Cortef®	Injetável: 100 e 500mg	20	8 a 12	90min	1	1
Betametasona Celestone®	Comprimidos: 0,5 e 2mg Elixir: a 0,1mg/mL Gotas: 0,5mg/mL (20 gotas) Injetável: 4mg/mL	0,6	36 a 54	100 a 300min	25	0
Dexametasona Decadron®	Elixir: 0,1mg/mL Comprimidos: 0,5, 0,75 e 4mg Injetável: 1mg/2mL e 4mg/2,5mL	0,75	36 a 54	100 a 300min	25	0
Deflazacort Calcort® Deflanil®	Comprimidos: 6 e 30mg Solução oral: 22,75mg/mL (20 gotas) Comprimidos: 7,5mg e 30mg	5 a 7	12 a 30	120min	3 a 5	0

Quadro 33.9 Efeitos colaterais sistêmicos do uso prolongado de corticosteroide

- Fácies de lua cheia
- Giba de búfalo
- Acne, alopecia, hirsutismo
- Obesidade abdominal
- Osteopenia, osteoporose
- Distúrbios psiquiátricos (p. ex., depressão, labilidade emocional)
- Úlcera péptica, gastrite
- Glaucoma, catarata
- Hipertensão arterial
- Hipercoagulabilidade, redução da fibrinólise
- Miopatia proximal
- Pele fina e frágil, estrias violáceas
- Intolerância à glicose ou *diabetes mellitus*
- Redução da libido
- Distúrbios menstruais
- Dificuldade de cicatrização
- Neutrofilia, eosinopenia, linfopenia

lhor resposta do que outros em virtude da influência de fatores genéticos. Esse grupo de medicamentos suprime a atividade inflamatória, mas não cura a asma – após cerca de 2 semanas sem seu uso, os marcadores de células inflamatórias e a hiper-reatividade brônquica podem retornar aos níveis prévios.

Com o uso de doses pequenas a médias, praticamente não há de efeitos adversos importantes. Em altas doses (> 1.000µg de beclometasona por dia ou dose equivalente), podem ser eficazes no controle de quadros mais graves, com melhora substancial da sintomatologia. Entretanto, ocorre aumento considerável dos efeitos colaterais, como fragilidade cutânea, catarata, aumento da pressão intraocular, osteopenia e osteoporose. Alguns estudos detectaram um aumento pequeno, porém significativo, do risco de fratura. Os efeitos locais, como candidíase oral, disfonia e tosse crônica, podem ser observados com qualquer posologia e são reduzidos pela lavagem bucal após aplicação ou pelo uso de espaçadores. O Quadro 33.10 mostra a equivalência estimada das doses de corticoides inalados.

Capítulo 33 Asma Brônquica

Quadro 33.10 Equivalência estimada das doses de corticoides inalados utilizados no Brasil

Corticosteroide inalado	Dose baixa (µg/dia)	Dose média (µg/dia)	Dose alta (µg/dia)
Beclometasona	200 a 500	500 a 1.000	> 1.000
Budesonida*	200 a 400	400 a 800	> 800
Ciclesonida*	80 a 160	160 a 320	> 320
Fluticasona	100 a 250	250 a 500	> 500
Flunisolida	500 a 1.000	1.000 a 2.000	> 2.000
Mometasona*	200 a 400	400 a 800	> 800
Triancinolona	400 a 1.000	1.000 a 2.000	> 2.000

*Aprovados para uso uma vez ao dia em pacientes com doença leve.
Adaptado da revisão do *Global Initiative for Asthma*, 2006.

Quadro 33.11 Apresentações dos LABA disponíveis no Brasil

Salmeterol Serevent®	Formoterol Fluir®, Foradil®, Formocaps®	Bambuterol Bambec®	Terbutalina de liberação lenta Bricanyl Duriles®
Dose média: 2 puffs 12/12h Puff → 25µg	DPI (aerolizer) Dose média: aspirar 1 cápsula de 12/12h Cápsula → 12µg	Dose média: 10 a 20mL/dia Xarope: 1mg/mL	Dose média: 5mg 12/12h Comprimido → 5mg

Beta-2-agonistas inalatórios de longa ação (LABA)

Os mais utilizados são o formoterol e o salmeterol, disponíveis sob a forma de aerossol MDI ou DPI. São potentes broncodilatadores (duração de efeito: cerca de 12 horas), mas com pouca propriedade anti-inflamatória.

O formoterol tem rápido início de ação, cerca de 5 minutos, enquanto o salmeterol demora de 15 a 20 minutos para agir. A combinação de formoterol + corticoide inalatório pode ser utilizada tanto para alívio dos sintomas como para o tratamento de manutenção, pois alguns estudos evidenciaram que 12µg de formoterol teriam efeito em reduzir o broncoespasmo; entretanto, mais estudos são necessários para a adoção dessa prática como rotina.

O efeito broncoprotetor pode diminuir com o uso regular, porém, com raras exceções, o alívio rápido dos sintomas com o beta-2-agonista de curta duração não é limitado pelo uso regular do LABA. Existem mutações na estrutura do receptor beta-adrenérgico, o que pode limitar a eficácia desses fármacos em alguns pacientes. Além disso, pode existir um efeito paradoxal com o uso dos LABA, levando à perda do controle da asma.

O bambuterol é um beta-2-agonista de ação prolongada e de apresentação oral, administrado uma vez ao dia. Houve equivalência no controle dos sintomas, quando comparado com o salmeterol. Útil nos pacientes com asma noturna, é usado como alternativa em pacientes com dificuldade para utilização da via inalatória.

Uma opção financeiramente mais acessível é a terbutalina de liberação lenta, que apresenta maior incidência de efeitos colaterais, mas geralmente é bem tolerada quando administrada nas doses convencionais.

Os LABA promovem melhora sustentada da função pulmonar (Quadro 33.11), mas deve ser lembrado que, como não se trata de agentes anti-inflamatórios, não devem ser usados isoladamente, pois resultam em manutenção do quadro inflamatório das vias aéreas e, consequentemente, exacerbações frequentes. Alguns estudos detectaram aumento da mortalidade quando LABA (especificamente o salmeterol) foi utilizado como monoterapia. São indicados nos pacientes com asma persistente moderada ou grave em associação com os corticoides inalatórios (Quadro 33.12).

Antileucotrienos

Os antileucotrienos atuam bloqueando a síntese dos leucotrienos ou agem como antagonistas de seus receptores. Apresentam modesto efeito broncodilatador, que ocorre algumas horas após a administração da primeira dose, efeito anti-inflamatório, e reduzem a hiper-responsividade das vias aéreas com o uso prolongado.

Os agentes disponíveis no Brasil são os antagonistas dos receptores dos cisteinil-leucotrienos (C4, D4 e E4): montelucaste e zafirlucaste (Quadro 33.13). Podem ser administrados em uma (montelucaste) ou até duas vezes ao dia (zafirlucaste), com ótimo perfil de tolerabilidade. Outra grande vantagem é sua apresentação via oral, o

Quadro 33.12 Associações de corticosteroide inalatório e LABA

Formoterol + Budesonida Alenia®, Symbicort®, Foraseq®, Vannair®	Salmeterol + Fluticasona Seretide®	Formoterol + Beclometasona Fostair®
DPI (aerolizer, turbuhaler) MDI Doses: 6/100µg, 6/200µg e 12/400µg	DPI (diskus): 50/250µg; 50/500µg MDI: 25µg/50µg, 25µg/125µg, 25µg/250µg	MDI Dose: 6/100µg

Quadro 33.13 Apresentações dos antileucotrienos disponíveis no Brasil

Montelucaste Singulair®	Zafirlucaste Accolate®
Dose média: 1 comp./dia Comprimido: 10mg	Dose média: 1 comp./dia Comprimido: 20mg

Quadro 33.14 Apresentação da teofilina mais utilizada

Teofilina de liberação prolongada Teolong®
Cápsulas: 100, 200 e 300mg Xarope: 100mg/15mL

que os torna úteis nos pacientes que não conseguem ou não podem fazer uso de medicações pela via inalatória.

Alguns estudos evidenciaram que os antileucotrienos melhoraram a função pulmonar e a qualidade de vida e diminuíram o número de exacerbações do paciente asmático. O efeito do medicamento varia de um indivíduo para outro, em virtude da variabilidade na fisiopatologia da asma (se esta apresenta ou não grande expressão de leucotrienos). Para essa diferenciação faz-se o teste terapêutico por 1 mês e, após esse período, o paciente é avaliado com a finalidade de identificar se houve ou não resposta: é considerado sem resposta o indivíduo que não apresentou nenhuma melhora dos sintomas. Pacientes com hipersensibilidade ao AAS têm, em geral, boa resposta, pois apresentam excesso de leucotrienos.

Os corticosteroides inalatórios são superiores aos antileucotrienos no controle da asma; entretanto, alguns estudos demonstraram que os antileucotrienos podem ser associados a doses mais baixas de corticoide inalatório ou como agente adicional aos corticosteroides inalatórios e beta-2-agonistas em casos malcontrolados. Como monoterapia, podem ser utilizados na asma persistente leve, especialmente nos casos em que não se pode fazer uso de corticoides, nos pacientes que não conseguem utilizar a via inalatória e na asma induzida por AAS.

Xantinas

Agentes broncodilatadores de baixa potência com propriedades anti-inflamatórias, vêm caindo em desuso por conta de muitas interações medicamentosas e efeitos colaterais, como sintomas gastrointestinais, manifestações neurológicas, arritmias cardíacas e parada cardiorrespiratória. Com o desenvolvimento de formulações de liberação prolongada (Quadro 33.14), que tornam possível o uso a cada 12 horas, mostrou ser uma alternativa para os pacientes que preferem medicação oral, podendo ser associadas aos corticoides inalatórios na asma moderada ou grave (embora se saiba que os LABA são melhores).

Cromonas

As cromonas agem prevenindo o broncoespasmo mediante a estabilização dos mastócitos, porém não apresentam atividade broncodilatadora aguda (não indicadas no tratamento da crise).

Seu papel é limitado no tratamento de longo prazo da asma em adultos. São medicamentos para uso alternativo na prevenção da broncoconstrição induzida por exercício físico ou por hipersensibilidade a alérgenos, com boa efetividade quando utilizados 10 a 20 minutos antes da exposição ao fator desencadeante (Quadro 33.15). O beta-2-agonista de curta ação é o agente de escolha nessas situações e, quando associado às cromonas, apresenta efeito aditivo.

Podem ser utilizados também na asma persistente leve, embora seus efeitos anti-inflamatórios sejam fracos e menores do que com doses baixas de corticoide inalatório. Em geral, são bem toleradas, com poucos efeitos adversos, como tosse após inalação e dor de garganta.

Quadro 33.15 Apresentação do cromoglicato

Cromoglicato sódico Intal®, Maxicron®, Rilan®
NBZ (dose média: 20mg → 1 dose de 6/6h) Vidro com 24 doses (20mg/dose) MDI (dose média: 2 puffs de 6/6h) Puff → 5mg

Terapia anti-IgE

O omalizumabe (Xolair®) é um anticorpo monoclonal humanizado derivado de DNA recombinante que se liga seletivamente à imunoglobulina E (IgE). A cascata alérgica inicia-se quando a IgE ligada aos receptores de alta afinidade (FceRI) na superfície dos mastócitos e basófilos sofre ligação cruzada com um alérge-

CAPÍTULO 33 Asma Brônquica

no. Isso resulta na degranulação dessas células efetoras e na liberação de histaminas, leucotrienos, citocinas e outros mediadores. Esses mediadores são responsáveis pela fisiopatologia da asma alérgica, incluindo edema das vias respiratórias, contração do músculo liso e alteração da atividade celular associada ao processo inflamatório. Eles também contribuem para os sinais e sintomas da doença alérgica, como broncoconstrição, produção de muco, sibilos, dispneia, opressão torácica, congestão nasal, espirros, prurido, rinorreia e lacrimejamento. O omalizumabe liga-se à IgE e evita sua ligação ao receptor FceRI de alta afinidade, reduzindo assim a quantidade de IgE livre que está disponível para desencadear a cascata alérgica.

Vários estudos têm demonstrado que essa medicação reduz significativamente os níveis séricos de IgE (em 96%), resultando em diminuição da função dos mastócitos e provocando menor expressão do receptor de alta afinidade (FceRI) na superfície dessas e de outras células imunomoduladoras (basófilos, monócitos e células dendríticas).

Está indicado na terapia adjuvante em pacientes com mais de 6 anos de idade com asma alérgica persistente moderada ou grave, que recebem alta dose diária de corticosteroides inalados associados a antileucotrienos ou LABA e que não estão controlados, apresentando redução da função pulmonar ($VEF_1 < 80\%$), frequentes sintomas diurnos ou despertares noturnos e várias exacerbações documentadas. É administrado por via subcutânea a cada 2 ou 4 semanas, dependendo da dose. A posologia empregada é baseada no peso do paciente e no nível sérico de IgE. Atualmente, para pacientes adultos com peso acima de 150kg ou IgE total < 30 ou $> 700UI/mL$, não se recomenda a utilização da terapia anti-IgE.

Estudos mostram que o uso de omalizumabe diminuiu significativamente a taxa de exacerbações, assim como as crises graves ($VEF_1 < 60\%$), com redução de 44% das visitas às emergências. A taxa de internação foi reduzida pela metade.

Podem ocorrer diversos efeitos adversos, entre os quais: reações no local da injeção, infecções virais, infecções do trato respiratório, sinusite, dor de cabeça e faringite. Também foi observado aumento da incidência de erupções cutâneas, eventos gastrointestinais e sangramento genital feminino.

Existem relatos de que reações anafiláticas podem ocorrer mesmo após 1 ano do uso regular da medicação. Um estudo observou que cerca de 39% dos casos ocorrem com a primeira dose, 19% com a segunda, 10% com a terceira e o restante após doses subsequentes. Desse modo, o omalizumabe deve ser administrado (de acordo com um guia de medicação recente divulgado pelo Food and Drug Administration [FDA]) nos serviços de saúde onde a anafilaxia possa ser gerenciada. Os pacientes devem ser observados por tempo apropriado após cada injecção. Embora o omalizumabe seja bem tolerado, seu potencial para efeitos colaterais a longo prazo deve ser cuidadosamente acompanhado.

PRINCÍPIOS DO TRATAMENTO DE MANUTENÇÃO

Como citado anteriormente, o tratamento deve ser iniciado de acordo com a classificação da gravidade da asma (em caso de dúvidas na classificação, o tratamento deve corresponder à de maior gravidade). As medicações para cada caso estão listadas no Quadro 33.16.

Quadro 33.16 Tratamento de manutenção inicial baseado na gravidade

Gravidade	Alívio	Primeira escolha	Alternativa	Uso de corticoide oral
Intermitente	Beta-2 de curta duração	Sem necessidade de medicamentos de manutenção		
Persistente leve	Beta-2 de curta duração	CI dose baixa	Montelucaste Cromonas*	Corticosteroide oral nas exacerbações graves
Persistente moderada	Beta-2 de curta duração	CI dose moderada* a alta ou CI dose baixa a moderada, associado a LABA	Baixa a moderada dose de CI associada a antileucotrieno ou teofilina	Corticosteroide oral nas exacerbações graves
Persistente grave	Beta-2 de curta duração	CI dose alta* CI dose alta + LABA	Alta dose de CI + LABA, associados a antileucotrieno ou teofilina	Cursos de corticoide oral a critério do médico, na menor dose para se atingir o controle

CI: corticoide inalado.
*Especialmente em crianças
Adaptado das IV Diretrizes Brasileiras do Manejo da Asma, 2006.

Após iniciada a terapia, o paciente será reavaliado periodicamente, com frequência a depender da gravidade do quadro, e deverá ser classificado de acordo com o nível de controle da asma, o que servirá de base para orientar a terapêutica de manutenção (Figura 33.1). Deve ser lembrado que o tratamento ideal é aquele que mantém o paciente controlado e estável com a menor dose de medicação possível.

Se o controle esperado não for obtido, deve-se investigar o caso com mais detalhes, antes de efetuar ajustes nas medicações, avaliando os seguintes pontos:

- Adesão do paciente.
- Erros na técnica de uso dos dispositivos inalatórios.
- Presença de fatores desencadeantes, como exposição a alérgenos, tabagismo.
- Presença de fatores agravantes, como rinite persistente, sinusite crônica, doença do refluxo gastroesofágico.
- Transtornos psíquicos e sociais.

Após afastadas as causas anteriores, se o paciente não está controlado, deve ser promovido o incremento do esquema terapêutico, aumentando as doses e/ou associando novas classes de medicamentos, passando-se, então, para a etapa seguinte. É importante ter em mente que alguns pacientes que usam corticosteroide inalatório podem apresentar melhora quando essa medicação é trocada por outra da mesma classe, sendo essa uma medida que pode ser tentada antes da progressão para o próximo passo. Na asma parcialmente controlada, deve-se avaliar cada caso para decidir se há necessidade de mudança no esquema terapêutico, levando em consideração a satisfação com a qualidade de vida do paciente, os efeitos adversos dos medicamentos, a presença de comorbidades e se há história de exacerbações muito graves. Para pacientes com asma persistente leve e moderada, os medicamentos das etapas 2 e 3 estão indicados. Os fármacos da etapa 4 ou 5 devem ser utilizados em pacientes com asma persistente grave ou malcontrolados. Quando se consegue o controle sintomático por

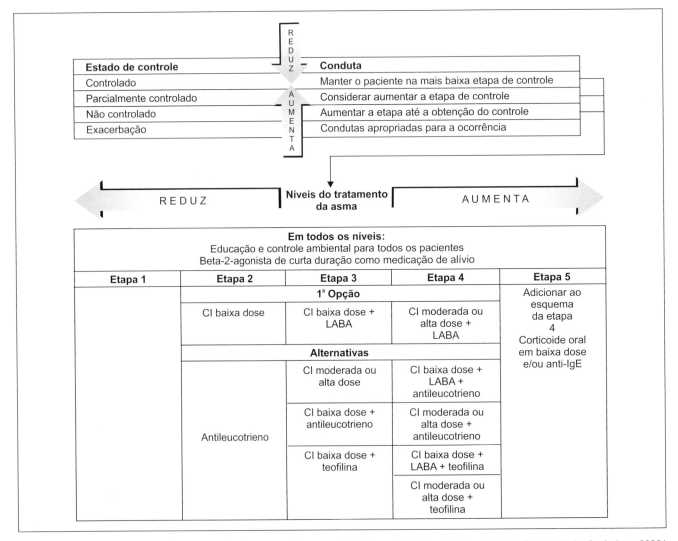

Figura 33.1 Etapas do tratamento de manutenção da asma com base no estado de controle. (Adaptada da revisão do *Global Initiative for Asthma*, 2006.) (CI: cortinoide inalatório; LABA: beta-2-agonistas inalatórios de longa ação.)

um período mínimo de 3 meses, deve-se tentar reduzir as medicações e/ou suas doses em direção às etapas anteriores.

O acompanhamento clínico deve ser periódico, e espirometrias devem ser realizadas, sempre que possível, na avaliação do controle e nas mudanças do esquema terapêutico, preferencialmente a cada 6 meses nos casos mais graves e anualmente nos restantes. Nos pacientes graves é aconselhável também a medição do PFE matinal antes do uso de broncodilatadores. É importante lembrar que quem utiliza corticosteroide com frequência deve submeter-se a avaliação oftalmológica e densitometria óssea anualmente.

ASMA EM SITUAÇÕES ESPECIAIS
Asma no Idoso

A prevalência de asma em adultos com mais de 65 anos de idade é de cerca de 4% a 8%. Aproximadamente metade dos idosos com asma é fumante ou ex-fumante. O tabagismo aumenta a produção de anticorpos IgE, a responsividade brônquica, a produção de marcadores inflamatórios na expectoração e a hiperinsuflação pulmonar. Cerca de um quarto dos casos da doença nos adultos é causado por exposição ao cigarro no local de trabalho.

A comorbidade mais preocupante e comum é a doença cardiovascular, especialmente a cardiopatia isquêmica. A obesidade tem sido sugerida como fator de risco em mulheres idosas. Hipertensão, doença coronariana e glaucoma podem ser tratados com medicamentos (p. ex., betabloqueadores, AAS ou AINE) que podem exacerbar um quadro de asma subjacente.

A espirometria deve ser realizada em todos os pacientes com história de dispneia, tosse crônica, história de tabagismo e sintomas relacionados com a asma. A obstrução das vias aéreas é detectada quando ambos, VEF_1 e VEF_1/CVF, estão abaixo do limite inferior da normalidade, o qual não deve ser determinado usando um valor fixo de 70% para os mais idosos. A ausência de obstrução não exclui o diagnóstico, especialmente se o paciente não estiver sintomático no momento do teste, uma vez que na asma a obstrução é, por definição, intermitente. A idade não altera a resposta aguda ao broncodilatador inalado usado na espirometria, e a mudança do FEF25-75 não deve ser utilizada para determinar uma resposta ao broncodilatador.

O teste de broncoprovocação com metacolina pode ser útil no diagnóstico diferencial de dispneia e tosse em idosos com espirometria normal, que não estejam tomando medicamentos para asma.

O controle bem-sucedido da patologia no idoso é baseado nos mesmos quatro componentes essenciais: monitoramento, educação, controle de fatores ambientais e terapia farmacológica.

O corticosteroide inalatório é a terapia recomendada para pacientes idosos com asma persistente de moderada a grave, reduzindo os índices de mortalidade e hospitalização. Quando não bem controlada com baixas doses de corticosteroides inalados, as possíveis causas de baixa adesão devem ser primeiramente consideradas, como o custo dos inaladores, a dificuldade em utilizar o inalador, a depressão ou as preocupações quanto aos efeitos colaterais de esteroides.

Em idosos com fibrilação atrial ou doença arterial coronariana, o aumento da dose do corticosteroide inalado ou adição de um antileucotrieno pode ser preferível à adição de um LABA. Por outro lado, num paciente com glaucoma ou osteoporose, a adição de um LABA ou um antileucotrieno, antes do aumento da dose do corticosteroide inalado, é uma opção mais frequentemente aceita.

Corticosteroide sistêmico deve ficar reservado para os casos de exacerbações e para os pacientes em uso de corticosteroide inalado em doses altas há pelo menos 3 meses, associado a um LABA ou antileucotrieno sem controle efetivo, e descartadas comorbidades que serão agravadas com a corticoterapia, além de condições associadas que piorem o controle da asma, como doença de refluxo ou rinite.

Os pacientes que recebem a terapia crônica com corticosteroides inalados e que têm risco moderado de osteoporose devem ser submetidos à densitometria óssea para avaliação da necessidade de terapia preventiva.

O uso de LABA está indicado na asma persistente que não é bem controlada com corticosteroide inalatório isolado. Em geral, em pacientes idosos, a dose administrada duas vezes ao dia deve ser limitada a 50µg de salmeterol ou 12µg de formoterol, a fim de limitar o risco de toxicidade cardiovascular. O tratamento com anticolinérgico – ipratrópio ou tiotrópio – não demonstrou eficácia no controle da asma, podendo ser benéfico em pacientes com DPOC associada. A teofilina não é sugerida para o controle da doença nos idosos. Os antileucotrienos podem ser uma opção antes do aumento da terapia com glicocorticoides inalados.

As vacinas anti-influenza e antipneumocócica reduzem as taxas de infecção respiratória em pacientes asmáticos; a antipneumocócica foi associada à diminuição das internações por asma em idosos.

Asma e Refluxo Gastroesofágico

O refluxo gastroesofágico (RGE) é comum em pacientes asmáticos, com prevalência variando de 30% a 90% nessa população. Reciprocamente, sintomas respiratórios, incluindo aqueles associados à asma, são aumentados em pacientes com RGE. Alguns mecanismos têm sido propostos para a possível produção de broncoconstrição pelo conteúdo ácido do esôfago e, portanto, para o agravamento da obstrução ao fluxo aéreo nesse grupo: aumento do tônus vagal, acrescido de reatividade brônquica e microaspiração do conteúdo gástrico para as vias respiratórias. Ensaios clínicos controlados e não controlados encontraram associação entre terapia para RGE e melhora dos sintomas da asma; no entanto, o impacto da terapia sobre as medidas de desfecho nos objetivos do controle da asma tem sido variável.

Nos pacientes em que coexistem sintomas de refluxo e asma de moderada a grave, em vez de testes diagnósticos, é sugerido um teste terapêutico para RGE, que consiste num inibidor de bomba de prótons (omeprazol, lansoprazol, esomeprazol, rabeprazol ou pantoprazol), administrado duas vezes ao dia durante 3 meses (tomado 30 minutos antes do café e do jantar), podendo ser associado a um agente procinético. A experiência de sucesso é definida como melhora de 20% no pico de fluxo expiratório, melhora dos sintomas da asma ou diminuição de 20% da dose do corticosteroide oral. Não existe consenso sobre o papel do tratamento cirúrgico da doença do RGE em pacientes com asma agravada por essa patologia.

ASMA E GRAVIDEZ

A asma acontece em 3% a 8% das gestantes. A gravidez pode ser associada a mudanças no curso da doença (podendo melhorar, piorar ou manter-se estável durante esse período). A patologia pode ainda afetar a evolução e os resultados da gestação: as pacientes sem controle adequado apresentam aumento dos riscos de mortalidade perinatal, pré-eclâmpsia, partos prematuros e baixo peso ao nascer.

Os dois principais objetivos do tratamento da asma – a prevenção de episódios agudos e a otimização da função pulmonar – não sofrem alterações na gravidez.

A diminuição da função pulmonar durante a gestação está associada a resultados perinatais adversos, o que torna importante a monitorização da função pulmonar. A medição do PFE oferece as vantagens de menor custo e facilidade de dosagens seriadas em casa.

É fundamental que essas pacientes cessem o tabagismo, pois ele pode piorar o quadro asmático e aumentar as complicações infecciosas, aumentando a necessidade de uso de medicações.

O início de imunoterapia não é recomendado durante esse período, com base em considerações de risco-benefício; no entanto, é recomendável que seja continuada em pacientes que já fazem uso e apresentam benefícios com esta modalidade de tratamento.

Os estudos de coorte são tranquilizadores e mostram a ausência de efeitos adversos nos resultados da gravidez com os seguintes fármacos: albuterol (salbutamol), teofilina, cromoglicato, beclometasona e budesonida.

Não houve evidências de teratogenicidade com o uso de beta-2-adrenérgico de curta ação em humanos. Seu uso durante a gravidez foi significativamente associado a risco reduzido de hipertensão gestacional, porém o risco de pré-eclâmpsia não foi afetado. A adrenalina deve ser evitada, exceto no contexto de anafilaxia.

Alguns estudos mostraram risco ligeiramente maior de prematuridade e baixo peso ao nascer com o uso de corticosteroide oral nessas pacientes. No entanto, os riscos de doença grave não controlada (podendo incluir a mortalidade materna ou fetal) são geralmente maiores, sugerindo que os corticosteroides orais ainda devam ser usados quando indicados para o tratamento de asma grave gestacional. Potenciais efeitos adversos incluem aumento de fissuras orais, nascimento prematuro, baixo peso ao nascer; aumento na incidência de pré-eclâmpsia, diabetes gestacional e hipertensão arterial sistêmica.

Quanto ao uso dos corticosteroides inalados, os maiores estudos envolvem o uso da budesonida. A taxa de malformações congênitas não diferiu da população geral; não apresentou efeito clinicamente significativo na mortalidade fetal, na idade gestacional ou no crescimento fetal. A budesonida continua sendo o corticosteroide inalado mais recomendado nesse período; no entanto, outros corticosteroides inalados podem ser mantidos, se a paciente se encontrava bem controlada antes da gravidez.

Os agentes anticolinérgicos não são geralmente utilizados como principal forma de tratamento para asma na gestação; no entanto, estudos em animais asseguram seu uso.

Metilxantinas são seguras durante a gravidez, mas seus resultados no controle da doença são inferiores aos dos corticosteroides inalados. Nos casos mais graves, podem ser usadas em associação aos corticoides inalatórios.

Os dados em animais e os limitados em humanos não demonstraram aumento de malformações fetais ou outros efeitos adversos com o uso de cromoglicato de sódio.

Dados sobre a utilização de antileucotrienos durante a gestação são limitados, mas as evidências acumuladas, principalmente com o montelucaste, são reconfortantes. Assim, até que mais informações estejam disponíveis, é sugerido o uso do montelucaste como agente adjuvante aos corticosteroides inalados, especialmente em pacientes que tiveram uma boa resposta a esse medicamento anteriormente.

ASMA INDUZIDA PELO EXERCÍCIO

Utiliza-se essa expressão para definir a resposta broncoespástica que alguns indivíduos manifestam ao se exercitarem. Cerca de 49% dos asmáticos e 40% dos pacientes com rinite alérgica apresentam asma induzida pelo exercício. O diagnóstico é estabelecido por meio da história clínica e do teste de desencadeamento com exercício monitorado pela função pulmonar. A obstrução da via aérea costuma iniciar logo após o esforço, atingindo seu pico em 5 a 10 minutos, após o que há remissão espontânea do broncoespasmo, com melhora total da função pulmonar em cerca de 30 a 60 minutos. A presença de broncoconstrição induzida pelo exercício (BIE) pode ser demonstrada em nível laboratorial mediante a queda de 10% do VEF_1 em relação ao VEF_1 basal pré-exercício. Alguns autores consideram que uma queda de 15% do VEF_1 define um diagnóstico mais preciso.

O tratamento regular da asma com corticosteroide inalado costuma reduzir a magnitude da BIE em 50%, porém muitos pacientes precisam de tratamento adicional. Os beta-2-agonistas inalatórios de curta duração, se utilizados 15 a 30 minutos antes do exercício, inibem a BIE por cerca de 4 horas. Os antileucotrienos também protegem de maneira satisfatória contra a BIE e seu uso regular não parece estar associado a tolerância e redução de seu efeito protetor. Os LABA podem ser usados para impedir a BIE, porém a duração do efeito pode diminuir com seu uso continuado.

ASMA DE DIFÍCIL CONTROLE

A asma de difícil controle acomete menos de 5% dos pacientes, porém é responsável por mais da metade dos custos relacionados com a patologia e apresenta maior mortalidade. De acordo com o *Global Initiative for Asthma* (2006), os pacientes que apresentam sintomas diariamente, exacerbações frequentes, sintomas noturnos frequentes, limitação da atividade física, VEF_1 ou PFE < 60% do previsto e variabilidade do VEF_1 > 30%, antes do início do tratamento devem ser classificados como tendo asma persistente grave. A expressão asma grave refratária deve ser aplicada aos que permanecem sob difícil controle, apesar de uma reavaliação extensa do diagnóstico, prevenção ou tratamento de fatores agravantes, e após um período de 6 meses de acompanhamento rigoroso por um especialista na doença.

O tratamento da asma de difícil controle envolve o uso de corticosteroides inalados em altas doses, associado ao uso de LABA, podendo ser usados também teofilina de liberação lenta ou antileucotrienos como adjuvantes. A maioria dos casos exige o uso de corticosteroides orais. O omalizumabe pode ser utilizado como terapia adjuvante em casos selecionados, diminuindo o uso dos corticosteroides orais e, em alguns casos, dos corticosteroides inalados. Pacientes com perfil de escarro não eosinofílico apresentam benefício com o acréscimo de brometo de tiotrópio, mesmo sem associação com tabagismo.

O uso de anti-TNF-α mostrou benefício a princípio promissor, porém apresentou, a longo prazo, eventos adversos sérios, como infecções graves. Outros medicamentos, como ciclosporina, tacrolimus, metotrexato e sais de ouro, apresentaram resultados insatisfatórios e efeitos colaterais notáveis. A adição de macrolídeos é benéfica em muitos casos, estando em sintonia com as provas de infecção crônica por clamídia na asma grave. Os últimos estudos com o uso de anti-IL-5 (mepolizumabe) mostraram redução nas exacerbações e melhora da pontuação em questionário de qualidade de vida em pacientes com asma eosinofílica. Um estudo recente testou o uso de anticorpo humanizado monoclonal IgG_1 contra IL-2R (daclizumabe), demonstrando melhora da função pulmonar e controle da doença em pacientes com asma persistente de moderada a grave que estavam inadequadamente controlados com corticosteroides sistêmicos. A termoplastia brônquica, um procedimento broncoscópico para reduzir a massa de músculo liso das vias aéreas, atenuando a broncoconstrição, foi testada em pacientes com asma grave, resultando em melhora no controle do quadro.

QUANDO INDICAR UM ESPECIALISTA?

Os pacientes devem ser encaminhados ao especialista nas seguintes situações: em caso de dúvida sobre o diagnóstico, provável asma ocupacional, asma de difícil controle, piora do quadro na gravidez, adesão fraca ao tratamento, problemas psicossociais, alta hospitalar recente e entidades clínicas complicadoras (sinusite crônica ou refluxo gastroesofágico).

LEITURA RECOMENDADA

Balkissoon R. Asthma overview. Prim Care Clin Office Pract 2008; 35:41 60.

Bousquet J, Wahn U, Meltzer EO et al. Omalizumab: an anti-immunoglobulin E antibody for the treatment of allergic respiratory diseases. Eur Respir Rev 2008; 17:107, 1-9.

Boushey HA, Sorkness CA, King TS et al. Daily versus asneeded corticosteroids for mild persistent asthma. N Engl J Med 2005; 352:1519-28.

Currie GP, Lee DK, Srivastava P. Long-acting bronchodilator or leukotriene modifier as add-on therapy to inhaled corticosteroids in persistent asthma? Chest 2005; 128:2954-62.

Fanta CH. Asthma. N Engl J Med 2009; 360:1002-14.

Graham D, Higgins B, Barnes N et al. British Guideline on the Management of Asthma. Thorax 2003; 58 Suppl 1:i1-94 (updated 2008 and 2009) disponível em www.sign.ac.uk

Nelson HS, Weiss ST, Bleecker ER, Yancey SW, Dorinsky PM. The Salmeterol Multicenter Asthma Research Trial: a comparison of usual pharmacotherapy for asthma or usual pharmacotherapy plus salmeterol. Chest 2006; 129:15-26.

O'Byrne P, Bateman ED, Bousquet J et al. National Institutes of Health. National Heart, Lung and Blood Institute. Global Initiative for Asthma. Global strategy for Asthma Management and Prevention. Revised 2006. [NIH Publication: N° 02-3659]. Washington, NIH; 2006 disponível em www.ginasthma.org.

Rabe KF, Atienza T, Magyar P, Larsson P, Jorup C, Lalloo UG. Effect of budesonide in combination with formoterol for reliever therapy in asthma exacerbations: a randomised controlled, double-blind study. Lancet 2006; 368:744-53.

Reddel HK, Taylor DR, Bateman ED et al. An Official American Thoracic Society/European Respiratory Society Statement: Asthma Control and Exacerbations. Am J Respir Crit Care Med 2009; 180: 59-99.

Rodrigo GJ, Rodrigo C, Jesse B. Acute asthma in adults: a review. Chest. 2004; 125:1081-102.

Salpeter SR, Buckley NS, Ormiston TM, Salpeter EE. Meta-analysis: effect of long-acting beta-agonists on severe asthma exacerbations and asthma-related deaths. Ann Intern Med 2006; 144: 904-12.

Schatz M, Dombrowski MP. Asthma in pregnancy. N Engl J Med 2009; 360:1862-9.

Sociedade Brasileira de Pneumologia e Tisiologia. IV Diretrizes Brasileiras para o Manejo da Asma. J Bras Pneumol 2006; 32(Supl 7):S447-S474.

Suissa S, Ernst P, Benayoun S, Baltzan M, Cai B. Low-dose inhaled corticosteroids and the prevention of death from asthma. N Engl J Med 2000; 343:332-6.

Infecções de Vias Aéreas Superiores

CAPÍTULO 34

Sílvio da Silva Caldas Neto • Juliana Gusmão de Araújo

INTRODUÇÃO

As infecções de vias aéreas superiores (IVAS) são afecções de elevada incidência nas populações adulta e infantil. Mais frequentes entre as crianças com menos de 1 ano de vida, permanecem com elevada incidência até o sexto ano de idade, quando tem início uma redução progressiva. Estudos mostram que as crianças escolares e pré-escolares podem desenvolver até nove episódios por ano e os adultos, uma média de três. Sua morbidade é responsável por cerca de 40% das faltas ao trabalho e por 70% do absenteísmo escolar.

Os vírus são responsáveis por cerca de 70% dos casos, e apenas pequena parte dessas infecções pode evoluir para contaminação bacteriana secundária. Apesar dessa evidente predominância dos vírus como agentes etiológicos, estima-se que 75% dessas doenças sejam tratadas com antibióticos. Os motivos para o uso inadequado podem estar na incorreta crença de prevenção das infecções bacterianas com uso precoce desses fármacos e, principalmente, no desconhecimento da evolução clínica distinta dessas infecções. De modo geral, ocorre um excesso de diagnóstico de infecção bacteriana nos pacientes com queixa de odinofagia, na otalgia com apenas hiperemia da membrana timpânica (MT) sem outros sinais inflamatórios e nas rinossinusites diagnosticadas por meio da radiografia de seios da face.

Do ponto de vista prático, diferenciar os quadros virais dos bacterianos é a principal função do médico que atende o paciente com IVAS. Dessa maneira, este capítulo tem a intenção de fornecer subsídios para que o diagnóstico dessas afecções seja feito de maneira precisa, priorizando as corretas indicações de uso dos antimicrobianos. Essas afecções geralmente são leves o suficiente para serem tratadas ambulatorialmente; no entanto, o médico da assistência primária deve ser capaz de reconhecer suas complicações graves com indicação de internamento hospitalar.

GRIPE E RESFRIADO COMUM
EPIDEMIOLOGIA E QUADRO CLÍNICO

Ambas as patologias são benignas, autolimitadas, com incubação de 2 a 4 dias e cura espontânea em cerca de 1 semana. A maioria dos resfriados comuns tem evolução afebril ou com picos de febre baixa e pouca ou nenhuma repercussão sobre o estado geral. Suas manifestações tendem a ser restritas ao nariz e à faringe (rinofaringite aguda), causando sintomas como rinorreia, osbtrução nasal, odinofagia, irritação conjuntival, espirros, cefaleia e pouca tosse. A rinorreia inicialmente é clara e hialina mas, com o passar dos dias, torna-se amarela ou amarelo-esverdeada, sem indicar necessariamente infecção bacteriana secundária. É muito importante destacar que grande parte dos quadros virais nasais acaba comprometendo também as cavidades paranasais, o que, de fato, configura uma rinossinusite. Portanto, a existência da rinossinusite não implica necessariamente a presença de infecção bacteriana, mesmo havendo rinorreia amarelada ou confirmação radiológica de inflamação sinusal. Pode acontecer otalgia passageira, devido à congestão da tuba auditiva, que leva a alterações de pressão dentro da orelha média (OM), não devendo ser confundida, de modo algum, com a otite média aguda bacteriana. Os agentes etiológicos mais presentes nos resfriados comuns são o rinovírus e o coronavírus. O primeiro é responsável por aproximadamente 50% dos casos. Com menor frequência, outros vírus são encontrados.

Nas gripes, a febre e a repercussão sobre o estado geral são um pouco maiores. Odinofagia, mialgias, cefaleia, astenia, calafrios, tosse e dispneia podem aparecer. O comprometimento das vias respiratórias é mais intenso, podendo acometer também as vias aéreas inferiores. São causadas principalmente pelo vírus inflluenza (A, B e C) e mais raramente pelos vírus parainfluenza, adenovírus, VSR, echovírus e coxsáckie.

Praticamente em todos os anos são registrados surtos de influenza, com extensão e gravidade muito variáveis. Os surtos mais extensos e graves são ocasionados pelo influenza A, predominância resultante, em parte, da notável propensão do vírus A para sofrer variação antigênica periódica. No primeiro semestre de 2009, novo subtipo do vírus de influenza A (H1N1), classificado como A/CALIFORNIA/04/2009, iniciou uma pandemia de gripe. O novo vírus demonstrou padrões de comportamento não vistos normalmente nas infecções por influenza sazonal. Mulheres grávidas, crianças pequenas e pessoas com doenças crônicas apresentaram doença mais grave. Muitos desses casos severos se deveram à pneumonia viral, que é de mais difícil tratamento do que a pneumonia bacteriana usualmente associada à influenza sazonal.

Diagnóstico

O diagnóstico das IVAS de origem viral é clínico, sendo indicados exames complementares apenas em casos de complicações. A definição do agente etiológico não é realizada na prática clínica em virtude da dificuldade técnica de isolamento do vírus e da pouca importância desse achado para o tratamento, à exceção de alguns casos de A (H1N1).

Diante dos riscos de infecção pelo vírus influenza A H1N1, todo paciente com quadro gripal deve ser avaliado de modo a descartar síndrome respiratória aguda grave, que é caracterizada por presença de febre acima de 38°C, tosse e dispneia, acompanhada ou não por manifestações gastrointestinais ou outro sinal de gravidade, como, por exemplo, taquipneia, hipotensão e quadro clínico, laboratorial ou radiológico compatível com pneumonia.

Tratamento

O tratamento inicial das gripes e resfriados é apenas sintomático. Hidratação, analgésicos, antitérmicos e lavagem nasal com soluções salinas são as condutas preconizadas. Anti-histamínicos orais são eficazes no alívio do prurido nasal e ocular, epífora e rinorreia, podendo evitar o edema de mucosas e a obstrução dos óstios sinusais. Nos pacientes sem fator alérgico envolvido, essas medicações devem ser evitadas, pois podem ocasionar ressecamento da mucosa e espessamento das secreções.

Descongestionantes nasais tópicos produzem alívio sintomático da congestão nasal, mas seu uso deve ser restringido a poucos dias em razão do risco de rinite medicamentosa. Descongestionantes orais são úteis, mas deve-se lembrar que essas medicações estão contraindicadas em pacientes com hipertensão arterial, diabetes, cardiopatia isquêmica, hiperplasia prostática e glaucoma. Além disso, nas crianças, seu uso deve ser feito com cuidado redobrado em função do risco de complicações hemodinâmicas.

Os antivirais têm papel muito limitado. O oseltamivir (Tamiflu®) teria alguma ação contra o vírus influenza quando usado nas primeiras 48 horas da doença. Gestantes, crianças menores que 2 anos e idosos, pacientes com doença pulmonar crônica, cardiovascular, renal, hepática, hematológica, neurológica, metabólica e imunodeprimidos apresentam indicação para tratamento antiviral, a critério médico. Na presença de síndrome respiratória aguda grave, independentemente da presença de fatores de risco, há indicação de internamento hospitalar e pesquisa do vírus influenza A (H1N1), devendo ser iniciado o oseltamivir o quanto antes.

A principal medida para prevenção, em particular no que se refere à gripe, é a vacinação com vírus inativado derivado dos vírus influenza A e B que circularam durante a estação de influenza prévia com proteção de 50% a 80%. Recomenda-se a vacinação em indivíduos com mais alto risco de complicações da infecção pelo vírus influenza, como, por exemplo, pacientes com mais de 60 anos de idade, institucionalizados, adultos com distúrbios cardiovasculares ou pulmonares crônicos, insuficiência renal crônica, diabetes insulino-dependente, cirrose hepática, hemoglobinopatias, pacientes imunocomprometidos ou HIV-positivos, transplantados, profissionais de saúde e familiares que estejam em contato com os pacientes supracitados.

RINOSSINUSITE BACTERIANA

A rinossinusite é definida como inflamação da mucosa que reveste a cavidade nasal e os seios paranasais. Aproximadamente 20 milhões de novos casos de rinossinusite aguda são diagnosticados anualmente nos EUA e a rinossinusite crônica atinge cerca de 31 milhões de adultos.

Patogenia e Fisiopatologia

Os casos de rinossinusite bacteriana são classificados conforme a duração dos sintomas. Diz-se que a rinossinusite é aguda (RSA) quando o episódio dura menos de 12 semanas e crônica (RSC) se houver sintomas além desse período. A rinossinusite pode ser ainda categorizada como rinossinusite aguda recorrente, quando ocorrem quatro ou mais episódios por ano sem evidência de rinossinusite crônica. Uma exacerbação da RSC é definida como piora súbita dos sintomas com retorno dos sintomas basais após o tratamento.

A RSA ocorre caracteristicamente após uma infecção viral das vias aéreas superiores. A inflamação aguda da mucosa sinusal manifesta-se por hipersecreção e edema, podendo evoluir com obstrução das vias de drenagem dos seios paranasais e, a partir daí, colonização bacteriana das cavidades. Acredita-se que 0,5% a 5% das gripes e resfriados evoluam para infecção bacteriana secundária.

Os organismos mais comumente envolvidos são *Streptococcus pneumoniae*, *Haemophilus influenzae* e *Moraxella catarrhalis*.

A fisiopatologia da RSC permanece não completamente elucidada. A procura de uma causa única e abrangente não obteve sucesso, parecendo tratar-se de uma síndrome de múltiplas etiologias.

O papel das bactérias na patogênese é controverso, apesar de antibióticos serem frequentemente utilizados. Os organismos mais isolados são *Staphylococcus aureus*, anaeróbios e gram-negativos entéricos, como *Pseudomonas aeruginosa*. Há tendência maior à resistência bacteriana. Estudos recentes sobre as relações entre bactérias e RSC sugerem que, além de seu conhecido papel como agente infeccioso, as bactérias poderiam ativar diretamente a cascata inflamatória por meio de superantígenos bacterianos, como enterotoxina estafilocócica. Além disso, os biofilmes bacterianos, matriz polissacarídica complexa sintetizada pelas bactérias que funciona como um microambiente protetor, tornariam as bactérias mais resistentes aos antimicrobianos usualmente prescritos. Após estudo publicado por Ponikau et al. em 1999, ainda está sendo discutido o papel dos fungos na patogênese da RSC, os quais desencadeariam uma reação inflamatória aumentada quando presentes na mucosa nasossinusal.

Anormalidades anatômicas do septo nasal e/ou das estruturas do meato médio podem provocar estreitamentos nas vias de drenagem dos seios, predispondo sinusopatias.

Imunodeficiências, inatas ou adquiridas, também podem contribuir para rinossinusite. Destacam-se a deficiência de subclasse de IgG, a deficiência seletiva de IgA, a imunodeficiência variável comum, a agamaglobulinemia ligada ao X, a infecção por HIV e as imunodeficiências induzidas por medicamentos.

A discinesia ciliar primária, grupo de doenças ocasionadas por defeitos morfológicos ciliares, predispõe os pacientes a rinossinusite aguda e crônica em razão do prejuízo no *clearance* mucociliar. A fibrose cística consiste numa desordem genética autossômica recessiva na qual há aumento da viscosidade das secreções das glândulas mucosas com consequente elevação na incidência de rinossinusites e bronquiectasias e prevalência aumentada de colonização pelo *Pseudomonas aeruginosa*. Acontecem ainda infertilidade e comprometimento pancreático, gastrointestinal e hepatobiliar. A rinossinusite também é achado comum em casos de sarcoidose, granulomatose de Wegener, lúpus eritematoso sistêmico, síndrome de Sjögren e policondrite recidivante.

QUADRO CLÍNICO E DIAGNÓSTICO

Como qualquer outra condição médica, o diagnóstico da rinossinusite inicia com uma boa história clínica, valorizando, sobretudo, a duração dos sintomas. A suspeita do diagnóstico de RSA bacteriana deve surgir quando os sintomas de infecção de via aérea superior persistirem por mais de 10 dias ou quando, na evolução de um quadro viral, houver piora dos sintomas do quinto ao sétimo dia. Nenhum sinal ou sintoma isolado define o diagnóstico. A quantidade ou coloração da secreção também não diferencia definitivamente o quadro viral do bacteriano, não devendo, portanto, ser considerada, como dado isolado, na prescrição de antibióticos. Os principais sinais e sintomas estão listados no Quadro 34.1.

Uma história fortemente compatível com rinossinusite exige a presença de dois fatores maiores ou um fator menor e dois menores. É importante lembrar que, mesmo na presença desses sinais e sintomas, o diagnóstico de infecção bacteriana somente deve ser considerado quando o quadro persistir por mais de 10 dias ou houver piora após o quinto dia de evolução, como já mencionado.

O exame foi aprimorado significativamente com o advento dos endoscópios rígidos e flexíveis, que ampliaram a capacidade de examinar a cavidade nasal, mas de maneira alguma devem ser considerados essenciais para o diagnóstico desses casos.

A radiografia simples é uma técnica cada vez menos valorizada pelos otorrinolaringologistas. Nos casos agu-

Quadro 34.1 Critérios clínicos para o diagnóstico da rinossinusite

Fatores maiores	Fatores menores
Dor ou pressão facial	Cefaleia
Congestão facial	Febre (apenas na RSC)
Obstrução nasal	Halitose
Secreção nasal purulenta ou descarga pós-nasal	Astenia
Hiposmia ou anosmia	Dor dentária
Secreção purulenta na cavidade nasal ao exame	Tosse
Febre (apenas na RSA)	Otalgia, plenitude ou pressão aural

dos, é dispensável, visto que a história clínica e o exame físico são suficientes. Observa-se que, muitas vezes, na vigência de um quadro de resfriado comum, a radiografia simples pode mostrar velamento ou opacificação das cavidades paranasais sem nenhuma correlação com infecção bacteriana secundária.

A tomografia computadorizada (TC) é considerada a técnica de imagem de escolha para as cavidades paranasais (Figura 34.1). Apesar de sua alta sensibilidade, a especificidade das alterações observadas na TC deve ser interpretada com cautela. As IVAS virais podem causar alterações indistinguíveis das rinossinusites bacterianas. Além disso, muitas vezes é difícil a diferenciação entre espessamento de mucosa, secreção e cicatrizes fibrosas, por exemplo. Dessa maneira, essa técnica está especialmente indicada nos casos de difícil resposta ao tratamento clínico, na vigência de complicações e para o planejamento cirúrgico nas rinossinusites crônicas.

A ressonância nuclear magnética é muito pouco utilizada, estando indicada nos casos de complicações intracranianas e orbitárias, na distinção de massas sólidas de muco e no diagnóstico diferencial dos tumores.

Os exames bacteriológicos estão indicados apenas para os pacientes com difícil resposta aos tratamentos convencionais, como os imunodeprimidos, ou em pacientes em UTI. As duas técnicas mais utilizadas são a punção do seio maxilar e a endoscópica. Análise quantitativa é importante, pois a probabilidade de o organismo revelado ser o agente responsável pela infecção local e não simplesmente contaminação aumenta caso a concentração de bactérias seja alta. O exame anatomopatológico pode ser indicado para excluir a presença de neoplasias, vasculites ou doenças autoimunes e para o estudo dos pólipos nasais.

O diagnóstico diferencial mais importante, e por vezes difícil de ser realizado, é entre quadros de RSA bacteriana e infecções virais de vias aéreas superiores.

As disfunções da articulação temporomandibular são capazes de simular dor sinusal. A palpação da articulação pode revelar dor e crepitações. Cefaleias tensionais e enxaqueca também fazem parte do diagnóstico diferencial. As enxaquecas são caracterizadas pela cefaleia pulsátil e frequentemente unilateral. A presença de aura e a resposta a medicações usualmente utilizadas para enxaqueca ajudam na diferenciação. A cefaleia tensional normalmente piora ao decorrer do dia, enquanto a dor sinusal permanece relativamente constante e é tipicamente menos intensa. Neuralgia do trigêmeo, apesar de rara, precisa ser lembrada como diagnóstico diferencial. Deve-se ter em mente ainda que a presença de obstrução nasal unilateral associada à epistaxe merece investigação para exclusão de neoplasias nasossinusais.

TRATAMENTO (FIGURA 34.2)

Os casos de RSA bacteriana devem ser tratados com antimicrobianos por 10 a 14 dias, sendo a amoxicilina a primeira escolha. Pacientes alérgicos a essa medicação podem receber macrolídeos; no entanto, os atuais níveis de falha terapêutica com esses antibióticos alcançam 25%. Quando não houver boa resposta ao tratamento e nos pacientes submetidos a antibioticoterapia recente, deve-se optar pela amoxicilina associada ao ácido clavulânico, cefalosporinas de segunda ou terceira geração ou fluorquinolonas respiratórias. Outras medidas, como hidratação, analgésicos e lavagem nasal com soluções isotônicas ou hipertônicas, são efetivas. Descongestionantes tópicos e sistêmicos podem ser utilizados por curto intervalo de tempo, observando cuidadosamente comorbidades que impeçam sua utilização. Corticosteroides orais são reservados para pacientes com dor intensa por curtos períodos.

Nos pacientes com RSC, a terapia antimicrobiana deve se estender por, no mínimo, 14 a 21 dias. Deve-se utilizar, preferencialmente, amoxicilina associada ao ácido clavulânico e fluorquinolonas respiratórias. Outras opções incluem associações de cefalosporinas com metronidazol ou clindamicina. Lavagem nasal diária e utilização de corticosteroides tópicos também fazem parte do tratamento. Corticoides sistêmicos são bastante efetivos na redução do edema da mucosa e dos pólipos nasais, mas seu uso deve ser restrito devido aos inúmeros efeitos colaterais a eles associados. Recentemente, estudos mostraram boa resposta terapêutica dos casos de RSC ao uso de antagonistas dos receptores de leucotrie-

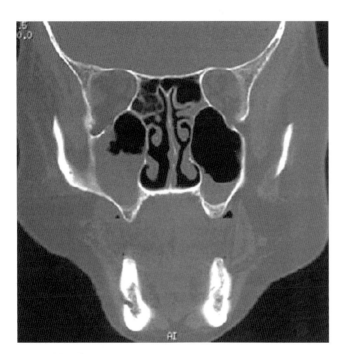

Figura 34.1 Tomografia de seios paranasais mostrando nível hidroaéreo nos seios maxilares compatível com rinossinusite aguda.

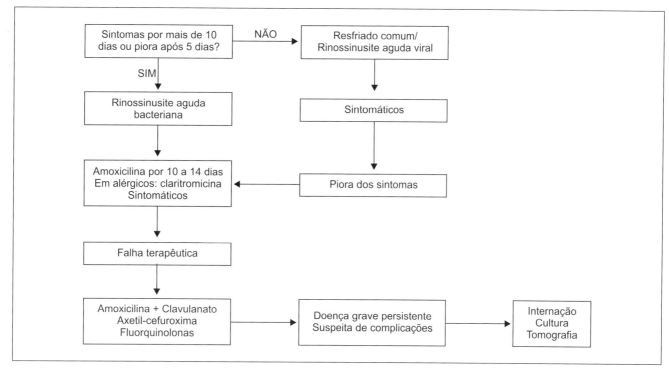

Figura 34.2 Fluxograma para manejo das rinossinusites agudas.

nos e antibióticos macrolídeos, que revelaram atividade anti-inflamatória em doses inferiores às usuais. Todavia, nos casos de RSC, essas medidas muitas vezes são ineficazes e deve ser indicada a conduta cirúrgica com objetivo de ampliar as vias de drenagem e aeração nasal.

Mesmo com todo o avanço no diagnóstico e tratamento dessas afecções observado nos últimos anos, alguns casos ainda evoluem com complicações. Em países subdesenvolvidos, como o Brasil, a subnutrição e o difícil acesso ao sistema de saúde fazem desse um problema ainda prevalente com elevadas taxas de morbimortalidade. Essas complicações são diagnosticadas clinicamente, mas são essenciais os exames de imagem para sua confirmação e diferenciação.

As mais frequentes são as orbitárias, que podem ser divididas em celulite pré-septal, celulite pós-septal, abscesso subperiosteal e abscesso intraorbitário (ou intraconal). A partir dessas complicações, o quadro pode evoluir para comprometimento neurológico, como neurite óptica, tromboflebite do seio cavernoso, meningite, abscessos cerebrais (intraparenquimatosos, subdurais ou extradurais) e encefalite, entre outros. Outras complicações, mais raras e de tratamento difícil, são as ósseas, como osteíte e osteomielite.

Deve-se suspeitar de qualquer dessas complicações pela presença de edema localizado no terço médio ou superior da face, alterações visuais ou sinais de comprometimento neurológico. O tratamento, feito pelo especialista, sempre envolve internamento hospitalar e, muitas vezes, abordagem cirúrgica.

OTITE MÉDIA

A otite média representa um estado inflamatório da OM e da mastoide, mais precisamente de seu mucoperiósteo de revestimento. Pode ser aguda ou crônica, não existindo período de tempo absoluto, mas em geral, quando a doença persiste por mais de 12 semanas, é considerada crônica. Considera-se a otite média aguda recorrente quando ocorrem quatro ou mais episódios em 1 ano ou três ou mais em 6 meses.

O mecanismo da patogênese das otites médias está centrado na tuba auditiva, que tem como funções a equalização da pressão da OM com a atmosférica, a eliminação da secreção produzida na OM e a prevenção do refluxo de microrganismos da nasofaringe.

OTITE MÉDIA AGUDA (OMA)

A OMA é uma das doenças infecciosas mais frequentemente observadas na prática otorrinolaringológica. Apresenta dois grandes picos de incidência: o maior entre 6 e 24 meses de idade e outro entre 4 e 7 anos. Com o desenvolvimento do sistema imunológico e o crescimento craniofacial, a incidência dessas infecções tende a diminuir. Vários estudos mostram incidência maior em meninos.

Patogenia

A etiopatogenia das OMA se baseia na disfunção, em geral aguda, da tuba auditiva, com desequilíbrio da pressão aérea da OM e consequente edema inflamatório de sua mucosa, seguido de retenção de secreções em seu interior. A causa mais comum dessa disfunção é uma IVAS viral. Inicialmente colonizada por vírus, a efusão da OM pode sofrer proliferação bacteriana, o que agrava os processos patológicos.

Alterações craniofaciais que afetam o funcionamento da tuba auditiva aumentam o risco de otite média, entre as quais se destacam a fenda palatina, a síndrome de Down, a síndrome de Apert e as mucopolissacaridoses, especialmente nos dois primeiros anos de vida. Imunodeficiências, tanto primárias como adquiridas, alergia, hipertrofia adenoidiana, disfunção ciliar, intubação nasal, sonda nasoenteral e o refluxo gastroesofágico ainda estão implicados na fisiopatologia das otites médias.

Entre os fatores de risco ambientais, destacam-se a frequência às creches, o tabagismo passivo e as condições climáticas. Deve-se salientar que as baixas condições socioeconômicas também funcionam como fator predisponente, seja pela maior frequência de aglomerações, seja pela dificuldade de acesso ao sistema de saúde. O aleitamento materno exerce proteção pela transferência de anticorpos e fortalecimento do sistema imunológico.

A etiologia mais comum é a viral. As bactérias mais comumente envolvidas são *Streptococcus pneumoniae*, *Haemophilus influenzae* e *Moraxella catarrhalis*. Com menor frequência, aparecem o *Staphylococcus aureus* e gram-negativos, como *Pseudomonas aeruginosa*, que devem ser lembrados em situações de imunodeficiência.

Quadro clínico e diagnóstico

O diagnóstico é clínico, baseado na história e no exame físico. Na fase inicial, manifesta-se com sensação de pressão no ouvido (ou hipoacusia) na vigência de um quadro de IVAS. Nesse estágio, a otoscopia costuma mostrar leve hiperemia da membrana timpânica (MT), através da qual se pode observar a OM bem aerada ou a presença de líquido de aspecto seroso (às vezes com formação de nível hidroaéreo; outras, com formação de bolhas de ar). Entretanto, esse quadro frequentemente (e rapidamente) evolui para uma infecção bacteriana (OMA purulenta), que se apresenta com otalgia intensa acompanhada, normalmente, de febre importante. Nessa ocasião, a otoscopia revelará uma MT muito hiperemiada, com perda da transparência e abaulada em vários graus. O abaulamento timpânico é o principal sinal para o diagnóstico de OMA bacteriana. Não há correlação entre a manipulação da orelha e a dor, sendo essa associação típica dos casos de otite externa. A progressão da doença pode levar à ruptura da MT, com otorreia, quando, em geral, ocorrem melhora da otalgia e febre, configurando então um quadro de OMA supurada.

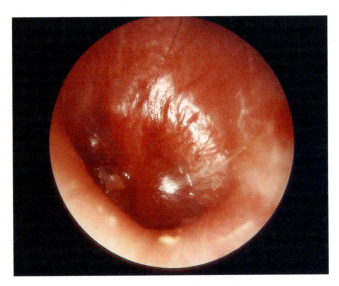

Figura 34.3 Otite média aguda.

Tratamento

O tratamento envolve alguma controvérsia. Como salientado previamente, a maior parte dos casos de OMA é de etiologia viral. Portanto, dispensam qualquer tratamento específico além das medicações sintomáticas. Um paciente em vigência de uma IVAS, com desconforto (ou mesmo dor) no ouvido, em que a otoscopia não mostra abaulamento timpânico, deve, a princípio, ser considerado portador de um quadro viral, não se devendo recomendar o uso de antibióticos, desde que haja possibilidade de reavaliação dentro de 1 ou 2 dias. Entretanto, como esses quadros iniciais dificilmente motivam uma consulta médica, e como a evolução para OMA purulenta costuma ser rápida, normalmente, a otite é diagnosticada em fase mais avançada. Nesse caso, por ser a OMA uma doença autolimitada, inúmeros autores preconizam um tratamento puramente sintomático sob vigilância rigorosa, uma vez que, segundo esses autores, os antimicrobianos não alterariam o curso da doença. No entanto, na maior parte dos serviços, a presença do abaulamento timpânico induz o uso de antibióticos com a intenção maior de evitar complicações. Esse segundo pensamento é ainda mais seguido nos países subdesenvolvidos ou em desenvolvimento, em virtude da grande dificuldade de acesso da população aos serviços de saúde, inviabilizando um seguimento mais próximo desses pacientes, além da maior taxa de complicações resultante das condições precárias de saúde e nutrição dessas pessoas. Por essas mesmas razões, nesses países, mesmo as OMA em estágio inicial costumam ser tratadas com antibióticos, o que configura um exagero que põe em risco a eficácia dos medicamentos a longo prazo.

Entre os antimicrobianos, a amoxicilina é o agente de escolha. Em crianças com menos de 2 anos de idade, o tratamento nunca deve ser inferior a 10 dias. Em caso de ausência de resposta à medicação inicial, deve-se suspeitar de resistência do *Streptococcus pneumoniae* à penicilina, quando dobrar a dose é suficiente para se obter resposta clínica, ou ainda de produção de betalactamase por *H. influenzae* ou *M. catharralis*, quando se deve adicionar à terapia um fármaco inibidor da betalactamase, como o ácido clavulânico. Cefalosporinas de segunda e terceira gerações, macrolídeos e quinolonas constituem outras opções.

Otite Média Secretora (OMS)

A OMS tem várias outras denominações. Na literatura americana é normalmente conhecida como otite média com efusão, termo considerado inadequado, pois não encerra uma definição etiológica nem temporal. Segundo o "Consenso sobre Otites Médias", da Associação Brasileira de Otorrinolaringologia e Cirurgia Cervicofacial, de 1999, a OMS é definida como um processo inflamatório crônico da mucosa da OM, com a persistência de fluido em seu interior por um período superior a 3 meses. Também é chamada de otite média serosa ou otite média serosa crônica. É a causa mais comum de perda auditiva nas crianças de 2 a 5 anos de idade. A incidência pode chegar a 40% nas crianças de 2 a 4 anos.

Patogenia

Os fatores de risco são os mesmos da OMA, e a OMS muitas vezes está relacionada com persistência de efusão na OM após um quadro de OMA. Em geral, no entanto, é causada por disfunção tubária persistente, como nos casos de rinite crônica, hipertrofia de vegetações adenoides etc. Dessa maneira, qualquer condição que inviabilize ou dificulte a função da tuba auditiva pode precipitar o surgimento da OMS. Com a tuba auditiva deficiente, a constante reabsorção de gás pela mucosa da OM gera uma pressão negativa que resulta em transudação de fluido para a luz dessa cavidade.

Quadro clínico e diagnóstico

O sintoma predominante na OMS é a hipocusia, inexistindo febre ou dor, a menos que haja uma reagudização do processo. O diagnóstico também é realizado pela otoscopia, na qual se identifica a MT opaca, acinzentada ou amarelada com redução de sua mobilidade na pneumatoscopia (Figura 34.4). Pode-se ainda identificar nível hidroaéreo ou bolhas de ar na OM. Tem, portanto, o mesmo aspecto de uma OMA inicial, e a diferenciação entre os dois quadros tem de ser dada obrigatoriamente pela história clínica, sendo muitas vezes necessário o acompanhamento por pelo menos 3 meses para a definição do diagnóstico. A audiometria demonstra perda auditiva condutiva e a timpanometria revela curva tipo B ou C de complacência da MT.

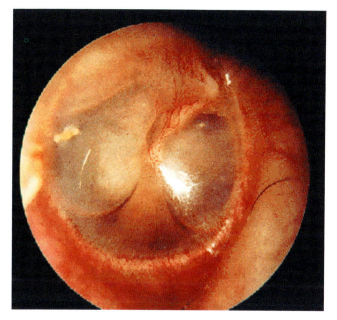

Figura 34.4 Otite média secretora.

Tratamento

Muitas vezes, a conduta mais adequada é de expectação, pois, em diversos casos, a OMS pode coexistir com função auditiva normal ou muito pouco alterada. Resolução espontânea pode acontecer numa parcela dos pacientes, mas nem sempre se pode aguardar essa resolução se existe perda auditiva importante (limiar auditivo superior a 30dB). Nesses pacientes, a intervenção cirúrgica com colocação de tubo de ventilação deve ser considerada. O tratamento com antibióticos e corticoides mostra-se eficaz em poucos casos, mas com elevados índices de recidiva.

Otite Média Aguda Recorrente (OMAR)

É admissível que uma criança tenha até três episódios de OMA por ano (ou dois episódios num período de 6 meses). Além desse limite, está configurado um quadro de OMAR. Esta definição não é puramente semântica. Significa que, a partir de determinada frequência de otites, o paciente já merece um tratamento preventivo.

O controle da alergia, o prolongamento do aleitamento materno e a retirada das crianças das creches, muitas vezes, podem evitar ou reduzir a utilização de antibióticos. A gamaglobulina endovenosa poderá eventualmente ser recomendada em casos de deficiência de gamaglobulinas. A vacinação contra *S. pneumoniae* é medida importante, uma vez que essa bactéria tem desenvolvido resistência importante atualmente. A vacina *S. pneumoniae* 23-valente não demonstrou ser imunogênica em menores de 2 anos; no entanto, a heptavalente tem se mostrado bastante eficaz contra meningites e pneumonias e com eficácia moderada nas otites médias agudas. A vacina contra *Haemophilus influenzae* não previne a otite média, apenas infecções como meningite, pneumonia e epiglotite. A vacinação contra o vírus influenza ainda não é consensual.

Pode-se optar ainda pela colocação de tubos de ventilação com ou sem adenoidectomia, na dependência do volume das vegetações adenoides.

OTITE MÉDIA CRÔNICA (OMC)

A OMC é definida como um processo inflamatório crônico da OM na presença de uma MT não íntegra. Pode haver otorreia intermitente ou persistente secundária à contaminação da OM pelos germes presentes na orelha externa ou mediante a perda do mecanismo protetor do refluxo de secreções da nasofaringe para OM através da tuba auditiva. As bactérias mais comumente isoladas são *P. aeruginosa*, *S. aureus* e *Proteus*. A otalgia não é frequente, e a perda auditiva condutiva é característica.

O diagnóstico é estabelecido a partir da história clínica associada à otoscopia. O tratamento consiste em gotas otológicas à base de aminoglicosídeos, ciprofloxacina ou cloranfenicol durante os episódios de supuração, mas o tratamento definitivo é cirúrgico, e esses pacientes devem ser sempre encaminhados ao otorrinolaringologista.

As otites médias também são capazes de originar complicações nas regiões vizinhas. Essas complicações são divididas em otológicas e intracranianas.

Entre as complicações otológicas, encontram-se abscesso retroauricular, paralisia facial, labirintite e petrosite. As intracranianas são meningite, abscessos cerebrais ou cerebelares e tromboflebite do seio cavernoso.

FARINGOTONSILITES

Mais da metade das faringotonsilites são virais. Entre os casos bacterianos, o *Streptococcus* beta-hemolítico do grupo A é o mais importante, sendo responsável por cerca de 25% das infecções faringotonsilares. Somente esses casos deveriam ser tratados com antimicrobianos. No entanto, o que se observa é que aproximadamente 75% dos pacientes com queixa de odinofagia recebem prescrição de antibiótico. O que agrava ainda mais a situação é o fato de 5% das infecções estreptocócicas não serem identificadas clinicamente e deixarem de receber o tratamento efetivo.

QUADRO CLÍNICO E DIAGNÓSTICO

As infecções estreptocócicas são mais frequentes em crianças de 5 a 6 anos de idade. Caracteriza-se por febre, odinofagia, adenopatia cervical anterior, cefaleia, vômitos e disfagia. Nota-se que estão ausentes sintomas virais, como tosse, rinorreia e obstrução nasal. Na oroscopia, visualiza-se hiperemia faringotonsilar, podendo haver também exsudato purulento. Os critérios para diferenciação dos quadros virais da infecção estreptocócica estão listados no Quadro 34.2.

Quadro 34.2 Critérios clínicos para diferenciação entre faringotonsilite viral e estreptocócica

Faringotonsilite viral	Faringotonsilite estreptocócica
Tosse, rouquidão, rinorreia, obstrução nasal, irritação conjuntival	Cefaleia, vômito, dor abdominal, dor mais intensa, prostração
Início insidioso	Início mais abrupto
Hiperemia amigdaliana. Exsudatos de intensidade variável, mas de aspecto não purulento	Hiperemia amigdaliana é o achado mais frequente. Exsudato purulento em 50% a 90% dos casos. Petéquias
Pequenas úlceras, vesículas ou pústulas no palato mole e nos pilares anteriores	Linfadenomegalia cervical dolorosa

Para o diagnóstico etiológico, a cultura de secreção de orofaringe representa o padrão-ouro. Existem também testes de detecção rápida da bactéria, que incluem o ensaio imunoenzimático e a aglutinação com látex. A disponibilidade desses testes diagnósticos para uso rotineiro constitui estratégia eficaz com boa relação custo-benefício, evitando o uso desnecessário de antimicrobianos.

TRATAMENTO E COMPLICAÇÕES

Os quadros virais são tratados apenas com sintomáticos. Já nas infecções bacterianas, deve-se utilizar, preferencialmente, penicilina benzatina em dose única ou amoxicilina por período de 7 a 10 dias. Em pacientes alérgicos, os macrolídeos são uma opção viável, no entanto têm apresentado elevado índice de resistência bacteriana. Caso não haja resposta evidente em 48 horas, amoxicilina associada ao ácido clavulânico, cefalosporinas ou clindamicina estão indicados.

O abscesso peritonsilar é a complicação supurativa mais comum. Essa infecção decorre geralmente de flora mista com aeróbios e anaeróbios. Alguns dias depois do início da amigdalite aguda, ocorre agravamento unilateral da odinofagia, observando-se edema da porção lateral e superior à tonsila faríngea. A punção aspirativa é diagnóstica e terapêutica. O tratamento pode ser realizado ambulatorialmente com amoxicilina/clavulanato. A depender do estado geral e da perviedade da via aérea do paciente, devem ser indicados, em alguns casos, internamento hospitalar e antibioticoterapia endovenosa.

Entre as complicações não supurativas, destacam-se a glomerulonefrite (GNDA) e a febre reumática. A doença reumática resulta do dano tissular provocado por reações de autoimunidade decorrentes da estreptococcia e ocorre cerca de 20 dias após infecção não tratada em indivíduos geneticamente suscetíveis. Já a GNDA ocorre, em média, 10 dias após infecção de pele ou faringotonsilar pelo *Streptococcus* beta-hemolítico do grupo A, em consequência dos autoanticorpos circulantes e, principalmente, da lesão glomerular resultante da deposição de imunocomplexos. O tratamento antimicrobiano das infecções estreptocócicas não se mostrou efetivo na prevenção da GNDA, diferentemente do que ocorre com a febre reumática.

DIAGNÓSTICO DIFERENCIAL

Uma importante patologia que deve ser diferenciada dos quadros de faringotonsilite estreptocócica é a mononucleose infecciosa, síndrome clínica caracterizada por mal-estar, cefaleia, febre, faringotonsilite e linfadenopatia. Essa enfermidade é causada predominantemente pelo vírus Epstein-Barr (EBV), mas pode também ser ocasionada por outros microrganismos, como o citomegalovírus, o *Toxoplasma gondii*, o vírus da hepatite A e o HIV, sendo denominada então síndrome "mononucleose-*like*". É comum em adolescentes e adultos jovens. O exame físico caracteriza-se por linfadenopatias tensas e dolorosas, hepatosplenomegalia e exsudato faringotonsilar cinza-esbranquiçado com petéquias no palato. As tonsilas aumentam de tamanho, podendo comprometer a via aérea. A contagem celular mostra leucocitose com aumento de linfócitos atípicos. Provas sorológicas específicas podem ser realizadas para definição do diagnóstico etiológico. O tratamento envolve repouso, analgésicos e corticosteroides, caso apareçam sinais de obstrução de via aérea. Raramente, intubação nasotraqueal ou traqueostomia pode ser necessária.

O vírus coxsáckie provoca uma infecção tonsilar conhecida como herpangina. Caracteriza-se pela presença de vesículas ulcerativas sobre o palato, a faringe e as tonsilas. Acontece em menores de 16 anos de idade e está associada a sintomas como cefaleia, febre, anorexia e odinofagia. Não há tratamento específico, indicando-se apenas sintomáticos.

Infecção fúngica pode estar presente em pacientes imunocomprometidos, apresentando-se como placas esbranquiçadas sobre a mucosa faríngea, que sangra com a tentativa de remoção. Tratamento prolongado com antibióticos também predispõe a essa infecção. O tratamento é feito com nistatina ou clotrimazol.

Outra entidade que deve ser lembrada no diagnóstico diferencial das faringotonsilites bacterianas é a angina de Paul Vincent, causada por *Treponema vincentti* e *Spirochaeta denticulata*. O quadro clínico consiste em febre, odinofagia unilateral, adenopatia cervical ipsilateral e úlcera profunda no polo tonsilar superior coberta por exsudato esbranquiçado. O tratamento é realizado com penicilina e higiene oral. O aspecto dessa lesão pode mimetizar as neoplasias de tonsila, sobretudo em pacien-

Quadro 34.3 Antibióticos usados para o tratamento de IVAS

Fármaco	Dose	Posologia	Apresentação comercial
Amoxicilina	500mg 875mg	8/8h 12/12h	Amoxil®, Velamox®, Novocilin®
Amoxicilina + Clavulanato	500 + 125mg; 875 + 125mg	8/8h 12/12h	Clavulin®, Novamox®, Sigma-clav®, Sinot-clav®
Penicilina G benzatina	600.000U, 1.200.000U	Dose única intramuscular	Benzetacil®, Benzetron®
Penicilina V	500.000U	8/8h	Pen-ve-oral®, Pencilin V®
Axetil-cefuroxima	250mg, 500mg	12/12h	Zinnat®, Zinacef®
Cefaclor	250mg, 500mg	8/8h	Ceclor®, Faclor®, Reflax®
Claritromicina	250mg, 500mg	12/12h	Klaricid®, Clamicin®, Claritron®
Levofloxacino	500mg	24/24h	Tavanic®, Tamiram®, Levoxin®, Levaquin®, Tavaflox®
Moxifloxacino	400mg	24/24h	Avalox®
Gatifloxacino	400mg	24/24h	Tequin®
Clindamicina	300mg	8/8h	Dalacin C®, Anaerocid®, Clindacin®
Metronidazol	250mg, 400mg	8/8h	Flagyl®, Flazol®, Helmizol®

tes com fatores predisponentes. No entanto, a evolução aguda e a resolução dos sintomas com terapia antimicrobiana descartam o diagnóstico.

A difteria, causada por *Corynebacterium diphtheriae*, é raramente vista na atualidade. Apresenta exsudato cinza, aveludado, constituindo uma pseudomembrana firmemente aderente às tonsilas. O tratamento deve ser iniciado de imediato, antes mesmo da confirmação diagnóstica por cultura, com administração da antitoxina em até 48 horas do início dos sintomas, acrescida de altas doses de penicilina.

Outras infecções que podem acometer a região faringotonsilar são as provocadas por *Neisseria gonorrhoeae*, presente como faringite exsudativa, *Treponema pallidum*, cancro oral, especialmente em pacientes com história pregressa de exposição sexual.

LEITURA RECOMENDADA

Al-Najjar FY, Uduman SA. Clinical utility of a new rapid test for the detection of group A Streptococcus and discriminate use of antibiotics for bacterial pharyngitis in an outpatient setting. Int J Infect Dis 2008 May; 12(3):308-11.

American Academy of Pediatrics Subcommittee on management of acute otitis media. Diagnosis and management of acute otitis media. Pediatrics 2004; 113:1451-65.

Anon JB, Jacobs MR, Poole MD et al. Antimicrobial treatmenet guidelines for acute bacterial rhinosinusitis. Otolaryngology Head Neck Surgery 2004; 130 (suplemento 1):1-45.

Araujo E, Palombini BC, Cantarelli V et al. Microbiology of middle meatus inchrinic rhinosinusitis. Am J Rhinol 2003; 17(1):9-15.

Araujo Filho BC, Imamura R, Sennes LU, Sakae FA. Role of rapid antigen detection test for the diagnosis of group-A beta-hemolytic streptococcus in patients with pharyngotonsillitis. Braz J Otorhinolaryngol. 2006 Jan-Feb; 72(1):12-5.

Bachert C, Zhang N, Patou J, van Zele T, Gevaert P. Role of staphylococcal superantigens in upper airway disease. Curr Opin Allergy Clin Immunol 2008 Feb; 8(1):34-8. Review.

Bhattacharyya N, Lee LN. Evaluating the diagnosis of chronic rhinosinusitis based on clinical guidelines and endoscopy. Otolaryngol Head Neck Surg. 2010 Jul; 143(1):147-51.

Brook I, Gober AE. Rate of eradication of group A beta-hemolytic streptococci in children with pharyngo-tonsillitis by amoxicillin and cefdinir. Int J Pediatr Otorhinolaryngol 2009 May; 73(5):757-9.

Busquets JM, Hwang PH. Rinossinusite não-polipóide – classificação, diagnóstico e tratamento. In: Bailey BJ, Johnson JT (eds.). Otorrinolaringologia – Cirurgia de cabeça e pescoço. Vol. 1. Rio de Janeiro: Revinter; 2010:627-39.

Butugan O, Balbani APS, Voegels RL. Complicações das rinossinusites. In: Campos CAH, Costa, HOO (eds.). Tratado de otorrinolaringologia. Vol. 3. São Paulo: Roca, 2003:107-17.

Casselbrant ML, Mandel EM, Fall PA et al. The heritability of otitis media: a twin and triplet study. JAMA 1999; 282:2125-30.

Consenso sobre otites médias. Sociedade Brasileira de Otorrinolaringologia. Revisão 2001. Disponível em: http://www.rborl.org.br/portugues/consensos.

Crotti D, D'Annibale ML, Ubaldi M, Fonzo G, Medori MC. Pharyngotonsillitis caused by Streptococcus pyogenes: clinical and epidemiological aspects and resistance phenotypes towards macrolides. Infez Med 2002 Dec; 10(4):213-9.

Cryer J, Schipor I, Perloff J et al. Evidence of bacterial biofilms in human chronic rhinosinusitis. Laryngoscope 2003; 113(2):303-6.

Daramola OO, Flanagan CE, Maisel RH, Odland RM. Diagnosis and treatment of deep neck space abscesses. Otolaryngol Head Neck Surg 2009 Jul; 141(1):123-30.

Diretrizes Brasileiras de Rinossinusites. Revista Brasileira de Otorrinolaringologia 2008. Suplemento – Vol. 74 nº 2 mar/abr.

Diretrizes para o Enfrentamento à Pandemia de Influenza A (H1N1): Ações da Atenção Primária à Saúde. Brasília, 27 de agosto de 2009. Disponível em: http://portal.saude.gov.br/portal/saude/profissional/area.cfm?id_area=1534

Jenson HB, Baltimore RS. Impacto of pneumococcal and influenza vaccines on otitis media. Current Opinion Pediatr 2004; 16:58-60.

Kilty SJ, Gaboury I. Clinical predictors of peritonsillar abscess in adults. J Otolaryngol Head Neck Surg 2008 Apr; 37(2):165-8.

Klossek JM. Efficacy and safety of mometasone furoate nasal spray in the treatment of sinusitis or acute rhinosinusitis. Rev Laryngol Otol Rhinol (Bord) 2007; 128(3):187-92.

Lacroix JS et al. Symptoms and clinical and radiological signs predicting the presence of patogenic bacteria in acute rhinosinusitis. Acta Otolaryngol 2002; 122(2):192-6.

Lanza DC, Kennedy DW. Adult rhinosinusitis defined. Otolaryngol Head Neck Surg 1997 Sep; 117(3 Pt 2):S1-7. Review.

Lynch JP 3rd, Zhanel GG. Streptococcus pneumoniae: epidemiology and risk factors, evolution of antimicrobial resistance, and impact of vaccines. Curr Opin Pulm Med 2010 May; 16(3):217-25. Review.

Makibara RR, Fukuda JY, Gil D. Eustachian tube function in adults with intact tympanic membrane. Braz J Otorhinolaryngol 2010 Jun; 76(3):340-6.

McCormack R, O'Shea T. The uptake and use of the Monospot test in patients with tonsillitis. Ir Med J 2009 Jul-Aug; 102(7):226-8.

Ponikau J, Sherris DA, Weaver A et al. Treatment of chronic rhinosinusitis with intranasal amphotericin B: a randomized, placebo-controlled, double-blind pilot trial. J Allergy Clin Immunol 2005; 115(1):125-31.

Protocolo de Manejo Clínico e Vigilânica Epidemiológica da Influenza. Brasília; 05 de agosto de 2009. Disponível em: http://portal.saude.gov.br/portal/saude/profissional/area.cfm?id_area=1534

Rea TD et al. Prospective study of the natural history of infectious mononucleosis caused by Epstein-Barr virus. J Am Board Fam Pract 2001; 14 (4):234-42.

Repanos C, Mukherjee P, Alwahab Y. Role of microbiological studies in management of peritonsillar abscess. J Laryngol Otol 2009 Aug; 123(8):877-9.

Rosenfeld RM, Andes D, Bhattacharyya N et al. Clinical practice guideline: adult sinusitis. Otolaryngol Head Neck Surg 2007 Sep; 137(3 Suppl):S1-31.

Rosenfeld RM, Kay D. Natural history of untreated otitis media. Laryngoscope 2003; 113:1645-57.

Salamone FN, Tami TA. Acute & chronic sinusitis. In: Lalwani AK (ed.). Current diagnosis & treatment otolaryngology head and neck surgery. 2. ed. New York: Mc Graw Hill Lange, 2008:273-81.

Sih TM, Bricks LF. Optimizing the management of the main acute infections in pediatric ORL: tonsillitis, sinusitis, otitis media. Braz J Otorhinolaryngol 2008 Sep-Oct; 74(5):755-62.

Stevanovic T, Komazec Z, Lemajic-Komazec S, Jovic R. Acute otitis media: to follow-up or treat? Int J Pediatr Otorhinolaryngol 2010 Aug; 74(8):930-3. Epub 2010 Jun 17.

Tasker A, Dettmar PW, Panetti M et al. Is gastric reflux a cause of otitis media with efusion em children? Laryngoscope 2002; 112:1930-4.

Visvanathan V, Nix P. National UK survey of antibiotics prescribed for acute tonsillitis and peritonsillar abscess. J Laryngol Otol. 2010 Apr; 124(4):420-3. Epub 2009 Nov 25.

Wilkinson EP, Friedman RA. Acute suppurative otitis media. Ear Nose Throat J 2008 May; 87(5):250.

Yates P D, Anari S. Otitis media. In: Lalwani AK (ed.). Current diagnosis & treatment otolaryngology head and neck surgery. 2. ed. New York: Mc Graw Hill Lange, 2008:655-65.

Infecções Broncopulmonares

CAPÍTULO 35

Rita de Cássia dos Santos Ferreira
Juliana de Moura Leal Rodrigues Santos

BRONQUITE AGUDA

A bronquite aguda consiste numa infecção frequente na prática médica cuja etiologia costuma ser viral. Nessa infecção aguda (que dura < 3 semanas) do trato respiratório, a tosse, produtiva ou não, é o sintoma predominante. Pode ocorrer hiper-responsividade brônquica transitória.

Com frequência, antibióticos são prescritos nessa situação, apesar de não serem recomendados, tendo em vista que não foi demonstrado benefício na maioria dos casos. Isso se deve à dificuldade frequente em distinguir clinicamente a etiologia viral daquela bacteriana. No entanto, essa prática leva à emergência cada vez maior de bactérias resistentes aos antibióticos.

A presença de quatro parâmetros clínicos – febre < 38°C, frequência cardíaca < 100bpm, frequência respiratória < 24rpm e ausculta pulmonar normal – caracteriza de maneira confiável uma bronquite aguda, ou seja, sugere etiologia viral, sendo desnecessário prosseguir com a investigação. Essa conduta é suficiente em adultos sem outras comorbidades importantes que podem reduzir a imunidade e em adultos com menos de 65 anos de idade. A dosagem de proteína C reativa pode ajudar em casos duvidosos, estando normal ou apenas levemente aumentada na bronquite aguda.

Tosse com duração de mais 3 semanas, no entanto, não deve mais ser considerada bronquite aguda, e sim tosse crônica, devendo-se prosseguir com a investigação, inicialmente com uma radiografia de tórax.

Estudos epidemiológicos mostraram que vírus respiratórios, principalmente influenza, parecem causar a maioria dos casos de bronquite aguda não complicada. Desse modo, o tratamento com antibiótico não altera o curso clínico da doença, exceto quando *Bordetella pertussis*, *Mycoplasma pneumoniae* e *Chlamydia pneumoniae* forem as causas não virais de bronquite aguda em adultos, as quais totalizam 5% a 10% dos casos em pacientes sem comorbidades pulmonares prévias.

O uso de antibióticos nessas circunstâncias só é justificado em caso de suspeita de *pertussis* (p. ex., quando há surtos epidêmicos). Os agentes anti-influenza, inibidores de neuroaminidase, amantadina e rimantidina só são efetivos se utilizados dentro de 48 horas do início de sintomas. O tratamento objetiva a redução da duração da doença em 1 dia. A maioria dos pacientes com bronquite aguda não complicada tem melhora espontânea. Os sintomas podem ser aliviados com analgésicos e antitérmicos e broncodilatadores inalados.

INFLUENZA

O espectro da infecção por influenza inclui desde pacientes assintomáticos até aqueles com pneumonia viral primária e fulminante, dependendo da imunidade do hospedeiro e da carga infectante.

Em geral, ocorre o estabelecimento abrupto de sintomas, após período de incubação de poucos dias. A influenza não complicada usualmente se apresenta como uma traqueobronquite com envolvimento de pequenas vias aéreas e sintomas sistêmicos abruptos, como febre, calafrios, mialgias, prostração, cefaleia e anorexia. A tosse, que pode ser seca ou produtiva, a cefaleia e as mialgias são os sintomas mais proeminentes. Tabagistas frequentemente apresentam sintomas mais pronunciados. No início da doença, rinorreia e obstrução nasal também estão presentes, e são descritas fotofobia e dor ocular. A febre pode ser alta (38 a 41°C) e dura em média 3 dias (1 a 5 dias), assim como outros sintomas sistêmicos. Prostração e tosse podem durar semanas. No exame físico podem ser observados: fácies vermelha, pele úmida e quente, olhos vermelhos e lacrimejamento, mucosas hiperemiadas sem exsudatos e aumento de linfonodos cervicais. Crepitantes e sibilos pulmonares ocorrem em menos de 25% dos pacientes. Os pacientes idosos podem apresentar apenas lassidão, febre alta e confusão, com sintomas respiratórios mínimos.

A doença deve ser diferenciada de outras viroses, como vírus sincicial respiratório, coronavírus, parainfluenza, rinovírus, adenovírus e também *Mycoplasma pneumoniae*. Durante surtos epidêmicos de influenza A, pacientes com pneumonia intersticial difusa viral raramente terão outros vírus respiratórios.

O diagnóstico pode ser clínico no cenário apropriado, mas é possível lançar mão de exames laboratoriais, como imunofluorescência direta com aspirados de nasofaringe, para detectar antígeno viral; ELISA, para detectar antígeno viral na nasofaringe (pode diferenciar influenza A e B); cultura viral de aspirado ou *swab* de nasofaringe (necessita de 3 a 7 dias); a reação em cadeia da polimenase (PCR) é mais sensível e específica do que culturas e testes sorológicos. Estes últimos necessitam até 20 dias para definição diagnóstica, pois são necessárias amostras de soro na fase aguda e de convalescença, sendo considerada resultado positivo a ocorrência de um aumento de quatro ou mais vezes no título de anticorpos.

Influenza A (H1N1)

A gripe causada pelo vírus da infuenza H1N1 apresenta amplo espectro clínico, indo desde uma doença não febril, com sintomas leves do trato respiratório superior, doença tipo influenza, até pneumonia rapidamente progressiva. Os sintomas mais comuns são tosse, febre, dor de garganta, mialgia, astenia e cefaleia, além de sintomas gastrointestinais, que podem estar presentes. Os fatores associados com doença grave são: idade inferior a 2 anos, gravidez, pneumopatia, nefropatia e hepatopatia crônicas, condições neurológicas, hemoglobinopatias, imunossupressão, crianças em uso crônico de ácido acetilsalicílico, idade igual ou superior a 65 anos, índios, obesos e pacientes socialmente desfavorecidos.

O tempo de incubação é geralmente de 1 a 2 dias, podendo levar até 7 dias. Os achados relacionados com influenza grave ou complicada são: dispneia, taquipneia ou hipoxia e/ou sinais radiológicos de acometimento de trato respiratório inferior (pneumonia), envolvimento de sistema nervoso central (encefalopatia, encefalite), desidratação grave ou complicações secundárias (insuficiência renal, choque séptico, falência múltipla de órgãos), rabdomiólise, miocardite, exacerbação de doença crônica, outra condição que exija internamento e qualquer sinal de progressão da doença.

Sugerem progressão da doença sinais e sintomas que indiquem prejuízo da oxigenação ou insuficiência cardiopulmonar (dispneia, cianose, expectoração com cor ou sanguinolenta, dor torácica e hipotensão), hipoxia, sintomas e sinais de complicações do sistema nervoso central (perda da consciência, síncope, sonolência, convulsão recidivante ou persistente, confusão, fraqueza ou paralisia), evidência de replicação viral mantida ou infecção bacteriana secundária e invasiva em teste laboratorial ou sinais clínicos (febre alta persistente e outros sintomas, por mais de 3 dias). Também deve ser considerada sinal de progressão desidratação grave manifesta como redução de atividade, zumbido, redução de diurese e letargia.

O diagnóstico etiológico é realizado com técnicas de amplificação de DNA (*real time PCR*) e testes rápidos em *swab* de nasofaringe. No entanto, em nenhuma circunstância o teste para influenza deve retardar medidas de controle ou tratamento antiviral se houver suspeita de H1N1. Deve ser sempre considerada a associação com patógenos bacterianos.

Na doença leve, o tratamento consiste em hidratação e uso de antitérmicos. Na doença grave ou progressiva, usa-se oseltamivir em todos os grupos, inclusive grávidas e crianças com menos de 2 anos de idade (75mg a cada 12 horas em maiores de 13 anos). Usam-se doses maiores em não respondedores com maior duração de tratamento (até 150mg a cada 12 horas). Zanamivir pode ser usado quando não há disponibilidade de oseltamivir ou em casos de resistência. Na presença de doença leve, mas com fatores de risco, é preferível tratar, já que o tratamento precoce se associa a melhor evolução. A internação está indicada em caso de doença não complicada, quando houver deterioração ou ausência de melhora com 72 horas, ou na presença de pneumonia grave ou progressiva ou pneumonia não grave, mas com presença de fatores de risco.

PNEUMONIAS ADQUIRIDAS NA COMUNIDADE EM PACIENTES IMUNOCOMPETENTES

Introdução e Definições

Pneumonias são doenças inflamatórias agudas que acometem os bronquíolos e alvéolos, de etiologia infecciosa, causadas por bactérias, vírus ou fungos. A pneumonia adquirida na comunidade (PAC) é definida como a doença adquirida fora do ambiente hospitalar ou de unidades especiais de atenção à saúde, ou ainda aquela que se manifesta em até 48 horas da admissão hospitalar. Os casos de pneumonia relacionados com hospitalização prévia em emergências por mais de 2 dias nos 90 dias anteriores ao quadro de pneumonia, ou provenientes de asilos ou casas de saúde, ou que receberam antibióticos por via endovenosa ou quimioterapia ou tratamento de escaras nos 30 dias anteriores à doença, ou aqueles que fazem diálise ambulatorial, são atualmente definidos como pneumonia associada a cuidados de saúde, cuja etiologia difere da PAC.

A PAC é uma das maiores causas de morbidade e mortalidade, principalmente em pacientes idosos e com comorbidades. Atualmente, é a oitava causa de morte nos EUA e a causa mais comum de morte por infecção nos países desenvolvidos. Aproximadamente 500 mil pessoas são internadas por ano nos EUA em decorrência da PAC.

No Brasil, no ano de 2007, ocorreram 733.209 internações por pneumonia, segundo dados do Sistema de Informações Hospitalares do Sistema Único de Saúde. Corresponde à primeira causa de internação por doença, isto é, depois das causas obstétricas (partos). As maiores taxas de internação ocorrem nos menores de 5 anos e nos maiores de 80 de anos de idade, sendo essas taxas descendentes nos primeiros e ascendentes nos segundos. O coeficiente de mortalidade também varia conforme a faixa etária. Nos últimos 5 anos, essa tem aumentado em maiores de 70 anos, chegando a alcançar níveis maiores que 500/100.000 habitantes nos maiores de 80 anos de idade.

ETIOLOGIA

A presença dos diferentes agentes patogênicos causadores de PAC depende de vários fatores, como a diversidade na epidemiologia local, a procedência do paciente (hospital ou comunidade), a gravidade, bem como de fatores relacionados com o paciente, como idade, sexo e comorbidades. Por esses motivos, é difícil fazer uma comparação entre os agentes etiológicos nos diversos estudos. Além disso, muitos estudos não levam em consideração alguns patógenos causadores de PAC, como, por exemplo, *Mycobacterium tuberculosis* ou vírus.

O agente etiológico mais comum de PAC é o *Streptococcus pneumoniae*, seguido pelos agentes atípicos (*Mycoplasma pneumoniae, Chlamydophila pneumoniae* e *Legionella pneumophila*) e vírus. Os vírus mais frequentemente implicados incluem rinovírus, influenza A e B do vírus humano, metapneumovírus (hMPV), vírus sincicial respiratório (RSV), coronavírus, parainfluenza, adenovírus e enterovírus. *Haemophilus influenzae* foi isolado com menor frequência (Quadro 35.1). O *Mycoplasma* é mais frequente em menores de 50 anos e sem comorbidades associadas, ao contrário do *S. pneumoniae*, mais presente quando há comorbidades como insuficiência cardíaca, demência, doença pulmonar obstrutiva crônica (DPOC), doença cerebrovascular e em pacientes mais idosos.

Os gram-negativos são incomuns em pacientes previamente hígidos. Presença provável de broncoaspiração, internamento hospitalar prévio, uso anterior de antibióticos (dentro de 30 dias) ou corticosteroides, além de comorbidades (principalmente doença pulmonar estrutural), são fatores de risco para *Pseudomonas aeruginosa*. Doenças cerebrovasculares e cardíacas são também fatores de risco independentes para infecções por enterobactérias.

No entanto, até o momento, a definição de etiologia não parece reduzir a mortalidade, sendo sua pesquisa desnecessária em pacientes ambulatoriais e devendo ser buscada em pacientes graves. Etiologia mista não é incomum, podendo ser encontrada em 6% a 20% dos casos.

Idade menor ou igual a 4 anos, imunossupressão e uso recente de antibióticos betalactâmicos são fatores de risco para PAC por pneumococo resistente à penicilina. No Brasil, no entanto, só foi relatada a presença de resistência intermediária à penicilina.

COMO INVESTIGAR?

Quadro clínico e achados radiológicos

O diagnóstico baseia-se na presença de sintomas agudos do trato respiratório inferior, como tosse e um ou mais dos seguintes sintomas: expectoração, falta de ar e dor torácica, associados a alterações localizadas no exame físico, presença de pelo menos uma manifestação sistêmica (cefaleia, sudorese, calafrios, confusão mental, mialgias e temperatura > 37,8°C) e aparecimento de infiltrado radiológico novo. É importante a exclusão de outras condições com achados semelhantes. No idoso, a descompensação de uma doença previamente estável, confusão mental ou alterações funcionais podem ser as únicas manifestações da doença.

A presença de escarro mucopurulento é mais frequentemente associada à pneumonia bacteriana, enquanto a produção escassa de escarro ou escarro aquoso associa-se mais à infecção por um patógeno atípico. Entretanto, essas características clínicas não são patognomônicas. Uma revisão sistemática destacou a falta de sensibilidade e especificidade dos critérios clínicos para o diagnóstico preciso de PAC. Os achados semiológicos têm apenas acurácia moderada, não permitin-

Quadro 35.1 Patógenos mais comuns em pneumonia adquirida na comunidade (PAC), em ordem decrescente

PAC ambulatorial (leve)	Internados (não em UTI)	Internados em UTI (grave)
S. pneumoniae	S. pneumoniae	S. pneumoniae
M. pneumoniae	M. pneumoniae	Bacilos gram-negativos
C. pneumoniae	C. pneumoniae	H. influenzae
Vírus respiratórios	Vírus respiratórios	Legionella sp.
H. influenzae	H. influenzae	S. aureus
	Legionella sp.	

Retirado de J Bras Pneumol 2009; 35(6):574-601.

do de modo seguro a confirmação ou a exclusão do diagnóstico.

Ao exame físico, 80% dos pacientes têm febre, embora esse achado esteja frequentemente ausente em pacientes idosos. A frequência respiratória maior que 24 incursões/minuto é observada em 45% a 70% dos pacientes e pode ser o sinal mais sensível em pacientes idosos. Taquicardia também costuma ocorrer. O exame físico do tórax revela a presença de estertores na maioria dos pacientes, enquanto cerca de um terço apresenta sinais de consolidação pulmonar.

Além das características clínicas sugestivas, um infiltrado demonstrável pela radiografia de tórax é necessário para o diagnóstico. Esta constitui o método de imagem de escolha na abordagem inicial da PAC, em virtude de sua ótima relação custo-efetividade, baixas doses de radiação e ampla disponibilidade. As Diretrizes da Sociedade Brasileira de Pneumologia e Tisiologia (SBPT), publicadas em abril de 2009, recomendam a realização da radiografia de tórax em incidência posteroanterior e em perfil, pois, além de ser essencial ao diagnóstico, auxilia a avaliação da gravidade, identifica o comprometimento multilobar e pode sugerir etiologias alternativas, como abscesso e tuberculose. A radiografia de tórax também é útil para identificar complicações (cavitação, derrame pleural, abscesso), condições associadas (DPOC, câncer), bem como avaliar a resposta ao tratamento. No entanto, é limitada em predizer o agente causal, em razão de sua classificação em padrões radiológicos (lobar, broncopneumônico e intersticial), o que impossibilita a distinção entre os grupos de agentes (bacterianos e não bacterianos).

Se houver presença de derrame pleural, deve-se considerar a realização de toracocentese para excluir o diagnóstico de empiema ou de derrame parapneumônico complicado, quando a altura do derrame for superior a 5cm, estimado a partir do recesso posterior em radiografia de tórax obtida em projeção lateral em ortostatismo ou no caso de derrame loculado. Essa conduta também está fortemente indicada nos casos de derrames que ocupem mais de 90% de um hemitórax. Nos casos de derrames pequenos ou loculados, a ultrassonografia pode ser utilizada, o que possibilita a localização precisa para a coleta do líquido pleural.

A tomografia computadorizada (TC) de tórax pode ser utilizada quando há dúvidas sobre a presença ou não do infiltrado, na presença de quadro clínico exuberante com radiografia de tórax normal, para detectar complicações como derrame pleural loculado e abscesso, bem como para diferenciar infiltrado pneumônico de massas pulmonares.

Apesar de a investigação etiológica não ser recomendada na maioria dos casos de PAC, em determinados contextos pode-se lançar mão da pesquisa sorológica para *Mycoplasma*, *Chlamydia* e *Legionella* (elevação de anticorpos específicos entre a fase aguda e a de convalescença) e pesquisa de antígenos urinários dos patógenos (*Pneumococcus* e *Legionella*) naqueles pacientes não responsivos ao tratamento, ou quando possa levar à alteração do manejo terapêutico. Infecções de interesse epidemiológico em presença de surtos também devem ser investigadas, como vírus H1N1, vírus da gripe aviária e SARS, ou presença de *Staphylococcus aureus* meticilina-resistente na comunidade. Sorologia para o vírus da imunodeficiência humana também pode ser solicitada na presença de fatores de risco específicos. Hemoculturas são recomendadas naqueles pacientes mais graves, ou seja, que precisam de internamento hospitalar. Em determinadas situações, como história de viagem recente para localidades com riscos específicos, presença de asplenia, derrame pleural, história de alcoolismo, entre outras, pode ser necessária a investigação etiológica.

Hemograma, proteína C reativa, gasimetria arterial e exames bioquímicos para avaliação das funções renal e hepática, glicemia e eletrólitos normalmente não são necessários para avaliação do paciente ambulatorial, no entanto, podem ser solicitados, dependendo do contexto clínico e até para definir a necessidade de internamento.

QUANDO INTERNAR?

Após o diagnóstico, os pacientes devem ser estratificados quanto à necessidade de tratamento ambulatorial ou hospitalar. Com esse objetivo são utilizados, principalmente, dois escores clínicos ou índices de gravidade: o *Pneumonia Severity Index* (PSI), ou índice de *Fine*, e os índices de CURB-65 e CRB-65. O PSI é mais complexo para uso ambulatorial e leva em conta 20 variáveis. Inicialmente são verificados dados demográficos do paciente, seguidos pela presença de comorbidades ativas e, finalmente, a presença de sinais físicos de síndrome inflamatória sistêmica e alterações laboratoriais e radiológicas (Quadro 35.2). Essas últimas dificultam a utilidade desse escore em nível ambulatorial (Quadro 35.3). As classes I a III foram consideradas de baixo risco e as classes IV e V, de alto risco. A utilização desse escore pode subestimar o risco de morte em pacientes jovens devido à maneira como a variável idade é pontuada.

O CURB-65, sugerido inicialmente pela Sociedade Britânica de Tórax e posteriormente modificado, avalia apenas quatro variáveis (C = confusão mental nova; U = ureia > 50mg/dL; R [*respiratory rate*] = frequência respiratória ≥ 30/min; B [*blood pressure*] = PA sistólica < 90mmHg ou diastólica ≤ 60mmHg, associadas à idade > 65 anos). A presença de cada uma das variáveis recebe um ponto (Figura 35.1). A presença de dois ou mais pontos indica a necessidade de internação.

Quadro 35.2 Escore de pontos segundo a presença de fatores demográficos, clínicos e laboratoriais, segundo Fine et al.

Fatores demográficos		Achados laboratoriais e radiológicos	
Idade		pH < 7,35	+ 30
Homens	1 ponto/ano de idade	Ureia > 65mg/dL	+ 20
Mulheres	Idade – 10	Sódio < 130mEq/L	+ 20
Procedentes de asilos	Idade + 10	Glicose > 250mg/dL	+ 10
		Hematócrito < 30%	+ 10
		PO_2 < 60mmHg	+ 10
		Derrame pleural	+ 10
Comorbidades		**Exame físico**	
Neoplasia	+ 30	Alteração do estado mental	+ 20
Doença hepática	+ 10	F. respiratória > 30 ciclos/min	+ 20
ICC	+ 10	PA sistólica < 90mmHg	+ 20
Doença cerebrovascular	+ 10	Temperatura < 35°C ou > 40°C	+ 15
Doença renal	+ 10	Pulso ≥ 125bpm	+ 10

ICC: insuficiência cardíaca congestiva; PO_2: pressão parcial de oxigênio; F: frequência; PA: pressão arterial.

Quadro 35.3 Estratificação dos pacientes com PAC por classes de risco – PSI*

Classe	Pontos	Mortalidade (%)	Local sugerido de tratamento
I	–	0,1	Ambulatório
II	≤ 70	0,6	Ambulatório
III	71 a 90	2,8	Ambulatório ou internação breve
IV	91 a 130	8,2	Internação
V	> 130	29,2	Internação

*Pneumonia Severity Index.

A simplicação desse escore, sem a utilização da dosagem de ureia, viabiliza e torna mais prática sua utilização em nível ambulatorial. A idade maior do que 65 anos não pontua se for o único fator encontrado.

A limitação principal desse escore é a ausência de avaliação de comorbidades, o que pode prejudicar sua utili-

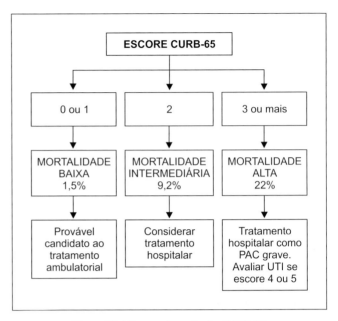

Figura 35.1 Escore de avaliação CURB-65.

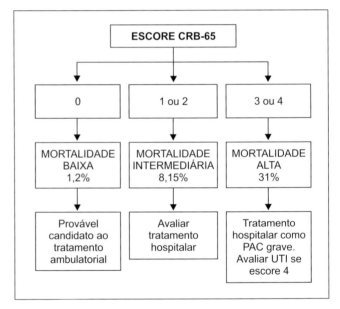

Figura 35.2 Escore de avaliação CRB-65.

zação em pacientes idosos. Dessa maneira, a SBPT recomenda sua utilização associada à avaliação das variáveis socioeconômicas, presença de comorbidades e hipoxemia. O CURB-65 e o CRB-65 foram escolhidos pelas Diretrizes Brasileiras de PAC 2009 em virtude de sua simplicidade.

COMO TRATAR AMBULATORIALMENTE?

Nos pacientes com PAC leve não há necessidade de exame laboratorial; na maioria dos casos, no entanto, é necessário avaliar a condição social do paciente. Preenchidos critérios de tratamento ambulatorial, os pacientes previamente saudáveis, sem fatores de risco para *S. pneu-*

Capítulo 35 Infecções Broncopulmonares

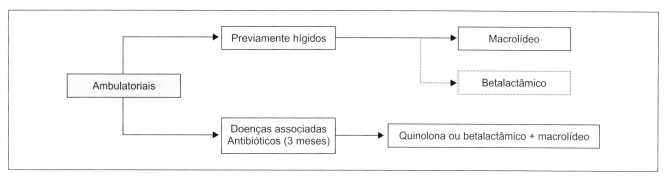

Figura 35.3 Tratamento ambulatorial.

moniae, podem ser tratados com um macrolídeo (azitromicina 500mg ao dia por 5 dias ou claritromicina 500mg a cada 12 horas por 7 dias) ou doxiciclina (100mg a cada 12 horas). Se persistir a indicação de tratamento ambulatorial, mesmo na presença de comorbidades como cardiopatia, pneumopatia, nefropatia crônica, diabetes, alcoolismo, neoplasia, asplenia, imunossupressão, uso de imunossupressores, uso de antimicrobianos nos últimos 3 meses, ou outros riscos para pneumococo resistente, usar: uma fluorquinolona respiratória (moxifloxacina 400mg/dia por 5 dias, levofloxacina 750mg por 7 dias ou gemifloxacina 375mg/dia por 5 dias; um betalactâmico mais macrolídeo – preferir amoxicilina 875mg a cada 12 horas ou amoxicilina-ácido clavulânico 875mg a cada 12 horas. Alternativas à amoxicilina via oral são a cefpodoxina ou cefuroxima (500mg a cada 12 horas) e para o macrolídeo, a doxiciclina (100mg a cada 12 horas). Em locais com altas taxas de pneumococo resistente a macrolídeo são usadas outras alternativas. A utilização de sulfametoxazol e tetraciclina não é mais recomendada em PAC devido ao alto nível de resistência.

Recomenda-se que os pacientes adultos com PAC de leve a moderada gravidade sejam tratados com antibióticos por um período de 7 dias. Alguns trabalhos têm demonstrado eficácia semelhante em regimes de duração mais curta, como 5 dias.

Como Acompanhar?

A resolução radiológica ocorre de maneira relativamente lenta com relação à recuperação clínica. A progressão radiológica pode ocorrer com qualquer etiologia e não deve indicar mudança terapêutica, desde que esteja havendo melhora do quadro clínico. A resolução completa das alterações radiológicas ocorre em 2 semanas depois do início do quadro em metade dos casos e em 6 semanas em dois terços dos casos. Existem fatores que se associam independentemente com resolução mais lenta, como idade avançada, DPOC, imunossupressão, alcoolismo, diabetes e pneumonia multilobar. Pneumonias causadas por *Mycoplasma* sp. resolvem-se mais rapidamente, enquanto aquelas causadas por *Legionella* sp.

têm resolução particularmente lenta. A radiografia de tórax deve ser repetida após 6 semanas do início dos sintomas em fumantes com mais de 50 anos de idade (risco de carcinoma brônquico) e em caso de persistência dos sintomas ou achados anormais no exame físico.

Com a terapêutica adequada, menos de 10% dos pacientes com PAC tratados ambulatorialmente apresentam falência terapêutica, definida, nesse caso, pela necessidade de internamento hospitalar ou mudança de antibioticoterapia. A suspeita de tuberculose deve ser sempre levantada em casos de falência terapêutica ou má evolução com a antibioticoterapia.

Alguns pacientes com PAC leve terão indicação de internamento, devido à presença de péssimas condições socioeconômicas. Nesses casos, a medicação indicada será a mesma do tratamento ambulatorial.

Como Prevenir?

A vacinação anti-influenza pode ser utilizada por todas as pessoas que desejem reduzir o risco de contrair ou transmitir gripe, mas está formalmente indicada nas seguintes situações: adultos com idade igual ou superior a 50 anos, portadores de doenças crônicas pulmonares, cardiovasculares (exceto hipertensão arterial sistêmica), renais, hepáticas, hematológicas e metabólicas; adultos imunossuprimidos; pacientes com distúrbios neuromusculares; gestantes e mulheres que planejam engravidar e lactantes; residentes em lares de idosos e em sistema domiciliar de tratamento; potenciais transmissores dos vírus para grupos de maior risco; profissionais de saúde; cuidadores domiciliares de crianças (< 5 anos) e adultos com mais de 50 anos; profissionais de atendimento domiciliar de serviços de saúde. A vacina está contraindicada em pacientes com hipersensibilidade conhecida à proteína do ovo ou a outros componentes da vacina e na vigência de doença febril aguda.

A vacina antipneumocócica é composta por polissacarídeos da cápsula do pneumococo, incluindo 23 polissacarídeos dos 90 sorotipos conhecidos. Está indicada em pacientes com idade igual ou superior a 65 anos; idade entre 2 e 64 anos em portadores de doenças crônicas, principalmente doença cardiovascular, DPOC, *diabetes mellitus*, alcoolismo, hepatopatia crônica, fístula liquórica, portadores de implantes cocleares e asplenia funcional ou anatômica; imunocomprometidos – portadores de HIV/SIDA, doença oncológica, onco-hematológica, insuficiência renal crônica, síndrome nefrótica, uso de corticoides e imunossupressores e transplantados; indivíduos residentes em asilos. É realizada uma vacinação, a qual só é repetida após 5 anos nos imunocomprometidos e naqueles que receberam a vacina antes dos 65 anos de idade.

Além da utilização da vacinação, devem ser implementadas medidas de higiene respiratória e para cessação do tabagismo.

LEITURA RECOMENDADA

Bjerre LM, Verheij Theo JM, Kochen MM. Antibiotics for community acquired pneumonia in adult outpatients. Cochrane Database of Systematic Reviews, Issue 3, 2009.

Brito V, Niederman MS. How can we improve the management and outcome of pnaumonia in the elderly? Eur Respir J 2008; 32:12-4.

Datasus [homepage on the internet]. Brasília; Ministério da Saúde (cited dezembro 2009). Disponível em http://tabnet.datasus.gov.br/cgi/tabcgxe?sim/cnv/obtuf.def.

Evertsen J, Baumgardner DJ, Regnery A, Banerjee I. Diagnosis and management of pneumonia and bronchitis in outpatient primary care practices. Primary Care Respir J 2010; 19(3):237-41.

Fine MJ, Auble TE, Yealy DM et al. A prediction rule to identify low-risk patients with community-acquired pneumonia. N Eng J Med 1997; 336:243-50.

Hess G, Hill JW, Raut MK et al. Comparative antibiotic failure rates in the treatment of community-acquired pneumonia: results from a claims analysis. Adv Ther 2010; 27(10):1-13.

Jo S, Kim K, Jung K, Rhee JE et al. The effects of incorpating a pneumonia severity index into the admission protocol for community-acquired pneumonia. J Emerg Med (2010), doi: 10.1016/j.jemermed.2010.04.018.

Levy ML, Le Jeune I, Woodhead MA, Macfarlane JT, Lim WS. Primary care summary of the British Thoracic Society Guidelines for the management of community acquired pneumonia in adults: 2009 update. Primary Care Respir J 2010; 19(1):21-7.

Lim MJ, van der Eerden MM, Laing R et al. Defining community acquired pneumonia severity on presentation to hospital: an international derivation and validation study. Thorax 2003; 58:377-82.

Maimon N, Nopmaneejumruslers C, Marras TK. Antibacterial class is not obviously important in outpatient pneumonia: a metanysis. Eur Respir J 2008; 31:1068-76.

Mandell LA, Wunderink RG, Anzueto A et al. Infectious Diseases Society of America/American Thoracic Society Consensus Guidelines on the Management of Community-acquired Pneumonia in Adults. Clinical Infectious Diseases 2007; 44:S27-S72.

Metersky ML, Allen M, Houck PM, Bratzler DW. Antibiotics for bacteremic pneumonia: improved outcomes with macrolides but not fluoroquinolones. Chest 2007; 131:466-73.

Mira JP, Max A, Burgel PR. The role of biomarkers in community-acquired pneumonia: predicting mortality and response to adjunctive therapy. Critical Care 2008; 12(suppl 6):1-7.

Niederman MS, Brito V. Pneumonia in the older patient. Clin Chest Med 2007; 28:751-71.

Niederman MS, Feldman C, Richards GA. Combining information from prognostic scoring tools for CAP: an American view on how to get the best of all worlds. Eur Respir J 2006; 27:9-11.

Pletz MW, van der Linden M, Baum H, Duesberg CB, Klugman KP, Welte T. Low prevalence of fluoroquinolone resistant strains and resistance precursor strains in Strptococcus pneumoniae from patients with community-acquired pneumonia despite high fluoroquinolone usage. Int J Med Microbiol(2010), doi: 10.1016/j.ijmm.2010.05.004.

Rausch S. Approach of acute bronchitis in general practice. Rev. Med. Brux. 2010; 31(4): 247-9.

Ronan D, Nathwani D, Davey P, Barlow G. Predicting mortality in patients with community-acquired pneumonia and low CURB-65 scores. Eur Clin Microbiol Infect Dis(2010) 29: 1117-1124.

Schaaf B, Kruse J, Rupp J, Reinert RR, Droeman D, Zabel P *et al*. Sepsis severity predicts outcome in community-acquired pneumococcal pneumonia. Eur. Respir. J. 2007; 30: 517-524.

Shorman M, Moorman JP. Clinical Manifestations and Diagnosis of Influenza. Southern Med. J. 2003; 96(8): 737-739.

Snow V, Mottur-Pilson C, Gonzales R. Principles of Appropriate Antibiotic Use for Treatment of Acute Bronchitis in Adults. Ann. Intern. Med. 2001; 134: 518-520.

Sociedade Brasileira de Pneumologia e Tisiologia. Diretrizes brasileiras para pneumonia adquirida na comunidade em adultos imunocompetentes – 2009. J. Bras. Pneumol. 2009; 35(6):574-601.

www.who.int/csr/disease/swineflu/guidance/laboratory/en/index.html

Rinite Alérgica

CAPÍTULO 36

Emanuel Sávio Cavalcanti Sarinho
Marcos Eugênio Ramalho Bezerra

INTRODUÇÃO

A rinite alérgica pode ser definida como uma desordem sintomática do nariz e da cavidade nasal, decorrente da exposição da mucosa nasal a um alérgeno específico, desencadeador de uma resposta inflamatória local. Entre os sintomas mais comuns relacionados com a rinite alérgica podem ser citados: rinorreia aquosa, prurido e obstrução nasal, espirros e sintomas oculares, como hiperemia conjuntival, prurido ocular e lacrimejamento.

A exposição a um alérgeno será responsável por uma reação inflamatória mediada por IgE (reação tipo 1 de Gell e Coombs), sendo esse o aspecto fisiopatológico inicial para o aparecimento dos sintomas da rinite. O alérgeno em contato com a IgE específica para si desencadeia o fenômeno da ativação com consequente degranulação mastocitária, com liberação de histamina, bradicinina, substância P, interleucinas (1B, 4, 5 e 13), leucotrienos (C4 e D4) e prostaglandinas (D2), substâncias essas responsáveis pelo processo fisiopatológico inicial e por sua perpetuação. Esse processo fisiopatológico guarda bastante semelhança com o da asma brônquica, daí a costumeira associação entre essas duas tão prevalentes condições. Atualmente se sabe, também, que os alérgenos detentores de uma atividade proteolítica também podem levar a uma resposta imune celular Th2 não dependente de IgE, aumentando ainda mais a inflamação mucosa e a permeabilidade vascular local.

POR QUE INVESTIGAR E TRATAR?

Em 1999 foi realizado o primeiro *workshop* da Organização Mundial de Saúde relacionado com a rinite alérgica – a Iniciativa *Allergic Rhinitis and its Impact on Asthma* (ARIA) – sendo elaborado um documento que analisou a prevalência e os impactos da rinite alérgica sobre a vida dos pacientes, além de estabelecer critérios diagnósticos e recomendações terapêuticas. Essa recomendação foi ampliada e revisada ante os novos estudos constantemente publicados.

O ISAAC (*International Study of Asthma and Allergies in Childhood*) demonstrou que o Brasil é um dos países com maior prevalência de rinite alérgica e de asma no mundo, assim como a associação de ambas. Estima-se que a rinite alérgica acomete cerca de 500 milhões de pessoas ao redor do mundo, e em 200 milhões destas há associação com a asma como comorbidade. Essas condições teriam maior prevalência naqueles países de cultura ocidental, e em especial nos países desenvolvidos. No Brasil, foi demonstrada uma prevalência média da rinite alérgica de 29,6% entre os adolescentes e adultos e de 25,7% entre as crianças em fase escolar, taxas semelhantes às encontradas nos EUA, no Reino Unido e em países da Europa Ocidental.

O início dos sintomas da rinite alérgica normalmente se dá ainda na infância, porém eles podem se manifestar mais tardiamente em até 30% dos casos. Apesar da alta prevalência desses sintomas, muitas vezes a rinite é uma doença negligenciada, seja pelos próprios pacientes portadores da afecção, seja, até mesmo, pelos próprios médicos que não a reconhecem como problema significativo ou não a tratam adequadamente. Ainda que não seja uma patologia de maior gravidade ou que venha a pôr a vida do indivíduo em risco, a rinite alérgica pode ser considerada a doença respiratória mais prevalente, sendo, portanto, um problema de saúde pública por dificultar o tratamento da asma e afetar a qualidade de vida dos pacientes, tanto no convívio social como na qualidade do sono, trabalho, escola e desempenho, o que repercute em termos de produtividade, provocando impactos econômicos.

Rinite Alérgica e Comorbidades

Estudos populacionais vêm demonstrando que cerca de 40% dos portadores de rinite alérgica apresentam concomitantemente asma brônquica e que entre os asmáticos há um percentual em torno de 80% de portadores de rinite associada. A rinite e a asma compartilham mecanismos fisiopatológicos, epidemiológicos e de tratamento semelhantes, podendo ser consideradas na verdade manifestações diferentes de um mesmo *continuum*. Sabe-se hoje que os mecanismos e mediadores inflamatórios são semelhantes nas mucosas nasal e brônquica e que pacientes com rinite apresentam maior hiper-reatividade brônquica, além de um déficit funcional do sistema mucociliar das vias aéreas superiores, com acometimento das funções de aquecimento, umidificação e filtragem do ar, com consequente maior exposição das vias aéreas inferiores aos alérgenos ambientais. Portanto, além de apresentarem fatores de risco em comum, a rinite alérgica por si só representa um fator de risco para o surgimento da asma e também dificulta o controle adequado dos sintomas desta.

O Consenso ARIA revisado (*Allergic Rhinitis and its Impact on Asthma*) analisou bem essa relação e as implicações que essa associação de enfermidades poderia trazer ao paciente. O ARIA recomenda que todos os pacientes com rinite alérgica sejam investigados para asma, assim como todos os asmáticos devem ser pesquisados para rinite e, em ambos os casos, as duas situações devem ser tratadas corretamente para controle adequado dos sintomas. O tratamento da rinite alérgica reduz o risco de crise aguda asmática com necessidade de visita à emergência, assim como também diminui o risco de hospitalização.

Além da asma, a rinite também apresenta relação com várias outras patologias, podendo complicá-las ou ser agravada por elas. Estudos no hemisfério norte chegaram a demonstrar, por exemplo, uma associação de cerca de 75% dos casos de conjuntivite alérgica com a rinite alérgica sazonal. Os sintomas da conjuntivite alérgica, como lacrimejamento, prurido ocular, queimação, hiperemia e quemose, podem ser desencadeados dentro do quadro da rinite após a exposição a um alérgeno específico. A rinossinusite infecciosa é outra complicação descrita e associada à rinite, sendo a alergia considerada contribuinte em 40% a 80% dos casos de sinusite crônica. Estudos mais recentes, entretanto, vêm falhando em conseguir estabelecer uma relação direta causal entre a rinite e a sinusite e, portanto, o tratamento conjunto da rinite e da sinusite visaria ao controle dos sintomas de ambas as patologias, mas não necessariamente diminuiria o risco de infecção bacteriana sinusal.

O aumento da sensibilização aos aeroalérgenos está associado a risco aumentado de desenvolvimento de hipertrofia adenoidiana com consequente maior incidência de respiração bucal típica, com distúrbios do sono associados, rinolalia e fácies adenoidiana. A rinite alérgica por mecanismos fisiopatológicos semelhantes muitas vezes está associada nesses casos, sendo um fator complicador para o tratamento e o controle, apesar de estudos recentes não terem observado um nexo causal entre as patologias descritas. A rinite alérgica ainda estaria relacionada com um defeito na função da tuba auditiva, mas, apesar disso, ainda há muita controvérsia em se relacionar a rinite com a otite média aguda, mesmo já sendo descrito um aumento no número de casos de otite média efusiva em pacientes atópicos.

A obesidade constitui um fator de risco para doenças respiratórias alérgicas em geral em virtude do aumento de citocinas inflamatórias circulantes e de IgE total sérica e aumenta o risco de desenvolvimento de distúrbios do sono, como a apneia obstrutiva do sono. Portanto, a obesidade é um fator de risco para o agravamento da rinite alérgica, como também da qualidade do sono, já acometida nesses pacientes. Ainda pode-se citar a doença do refluxo gastroesofágico como causa de tosse crônica e da piora dos episódios de rinossinusite, e como uma importante comorbidade da rinite, apesar de não estar causalmente ligada a ela.

Rinite Alérgica e a Qualidade de Vida

Além de estar relacionada com várias outras patologias respiratórias, aumentando as comorbidades dessas, assim como o impacto socioeconômico, a rinite alérgica causa um impacto significativo na qualidade de vida dos pacientes. Estudos demonstraram que a gravidade, e não a duração dos sintomas, seria a responsável por esse impacto negativo, sendo relatado que cerca de 80% dos doentes com sintomatologia mais grave descreveram prejuízos em suas atividades em decorrência da doença, enquanto em apenas 40% daqueles com sintomatologia mais leve ocorreu o mesmo.

Entre os impactos na qualidade de vida dos pacientes, um dos principais é sobre a qualidade do sono. Os distúrbios do sono causados pela rinite levariam a fadiga e sonolência diurna, irritabilidade, déficits de memória e prejuízo no desempenho cognitivo e nas habilidades sociais, e também nas atividades profissionais, podendo inclusive se associar a maiores taxas de doenças psiquiátricas, como transtornos de aprendizado, de comportamento e déficit de atenção, transtornos de ansiedade e depressão. O sono seria prejudicado não apenas pela presença da sintomatologia típica noturna, como os espirros, a obstrução nasal e a coriza, mas também pelo aumento dos mediadores inflamatórios implicados em sua fisiopatologia, como a histamina, as prostaglandinas, os leucotrienos, a bradicinina e a substância P, que comprovadamente podem interromper o ciclo normal do sono. Estudos de polissonografia demonstraram aumento na incidência da apneia obstrutiva do sono em pacientes com rinite alérgica, revelando um risco 1,8 vez maior de apresentar episódios de apneias ou hipopneias durante o sono. A obstrução nasal e a coriza são os principais sintomas relacionados com alterações do sono.

A memória, o aprendizado e a vida social do indivíduo também podem ser afetados tanto pelas alterações sobre a qualidade do sono causadas pela rinite como pela presença dos próprios sintomas ou, até mesmo, pelas possíveis limitações impostas pelo tratamento. A presença de alérgenos ambientais muitas vezes pode impedir uma série de atividades familiares e sociais, o que leva a uma sensação de isolamento do paciente, com consequente desencadeamento de distúrbios emocionais, psicológicos e, até mesmo, psiquiátricos.

Pode-se inferir ainda o grande impacto socioeconômico causado pela rinite alérgica, tanto por seus custos diretos, que incluem consultas médicas, exames complementares e medicações, como pelos indiretos, englobando faltas ao trabalho e o baixo rendimento do indivíduo. Em estudo realizado nos EUA estimou-se um gasto de 4,5 bilhões de dólares em custos diretos e mais 4 bilhões em custos indiretos por dias perdidos de trabalho, acreditando-se que a rinite alérgica seja responsável pela perda de 3,5 milhões de dias de trabalho e 2 milhões de dias escolares.

Portanto, ao visar ao diagnóstico e ao tratamento da rinite, o médico atuará não apenas no alívio dos sintomas dessa patologia, mas também na melhora da qualidade de vida dos pacientes, na diminuição dos prejuízos atrelados à doença e na melhora das comorbidades associadas a essa condição tão prevalente.

COMO INVESTIGAR?

O diagnóstico da rinite alérgica é estabelecido com base na concordância entre uma história típica de sintomas alérgicos, presença de sinais de alergia ao exame físico e testes diagnósticos complementares compatíveis. Os sintomas mais comuns referidos pelos pacientes com rinite alérgica são: espirros com acessos paroxísticos, rinorreia anterior aquosa, obstrução nasal bilateral, prurido nasal, hiposmia leve, distúrbios do sono, roncos, sonolência diurna, distúrbios da atenção e do aprendizado e irritabilidade. A rinite alérgica, em virtude do mecanismo de gotejamento pós-nasal, é causa importante de tosse crônica em adultos e crianças. Podem ser encontrados ainda sintomas de conjuntivite alérgica associados à rinite, como a presença de um ou mais dos seguintes sintomas por mais de 1 hora na maior parte dos dias bilateralmente: prurido ocular, lacrimejamento, hiperemia conjuntival e queimação ocular, sem a presença de fotofobia. Alguns sintomas não estão comumente relacionados com a rinite alérgica, devendo levantar a hipótese de um diagnóstico diferencial, como obstrução nasal sem outros sintomas associados, rinorreia mucopurulenta, dor, epistaxe recorrente, anosmia ou sintomas de gotejamento pós-nasal com muco grosso ou com ausência de rinorreia anterior. No caso da conjuntivite alérgica, também existem alguns sintomas de alerta para se pensar num possível diagnóstico diferencial, como não associação com os sintomas de rinite alérgica, unilateralidade, queimação ocular sem prurido, xeroftalmia ou fotofobia.

Durante a anamnese, os sintomas citados devem ser bem caracterizados quanto a duração, periodicidade, sazonalidade, intensidade e desencadeamento por alérgenos conhecidos, e também deveriam ser aplicados, se possível, questionários visando analisar o impacto desses sintomas na qualidade de vida do indivíduo. Além da descrição dos sintomas, na anamnese, deve-se estar atento também a dados como a história pessoal de outras doenças alérgicas e comorbidades, tratamentos utilizados para rinite previamente, outros medicamentos usados pelo paciente, exposição ocupacional e avaliação ambiental.

Um exame físico adequado também é importante na avaliação do paciente com rinite, podendo, sem muita dificuldade, detectar durante a rinoscopia anterior sinais como hipertrofia e palidez dos cornetos inferiores e presença de secreção hialina, ambas associadas ao processo de inflamação da mucosa nasal com disfunção do epitélio, vasos, glândulas e nervos. Outros sinais sugestivos que podem ser encontrados são: hiperemia conjuntival e quemose, estigmas de fácies atópica (olheiras, edema infraorbitário, linhas de Dennie-Morgan, pseudomadarose, tubérculo labial) e sinais de respiração oral crônica (mordida cruzada com má oclusão dentária, palato e lábios superiores elevados). Sempre deve ser feito o exame físico completo do paciente, tanto para uma possível evidência de achados que possam sugerir um diagnóstico diferencial com a rinite alérgica como para avaliar a presença de comorbidades, como a asma, a otite e a rinossinusite infecciosa e bacteriana. O achado de sibilância, mesmo sem dispneia, por exemplo, sugere a associação com uma asma subclínica, tornando necessária uma investigação adicional com provas de função pulmonar. O Quadro 36.1 inclui os possíveis diagnósticos diferenciais para as diversas formas de rinite, bem como de condições que simulam rinite alérgica.

Com base na frequência e na intensidade dos sintomas, a iniciativa ARIA propôs a classificação da rinite alérgica em intermitente ou persistente e em leve e moderada/grave, sendo essa a classificação atual mais utilizada, suplantando a antiga classificação em rinite perene e sazonal. Essa classificação clínica atual vem se mostrando

Quadro 36.1 Diagnóstico diferencial dos quadros de rinite

Tipos de rinite	Condições que mimetizam a rinite
Rinite alérgica	Pólipos nasais
Rinite idiopática (vasomotora)	Desvio do septo
Rinite infecciosa	Corpo estranho
Rinite gustatória (induzida pela alimentação)	Trauma
	Hipertrofia adenoidiana
Rinite não alérgica com síndrome eosinofílica (NARES)	Atrofia de coanas
	Tumores nasais
Rinite ocupacional	Refluxo faringonasal
Rinite da gravidez	Fenda palatina
Rinite associada ao ciclo menstrual	Hipertrofia óssea de conchas uni ou bilateral
Rinite atrófica (ozenosa ou secundária)	Acromegalia
	Liquorreia
Rinite emocional	Síndrome da discinesia ciliar
Rinite por irritantes	Rinolitíase
Rinite medicamentosa (uso crônico de vasoconstritores)	
Rinite induzida por medicamentos	
Ácido acetilsalicílico e outros AINE	
Dipirona	
Anticoncepcionais e TRH	
Alfa e betabloqueadores	
IECA	
Metildopa	
Clorpromazina	
Rinite associada a doenças inflamatórias sistêmicas	
Granulomatose de Wegener	
Infecções granulomatosas	
Churg-Strauss	
Sarcoidose	
Policondrite recidivante	
Amiloidose	

Modificado de Wallace DV, Dykewicz MS, Bernstein DI et al., 2008.
AINE: anti-inflamatórios não esteroides; TRH: terapia de reposição hormonal; IECA: inibidores da enzima conversora da angiotensina.

Quadro 36.2 Classificação da rinite alérgica

Duração dos sintomas	
Intermitente	**Persistente**
< 4 dias por semana ou < 4 semanas	> 4 dias por semana e > 4 semanas

Intensidade dos sintomas	
Leve	**Moderada/grave**
Presença da todos os seguintes: Sono normal Atividades diárias, esportivas e de recreação normais Atividades normais na escola ou no trabalho Ausência de sintomas incômodos	Um ou mais dos seguintes: Sono anormal Interferência em atividades diárias, esportivas e de recreação Dificuldades na escola e no trabalho Sintomas incômodos

Modificado de Bousquet J, Khaltaev N, Cruz AA et al., 2008.

bastante útil por promover uma sistematização terapêutica com base na característica dos sintomas. O Quadro 36.2 ilustra os critérios utilizados na classificação da ARIA.

Diante de um quadro de rinite intermitente leve, exames complementares seriam dispensáveis, visto que, nesses casos, os pacientes respondem bem à terapêutica. No entanto, nos casos persistentes ou moderados/graves, é necessária a investigação complementar para se caracterizar bem o quadro alérgico.

Os testes cutâneos (*prick test*) com alérgenos consistem em testes simples e de leitura imediata, bem validados para investigação de atopia. São utilizados os aeroalérgenos mais comumente relacionados com a rinite, como ácaros, baratas, fungos, epitélios de animais e pólen, por exemplo, além dos controles negativo e positivo com solução salina e histamina, respectivamente. Os resultados podem sofrer interferência da qualidade do extrato alergênico utilizado, técnica de puntura, doenças dermatológicas, idade do paciente ou uso de medicações antialérgicas. Esses testes indicam se há ou não sensibilização àquele alérgeno específico, devendo a leitura ser feita 15 minutos após a puntura. Pode-se ainda utilizar a dosagem dos níveis séricos de IgE total e específico para determinados alérgenos. Essas dosagens são menos sensíveis e específicas, podendo sofrer influência de condições como a infestação parasitária. Importante lembrar que 20% dos indivíduos não alérgicos apresentam IgE total elevada, enquanto 35% a 50% dos pacientes com rinite alérgica podem apresentar níveis normais dessa imunoglobulina. A IgE sérica específica para os alérgenos correlaciona-se bem com os resultados dos testes cutâneos, porém, assim como esses, não é capaz de predizer sintomas, e indivíduos normais podem também ter seus títulos elevados, sem significado clínico.

Pode-se lançar mão, também dos testes de provocação nasal com alérgenos específicos, os quais são úteis nos casos de dúvida diagnóstica apesar de realizados os testes anteriores, nos casos de suspeita de rinite ocupacional e no âmbito acadêmico, para pesquisa. A citologia nasal é outro exame de fácil realização e de baixo custo, porém ainda sem padronização clínica, o que dificulta sua validação diagnóstica. A citologia com bacteriologia poderia ajudar no diagnóstico diferencial com os quadros de rinite idiopática (outrora denominada vasomotora), rinossinusites infecciosas e rinite não alérgica com eosinofilia (NARES). Outros testes disponíveis, porém ainda não utilizados clinicamente, são a rinometria acústica, a rinomanometria e o pico de fluxo inspiratório nasal, os quais tornam possível avaliar objetivamen-

CAPÍTULO 36 Rinite Alérgica

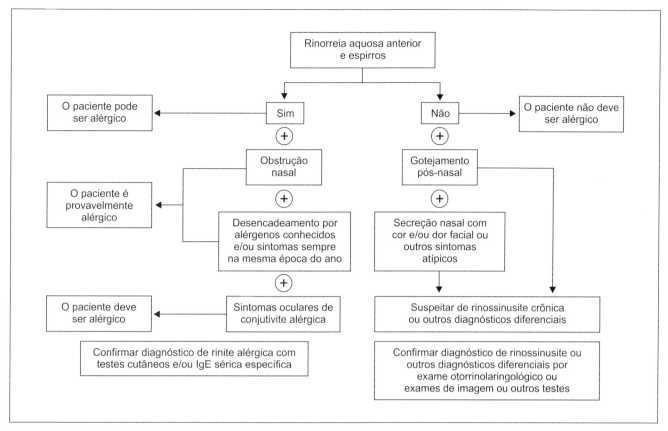

Figura 36.1 Algoritmo diagnóstico para rinite alérgica. (Modificada de Bousquet J, Khaltaev N, Cruz AA et al., 2008.)

te, e de modo reprodutível, o grau de obstrução nasal. A dosagem do óxido nítrico nasal estaria elevada nos casos de rinite alérgica pelo fato de o óxido nítrico ser um marcador de inflamação eosinofílica.

Outro exame que pode ser realizado é a videonasofibroscopia, com a utilidade de auxiliar o diagnóstico diferencial das alterações estruturais que mimetizariam a rinite alérgica, assim como auxiliar o diagnóstico de rinossinusite crônica. É um exame rápido, ambulatorial e que não exige sedação. Exames de imagem, em especial a tomografia computadorizada, também têm seu papel na investigação de alterações estruturais, na investigação da rinite de difícil controle e no diagnóstico de rinossinusite crônica. A Figura 36.1 ilustra a proposta de investigação da rinite alérgica da iniciativa ARIA.

COMO TRATAR?

O tratamento da rinite alérgica inclui medidas farmacológicas e medidas não farmacológicas de controle ambiental, podendo incluir ainda a imunoterapia específica e outras terapias alternativas. A terapêutica da rinite alérgica pode ser dividida ainda no tratamento das crises agudas, que visaria ao controle sintomatológico, e no de manutenção, que visaria ao controle a longo prazo da patologia, de acordo com a intensidade e a duração dos sintomas.

CONTROLE AMBIENTAL

Sabe-se que a presença de aeroalérgenos e de irritantes da mucosa respiratória, como fumaça do cigarro, poluição e irritantes ocupacionais, é fator de risco para o desenvolvimento de alergias, em especial a asma e a rinite alérgica. Entretanto, em virtude das dificuldades metodológicas nos estudos realizados para identificação do real benefício das medidas de controle ambiental, não há evidências que comprovem a eficácia dessas medidas, mas, apesar disso, todos os consensos sobre asma e rinite alérgica recomendam a utilização das medidas de higiene ambiental, entre as quais: evitar tabagismo dentro de casa; evitar o uso de vassouras ou espanadores; evitar bichos de pelúcia ou estantes de livro no quarto; preferir quartos ensolarados e ventilados; evitar tapetes, carpetes ou cortinas; evitar contato com animais de pelo ou pena; evitar uso de produtos químicos de odor forte; combater o mofo e a umidade; preferir colchão e travesseiros cobertos com material impermeável.

A literatura mostra uma taxa de adesão a essas medidas de 17% a 42%. Essa baixa taxa se deve tanto à resistência à modificação dos hábitos de vida como a aspectos socioeconômicos, especialmente em território nacional. Apesar disso, devido à possibilidade de diminuição da inflamação da mucosa nasal e das vias aéreas com o controle ambiental, mesmo que parcialmente realizados, essas medidas são sempre recomendadas.

TERAPIA FARMACOLÓGICA

O arsenal terapêutico da rinite alérgica inclui medicamentos de administração oral ou tópica, conforme a necessidade do paciente. Vale a pena ressaltar que a eficácia desses medicamentos é individualizada e, uma vez suspensos, seus efeitos podem não ser duradouros, sendo muitas vezes necessária manutenção prolongada por alguns meses. Segundo os consensos existentes, o tratamento da rinite alérgica deve combinar tanto as medidas ambientais como as farmacológicas, podendo o esquema terapêutico ser dividido em três grupos (Figura 36.2), de acordo com a frequência e a gravidade dos sintomas:

- **Rinite intermitente leve:** anti-histamínico oral isolado ou associado com descongestionante oral por curto espaço de tempo.
- **Rinite intermitente moderada/grave ou rinite persistente leve:** anti-histamínico oral isolado ou associado a descongestionante oral ou tópico nasal por curto espaço de tempo ou nos casos de rinite persistente leve (em pacientes com corticofobia pode ser usado o cromoglicato de sódio).
- **Rinite persistente moderada/grave:** corticoide intranasal associado a anti-histamínico, com opções de *step-up* e *step-down* conforme evolução e resposta clínica.

Essa abordagem nos três grupos é prática, uma vez que possibilita o manejo da crise aguda e a terapia de manutenção, de acordo com os sintomas apresentados pelo paciente. As medicações mais utilizadas conforme a atuação mais específica para determinado sintoma são: espirros – corticoides tópicos nasais ou anti-histamínicos orais ou nasais; coriza – corticoides tópicos nasais, anti-histamínicos orais ou nasais ou anticolinérgicos nasais; obstrução nasal – descongestionantes orais, corticoides tópicos nasais ou antileucotrienos; sintomas oculares – anti-histamínico oral ou ocular, cromona ocular, antileucotrieno ou corticoides tópicos nasais.

Nos casos de rinite intermitente leve, essa abordagem sintomatológica da crise aguda deve ser curta e usada quando necessária, até o alívio dos sintomas. Nos casos da intermitente moderada/grave, o tratamento deve ser continuado para evitar a evolução do quadro para uma rinite persistente. Os casos persistentes, por sua vez, demandam o tratamento contínuo por mostrar-se bem mais eficaz que o tratamento apenas sintomatológico sob demanda. A seguir, serão feitas breves considerações sobre as classes terapêuticas que se pode utilizar na terapêutica da rinite alérgica, seguida de um breve bulário (Quadro 36.3).

- **Anti-histamínicos:** medicamentos baratos e seguros, com perfil bom para o controle da maioria dos sintomas da rinite, com exceção da obstrução nasal, e que agem como agonistas reversos dos receptores histaminérgicos H1. Podem ser classificados como de primeira ou de segunda geração, de acordo com suas características lipofílicas, que tornam possível atravessar a barreira hematoencefálica, causando sedação por bloqueio dos receptores histaminérgicos cerebrais. Os de primeira geração são os mais lipofílicos e, portanto, causam mais sedação como efeito colateral e são metabolizados rapidamente, necessitando de três a quatro tomadas diárias. Os de segunda geração, além de menos lipofílicos, contêm uma estrutura química mais complexa, o que torna seu metabolismo e meia-vida mais longos, possibilitando sua utilização em uma a duas tomadas diárias, por apresentarem também maior afinidade pelos receptores H1 histaminérgicos. A eficácia das duas classes é semelhante, sendo mais recomendado atualmente o uso de um anti-histamínico de segunda geração em razão de seu melhor custo-benefício e melhor perfil de tolerabilidade. Entre os de segunda geração, por não serem metabolizados pelo citocromo p450, a cetirizina, a fexofenadina, a desloratadina e a levocetirizina são consideradas mais seguras. Existem ainda os anti-histamínicos tópicos nasais, cujo único representante no mercado nacional é a azelastina, que atua de modo rápido, porém apenas nos sintomas nasais. Existem também as apresentações oftalmológicas do cetotifeno, da olopatadina e da emedastina, anti-histamínicos tópicos oculares que podem ser usados no caso de conjuntivite alérgica associada, com boa tolerabilidade e rápido início do controle dos sintomas.
- **Corticoides tópicos nasais:** constituem os agentes mais eficazes no controle dos sintomas, em virtude da alta potência anti-inflamatória e da baixa biodisponibilidade sistêmica, causando poucos efeitos colaterais. Seu efeito máximo é observado após 2 semanas de tratamento. Com relação à potência desses corticoides, é possível citar, em ordem crescente, a triancinolona, a beclometasona, a budesonida, a ciclesonida, a mometasona e a fluticasona. Em termos de segurança, a ciclesonida é uma pró-droga que fica ativa apenas quando acoplada ao receptor; por outro lado, a budesonida é amplamente usada em crianças com bom perfil farmacológico, e a mometasona e a fluticasona apresentam mínima biodisponibilidade sistêmica. Efeitos colaterais descritos após uso prolongado desses produtos incluem: irritação local, sangramento

CAPÍTULO 36 Rinite Alérgica

Quadro 36.3 Bulário das principais medicações usadas na rinite alérgica

Nome	Apresentação	Dose usual
Anti-histamínicos de 1ª geração		
Cetotifeno	Comp.: 1mg; colírio: 0,25mg/mL e 0,50mg/mL	1mg 12/12h
Clemastina	Comp.: 1mg	1mg 12/12h
Dexclorfeniramina	Comp.: 2mg; xarope: 2mg/5mL Drágea: 6mg liberação controlada	2mg 8/8h 6mg 12/12h
Hidroxizina	Comp.: 10 e 25mg; xarope: 2mg/mL	25 a 100mg 4x/d
Prometazina	Comp.: 25mg; ampola: 25mg	25 a 75mg/dia
Anti-histamínicos de 2ª geração		
Cetirizina	Comp.: 10mg; solução: 1mg/mL	10mg/dia
Desloratadina	Comp.: 5mg; solução: 0,5mg/mL	5mg/dia
Ebastina	Comp.: 10mg; solução: 1mg/mL	10mg/dia
Epinastina	Comp.: 10 e 20mg	10 a 20mg/dia
Fexofenadina	Comp.: 30, 60, 120 e 180mg	120mg/dia
Levocetirizina	Comp.: 5mg; gotas: 1mL/5mg	2,5 a 5mg/dia
Loratadina	Comp.: 10mg; solução: 1mg/mL	10mg/dia
Rupatadina	Comp.: 10mg	10mg/dia
Anti-histamínicos tópicos		
Azelastina	Spray nasal: 1mg/mL	1 jato 12/12h
Emedastina	Colírio: 0,5mg/mL	1 gt 2x/dia
Olopatadina	Colírio: 1mg/mL	1 gt 2x/dia
Cortioides tópicos nasais		
Beclometasona	Aquoso nasal: 50µg	1 a 2 doses 2x/dia
Budesonida	Aquoso nasal: 32, 50, 64 e 100µg	64mg 1-2x/dia
Ciclesonida	Aquoso nasal: 50µg	2 doses 1x/dia
Furoato de fluticasona	Aquoso nasal: 27,5mg	2 doses 1x/dia
Propionato de fluticasona	Aquoso nasal: 50µg	2 doses 1x/dia
Mometasona	Aquoso nasal 50µg	2 doses 1x/dia
Triancinolona	Aquoso nasal: 50 e 55µg	2 doses 1x/dia
Outros		
Cromoglicato dissódico	Nasal: 2% e 4%; colírio: 2% e 4%	1 dose 3 a 4x/dia
Nedocromil sódico	Aerossol: 2mg	2 doses 4x/dia
Montelucaste	Comp.: 4, 5 e 10 mg; sachê: 4mg	10mg/dia
Brometo de ipratrópio	Aquoso: 20µg	2 doses 2 a 3x/dia

nasal, espirros, ressecamento, ardência, formação de crostas e perfuração do septo. A dose do corticoide tópico nasal deverá ser reduzida (*step-down*) tão logo seja obtido o controle sintomático, promovendo o retorno aos estágios iniciais do tratamento para controle adequado. Nos casos de exacerbação intensa da rinite alérgica ou na presença de rinossinusite crônica ou falha inicial no esquema terapêutico com o corticoide intranasal, pode-se utilizar um curso rápido de corticoide oral associadamente, em dose única pela manhã por no máximo 7 dias, sendo preferíveis os corticoides de meia-vida intermediária, como a prednisona, a prednisolona, a metilprednisolona e o deflazacort.

- **Cromonas:** fármacos estabilizadores da membrana dos mastócitos, com efeito anti-inflamatório, apresentam como representante disponível no país o cromoglicato de sódio, com excelente perfil de segurança. Apresentam melhor eficácia sobre os sintomas oculares que os nasais e devem ser aplicados três a quatro vezes ao dia, o que torna difícil a aderência por tempo prolongado, em especial em pacientes adultos.
- **Antileucotrienos:** fármacos antagonistas dos receptores cisteínicos dos leucotrienos, têm eficácia no alívio da obstrução nasal e da rinorreia, assim como podem ser utilizados no tratamento conjunto com a asma. Seu representante disponível no mercado nacional é o montelucaste.
- **Anticolinérgicos:** representados pelo brometo de ipratrópio, têm eficácia comprovada contra a rinorreia, porém sem efeitos sobre a obstrução nasal ou outros sintomas alérgicos. São eficazes tanto na rinite alérgica como nas formas não alérgicas, mas, infelizmente, a apresentação nasal do produto não se encontra mais disponível no Brasil.
- **Descongestionantes:** agentes alfa-adrenérgicos que agem via vasoconstrição, com efeito sobre a obstrução nasal, mas não sobre os outros sintomas alérgicos. Podem ser tópicos, como a nafazolina, a oximetazolina e a adrenalina (epinefrina), ou sistêmicos, como a efedrina e a pseudoefedrina. Não devem ser usados de modo isolado, nem por longos períodos, pois podem causar rinite medicamentosa. Apresentam como efeitos colaterais: taquicardia, arritmias, tremor, irritabilidade e insônia. Os agentes tópicos podem causar ainda ressecamento de mucosas, sangramentos, úlceras e perfuração de septo. Estão contraindicados em casos de glaucoma, hipertireoidismo e hipertrofia prostática. O uso pediátrico deve ser cauteloso. Deve-se ter cuidado ao prescrever esses medicamentos, pois não são raros os casos de rinite medicamentosa, especialmente a induzida por nafazolina em adultos.
- **Outros tratamentos:** o uso de soluções salinas para higiene nasal pode ser sempre indicado, pois alivia a irritação da mucosa e umedece e remove as secreções. O uso de probióticos e celulose inerte tópica vem mostrando benefícios, porém ainda são necessários maiores estudos. O omalizumabe (anticorpo monoclonal anti-IgE) já teve sua eficácia comprovada no tratamento da rinite alérgica, mas seu custo torna impeditivo seu uso, à exceção dos casos de asma grave de difícil controle associada.
- **Imunoterapia:** a imunoterapia consiste numa técnica de administração de pequenas quantidades de alérgenos na via subcutânea ou sublingual com o objetivo de, ao longo dos anos, realizar uma imunomodulação, modificando a resposta do indivíduo ao alérgeno. Deve ser considerada nos casos persistentes e nos intermitentes moderados/graves com comprovada sensibilização aos alérgenos dos ácaros da poeira domiciliar, já tendo sido comprovada sua eficácia nesses casos. Tem como risco o desenvolvimento de anafilaxia ou a exacerbação da asma.
- **Terapias alternativas:** o uso da acupuntura, da homeopatia, da medicina tradicional chinesa e da fototerapia com raios UV intranasal vem mostrando resultados positivos em alguns estudos de menor porte, porém ainda carece de maior comprovação científica para ser recomendado.
- **Situações especiais:** atenção especial deve ser dada aos casos de rinite no idoso, na gestante e no atleta. Nos idosos, a rinite persistente raramente tem causa alérgica, devendo ser sempre pesquisados diagnósticos diferenciais e, no que se refere ao tratamento, deve ser dada preferência aos anti-histamínicos de segunda geração, devendo ser evitado o uso de descongestionantes em razão dos potenciais efeitos colaterais. Na gestação, os anti-histamínicos de primeira geração, em especial a dexclorfeniramina, podem ser utilizados, e os outros medicamentos podem ser usados pesando-se o custo-benefício para a paciente. A budesonida foi classificada como relativamente segura (nível B) para os casos em que é imperioso o uso de um esteroide tópico nasal na gestante. Os descongestionantes não devem ser prescritos na gestação, pois vêm sendo implicados como causas de malformações, como a gastrosquise. No caso dos atletas, os anti-histamínicos de primeira geração podem diminuir o desempenho devido a seus efeitos sedativos, assim como a imunoterapia, por causar dor no local da aplicação. Os corticoides sistêmicos e os descongestionantes são proibidos e induzem um exame de *doping* positivo, sendo liberado o uso de corticoides tópicos nasais mediante justificativa médica.

COMO ACOMPANHAR?

A Figura 36.2 ilustra o algoritmo terapêutico proposto pela iniciativa ARIA, sugerindo como deve ser feito o acompanhamento dos pacientes com rinite alérgica. O encaminhamento ao especialista alergologista ou otorrinolaringologista deve ser considerado nos casos de falha terapêutica inicial, sintomas graves com comorbidades associadas, presença de pólipos nasais, necessidade de realização de imunoterapia, presença de rinossinusite recorrente e nos casos de impactos importantes sobre a qualidade de vida do indivíduo.

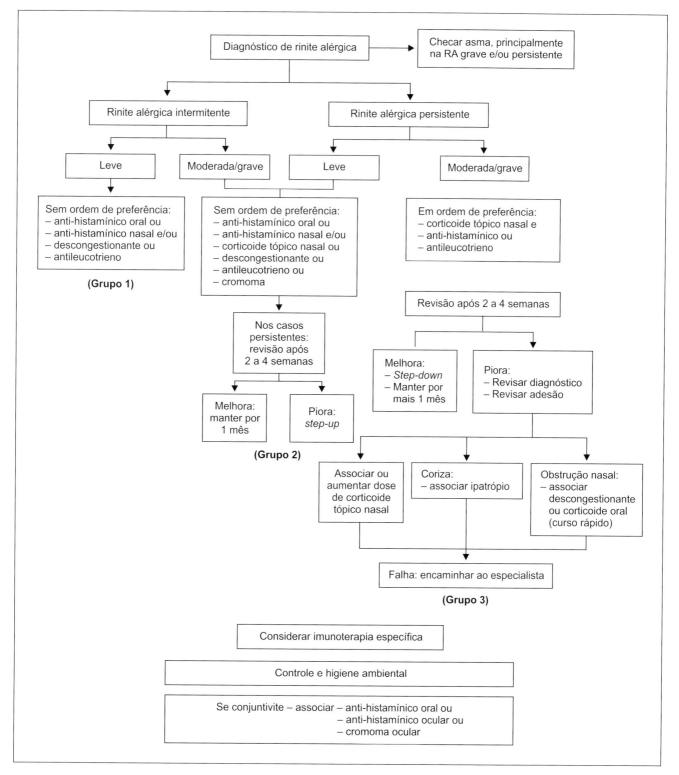

Figura 36.2 Esquema terapêutico e de acompanhamento da rinite alérgica. (Modificada de Bousquet J, Khaltaev N, Cruz AA et al., 2008.)

LEITURA RECOMENDADA

Bousquet J, Khaltaev N, Cruz AA et al. Allergic rhinitis and its impact on asthma (ARIA) 2008. Allergy 2008 Apr; 63 (Suppl. 86):8-160.

Camelo-Nunes IC, Sarinho ESC. Tratamento da rinite alérgica. In: Solé D. Doenças alérgicas. Livro da Associação Brasileira de Alergia e Imunologia (no prelo).

Camelo-Nunes IC, Solé D. Rinite alérgica: indicadores de qualidade de vida. J Bras Pneumol 2010; 36(1):124-33.

Dykewicz MS, Hamilos DL. Rhinitis and sinusitis. J Allergy Clin Immunol 2010 Feb; 125(2):S103-115.

Ibiapina CC, Sarinho ESC, Camargos PAM, Andrade CR, Cruz Filho AAS. Rinite alérgica: aspectos epidemiológicos, diagnósticos e terapêuticos. J Brás Pneumol 2008; 34(4):230-40.

Laekeman G, Simoens S, Buffels J et al. Continuous versus on-demand pharmacotherapy of allergic rhinitis: evidence and practice. Respir Med 2010 May; 104(5):615-25.

Sarinho ESC. Outras abordagens terapêuticas da rinite alérgica. In: Sole D, Prado E, Mello Júnior JF. Rinite alérgica: conhecendo melhor. 1. ed. São Paulo: Conexão Editorial, 2010.

Solé D, Mello Júnior JF, Weckx LLM et al. II Consenso Brasileiro sobre Rinites 2006. Rev Bras Alerg Imunopatol 2006; 29(1): 29-58.

Wallace DV, Dykewicz MS, Bernstein DI et al. The diagnosis and management of rhinitis: An updated practice parameter. J Allergy Clin Immunol 2008 Aug; 122(2 Suppl):S1-84.

Diabetes Mellitus: Diagnóstico e Tratamento

CAPÍTULO 37

Ana Carolina de Freitas Thé • Tiago Coimbra Costa Pinto

INTRODUÇÃO

A expressão *diabetes mellitus* (DM) descreve várias doenças do metabolismo de carboidratos, as quais são caracterizadas por hiperglicemia, decorrente de uma deficiência absoluta ou relativa da secreção de insulina, associada ou não a resistência periférica à ação da insulina.

A prevalência de diabetes está em ascensão em todo o mundo, totalizando quase 285 milhões de pessoas, até o momento, segundo estudos mais recentes da International Diabetes Foundation (IDF), com estimativa de alcançar 438 milhões no ano de 2030. No Brasil, dados publicados em 1998 pelo Ministério da Saúde, a partir de amostras de algumas capitais, mostravam que a prevalência geral de DM ficava em torno de 7,6% na população adulta (de 30 a 69 anos de idade). O levantamento epidemiológico mais recente evidenciou aumento dessa prevalência para 11%, o que representa 21 milhões de brasileiros.

O DM é uma das principais causas de cegueira, doença renal terminal e amputação. Leva a uma mortalidade duas a quatro vezes maior em relação aos não diabéticos, principalmente por eventos cardiovasculares. O diagnóstico de DM, independente de outros fatores, enquadra seu portador num perfil de alto risco cardiovascular. Diante disso e da atual "epidemia" de DM, essa doença passou a ser considerada um grande problema de saúde pública. Sua natureza crônica, o controle e o tratamento de suas complicações tornam o DM uma doença muito onerosa não apenas do ponto de vista econômico, mas também quanto aos custos intangíveis, como dor, ansiedade e queda da qualidade de vida, o que causa grande impacto na vida das pessoas com diabetes e suas famílias.

CLASSIFICAÇÃO

A classificação atual do DM baseia-se em sua etiologia e inclui quatro classes: DM tipo 1, DM tipo 2, DM gestacional e outros tipos específicos menos comuns, como descrito no Quadro 37.1.

O DM tipo 1 (DM1) responde por 5% a 10% do total dos casos de diabetes e, em geral, apresenta-se inicialmente na infância e na adolescência, embora possa aparecer em qualquer idade, correspondendo a 30% dos casos diagnosticados após os 35 anos de idade. Alguns quadros surgem de maneira insidiosa – por haver uma lenta destruição das células beta-pancreáticas – e são designados sob a sigla LADA (*latent autoimmune diabetes in adults*). Muitas vezes, esses pacientes são diagnosticados como diabéticos tipo 2, porém se diferenciam pela presença de autoanticorpos, níveis baixos de peptídeo C, necessidade mais precoce de insulinoterapia e, em geral, peso corporal normal. Os critérios para diagnóstico de LADA são: idade entre 25 e 65 anos e ausência de cetoacidose diabética ou hiperglicemia acentuada no diagnóstico ou imediatamente após e ausência de necessidade de insulina por pelo menos 6 a 12 meses.

Em 90% dos casos, o DM1 está associado a um mecanismo autoimune de destruição das células beta do pâncreas, que evolui para uma deficiência absoluta de insulina (> 90%), sendo geralmente desencadeado por fatores ambientais em pacientes com suscetibilidade genética. Pode se apresentar associado a outras doenças autoimunes, como tireoidite de Hashimoto, doença de Addison e doença celíaca. Em aproximadamente 10% dos casos de DM1 o mecanismo etiopatogênico é desconhecido.

Autoanticorpos, em geral, são detectáveis meses a anos antes do início dos sintomas de DM1, como os an-

Quadro 37.1 Classificação etiológica do *diabetes mellitus*

I. **Diabetes tipo 1** (destruição das células)
   A. Autoimune
   B. Idiopático

II. **Diabetes tipo 2** (resistência periférica à insulina associada a graus variados de deficiência insulínica)

III. **Outros tipos específicos**
   A. **Defeitos genéticos da função da célula β**
      1. Cromossomo 12, HNF-1α (MODY3)
      2. Cromossomo 7, glucoquinase (MODY2)
      3. Cromossomo 20, HNF-4α (MODY1)
      4. Cromossomo 13, insulina promotor fator-1 (IPF-1; MODY4)
      5. Cromossomo 17, HNF-1β (MODY5)
      6. Cromossomo 2, NeuroD1 (MODY6)
      7. DNA mitocondrial
      8. Outros
   B. **Defeitos genéticos na ação da insulina**
      1. Resistência insulínica tipo A
      2. Leprechaunismo
      3. Síndrome de Rabson-Mendenhall
      4. Diabetes lipoatrófico
      5. Outros
   C. **Doenças do pâncreas exócrino** (pancreatite, trauma, pancreatectomia, neoplasia, fibrose cística, hemocromatose, pancreopatia fibrocalculosa, entre outras)
   D. **Endocrinopatias** (síndrome de Cushing, aldosteronoma, acromegalia, glucagonoma, feocromocitoma, hipertireoidismo, somatostatinoma, entre outras)
   E. **Induzido por medicamentos ou produtos químicos** (glicocorticoides, hormônios tireoidianos, agonistas β-adrenérgicos, tiazídicos, ácido nicotínico, inibidores de protease, antipscicóticos atípicos, fenitoína, interferon-α, diazóxido, pentamidina, vacor, dentre outros)
   F. **Infecções** (rubéola congênita, citomegolovirose, entre outras)
   G. **Formas incomuns de diabetes imunomediadas**
      1. Síndrome *stiff-man*
      2. Anticorpos antirreceptores insulínicos
      3. Outros
   H. **Outras síndromes genéticas algumas vezes associadas ao DM**
      1. Síndrome de Down
      2. Síndrome de Klinefelter
      3. Síndrome de Turner
      4. Síndrome de Wolfram
      5. Ataxia de Friedreich
      6. Coreia de Huntington
      7. Síndrome de Laurence-Moon-Biedl
      8. Distrofia miotônica
      9. Porfiria
      10. Síndrome de Prader-Willi
      11. Outros

IV. ***Diabetes mellitus* gestacional (DMG)**

ticorpos antidescarboxilase do ácido glutâmico (anti-GAD$_{65}$), positivos em 70% dos casos, anti-ilhotas (presentes em cerca de 80% dos pacientes), anti-IA-2 (antitirosina fosfatase) e anti-insulina.

O DM tipo 2 (DM2) é a forma mais comum de diabetes, correspondendo a 80% a 90% dos casos. Ocorre por uma combinação de predisposição genética, fatores ambientais e hábitos de vida. Oitenta por cento dos pacientes são obesos e 50% a 60% são hipertensos, e uma taxa semelhante é dislipidêmica, estando englobados no contexto de síndrome metabólica. Há uma resistência periférica à ação da insulina e disfunção progressiva das células beta. Mais recentemente, com os avanços da biologia molecular, os conhecimentos sobre a fisiopatologia do DM2 têm se ampliado bastante, e mecanismos envolvendo tecido adiposo (lipólise aumentada), trato gastrointestinal (deficiência/resistência às incretinas), célula alfapancreática (hiperglucagonemia), rim (reabsorção aumentada de glicose) e cérebro (resistência à insulina) representam importantes papéis no desenvolvimento da intolerância à glicose no DM2. O entendimento dessas intricadas vias metabólicas abriu caminho para uma mudança de paradigma no tratamento do DM2. O uso de um regime de múltiplos medicamentos com mecanismos de ação diferentes, a tentativa de reverter as várias alterações patogênicas, e não só alcançar níveis normais de HbA1c, e o tratamento o mais precoce possível para prevenir ou retardar a progressão da falência das células beta devem ser os princípios básicos que norteiam o planejamento terapêutico do paciente diabético.

DIAGNÓSTICO

QUADRO CLÍNICO

O quadro clínico do DM inclui sintomas associados à hiperglicemia, como poliúria, polidipsia e nictúria, além de polifagia e perda de peso involuntária. Essa apresentação ocorre principalmente em pacientes com DM1, enquanto a maioria dos diabéticos tipo 2 é assintomática ao diagnóstico, sendo identificada por exames de rastreamento ou acidentalmente, durante a investigação de outras doenças. Eles podem apresentar sintomas inespecíficos, como tonturas, dificuldade visual, astenia, câimbras, vulvovaginite de repetição e disfunção erétil, queixas que também podem estar presentes no DM1.

Aproximadamente 30% dos diabéticos tipo 1 têm a cetoacidose diabética como manifestação inicial, com sintomas como náuseas, vômitos, dor abdominal, desidratação, hálito cetônico, palpitações, sinais de hipotensão e respiração de Kussmaul – a hiperpneia da acidose metabólica.

DIAGNÓSTICO LABORATORIAL

Segundo a Associação Americana de Diabetes (ADA), o diagnóstico de DM é estabelendo quando um dos três critérios a seguir está presente: glicemia de jejum ≥ 126mg/dL em pelo menos duas ocasiões, glicemia de

CAPÍTULO 37 *Diabetes Mellitus*: Diagnóstico e Tratamento

2h ≥ 200mg/dL durante teste oral de tolerância à glicose (TOTG) ou glicemia medida ao acaso ≥ 200mg/dL na presença de sintomas de hiperglicemia, como poliúria, polidipsia ou perda inexplicável de peso. Recentemente, um comitê internacional de especialistas, após uma extensa revisão de estudos epidemiológicos, recomendou o uso da hemoglobina glicada (HbA1c) como critério diagnóstico. Essa recomendação foi incluída nos critérios diagnósticos da ADA em seu último posicionamento (janeiro de 2010), como mostra o Quadro 37.2. A partir de então, valores de HbA1c ≥ 6,5% em mais de uma ocasião são diagnósticos de DM. O teste deve ser realizado por meio de um método certificado pelo Programa Nacional de Padronização de Hemoglobina Glicada (NGSP) e padronizado pelo ensaio de referência usado no estudo *Diabetes Control and Complications Trial* (DCCT).

Há, inclusive, vantagens na utilização da aferição da HbA1c em relação à glicemia de jejum, como o fato de proporcionar maior comodidade, uma vez que não necessita de jejum, e ter maior estabilidade pré-analítica e menor flutuação durante períodos de estresse e doença, sendo menos suscetível à variação biológica. Além disso, desempenha um papel fundamental no manejo do paciente com diabetes, uma vez que se correlaciona bem com as complicações microvasculares e, em menor grau, com as complicações macrovasculares do DM e é amplamente usado como marcador para avaliação do controle glicêmico nos pacientes diabéticos. De acordo com publicação recente, a HbA1c apresenta melhor correlação com desfechos cardiovasculares do que a glicemia de jejum. As desvantagens são o maior custo, a limitada disponibilidade de testes de HbA1c em certas localidades e a correlação nem sempre confiável entre seus níveis e a glicemia média em certos indivíduos (p. ex., gestação, anemias e hemoglobinopatias). Nesses casos, deve-se utilizar um dos outros critérios diagnósticos de diabetes.

A partir do valor da HbA1c é possível estabelecer uma estimativa da média das glicemias nos três últimos

Quadro 37.2 Critérios diagnósticos de *diabetes mellitus*

Um dos quatro critérios a seguir:
1. Glicemia de jejum ≥ 126mg/dL
2. Glicemia de 2h ≥ 200mg/dL durante teste oral de tolerância à glicose (TOTG)
3. HbA1c ≥ 6,5*
4. Glicemia ao acaso ≥ 200mg/dL associada a sintomas de diabetes como poliúria, polidipsia e perda inexplicável de peso

- Para os critérios 1 a 3, na ausência de hiperglicemia inequívoca, o diagnóstico só é estabelecido após a repetição do teste.
- Jejum é definido como nenhuma ingestão calórica por pelo menos 8h.
- TOTG com ingestão de 1,75g/kg (máximo de 75g) de glicose anidra (dextrosol). Deve ser realizado pela manhã, após 8 a 14h de jejum e pelo menos 3 dias de atividade física habitual e dieta contendo > 150g/dia de carboidratos.

* Proposto pelo Comitê Internacional de Especialistas em junho de 2009, esse critério foi validado na diretriz da ADA em 2010.

Quadro 37.3 Correlação entre os valores de HbA1c e a glicemia média estimada

HbA1c (%)	Glicemia média estimada (mg/dL)
6	126
7	154
8	183
9	212
10	240
11	269
12	298

Nota: os resultados são obtidos por meio da fórmula: glicemia média estimada = (28,7 × HbA1c) − 46,7.

meses. Esse é um conceito recente e fornece uma ideia mais realista sobre o controle glicêmico, comparado à correlação da HbA1c com a glicemia de jejum. O cálculo é feito por meio de uma fórmula simples, e uma calculadora *online* encontra-se disponível no endereço eletrônico da Sociedade Brasileira de Diabetes (SBD). O Quadro 37.3 mostra a correlação entre os níveis de HbA1c e os níveis médios de glicemia plasmática.

Exceto na presença de sintomas de diabetes associados a uma glicemia ao acaso ≥ 200mg/dL, é necessária a repetição do exame diagnóstico, de preferência o mesmo teste, para confirmação do DM, a fim de minimizar erros laboratoriais. Quando dois testes diferentes estão disponíveis, como glicemia de jejum e HbA1c, e os resultados de ambos encontram-se acima dos limites superiores da normalidade, o diagnóstico de diabetes também pode ser confirmado. Por outro lado, quando os resultados são discordantes, o teste cujo resultado foi positivo para DM deve ser repetido e o diagnóstico estabelecido com base no teste de confirmação.

ESTADOS PRÉ-DIABETES

Há indivíduos que não preenchem os critérios de DM, mas apresentam testes com resultados próximos aos valores-limite. Esse grupo apresenta maior risco de desenvolver doenças cardiovasculares e 25% a 40% dos indivíduos que o compõem desenvolverão DM2 dentro de 5 anos, sendo por isso designados como portadores de pré-diabetes. Este termo inclui o conceito de glicemia de jejum alterada (IFG), quando a GJ está entre 100 e 125 mg/dL, e intolerância à glicose (IGT), quando os valores da glicemia de 2 horas após sobrecarga com 75g de glicose ainda se encontra entre 140 e 199mg/dL. Após análise dos dados do estudo NHANES (*National Health and Nutrition Examination Survey*, CDC/EUA), a HbA1c também pode ser usada para estabelecer o estado de pré-diabetes, quando seus valores se situam entre 5,7% e 6,4%. Esses pacientes devem repetir a glicemia anualmente e receber orientações terapêuticas, sobretudo em relação a condições associadas, como obesidade e sedentarismo.

Quadro 37.4 Indicações para o rastreamento do *diabetes mellitus*

Idade ≥ 45 anos
Idade < 45 anos com sobrepeso (IMC ≥ 25kg/m^2) + 1 ou mais fatores de risco para DM:
  História familiar de diabetes em parente de 1º grau
  Sedentarismo
  Grupo étnico ou racial de risco (africanos, hispânicos, indianos, asiáticos)
  História de diabetes gestacional ou de filho macrossômico (peso >4kg)
  HAS
  Dislipidemia
  Glicemia de jejum alterada
  Intolerância à glicose
  História de síndrome dos ovários policísticos
  História de doença vascular
  Condições clínicas associadas à resistência à insulina (p. ex., acantose nigricante)

O uso de medicações para prevenir ou retardar o diagnóstico de DM2 nesses pacientes ainda é controverso, já que a maioria dos estudos mostrou a superioridade das modificações no estilo de vida – dieta e atividade física. O tratamento medicamentoso pode ser considerado nos indivíduos com idade inferior a 60 anos e de maior risco (IFG ou IGT + obesidade + outro fator de risco para diabetes). HbA1c > 6% também é um fator de risco para evolução para DM2. O fármaco de escolha, por ser mais eficaz e de baixo custo, é a metformina.

Screening

Os principais testes usados para o *screening* de diabetes são a glicemia de jejum (GJ) e a glicemia de 2 horas durante o TOTG. A ADA recomenda a GJ por ser mais fácil, reprodutível, barata e conveniente do que o TOTG, além de demonstrar menor variação individual em relação ao teste de estímulo oral, com o mesmo valor preditivo para complicações microvasculares.

A ADA recomenda o *screening* para DM2 a partir de 45 anos de idade em pacientes sem outros fatores de risco e em qualquer idade para aqueles com sobrepeso e um ou mais fatores de risco para DM, como descrito no Quadro 37.4.

O intervalo para repetição dos testes de rastreio ainda não está bem definido. Em geral, recomenda-se que seja realizado a cada 3 anos ou antes, em caso de indivíduos com fatores de risco mais importantes, como história familiar, hipertensão e obesidade.

TRATAMENTO

Para o planejamento do manejo do paciente diabético é importante proceder a uma avaliação completa, incluindo a pesquisa de complicações crônicas. O ideal é que o paciente seja acompanhado por uma equipe multidisciplinar que inclua, pelo menos, médico, nutricionista e enfermeiro. A importância dada à educação do paciente diabético para o autocuidado tem sido cada vez maior, sempre considerando idade, escolaridade, rotina diária de trabalho, comorbidades, atividade física, padrões alimentares e situação sociocultural. Educação tem sido um ponto bastante discutido e recomendado pelas sociedades de diabetes no mundo inteiro, pois os melhores resultados em termos de tratamento vêm das experiências com educação como parte integrante e essencial. O papel de educador em diabetes cabe a todos os membros da equipe, da qual o clínico geral faz parte e na qual exerce função primordial.

Concomitantemente ao tratamento medicamentoso, são essenciais o aconselhamento nutricional e estímulo ao início de uma atividade física (se o paciente não a pratica) e à cessação do tabagismo. Se possível, realiza-se também uma avaliação psicossocial do indivíduo, a fim de entender o meio em que ele vive e os determinantes que contribuem ou atrapalham o plano terapêutico.

Apesar da ampliação das opções de tratamento, o controle glicêmico no DM2 não tem sido alcançado de maneira mais eficaz. A análise mais recente do NHANES III (*National Health and Nutrition Survey Avaliation III*) revelou tendência de piora do controle glicêmico nos pacientes diabéticos, com aumento da HbA1c média de 7,6%, entre 1988 e 1994, para 7,8%, nos anos de 1999 e 2000. Além disso, estudos demonstram que a terapia medicamentosa geralmente é iniciada tardiamente e que é excessivamente parcimoniosa.

O tratamento da hiperglicemia reduz a morbimortalidade dos pacientes diabéticos, em especial aquela relacionada com complicações microvasculares, como retinopatia, nefropatia e neuropatia diabética, além de ter a finalidade de promover melhor qualidade de vida para o paciente com DM.

O estudo DCCT demonstrou a importância do controle glicêmico intensivo na redução da incidência das complicações microvasculares nos diabéticos tipo 1. Resultados similares foram observados no UKPDS (*United Kingdom Prospective Diabetes Study*), que envolveu diabéticos tipo 2 e no qual uma queda de 1% na HbA1c (de 7,9% para 7%) levou à diminuição de 25% no risco de eventos microvasculares e 16% de decréscimo no risco de infarto do miocárdio em 10 anos. Esse último achado, ainda que clinicamente significativo, teve significância estatística limítrofe (p = 0,052). Os maiores benefícios foram observados no grupo de pacientes que atingiram HbA1c média ≤ 7%.

O UKPDS mostrou, também, que um controle rígido dos níveis tensionais resultou em diminuição significativa da ocorrência de complicações micro e macrovas-

Quadro 37.5 Metas para o tratamento da HAS e da dislipidemia do paciente com DM

Parâmetro	Meta
PA (mmHg)	< 130 × 80
LDL (mg/dL)	< 100
HDL (mg/dL)	> 50
Triglicerídeos (mg/dL)	< 150

culares. Resultados similares foram observados no estudo Steno-2, em que pacientes com DM2 foram submetidos a critérios rígidos para controle glicêmico, da pressão arterial e dos lipídios.

Assim, fica claro ser condição precípua que o paciente com DM, em especial o do tipo 2, deve ser encarado de modo holístico, e sua condução precisa englobar não apenas o controle glicêmico, como também o controle de outros fatores de risco por ele apresentados, sempre buscando a melhora da qualidade de vida e a maior longevidade. As metas de pressão arterial e dos níveis séricos dos lipídios estão descritas no Quadro 37.5.

CONTROLE DE OUTROS FATORES DE RISCO CARDIOVASCULARES

Cessação do tabagismo

Um grande número de estudos fornece uma documentação convincente do nexo de causalidade entre o tabagismo e os riscos à saúde. O tabagismo constitui-se na mais importante causa modificável de morte prematura.

Estudos realizados em pacientes com DM mostram um risco aumentado de doença cardiovascular e morte prematura entre os fumantes. Fumar também está relacionado com o desenvolvimento prematuro das complicações microvasculares do diabetes e pode ter um papel no desenvolvimento do DM2.

Portanto, o tabagismo deve ser avidamente combatido, não apenas com uma abordagem cognitivo-comportamental, mas também, caso seja necessário, com farmacoterapia com adesivos e gomas de mascar de nicotina, além de medicamentos, como bupropiona, nortriptilina, vareniclina e clonidina, que podem ser úteis para atingir esse objetivo.

Tratamento da HAS

De acordo com a ADA, recomenda-se iniciar terapia não medicamentosa com dieta e atividade física para os pacientes com pressão arterial sistólica (PAS) entre 130 e 139mmHg e pressão arterial diastólica (PAD) entre 80 e 89mmHg, por até 3 meses, e terapia medicamentosa com inibidores da enzima conversora da angiotensina (IECA) ou bloqueador do receptor da angiotensina (BRA) quando PAS ≥ 140mmHg ou PAD ≥ 90mmHg. A meta pressórica deve ser ≤ 130 × 80mmHg, não havendo benefícios com reduções mais rigorosas. O estudo ACCORD evidenciou que valores de PAS < 120mmHg estão relacionados com três vezes mais efeitos colaterais, sem redução de risco cardiovascular adicional.

Em território nacional, na realidade do SUS, deve-se iniciar com um IECA. Se houver intolerância ou alergia ao IECA, deve-se substituí-lo por um BRA. Caso os alvos pressóricos não sejam atingidos, deve-se acrescentar um diurético tiazídico em baixa dose, se o *clearance* de creatinina estiver ≥ 30mL/min/1,73m². Há uma tendência atual de evitar o uso de tiazídicos em pacientes diabéticos em razão dos efeitos adversos metabólicos, entretanto ainda não há consenso quanto a essa possível contraindicação. Se um terceiro fármaco for necessário, acrescenta-se um bloqueador de cálcio diidropiridínico, como anlodipino, nifedipino de liberação prolongada ou nitrendipino. Considerando doses máximas das medicações e ainda não havendo resposta pressórica adequada, um betabloqueador cardiosseletivo pode ser acrescentado. Essa classe tem indicação específica nos casos de pacientes diabéticos após infarto agudo do miocárdio (IAM) ou doença arterial coronariana sintomática. Um betabloqueador recentemente lançado é o nebivolol, que tem efeito cardiosseletivo e não interfere com o metabolismo da glicose, atuando ainda como vasodilatador mediante a liberação de óxido nítrico.

Considerando um tratamento correto, com aderência adequada, se o paciente ainda não obtiver o controle da HAS, é recomendável encaminhá-lo ao especialista para investigação de causas secundárias.

Tratamento da dislipidemia

As metas de LDL em pacientes com DM são menores do que as da população geral: < 100mg/dL ou < 70mg/dL para os portadores de doença aterosclerótica significativa (antecedente de evento cardiovascular). O uso de estatinas estará indicado quando os níveis de LDL forem superiores às metas, mesmo após as mudanças de estilo de vida, com dieta e atividade física. Em pacientes com persistência de valores de HDL baixos ou níveis de triglicerídeos (TGL) muito elevados, pode estar indicado o uso de fibratos isoladamente ou em associação com uma estatina. Outra opção consiste na associação com ácido nicotínico de ação intermediária, com o cuidado de não ultrapassar a dose de 1.500mg/dia, para evitar piora do controle glicêmico e outros efeitos colaterais. A associação de medicamentos aumenta o risco de elevação das transaminases, miopatia e rabdomiólise, devendo ser instituída com bastante cuidado, de preferência com o fenofibrato micronizado (não se deve fazer associação com a genfibrozila). Para triglicerídeo > 500 a 600mg/dL, os fibratos constituem a primeira escolha, sempre associados a uma dieta com baixo teor de gorduras e carboidratos e a um bom controle glicêmico. Após melhora da hipertrigliceridemia, o LDL poderá ser calculado e seu alvo perseguido.

O cálculo do colesterol não HDL é muito útil para diabéticos, por se relacionar com os níveis de Apo-B, apoproteína de elevada concentração nas partículas altamente aterogênicas. O colesterol não HDL aceitável deve ser < 130mg/dL, devendo ser especialmente avaliado quando os níveis de triglicerídeos impedem o cálculo do LDL.

Mais detalhes sobre agentes hipolipemiantes podem ser encontrados no Capítulo 43, *Dislipidemias*.

Tratamento da obesidade

Um percentual significativo dos pacientes diabéticos tem índice de massa corporal (IMC) de 25kg/m² ou mais. Atualmente é reconhecida a estreita relação entre a obesidade central e o surgimento de resistência à insulina, devendo por isso ser dirigida atenção especial ao controle do peso nesses pacientes. O manejo do paciente obeso inclui a terapia comportamental, com mudança do estilo de vida por meio de dieta e instituição de atividade física na vida diária, além da farmacoterapia.

O tratamento farmacológico está indicado em pacientes que apresentaram falência ao tratamento não farmacológico (ausência de perda de 1% do peso inicial por mês, após 1 a 3 meses) e que têm obesidade (IMC > 30kg/m²) ou sobrepeso (IMC entre 25 e 29,9kg/m²), acompanhada de comorbidades (HAS, diabetes, dislipidemia).

As três principais classes de medicamentos utilizados são:

- **Agentes sacietógenos adrenérgicos e serotoninérgicos:** sibutramina.
- **Anorexígenos catecolaminérgicos:** anfepramona, femproporex, mazindol.
- **Redutores da absorção de gordura:** orlistate.

A mais indicada, por seu perfil de segurança a longo prazo, é o orlistate (Xenical®), 120mg às refeições. Seus principais efeitos colaterais são diarreia, flatulência, urgência e incontinência fecal.

Recentemente, a sibutramina foi retirada dos mercados europeu e norte-americano e sua prescrição foi restrita no Brasil em razão da publicação do estudo SCOUT, em que foi evidenciada maior mortalidade por IAM em pacientes de alto risco cardiovascular que usaram esse medicamento. Considerando que o DM já é fator de alto risco para as doenças cardiovasculares, o uso da sibutramina nesses pacientes deve ser evitado.

Uso de ácido acetilsalicílico (AAS)

O uso de AAS em doses baixas, entre 75 e 162mg/dia, está recomendado como estratégia de prevenção primária em pacientes com DM1 ou DM2 com risco cardiovascular aumentado (risco de IAM ou morte por doença cardiovascular em 10 anos > 10%). Isso inclui a maioria dos homens com mais de 50 anos de idade e mulheres com mais de 60 anos de idade que tenham pelo menos um fator de risco adicional importante (história familiar de doenças cardiovasculares, hipertensão, tabagismo, dislipidemia ou albuminúria).

Não há evidência suficiente para recomendar o AAS na prevenção primária em indivíduos de menor risco, como homens com menos de 50 anos de idade e mulheres com menos de 60 anos de idade, sem fatores de risco maiores. Para os pacientes nesses grupos etários com outros fatores de risco, é necessária uma avaliação clínica continuada e estrita.

O AAS, na dose de 75 a 162mg/dia, deve ser usado em todos os pacientes com história de doença cardiovascular como estratégia de prevenção secundária. Em casos de alergia ao AAS, o clopidogrel está indicado, na dose de 75mg/dia.

A estratégia da terapia combinada com AAS (75 a 162mg/dia) e clopidogrel (75mg/dia) pode ser utilizada por até 1 ano após síndrome coronariana aguda em pacientes diabéticos.

CONTROLE GLICÊMICO

Duas técnicas principais estão disponíveis para avaliação da eficácia do plano de manejo do controle glicêmico: automonitorização domiciliar com glicemia capilar e hemoglobina glicada (HbA1c).

A HbA1c reflete a ligação irreversível não enzimática da glicose com a hemoglobina, proporcionando uma avaliação do controle glicêmico do paciente nos últimos 3 meses (tempo de vida das hemácias).

Atualmente, recomenda-se como alvo da terapia a manutenção da HbA1c < 7%, sem que haja efeitos adversos significativos, como hipoglicemia. Entretanto, em certos grupos, como o de pacientes com diabetes de longa duração, história de hipoglicemia grave, aterosclerose avançada ou com baixa expectativa de vida, recomenda-se um controle glicêmico menos rigoroso, visando a níveis de HbA1c em torno de 8%. A dosagem da HbA1c deve ser solicitada pelo menos duas vezes por ano, para pacientes com controle estável, ou a cada 3 meses, para aqueles que não atingiram o alvo terapêutico ou que tenham alterado recentemente seu esquema de tratamento. A taxa de redução da HbA1c é influenciada por seus níveis antes do tratamento, sendo maior em pacientes com valores basais de HbA1c muito elevados.

Os alvos esperados para o controle da glicemia do paciente diabético, de acordo com as diretrizes vigentes, encontram-se no Quadro 37.6.

Capítulo 37 — Diabetes Mellitus: Diagnóstico e Tratamento

Quadro 37.6 Metas para controle glicêmico dos pacientes com DM segundo a Sociedade Brasileira de Diabetes (SBD) e a Associação Americana de Diabetes (ADA)

Parâmetro	SBD	ADA
Glicemia de jejum e pré-prandial (mg/dL)	< 110	70 a 130
Glicemia pós-prandial (2h após a refeição) (mg/dL)	< 140	< 180
HbA1c (%)	< 6,5*	< 7,0

* Esse valor varia conforme a faixa etária. Consideram-se toleráveis os níveis de HbA1c de 7,5% a 8,5% dos 0 a 6 anos de idade, < 8% dos 6 aos 12 anos, <7,5% dos 13 aos 19 anos e < 8% nos > 60 anos.

TRATAMENTO DO DM1

Atualmente, a única possibilidade de tratamento para o DM1 é a insulina, que pode ser administrada em diversos regimes, a depender de cada caso. Alguns pacientes diabéticos tipo 1 obesos, o que é cada vez mais comum, podem se beneficiar da associação de metformina, na tentativa de aumentar a sensibilidade à insulina e diminuir suas doses.

A insulina tem vários efeitos sobre o metabolismo dos carboidratos. Em níveis basais, ela inibe a gliconeogênese, reduzindo a mobilização de ácidos graxos livres e glicerol do tecido adiposo e de aminoácidos dos músculos. Em níveis aumentados, como os observados após as refeições, a insulina promove a captação de glicose pelos tecidos periféricos.

As insulinas de ação lenta e intermediária têm a função principal de controlar a glicemia entre as refeições. A insulina regular e os análogos de insulina de ação ultrarrápida têm a finalidade de estabilizar os níveis glicêmicos pós-prandiais. A farmacocinética dos diversos tipos de insulina e de seus análogos encontra-se descrita no Quadro 37.7.

Podem ser utilizados esquemas de insulinoterapia com duas aplicações, chamado convencional, ou intensivo, com três ou mais doses, o qual possibilita maior controle metabólico e maior redução das complicações microvasculares em relação ao esquema convencional. Entretanto, o esquema intensivo apresenta maior risco de eventos hipoglicêmicos e potencial piora da retinopatia, se o tratamento não for iniciado lenta e cautelosamente, estando contraindicado, portanto, em pacientes com história de hipoglicemias graves recorrentes ou não associadas a sintomas adrenérgicos, em pacientes com antecedentes de doença arterial coronariana ou cerebrovascular, ou com complicações crônicas avançadas. O Quadro 37.8 mostra os diversos esquemas de insulinoterapia intensiva.

A dose inicial de insulina é de 0,2 a 0,5U/kg/dia, com incremento gradual da dose, quando necessário, a cada 2 ou 3 dias, até que sejam atingidos os alvos glicêmicos desejados.

O período final da madrugada e o início da manhã (5 a 8h) é marcado pelo pico circadiano do hormônio do crescimento (GH), um dos hormônios contrarregulatórios, que leva a aumento da produção hepática de glicose e redução da sensibilidade à insulina. Isso pode explicar a hiperglicemia matinal em pacientes que usam o esquema convencional de insulina, com a dose noturna da NPH administrada misturada à insulina regular antes do jantar, pois seu efeito já está diminuído no momento em que o paciente acorda pela manhã. Esse evento é denominado fenômeno do alvorecer e constitui a principal explicação para a glicemia de jejum matinal aumentada no paciente em insulinoterapia. Acontece em pacientes com DM1, DM2 e, até mesmo, em indivíduos normais. O controle dessa condição consiste na utilização da insulina basal antes de dormir, em vez de antes do jantar, separando-a da injeção de insulina regular, que continua sendo adminis-

Quadro 37.7 Características das insulinas e seus análogos

Tipo de insulina	Ação	Via	Início de ação	Pico de ação	Duração da ação
Lispro	Ultrarrápida	SC, IM, EV	5 a 15min	1 a 1,5h	2 a 4h
Aspart	Ultrarrápida	SC, IM, EV	5 a 15min	1 a 1,5h	3 a 5h
Glulisina	Ultrarrápida	SC	5 a 15min	1 a 1,5h	2 a 4h
Regular	Rápida	SC, IM, EV	0,5 a 1h	2 a 3h	3 a 6h
NPH	Intermediária	SC	2 a 4h	4 a 10h	10 a 16h
Detemir	Longa	SC	1 a 2h	–	Até 24h
Glargina	Longa	SC	1 a 2h	–	Até 24h

Quadro 37.8 Esquemas de insulinoterapia intensiva

Regime	Antes do café da manhã	Antes de almoço	Antes do jantar	Antes de dormir
1	R + NPH		R	NPH
2	R	R	R	NPH
3	AS	AS	AS	G ou D
4	AS + G ou D	AS	AS	
5	AS + G ou D	AS	AS + G ou D	

R: insulina regular; AS: análogo sintético de ação ultrarrápida (lispro, aspart ou glulisina); G: glargina; D: detemir. Nos esquemas 1 e 2, a insulina regular pode ser substituída por um análogo sintético de ação ultrarrápida.

trada antes do jantar. Essa condição pode ser de difícil controle, sendo às vezes resolvida apenas com o uso de bomba de insulina programada para liberar mais insulina nesse horário.

Outra causa possível de hiperglicemia matinal é o chamado efeito Somogyi, que corresponde ao pico dos hormônios contrarregulatórios em resposta à hipoglicemia no meio da madrugada, desencadeada por dose alta de insulina NPH antes do jantar. É menos comum e pode ser corrigido com a redução da dose de insulina NPH noturna ou com a mudança da administração da NPH para antes de dormir, e/ou fornecendo mais alimentos antes de deitar. Pode ser diferenciado do fenômeno do alvorecer pela dosagem da glicemia às 3h, que estará baixa e associada a relato de sintomas de hipoglicemia no efeito Somogyi.

Tratamento do DM2

Antidiabéticos orais – Manejo inicial

Quando a HbA1c inicial é < 9%, a monoterapia com sulfonilureia, glinidas, metformina, tiazolidinedionas ou gliptinas pode ser usada como plano terapêutico. Contudo, tendo em vista sua eficácia comprovada, segurança e custo, a metformina é a terapia inicial mais indicada nos casos de pacientes que não estão em vigência de descompensação aguda, para a qual a melhor terapia hipoglicemiante consiste no uso de insulina. Deve ser iniciada na dose de 500mg/dia após o jantar e aumentada para 850mg/dia ou 500mg duas vezes ao dia após 3 a 7 dias. Os reajustes subsequentes da dose devem ser efetuados gradualmente, a cada 10 a 15 dias, a fim de minimizar os efeitos colaterais, como náuseas, diarreia e gosto metálico na boca.

Quando, porém, a HbA1c encontra-se em níveis > 9% no início do tratamento, a monoterapia com antidiabéticos orais não tem sucesso pleno e está indicada a duoterapia ou o uso precoce de insulina.

Quando a associação de dois antidiabéticos orais não consegue atingir as metas de controle glicêmico, deve-se optar pela adição de um terceiro fármaco anti-hiperglicemiante ou pelo início de insulinoterapia, isolada ou em associação com um agente sensibilizador da ação da insulina. Para essa decisão devem ser levados em conta o risco de hipoglicemias, a aversão à injeção e a dificuldade em ingerir comprimidos, entre outros fatores. O manejo do DM2, sugerido pela ADA em seu mais recente posicionamento, é descrito na Figura 37.1.

Indicações de insulinoterapia no DM2

- Pacientes refratários às modificações do estilo de vida (MEV) associadas à monoterapia com metformina ou combinação de metformina e outro agente oral.
- Paciente com intenso catabolismo: emagrecimento, poliúria e polidipsia, com glicemia de jejum > 250mg/dL ou glicemias aleatórias repetidamente > 300mg/dL ou presença de cetose.
- Paciente erroneamente diagnosticado como DM2, quando na verdade é portador de DM1 ou LADA.
- Situações especiais: gestantes; pacientes sob intenso estresse clínico (infecção, IAM, acidente vascular encefálico) ou cirúrgico; pré-operatório (hipoglicemiantes orais devem ser suspensos de maneira individualizada, de acordo com a situação).
- Complicações agudas: cetoacidose diabética e estado hiperosmolar não cetótico.

O momento da indicação de insulinoterapia no diabético tipo 2 ainda é tema de muitas discussões, mas é certo que esse início ainda é muito postergado, mesmo em centros de referência no tratamento do DM no mundo inteiro. O conceito de insulinoterapia oportuna é recente, após as evidências de que o controle glicêmico deve ser atingido o quanto antes, nos primeiros anos de diagnóstico, a fim de minimizar o impacto das complicações crônicas (memória metabólica). O que se vê ainda hoje é o atraso nessa indicação, quando o paciente já passou tempo demais com o descontrole dos níveis glicêmicos.

CAPÍTULO 37 Diabetes Mellitus: Diagnóstico e Tratamento

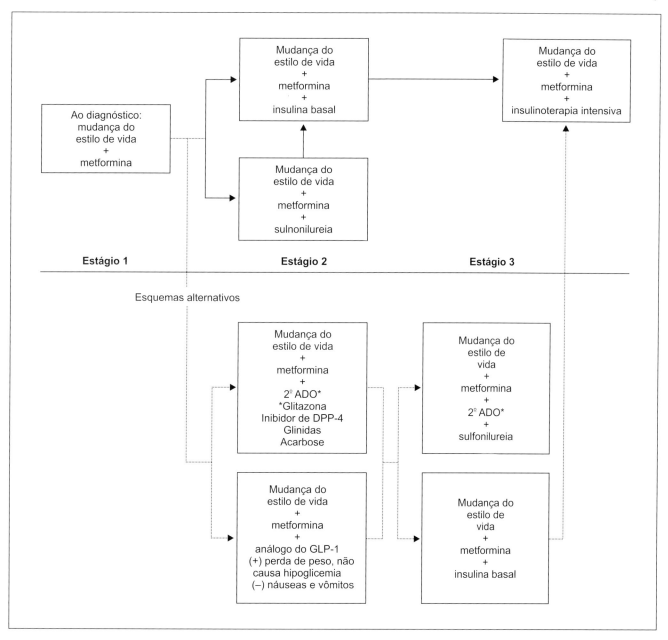

Figura 37.1 Algoritmo para o tratamento do DM2. (Adaptada a partir das diretrizes da ADA e da SBD, 2010.) Notas: (+): vantagens; (–): desvantagens; ADO: antidiabético oral; DPP-4: dipeptidilpeptidase-4. Obs.: (1) Escolher um segundo ADO ou análogo de GLP-1 de acordo com o perfil do paciente e possíveis contraindicações ou eventos adversos; (2) as mudanças do estilo de vida devem ser reforçadas a cada consulta, a HbA1c checada a cada 3 meses e os ajustes na terapia realizados se as metas não tiverem sido atingidas.

Como insulinizar o paciente com DM2

A insulinoterapia pode ser iniciada de várias maneiras: suspensão de todos os antidiabéticos orais e introdução de duas ou mais injeções diárias de insulina; suspensão dos agentes secretagogos de insulina (em especial, as sulfonilureias) e introdução de duas ou mais injeções de insulina, com manutenção da metformina; manutenção dos antidiabéticos orais em uso com adição de injeções de insulina às refeições; ou manutenção da terapia oral com adição de uma única injeção de insulina ao deitar. A última opção é simples, eficaz e mais bem tolerada, sendo a mais adequada e recomendada como padrão para início da insulinoterapia no paciente com DM2.

Recomenda-se iniciar com insulina NPH antes de dormir (*bed time*) na dose de 10U ou 0,2U/kg. Outra opção seria iniciar a insulina detemir *bed time* ou a glargina pela manhã ou à noite; essas alternativas são mais onerosas e apresentam eficácia semelhante ao esquema com insulina NPH, embora haja menor risco de hipoglicemias graves e menor ganho de peso.

Realiza-se a dosagem de glicemia capilar em jejum e de acordo com o resultado, aumentam-se 2U na insulina basal a cada 3 dias, visando a uma glicemia pré-prandial entre 70 e 130mg/dL. Se a glicemia permanecer > 180mg/dL, é possível aumentar a dose mais rapidamente em 4U a cada 3 dias. Após 2 a 3 meses, deve-se realizar a aferição da HbA1c. Se estiver abaixo de 7%, o esquema é mantido. Se estiver acima de 7%, investigam-se os demais períodos (antes do almoço e do jantar e antes de dormir). De acordo com a necessidade, deve ser adicionada uma segunda aplicação de insulina, começando com 4U com acréscimos de 2U a cada 3 dias. Se ainda assim a HbA1c permanecer elevada, checa-se a glicemia pós-prandial (GPP), inserindo ou modificando a dose de insulina rápida pré-prandial de acordo com o resultado, visando a uma GPP < 180mg/dL.

Se durante o reajuste de doses ocorrerem sintomas de hipoglicemia ou glicemia < 70mg/dL, a dose é reduzida em 4U ou 10% do valor (o que for maior). Insulinas padronizadas (pré-misturadas) não devem ser usadas para o ajuste de dose, mas apenas após sua estabilização. A Figura 37.2 resume como iniciar e ajustar a insulinoterapia no paciente com DM.

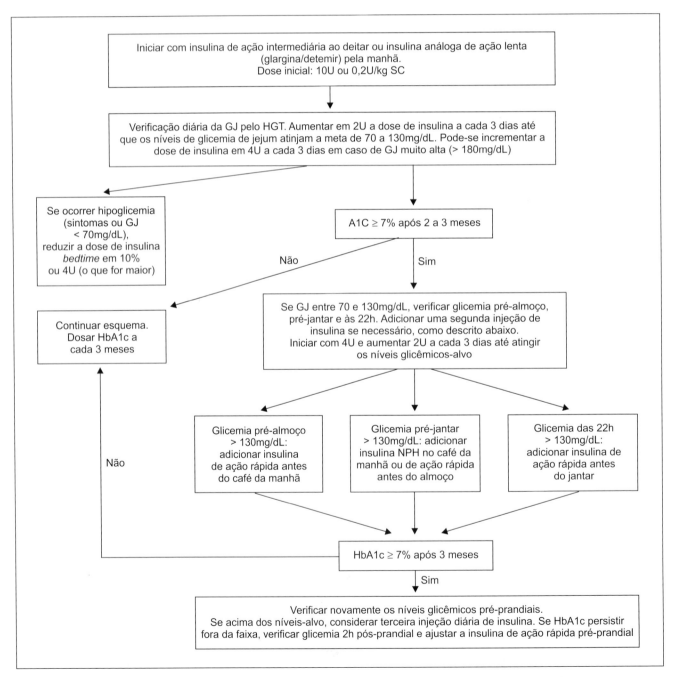

Figura 37.2 Início e ajuste da insulinoterapia no DM. (Adaptada a partir das diretrizes da ADA, 2009.)

Quadro 37.9 Medicamentos usados no tratamento do DM2 e suas características

Classe	Mecanismo	Fármaco	Dose (mg/dia)	Tomadas diárias	Apresentação	Via	Redução na HbA1c (%)	Efeitos colaterais	Contraindicações	Observações
Sulfonilureias	Aumento da secreção de insulina	Glibenclamida	2,5 a 20	1 a 3	Cp 5mg	VO	1,5 a 2,0	Hipoglicemia (mais com a glibenclamida) e ganho ponderal	Gravidez, insuficiências renal e hepática	Evitar doses máximas; boa resposta, em geral, com metade da dose máxima
		Glipizida	2,5 a 30	2 a 3	Cp 5mg					
		Gliclazida MR	30 a 120	1	Cp 30mg					
		Glimepirida	1 a 8	1	Cp 1, 2, 3, 4, 6mg					
Biguanidas	Reduzem a produção hepática de glicose, com menor ação sensibilizadora da ação insulínica	Metformina	500 a 2.550	1 a 3	Cp 500 e 850mg, 1g	VO	1,5 a 2,0	Náuseas, desconforto abdominal, diarreia	Gravidez, ClCr < 30mL/min, insuficiências hepática, cardíaca e pulmonar, acidose, etilismo	Não alteram ou levam à redução discreta do peso corporal
		Metformina XR	500 a 2.250	1	Cp. 500 e 750mg					
Glinidas	Aumento da secreção de insulina	Repaglinida	1,5 a 16	3	Cp 0,5, 1 e 2mg	VO	0,7 a 1,0	Hipoglicemia e ganho ponderal discreto	Gravidez, insuficiência renal e hepática graves, < 18 anos e > 75 anos	Há maior redução da A1c com a repaglinida
		Nateglinida	360	3	Cp 120mg					
Tiazolidinedionas	Aumento da sensibilidade à insulina em músculo, adipócito e hepatócito	Pioglitazona	15 a 45	1	Cp 15, 30 e 45mg	VO	0,5 a 1,4	Edema, anemia e ganho ponderal, aumento da adiposidade periférica, aumento do risco de IAM (com a rosiglitazona) e de fraturas	Insuficiência cardíaca classes III e IV, insuficiência hepática, gravidez	A rosiglitazona foi recentemente retirada do mercado nacional pela ANVISA, bem como pela FDA e EMEA; a ADA não a recomenda mais

Apesar dos algoritmos inseridos neste capítulo, os quais servem como sugestão e guia de manejo terapêutico, é imprescindível destacar que muitas vezes é necessária a individualização do tratamento do paciente diabético. Os inibidores da DPP-4, da alfaglucosidase, as glinidas e o agonista da amilina não entraram no algoritmo apenas porque, comparados às outras medicações disponíveis, ainda não há dados clínicos ou demonstração de custo-efetividade superior; entretanto, devem ser considerados e utilizados em pacientes selecionados.

CONSIDERAÇÕES FINAIS

O estímulo às mudanças no estilo de vida (dieta, exercício físico, cessação do tabagismo) é um ponto que deve ser enfatizado a cada consulta, juntamente com orientações sobre educação em diabetes e automonitorização domiciliar. A HbA1c deve ser avaliada a cada 3 meses nos pacientes ainda sem controle e mudanças nas intervenções devem ser realizadas sempre que a HbA1c estiver ≥ 7%, exceto para casos selecionados, em que se pode aceitar um controle menos estrito.

A monoterapia é eficaz para muitos pacientes mas, considerando a natureza progressiva da doença, a combinação com outros medicamentos será quase sempre necessária para que sejam alcançadas as metas glicêmicas. A metformina é o melhor fármaco oral para o início do tratamento medicamentoso, em virtude de seus benefícios e da ótima relação custo-benefício.

LEITURA RECOMENDADA

American Diabetes Association. Diagnosis and Classification of Diabetes Mellitus. Diabetes Care 2010 Jan; 33(S1):S62-S69.

American Diabetes Association. Standards of medical care in diabetes. Diabetes Care 2010 Jan; 33(S1):S11-S61.

Bakris GL, Kaplan NM, Nathan DM, Sheridan AM. Treatment of hypertension in diabetes mellitus. In: UpToDate, versão 17.3. 2009 Set.

Forti A, Gusmão A, Loureiro R, Montenegro Jr RM, Vilar L. Classificação e diagnóstico do diabetes mellitus. In: Vilar L (ed.) Endocrinologia clínica. 4. ed. Rio de Janeiro: Guanabara Koogan, 2009:585-98.

Funnell MM, Brown TL, Childs BP et al. National standards for diabetes self-management education. Diabetes Care 2010 Jan; 33(S1):S89-S96.

Lerario AC, Chacra AR, Pimazoni-Netto A et al. An algorithm for the treatment of type 2 diabetes: a position statement of Brazilian Diabetes Society. Diabetology & Metabolic Syndrome 2010; 2:35.

Mattheus DR, Ahmed S, Lyra R, Vilar L. Tratamento farmacológico do diabetes mellitus tipo 2. In: Vilar L (ed.) Endocrinologia clínica. 4. ed. Rio de Janeiro: Guanabara Koogan, 2009:622-47.

McCulloch DK, Holman RR, Fletcher SW, Mulder JE. Screening for diabetes mellitus. In: UpToDate, versão 17.3. 2009 Set.

McCulloch DK, Holman RR, Mulder JE. Insulin therapy in type 2 diabetes mellitus. In: UpToDate, versão 17.3. 2009 Set.

McCulloch DK, Holman RR, Wolfsdorf JI, Mulder JE. Diagnosis of diabetes mellitus. In: UpToDate, versão 17.3. 2009 Set.

McCulloch DK, Nathan DM, Mulder JE. Insulin therapy in type 1 diabetes mellitus. In: UpToDate, versão 17.3. 2009 Set.

Riddle MC. Glycemic management of type 2 diabetes: an emerging strategy with oral agents, insulins, and combinations. Endocrinol Metab Clin N Am 2005; 34:77-98.

Salles JEN, Rassi N. Insulinoterapia no diabetes mellitus tipo 1. In: Vilar L (ed.) Endocrinologia clínica. 4. ed. Rio de Janeiro: Guanabara Koogan, 2009:645-67.

Tambascia MA, Gomes MB, Dib SA (eds.) Tratamento e acompanhamento do diabetes mellitus – Diretrizes da Sociedade Brasileira da Diabetes. Rio de Janeiro: Diaghraphic Editora, 2007:8-168.

Wannmacher L. Antidiabéticos orais: comparação entre diferentes intervenções. In: Uso racional de medicamentos: temas selecionados. Organização Pan-Americana da Saúde/Organização Mundial da Saúde – Representação do Brasil e do Departamento de Assistência Farmacêutica e Insumos Estratégicos da Secretaria de Ciência, Tecnologia e Insumos Estratégicos do Ministério da Saúde. Brasília. 2005; 2 (11).

Complicações Microvasculares do *Diabetes Mellitus*

CAPÍTULO 38

Fábio Ferreira de Moura • Marcus Augusto Gomes de Matos

INTRODUÇÃO

O *diabetes mellitus* (DM) consiste numa verdadeira epidemia, com projeção mundial de aproximadamente 320 a 450 milhões de pessoas acometidas em 2030. O incremento progressivo de prevalência está associado ao envelhecimento da população, ao aumento da prevalência de obesidade, ao sedentarismo e ao aumento da sobrevida dos pacientes com DM. Por consequência, espera-se um aumento na prevalência das chamadas complicações crônicas, que podem ser micro ou macrovasculares. Neste capítulo serão discutidas as complicações microvasculares: nefropatia, neuropatia e retinopatia.

NEFROPATIA DIABÉTICA

DEFINIÇÃO

A nefropatia diabética é a complicação crônica do DM que acomete os rins e se manifesta por aumento da excreção urinária de proteínas, o qual pode ser progressivo e causar síndrome nefrótica. É a principal causa de insuficiência renal crônica e terapia de substituição renal (diálise) no mundo ocidental. Além disso, está associada a aumento da mortalidade geral e cardiovascular, tanto em DM tipo 1 (DM1) como no tipo 2 (DM2).

CLASSIFICAÇÃO

A nefropatia é classificada de acordo com o grau de excreção de proteínas. A excreção normal de proteínas totais é < 100 a 150mg/24h, e a de albumina, < 20 a 30mg/24h. A perda de pequenas quantidades de albumina na urina – microalbuminúria – ocorre antes do aumento de proteínas totais na urina, sendo a manifestação mais precoce de doença renal no diabetes, caracterizada pela presença de 30 a 299mg de albumina na urina coletada por 24 horas (ou 20 a 200µg/min). Ela precisa ser persistente (dois exames em 3 a 6 meses) para confirmação diagnóstica.

É necessário ressaltar que, em algumas situações, pode ocorrer microalbuminúria transitória (febre, insuficiência cardíaca, exercício físico extenuante, descontrole metabólico agudo), o que deve ser descartado. A presença de infecção urinária também pode causar aumento da excreção urinária de proteínas, embora a magnitude dessa alteração e sua relevância sejam questionáveis, não havendo indicação para a realização sistemática de urocultura na avaliação de rotina desses pacientes. Valores ≥ 300mg de albumina na urina coletada por 24 horas (ou 200µg/min) são compatíveis com macroalbuminúria.

HISTÓRIA NATURAL DA DOENÇA

A evolução da nefropatia diabética pode ser didaticamente dividida em fases: inicial, com hiperfiltração e hipertensão glomerular, seguida de normalização da taxa de filtração glomerular associada com alterações histológicas do glomérulo (espessamento e expansão da membrana basal) – fases "pré-clínicas". Posteriormente, surge microalbuminúria, que pode evoluir para macroalbuminúria-proteinúria e insuficiência renal crônica.

EPIDEMIOLOGIA

A prevalência de nefropatia diabética é variável. Antes da era do tratamento intensivo, até 50% dos pacientes com DM1 apresentavam microalbuminúria após 15 anos de doença, com um terço evoluindo para doença franca e 20% para a hemodiálise; na última década, em países do Primeiro Mundo, houve uma diminuição relativa na incidência, provavelmente em virtude dos tratamentos mais adequados, da maior ênfase na educação dos diabéticos e do acesso dessa população a esses tratamentos. Nos portadores de DM2, a nefropatia pode estar presente por ocasião do diagnóstico da DM e acomete aproximadamente 25% dos pacientes após 10 anos de doença.

FATORES DE RISCO

Controle glicêmico e variabilidade glicêmica: a presença de hiperglicemia crônica, avaliada pela HbA1c, é o principal fator de risco para o desenvolvimento de nefropatia diabética, tanto para o DM1 (DCCT) como para o DM2 (UKPDS, ADVANCE).

O grau de variação dos valores da glicemia ao longo do dia – variabilidade glicêmica – causa aumento do estresse oxidativo e da disfunção endotelial, fatores adicionais que também influenciam o risco de complicações micro e macrovasculares.

TEMPO DE DURAÇÃO DO DIABETES

Quanto maior a duração do diabetes, maior o risco de nefropatia. Em portadores de DM1, raramente a doença se manifesta antes de 5 anos do início do DM, embora isso possa acontecer em graus extremos de mau controle glicêmico, o que, infelizmente, não é raro no país, como demonstrado por Macedo e Lima, em estudo realizado no Recife. No DM2, o tempo de doença também está associado a aumento do risco, porém uma parcela significativa dos pacientes já apresenta nefropatia ao diagnóstico.

Hipertensão arterial sistêmica (HAS)

A HAS está relacionada com o risco de nefropatia. Em associação à hiperglicemia, é considerada o fator de risco mais importante para o desenvolvimento de nefropatia.

Taxa de flitração glomerular

Quanto maior o grau de hiperfiltração glomerular, maior o risco de evolução para nefropatia, principalmente naqueles pacientes com *clearance* de creatinina > 150mL/min/m^2.

Genética

A presença de predisposição genética para nefropatia diabética é sugerida mediante observação de que apenas uma proporção dos pacientes é afetada, de que ocorre uma agregação familiar da nefropatia e de que alguns grupos étnicos – negros, latinos e índios Pima – são afetados com mais frequência do que outros.

Diversos polimorfismos genéticos têm sido avaliados quanto à predisposição para nefropatia diabética. O gene da enzima conversora da angiotensina (ECA), o mais estudado, apresenta um polimorfismo do tipo inserção/deleção (I/D) no íntron 16. O alelo D associa-se a altos níveis de ECA, o que poderia favorecer o desenvolvimento de hipertensão glomerular, culminando em dano glomerular e instalação da nefropatia. Em uma metanálise de 18 estudos envolvendo pacientes com DM1 e DM2, o risco relativo conferido pela presença dos polimorfismos do gene da ECA foi de 1,32.

Obesidade

Quanto maior o índice de massa corporal (IMC), maior o risco de nefropatia.

Tabagismo

O tabagismo aumenta o risco de evolução de microalbuminúria para proteinúria e insuficiência renal crônica (IRC); além disso, encurta a sobrevida dos diabéticos em tratamento dialítico, por aumento da incidência de eventos cardiovasculares.

Anticoncepcionais orais (ACO)

O uso de ACO é uma das principais causas de HAS secundária, e sua associação com o risco aumentado de nefropatia diabética é alvo de controvérsias.

Em estudo realizado no Brasil com 205 pacientes portadores de DM1 acompanhados por 11 ± 4 anos, o tempo de DM1 foi fator de risco para microalbuminúria, proteinúria e IRC. O controle glicêmico inadequado, os valores mais elevados de lipídios e a presença de HAS e de retinopatia diabética estiveram associados com proteinúria e IRC, porém não com microalbuminúria

TRIAGEM

- **DM1:** em todos os pacientes após 5 anos de doença e, posteriormente, uma vez ao ano.
- **DM2:** no diagnóstico e uma vez ao ano.

DIAGNÓSTICO

- **Sumário de urina:** não é adequado, pois só detecta a presença de proteínas em fases mais avançadas da doença (a partir de, no mínimo, 300mg de proteínas nas 24 horas).
- **Coleta de urina por 24 horas para avaliação de proteinúria:** teste padrão-ouro. Coleta em amostra única: relação albumina/creatinina em amostra única de urina.
- **Progressão da doença:** nem todos os pacientes com microalbuminúria irão evoluir para macroalbuminúria. Em alguns casos, pode ocorrer regressão espontânea, o que nunca acontece em pacientes com macroalbuminúria. No EDIC–DCCT (DM1), o tempo de duração do diabetes e o grau de hiperglicemia foram

os principais fatores associados ao risco de progressão da doença; no DM2, essa relação está menos esclarecida. De qualquer modo, uma vez confirmada, a microalbuminúria deve ser prontamente tratada.

TRATAMENTO

- **Controle glicêmico intensivo:** no que se refere ao DM1, existe relação direta entre controle glicêmico, avaliado pela HbA1c, e diminuição de risco de nefropatia. No estudo *Diabetes Control and Complication Trial*, o controle glicêmico em pacientes com DM1 foi responsável pela redução de 39% na ocorrência de microalbuminúria e de 54% na de proteinúria. Em seu seguimento, o EDIC–DCCT demonstrou diminuição de 50% no risco de nefropatia em pacientes com bom controle glicêmico. Quanto ao DM2, o *United Kingdom Prospective Diabetes Study* (UKPDS) mostrou, após melhor controle glicêmico, taxas reduzidas de retinopatia, neuropatia e nefropatia; após 12 anos de seguimento, houve redução de 33% no desenvolvimento de microalbuminúria. Os recentes estudos ADVANCE e VADT também demonstraram diminuição de risco de complicações crônicas com a melhora do controle glicêmico, porém de menor magnitude e sem alteração na mortalidade.
- **Intervenção multifatorial (controle de glicemia/pressão arterial/lipídios):** o Steno 2 (DM2) demonstrou que uma intervenção multifatorial, com mudanças no estilo de vida e uso de múltiplos medicamentos (estatinas/ácido acetilsalicílico/anti-hipertensivos), com controle intensivo de pressão arterial (PA > 130/80mmHg), colesterol total (> 175mg/dL) e triglicérides (> 150mg/dL), diminui a incidência de nefropatia e outras complicações micro e macrovasculares.
- **Restrição proteica:** são preconizadas dietas com 0,8g/kg/dia de proteínas com alto valor biológico.
- **Uso de inibidor da enzima conversora da angiotensina (IECA)/bloqueador de receptor AT1 (BRA):** o controle da PA, independentemente da medicação utilizada, apresenta efeito protetor renal. No entanto, os IECA e os BRA que atuam bloqueando especificamente o sistema renina-angiotensina-aldosterona conferem diminuição adicional do risco de progressão da doença, independente do controle pressórico, tanto em DM1 como em DM2, podendo causar até normalização da albuminúria.
- **Uso de inibidores da renina:** o alisquireno, representante de uma nova classe de anti-hipertensivos, quando associado a um BRA, como a irbersatana, propicia redução adicional da proteinúria. Também pode ser usado como monoterapia, representando uma nova e excelente alternativa terapêutica.
- **Correção de anemia:** a anemia parece ser fator de risco para progressão da doença renal, embora esse tópico seja alvo de muita discussão. Alguns autores recomendam sua correção (reposição de ferro e eritropoetina recombinante) para uma hemoglobina-alvo de 12g/dL.

NEUROPATIA DIABÉTICA

DEFINIÇÃO

A neuropatia diabética consiste num distúrbio neurológico decorrente do acometimento dos nervos periféricos pelo *diabetes mellitus*, após a exclusão de outras causas de neuropatia. Trata-se da complicação crônica mais frequente, chegando a acometer 100% dos pacientes de acordo com o método diagnóstico utilizado e sendo a causa mais comum de neuropatia no mundo ocidental. É um distúrbio heterogêneo, podendo acometer todo o sistema nervoso periférico, tanto sensitivo-motor como autonômico.

O tempo de duração do diabetes e o grau de controle glicêmico são os principais fatores de risco para o desenvolvimento da complicação, e o bom controle da glicemia reduz a frequência e a intensidade das complicações neurológicas.

CLASSIFICAÇÃO

Entre as várias propostas de classificação para as neuropatias diabéticas existentes, as mais utilizadas são a de Thomas, que as classifica como simétricas ou generalizadas (sensitiva aguda, sensitivo-motora periférica e autonômica) e assimétricas, subdividida em focais ou multifocais (cranianas, de membros, truncal, proximal motora e coexistente com neuropatia desmielinizante crônica), e a de Watkins e Edmunds, que as dividem em progressivas, reversíveis e por compressão, de acordo com a história natural da doença.

PATOGÊNESE

A patogênese da neuropatia diabética não está totalmente esclarecida, porém, provavelmente, é multifatorial e decorrente de alterações metabólicas e vasculares.

Metabólicas

A hiperglicemia crônica, com aumento da atividade na via dos polióis, leva ao acúmulo de sorbitol e frutose intracelular, além da ativação da proteína C cinase, o que leva à depleção de mioinositol. O aumento no estresse oxidativo e na formação de "produtos de glicação avançada" também contribui para o processo.

Alterações vasculares

Ocorre comprometimento da microcirculação epineural e endoneural, levando à hipoxia crônica dos nervos e à disfunção endotelial.

QUADRO CLÍNICO

O quadro clínico dependerá do tipo de neuropatia e do nervo acometido:

Neuropatia periférica

A neuropatia periférica é a forma mais comum de neuropatia diabética, acometendo 70% a 80% dos pacientes. Em geral, é distal e simétrica, acometendo principalmente os membros inferiores. A forma sensitiva aguda está relacionada tanto com a descompensação da glicemia como com a melhora brusca do controle glicêmico; a sensitivo-motora crônica, insidiosa, está claramente relacionada com hiperglicemia persistente. Ambas podem se manifestar como "dormências", ausência de sensibilidade à dor, à temperatura ou ao toque, ou como dor intensa, lancinante, queimor, "formigamentos", cãibras e hipersensibilidade, com intensificação dos sintomas à noite. Ao exame físico, podem ser encontradas diminuição de reflexos, atrofia muscular e deformidades, principalmente nos pés, o que aumenta o risco de distúrbios da marcha e formação de úlceras.

Neuropatia proximal (femoral, lombossacra ou amiotrofia diabética)

Caracteriza-se por dor, fraqueza e atrofia muscular proximal, quase sempre em idosos, com DM2 de longa duração (mais de 10 anos), mal controlados. O tratamento é muito difícil.

Neuropatia focal ou multifocal

Geralmente súbita, dolorosa, com manifestação dependente do nervo acometido, pode apresentar um componente compressivo, como na síndrome do túnel do carpo. Mais comum em pacientes com DM2 e idosos, tende a regredir após algumas semanas, não deixando sequelas.

Neuropatia autonômica

Ocorre quando há o acometimento dos nervos que acometem o coração, a regulação da pressão arterial e os tratos geniturinário e gastrointestinal.

MANIFESTAÇÕES CARDIOVASCULARES

Incluem taquicardia sustentada, em repouso; hipotensão postural; perda do descenso noturno da PA. Há risco aumentado de morte cardiovascular (infarto agudo do miocárdio ou acidente vascular encefálico).

MANIFESTAÇÕES GASTROINTESTINAIS

Entre as manifestações gastrointestinais há registros de gastroparesia, evidenciada por plenitude gástrica, vômitos incoercíveis e absorção errática de alimentos, o que pode causar grande variação na glicemia. Também podem ocorrer constipação, diarreia do diabético – aquosa, explosiva, mais frequente à noite – e incontinência fecal.

MANIFESTAÇÕES GENITURINÁRIAS

Consistem em bexiga neurogênica, com infecções urinárias de repetição, disfunção erétil, ejaculação retrógrada e secura vaginal.

DISTÚRBIOS DA SUDORESE

Sudorese gustatória (sudorese profusa, restrita a um segmento corporal, pós-prandial).

AUMENTO DO RISCO DE HIPOGLICEMIAS

Caracteriza-se por resposta contrarregulatória deficiente, com perda dos sinais de alarme (tremor, sudorese, palpitações) para hipoglicemia.

TRIAGEM

Todos os pacientes com DM1 após 5 anos e aqueles com DM2 por ocasião do diagnóstico devem ser avaliados para a presença de neuropatia diabética por meio de testes clínicos simples. A reavaliação deve ser anual. O uso do monofilamento (10g) na identificação do "pé de risco" também deve fazer parte da rotina. O uso de métodos sofisticados, como a eletroneuromiografia, raramente é necessário, não devendo fazer parte da rotina.

PREVENÇÃO

O bom controle glicêmico é o principal fator de prevenção contra o desenvolvimento de neuropatia, sendo importante para o tratamento.

DIAGNÓSTICO

O diagnóstico é eminentemente clínico, com história e exame físico, devendo ser avaliados a pressão arterial (sentado e deitado), a frequência cardíaca em repouso e após manobra de Valsalva, as sensibilidades (dolorosa, tátil, vibratória e térmica) e os reflexos (aquileus e patelares).

DIAGNÓSTICO DIFERENCIAL

Devem ser afastadas outras causas de neuropatia, incluindo hipotireoidismo, déficit de vitamina B_{12}, SIDA, hepatites virais, doenças autoimunes, intoxicação por metais pesados, uso de fármacos, paraproteinemias, câncer e neuropatias familiares.

TRATAMENTO

Tratamento etiopatogênico

O ácido alfalipoico ou ácido tióctico, em doses de 600mg/dia por 3 semanas (venoso) ou 5 semanas (oral), reduz o estresse oxidativo, atuando sobre a fisiopatologia da doença e levando à melhora dos sintomas neuropáticos. Em estudo realizado pelos autores deste capítulo, o uso de ácido tióctico por 4 semanas reduziu de maneira significativa os sintomas neuropáticos em 70% dos pacientes.

Tratamento da dor neuropática

- **Agentes de primeira linha:** antidepressivos tricíclicos (ADT) incluindo amitriptilina e nortriptilina, na dose de 10 a 150mg/dia. Os principais efeitos colaterais são anticolinérgicos, como boca seca, tontura, retenção urinária e constipação. São contraindicados em casos de glaucoma, hiperplasia prostática benigna e arritmias cardíacas.
- **Inibidores da recaptação de serotonina e noradrenalina:** duloxetina, em dose de 30 a 120mg/dia. Efeitos colaterais: sonolência, tonturas, náuseas e vômitos. A duloxetina é indicada, principalmente, se há depressão associada.
- **Anticonvulsivantes:** gabapentina (900 a 3.600mg/dia) e pregabalina (150 a 600mg/dia) são os fármacos indicados, apresentando como efeitos colaterais náuseas, tonturas e sonolência. São agentes de escolha em caso de falha ou impossibilidade do uso de antidepressivos tricíclicos.
- **Agentes de segunda linha:** outros anticonvulsivantes, como a carbamazepina e o ácido valproico, os antiarrítmicos, como a lidocaína e a mexiletina, e os inibidores da recaptação de serotonina podem ser utilizados em situações específicas, mas são fármacos de segunda escolha.
- **Outros medicamentos:** os analgésicos opiáceos, como tramadol e oxicodona, podem ser utilizados em associação com outros fármacos, tanto para o alívio inicial da dor como para manutenção em casos refratários. O uso medicinal de *Cannabis sativa* foi avaliado em casos refratários e obteve boa resposta.
- **Tratamentos não farmacológicos:** a acupuntura pode ser utilizada como tratamento adjuvante, com bons resultados. A estimulação elétrica transcutânea e a estimulação elétrica da medula espinhal podem ser utilizadas em casos refratários.

Tratamento da neuropatia autonômica

Cardiovascular

- **Não farmacológico:** evitar mudanças posturais bruscas, usar meias compressivas, elevar os membros inferiores e evitar medicamentos que possam exacerbar os sintomas.
- **Farmacológico:** fludrocortisona (0,1 a 0,4mg/dia) é o fármaco de escolha. Outra opções incluem pseudoefedrina, midodrina e clonidina, as quais podem ser usadas em casos refratários.
- **Gastroparesia:** suspender medicamentos que possam piorar a gastroparesia (bloqueadores de canais de cálcio, alguns antidepressivos, inibidores de DPP EV ou análogos do GLP 1). Os fármacos de escolha são metoclopramida, bromoprida, domperidona e eritromicina. A toxina botulínica, o marca-passo gástrico e, em última instância, a cirurgia descompressiva (gastrostomia ou jejunostomia) podem ser cogitados em casos refratários.
- **Hipomotilidade intestinal:** aumento da ingestão de fibras (25g/dia) e exercícios físicos. Não existem medicações terapêuticas específicas.
- **Diarreia do diabético:** antibióticos podem ser usados quando há supercrescimento bacteriano. Outras opções indicam loperamida, codeína e, em casos refratários, a octreotida.
- **Bexiga neurogênica:** são alternativas terapêuticas: betanecol, oxibutinina, tolterodina, darifenacina e cateterismo vesical intermitente.
- **Disfunção erétil:** são utilizados inibidores da fosfodiesterase, vasodilatadores e próteses penianas.

RETINOPATIA DIABÉTICA (RD)

DEFINIÇÃO

Caracteriza-se como a complicação oftalmológica do DM e é considerada a principal causa de cegueira adquirida em pessoas em idade produtiva. Mais frequente em DM1, geralmente surge depois de 15 a 20 anos de doença; no DM2, pode estar presente ao diagnóstico.

FATORES DE RISCO

Entre os fatores de risco para RD estão: duração do diabetes, hiperglicemia crônica, dislipidemia, nefropatia diabética, puberdade, gravidez, uveítes e cirurgia para catarata.

TRIAGEM

- **DM1:** após 5 anos de doença e, em crianças, após os 10 anos de idade. Deve ser realizada reavaliação anual.
- **DM2:** ao diagnóstico, com reavaliação anual.

CLASSIFICAÇÃO

A RD é clinicamente dividida em dois estágios principais: a RD não proliferativa (RDNP), também chamada de retinopatia *background*, e a RD proliferativa (RPD). A RDNP caracteriza-se por alterações intrarretinianas associadas a aumento da permeabilidade capilar e oclusão vascular, que pode ou não ocorrer nessa fase. Encontram-se microaneurismas, edema macular e exsudatos duros (extravasamento de lipoproteínas). Esse nível deve ser esperado em quase todos os pacientes com aproximadamente 25 anos de DM, e em muitos casos pode não haver evolução significativa. A progressão da RDNP está associada à presença de extensas áreas de isquemia capilar, caracterizada pelos exsudatos algodonosos (redução do fluxo axoplasmático das células da camada de fibras nervosas), veias tortuosas e dilatadas, em formato de contas, hemorragias na superfície da retina (hemorragia em chama de vela), e pelas anormalidades microvasculares intrarretinianas (IRMAS), que representam *shunts* arteriovenosos associados a áreas de exclusão capilar. Esse representa o estágio mais avançado da forma não proliferativa, o qual pode ser denominado pré-proliferativo. Em resposta a essa intensa isquemia, ocorre a liberação de substâncias vasoativas, principalmente dos fatores de crescimento que estimulam o surgimento de neovasos. Quando a neovascularização aparece na interface vítrea da retina, a retinopatia é considerada, então, no estágio proliferativo. A neovascularização costuma originar-se no disco óptico e/ou nas grandes veias da retina, podendo estender-se para o vítreo. Esse é um estágio bastante grave, pois o rompimento dos vasos neoformados pode causar sangramentos maciços na cavidade vítrea e/ou no espaço pré-retiniano, resultando no aparecimento de sintomas visuais, como "pontos flutuantes" ou "teias de aranha" no campo visual, e/ou na perda da visão, se não tratado a tempo.

DIAGNÓSTICO

Para o estabelecimento do diagnóstico, deve-se proceder à avaliação oftalmológica com lâmpada de fenda, fotografia da retina, angiografia e retinografia.

TRATAMENTO

O tratamento da RD sustenta-se em um tripé: controle clínico, fotocoagulação com raios *laser* e vitrectomia, se necessária. Na maioria dos diabéticos, a cegueira pode ser prevenida se a retinopatia for detectada precocemente e o tratamento adequado for realizado oportunamente. A progressão da RD nos pacientes com DM1 tem sido retardada com a melhora do controle metabólico, mesmo que uma piora transitória ocorra em curto período de tempo (3 a 12 meses) após o início do tratamento intensivo, como demonstrou o DCCT.

Laserterapia

Até o momento, a fotocoagulação consiste no tratamento comprovadamente mais eficaz para a redução da perda de visão por RD. O clássico *Diabetic Retinopathy Study* confirmou que a fotocoagulação panretiniana reduzia a progressão da perda visual em 50% nas formas proliferativas da doença. Posteriormente, comprovou-se que isso também aconteça em fases mais precoces, impedindo a perda de visão em mais de 90% dos casos. Em caso de RDNP com edema macular clinicamente significativo, o *laser* reduz o risco de incidência de baixa de visão de 16% para 7% após 2 anos e de 24% para 12% após 3 anos.

A função da fotocoagulação não é melhorar a acuidade visual, mas evitar a perda visual com a progressão da doença. O procedimento consiste na coagulação da retina com um raio *laser* de comprimento de onda específico. A ação do *laser* objetiva a transformação de áreas hipóxicas causadas pela microangiopatia diabética na retina – que supostamente estimulam a formação de neovasos – em cicatrizes "anóxicas", que necessitam de pouco oxigênio para seu metabolismo e possivelmente não produzem fatores vasogênicos. É provável, também, que o *laser* reduza as necessidades de oxigênio da retina como um todo e redirecione o fluxo sanguíneo para o tecido retiniano remanescente, mais nobre. O mecanismo exato pelo qual a fotocoagulação induz a regressão dos neovasos estabelecidos é controverso. Alguns autores acreditam que uma lesão nas células epiteliais pigmentadas induz a síntese de um inibidor angiogênico durante o processo de cicatrização, e atualmente se conhece uma dessas substâncias, o PEDF. No entanto, como a coagulação da neurorretina induz a atrofia da área isquêmica, é provável que a fonte dos fatores de crescimento seja destruída; e como os neovasos são altamente dependentes dos fatores de crescimento, eles regridem, em muitos casos, tão logo os níveis desses fatores decresçam. Essa teoria é respaldada pelo fato de os níveis de VEGF intravítreo estarem elevados na RDP e diminuírem após o tratamento com *laser*. Outra teoria sugere que a destruição da retina isquêmica promove melhor oxigenação do tecido, diminuindo, assim, o estímulo para a produção de fatores angiogênicos.

Indicação

Atualmente há três indicações para intervenção imediata, definidas pelo National Eye Institute (NEI): vigência de retinopatia diabética proliferativa (hemorragia vítrea ou pré-retiniana e neovascularização) ou retinopatia diabética não proliferativa com edema macular clinicamente significativo (EMCS). A chance de indivíduos que apresentam essas alterações perderem seriamente a visão num período de 2 anos é de 50%, a menos que se proceda à fotocoagulação. O EMCS pode ser tratado por meio de três técnicas básicas: tratamento seletivo, para casos de edema focal, *Grid* ou *Grid* seletivo, para tratamento do edema difuso.

Apesar de a RD na forma não proliferativa não se constituir em indicação formal para tratamento com laserterapia, a maioria dos oftalmologistas sugere a realização do tratamento com panfotocoagulação, antes que ela progrida, em virtude do alto risco de evolução da doença.

Complicações

A panfotocoagulação em sessão única aumenta o risco de complicações e, por esse motivo, deve ser implementada em três a quatro sessões, com intervalos semanais ou quinzenais. Deve ser salientado que a fotocoagulação com raios *laser* é um tratamento relativamente empírico e que não atua sobre a causa, mas sobre o efeito e é destrutivo. Esse tratamento deve ser realizado com parcimônia, de modo a manter seus efeitos indesejáveis num mínimo tolerável.

É importante ressaltar que o *laser* pode apresentar efeitos colaterais importantes, como redução da visão noturna, perda de campo visual e, até mesmo, decréscimo da visão central por aumento do edema. Outros efeitos colaterais decorrentes da fotocoagulação consistem em escotomas paracentrais, aceleração da catarata e perda da visão periférica. Com a substituição do *laser* de xenônio pelo de argônio, o índice de perda visual periférica caiu de 40% para 10%.

Vitrectomia

Em casos de RD avançada (hemorragias vítreas, PVR e descolamento tracional de retina), a vitrectomia posterior pode promover melhora discreta da acuidade visual. Muitos casos, por se apresentarem em estágio avançado, não são passíveis de tratamento por *laser*. Esses casos devem ser abordados por técnicas de vitrectomia. Considerando todos os casos cirúrgicos, a vitrectomia proporciona acuidade visual melhor do que 20/100 em cerca de 80% dos casos e visão ambulatorial (AV > 5/200) em cerca de 80% dos casos. Os resultados funcionais dependem, fundamentalmente, da circulação retiniana e da complexidade anatômica do olho no pré-operatório. Em caso de isquemia retiniana significativa, o prognóstico é reservado, e quanto menos complexa for a inter-relação vitreorretiniana no pré-operatório, melhor será o prognóstico. Um efeito extremamente importante da cirurgia vítrea é que mais de 90% dos casos se mantêm estáveis a longo prazo, se a cirurgia for bem-sucedida e não ocorrerem complicações nas primeiras semanas de pós-operatório.

Terapias não convencionais

Outras formas de tratamento vêm sendo empregadas em associação com os tratamentos convencionais (fotocoagulação retiniana e/ou vitrectomia), com o objetivo de maximizar a resposta terapêutica tanto com o objetivo de controlar/estabilizar o quadro microangiopático retiniano como de melhorar a acuidade visual.

Uso de medicamentos intravítreos

Corticosteroides

O acetato de triancinolona é um agente seguro e eficaz para tratamento do edema macular não responsivo ao tratamento convencional de fotocoagulação a *laser*, quando utilizado por injeção intravítrea. Alguns autores testaram o fármaco em EMCS sem fotocoagulação prévia, comparado com a fotocoagulação a *laser* em grade, e concluíram que a triancinolona é eficaz no tratamento do edema macular.

Antiangiogênicos

Anticorpos monoclonais antifator vascular de crescimento endotelial (VEGF) também têm sido utilizados intravítreo na tentativa de controle dos caso graves de RDP que respondem parcialmente à laserterapia. Dois fármacos são utilizados *off-label* para aplicação intraocular como terapia antiangiogênica: o ranibizumabe, que é um fragmento de anticorpo monoclonal humanizado, com capacidade de bloquear todas as isoformas de VEGF, e o bevacizumabe cujo uso se baseia no fato de que o VEGF é conhecido por induzir hiperpermeabilidade em microvasos ou quebra da barreira hematorretiniana, que é a alteração funcional mais precocemente observada na RD. Esse grupo de substâncias tem sido efetivo no controle da neovascularização retiniana, como também apresentando ação nos edemas maculares.

Tratamento por *laser* sublimiar

A fotocoagulação a *laser* é uma terapia fototérmica comprovadamente efetiva e aceita como padrão para o tratamento de várias doenças retinianas. Embora seu mecanismo de ação ainda não seja completamente entendido, os protocolos clínicos atuais utilizam como meta a produção de uma marca visível intraoperatoriamente, uma queimadura coriorretiniana iatrogênica – *laser* supralimiar.

LEITURA RECOMENDADA

Aiello LP, Avery RL, Arrig PG et al. Vascular endothelial growth factor in ocular fluid of patients with diabetic retinopathy and other retinal disorders. N Engl J Med 1994; 331:1480-7.

Bosco et al. Retinopatia diabética – uma revisão. Arq Bras Endocrinol Metab Abril 2005; 223:49(2).

Brownlee M, Hirsch IB. Glycemic variability: a hemoglobin a_{1c}-independent risk factor for diabetic complications JAMA 2006; 295:1707-8.

Chew EY, Klein ML, Ferris, FL, Remaley NA. The Early Treatment Diabetic Retinopathy Study research group. Association of elevated serum lipids with retinal hard exsudate in diabetic retinopathy. ETDRS report # 22. Arch Ophthalmol 1996; 114:1079-84.

Diabetic neuropathies: the nerve damage of diabetes. National Institute of Diabetes and Digestive and Kidney Disease. Disponível em diabetes.niddk.nih.gov

Diabetic Retinopathy Study Research Group. Photocoagulation treatment of proliferative diabetic retinopathy: clinical aplication of Diabetic Retinopathy Study (DRS) findings, DRS report number 8. Ophthalmology 1981; 88:583-600.

Early Treatment Diabetic Retinopathy Study Group. Photocoagulation for diabetic macular edema: early treatment diabetic retinopathy study report number 1. Arch Ophthalmol 1985; 103:1796-806.

Early Treatment Diabetic, Retinopathy Study Research Group. Effects of aspirin treatment on diabetic retinopathy. ETDRS report # 8. Ophthalmology 1991; 98:757-65.

Epidemiologia do Diabetes Mellitus. Diretrizes da Sociedade Brasileira de Diabetes (SBD) 2009:9-12.

Friberg TR, Karatza EC. The treatment of macular disease using a micropulsed and continuous wave 810-nm diode laser. Ophthalmology 1997; 104:2030-8.

Gaede P. Effect of a multifactorial intervention on mortality in type 2 diabetes. NEJM feb 2008; 356:8.

Gilbert ET. VEGF and VEGF receptors in diabetic retinopathy. Mod Pathol 1998; 78:8.

Grigorian RA, Zarbin MA, Brimacombe M et al. Comparison of subthreshold micropulse diode laser photocoagulation with conventional laser photocoagulation for clinically significant macular edema in diabetic patients. Invest Ophthalmol Vis Sci 2004; 45: E – Abstract 4067.

Gross JL et al. Diabetic nephropathy: diagnosis, prevention, and treatment. Diabetes Care, January 2005; 28(1).

Jonas JF, Kreissing I, Sofker A, Degenring RF. Intravitreal injection of triancinolona for diffuse diabetic macular edema. Arch Opthalmol 2003; 121(1):57-61.

Klein R, Klein Bek, Moss SE, Davis MD, Demets DL. The Wisconsin Epidemiologic Study of Diabetic Retinopathy II. Prevalence and risk of diabetic retinopathy when age at diagnosis is less than 30 years. Arch Ophthalmol 1984; 102:520-6.

Klein R, Klein BEK, Moss SE, Davis MD, DeMets DL. The Wisconsin Epidemiological Study of Diabetic Retinopathy. III. Prevalence and risk of diabetic retinopathy when age at diagnosis is 30 or more years. Arch Ophthamol 1984; 102:527-32.

Laursen ML, Moeller F, Sander B et al. Subthreshold micropulse diode laser treatment in diabetic macular oedema. Br J Ophthalmol 2004; 88:1173-9.

Mcmeel JW, Jalkh AE. Vitreous changes in vascular diseases. In: Schepens CL, Neetens A (eds.). The vitreous and vitreoretinal interface. New York: Springer-Verlag, 1987:133-53.

Moura F et al. Experiência com ácido tióctico: relato de 23 casos. Pôster apresentado no EndoRecife 2010.

Nefropatia diabética. Diretrizes da Sociedade Brasileira de Diabetes (SBD) 2009:120-8.

Neuropatia diabética. Diretrizes da Sociedade Brasileira de Diabetes, 2009:129-34.

Persson F. Renal effects of aliskiren compared with and in combination with irbesartan in patients with type 2 diabetes, hypertension, and albuminuria. Diabetes Care October 2009; 32(10):1873-9.

Said G. Diabetic neuropathy – a review. Nature Clinical Practice Neurology 2007; 3:331-40.

Salgado PPCA. Prevalência e fatores associados à nefropatia diabética em pacientes com diabetes mellitus tipo 1. Tese de mestrado da UFMG em Pediatria, 2007, disponível em www.bibliotecadigital.ufmg.br

Standards of medical care in diabetes – 2010. American Diabetes Association Diabetes Care January 2010; 33(Supplement 1):S11-S61.

Tanaka Y, Katoh S, Hori S, Miura M, Yamashita H. Vascular endothelial growth factor in diabetic retinopathy. Lancet 1997; 349:1520.

Tesfaye S, Boulton A. Diabetic neuropathy. Oxford Diabetes Library, 2009.

The Diabetes Control and Complications Trial Research Group. The effect of intensive treatment of diabetes on the development and progression of long-term complications in insulin-dependent diabetes mellitus. N Engl J Med 1993; 329:977-86.

The Diabetic Control and Complication Trial Research Group. The effect of intensive diabetes treatment and the progression of diabetic retinopathy in insulin-dependent diabetes mellitus. Arch Ophthalmol 1995; 113:36-51.

Zelmanovitz T et al. Diabetic nephropathy: a review. Diabetes and metabolic syndrome sep 21 2009.

Zhang LY. Risk of developing retinopathy in diabetes control and complications trial type 1 diabetic patients with good or poor metabolic control. Diabetes Care July 2001; 24(7):1275-9.

Obesidade

CAPÍTULO 39

Viviane Canadas
Eduardo Andrada Pessoa de Figueiredo

INTRODUÇÃO

A obesidade, um problema crescente e crônico de saúde pública, alcançou proporções epidêmicas nas últimas décadas. Estima-se que existam 300 milhões atualmente de obesos no mundo e que 80 mil óbitos registrados anualmente no Brasil sejam em decorrência das complicações da obesidade. O excesso de peso é o sexto fator de risco mais importante para doenças crônicas não transmissíveis em todo o mundo.

DEFINIÇÃO E DIAGNÓSTICO

A obesidade é definida como acúmulo de gordura corporal, resultando em excesso de peso. Com frequência, quantifica-se a obesidade por meio do índice de massa corporal (IMC), usando a seguinte fórmula:

$$IMC = \frac{Peso\ (kg)}{Altura\ (metros)^2}$$

Calculado o IMC, avalia-se o risco relacionado com o excesso de peso, de acordo com o Quadro 39.1. A presença de sobrepeso e obesidade implica elevada morbimortalidade em virtude da ocorrência de diversas condições mórbidas (*diabetes mellitus* tipo 2, dislipidemia, hipertensão arterial, doenças cardiovasculares, apneia do sono, artropatias, vários tipos de câncer etc.).

A aferição da circunferência abdominal (cintura), feita no ponto médio entre e rebordo costal inferior e a crista ilíaca, e a relação cintura-quadril (> 0,9 em homens e > 0,85 em mulheres) podem promover uma avaliação mais fidedigna do risco metabólico do excesso de peso que o IMC.

Quadro 39.1 Classificação das categorias de peso e IMC

Categoria	IMC	Risco de complicações
Abaixo do peso	< 18,5	Baixo (mas com aumento de outros problemas clínicos)
Peso normal	18,5 a 24,9	Médio
Sobrepeso	25,0 a 29,9	Ligeiramente aumentado
Obesidade grau I	30,0 a 34,9	Moderado
Obesidade grau II	35,0 a 39,9	Grave
Obesidade grau III	≥ 40	Muito grave

Ainda não existe consenso quanto aos melhores pontos de corte. As primeiras recomendações norte-americanas estabeleceram valores de 102cm para os homens e 88cm para as mulheres. Em outras populações, níveis maiores que 94cm para homens e 80cm para mulheres têm sido considerados mais apropriados.

A combinação da medida da cintura com o IMC oferece uma boa alternativa para a determinação de riscos e ajuda a diminuir as limitações de cada uma das avaliações isoladamente.

A medida das pregas cutâneas é útil para avaliação do percentual de gordura corporal, mas apresenta sérias limitações, principalmente em função da baixa reprodutibilidade.

As causas secundárias de obesidade devem ser afastadas, embora habitualmente não sejam causa de obesidade severa. Exames de *screening* para síndrome de Cushing e hipotireoidismo não serão necessários, a menos que exista suspeição clínica.

Na história clínica, deve-se levantar o uso dos medicamentos utilizados, como antidepressivos, contraceptivos orais e agentes hipoglicemiantes, bem como outros medicamentos associados que contribuam com o aumento de peso.

Deve-se avaliar ainda a presença de doenças como hipertensão arterial, dislipidemias, *diabetes mellitus*, apneia obstrutiva do sono, hipertensão arterial pulmonar, doença arterial coronariana e doenças musculoesqueléticas.

A avaliação psicológica do doente é de importância fundamental, tendo em vista a associação, na maioria dos pacientes, de uma ou mais doenças psiquiátricas naqueles pacientes com obesidade mórbida, existindo ainda uma correlação entre tais diagnósticos e uma má resposta da terapêutica bariátrica-cirúrgica no tratamento da obesidade.

Outros fatores psicológicos associados à falha na terapia bariátrica para redução de peso são: hábito alimentar compulsivo, uso abusivo de substâncias químicas, baixa condição socioeconômica, suporte social limitado e expectativas irrealistas acerca dos resultados da cirurgia.

EXAMES COMPLEMENTARES PARA AVALIAÇÃO DA COMPOSIÇÃO CORPORAL

A medida da bioimpedância pode ser utilizada na avaliação do percentual de gordura corporal, tendo uma baixa acurácia, além de não localizar o tecido adiposo.

O percentual de gordura corporal também pode ser medido por absorciometria por dupla emissão de raios X (DEXA), sendo esse método um dos mais utilizados em pesquisas clínicas.

A tomografia computadorizada e a ressonância magnética são os melhores métodos para estimativa da gordura visceral abdominal. Na prática clínica, a utilização desses dois métodos é limitada pelo custo elevado.

AVALIAÇÃO LABORATORIAL

O principal alvo da avaliação laboratorial do paciente obeso é a aferição das consequências metabólicas do excesso de peso. As pesquisas das possíveis causas da obesidade ainda não tornam possível mostrar a origem do problema.

O percentual de obesos com hipotireoidismo ou síndrome de Cushing é pequeno. Então, a mensuração dos hormônios tireoidianos e do eixo adrenal deve ser limitada a casos de suspeita clínica de doença endócrina.

A dosagem de outros hormônios como a leptina não auxilia a avaliação, pois está elevada nos pacientes obesos e, com raríssimas exceções, será útil dosá-la para avaliação dos casos que apresentem a deficiência genética da leptina.

A adiponectina, quando dosada, pode auxiliar a avaliação prognóstica da obesidade com síndrome metabólica. Os níveis diminuídos desse hormônio podem estar relacionados com maior tendência ao desenvolvimento de diabetes do tipo 2 e maior risco cardiovascular.

Quadro 39.2 Índice HOMA-IR

HOMA-IR: Glicemia de jejum (mg/dL) × Insulina de jejum (NV/mL)
405
Valores de referência do HOMA-IR (faixa normal esperada para cada IMC)

IMC > 25kg/m²	0,4 a 2,9
IMC entre 25 e 30kg/m²	0,4 a 4,3
IMC > 30kg/m²	0,7 a 8,2

Adaptado de Fleury-Médicos. Espaço Medicina e Saúde. Boletim Medicina e Saúde assessoria médica – Dr. André F. Reis, do Núcleo Integrado de Diabetes.

As principais complicações metabólicas da obesidade podem ser avaliadas pela dosagem dos lipídios plasmáticos (colesterol total, LDL, HDL, triglicerídeos, apolipoproteínas B e A).

O metabolismo glicídico pode ser checado pela dosagem da glicemia e da insulinemia de jejum. A utilização do índice HOMA-IR (*homeostatic model assessment-insulin resistance*) promove uma estimativa com acurácia razoável do nível de resistência insulínica. Níveis acima da faixa de normalidade para cada IMC definirão os pacientes com provável resistência insulínica (Quadro 39.2).

TRATAMENTO

O sucesso no tratamento da obesidade depende da magnitude da perda de peso e da redução dos fatores de riscos presentes no início do tratamento. Considera-se que perdas de 5% a 20% do peso inicial podem proporcionar melhora significativa do estado metabólico do paciente obeso. A velocidade recomendada para a perda de peso deve ser de 2 a 4kg/mês. O tipo de tratamento recomendado varia conforme a gravidade do excesso de peso.

TRATAMENTO DIETÉTICO

As dietas da moda devem ser evitadas em razão do risco à saúde e da não sustentação dos resultados. O plano alimentar preconizado deve ser equilibrado, com cerca de 50% das calorias derivadas de carboidratos, 30% de gorduras (evitando-se as saturadas) e 20% de proteínas, sendo o nutricionista o profissional adequado para o seguimento da orientação dietética desse paciente.

ATIVIDADE FÍSICA

Comprovadamente, o sedentarismo contribui para a epidemia global da obesidade. Contudo, ainda não existe consenso sobre a frequência e a intensidade da atividade física necessárias para serem eficazes no tratamento da obesidade e do sobrepeso.

Como orientação geral, após liberação cardiológica do paciente para realização de atividades física, o clínico geral poderá orientar o paciente a andar de maneira rápida por 80 minutos, diariamente, ou correr por 35 minutos todos os dias, adaptando sempre o esforço às condições clínica e física e à idade do paciente.

Pode-se utilizar ainda a distância de 32km por semana, dividida igualmente entre os dias de atividade física semanal, como referencial de orientação de atividade física aeróbica. Essa é a distância utilizada em alguns estudos de correlação clínica entre manutenção de peso e atividade aeróbica. Além disso, o clínico deve sempre lembrar da avaliação cardiológica pré-exercício.

Os exercícios aeróbicos podem contribuir para o emagrecimento, quando aliados à orientação dietética. A eficácia maior do exercício físico está na manutenção do peso perdido. A atividade física pode também melhorar significativamente a resistência insulínica.

Os estudos mais recentes sugerem que os exercícios do tipo anaeróbico contribuem significativamente para o perfil metabólico do paciente, em função do ganho de massa magra e do gasto energético basal.

TRATAMENTO FARMACOLÓGICO

Como a obesidade e o sobrepeso cronicamente acarretam complicações e alta mortalidade, o tratamento farmacológico deve ser instituído conforme as indicações clínicas, sempre associado à adoção das medidas não farmacológicas, como mostra o Quadro 39.3.

Quadro 39.3 IMC, circunferência abdominal e necessidade de terapia não farmacológica

IMC > 30kg/m²	Inicia-se terapia não farmacológica, independente de doenças associadas, em associação à terapia farmacologica
IMC > 25kg/m²	Inicia-se terapia não farmacológica quando existe a associação de outros fatores de risco, como hipertensão arterial sistêmica, DM tipo 2, dislipidemia, apneia do sono, osteoartrose, gota, entre outras
Circunferência abdominal	≥102cm (homens) e ≥ 88cm (mulheres) Inicia-se terapia não farmacológica

DM: *diabetes mellitus*.

Principais medicamentos antiobesidade

Os fármacos usados para tratamento da obesidade se dividem em três grupos principais, de acordo com seu princípio de ação: podem agir no sistema nervoso central, diminuindo o apetite ou aumentando a saciedade (catecolaminérgicos e serotoninérgicos); no metabolismo, aumentando a termogênese (produção de calor e maior consumo de calorias); e no sistema gastrointestinal (diminuindo a absorção de gorduras).

No Brasil, atualmente, há cinco medicamentos registrados para o tratamento da obesidade: anfepramona (dietilpropiona), femproporex, mazindol, sibutramina e orlistate (Quadro 39.4).

Anfepramona

A anfepramona (dietilpropiona) é o mais antigo agente catecolaminérgico aprovado e comercializado no Brasil para o tratamento da obesidade. Atua no sistema nervoso central, aumentando a liberação da noradrenalina dentro da fenda sináptica dos neurônios hipotalâmicos, estimulando os receptores noradrenérgicos e inibindo a fome.

A frequência dos efeitos colaterais varia de 1,5% até mais de 10%. Os efeitos colaterais mais frequentes são insônia, secura na boca e constipação intestinal. Há relatos de aumento da frequência cardíaca e da pressão arterial. Ela é contraindicada em pacientes com hipertensão arterial não controlada e com história de doença cardiovascular (insuficiência cardíaca congestiva e arritmias cardíacas) e cerebrovascular. Além disso, está contraindicada em pacientes com distúrbios psiquiátricos e antecedentes de adição, podendo levar, nesses casos, à dependência química. Pode levar ainda a alucinações, agitação, euforia, entre outros transtornos, principalmente em pacientes com antecedentes de distúrbios psiquiátricos preexistentes.

A anfepramona não deve ser usada em gestantes, lactantes, menores de 18 anos e maiores de 60 anos. A dose recomendada varia de 50 a 100mg/dia. Os comprimidos de 25mg devem ser ingeridos 1 hora antes das refeições. A apresentação de ação prolongada (75mg) deve ser feita em dose única pela manhã.

Femproporex

O femproporex, um catecolaminérgico que age no sistema nervoso central, inibindo o apetite, é utilizado desde a década de 1970. A dose recomendada é de 25mg/dia, administrada durante a manhã. Se houver necessidade de aumento da dosagem, recomenda-se que a segunda cápsula não seja administrada após as 16 horas.

O femproporex tem efeitos colaterais que podem ser tolerados. Os mais descritos são mostrados no Quadro 39.5.

Quadro 39.4 Principais agentes antiobesidade e doses utilizadas

Medicamento	Nome comercial Apresentação	Dose (via oral)	Efeitos colaterais	Observações
Anfepramona	Inibex® 25mg, 50mg, 75mg/comp Cx com 20 comp	25mg 3×/dia ou 75mg liberação controlada	Boca seca, insônia, tontura, leve aumento da PA e da FC	Mínimos efeitos colaterais Exige monitorização da glicose
Femproporex	Desobesi® 25mg/cáps Cx com 20 e 30 comp	25mg/dia	Boca seca, náuseas, hipertensão, hipotensão	Em caso de suspensão, retirar o medicamento gradualmente
Orlistate	Xenical® 120mg/cápsula Cx com 21, 42 e 84 blister	120mg 3×/dia ou 60mg 3×/dia	Fezes oleosas, *flatus* com escape e urgência fecal	Efeitos colaterais diminuem com o tempo
Mazindol	Absten®, Fagolipo®, Moderine® 1 e 2mg/comp Cx com 20 comp	0,5 a 3mg/dia em duas tomadas	Vertigem, tremor, irritabilidade, depressão	Não recomendada em < 12 anos
Fentermina	Adipex® Fasting® Medicamento importado	15mg, 30mg ou 37,5mg diariamente	Boca seca, insônia, tontura, leve aumento da PA e da FC	Exige monitorização da PA
Sibutramina	Meridia® Reductil® 10 e 15mg/comp Cx com 30 comp	5mg, 10mg ou 15mg diariamente	Leve aumento da PA e da FC (raramente de modo mais severo) e palpitações	Exige monitorização da PA
Rimonabant	Acomplia® 20mg/comp Cx com 28 comp	5 a 20mg/dia	Náusea, diarreia, ansiedade e depressão	Protótipo

PA: pressão arterial; FC: frequência cardíaca.

Quadro 39.5 Efeitos colaterais do femproporex

Efeitos colaterais	Percentual
Boca seca	38% a 52%
Insônia	15% a 37%
Irritabilidade	13% a 19%
Euforia	11%
Taquicardia	19% a 21%

Esses efeitos parecem ser aliviados com a continuidade do tratamento.

O femproporex é contraindicado em pacientes com distúrbios psiquiátricos e antecedentes de adição, podendo levar à dependência química. Não deve ser usado também em pacientes com hipertensão arterial não controlada, história de doença cardiovascular, incluindo doença arterial coronariana, acidente vascular encefálico, arritmias cardíacas e insuficiência cardíaca congestiva. O uso é contraindicado nos indivíduos menores de 18 anos e maiores de 60 anos, nas grávidas e nas lactantes.

Mazindol

O mazindol é um derivado tricíclico, não anfetamínico, com ação no sistema nervoso central, bloqueando a recaptação de noradrenalina nas terminações pré-sinápticas e inibindo o apetite.

Para o tratamento da obesidade e do sobrepeso é recomendada a dose de 1 a 3mg. A medicação deve ser tomada 1 hora antes das refeições. No mercado, existem comprimidos com 1 e 2mg.

Os principais efeitos colaterais são: boca seca (25%), constipação intestinal (22%), náuseas (10%), distúrbios do sono (9%) e tonturas (8%). Quadros de agitação são raros e o potencial de uso abusivo é baixo. Pode haver o desenvolvimento de hipertensão arterial pulmonar após o uso de mazindol por 10 semanas.

Não há estudos que demonstrem segurança cardiovascular, não devendo ser usado em pacientes com doença cardiovascular ou psiquiátrica. Não deve ser usado em gestantes, lactantes, menores de 18 anos e maiores de 60 anos.

Sibutramina

A sibutramina é um inibidor da recaptação da serotonina e da noradrenalina nas terminações nervosas do sistema nervoso central, exercendo, assim, efeitos anorexígenos e sacietógenos simultaneamente.

Em estudos de 44 a 54 semanas, a proporção de pacientes que atingem uma perda de peso de 5% é cerca do dobro com a sibutramina, quando comparada com placebo, e a proporção dos que atingem a perda de 10% é cerca de três vezes maior com a sibutramina *versus* o placebo.

Esse fármaco mostra eficácia em melhorar os parâmetros da síndrome metabólica (glicemia de jejum, triglicerídeos e HDL-c). Um estudo clínico, com 1 ano de duração, demonstrou diminuição significativa da glicemia de jejum, hemoglobina glicosilada e triglicerídeos e discreto aumento do HDL-c em pacientes em uso de sibutramina *versus* placebo.

A sibutramina é uma medicação com boa tolerabilidade. Em estudos controlados, 84% dos pacientes em uso de sibutramina relataram algum efeito colateral, comparativamente a 71% dos pacientes que receberam placebo.

Os principais efeitos colaterais são: boca seca, constipação intestinal, cefaleia e insônia, ocorrendo em 10% a 20% dos casos. Não há evidências de que a sibutramina cause anormalidades valvulares ou hipertensão pulmonar, diferentemente de outros inibidores de recaptação da serotonina (fenfluramina e dexfenfluramina), que foram retirados do mercado em virtude do risco dessas doenças.

O uso da sibutramina promove variações médias de –1,6 a +5,6mmHg na pressão arterial. Em pacientes hipertensos, pode haver aumentos discretos da frequência cardíaca (4 a 5 batimentos por minuto).

As doses habituais da sibutramina são de 10 a 15mg/dia, em dose única. Está indicada para indivíduos com até 69 anos, podendo também ser uma opção terapêutica nos casos de obesidade não responsiva ao tratamento não farmacológico, a partir dos 12 anos de idade, na ausência de hipertensão não controlada ou transtornos psiquiátricos.

A sibutramina deve ser evitada em pacientes com história de doença cardiovascular, incluindo doença anterior coronariana, acidente vascular encefálico ou ataque isquêmico transitório, arritmia cardíaca, insuficiência cardíaca congestiva, doença arterial periférica ou hipertensão não controlada, grávidas e lactantes. Não há evidências de contraindicação da sibutramina para diabéticos tipo 2 sem doença coronariana. A sibutramina não tem potencial de abuso e dependência.

O estudo *Sibutramine Cardiovascular Outcome Trial* (SCOUT) incluiu cerca de 10 mil pacientes com sobrepeso ou obesidade, com 55 a 69 anos de idade ou mais, história de doença cardiovascular (sem evento agudo recente) ou DM tipo 2, mais um fator de risco cardiovascular adicional. Eventos cardiovasculares ocorreram em 11,4% dos pacientes em uso de sibutramina e em 10% dos pacientes em uso de placebo.

O aumento do risco de eventos ocorreu apenas nos pacientes com história de doença cardiovascular prévia. Embora os resultados não tenham demonstrado risco cardiovascular aumentado, a Abbott (empresa responsável por anos pela patente do medicamento) retirou do mercado brasileiro sua marca de sibutramina, o Reductil®. Ainda permanecem no mercado brasileiro outras marcas de outros laboratórios. Essa decisão foi tomada após a saída da sibutramina de três países: EUA, Canadá e Austrália.

Orlistate

O orlistate age no intestino, inibindo as lipases pancreáticas. Há redução em 30% da absorção das gorduras ingeridas e eliminação destas com o bolo fecal. A absorção da medicação é inferior a 1%, e não existe ação no sistema nervoso central.

O estudo mostrou redução de peso, no primeiro ano, significativa nos pacientes tratados com orlistate *versus* placebo (10,6kg *vs.* 6,2kg) e, após 4 anos, 5,8kg *vs.* 3kg. Além disso, nos pacientes tratados com esse fármaco, houve maior redução nos níveis de colesterol total (8,8% *vs.* 1,3%) e LDL (11,4 *vs.* 1,6%) e dos valores da circunferência abdominal (9,6 % *vs.* 7,0%).

Após os 4 anos de estudo, a incidência cumulativa de DM do tipo 2 foi de 9% no grupo placebo e de 6,2% no grupo com orlistate (redução do risco de 37,3%). Em pacientes com intolerância à glicose tratados com orlistate e modificação no estilo de vida, a incidência cumulativa de DM tipo 2 foi de 8,3% *vs.* 14,2% no grupo placebo.

A dose recomendada do orlistate é de 60 ou 120mg três vezes ao dia, antes ou até 1 hora após as principais refeições. Os indivíduos que ingerem pouca gordura no café da manhã podem utilizar o medicamento apenas no almoço e no jantar. Os adolescentes (maiores de 12 anos) podem ser tratados, desde que seja realizado monitoramento da vitamina D.

O orlistate é um agente seguro, tendo como principais efeitos colaterais: fezes amolecidas, presença de óleo nas fezes, urgência e incontinência fecal, flatulência e, menos frequentemente, dores abdominais e retais. Não deve ser utilizado em pacientes com síndrome de má-absorção crônica e colestase, grávidas e lactantes. Com relação às vitaminas lipossolúveis, parece não haver uma redução dos valores recomendados.

Em virtude de sua absorção intestinal, o orlistate pode apresentar algumas interações farmacológicas (principalmente com a amiodarona, a varfarina e a ciclosporina).

Outras medicações, ainda em fase de estudos, estão sendo testadas, como a tesofensina (inibidor de recaptação de serotonina, adrenalina e noradrenalina) e o celistate (inibidor da lipase), entre outros.

Quadro 39.6 Diretrizes para o tratamento da perda de peso

Tratamento	IMC				
	25,0 a 26,9	27,0 a 29,9	30,0 a 34,9	35,0 a 39,9	>40
Dieta, atividade física, terapia comportamental ou todos os três	Sim	Sim	Sim	Sim	Sim
Farmacoterapia*		Em pacientes com doenças relacionadas com a obesidade	Sim	Sim	Sim
Cirurgia**				Em pacientes com doença relacionada com a obesidade	Sim

*Farmacoterapia deve ser considerada somente se o paciente não for capaz de redução de peso com as medidas não farmacológicas, e desde que não existam contraindicações absolutas à terapia medicamentosa.
**A cirurgia bariátrica deverá ser considerada somente nos pacientes que estejam impossibilitados de perder peso com a terapia convencional de modificação do estilo de vida e/ou tratamento farmacológico e que não apresentem contraindicações à cirurgia bariátrica.
Adaptado de NEJM Nonsurgical Management of Obesity, RA, Maio, 2008.

A combinação de dois ou mais fármacos antiobesidade com ação central está contraindicada, sendo essa prática proibida pelo Conselho Federal de Medicina. Não há estudos avaliando a associação do mazindol com os derivados anfetamínicos, com a sibutramina ou com os derivados anfetamínicos entre si. O orlistate, por não apresentar efeito central, pode ser associado aos demais agentes antiobesidade.

Algumas medicações são eventualmente utilizadas para a perda de peso, mas *não são oficialmente aprovadas para o tratamento da obesidade*. Entre elas podem ser citadas a metformina, a fluoxetina, a sertralina, o topiramato e a bupropriona. O Quadro 39.6 descreve as diretrizes sugeridas pelo *New England Journal of Medicine 2008*.

TRATAMENTO CIRÚRGICO DA OBESIDADE

O tratamento cirúrgico da obesidade (cirurgia bariátrica) está resumido no Quadro 39.7.

A cirurgia bariátrica está contraindicada: quando não há o desejo do paciente, em casos de doenças endócrinas específicas, dependência de substâncias ilícitas e/ou álcool, cirrose hepática, cardiopatias graves, insuficiência renal crônica e pneumopatias graves.

Quadro 39.7 Indicações cirúrgicas da obesidade

Pacientes com obesidade de grandes proporções, de duração > 2 anos, com IMC > 40kg/m² e resistentes a tratamentos clínicos continuamente há pelo menos 2 anos
Pacientes obesos com IMC > 35kg/m², com comorbidades associadas (diabetes, hipertensão arterial sistêmica, artropatias, hérnias discais, apneia do sono etc.), cuja situação clínica é agravada pela obesidade

Os processos pré e pós-operatórios devem incluir uma equipe multidisciplinar, sendo importantes a existência de uma boa relação com a equipe e a realização de reuniões com os pacientes, com os profissionais que irão realizar a cirurgia e com a equipe multidisciplinar.

Os principais procedimentos utilizados podem ser restritivos e restritivos-disabsortivos (Quadro 39.8). Há também a opção de colocação de um marca-passo gástrico com ação estimuladora da musculatura gástrica.

O procedimento mais realizado no mundo, a derivação (*bypass*) gástrica em Y de Roux (cirurgia de Fobi-Capella), pode também ser realizado pela via videolaparoscópica, oferecendo assim menor morbidade perioperatória e melhor recuperação no pós-operatório em relação ao método aberto. É um método seguro, eficaz e sustentável no tratamento cirúrgico da obesidade. Neste capítulo será abordada a técnica mais utilizada no tratamento da obesidade mórbida.

Esse procedimento consiste em uma gastroplastia (método restritivo) associada a um *bypass* gastrojejunal em Y de Roux (método disabsortivo). Com essa cirurgia o paciente obtém perdas médias de 35% do peso a longo prazo (o objetivo é atingir, 2 anos após a cirurgia, perda de 65% a 80% do excesso de peso). As cirurgias estão representadas na Figura 39.1.

Pories et al. demonstraram a manutenção da perda do excesso de peso em torno de 49% após 14 anos de cirurgia. Dez anos depois da cirurgia, há resolução ou melhora significativa das comorbidades, como diabetes, hipertensão arterial, dislipidemia e apneia do sono, entre outras.

As principais complicações do *bypass* gástrico incluem fístula ou deiscência e estenoses, entre outras (Quadro 39.9). Nessa técnica, a ingesta de carboidratos

CAPÍTULO 39 Obesidade

Quadro 39.8 Principais procedimentos cirúrgicos bariátricos

Tipos de procedimentos	Técnica	Denominação
Restritivos	Balão intragástrico Banda gástrica Gastroplastia vertical com bandagem Gastrectomia tubular	Balão Banda Cirurgia de Mason *Sleeve gastrectomy*
Restritivos-disabsortivos (mistos)	Derivação (*bypass*) gástrica ou gastroplastia em Y de Roux Derivação biliopancreática com gastrectomia distal Derivação biliopancreática com gastrectomia vertical e preservação do piloro	Cirurgia de Fobi-Capella Cirurgia de Scopinaro *Duodeno Switch*
Estimulador muscular	Marca-passo gástrico implantável	IGS (*implantable gastric stimulation*)

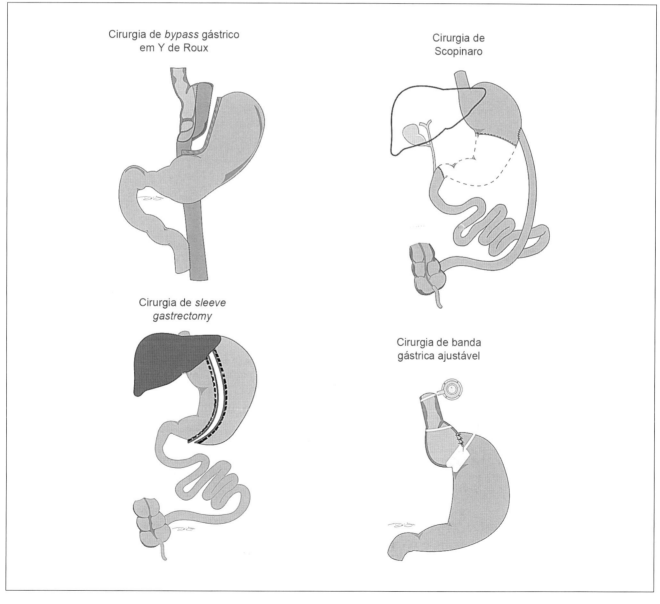

Figura 39.1 Técnicas cirúrgicas usadas no tratamento da obesidade.

Quadro 39.9 Complicações das cirurgias bariátricas

Técnica cirúrgica	Complicação	Consequência
Cirurgias restritivas Banda gástrica vertical	Deiscência da linha dos grampos Estenose do estoma Erosão da banda Refluxo gastroesofágico Vômitos recorrentes	Reganho de peso Refluxo, reganho de peso e intolerância alimentar Dor abdominal e vômito Dor abdominal, queimor, aspiração e tosse
Banda gástrica laparoscópica ajustável	Precoce Perfuração Infecção Obstrução do estoma Hemorragia Pneumonia Retardo do esvaziamento gástrico Tardia Erosão da banda Deiscência ou prolapso Má função da porta ou do tubo Bolsa ou dilatação esofágica Esofagite	Infecção da porta de acesso Náuseas, vômitos e intolerância à alimentação Falha na perda de peso, náuseas e vômitos Dor epigástrica, refluxo e intolerância alimentar Ganho de peso ou inacessibilidade da porta Vazamento na banda, na porta ou no tubo
Cirurgias restritivas-disabsortivas *Bypass* gástrico em Y de Roux	Embolia pulmonar Vazamentos Sangramentos Distensão do remanescente gástrico Infecção da ferida Estenose do estoma Úlceras marginais Colelitíase Hérnia incisional ventral Hérnias internas Hipoglicemia no pós-operatório *Dumping* Desarranjos nutricionais e metabólicos Falha em perder peso e reganho do peso	

pode ocasionar a síndrome de *dumping* (náuseas, vômitos, rubor, dor epigástrica e sintomas de hipoglicemia). Essa síndrome pode desempenhar importante papel na manutenção da perda de peso.

ACOMPANHAMENTO CLÍNICO NO PRÉ-OPERATÓRIO E NO PÓS-OPERATÓRIO

Na indicação de cirurgia bariátrica, as referências fornecidas ao paciente no âmbito clínico devem, em primeiro lugar, considerar a experiência do serviço onde será realizada a cirurgia e, em segundo, a experiência clinicocirúrgica da equipe médica, como mostra o Quadro 39.10. Nessa descrição encontram-se resumidos os referenciais mínimos sobre o serviço especializado em cirurgia bariátrica e sobre a respectiva equipe cirúrgica que estão associados a menores taxas de complicações no pós-operatório.

Quadro 39.10 Relação entre risco de complicações da cirurgia bariátrica no pós-operatório e experiência médico-cirúrgica e médico-hospitalar

Baixo risco
Equipes cirúrgicas com mais de 100 cirurgias por ano no histórico
Serviços hospitalares com mais de 150 cirurgias por ano

Alto risco
Equipe cirúrgica com menos de 25 cirurgias por ano no histórico
Serviços hospitalares com menos de 50 cirurgias por ano

No consultório, as orientações e expectativas gerais para a cirurgia bariátrica devem ser repassadas aos pacientes e familiares, e as características epidemiológicas da cirurgia bariátrica encontram-se listadas no Quadro 39.11.

O achado de náuseas e vômitos no pós-operatório poderá ocorrer em mais de 50% dos pacientes. Essas queixas costumam estar relacionadas com o volume de alimentos ingeridos.

Nem todos os pacientes que foram submetidos a cirurgias redutoras restritivas, e que apresentem vômitos

Quadro 39.11 Características epidemiológicas da cirurgia bariátrica

Contraindicações à cirurgia bariátrica
- Comprometimento mental ou cognitivo que não permita a compreensão dos riscos do procedimento e das indicações
- Doença severa coexistente, como doença arterial coronariana instável, doença hepática avançada com hipertensão porta
- Risco cirúrgico inaceitavelmente alto

Tipos de procedimentos cirúrgicos
Procedimento restritivo disabsortivo-cirúrgico:
- A forma mais comum
- A cirurgia mais executada é o *bypass* gástrico em Y de Roux (> 90% das cirurgias disarbsortivas)
- Tempo médio de cirurgia (transoperatório) de 3,8 horas
- Necessidade de terapia intensiva no pós-operatório em 7,7% dos casos
- Tempo médio de internamento hospitalar de 3,5 dias
- Mortalidade operatória: 0,5% para o *bypass* gástrico; 1,15% para os procedimentos que levam à má absorção

Procedimentos restritivos (8%)
- Tempo médio hospitalar: 1,6 dia
- Tempo médio de cirurgia: 2,3 horas
- Necessidade de terapia intensiva após a cirurgia em 1,1% dos pacientes operados
- Mortalidade operatória de 0,1% para banda gástrica

Causas fatais pós-cirurgia bariátrica
- Embolia pulmonar
- Vazamentos de anastomose

Causas não fatais de complicações pós-cirurgias bariátricas
- Trombose venosa
- Vazamentos da anastomose
- Infecção de ferida
- Sangramento
- Esplenectomia incidental
- Hérnias internas
- Obstrução do intestino delgado

Adaptado de De Maria EJ. NEJM 2007.

recorrentes no pós-operatório, necessitarão de revisão cirúrgica. O clínico deverá sempre realizar o acompanhamento em conjunto com o cirurgião bariátrico nos pacientes com essa complicação.

O tratamento inicial desses casos poderá se restringir às mudanças de dieta (p. ex., mastigação adequada, comer lentamente e evitar comidas que provoquem os vômitos recorrentes), aliadas a uma investigação radiológica e/ou endoscópica à procura de problemas estruturais. A revisão cirúrgica será necessária se os vômitos persistirem e levarem a desnutrição ou desidratação.

Pacientes que foram submetidos aos procedimentos restritivos-disabsortivos, como a utilização do *bypass*, podem apresentar deficiências de ferro, cálcio, vitamina B_{12}, ácido fólico e outros nutrientes.

Pacientes que foram submetidos aos procedimentos mais extensos, como o desvio biliopancreático, podem apresentar quadro de desnutrição calórico-proteica e deficiências de vitaminas lipossolúveis (A, D, E e K).

A monitorização clínica regular com exames de rotina associados a dosagens das vitaminas B_{12}, D e ácido fólico, além da dosagem de albumina, deve fazer parte da rotina do clínico assistente. A reposição terapêutica poderá ser necessária nos pacientes nos quais a nutrição não consiga suprir as necessidades diárias.

LEITURA RECOMENDADA

ABESO. Atualização das diretrizes para o tratamento farmacológico da obesidade e do sobrepeso. Posicionamento oficial da ABESO/SBEM, 2010.

Campos JM, Evangelista LF, Galvão Neto ACR, Martins JP, Santos JR MA, Ferraz AAB. Small erosion of adjustable gastric band: endoscopic. Surg Lap End Perc Tech 2010; 20:215-7.

Cercato C, Roizenblatt VA, Leança CC et al. A randomized double-blind placebo-controlled study of the long-term efficacy and safety of diethylpropion in the treatment of obese subjects. In J Obes 2009; 33:857-65.

Cohen PA. Imported fenproporex-based diet pills from Brazil: a report of two cases. J Gen Intern Med 2009; 24:430-3.

DeMaria EJ. Bariatric surgery for morbid obesity – Clinical therapeutics. N Engl J Med 2007; 356:2176-83.

Eckel RH. Nonsurgical management of obesity in adults, Clinical practice. N Engl J Med 2008; 358:1941-50.

Fobi M. Banded gastric bypass combining two principles. 2004 ASBS Consensus. Conference on the surgery of obesity. Surg Obes Rel Dis 2005; 1:304-9.

Guedes EP, Moreira RO, Benchimol AK (eds.) Endocrinologia. Rio de Janeiro: Editora Rubio, 2006.

Halpern A, Pepe RB, Monogaglia AP, Beyruti M, de Melo ME, Mancini MC. Efficacy and tolerability of the association of sibutramine and orlistat for 6 months in overweight and obese patients. J Obes 2010.

Horie NC, Cercato C, Mancini MC, Halpern A. Long-term pharmacotherapy for obesity in elderly patients: a retrospective evaluation of medical records from a specioalized obesity outpatient clinic. Drugs Aging 2010; 27:497-506.

James WPT, Caterson ID, Coutinho W. Effect of sibutramine on cardiovascular outcomes in overweight and obese subjects. N Engl J Med 2010; 363:905-17.

Kaya A, Aydin N, Topsever P et al. Efficacy of sibutramine, orlistat and combination therapy on short-term weight management in obese patients. Biomed Pharmacother 2004; 58:582-7.

Mun EC. Complications of bariatric surgery. Up To Date 17.3.

Poris WJ. Bariatric surgery. J Clin Endocrinol Metab 2008; 93:89-96.

Projeto Diretrizes AMB. www.projetodiretrizes.org.br/projeto_diretrizes/texti_introdutorio.pdf.2010

Resolução do Conselho Federal de Medicina 1477/97. http://www.portalmedico.org.br/resoluções/cfm.

Wood A JJ. Obesity – Review article. N Engl J Med 2002; 346:591-602.

CAPÍTULO 40

Hipotireoidismo e Hipertireoidismo

Renata Simões de Vasconcelos
Patrícia Travassos Karam de Arruda

HIPOTIREOIDISMO

DEFINIÇÃO

O hipotireoidismo é uma síndrome clínica resultante da produção ou ação deficiente dos hormônios tireoidianos, com consequentes prejuízo e lentificação das funções orgânicas metabólicas.

CLASSIFICAÇÃO

O hipotireoidismo primário se caracteriza pela diminuição na síntese dos hormônios tireoidianos em razão de um agravo (seja ele autoimune, inflamatório, medicamentoso ou iatrogênico) que acometa diretamente a glândula tireoide, sendo responsável por 95% dos casos de hipotireoidismo.

O hipotireoidismo central ou secundário é aquele que resulta de disfunção ou lesão que atinja o eixo hipotálamo-hipofisário. Pode ser subdividido em hipotireoidismo secundário, quando a causa é hipofisária (por deficiência do TSH), ou terciário, quando decorre de defeito hipotalâmico (deficiência do TRH). Várias causas podem ser incriminadas, como, por exemplo, adenomas pituitários, tumores hipotalâmicos, irradiação cerebral, uso de medicamentos, síndrome de Sheehan e desordens genéticas.

PREVALÊNCIA DA DOENÇA

O hipotireoidismo é uma desordem relativamente comum na prática clínica. Sua prevalência aumenta com a idade e é cerca de dez vezes mais comum em mulheres do que em homens. De acordo com estudos, a prevalência varia de 0,1% a 2% na população geral.

ETIOLOGIA

A deficiência de iodo é a principal causa de hipotireoidismo. Nas regiões onde há suficiência de iodo, como no Brasil, têm-se como principais etiologias as doenças autoimunes e as causas iatrogênicas resultantes do tratamento do hipertireoidismo. A seguir serão distinguidas as principais causas de hipotireoidismo de acordo com sua classificação em primário e secundário (Quadro 40.1).

Quadro 40.1 Etiologias do hipotireoidismo primário e secundário

Hipotireoidismo primário	Hipotireoidismo secundário
Tireoidite de Hashimoto	Tumores, metástases, hemorragia, necrose ou aneurismas hipofisários
Tireoidites subagudas (granulomatosa, linfocítica e pós-parto)	
	Cirurgia, trauma
Excesso ou deficiência de iodo	Doenças infiltrativas (sarcoidose, histiocitose, hemocromatose)
Cirurgia tireoidiana, tratamento com iodo radioativo, irradiação da glândula tireoide	
	Doenças infecciosas (abscesso, tuberculose, sífilis, toxoplasmose)
Doenças infiltrativas (amiloidose, hemocromatose, sarcoidose, cistinose, esclerose sistêmica progressiva)	
	Hipofisite linfocítica crônica
	Outros tumores cerebrais (craniofaringioma, meningioma, disgerminoma, glioma)
Medicamentos (contraste iodado, amiodarona, lítio, propiltiouracil, metimazol, interferon-α etc.)	
	Anormalidades congênitas, defeitos nos receptores de TSH, TRH ou ambos
Agenesia ou disgenesia tireoidiana	

Hipotireoidismo primário

A tireoidite crônica autoimune, também denominada doença de Hashimoto, é a principal causa de hipotireoidismo primário em áreas onde não há deficiência de iodo. Nessa doença ocorre destruição da glândula tireoide, mediada por células e por autoanticorpos. Os anticorpos antiperoxidase (anti-TPO) são detectados em 95% dos indivíduos afetados e os anticorpos antitireoglobulina (anti-TG) são detectados em até 60%.

Outra causa possível é a redução do tecido tireoidiano funcionante após o uso de iodo radioativo ou após cirurgia realizada no tratamento de doença de Graves ou câncer tireoidiano.

Etiologias menos prováveis seriam doenças infiltrativas ou infecciosas da tireoide.

Hipotireoidismo secundário

Várias desordens podem ser responsáveis pelo desencadeamento do hipotireoidismo central, sendo a mais comum delas a presença de adenomas hipofisários. Outras causas menos comuns seriam apoplexia pituitária e doenças infiltrativas do eixo hipotálamo-hipofisário, como, por exemplo, sarcoidose, tuberculose e outras doenças granulomatosas.

Embora possa existir deficiência isolada de TRH ou TSH, em geral, pacientes com hipotireoidismo central costumam apresentar também deficiências de outros hormônios hipofisários, fazendo com que o hipotireoidismo seja apenas parte de uma síndrome clínica mais abrangente, o hipopituitarismo.

QUADRO CLÍNICO

Anamnese

As manifestações clínicas do hipotireoidismo são resultantes da diminuição da atividade metabólica global e do depósito de glicosaminoglicanos no interstício.

Na fase inicial da doença, os sinais e sintomas tendem a ser inespecíficos, como mialgia, artralgia, cãibras, pele seca, menorragia, palidez cutânea e cabelos e unhas quebradiços. Edema não depressível, resultante da infiltração da pele por glicosaminoglicanos e retenção de água associada, ocorre no hipotireoidismo grave, podendo ser generalizado e sendo denominado mixedema. Quando a doença se manifesta plenamente, surgem as manifestações clínicas mais típicas e específicas, as quais serão descritas de acordo com o sistema envolvido.

Metabolismo

No hipotireoidismo ocorre diminuição global do metabolismo corpóreo com redução da taxa metabólica basal e do consumo de oxigênio. Consequentemente, verificam-se, nesses pacientes, intolerância ao frio e aumento de peso apesar da hiporexia.

Com relação ao metabolismo lipídico, observa-se aumento dos níveis de colesterol total e LDL com níveis de triglicerídeos normais ou elevados. Portanto, o hipotireoidismo é sabidamente uma doença que predispõe à aterogênese acelerada e, por esse motivo, todos os pacientes dislipidêmicos devem ser investigados quanto à função tireoidiana.

Hiponatremia pode ocorrer em virtude da diminuição na excreção de água livre pelos rins.

Sistema cardiovascular

Ocorre redução da contratilidade miocárdica (redução do débito cardíaco) e da frequência cardíaca (bradicardia), devido à redução no consumo miocárdico de oxigênio. A tolerância ao exercício é diminuída e há aumento na resistência vascular sistêmica e na pressão diastólica. Cardiomegalia, sobretudo por derrame pericárdico, também pode ocorrer.

Sistema respiratório

Hipoventilação e hipercapnia podem surgir tanto em razão da fraqueza dos músculos respiratórios como da resposta inapropriada à hipoxemia e à hipercapnia. Derrame pleural também pode estar presente, assim como apneia do sono.

Sistema nervoso

Insônia, lentificação do pensamento e perda de memória são frequentes. Além disso, depressão, demência e psicose podem acontecer. Fazem parte também desse espectro de manifestações clínicas: cefaleia, tonturas, hiporreflexia profunda e sintomas da síndrome do túnel do carpo.

Sistema gastrointestinal

Ocorre redução da motilidade intestinal, com constipação intestinal crônica e distensão gasosa. Ocasionalmente, retenção fecal grave ou íleo paralítico podem acontecer.

Pode haver associação com outras doenças autoimunes, como anemia perniciosa e consequente deficiência de vitamina B_{12}.

Ascite pode ser encontrada, porém é rara.

Sistema reprodutor

Irregularidades menstruais (oligomenorreia, amenorreia primária ou secundária e, sobretudo, menorragia) são frequentes. Nos pacientes hipotireóideos há diminuição da fertilidade e aumento do risco de abortamento.

Em homens, podem ocorrer redução da libido, disfunção erétil e oligospermia.

Hiperprolactinemia está presente em 40% a 50% dos pacientes com hipotireoidismo primário, podendo ocasionar galactorreia e hipogonadismo hipogonadotrófico.

Sistema musculoesquelético

Pode haver fadiga muscular generalizada, mialgias, artralgias, cãibras e fraqueza muscular proximal.

Sistema hematopoético

Anemia de leve a moderada pode ser encontrada em 32% a 84% dos pacientes e ser secundária a diversas causas. A secundária ao próprio hipotireoidismo pode ser normocítica ou macrocítica e responde à reposição de levotiroxina (LT_4). Deficiência de ferro, secundária a menorragia, pode ocasionar anemia microcítica e hipocrômica. Anemia macrocítica também pode ser decorrente de deficiência de vitamina B_{12} (por associação com outra doença autoimune, a anemia perniciosa).

EXAME FÍSICO (QUADRO 40.2)

Quadro 40.2 Principais achados ao exame físico

Alterações de pele e fâneros: alopecia, unhas secas e quebradiças, pele e cabelo ásperos, palidez cutânea
Edema periorbitário e em mãos e pés
Madarose (rarefação do terço distal das sobrancelhas)
Rouquidão
Lentidão de movimentos
Reflexos tendinosos profundos retardados
Bradicardia
Macroglossia
Alterações em exame da tireoide: presença de bócio sugere tireoidite de Hashimoto e hipotireoidismo central cursa sem bócio

DIAGNÓSTICO

Em virtude da falta de especificidade das manifestações clínicas do hipotireoidismo, o diagnóstico é baseado primariamente nos testes laboratoriais. Devem ser solicitadas as dosagens de TSH e T_4 livre (T_4L). Nos pacientes portadores de hipotireoidismo primário haverá aumento do TSH e diminuição do T_4L. Inicialmente, observa-se apenas elevação do TSH, caracterizando um hipotireoidismo subclínico; a seguir, reduzem-se o T_4L e, em uma fase posterior, o T_3. Portanto, a dosagem do TSH sérico consiste no teste de triagem inicial para as doenças tireoidianas, pois, na maioria dos casos, é o primeiro exame a se alterar. Em cerca de um terço dos hipotireoideos os níveis de T_3 estão normais, sendo, portanto, um exame de baixa sensibilidade e desnecessária sua dosagem diante da suspeita de hipotireoidismo. É preferível medir o T_4L ao T_4 total, pois isso elimina a possibilidade de influência de níveis anormais de globulinas transportadoras.

Pacientes portadores de hipotireoidismo central apresentam níveis séricos baixos de T_4L e os de TSH podem estar diminuídos, normais ou, até mesmo, discretamente elevados (geralmente < 10mU/L, e trata-se de TSH com reduzida bioatividade intrínseca). Portanto, TSH inapropriadamente normal em relação aos baixos níveis de T_4L é indicativo dessa entidade clínica. Os pacientes com hipotireoidismo central frequentemente têm deficiência de outros hormônios hipofisários. Nesses pacientes devem ser realizados exame de imagem cerebral, preferencialmente a ressonância nuclear magnética, e avaliação laboratorial dos demais hormônios hipofisários.

Os exames radiológicos habitualmente não são necessários para se firmar o diagnóstico de hipotireoidismo. Ultrassonografia da tireoide é útil na identificação de nódulos ou doença infiltrativa. Na tireoidite de Hashimoto, o aspecto ecográfico típico mostra ecotextura heterogênea difusamente (em função do grau da fibrose e da infiltração linfocítica).

Dosagem de autoanticorpos tireoidianos (anti-TG e anti-TPO) pode ajudar na definição de etiologia autoimune para o hipotireoidismo.

TRATAMENTO

Todos os pacientes com hipotireoidismo clínico devem ser tratados. Os casos de hipotireoidismo subclínico serão discutidos adiante, juntamente com suas indicações de tratamento.

O tratamento é feito mediante a reposição da tiroxina sintética. O tratamento deverá ser feito durante toda a vida, com exceção dos casos de hipotireoidismo transitório, como em alguns casos de tireoidite subaguda ou induzidos por medicamentos.

A LT_4 é um pró-hormônio com pequena atividade intrínseca, porém que é convertido nos tecidos periféricos em sua forma ativa, o T_3, o qual atuará nos órgãos-alvo, exercendo suas funções metabólicas. O tempo de meia-vida da LT_4 é longo (em torno de 7 dias), promovendo a obtenção de níveis séricos estáveis de T_4 e T_3 com uso da medicação em dose única diária. Recomenda-se uso da medicação em jejum e alimentação apenas após 1 hora, além de evitar ingestão concomitante de medicações que interfiram em sua absorção, como sulfato ferroso, carbonato de cálcio, resinas sequestradoras de ácidos biliares, hidróxido de alumínio e inibidores de bomba de prótons. O uso simultâneo de agentes que aumentam a metabolização hepática da LT_4, como fenitoína, rifampicina, carbamazepina, fenobarbital e sertralina, exige o aumento da dose diária da reposição hormonal.

A dose diária ideal de LT_4 varia de acordo com idade e o peso do paciente, sendo em adultos de 1,6 a 1,8µg/kg/dia. Os nomes comerciais e as apresentações disponíveis no mercado encontram-se listadas no Quadro 40.3. Recomenda-se, sempre que possível, que o paciente permaneça com a mesma marca escolhida no início do tratamento, em virtude das sutis diferenças de biodisponibilidade que podem ocorrer entre as diversas for-

CAPÍTULO 40 Hipotireoidismo e Hipertireoidismo

Quadro 40.3 Nomes comerciais e apresentações

Nome comercial	Apresentações (µg)
Puran T4®	25 / 50 / 75 / 88 / 100 / 112 / 125 / 150 / 175 / 200
Synthroid®	25 / 50 / 75 / 88 / 100 / 112 / 125 / 137 / 150 / 175 / 200
Euthyrox®	25 / 50 / 75 / 88 / 100 / 112 / 125 / 137 / 150 / 175 / 200
Levoid®	25 / 38 / 50 / 75 / 88 / 100 / 112 / 125 / 150 / 175 / 200

mulações. Em adultos jovens, inicia-se com 50µg/dia, com aumento de 25 a 50µg a cada 7 a 10 dias até chegar próximo à dose ideal para aquele indivíduo (1,6µg/kg/dia). Em pacientes com mais de 60 anos de idade, coronariopatas ou com hipotireoidismo grave e de longa duração, deve-se iniciar a reposição de LT_4 de modo mais lento, com 12,5 a 25µg/dia, aumentando a dose em 12,5 a 25µg a cada 15 ou 30 dias. A melhora clínica ocorre após 2 semanas de tratamento, porém a melhora dos níveis de TSH só ocorre após 4 a 6 semanas. Portanto, no seguimento, recomenda-se dosagem de níveis séricos de TSH e T_4L a cada 4 a 6 semanas após ajustes de doses da LT_4. Caso o TSH persista elevado, aumenta-se a dose de LT_4 em 12,5 a 25µg/dia até normalização do TSH. Um TSH suprimido indica dose excessiva e necessidade de sua redução.

Têm-se como meta a normalização dos valores de T_4L e a manutenção do TSH na faixa de normalidade, de preferência com níveis deste último < 2,5 a 3,0mU/L (ou µU/mL).

No tratamento do hipotireoidismo central, o TSH não poderá ser usado como marcador para avaliação da reposição de LT_4. Deve ser usada para esse fim a dosagem de T_4L, cujos níveis séricos devem ser mantidos na metade superior da faixa de normalidade.

Uma vez atingida a dose de manutenção, a função tireoidiana deve ser dosada a cada 6 a 12 meses ou mais frequentemente, em caso de intercorrência clínica ou mudança de dose.

Efeitos colaterais

A LT_4 é muito bem tolerada. Deve-se ter cuidado com o hipertireoidismo secundário à reposição excessiva de LT_4. Em pacientes com mais de 65 anos de idade, a supressão do TSH está relacionada com aumento significativo no risco de desenvolvimento de arritmias cardíacas (principalmente fibrilação atrial) e osteoporose em mulheres pós-menopausadas.

Alergia ao corante do comprimido, embora rara, pode ocorrer.

HIPOTIREOIDISMO SUBCLÍNICO

O hipotireoidismo subclínico é definido como uma condição em que há elevação dos níveis séricos de TSH, associada a valores normais de T_3 e T_4. Patologia relativamente comum, afeta de 4% a 15% da população geral. Sua incidência aumenta com o avançar da idade e é mais frequente em mulheres.

As condições que causam o hipotireoidismo subclínico são as mesmas que levam ao hipotireoidismo clínico, permanecendo como principal etiologia a tireoidite de Hashimoto.

Para que seja firmado um diagnóstico correto é importante afastar outras condições que causam elevação isolada dos níveis séricos de TSH. No Quadro 40.4 estão descritas as causas mais comuns de elevação do TSH sérico, sem modificações do T_4 ou T_3.

A maioria dos pacientes é assintomática ou apresenta sintomas vagos, como astenia e constipação intestinal, porém alguns estudos vêm demonstrando algumas consequências clínicas da disfunção tireoidiana subclínica relacionadas com fatores de risco cardiovascular (como disfunção diastólica de ventrículo esquerdo, risco aumentado de hipertensão arterial, aumento dos marcadores de inflamação, disfunção endotelial) e sintomas neuropsiquiátricos (como depressão, ansiedade, disfunção cognitiva).

A taxa de progressão do hipotireoidismo subclínico para o clínico varia de 4% a 20% ao ano e depende da causa e dos níveis séricos de TSH. Essa progressão é mais rápida em casos de tireoidite de Hashimoto e quando os valores de TSH sérico encontram-se > 12 a 15mU/L.

A reposição de LT_4 está indicada quando o TSH é > 10mU/L. Nos pacientes com valores de TSH entre 4,5 e 10mU/L ainda existem controvérsias, porém encontro anual recente de especialistas sugere tratamento em casos de gravidez, planejamento de gravidez, infertilidade, presença de sintomas, bócio, altos títulos de anticorpos, dislipidemia e em pacientes jovens.

Embora a reposição de LT_4 possa melhorar os fatores de risco cardiovasculares associados ao hipotireoidismo subclínico (como dislipidemia, marcadores de inflamação, disfunção endotelial, função ventricular), ainda não existem evidências suficientes que demonstrem re-

Quadro 40.4 Causas de elevação isolada do TSH, sem alteração de T_4 ou T_3

Hipotireoidismo subclínico
Síndrome do eutireóideo doente (fase de recuperação)
Tratamento inadequado para o hipotireoidismo
Tratamento com metoclopramida ou domperidona
Doença de Addison não tratada
Anticorpos heterófilos anti-TSH
Síndrome de resistência aos hormônios tireoidianos

dução de eventos cardiovasculares, não havendo, portanto, indicação de reposição de LT$_4$ para este fim.

Deve-se iniciar a reposição com doses menores de LT$_4$, em geral de 25 a 50µg/dia, e os níveis séricos de TSH devem ser avaliados após 4 a 6 semanas, com aumentos progressivos da dose conforme a necessidade. O ideal é manter o TSH < 2,5 a 3,0mU/L (ou µU/mL).

HIPOTIREOIDISMO E GESTAÇÃO

Hipotireoidismo manifesto é observado em 0,3% a 0,5% das gestantes, enquanto o hipotireoidismo subclínico é encontrado em 2% a 3% delas. A prevalência de anticorpos tireoidianos é alta, estando presente em cerca de 50% das gestantes com elevação do TSH, demonstrando que a tireoidite de Hashimoto continua sendo a principal causa de hipotireoidismo também nesse subgrupo de pacientes.

Na gravidez é maior o requerimento de hormônios tireoidianos, tanto em virtude do aumento da globulina transportadora de tiroxina (TBG), aumento da taxa metabólica basal no organismo da mãe e degradação de T$_4$ pela placenta, como da passagem transplacentária de T$_4$. Durante o primeiro trimestre de gestação não há função tireoidiana fetal e as necessidades fetais são asseguradas pela passagem transplacentária de T$_4$. A tireoide começa a suprir a necessidade fetal com 12 semanas.

O hipotireoidismo não tratado se associa a risco aumentado de abortamento espontâneo, pré-eclâmpsia, parto prematuro, hemorragia materna pós-parto, feto natimorto, baixo peso fetal, anormalidade no desenvolvimento cerebral fetal e malformações, entre elas fissura anal, comunicação intra-atrial, palato pequeno, polidactilia e atresia biliar.

Tanto o consenso do Colégio Americano de Obstetras e Ginecologistas como as diretrizes da Endocrine Society recomendam o *screening* apenas em gestantes sintomáticas ou com fatores de risco para o hipotireoidismo, em vez da triagem universal. No entanto, dados mais recentes sugerem que cerca de um terço das mulheres com hipotireoidismo não são diagnosticadas com essa abordagem e talvez a triagem universal seja custo-efetiva.

Tanto o hipotireoidismo clínico como o subclínico devem ser rigorosamente tratados e monitorizados durante a gestação, para evitar prejuízo no desenvolvimento neuropsicointelectual do feto.

Em casos de hipotireoidismo descoberto antes da gestação, recomendam-se início e ajuste da dose de LT$_4$ com objetivo de manter valores de TSH < 2,5mU/L antes da concepção. A dose de LT$_4$ deve ser aumentada em 30% a 50% assim que a gravidez for confirmada, e a dosagem de TSH e T$_4$L deve ser feita após 4 semanas para avaliação da adequação da dose. A meta consistirá em níveis séricos de TSH < 2,5mU/L no primeiro trimestre e < 3,0mU/L no segundo e terceiro trimestres. Após atingidos esses níveis de TSH, a função tireoidiana deve ser repetida a cada 8 semanas e sempre que houver modificação da dose de LT$_4$.

Se o hipotireoidismo foi descoberto durante a gestação, a função tireoidiana deve ser normalizada o mais rápido possível, com início imediato de LT$_4$, lembrando que as necessidades de LT$_4$ na gestante são cerca de 30% superiores às de mulheres não gestantes. Como os valores de TSH demoram de 4 a 6 semanas a diminuir com a medicação, pode-se utilizar a dosagem do T$_4$L após 2 a 3 semanas para novo ajuste da medicação, objetivando-se níveis de T$_4$L no limite superior da normalidade. O TSH sérico deve ser medido a cada 6 semanas.

No pós-parto, deve-se retornar à dose pré-gestacional.

Atenção especial deve ser dada às mulheres eutireoideas, mas com anti-TPO positivo, as quais apresentam risco aumentado de desenvolver hipotireoidismo durante a gestação e merecem monitorização dos níveis de TSH durante a gravidez.

Quando internar

Sinais e sintomas de coma mixedematoso indicam internamento hospitalar, pois trata-se de uma emergência médica. Essa situação ocorre com mais frequência em mulheres idosas com hipotireoidismo mal controlado por longos períodos. Pode ser precipitado por vários fatores, incluindo hipotermia, isquemia coronariana aguda, acidente vascular encefálico, infecção, traumatismo, cirurgias, queimaduras, sangramento gastrointestinal e medicações (anestésicos, barbitúricos, betabloqueadores, diuréticos, anticonvulsivantes, rifampicina, amiodarona, lítio etc.).

Manifesta-se clinicamente por meio de hipotermia, hipoventilação, bradicardia, diminuição da contratilidade intestinal, diminuição da contratilidade cardíaca, torpor, confusão mental e coma.

O tratamento não deve ser postergado. O manejo dessa entidade clínica não se aplica a este capítulo.

INDICAÇÕES PARA RASTREAMENTO DO HIPOTIREOIDISMO

Como citado anteriormente, o hipotireoidismo primário corresponde a mais de 95% dos casos de hipotireoidismo. Consequentemente, a medida de TSH sérico (em vez de T$_4$L e T$_4$ total) é um excelente teste de triagem para o hipotireoidismo em pacientes ambulatoriais. Em casos de alterações dos níveis séricos do TSH, nova dosagem de TSH deve ser repetida, juntamente com mensuração dos níveis séricos de T$_4$L, para confirmação do diagnóstico de hipotireoidismo. O hipotireoidismo deve ser rastreado em pacientes com sinais e/ou sintomas de hipotireoidismo ou que apresentem um ou mais fatores de risco para a doença (Quadro 40.5).

CAPÍTULO 40 Hipotireoidismo e Hipertireoidismo

Quadro 40.5 Fatores de risco para desencadeamento do hipotireoidismo

- Pacientes com sinais e/ou sintomas sugestivos de hipotireoidismo
- Mulheres > 35 anos de idade (a cada 5 anos)
- Período pré-concepcional e gestantes
- Presença de bócio
- História de tireoidectomia ou tratamento com [131]I
- História de radioterapia para cabeça e pescoço
- Presença de doença autoimune (p. ex., *diabetes mellitus* tipo 1)
- História familiar de doença tireoidiana
- Medicações que podem alterar função tireoidiana (lítio, amiodarona, interferon-α etc.)
- Pacientes dislipidêmicos
- Síndrome de Turner
- Síndrome de Down

HIPERTIREOIDISMO

O hipertireoidismo consiste no estado de hiperfunção da glândula tireoide com aumento na produção, secreção e concentração sérica dos hormônios tireoidianos. Embora muitas vezes o termo tireotoxicose seja usado como sinônimo de hipertireoidismo, na verdade ele tem um conceito mais abrangente, caracterizando o quadro clínico decorrente do excesso de ação dos hormônios tireoidianos em concentrações elevadas, independente da causa que o provocou (superprodução tireoidiana, dano do parênquima tireoidiano ou fontes extratireoidianas de T_3 e T_4).

PREVALÊNCIA DA DOENÇA

O hipertireoidismo é mais comum em mulheres do que em homens (5:1). A prevalência de hipertireoidis-

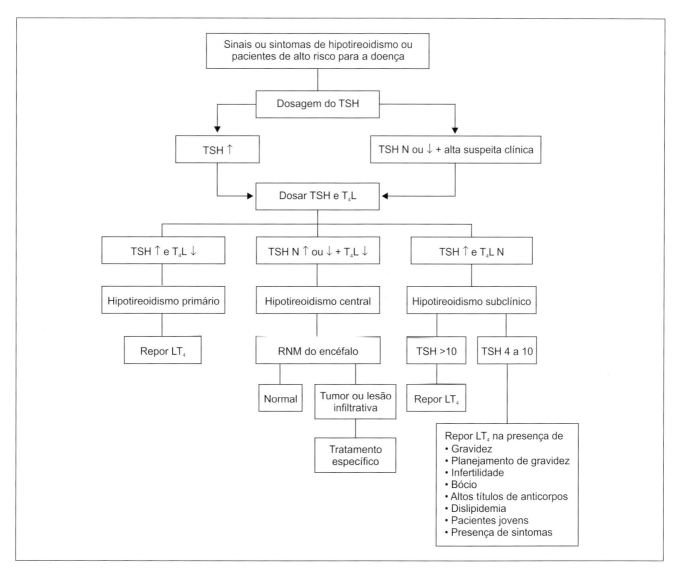

Figura 40.1 Manejo do hipotireoidismo.

mo é de aproximadamente 1,3% na população geral e aumenta para até 5% em mulheres idosas. A doença de Graves é mais frequente em mulheres jovens, enquanto o bócio nodular tóxico é mais comum em mulheres idosas.

ETIOLOGIA

Vários distúrbios diferentes podem causar hipertireoidismo. Como o tratamento adequado irá depender do mecanismo subjacente do hipertireoidismo, é essencial que a causa seja corretamente identificada. Do ponto de vista fisiopatológico, o hipertireoidismo pode ser classificado em dois grupos:

- **Hipertireoidismo com alta captação de iodo em 24 horas pela tireoide**, indicando síntese e secreção hormonal aumentadas. Nesse grupo encontram-se as causas mais comuns de hipertireoidismo: doença de Graves (DG) e bócio nodular tóxico (BNT).
- **Hipertireoidismo com baixa captação de iodo em 24 horas**, indicando inflamação e destruição do tecido tireoidiano com a liberação de hormônio preformado para a circulação, ou de uma fonte ectópica de hormônio tireoidiano.

A seguir serão descritas as principais causas de hipertireoidismo (Quadro 40.6) e as particularidades de sua apresentação clínica.

QUADRO CLÍNICO

Anamnese

As manifestações clínicas do hipertireoidismo são em grande parte independentes de sua causa e decorrentes da concentração aumentada das frações livres dos hormônios tireoidianos. Os sintomas clássicos do hipertireoidismo estão associados ao hipermetabolismo e à hiperatividade adrenérgica, como perda de peso, intolerância ao calor, tremor, palpitações, ansiedade, aumento da frequência de evacuações e dispneia, entre outros (Quadro 40.7).

Os pacientes idosos podem apresentar um quadro menos florido, com predomínio de manifestações clínicas mais atípicas, sendo denominado hipertireoidismo apatético. Nesses casos predominam manifestações cardiovasculares (como fibrilação atrial e insuficiência cardíaca refratária ao tratamento usual) associadas a astenia intensa, fraqueza muscular e depressão.

Algumas manifestações clínicas estão relacionadas com a etiologia do hipertireoidismo e não são decorrentes do excesso de hormônios tireoidianos, como a presença de oftalmopatia e dermopatia infiltrativa na DG.

A seguir serão detalhadas as principais causas de hipertireoidismo, destacando as particularidades de sua apresentação clínica.

Quadro 40.6 Causas de tireotoxicose

Dependentes de produção aumentada de hormônios tireoidianos
Estimulação anormal da tireoide por imunoglobulinas estimuladoras da tireoide
Doença de Graves
Tireoidite de Hashimoto
Estimulação anormal da tireoide pela gonadotrofina coriônica humana (hCG)
Mola hidatiforme
Coriocarcinoma
Produção autônoma excessiva de T_3 e T_4 (independente do TSH)
Adenoma tóxico
Bócio multinodular tóxico
Carcinoma folicular
Efeito Jod-Basedow (hipertireoidismo induzido por excesso de iodo ou amiodarona)
Produção excessiva de TSH
Tumor hipofisário secretor de TSH (tireotropinoma)
Resistência hipofisária a T_3 e T_4

Independentes de produção aumentada de hormônios tireoidianos
Liberação aumentada de T_3 e T_4
Tireoidite subaguda granulomatosa (dolorosa)
Tireoidite subaguda linfocítica (indolor) e pós-parto
Fonte extratireoidiana de T_3 e T_4:
Tireotoxicose factícia (ingestão excessiva de T_3 ou T_4)
Tireotoxicose por hambúrguer
Produção ectópica de T_3 e T_4:
Teratoma ovariano (*struma ovarii*)
Metástase funcionante de carcinoma folicular

Quadro 40.7 Sintomas de hipertireoidismo

Aumento de sudorese	Palpitações
Intolerância ao calor	Dispneia
Emagrecimento	Hiperdefecação
Hiperfagia	Oligomenorreia
Nervosismo	Fadiga
Irritabilidade	Edema de membros inferiores

Doença de Graves

Representa a causa mais comum de hipertireoidismo, correspondendo a 80% dos casos. Tem etiologia autoimune, com produção de imunoglobulinas pelos linfócitos B, algumas das quais se ligam ao receptor de TSH e o ativam, estimulando tanto o crescimento da tireoide como a secreção excessiva de hormônios (anticorpos antirreceptores de TSH, também conhecidos como TRAb). A doença primária está, portanto, no sistema imunológico, provavelmente na deficiência da ação dos linfócitos T supressores. A DG pode estar associada a outras doenças autoimunes, como *diabetes mellitus* tipo 1, doença de Addison, ooforite autoimune, anemia perniciosa, vitiligo, artrite reumatoide etc. É mais comum em indivíduos jovens (entre a segunda e a quarta década) e em mulheres (proporção 5 a 10:1).

Além da suscetibilidade genética, fatores ambientais precipitantes com estresse e infecções virais e bacterianas parecem estar envolvidos com o aparecimento da doença. A tríade clínica clássica dessa doença é composta por bócio difuso, hipertireoidismo e exoftalmia. O estímulo do TRAb na glândula tireoide causa aumento da glândula (bócio) e produção excessiva de hormônios, levando a um quadro de tireotoxicose com hipermetabolismo e demais manifestações clínicas descritas no Quadro 40.7. O bócio caracteristicamente é difuso, mas pode, em menor frequência, ser assimétrico e lobular. Podem ser notados, em alguns pacientes, frêmito e sopro sobre a glândula, que são achados característicos dessa doença e decorrentes do aumento do fluxo sanguíneo na glândula.

A oftalmopatia infiltrativa é um distúrbio autoimune, provavelmente causado por imunorreatividade cruzada entre antígenos orbitais e tireoidianos. Em geral, surge concomitantemente com o hipertireoidismo (40%), mas pode precedê-lo em 20% ou sucedê-lo em 40% dos casos. Doença de Graves eutireóidea é a denominação dada aos casos em que a oftalmopatia não é acompanhada por hipertireoidismo. Ocorre aumento da massa muscular e do tecido conjuntivo orbitário, acarretando elevação da pressão intraorbitária, que por sua vez pode levar a proptose, neuropatia óptica compressiva e redução da drenagem venosa (com subsequentes edema periorbital, quemose e hiperemia conjuntival). Diante de um quadro de hipertireoidismo associado às alterações oculares descritas, o diagnóstico de DG pode ser confirmado. No entanto, as manifestações oculares mais comuns na DG são decorrentes da hiperatividade adrenérgica (podendo ocorrer em qualquer forma de tireotoxicose), como retração palpebral, olhar fixo ou assustado e o sinal de *lid lag* (retardo na descida da pálpebra superior quando o globo ocular é movido para baixo).

As manifestações oculares na DG podem ser classificadas conforme informações contidas no Quadro 40.8.

O mixedema pré-tibial é uma manifestação rara (ocorre em 5% a 10% dos casos), porém exclusiva da DG. Decorre da infiltração linfocitária e do acúmulo de glicosaminoglicanos e líquido no tecido conjuntivo da região pré-tibial. Raramente (menos de 1% dos casos), pode ser vista em outros locais.

Bócio nodular tóxico

O bócio uni (doença de Plummer) ou multinodular tóxico ocorre em função de um funcionamento autônomo, ou seja, independente do estímulo do TSH, em uma parte do tecido glandular. A causa são mutações somáticas no receptor de TSH das células foliculares, ocasionando uma ativação constante da proteína G, adenilciclase e AMP-cíclico. Com isso essas células permanecem ativadas, independente do estímulo do TSH, podendo levar a um quadro de superprodução hormonal e consequente tireotoxicose. A prevalência do bócio nodular tóxico (BNT) é maior em áreas com carência de iodo na alimentação, ao contrário da DG, que ocorre mais em áreas suficientes em iodo.

Quadro 40.8 Classificação das alterações oculares na doença de Graves (American Thyroid Association)

0	Ausência de sinais e sintomas
1	Apenas sinais (retração palpebral, olhar fixo, *lid lag*)
2	Envolvimento de partes moles (edema de pálpebras, quemose)
3	Proptose (exolftalmia) de 3mm ou mais além do limite superior da normalidade
4	Envolvimento da musculatura extraocular
5	Envolvimento da córnea
6	Perda da visão (envolvimento do nervo óptico)

As mulheres são mais acometidas (proporção 15:1). O quadro de tireotoxicose é mais comum em bócios de longo tempo de evolução e com diâmetro do nódulo superior a 2,5 a 3cm, afetando geralmente pacientes após a quinta ou sexta década de vida. A exposição a uma sobrecarga de iodo (como administração de contrastes iodados ou uso de amiodarona) pode desencadear o hipertireoidismo nesses pacientes.

O quadro clínico de tireotoxicose, geralmente, tem início mais insidioso e é menos intenso do que o evidenciado na DG, com predomínio de manifestações cardíacas (insuficiência cardíaca e arritmias). O bócio nodular e a ausência de oftalmopatia e de mixedema pré-tibial ajudam na distinção com a DG.

Hipertireoidismo induzido por excesso de iodo ou uso de amiodarona (efeito Jod-Basedow*)*

O hipertireoidismo induzido pelo excesso de iodo, embora incomum, pode ocorrer após sobrecarga de iodo, como a administração de contraste iodado em exames de tomografia computadorizada ou angiografias e o uso de amiodarona. Em geral, os pacientes afetados possuem um bócio nodular assintomático, e após administração do excesso de iodo, há estímulo para síntese de hormônios tireoidianos em excesso. O quadro de hipertireoidismo pode ser autolimitado, caso o excesso de iodo seja descontinuado.

A amiodarona contém 37mg de iodo em cada 100mg, acumula-se no tecido adiposo e funciona como um grande reservatório de iodo, o qual é liberado em excesso durante meses, mesmo após a suspensão do medicamento. Além da sobrecarga de iodo, a amiodarona pode ocasionar reação autoimune e ação tóxica direta da destilamiodarona (principal metabólito ativo da amiodarona).

Quadro 40.9 Tireotoxicose induzida por amiodarona (TIA)

	TIA tipo 1 – Bócio nodular tóxico	TIA tipo 1 – Doença de Graves	TIA tipo 2 – Tireoidite destrutiva
Condição basal da tireoide	Tireoide nodular	Doença de Graves latente	Tireoide normal
Exame da tireoide	Tireoide nodular	Tamanho normal ou bócio difuso	Tamanho normal ou bócio difuso
USG	Um ou mais nódulos	Bócio difuso	Padrão heterogêneo
Autoanticorpos tireoidianos	Ausentes	Presentes	Ausentes, em geral
RAIU nas 24h	Baixa, normal ou alta	Baixa, normal ou alta	Muito baixa
Tratamento	Tionamidas ^{131}I (?) Cirurgia	Tionamidas ^{131}I (?) Cirurgia	Prednisona Cirurgia

Adaptado de Vilar L. Endocrinologia clínica. 4. ed.
RAIU: captação de iodo radioativo. USG: ultrassonografia.

A tireotoxicose induzida pela amiodarona (TIA) afeta cerca de 3% dos pacientes tratados e pode surgir de 4 meses a 3 anos após início da terapia ou, até mesmo, após sua interrupção. Existem duas formas de TIA: a do tipo 1, em que ocorre hiperfunção da glândula e inclui bócio nodular tóxico e bócio difuso tóxico, e a do tipo 2, que corresponde à tireoidite destrutiva (Quadro 40.9).

Estimulação anormal da tireoide pela gonadotrofina coriônica humana (hCG)

O hipertireoidismo pode ocorrer em mulheres com mola hidatiforme ou coriocarcinoma ou em homens com tumor testicular de células germinativas. Ocorre estímulo direto do receptor de TSH, mediado pelo hCG ou outras proteínas produzidas pelos tumores.

Hipertireoidismo mediado por TSH

Nesses casos, há um bócio hiperfuncionante difuso. As características da doença tireoidiana autoimune estão ausentes nos pacientes e em seus familiares. Duas condições podem ser incluídas nesse grupo:

- **Tumores hipofisários secretores de tireotropina:** os tireotropinomas (adenomas secretores de TSH) são neoplasias raras, representando menos de 1% de todos os tumores hipofisários. A maioria consiste em macroadenomas (adenomas > 1cm) e muitos são localmente invasivos. Apresenta-se com quadro clínico de hipertireoidismo associado a sintomas de efeito de massa (cefaleia, distúrbios visuais etc.) e, laboratorialmente, com elevação de T_4L e T_3 e níveis de TSH elevados ou inapropriadamente normais diante da elevação dos hormônios tireoidianos.
- **Hipersecreção inadequada de TSH, secundária à resistência hipofisária aos hormônios tireoidianos:** essa condição geralmente está associada a mutações no receptor nuclear de T_3. Os valores séricos de TSH estão elevados e as concentrações de T_4L e T_3 estão elevadas.

Tireoidites

O termo tireoidite é aplicado para designar um grupo heterogêneo de doenças que resultam em inflamação do tecido tireoidiano. Algumas tireoidites, em geral as subagudas, ocasionam liberação de hormônios tireoidianos preformados, resultando em um quadro de hipertireoidismo transitório que, em geral, é seguido por um quadro de hipotireoidismo e posterior normalização da função tireoidiana. Os três tipos de tireoidites que frequentemente vêm associadas com quadro de hipertireoidismo transitório são:

- **Tireoidite granulomatosa subaguda (ou dolorosa, de De Quervain):** acredita-se que seja causada por uma infecção viral da glândula tireoide, ocasionando um processo inflamatório autolimitado, geralmente precedido por infecção do trato respiratório superior. Apresenta-se com quadro de astenia, mal-estar, mialgia, febre e bócio doloroso. A dor pode ser agravada com tosse, deglutição e movimentos do pescoço e irradiar-se para mandíbula, garganta ou ouvido, o que leva muitos pacientes a procurarem inicialmente um otorrinolaringologista. Caracteristicamente evolui em quatro fases: (1) bócio doloroso com hipertireoidismo; (2) eutireoidismo; (3) hipotireoidismo; (4) eutireoidismo. Entretanto, nem todos os pacientes apresentam essa evolução clássica, e alguma dessas fases pode passar despercebida.
- **Tireoidite linfocítica subaguda (ou indolor, silenciosa):** faz parte do espectro de doenças auto-imunes da tireoide, podendo estar associada a outras doenças autoimunes. Também pode cursar com evolução em quatro fases: hipertireoidismo, eutireoidismo, hipotireoidismo e eutireoidismo. O bócio está presente em

cerca de metade dos pacientes e é caracteristicamente indolor, difuso e pequeno. Hipotireoidismo crônico residual pode ocorrer em 20% dos pacientes.
- **Tireoidite pós-parto:** ocorre em mulheres dentro de 1 ano após parto ou aborto. Assemelha-se clínica e patogenicamente à tireoidite linfocítica subaguda.

Outras causas de tireoidites que podem cursar com quadro de hipertireoidismo são:

- **Tireoidite química:** a amiodarona, por exemplo, pode ocasionar uma tireoidite destrutiva.
- **Tireoidite induzida por radiação:** pode ocorrer após tratamento com radioiodo ou após radioterapia externa da região de cabeça e pescoço.
- **Tireoidite por trauma:** decorrente de palpação vigorosa ou traumatismo com cinto de segurança.

Hipertireoidismo por fontes não tireoidianas de hormônio tireoidiano

- **Tireotoxicose factícia:** decorrente da ingestão de quantidades excessivas de hormônio tireoidiano, normalmente como parte de fórmulas manipuladas para redução de peso ou em pacientes com história de doença psiquiátrica subjacente. Na ausência de doença tireoidiana preexistente, o diagnóstico é estabelecido pela combinação de manifestações tireotóxicas típicas, juntamente com atrofia e hipofunção da tireoide. A hipofunção da tireoide fica evidenciada pela supressão dos níveis séricos de tireoglobulina e pela baixa captação de iodo na cintilografia de tireoide. Em casos de ingestão de T_4, tanto os níveis de T_3 como os de T_4 estão elevados. Já em casos de ingestão de T_3, os níveis séricos de T_3 estão aumentados e os de T_4, baixos.
- **Tecido tireoidiano ectópico:** tecido tireoidiano pode estar presente em neoplasias ovarianas (*struma ovarii*) e, raramente, metástases hiperfuncionantes de carcinoma folicular podem causar tireotoxicose.

Exame físico

No Quadro 40.10 estão descritos os principais tópicos que devem ser avaliados no exame físico de um paciente com suspeita de hipertireoidismo.

DIAGNÓSTICO

O diagnóstico é facilmente estabelecido diante de um quadro clínico compatível com tireotoxicose associado à elevação dos níveis séricos dos hormônios tireoidianos. Exceto em casos de tireotoxicose mediados pelo TSH (tireotropinomas e resistência hipofisária aos hormônios tireoidianos), em que os níveis séricos de TSH estão elevados ou inapropriadamente normais, as de-

Quadro 40.10 Exame físico em casos de suspeita de hipertireoidismo

Avaliar estado nutricional (medir peso, altura e IMC): em geral, há perda de peso
Exame da pele e unhas: em geral, a pele é quente e úmida; procurar sinais de dermopatia infiltrativa e unhas de Plummer
Avaliar presença de tremor de extremidades
Exame cardiovascular: avaliar frequência cardíaca (taquicardia), ritmo cardíaco (fibrilação atrial ou outras arritmias cardíacas), pressão arterial (hipertensão sistólica) e sinais de insuficiência cardíaca (congestão pulmonar, edema periférico etc.)
Exame da tireoide: avaliar presença de bócio e suas características (tamanho, simetria, consistência e a presença de nódulos, sopro ou frêmito)
Exame dos olhos: avaliar presença de retração palpebral, olhar fixo (comum a todas as causas de tireotoxicose), proptose, sinais inflamatórios, movimentos oculares, visão em cores e acuidade visual. Geralmente é necessária avaliação mais detalhada e especializada feita por oftalmologista, quando se encontram alterações sugestivas de oftalmopatia de Graves

mais causas de hipertireoidismo são acompanhadas por níveis séricos de TSH suprimidos.

Casos em que são encontrados níveis séricos de TSH suprimidos, mas de hormônios tireoidianos normais, caracterizam um quadro de hipertireoidismo subclínico (ver mais detalhes em tópico específico mais adiante).

Uma vez estabelecido o diagnóstico de hipertireoidismo, deve-se identificar a causa. A história clínica e o exame físico são as primeiras ferramentas utilizadas para a seleção das etiologias mais prováveis; por exemplo, um quadro de hipertireoidismo associado à oftalmopatia infiltrativa e a bócio difuso fecha o diagnóstico de DG; história de febre, infecção prévia de trato respiratório e bócio doloroso associado a quadro de hipertireoidismo leva à suspeita de uma tireoidite granulomatosa subaguda. A cintilografia de tireoide com determinação da captação de iodo radioativo nas 24 horas é de grande utilidade no diagnóstico diferencial entre as diversas causas de hipertireoidismo (Quadro 40.11 e Figura 40.2).

A dosagem de anticorpos antitireoidianos ajuda no diagnóstico da DG. O anti-TPO e o anti-TG estão presentes em muitos pacientes, porém o TRAb é o anticorpo mais prevalente, confirmando o diagnóstico de DG e indicando doença ativa (Quadro 40.12). Em virtude da baixa disponibilidade de dosagem do TRAb em grande parte dos laboratórios e de seu alto custo, e por não ser essencial para fechar o diagnóstico de DG, a dosagem do TRAb está indicada apenas nas seguintes situações:

- No diagnóstico de DG eutireóidea.
- No diagnóstico de hipertireoidismo apatético.
- Na distinção entre DG e tireoidite pós-parto.
- Na avaliação do risco de recidiva do hipotireoidismo após suspensão do tratamento com tionamidas.

Quadro 40.11 Captação de iodo radioativo em diferentes etiologias de hipertireoidismo

Etiologia	Cintilografia com captação de radioiodo nas 24h
Doença de Graves	Aumentada e difusa
Bócio uninodular tóxico (doença de Plummer)	Nódulo hipercaptante, com supressão total ou parcial do restante da glândula
Bócio multinodular tóxico	Hipercaptação confinada a um ou poucos nódulos, com hipocaptação do restante da glândula
Mola hidatiforme, coriocarcinoma	Aumentada difusamente
Tireotropinomas, resistência aos hormônios tireoidianos	Aumentada difusamente
Tireoidites subagudas, químicas e por radiação	Muito baixa
Tireotoxicose factícia	Muito baixa
Struma ovarii, metástases funcionantes de carcinoma folicular	Muito baixa
Hipertireoidismo induzido pelo iodo	Baixa

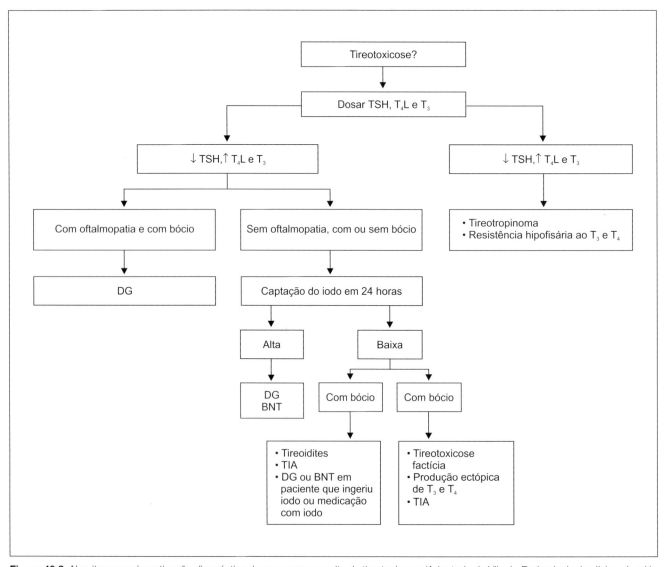

Figura 40.2 Algoritmo para investigação diagnóstica de caso com suspeita de tireotoxicose. (Adaptada de Vilar L. Endocrinologia clínica. 4. ed.) DG: Doença de Graves; BNT: bócio nodular tóxico; TIA: tireotoxicose induzida por amiodarona.

CAPÍTULO 40 Hipotireoidismo e Hipertireoidismo

Quadro 40.12 Prevalência de anticorpos antitireoidianos

Anticorpos	População geral	Doença de Graves	Tireoidite de Hashimoto
Anti-TPO	10% a 15%	45% a 80%	80% a 99%
Anti-Tg	3%	12% a 30%	35% a 60%
TRAb	1% a 2%	70% a 100%	6% a 60%

Adaptado de Vilar L. Endocrinologia clínica. 4. ed.

Em casos de hipertireoidismo mediado por TSH, deve ser solicitada ressonância nuclear magnética de encéfalo para confirmação da suspeita de tireotropinoma.

TRATAMENTO

Os sintomas do hipertireoidismo relacionados com aumento da atividade adrenérgica (palpitações, taquicardia, tremores, ansiedade e intolerância ao calor) podem ser mais rapidamente controlados com uso de betabloqueadores. Estes são particularmente úteis na fase inicial do tratamento, quando ainda não se atingiu o eutireoidismo. Os fármacos mais utilizados são o propranolol (80 a 240mg/dia em duas a três tomadas) e o atenolol (50 a 100mg/dia em única tomada). O propranolol tem ação adicional na inibição da conversão periférica do T_4 em T_3, reduzindo os níveis séricos de T_3. A presença de contraindicações deve ser sempre averiguada antes do uso dessa classe de medicamentos, como asma, doença pulmonar obstrutiva crônica, insuficiência cardíaca congestiva, bloqueio atrioventricular e doença arterial periférica, entre outras.

O tratamento deve ser direcionado de acordo com a etiologia do hipertireoidismo e o acompanhamento inicial deve consistir em avaliação clínica e dosagem periódicas de níveis séricos de T_4L e T_3. Os níveis de TSH podem permanecer suprimidos por várias semanas após o paciente tornar-se eutireóideo.

Na DG existem três opções de tratamento: uso de tionamidas, iodo radioativo e cirurgia. A terapia mais empregada nos EUA é a ablação com iodo radioativo, enquanto na Europa há preferência pelo uso das tionamidas. A seguir será descrita sucintamente cada opção de tratamento.

Tionamidas

Também denominadas antitireoidianos de síntese, agem inibindo a peroxidase tireoidiana, e, portanto, a síntese de T_4 e T_3 dentro das células foliculares. Não afetam a liberação dos hormônios já sintetizados e estocados dentro da tireoide. Também exercem ação imunosupressora, com diminuição de anticorpos estimuladores da tireoide e citocinas imunologicamente importantes. No Brasil, estão disponíveis para uso o propiltiouracil (PTU) e o metimazol (MMI) – ver Quadro 40.13.

Quadro 40.13 Tionamidas disponíveis para uso no Brasil e suas características

	Propiltiouracil	Metimazol
Nome comercial	Propiltiouracil®	Tapazol®
Apresentações (mg)	100mg	Comprimidos de 5 e 10mg
Dose diária inicial	200 a 400mg	20 a 30mg
Número de doses diárias	2 a 3	1 a 2
Adesão ao tratamento	Pior	Melhor
Tempo de alcance do eutireoidismo	Mais lento	Mais rápido

O MMI é preferível em razão de seu longo tempo de ação, permitindo o uso em uma única dose diária, tem eficácia mais rápida e menor incidência de efeitos colaterais. A dose inicial de MMI varia de acordo com a gravidade do hipertireoidismo. Nos pacientes com bócios pequenos e hipertireoidismo leve podem ser iniciados 10mg/dia com bons resultados. Nos pacientes com bócio maior e hipertireoidismo mais grave deve-se iniciar com 20 a 30mg/dia. A dose inicial de PTU varia de 200 a 400mg/dia, divididos em três tomadas ao dia. Adicionalmente, o PTU, em doses altas, inibe a conversão periférica do T_4 em T_3, porém há pouca evidência de que esse efeito seja clinicamente relevante, exceto em casos de tireotoxicose muito intensa. Após atingido o eutireoidismo, deve ser utilizada a menor dose possível de tionamidas com o objetivo de manter o estado eutireóideo. Os efeitos colaterais desses fármacos estão descritos no Quadro 40.14. Em casos de efeitos colaterais graves está contraindicada a troca de antitireoidianos e o paciente deve ser encaminhado para o tratamento com iodo radioativo ou cirurgia. A duração ideal da terapia ainda é controversa, podendo variar de 12 a 24 meses. Apenas cerca de 30% a 50% dos pacientes tratados com tionamidas por 1 a 2 anos permanecerão em remissão.

Quadro 40.14 Efeitos colaterais das tionamidas

Reações leves	Reações graves
Prurido	Agranulocitose
Erupção cutânea	Trombocitopenia
Febre	Aplasia medular
Artralgias	Necrose hepatocelular (PTU)
Anemia	Hepatite colestática (MMI)
Intolerância gástrica	Hipoglicemia
Neutropenia	Síndrome lúpus-símile com vasculite

Iodo radioativo

Administrado por via oral, pode ser empregado como terapia inicial ou como terapia de segunda linha, nos casos de recidiva ou efeitos colaterais com uso de tionamidas. A dose administrada varia de acordo com o volume da glândula (em geral, varia de 5 a 20mCi). É seguro inclusive em adultos jovens e adolescentes, não sendo encontrados efeitos sobre a fertilidade ou risco de câncer nos pacientes tratados. É formalmente contraindicado durante a gravidez. Antes de sua administração, deve ser obtido um teste de gravidez negativo de todas as mulheres em idade reprodutiva e, após seu uso, deve-se evitar uma gravidez por 6 a 12 meses. O eutireoidismo é alcançado cerca de 2 a 3 meses após sua administração, mas pode ocorrer até 6 meses depois do tratamento. A maioria dos pacientes desenvolve hipotireoidismo após sua administração, necessitando de reposição de levotiroxina por toda a vida. Pacientes com oftalmopatia podem apresentar possível piora do quadro ocular após uso do radioiodo, o que pode ser amenizado com uso de glicocorticoide por um período antes e após administração da dose terapêutica.

Cirurgia

Trata-se de uma opção menos utilizada. Realiza-se uma tiroidectomia parcial e o paciente deve ser preparado antes da cirurgia com agentes antitireoidianos e iodo. Está indicada nas seguintes situações:

- Bócios muito volumosos (> 150g).
- Presença de sintomas compressivos locais.
- Presença de nódulo tireoidiano com suspeita de malignidade.
- Opção do paciente.

Nos casos de adenoma tóxico (doença de Plummer), as opções de tratamento incluem o uso de agentes antitireoidianos, a ablação com radioiodo, a excisão cirúrgica e a injeção percutânea de etanol. Apesar de o uso de PTU ou MMI (em doses semelhantes àquelas utilizadas no tratamento da DG) ser capaz de controlar clínica e laboratorialmente o hipertireoidismo, esses medicamentos não induzem a cura e não inibem o crescimento do adenoma. O tratamento clínico costuma ser reservado para o preparo dos pacientes antes do tratamento definitivo com iodo radioativo ou cirurgia, a fim de controlar e evitar a exacerbação do hipertireoidismo durante esses procedimentos. O iodo radioativo é considerado o tratamento de escolha e a dose administrada é usualmente mais elevada (20 a 30mCi) do que aquela para tratamento da DG. A nodulectomia ou lobectomia, em caso de nódulo único, ou a tireoidectomia subtotal, em caso de bócio multinodular tóxico, estão particularmente indicadas em pacientes com bócios tóxicos volumosos, quando há compressão de traqueia e esôfago, principalmente em pacientes jovens. A injeção percutânea de etanol é um procedimento simples, guiado por ultrassonografia e sem necessidade de anestesia ou sedação. São realizadas cerca de quatro a oito sessões, com intervalo de dias a semanas. Trata-se de uma opção de tratamento para nódulos pequenos, com volume inicial < 30mL. A cura completa ocorre em 69% a 100% dos casos de nódulos quentes solitários. As principais vantagens desse método são o baixo custo e a possibilidade de ser realizado em mulheres grávidas, em pacientes com baixa captação de iodo radioativo e naqueles com contraindicação para cirurgia. Os efeitos colaterais, com exceção da dor local durante o procedimento, são infrequentes (como disfonia, formação de hematoma e exacerbação de tireotoxicose).

HIPERTIREOIDISMO SUBCLÍNICO

A presença de nível sérico de TSH suprimido associado a níveis séricos de hormônios tireoidianos dentro da faixa de normalidade é definida como hipertireoidismo subclínico. A prevalência é cerca de 1%, sendo mais frequente em idosos e mulheres. A causa mais comum do encontro de TSH sérico suprimido é o uso excessivo de hormônio tireoidiano exógeno. As demais causas do hipertireoidismo subclínico são as mesmas que levam ao hipertireoidismo franco, ou seja, DG, BNT, tiroidites subagudas, medicamentos etc. Outras causas podem levar a alterações laboratoriais semelhantes (doenças psiquiátricas agudas e uso de algumas medicações, como glicocorticoides e dopamina). Pode se apresentar de maneira completamente assintomática ou com sinais e sintomas como perda de peso, ansiedade, fibrilação atrial e osteoporose.

Em torno de 40% a 60% dos pacientes com hipertireoidismo subclínico evoluem com normalização espontânea dos níveis de TSH, o que costuma ocorrer em pacientes com níveis de TSH subnormais (entre 0,1 e 0,5mU/L). A taxa de progressão para hipertireoidismo franco é de 1% a 4% ao ano, sendo mais frequente em pacientes com níveis de TSH < 0,1mU/L.

O hipertireoidismo subclínico pode acarretar repercussões em diversos sistemas, como:

- **Sistema cardiovascular:** aumento do risco de fibrilação atrial, que se torna três vezes maior em pacientes idosos e com TSH < 0,1mU/L. Além disso, há aumento da frequência cardíaca, do débito cardíaco e da massa do ventrículo esquerdo e disfunção diastólica.
- **Osso:** aumento da reabsorção óssea, com diminuição da densidade mineral óssea, principalmente do osso cortical, sobretudo em mulheres após menopausa.
- Maior risco para demência e doença de Alzheimer.
- Aumento da mortalidade por todas as causas, particularmente por motivos cardiovasculares e em idosos.

A conduta inicial diante de um paciente com TSH suprimido e T₄L normal deve ser, em primeiro lugar, confirmar o diagnóstico, repetindo e complementando os testes laboratoriais. Em seguida, estabelece-se a possível causa dessa alteração, se transitória ou definitiva, verifica-se o uso de medicamentos (LT₄, amiodarona, iodo), confirma-se se existe ou não quadro clínico de disfunção, verifica-se a presença de outras doenças concomitantes (p. ex., cardiopatia, mulheres pós-menopausa) e outros fatores de risco e avaliam-se os riscos de evolução para toxicidade e o prognóstico.

Antes de ser iniciado um tratamento medicamentoso, que não é desprovido de efeitos colaterais, ou um tratamento ablativo que poderá levar a um hipotireoidismo definitivo, deve-se avaliar a possibilidade de as alterações serem transitórias e, então, manter uma conduta expectante (com uso apenas de sintomáticos, como betabloqueadores) em casos como tireoidites destrutivas ou uso de medicações.

Ainda não há consenso sobre o tratamento do hipertireoidismo subclínico. A tendência atual é tratar os pacientes com níveis séricos de TSH < 0,1mU/L e aqueles que, mesmo com leve supressão do TSH (valores entre 0,1 e 0,4mU/L), apresentem fatores de risco para complicações (Figura 40.3).

HIPERTIREOIDISMO E GESTAÇÃO

Embora qualquer uma das causas de hipertireoidismo possa estar presente durante a gravidez, a DG é a causa mais comum.

O diagnóstico de hipertireoidismo durante a gravidez pode ser difícil devido às mudanças que ocorrem na função tireoidiana durante a gestação normal. Essas mudanças incluem:

- Aumento dos níveis séricos de TBG, resultando em altas concentrações séricas de T₄ total, mas níveis séricos de T₄L normais.
- Na gestação normal, os níveis de TSH tipicamente caem na metade do primeiro trimestre, coincidindo com níveis crescentes de HCG. Portanto, níveis séricos subnormais de TSH, na primeira metade da gravidez, não devem ser interpretados como diagnóstico de hipertireoidismo.

Níveis séricos elevados de HCG no início da gravidez, e concentrações ainda maiores em mulheres com hiperêmese gravídica ou gravidez gemelar, podem resultar em hipertireoidismo transitório, que pode ser subclínico ou raramente manifesto. A hiperêmese gravídica complica 0,3% a 2% das gravidezes e comumente se

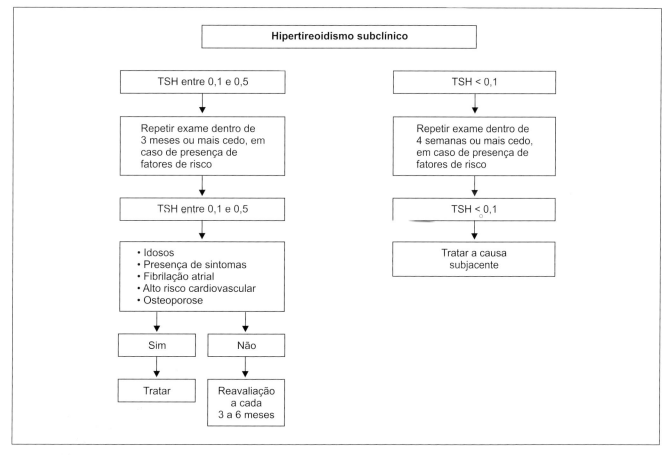

Figura 40.3 Manejo do hipertireoidismo subclínico. (Adaptada de Vilar L. Endocrinologia clínica. 4. ed.)

acompanha de níveis de TSH abaixo do limite inferior da normalidade em razão da estimulação da tireoide pela HCG. Elevação da concentração dos hormônios tireoidianos livres é vista em 30% a 60% dos casos. Essa forma de tireotoxicose, denominada hipertireoidismo gestacional transitório (HGT), ocorre durante o primeiro e parte de segundo trimestre devido aos níveis persistentemente elevados de HCG e representa a segunda causa mais comum de hipertireoidismo na gravidez. Ela reverte espontaneamente, acompanhando o declínio dos valores de HCG durante a gravidez.

O diagnóstico de hipertireoidismo na gravidez deve ser baseado em um valor de TSH < 0,01mU/L associado a níveis séricos elevados de T_4L. O diagnóstico de HGT é sugerido pela presença de hipertireoidismo (em geral, clinicamente pouco evidente) em gestantes com quadro sugestivo de hiperêmese gravídica e ausência de sinais de autoimunidade ou bócio.

A maioria das gestantes com DG apresentará níveis de TRAb positivos. A medida do TRAb também ajuda no diagnóstico diferencial da DG com HGT, no qual o TRAb será negativo (Quadro 40.15). A positividade para o TRAb, que cruza a placenta a partir da 20ª semana, implica também maior risco de tireotoxicose fetal.

O hipertireoidismo durante a gestação está associado a inúmeras complicações maternas, como hipertensão arterial, eclâmpsia, insuficiência cardíaca, crise tireotóxica, abortamento, prematuridade e descolamento placentário, e fetais, como retardo do crescimento intrauterino, baixo peso para idade gestacional, risco aumentado para malformações congênitas e hipertireoidismo neonatal (em razão da passagem transplacentária do TRAb).

As tionamidas constituem o tratamento de escolha da DG na gravidez. Excepcionalmente, nos casos mais graves, pode ser indicado tratamento cirúrgico, que, quando necessário, deve ser realizado no segundo trimestre. Classicamente o PTU é considerado o fármaco de escolha durante a gravidez, devido às preocupações com os possíveis efeitos teratogênicos do MMI (aplasia cútis congênita, atresia de esôfago, atresia de cóanas). No entanto, relatos de insuficiência hepática grave relacionada com o uso de PTU aumentaram a preocupação sobre seu uso rotineiro, inclusive durante a gestação. Recomendações atuais da ATA (American Thyroid Association) e da FDA (Food and Drug Administration) sugerem o uso de PTU apenas no primeiro trimestre da gestação, para evitar os possíveis efeitos teratogênicos do MMI durante a organogênese. Após o primeiro trimestre, acredita-se que o risco potencial de hepatotoxicidade associada ao PTU, embora extremamente rara, supere os eventuais riscos do MMI. Em caso de mulheres que estão tomando MMI e descobrem que estão grávidas, a medicação deve ser trocada para PTU no momento do teste de gravidez positivo. No segundo trimestre, recomenda-se a mudança de PTU para uma dose equivalente de MMI.

A dose inicial de tionamidas varia entre 200 a 400mg/dia de PTU e 20 a 40mg/dia de MMI. Os controles de função tireoidiana devem ser realizados a cada 2 semanas. É importante ressaltar que a dose administrada deve ser a menor possível para manter os níveis de T_4L no limite superior da normalidade ou discretamente elevados. Não é necessário normalizar o TSH; níveis entre 0,1 e 0,4mU/L são geralmente apropriados. PTU e MMI atravessam a barreira placentária de modo similar e, assim, podem determinar atividade deficiente da tireoide do bebê, levando ao surgimento de bócio e hipotireoidismo, sobretudo com doses maiores. Portanto, deve-se evitar um tratamento excessivo que poderia resultar em hipotireoidismo materno e fetal com possíveis implicações no desenvolvimento do feto.

Durante a gestação há tendência de melhora do hipertireoidismo induzido pela DG (a partir do segundo trimestre), assim como de outras doenças de etiologia autoimune, e geralmente a dose das tionamidas pode ser reduzida com o progredir da gestação ou, até mesmo, ser retirada durante o terceiro trimestre.

Uma piora da tireotoxicose pode ocorrer de 2 a 12 meses após o parto, o que obriga reintrodução ou aumento da dose das tionamidas. O uso de PTU ou MMI não contraindica a amamentação, apesar de serem excretados em pequena quantidade no leito materno. Recomendam-se o emprego de doses menores e a monitorização da função tireoidiana do bebê.

Os betabloqueadores, como propranolol (40 a 80mg/dia) ou atenolol (25 a 50mg/dia), podem ser usados por curto período de tempo para controle rápido dos sintomas de hipertireoidismo. Não devem ser usados por longos períodos, pois podem ocasionar complicações fetais

Quadro 40.15 Diagnóstico diferencial entre doença de Graves (DG) e hipertireoidismo gestacional transitório (HGT)

	DG	HGT
Clínica de hipertireoidismo	Moderada a intensa	Leve
Bócio difuso	Presente	Ausente
Sinais de autoimunidade	Presentes	Ausentes
Clínica de hiperêmese gravídica	Ausente	Presente
TSH suprimido	Sim	Sim
Elevação de T_3 e T_4 livres	Sim	Sim
Títulos elevados de TRAb	Presentes	Ausentes

Adaptado de Vilar L. Endocrinologia clínica. 4. ed.

e neonatais, como retardo do crescimento intrauterino, bradicardia, hipoglicemia e hiperbilirrubinemia.

O tratamento cirúrgico está indicado em casos de não controle adequado do hipertireoidismo com o uso das tionamidas ou nos casos em que ocorrem efeitos colaterais graves, como agranulocitose.

O uso de radioiodo está absolutamente contraindicado durante a gestação, pois pode causar hipotireoidismo fetal se administrado após o primeiro trimestre, quando a tireoide fetal já é capaz de captar e organificar o iodo.

QUANDO INTERNAR E QUANDO ENCAMINHAR AO ESPECIALISTA

O internamento deve ser feito em casos mais intensos de tireotoxicose, geralmente associada a complicações cardiovasculares, como presença de arritmias cardíacas, insuficiência cardíaca ou em caso de impossibilidade de acompanhamento ambulatorial, presença de complicações graves relacionadas com o uso de tionamidas e nos casos de suspeita de crise tireotóxica. Esta última condição se caracteriza como uma emergência clínica, potencialmente fatal, resultante de exacerbação intensa de um hipertireoidismo prévio. Pode ser precipitada por vários fatores clínicos, cirúrgicos ou traumáticos. O quadro clínico é caracterizado por hipertermia, sudorese, taquicardia intensa (muitas vezes associada a arritmias cardíacas), graus variáveis de insuficiência cardíaca, náuseas, vômitos, diarreia, agitação e delírio. O tratamento deve ser instituído imediatamente. O manejo dessa entidade clínica não se aplica a este capítulo.

Acompanhamento conjunto com especialista é sempre válido em casos de hipertireoidismo diagnosticados, já que uma variedade de etiologias pode estar relacionada com essa entidade patológica e o tratamento e manejo de cada etiologia apresentam particularidades.

LEITURA RECOMENDADA

Abalovich M, Amino N, Barbour LA et al. Management of thyroid dysfunction during pregnancy and postpartum: an Endocrine Society clinical practice guideline. J Clin Endocrinol Metab 2007; 92.s1.

Abalovich M, Gutiérrez S, Alcaraz G, Bruno OD, Glinoer D. Manuseio do hiper- e do hipotireoidismo durante a gravidez. In: Vilar L. Endocrinologia clínica. 4. ed. Rio de Janeiro: Guanabara Koogan, 2009:335-46.

Bahn RS, Burch HS, Cooper DS et al. The role of propylthiouracil in the management of graves' disease in adults: report of a meeting jointly sponsored by the American Thyroid Association and the Food and Drug Administration. Thyroid 2009; 19:673.

Bandeira C, Ribeiro M, Canuto V. Hipotiroidismo. In: Bandeira F et al. Endocrinologia e diabetes. 2. ed. Rio de Janeiro: Medbook, 2009:217-32.

Beck-Peccotz P, Persani L. Thyrotropinomas. Endocrinol Metab Clin North Am 2008; 37:123-34.

Biondi B, Cooper DS. The clinical significance of subclinical thyroid dysfunction. Endocr Rev 2008; 29:76.

Brent GA. Clinical practice. Graves, disease. N Engl J Med 2008; 358:2594.

Brent GA. Diagnosing thyroid dysfunction in pregnant women: Is case finding enough? J Clin Endocrinol Metab 2007; 92:39.

Canaris GJ, Manowitz NR, Mayor G, Ridgway EC. The Colorado thyroid disease prevalence study. Arch Intern Med 2000; 160:526.

Caron P. Thyrotropin-secreting pituitary adenomas. Presse Med 2009; 38:107-11.

Cooper DS, Rivkees, SA. Putting propylthiouracil in perspective. J Clin Endocrinol Metab 2009; 94:1881.

Cooper DS. Antithyroid drugs. N Engl J Med 2005; 352:905-17.

Freitas MC, Lima LHC. Diagnóstico e tratamento do hipotiroidismo. In: Vilar L. Endocrinologia clínica. 4. ed. Rio de Janeiro: Guanabara Koogan, 2009:290-301.

Gharib H, Ross D. Clinical approach to subclinical hypothyroidism. 92st Annual Meeting of the Endocrine Society. San Diego, CA, 2010: 342-5.

Gharib H, Tuttle RM, Baskin HJ, Fish LH, Singer PA, McDermott MT. Subclinical thyroid dysfunction: a joint statement on management from the American Association of Clinical Endocrinologists, the American Thyroid Association, and the Endocrine Society. J Clin Endocrinol Metab 2005; 90:581.

Hegedus L. Treatment of Graves, hyperthyroidism: evidence-based and emerging modalities. Endocrinol Metab Clin Noth Am 2009; 38:2325-71.

Hollowell JG, Staehling NW, Flanders WD et al. Serum TSH, T(4), and thyroid antibodies in the United States population (1988 to 1994): National Health and Nutrition Examination Survey (NHANES III). J Clin Endocrinol Metab 2002; 87:489.

Jeffcoate W, Rea R, Canadas V, Vilar L. Diagnóstico e tratamento da doença de Graves. In: Vilar L. Endocrinologia clínica. 4. ed. Rio de Janeiro: Guanabara Koogan, 2009:302-19.

Nayak B, Hodak SP. Hyperthyroidism. Endocrinol Metab Clin North Am 2007; 36:617-56.

Surks MI, Ortiz E, Daniels GH et al. Subclinical thyroid disease: scientific review and guidelines for diagnosis and management. JAMA 2004; 291:228.

Thung, SF, Funai, EF, Grobman, WA. The cost-effectiveness of universal screening in pregnancy for subclinical hypothyroidism. Am J Obstet Gynecol 2009; 200:267.

Vaidya B, Anthony S, Bilous M et al. Detection of thyroid dysfunction in early pregnancy: universal screening or targeted high-risk case finding? J Clin Endocrinol Metab 2007; 92:203.

Vaisman M, Reis FA. Manuseio do bócio uni- e multinodular tóxico. In: Vilar L. Endocrinologia clínica. 4. ed. Rio de Janeiro: Guanabara Koogan, 2009:330-6.

Hiperuricemia Assintomática e Gota

CAPÍTULO 41

Jorge Monteiro Mendes • Daiane de Barros Silva

HIPERURICEMIA ASSINTOMÁTICA

A hiperuricemia é um distúrbio metabólico bastante comum, estimando-se que afete de 10% a 20% da população ocidental. Definida como nível sérico de ácido úrico > 6,8mg/dL, é denominada assintomática quando os níveis elevados de ácido úrico não se acompanham de sintomas ou sinais do depósito de cristais de urato nos tecidos. Nos casos em que a hiperuricemia deixa de ser assintomática e se manifesta clinicamente, o que ocorrerá em somente um terço dos pacientes, os sinais e sintomas surgem, em média, duas décadas depois do início da elevação dos níveis séricos de ácido úrico.

O ácido úrico é o produto final do metabolismo da purina, a qual é metabolizada inicialmente em hipoxantina e xantina. A origem principal da purina no organismo humano é a degradação endógena dos ácidos nucleicos, com pequena parte sendo derivada da alimentação. O ácido úrico, como produto final desse catabolismo, não pode mais ser metabolizado e é eliminado através dos rins (que excretam dois terços do *pool* total de urato) e do trato gastrointestinal (bactérias intestinais degradam o terço restante).

O aumento dos níveis séricos de acido úrico pode ser decorrente do excesso de produção, da diminuição da excreção ou de uma combinação de ambos. Classifica-se a hiperuricemia, quanto à etiologia, em primária ou secundária; nesta última existe uma condição subjacente que justifica a elevação do ácido úrico (Quadro 41.1).

As principais consequências da hiperuricemia incluem artrite gotosa, tofos, cálculos renais de ácido úrico ou de oxalato de cálcio, nefropatia crônica por urato e nefropatia aguda por ácido úrico. O risco de desenvolvimento dessas condições está diretamente relacionado com a duração da hiperuricemia e os níveis séricos de ácido úrico. Entretanto, como já salientado, a ocorrência dessas manifestações é relativamente infrequente em pacientes com hiperuricemia acompanhados a longo prazo. Além disso, as condições citadas não levam a risco de vida (com exceção da nefropatia aguda por ácido úrico) e têm tratamento específico. Diante desses fatos, a tendência atual é de não realizar tratamento com agentes hipouricemiantes rotineiramente para todos os portadores de hiperuricemia assintomática no intuito de evitar o desenvolvimento dessas patologias.

Quadro 41.1 Causas de hiperuricemia

Mecanismo	Causas
Produção excessiva de urato	Hiperuricemia primária idiopática, deficiência de hipoxantina-fosforribosiltransferase*, hiperatividade da fosforribosilpirofosfato-sintetase*, deficiência da glicose-6-fosfatase*, deficiência de frutose-1-fosfato-aldolase*, síndrome de Down, hemólise crônica, doenças mieloproliferativas, doenças linfoproliferativas, policitemia *vera*, psoríase, doença de Paget, glicogenoses, rabdomiólise, exercício, álcool, obesidade, dieta rica em purinas e frutose, deficiência de vitamina B$_{12}$, ácido nicotínico, agentes citotóxicos, varfarina
Diminuição da excreção de ácido úrico	Hiperuricemia primária idiopática, insuficiência renal crônica, diabetes insípido, acidose láctica, cetoacidose diabética, cetose da inanição, intoxicação por chumbo, obesidade, sarcoidose, hiperparatireoidismo, hipotireoidismo, toxemia gravídica, síndrome de Bartter, uso de medicações (salicilatos, tiazídicos, álcool, etambutol, pirazinamida, ciclosporina, ácido nicotínico, levodopa)

Adaptado de Becker MA. Asymptomatic hyperuricemia. In: Up To Date 18.2, 2009.

Sua associação a condições vasculares, como hipertensão, doença renal crônica, doença arterial coronariana e síndrome metabólica, tem sido relatada em diversos estudos nos últimos anos. Além disso, existe relação muito bem documentada entre a hiperuricemia e diversos fatores de risco cardiovascular, como idade, sexo masculino, obesidade, dislipidemia e resistência à insulina.

Existem evidências tanto a favor quanto contra a hipótese de a hiperuricemia ser um fator de risco independente para doenças cardiovasculares. Por exemplo, diversos estudos publicados até o início deste século demonstraram uma relação causal entre os níveis elevados de ácido úrico e o desenvolvimento de hipertensão arterial sistêmica. Um argumento contra essa relação causal é o fato de que a própria hipertensão e os medicamentos usados para seu tratamento levam a alterações renais que ocasionam hiperuricemia, e não o contrário; portanto, a hiperuricemia não seria a causa, mas sim a consequência da hipertensão arterial e dos fármacos utilizados em seu tratamento.

No entanto, na última década, novos estudos demonstraram que níveis elevados de ácido úrico parecem ser preditores do desenvolvimento posterior de hipertensão, mesmo quando se usou análise multivariada com ajuste para idade, índice de massa corporal (IMC), uso de álcool, dislipidemia, entre outros fatores que poderiam ser de confusão. Em um desses estudos, houve um risco 80% maior de desenvolvimento de hipertensão arterial sistêmica em pacientes com hiperuricemia em relação aos sem hiperuricemia. Estudos também têm demonstrado que níveis elevados de ácido úrico podem ser um fator de risco para desenvolvimento de doença renal crônica.

A associação entre hiperuricemia e síndrome metabólica também é conhecida, e usualmente é atribuída à diminuição da excreção renal do ácido úrico, secundária à hiperinsulinemia presente nessa condição. Contudo, recentemente foi demonstrado que a hiperuricemia precederia o desenvolvimento da resistência à insulina, da hiperinsulinemia e da síndrome metabólica, com risco dez vezes maior do desenvolvimento dessa síndrome em pessoas hiperuricêmicas em relação àquelas com níveis de ácido úrico normais. As evidências mais recentes sugerem, portanto, uma relação causal entre a hiperuricemia e as doenças vasculares, com a hiperuricemia como um fator de risco independente para o desenvolvimento de hipertensão, doença renal, doença cardiovascular e acidente vascular encefálico, embora os mecanismos para essa relação ainda não estejam estabelecidos.

Embora a existência de uma relação causal entre a hiperuricemia e as doenças cardiovasculares continue sendo um tema bastante controverso, um fato é bastante importante: não existem estudos científicos mostrando que o tratamento medicamentoso hipouricemiante em pacientes com hiperuricemia preveniria o desenvolvimento de doenças cardiovasculares. Portanto, não está indicado o tratamento medicamentoso hipouricemiante nos casos de hiperuricemia visando à redução do risco de desenvolvimento dessas doenças.

A detecção de hiperuricemia usualmente constitui um achado durante investigação laboratorial de condições médicas variadas e não representa uma doença em si. No entanto, diante de sua presença, deve-se proceder a uma investigação clínica e laboratorial direcionada à detecção de possíveis causas para sua presença (Quadro 41.1), além da pesquisa de doenças associadas, especialmente dos componentes da síndrome metabólica. Na avaliação inicial desses pacientes, pela sua história clínica e exame físico detalhados, deve-se incluir uma rotina laboratorial básica com hemograma, funções renal e tireoidiana, glicemia, perfil lipídico e ionograma, com demais exames de investigação a serem realizados de acordo com a suspeita clínica diagnóstica.

Caso não se encontre uma causa para a hiperuricemia na investigação inicial, deve-se proceder à medida da excreção urinária de ácido úrico em 24 horas, com o objetivo de diferenciar os "superprodutores" dos "hipoexcretores". A superprodução é definida por uma excreção urinária de ácido úrico > 800mg em 24 horas.

A definição da presença de superprodução ajuda a direcionar a investigação diagnóstica para a causa-base da hiperuricemia, sendo um exemplo a necessidade de investigação de doenças metabólicas em pessoas jovens que apresentam superprodução. Estas geralmente apresentam alterações genéticas que envolvem as enzimas relacionadas com a metabolização do ácido úrico. Além disso, a diferenciação entre superprodução e hipoexcreção também é importante nas situações em que se opta por realizar tratamento com medicamentos para reduzir a uricemia, uma vez que a escolha correta do fármaco dependerá dessa distinção. Pacientes que apresentem excreção urinária elevada de ácido úrico, por exemplo, devem fazer uso de medicação que reduza a uricemia mediante a diminuição da produção e não por aumento da excreção urinária, já que isso aumentaria o risco de nefropatia pelo ácido úrico.

Nos pacientes com hiperuricemia assintomática, o tratamento não medicamentoso está sempre indicado, devendo-se recomendar modificações da dieta (ver tópico *Tratamento da gota*), redução da ingesta de álcool, atividade física regular, suspensão de medicações hiperuricemiantes e controle das doenças associadas (especialmente da síndrome metabólica).

A indicação de tratamento medicamentoso da hiperuricemia assintomática deve ser individualizada, confrontando-se a chance do desenvolvimento de complicações decorrentes da hiperuricemia com os riscos inerentes ao uso das medicações. Considerando-se que a maioria dos pacientes não irá desenvolver as complicações da hiperuricemia persistente, que estas são, quase sempre, tratáveis e que os agentes hipouricemiantes têm importantes efeitos coletarais, o tratamento com agentes hipouricemiantes em pacientes com hiperuricemia assintomática *não deve ser realizado de rotina*. Em algumas situações, porém, devido ao risco elevado de desenvolver complicações secundárias à hiperuricemia persistente, a terapia *deve ser considerada*. São elas:

- **Pacientes portadores de neoplasias com alto *turnover* celular (principalmente hematológicas), que irão se submeter a quimioterapia ou à radioterapia:** alto risco para desenvolvimento de síndrome de lise tumoral e nefropatia aguda por ácido úrico.
- **Pacientes com níveis bastante elevados de ácido úrico (> 13mg/dL em homens e > 10mg/dL em mulheres):** risco aumentado de nefrolitíase e nefropatia crônica por urato.
- **Pacientes com excreção urinária de ácido úrico > 1.100mg/24h:** risco de desenvolvimento de nefrolitíase em torno de 50%.

GOTA

A gota é patologia frequente na prática clínica diária. Dados mostram que essa entidade foi responsável por 3,9 milhões de atendimentos médicos ambulatoriais nos EUA no ano de 2002. Apesar de ser uma doença cuja etiologia e fisiopatologia são bem definidas, e cujo diagnóstico e tratamento são relativamente simples, estima-se que 50% dos pacientes com gota são manejados de maneira subótima. São consideradas manifestações clínicas de gota:

- Ataques recorrentes de artrite inflamatória aguda.
- Formação de depósitos tofáceos e artropatia crônica.
- Nefrolitíase por ácido úrico.
- Nefropatia crônica por urato.

Hiperuricemia é o mais importante fator de risco para o desenvolvimento de gota, e existe correlação positiva entre os níveis de ácido úrico e a frequência dos ataques. Entretanto, grande parte dos pacientes com hiperuricemia não desenvolve gota, e esta pode ocorrer com ácido úrico normal. Em 90% dos casos, gota ocorre por excreção reduzida de ácido úrico, devido a um defeito na secreção tubular proximal de urato.

Causas de gota primária incluem defeitos tubulares renais que envolvem o *clearance* de ácido úrico e raros erros inatos do metabolismo. Gota secundária é causada por condições adquiridas que envolvem o *turnover* de ácido nucleico ou problemas na excreção renal de ácido úrico, como as doenças descritas no Quadro 41.1.

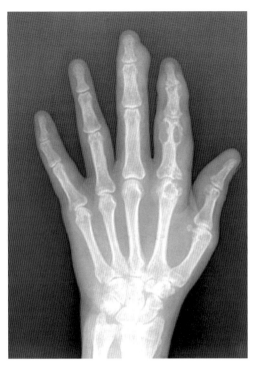

Figura 41.1 Radiografia simples mostrando gota tofácea severa com erosões em falange proximal de segundo quirodáctilo. (Adaptada de Eggebeen AT. Gout: an update. Am Fam Physician 2007; 76:801-8, 811-2.)

A artrite gotosa é uma doença inflamatória caracterizada por ataques agudos autolimitados, mas intensamente dolorosos. Estes são consequência da deposição de cristais de urato monossódico nos tecidos articulares e periarticulares. Nos intervalos entre os ataques, os indivíduos tornam-se assintomáticos (período intercrítico). Após anos de gota aguda intermitente, os pacientes podem desenvolver artropatia gotosa crônica. Os tofos, massas nodulares de cristais de ácido úrico, podem formar-se em qualquer lugar, embora mais comumente envolvam as pontas dos dedos e as mãos. Em pacientes não tratados adequadamente podem ocorrer severas deformidades articulares (Figura 41.1).

O ataque inicial de gota geralmente ocorre após anos de hiperuricemia assintomática. Os critérios de classificação da artrite gotosa estão descritos no Quadro 41.2.

GOTA AGUDA

O primeiro ataque de artrite gotosa aguda geralmente ocorre nos homens entre 40 e 60 anos e nas mulheres com mais de 60 anos de idade. Gota em pacientes jovens deve levantar a suspeita de defeito enzimático genético ou doença renal. Em 80% dos pacientes que desenvolvem um primeiro ataque, este é monoarticular, envolvendo principalmente os membros inferiores, especialmente a primeira articulação metatarsofalangiana (podagra). Embora seja infrequente, o primeiro ataque

Capítulo 41 Hiperuricemia Assintomática e Gota

Quadro 41.2 Critérios de classificação da artropatia gotosa

Presença dos característicos cristais de urato no fluido articular
ou
Presença de tofo comprovadamente formado de cristais de urato por meios químicos ou microscopia de luz polarizada
ou
Presença de pelo menos seis dos achados abaixo:

> 1 ataque de artrite aguda
desenvolvimento de inflamação máxima em 1 dia
ataque de artrite monoarticular
presença de hiperemia articular
1ª articulação metatarsofalangiana dolorosa ou edemaciada
ataque unilateral envolvendo a 1ª articulação metatarsofalangiana
ataque unilateral envolvendo articulação tarsal
tofo suspeito
hiperuricemia
edema articular assimétrico (radiografia)
cistos subcorticais sem erosão (radiografia)
cultura do líquido articular negativa durante ataque de inflamação articular

Adaptado de Wortmann RL. Gout and hyperuricemia. In: Firestein-Kelley's textbook of rheumatology. 8. ed. Philadelphia: W. B. Saunders Company, 2008:1481-503.

pode ser poliarticular. Gota raramente se manifesta nas articulações de ombros, sacroilíacas, quadril, coluna e temporomandibulares. Podem ocorrer tenossinovites durante o ataque agudo.

Classicamente, o ataque de artrite gotosa aguda inicia-se à noite, e em poucas horas a inflamação atinge grau acentuado com dor, edema, eritema e calor intensos na articulação acometida. A dor é tão intensa que, em muitos casos, os pacientes não toleram o uso de meias ou mesmo o toque dos lençóis. Febre, sintomas gerais e leucocitose podem estar presentes. Algumas vezes, o ataque lembra um quadro de celulite, e pode ocorrer descamação da pele na área inflamada. Se não tratada, ocorre resolução do ataque em horas a poucos dias, se leve, ou em dias a semanas, se intenso.

Ataques de artrite gotosa aguda podem ser precipitados por medicações como anti-hiperuricêmicos, diuréticos, heparina e ciclosporina, trauma, infecções, cirurgia, álcool e exposição a contraste radiológico.

O diagnóstico diferencial da artrite gotosa aguda está descrito no Quadro 41.3.

Gota Intercrítica

Após um ataque de artrite gotosa aguda, geralmente ocorre resolução completa do quadro, e os pacientes entram em uma fase chamada de período intercrítico, o que é característico da artropatia por cristais, diferenciando-a das demais artropatias crônicas. Alguns nunca desenvolverão um segundo ataque. A maioria, porém, desenvolverá um segundo ataque em até 2 anos. Com o passar do tempo, os ataques vão se tornando com mais frequência poliarticulares, mais duradouros e com resolução mais lenta. Mesmo no período intercrise, pode-se identificar a presença de cristais de urato no fluido articular em parcela significativa dos pacientes.

Artrite Gotosa Crônica

Alguns pacientes podem entrar em uma fase crônica de gota poliarticular, sem períodos intercríticos assintomáticos, quadro este muitas vezes difíceis de distinguir de outras artropatias crônicas.

Os tofos consistem em depósitos de cristais de urato monossódico, formados a partir da inabilidade crônica do organismo em eliminar o excesso de ácido úrico. A taxa de formação dos tofos tem relação direta com a duração e o grau da hiperuricemia, sendo o principal determinante o nível sérico de ácido úrico. Depósitos ocorrem mais comumente nas cartilagens, membranas sinoviais, tendões

Quadro 41.3 Diagnóstico diferencial da gota aguda

		Achados do líquido sinovial			
Diagnóstico	Acometimento articular	Contagem leucocitária/mm^3	Gram/cultura	Cristais	Radiografia
Gota	Metatarsofalangianas, joelhos	2.000 a 50.000	Negativos	Forma de agulha, birrefringência negativa	Aguda: edema assimétrico Crônica: erosões periarticulares, tofos
Pseudogota	Joelho, punho, 1ª metatarsofalangiana	2.000 a 50.000	Negativos	Forma romboide, birrefringência fracamente positiva	Edema de partes moles, condrocalcinose
Artrite séptica	Principalmente joelho	> 50.000	Positivos	Ausentes	Efusão articular; raios X normais na fase inicial

Adaptado de Eggebeen AT. Gout: an update. Am Fam Physician 2007; 76: 801-8, 811-2.

e partes moles, envolvendo com maior frequência o primeiro pododáctilo, os dedos das mãos, os punhos, a bursa olecraniana e o tendão de Aquiles, mas podem ocorrer em qualquer lugar. Os tofos são geralmente indolores, mas pode ocorrer inflamação a seu redor. A progressiva destruição articular pode levar a deformidades severas. A pele sobre o tofo pode ulcerar, com exsudação de material esbranquiçado composto por cristais de urato.

A expressão nefropatia crônica por urato é usada para descrever a deposição de cristais de urato no interstício da medula e pirâmides renais, com reação de células gigantes ao redor ("rim da gota"). Embora a nefropatia crônica por urato pareça ser uma entidade clínica distinta, não se acredita que contribua de maneira significativa para disfunção renal nos pacientes com gota. A doença renal que geralmente acompanha a hiperuricemia costuma ser resultado de hipertensão arterial sistêmica não controlada. É importante lembrar que essa entidade não deve ser confundida com a nefropatia aguda por ácido úrico, secundária à síndrome de lise tumoral, e que cursa com disfunção renal significativa.

Nefrolitíase ocorre em até 30% dos pacientes com gota. Sua prevalência excede os 50% nos pacientes com ácido úrico > 13mg/dL e nos pacientes com excreção urinária > 1.100mg/24h. Pacientes com gota também têm incidência aumentada de cálculos urinários constituídos por cálcio, pois o ácido úrico depositado nos rins pode servir como "nicho" para a sua formação.

Manifestações Clínicas Incomuns da Gota

Nos últimos anos, vários relatos de caso na literatura demonstram que a gota pode afetar quase que qualquer parte do corpo. Apresentações clínicas incomuns incluem aparecimento da doença em jovens, progressão atípica, envolvimento de articulações não usuais e órgãos viscerais, além de depósitos tofáceos sintomáticos em sítios diversos. Entre essas manifestações podem ser citadas:

- **Gota em pacientes jovens:** deve levantar a suspeita de causas genéticas, como *deficiência parcial da hipoxantina-guanina fosforribosiltransferase* (síndrome de Kelley-Seegmiller, que inclui desordens neurológicas associadas à hiperuricemia e gota de início precoce) e *total* (síndrome de Lesch-Nyhan, caracterizada por espasticidade, coreoatetose, retardo mental, automutilação, gota severa e nefropatia); *superatividade da 5-fosforribosil-1-pirofosfato*; doenças de armazenamento do glicogênio; gota familiar.
- **Gota saturnina:** artropatia por ácido úrico secundária à intoxicação por chumbo, caracterizada por patologia articular associada a dor abdominal, paralisia de nervos e insuficiência renal.
- **Gota no idoso:** tende a ser mais frequentemente poliarticular, com envolvimento de membros superiores e curso mais indolente. Desenvolvimento de tofos é mais comum.
- **Tenossinovites e síndrome do túnel do carpo** (compressão do nervo mediano por tofos).
- **Gota axial**, mimetizando infecção e metástases ósseas: pacientes podem apresentar dor em coluna, radiculopatia e até paraplegia. Os sítios mais envolvidos são a coluna lombar e as articulações sacroilíacas.
- **Erupção pustulosa em pele,** ulcerações e paniculite foram descritas.
- **Lesões oculares**, como tofos depositados em conjuntiva e uveíte.
- **Depósitos tofáceos em pâncreas, intestino grosso, válvulas cardíacas (mimetizando endocardite), mama, laringe** e vários outros sítios já foram descritos, muitas vezes ocasionando sintomas compressivos/obstrutivos e simulando doença neoplásica.

Diagnóstico

O diagnóstico definitivo de gota é obtido pela aspiração do líquido sinovial da articulação acometida ou de material obtido dos tofos, com a identificação dos cristais de urato em forma de agulha com birrefringência negativa na microscopia de luz polarizada. Existem também critérios classificatórios para o diagnóstico da artrite gotosa, os quais estão descritos no Quadro 41.2. Punção articular geralmente só é realizada no primeiro ataque de artrite gotosa aguda, ou em pacientes sem história de hiperuricemia ou outros fatores de risco, com o intuito de diagnosticar essa condição e afastar a possibilidade de artrite séptica. Em pacientes com história pregressa de gota e ataques recorrentes, punção articular de rotina é desnecessária, salvo na suspeita de artrite séptica. Portanto, em grande parte dos pacientes o diagnóstico pode ser feito em bases clínicas, associando o antecedente de hiperuricemia com a presença de outros fatores de risco, história e exame físico compatíveis.

Diagnóstico por imagem

Os exames de imagem vêm ganhando importância crescente no diagnóstico da artropatia gotosa. É importante lembrar que a ultrassonografia, a tomografia computadorizada e a ressonância magnética ainda não têm seu papel definido no diagnóstico dessa patologia.

Radiografia convencional

Na articulação envolvida é possível encontrar tofos, erosões intra e extra-articulares, preservação do espaço articular, proliferação óssea e ausência de osteopenia periarticular. Essas alterações, porém, geralmente só são encontradas na fase tardia da doença.

Ultrassonografia

Os achados na gota aguda são inespecíficos e incluem edema de partes moles periarticular e hipervascularidade ao redor da articulação. Na gota crônica, o achado mais característico é o sinal do duplo contorno (banda irregular hiperecoica sobre a margem superficial da cartilagem articular, formada por cristais de urato monossódico); tofos também podem ser caracterizados.

Tomografia computadorizada

A tomografia computadorizada é útil para a identificação de tofos intra-articulares e erosões ósseas e a avaliação das complicações.

Ressonância nuclear magnética

Estudos iniciais mostram que pode ser útil na detecção de doença erosiva subclínica, em neuropatias compressivas e na identificação de tofos em sítios atípicos.

TRATAMENTO DA GOTA

Modificações do estilo de vida/dieta

Tradicionalmente, os pacientes eram aconselhados a adotar dietas pobres em purina, evitando carne, frutos do mar e vegetais ricos em purina; porém, a maioria dessas dietas é pouco palatável e raramente elas são seguidas. Atualmente, recomenda-se para esses pacientes uma dieta com restrição calórica com baixo teor de carboidrato (40%) e aumento do consumo de proteínas (30%) e gordura não saturada. Embora modificações no estilo de vida produzam pouco impacto nos níveis séricos de ácido úrico, trazem muitos benefícios no controle dos outros componentes da síndrome metabólica associados com gota.

Ingesta elevada de álcool (principalmente cerveja e licor), frutose, carne vermelha e frutos do mar aumentam o risco de gota, enquanto café, laticínios e baixo IMC o reduzem. O consumo de vegetais, legumes e nozes deve ser livre. Estudos recentes mostram que o consumo de 500mg/dia de vitamina C reduz o risco de desenvolvimento de gota. Atividade física regular deve ser estimulada.

Tratamento da artrite gotosa aguda

O objetivo do tratamento da crise aguda é o controle rápido da dor. Aspiração de líquido sinovial não é essencial para o diagnóstico de gota aguda, a não ser que haja incerteza quanto a este ou em caso de suspeita de artrite séptica.

Sem tratamento, a dor de um ataque agudo dura pelo menos uma semana. Existem várias opções de tera-

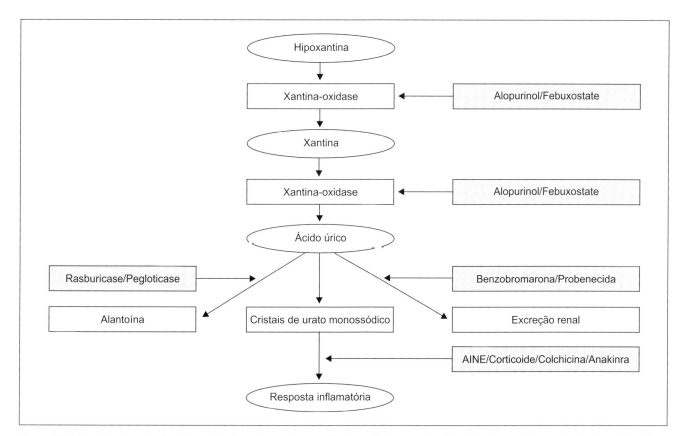

Figura 41.2 Sumário da parte final do metabolismo das purinas e sítio de ação das medicações utilizadas no tratamento da artropatia gotosa. (Adaptada de Rider TF, Jordan KM. The modern management of gout. Rheumatology 2010; 49:5-14.)

pia anti-inflamatória que podem ser usadas na fase aguda, as quais serão descritas a seguir. Não há duração estabelecida para o tratamento medicamentoso na crise aguda, embora, em média, os pacientes usem de 7 a 10 dias de medicação; as doses iniciais podem ser reduzidas 24 horas após o alívio significativo dos sintomas. Repouso e crioterapia nos primeiros dias ajudam no alívio sintomático.

Anti-inflamatórios não esteroides (AINE)

São os agentes mais usados, sendo a indometacina a escolha clássica, na dose de 50mg a cada 6 a 8 horas. Atualmente, considera-se que todos os membros desta classe, incluindo os inibidores da COX-2, são tão efetivos quanto a indometacina no manejo da crise aguda. Devem ser suspensos após 24 horas de resolução completa dos sintomas. Estão contraindicados em pacientes com doença ulcerosa gastrointestinal, sangramentos, insuficiência renal, insuficiência cardíaca e em usuários de anticoagulante oral. Deve-se considerar a associação de inibidor de bomba de prótons em idosos.

Colchicina

Antigamente, a colchicina era utilizada na dose de 0,6mg/h, até que os sintomas melhorassem, ocorressem efeitos colaterais ou se atingisse a dose de 10 comprimidos. Atualmente, tem-se dado preferência a esquemas mais simples, como a dose de 0,6mg a cada 6 horas. Outro esquema que vem ganhando aceitação é o de 1,2mg em dose inicial, seguido por nova dose de 0,6mg após 1 hora. Após alívio, pode-se manter a dose de 0,6mg a cada 12 horas por mais alguns dias. É importante lembrar que, no Brasil, a colchicina só existe em comprimidos de 0,5mg; portanto, recomenda-se que seja utilizada a dose de 0,5mg em vez de 0,6mg por comodidade posológica. Seus efeitos colaterais mais comuns são diarreia, náuseas, vômitos e dor abdominal. Seu uso crônico pode ocasionar mielossupressão, neuropatia e miopatia; a medicação deve ser suspensa se alguns desses sintomas aparecerem. Sua dose deve ser reduzida em idosos e pacientes com insuficiências renal e hepática (Quadro 41.4). Recentemente, identificou-se que o uso concomitante de colchicina com alguns fármacos acarreta risco aumentado de interação medicamentosa grave. Em recente revisão do FDA que avaliou as mortes relacionadas com o uso de colchicina, 51% dos pacientes faziam uso concomitante de claritromicina (aumenta a meia-vida plasmática de eliminação da colchicina em 233%). Outros medicamentos cuja interação com colchicina carrega risco potencial são: cetoconazol, itraconazol, inibidores de protease, ciclosporina, eritromicina, verapamil e diltiazem. Colchicina endovenosa não deve ser utilizada.

Quadro 41.4 Ajuste da dose de colchicina com base na função renal

Clearance de creatinina (mL/min)	Dose da colchicina
> 50	0,5mg 12/12h
35 a 50	0,5mg/dia
10 a 34	0,5mg a cada 48 ou 72h
< 10	Não utilizar

Corticosteroides

Embora haja poucos estudos clínicos determinando a eficácia dessa classe de medicação na crise aguda de artrite gotosa, a experiência clínica evidencia serem esses fármacos muito eficientes no controle desse quadro e reservados a pacientes com contraindicação ao uso de AINE. Estão contraindicados se houver suspeita de artrite séptica concomitante. Por via oral, utiliza-se prednisona na dose de 20 a 60mg/dia. Em pacientes que não podem ingerir medicações por via oral, podem ser usados corticoides por via intra-articular (acetonido de triancinolona 40mg) ou endovenosa.

ACTH

Seu uso em injeção intramuscular é efetivo para controle da crise aguda. Existem vários esquemas de doses. Em razão de seu custo e da existência de outras opções, fica reservado para casos selecionados.

Antagonista de interleucina-1 (Anakinra, Rilonacept)

Descobertas recentes evidenciaram que os cristais de ácido úrico estimulam a inflamação mediante aumento da secreção de interleucina-1. Em estudo recente, 10 pacientes que apresentavam contraindicações ao uso de AINE, colchicina e corticoide foram tratados com Anakinra 100mg/dia, com resolução da crise aguda em nove pacientes no terceiro dia. Embora outros estudos venham demonstrando sua eficácia no controle da artrite gotosa aguda refratária à terapêutica habitual, ainda não há recomendação para seu uso na prática clínica.

Tratamento da gota crônica (Figura 41.3)

As indicações de tratamento hipouricemiante na gota são:

- Mais de 2 crises por ano.
- Portadores de nefrolitíase por ácido úrico.
- Presença de tofos.
- Sinais radiológicos de artropatia gotosa crônica.

Em geral, o alvo é uma concentração de ácido úrico ≤ 6mg/dL, a qual garante a ausência de precipitação de cristais de urato monossódico nos tecidos e facilita a dissolução daqueles já formados. Em muitos pacientes, o ácido úrico pode ser reduzido a níveis bem mais baixos, com o intuito de prevenir a progressão para artropatia crônica e facilitar a reabsorção dos tofos.

É importante lembrar que o início da terapia medicamentosa hipouricemiante pode desencadear crises de artrite aguda. Portanto, recomenda-se que essas medicações nunca sejam iniciadas durante uma crise aguda (caso o paciente não fizesse uso anterior; devem ser iniciadas de 2 a 6 semanas após resolução do episódio), e que sua dose não seja modificada ou a medicação suspensa durante essas crises (caso o paciente fizesse uso prévio). Recomenda-se ainda que, ao ser iniciado o uso de agentes hipouricemiantes, seja introduzida também profilaxia com colchicina 0,5mg a cada 12 horas, a qual deverá ser mantida por 3 a 6 meses; essa medida reduz de maneira significativa a ocorrência de *flares* da doença. Uma opção menos recomendada seria o uso de AINE em baixas doses por 6 semanas.

As opções medicamentosas terapêuticas incluem agentes uricostáticos que reduzem a produção de ácido úrico (alopurinol e febuxostate), agentes uricosúricos que aumentam a excreção renal (probenecida, benzobromarona) e agentes uricolíticos que metabolizam o ácido úrico (rasburicase e pegloticase).

O agente mais usado nessa situação é o alopurinol, prescrito em 90% dos pacientes. Os uricosúricos constituem uma opção em pacientes com função renal preservada, que não apresentam excreção renal elevada de ácido úrico (> 800mg/24h), sem história de nefrolitíase e nefropatia por urato. Em pacientes refratários, salvo em caso de contraindicações, as duas classes de medicamentos podem ser utilizadas.

Febuxostate

Trata-se de novo inibidor da xantina-oxidase lançado no mercado internacional recentemente. Estudos vêm demonstrando que o febuxostate, na dose de 40mg/dia, tem eficácia comparável à do alopurinol 300mg/dia e eficácia superior na dose de 80 a 120mg/dia. Não há estudos comparando o febuxostate com o alopurinol em sua dose máxima recomendada (900mg/dia). O perfil de segurança parece ser o mesmo do alopurinol em doses equivalentes. Seus efeitos colaterais incluem elevação de enzimas hepáticas, diarreia, artralgias, taquicardia e mialgias. Atualmente, seu uso vem sendo recomendado em pacientes intolerantes ou não responsivos ao alopurinol. Em função de seu metabolismo predominantemente hepático, pode ser alternativa útil em pacientes com disfunção renal. É importante ressaltar que, recentemente, o FDA relatou a ocorrência de 11 casos de síndrome de hipersensibilidade com o febuxostate. Assim como o alopurinol, ele apresenta interação medicamentosa com a azatioprina, a 6-mercaptopurina e a teofilina. O febuxostate ainda não está disponível no Brasil.

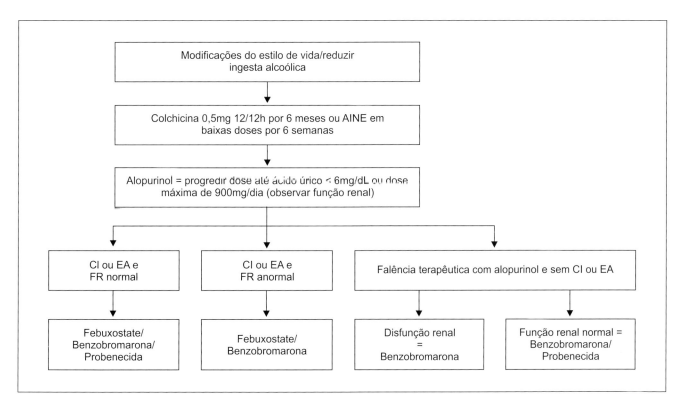

Figura 41.3 Manejo da artrite gotosa crônica. (Adaptada de Rider TF, Jordan KM. The modern management of gout. Rheumatology 2010; 49:5-14.) (CI: contraindicação; EA: efeitos adversos; FR: função renal.)

Alopurinol

O alopurinol é o agente hipouricemiante mais utilizado na prática clínica, sendo prescrito em 90% dos pacientes com indicação de terapia redutora de urato. É eficaz tanto em pacientes hipoexcretores como em superprodutores. Estudos recentes vêm mostrando que o tratamento com alopurinol na dose de 300mg/dia ou menos consegue reduzir os níveis de ácido úrico para < 6mg/dL em menos de 25% dos pacientes, reforçando a necessidade de titulação da dose da medicação até que se atinjam os níveis séricos de urato desejados ou a dose de 800 a 900mg/dia. Na prática, a grande maioria dos pacientes em uso de alopurinol o faz em doses ≤ 300mg/dia, especialmente se forem portadores de disfunção renal, com base em recomendações estabelecidas no anos 1980 sobre a necessidade de corrigir a dose dessa medicação pelo *clearance* de creatinina, com vistas a reduzir o risco de ocorrência da síndrome de hipersensibilidade. Estudos evidenciaram que se essas diretrizes forem seguidas à risca, muitos pacientes não atingirão doses de manutenção adequadas; além disso, o aumento da dose nesses pacientes não parece estar relacionado com uma maior incidência de reações cutâneas de hipersensibilidade. A dose do alopurinol deve ser aumentada a cada 2 semanas, até que os níveis de ácido úrico atinjam as metas ou que a dose máxima seja atingida. Atualmente, recomenda-se que as diretrizes de correção da dose pela função renal (Quadro 41.5) devem ser seguidas para estabelecer a dose inicial de alopurinol de acordo com o grau de disfunção renal; porém, deve-se titular a dose com cuidado e progressivamente, principalmente nos casos de hiperuricemia marcante, tofos e destruição articular, com vistas a impedir a progressão da doença. Efeitos colaterais comuns incluem diarreia e *rash* cutâneo. Podem ocorrer ainda febre, alopecia, aplasia medular e hepatite. A reação mais severa é a síndrome de hipersensibilidade ao alopurinol, que se caracteriza por febre, *rash*, eosinofilia, hepatite e insuficiência renal, podendo levar à morte 30% dos casos e sendo mais comum em pacientes com insuficiência renal e em uso de diuréticos. É importante também lembrar que o alopurinol potencializa a atividade e os efeitos colaterais da azatioprina, quando usados em conjunto; essa associação, portanto, deve ser evitada. Caso isso não seja possível, deve-se reduzir a dose da azatioprina a um terço da dose recomendada.

Uricosúricos

São utilizados em menos de 15% dos pacientes. Os fármacos são a probenecida, a sulfimpirazona e a benzobromarona, porém apenas esta última está disponível no Brasil. Eles agem reduzindo a reabsorção renal de ácido úrico. Estão contraindicados em pacientes com nefropatia por urato, história de nefrolitíase aguda ou *clearance* de creatinina < 50mL/min, com exceção da benzobromarona, que pode ser utilizada em pacientes com disfunção renal moderada. Recomenda-se que os pacientes mantenham ingesta hídrica elevada para prevenir complicações. A benzobromarona é um agente altamente efetivo, sendo usada na dose de 50 a 200mg/dia. Sua utilização geralmente se restringe a pacientes intolerantes ou com contraindicação ao alopurinol. Em estudo recente, essa medicação, na dose de 200mg/dia, foi utilizada em pacientes que falharam em atingir a meta de ácido úrico ≤ 6mg/dL com alopurinol 300mg/dia, sendo comparada com probenecida 1g duas vezes por dia. Noventa e dois por cento dos pacientes que fizeram uso da benzobromarona atingiram essa meta *versus* 65% no grupo da probenecida. Os efeitos colaterais dessa medicação incluem nefrolitíase, nefropatia por urato e hepatotoxicidade, com risco estimado de 1:17.000; monitorização de enzimas hepáticas é recomendada.

Uricase

Presente em primatas, esta é uma enzima que transforma o ácido úrico em alantoína, a qual é 10 vezes mais solúvel que o primeiro. Durante a evolução, a expressão dessa enzima foi perdida pelos humanos. Assim, vários estudos têm sido realizados utilizando uricase recombinante. Estudos com *Rasburicase*, enzima recombinante aprovada para tratamento da hiperuricemia na síndrome de lise tumoral, mostraram boas taxas de redução de ácido úrico sérico; porém, ela apresenta alto potencial antigênico e meia-vida de 18 a 24 horas, o que inviabiliza seu uso no tratamento da artrite gotosa crônica. Recentemente, uma forma de uricase recombinante peguilada (*Pegloticase*), com reduzido potencial antigênico e meia-vida prolongada, vem mostrando resultados promissores em estudos no manejo da hiperuricemia da gota crônica, proporcionando redução significativa do *pool* de ácido úrico do organismo rapidamente, além de produzir resolução dos tofos em semanas a meses. Anafilaxia ocorreu em 3% dos pacientes, e muitos desenvolveram anticorpos antipegloticase. Artrite gotosa aguda ocorreu em até 80% dos pacientes nos primeiros meses de terapia. Estudos subsequentes ainda são necessários para definição da indicação de seu uso na prática clínica.

Quadro 41.5 Doses iniciais de alopurinol com base no *clearance* de creatinina

Clearance de creatinina (mL/min)	Dose diária de alopurinol (mg)
≥ 90	300mg
60 a 89	200mg
30 a 59	100mg
10 a 29	50 a 100mg
< 10	50 a 100mg a cada 48h

Quadro 41.6 Medicações usadas na terapia dos pacientes com hiperuricemia e gota

Medicação	Nome comercial	Apresentação
Indometacina	Indocid®	Cápsulas de 25 e 50mg
Colchicina	Colchis®	Comprimidos de 0,5 e 1,0mg
Prednisona	Meticorten®	Comprimidos de 5 e 20mg
Alopurinol	Zyloric®	Comprimidos de 100 e 300mg
Benzobromarona	Narcaricina®	Comprimidos de 100mg

Losartana e fenofibrato

São medicações que apresentam efeito uricosúrico e podem ser úteis no tratamento da hipertensão arterial sistêmica e hipertrigliceridemia associadas nos pacientes com gota.

LEITURA RECOMENDADA

Becker MA. Clinical manifestations and diagnosis of gout. In: Up To Date 18.2, 2009.

Becker MA. Treatment and prevention of recurrent gout. In: Up To Date 18.2, 2009.

Becker MA. Asymptomatic hyperuricemia. In: Up To Date 18.2, 2009.

Choi HK. A prescription of lifestyle changes in patients with hyperuricemia and gout. Current Opinion in Rheumatology 2010; 22:165-72.

Dalbeth N, McQueen FM. Use of imaging to evaluate gout and other crystal deposition disorders. Current Opinion in Rheumatology 2009; 21:124-31.

Dincer HE, Dincer AP, Levinson DJ. Asymptomatic hyperuricemia: to treat or not to treat. Cleveland Clinic Journal of Medicine 2002; 69(8):594-608.

Edwards NL. The role of hyperuricemia in vascular disorders. Current Opinion in Rheumatology 2009; 21:132-7.

Eggebeen AT. Gout: an update. Am Fam Physician 2007; 76:801-8, 811-2.

Gaffo AL, Edwards NL, Saag KG. Hyperuricemia and cardiovascular disease: how strong is the evidence for a causal link? Arthritis Research & Therapy 2009 Ago; 11(4):240.

Ning TC, Keenan RT. Unusual clinical presentations of gout. Current Opinion in Rheumatology 2010; 22:181-7.

Perez-Ruiz F, Dalbeth N, Urresola A, Miguel E, Schlesinger N. Imaging of gout: findings and utility. Arthritis Research & Therapy 2009 Jun; 11(3):232.

Pittman JR, Bross MH. Diagnosis and management of gout. AAFP 1999 Abr; 59(7):1799-812.

Rider TF, Jordan KM. The modern management of gout. Rheumatology 2010; 49:5-14.

Schumacher HR, Chen Lan X. Gout and other crystal arthropathies. In: Fauci AS, Braunwald E, Kasper DL et al. Harrison's principles of internal medicine, 17e: http://www.accessmedicine.com/content.aspx?aID=2875829 (acesso em setembro de 2010).

Sundy JS. Progress in the pharmacotherapy of gout. Current Opinion in Rheumatology 2010; 22:188-93.

Wortmann RL. Gout and hyperuricemia. In: Firestein-Kelley's textbook of rheumatology. 8. ed. Philadelphia: W. B. Saunders Company, 2008:1481-503.

Nódulos Tireoidianos

CAPÍTULO 42

Ana Carolina de Freitas Thé • Jamerson de Carvalho Andrade
Eduardo Andrada Pessoa de Figueiredo

INTRODUÇÃO

O achado de nódulos tireoidianos é algo muito comum na prática ambulatorial. Estima-se que aproximadamente 10% da população adulta apresente nódulos palpáveis, os quais são mais prevalentes em mulheres, idosos e em moradores de áreas onde há deficiência de iodo na dieta. Essa prevalência pode variar de 20% a 70% se o diagnóstico for realizado por ultrassonografia, exame que promove o achado de nódulos tireoidianos assintomáticos e dificilmente detectáveis ao exame físico (incidentalomas). O diagnóstico ultrassonográfico precoce é, em grande parte, responsável pelo aumento de 2,4 vezes na incidência de câncer tireoidiano entre 1973 e 2002, nos EUA. O principal objetivo na avaliação do nódulo tireoidiano é excluir malignidade, que ocorre em 5% a 15% dos casos. Assim, considerando a elevada prevalência dos nódulos tireoidianos, o entendimento do manejo e do seguimento dessa entidade torna-se de suma importância na prática do médico generalista.

A doença nodular da tireoide pode se apresentar como nódulo único (solitário) em uma glândula de tamanho normal ou aumentado (bócio uninodular) ou como múltiplos nódulos (bócio multinodular). Deve ser analisada ainda no contexto da função tireoidiana, podendo haver eutireoidismo, hipotireoidismo ou hipertireoidismo. Os nódulos tireoidianos podem ter várias etiologias, como se vê no Quadro 42.1.

COMO INVESTIGAR?

Devido à alta prevalência de nódulos tireoidianos na população, deve ser realizada uma abordagem racional, e baseada em custo-efetividade. A solicitação de exames de imagem, bem como das dosagens hormonais e de marcadores tireoidianos, deve seguir um caminho complementar à avaliação clínica, respeitando o andamento da investigação. Anamnese, exame físico e os exames complementares de diagnóstico serão abordados neste tópico.

Quadro 42.1 Causas de nódulos tireoidianos

Benignas	Malignas
Tireoidites	Carcinomas primários
Cistos	Folicular
Bócio coloide ou adenomatoso	Papilífero
Doenças granulomatosas	Medular
	Anaplásico
	Linfoma primário
	Doença metastática

ANAMNESE E EXAME FÍSICO

Coleta da história clínica e exame físico cuidadosos são a base para a tomada de decisões e prosseguimento da investigação. Alguns achados influenciam significativamente a probabilidade de malignidade de um nódulo tireoidiano, como mostra o Quadro 42.2. Informações como sexo, idade, área de procedência, velocidade de crescimento da tumoração, sintomas associados, bem como história pessoal e familiar de câncer de tireoide e região cervical, são essenciais para a orientação da conduta a ser tomada. É conhecida a associação familiar de carcinoma medular e neoplasias endócrinas múltiplas (p. ex., NEM-2A e NEM-2B). Outras doenças da tireoide e tratamento com medicamentos que interferem no metabolismo do iodo devem ser investigados, pois podem influenciar os achados laboratoriais. A avaliação dos nódulos tireoidianos em pacientes com tireoidite de Hashimoto e doença de Graves deve seguir as mesmas orientações gerais.

CAPÍTULO 42 Nódulos Tireoidianos

Quadro 42.2 Achados clínicos sugestivos de maior risco de malignidade na avaliação dos nódulos tireoidianos

História familiar de câncer de tireoide ou neoplasia endócrina múltipla (NEM)
História de exposição à radiação em cabeça e pescoço ou irradiação total para TMO
Rápido crescimento do nódulo
Consistência endurecida e aderência à estruturas adjacentes
Sintomas de invasão local (rouquidão, tosse e disfagia)
Linfonodomegalia regional
Extremos de idade (< 20 ou > 70 anos)
Sexo masculino

TMO: transplante de medula óssea.

Nódulos tireoidianos, em sua maioria, são assintomáticos, sendo descobertos durante o exame físico, para posterior confirmação com ultrassonografia (USG), ou como achados incidentais em exames de imagem realizados para outros fins (p. ex., USG de pescoço ou de carótidas, tomografia computadorizada de tórax ou de coluna cervical, ressonância magnética de tórax ou de coluna cervical, ou captação tireoidiana de 18-fluordesoxiglicose em tomografia com emissão de pósitrons – FDG-PET).

Nódulos de crescimento doloroso e rápido (semanas a meses) constituem a apresentação comum do carcinoma anaplásico e do linfoma primário de tireoide. É importante questionar sobre tosse, disfagia e disfonia, lembrando que a presença de sintomas compressivos locais é mais comum no bócio multinodular.

O exame físico consiste na inspeção e palpação da tireoide e de toda a região cervical, além da pesquisa dos sinais de hipotireoidismo ou hipertireoidismo, mesmo que o paciente não relate os sintomas. À inspeção já pode ser possível a visualização de tireoide aumentada de volume em virtude da presença de nódulos únicos ou múltiplos, embora na maioria dos casos a distinção das nodulações seja difícil, como em grandes bócios multinodulares (Figura 42.1). Após localizada a cartilagem cricoide, o istmo e os lobos, lateralmente, podem ser palpados. Por acesso anterior, diante do paciente e após leve extensão do pescoço, palpa-se um lobo da tireoide com o polegar de uma das mãos, enquanto procura-se palpar o lobo contralateral com os dedos indicador, anular e médio da outra mão estendidos (Figura 42.2). Pode-se solicitar que o paciente ingira líquidos para efetuar a palpação dinâmica.

Posicionado em pé, atrás do paciente, firma-se a glândula por um de seus lobos com os dedos de uma das mãos estendidos, enquanto se palpa, com a outra mão, o lobo contralateral (Figura 42.3).

A maioria dos nódulos perceptíveis à palpação tem mais de 1cm, porém sua detecção ao exame físico pode ser influenciada pelo tamanho da glândula, a localização do nódulo e a experiência do examinador (sensibilidade de aproximadamente 60%).

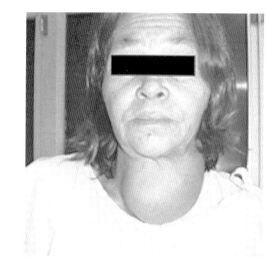
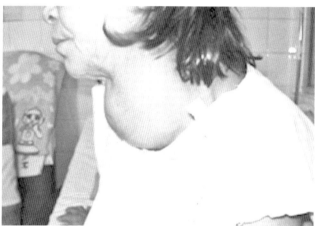

Figura 42.1 Paciente com extenso bócio multinodular.

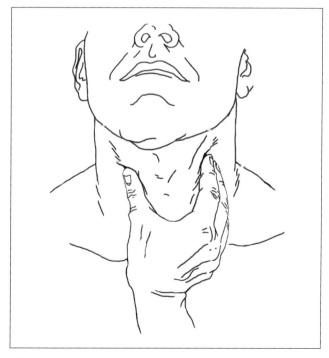

Figura 42.2 Palpação da tireoide (examinador diante do paciente).

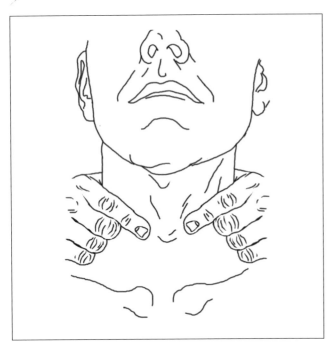

Figura 42.3 Palpação da tireoide (paciente diante do examinador).

Em geral, a palpação não identifica o número de nódulos em bócios multinodulares. Atenção deve ser dada àqueles com consistência endurecida, solitários, dominantes, com características diferentes dos demais e associados à linfonodomegalia cervical; a presença desta é inespecífica, pois pode ocorrer em uma série de outras situações benignas. É importante ressaltar que nódulos benignos calcificados e tireoidites, como as de Hashimoto e de Riedel, podem se apresentar com consistência endurecida ou até pétrea.

EXAMES COMPLEMENTARES

Ao se detectar a presença de um ou mais nódulos tireoidianos, em um exame físico de rotina ou como achado incidental (USG), o médico deverá proceder à investigação complementar após a realização de história clínica e exame físico cuidadosos.

Avaliação laboratorial

A maior parte dos pacientes apresenta provas de função tireoidiana normais, porém a triagem inicial com a dosagem de TSH deve ser solicitada rotineiramente para definição do estado funcional do nódulo. T_4 livre e T_3 devem ser dosados se houver alteração do TSH. Estudos sugerem que níveis de TSH elevados representam maior risco para neoplasia maligna (aproximadamente 30% para TSH > 5,5mU/dL).

Níveis suprimidos de TSH sugerem a presença de nódulo funcionante, o que praticamente exclui malignidade. A presença de hipotireoidismo é comum nas tireoidites crônicas; se houver suspeita de tireoidite de Hashimoto, a investigação deverá incluir a dosagem de anticorpo antitireoperoxidase (anti-TPO), cujos níveis elevados sugerem fortemente esse diagnóstico, mas não excluem malignidade.

A dosagem rotineira de calcitonina sérica não deve ser solicitada, pois o carcinoma medular da tireoide é raro e não há estudos locais que evidenciem o custo-efetividade desse exame na investigação do nódulo tireoidiano. Dosagem de tireoglobulina também não é recomendada.

Cintilografia

A cintilografia com iodo-131 ou iodo-123 e pertecnetato de tecnécio-99 pode definir o estado funcional de um nódulo, que pode ser "quente" (hipercaptante) ou "frio" (hipocaptante). Na abordagem proposta, deve ser solicitada quando se encontram baixos níveis de TSH, podendo ser evidenciado um nódulo autônomo com ou sem supressão extranodular ou ainda um bócio multinodular tóxico. Nódulos hiperfuncionantes têm baixo ou nenhum potencial de malignidade, sendo desnecessário prosseguir com a investigação. Ao contrário, os nódulos "frios" devem ser sempre mais bem analisados, a depender de suas características e dos fatores de risco do paciente, haja vista seu maior risco de malignidade (ver *Indicações de PAAF*). Em resumo, recomenda-se a cintilografia da tireoide em todos os casos de nódulos em pacientes com TSH suprimido.

Ultrassonografia cervical

A USG deverá ser realizada em todos os pacientes com nódulos tireoidianos detectados ou suspeitados clinicamente (nível de evidência A). A solicitação de USG de tireoide como *screening* em pacientes assintomáticos ou sem suspeita clínica de nódulos não é indicada por nenhum consenso nem por nenhuma diretriz nacional ou internacional.

É um exame de baixo custo e de excelente sensibilidade para detectar nódulos (aproximadamente 95%) e que possibilita uma avaliação adequada do nódulo e da região cervical. Entretanto, é exame operador-dependente e deve ser interpretado de maneira criteriosa, como nos casos de pseudonódulos (padrão noduliforme, de textura grosseira, geralmente encontrado na tireoidite de Hashimoto), a fim de evitar punções desnecessárias. Características como tamanho, aspecto, localização e vascularização podem ser obtidas.

Hipoecogenicidade, microcalcificações, margens irregulares, fluxo sanguíneo central ao Doppler e adenomegalia cervical são associados a maior risco de malignidade (Quadro 42.3). A USG também pode sugerir benignidade, como em casos de nódulos puramente císti-

Quadro 42.3 Características ultrassonográficas sugestivas de malignidade

- Hipoecogenicidade
- Microcalcificações
- Margens irregulares
- Fluxo sanguíneo intranodular aumentado (com o uso de Doppler)
- Predominância do diâmetro anteroposterior
- Ausência de halo periférico
- Linfonodomegalia regional

cos e naqueles com aspecto espongiforme (agregação de múltiplos microcistos em mais de 50% de seu volume – 99,7% de especificidade). Entretanto, os achados ultrassonográficos, por si só, não permitem diferenciar, de modo excludente, lesões benignas de malignas. Pode ser também utilizada no seguimento de pacientes em tratamento conservador e como ferramenta auxiliar para procedimentos diagnósticos (punção aspirativa por agulha fina).

Punção aspirativa por agulha fina (PAAF)

Consiste no método mais acurado para diferenciação entre um nódulo benigno e um maligno. Relativamente barata, com complicações raras, seu uso tem reduzido em até 50% o número de tireoidectomias. Oferece informações citológicas da lesão e, nos casos de lesões císticas, também é método terapêutico. Quando associada à ultrassonografia, a PAAF apresenta maior grau de sucesso na definição da lesão; o procedimento guiado por USG é recomendado para nódulos não palpáveis, predominantemente císticos, de localização posterior, e quando uma PAAF inicial tenha sido não diagnóstica. Embora os consensos estabeleçam essas indicações precisas, o uso da USG como guia da PAAF já se constitui uma rotina para todos os casos em nosso meio.

Está indicada em todos os nódulos > 1cm. Quando há suspeita de nódulo funcionante, uma cintilografia com iodo radioativo deve ser solicitada e apenas os nódulos "frios" devem ser considerados para a PAAF.

Na maioria dos casos, nódulos < 1cm não precisam ser investigados, exceto aqueles com características ultrassonográficas suspeitas (Quadro 42.3) ou ainda em pacientes com fatores de risco na história clínica (ver Quadro 42.2). Algumas considerações devem ser analisadas antes da tomada de decisões:

- Não existem estudos que mostrem que os incidentalomas (nódulos < 1cm) têm melhor prognóstico que os nódulos detectados à palpação, sendo o risco de câncer semelhante; assim, ambas as situações exigem investigação complementar, a depender das características do nódulo e dos fatores de risco do paciente.

- Os microcarcinomas (carcinomas com até 1cm de diâmetro) de tireoide parecem ser tumores indolentes que, em sua maioria, não evoluem clinicamente, fato demonstrado por evidências epidemiológicas de diversos países, que mostram incidências de câncer de tireoide muito menores do que aquelas encontradas em estudos de autópsia.

- Alguns microcarcinomas podem evoluir de modo mais agressivo, entretanto ainda não existem marcadores específicos capazes de identificar esses casos.

- A FDG-PET pode detectar incidentalomas tireoidianos em 1% a 2% dos casos; nestes, o risco de malignidade chega a 33%, podendo ser encontrados tumores mais agressivos, o que exige melhor avaliação com USG e, possivelmente, PAAF.

- As evidências atuais sugerem que os nódulos < 1cm, em especial aqueles > 5mm (0,5cm), deverão ser puncionados se estiverem presentes uma ou mais das características clínicas ou ultrassonográficas já mencionadas (ver Quadros 42.2 e 42.3).

Os possíveis resultados da citologia do aspirado e seus respectivos riscos de malignidade são:

- Benigna: lesão adenomatosa, hiperplásica, bócio coloide e tireoidite de Hashimoto (< 1% – falso-negativo).
- Indeterminada: neoplasia folicular ou de Hürthle (20% a 30%), lesão folicular de significado incerto, atipia (5% a 10%).
- Suspeita de malignidade (50% a 75%).
- Maligna (100%).
- Não diagnóstica ou insatisfatória: material aspirado insuficiente para o diagnóstico.

Tomografia computadorizada (TC) e ressonância nuclear magnética (RNM)

Avaliações por meio da TC ou da RNM não possibilitam a diferenciação de lesões benignas de malignas e não são rotineiramente indicadas na avaliação de um nódulo tireoidiano.

COMO TRATAR E ACOMPANHAR?

Para nódulos benignos, de modo geral, investigação adicional ou tratamento não são rotineiramente necessários, entretanto, devido à possibilidade de resultado falso-negativo (< 1%), esses nódulos devem ser acompanhados com exame clínico e USG periódicos. O intervalo varia entre os autores, porém é razoável que seja inicialmente de 6 a 18 meses, devendo ser aumentado para cada 3 a 5 anos se o tamanho do nódulo permanecer estável. Durante o seguimento, um crescimento maior que 50% no volume ou 20% no tamanho de nódulos sólidos ou na porção sólida dos mistos, em pelo menos duas de suas dimensões, indica a necessidade de repetição da PAAF.

A terapia com levotiroxina pode ter efeito supressor no crescimento do nódulo por induzir baixos níveis de TSH. Entretanto, os efeitos adversos sobre o sistema cardiovascular e o risco aumentado de osteoporose restringem seu uso. Não é recomendada a supressão para nódulos benignos em populações com suficiência de iodo.

Nódulos císticos ou mistos, repetidamente aspirados e com citologia benigna, podem ser observados ou eliminados cirurgicamente, dependendo da presença de sintomas compressivos, ou retirados apenas por uma questão estética. Uma alternativa é a injeção percutânea de etanol, com taxa de sucesso de 75% a 85%, exigindo uma média de duas aplicações.

Para os casos de citologia indeterminada – neoplasia folicular ou de células de Hürthle, lesão folicular de significado incerto ou atipia – está indicado o tratamento cirúrgico (lobectomia ou tireoidectomia total), dependendo do tamanho da lesão e da presença de fatores de risco.

O uso de marcadores moleculares de malignidade, como BRAF, RAS, RET/PTC Pax8-PPARγ ou galectina-3, pode ser considerado, embora ainda não seja corriqueiro na prática clínica.

Especificamente para os resultados compatíveis com neoplasia folicular, pode ser feita investigação por mapeamento com iodo radioativo (cintilografia), principalmente se o TSH estiver na faixa subnormal. Se o achado for de um nódulo "frio", deverá ser considerada a retirada cirúrgica. Esta poderá ser feita por lobectomia em casos selecionados (nódulos solitários e < 4cm) ou por tireoidectomia total ou quase total, conduta preferida pela maioria dos autores. Se a cintilografia mostrar nódulo quente (funcionante), apenas o acompanhamento clínico é necessário.

Se o resultado for suspeito ou diagnóstico de carcinoma papilífero, estará indicada a tireoidectomia total.

Em casos de citologia não diagnóstica, a PAAF deverá ser repetida, guiada por USG. Se a segunda PAAF for novamente insatisfatória, a conduta poderá ser conservadora, com observação cuidadosa, ou cirúrgica, principalmente para os nódulos sólidos. Fibrose, poucas células no aspirado, nódulos muito pequenos e lesão cística são razões possíveis para biópsias não diagnósticas.

Para os casos de bócio multinodular, com dois ou mais nódulos > 1cm, devem ser aspirados preferencialmente aqueles com aparência ultrassonográfica suspeita

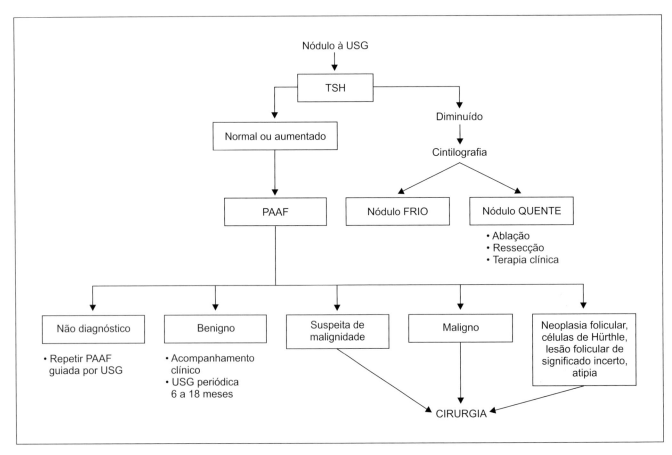

Figura 42.4 Algoritmo para o manejo do nódulo tireoidiano.

(ver Quadro 42.3). Se nenhum deles tiver aspecto suspeito, pode-se puncionar o maior e acompanhar com USG os demais, já que esses casos têm baixa probabilidade de malignidade.

Em resumo, indica-se cirurgia para os casos de citologias indeterminadas, suspeitas de malignidade e malignas, em virtude de seus respectivos potenciais de malignidade. O paciente deve então ser encaminhado ao cirurgião de cabeça e pescoço. Os casos de citologia benigna ou repetidamente insatisfatória em geral não vão necessitar de tratamento cirúrgico e deverão ser acompanhados sistematicamente.

OPINIÃO DO ESPECIALISTA

Na prática diária encontram-se muitos pacientes sem nódulo palpável, encaminhados em razão de uma USG de tireoide diagnosticando um ou mais nódulos, habitualmente < 1cm. Com base nas evidências atuais, principalmente naqueles > 5mm (0,5cm), é possível considerar a PAAF (nível de evidência IV – opinião do especialista) quando o nódulo apresentar uma ou mais características ultrassonográficas descritas no Quadro 42.3, ou quando o paciente tiver um ou mais fatores epidemiológicos positivos descritos na Figura 42.4. Nessa situação, mesmo guiada por USG, a PAAF poderá ser de difícil execução, cabendo sua avaliação de viabilidade técnica também ao médico que realizará o procedimento. As várias considerações sobre microcarcinoma devem ser explicitadas ao paciente, e deverá ser tomada uma decisão informada e consensual.

LEITURA RECOMENDADA

Boelaert K, Horacek J, Holder RL. Serum thyrotropin concentration as a novel predictor of malignancy in thyroid nodules investigated by fine-needle aspiration. J Clin Endocrinol Metab 2006; 91:4295.

Choi JY, Lee KS, Kim HJ et al. Focal thyroid lesions incidentally identified by integrated 18F-FDG PET-CT clinical significance and improved characterization. J Nucl Med 2006; 47:609-15.

Cooper DS, Doherty GM, Haugen B et al. Revised American Thyroid Association management guidelines for patients with thyroid nodules and differentiated thyroid cancer. Thyroid 2009; 19(11):1-48.

Diniz LM, Drummond MCF, Lima ACM. Sistema endócrino. In: López M, Laurentys-Medeiros (eds.) Semiologia médica: as bases do diagnóstico clínico. 4. ed. Rio de Janeiro: Revinter, 2001:1268-9.

Hegedüs L. The thyroid nodule. N Eng J Med 2004; 351:1764-71.

Jameson JL, Weetman AP. Distúrbios da glândula tireoide. In: Fauci A, Braunwald E, Kasper D (eds.) Harrison Medicina Interna. 17. ed. Rio de Janeiro: McGraw-Hill, 2008:2224-46

Kang KW, Kim SK, Kang HS et al. Prevalence and risk of cancer of focal thyroid incidentaloma identified by 18F-fluorodeoxyglucose positron emission tomography for metastasis evaluation and cancer screening in healthy subjects. J Clin Endocrinol Metab 2003; 88:4100-4.

Maia AL, Ward LS, Carvalho GA et al. Nódulos de tireoide e câncer diferenciado de tireoide: consenso brasileiro. Arq Bras Endocrinol Metab 2007; 51(5):867-93.

Moura E, Albuquerque JL, Galamba L, Lima D. Avaliação e manuseio dos nódulos tireoidianos. In: Vilar L (ed.). Endocrinologia clínica. 4. ed. Rio de Janeiro: Guanabara Koogan, 2009:258-67.

Noguchi S, Yamashita H, Uchino S, Watanabe S. Papillary microcarcinoma. World J Surg 2008; 32:747-53.

Papini E, Guglielmi R, Bianchini A et al. Risk of malignancy in nonpalpable thyroid nodules: predictive value of ultrasound and color-Doppler features. J Clin Endocrinol Metab 2002; 87:1941-6.

Dislipidemias

CAPÍTULO 43

Jorge Monteiro Mendes • Tiago Costa Coimbra Pinto

INTRODUÇÃO

As doenças cardiovasculares atualmente provocam a morte de 17 milhões de pessoas por ano no mundo. Estima-se que, em 2020, esse índice pode saltar para 25 milhões, segundo a Organização Mundial de Saúde. Dados do perfil de mortalidade no Brasil indicam que as doenças do aparelho circulatório, com predomínio das doenças cerebrovasculares e doença isquêmica do coração, são a primeira causa de morte, totalizando mais de 300 mil óbitos/ano e representando um grave problema de Saúde Pública.

Diversos estudos epidemiológicos, entre eles o Framingham, têm fornecido uma visão sobre os fatores de risco envolvidos na etiologia da doença cardiovascular aterosclerótica. Assim, entre os fatores de risco considerados de maior importância destacam-se hipertensão arterial, dislipidemias, obesidade, *diabetes mellitus* e alguns hábitos relacionados com o estilo de vida, como dieta rica em calorias, gorduras saturadas, colesterol e sal, etilismo, tabagismo e sedentarismo. Destes, os principais estão descritos no Quadro 43.1.

Há uma relação de sinergismo entre esses fatores, de modo que a presença simultânea de vários deles aumenta o risco de um desfecho sombrio, em proporção maior do que a presença de cada um dos fatores isoladamente.

Em virtude da crescente relevância da dislipidemia no cenário das doenças cardiovasculares e de suas consequências, neste capítulo serão analisados os principais tópicos desse tema e sua abordagem na prática clínica.

CLASSIFICAÇÃO DAS DISLIPIDEMIAS

Os níveis séricos dos lipídios variam em virtude de fatores ambientais e genéticos. A hiperlipidemia pode

Quadro 43.1 Principais fatores de risco para doença coronariana

Fatores de risco	
Idade	Homens ≥ 45 anos; mulheres ≥ 55 anos
História familiar de DAC precoce em parentes de 1º grau	Homens < 55 anos; mulheres < 65 anos
Tabagismo atual	–
HAS	PA ≥ 140 × 90mmHg
HDL-c baixo	Homens < 40mg/dL; mulheres < 50mg/dL
Diabetes mellitus	Considerado equivalente de DAC. O risco de DAC é de 20% em 10 anos

Obs.: HDLc ≥ 60mg/dL – fator de proteção, devendo-se descontar um fator de risco. DAC: doença arterial coronariana.
Adaptado de NCEP-III.

ocorrer em virtude do aumento na produção e/ou diminuição no *clearance* dessas partículas do sangue. As dislipidemias são classificadas de diversas maneiras. Quanto à etiologia, é dita primária quando as alterações do metabolismo lipídico são decorrentes de defeitos genéticos, enquanto a secundária é assim denominada quando há uma causa subjacente. O Quadro 43.2 mostra as causas de dislipidemias secundárias.

CLASSIFICAÇÃO LABORATORIAL

Considera os valores plasmáticos do colesterol total (CT), *low density lipoprotein-colesterol* (LDL-c), *high density lipoprotein-colesterol* (HDL-c) e triglicerídeos (TG). É importante também a familiaridade com os conceitos de *very low density lipoprotein-colesterol* (VLDL-c) e *intermediary density lipoprotein-colesterol* (IDL-c). A clas-

CAPÍTULO 43 Dislipidemias

Quadro 43.2 Causas de dislipidemias secundárias

Predominantemente hipercolesterolemia	Predominantemente hipertrigliceridemia	Hipertrigliceridemia + ↓ HDL
Hipotireoidismo	Alcoolismo	*Diabetes mellitus*
Síndrome nefrótica	Uremia	Obesidade
Colestase	Doença de estocagem de glicogênio	Glicocorticoides
Hepatoma	Acromegalia	Betabloqueadores
Porfiria intermitente aguda	SIDA	Diuréticos
Anorexia nervosa	Lipodistrofia	Antipsicóticos
Ciclosporina	Retinoides	Inibidores de protease
Esteroides anabólicos	Estrogênios orais	
	Interferon	
	Tamoxifeno	

sificação compreende quatro tipos principais bem definidos:

- **Hipercolesterolemia isolada:** elevação isolada do LDL-c ≥ 160mg/dL.
- **Hipertrigliceridemia isolada:** elevação isolada dos triglicerídeos (geralmente por elevação de VLDL-c, quilomícrons ou ambos).
- **Hiperlipidemia mista:** elevação do LDL-c ≥ 160mg/dL e dos triglicerídeos ≥ 150mg/dL. Nos casos com TG > 400mg/dL, deve-se considerar hiperlipidemia mista se CT > 200mg/dL, visto que o cálculo do LDL-c fica prejudicado.
- **HDL baixo:** isoladamente baixo (homens < 40mg/dL e mulheres < 50mg/dL) ou associado a alterações de outros grupos.

CLASSIFICAÇÃO FENOTÍPICA

A classificação das dislipidemias também pode ser realizada por meio da eletroforese do plasma e da determinação das concentrações relativas das lipoproteínas plasmáticas. Essa classificação não é mais tão utilizada, porém vários dos termos utilizados para descrever os distúrbios primários das lipoproteínas são oriundos dos padrões eletroforéticos evidenciados. Essa classificação é descrita no Quadro 43.3.

CLASSIFICAÇÃO DOS NÍVEIS PLASMÁTICOS

Corresponde à classificação mais utilizada na prática clínica. O Quadro 43.4 mostra os valores de referência adotados pela IV Diretriz Brasileira sobre Dislipidemias da Sociedade Brasileira de Cardiologia.

DIAGNÓSTICO

O diagnóstico das dislipidemias é estabelecido a partir da história clínica, do exame físico e da dosagem dos lipídios séricos.

ANAMNESE

Deve-se questionar história de dislipidemia e doença aterosclerótica pessoal e nos familiares, medicações

Quadro 43.3 Classificação fenotípica de Fredrickson das dislipidemias

Fenótipo	LP elevada	CT (mg/dL)	TG (mg/dL)	Plasma após refrigeração	Exemplo	Prevalência
I	QM	160 a 400	1.500 a 5.000	Sobrenadante cremoso	Deficiência de LPL	Rara
IIa	LDL	> 240	< 200	Transparente	Hipercolesterolemia familiar	Comum
IIb	LDL e VLDL	240 a 600	200 a 500	Transparente	Hiperlipidemia combinada familiar	Comum
III	IDL	300 a 600	300 a 600	Turvo	Hiperlipoproteinemia tipo III	Intermediária
IV	VLDL	< 240	300 a 1.000	Turvo	Hipertrigliceridemia familiar	Comum
V	QM e VLDL	160 a 400	1.500 a 5.000	Sobrenadante cremoso e parte inferior turva	Deficiência de apo-CII	Rara

QM: quilomícron; LP: lipoproteína; CT: colesterol total; TG: triglicerídeos; LPL: lipase lipoproteica; apo-CII: apolipoproteína CII.
Adaptado de Filgueira et al. Condutas em clínica médica. 4. ed.

Quadro 43.4 Classificação dos níveis plasmáticos dos lipídios de acordo com as diretrizes do NCEP-ATP III para indivíduos com mais de 20 anos de idade

Colesterol total (mg/dL)	
< 200	Desejável
200 a 239	Limítrofe
≥ 240	Elevado
LDL-c (mg/dL)	
< 100	Ótimo
100 a 129	Desejável
130 a 159	Limítrofe
160 a 189	Alto
≥ 190	Muito alto
HDL-c (mg/dL)	
< 40 (homens)	Baixo
< 50 (mulheres ou diabéticos)	Baixo
≥ 60	Elevado
Triglicerídeos (mg/dL)	
< 150	Normal
150 a 199	Limítrofe
200 a 499	Alto
≥ 500	Muito alto

LDL-c: *low-density lipoprotein*; HDL-c: *high-density lipoprotein*.
Adaptado do NCEP III.

e patologias que possam levar à dislipidemia secundária (como hipotireoidismo, *diabetes mellitus*, uso de betabloqueadores etc.), história prévia de pancreatite (casos de hipertrigliceridemia grave), além de fatores de risco cardiovasculares, tabagismo e comorbidades associadas.

EXAME FÍSICO

São poucas as evidências de dislipidemia detectadas no exame físico. Podem ser evidenciadas hepatoesplenomegalia, dor abdominal recorrente e pancreatite em pacientes com hipertrigliceridemia grave. Manifestações neurológicas, dispneia e pseudo-hiponatremia podem ocorrer em casos de elevação de quilomícrons. Alguns pacientes apresentam alterações dermatológicas que podem ser pistas para o diagnóstico, como arco corneal prematuro, xantelasmas (depósitos de colesterol localizados nas pálpebras) e xantomas (depósitos cutâneos de coloração amarelada, de bordas bem definidas, localizados principalmente nos tendões e articulações de cotovelos, joelhos, mãos e pés).

DOSAGEM DOS LIPÍDIOS SÉRICOS (PERFIL LIPÍDICO)

O perfil lipídico deve ser realizado após 12 a 14 horas de jejum, com o paciente com dieta habitual e peso estável há pelo menos 2 semanas. Deve-se evitar álcool e atividade física vigorosa nas 72 e 24 horas que antecedem o exame, respectivamente. Situações como diabetes descompensado, hepatopatia aguda, nutrição parenteral e uso de medicamentos contendo glicerol podem alterar o resultado dos exames, devendo-se, nesses casos, adiar a coleta da amostra.

O perfil lipídico inclui TG, CT, HDL-c e LDL-c. O LDL-c pode ser medido diretamente ou estimado por meio da equação de Friedewald: LDL-c = CT − HDL-c − TG/5. Essa estimativa do LDL-c não é confiável em algumas situações, como em caso de *diabetes mellitus*, hepatopatia colestática crônica, síndrome nefrótica e hipertrigliceridemia > 400mg/dL. Nesse caso, é mais indicada a utilização do colesterol não HDL, que representa todas as partículas aterogênicas circulantes no plasma: VLDL-c, IDL-c e LDL-c, sendo portanto um melhor preditor de risco do que a dosagem apenas do LDL-c na hipertrigliceridemia.

Hoje já se sabe que os fatores de risco conhecidos e os componentes clássicos do perfil lipídico não predizem todo o risco. Fatores emergentes têm surgido para melhorar a avaliação, como lipoproteína (a), partículas de LDL-c pequenas e densas, subespécies de HDL-c e apolipoproteínas A e B. Esses fatores ainda não devem ser dosados de rotina, mas parecem fornecer informações adicionais sobre o risco cardiovascular.

Desses, a proteína C reativa ultrassensível é a mais utilizada na prática clínica, sendo valores > 3mg/L considerados fator agravante de risco cardiovascular pela IV Diretriz Brasileira sobre Dislipidemias, na ausência de etiologia não aterosclerótica para sua elevação.

AVALIAÇÃO COMPLEMENTAR

Atualmente, vários outros exames podem fazer parte da avaliação do paciente com dislipidemia, os quais serão solicitados a depender da anamnese, do exame físico e do julgamento clínico do médico. Eles podem ter papel na avaliação de causas de dislipidemia secundária, no diagnóstico das complicações da doença aterosclerótica ou na estratificação de risco dos pacientes portadores de dislipidemia (pesquisa de fatores agravantes), e incluem: perfil glicêmico, funções renal e tireoidiana; pesquisa de microalbuminúria na urina; proteína C reativa; ecocardiograma (hipertrofia ventricular esquerda); ultrassonografia (USG)-Doppler colorido de carótidas (estenose carotídea, espessura do complexo íntima-média); e angiotomografia computadorizada de coronárias sem contraste (escore de cálcio).

ESTRATIFICAÇÃO DE RISCO E METAS LIPÍDICAS PARA PREVENÇÃO E TRATAMENTO

A estimativa do risco de doença aterosclerótica é de suma importância para avaliação do prognóstico do paciente e para traçar uma conduta terapêutica. De acordo com a IV Diretriz Brasileira sobre Dislipidemias, essa classificação é feita da seguinte maneira:

- Pacientes portadores de *doença aterosclerótica significativa* (doença arterial coronária manifesta ou prévia; doença arterial cerebrovascular; doença aneurismática ou estenótica da aorta abdominal ou seus ramos; doença arterial periférica; estenose carotídea > 50%) ou seus equivalentes (*diabetes mellitus*) são automaticamente considerados de alto risco cardiovascular. Com base nas evidências científicas recentes (que demonstram redução adicional da incidência de eventos cardiovasculares com metas de LDL-c mais baixas), a IV Diretriz Brasileira sobre Dislipidemias recomenda que os pacientes com doença aterosclerótica significativa tenham como meta LDL-c < 70mg/dL (o que equivale à classificação de muito alto risco nas diretrizes internacionais). É importante lembrar que nesse grupo não se incluem os diabéticos sem doença aterosclerótica manifesta, que devem ser classificados como de alto risco, com meta de LDL-c < 100mg/dL.*
- Pacientes com menos de dois fatores de risco cardiovascular, como hipertensão arterial sistêmica (HAS), tabagismo, HDL-c < 40mg/dL em homens ou < 50mg/dL em mulheres, idade > 45 anos em homens ou > 55 anos em mulheres, parentes de primeiro grau com história de doença arterial coronariana (DAC) precoce (antes dos 55 anos nos homens ou 65 anos nas mulheres), são considerados de baixo risco e, a princípio, não precisam ter o escore de risco de Framingham (ERF) calculado (Quadro 43.5).
- Pacientes com dois ou mais fatores de risco cardiovascular devem ter o ERF calculado e, de acordo com o resultado, são classificados em baixo, intermediário ou alto risco.

*Algumas diretrizes internacionais e especialistas orientam uma abordagem diferente e consideram como pacientes de muito alto risco cardiovascular (portanto, com meta de LDL-c < 70mg/dL) aqueles portadores de doença aterosclerótica significativa associada a uma das seguintes condições: múltiplos fatores de risco cardiovascular (especialmente *diabetes mellitus*), fatores de risco de difícil controle (como tabagismo persistente) e síndrome metabólica; além disso, também incluem nesse grupo pacientes com síndromes coronarianas agudas.

- Vale frisar que algumas diretrizes internacionais consideram o paciente portador de dislipidemia com dois ou mais fatores de risco cardiovascular maiores (HAS, tabagismo e história familiar de coronariopatia precoce) automaticamente como de alto risco.

Especialmente nos pacientes classificados como de risco intermediário pelo ERF, a estimativa do risco de eventos coronarianos é menos precisa. Nesses casos, deve-se pesquisar a presença de fatores agravantes (Quadro 43.6). Pacientes de risco baixo e intermediário que apresentam fatores agravantes podem ser classificados em uma categoria de risco acima daquela estimada isoladamente pelo escore. A associação de três fatores agravantes de risco pode triplicar a chance de ocorrer um evento cardiovascular, e a presença de quatro ou cinco fatores pode aumentar esse risco em até cinco vezes.

A partir da estratificação de risco, pode-se definir o início de terapia não medicamentosa e farmacológica, além das metas lipídicas para cada subgrupo de pacientes, conforme as seguintes orientações:

- Na grande maioria dos pacientes, a meta terapêutica inicial consiste no controle do LDL-c, sendo a estatina o medicamento de primeira linha nessa situação. Ezetimiba, colestiramina e ácido nicotínico podem ser utilizados em associação, caso não se consiga atingir os níveis desejados de LDL-c com a estatina.
- Após atingida a meta de LDL-c, deve-se utilizar como segundo alvo o colesterol não HDL, que reflete o conjunto de lipoproteínas atualmente consideradas aterogênicas, sendo, assim como o LDL-c, um bom preditor de risco cardiovascular. Nesse momento, fibratos e ácido nicotínico têm papel importante.
- Em pacientes com hipertrigliceridemia isolada ou hiperlipidemia mista com TG > 500mg/dL, este passa a ser a meta inicial (devido ao risco de pancreatite), e o fibrato é o agente de primeira linha nessa situação, tendo ácido nicotínico e ômega-3 como opções. Após controle do TG, caso haja necessidade de controlar a colesterolemia, uma estatina ou outro fármaco redutor de LDL-c pode ser associado.

Para se entender melhor o porquê do estabelecimento dessas metas, algumas considerações são importantes:

- Grande quantidade de evidência científica demonstra que o LDL-c é um preditor maior de doença cardiovascular. Além disso, vários estudos randomizados e controlados evidenciaram que a redução do LDL-c em pacientes diabéticos ou com múltiplos fatores de risco cardiovascular diminui significativamente a ocorrência de eventos cardiovasculares, tanto na prevenção primária como na secundária.

Quadro 43.5 Escores de risco de Framingham (ERF)

Homens

Idade (anos)	Pontos
20 a 34	-9
35 a 39	-4
40 a 44	0
45 a 49	3
50 a 54	6
55 a 59	8
60 a 64	10
65 a 69	11
70 a 74	12
75 a 79	13

Colesterol total mg/dL	\ Idade (anos)\ 20 a 39	40 a 49	50 a 59	60 a 69	70 a 79
< 160	0	0	0	0	0
160 a 199	4	3	2	1	0
200 a 239	7	5	3	1	0
240 a 279	9	6	4	2	1
≥ 280	11	8	5	3	1

Fumo	Idade (anos)\ 20 a 39	40 a 49	50 a 59	60 a 69	70 a 79
Não	0	0	0	0	0
Sim	8	5	3	1	1

Colesterol HDL (mg/dL)	Pontos
≥ 60	-1
50-59	0
40-49	1
< 40	2

Mulheres

Idade (anos)	Pontos
20 a 34	-7
35 a 39	-3
40 a 44	0
45 a 49	3
50 a 54	6
55 a 59	8
60 a 64	10
65 a 69	12
70 a 74	14
75 a 79	16

Colesterol total mg/dL	Idade (anos)\ 20 a 39	40 a 49	50 a 59	60 a 69	70 a 79
< 160	0	0	0	0	0
160 a 199	4	3	2	1	1
200 a 239	8	6	4	2	1
240 a 279	11	8	5	3	2
≥ 280	13	10	7	4	2

Fumo	Idade (anos)\ 20 a 39	40 a 49	50 a 59	60 a 69	70 a 79
Não	0	0	0	0	0
Sim	9	7	4	2	1

Colesterol HDL (mg/dL)	Pontos
≥ 60	-1
50-59	0
40-49	1
< 40	2

CAPÍTULO 43 Dislipidemias

PA (sistólica, mmHg)	Não tratada	Tratada	PA (sistólica, mmHg)	Não tratada	Tratada
<120	0	0	<120	0	0
120 a 129	0	1	120 a 129	1	3
130 a 139	1	2	130 a 139	2	4
140 a 159	1	2	140 a 159	3	5
≥ 160	2	3	≥ 160	4	6
≥ 17		≥ 30			

Total de pontos	Risco absoluto em 10 anos	Total de pontos	Risco absoluto em 10 anos
< 0	< 1	< 9	< 1
0	1	9	1
1	1	10	1
2	1	11	1
3	1	12	1
4	1	13	2
5	2	14	2
6	2	15	3
7	3	16	4
8	4	17	5
9	5	18	6
10	6	19	8
11	8	20	11
12	10	21	14
13	12	22	17
14	16	23	22
15	20	24	27
16	25	≥ 25	≥ 30
≥ 17	≥ 30		
≥ 17	≥ 30		

Quadro 43.6 Fatores agravantes de risco

História familiar de doença coronária prematura (parente de 1º grau masculino < 55 anos ou feminino < 65 anos)
Síndrome metabólica
Micro ou macroalbuminúria (> 30μg/min)
Hipertrofia ventricular esquerda
Insuficiência renal crônica (creatinina ≥ 1,5mg/dL ou *clearance* de creatinina < 60mL/min)
Proteína C reativa de alta sensibilidade > 3mg/L (na ausência de etiologia não aterosclerótica)
Exame complementar com evidência de doença aterosclerótica subclínica:
 Escore de cálcio coronário > 100 ou > p 75 para idade ou sexo
 Espessamento de carótida máximo (IMT) > 1mm
 Índice tornozelo-braquial (ITB) < 0,9

Adaptado da IV Diretriz Brasileira sobre Dislipidemia, 2007.

- Embora pacientes com TG elevados tenham aumento do risco cardiovascular, e a hipertrigliceridemia esteja frequentemente associada a DAC precoce, há insuficiência de dados sobre o benefício de estratégias direcionadas à redução de seus níveis. Não está claro se a hipertrigliceridemia causa DAC ou se é apenas um marcador de outras anormalidades lipídicas que causam DAC precoce (está associada à presença de LDL-c pequenas e densas e HDL-c reduzido).
- O uso do colesterol não HDL tem como finalidade melhorar a quantificação de lipoproteínas aterogênicas circulantes no plasma de indivíduos com hipertrigliceridemia. Nestes, além do aumento de LDL-c, ocorre também aumento do volume de outras lipoproteínas aterogênicas, como IDL-c e VLDL-c. Em outras palavras, o LDL-c que normalmente representa o fenótipo de 90% das partículas aterogênicas no plasma passa a ser menos preponderante à medida que se elevam os níveis de TG. Por isso, em indivíduos com hipertrigliceridemia, o uso do não HDL-c estima melhor o volume total de lipoproteínas aterogênicas do que o LDL-c. Consequentemente, nesses, a meta terapêutica é mais bem discriminada pelo colesterol não HDL do que pelo LDL-c.
- HDL-c reduzido é um forte preditor de eventos cardiovasculares tanto em diabéticos como em não diabéticos. No entanto, é difícil determinar se seu aumento isolado reduz a taxa de eventos cardiovasculares, porque as intervenções terapêuticas que levam ao aumento do HDL-c também afetam a concentração de outras lipoproteínas.

TRATAMENTO

OBJETIVO

Controle dos níveis dos lipídios séricos para redução da morbimortalidade devido à DAC. Uma metanálise que incluiu 38 estudos mostrou que, para cada diminuição de 10% no LDL-c, há uma redução de 15% na mortalidade por DAC e um decréscimo de 11% na mortalidade por todas as causas. Assim, a dislipidemia deve ser agressivamente combatida.

METAS

O tratamento e as metas baseiam-se, principalmente, na avaliação de risco cardiovascular do paciente. Nos Quadros 43.7 e 43.8 são definidas as metas para o tratamento das dislipidemias. O Quadro 43.9 descreve as medidas terapêuticas iniciais e o período de reavaliação do paciente portador de dislipidemia.

Vale frisar aqui que os pacientes de alto risco cardiovascular deverão receber tratamento farmacológico desde o início da terapia, independente dos níveis de LDL-c, sendo a estatina o medicamento de escolha na maioria dos casos.

TERAPIA NÃO MEDICAMENTOSA E MUDANÇAS NO ESTILO DE VIDA (MEV)

Terapia nutricional

Constitui a base do tratamento da dislipidemia. A redução dos níveis lipídicos pode ser observada 2 semanas após o início da dieta. As orientações dietéticas estão descritas no Quadro 43.10.

Nos pacientes com hipercolesterolemia, deve-se orientar a redução do consumo de vísceras, enlatados, pele de aves, frutos do mar, leite integral e derivados, outras carnes gordurosas e alimentos com gordura vegetal hidrogenada (sorvetes, chocolate, biscoitos recheados).

Quadro 43.7 Metas terapêuticas de acordo com a avaliação do risco

Risco em 10 anos		Meta terapêutica (mg/dL)	
		LDL-c	Não HDL-c
Baixo risco	< 10%	< 160	< 190
Risco intermediário	10 a 20%	< 130	< 160
Alto risco ou diabéticos	> 20%	< 100 (opcional < 70)	< 130 (opcional < 100)
Aterosclerose significativa	> 20%	< 70	< 100
		HDL-c	TG
Homens		≥ 40	< 150
Mulheres		≥ 50	< 150
Diabéticos		≥ 50	< 150

Adaptado da IV Diretriz Brasileira sobre Dislipidemia, 2007.

Capítulo 43 Dislipidemias

Quadro 43.8 Objetivos terapêuticos para o tratamento do paciente dislipidêmico

	Metas
Fatores de risco associados a estilo de vida	
Obesidade abdominal	1º ano: reduzir 7% a 10% do peso corporal
	Após 1º ano: continuar a perda de peso com meta de IMC < 25kg/m²
Sedentarismo	Realização de atividade física aeróbica de intensidade moderada em torno de 5 vezes por semana (de preferência diariamente), com duração de pelo menos 30 minutos (de preferência ≥ 60min)
Dieta aterogênica	Reduzir ingesta de gordura saturada, gordura trans e colesterol
Fatores de risco metabólicos	
Dislipidemia	
LDL-c elevado	Muito alto risco: < 70mg/dL
	Alto risco: < 100mg/dL, opcional < 70mg/dL
	Risco intermediário: < 130mg/dL
	Baixo risco: < 160mg/dL
Não HDL-c elevado	Muito alto risco: < 100mg/dL
	Alto risco: < 130mg/dL, opcional < 100mg/dL
	Risco moderado: < 160mg/dL
	Menor risco: < 190mg/dL
HDL-c baixo	Realizar atividade física e reduzir peso com objetivo de atingir HDL-c > 40mg/dL em homens e > 50mg/dL em mulheres ou pacientes diabéticos
HAS	Reduzir PA para valores < 140/90mmHg (< 130/80mmHg se diabético)
DM 2 ou glicemia de jejum alterada (IFG)	Para IFG, incentivar a redução de peso e realização de atividade física
	Para DM tipo 2, alvo HbA1c < 7
Estado pró-trombótico	Baixas doses de ácido acetilsalicílico para pacientes de alto risco
Estado pró-inflamatório	MEV, sem intervenções específicas

DM: *diabetes mellitus*; IFG: glicemia de jejum alterada; MEV: mudanças no estilo de vida.
Dados de: Grundy S, Cleeman J, Daniels S et al. Diagnosis and management of the metabolic syndrome. An American Heart Association/ National Heart, Lung, and Blood Institute Scientific Statement. Circulation 2005; 112:2735.

Quadro 43.9 Medidas terapêuticas iniciais e período de reavaliação

Estratificação	Medida terapêutica inicial	Reavaliação das metas
Baixo risco	MEV	6 meses
Risco intermediário	MEV	3 meses
Alto risco	MEV + tratamento farmacológico	3 meses
Aterosclerose manifesta	MEV + tratamento farmacológico	Individualizada

MEV: mudanças de estilo de vida.
Adaptado da IV Diretriz Brasileira sobre Dislipidemias, 2007.

Quadro 43.10 Recomendações dietéticas para o tratamento das dislipidemias

Nutrientes	Ingestão recomendada
Gordura total	25% a 35% das calorias totais
Ácidos graxos saturados	≤ 7% das calorias totais
Ácidos graxos poli-insaturados	> 10% das calorias totais
Ácidos graxos monoinsaturados	≤ 20% das calorias totais
Carboidratos	50% a 60% das calorias totais
Proteínas	15% das calorias totais
Colesterol	< 200mg/dia
Fibras	20 a 30g/dia
Calorias	Ajustado ao peso desejável

Adaptado da IV Diretriz Brasileira sobre Dislipidemias, 2007.

Deve ser estimulado o consumo de fibras, aveia, frutas, legumes, óleo de canola, nozes, peixes de água fria e alimentos à base de proteína de soja.

Nos pacientes com hipertrigliceridemia, deve-se reduzir a gordura total da dieta e a ingestão de álcool. A ingestão de carboidratos deve ser controlada, evitando-se doces, biscoitos e carnes gordurosas e reduzindo o consumo de pães, massas, arroz, batata, açúcar, refrigerantes, mel, leite e derivados integrais. A ingestão de alimentos ricos em ômega-3, como peixes de água fria (salmão), é recomendada.

Atividade física e perda de peso

Constituem medidas fundamentais no tratamento dos pacientes dislipidêmicos, já que elevam significativamente os níveis de HDL-c e reduzem os níveis plasmáticos de triglicerídeos; não promovem reduções significativas do LDL-c. Recomenda-se a realização de exercícios físicos aeróbicos (caminhadas, corrida leve, ciclismo, natação) três a seis vezes por semana durante 30 a 60 minutos. É importante que os pacientes realizem um teste de esforço prévio para avaliação de sua capacidade física e cardiovascular.

TRATAMENTO MEDICAMENTOSO

Os hipolipemiantes devem ser empregados sempre que não houver efeito satisfatório das MEV ou se houver impossibilidade de aguardar os efeitos destas por prioridade clínica. A escolha da classe terapêutica está condicionada ao tipo de dislipidemia presente. Os nomes, apresentações comerciais, posologia e efeitos colaterais principais das medicações hipolipemiantes estão descritos no Quadro 43.13. Conforme a IV Diretriz Brasileira sobre Dislipidemias, os fármacos serão divididos em dois grupos.

Medicamentos que atuam predominantemente na colesterolemia

Estatinas (inibidores da HMG-CoA redutase)

São os agentes de primeira linha no tratamento da hipercolesterolemia. Inibem a enzima HMG-CoA redutase, que participa da síntese intracelular do colesterol. Ocorre aumento no número de receptores LDL-c nos hepatócitos, levando ao aumento do *clearance* plasmático do colesterol. As estatinas reduzem a mortalidade cardiovascular, a incidência de eventos isquêmicos coronarianos agudos, a necessidade de revascularização do miocárdio e o risco de acidente vascular encefálico (AVE). Ocorre melhora da função endotelial e da estabilidade da placa. Também ocorrem diminuição da inflamação, efeitos antitrombóticos, diminuição da oxidação de lipoproteínas e melhora do fluxo em vasos comprometidos (efeitos pleiotrópicos). Ainda não se sabe se esses efeitos pleiotrópicos são dose-dependentes.

O Quadro 43.11 mostra a redução esperada dos níveis de LDL-c com cada dose das estatinas. É importante lembrar que, ao dobrar-se a dose de uma estatina, é esperada a redução adicional de 6% no LDL-c (p. ex., aumentar sinvastatina de 20mg/dia para 40mg/dia). A estatina deve ser administrada em dose única diária, preferencialmente à noite, em razão de sua meia-vida curta, com exceção da atorvastatina e da rosuvastatina, que podem ser utilizadas a qualquer hora do dia. O efeito terapêutico só será mantido com doses diárias, não devendo o fármaco ser suspenso ou usado em dias alternados, salvo haja efeito colateral ou contraindicação clínica. É necessário aguardar de 4 a 6 semanas antes de se obter um novo perfil lipídico, a fim de avaliar o tratamento ou ajustar a dose.

O uso de estatinas pode produzir uma variedade de queixas musculares, incluindo mialgia (em até 10% dos pacientes), cãibras musculares, fraqueza, elevação da creatinocinase (CK) com ou sem sintomas, e rabdomiólise (estimada em 1,5 caso em 10 milhões). É importante lembrar que casos de miosite e rabdomiólise são raros e a suspensão da estatina só deve ser feita após avaliação criteriosa, principalmente nos pacientes de alto risco cardiovascular.

Os mecanismos responsáveis pela miopatia induzida pela estatina não são claros, mas podem incluir a diminuição dos níveis de coenzima Q10 (importante no transporte de elétrons e na redução do estresse oxidativo), a diminuição da biodisponibilidade de isoprenoides e disfunção mitocondrial, além de redução do teor de colesterol das membranas dos miócitos, induzindo instabilidade.

Os fatores de risco para a miopatia incluem idade avançada, sexo feminino, uso de altas doses de estatinas, história pessoal e familiar de miopatia induzida por estatina, presença de doenças sistêmicas como hepatopatias, nefropatia, *diabetes mellitus* e hipotireoidismo, além do uso de medicamentos que causam lesão muscular direta, como álcool e cocaína, e que interferem na atividade do citocromo P450 enzima 3A4, enzima responsável pela metabolização da maioria das estatinas, como antidepressivos, macrolídeos e amiodarona. Deve-se sempre pesquisar outras possíveis causas de miopatia.

A IV Diretriz Brasileira sobre Dislipidemias recomenda que nos pacientes que forem iniciar o uso de estatinas seja feita a dosagem basal de creatinofosfocinase (CPK), e que esta seja repetida na primeira reavaliação ou a cada aumento de dose. A estatina deve ser suspensa caso ocorra uma ou mais das seguintes condições:

- Persistência dos sintomas musculares (mialgias, fraqueza muscular).
- Aumento progressivo da CPK.
- Aumento da CPK > 10 vezes o limite superior da normalidade.

No paciente que apresenta sintomas, estes podem persistir por até 2 meses após a suspensão da estatina. Após a melhora dos sintomas ou a queda dos níveis de CPK, a mesma estatina pode ser reiniciada em doses mais baixas, ou outra estatina pode ser tentada. Se a interação com outros fármacos que sejam metabolizados pelo citocromo P450 enzima 3A4 for um problema, po-

Quadro 43.11 Escala de potência das estatinas, relacionando a dose de cada estatina com a redução percentual do LDL-c

	10mg	20mg	40mg	80mg
Fluvastatina	–	22%	25%	35%
Pravastatina	20%	24%	30%	36%
Lovastatina	21%	27%	31%	40%
Sinvastatina	30%	38%	41%	47%
Atorvastatina	37%	43%	48%	51%
Rosuvastatina	46%	52%	55%	–

de-se tentar utilizar estatinas que tenham outra via metabólica, como rosuvastatina e fluvastatina (enzima 2C9) e pravastatina (não é metabolizada no citocromo P450). Alguns autores sugerem ainda que estatinas hidrofílicas (pravastatina e rosuvastatina) teriam menor penetração muscular e, consequentemente, menor risco de miopatia, e seriam melhores alternativas nessa situação. A suplementação de coenzima Q10 100mg/dia tem resultados variáveis no tratamento da miopatia induzida pela estatina. No entanto, a falta de efeitos colaterais com o uso da medicação faz com que ela seja uma opção em pacientes que não podem ser tratados com outros agentes hipolipemiantes.

No caso da hepatotoxicidade, recomenda-se que AST e ALT sejam dosadas antes de se iniciar o tratamento com estatina, repetindo na primeira reavaliação ou a cada aumento de dose. Deve-se considerar a suspensão da estatina em pacientes com elevação das enzimas hepáticas acima de três vezes o limite superior da normalidade. Nos pacientes que desenvolvam sinais de disfunção hepática aguda, como icterícia, hepatomegalia e alargamento do tempo de protrombina, deve-se suspender a estatina até definição da etiologia do quadro. É importante lembrar que não há contraindicação ao uso de estatinas em pacientes com doença hepática crônica e doença hepática ou esteatose não alcoólicas. Entretanto, é contraindicado seu uso em pacientes com hepatopatias agudas.

Ezetimiba

Atua na inibição da absorção do colesterol alimentar nas células da borda em escova do intestino delgado, mediante a inibição da proteína transportadora do colesterol. Utilizada na dose de 10mg/dia, sem horário preferencial de tomada, consegue reduzir o LDL-c em 20% (o que pode variar, pois a absorção de colesterol pode flutuar para mais ou menos em cada indivíduo). Praticamente não tem efeitos colaterais, sendo um fármaco bem tolerado.

Entretanto, ainda não existem estudos científicos que demonstrem benefícios clínicos em termos de redução de morbimortalidade com o uso desse medicamento. Por isso, atualmente, ele fica reservado para pacientes intolerantes às estatinas, ou associado à dose máxima tolerada da estatina, quando não se consegue atingir a meta de LDL-c com o uso dessa última isoladamente.

Resinas sequestradoras de ácidos biliares

Promovem redução do colesterol intra-hepático mediante a ligação com os ácidos biliares na luz intestinal, interrupção da circulação êntero-hepática e eliminação nas fezes. Com isso, produzem aumento da síntese de ácidos biliares a partir do colesterol no fígado e da expressão de receptores de LDL-c nas células, com aumento do seu *clearance* sanguíneo e redução do colesterol.

Promovem redução de 20% no LDL-c e são os agentes de primeira linha para mulheres no período reprodutivo sem anticoncepção adequada e para crianças. São utilizadas também em associação com as estatinas, para potencializar a redução do LDL-c. Podem aumentar os níveis de triglicerídeos, devendo ser evitadas nos pacientes com hipertrigliceridemia.

Interferem com a absorção de vários medicamentos, como digitálicos, levotiroxina, tiazídicos, betabloqueadores, varfarina, ferro, vitaminas lipossolúveis, ácido fólico, estatinas, ezetimiba e fibratos. Esses medicamentos devem ser administrados 1 hora antes ou 4 horas após as resinas. No Brasil, a colestiramina é o fármaco utilizado, na dose de 4 a 24g/dia. Os efeitos colaterais gastrointestinais limitam seu uso (constipação, meteorismo, vômitos etc.).

Medicamentos que atuam predominantemente nos triglicerídeos

Fibratos

Atuam ativando o PPARγ (*peroxisome proliferator activated receptor γ*), receptor hormonal nuclear que está expresso no fígado e em outros tecidos. Ocorrem aumento da oxidação de ácidos graxos, aumento da atividade da lipase lipoproteica, diminuição da síntese da apolipoproteína CIII e estímulo à síntese de apolipoproteínas AI e AII. Embora os fibratos tenham mostrado reduzir eventos cardiovasculares em alguns estudos, nenhum deles evidenciou redução consistente na mortalidade cardiovascular (ver adiante). São os agentes de primeira linha no tratamento da hipertrigliceridemia, de acordo com a IV Diretriz Brasileira sobre Dislipidemias. Reduzem os TG em 20% a 60% e aumentam o HDL-c em 5% a 30%. Seu efeito no LDL-c é variável, podendo aumentá-lo, reduzi-lo ou não modificá-lo.

Devem ser indicados nas seguintes situações: hipertrigliceridemia com falha de medidas não farmacológicas; hipertrigliceridemia isolada com triglicerídeos > 500mg/dL; dislipidemia mista, quando os níveis de TG estiverem muito elevados (> 500mg/dL).

Distúrbios gastrointestinais, litíase biliar, miopatia e hepatotoxicidade (especialmente em associação com estatinas), podem ocorrer com seu uso. Deve-se considerar a redução da dose em pacientes com disfunção renal.

Ácido nicotínico

Inibe a mobilização de ácidos graxos livres do tecido adiposo para o fígado, diminuindo a síntese hepática de TG e a secreção de VLDL-c, inibindo também a conversão de VLDL-c em LDL-c; estimula a secreção de HDL-c e apo-A1; promove diminuição do LDL-c em 5%

Quadro 43.12 Agentes hipolipemiantes

Fármaco	Dose (mg/dia)	Apresentação (comp)*	Tomadas diárias	Classe/ação	Efeitos colaterais	Contraindicações	Efeitos nos lipídios
Sinvastatina (Sinvascor®, Clinfar®, Zocor®)	10 a 80	10, 20, 40, 80mg	1	Estatinas	↑ das transaminases, miopatia, rabdomiólise (raro)	Hepatopatia aguda, gravidez, lactação	↓ LDL 15% a 55% ↓ TG 7% a 28% ↑ HDL 2% a 10%
Lovastatina (Mevacor®)	20 a 80	10, 20, 40mg	1				
Fluvastatina (Lescol®)	10 a 80	20, 40, 80mg	1				
Pravastatina (Pravacol®)	10 a 40	10, 20, 40mg	1				
Atorvastatina (Lipitor®)	10 a 80	10, 20mg	1				
Rosuvastatina (Crestor®, Vivacor®)	10 a 40	5, 10, 20mg	1				
Genfibrozila (Lopid®)	600 a 1.200	600, 900mg	1 a 2	Fibratos	Erupções cutâneas, prurido, cefaleia, insônia, ↓ da libido, ↑ das transaminases, miopatia, calculose biliar, distúrbios gastrointestinais	Cuidados nas insuficiências renal e hepática; cirrose biliar primária	↓ TG 30% a 60% ↑ HDL 7% a 11% Efeito variável sobre o LDL
Bezafibrato (Cedur®)	200 a 600	200mg	1 a 2				
Etofibrato (Tricerol®)	500	500mg	1				
Fenofibrato micronizado (Lipidil®)	200	200mg	1				
Fenofibrato (Lipanon®)	250	250mg	1				
Ciprofibrato (Lipless®)	100	100mg	1				
Niacina (Metri®)	500 a 2.000	250, 500, 750mg	1 a 3	Ácido nicotínico	Rubor facial, prurido, náuseas, miopatia, hiperglicemia, hiperuricemia, hepatotoxicidade	Úlcera péptica ativa. Uso com cautela em diabéticos e portadores de gota	↑ HDL 15% a 35% ↓ TG 20% a 50% ↓ LDL 5% a 25%
Niacina/Laropiprano (Cordaptive®)	1.000/20mg 2.000/40mg	1000mg/20mg	1				
Ezetimiba (Zetia®)	10	10mg	1	Inibidor da absorção de colesterol	Cefaleia, hepatite, dor abdominal, náuseas (muito raros)	Evitar na gravidez, lactação e hepatopatias agudas	↓ LDL 15% a 20% ↑ HDL 5%
Colestiramina (Questran®)	4.000 a 32.000	4g	1 a 3	Resina de troca	Plenitude gástrica, meteorismos, vômitos, obstipação (+ em idosos), ↓ da absorção de vitaminas lipossolúveis e ácido fólico	Evitar em pacientes com hipertrigliceridemia	↓ LDL 15% a 20% ↑ HDL 3% a 8% Pode ↑ TG
Ômega 3 (Proepa®)	2.000 a 9.000	1g	2	Ômega 3	Náuseas, sabor de peixe na boca, flatulência, desconforto abdominal	–	↓ TG 20%

a 25% e do TG em 20% a 50%; e aumenta o HDL-c em 15% a 35%.

Existem evidências científicas de que seu uso isolado e em associação com estatinas produz redução no desenvolvimento da aterosclerose e na morbimortalidade cardiovascular. Por isso, muitos autores consideram o ácido nicotínico o agente de primeira linha para ser usado em associação com estatinas, quando o controle da hipercolesterolemia não puder ser atingido com o uso isolado destas últimas.

O ácido nicotínico pode ser utilizado em diversas situações, como alternativa aos fibratos e estatinas, ou associados a esses, nos pacientes com hipercolesterolemia, hipertrigliceridemia e dislipidemia mista, como também nos pacientes com HDL-c baixo isolado.

Deve-se iniciar com a dose de 500mg/dia e aumentar 500mg a cada 4 semanas, de acordo com a resposta clínica. A dose máxima é de 2g/dia. Deve ser administrado à noite, ao deitar, com alimento não gorduroso. Seus efeitos colaterais mais comuns são rubor facial (*flushing*), hiperuricemia e hiperglicemia, os quais são cada vez menos frequentes após a introdução no mercado da niacina sob a forma de liberação intermediária. Seu uso é seguro em diabéticos, devendo ser evitado apenas nos pacientes com hiperglicemia descompensada. Com relação ao rubor facial, este pode ser reduzido com medidas como tomar a medicação junto à refeição e evitar a ingestão de alimentos quentes e bebidas alcoólicas próximo à tomada do medicamento. O uso de ácido acetilsalicílico 100 a 300mg 1 hora antes do ácido nicotínico também promove redução significativa desse efeito colateral, mas com possível aumento de lesões agudas de mucosa gástrica. Alguns estudos demonstram que a associação do ácido nicotínico com o laropiprant, medicação que age interferindo na vasodilatação mediada por prostaglandinas responsável pelo *flushing*, pode reduzir a ocorrência de rubor facial de maneira significativa, embora ainda haja controvérsias sobre a eficácia real e os efeitos dessa associação a longo prazo.

Ácidos graxos ômega-3

Seus representantes são os ácidos eicosapentaenoico (EPA) e docosaexaenoico (DHA), cuja fonte são os óleos de peixes de água fria. Reduzem a concentração plasmática de triglicerídeos mediante o aumento do catabolismo dos quilomícrons e a redução do VLDL-c. Em geral, produzem redução leve do HDL-c e podem aumentar o LDL-c.

Existem evidências científicas de que seu uso reduz a morbimortalidade cardiovascular, estando indicados especialmente em pacientes com hipertrigliceridemia refratária aos fibratos e em substituição ou em associação a outros hipolipemiantes, nos pacientes com dislipidemia mista.

Medicamentos que atuam predominantemente no HDL-c

Vários estudos estão sendo desenvolvidos com o intuito de avaliar o papel de novos fármacos na elevação do HDL-c e sua influência na morbimortalidade cardiovascular. Atualmente, ácido nicotínico e fibratos são as opções de tratamento disponíveis para pacientes com HDL-c baixo, embora, como citado anteriormente, as evidências acerca dos benefícios da monoterapia com esses fármacos sejam escassas.

Recentemente, estudos vêm mostrando resultados promissores com o anacetrapib, um inibidor da CETP (proteína de transferência do colesterol esterificado), o qual produz elevações importantes de HDL-c e redução de LDL-c. Novos ensaios futuros poderão trazer mais informações sobre os benefícios clínicos e a segurança dessa classe de medicamentos.

Terapia medicamentosa combinada

É fato estabelecido que grande parte dos pacientes portadores de dislipidemia não conseguem atingir as metas de perfil lipídico estabelecidas pelos consensos e diretrizes. Muitos desses pacientes necessitarão de terapia medicamentosa combinada, que habitualmente envolve o uso de uma estatina associada a outra classe de hipolipemiantes, como ezetimiba, fibratos, ácido nicotínico e resinas sequestradoras.

Entretanto, até o momento, apesar de a terapia combinada ser frequentemente usada na prática clínica, não existem grandes estudos que mostrem superioridade de terapia medicamentosa com dois fármacos, comparada com o uso de estatina em altas doses, em relação à morbimortalidade cardiovascular nos pacientes com risco

Quadro 43.13 Recomendações para minimizar o risco de eventos adversos com a associação estatina-fibrato

---

1. Usar estatina como 1ª escolha nas dislipidemias mistas com TGL < 500mg/dL
2. Monoterapia com estatina para metas de colesterol não HDL
3. Assegurar que não existe disfunção hepática, renal ou tireoidiana antes de iniciar o tratamento combinado
4. Avaliar medicações concomitantes (interações medicamentosas)
5. Descontinuar tratamento se houver:
   Elevação de transaminases 3 × o limite superior normal
   Sintomas musculares e CPK 10x o limite superior normal
6. Ensinar o paciente a reconhecer sintomas musculares
7. Evitar a combinação de medicamentos na insuficiência renal
8. Iniciar estatina em dose baixa e aumentar doses apenas após avaliação laboratorial

elevado. Novos estudos em andamento poderão responder a esta questão em futuro próximo.

Outros problemas que envolvem o uso da terapia combinada são o aumento de efeitos colaterais e as interações medicamentosas.

O uso de estatina combinada com fibratos ou ácido nicotínico aumenta as chances de o paciente desenvolver miopatia e hepatotoxicidade. Entre essas associações, verificou-se que o uso de estatina com genfibrozila aumenta significativamente o risco de miopatia e, portanto, a genfibrozila não deve ser usada em terapia combinada com estatinas, dando-se preferência ao fenofibrato, que parece ter melhor perfil de tolerabilidade e segurança.

Outro cuidado a ser tomado envolve as interações medicamentosas. Fibratos e estatinas, de modo geral, são metabolizados pelo citocromo P450 enzima 3A4, e, portanto, interferem com os níveis séricos de diversas medicações. Associação com rosuvastatina e fluvastatina (metabolizadas pela enzima 2C9) ou com pravastatina (não metabolizada no citocromo P450) pode ser uma alternativa mais segura. É importante lembrar que, nos pacientes em uso de ciclosporina e portadores de dislipidemia, a pravastatina deve ser a estatina de escolha (justamente por não ser metabolizada no citocromo P450).

Não há relatos maiores de aumento de efeitos colaterais com o uso de estatinas associado à ezetimiba. No caso da associação com resinas sequestradoras, como citado previamente, as medicações devem ser administradas 1 hora antes ou 4 horas após a resina.

DISLIPIDEMIAS EM GRUPOS ESPECIAIS

HIPOTIREOIDISMO

Pacientes portadores de hipotireoidismo podem cursar com dislipidemia, em especial hipercolesterolemia. As alterações nos lipídios séricos podem ocorrer tanto no hipotireoidismo clínico como no subclínico. O mecanismo envolve o acúmulo de LDL-c decorrente da diminuição do número de receptores hepáticos para o LDL-c. Inicialmente, deve-se apenas fazer o tratamento do hipotireoidismo com a reposição hormonal, o que, na maioria das vezes, levará ao controle dos níveis dos lipídios séricos. Contudo, pode ocorrer associação entre hipotireoidismo e dislipidemia primária, o que pode ser diagnosticado quando há persistência da dislipidemia mesmo 2 a 3 meses após a normalização dos hormônios tireoidianos. Nessa situação, deve-se seguir a conduta usual do tratamento das dislipidemias primárias com o emprego de agentes hipolipemiantes.

DIABETES MELLITUS

O perfil mais encontrado em pacientes diabéticos tipo 2 consiste em elevação de triglicerídeos e redução de HDL-c, associadas a aumento de partículas de LDL-c pequenas e densas. Vários estudos já demonstraram o grande benefício em termos de redução de morbimortalidade cardiovascular com o uso de estatinas nesse grupo. Segundo a mais recente diretriz da American Diabetes Association (ADA – janeiro/2011), o tratamento medicamentoso com estatinas deve ser iniciado nos pacientes diabéticos, *independentemente dos níveis lipídicos basais*, nas seguintes situações:

- Pacientes com doença cardiovascular manifesta.
- Pacientes com mais de 40 anos de idade, sem doença cardiovascular, e portadores de outros fatores de risco cardiovascular (p. ex., HAS).
- Pacientes < 40 anos de idade e sem doença cardiovascular, quando os níveis de LDL-c permanecerem > 100mg/dL apesar de mudanças no estilo de vida, ou se forem portadores de múltiplos fatores de risco cardiovasculares.

Caso as metas não sejam atingidas com as doses máximas toleradas de estatina, outros agentes redutores de lipídios devem ser utilizados, embora essa conduta não tenha sido avaliada em estudos de desfecho cardiovascular e segurança.

É importante lembrar que o diabetes descompensado é causa de hipertrigliceridemia secundária e que, muitas vezes, apenas o controle dos níveis glicêmicos resulta na redução apropriada dos níveis de triglicerídeos.

DOENÇA RENAL CRÔNICA

Pacientes portadores de doença renal crônica (DRC) têm risco cardiovascular elevado. Dislipidemias são encontradas com grande frequência nesse grupo de pacientes. É comum a presença de níveis elevados de TG e Lp(a), associados a baixos níveis de HDL-c. Hipercolesterolemia e hipertrigliceridemia são achados frequentes nos pacientes com síndrome nefrótica. A piora do perfil lipídico progride com a piora da função renal. Em alguns estudos, o tratamento da hipercolesterolemia com estatinas demonstrou colaborar na redução da progressão da insuficiência renal. Nos pacientes com redução acentuada da função renal (ClCr < 60mL/min) em uso de estatinas ou fibratos, deve-se manter atenção especial quanto ao risco de rabdomiólise. Deve-se evitar o uso de genfibrozila e preferir estatinas com menores taxas de excreção renal, como a atorvastatina e a fluvastatina.

IDOSOS (> 65 ANOS)

Nessa faixa etária, deve ser dada especial atenção a causas secundárias de dislipidemias, principalmente hipotireoidismo, *diabetes mellitus* e insuficiência renal crônica. Nos idosos em prevenção secundária, mantêm-se as mesmas recomendações feitas aos demais pacientes. Naqueles em prevenção primária, embora as evidências sejam preliminares, o tratamento com estatinas pode ser benéfico na prevenção de eventos coronários, acidentes vasculares encefálicos (AVE) e preservação da função cognitiva.

GRAVIDEZ

Nas mulheres grávidas, não é infrequente o desenvolvimento de hipertrigliceridemia. Nos casos de TG > 1.000mg/dL, o uso de fibratos pode ser considerado, em razão da alta mortalidade da gestante e do feto caso ocorra pancreatite aguda; nessas situações, plasmaférese é considerada um tratamento mais seguro.

No caso de hipercolesterolemia, as estatinas estão contraindicadas na gestante. A colestiramina é uma opção mais segura (cuidado com a hipertrigliceridemia).

ESTUDOS CIENTÍFICOS – EVIDÊNCIAS DA REDUÇÃO DA MORBIMORTALIDADE

A seguir, serão descritos alguns dos estudos científicos mais importantes sobre o tema dislipidemia. Não nos aprofundaremos sobre sua metodologia, discussões, controvérsias e interpretação, por não ser este o objetivo maior do capítulo.

Entre os estudos que avaliaram o benefício do uso das estatinas na profilaxia primária destacam-se o JUPITER (*Justification for the Use of Statins in Primary Prevention: An Intervention Trial Evaluating Rosuvastatin*), o WOSCOPS (*West of Scotland Coronary Prevention Study*) e o AFCAPS/TexCAPS (The Air Force/Texas Coronary Atherosclerosis Prevention Study)

O JUPITER foi um estudo intervencionista publicado em 2008, randomizado, duplo-cego, controlado por placebo, em uma população sem dislipidemia, com colesterol LDL-c médio de 108mg/dL e PCR ultrassensível ≥ 2mg/L. Foram avaliados prospectivamente os efeitos da rosuvastatina 20mg/dia versus placebo em taxas de infarto agudo do miocárdio (IAM) não fatal, AVE não fatal, internação por angina instável, revascularização coronariana ou morte cardiovascular. Após seguimento de 1,9 ano, o tratamento com rosuvastatina promoveu queda significativa nos níveis de LDL-c e PCR e reduziu o risco relativo de eventos cardiovasculares em 42% (homens) e 46% (mulheres), quando comparado ao placebo. O JUPITER, portanto, sugeriu que o uso da rosuvastatina como prevenção primária aumenta a sobrevida livre de eventos cardiovasculares quando há diminuição dos níveis do colesterol LDL-c e da PCR, mesmo em pacientes sem dislipidemia, mas com perfil de alto risco em razão da inflamação.

O estudo WOSCOPS mostrou que a redução do LDL-c com a pravastatina diminuiu o número de IAM não fatais e a mortalidade por DAC em homens de meia-idade com LDL-c > 155mg/dL.

No estudo AFCAPS/TexCAPS, o uso da lovastatina diminuiu a incidência de um primeiro grande evento coronariano (angina instável, IAM fatal e não fatal e morte súbita) em homens de baixo risco e mulheres sem evidência clínica de doença cardiovascular, e com níveis de LDL-c próximos da média da população em geral (150mg/dL) e HDL-c baixo. Não houve efeito sobre a mortalidade por todas as causas.

O valor médio do LDL-c entre os participantes do JUPITER foi significativamente menor do que nos outros dois ensaios que avaliaram o uso das estatinas como prevenção primária de eventos cardiovasculares, o WOSCOPS (192mg/dL) e o AFCAPS/TexCAPS (150mg/dL).

Os estudos 4S (*Scandinavian Simvastatin Survival Study*), o CARE (*Cholesterol and Recurrent Events Trial*) e o LIPID (*Long-term Intervention with Pravastatin in Ischaemic Disease*) mostraram redução na taxa de eventos cardiovasculares, em média, de 21% a 55% para os pacientes em uso de estatinas no grupo dos diabéticos, porém não foram avaliados possíveis benefícios da terapia em diabéticos sem doença cardiovascular.

Essa avaliação da prevenção primária de doenças cardiovasculares com estatina em pacientes com diabetes mellitus (DM) tipo 2 foi realizada no estudo CARDS (*Colaborative Atorvastatine Diabetes Study*), um ensaio clínico randomizado, multicêntrico, sendo o primeiro estudo conduzido apenas com diabéticos. Os participantes não tinham altas concentrações de LDL-c, mas apresentaram pelo menos um dos seguintes: HAS, tabagismo ativo, albuminúria ou retinopatia. O endpoint primário foi o tempo para a primeira ocorrência dos seguintes eventos: síndrome coronariana aguda, AVE ou revascularização coronária. A duração média do seguimento foi de 3,9 anos, havendo redução de mais de 37% na taxa de eventos cardiovasculares nos pacientes em uso de atorvastatina 10mg/dia, comparado ao grupo placebo. É importante frisar que benefícios similares foram atingidos em pacientes com LDL-c maior ou menor que 120mg/dL.

O HPS (*Heart Protection Study*) avaliou os efeitos da terapia com estatina em pacientes diabéticos com ou sem altos níveis de LDL-c. Em comparação ao placebo, os pacientes que fizeram uso de sinvastatina 40mg/dia tiveram uma redução de 33% no risco de primeiro evento cardiovascular no grupo dos diabéticos que não tinham DCV e de 18% nos que tinham doença preexistente, efeito esse independente de sexo, idade, duração e tipo de DM, e níveis de HDL-c e triglicerídeos. O benefício encontrado em pacientes com LDL-c < 116mg/dL foi similar ao encontrado naqueles com LDL-c acima desse valor.

Portanto, o HPS e o CARDS demonstraram benefícios do uso de estatinas em pacientes diabéticos com alto risco de eventos cardiovasculares, independente dos níveis iniciais de LDL-c.

Os estudos REVERSAL (*REVERSing Atherosclerosis with Aggressive Lipid Lowering*) e PROVE-IT (*Pravastatin or Atorvastatin Evaluation and Infection Therapy*) foram os primeiros a comparar o benefício de uma terapia moderada ou agressiva com estatinas. Em pacientes de alto risco cardiovascular, evidenciou-se que a terapia intensiva com estatinas é mais efetiva para reduzir a taxa de eventos coronarianos, remontando aos possíveis efeitos pleiotrópicos das estatinas somados à redução do LDL-c por elas induzida.

O estudo ASTEROID (*A Study To evaluate the Effect of Rosuvastatin On intravascular ultrasound-Derived coronary atheroma burden*) avaliou o efeito da terapia agressiva com doses altas de rosuvastatina (40mg/dia) na doença aterosclerótica em pacientes com DAC, utilizando como metodologia o ultrassom intravascular e a angiografia coronariana quantitativa. Após 2 anos de tratamento, os pacientes em uso de rosuvastatina apresentaram diminuição do percentual do diâmetro da estenose, aumento do diâmetro mínimo do lúmen e redução da área do ateroma, associadas à redução dos níveis de LDL-c (53%) e ao aumento do HDL-c (15%). Desse modo, o estudo demonstrou que estratégias agressivas no controle lipídico podem diminuir a extensão das lesões ateroscleróticas em pacientes com DAC estabelecida.

O ARBITER 6-HALTS (*Arterial Biology for the Investigation of the Treatment Effects of Reducing Cholesterol 6–HDL and LDL Treatment Strategies*) comparou os efeitos da combinação da terapia com niacina *versus* ezetimiba em pacientes em uso de estatina com DAC ou equivalente, com LDL-c < 100mg/dL, HDL-c < 50mg/dL (homens) e < 55mg/dL (mulheres). O *endpoint* primário foi a diferença entre os grupos na mudança da linha de base da média da espessura (EMI) carotídea comum após um período de 1 a 14 meses. O estudo foi interrompido precocemente devido à constatação da superioridade da niacina, que levou a uma maior regressão da EMI da carótida comum, e a uma menor incidência de eventos cardiovasculares, quando comparada ao grupo da ezetimiba (1% *versus* 5%). A adição de ezetimiba 10mg/dia, inclusive, promoveu uma paradoxal progressão do grau de aterosclerose, apesar da redução dos níveis de LDL-c com média de 19,2%.

Ensaios clínicos comparando a terapia combinada de estatina e niacina *versus* a terapia com estatina isolada, como o AIM-HIGH, auxiliarão a decisão da introdução da niacina no tratamento de pacientes com alto risco cardiovascular. Há também um estudo avaliando a associação da ezetimiba com a estatina em pacientes com síndrome coronariana aguda em andamento, o IMPROVE-IT (*IMProved Reduction of Outcomes: Vytorin Efficacy International Trial*), que demonstrará se de fato a redução dos níveis de LDL-c na terapia com ezetimiba se traduzirá ou não em melhores resultados clínicos.

O estudo *Coronary Drug Project* foi o primeiro a avaliar a capacidade da niacina como monoterapia em afetar os desfechos cardiovasculares. Esse estudo demonstrou redução de IAM não fatal (de 13,9% para 10,1%, P < 0,001) e de eventos cerebrovasculares (11,3% para 8,4%, P < 0,001), além de redução da mortalidade total no seguimento em longo prazo.

Fibratos mostraram reduzir eventos cardiovasculares em alguns estudos, mas não a mortalidade. No estudo *Fenofibrate Intervention and Event Lowering in Diabetes* (FIELD), o *endpoint* primário de redução de eventos cardiovasculares totais não foi atingido pelo tratamento com fenofibrato. Houve redução de 24% em IAM não fatal (p < 0,01), mas com aumento de IAM fatal (19%, p = 0,22). Reduções similares em IAM não fatal, mas não na mortalidade total, foram vistas também nos estudos VA-HIT com genfibrozila, WHO com clofibrato e *Bezafibrate Infarction Prevention* (BIP) com o bezafibrato.

QUANDO ENCAMINHAR O PACIENTE AO ESPECIALISTA?

Pacientes portadores de dislipidemias graves, que não respondem satisfatoriamente à dieta, à atividade física e à terapia medicamentosa em doses adequadas, especialmente se estratificados como de alto risco cardiovascular, devem ser encaminhados para avaliação especializada, para que sejam consideradas outras formas de terapia nos centros de referência, que podem incluir múltiplas combinações de medicamentos, aférese, anastomose ileal parcial, transplante hepático e terapia gênica.

CASO CLÍNICO PARA DISCUSSÃO

Paciente do sexo feminino, 58 anos, assintomática, veio à consulta ambulatorial de rotina. Tabagista há 20 anos (20 cigarros por dia), portadora de hipertensão arterial em uso de atenolol 100mg/dia. Negava diabetes, história pessoal ou familiar de doença aterosclerótica. Praticava 1 hora de atividade física aeróbica diária e tinha uma dieta balanceada, à base principalmente de frutas, vegetais, carnes brancas e laticínios magros. Exame físico não mostrava alterações; PA = 125 × 85mmHg. Exames laboratoriais trazidos pela paciente mostravam: glicemia de jejum = 87mg/dL; CPK = normal; TSH = 1,3UI/L; LDL-c = 219mg/dL; HDL-c = 45mg/dL; TG = 380mg/dL; colesterol total = 340mg/dL. Os exames foram repetidos e mostraram resultados semelhantes. Como conduzir essa paciente?

A paciente em questão não apresenta manifestações de doença aterosclerótica significativa nem é portadora de DM. Como ela é portadora de dois ou mais fatores de risco cardiovascular (idade, tabagismo e HAS), procede-se ao cálculo do ERF. O ERF para essa paciente foi de 23 pontos, o que lhe confere um risco absoluto > 20% em 10 anos. Portanto, ela foi classificada como de alto risco cardiovascular, devendo atingir as seguintes metas: LDL-c < 100mg/dL, não HDL-c < 130mg/dL, HDL-c ≥ 50mg/dL e TG < 150mg/dL. Como nos pacientes com dislipidemia mista e TG < 500mg/dl, após avaliação de possíveis causas de dislipidemia secundária, foram reforçadas as MEV (dieta/atividade física) já seguidas pela paciente, a qual foi encaminhada para um serviço médico especializado em terapia antitabagismo para dar inicio ao uso de uma estatina, neste caso de alta potência, devido à grande elevação do LDL-c (rosuvastatina 10mg/dia). Foi feita também a troca do atenolol (medicação que aumenta o TG e reduz o HDL-c) por enalapril 20mg/dia.

Nos 3 meses subsequentes, a dose de rosuvastatina foi aumentada até 40mg/dia, na tentativa de se atingirem as metas de LDL-c. A paciente otimizou as MEV e parou de fumar; houve melhora do controle da HAS (PA = 110 × 70mmHg). Após esse período, novos exames mostraram: LDL-c = 97mg/dL, HDL-c= 47mg/dL, TG = 320mg/dL, CT = 208mg/dL, com colesterol não HDL = 161mg/dL. Nessa situação, seria possível optar pela associação de fibrato ou ácido nicotínico, na tentativa de atingir as metas de colesterol não HDL e TG. Foi iniciado fenofibrato micronizado, na dose de 200mg/dia, observando-se controle do colesterol não HDL, TG e HDL-c da paciente, a qual deverá ser mantida em terapia com estatina e fibrato por tempo indeterminado.

Leitura Recomendada

Ali YS, Linton MF, Fazio S. Targeting cardiovascular risk in patients with diabetes: management of dyslipidemia. Curr Opin Endocrinol Diabetes Obes 2008; 15:142-6.

American Diabetes Association. Standards of Medical Care in Diabetes – 2011. Diabetes Care 2011; 34(1):S11-S61.

Attman PO, Samuelsson O. Dyslipidemia of kidney disease. Curr Opin Lipidol 2009; 20:293-9.

Bhardwaj SS, Chalasani N. Lipid-lowering agents that cause drug-induced hepatotoxicity. Clin Liver Dis 2007; 11:597-613.

Brunzell JD, Davidson M, Furberg CD et al. Lipoprotein management in patients with cardiometabolic risk. Diabetes Care 2008; 31:811-22.

Corrado E, Rizzo M, Coppola G et al. An update on the role of markers of inflammation in atherosclerosis. J Atheroscler Thromb 2010; 17:1-11.

Garg A, Simha V. Update on dyslipidemia. J Clin Endocrinol Metab 2007; 92:1581-9.

Grundy S, Cleeman J, Daniels S et al. Diagnosis and management of the metabolic syndrome. An American Heart Association/National Heart, Lung, and Blood Institute scientific statement. Circulation 2005; 112:2735.

Grundy SM, Cleeman JI, Bairey Merz CN et al. Implications of recent clinical trials for the national cholesterol education program. Circulation 2004; 110:227-39.

Hamilton P. Role of ezetimibe in the management of patients with atherosclerosis. Coronary Artery Disease 2009; 20:169-74.

Hou R, Goldberg AC. Lowering low-density lipoprotein cholesterol: statins, ezetimibe, bile acid sequestrants, and combinations: comparative efficacy and safety. Endocrinol Metab Clin N Am 2009; 38:79-97.

IV Diretriz Brasileira sobre Dislipidemias e Prevenção da Aterosclerose – Departamento de Aterosclerose da Sociedade Brasileira de Cardiologia. Arq Bras Cardiol 2007; 88(supl1):2-19.

Joy TR, Hegele RA. Narrative review: statin-related myopathy. Ann Intern Med 2009; 150:858-68.

Kamari Y, Bitzur R, Cohen H, Shaish A, Harats D. Should all diabetic patients be treated with a statin? Diabetes Care 2009; 32:378-83.

Leitão CCS, Maia AK, Azevedo T. Dislipidemias. In: Filgueira et al. Condutas em clínica médica. 4. ed. Rio de Janeiro: Medsi, 2007:501-17.

National Cholesterol Education Program (NCEP) Expert Panel on Detection, Evaluation, and Treatment of High Blood Cholesterol in Adults (Adult Treatment Panel III). Third Report of the National Cholesterol Education Program (NCEP) Expert Panel on Detection, Evaluation, and Treatment of High Blood Cholesterol in Adults (Adult Treatment Panel III) final report. Circulation 2002; 106;3143-421.

Rosen IM, Sams II RW. Common questions in managing hyperlipidemia. Primary Care Clin Office Pract 2006; 33:903-21.

Sharma M, Ansari MT, Abou-Setta AM et al. Systematic review: comparative effectiveness and harms of combination therapy and monotherapy for dyslipidemia. Ann Intern Med 2009; 151:622-30.

Venkatesh PK, Caskey D, Reddy PC. Therapies to increase high-density lipoprotein cholesterol and their effect on cardiovascular outcomes and regression of atherosclerosis. Am J Medical Sciences 2008; 336:64-8.

Osteoporose

CAPÍTULO 44

Marcelo Azevedo Cabral • Rita Marina Soares de Castro Duarte

INTRODUÇÃO

A osteoporose é uma doença osteometabólica em que há diminuição de massa óssea e alteração da microarquitetura do osso, levando a uma menor resistência e ao aumento do risco de fratura.

É considerada um problema de saúde pública nos dias atuais, em virtude de sua elevada morbimortalidade. Os principais locais de fraturas são a coluna lombar e o colo do fêmur. A fratura de colo do fêmur tem mais impacto socioeconômico em virtude de sua reabilitação funcional prolongada e, muitas vezes, sem recuperação completa. Isso faz com que metade das pessoas necessite de auxílio em suas atividades de vida diária. Sua prevalência aumenta progressivamente com a idade. Há uma redução da expectativa de vida de 12% a 20% após 6 meses para aqueles que apresentaram essa fratura.

INVESTIGAÇÃO

FATORES DE RISCO

- **Sexo:** a incidência é maior no sexo feminino (4:1), em razão do menor pico de massa óssea e perda óssea mais acelerada após a menopausa.
- **Idade:** há perda de massa óssea após o pico de massa óssea ser atingido, enfraquecendo a estrutura do osso.
- **Baixo pico de massa óssea:** quanto menor a massa óssea máxima (atingida por volta da terceira ou quarta década de vida), maior será a fragilidade óssea.
- **Menarca precoce e menopausa tardia:** nessas situações, há menor ação protetora dos estrogênios na estrutura óssea.
- **Constituição corpórea pequena:** pessoas com baixo índice de massa corpórea (IMC < 19kg/m^2) estão mais propensas à osteoporose.
- **Raça:** brancos e caucasianos apresentam maior risco do que negros.
- **Alimentação pobre em cálcio:** acarreta menor pico de massa óssea.
- **Falta de atividade física:** atividade física durante a infância e a adolescência parece ter impacto positivo na prevenção da osteoporose. Já a inatividade e a imobilização acarretam perda óssea.
- **Tabagismo:** apesar de não haver mecanismo elucidativo, o tabagismo se correlaciona com o desenvolvimento de osteoporose. Uma hipótese pode ser o aumento da depuração renal de estrogênios.
- **Ingesta excessiva de cafeína ou álcool.**
- **Hereditariedade:** parece haver relação entre fatores genéticos e desenvolvimento de osteoporose.
- **Medicações:** diuréticos tiazídicos, corticoides, ciclosporina, heparina, lítio, anticonvulsivantes.
- **Algumas condições clínicas:** gastrectomia e hipertireoidismo.

O Quadro 44.1 resume os principais fatores de risco para osteoporose.

CLASSIFICAÇÃO

A osteoporose pode ser classificada como primária, quando é idiopática, ou secundária, quando é causada por alguma condição clínica subjacente.

1. Osteoporose involucional (tipo mais comum de osteoporose primária):
   - Pós-menopáusica ou tipo I.
   - Senil ou tipo II.
2. Osteoporose idiopática:
   - Osteoporose juvenil.
   - Osteoporose do adulto jovem.

Quadro 44.1 Fatores de risco para osteoporose

- Sexo feminino
- Idade avançada
- Massa óssea baixa
- Raça branca ou caucasiana
- Menopausa precoce (< 45 anos)
- Antecedente materno de osteoporose
- IMC < 19kg/m^2
- Baixa estatura
- Tabagismo
- Ingesta excessiva de cafeína ou álcool
- Sedentarismo
- Baixa ingesta de cálcio
- Diuréticos tiazídicos
- Corticoides
- Ciclosporina
- Heparina
- Lítio
- Hipertireoidismo
- Anticonvulsivantes
- Gastrectomia
- Puberdade tardia

3. Osteoporose no homem: 60% são idiopáticas e 40% são secundárias.
4. Osteoporose secundária.

QUADRO CLÍNICO

A osteoporose costuma ser inicialmente assintomática. Com a progressão da perda de massa óssea, podem aparecer deformidades vertebrais, perda de altura e fraturas ósseas. O sintoma mais típico é a dor, ocorrendo quando há fratura. A dor pode variar de intensidade, ser localizada ou irradiar-se para flancos. Em geral, há remissão com dias ou semanas, reaparecendo caso surjam novas fraturas. Fraturas dos corpos vertebrais podem acarretar dor por compressão das raízes nervosas, com piora à movimentação e melhora ao repouso. As fraturas podem ser indolores, apresentando como sintoma perda de altura ou deformidade vertebral (geralmente cifose). Após episódios de dor aguda, pode surgir dor crônica tipo mecânica como resultado da deformidade vertebral.

As fraturas mais comuns na osteoporose são: fratura por compressão vertebral, fratura do punho (Colles, extremidade distal dos ossos do antebraço), fratura de quadril, fêmur proximal, arcos costais, bacia e úmero.

AVALIAÇÃO DIAGNÓSTICA

A partir da suspeição clínica da osteoporose, o paciente deve ser avaliado globalmente para análise da severidade e exclusão de causas secundárias. Sintomas sistêmicos ou alterações no exame físico sugerem existência de uma doença de base.

CAUSAS DE OSTEOPOROSE SECUNDÁRIA

- **Endócrinas.**
  - *Hipertireoidismo:* T_3 e T_4 estimulam diretamente a reabsorção óssea.
  - *Hipogonadismo:* a massa óssea é reduzida em mulheres amenorreicas com falência ovariana precoce, hiperprolactinemia e anorexia.
  - *Hiperprolactinemia.*
  - *Acromegalia:* resultado do hipogonadismo concomitante.
  - *Hiperparatireoidismo primário:* principalmente em ossos com predomínio trabecular. Perda óssea parece estar ligada ao grau de severidade da doença, pelo nível de hipercalcemia.
  - *Hiperparatireoidismo secundário:* pode resultar de desordens ligadas à osteomalacia como, por exemplo, doença renal (diminuição do metabólito ativo da vitamina D), anticonvulsivantes, má absorção e gastrectomia. No hiperparatireoidismo secundário ocorre aumento da calciúria renal, causando excessiva mobilização de cálcio do osso.
  - *Síndrome de Cushing:* diminuição da formação óssea e aumento da reabsorção óssea.
- **Gastrointestinais.**
  - *Doença celíaca:* decorrente da má absorção de cálcio e vitamina D pela atrofia da mucosa do intestino. O aumento secundário do paratormônio (PTH) também acelera essa perda.
  - *Doença inflamatória intestinal (DII):* diversos fatores possivelmente estão envolvidos, entre eles: má absorção de cálcio e de vitamina D, causada pela inflamação da mucosa intestinal ou ressecção intestinal; uso de corticoides; redução da atividade física; e atividade inflamatória da própria doença (as citocinas promovem estimulação parácrina no desenvolvimento dos osteoclastos e na regulação da reabsorção óssea).
  - *Gastrectomia:* como a maioria das gastrectomias atualmente é feita com *bypass* em Y de Roux, não há passagem dos alimentos ingeridos pelo duodeno, podendo causar deficiência de cálcio. Essa má absorção pode ser exacerbada pela baixa ingesta de vitamina D na dieta. Hiperparatireoidismo secundário pode ocorrer.
  - *Cirrose biliar primária:* falha na circulação êntero-hepática dos metabólitos ativos da vitamina D.
- **Neoplasias:** principalmente câncer de mama, pulmão e próstata.
  - *Hematológicas:* mieloma múltiplo, linfomas.

- **Imobilização.**
- **Medicações:** corticoides, anticonvulsivantes, levotiroxina (LT_4), lítio, alumínio, tamoxifeno, heparina.
- **Etilismo.**
- **Cafeína.**

O Quadro 44.2 resume as causas de osteoporose secundária.

Quadro 44.2 Causas de osteoporose secundária

Endócrinas
Hipertireoidismo
Hipogonadismo
Hiperprolactinemia
Acromegalia
Hiperparatireoidismos primário e secundário
Síndrome de Cushing
Gastrointestinais
Doença celíaca
Doenças inflamatórias intestinais (DII)
Gastrectomia
Cirrose biliar primária
Neoplasias hematológicas
Mieloma múltiplo
Linfoma
Imobilização
Medicações
Corticoides
Anticonvulsivantes
Levotiroxina
Alumínio
Tamoxifeno
Heparina
Etilismo
Cafeína

INVESTIGAÇÃO LABORATORIAL (QUADRO 44.3)

A avaliação de rotina para pacientes sem condição clínica subjacente aparente inclui:

- **Sangue:** hemograma, velocidade de hemossedimentação (VHS), cálcio, fósforo, fosfatase alcalina (FA), creatinina, albumina e TSH.
- **Urina:** calciúria de 24 horas.

Quando esses exames estão normais, nenhuma avaliação adicional é necessária. Se houver alteração do exame físico ou dos exames laboratoriais iniciais, sugerindo uma condição causadora de osteoporose secundária, deve-se estender a avaliação laboratorial de acordo com a suspeita clínica. O Quadro 44.3 resume os exames que devem ser solicitados na avaliação inicial ou adicional dos pacientes com osteoporose.

Quadro 44.3 Avaliação laboratorial da osteoporose

Inicial
Hemograma
VHS
Cálcio e fósforo séricos
Fosfatase alcalina
Função renal
Albumina
TSH
Calciúria de 24 horas
Avaliação adicional
T_4 livre
T_3
PTH
Teste de supressão com 1mg de dexametasona e/ou cortisol livre urinário livre de 24 horas
25-hidroxivitamina D
Anticorpos antigliadina e antiendomísio
Testosterona (em homens)
Outros

- **Pacientes que necessitam exames adicionais:** homens e mulheres pré-menopausa com densidade mineral óssea (DMO) muito baixa em relação a indivíduos da mesma faixa etária (índice Z < −2,0).
- **Exames adicionais na dependência da suspeita clínica:** protidograma, PTH sérico, 25-hidroxivitamina D, prolactina, estradiol, LH, FSH, T_4 livre, T_3, anticorpos antigliadina ou antiendomísio, teste de supressão com 1mg de dexametasona e/ou cortisol livre urinário, biópsia óssea e biópsia de intestino delgado.

Cálcio e fósforo séricos são normais na osteoporose primária. Fosfatase alcalina costuma ser normal, porém pode ocorrer aumento transitório por recuperação de fraturas. Se houver aumento sustentado de fosfatase alcalina, após excluídas doenças hepáticas, levanta-se a hipótese de osteomalacia ou metástase esquelética.

Hipercalcemia e hipofosfatemia sugerem hiperparatireoidismo, necessitando de dosagem de PTH sérico para confirmação (níveis aumentados sugerem o diagnóstico). Caso PTH seja normal, deve-se pensar em mieloma múltiplo e, na investigação, deve-se solicitar eletroforese de proteínas, hemograma para avaliação de anemia e VHS.

Pode haver coexistência de hiperparatireoidismo primário e deficiência de vitamina D. Nessa condição ocorrem aumento de PTH e hipo ou normocalcemia. O diagnóstico diferencial é feito com hiperparatireoidismo secundário. Avaliação da função renal, 25-OH vitamina D e excreção urinária de cálcio ajudam a diferenciar as duas condições.

Baixa calciúria (< 100mg/dia) sugere baixa ingestão ou absorção de cálcio. A má absorção pode ser devida à deficiência de vitamina D ou à má absorção intestinal. Na deficiência de vitamina D pode haver hipocalcemia, hipofosfatemia e elevação da FA, além de hiperparatireoidismo secundário. Nesses pacientes deve-se solicitar 25-hidroxivitamina D, por ser o melhor indicador dos estoques corporais de vitamina D.

Se houver baixa excreção urinária de cálcio ou redução da concentração sérica de 25-hidroxivitamina D, deve-se pensar em má absorção. Na investigação de doença celíaca, solicitam-se os marcadores sorológicos antigliadina e antiendomísio. Se os anticorpos vierem negativos e houver persistência da suspeita clínica, deverá ser considerada biópsia de intestino delgado.

Osteoporose em mulheres na pré-menopausa exige avaliação do eixo gonadal. Devem ser solicitados FSH, estradiol e prolactina.

Em caso de suspeita de hipertireoidismo, solicita-se função tireoidiana.

O hipercortisolismo também deve ser pesquisado como causa de osteoporose. Esta também pode estar presente na síndrome de Cushing, mesmo antes do surgimento de aspectos cushingoides típicos.

INVESTIGAÇÃO POR IMAGEM

Densitometria óssea

A definição de osteoporose está ligada a valores obtidos pela densitometria óssea.

A densitometria de dupla energia baseada em raios X (DEXA) é considerada o padrão-ouro para a densitometria óssea. A DMO é expressa em gramas de mineral por cm^2 do osso escaneado (g/cm^2). A DMO do paciente é comparada com valores obtidos em uma população normal de raça, sexo e idade semelhantes aos do paciente (índice Z) ou comparada com a população de adulto jovem normal do mesmo sexo (índice T). A diferença entre os índices do paciente e os outros índices é expressa em desvios padrões (DP). Em geral, 1DP equivale de 10% a 15% do valor da DMO em g/cm^2.

Muitos estudos prospectivos controlados com DEXA, particularmente em mulheres idosas, indicam que o risco de fratura dobra para cada DP na redução da DMO.

As definições da Organização Mundial de Saúde (OMS) com base na medida da DMO na coluna vertebral, no quadril ou no antebraço por DEXA são mostradas no Quadro 44.4.

Para mulheres na pós-menopausa e homens com mais de 50 anos de idade, o diagnóstico proposto pela OMS, com base no índice T, é aplicado para DMO medida por DEXA central na coluna vertebral e na cabeça do fêmur. A DMO medida por DEXA no rádio pode ser usada para diagnóstico quando não se pode medir o quadril ou a coluna, como, por exemplo, nos pacientes grandes obesos e portadores de hiperparatireoidismo.

Quadro 44.4 Classificação da massa óssea obtida por DEXA de acordo com o DP do índice T

Classificação	Índice T
Normal	até –1,0DP
Osteopenia	entre –1,0 e 2,5DP
Osteoporose	< –2,5DP
Osteoporose severa ou estabelecida	< –2,5DP e fratura patológica

Em mulheres na pré-menopausa, homens com menos de 50 anos de idade e crianças, o diagnóstico por DMO proposto pela OMS não deve ser aplicado. A International Society for Clinical Densitometry (ISCD) recomenda que, em vez do índice T, seja usado o índice Z. Índices Z menores ou iguais a –2DP são definidos como "baixa DMO para a idade cronológica" ou "abaixo da média esperada para a idade" e aqueles acima de –2DP, "entre a média esperada para a idade".

Embora essas definições sejam úteis para o diagnóstico de osteoporose, não devem ser usadas como únicos determinantes para a decisão quanto ao tratamento da osteoporose. Segundo estudos, a captura imperfeita do risco com DMO isoladamente causa muitos problemas na avaliação clínica de fatores de risco. Por exemplo, levando em conta apenas a DMO, o aumento na incidência anual de fratura de quadril dos 50 aos 90 anos de idade é de quatro vezes. Entretanto, estudos mostram que esse aumento é de aproximadamente 30 vezes, quando considerados outros fatores de risco.

O uso de fatores de risco que adicionam informações quanto à fratura independentemente da DMO melhora a sensibilidade da avaliação para qualquer especificidade. Essas considerações indicam que a avaliação pode ser melhorada pela integração dos fatores de risco clínicos com ou sem a DMO. Em outras palavras, o tratamento deve ser direcionado não apenas com base no índice T da DMO, mas também na contribuição independente de outros fatores de risco validados.

O estudo *Fractures Risk Assessment Tool* (FRAX®) foi realizado no Reino Unido (na Inglaterra) com o objetivo de aplicar uma ferramenta de avaliação para a predição de fratura em homens e mulheres com o uso de fatores de risco clínicos para fratura com ou sem o uso da DMO da cabeça do fêmur. Os fatores de risco clínicos, identificados por metanálises prévias, incluem IMC, como uma variável contínua, história prévia de fratura, história familiar de fratura de quadril, uso de glicocorticoides orais, artrite reumatoide e outras causas secundárias de osteopo-

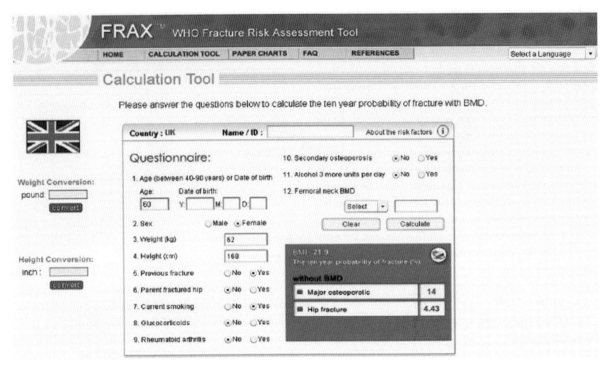

Figura 44.1 Reprodução de *site* para cálculo do FRAX.

rose, além de tabagismo ativo e ingesta alcoólica de três ou mais unidades por dia. Foi desenvolvido com um estudo populacional baseado em coortes da Europa, da América do Norte, da Ásia e da Austrália.

A ferramenta calcula a probabilidade de fratura de quadril ou fratura maior osteoporótica (definida como fratura clínica vertebral, de quadril, antebraço ou úmero proximal) em 10 anos. O algoritmo FRAX® está disponível no *site:* www.shef.ac.uk/FRAX/tool.

O FRAX® é mais útil em pacientes com baixa DMO de quadril. O seu uso em pacientes com baixa DMO na coluna e DMO relativamente normal de quadril exige cuidado especial, pois o algoritmo não foi validado para DMO de coluna. Nessa situação, o julgamento clínico é essencial, já que o FRAX® pode subestimar o risco de fratura. A Figura 44.1 mostra a ferramenta para o cálculo do risco.

Aplicação do FRAX® nos EUA

1. FRAX® é programado para mulheres na pós-menopausa e homens com 50 anos ou mais, não sendo programado para adultos jovens e crianças.
2. A ferramenta não é validada para pacientes com tratamento farmacológico prévio ou em curso para osteoporose.
3. Na ausência de DMO de cabeça de fêmur, a DMO total de quadril pode ser substitutiva; no entanto, o uso de DMO de locais que não o quadril não é recomendado no algoritmo.
4. A OMS determinou que para muitas causas de osteoporose secundária o risco de fratura foi mediado primariamente pelo impacto da DMO. Por isso, quando os índices T são introduzidos no FRAX®, o botão de osteoporose secundária é automaticamente inativado.

A National Osteoporosis Foundation (NOF) recomenda que os pacientes com probabilidade de fratura de quadril > 3% em 10 anos sejam tratados, assim como os indivíduos com risco de fraturas osteoporóticas combinadas > 20%.

Indicações para avaliação da DMO:

1. Mulheres com 65 anos ou mais.
2. Homens com 70 anos ou mais.
3. Mulheres na pós-menopausa com menos de 65 anos e homens entre 50 e 69 anos com fatores de risco.
4. Adultos com fraturas de fragilidade.
5. Adultos com doença ou condição associada à perda de massa óssea.
6. Adultos em uso de medicações associadas à baixa massa óssea ou à perda óssea.
7. Pacientes em tratamento para osteoporose (a fim de monitorizar a terapêutica).
8. Pacientes que não estejam em tratamento, nos quais a evidência de perda óssea poderia indicar tratamento.

Raios X

Não são realizados para diagnóstico de osteoporose, pois só há alterações na radiografia simples quando ocorre, no mínimo, 30% de perda de massa óssea. Nesse exame, deve-se procurar perda do trabeculado ósseo e afilamento da cortical óssea, no caso de osteoporose. Esse exame é mais útil para o diagnóstico de fraturas.

Além das lesões osteoporóticas, a radiografia em PA da coluna pode demonstrar pedículos destruídos por metástases. A radiografia de qualquer fratura não vertebral deve ser vista com cuidado a fim de avaliar anormalidades sugestivas de malignidade ou osteomalacia.

Fraturas patológicas não são muito prováveis em alguns locais, como rádio distal. Cintilografia óssea, tomografia computadorizada ou ressonância nuclear magnética devem ser solicitadas quando uma fratura de origem não osteoporótica for suspeitada.

TRATAMENTO

ORIENTAÇÕES SOBRE A DOENÇA

O paciente deve ser informado sobre os riscos de fratura, opções terapêuticas e efeitos adversos. O objetivo principal é a prevenção. Deve-se chamar a atenção para que seja atingido um bom pico de massa óssea, o que ocorre entre 20 e 30 anos, mediante boa ingestão de cálcio e vitamina D, nutrição adequada e prática constante de exercícios físicos. A conscientização sobre o impacto da atividade física, da dieta e dos hábitos comportamentais é fundamental para a obtenção da adesão do paciente ao tratamento de longa duração.

RECOMENDAÇÕES À POPULAÇÃO GERAL PARA MINIMIZAR RISCOS DE FRATURA

- Consumir adequadamente cálcio e vitamina D durante a vida, realizar exercícios regulares com fortalecimento muscular, não fumar, evitar ingerir bebida alcoólica, fazer tratamento do alcoolismo e usar protetores de quadril quando apresentar alto risco de quedas.
- Evitar hipotensão, revisar prescrição de medicações para minimizar efeitos colaterais que interfiram no equilíbrio e evitar excesso de cafeína.
- Tratar diminuição de acuidade visual ou auditiva.
- Adequação do ambiente (iluminação, barras de apoio, faixas antiderrapantes nos limites de degraus, retirar obstáculos dos caminhos rotineiros).

Exercícios

Atividade física regular de impacto contribui para o aumento do pico de massa óssea nos jovens. No idoso, aumenta a massa e a força muscular, melhora o equilíbrio, o padrão da marcha, as reações de defesa, a propriocepção e, com isso, reduz quedas.

Exercícios com carga, como andar, subir escadas e dançar, são adequados para prevenção e tratamento da osteoporose. A atividade deve ser realizada três vezes por semana por, no mínimo, 30 minutos.

Exercícios aeróbicos de alto impacto são contraindicados na osteoporose. Natação – atividade sem carga – não é indicada. Lembrar que, antes da indicação de atividade física, deve-se avaliar a função cardiorrespiratória e excluir situações que contraindiquem práticas esportivas.

Indicações do tratamento farmacológico para osteoporose:

1. Mulheres na pós-menopausa com DMO de índice T < –2,5DP (CBO*) e sem fatores de risco.
2. Mulheres na pós-menopausa com DMO de índice T < 1,5DP com um ou mais fatores de risco.
3. Mulheres com fratura vertebral prévia ou de quadril atraumática.
4. Mulheres nas quais medidas preventivas não farmacológicas não foram efetivas e persiste perda óssea (CBO).
5. Fraturas vertebrais e de quadril devem ser sempre tratadas, pois o risco de nova fratura vertebral é muito alto.

O tratamento da osteopenia (índice T entre –1 e –2,5DP) ainda é controverso.

A decisão quanto ao tratamento deve ser orientada pela DMO e pelos fatores de risco adicionais. Lembrar que o benefício do tratamento para a osteoporose estabelecida é baixo quando a expectativa de vida é curta. No entanto, a oferta de cálcio e vitamina D deve ser adequada.

AGENTES ANTIRREABSORTIVOS

Cálcio e vitamina D

Estudos controlados e randomizados demonstram que a ingesta adequada de cálcio por meio de dieta ou suplementação medicamentosa aumenta a DMO de coluna vertebral e reduz fraturas vertebrais e não vertebrais.

Mulheres com mais de 50 anos de idade devem receber pelo menos 1.200mg de cálcio elementar por dia. A National Academy of Sciences recomenda a ingesta diária de 400 a 600UI de vitamina D. No Brasil, o Consenso Brasileiro de Osteoporose de 2002 recomenda que a reposição de vitamina D seja feita após os 70 anos de idade, nos idosos institucionalizados ou naqueles que não se exponham à luz solar. Nesses casos, a NOF recomenda a ingesta de 800UI/dia.

O cálcio suplementar deve ser baseado no conteúdo de cálcio consumido pelo paciente (o Quadro 44.5 mos-

---

*CBO: Consenso Brasileiro de Osteoporose, 2002.

Quadro 44.5 Conteúdo de cálcio nos alimentos

Alimento	Quantidade	Quantidade de cálcio (mg/porção)
Leite integral	200mL	228
Leite desnatado	200mL	248
Queijos amarelos	100g	± 900
Queijo de minas	100g	635
Coalhada	100g	490
Sardinha	100g	402
Brócolis cozido	100g	130
Iogurte	100g	120
Requeijão	100g	107
Espinafre cru	100g	95
Couve	100g	82
Laranja	150g	68
Pescada	100g	62
Cenoura crua	100g	56

tra a quantidade de cálcio nos alimentos). Os suplementos medicamentosos de cálcio devem ser ingeridos durante as refeições (para melhor absorção) – no máximo, 500mg de cálcio elementar por tomada.

Os sais de cálcio disponíveis são carbonato de cálcio (40% de cálcio elementar), citrato (21% de cálcio elementar), lactato (13% de cálcio elementar) e gluconato (9% de cálcio elementar).

Os principais efeitos colaterais incluem náuseas, dispepsia e constipação intestinal (mais associada ao uso de carbonato de cálcio; o citrato de cálcio pode ser usado como alternativa).

Cálcio e vitamina D não devem ser indicados como tratamento único da osteoporose. A maioria dos estudos clínicos que avaliaram medicamentos para osteoporose usou suplementação de vitamina D e cálcio nos grupos controle e de intervenção.

TERAPIA DE REPOSIÇÃO HORMONAL (TRH)

O estrogênio é útil na prevenção da osteoporose. Ele reduz a perda de massa óssea nas fases inicial, média e tardia da pós-menopausa, em virtude da inibição da reabsorção óssea, com aumento de 5% a 10% na DMO em 1 a 3 anos.

Estudos epidemiológicos demonstram redução de fraturas vertebrais e não vertebrais em mulheres em reposição hormonal por 5 anos. Por outro lado, um grande estudo prospectivo, randomizado, duplo-cego, placebo-controlado (*Womens's Health Initiative*), mostrou aumento do risco relativo para doença coronariana (29%), câncer de mama invasivo (26%) e acidente vascular encefálico (41%) e aumento de duas vezes para tromboembolismo venoso no grupo em uso de estrógeno e progesterona por 5,2 anos. Houve redução da taxa de fraturas em todos os locais (34%).

A principal indicação da TRH, portanto, é para a melhora dos sintomas vasomotores por curto prazo em mulheres com ou sem redução da massa óssea ou osteoporose. Deve-se excluir fatores de risco para coronariopatia ou neoplasias responsivas a estrogênio (principalmente mama e endométrio), fenômenos tromboembólicos e hepatopatias ativas.

As doses terapêuticas conjugadas mais usadas e com resultados efetivos na prevenção de fraturas osteoporóticas são administradas em dose mínima de 0,625mg/dia de estrogênios equinos, por via oral, de maneira cíclica (intervalo de 25 a 30 dias), e combinadas com progestágenos (medroxiprogesterona) de 5 a 10mg/dia nos últimos 14 dias do ciclo, quando a paciente possuir útero. Essa associação evita hiperplasia endometrial e um eventual carcinoma de endométrio. A tendência atual de minimizar as doses para a obtenção de menores efeitos colaterais ainda necessita da confirmação de seu efeito na prevenção de fraturas.

A administração oral acarreta maior incidência de trombose venosa, tromboembolismo pulmonar e cálculos biliares. Essas complicações são minimizadas com o uso da via transdérmica.

- **Estrogenioterapia:** Climara®, Estrace®, Estraderm®, Estratab®, Ogen®, Ortho-Est®, Premarin®, Vivelle®.
- **Terapia hormonal combinada:** Activella®, Femhrt®, Premphase®, Prempro®.

MODULADORES SELETIVOS DOS RECEPTORES DE ESTROGÊNIO (SERM)

Usados na prevenção e no tratamento da osteoporose, os SERM ligam-se ao receptor intracelular de estrogênio, exercendo efeito agonista ou antagonista, na dependência do tecido-alvo.

O raloxifeno foi aprovado pelo Food and Drug Administration (FDA) para prevenção e tratamento da osteoporose em mulheres na pós-menopausa. Tem efeito agonista estrogênico no osso e no metabolismo lipídico e antagonista no endométrio e na mama. Previne perda óssea, aumenta discretamente a massa óssea vertebral e diminui o risco de fraturas em 40% a 55% em mulheres com osteoporose. Não há evidências de seu efeito na redução de fraturas não vertebrais. Aumenta o risco de trombose venosa profunda e tem efeito teratogênico. Reduz a fração LDL do colesterol sem aumentar triglicérides.

- **Raloxifeno (Evista®):** 60mg/dia por via oral.

BIFOSFONATOS

Usados na prevenção e tratamento da osteoporose, são análogos estáveis do pirofosfato. Ligam-se ativamente à superfície óssea e têm meia-vida de vários anos no osso.

Quando o osteoclasto fagocita os cristais ósseos contendo esses agentes, ocorre alteração em sua atividade metabólica. Eles inibem a reabsorção óssea, pois interferem na recrutação, na diferenciação e na ação dos osteoclastos. Além disso, aumentam sua apoptose.

Alendronato, risendronato, ibandronato e zolendronato são aprovados para tratamento da osteoporose. O alendronato aumenta a massa óssea e diminui a incidência de fraturas vertebrais, de quadril e não vertebrais em 50% em 3 a 4 anos. O risendronato aumenta a massa óssea e diminui o risco de fraturas vertebrais em 40% e de não vertebrais em 30% em 3 anos. O ibandronato não reduz o risco de fratura não vertebral.

Os bifosfonatos também atuam na osteoporose induzida por corticoides e são uma opção ao tratamento após descontinuação da TRH.

Recomendações

Os efeitos colaterais gastrointestinais (refluxo, esofagite, úlceras esofágicas) são a principal preocupação da administração dos bifosfonatos por via oral. No entanto, esses efeitos são pouco frequentes se as instruções de tomada forem respeitadas. Recomenda-se sua ingesta com um copo cheio de água e que o paciente permaneça em pé ou sentado por 30 minutos antes de se alimentar. É preferível o uso em jejum, já que sua absorção é diminuída se forem ingeridos com alimentos.

Não devem ser usados em pacientes com *clearance* de creatinina < 30mL/min.

Faltam evidências que assegurem a segurança do uso dos bifosfonatos na gravidez.

Os principais efeitos colaterais são gastrointestinais, como dor abdominal, náuseas, diarreia e úlcera gástrica ou esofágica. Também podem ocorrer necrose de mandíbula e arritmias.

O ganho de massa óssea e os efeitos colaterais foram semelhantes quando da comparação do uso semanal com o diário. No entanto, a vantagem do uso semanal é a maior adesão ao tratamento. A duração ideal do tratamento ainda não é conhecida, mas o uso contínuo da medicação por 7 anos parece ser bem tolerado.

- **Alendronato sódico (Fosamax®):** 10mg/dia ou 70mg/semana por via oral.
- **Risendronato sódico (Actonel®):** 5mg/dia ou 35mg/semana por via oral, 150mg/mês.
- **Ibandronato (Bonviva®):** 150mg/mês por via oral.
- **Zolendronato (Aclasta®):** 5mg/ano por via endovenosa.

Não há dados consistentes de que o ibandronato reduza o risco de fratura de quadril. Por isso, o alendronato ou o risendronato são recomendados como primeira escolha para terapia com bifosfonatos.

AGENTES ESTIMULADORES DA FORMAÇÃO ÓSSEA

Teriparatida

O PTH é um hormônio produzido pelas paratireoides e regula os níveis séricos de cálcio e fósforo. Age estimulando a α-1-hidroxilase, que favorece a síntese renal de $1,25(OH)_2D_3$, aumenta a reabsorção tubular de cálcio e inibe a reabsorção de fósforo.

O PTH estimula a diferenciação da linhagem osteoclástica, aumenta o número e a atividade dos osteoclastos e inibe a apoptose dessas células. *In vitro*, apresenta efeito bifásico no tecido ósseo, com aumento da reabsorção quando usado cronicamente ou em doses elevadas. Em dose baixa intermitente, paradoxalmente, aumenta a formação óssea.

O uso subcutâneo levou a um aumento de 9% na DMO de coluna e de 5% na DMO de quadril. Houve redução de novas fraturas vertebrais em 65% e de não vertebrais em 54% após 18 meses de uso.

A tereparatida, paratormônio recombinante humano (1-34), foi aprovado pelo FDA para tratamento da osteoporose em mulheres na pós-menopausa, sendo o único medicamento com efeito estimulador da formação óssea aprovado.

Candidatos à medicação são:

1. Mulheres na pós-menopausa ou homens com osteoporose severa (índice T ≤ –3,5DP, mesmo na ausência de fraturas; índice T≤ –2,5DP e fratura por fragilidade).
2. Pacientes com osteoporose que sejam intolerantes ou que tenham contra-indicações relativas aos bifosfonatos (acalasia, esclerodermia esofágica, constrição esofágica).
3. Pacientes com falha na terapia com outras medicações (fratura com perda de DMO mesmo com aderência à terapia).
4. O CBO 2002 também propõe o uso de tereparatida como opção de tratamento da osteoporose em homens.

Em razão de seu custo, via de administração subcutânea, preocupações com uso a longo prazo e da viabilidade de outros agentes, o PTH não costuma ser o medicamento de primeira escolha para tratamento da osteoporose.

Os feitos adversos incluem cãibras e tonturas.

Como o PTH causou aumento da incidência de osteossarcoma em ratos, pacientes de alto risco para desenvolvimento de osteossarcoma (doença óssea de Paget, pós-radiação do esqueleto, metástase óssea, hipercalcemia ou história de neoplasia de esqueleto) não devem usá-lo.

- **Paratormônio (1-34) (Forteo®):** 20µg/dia por via subcutânea.

Ranelato de estrôncio

Estimula a captação de cálcio no osso e inibe a reabsorção óssea. O estudo SOTI (*Spinal Osteoporosis Therapeutic Intervention*), controlado por placebo, avaliou o uso dessa medicação na dose de 2g/dia, administrada por via oral, em mulheres pós-menopáusicas com osteoporose estabelecida. Houve redução de 41% no risco de uma nova fratura vertebral em 3 anos.

Os efeitos colaterais incluem diarreia nos primeiros 3 meses de tratamento, leve aumento nos níveis de fósforo e pequenas diminuições nos níveis de cálcio e PTH.

- **Ranelato de estrôncio (Protos®):** 2g, VO, 1 ×/dia.

Apresentação

Caixa contendo 18 ou 24 sachês (cada sachê contém 2g de ranelato de estrôncio).

Recomendações

Por ter absorção lenta, deve ser tomado na hora de deitar, pelo menos 2 horas após a refeição. O sachê deve ser diluído em água e tomado imediatamente.

Outros

- **Fitoestrógenos:** efeito similar ao dos estrogênios, porém mais fraco. Não demonstrou diminuição de fraturas em humanos. Flavanoides naturais (isoflavona) e sintéticos (ipriflavona) não são aprovados para o tratamento da osteoporose.
- **Tibolona:** esteroide sintético que age por seus metabólitos nos receptores estrogênicos, androgênicos e de progesterona. Apresenta ações diferentes na dependência dos tecidos-alvo. Previne perda óssea na pós-menopausa precoce ou tardia.

TERAPIA COMBINADA

Terapia combinada, geralmente bifosfonatos com não bifosfonatos, leva a pequenos aumentos na DMO, quando comparada à monoterapia. O impacto sobre a taxa de fraturas é desconhecido.

A associação de paratormônio com alendronato não demonstrou sinergismo. No entanto, o uso concomitante do alendronato pode reduzir os efeitos anabólicos do paratormônio.

ESCOLHA DO TRATAMENTO EM MULHERES NA MENOPAUSA

Mulheres com fratura

Mulheres na pós-menopausa com mais de 60 anos de idade apresentam fratura vertebral como a forma mais comum de osteoporose. O risco de fratura vertebral após a primeira fratura aumenta 20% ao ano. O tratamento da osteoporose está imediatamente indicado e a mensuração da DMO não influenciará a indicação do tratamento. Alendronato, risendronato e raloxifeno constituem as melhores opções terapêuticas.

Em pacientes com fraturas não vertebrais e DMO baixa (índice T≤ –1DP), deve-se considerar o tratamento de acordo com a idade da paciente, os fatores de risco e o tipo de fratura. Toda paciente com osteoporose e fratura de quadril deve ser tratada.

Mulheres sem fraturas

Considerar tratamento se houver osteoporose diagnosticada pelos critérios densitométricos e se o risco de fratura justificar o tratamento.

O raloxifeno é uma opção para reduzir riscos de fraturas vertebrais na pós-menopausa de longo e médio tempo.

Bifosfonatos podem ser usados a qualquer momento na mulher na pós-menopausa e são a escolha para mulheres sob alto risco de fraturas não vertebrais.

Cálcio e vitamina D reduzem o risco de fraturas não vertebrais em idosos.

O paratormônio, que reduz as fraturas vertebrais e não vertebrais, é uma opção para o tratamento da osteoporose grave.

A TRH não deve ser indicada para tratamento preventivo de perda óssea em mulheres na pós-menopausa.

PREVENÇÃO E TRATAMENTO DA OSTEOPOROSE INDUZIDA POR CORTICOSTEROIDES

Todos os pacientes que forem receber corticoterapia na dose de 5mg por dia de prednisona ou dose equivalente de outro corticoide por 3 meses ou mais devem receber suplementação de cálcio e vitamina D.

Bifosfonatos são indicados na prevenção e tratamento de osteoporose induzida por corticoides, inclusive mostrando redução dos riscos de fratura.

A perda óssea por glicocorticoides pode ser prevenida. Isso inclui escolher a menor dose que controle a doença de base e preferir o uso das vias inalatória e tópica, se possível. Devem ser reduzidos os fatores de risco adicionais, como fumo e ingesta excessiva de álcool, e estimulada a prática de exercícios de impacto, quando apropriado.

ACOMPANHAMENTO

No início do tratamento, devem ser solicitados DMO e um marcador de reabsorção óssea (fosfatase ácida específica do osso sérica ou hidroxiprolina, piridinolina e deoxipiridinolina urinárias, telopeptídeo terminal X). Depois de 3 a 6 meses, repete-se a medida do marcador de reabsorção óssea. Se houver diminuição de 30% ou mais em relação aos níveis basais do marcador, o tratamento está sendo eficaz e a terapêutica deverá ser continuada por 1 ano, quando então a DMO deverá ser repetida.

Avalia-se o tratamento por meio de DMO de coluna e fêmur após 1 ano. Caso haja diminuição significativa em ambos os locais, após 1 ano de tratamento, a terapia deverá ser modificada. Caso haja perda em um local e aumento ou estabilização no outro local, repete-se a DMO em 1 ano. Mesmo nos pacientes sem ganho aparente no índice T, o tratamento deve ser mantido, pois os estudos mostraram redução do risco de fraturas.

A cada consulta devem ser feitas a anamnese e a medida da altura, em busca de sinais ou sintomas de fratura. Caso haja perda de 3cm ou mais na altura em 3 anos, solicita-se radiografia de coluna toracolombar.

Procede-se ao controle com cálcio sérico e urinário a fim de identificar pacientes de risco para calculose renal, indivíduos com hipercalcemia por superdosagem de medicação e aqueles pacientes com baixa ingestão ou absorção de cálcio (cálcio urinário < 75mg/24 horas). Em uma dieta normal, o limite de cálcio urinário é de 250mg para as mulheres e 300mg para os homens.

Quanto à TRH, o ginecologista deve participar tanto na indicação como no monitoramento das possíveis complicações dessa terapia.

Osteoporose induzida por corticoides

DMO de coluna e fêmur e radiografias ósseas são indicadas no início do tratamento com corticoides, quando essa terapia durar mais de 3 meses e for usado dose 5mg de prednisona ou equivalente. Repete-se a avaliação óssea a cada 6 meses.

O exame físico deve incluir medida de altura e testes de força muscular.

Solicita-se cálcio urinário e de 24 horas, pois pode haver aumento da perda urinária de cálcio.

Referenciar ao especialista

Quando houver falha terapêutica, apesar da aderência adequada do paciente às medicações e orientações médicas.

O ginecologista deve indicar e acompanhar o uso da TRH.

Internação

A principal indicação são as fraturas de colo do fêmur. Apenas uma minoria dos pacientes com fratura de coluna necessita de internamento hospitalar.

LEITURA RECOMENDADA

Fortes EM, Castro ML. Doenças osteometabólicas. In: Lopes AC (ed.) Diagnóstico e tratamento. Vol 2.São Paulo: Manole, 2006: 639-52.

Fuleihan GE, Silverberg SJ. Diagnosis and differential diagnosis of primary hyperparathyroidism. In:UptoDate, v. 17:3, 2009.

Kanis JA. WHO Fractures Risk Assessment Tool. Monografia na internet. World Health Organization Collaborating Centre for Metabolic Bone Diseases. University of Sheffield, UK. Citado em 31 de julho de 2010. Disponível em http://www.shef.ac.uk/FRAX/tool.jsp

Kanis JA and the WHO Study Group. Assessment of fracture risk and its application in screening for postmenopausal osteoporosis: Synopsis of WHO Report. Osteoporosis Int 1994; 4:368-81.

Kanis JA, Johnell O, Oden A, Johansson H, McCloskey E. FRAX[TM] and the assessment of fracture probability in men and women from the UK. Osteoporos Int 2008; 19:385-97.

Klippel JH, Weyand CM, Wortmann RL (eds.). Osteoporosis and metabolic bone diseases. In: Primer on the rheumatic diseases. 11. ed. Atlanta: Arthritis Foundation, 1997:385-90.

Lacy CF, Armstrong LL, Goldman MP, Lance LL. Medicamentos Lexi-Comp Manole – Uma fonte abrangente para médicos e profissionais de saúde. 1. edição brasileira. São Paulo: Manole, 2009.

Lora FL, Amarante HMB, Pisani JC, Borba VVC, Kulak CAM, Carmes ER. Avaliação da densidade mineral óssea em pacientes com doença inflamatória intestinal. Arq Gastroenterol 2005; 42.

Mun EC, Cummings S. Medical management of patients after bariatric surgery. In: Up to Date,v.17.3,2009.

National Osteoporosis Foundation. Clinician's Guide to Prevention and Treatment of Osteoporosis. Washington, DC: National Osteoporosis Foundation, 2010.

NetMed-PROTOS®2G. [base de dados na internet]. NetMed.Citado em 23 de agosto de 2010. Disponível em http://www.netmed.com.br/bulario/farmaco.php?bula=14859&nome=Protos%C2%AE+2+g%0D%0A+Ranelato+de+estr%C3%B4ncio

Pereira RMR, Dourador EB, Kochen JAL, Lima FR. Osteoporose. In: Yoshinari NH, Bonfá ESDO (eds.). Reumatologia para o clínico. São Paulo: Roca, 2000:149-60.

Pinto Neto AM, Soares A, Urbanetz AA et al. Consenso Brasileiro de Osteoporose 2002. Rev Bras Reumatol 2002; 42:343-54.

Reis M. Osteoporose. In: Benseñor IM, Tibério IFC, Bernik MMS, Silva FM, Dórea EL, Lotufo PA (eds.). Medicina em ambulatório – Diagnóstico e tratamento. São Paulo: Sarvier, 2006:452-60.

Rosen CJ. Parathyroid hormone therapy for osteoporosis. In: UptoDate. v.17.3, 2009.

Rosen HN. Bisphosphonates in the management of osteoporosis in postmenopausal women. In: UptoDate, v.17.3, 2009.

Woolf AD, Akesson K. Management of osteoporosis. In: Hochberg MC, Silman AJ, Smolen JS, Weinblatt ME, Weisman MH (eds.). Rheumatology. 3. Ed. Edinburgh: Mosby, 2003.

Osteoartrite

CAPÍTULO 45

Renata Carneiro de Menezes
Rita Marina Soares de Castro Duarte

INTRODUÇÃO

A osteoartrite (OA) é uma doença crônica, multifatorial, cujo principal fator etiopatogênico é o desequilíbrio entre a degradação e a síntese da cartilagem e do osso subcondral. Embora anteriormente tida como uma patologia degenerativa própria do envelhecimento, vem sendo considerada mais recentemente uma doença inflamatória e de intensa atividade metabólica.

A OA apresenta alta prevalência, sendo considerada a doença articular mais comum e uma das principais causas de morbidade na população idosa. Segundo a Organização Mundial de Saúde (OMS), 40% dos adultos com mais de 70 anos de idade apresentam OA de joelhos, 80% das pessoas com OA apresentam limitação dos movimentos e 25% não conseguem desempenhar suas principais atividades de vida diária. Sua prevalência vem aumentando mundialmente em razão da combinação do envelhecimento da população com o aumento da obesidade.

COMO INVESTIGAR?

FATORES DE RISCO

A OA pode ser iniciada por múltiplos fatores, incluindo fatores genéticos, metabólicos e traumáticos. Além da idade avançada, ocupações que submetem as articulações a traumas ou ao sobreuso repetitivo predispõem os indivíduos à OA dessas articulações. A obesidade é um dos principais fatores de risco para a OA, exercendo efeito sobre a sintomatologia, a inflamação sistêmica e os níveis de biomarcadores de síntese e de degradação da cartilagem. A frequência da OA entre os sexos é aproximadamente a mesma entre 45 e 55 anos de idade, sendo, a partir daí, mais comum em mulheres. Gênero e raça influenciam a prevalência e a gravidade da OA, sendo a de joelhos mais comum nas mulheres negras do que nas brancas.

Embora possa acometer qualquer articulação sinovial, joelhos, quadris, mãos – interfalangianas proximais (IFP) e distais (IFD) – e coluna vertebral são os mais comumente afetados. Ombros, cotovelos, tornozelos, metacarpofalangianas (MCF), punhos e segunda à quinta metatarsofalangianas (MTF) são geralmente envolvidos em casos secundários, como após trauma, inflamação, doenças metabólicas e sobreuso, entre outros.

CLASSIFICAÇÃO

A OA é classificada etiologicamente em primária/idiopática ou secundária, quando é causada por alguma condição clínica subjacente:

- **OA primária:** pode ser localizada ou generalizada, quando três ou mais articulações estão envolvidas. A localizada acomete mais comumente mãos, pés, joelhos, quadril e coluna.
- **OA secundária:** condições específicas (Quadro 45.1) podem causar ou aumentar o risco de desenvolvimento da OA.

Os critérios para classificação da OA, segundo o American College of Rheumatology (ACR), estão ilustrados nos Quadros 45.2 a 45.4.

COMO DIAGNOSTICAR?

Uma queixa inespecífica de artralgia pode ser decorrente de uma ampla gama de desordens. O paciente deve ter levantada a sua história clínica e ser submetido

CAPÍTULO 45 Osteoartrite

Quadro 45.1 Causas de osteoartrite secundária

Traumatismo
  Cirurgia articular
  Lesão crônica
  Traumatismo importante
  Fratura

Endócrinas e metabólicas
  Artrite induzida por cristal: gota, condrocalcinose ou pseudogota (*calcium pyrophosphate dihydrate deposition disease* – CPPD), artropatia por hidroxiapatita
  Acromegalia
  Hemocromatose
  Hiperparatireoidismo
  Ocronose

Displásicas
  Condrodisplasias
  Displasias epifisárias
  Displasia acetabular
  Luxação congênita do quadril
  Desigualdade no comprimento dos membros inferiores

Falência esquelética
  Osteonecrose
  Osteocondrites
  Doença de Paget

Tecido conjuntivo
  Hipermobilidade
  Mucopolissacaridoses

Artrites inflamatórias: qualquer artropatia inflamatória (artrite reumatoide [AR], lúpus eritematoso sistêmico [LES], espondilite anquilosante [EA], artrite séptica)

Artrites infecciosas

Neuropatias: artropatia de Charcot

Miscelânea: infiltrações intra-articulares com corticoides

Quadro 45.2 Osteoartrose de mãos

1. Dor ou rigidez das mãos na maioria dos dias do último mês
2. Alargamento de parte óssea articular em duas ou mais de 10 articulações selecionadas*
3. Edema em duas ou mais articulações MCF
4a. Alargamento de parte óssea em duas ou mais articulações MCF
4b. Deformidade em duas ou mais dentre 10 articulações selecionadas

Considera-se a ocorrência de OA quando estão presentes os itens 1, 2, 3, 4a ou 1, 2, 3, 4b.
Nota: a segunda e terceira articulações interfalangianas distais podem ser contadas tanto no item 2 como no 4a.
*As 10 articulações selecionadas são: 2ª e 3ª IFD, 2ª e 3ª IFP e 1ª CM de ambas as mãos (sensibilidade de 92% e especificidade de 98%).

Quadro 45.3 Osteoartrose de joelhos

Clínico e radiográfico*

1. Dor no joelho na maioria dos dias do último mês
2. Osteófitos aos raios X
3. Líquido sinovial típico de OA
4. Idade ≥ 40 anos
5. Rigidez matinal ≤ 30 minutos
6. Crepitação articular ao movimento

Clínico**

1. Dor no joelho na maioria dos dias do último mês
2. Crepitação articular ao movimento
3. Rigidez matinal ≤ 30min
4. Idade ≥ 38 anos
5. Alargamento ósseo ao exame físico do joelho

*Considera-se a ocorrência de OA quando estão presentes os itens 1, 2 ou 1, 3, 5, 6 ou 1, 4, 5, 6.
**Considera-se a ocorrência de OA quando estão presentes os itens 1, 2, 3, 4 ou 1, 2, 5 ou 1, 4, 5.

Quadro 45.4 Osteoartrose do quadril

1. Dor no quadril na maioria dos dias do último mês
2. Hemossedimentação ≤ 20mm/h
3. Osteófitos femorais e/ou acetabulares aos raios X
4. Redução de espaço articular aos raios X

Considera-se a ocorrência de OA quando estão presentes os itens 1, 2, 3 ou 1, 2,4 ou 1, 3,4.

---

ao exame físico completo e, se indicado, a exame radiográfico e testes laboratoriais. A partir da suspeita clínica da OA, deve-se avaliar a severidade e excluir causas secundárias. Sintomas sistêmicos ou alterações ao exame físico podem sugerir a existência de uma doença de base levando à OA. Um componente essencial para o diagnóstico correto é a identificação do local comprometido: dor e outros sintomas de OA podem ser confundidos com processos de partes moles periarticulares ou podem ser decorrentes de um processo não articular.

Alguns achados são mais sugestivos de OA idiopática do que outras patologias, como comprometimento articular assimétrico, principalmente de grandes articulações, e preferência pelos dedos, joelhos, quadril e coluna.

Como a OA é uma doença restrita às articulações, não ocorrem sintomas sistêmicos, o que a diferença das artropatias inflamatórias, como a artrite reumatoide (AR) e a espondilite anquilosante (EA). Exames laboratoriais como velocidade de hemossedimentação (VHS), fator reumatoide (FR), avaliação do líquido sinovial e raios X da articulação comprometida podem auxiliar o diagnóstico.

QUADRO CLÍNICO

O principal sintoma da OA é a dor, de caráter mecânico (piora com o movimento e melhora com o repouso) e protocinética (maior no início da movimentação). Tem duração e intensidade variáveis de acordo com o estágio da doença, sendo fugaz e esporádica no início e tornando-se contínua e difusa com o progredir da doença.

Rigidez matinal pode ocorrer, com duração de poucos minutos, diferente da dor de caráter inflamatório da AR e da EA, que dura mais de 30 minutos e piora com o repouso e melhora com os exercícios.

Limitações dos movimentos e da função podem ocorrer com a progressão da doença. A deformidade das articulações IFP e IFD nas mãos pode causar limitação funcional importante. A OA sintomática pode também estar associada à depressão e a distúrbios do sono, contribuindo ainda mais para a imobilidade.

Parestesias podem ocorrer, especialmente na OA de mãos, em geral por compressão nervosa pelos osteófitos.

No exame físico, deve-se confirmar e caracterizar o envolvimento articular e excluir dor e síndromes funcionais de outras causas, especialmente estruturas periarticulares, desordens neurológicas e artrite inflamatória. Pode-se encontrar dor à palpação e à mobilização da articulação comprometida, crepitação durante a movimentação articular, palpação de osteófitos e sinais inflamatórios leves. Um exame normal não exclui o diagnóstico de OA, especialmente nos casos precoces ou leves.

O aumento da articulação resulta de osteófitos e/ou derrame articular e/ou sinovite. Nódulos de Heberden e Bouchard são nódulos ósseos nas IFD e IFP, respectivamente, e achados na OA primária de mãos (Figura 45.1).

A dor geralmente está presente na movimentação ativa e na palpação. Comprometimento de partes moles, como bursite, tendinite, espasmo muscular e ruptura de menisco, pode causar dor semelhante e deve ser excluído no exame físico. Hipotrofia da musculatura correspondente pode ser encontrada.

Deformidade articular, subluxação, desalinhamento, instabilidade e encurtamento do membro refletem doença avançada resultante da perda da cartilagem, colapso do osso subcondral e crescimento ósseo.

INVESTIGAÇÃO POR IMAGEM

A identificação e a graduação do dano articular podem ser feitas por imagem. Em geral, esta não é necessária para confirmar o diagnóstico da OA de mãos e de antepé, mas em outras regiões é importante para exclusão de outras doenças, como osteonecrose avascular, doença de Paget, artropatias inflamatórias, algoneurodistrofia e fratura de estresse.

RADIOGRAFIA CONVENCIONAL

Redução assimétrica do espaço articular, esclerose do osso subcondral, osteófitos e cistos subcondrais são achados típicos de OA (Figura 45.2A a D). Correspondem à remodelação óssea e ajudam a distinguir de outras doenças inflamatórias que evoluem com osteopenia e ausência de neoformação óssea. Cistos e erosões ósseas podem ser encontrados em casos mais graves ou na OA erosiva de mãos. A limitação do método consiste em não promover a detecção precoce da doença. As alterações radiográficas indicativas de OA não são suficientes para diagnóstico preciso, visto que achados radiográficos ocorrem em 25% a 50% dos indivíduos assintomáticos. Sintomas clínicos e achados radiográficos estão pouco relacionados. Outras investigações são raramente realizadas para confirmar a OA, sendo às vezes úteis diante de um diagnóstico diferencial difícil e na exclusão de possibilidades alternativas:

- **Ressonância magnética (RM) e tomografia computadorizada (TC):** úteis na identificação precoce e mais precisa da topografia de lesões e importantes para graduação de doença e para uma possível intervenção cirúrgica.
- **Ultrassonografia (USG):** útil na detecção de derrames articulares mínimos, alterações da cartilagem, sinovite, avaliação de estruturas periarticulares que possam estar comprometidas, aspirações ou injeções guiadas.

INVESTIGAÇÃO LABORATORIAL

Os exames de laboratório não são indicados de rotina em casos de dor crônica não complicada secundária à OA claramente definida. As provas de atividade inflamatórias (VHS, proteína C reativa [PCR], α-2-microglobulina) são geralmente normais, a menos que exista sinovite acentuada. Alguns exames podem ser realizados

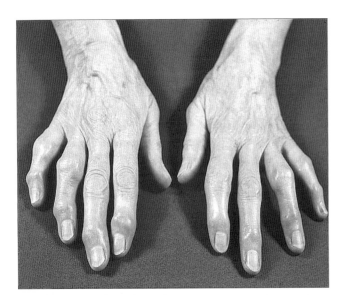

Figura 45.1 Osteoartrose de mãos: nódulos de Heberden (IFD) e Bouchard (IFP). (*American College of Rheumatology Slide Collection.*)

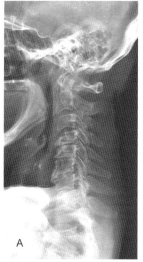
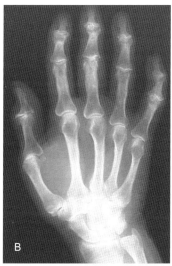
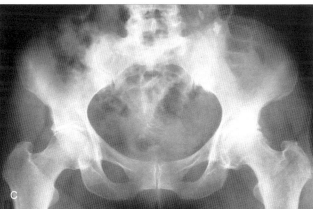
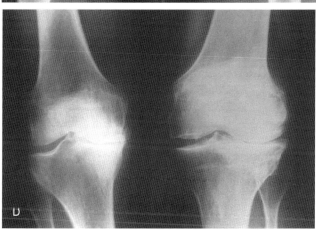

Figuras 45.2A a **D** Radiografias de coluna cervical, mãos, quadris e joelhos mostrando redução do espaço articular, esclerose do osso subcondral, osteófitos e cistos ósseos subcondrais. (*American College of Rheumatology Slide Collection.*)

para exclusão de uma artropatia metabólica ou inflamatória, ou para investigação dos efeitos adversos dos medicamentos. O líquido sinovial é não inflamatório, devendo ser investigado em caso de suspeita de outra artropatia ou de artrite séptica. Tem aparência clara a pouco turva, contagem de leucócitos < 2.000 células/mm³ e < 20% de polimorfonucleares (PMN), com ausência de cristais e culturas negativas. Ocasionalmente pode-se ter efusão suavemente inflamatória com elevação de proteínas e leucócitos. Por outro lado, o fluido inflamatório com elevada contagem de leucócitos sugere superposição com processo microcristalino ou artrite séptica.

COMO TRATAR?

Apesar do aumento crescente da prevalência da OA, o tratamento permanece sintomático, direcionado para controle da dor e melhora da função e da qualidade de vida. A EULAR (European League Against Rheumatism) e a OARSI (Osteoarthritis Research Society International) publicaram novas recomendações recentemente, combinando o tratamento não farmacológico ao farmacológico no manejo eficaz da OA.

O tratamento deve ser individualizado, não havendo proposta terapêutica efetiva única para todos os pacientes. Sua eficácia depende da identificação de fatores agravantes e desencadeantes, bem como do estadiamento adequado das estruturas articulares envolvidas. O comprometimento de partes moles periarticulares em uma articulação artrósica deve ser diagnosticado e tratado como tal, sob pena de falência na resolução dos sintomas caso sejam aplicadas apenas medidas direcionadas ao tratamento da OA.

TRATAMENTO NÃO FARMACOLÓGICO

Orientações gerais

1. Esclarecimento sobre a doença: o paciente deve conhecer a natureza e a evolução de sua doença. Informar que OA não é sinônimo de envelhecimento e que está relacionada com piora da qualidade de vida e incapacidade funcional, se não tratada.
2. Diminuir fatores de risco, como sobrecarga mecânica, obesidade, trauma, deformidade e instabilidade articular.
3. Motivar o paciente ao tratamento, pois ele é um agente ativo no programa de reabilitação.
4. Pacientes com deformidade articular e limitação funcional para as atividades diárias podem se beneficiar de terapia ocupacional (TO) ou fisioterapia. A TO melhora o desempenho das atividades de vida diária e ensina técnicas de proteção articular. Talas podem ser usadas para estabilizar ou reduzir a inflamação nas articulações das mãos, especialmente na base do polegar. A fisioterapia auxilia o paciente no uso do calor terapêutico, massagem e programas de exercícios individualizados.
5. Estimular atividades esportivas a fim de melhorar a estabilidade articular, minimizando sobrecargas, porém sob orientação de um profissional habilitado.
6. Orientar quanto ao uso de rampas e escadas.

7. Orientação com relação à ergonomia do trabalho doméstico e/ou profissional.
8. Informar para que evitem posturas inadequadas, como permanecer de joelhos no chão (o que causa aumento da pressão intra-articular) ou em flexão/extensão cervical por longos períodos.

Exercícios terapêuticos (prescrição individualizada)

Fisioterapia

1. O fortalecimento da musculatura do quadríceps deve ser feito na OA do joelho.
2. Exercícios isométricos no início do tratamento, visando ao aumento da força, especialmente para OA de joelhos. Exercícios isotônicos e isocinéticos são indicados posteriormente, para melhora da função mediante o aumento da resistência e da velocidade. Exercícios aeróbicos, como marcha, natação, bicicleta e hidroginástica (muito úteis em razão do baixo impacto articular), visando ao condicionamento físico.
3. Alongamento/flexibilidade.

Controle da obesidade

Estão bem demonstrados os benefícios da perda de peso sobre os sintomas, a inflamação sistêmica e a degradação da cartilagem em pacientes obesos com OA de joelho, com aumento dos níveis de biomarcadores da síntese de cartilagem e diminuição dos níveis de degradação.

Órteses e equipamentos de auxílio à marcha

Indicados em caso de necessidade de melhorar, auxiliar ou substituir uma função. Bengalas, palmilhas e calçados com solado anti-impacto estão indicados em caso de comprometimento das articulações de carga:

- Bengala contralateral pode reduzir até 50% da carga do quadril acometido.
- Palmilhas em cunha com 5 a 10 graus de inclinação em seção frontal reduzem a carga no compartimento medial dos joelhos e o estiramento dos ligamentos colaterais laterais.
- Os calçados devem ser flexíveis, estáveis e presos no antepé e no calcanhar. O salto também deve ser flexível, de 2 a 3cm, para melhor absorção do impacto. Saltos maiores causam aumento da lordose, encurtamento de panturrilha e sobrecarga no antepé.
- Estabilização medial da patela por meio de goteiras elásticas é efetiva no tratamento da sintomatologia dolorosa da OA femoropatelar.
- Palmilhas antivaro para estabilização de tornozelo são eficientes na melhora da dor e da função na OA do compartimento medial do joelho.

Quadro 45.5 Terapia não farmacológica

Educação do paciente quanto à doença
Suporte social
Terapia ocupacional e fisioterapia
Perda ponderal
Exercícios de amplitude e reforço
Condicionamento aeróbico, fortalecimento e alongamento
Equipamentos de assistência à deambulação
Equipamentos de assistência às atividades de vida diária
Calçados apropriados, palmilhas em cunha, joelheiras e similares
Proteção articular e conservação de energia

Agentes físicos

- **Termoterapia:** aplicação local de frio ou calor. A aplicação alternada de calor e gelo é recomendada na maioria das diretrizes como medida segura e simples no automanejo da dor.
- **Calor:** superficial (bolsa térmica, imersão em água quente ou parafina) e profundo (ultrassom, ondas curtas e micro-ondas).
- **Frio:** bolsas térmicas por 20 minutos. Útil nos períodos de exacerbação da inflamação.

Para alívio sintomático da dor, pode-se usar ainda a estimulação elétrica transcutânea do nervo (TENS).

O Quadro 45.5 resume as principais orientações terapêuticas não farmacológicas, de acordo com o ACR.

TRATAMENTO FARMACOLÓGICO

Analgésicos simples, como o paracetamol, constituem a primeira escolha para alívio da dor. Muitas vezes, porém, a associação de anti-inflamatórios não esteroides (AINE) é necessária para melhor controle das exacerbações. Para esse fim também aplicam-se injeções intra-articulares e utilizam-se cremes analgésicos.

Analgésicos e anti-inflamatórios

Medicações sintomáticas de curta duração

1. **Paracetamol/acetaminofeno:** indicado para analgesia em pacientes com OA leve ou moderada. A dipirona pode ser usada alternativamente. Quando se trata de OA de quadril e joelhos, os AINE são mais efetivos no alívio da dor.
   - **Dose efetiva:** até 4g/dia, via oral (VO) (1g a cada 6 horas ou 650mg a cada 4 horas).
   - **Efeitos colaterais:** hepatotoxicidade em pacientes com consumo excessivo de álcool, nefrotoxicidade (uso crônico, especialmente diário), neutropenia e trombocitopenia.
2. **AINE não seletivos e inibidores específicos da COX-2:** indicados nos períodos de exacerbação ou quando há inflamação evidente. A EULAR também recomenda

Quadro 45.6 Fatores de risco para efeitos colaterais no trato gastrointestinal (TGI)

Idade ≥ 65 anos
Glicocorticoides orais
História de úlcera péptica
História de sangramento em TGI
Uso de anticoagulantes
Comorbidades

seu uso nos pacientes com OA de joelhos e resposta inadequada ao alívio da dor com o acetaminofeno. Como os AINE são praticamente similares em relação à eficácia no alívio da dor, a escolha é baseada na toxicidade, na posologia e no custo. Os mais utilizados são: nimesulida, diclofenaco sódico, ibuprofeno, meloxicam, naproxeno e piroxicam.

Os AINE não seletivos devem ser associados a um inibidor de bomba de prótons. Quando se encontram presentes fatores de risco para efeitos adversos gastrointestinais, utilizam-se inibidores específicos da COX-2 (Quadro 45.6).

- **Cuidados:**
  - Atenção ao uso crônico de AINE em virtude do risco aumentado de toxicidade digestiva (úlcera gástrica ou duodenal, e sangramento digestivo), renal (insuficiência renal, retenção de fluidos e hiperpotassemia) e cardiovascular (hipertensão arterial sistêmica, eventos tromboembólicos).
  - Ibuprofeno em doses baixas pode causar menos toxicidade gastrointestinal. Posologia: até 1.600mg/dia, VO – Alivium® (comprimido revestido) 400mg ou 600mg/comprimido, Advil® (comprimido revestido) 200mg/comprimido.
  - Indometacina deve ser evitada a longo prazo na OA de quadril, pois pode estar associada à destruição articular nesse contexto. Dose: 50 a 200mg/dia – Indocid® cápsulas de 25 ou 50mg (VO) e supositórios de 100mg.
  - Atenção ao uso concomitante de AINE com varfarina, pois a disfunção plaquetária induzida pelos AINE pode aumentar o risco de sangramento.
  - Os inibidores da COX-2 (como celecoxibe ou etoricoxibe) apresentam menor toxicidade gastroduodenal, mas estão associados a maior risco cardiovascular.

3. **Opioides naturais ou sintéticos – codeína, oxicodona e tramadol:** indicados para uso a curto prazo nos episódios de exacerbação da dor e nos pacientes com contraindicações ou refratariedade ao uso de AINE ou inibidores seletivos da COX-2. Deve-se evitar o uso prolongado. Na população geriátrica, que representa a maioria dos pacientes com OA, o uso de opioides para uso não oncológico é desencorajado em razão do aumento dos efeitos colaterais, principalmente sedação, confusão e constipação.

A associação de tramadol com acetaminofeno 37,5mg/325mg (Paratram®, Ultracet®) é equivalente à de codeína com acetaminofeno 30mg/325mg (Tylex®, Paco®).

- **Tramadol (Tramal®):** normalmente, não se deve exceder a doses de 400mg/dia. Apresentações: comprimido (retard): 100mg; cápsula: 50mg; gotas: 100mg/mL; solução injetável: 50mg/mL; supositórios de 100mg.

Agentes tópicos

1. **Capsaicina:** age como inibidor da substância P, aliviando a dor. Os efeitos colaterais decorrentes do uso tópico (irritabilidade ocular ou epidérmica) limitam seu uso. Creme de capsaicina 0,025% (Moment®): aplicar três ou quatro vezes ao dia (uso tópico).
2. **AINE tópicos:** efeito significativo no tratamento sintomático da dor aguda ou crônica; menor risco quando comparados ao uso oral.

Fármacos modificadores da osteoartrite (FMOA)

Fármacos de ação lenta e prolongada, os FMOA são considerados modificadores estruturais da OA. Apresentam efeito no alívio da dor e na melhora da função, porém seu benefício em modular a perda do espaço articular não está bem demonstrado na literatura. Inibem a ação de enzimas degradadoras e citocinas inflamatórias e estimulam a síntese de componentes da matriz cartilaginosa. Apresentam início de ação após 1 a 2 meses e persistência do efeito algumas semanas após a suspensão. Recomenda-se uso não inferior a 6 meses.

Sulfato de glucosamina

Há estudos justificando seu uso para o tratamento sintomático da OA, principalmente de joelhos:

- Artroglico®, Dinaflex®, Glucoreumin®: apresentação: 1,5g/sachê; associações com sulfato de condroitina: Condroflex®, Artrolive® (sachê: glucosamina 1,5g + 1,2g ou comprimido: 0,5g + 0,4g, respectivamente); dose: 1 sachê dissolvido em um copo de água ou 3 comprimidos/dia VO.

Diacereína

Trabalhos mostram melhora da dor e da função, além de retardo na indicação da artroplastia.

- Artrodar® 50mg/cápsula: dose: 50 a 100mg/dia, VO, durante as refeições. Recomenda-se uma cápsula diariamente nas primeiras semanas, seguida de duas ao dia.

Extratos insaponificáveis de soja e abacate

- Piascledine® cápsula de 300mg: uma vez ao dia VO, por 3 a 6 meses.

Antimaláricos

A cloroquina tem sido usada de maneira consensual pelos reumatologistas em vários serviços brasileiros, apresentando bons resultados. A indicação inicial foi para OA erosiva de mão, passando a ser utilizada nas formas erosivas e generalizadas e em formas mono ou oligoarticulares em que é possível evidenciar processo inflamatório:

- Hidroxicloroquina (Reuquinol® 400mg) 200 a 400mg/dia, ou difosfato de cloroquina 150mg/dia, VO: efeitos colaterais: retinopatia por depósito, hiperpigmentação da pele, fraqueza muscular e mialgia, neuropatia periférica, anemia hemolítica por deficiência de G6PD. Avaliação oftalmológica deve ser realizada anualmente.

Tetraciclinas

Apresentam efeito anti-inflamatório mediado por mecanismos independentes de sua atividade antimicrobiana. Inibem as metaloproteinases, podendo, teoricamente, diminuir a taxa de progressão da OA. Posologia: doxiciclina 100mg duas vezes ao dia. Efeitos colaterais: náuseas, dispepsia, esofagite, monilíase vaginal e fotossensibilidade.

TERAPIA INTRA-ARTICULAR

Viscossuplementação

A viscossuplementação (VS) consiste em infiltrações intra-articulares de ácido hialurônico, componente já existente no líquido sinovial (LS) de uma articulação saudável. O LS perde sua capacidade funcional com a idade e, com o processo da OA e a VS, promove alívio da dor e melhora a função, podendo ainda ter efeito modificador do metabolismo articular, com demonstração de retardo na indicação de artroplastia na OA de quadril. Realizada em ambulatório por médico especialista, em três a cinco aplicações com intervalos semanais, não deve ser injetada em joelhos com sinovite (trata-se primeiro a sinovite, injetando Triancil® ou Depomedrol®). Indicada no tratamento sintomático da OA do joelho e em casos de contraindicações ou refratariedade ao uso de AINE orais ou corticoides (CE) intra-articular, apresenta maior benefício nos pacientes em estágio precoce. Existem no mercado vários preparados de ácido hialurônico, e as diferentes propriedades reológicas são dependentes de seus pesos moleculares:

- Synvisc® (Hylano G-F 20) 16mg: embalagem com uma seringa preenchida com 2mL – uma vez por semana, em 3 semanas consecutivas.
- SupraHyal® 25mg (hialuronato de sódio): embalagem com uma seringa preenchida contendo 2,5mL – uma vez por semana, em 3 a 5 semanas consecutivas.
- Fermathron® (hialuronato de sódio) 20mg/2,0mL: uma vez por semana, em 3 a 5 semanas.

Após a infiltração, podem ocorrer artrite aguda microcristalina, exantema, sensação de ardência, edema e sensação de calor no local da injeção.

Corticoides (CE)

A infiltração intra-articular de triancinolona hexacetonida está indicada em processo inflamatório pronunciado, inclusive como primeiro tratamento, obtendo-se resposta rápida e eficiente. Está indicada para OA de uma ou poucas articulações que persistem dolorosas apesar do uso de AINE, ou para pacientes com OA inflamatória mono ou pauciarticular nos quais os AINE são contraindicados.

A injeção de CE só deverá ser feita quando for excluída a possibilidade de infecção articular. Em caso de suspeita, deve-se estudar o líquido sinovial (contagem celular total e diferencial, Gram e cultura). Indícios de infecção articular incluem instalação rápida de derrame articular, febre e leucocitose.

Os CE formulados para injeção intra-articular são encontrados sob a forma de suspensão cristalina, e esses cristais podem, raramente, levar a um quadro transitório de sinovite.

As suspensões de CE utilizadas para infusão intra-articular incluem: triancinolona hexacetonida (Triancil® 5mL – 20mg/mL) e metilprednisolona microcristalina (Depo-Medrol® 2mL). A quantidade a ser injetada depende do tamanho da articulação.

Aspiração de fluido inflamatório antes da infiltração do CE aumenta a duração da resposta terapêutica. Injeções intra-articulares repetidas, mais de três vezes ao ano, podem causar danos progressivos à cartilagem. O Quadro 45.7 lista os medicamentos usados no tratamento da OA.

TRATAMENTO CIRÚRGICO

O tratamento cirúrgico está indicado nos casos graves com dor persistente e refratária ao tratamento clínico e que comprometam as atividades de vida diária. São utilizadas diversas técnicas de acordo com a articulação comprometida e o grau de lesão. A artroplastia é apropriada para controle da dor, restauração da função e melhora da qualidade de vida.

Quadro 45.7 Tratamento medicamentoso da osteoartrite

Fármaco	Dose	Efeitos colaterais comuns
Paracetamol	500 a 1.000mg 4×/dia (máx.: 4g/dia)	Nefro/hepatotoxicidade, neutro/trombocitopenia
AINE		
Ibuprofeno	400 a 800mg 3×/dia (máx.: 3,2g/dia)	Toxicidade gastrointestinal, renal e cardiovascular. É dose-dependente
Naproxeno	250 a 500mg 2×/dia (máx.: 1,5g/dia)	
Diclofenaco	50mg 2 a 3×/dia; CR 100 a 200mg/dia	
Piroxicam	10 a 20mg 1×/dia	
Meloxicam	7,5 a 15mg 1×/dia (máx. 15g/dia)	
Celecoxibe	100mg 2×/dia ou 200mg 1×/dia	HAS, cefaleia, edema, toxicidade cardiovascular
Outros Fármacos		
Tramadol	50 a 100mg 4 a 6×/dia (máx.: 400mg/dia)	Náusea, tontura, sedação, confusão, constipação
Tramadol/paracetamol	37,5mg/325mg até 8×/dia ou 2 comp 4×/dia	
Oxicodona CR	10 a 20 mg 2×/dia	Náusea, constipação
Glucosamina/condroitina	1,5g/1,2g/dia	Náusea, diarreia ou constipação, hiperglicemia
Diacereína	50 a 100mg 1×/dia	Diarreia
Insaponificáveis de soja e abacate	300mg 1×/dia	
Sulfato cloroquina Hidroxicloroquina	150mg 1×/dia 200 a 400mg 1×/dia	Retinopatia por depósito, hiperpigmentação da pele, neuropatia periférica, miopatia, anemia hemolítica (deficiência de G6PD)
Hialuronato	20mg/2mL seringa preenchida	Dor e edema no local da injeção, exacerbação de artrite
Hylan G-F 20	8mg/mL seringa preenchida 2mL	

LEITURA RECOMENDADA

Bonfante HL, Machado LG, Capp AA et al. Avaliação do uso da hidroxicloroquina no tratamento da osteoartrite sintomática de joelhos. Rev Bras Reumat 2008; 48(4):208-12.

Coimbra IB, Pastor EH, Greve JMD et al. Consenso Brasileiro de Osteoartrite (artrose). Rev Bras Reumatol 2002; 42:371-4.

Conrozier T et al. Effects of intra-articular injections of hylan Gf-20 on serum and urine biomarkers in patients with knee osteoarthritis: The Biovisco Study. OARSI 2010; Poster 534.

Dennison E, Cooper C. Osteoarthritis: epidemiology and classification. In: Hochberg MC, Silman AJ, Smolen JS, Weinblatt ME, Weisman MH (eds.) Rheumatology. 3 ed. Edinburgh: Mosby, 2003:1781-91.

Doherty M, Yazdani R, Punzi L. Management of osteoarthritis. In: Bijlsma JWJ, Burmester GR, da Silva JAP, Faarvang KL, Hachulla E, Mariette X (eds.). EULAR compendium on rheumatic diseases. London: BMJ Publishing Group Ltd., 2009:464-76.

Ferraz MB, Leite N, Zerbini C et al. A randomized controlled trial to evaluate the effectiveness of hydroxychloroquine in symptomatic knee osteoarthritis. Arthritis Rheum 1997; 40(suppl):S86 (334) (abstract).

Fuller R, Hirose-Pastor EM. Osteoartrose. In: Yoshinari NH, Bonfá ESDO (eds.). Reumatologia para o clínico. São Paulo: Roca, 2000:139-48.

Hirose-Pastor E, Fuller R, Granja CB. Use of chloroquine in erosive osteoarthritis. An uncontrolled preliminary study. XVII ILAR Congress of Rheumatology 1989:710 (abstract).

Kalunian KC. Pharmacologic therapy of osteoarthritis. In: Up to Date, 18.2, 2010.

Maheu et al. Evaluation of the structure-modifying effect of avocado-soybean unsaponifiables (ASU) in hip osteoarthritis (OA): results of the ERADIAS study, a 3-year prospective, randomized, double-blind, placebo controlled trial. OARSI 2010, Poster 559.

Oliveira JC, Garcia MLB. Osteoartrites. In: Benseñor IM, Tibério IFC, Bernik MMS, Silva FM, Dórea EL, Lotufo PA (eds.) Medicina em ambulatório – Diagnóstico e tratamento. São Paulo: Sarvier, 2006:646-58.

Rannou F, Poiraudeau S. Non-pharmacological approaches for the treatment of osteoarthritis. Best Pract Res Clin Rheumatol 2010; 24(1):93-106.

Richette P et al. Benefícios da perda maciça do peso sobre os sintomas, inflamação sistêmica e degradação cartilagem em pacientes obesos com osteoartrite de joelho. OARSI, 2010.

Rivera F et al. Viscosupplementation for the treatment of hip osteoarthritis. OARSI 2010, Poster 543.

Roberts WN Jr. Intraarticular and soft tissue injections. What agent(s) to inject and how frequently? In: Up to Date, 18.2, 2010.

Sellam J, Herrero-Beaumont G, Berembaum F. Osteoarthritis: pathogenesis, clinical aspects and diagnosis. In: Bijlsma JWJ, Burmester GR, da Silva JAP, Faarvang KL, Hachulla E, Mariette X (eds.). EULAR compendium on rheumatic diseases. London: BMJ Publishing Group Ltd., 2009: 444-63.

Zhang W, Doherty M, Peat G et al. EULAR evidence-based recommendations for the diagnosis of knee osteoarthritis. Ann Rheum Dis 2010; 69(3):483-9.

Zhang W, Moskowitz RW, Nuki G et al. OARSI recommendations for the management of hip and knee osteoarthritis, Part II: OARSI evidence-based, expert consensus guidelines. Osteoarthritis Cartilage 2008; 16(2):137-62.

Fibromialgia

CAPÍTULO 46

Pedro Alves da Cruz Gouveia • Renata Carneiro de Menezes

INTRODUÇÃO

Fibromialgia (FM) é uma das causas mais comuns de dores crônicas generalizadas, sendo responsável por aproximadamente 5% a 10% das consultas em ambulatórios de clínica geral e 20% nos ambulatórios de reumatologia. Sua incidência é maior entre 25 e 55 anos de idade, mas pode acometer qualquer idade, na proporção de cinco a nove mulheres para cada homem.

A FM é caracterizada por alteração na sensibilidade dolorosa, com redução do limiar de dor (hiperalgesia) e percepção álgica com estímulo normalmente inócuo (alodínia). Certas localizações anatômicas predeterminadas são mais dolorosas em pacientes com FM do que em controles e denominadas *tender points*. A dor musculoesquelética difusa é frequentemente acompanhada de um amplo espectro de sintomas, incluindo fadiga, alterações no sono e no humor, mudanças no hábito intestinal e disfunção cognitiva, entre outros. Portanto, a FM deve ser avaliada como uma síndrome clínica, sendo a avaliação global dos sintomas do paciente fundamental para acompanhamento e tratamento com sucesso.

QUADRO CLÍNICO

A queixa mais importante dos pacientes é a dor intensa por todo o corpo, dificultando as atividades diárias. O início dos sintomas costuma ser insidioso e pode flutuar de intensidade e de área mais acometida, piorando com o exercício físico. Alguns pacientes apresentam história de dor crônica regional, geralmente associada a trauma local, antes de desenvolverem a dor generalizada. O caráter da dor é variável e pode ser descrito como em queimação, peso, em pontada, latejante, profundo, em choque, cortante, em cólica, ou qualquer combinação dessas. Costuma haver dificuldade em localizar a dor, que é difusa. Alguns pacientes têm a impressão de que a dor ocorre nos músculos, nas articulações ou, até mesmo, nos ossos e "nervos".

Muitos pacientes apresentam outros sintomas dolorosos, como cefaleia, dor torácica não cardíaca, dispepsia, dor abdominal, dispareunia e dismenorreia. A dor na parede anterior do tórax é bastante comum e pode levar à procura de serviços de emergência cardiológica. A cefaleia pode ocorrer como enxaqueca, cefaleia tensional ou dor na nuca, e normalmente não exige maiores investigações. As queixas gástricas e ginecológicas podem ser tão importantes que motivam a consulta com especialista.

Associada à dor, pode haver queixa de parestesia, cãibras, rigidez articular e sensação de edema nos membros ou nas articulações. As parestesias ocorrem com padrões bizarros, sem obedecer aos dermátomos, enquanto a rigidez matinal geralmente dura cerca de menos de 15 minutos, diferindo do padrão da artrite reumatoide. Apesar da queixa de sensação de "inchaço" em músculos e articulações, ao exame físico não há edema, sinovite ou artrite. Desse modo, poliartralgia associada a rigidez matinal e queixa subjetiva de edema pode levar ao diagnóstico equivocado de artrite reumatoide ou outras artrites inflamatórias. Nesse caso, uma anamnese bem realizada, detalhada e objetiva, identificando a história clínica com as características da doença (Quadro 46.1), associada a exame físico minucioso, orientará o diagnóstico.

A fadiga, a segunda queixa mais comum, geralmente é descrita como cansaço físico e psíquico ou esgotamento. Há concomitantemente astenia e "fraqueza muscular". Pacientes se sentem mais exaustos pela manhã, já que o sono não é reparador, ou no fim do dia, pois ocorre piora com atividade física. Apesar de a intensidade da fadiga ser variável, geralmente é menos severa do

CAPÍTULO 46 Fibromialgia

Quadro 46.1 Roteiro para anamnese da fibromialgia

História da doença atual:
- Tempo de doença e sintomas iniciais
- Duração e progressão dos sintomas
- Semiologia completa da dor (caráter, localização e irradiação, intensidade, duração e evolução, fatores agravantes e atenuantes, manifestações concomitantes)
- Avaliação de evento-gatilho ou prodrômico, incluindo traumas ou lesões
- Hierarquização da severidade dos sintomas atuais
- Avaliação do impacto dos sintomas e do nível de funcionabilidade física

Interrogatório sintomatológico:
- Geral: fadiga com exacerbação pós-exercícios, astenia, alteração no peso
- Sistema nervoso: cefaleia, tontura, alterações no sono, parestesia
- Psíquico: memória, atenção, alterações no humor e sintomas ansiosos
- Sistema cardíaco: palpitações, dor torácica atípica, hipotensão postural
- Sistema gastrointestinal: alterações no hábito intestinal, dor abdominal, náusea, vômitos e dispepsia
- Sistema geniturinário: disúria, dor pélvica, dispareunia
- Sistema musculoesquelético: cãibras, mialgia, artralgia

Antecedentes pessoais:
- História de traumas, particularmente aqueles que levam à carga excessiva na coluna, como acidentes automobilísticos
- Doenças prévias: hipotireoidismo, depressão maior, doenças reumatológicas, como artrite reumatoide ou lúpus eritematoso sistêmico
- Uso de medicamentos, com ênfase no uso de analgésicos e anti-inflamatórios, além do uso de fármacos que causam miopatia

que nos pacientes que sofrem com a síndrome da fadiga crônica.

Os distúrbios do sono estão presentes em quase todos os pacientes, conferindo pobre qualidade do sono, que não é reparador. A insônia pode se apresentar como dificuldade em iniciar o sono, despertar precoce e sono superficial. A síndrome das pernas inquietas pode acometer 20% a 40% dos pacientes. A baixa qualidade do sono potencializa a dor, a fadiga e a disfunção física que acometem os pacientes com FM. Melhorar a qualidade do sono, portanto, torna-se fundamental para a melhora dos pacientes.

Alterações do humor, como irritabilidade e tristeza, estão presentes na maioria dos pacientes com FM, e por isso é importante sempre questioná-los sobre esses sintomas. Apesar disso, apenas 30% têm diagnóstico de depressão maior. Os pacientes depressivos sofrem mais com o sono não reparador e a fadiga severa. Já os pacientes ansiosos referem mais palpitações, tonturas, sudorese, parestesias e, até mesmo, ataques de pânico.

Pacientes com FM podem apresentar disfunções cognitivas: perda de memória, falta de concentração e déficit de aprendizado. Esses problemas podem levar a dificuldades no trabalho ou na escola, contribuindo para a frustração e o estresse psicológico.

As queixas mais frequentes do aparelho digestivo são alterações do hábito intestinal: constipação, diarreia ou a alternância dos dois sintomas. Podem ser encontrados ainda dispepsia, náuseas, vômitos, empachamento e flatulência. No aparelho geniturinário, por sua vez, é comum as queixas de dor pélvica, dismenorreia e disúria crônica.

Há uma série de doenças que estão associadas à FM (Figura 46.1). Algumas fazem parte de um espectro de doenças chamadas de "desordens afetivas", que frequen-

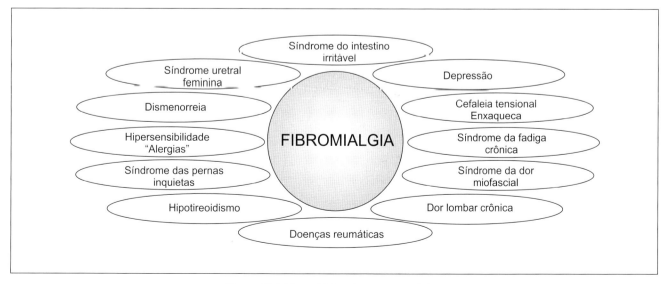

Figura 46.1 Fibromialgia e doenças associadas.

Quadro 46.2 Diferenças entre fibromialgia, síndrome da fadiga crônica e síndrome da dor miofascial

	Características	Diferenças da fibromialgia
Síndrome da fadiga crônica	Fadiga importante, febre baixa, linfonodos cervicais dolorosos, dor de garganta, mialgia, disfunção cognitiva e sono não reparador	Fraqueza muscular muito mais intensa do que a dor
Síndrome da dor miofascial	Dor à palpação de *trigger points* (pontos tensos encontrados em qualquer músculo do corpo que causam dor à palpação com zona referencial profunda característica)	Dor localizada em região anatômica

temente coexistem umas com as outras, cuja característica comum é a associação com estresse. São exemplos, nesse caso, a síndrome do intestino irritável e a depressão. Outras doenças apresentam sintomas em comum, fazendo parte do diagnóstico diferencial, mas podem também coexistir. Nesse segundo caso é possível destacar a síndrome da fadiga crônica e a dor miofascial (Quadro 46.2), além de outras doenças reumáticas.

No exame físico, a alteração mais importante é a dor à digitopressão dos *tender points* (Figura 46.2). Cada ponto deve ser palpado com a polpa do polegar, usando uma pressão gradualmente maior até atingir 4kg/1,4cm^2, ou seja, aquela capaz de deixar o leito ungueal pálido. O *tender point* será positivo se a dor for considerada desagradável, mas a dor branda não deve ser considerada positiva. O conceito antigo de pesquisar pontos controles, descritos previamente como áreas do corpo que não deveriam ser sensíveis, foi abandonado.

O paciente com FM apresenta bom estado geral, sem aparentar doença sistêmica, e o restante do exame físico é normal. Apesar da queixa de parestesia, não há evidências de déficits neurológicos. Da mesma maneira, a queixa de fraqueza muscular apresenta evidências ao exame de força muscular preservada sem atrofias e nenhuma

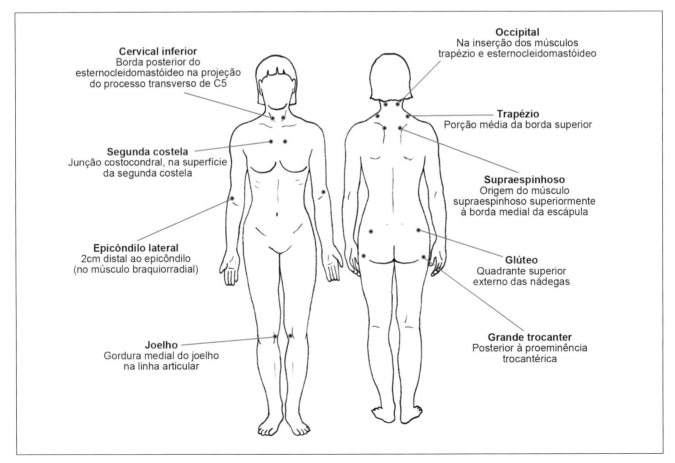

Figura 46.2 *Tender points* da fibromialgia.

alteração neurológica. O exame articular é normal, com amplitude de movimentos preservada e sem sinais inflamatórios, apesar da queixa subjetiva de edema.

Como salientado previamente, a FM pode se associar a outras doenças reumatológicas e a concomitância com osteoartrite, artrite reumatoide ou lúpus eritematoso sistêmico não invalida seu diagnóstico. Desse modo, a presença de alterações no exame osteoarticular de paciente com FM sugere a coexistência de outra enfermidade e não a exclusão de seu diagnóstico.

DIAGNÓSTICO

O diagnóstico de FM é puramente clínico, baseado na presença de dor difusa por pelo menos 3 meses, associada à presença de pelo menos 11 *tender points* positivos (Quadro 46.3). Este é o critério consagrado na literatura, com sensibilidade de 88,4% e especificidade de 81,1%. Quando houver menos de 11 *tender points* positivos, outras possibilidades diagnósticas devem ser largamente exploradas e investigadas, e o diagnóstico avaliado por profissional experiente no assunto.

Não há nenhum exame laboratorial que sugira o diagnóstico de FM. Na verdade, esses exames são solicitados para a avaliação de diagnósticos diferenciais. Inicialmente não se deve proceder a uma extensa rotina laboratorial, o que representará custos desnecessariamente elevados. Hemograma com velocidade de hemossedimentação (VHS) e proteína C reativa (PCR) (para descartar polimialgia reumática e artrite reumatoide), creatinofosfocinase (CPK) (para descartar miopatias), cálcio sérico (para descartar hipercalcemia) e exame do hormônio tireotrofina (TSH) (para descartar hipotireoidismo) são suficientes na avaliação da maioria dos casos, quando bem indicados. Sinais de alerta na história que indicam a necessidade de maior investigação incluem histórico familiar de miopatias, idade avançada, registro pessoal de câncer, perda de peso inexplicada ou febre associada e sintomas sugerindo inflamação articular.

Não há necessidade de radiografias ou estudos de imagem mais avançados na avaliação do paciente com FM, já que a dor é difusa. Quando existe dor muito importante em uma localização ou alteração específica do exame físico, os exames de imagem podem ser úteis no diagnóstico de doenças associadas.

A FM faz diagnóstico diferencial com condições que levam à dor generalizada e à fadiga (Quadro 46.4). A polimialgia reumática, que representa seu principal diagnóstico diferencial entre as doenças reumáticas, é caracterizada por dor e rigidez articular em cintura escapular e pélvica, diferenciando-se da FM por ter VHS elevada, acometer faixa etária mais avançada e ter boa resposta ao uso de corticoide.

Outra situação cada vez mais comum nos dias atuais é representada pelas doenças relacionadas com o trabalho, conhecidas como lesão por esforço repetitivo (LER)/distúrbios osteomusculares relacionados com o trabalho (DORT). Apesar de ser um problema localizado, pacientes que se queixam de LER/DORT com frequência ou em várias regiões do corpo ao longo do tempo sofrem, na verdade, de FM.

Quadro 46.3 Critérios classificatórios de fibromialgia

1. História de dor crônica difusa*	A dor é considerada difusa quando estão presentes, por pelo menos 3 meses (crônica), todas as seguintes características: dor em ambos os lados do corpo; dor acima e abaixo da cintura (incluindo dor lombar, que é considerada no segmento inferior); dor em esqueleto axial (tórax anterior, coluna cervical, torácica ou lombar)
2. Dor à palpação de 11 ou mais dos 18 *tender points**	Locais dos nove pares de *tender points* (ver Figura 46.2): Occipital (2) Cervical inferior (2) Trapézio (2) Supraespinhoso (2) Segunda costela (2) Epicôndilo lateral (2) Glúteo (2) Grande trocanter (2) Joelho (2)
3. Sinais e sintomas adicionais#	Padrões atípicos de parestesia; cãibras; fasciculação; fraqueza muscular; rigidez articular e muscular; cefaleia; alterações no humor; falta de concentração e memória; fadiga persistente; distúrbios do sono; taquicardias; dor torácica atípica; hipotensão neuromediada; vertigem; boca seca; alterações na motilidade intestinal ou vesical

*Critérios obrigatórios para classificação de fibromialgia – adaptados do American College of Rheumatology 1990.
#Esses sinais e sintomas adicionais não são obrigatórios para o diagnóstico de fibromialgia, porém são clinicamente importantes, pois contribuem para a avaliação final da doença.

Quadro 46.4 Diagnóstico diferencial

Doenças reumáticas: polimialgia reumática, osteoartrite, espondilite anquilosante e artrite reumatoide
Síndrome da fadiga crônica
Tendinites/tenossinovites afetando várias áreas
LER/DORT
Miopatias endócrinas – hipotireoidismo e hiperparatireoidismo
Mieloma múltiplo e neoplasias com metástases ósseas
Efeito colateral de medicamentos – corticosteroide, cimetidina, estatina, fibratos, substâncias ilícitas

TRATAMENTO

Visto que a FM é uma síndrome complexa, de etiologia desconhecida e associada a uma grande variedade de sintomas, o tratamento é principalmente sintomático e deve ser direcionado para as necessidades individuais e discutido com cada paciente de acordo com a intensidade da sua dor e funcionalidade. Inclui alterações do estilo de vida e medicamentos que podem auxiliar o alívio dos sintomas e a melhora da saúde geral e da qualidade de vida.

Embora uma gama de tratamentos tenha sido proposta, poucos apresentam evidências científicas de benefício. As principais recomendações serão abordadas a seguir, com as respectivas forças de recomendação (A, B, C, D, I) e qualidade de evidência (boa, razoável, pobre), que correspondem à força de evidência científica do trabalho.

PRINCIPAIS RECOMENDAÇÕES

Educação do paciente e da família

1. Educar o paciente sobre diagnóstico, sintomas e opções de tratamento. Como parte inicial do tratamento, deve-se explicar aos pacientes e seus familiares que a FM é uma condição crônica com períodos de exacerbação e remissão que pode comprometer a qualidade, mas não necessariamente a expectativa de vida. Pacientes que têm seus sintomas explicados por um profissional de saúde relatam menos sintomas e apresentam menor intensidade dos sintomas com o passar do tempo (grau A, evidência boa). A orientação ao paciente é fator crítico para o controle ideal da FM (grau B).
2. Disponibilizar fontes de informações aos pacientes e familiares, como folhetos e *sites* da internet. A educação intensiva sobre a FM tem demonstrado melhorar a dor, o sono, a fadiga e a qualidade de vida dos pacientes (grau A, evidência boa).
3. *Fibromyalgia Impact Questionnaire* (FIQ) é um instrumento validado útil para avaliar o impacto da FM na saúde e na função. Consiste em um questionário composto de 10 itens relacionados com função, nível de dor, fadiga, distúrbio do sono, ansiedade e depressão. O escore basal do paciente pode ser comparado aos subseqüentes, após modalidades de tratamento, para avaliação da evolução (grau A, evidência boa).

TRATAMENTO NÃO FARMACOLÓGICO

1. **Exercícios aeróbicos de baixo impacto**, como nadar, caminhar, pedalar ou hidroginástica, têm demonstrado melhorar o limiar da dor e da pressão de dor dos *tender points*. Progressão gradual do exercício deve ser aconselhada para evitar exacerbação dos sintomas. Um programa diário com intensidade correspondente ao limiar de dor e fadiga promove aderência e probabilidade de melhores resultados (grau A, evidência boa).
2. **Terapia cognitivo-comportamental (TCC) de curto prazo:** melhora a dor, a fadiga, o humor e a função até 12 meses após a intervenção (grau A, evidência boa).
3. **Treino de resistência leve:** útil na FM (grau B, evidência média).
4. **Acupuntura:** foi demonstrada redução moderada da dor em paciente com FM (grau B, evidência razoável).
5. **Hipnoterapia:** apesar de não indicada por muitos *experts* em consenso, foi demonstrada redução da dor em pacientes com FM (grau B, evidência razoável).
6. *Biofeedback:* auxilia a recuperação de desequilíbrios no sistema nervoso autônomo, um componente primário da resposta ao estresse (grau B, evidência razoável).
7. **Balneoterapia:** essa modalidade terapêutica envolve banhos em água rica em minerais. Pode envolver água quente ou fria ou hidromassagem. Estudos demonstram redução moderada dos sintomas da FM (grau B, evidência razoável).
8. **Suporte psicoterápico:** também pode ser utilizado no tratamento da FM, dependendo das necessidades de cada paciente (grau C).
9. Os seguintes tratamentos não farmacológicos demonstraram pouca ou nenhuma evidência de eficácia para o tratamento da FM: quiropraxia, massagem terapêutica, eletroterapia, ultrassom, injeção nos *tender points*, exercícios de flexibilidade (grau C, evidência razoável).

TRATAMENTO FARMACOLÓGICO

Apesar de apenas três medicações terem sido aprovadas pelo Food and Drug Administration (FDA) para o tratamento da FM (duloxetina, pregabalina e milnaciprana), existem níveis de evidência variados para o uso *off label* de vários agentes farmacológicos em seu tratamento (grau A, evidência boa). No Quadro 46.5 estão listados os principais fármacos com eficácia no tratamento da fibromialgia.

Antidepressivos

As medicações que têm demonstrado maior eficácia no tratamento da FM são os antidepressivos, com melhora no sono, na fadiga, na dor e no bem-estar dos pacientes. Os antidepressivos tricíclicos e os inibidores da recaptação da serotonina-noradrenalina demonstraram promover maior alívio dos sintomas:

1. **Antidepressivos tricíclicos (ATC):** metanálises de diversos estudos controlados randomizados encontraram eficácia para o uso da amitriptilina no tratamen-

Quadro 46.5 Principais fármacos utilizados no tratamento da fibromialgia

Fármaco	Nome comercial	Dose inicial	Dose máxima	Apresentações
Amitriptilina	Cloridrato de amitriptilina,[1] Tryptanol®,[2] Amytril®,[3] Neurotrypt®,[3] Trisomatol®[3]	12,5mg	50mg	25mg e 75mg
Duloxetina	Cymbalta®[2]	30mg	120mg	30mg e 60mg
Milnaciprana	Ixel®[2]	12,5mg	200mg	25mg e 50mg
Fluoxetina	Cloridrato de fluoxetina,[1] Daforin®,[2] Prozac®,[3] Deprax®,[3] Depress®,[3] Fluoxetin®,[3] Fluxene®,[3] Prozen®,[3] Psiquial®,[3] Verotina®[3]	20mg	80mg	10mg e 20mg
Paroxetina	Cloridrato de paroxetina,[1] Cebrilin®,[2] Pondera®,[2] Paxil CR®,[2] Arotin®,[3] Benepax®,[3] Cebrilin®,[3] Depaxan®,[3] Moratus®,[3] Paxan®,[3] Paxtrat®,[3] Roxetin®,[3] Sertero®[3]	12,5mg	62,5mg	10mg, 20mg, 30mg e liberação controlada (12,5mg e 25mg)
Ciclobenzaprina	Cloridrato de ciclobenzaprina,[1] Miosan®,[2] Benziflex®,[3] Cizax®,[3] Mirtax®,[3] Musculare®[3]	5mg	20mg	5mg e 10mg
Pregabalina	Lyrica®[3]	150mg	450mg	75mg e 150mg
Gabapentina	Gabapentina®,[1] Neurontin®,[2] Gabaneurin®,[3] Gamibetal®,[3] Progresse®[3]	300mg	2400mg	300mg, 400mg e 600mg

[1] Medicamento genérico.
[2] Medicamento de referência.
[3] Medicamento similar.

to da dor, da fadiga e do distúrbio do sono na FM. Inicia-se com dose baixa à noite e aumenta-se lentamente até a dose máxima terapêutica tolerável – máximo 50mg/dia (grau A, evidência boa). Contraindicações à amitriptilina incluem uso de inibidor da monoamino-oxidase (MAO) nos últimos 14 dias e recuperação de infarto do miocárdio. Evitar retirada brusca.

2. **Inibidores da recaptação da serotonina-noradrenalina (IRSN):**
   - **Duloxetina:** iniciá-la com 30mg/dia e aumentá-la semanalmente até a dose máxima terapêutica tolerável (máximo 120mg/dia). Uma vantagem deste medicamento é o tratamento de depressão associada, comum em pacientes com FM (grau A, evidência boa). Contraindicações à duloxetina incluem uso de inibidor da MAO nos últimos 14 dias, disfunção hepática, uso abusivo e crônico de alcool, glaucoma de ângulo fechado não controlado. Evitar retirada brusca.
   - **Milnaciprana:** administrar em duas doses diárias – iniciar com 12,5mg e aumentar para 100mg/dia em 1 semana, sendo esta a dose recomendada. Pode-se aumentar para 200mg/dia com base na resposta individual do paciente (grau A, evidência boa).
   - **Venlafaxina:** pode ser eficaz, mas é pouco recomendada. Dose flexível, com dose média final de 167mg/dia (grau C, evidência moderada). Contraindicações à venlafaxina incluem uso de inibidor da MAO nos últimos 14 dias. Evitar retirada brusca.

3. **Inibidores seletivos da recaptação da serotonina (ISRS):**
   - **Fluoxetina:** na dose de 20 a 80mg/dia, pode ser eficaz para a dor na FM (grau B, evidência moderada). Contraindicações à fluoxetina incluem uso de inibidor da MAO nas últimas 5 semanas. Evitar retirada brusca.
   - **Paroxetina:** liberação controlada (LC ou CR) de 12,5 a 62,5mg/dia demonstrou eficácia na melhora dos escores do FIQ (grau B, evidência moderada). Contraindicações à paroxetina incluem uso de inibidor da MAO nos últimos 14 dias. Evitar retirada brusca.
   - **Citalopram:** não mostrou eficácia sustentável no tratamento dos sintomas da FM (grau D, evidência moderada).

Anticonvulsivantes

1. **Gabapentina:** eficaz na dose de 1.200 a 2.400mg/dia. Inicia-se com 300mg/dia e aumenta-se até alcançar o efeito desejado (grau B, evidência moderada).
2. **Pregabalina:** inicia-se com 75mg duas vezes ao dia e aumenta-se para 150mg duas vezes ao dia por até 7 dias. Doses de 300 a 450mg/dia mostraram melhorar a dor, a fadiga, o sono e o bem-estar global (grau A, evidência boa).

Outras medicações

1. **Ciclobenzaprina:** relaxante muscular com estrutura similar aos ATC, melhora a qualidade do sono com

Quadro 46.6 *Fibromyalgia Impact Questionnaire* (adaptado da versão portuguesa)

Instruções: nos 11 itens da primeira questão, por favor, faça um círculo no número que, em relação à **última semana**, melhor descreve a maneira como, **em geral**, foi capaz de executar as tarefas indicadas.

1) Foi capaz de:	Sempre	Quase sempre	Quase nunca	Nunca
Ir às compras?	0	1	2	3
Tratar da roupa na máquina de lavar/secar?	0	1	2	3
Cozinhar?	0	1	2	3
Lavar louça à mão?	0	1	2	3
Aspirar a casa?	0	1	2	3
Fazer as camas?	0	1	2	3
Andar vários quarteirões (200 a 500 metros)?	0	1	2	3
Visitar a família ou os amigos?	0	1	2	3
Tratar das plantas ou praticar seu passatempo?	0	1	2	3
Se deslocar, no seu próprio carro ou em transportes públicos?	0	1	2	3
Subir as escadas?	0	1	2	3

PONTUAÇÃO DA 1ª QUESTÃO → SOMATÓRIO DOS 11 PRIMEIROS ITENS ÷ 3,3 = ☐

2) Na última semana, em quantos dias se sentiu mal?

0   1   2   3   4   5   6   7

PONTUAÇÃO DA 2ª QUESTÃO → PONTUAÇÃO × 1,43 = ☐

3) Na última semana, quantos dias faltou ao trabalho e/ou não realizou as tarefas domésticas, devido à fibromialgia?

0   1   2   3   4   5   6   7

PONTUAÇÃO DA 3ª QUESTÃO → PONTUAÇÃO × 1,43 = ☐

Instruções: nas perguntas que se seguem, assinale um ponto na linha que melhor indica o modo como, **em geral**, se sentiu na **última semana**.

4) Nos dias em que trabalhou, o quanto a sua doença – fibromialgia – interferiu no seu trabalho?
Trabalhei sem problemas 0 1 2 3 4 5 6 7 8 9 10 Tive grande dificuldade

5) Que intensidade teve a sua dor?
Não tive dor 0 1 2 3 4 5 6 7 8 9 10 Tive dor muito intensa

6) Quanto cansaço sentiu?
Não senti cansaço 0 1 2 3 4 5 6 7 8 9 10 Senti um cansaço enorme

7) Como se sentiu quando se levantava de manhã?
Acordei bem repousada 0 1 2 3 4 5 6 7 8 9 10 Acordei muito cansada

8) Quanta rigidez sentiu?
Não tive rigidez 0 1 2 3 4 5 6 7 8 9 10 Senti muita rigidez

9) Sentiu-se nervoso ou ansioso?
Não tive ansiedade 0 1 2 3 4 5 6 7 8 9 10 Senti-me muito ansioso

10) Sentiu-se triste ou deprimido?
Não me senti deprimido 0 1 2 3 4 5 6 7 8 9 10 Senti-me muito deprimido

ESCORE DO *FIBROMYALGIA IMPACT QUESTIONNAIRE* → SOMATÓRIO DAS 10 QUESTÕES = ☐

modesta alteração nos *tender points*, na rigidez e na fadiga. Dose inicial de 5mg/dia à noite, aumentando até 20mg/dia se necessário (grau B, evidência boa). Contraindicações à ciclobenzaprina incluem uso de inibidor da MAO nos últimos 14 dias, disfunção hepática, hipertireoidismo, arritmias, bloqueio cardíaco, insuficiência cardíaca congestiva (ICC) e distúrbios de condução cardíaca. Evitar retirada brusca.

2. **Tramadol:** resultados mistos nos estudos de eficácia como monoterapia para a dor na FM. A associação com paracetamol é melhor do que a apresentação isolada. São recomendadas doses de 50 a 100mg a cada 6 horas (grau C, evidência moderada). Contraindicações ao tramadol incluem intoxicação aguda por álcool/droga e história de anafilaxia a opioide. Reduz o limiar convulsivo. Evitar retirada brusca.

3. **Opioides, benzodiazepínicos, anti-inflamatórios não esteroides (AINE), magnésio, guaifenesina e agentes hormonais (tiroxina, deidroepiandrosterona [DHEA], melatonina, calcitonina):** não demonstraram eficácia e não são recomendados no tratamento da fibromialgia.

ACOMPANHAMENTO

A grande subjetividade dos sinais e sintomas, associada à falta de marcadores biológicos, torna o acompanhamento do paciente com FM um grande desafio ao clínico. Na avaliação do impacto das intervenções terapêuticas sobre a dor, há confiabilidade na utilização de escalas analógicas, tanto na avaliação inicial como na evolução do quadro. A escala analógica visual ou numérica é composta por uma linha de 10cm, com uma das extremidades representando ausência de dor ou nota zero e a outra, a presença de dor em grande intensidade ou nota 10. Esse método simples é particularmente útil no cotidiano da prática clínica.

Sabe-se que a dor tem papel central no diagnóstico da FM, entretanto, para o acompanhamento clínico do paciente, também são muito importantes os demais sintomas desta síndrome, como fadiga, distúrbios do sono, ansiedade e depressão. A avaliação do estado de saúde e da capacidade funcional é essencial nos doentes com disfunções musculoesqueléticas. Recomenda-se, assim, a utilização do FIQ (Quadro 46.6). Esse questionário é composto por questões relacionadas com a capacidade funcional e laborativa e com a intensidade dos principais sintomas. O somatório varia de 0 a 100, com 100 indicando o impacto máximo da FM.

Como a FM é uma doença de curso crônico relativamente estável, após definição de uma proposta terapêutica a evolução da severidade de seus sintomas e do impacto da doença deve ser aferida a cada 6 meses por meio do FIQ. Esse método pode ser bastante útil na orientação do tratamento e na avaliação de sua eficácia.

A avaliação do paciente com FM por um reumatologista pode ser necessária quando o diagnóstico não é muito claro, a resposta terapêutica é inadequada ou quando comorbidades musculoesqueléticas estão presentes. Avaliação por psiquiatra está bem indicada quando comorbidade psiquiátrica importante está presente, sendo essencial quando há depressão severa com ideação suicida ou quadros psicóticos. Já o acompanhamento psicoterápico é útil para a maioria dos pacientes.

LEITURA RECOMENDADA

Busch AJ, Barber KA, Overend TJ, Peloso PM, Schachter CL. Exercise for treating fibromyalgia syndrome. Cochrane Database Syst Rev 2007; (4):CD003786.

Carvalho MAP, Rego RR, Provenza JR. Fibromialgia. In: Carvalho MAP, Lanna CCD, Bertolo MB (eds.). Reumatologia: diagnóstico e tratamento. 3. ed. Rio de Janeiro: Guanabara Koogan, 2008:210-22

Carville SF, Arendt-Nielsen S, Bliddal H et al. EULAR evidence based recommendations for the management of fibromyalgia syndrome. Ann Rheum Dis *Apr 2008; 67*:536-41.

Carville S, Buskila D, Choy E. Generalised pain syndromes, including fibromyalgia and chronic fatigue syndrome. In: Bijlsma JWJ (ed.) Eular compendium on rheumatic diseases. Italy: BMJ Publishing Group, 2009:509-22.

Clauw DJ. Pharmacotherapy for patients with fibromyalgia. J Clin Psychiatry 2008; 69(Suppl 2):25-9.

Goldenberg DL, Burckhardt C, Crofford L. Management of fibromyalgia syndrome. JAMA 2004 Nov; 292(19):2388-95.

Hauser W, Bernardy K, Uceyler N, Sommer C. Treatment of fibromyalgia syndrome with antidepressants: a metaanalysis. JAMA 2009 Jan 14; 301(2):198-209.

Häuser W, Eich W, Herrmann M, Nutzinger DO, Schiltenwolf M, Henningsen P. Fibromyalgia syndrome: classification, diagnosis, and treatment. Dtsch Arztebl Int 2009 Jun; 106(23):383-91.

Heymann RE, Paiva ES, Helfenstein Jr M et al. Consenso brasileiro do tratamento da fibromialgia. Rev Bras Reumatol 2010; 50(1):56-66

Lawson K. Treatment options and patient perspectives in the management of fibromyalgia: future trends. Neuropsychiatr Dis Treat 2008 Dec; 4(6):1059-71.

National Guideline Clearinghouse. Guideline Summary NGC-7367. Management of fibromyalgia syndrome in adults. University of Texas. 2009 May. 14 p.

Navarro RP. Contemporary management strategies for fibromyalgia. Am J Manag Care 2009 Jun; 15(7):S197-218.

Rosado ML, Pereira JP, Fonseca JP, Branco JC. Adaptação cultural e validação do "Fibromyalgia Impact Questionnaire" – versão portuguesa. Acta Reumatol Port 2006 Apr-Jun; 31(2):157-65.

Russel J. The fibromyalgia syndrome: a clinical case definition for practitioners. J Muscoskel Pain 2003; 11(4):3-107.

Artrite Reumatoide

CAPÍTULO 47

Andréa Tavares Dantas

Laurindo Ferreira da Rocha Junior

INTRODUÇÃO

A artrite reumatoide (AR) corresponde a uma doença inflamatória autoimune, sistêmica, crônica, de etiologia desconhecida, caracterizada por poliartrite periférica e simétrica, muitas vezes associada a manifestações extra-articulares. Representa a artrite inflamatória mais comum, afetando de 0,5% a 1,0% da população mundial. No Brasil, a incidência e a prevalência da doença ainda são desconhecidas; os poucos estudos realizados registram uma prevalência variável de 0,2% a 1%, de acordo com a região estudada.

Acomete principalmente o sexo feminino, na proporção de duas a três mulheres para cada homem. Pode ocorrer em qualquer faixa etária, porém apresenta pico de incidência da quarta à sexta décadas de vida.

Na maioria dos pacientes não tratados, a doença apresenta um curso crônico, flutuante, que evolui com destruição articular progressiva, deformidades e, até mesmo, morte prematura. É uma doença associada a importante impacto social e econômico, dado o possível grau de incapacidade.

MANIFESTAÇÕES ARTICULARES
(Quadro 47.1)

A AR tem início insidioso, com progressão em semanas a meses, em 55% a 65% dos casos. Pode acometer qualquer articulação sinovial, sendo mais característico o comprometimento de metacarpofalangianas, interfalangianas proximais, metatarsofalangianas e punhos, seguidos por joelhos, cotovelos, tornozelos, quadril e ombros. A doença tende a poupar as interfalangianas distais, o que ajuda a diferenciá-la da osteoartrite e da artrite psoriásica. O comprometimento de articulações centrais e axiais, como as interfacetárias, atlantoaxial, acromioclavicular, esternoclavicular, temporomandibular e cricoaritenoide, é menos frequente, ocorrendo em até 50% dos pacientes.

A apresentação inicial pode ser assimétrica, evoluindo rapidamente com comprometimento bilateral, com padrão aditivo ou, menos frequentemente, padrão migratório. Até 15% dos casos têm início agudo, com pico dos sintomas em poucos dias. Alguns pacientes também podem apresentar monoartrite por algumas semanas, geralmente de grandes articulações, como joelho, quadril, ombro ou tornozelo, precedendo a doença poliarticular.

Uma assimetria marcante ou mesmo o envolvimento unilateral têm sido descritos em portadores de algumas condições neurológicas, como poliomielite, meningioma, encefalite, sequela de acidente vascular encefálico (AVE) e paralisia cerebral. As articulações são geralmente poupadas no lado paralisado, e parece haver uma correlação entre o grau de proteção e a extensão da paralisia. Esse efeito pode ser menor se o déficit neurológico ocorre em um paciente com AR já estabelecida.

O curso clínico da doença é variável. A maioria dos pacientes mostra períodos de flutuação na atividade da doença (curso policíclico), porém com dano articular progressivo. O grau de atividade pode ser persistente em até 20% dos casos, e apenas raramente tem sido relatada remissão espontânea em pacientes com AR estabelecida sem tratamento.

A rigidez matinal ou após repouso prolongado representa um achado característico das artrites inflamatórias, com duração geralmente superior a 1 hora. É explicada pelo acúmulo de líquido intra-articular durante o repouso, o qual é drenado pelos vasos linfáticos e vênulas durante o movimento.

Ao exame físico, destaca-se a presença de dor à palpação e à mobilização nas articulações acometidas. Perce-

CAPÍTULO 47 Artrite Reumatoide

Quadro 47.1 Manifestações articulares da artrite reumatoide

Articulação acometida	Características
Mãos e punhos (80% a 90%)	Locais mais comumente afetados na AR Edema dorsal dos punhos é um dos sinais mais precoces da doença (por comprometimento da bainha dos tendões dos extensores) Edema fusiforme das IFP Tenossinovite dos flexores é comum e pode provocar dedo em gatilho Deformidade em pescoço de cisne (flexão de IFD e MCF e hiperextensão de IFP) Deformidade em botoeira (flexão de IFP e extensão de IFD) Subluxação das metacarpofalangianas, com desvio ulnar Atrofia dos músculos intrínsecos das mãos Compressão do nervo mediano provoca síndrome do túnel do carpo, geralmente bilateral Diminuição significativa da força de preensão
Cotovelo (50%)	Palpação de sinovite entre o epicôndilo lateral e o olécrano Pode haver bursite olecraniana bilateral (também ocorre na gota e na pseudogota) Limitação da extensão completa Local mais comum de nódulos subcutâneos Compressão do nervo ulnar, com parestesia em 4º e 5º dedos
Ombro (60%)	Acometimento em fases mais avançadas Limitação significativa de movimento em todos os planos, semelhante à capsulite adesiva Derrame articular visível é raro Comprometimento dos tendões do manguito rotador é frequente
Pés e tornozelos (80% a 90%)	Acometimento precoce Dor à palpação das MTF individualmente ou na compressão laterolateral (*squeeze test*) Edema no dorso do pé Subluxação plantar dos metatarsos Síndrome do túnel do tarso por compressão do nervo tibial posterior Dedo em martelo (subluxação das MTF, provocando aumento da tensão nos tendões flexores) Hálux valgo Pronação dos tornozelos e do mediopé, com perda do arco transverso
Joelhos (80%)	Atrofia do quadríceps ocorre precocemente Perda da extensão completa, levando à contratura em flexão Progressão da doença leva à perda da cartilagem articular, com osteoartrite secundária Cisto de Baker, decorrente de aumento da pressão intra-articular
Quadril (50%)	Dor na virilha ou face medial da coxa Limitação da rotação interna (precoce)
Coluna cervical (40%)	Diminuição da amplitude de movimentos em todos os planos Subluxação atlantoaxial pode ser uma complicação, com redução do diâmetro do canal cervical e possível compressão da medula espinhal ou de artérias vertebrais Colunas torácica, lombar e sacra são caracteristicamente poupadas na AR; raramente podem ser evidenciados cistos sinoviais nas articulações apofisárias, com efeitos compressivos

AR: artrite reumatoide; IFP: interfalangianas proximais; IFD: interfalangianas distais; MCF: metacarpofalangianas; MTF: metatarsofalangianas.

be-se um espessamento sinovial (sinovite), caracterizado por uma consistência elástica e que deve ser diferenciado do derrame articular e da proliferação óssea. Sinais flogísticos exuberantes, com calor e eritema, são pouco frequentes. Na avaliação do paciente, é importante levar em consideração a presença de dano estrutural, o qual é cumulativo e irreversível. À medida que a doença progride, a detecção de variações em sua atividade pelo exame clínico torna-se mais difícil. Em estágios avançados, a dor articular referida pelo paciente pode também ser decorrente de alterações mecânicas e degenerativas.

MANIFESTAÇÕES EXTRA-ARTICULARES E COMPLICAÇÕES

Por ser uma doença sistêmica, a AR está frequentemente associada a manifestações extra-articulares, as quais ocorrem em até 40% dos pacientes em algum momento da doença. O processo inflamatório sistêmico é o principal preditor de mortalidade em pacientes com a doença, representando um risco cinco vezes maior, em comparação com pacientes sem tais manifestações. Sintomas constitucionais, como fadiga e perda de peso, podem ocorrer precocemente no curso da doença e apresentar intensidade significativa para mascarar os sintomas articulares. De maneira geral, manifestações extra-articulares são mais frequentes em pacientes soropositivos para o fator reumatoide (FR) e com doença de longa evolução, embora alguns estudos de artrite precoce também tenham descrito manifestações sistêmicas em uma proporção significativa de pacientes.

NÓDULOS SUBCUTÂNEOS

Representam a manifestação extra-articular mais frequente da doença, ocorrendo em até um terço dos casos, e são raros em pacientes com FR negativo. Estão associados a doença grave e podem ser preditores de outras manifestações extra-articulares. Os nódulos geralmente são firmes, indolores, podem ser móveis ou aderentes ao periósteo subjacente e devem ser diferenciados dos tofos gotosos. Desenvolvem-se mais comumente em superfícies extensoras ou áreas submetidas a pressão, incluindo cotovelos e dedos; localizações incomuns, como região occipital, sacral, cordas vocais, pulmões e coração, podem dificultar o diagnóstico. Tem sido descrita uma condição denominada nodulose reumatoide, mais comum em homens, com evolução autolimitada e caracterizada pela presença de nódulos disseminados associada a episódios de sinovite aguda intermitente e lesões císticas subcondrais em pequenos ossos das mãos e dos pés. Os nódulos podem regredir durante o tratamento específico. Entretanto, de maneira paradoxal, foi relatado aumento dos nódulos associado ao tratamento com metotrexato e antagonistas do fator de necrose tumoral, a despeito do bom controle das manifestações articulares.

MANIFESTAÇÕES PULMONARES

Muitas vezes assintomáticas, as manifestações pulmonares correspondem a um forte preditor de mortalidade. Já foram reconhecidas pelos menos seis formas de doença pulmonar na AR: doença pleural, fibrose intersticial, doença pulmonar nodular, bronquiolite obliterante com pneumonia em organização (BOOP), arterite com hipertensão pulmonar e doença de pequenas vias aéreas. A doença pleural tem sido identificada em até 50% dos pacientes em estudos de autópsia, porém só é sintomática em 10% dos casos. O líquido pleural é, caracteristicamente, um exsudato, com alta concentração de proteínas e DHL, pH baixo e glicose diminuída. O comprometimento pulmonar intersticial é mais comum em homens, tabagistas, com doença de longa duração e FR positivo. Caracteriza-se por um padrão reticular ou reticulonodular bibasal, que evolui para a fibrose propriamente dita, com aspecto em favo de mel. Deve ser diferenciada da toxicidade pulmonar induzida pelo metotrexato, que apresenta evolução subaguda, com sintomas respiratórios rapidamente progressivos e menos evidências de fibrose nos exames de imagem.

Os nódulos pulmonares parenquimatosos são geralmente assintomáticos. Tendem a ter localização periférica, com tamanhos variáveis, podendo inclusive sofrer cavitação com formação de fístula broncopleural. O tratamento da doença reumatoide subjacente geralmente resulta em melhora dos nódulos pulmonares.

MANIFESTAÇÕES CARDÍACAS

Pericardite é a manifestação cardíaca mais comum, identificada em até 50% dos pacientes em estudos de autópsia, porém, na maioria das vezes, trata-se de comprometimento assintomático. Outras possíveis manifestações incluem miocardite, defeitos de condução, arterite de coronárias e doença valvular.

A doença cardiovascular tem emergido como importante causa de morbimortalidade em pacientes com AR. Em comparação com a população geral, há incidência aumentada de eventos cardiovasculares, incluindo infarto do miocárdio e morte por causa cardíaca. Vários estudos demonstram que esses pacientes apresentam aterogênese acelerada, o que parece estar relacionado com o processo inflamatório crônico, como efeito de citocinas, imunocomplexos, níveis elevados de proteína C reativa (PCR) e vasculite coronariana. Alguns autores também evidenciaram maior prevalência de fatores de risco tradicionais (hipertensão, diabetes, dislipidemia, sedentarismo e tabagismo) em pacientes com AR. Além disso, destaca-se ainda o possível papel de corticosteroides e anti-inflamatórios, em especial os inibidores seletivos da COX-2.

MANIFESTAÇÕES OCULARES

Avaliação oftalmológica deve ser sempre realizada em pacientes portadores de AR, uma vez que o comprometimento ocular pode ser indicativo de doença sistêmica em atividade. A ceratoconjuntivite seca representa a manifestação ocular mais comum, ocorrendo em até 25% dos pacientes e a AR é descrita como a condição mais associada à síndrome de Sjögren secundária.

A episclerite caracteriza-se pelo início súbito de dor ocular associada a eritema. Em geral, tem curso autolimitado e bom prognóstico, raramente levando a déficit da acuidade visual. A ocorrência de esclerite é mais rara e está associada à doença articular grave e a outras manifestações extra-articulares, podendo representar uma vasculite sistêmica subjacente. Caracteriza-se por dor ocular profunda e eritema conjuntival e pode ser classificada em três variantes: a difusa, a nodular e a necrosante, sendo esta última mais grave e associada ao desenvolvimento de escleromalacia *perforans*.

Ressalte-se ainda a possibilidade de alterações oculares secundárias ao tratamento utilizado, como catarata e glaucoma, relacionados com o uso crônico de corticosteroides, e a retinopatia provocada por antimaláricos.

MANIFESTAÇÕES MUSCULARES

A fraqueza muscular é um sintoma comum em pacientes com AR e pode ser decorrente de diversos fatores. A própria inflamação sinovial, levando à restrição da mobilidade, está associada à atrofia de fibras musculares tipo II e representa a causa mais comum. Estudos de autópsia têm demonstrado áreas de necrose muscular associadas a infiltrado de linfócitos e plasmócitos, entidade denominada miosite nodular; parece ser mais comum em pacientes com sinovite leve e velocidade de hemossedimentação (VHS) desproporcionalmente elevada. Raramente, o paciente pode desenvolver uma polimiosite verdadeira, com elevação significativa de enzimas musculares e alterações típicas na eletroneuromiografia e na biópsia muscular. Deve-se ainda levar em consideração a possibilidade de miopatia induzida por medicamentos, geralmente relacionada ao tratamento com corticoide, antimaláricos e estatinas.

VASCULITE

Corresponde a uma manifestação rara, ocorrendo em menos de 1% dos pacientes, e caracterizada pelo comprometimento de vasos de pequeno e médio calibres. Alguns fatores estão associados ao desenvolvimento dessa complicação: sexo masculino, altos títulos de FR, diminuição de complemento, erosões articulares, doença de longa duração e presença de nódulos reumatoides ou outras manifestações extra-articulares. A vasculite reumatoide pode se apresentar de várias maneiras, sendo o quadro cutâneo o mais comum. A lesão mais característica é representada por úlceras cutâneas profundas em membros inferiores, na topografia de maléolo medial ou lateral, em uma apresentação semelhante ao pioderma gangrenoso. Podem ser encontrados ainda infarto ungueal, isquemia digital e gangrena e, menos comumente, púrpura palpável. O acometimento do sistema nervoso caracteriza-se por uma vasculite do *vasa nervorum*, levando a quadros de neuropatia periférica, com neuropatia sensorial ou sensorimotora distal e mononeurite multiplex. Ressalta-se ainda a possibilidade de comprometimento de outros órgãos, incluindo coração, pulmão, intestino, fígado, baço, pâncreas, olhos, linfonodos e testículos. Diante da necessidade de tratamento agressivo, baseado em imunossupressão com metilprednisolona e ciclofosfamida, e do pobre prognóstico associado a essa condição, sempre que possível deve-se tentar a confirmação diagnóstica por meio de biópsia do órgão acometido.

MANIFESTAÇÕES RENAIS

O comprometimento renal é raro na AR. São descritas três principais formas de acometimento renal: necrose tubular aguda, relacionada com o uso de anti-inflamatório não esteroides; amiloidose secundária, decorrente do estado de inflamação crônica; síndrome nefrótica em razão da nefropatia membranosa, secundária ao uso de sais de ouro e penicilamina, embora esses agentes não sejam mais usados de rotina no tratamento. Raramente, evidencia-se uma glomerulite focal necrosante em pacientes graves, com vasculite disseminada.

OSTEOPENIA

Vários fatores estão associados à perda óssea acelerada evidenciada na AR: ativação de osteoclastos induzida por citocinas e pelo sistema RANKL, uso prolongado de corticosteroides e maior prevalência de fatores de risco tradicionais, incluindo *status* pós-menopausa, diminuição da atividade física secundária ao comprometimento articular e baixo peso (associado à caquexia reumatoide). A perda óssea induzida por corticoides pode ser dividida em duas fases: inicialmente uma fase mais acelerada, com perda de até 12% da massa óssea nos primeiros 6 a 12 meses de tratamento, seguida por uma fase crônica, com velocidade de perda menor.

Deve ser assumido que todo paciente com AR apresenta alto risco de desenvolvimento de osteoporose, sendo recomendados a realização de densitometria periódica e tratamento adequado, quando indicado.

MANIFESTAÇÕES HEMATOLÓGICAS

Anemia representa a manifestação hematológica mais frequente em pacientes com AR, sendo descrita em 30% a 70% e, de maneira geral, correlaciona-se com o grau de inflamação articular. Em geral, é do tipo normocítica e normocrômica leve, assintomática, e cuja etiologia pode ser multifatorial. Anemia de doença crônica é a causa mais comum e geralmente melhora com o tratamento específico da doença de base. Também devem ser investigadas outras causas de anemia, sobretudo deficiência de ferro nutricional ou por sangramento gastrointestinal crônico, secundário ao uso de anti-inflamatórios e prednisona. Raramente, pode ser evidenciada anemia megaloblástica decorrente de deficiência de vitamina B_{12} e folato ou do tratamento com metotrexato ou azatioprina. Anemia hemolítica também é pouco frequente e pode ser encontrada em alguns pacientes com síndrome de Felty ou decorrente de hemólise induzida por medicamentos.

A presença de leucopenia está geralmente associada ao uso de medicações imunossupressoras, como azatioprina, metotrexato e sulfassalazina. Entretanto, a desordem leucopênica mais característica de pacientes com AR corresponde à síndrome de Felty, classicamente caracterizada pela presença de neutropenia, artrite reumatoide soropositiva e esplenomegalia, embora esta última nem sempre esteja presente. Essa síndrome ocorre em até 1% dos pacientes e geralmente apresenta doença articular grave, com erosões e deformidades. A neutropenia (contagem absoluta de neutrófilos < 2.000/µL) deve ser persistente e não explicada por outras condições (doença concomitante ou medicamentos) e, quando acentuada, pode predispor a infecções bacterianas recorrentes. A síndrome de Felty pode apresentar ainda hepatomegalia, linfadenopatia, plaquetopenia e febre.

Leucocitose pode ocorrer durante exacerbação da doença inflamatória, entretanto deve ser sempre descartada a presença de infecção. Eosinofilia significativa pode ser encontrada em alguns pacientes e correlaciona-se com a presença de vasculite, pleuropericardite, fibrose pulmonar ou nódulos subcutâneos. Trombocitose também é frequentemente identificada nos pacientes e correlaciona-se com manifestações extra-articulares e atividade da doença.

EXAMES LABORATORIAIS

Alterações laboratoriais inespecíficas, características de doença crônica, são comuns na AR e incluem: anemia leve, geralmente normocítica e normocrômica; leucometria normal; trombocitose; hipoalbuminemia e hipergamaglobulinemia. Reagentes de fase aguda, em especial VHS e PCR, apesar de inespecíficos, são úteis na definição da condição inflamatória e correlacionam-se com a atividade da doença. Pacientes que persistem com níveis elevados desses marcadores evoluem com mais erosões ósseas e incapacidade funcional.

FATOR REUMATOIDE

O FR corresponde a um autoanticorpo, do tipo IgM (mais frequente), IgG ou IgA, que se liga à porção Fc de uma imunoglobulina IgG humana. Presente em 60% a 80% dos pacientes com doença estabelecida, é menos comum nos pacientes com doença precoce. Corresponde a um exame importante para o diagnóstico, porém não se presta para acompanhamento da atividade da doença. Apresenta também valor prognóstico, estando associado a doença mais grave (maior número de erosões e progressão mais rápida) e a manifestações extra-articulares (nódulos reumatoides, vasculite e doença pulmonar). Ressalte-se ainda que o exame não é específico para a doença, podendo ser positivo em várias outras condições, sobretudo aquelas relacionadas com estimulação crônica do sistema imune, além de indivíduos saudáveis (Quadro 47.2).

Quadro 47.2 Condições associadas a fator reumatoide positivo

Doenças reumáticas	Artrite reumatoide, síndrome de Sjögren, doença mista do tecido conjuntivo, lúpus, esclerose sistêmica, artrite idiopática juvenil
Infecções virais	SIDA, mononucleose, hepatites B e C, influenza
Infecções parasitárias	Doença de Chagas, calazar, malária, esquistossomose, filariose
Infecções bacterianas crônicas	Tuberculose, hanseníase, sífilis, brucelose, salmonelose, endocardite bacteriana subaguda
Neoplasias	Doenças linfoproliferativas
Outras condições	Sarcoidose, púrpura hipergamaglobulinêmica, doença hepática crônica, cirrose biliar primária, hepatite autoimune, indivíduos saudáveis (13%)

A presença do FR pode preceder o desenvolvimento clínico da AR e a detecção de altos títulos apresenta boa especificidade para o diagnóstico da doença, no contexto de uma poliartrite crônica. Entretanto, o valor preditivo na população geral assintomática é baixo, uma vez que se trata de doença relativamente rara.

ANTICORPOS ANTIPEPTÍDEOS CITRULINADOS CÍCLICOS (ANTI-CCP)

Anticorpos direcionados contra aminoácidos originados a partir da modificação da arginina, apresentam sensibilidade de 50% para os casos de artrite precoce e de até 85% na doença estabelecida, semelhante ao perfil do FR, porém com especificidade maior, de até 97%, quando são utilizados testes de segunda geração. Sua presença pode ser detectada antes do aparecimento dos sintomas de AR e tem se mostrado útil no diagnóstico diferencial de uma poliartrite precoce em virtude de sua alta especificidade. Embora em frequência e títulos bem menores, um anti-CCP positivo também pode ser encontrado em pacientes com tuberculose ativa e outras doenças reumáticas, como lúpus, miopatias inflamatórias, síndrome de Sjögren e esclerose sistêmica. Assim como o FR, sua positividade também tem sido associada a doença com evolução mais rápida e mais erosiva, porém não demonstrou a mesma correlação com manifestações extra-articulares. Em razão de custo e disponibilidade ainda limitada, seu uso de rotina não é indicado, sendo mais recomendado em algumas situações específicas:

- Pacientes com suspeita de AR e com FR negativo, mostrando-se positivo em até 25% desses casos.

CAPÍTULO 47 Artrite Reumatoide

- No diagnóstico diferencial de outras poliartrites que podem cursar com FR positivo, como lúpus e hepatite C.

EXAMES DE IMAGEM (Quadro 47.3)

RADIOGRAFIA SIMPLES CONVENCIONAL

Na prática clínica diária, a radiografia simples é o exame mais comumente utilizado para avaliação da presença de dano articular, tendo como vantagens o baixo custo e a ampla disponibilidade. Achados radiográficos clássicos incluem:

- Aumento de partes moles, devido a derrame articular e sinovite.
- Osteopenia justarticular, secundária a aumento do fluxo sanguíneo no osso subcondral e desuso da articulação.
- Erosões marginais, provocadas pela proliferação sinovial, inicialmente em áreas não recobertas por cartilagem ou locais de inserção capsular, com progressão centrípeta.
- Diminuição do espaço articular, decorrente da degradação da cartilagem pela liberação de enzimas intra-articulares.

Podem ser observadas ainda alterações no alinhamento articular e formação de cistos intraósseos e cistos sinoviais, secundários ao aumento da pressão intra-articular. Recomenda-se a avaliação radiográfica de mãos, punhos e pés de todos os pacientes em que há suspeita diagnóstica de AR.

RESSONÂNCIA MAGNÉTICA

A ressonância magnética (RM) é uma técnica mais sensível do que a radiografia simples para a identificação de erosões cartilaginosas e ósseas e é capaz de fornecer informações mais detalhadas sobre a morfologia e o funcionamento das articulações e estruturas periarticulares. Vem se tornando exame de escolha para a avaliação de sinovite e erosões em fases iniciais da doença, quando as alterações na radiografia simples ainda não são visíveis. Com esse exame é possível avaliar a vascularização e o espessamento da sinóvia e da bainha dos tendões e identificar erosões e a presença de edema ósseo medular. Esses parâmetros de atividade do processo inflamatório também são usados para a estimativa do prognóstico e a avaliação da resposta ao tratamento. A hipertrofia sinovial e o edema ósseo correlacionam-se com o desenvolvimento futuro de doença erosiva. O alto custo, a pouca disponibilidade e a falta de uma padronização da técnica e da interpretação das alterações encontradas limitam seu uso em larga escala.

Quadro 47.3 Principais alterações radiográficas na artrite reumatoide

Local acometido	Alterações características
Mãos e punhos	Aumento de partes moles em topografia de IFP, MCF e processo estiloide ulnar Diminuição do espaço articular em IFP, MCF e ossos do carpo Osteopenia e cistos Erosões mais precoces em carpo (ossos pisiforme e piramidal), processo estiloide ulnar e 2ª MCF Erosões mais proeminentes na face radial das cabeças dos metacarpos Diminuição da relação carpo-metacarpo (comprimento do carpo/comprimento do 3º metacarpo) Anquilose óssea (achado mais tardio)
Ombros	Erosões marginais no local de inserção do manguito rotador (tuberosidade maior do úmero) Diminuição difusa do espaço articular glenoumeral Migração cranial da cabeça do úmero
Cotovelos	Aumento de partes moles Diminuição difusa do espaço articular Erosões nos compartimentos radioulnar e ulnotroclear Cistos subcondrais
Pés e tornozelos	Antepé pode demonstrar alterações radiológicas mais precoces Diminuição difusa do espaço articular nas articulações do tornozelo e do tarso
Quadril	Diminuição difusa do espaço articular, com erosões na cabeça e colo do fêmur Migração axial da cabeça do fêmur Colapso e reabsorção da cabeça femoral Remodelamento do acetábulo = protrusão acetabular
Joelhos	Diminuição do espaço articular em todos os compartimentos Deformidades em valgo ou em varo Erosões na superfície articular e em áreas sem cartilagens Osteófitos decorrentes de osteoartrose secundária

IFP: interfalangianas proximais; MCF: metacarpofalangianas.

ULTRASSONOGRAFIA

Tecnologia mais acessível, de menor custo e mais confortável para o paciente, em comparação com a RM, quando realizada por profissional experiente e com equipamento adequado, torna possível avaliar derrame articular (principalmente em articulações que não são facilmente acessíveis ao exame físico, como quadril e ombros), erosões corticais e proliferação sinovial, com maior sensibilidade do que a radiologia convencional. O *Power Doppler* é uma técnica que promove a avaliação não invasiva do fluxo sanguíneo, sendo útil para detectar aumento da vascularização em articulações e tecidos moles, indicando sinovite em atividade. Apesar de estar sendo cada vez mais utilizada na prática clínica diária (em algumas situações como extensão do exame físico), trata-se de um exame operador-dependente e ainda com necessidade de melhor padronização.

CRITÉRIOS CLASSIFICATÓRIOS

O diagnóstico da AR é essencialmente clínico, com base na história clínica e no exame físico, contando ainda com o suporte de exames radiológicos e laboratoriais, como descrito anteriormente. Tradicionalmente, os critérios classificatórios propostos pelo Colégio Americano de Reumatologia (ACR) em 1987, apesar de terem sido formulados com o objetivo de padronizar estudos clínicos e populacionais, têm sido utilizados como orientação para o diagnóstico (Quadro 47.4).

A principal limitação quanto à aplicação dos critérios acima é a detecção apenas de casos de AR estabelecida, geralmente com alterações radiológicas que indicam doença avançada. Uma vez que 30 a 40% dos pacientes com artrite inflamatória inicial podem apresentar remissão espontânea e, por outro lado, o tratamento precoce dos pacientes com doença confirmada está associado a importante impacto no prognóstico, torna-se fundamental tentar identificar de forma mais acurada aqueles pacientes com maior probabilidade de evoluir com doença persistente e erosiva. Com esse objetivo, em 2010, o ACR/EULAR (European League Against Rheumatism) publicou novos critérios classificatórios para artrite reumatoide, propostos com o objetivo de identificar pacientes que se beneficiarão da instituição precoce de tratamento específico (Quadro 47.5). Para a aplicação desses critérios, dois requisitos devem ser preenchidos:

- O paciente deve apresentar, no momento do exame, evidência de sinovite clinicamente ativa (presença de edema articular) em pelo menos uma articulação, com exceção das interfalangianas distais, primeira metatarsofalangiana e primeira carpometacarpiana, que são articulações tipicamente envolvidas na osteoartrite.
- Exclusão de outras condições que possam explicar a presença da sinovite, como lúpus, artrite psoriásica e gota.

A aplicação desses critérios promove um escore de até 10 pontos, com um escore maior ou igual a seis estabelecendo a classificação como artrite reumatoide. Como o objetivo dos critérios era identificar doença precoce, a presença de erosões, características da doença estabelecida e avançada, não foi considerada. Entretanto, em pacientes com doença de longa duração e história clínica compatível com o diagnóstico, porém não documentada, a presença de erosões típicas da AR pode ser considerada suficiente para o diagnóstico, excluindo a necessidade de critérios adicionais.

Quadro 47.4 Critérios classificatórios para artrite reumatoide segundo o ACR (1987)

1. Rigidez matinal*	Rigidez articular com duração de pelo menos 1 hora antes da melhora máxima
2. Artrite de três ou mais áreas*	Pelo menos três áreas articulares com edema de partes moles ou derrame articular, observado pelo médico
3. Artrite de articulações das mãos*	Punhos, metacarpofalangianas ou interfalangianas proximais
4. Artrite simétrica*	Envolvimento simultâneo da mesma área articular em ambos os lados do corpo
5. Nódulo reumatoide	Nódulos subcutâneos sobre proeminências ósseas, superfícies extensoras ou regiões justarticulares
6. Fator reumatoide positivo	Presença de quantidades anormais de fator reumatoide
7. Alterações radiográficas	Presença de erosões ou descalcificações localizadas em radiografias de mãos e punhos

* Os critérios de 1 a 4 devem estar presentes por pelo menos 6 semanas. Para classificação são necessários quatro dos sete critérios.

DIAGNÓSTICO DIFERENCIAL

O diagnóstico diferencial da AR é feito com um grupo vasto de doenças que podem simular essa patologia (Quadro 47.6). Entre as mais comuns, estão as infecções (adenovírus, echovírus, Epstein-Barr, parvovírus B19, rubéola, hepatites B e C, HIV, HTLV, micoplasma e pós-estreptocócica), artropatia por cristais (gota e deposição de cristais de pirofosfato de cálcio), espondiloartrites (espondilite anquilosante, artrite psoriásica, reativa ou doenças inflamatórias intestinais), doenças do tecido conjuntivo (lúpus eritematoso sistêmico, esclerose sistêmica, dermatopolimiosite, vasculites, doença mista e indiferenciada do tecido conjuntivo, síndrome de Sjögren), osteoartrite (Quadro 47.7), fibromialgia, polimialgia reumática e artrite séptica.

CAPÍTULO 47 Artrite Reumatoide

Quadro 47.5 Critérios classificatórios para artrite reumatoide segundo ACR/EULAR 2010

Domínios		Pontuação	Descrição
Envolvimento articular Articulação edemaciada ou dolorosa (exceto IFD, 1ª CMC e 1ª MTF ou qualquer articulação com história de trauma recente)	1 grande articulação	0	Ombros, cotovelos, quadril, joelhos ou tornozelos
	2 a 10 grandes articulações	1	
	1 a 3 pequenas articulações (com ou sem envolvimento de grandes articulações)	2	MCF, IFP, 2ª à 5ª MTF, interfalangiana do 1º dedo e punhos
	4 a 10 pequenas articulações (com ou sem envolvimento de grandes articulações)	3	
	> 10 articulações	5	Acometimento de pelo menos uma pequena articulação; as outras articulações acometidas podem incluir temporomandibular, esternoclavicular, acromioclavicular ou outras
Sorologia Realização de pelo menos um dos exames. Quando o resultado do exame for qualitativo ou apenas descrito como positivo, será considerado positivo em baixos títulos. Quando o resultado ou o valor de referência não estiver disponível, o resultado será considerado negativo	FR e anti-CCP negativos	0	Resultado ≤ LSN, em relação ao teste e *kit* utilizado
	FR ou anti-CCP positivos em baixos títulos	2	Resultado > LSN e ≤ 3× LSN
	FR ou anti-CCP positivos em altos títulos	3	Resultado > 3× LSN
Reagentes de fase aguda Resultado de pelo menos um teste	PCR e VHS normais	0	Segundo os valores de referência do laboratório. Quando o resultado ou o valor de referência não estiver disponível, o resultado será considerado negativo
	PCR ou VHS alterada	1	
Duração dos sintomas Relato do paciente da duração máxima de sinovite de qualquer articulação envolvida no momento da avaliação	< 6 semanas	0	
	≥ 6 semanas	1	

IFD: interfalangianas distais; CMC: carpometacarpiana; MTF: metatarsofalangiana; MCF: metacarpofalangianas; IFP: interfalangianas proximais; FR: fator reumatoide; LSN: limite superior da normalidade; PCR: proteína C reativa; VHS: velocidade de hemossedimentação.

AVALIAÇÃO DO TRATAMENTO

Para a otimização do tratamento da AR, torna-se necessária a avaliação periódica da resposta clínica e laboratorial ao esquema terapêutico instituído. Essa avaliação pode ser realizada por meio de parâmetros clínicos (número de articulações dolorosas e/ou edemaciadas, avaliação da dor e da atividade da doença pelo paciente e pelo médico) e de parâmetros laboratoriais (VHS e PCR). Na realidade, nenhum desses parâmetros utilizados de maneira isolada mostra-se suficiente para determinação do grau de atividade inflamatória.

A avaliação do número de articulações dolorosas e edemaciadas deve ser realizada do modo mais completo e, se possível, sempre pelo mesmo examinador, com o objetivo de eliminar as variações entre os observadores. Para a quantificação da dor e da avaliação global da doença, pode ser usada a escala visual analógica (EVA) ou a escala Likert (1 = assintomático, 2 = leve, 3 = moderado, 4 = grave e 5 = muito grave).

Com o intuito de tornar a avaliação mais objetiva, foram criados índices compostos de atividade clínica que combinam vários parâmetros de atividade da doença em uma única medida. Entre esses se destacam: critérios de resposta pelo Colégio Americano de Reumatologia (ACR20, ACR50, ACR70), *Disease Activity Score* (DAS/DAS28), *Simplified Disease Activity Index* (SDAI) e *Clinical Disease Activity Index* (CDAI). O DAS28 representa uma ferramenta de avaliação bastante utiliza-

Quadro 47.6 Principais diagnósticos diferenciais da artrite reumatoide

Doença	História	Exame físico	Comentários
Poliartrite autolimitada	Poliartrite simétrica, dor, rigidez matinal, fadiga	Edema sinovial simétrico e doloroso	40% a 60% dos pacientes têm processo autolimitado; podem ser pós-virais
Fibromialgia	Dor musculoesquelética generalizada, fadiga, sono não restaurador	Articulações e músculos dolorosos	Vista em 5% das mulheres entre 40 e 60 anos. Muito mais comum que AR e também presente em 20% a 30% dos pacientes com AR. Cinco a 10% dos pacientes com fibromialgia têm FAN+
Osteoartrite erosiva	Oligoartrite, pode ser simétrica nas mãos	Alargamento ósseo de interfalangianas distais e proximais. Metacarpofalangianas são poupadas	Mãos similares à AR, mas as interfalangianas distais estão envolvidas e as metacarpofalangianas são poupadas
Espondilite anquilosante	Envolvimento primariamente do esqueleto axial; dor nas costas e na região cervical	Movimentos limitados das colunas cervical e lombar, quadril, ombros, joelhos, redução da expansão torácica	Envolvimento primariamente axial e de grandes articulações, assimétrico
Artrite psoriásica	Geralmente há história de psoríase, porém a artrite pode preceder as manifestações cutâneas	Dactilite é um achado característico. Pode ser mono, oligo ou poliarticular. Placas psoriásicas podem estar presentes	Pode mimetizar AR ou espondilite anquilosante
Artrite séptica	História de procedimentos intra-articulares, trauma ou exposição gonocócica pode estar presente	Geralmente monoarticular. Articulação com sinais flogísticos proeminentes, febre, acometimento sistêmico	Rara, mas situação de emergência para evitar septicemia e destruição articular. Mais comum em pacientes com artrite reumatoide que na população geral. Líquido sinovial característico
Artropatia por cristais	Geralmente ataques agudos, mas pode ser insidiosa e crônica	Articulações edemaciadas e com rubor. Mono ou oligoarticular	Deve ter a presença de cristais documentada para diagnóstico acurado. Erosões radiológicas características
Polimialgia reumática	Mais comum em idosos, rigidez matinal, dor em região cervical, cintura escapular e pélvica	Músculos de cintura pélvica e escapular dolorosos	Embora possa ocorrer, a poliartrite é bem menos comum. Aumento importante da VHS
Sinovite simétrica soronegativa remitente com edema (RS3PE)	Idosos, início tipicamente agudo e intenso	Edema profundo de mãos e algumas vezes nos pés com cacifo à digitopressão	Geralmente curso autolimitado e boa resposta a corticosteroides
Síndrome paraneoplásica	Perda de peso, anemia, fadiga	Mono, oligo ou poliarticular	Considerar principalmente em pacientes idosos. Mais frequente: mama, pulmão, cólon, ovário e doenças linfoproliferativas
Reumatismo palindrômico	Padrão episódico e recorrente. Mono ou oligoartrite, com piora em dias ou horas, seguida por resolução completa dos sintomas. Pode apresentar período intercrítico (dias ou meses)	Mono, oligo ou poliartrite, com sinais flogísticos mais acentuados	Vinte a 50% dos pacientes podem evoluir para AR. O tratamento com antimaláricos parece diminuir o risco de progressão para AR
Outras doenças do tecido conjuntivo	Pode incluir poliartrite simétrica, dor, rigidez matinal, fadiga, além de outros sintomas sistêmicos	Pode haver envolvimento articular simétrico e evidência de acometimento de outros órgãos e sistemas	Raramente deformante, FAN+. Em caso de diagnóstico incerto, encaminhar ao reumatologista

CAPÍTULO 47 Artrite Reumatoide

Quadro 47.7 Diferenças entre artrite reumatoide e osteoartrite

	Artrite reumatoide	Osteoartrite
Início	Adultos jovens, pico de incidência aos 50 anos	Aumenta com a idade
Sintomas precoces	Rigidez matinal	Dor aumenta durante o dia e com a movimentação
Articulações envolvidas	Articulações metacarpofalangianas, interfalangianas proximais e punhos	Articulações interfalangianas distais (nódulos de Heberden), articulações que suportam carga (quadril, joelhos)
Achados clínicos	Edema e calor de partes moles	Osteófitos ósseos, mínimo edema de partes moles
Achados radiológicos	Osteopenia justarticular, erosões marginais	Esclerose subcondral, osteófitos
Achados laboratoriais	PCR aumentada, FR, anti-CCP, anemia	Normal

Quadro 47.8 Variáveis avaliadas no CDAI e no DAS28

Variáveis	CDAI	DAS28
Número de articulações dolorosas	Contagem simples (0 a 28)	Raiz quadrada da contagem simples de 28 articulações
Número de articulações edemaciadas	Contagem simples (0 a 28)	Raiz quadrada da contagem simples de 28 articulações
Reagentes de fase aguda	–	Logaritmo transformado da VHS
Avaliação da saúde global pelo paciente	–	EVA em mm
Avaliação da atividade da doença pelo paciente	EVA em cm (0 a 10)	–
Avaliação da atividade da doença pelo médico	EVA em cm (0 a 10)	–
Escore total	Contagem simples (0 a 76)	Necessita de calculadora específica (0,49 a 9,07)

EVA: escala visual analógica.

Quadro 47.9 Definição de atividade da doença segundo CDAI e DAS28

Índice	Estado de atividade da doença	Definição
CDAI	Remissão Atividade baixa Atividade moderada Atividade alta	≤ 2,8 ≤ 10 ≤ 22 > 22
DAS28	Remissão Atividade baixa Atividade moderada Atividade alta	≤ 2,6 ≤ 3,2 ≤ 5,1 > 5,1

Quadro 47.10 Definição de remissão clínica segundo critérios do ACR

Pelo menos 5 dos seguintes, com duração mínima de 2 meses	Rigidez matinal < 15 minutos Ausência de fadiga Ausência de dor articular Ausência de dor articular ao movimento Ausência de edema articular VHS < 30mm/h (mulheres) ou 20mm/h (homens)
Ausência das seguintes manifestações clínicas	Vasculite ativa Pericardite Pleurite Miosite Perda de peso recente inexplicada ou febre secundária à AR

da e que leva em consideração o número de articulações dolorosas e o número de articulações edemaciadas (em um total de 28), a avaliação global da doença pelo paciente e as medidas de marcadores de inflamação (VHS ou PCR). Entretanto, envolve um cálculo complexo, realizado por meio de calculadora específica. O CDAI corresponde a um escore relativamente novo, o qual é calculado levando-se em consideração o somatório simples de quatro variáveis clínicas: número de articulações dolorosas e edemaciadas e a avaliação global da doença pelo paciente e pelo médico. Representa uma ferramenta simples e mais independente, de fácil uso na prática clínica diária e com boa correlação com DAS28, cuja principal vantagem é o fato de não necessitar do resultado de exames laboratoriais (Quadros 47.8 e 47.9).

Recomenda-se avaliação clínica a cada 2 a 3 meses, até a obtenção de um estado de remissão ou de baixa atividade da doença. Os exames radiográficos de mãos, punhos e pés deverão ser realizados anualmente, para avaliação da progressão da doença mediante o aparecimento de novas erosões. Para definição de remissão podem ser levados em consideração os valores numéricos dos índices de atividade ou os critérios propostos pelo ACR (Quadro 47.10).

TRATAMENTO NÃO FARMACOLÓGICO

Idealmente, a abordagem da AR deve ser multidisciplinar, com a participação de médico, fisioterapeuta, terapeuta ocupacional, nutricionista e psicólogo. A educação do paciente constitui-se em um dos aspectos mais importantes, e estudos têm mostrado que programas desenvolvidos nesse sentido tiveram efeitos positivos na diminuição da dor, da depressão e da incapacidade.

O papel do repouso e do exercício deve ser enfatizado. Reconhece-se que o repouso prolongado está associado a diminuição da amplitude de movimento, contratura articular e atrofia muscular, além de aumento do risco cardiovascular. A estratégia terapêutica deverá contemplar períodos alternados de atividade e repouso, este sempre em posição funcional. Exercícios aeróbicos (caminhada, natação, ciclismo) melhoram a função muscular, a estabilidade articular e a capacidade cardiovascular e podem resultar em melhor controle da dor, sem risco de exacerbação da doença ou dano articular. Esses exercícios devem ser supervisionados e estimulados, observando-se as limitações de cada paciente e os critérios de tolerância ao exercício e à fadiga.

O tratamento fisioterápico tem por objetivos melhorar e manter a amplitude dos movimentos, aumentar a força muscular e reduzir a dor e a inflamação. O uso de calor superficial (por meio de compressas, parafina ou hidroterapia) promove diminuição da dor, redução do espasmo muscular e aumento da flexibilidade. De maneira geral, o uso de calor profundo (ultrassom) não é recomendado. Por outro lado, o estímulo frio também pode diminuir dor, edema, inflamação e rigidez, embora alguns pacientes apresentem algum grau de intolerância. Exercícios de fortalecimento são indicados em todos os estágios da AR. Estratégias de proteção articular devem garantir o fortalecimento da musculatura periarticular e adequado programa de flexibilidade, evitando o excesso de movimento e privilegiando as cargas moderadas. O uso intermitente de órteses promove a restrição dos movimentos e tem como objetivo aliviar as dores mioarticulares por estabilização articular, contenção e realinhamento.

TRATAMENTO MEDICAMENTOSO

O tratamento medicamentoso inclui o uso de anti-inflamatórios não esteroides e glicocorticoides e drogas antirreumáticas modificadoras de doença (DARMD). De maneira geral, a primeira abordagem terapêutica deve incluir DARMD sintéticas, já que uma grande proporção dos pacientes pode alcançar baixa atividade de doença ou remissão. O atraso no início do tratamento com DARMD está associado a pior evolução desses pacientes, quando comparados com aqueles que iniciam o tratamento precocemente.

ANALGÉSICOS/ANTI-INFLAMATÓRIOS NÃO ESTEROIDES

Esses fármacos fazem parte da terapia adjuvante e demonstram benefícios apenas a curto prazo (Quadro 47.11). Os anti-inflamatórios não esteroides (AINE) são usados para controle da dor e do processo inflamatório articular mediante a inibição da enzima ciclo-oxigenase (COX), interferindo com a síntese de prostaglandinas. Devem ser usados nos menores tempo e dose possíveis. Há necessidade de individualização da escolha de acordo com os fatores de risco de cada paciente (idade avançada, doença ulcerosa péptica, uso concomitante de glicocorticoides ou anticoagulantes, trombocitopenia ou disfunção plaquetária, gravidez, insuficiência cardíaca congestiva, cirrose, insuficiência renal). Embora tenham custo mais elevado, os inibidores seletivos de COX-2 apresentam menos efeitos adversos gastrointestinais. Alguns estudos demonstraram risco cardiovascular aumentado tanto para os inibidores seletivos como para

Quadro 47.11 Analgésicos e anti-inflamatórios não esteroides

Fármaco	Dose
Indometacina	100 a 200mg/dia, em 2 a 3 tomadas
Diclofenaco	Dose máxima de 150mg/dia em 2 a 3 tomadas
Aceclofenaco	200mg/dia em 2 tomadas
Clonixinato de lisina	375 a 750mg/dia em 3 a 4 tomadas
Oxicans Piroxicam Tenoxicam	10 a 20mg, 1×/dia 20mg, 1×/dia
Derivados do ácido propiônico Ibuprofeno Cetoprofeno Naproxeno	1.200 a 2.400mg/dia, em 3 a 4 tomadas 100 a 200mg/dia, em 3 a 4 tomadas 1.000mg/dia em 1 a 2 tomadas
Inibidores seletivos da COX-2 Nimesulida Meloxicam	200mg/dia, em 2 tomadas 7,5 a 15mg, 1×/dia
Inibidores específicos da COX-2 Celecoxibe Etoricoxibe	100 a 400mg/dia em 1 a 2 tomadas 60 a 90mg/dia, 1×/dia

os AINE tradicionais. Analgésicos são usados para reduzir a dor e opioides podem ser necessários em alguns pacientes.

GLICOCORTICOIDES

Apresentam potente ação anti-inflamatória e propriedades modificadoras de doença. Representam importante terapia adjuvante na AR porque promovem melhora rápida dos sintomas e da capacidade funcional. Quando comparada à monoterapia com DARMD sintéticas, a associação com esses fármacos promove benefícios adicionais. Devem ser administrados preferencialmente em baixas doses (prednisona < 10 a 15mg/dia) e retirados progressivamente após a melhora do paciente, com o objetivo de diminuir seus eventos adversos (hiperglicemia, edema, osteonecrose, miopatia, doença ulcerosa péptica, hipopotassemia, osteoporose, hipertensão). O uso crônico dessa medicação deve ser acompanhado de suplementação com cálcio e vitamina D. Não devem ser descontinuados abruptamente para evitar insuficiência adrenal.

As infiltrações articulares com glicocorticoides estão indicadas nos casos de mono ou oligoartrites persistentes.

DARMD SINTÉTICAS (QUADRO 47.12)

Metotrexato

Considerado o medicamento de escolha para início do tratamento da AR, tendo em vista sua segurança, tolerabilidade, eficácia como monoterapia e, quando associado a outras DARMD sintéticas e biológicas, tem efeito sustentado, reduz os sinais e sintomas da doença, melhora o estado funcional e bloqueia a progressão das lesões radiográficas. Recomenda-se que a dose inicial seja de 10 a 15mg/semana, em até duas a três tomadas com intervalos de aproximadamente 12 horas. Caso não se observe melhora ou controle da doença após a dose inicial, deve-se aumentá-la a cada 4 a 6 semanas (5mg/dose), dependendo da resposta clínica e da tolerabilidade. Doses mais altas (20 a 30mg/semana) são mais efetivas. A administração parenteral (subcutânea ou intramuscular) deve ser considerada no caso de resposta inadequada ou intolerância à via oral.

Antes do início do tratamento, recomenda-se avaliação criteriosa de fatores de risco para toxicidade pelo metotrexato: uso de álcool e outras drogas, disfunção renal, obesidade, hipoalbuminemia, diabetes, hepatites virais, infecção crônica ou aguda, idade acima de 70 anos, malignidades, doença pulmonar e discrasias sanguíneas. A triagem inicial deve incluir os seguintes exames: transaminases, albumina, hemograma, creatinina, radiografia de tórax (alterações pulmonares à radiografia são preditivas de risco de pneumonite induzida pelo medicamento); considerar ainda a realização de sorologia para HIV, hepatites B/C, glicemia de jejum, perfil lipídico e teste de gravidez. O metotrexato está contraindicado em alcoolistas, hepatopatas, portadores de imunodeficiências, discrasias sanguíneas, insuficiência renal e gravidez. Não deve ser usado por pelo menos 3 meses antes de gravidez planejada em homens e mulheres nem durante a amamentação.

Os principais efeitos colaterais incluem aumento de transaminases, estomatite, náusea/vômitos, citopenias e alopecia, e parecem estar relacionados com a deficiência de folato induzida pelo metotrexato. Por esse motivo, recomenda-se a suplementação com ácido fólico (5 a 10mg/semana), sem que haja prejuízo da eficácia. O monitoramento deve ser feito a cada 30 a 45 dias com transaminases, função renal e hemograma, até atingir uma dose estável e, em seguida, a cada 1 a 3 meses. Deve ser interrompido se houver aumento confirmado de enzimas hepáticas (AST/ALT) maior do que três vezes o limite superior da normalidade (LSN), mas pode ser reintroduzido em uma dose mais baixa após normalização. Se os níveis de AST/ALT persistirem elevados até três vezes o LSN, a dose deve ser ajustada. Procedimentos diagnósticos devem ser considerados no caso de níveis de transaminases persistentemente elevados (acima de três vezes o LSN) mesmo após interrupção da medicação.

Leflunomida

Representa uma opção nos pacientes intolerantes ou que não responderam ao metotrexato. Promove diminuição da atividade da doença, melhora da qualidade de vida e redução da progressão radiológica. Está contraindicada em mulheres em idade fértil que não estejam utilizando métodos anticoncepcionais e em pacientes com insuficiência renal, hepatopatias e infecções. Em casos de intoxicação, pode ser utilizada a colestiramina, na dosagem de 4 a 8g/três vezes ao dia, durante 5 dias. Eventos adversos sérios incluem náusea, diarreia, dor abdominal, *rash*, bronquite, cefaleia, hipertensão, tontura e alopecia, além de hepatotoxicidade e imunossupressão. Deve-se monitorar as funções hepática e renal e ter cautela em pacientes imunodeficientes.

Antimaláricos: cloroquina/hidroxicloroquina

Esse grupo de medicamentos tem alguma eficácia como monoterapia no que diz respeito aos sinais e sintomas e é frequentemente usado em associação a outras DARMD, porém não está claro se confere eficácia adicional nesses casos. Os antimaláricos não inibem significativamente o dano estrutural articular, quando comparados a outros fármacos. Têm algum valor apenas em pacientes com doença branda que apresentam contraindicação a outros medicamentos. Deve-se ter cautela em caso de doença hepática, deficiência de G6PD, psoríase e porfiria. Podem ocorrer fraqueza muscular e sintomas visuais, estando contraindicados em pacientes com alterações retinianas e de campo visual. Também não devem ser usados em hepatopatas com classificação de Child-Pugh C. Alguns pacientes apresentam descoloração cutânea, conferindo à pele uma cor acinzentada. A monitorização pré-tratamento deve incluir hemograma, transaminases, creatinina e exame oftalmológico. A dose da hidroxicloroquina a ser utilizada é de 6 a 6,5mg/kg/dia e a da cloroquina, 4mg/kg/dia. Recomenda-se acompanhamento oftalmológico anual.

Sulfassalazina

Reduz a atividade da doença e é efetiva no controle da dor e na avaliação clínica global, além de promover redução da progressão radiográfica. Está contraindicada em pacientes com história de hipersensibilidade a sulfas, salicilatos ou a qualquer componente da fórmula da sulfassalazina, portadores de porfiria e obstrução de aparelho digestivo ou geniturinário. A dose utilizada varia de 1,5 a 3g/dia, habitualmente em duas tomadas diárias, após as principais refeições.

Azatioprina, ciclosporina A ou ciclofosfamida

Consistem em medicamentos raramente usados em pacientes cuja doença tem curso refratário a várias DARMD sintéticas e biológicas e pode ter curso extremamente severo e incapacitante. Deve-se ponderar quanto à sua toxicidade, particularmente a da ciclosporina e a da ciclofosfamida. A ciclosporina está associada a hipertensão, nefrotoxicidade e mielossupressão. A ciclofosfamida na forma de pulsoterapia representa o tratamento de escolha nos casos de vasculite sistêmica; seus efeitos colaterais mais comuns incluem mielossupressão, disfunção gonadal, hematúria, alopecia e intolerância gastrointestinal.

DARMD Biológicas

Representam o principal avanço no tratamento da AR nas últimas duas décadas. De maneira geral, estão indicadas para os pacientes que persistem com atividade da doença, apesar do tratamento com pelo menos duas DARMD sintéticas por um período de 3 a 6 meses. Entretanto, podem ser utilizadas em pacientes que falharam com apenas uma DARMD sintética inicial, mas que apresentam fatores de mau prognóstico: presença de FR ou anti-CCP (particularmente em altos níveis), atividade de doença severa e ocorrência precoce de erosões à radiografia. Recomenda-se que o uso desses fármacos seja indicado e monitorado por um reumatologista. Seu custo elevado e a administração por via parenteral limitam sua utilização de maneira mais ampla.

Bloqueadores do fator de necrose tumoral (TNF)

Correspondem às DARMD biológicas utilizadas há mais tempo e que apresentam maior quantidade de registros a respeito de segurança e eficácia. O tratamento inicial com biológicos deve incluir, preferencialmente, esse grupo de medicamentos combinado com metotrexato ou outras DARMD sintéticas. De maneira geral, apresentam início de ação mais rápido que as DARMD sintéticas, podendo levar a melhora clínica e laboratorial máxima em até 8 semanas após início do tratamento.

Os anti-TNF são contraindicados na insuficiência cardíaca congestiva classes III e IV; em vigência de infecção ativa ou recorrente; doenças desmielinizantes ou neurite óptica; hepatite B; e em pacientes com doenças malignas atuais ou há menos de 10 anos. Com relação à infecção, a principal preocupação tem sido com o risco aumentado de tuberculose. Por esse motivo, recomenda-se uma triagem rigorosa desses pacientes, que deve incluir avaliação de exposição prévia à tuberculose, realização de radiografia de tórax e teste tuberculínico (considerado positivo se ≥ 5mm). O tratamento profilático com isoniazida é recomendado em pacientes que apresentam qualquer um desses parâmetros alterados. Orienta-se ainda a realização de sorologias para hepatites B e C e HIV.

Quadro 47.12 DARMD sintéticas e monitoramento

DARMD	Tempo médio para ação	Monitoramento
Hidroxicloroquina	3 a 6 meses	Inicial: hemograma, AST, ALT creatinina, exame oftalmológico. Em seguida, exame oftalmológico anual
Difosfato de cloroquina	3 a 6 meses	
Metotrexato	1 a 3 meses	Hemograma completo, AST, ALT, creatinina – a cada 30 dias até atingir dose estável; a seguir, a cada 1 a 3 meses
Sulfassalazina	1 a 3 meses	Hemograma completo, AST e ALT a cada 2 a 4 semanas (primeiros 3 meses); a seguir, a cada 3 meses
Leflunomida	1 a 2 meses	Hemograma completo, AST, ALT, creatinina – a cada 30 dias (primeiros 6 meses); a seguir, a cada 1 a 2 meses

Não existem evidências que sugiram superioridade de um anti-TNF sobre o outro. Por isso, a escolha depende essencialmente da opção do paciente. Os agentes atualmente disponíveis são:

- **Etanercepte:** primeiro anti-TNF aprovado pelo FDA para tratamento de AR, corresponde a uma proteína de fusão recombinante de receptor solúvel de TNF-α totalmente humana que se liga ao anti-TNF extracelular, neutralizando seu efeito. Pode ser utilizado como monoterapia ou associado ao metotrexato ou outras DARMD. Utilizado por via subcutânea, na dose de 25mg, duas vezes por semana ou 50mg/semana.
- **Infliximabe:** anticorpo monoclonal quimérico, deve ser preferencialmente usado em associação com outra DARMD (metotrexato, leflunomida ou até azatioprina). Recomenda-se a dose inicial de 3mg/kg com infusões nas semanas 0, 2 e 6 e manutenção a cada 8 semanas. Diante de resposta clínica insuficiente, a dose pode ser aumentada ou o intervalo entre as aplicações pode ser diminuído.
- **Adalimumabe:** anticorpo monoclonal humano, também pode ser utilizado como monoterapia ou associado a DARMD sintéticas. Administrado por via subcutânea, na dose de 40mg a cada 2 semanas.
- **Golimumabe:** anticorpo monoclonal IgG1κ humano produzido por uma linha celular de hibridoma murínica com a tecnologia do DNA recombinante, deve ser preferencialmente usado com o metotrexato. Aplicado por via subcutânea, na dose de 50mg, tem como vantagem a comodidade posológica (mensal).

Depletores do linfócito B: rituximabe

Anticorpo monoclonal quimérico anti-CD20, o rituximabe promove depleção de células B periféricas, que expressam CD20 na superfície, sem afetar a linhagem de plasmócitos ou *stem cells*. Indicado em pacientes com AR em atividade de moderada a severa e que apresentaram falha terapêutica ao agente anti-TNF ou quando este não pode ser usado. É utilizado preferencialmente em associação com o metotrexato. Melhores respostas foram vistas em pacientes com FR ou anti-CCP positivos. Os indivíduos com boa resposta ao tratamento (geralmente após 8 a 16 semanas) podem ser submetidos a novo curso de rituximabe, caso reativem a doença. Os eventos adversos mais frequentes são as reações infusionais, geralmente de intensidade leve e revertidas após uso de sintomáticos, e a diminuição da velocidade de infusão. Não há evidências para aumento de incidência de tuberculose, porém também é recomendada a realização de triagem para infecção latente. Contraindicado em pacientes com hepatite B.

Moduladores da coestimulação: abatacepte

Proteína de fusão solúvel, que inibe a ligação do CD28 a seu receptor CD80/CD86, inibindo o sinal coestimulatório que permite a ativação de célula T, o abatacepte foi aprovado para uso em AR ativa com falha terapêutica a DARMD sintéticas ou aos agentes anti-TNF. Pode ser utilizado associado às DMARD sintéticas ou como monoterapia. A dose recomendada é ajustada de acordo com o peso e administrada por meio de infusão endovenosa a cada 4 semanas. A maioria dos pacientes responde dentro de 12 a 16 semanas após o início do tratamento. O risco de reativação de tuberculose latente é desconhecido, mas recomenda-se o rastreamento para a doença.

Bloqueador de interleucina-6: tocilizumabe

Anticorpo monoclonal humanizado que inibe o receptor de interleucina-6, o tocilizumabe pode ser usado associado às DARMD sintéticas ou como monoterapia. O início da resposta costuma ocorrer em 2 a 4 semanas. Tem sido associado a aumento dos níveis de lipídios plasmáticos, porém com boa resposta ao tratamento com estatina.

CIRURGIA

Cirurgias ortopédicas incluem cirurgias reconstrutivas (tendões, articulações, sinovectomia) ou substitutivas (próteses). Esses tratamentos estão indicados em situações de exceção, nas quais o tratamento conservador não promoveu o controle dos sintomas, com níveis mínimos aceitáveis de atividades da vida diária (trabalho, atividades domésticas, deambulação por 30 minutos, independência). Testes de avaliação de qualidade de vida são altamente recomendáveis para avaliação da indicação cirúrgica dos pacientes.

ARTRITE REUMATOIDE E GRAVIDEZ

A evolução da gravidez em pacientes com AR geralmente tem bom prognóstico. Estudos mostram não haver aumento do risco de perda fetal, ocorrendo, entretanto, risco aumentado de parto prematuro. A atividade da doença melhora classicamente em 75% das mulheres durante a gravidez e pode haver recidiva em até 90% após o parto. Um estudo mais recente mostrou melhora modesta e taxas de recaídas pós-parto, talvez em função das mudanças recentes no tratamento. É importante notar que metade das pacientes continua com doença ativa durante a gravidez, especialmente aquelas com

Quadro 47.13 Fármacos comumente utilizados no tratamento da AR

DARMD sintéticas	Apresentação	Dose
Hidroxicloroquina (Plaquinol®, Reuquinol®)	Comprimidos de 400mg	6,0 a 6,5mg/kg/dia
Difosfato de cloroquina (Quinacris®)	Comprimidos de 250mg	4mg/kg/dia
Metotrexato (Biometrox®, Fauldmetro®, Lexato®, Miantrex®, Reutrexato®, Tecnomet®)	Ampolas: 50mg/2mL Comprimidos de 2,5mg	Iniciar: 10mg a 15mg/semana Dose máxima: 25 a 30mg/semana 2 a 3 tomadas com intervalos de 12h
Sulfassalazina (Azulfin®)	Comprimidos de 500mg	1,5 a 3g/dia em 2 a 3 tomadas
Leflunomida (Arava®)	Comprimidos de 20mg	20mg/dia
DARMD biológicas		
Bloqueadores de TNF:		
Infliximabe (Remicade®)	Frascos de 100mg/10mL	3mg/kg EV, seguidos da mesma dose na 2ª e 6ª semanas e, a seguir, a cada 8 semanas.
Adalimumabe (Humira®)	Seringa preenchida 40mg	40mg, SC a cada 2 semanas
Etarnecepte (Enbrel®)	Frasco-ampola de 25mg e 50mg	25mg, SC 2×/semana ou 50mg, SC 1×/semana
Golimumabe (Simponi®)	Canetas 50mg/0,5mL	50mg SC 1×/mês
Depletor de linfócitos B:		
Rituximabe (Mabthera®)	Frascos de 100mg/10mL ou 500mg/50mL	1.000 a 2.000mg em duas infusões EV, com intervalo de 15 dias
Modulador de coestimulação:		
Abatacepte (Orência®)	Frasco-ampola de 250mg	EV, a cada 4 semanas. Dose ajustada para o peso: < 60kg = 500mg 60 a 100kg = 750mg > 100kg = 1.000 mg
Bloqueador de interleucina-6:		
Tocilizumabe (Actemra®)	Frasco-ampola de 80mg/4mL e 200mg/10mL	8mg/kg EV a cada 4 semanas

anti-CCP positivo, e algumas podem ter até exacerbação da doença. Para essas mulheres, terapia com baixas doses de prednisona, sulfassalazina, hidroxicloroquina e, talvez, inibidores do TNF podem ser a melhor abordagem.

Os inibidores de TNF-α são de classificação B pelo FDA para uso na gestação, significando que estudos em animais não foram preocupantes, mas não há estudos em humanos. Coortes prospectivas de gravidezes humanas expostas a esses medicamentos demonstraram risco aumentado. Bebês expostos aos anti-TNF durante o terceiro trimestre de gravidez nasceram com concentrações desses fármacos similares às da mãe.

O risco de anomalia congênita seguindo a exposição a metotrexato ou leflunomida é de 9% a 12%, e por isso eles são classificados pelo FDA como risco X. Devem ser descontinuados antes da concepção. Recomenda-se a dosagem dos níveis séricos de leflunomida antes da gravidez; se > 2, deve-se administrar colestiramina para remover completamente o medicamento. Pacientes que engravidam em uso de metotrexato estão sob risco maior de perda fetal mesmo no segundo e terceiro trimestres. Como a maioria das gravidezes resultará em uma criança normal, não é recomendada a interrupção da gravidez.

CAPÍTULO 47   Artrite Reumatoide

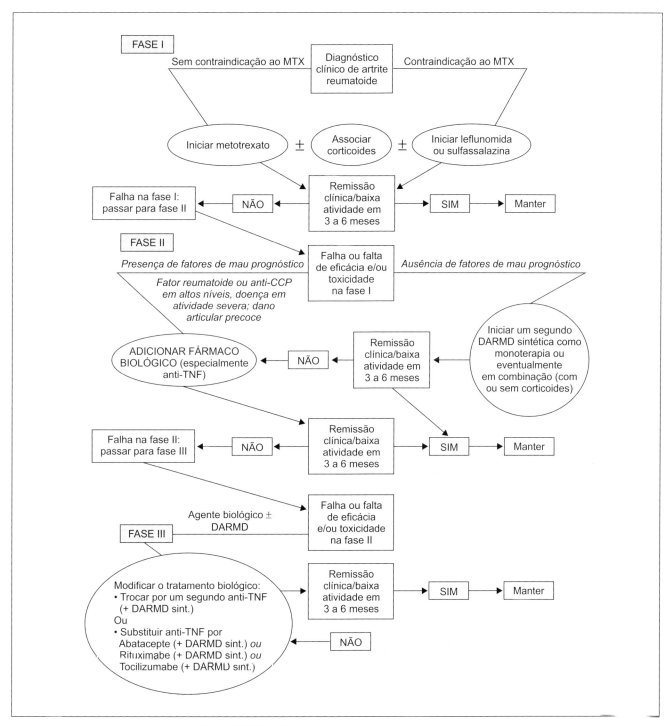

Figura 47.1 Algoritmo para tratamento da artrite reumatoide.

LEITURA RECOMENDADA

Aletaha D, Neogi T, Silman AJ et al. 2010 Rheumatoid arthritis classification criteria: an American College of Rheumatology/European League Against Rheumatism collaborative initiative. Ann Rheum Dis 2010; 69:1580-8.

Bértolo MB, Brenol CV, Schainberg CG et al. Atualização do Consenso Brasileiro no Diagnóstico e Tratamento da Artrite Reumatoide. Rev Bras Reumatol 2007; 47:151-9.

Carvalho MAP, Bértolo MB, Pinto MRC. Artrite reumatoide. In: Carvalho MAP, Lanna CCD, Bértolo MB. Reumatologia – Diagnóstico e tratamento. 3. ed. Rio de Janeiro: Guanabara Koogan, 2008:309-28.

Clowse MEB. Managing contraception and pregnancy in the rheumatologic diseases. Best Pract Res Clin Rheumatol 2010; 24:373-85.

Dolhain RJEM. Rheumatoid arthritis and pregnancy; not only for rheumatologists interested in female health issues. Ann Rheum Dis 2010; 69:317-8.

Firestein GS, Budd RC, Harris Jr ED, McInnes IB, Ruddy S, Sergent JS. Kelley's textbook of rheumatology. 8. ed. Philadelphia: WB Saunders Company, 2008.

Forestier R, André-Vert J, Guillez P et al. Non-drug treatment (excluding surgery) in rheumatoid arthritis: clinical practice guidelines. Joint Bone Spine 2009; 76:691-8.

Furst DE, Keystone EC, Fleischmann R et al. Updated consensus statement on biological agents for the treatment of rheumatic diseases, 2009. Ann Rheum Dis 2010; 69:i2-i29.

Gaujoux-Viala C, Smolen JS, Landewé R et al. Current evidence for the management of rheumatoid arthritis with synthetic disease-modifying antirheumatic drugs: systematic literature review informing the EULAR recommendations for the management of rheumatoid arthritis. Ann Rheum Dis 2010; 69:1004-09.

Gorter SL, Bijlsma H, Cutolo M et al. Current evidence for the management of rheumatoid arthritis with glucocorticoids: a systematic literature review informing the EULAR recommendations for the management of rheumatoid arthritis. Ann Rheum Dis 2010; 69:1010-4.

Hochberg MC, Silman AJ, Smolen JS, Weinblatt ME, Weisman MH. Rheumatology. 4. ed. Elsevier, 2008.

Nam JL, Winthrop K, van Vollenhoven R et al. Current evidence for the management of rheumatoid arthritis with biological disease-modifying antirheumatic drugs: a systematic literature review informing the EULAR recommendations for the management of RA. Ann Rheum Dis 2010; 69:976-86.

Saag, KG, Teng GG, Patkar NM, Anuntiyo J, Finney C, Curtis JR. American College of Rheumatology 2008 recommendations for the use of nonbiologic and biologic disease-modifying antirheumatic drugs in rheumatoid arthritis. Arthritis Rheum 2008; 59:762-84.

Smolen JS, Landewé R, Breedveld FC et al. EULAR recommendations for the management of rheumatoid arthritis with synthetic and biological disease-modifying antirheumatic drugs. Ann Rheum Dis 2010; 69:964-75.

Visser K, Katchamart W, Loza E et al. Multinational evidence-based recommendations for the use of methotrexate in rheumatic disorders with a focus on rheumatoid arthritis: integrating systematic literature research and expert opinion of a broad international panel of rheumatologists in the 3E Initiative. Ann Rheum Dis 2009; 68:1086-93.

Lúpus Eritematoso Sistêmico

CAPÍTULO 48

Clezio Cordeiro de Sá Leitão • Mateus da Costa Machado Rios

INTRODUÇÃO

O lúpus eritematoso (LE) é uma doença inflamatória crônica que pode acometer vários órgãos ou sistemas simultânea ou isoladamente. A etiologia do lúpus é multifatorial e envolve predisposição genética e fatores hormonais, ambientais e infecciosos que levam à perda da tolerância imunológica e à produção de autoanticorpos dirigidos principalmente contra antígenos nucleares, alguns dos quais participam da lesão tecidual imunologicamente mediada. Consiste em uma moléstia com variado espectro de apresentação clínica, que evolui cronicamente, com fases de exacerbações e períodos de remissões.

A incidência da doença no mundo, de um modo geral, em estudos realizados nas últimas décadas, tem variado de 3,7 a 5,5/100 mil habitantes. Há apenas um estudo realizado no Brasil, estimando uma incidência de 8,7/100 mil habitantes na cidade de Natal no ano 2000, e acredita-se que isso se deva à taxa de incidência de radiação ultravioleta na maior parte do ano. O lúpus eritematoso acomete indivíduos de todas as raças. Em estudos norteamericanos, sua prevalência é de três a quatro vezes maior em mulheres negras do que em brancas. Quanto ao sexo, o lúpus é, de modo geral, mais prevalente na mulher, acometendo 10 a 12 mulheres para cada homem. Esse predomínio ocorre em todas as faixas etárias, sendo mais marcante entre 15 e 64 anos de idade.

DIAGNÓSTICO CLÍNICO

O diagnóstico clínico normalmente é estabelecido, do ponto de vista semiológico, antes das manifestações laboratoriais, já que a impressão diagnóstica deve ser elaborada ao final da consulta, a qual inclui apenas os achados de anamnese. No entanto, para melhor entendimento didático, e por questões relacionadas com a maneira como as doenças reumatológicas são investigadas, alguns elementos das manifestações laboratoriais serão aqui citados, antes mesmo da discussão que envolve as manifestações clínicas propriamente ditas.

Portanto, o diagnóstico de lúpus eritematoso sistêmico (LES) baseia-se na presença de critérios clínicos e laboratoriais referendados pelo Colégio Americano de Reumatologia (Quadro 48.1). Esses critérios foram inicialmente apresentados por Tan e colaboradores em 1972 e revisados em 1982 e 1997 como critérios classificatórios, embora sejam citados por vários autores, mesmo em livros textos, como critérios diagnósticos. O diagnóstico de lúpus é sugerido quando o paciente apresenta no mínimo quatro critérios durante o período de observação. Quando isso ocorre em qualquer momento da história clínica do paciente, o diagnóstico pode ser sugerido com sensibilidade em torno de 75% a 80% e especificidade em torno de 95%.

Diante de tais considerações é possível admitir-se o diagnóstico de lúpus em um paciente que não preencha esses critérios, assim como será necessária a exclusão de outros diagnósticos mesmo naqueles que o preencham.

MANIFESTAÇÕES CLÍNICAS GERAIS

SINAIS E SINTOMAS CONSTITUCIONAIS

Por se tratar de doença inflamatória sistêmica, sintomas generalizados, como febre, fadiga e anorexia, vão estar quase sempre presentes e poderão se apresentar associados ou não a comprometimento de órgão-alvo, representando indícios de atividade de doença. O curso pode ser extremamente variável, com surtos agudos se-

Quadro 48.1 Critérios classificatórios do Colégio Americano de Reumatologia de 1982 (modificados)

1. Erupção malar	Eritema fixo plano ou elevado sobre as regiões malares e o dorso do nariz
2. Lesão discoide	Placas eritematosas com escamação aderente, comprometimento dos pelos e cicatrização discrômica com atrofia
3. Fotossensibilidade	Erupção cutânea que aparece após exposição à luz solar
4. Úlceras orais	Ulceração de nasofaringe ou boca, vista por médico
5. Artrite	Não erosiva, comprometendo duas ou mais articulações periféricas, caracterizada por dor, edema e derrame articular
6. Serosite	Pleurite documentada por médico; pericardite documentada por ECG ou médico
7. Desordem renal	Proteína na urina > 500mg/dia ou +++ em exame comum ou cilindros hemáticos, granulosos, tubulares ou mistos
8. Desordem neurológica	Convulsões ou psicose na ausência de outra causa
9. Desordens hematológicas	Anemia hemolítica, < 4.000 leucócitos/mm^3 em duas ou mais ocasiões, < 1.500 linfócitos/mm^3 em duas ou mais ocasiões, < 100 mil plaquetas/mm^3 na ausência de outra causa
10. Desordens imunológicas	Anti-DNA positivo ou anti-Sm positivo ou anticorpos antifosfolipídios com base em: anticardiolipina IgG/IgM ou anticoagulante lúpico positivo, ou VDRL falso-positivo para lues (sífilis) por mais de 6 meses com FTA-ABS negativo
11. FAN positivo	Na ausência de uso dos medicamentos que podem induzir lúpus

Para que se faça o diagnóstico de lúpus são necessários quatro critérios ou mais. Na prática, se estiverem presentes dois ou três critérios "fortes", como artrite, dermatite e FAN, e não for encontrada outra doença, é razoável assumir o diagnóstico de lúpus, mas mantendo o acompanhamento para possível mudança de diagnóstico.

guidos de períodos de remissão ou cronificação do quadro clínico.

Lúpus deve ser sempre pensado no contexto de manifestações clínicas diversas que não possam ser justificadas ou sugeridas por etiologia infecciosa ou neoplásica, sobretudo em mulheres jovens, lembrando que a doença pode acometer homens e pessoas de ambos os sexos nos extremos da vida, condições essas que tornam o diagnóstico um desafio clínico.

A doença pode se apresentar por sinais e sintomas nos mais diversos sistemas do corpo. De modo geral, deverá ser sempre lembrada diante de quadro clínico que envolva uma ou mais das seguintes manifestações:

- Sintomas constitucionais inespecíficos, mas persistentes por mais de 1 semana.
- *Rash* por fotossensibilidade.
- Alopecia.
- Anemia de instalação aguda ou crônica.
- Fenômenos trombóticos em adultos jovens, sem fator de risco.
- Fenômeno de Raynaud.
- Derrames cavitários com dor associada (serosites).
- Manifestações neurológicas como convulsão ou psicose fora de contexto.
- Síndrome nefrótica e/ou nefrítica.
- Artralgia ou artrite.
- Abortos de repetição, a partir da décima semana de gestação, com aumento da incidência no segundo trimestre.

Quando essas manifestações estiverem presentes como única forma de atividade da doença, anti-inflamatório não esteroide (AINE) ou corticoide em doses baixas (dose anti-inflamatória) serão as medicações indicadas.

MANIFESTAÇÕES CLÍNICAS ESPECÍFICAS E TRATAMENTO

Para melhor aprendizado sistemático, neste capítulo serão apresentados os aspectos clínicos por sistemas acometidos, incluindo em cada tópico as orientações quanto à conduta terapêutica.

Manifestações Cutâneas

O comprometimento cutâneo no lúpus manifesta-se isoladamente ou associado com lesões em outros órgãos. As lesões cutâneas no LE podem ser classificadas em lesões específicas do LE ou lesões não específicas do LE (Quadro 48.2). As lesões específicas do lúpus podem ser subdivididas em aguda, subaguda e crônica. Entre as lesões não específicas, as mais comumente presentes são as vasculites (poliarterite nodosa, leucocitoclástica), vasculopatia (Raynaud, livedo reticular), alopecia, esclerodactilia, nódulos reumatoides e urticária.

O princípio fundamental para o tratamento das manifestações cutâneas é prevenir sequelas de toda natureza, principalmente telangiectasia, hipo e hiperpigmentação, alopecia e cicatrizes, as quais poderão ser verdadeiramente evitadas na maioria dos pacientes. Evitar exposição ao sol entre as 10 e as 15 horas, assim como o uso regular de protetores solar, deve ser estimulado para todos os pacientes, mesmo aqueles que não tenham apresentado lesão cutânea no contexto de suas formas de apresentação da doença. Protetor solar deve ser aplicado 30 a 60 minutos antes da exposição solar e reaplicado a cada 4 a 6 horas, com índice de fator de proteção solar (FPS) de pelo menos 30. A manifestação tipo *rash* deve inicialmente ser tratada com corticoide tópico, de preferência os mais potentes (corticoide fluorado), com ou sem oclusão. Essas apresentações, por serem mais potentes, devem ser preconizadas para as lesões de face, em virtude do maior risco de cicatrizes irreversíveis, porém por não mais do que 2 semanas. Apesar de seu benefício sobre lesões cutâneas, seu uso de maneira crônica pode causar lesões atróficas, espessamento da derme, telangiectasia, hipertricose e, sobretudo, estrias e despigmentação. O pimecrolimo, um agente tópico imunossupressor, tem sido usado com grande eficácia para formas cutâneas refratárias ao corticóide, infelizmente com a particularidade de aumentar o risco de câncer de pele. Por isso, seu uso deve ser ponderado. O uso de agentes retinoides carece de melhor investigação clínica.

Agentes antimaláricos devem ser prescritos a todos os pacientes com *rash* persistente com os seguintes cuidados:

- Há relatos de surgimento de psoríase em pacientes predispostos.
- Devem ser proscritos para pacientes com deficiência de glicose-6-fosfato-desidrogenase (G-6-PD).
- Avaliação oftalmológica prévia com atenção maior à retina, por meio de fundoscopia e angiografia fluoresceínica. Reavaliações periódicas, a cada 6 a 12 meses, devem ser realizadas enquanto durar a terapia, uma vez que os antimaláricos podem causar manifestações como diplopia, visão em cores, depósitos reversíveis na retina (retinite pigmentar) e degeneração macular.
- A coexistência de porfiria subclínica em alguns pacientes (doença caracterizada por erro inato do metabolismo do grupo heme) pode ser precipitada de modo grave em usuários de antimalárico. Apesar desse relato, é possível afirmar que em nosso serviço no Brasil, seja em nível ambulatorial ou em enfermaria, essa manifestação nunca foi observada nesse contexto, mesmo com o uso dessa medicação em uma frequência consideravelmente elevada, nos pacientes acompanhados ao longo de quase duas décadas.

A formulação antimalárica na forma de hidroxicloroquina deve ser usada na dose de 4 a 6mg/kg/dia com dose máxima de 400mg/dia. Outro sal, a cloroquina, na dose de 2 a 4mg/kg/dia, não devendo ultrapassar a dose absoluta de 250 a 500mg/dia, apesar de mais potente para formas mais graves de lesões cutâneas, também é mais oftalmotóxico. O uso de quinacrina, na dose de 50 a 100mg/dia, apesar de menos tóxico para a visão, provoca um tom amarelado na pele de muitos pacientes e em outros, menos raramente, mielotoxicidade.

Antimaláricos clássicos também são efetivos contra as lesões subagudas, assim como para os casos de paniculite, mas exigem doses mais altas e serão mais efetivos quando associados à quinacrina, principalmente nas lesões crônicas do lúpus. Fumantes devem ser estimulados a parar de fumar, pois o tabaco diminui a eficácia dos antimaláricos, pelo menos no tratamento das formas cutâneas de lúpus.

Corticoide em dose imunossupressora ou imunossupressores propriamente ditos raramente serão indicados para o tratamento de lesões cutâneas. Uma exceção é o lúpus bolhoso. Entre os imunossupressores, azatioprina, metotrexato, ciclosporina, ciclofosfamida, clorambucil, anticorpo anti-CD4 e micofenolato de mofetil podem ser utilizados. O uso de efalizumabe tem sido condenado, uma vez que tem sido fortemente relacionado a casos de leucoencefalopatia multifocal progressiva.

Outros agentes, alguns com ação imunomoduladora e outros com mecanismos de ação não bem esclarecidos, também são indicados. Entre eles, são relevantes: dapsona, retinoides, imunoglobulina endovenosa (IGEV), difenil-hidantoína, clofazimina e sulfassalazina.

Lesões mucosas respondem bem a corticoide tópico (triancinolona associada a orobase ou clobetasol a 0,05%) e a antimalárico sistêmico. Enquanto a resposta ao corticoide pode ocorrer em dias, a resposta ao antimalárico pode demorar de semanas a meses. Assim como as manifestações cutâneas, as manifestações mucosas graves e refratárias a corticoide e antimalárico devem ser tratadas com os mesmos imunossupressores listados previamente.

Lesões cutâneas específicas do LE

Aguda

A forma aguda está quase sempre associada com atividade de doença no LES em 30% a 50% dos casos.

A manifestação localizada mais comum é o eritema malar (sinal da asa de borboleta) e se caracteriza por um eritema macular ou papular, confluente em região malar, poupando pregas nasolabiais e associado a edema local ou periorbital. O eritema malar é precipitado pela exposição solar e faz diagnóstico diferencial com rosácea, eczema fotossensível, dermatite de contato, eritema polimorfo e eritema associado ao uso de esteroides.

A lesão cutânea por fotossensibilidade é encontrada em 58% dos pacientes com LES e se caracteriza por lesões polimórficas (eczema, pápulas) após exposição solar. Estudos mostram que 70% dos pacientes com lesão cutânea por fotossensibilidade têm positividade para anti-Ro/SSA, com maior incidência na população de raça branca.

Subaguda

A manifestação cutânea subaguda do LE, primeiramente descrita por Gillian em 1977, tem uma incidência de aproximadamente 9% nos pacientes lúpicos, a maioria mulheres.

Apresenta-se em áreas expostas ao sol e consiste em lesões papuloescamosas ou anulares.

Aproximadamente 50% das lesões subagudas são papuloescamosas (psoriasiforme) e têm início com eritema multiforme e progressão ocasional para necrose epidermoide. Observam-se, também, lesão tipo leucoderma, vitiligo-*like* e telangiectasia.

Está associada com exacerbação de doença, principalmente com manifestações renais (glomerulonefrite) e do sistema nervoso central (SNC). Nesse grupo observam-se manifestações de outras doenças autoimunes, como Sjögren com anti-Ro positivo e enteropatia glúten-sensível (doença celíaca). O diagnóstico diferencial das lesões subagudas inclui psoríase, dermatite seborreica, dermatite de contato, dermatomiosite, linfoma cutâneo de células T, granuloma anular e eritema multiforme.

Crônica

A manifestação cutânea crônica no LE mais comum é o LE discoide (LED), com maior incidência em mulheres na idade entre 20 e 40 anos. LED é caracterizado por lesões superficiais, levemente elevadas, escamosas, bem demarcadas, com máculas ou pápulas avermelhadas. Inicialmente, apresenta-se eritematosa com hiperpigmentação, posteriormente evoluindo com depressão, atrofia central, despigmentação e presença de telangiectasia. O LED tem como localização mais comum a face (região malar, nariz, sobrancelhas), orelhas, pescoço e áreas extensoras dos membros superiores.

O diagnóstico diferencial do lúpus discoide inclui: erupção solar polimorfa, tinha facial, granuloma facial, sarcoidose, lúpus vulgar (tuberculose cutânea) e desordens linfoproliferativas da pele (benignas e malignas).

A lesão bolhosa no LE tem baixa incidência e se caracteriza por lesão crônica recorrente com exacerbação generalizada na atividade de doença concomitante ao envolvimento de outros órgãos. Assume aspecto vesicobolhoso em áreas expostas, com preferência por face, pescoço e extremidades. Faz diagnóstico diferencial com outras lesões bolhosas primárias, como pênfigo bolhoso, porfiria cutânea *tarda*, epidermólise bolhosa, herpes zoster e dermatite herpertiforme. A lesão bolhosa no LES pode ser induzida pelo uso da hidralazina.

O LE hipertrófico, também conhecido como LED hiperqueratótico ou verrucoso, é considerado uma variante de LED e se caracteriza pela semelhança com LED clássico com hiperqueratose e frequentemente hipertrófico. Faz diagnóstico diferencial com queratoacantoma, carcinoma de células escamosas e líquen hipertrófico plano.

O LE profundo ou paniculite é uma forma rara de LE crônico e se caracteriza por lesão inflamatória em derme e subcutâneo, apresentando-se como nódulos e úlceras. A associação com manifestações musculares, febre e nefrite é comum. O FAN está presente em 70% a 75% dos casos de LE profundo.

Lesões cutâneas não específicas do LE

- Alopecia: característica comum no LES, é observada em 24% a 70% dos pacientes e pode surgir bem antes de a doença se manifestar de maneira exuberante. Pode ser difusa, localizada, transitória ou permanente. Alopecia cicatricial permanente é uma complicação que pode ocorrer mesmo diante do tratamento.
- Lesões em mucosas podem acometer até 45% dos casos nas mais diversas formas:
  - Lesão discoide, eritematosa, atrófica e despigmentada nos lábios.
  - Lesões ulceradas com bordas por vezes hiperêmicas, em placas, ora cicatriciais branco-prateadas, ora eritematosas, acometendo os palatos mole e duro, além dos lábios.
  - Lesão ulcerada de septo nasal com destruição deste.
  - Gengivite, particularmente naqueles com xerostomia.
  - As úlceras orais em palato, gengiva ou língua são usualmente indolores. Quando dor estiver presente, deve sugerir infecção superposta por vírus, fungos ou bactérias. Apesar de ser um sinal que pode estar relacionado com a atividade da doença e antecedê-la, pode existir sem nenhuma atividade lúpica.
- Lesão vascular como eritema periungueal pode estar presente.
- Alteração na pigmentação cutânea é uma característica no LE. A hiperpigmentação cutânea é característica em áreas pós-inflamatórias e expostas ao sol. A hipopigmentação ocasionalmente é observada em algumas lesões.
- As equimoses e petéquias também estão presentes no LES e dependem do grau de plaquetopenia.
- A lesão urticariforme presente no LES pode ser a manifestação de um processo alérgico ou uma vasculite. Diferente das urticárias predominantemente alérgicas imunomediadas por IgE, que duram em média menos de 24 horas, as urticárias vasculíticas, entre outros mecanismos imunopatológicos, contam com a participação do sistema de complemento, assim como de crioglubulinas, podendo, desse modo, apre-

sentar mecanismos imunopatológicos diversos. Outra característica é a tendência de persistir por mais de 24 horas com a particularidade de, em sua remissão, deixar a pele manchada. A urticária vasculítica deve ser tratada com corticoide oral (prednisona) em doses que podem variar de 0,5 a 1mg/kg/dia por período curto, em média por 1 a 2 semanas, quando deve gradativamente ser desmamada.

- O fenômeno de Raynaud é uma anormalidade frequente no LES, porém apresenta-se também em casos de esclerodermia, dermatomiosite, artrite reumatoide e crioglobulinemia. É um processo vasoespástico em que a exposição ao frio é fator determinante para sua precipitação. Caracteriza-se, em uma primeira fase, pelo surgimento de palidez em um ou mais dedos, com diminuição da sensibilidade, muitas vezes associada a dormência e/ou dor. A crise tem predileção pelos dedos das mãos (geralmente poupando o polegar), mais do que pelos dedos dos pés, e também pode acometer bordas das orelhas e a ponta do nariz e da língua. Essa fase permanece por alguns minutos a algumas horas. Em uma segunda fase, há o aparecimento gradativo de tonalidade violácea, evoluindo para cianose, que se inicia pela ponta dos dedos, indo até sua raiz, sem atingir a palma das mãos. Pode ocorrer, após a palidez dos dedos, um vermelho intenso com dor tipo pulsátil. O fenômeno de Raynaud deve ser tratado preventivamente com controle da exposição ao frio, devendo o paciente ser orientado a dormir agasalhado, em situações de exposição ao frio e, até mesmo, usando luvas, quando possível, em tais circunstâncias. O uso de vasodilatadores, como nifedipina, nitrendipina e nitroglicerina tópica, constitui um tratamento sintomático eficaz em determinados casos.

- Os pacientes com LES podem apresentar livedo reticular, que se caracteriza por mosqueamento de coloração vermelho-arroxeada em membros, como também manifestações cutâneas de vasculite em atividade, como úlceras necróticas, granuloma digital ou periférico e isquemia cutânea. Quando associado a anticorpo antifosfolipídio, aumenta a frequência de manifestações neurológicas.

- Telangiectasia é um achado comum em pacientes com lúpus, classicamente em face, mas não exige tratamento específico. Representa um sinal de atividade da doença.

Outras manifestações, por serem menos comuns (esclerodactilia, nódulos reumatoides, calcinose, lesões bolhosas não específicas do lúpus, eritema multiforme e líquen plano), não serão abordadas, mas apenas citadas no Quadro 48.2.

Quadro 48.2 Classificação cutânea adaptada da classificação de Gillian

Lesões específicas do LE	Lesões não específicas do LE eritematoso
A. Lesões cutâneas agudas	A. Alopecia
1. Localizadas	B. Úlceras mucosas
2. Generalizadas	C. Doença vascular cutânea
3. Necrose epidermoide tóxica-*like* do LE	1. Vasculite cutânea de pequenos vasos secundária ao LE
B. Lesões cutâneas subagudas	i. Púrpura
1. Anulares	ii. Vasculite urticariforme
2. Papuloescamosas/psoriasiformes	2. Vasculopatia
3. Vesicobolhosas do LE	D. Alteração da pigmentação cutânea
4. Necrose epidermoide tóxica-*like* do LE	E. Equimoses e petéquias
C. Lesões cutâneas crônicas	F. Urticária
1. Lúpus eritematoso discoide clássico (LED)	G. Fenômeno de Raynaud
i. Localizado (LED)	H. Livedo reticular
ii. Generalizado (LED)	I. Telangiectasia
2. Hipertrofia do LE discoide	J. Esclerodactilia
3. Paniculite /lúpus profundo	K. Nódulos reumatoides
4. Lesão de mucosa (LED)	L. Calcinose
5. Lesão liquenoide do LED (líquen lúpus-*like*)	M. Lesões bolhosas não específicas do lúpus
	N. Eritema multiforme
	O. Líquen plano

Manifestações Musculoesqueléticas

Manifestações articulares, musculares e em outras estruturas musculoesqueléticas são afecções extremamente comuns no LES. Artralgia, artrite, osteonecrose e miopatia são as alterações predominantes. Osteoporose advém muito mais da ação de corticosteroide comumente usado nesses pacientes.

Artralgia e artrite

Artralgia ou artrite são manifestações prevalentes no LES, acometendo 95% dos pacientes. Em mulheres, seu principal diagnóstico diferencial é com a artrite reumatoide, e alguns achados devem ser destacados:

- Tanto a artrite como a artralgia do LES tendem a ser migratórias e simétricas, com tendência à resolução em 24 horas em boa parte dos casos.
- O envolvimento é habitualmente simétrico e poliarticular, com predileção por joelhos, punhos e mãos, e nestas, assim como na artrite reumatoide, acomete

mais as interfalangianas proximais. Rigidez matinal, quando presente, é de curta duração.
- A intensidade da dor normalmente é maior do que os achados clínicos.
- O comprometimento articular no LES pode surgir do modo insidioso e sua lesão primária é um processo inflamatório envolvendo tecido sinovial, podendo progredir, com menor frequência, para destruição de cartilagem e osso, luxações e fibrose.

A artropatia de Jaccoud consiste na presença de deformidade redutível na articulação dos pacientes com LES em consequência de subluxação reversível.

A sacroileíte é uma manifestação incomum nos pacientes lúpicos, porém pode ser observada nos pacientes com a doença em atividade.

Vários medicamentos são indicados no tratamento das manifestações articulares. Analgésicos e anti-inflamatórios não esteroides (AINE) podem e devem ser utilizados para as formas leves, desde que não haja comprometimento da função renal. A dose dessas medicações deve ser ajustada conforme a resposta terapêutica e a tolerabilidade gástrica. A função renal deve ser periodicamente avaliada.

Hidroxicloroquina, na dose de 200 a 400mg/dia, além de ser prescrita para tratamento de manifestações inflamatórias articulares, também tem importante papel na prevenção de recaídas da doença de um modo geral. Para pacientes com peso < 60kg a dose deve ser ajustada. Corticoide deve ser evitado e, quando necessário, usado em doses baixas (7,5 a 10mg/dia). Nos casos de manifestações articulares refratárias às medicações citadas, metotrexato, na dose de 7,5mg a 25mg/semana, por via oral ou subcutânea, tem se mostrado eficaz. Em caso de intolerância ao metotrexato, a leflunomida pode ser uma alternativa (20mg/dia).

Miopatia

Mialgias generalizadas no LES são observadas durante exacerbação da doença em 40% a 48% dos pacientes.

Miosite ocorre em 5% a 11% dos pacientes lúpicos e pode ser confirmada por eletroneuromiografia, elevação de creatinofosfocinase (CPK) e biópsia muscular. A miosite no LES tem boa resposta ao uso de corticoide. O diagnóstico diferencial de miosite no lúpus deverá incluir as miopatias induzidas por medicamentos, como corticoide e antimalárico. Do ponto de vista clínico e laboratorial, alguns aspectos são de ajuda na diferenciação da miopatia do lúpus daquela por medicamentos:
- Nas miopatias induzidas por medicamentos, o nível de creatinocinase (CK) e aldolase é habitualmente normal, mas o nível de DHL pode ser elevado, e a biópsia muscular revelará aumento no número de núcleos sarcolemais com centralização dos núcleos, além de vacuolização e perda de fibras estriadas e fagocitose, mas sem inflamação característica do lúpus.
- Estabelecer sua real etiologia é, por questões óbvias, fundamental do ponto de vista terapêutico. A suspensão do medicamento, quando este é a causa, constitui a principal medida a ser tomada. Já nos casos de miosite ou miopatia lúpica, o uso de prednisona oral, na dose de 1mg/kg/dia, é habitualmente efetivo.
- Como mais de 50% dos pacientes com lúpus apresentarão quadro de fibromialgia, é necessário manter-se atento, uma vez que essa manifestação poderá ser erroneamente interpretada como atividade lúpica e, consequentemente, tratada com corticoide de maneira precipitada.

Nódulos subcutâneos

Assim como na artrite reumatoide, os nódulos subcutâneos podem ser vistos nos casos de lúpus em um percentual bastante pequeno, mas com as mesmas características clínicas e histopatológicas.

Necrose óssea avascular

Também conhecida como necrose asséptica, é uma das complicações do LES que interferem na qualidade de vida dos pacientes. A prevalência dessa complicação é de 4% a 9% e os locais mais acometidos são joelhos, quadris (cabeça do fêmur) e cotovelos. Fenômeno de Raynaud, vasculite, anticorpo antifosfolipídio e uso prolongado de corticoide são fatores associados à necrose óssea avascular nos pacientes lúpicos. Em caso de suspeita de necrose óssea avascular, a ressonância nuclear magnética possibilita o diagnóstico precoce.

O manejo é extremamente difícil, e a melhor conduta é a prevenção, evitando, sempre que possível, o uso precipitado de corticoide em doses altas.

Osteoporose

Como salientado anteriormente, a principal causa da osteoporose é o uso de corticoide, que leva à perda do osso trabecular, sem sintomas, a não ser diante de fratura. Como a exposição ao sol é fator de risco para ativação da doença, há comprometimento da produção de vitamina D ativa que, por sua vez, contribui para a osteoporose. Outro dado importante é o fato de que, em pacientes usuários de antimalárico, o nível de calcitriol (1,25 diidroxivitamina D), o mais potente metabólito ativo da vitamina D, está diminuído. Por outro lado, a densidade mineral óssea normalmente está aumentada entre os pacientes com lúpus em uso de antimalárico em relação aos não usuários, o que sugere um papel incerto de sua influência na fisiopatologia do metabolismo ósseo.

Quanto ao tratamento, várias ações devem ser consideradas diante de pacientes com lúpus, sobretudo em uso de corticoide:

- Modificação no estilo de vida: cessação do tabagismo entre os fumantes, diminuição do consumo de álcool e exercício físico regular.
- Administração de 1g de cálcio associado a 400 a 800UI de vitamina D ao dia.
- Uso da menor dose possível de corticoide.
- Controle densitométrico nos pacientes candidatos ao uso de corticoide por tempo superior a de 3 a 6 meses. O exame deve ser solicitado antes do início do uso do corticoide e repetido anualmente naqueles que mantiverem o uso persistente dessa medicação. Nos casos de perda óssea superior a 5% ao ano, o uso de bifosfonato deve ser considerado.

MANIFESTAÇÕES CARDÍACAS

As alterações cardíacas encontram-se entre as mais importantes manifestações no LES, pois contribuem significativamente para a morbidade e a mortalidade da doença. Seu envolvimento pode se manifestar por afecções como pericardite, miocardite e endocardite, entre outras.

Pericardite

O envolvimento pericárdico no LES é a alteração cardíaca mais prevalente dentre as manifestações cardíacas. A pericardite aguda pode ocorrer isoladamente ou associada a outras serosites. A pericardite no LES pode se apresentar de modo assintomático, sendo diagnosticada por métodos complementares, como eletrocardiograma (ECG) e ecocardiograma, ou se apresentar como um quadro de pericardite aguda típica com dor precordial que pode durar de horas a semanas, associado a febre, taquicardia e atrito pericárdico. O ECG na fase aguda mostra onda T apiculada e elevação do segmento ST. A efusão pericárdica é frequente na pericardite aguda, sendo observada pelo ecocardiograma juntamente com espessamento pericárdico e podendo evoluir para uma complicação rara, o tamponamento cardíaco. Outra complicação é a pericardite constritiva.

A análise do líquido pericárdico pode apresentar positividade para anticorpo antinuclear, células LE e redução aos níveis de frações do complemento. A concentração de glicose é normal e a de proteína variável, com características que vão de um transudato a um exsudato. Há predomínio de células mononucleares.

Pericardiocentese pode ser indicada tanto para fins de diagnóstico diferencial como para tratamento agudo, em casos de sinais de tamponamento com risco de vida.

O tratamento da pericardite lúpica depende da gravidade e das condições clínicas, de modo que pacientes assintomáticos não necessitam de tratamento específico. Pacientes com sintomas leves podem ser tratados com AINE, como a indometacina (150 a 200mg/dia). Em casos mais graves ou não responsivos ao AINE usa-se a prednisona, 20 a 40mg/dia, em média 0,5 a 1mg/kg/dia dividido em duas tomadas. Apesar de a colchicina ser o agente de escolha no tratamento de pericardite idiopática, sua efetividade é incerta em pacientes com lúpus. *Bolus* endovenosos de corticoide são necessários em casos mais graves ou se tamponamento estiver presente. Nos casos de pericardite recorrente, supressão crônica com metotrexato, azatioprina ou micofenolato mofetil pode ser efetiva.

Miocardite

O envolvimento primário do miocárdio no LES tem baixa prevalência e apresenta-se de modo semelhante a outras causas de miocardite, com taquicardia sinusal desproporcional à temperatura corporal, dispneia, palpitação e congestão pulmonar associada a ritmo cardíaco em galope e arritmias ventriculares. Alguns exames complementares, como ECG (com alterações do segmento ST e da onda T), CK-MB, ecocardiograma e cintilografia auxiliam o diagnóstico, embora a apresentação clínica associada à atividade da doença, depois de afastadas outras causas de miocardite, sugira o diagnóstico de miocardite lúpica. O exame complementar não invasivo padrão-ouro para seu diagnóstico é a ressonância magnética (RM) de miocárdio. No entanto, a biópsia do miocárdio, embora não rotineiramente realizada, representa o exame confirmatório e tem grande importância, pois nos últimos anos tem sido descrita a associação com uma entidade distinta, conhecida como miocardite de células gigantes, a qual apresenta prognóstico bem mais reservado. Uma radiografia simples com área cardíaca aumentada, associada ao quadro clínico supracitado, consiste em uma grande ferramenta diagnóstica. A biópsia endomiocárdica pode ser utilizada para afastar outras causas de miocardite, inclusive a ocasionada pelo tratamento do LES com corticoide e cloroquina. Miocardite lúpica tem sido vista com incidência aumentada de anticorpo antirribonucleoproteína (anti-RNP).

Não há protocolo considerado verdadeiramente eficaz para tratamento da miocardite lúpica, que continua sendo um desafio terapêutico, além de ter um prognóstico reservado. Paciente lúpico com miocardite aguda deverá ser tratado com prednisona na dose de 1mg/kg/dia. A azatioprina e a ciclofosfamida também poderão ser usadas nesses pacientes, assim como a IGEV.

Tão ou mais relevantes do que o uso de agentes imunossupressoras são as medidas usuais para tratamento de miocardite de modo geral: repouso absoluto na fase aguda e medicamentos sintomáticos (diuréticos e inotrópicos).

Endocardite de Libman-Sacks

A endocardite de Libman-Sacks (endocardite atípica verrucosa) é a mais característica e clássica lesão cardíaca no LES. É uma condição clínica incomum, embora não tanto quando investigada por meio de ecocardiograma transesofágico. Caracteriza-se por acúmulo de imunocomplexos, células mononucleares, corpos hematoxilínicos, fibrina e trombos plaquetários. Pode mimetizar endocardite infecciosa, na presença de febre. Em fase de resolução, causa fibrose, deformidades e surgimento de calcificação. Complicações como insuficiência e estenose valvares podem surgir secundariamente. As lesões surgem nas bordas de válvulas e menos comumente em cordoalhas tendíneas, músculo papilar e endocárdio ventricular e atrial. O diagnóstico clínico de endocardite de Libman-Sacks é difícil, e os achados clínicos, juntamente com os ecocardiográficos, podem sugeri-lo, porém o diagnóstico de certeza somente é dado por necropsia e cirurgia. A endocardite de Libman-Sacks pode estar associada a rotura de corda tendínea, estenose aórtica, doença tromboembólica e embolia cerebral.

Habitualmente, é uma manifestação mais anatômica e histológica do que clínica, já que não costuma levar a manifestações sintomatológicas, embora a liberação de fragmentos arrastados pela corrente sanguínea possa ser a causa de embolia sistêmica. Há ainda o risco de endocardite infecciosa superposta. Um grande desafio é representado pelo diagnóstico diferencial entre um paciente com febre provocada por endocardite infecciosa e um paciente com febre causada por lúpus e portador de endocardite verrucosa. Nesse caso, o nível de proteína C reativa (PCR), hemoculturas e o padrão de distribuição e localização das lesões nas valvas representam grandes ferramentas para o diagnóstico diferencial. A presença de alteração valvar pode tanto ser sequela em paciente com atividade de doença em outros órgãos como representar atividade isolada da doença. O surgimento de um sopro ou a mudança do padrão de sopro preexistente, além de aumento ou não da frequência cardíaca, poderá ajudar na diferenciação. Quanto maiores os títulos de anticorpos antifosfolipídios, maior parece ser a gravidade da lesão.

O uso de antibioticoterapia profilática parece ser útil para pacientes lúpicos com deformidades valvares em período de imunossupressão e deve ser prescrito para aqueles que serão submetidos a procedimentos cirúrgicos ou manipulação dentária. Nas endocardites assépticas em pacientes portadores de anticorpo antifosfolipídio, deve ser considerado o uso de antiagregante plaquetário em pacientes assintomáticos e o uso de anticoagulante por aqueles que apresentarem evento embólico ou trombótico.

Lesões em válvulas cardíacas

As lesões valvulares estão presentes como manifestações de doença no LES e têm como causas múltiplos fatores, como endocardite de Libman-Sacks, fibrose degenerativa e vasculites. A insuficiência aórtica é a lesão mais comum, porém a insuficiência mitral é também descrita de modo combinado ou isolado e comumente está associada à presença do anticorpo antifosfolipídio.

Muito raramente é possível acontecer envolvimento difuso em todas as válvulas, com prognóstico reservado. Apesar do relato de que corticoide pode atuar em lesões valvulares inflamatórias agudas, a definição do momento exato em que essas alterações se façam presentes e sejam as responsáveis pelas manifestações cardíacas em determinado indivíduo, em meio a tantas outras causas, torna difícil o momento exato de sua indicação para este fim. Portanto, não há, até o momento, tratamento profilático nem conservador para esses tipos de lesões. Na verdade, esses pacientes são diagnosticados muitas vezes a partir de sintomas relacionados com a disfunção valvar em estágio avançado, sendo a cirurgia para substituição das válvulas o tratamento de eleição.

A decisão quanto à escolha de válvula biológica ou mecânica não parece tão fácil e não segue o critério de idade como um divisor de águas, já que outras questões parecem pesar nessa decisão. Se por um lado o uso de prótese biológica protegeria o paciente de complicações hemorrágicas, decorrentes de uma anticoagulação plena oral em portadores de válvula mecânica que necessitassem de hemodiálise, por outro lado seu uso em pacientes renais crônicos levaria à aceleração de seu processo degenerativo em decorrência de alterações no metabolismo de cálcio e fósforo, diminuindo consideravelmente seu tempo de viabilidade. Independente da escolha, a mortalidade perioperatória e pós-operatória é alta naqueles com valvulite com repercussão hemodinâmica significativa. Essa mortalidade parece ser decorrente, nesses casos, de fatores coadjuvantes ao ato cirúrgico, sendo importante citar: (1) pericardite lúpica; (2) coronariopatia e hipertensão arterial; e (3) doença renal, esta última, sobretudo, em virtude da dificuldade de manuseio de fluido perioperatório.

Doença arterial coronariana (aterosclerose precoce)

A doença arterial coronariana é 50 vezes maior em mulheres com LES com idade entre 35 e 44 anos. Esse aumento é atribuído a uma variedade de fatores de risco, como vasculite extramural de artéria coronariana, uso crônico de corticoide, hipertensão associada à doença e dislipidemia identificada nos pacientes lúpicos. A dislipidemia no LES consiste em nível baixo de HDL e níveis elevados de LDL e triglicerídeos, sendo essas alterações agravadas pela atividade da doença, a qual intensifica a formação de placas ateroscleróticas. Esses fatores contribuem para o aumento da prevalência de doenças coronarianas, como infarto agudo do miocárdio.

Nesses pacientes deverá ser intensificado o tratamento para prevenção de doença coronariana e, além de dieta, atividades físicas e controle da pressão arterial, deve ser prescrito o uso de estatinas para todos os pacientes que não conseguirem manter controlados os níveis de colesterol, principalmente do LDL. Na presença de outros fatores de risco para doença cardíaca aterosclerótica, o ideal é manter LDL < 100mg/dL.

O uso de ácido acetilsalicílico, em doses baixas, tem sido advogado a longo prazo para prevenção de doença cardiovascular na população em geral. Seu uso diário reduz o risco de infarto e a mortalidade relacionada com a doença arterial coronariana. Estudos recentes sugerem que em pacientes portadores de lúpus há uma ação profilática nessa esfera, embora não existam ensaios clínicos que sustentem tal proposta.

Em adição, a hidroxicloroquina mostrou ser benéfica como profilático contra eventos cardiovasculares no *Hopkins Lupus Cohort*. Nesse ponto, seu mecanismo protetor parece ser multifatorial, incluindo supressão da atividade da doença autoimune, redução nos níveis de anticorpo antifosfolipídios, ação antiplaquetária, além da capacidade de diminuir os níveis lipídicos. Níveis elevados de homocisteína nessa população também justificariam suplementação com ácido fólico (5 a 10mg/dia, VO).

Dessa maneira, recomenda-se o uso liberal de estatinas, vitamina B e hidroxicloroquina como ação cardioprotetora em pacientes com elevado risco para evento cardiovascular. Para pacientes com desenvolvimento de trombose arterial sem doença aterosclerótica, é recomendada anticoagulação prolongada com varfarina.

Quanto ao uso de corticoide em parte desses pacientes, há controvérsia. Apesar de sua real ação aterogênica, a persistência de processo inflamatório em atividade também é causa de ateromatose, de maneira que seu uso em algum grau pode ter um papel protetor. Ele pode indiretamente prevenir aterosclerose prematura por controlar atividade da doença.

Defeitos de condução

Defeitos na condução das células condutoras do miocárdio e alterações no ritmo não são incomuns nos pacientes lúpicos. Diferentes tipos de alterações são descritas, como bloqueios de ramo, bloqueios atrioventriculares e contração prematura atrial.

Quando presentes, habitualmente estão associados à miocardite e à disfunção ventricular. Os distúrbios de condução também têm sido associados à presença de anticorpo anti-Ro/SSA no soro. Em função de sua menor frequência em adultos, seu entendimento e orientação terapêutica não têm sido muito bem definidos.

Hipertensão arterial

A hipertensão arterial é comum nos pacientes com LES e está relacionada habitualmente com o uso crônico de corticoide e nefrite. Seu tratamento deve ser feito conforme as diretrizes e consensos vigentes para tratamento de hipertensão de modo geral.

MANIFESTAÇÕES GASTROINTESTINAIS

São comuns, acometendo 25% a 40% dos pacientes com LES e representando uma manifestação da doença ou reação às medicações utilizadas pelo paciente. Todo o sistema gastrointestinal pode ser acometido.

Disfagia

Ocorre em 6% dos pacientes com LES e está relacionada com redução do peristaltismo na musculatura lisa ou disfunção da força na musculatura esquelética do esôfago. A alteração da deglutição ocorre de modo intermitente e guarda correlação com situações de estresse, sendo mais frequente em pacientes com fenômeno de Raynaud e presença de anticorpo anti-RNP. Situações como doença de refluxo gastroesofágico e candidíase esofagiana, presentes como consequência da alteração do esfíncter esofágico inferior pela própria doença ou por medicamentos, e uso de corticosteroides, devem ser lembradas como causa da disfagia.

O uso de métodos diagnósticos, como videoendoscopia digestiva alta, eletromanometria esofagiana e estudo radiológico com contraste oral, é útil na investigação de sua etiologia.

O tratamento consiste na utilização de medicamentos com ação antiácida, antagonistas H_2, inibidores de bomba de prótons, procinéticos e antifúngicos, conforme a alteração presente, da mesma maneira que usualmente são usadas em outras situações.

Dor abdominal

Usualmente associada a náuseas e vômitos, acomete em torno de 30% dos pacientes. Tem nas infecções, peritonite, úlcera péptica, vasculite mesentérica, infarto intestinal, pancreatite, serosite e doença inflamatória intestinal suas principais etiologias. Nos pacientes com dor e sangramento retal e em estado de imunodepressão, a citomegalovirose deve constar em primeiro lugar na lista das causas.

A causa da dor quase sempre é estabelecida por meio de tomografia de abdome com contraste oral e venoso, endoscopia, ultrassom de abdome, angiografia ou angiorressonância e/ou paracentese. O uso de exame radiológico com contraste oral à base de bário deve ser pesado com cautela diante de suspeita de perfuração do trato gastrointestinal. Diante de dor abdominal com piora à descompressão, sugestiva de abdome agudo na presença de ascite, a paracentese com estudo do líquido e apreciação de seu aspecto macroscópico deve ser prontamente realizada. Na ausência de evidência de infecção, e sobretudo se o líquido for um transudato ou exsudato leve, a prednisona, na dose de 1mg/kg/dia, deve ser imediatamente iniciada para tratamento de possível serosite. A rápida melhora habitual nesses casos falará a favor desse diagnóstico. A presença de ascite poderá ainda ser decorrente de insuficiência cardíaca congestiva e hipoalbuminemia secundária à síndrome nefrótica ou enteropatia perdedora de proteína. No entanto, uma anamnese correta ajudará no diagnóstico diferencial.

Náuseas, vômitos e diarreia

São manifestações comuns e têm como principais causas o uso de AINE, corticoide, antimalárico, infecção e agentes imunossupressores. Deve-se manter atento a esses sintomas decorrentes de insuficiência adrenal, sobretudo na presença de hipotensão (choque adrenal), em pacientes usuários crônicos de corticoide.

Doença ulcerosa péptica

Presente em até 21% dos pacientes lúpicos, tem como causa mais frequente o uso de medicamentos. Os corticoides levam a sintomas dispépticos e pode aumentar a incidência de úlcera quando associados a AINE. O abandono do uso de cigarro e de ingestão de álcool pelo paciente deve ser estimulado pelo médico. A associação de *Helicobacter pylori* e lúpus não está estabelecida, mas sua presença deve ser excluída como causa de doença ulcerosa, sobretudo duodenal. O uso de inibidor de bomba de prótons em pacientes com risco para tal evento deve ser preconizado como rotina.

Doença inflamatória intestinal

- **Colite ulcerativa:** a presença de diarreia persistente pode estar relacionada com a colite ulcerativa do lúpus.
- **Ileíte regional:** manifestação rara, porém presente no LES.

Enteropatia perdedora de proteína

Manifestação presente nos pacientes com LES, apresenta-se com diarreia severa associada com hipoalbuminemia. O edema e a hipoalbuminemia são as manifestações iniciais, e a diarreia está presente em apenas 50% dos casos. O diagnóstico pode ser sugerido por meio de cintilografia, mediante a presença de albumina no trato gastrointestinal após administração EV de albumina marcada com Tc-99m. O uso de corticoide com ou sem imunossupressor usualmente implica boa resposta.

Síndrome de Budd-Chiari

A oclusão de veias hepáticas está presente no LES, frequentemente associada à presença de anticorpo anticoagulante lúpico nesses pacientes.

Ascite

Pode se apresentar como manifestação inicial do lúpus e tem como principais causas: síndrome nefrótica, insuficiência cardíaca congestiva, síndrome de Budd-Chiari e enteropatia perdedora de proteína, além da própria serosite lúpica.

Pancreatite

Pode estar presente nos pacientes lúpicos em virtude da manifestação da doença ou ser induzida por fármacos usados no tratamento de LES, como azatioprina, corticoide e diurético tiazídico. Acomete menos de 10% dos pacientes, e o quadro não difere da pancreatite de outras etiologias. Apesar disso, o diagnóstico diferencial de dor abdominal com amilase elevada deve incluir qualquer causa de abdome agudo, mas principalmente infarto mesentérico, úlcera péptica perfurada, gravidez ectópica rota, alguns tumores, falência renal e o próprio lúpus. Pancreatite secundária ao lúpus é decorrente de vasculite ou trombose (frequentemente associada a anticorpo antifosfolipídio).

O tratamento deve seguir os passos habituais, ou seja, instituição de grande volume de fluidos, restrição alimentar e suspensão de medicamentos potencialmente responsáveis pelo quadro. Para os casos graves preconiza-se o uso de prednisona, na dose de 1mg/kg/dia, dividido em duas tomadas, e ainda que a azatioprina esteja entre os fármacos que podem levar à pancreatite, caso ela não tenha sido usada pelo paciente em discussão, seu uso concomitante ao corticoide implica redução da mortalidade.

Vasculite mesentérica

Complicação grave no LES, pode apresentar-se de modo insidioso com dor abdominal, náuseas, diarreia e vômitos, ou quadro clínico de abdome agudo com isquemia e necrose intestinal associado à perfuração de alças. O diagnóstico muitas vezes é difícil, mas pode ser sugerido pela presença de nível hidroaéreo à radiografia de abdome em pé e deitado, presença de gás livre em cavidade, nos casos de perfuração intestinal (< 1%), edema de alça e pseudo-obstrução. A tomografia nesses casos tem grande valor, uma vez que o profissional experiente nessa área pode evidenciar sinais fortemente sugestivos de vasculite. Apesar disso, o papel da tomografia nesse aspecto não é bem definido como exame de eleição, sendo a arteriografia o exame padrão-ouro, a qual pode revelar isquemia e/ou vasculite de intestinos delgado e grosso. Mesmo assim, o envolvimento do território arterial final no nível das arteríolas e pequenas artérias pode não ser visto na arteriografia. Nesses casos, o diagnóstico só será possível por meio de cirurgia e biópsia em eventos agudos com indicação cirúrgica.

Na suspeita de vasculite complicada com perfuração ou estado geral comprometido, antibioticoterapia deve ser iniciada, além de prednisona na dose de 1 a 2mg/kg/dia, VO, ou dose correlata EV, quando a suspensão de dieta oral for indicada.

Preconiza-se ainda, nos casos de vasculite mesentérica sem perfuração, pulso com metilprednisolona na dose de 1 a 1,5g/dia por 1 a 3 dias, seguido imediatamente por pulso com ciclofosfamida na dose de 1g, EV, em um único dia. Novo pulso com ciclofosfamida, se viável, pode ser administrado.

Hepatomegalia

A hepatomegalia está presente em 10% a 30% dos pacientes lúpicos. Icterícia é rara e, quando presente, pode refletir muito mais hemólise do que doença hepática. As enzimas hepáticas podem estar alteradas tanto pelo lúpus como pelo uso de medicamentos. O envolvimento hepático pode ser severo em decorrência de hepatite crônica ativa, hepatite granulomatosa, colestase, necrose centrolobular, hepatite crônica persistente, cirrose biliar primária, esteatose ou fígado gorduroso, além de hepatite medicamentosa, sobretudo por AINE. É descrita a associação entre hepatite por lúpus e a presença no soro do anticorpo antiproteína P ribossomal. A expressão hepatite lupoide deve ser usada para diferenciar a hepatite do lúpus da hepatite autoimune. Em ambas, a presença do FAN é comum, mas a presença do anticorpo antimúsculo liso e do antimitocondrial é rara no lúpus, de maneira que sua presença em um paciente com lúpus deve sugerir hepatite autoimune superposta a um paciente com lúpus. Já a ausência desses anticorpos na presença de anticorpo antiproteína P ribossomal sugere fortemente o diagnóstico de hepatite lupoide.

Manifestações Pulmonares

Dispneia, tosse e/ou dor torácica ventilatório-dependente são os principais sintomas de apresentação da doença pulmonar. O envolvimento pulmonar pode ocorrer de vários modos, incluindo pneumonite intersticial aguda, pleurite com ou sem efusão pleural, bronquiolite obliterante organizando pneumonia, embolia pulmonar, hipertensão pulmonar, vasculite necrosante, edema pulmonar e hemorragia pulmonar/alveolar. Todas essas manifestações devem guardar sempre o diagnóstico diferencial com infecções respiratórias das mais diversas causas e gravidades, com quadro clínico, muitas vezes, indistinguível das manifestações pulmonares lúpicas primárias. O comprometimento subclínico também é prevalente, sendo evidenciado na redução da função pulmonar.

Pleurite

Manifestação respiratória mais comum no LES, com prevalência entre 45% e 56%, apresenta-se como dor torácica ventilatório-dependente com ou sem atrito pleural, uni ou bilateralmente, localizada em geral nas margens costofrênicas e frequentemente associada com derrame pleural exsudativo (ver critérios de Light para classificação de derrame pleural) As características exsudativas são discretas com elevação muitas vezes apenas da DHL e, diferente do exsudato da artrite reumatoide, o nível de glicose no líquido está discretamente diminuído em relação ao nível de glicose sérico. O volume do derrame pleural normalmente é de leve a moderado, entre 400 e 1.000mL, mas pode ser volumoso, e a contagem de células brancas encontra-se entre 3.000 e 5.000mm^3, com predominância de linfócitos. Observa-se também no líquido pleural a presença de células LE, complemento consumido e positividade no FAN. O uso de AINE é quase sempre suficiente para o tratamento, assim como o uso de corticoide em doses anti-inflamatórias (< 0,5mg/kg de peso). Agentes imunossupressores são raramente indicados ou necessários.

Pneumonite aguda

Manifestação clínica incomum no LES, ocorre em menos de 5% dos casos. Os pacientes apresentam-se com febre, dispneia, tosse produtiva, hemoptise, taquipneia, dor torácica tipo pleurítica e cianose. A radiografia de tórax apresenta hipotransparência difusa com padrão reticular, e a positividade do anti-DNA é frequente. O diagnóstico diferencial com etiologia infecciosa é muito difícil; no entanto, o encontro de atelectasias em faixas nas bases pulmonares sugere o diagnóstico de pneumonite lúpica. Pode haver padrão radiológico de infiltrado alveolar difuso, principalmente nas bases. A pneumopatia intersticial crônica, que evolui com dispneia de esforço, tosse seca e presença de estertores em base, ocorre em menos de 10% dos casos. Nesse caso, a radiografia de tórax mostra infiltrado intersticial, principalmente nas bases pulmonares. A tomografia de tórax, em casos de alveolite, quase sempre mostrará imagem em vidro fosco e, em casos de fibrose, aparência em favo de mel. A cintilografia com gálio 67, em um percentual pequeno, mostrará hipercaptação. O lavado broncoalveolar pode apresentar predomínio tanto de granulócitos como de linfócitos, e as provas ventilatórias, insuficiência ventilatória do tipo restritiva ou obstrutiva com gravidade variada. Há tendência à retenção de CO_2 e, raramente, pode ocorrer hipertensão pulmonar secundária a esse quadro ou superposta à hipertensão pulmonar primária.

Do ponto de vista histológico, há lesão aguda da parede do alvéolo, hemorragia alveolar, edema alveolar, formação de membrana hialina e depósitos de imunoglobulina e complemento. Alguns autores questionam a existência dessa entidade, a menos que um dos seguintes achados esteja presente: fibrose intersticial, vasculite, corpos hematoxilínicos, pneumonite intersticial, alveolite ou pleurite.

O prognóstico é bastante reservado, podendo a mortalidade ser superior a 50%. O tratamento é sugerido a partir de experiências de casuísticas pequenas. Cobertura antimicrobiana ampla deve sempre ser feita. Corticosteroide é o medicamento de escolha, na dose de 1,5mg/kg/dia VO (prednisona), fracionada em duas doses. Caso não haja resposta em 72 horas, está indicada a realização de pulsoterapia com metilprednisolona (1g/dia por 3 dias) e ciclofresfamida (dose máxima de 1g/mês). Nos casos de pneumonite com hemorragia pulmonar, o uso de IGEV pode ser mais efetivo do que as outras medidas já citadas.

Hemorragia pulmonar (hemorragia alveolar difusa)

Manifestação rara no LES, porém fatal, apresenta-se inicialmente semelhante à pneumonite aguda com evolução rápida, evoluindo com hipoxemia, hemoptise franca e insuficiência respiratória. Acomete menos de 5% dos pacientes e pode ocorrer como uma síndrome pulmão-rim. Laboratorialmente, apresenta positividade para anti-DNA e consumo de complemento. O padrão radiológico de hemorragia pulmonar difusa apresenta áreas de consolidação de espaços aéreos espalhadas por todo o pulmão. As opacidades são confluentes em muitas áreas, podendo ser mais proeminentes nas regiões hilares e nos terços médio e inferior dos pulmões, com presença de broncogramas aéreos. Efusão pleural é rara. Radiografias seriadas mostrarão, quase sempre, evolução dinâmica desses achados. As opacidades características de consolidação acinar desaparecem em 2 a 3 dias com surgimento de padrão reticular idêntico ao padrão de doença de espaço aéreo. Após episódios repetidos de hemorragia, deposição de hemossiderina no interstício resultará em fibrose intersticial. A monitoração da anemia secundária ao sangramento pulmonar não deve ser esquecida nem confundida com as outras causas de anemia no lúpus.

O tratamento segue o mesmo protocolo para pneumonite, com a particularidade de que o uso da ciclofosfamida já deve ser preconizado em tratamento conjunto. Nos casos refratários, plasmaférese pode representar medida salvadora.

Doença intersticial difusa do pulmão (pneumonite crônica)

Manifestação de baixa prevalência no LES, apesar de comum em outras doenças reumatológicas, como artrite reumatoide e esclerose sistêmica, a doença intersticial difusa dos pulmões pode manifestar-se de duas formas. A forma mais comum é insidiosa, com tosse não produtiva, dispneia aos esforços e dor pleurítica recorrente. A forma menos comum pode desenvolver-se em um paciente após episódios de pneumonite aguda do lúpus, como descrito previamente. Inicialmente, o diagnóstico diferencial deve ser feito com fibrose pulmonar idiopática.

Diferenciar a doença intersticial aguda (inflamatória) da crônica (fibrótica) é fundamental, uma vez que nesta última a resposta à terapêutica é improvável. Em virtude de sua raridade, não há protocolos estabelecidos. Apesar de o uso isolado de corticoide poder ser benéfico, sua associação com imunossupressor é mais efetiva, com retirada lenta ao longo de um período de meses de tratamento com doses altas por via oral, seguida de desmame gradual até uma dose de 10mg/dia ou menos. Nos casos graves, procede-se à terapia com altas doses de corticoide (1 a 2mg/kg/dia) associada a pulso venoso mensal de ciclofosfamida (em média 1g/pulso), com transição dessa para azatioprina ou micofenolato de mofetil, após 6 meses do uso da ciclosfamida. A dose da ciclofosfamida na forma de pulso, de modo geral, varia de 500 a 750mg/m^2 de superfície corporal, não devendo ultrapassar 1g/pulso e sendo ajustada em função da idade avançada, da obesidade e da função renal. Para os pacientes com doença menos grave ou intolerantes ao uso da ciclofosfamida, a azatioprina ou o micofenolato de mofetil devem ser o tratamento inicial preconizado.

Não há tratamento para doença pulmonar fibrótica, embora o uso de pirfenidona, agentes inibidores da tirosinocinase e fator transformador de crescimento beta esteja sendo exaustivamente avaliado.

Tromboembolismo pulmonar

Deve ser frequentemente suspeitado nos pacientes com LES, quando apresentam sintomas respiratórios como dor tipo pleurítica e dispneia, devido à presença nesses pacientes de fatores predisponentes para trombose, como circulação de anticorpos anticardiolipina em títulos altos, antifosfatidilserina e anticoagulante lúpico. O tratamento é o mesmo preconizado para o tromboembolismo de modo geral.

Hipertensão pulmonar

A hipertensão pulmonar grave é uma manifestação rara no LES, porém manifestação subclínica não é incomum e apresenta-se de modo insidioso com quadro de dispneia aos esforços, tosse crônica, palpitação e edema generalizado. Fenômeno de Raynaud é frequente nesses pacientes. Em razão da menor frequência no lúpus, sua presença deve levar sempre à investigação de uma doença mista do tecido conjuntivo (DMTC) ou uma síndrome de superposição (*overlap*), uma vez que esse achado é muito mais frequente na esclerodermia, na DMTC e na artrite reumatoide. Diante de um paciente com queixas sugestivas de hipertensão pulmonar, a presença dos seguintes achados semiológicos é de fundamental importância para reforçar o diagnóstico: estase de jugular, impulsão de meso, proeminência de onda V no pulso venoso, desdobramento fixo de B2, hiperfonese de P2 (segunda bulha no foco pulmonar) e/ou P2 palpável, ausculta de B3 em projeção de ventrículo direito (bordo esternal esquerdo baixo), sopro sugestivo de regurgitação tricúspide ou insuficiência pulmonar, hepatomegalia, ascite e edema periférico.

Do ponto de vista histológico, haverá espessamento da parede da artéria pulmonar, predominantemente da média, além de deposição de complemento e imunoglobulinas. Vasculite também tem, raramente, um papel em seu desenvolvimento, mas não deve ser confundida com a vasculite pulmonar.

O diagnóstico de hipertensão pulmonar deve ser aventado com base no exame clínico e nos achados de ecocardiograma pela presença dos seguintes parâmetros: evidência ecocardiográfica de elevação da pressão arterial pulmonar (ECO 2-D), dilatação do átrio direito, disfunção sistólica do coração direito e dilatação do ventrículo direito.

Por outro lado, vale ressaltar que em alguns casos o diagnóstico não será possível por meio dos achados do ecocardiograma, sendo necessária a realização de um estudo hemodinâmico.

O manejo deve seguir os mesmos princípios preconizados para os casos idiopáticos. Terapias que têm sido advogadas incluem oxigênio, anticoagulantes e vasodilatadores (bosentana, bloqueadores de canal de cálcio, prostaciclina e, tanto inalada como por infusão, antagonistas endoteliais não seletivos e inibidores da fosfodiesterase, como sildenafila). A dose dessas medicações, do ponto de vista de tratamento sintomático, pode variar em função de vários parâmetros, sendo, portanto, tema extremamente complexo para ser abordado neste capítulo. No entanto, alguns aspectos podem ser comentados:

- O uso de prostaciclina (PGI2) leva à melhora significativa do índice cardíaco e reduz a resistência vascular pulmonar em todos os pacientes.
- Fentolamina e diltiazem resultam em melhora hemodinâmica de modo agudo e a longo prazo, sendo o segundo fármaco mais efetivo do que o primeiro, aparentemente.
- Isoproterenol, nitroglicerina e hidralazina são menos efetivos.
- Ciclofosfamida endovenosa e intermitente (0,5mg/m^2/mês) pode diminuir a pressão pulmonar, parecendo ser efetiva naqueles pacientes com vasculite pulmonar ou doença pulmonar intersticial.
- Assim como em várias outras situações em que autoimunidade esteja envolvida, o uso de rituximabe parece ser efetivo no tratamento da hipertensão pulmonar, mas estudos que comprovem essa eficiência estão em andamento.

Outras desordens pulmonares

Manifestações menos comuns incluem *pneumonia organizada criptogênica* (COP), também conhecida como *bronquiolite obliterante com pneumonia organizada* (BOOP). Clinicamente, os pacientes apresentam tosse seca e, à radiografia, infiltrados múltiplos. A tomografia de alta resolução evidencia consolidações densas. O diagnóstico só é confirmado por meio de biópsia. O tratamento com prednisona oral (1mg/kg/dia) é usualmente efetivo, embora possa ser necessária a adição de ciclofosfamida.

Outra alteração é a chamada *hipoxemia aguda reversível*. Nessa situação, a presença de C3a no plasma, levando à leucoagregação e ativação de complemento dentro dos capilares pulmonares, parece ser a causa da hipoxemia. A administração de corticoide em associação ao AAS pode ser efetiva com melhora do quadro em poucos dias.

Doença veno-oclusiva pulmonar é uma causa rara de hipertensão pulmonar, resultando em dispneia e hipoxemia. Caracteriza-se por fibrose intimal com consequente oclusão das veias pulmonares e edema no nível do septo interlobular. A tomografia de alta resolução revela espessamento septal interlobular, adenomegalia mediastinal e opacidades em vidro fosco, sendo difícil distinguir essa condição da hipertensão pulmonar primária. No entanto, essa distinção é fundamental, uma vez que o uso de vasodilatadores pode resultar em edema pulmonar em pacientes com *doença veno-oclusiva pulmonar*.

Síndrome da angústia respiratória aguda (SARA) é uma condição que pode estar presente em pacientes com lúpus, mais comumente como resultado de bacteriemia ou sepse por bacilos gram-negativos, sobretudo em usuários de corticoide previamente. Nessa situação, a mortalidade pode alcançar 70%.

Síndrome antifosfolipídio também pode levar a uma variedade de eventos trombóticos e outras síndromes clínicas, como embolia pulmonar, infarto pulmonar, hipertensão pulmonar tromboembólica e não tromboembólica, trombose arterial pulmonar, microtrombose, síndrome da angústia respiratória aguda, hemorragia pulmonar intra-alveolar e anemia hemolítica microangiopática pós-parto.

A síndrome do pulmão murcho tem sido descrita em pacientes com lúpus e se caracteriza por dispneia, episódios de dor torácica pleurítica e diminuição do volume pulmonar, sem evidência de fibrose intersticial ou doença pleural significativa. A patogênese é conflitante. Um possível mecanismo seria decorrente de miosite ou miopatia, afetando ambos os diafragmas e resultando na elevação destes e na perda de suas funções. Contudo, a presença de diafragma normal em alguns pacientes com essa síndrome põe em questionamento tal teoria. Entretanto, ela deve ser suspeitada em indivíduos com dispneia e radiografia de tórax sem alterações aparentes, mas com elevação das cúpulas diafragmáticas. O uso de corticoide, teofilina e imunossupressor pode melhorar tanto os sintomas como a função pulmonar.

MANIFESTAÇÕES HEMATOLÓGICAS

Alterações hematológicas são comuns no LES e frequentemente se apresentam como manifestações da doença.

Anemia

Muitos pacientes lúpicos desenvolvem anemia durante o curso da doença em decorrência de várias situações, principalmente: processo inflamatório crônico, insuficiência renal, perdas sanguíneas, alterações da dieta, uso de medicamentos, hemólise microangiopática ou autoimune, infecção, hiperesplenismo, mielofibrose e mielodisplasia.

Anemia de doença crônica

Tipo mais comum de anemia no LES, apresenta-se normocítica e normocrômica.

A não ser pela presença de sintomas (fadiga importante e dispneia aos esforços) e insuficiência renal, esse tipo de anemia não exige tratamento. Quando há indicação de tratamento, o uso de medicamentos que melhoram a eritropoese, como a alfa epoetina, na dose de 80 a 120U/kg, duas a três vezes por semana no primeiro mês, seguida de doses mensais, até a hemoglobina atingir o nível de 11mg/dL, deve ser preconizado. Também se pode usar a alfa darbopoetina, na dose de 0,45µg/kg/semana. Pacientes refratários a esse tratamento na presença de sinais de atividade inflamatória, como sintomas constitucionais e exames de fase aguda elevados, podem se beneficiar com o uso de prednisona na dose de 1mg/kg/dia, por não mais que 1 mês, com ou sem resposta. A partir desse tempo, a medicação deve ser suspensa, caso não haja resposta, ou reduzida para 10mg/dia nos casos responsivos.

Anemia perniciosa

É uma doença decorrente de carência de vitamina B_{12} em razão da falta de produção de fator intrínseco pela mucosa gástrica, em consequência da destruição das células produtoras desse fator por anticorpos. Essa manifestação está comumente associada a outras patologias autoimunes, como Sjögren e tireoidite de Hashimoto, e também está presente em pacientes lúpicos, principalmente com a doença em atividade.

Anemia hemolítica autoimune

Não é incomum nos pacientes lúpicos e pode se apresentar como manifestação inicial nesses pacientes. Caracteriza-se por aumento dos reticulócitos, bilirrubina indireta, aumento ou não de DHL e queda nos níveis de haptoglobina, além de Coombs direto positivo. Em todos os casos, corticoide oral (1mg/kg/dia) ou na forma de pulso (1g/dia por 3 dias), a depender da gravidade, deve ser iniciado. Outras opções de tratamento são: azatioprina 2mg/kg/dia, ciclofosfamida 2mg/kg/dia ou esplenectomia. Outros protocolos em andamento, e ainda não bem definidos, incluem o uso de IGEV, danazol e micofenolato de mofetil.

Nessa situação, hemotransfusão deve ser evitada ao máximo no intuito de sensibilizar menos o paciente, além do fato de que a administração de hemoderivados pode agravar o quadro.

Anemia hemolítica microangiopática

Principal diagnóstico diferencial com a anemia hemolítica autoimune, pode se manifestar na forma de púrpura trombocitopênica trombótica (PTT) ou síndrome hemolítico-urêmica (SHU). O quadro é fortemente sugerido pela presença de manifestações neurológicas na PTT ou renais na SHU, ambas associadas a febre, anemia progressiva, níveis elevados de DHL, e em menor intensidade das bilirrubinas, plaquetopenia, presença de esquizócitos no sangue periférico e Coombs negativo.

Nos últimos anos, a plasmaférese foi o tratamento que modificou drasticamente a sobrevida dos pacientes e deve, portanto, ser o tratamento de eleição, sobretudo na PTT. Formas mais leves, principalmente na SHU, podem ser tratadas com corticoide oral em doses altas. Nos últimos anos, formas refratárias ao uso de plasmaférese têm sido tratadas com sucesso com rituximabe.

Trombocitopenia

A trombocitopenia é um achado que acomete em torno de 50% dos pacientes com LES e apresenta-se de maneira variável. A trombocitopenia tem sido relacionada à presença de esplenomegalia, circulação de anticorpo antifosfolipídio e supressão medular por mecanismo autoimune ou medicamentosa. A trombocitopenia no LES pode estar relacionada a outras manifestações crônicas, como a púrpura trombocitopênica imune (PTI) e PTT.

A síndrome de Evans (trombocitopenia e anemia hemolítica autoimunes) pode preceder o início do LES.

Do ponto de vista clínico, a presença de petéquias, púrpura, equimoses, epistaxe ou sangramento, sobretudo de mucosas, deve levar o médico a investigar o nível de plaquetas de modo mais pontual. O tratamento deve ser recomendado para pacientes sintomáticos, e isso habitualmente acontece com níveis < $50.000/mm^3$.

Plaquetopenia no contexto de PTI em pacientes lúpicos é igual à de não lúpicos. Prednisona na dose de 1mg/kg/dia, divididos em duas tomadas ao dia, pode ser usada, porém pulsos de dexametasona (40mg/dia por 4 dias, a cada 2 a 4 semanas, em um total de quatro a oito ciclos) podem levar a resultados imediatos iguais, com a vantagem de resposta sustentada por mais tempo a longo prazo. Em média, o tempo de espera para a resposta ao tratamento deve ser de 2 meses. Quando isso não ocorre, as seguintes opções de tratamento devem ser consideradas:

- Azatioprina na dose de 0,5 a 2mg/kg/dia.
- Ciclofosfamida oral ou venosa em pulsos.
- IGEV na dose de 400mg/kg/dia por 5 dias ou 800mg/kg/dia por 2 dias.
- Micofenolato de mofetil nas formas refratárias.
- Rituximabe na dose de $375mg/m^2$ de superfície corporal EV/semana, durante 4 semanas consecutivas, suplementada por 100mg de metilprednisolona EV, ou 50 a 100mg de prednisona oral, dada antes da administração do rituximabe, juntamente com anti-histamínico oral, como forma de evitar complicações anafiláticas.
- Esplenectomia pode ser efetiva, mas recaídas podem ocorrer ao longo de meses ou anos. No entanto, esse procedimento pode tornar o paciente mais responsivo ao uso das medicações supracitadas, ainda que já tenha feito uso delas antes da esplenectomia e sem resposta satisfatória em um primeiro momento. Vale lembrar a necessidade de vacinação desses pacientes contra germes encapsulados (pneumococo e *Haemophilus*) antes do evento cirúrgico.
- Vincristina e danazol também são citadas, mas promovem elevados efeitos adversos.

Muito raramente, trombocitose pode ser observada em pacientes com lúpus, parecendo ser mais frequente em pacientes autoesplenectomizados, em virtude da presença de anticorpos antifosfolipícios.

Leucopenia

A leucopenia é uma característica comum nos pacientes lúpicos, nos quais a prevalência alcança 43%. No entanto, a contagem de leucócitos < $4.000/mm^3$, utilizada pelo Colégio Americano de Reumatologia como um dos critérios classificatórios, será vista em menos de 20% dos pacientes com lúpus. Linfopenia pode variar de 20% a 75% dos casos, sendo especialmente decorrente da supressão de células T. Diante desse fato, a leucocitose não será um elemento útil para identificação de infecção, pois poderá não estar presente e, em alguns casos, pode ser decorrente do uso de corticoide. Leucopenia severa com contagem de leucócitos < $2.000mm^3$ não é incomum e pode ocorrer na doença em atividade. A leucopenia pode estar associada a aumento da frequência de *rash* cutâneo, linfopenia, elevação de anti-DNA, anemia, astenia, fadiga e artrite.

Embora raramente a leucopenia necessite de tratamento, nos casos de infecção piogênica recorrente a prednisona oral, na dose de 10 a 60mg/dia, pode elevar os leucócitos, mas paradoxalmente aumentar o risco de infecções de outras naturezas. O uso de imunossupressores, por sua vez, tem risco potencialmente elevado de acentuar ainda mais a leucopenia.

Quanto ao uso de fatores estimulantes de colônia de granulócitos (G-CSF) no lúpus, diferente de seu uso em outras situações, existe evidência de que, ao lado do benefício usual, pode haver reativação grave da doença, além do desenvolvimento de vasculite leucocitoclástica. Seu uso, portanto, deve ser avaliado com cautela e, quando indicado, deve ser feito com dose mínima capaz de manter o mínimo estímulo granulopoético com manutenção dos neutrófilos em torno de $1.000/mm^3$ no sangue periférico.

Aplasia medular

Manifestação rara no LES, costuma estar relacionada secundariamente com o uso de medicamentos como azatioprina e antimalárico, porém pode se apresentar de forma primária devido à circulação de anticorpos contra células precursoras na medula óssea. Essa forma de anemia habitualmente responde ao uso de corticoide. Ciclosporina também tem sido empregada com sucesso.

Mielofibrose

Descrita em pacientes lúpicos, apresenta-se com pancitopenia, e a biópsia de medula óssea mostra fibrose.

Pancitopenia

Além de citopenias isoladas, a pancitopenia pode se fazer presente e, nesse caso, condições como síndrome mielodisplásica, aplasia medular, necrose medular óssea e farmacotoxicidade medular devem ser lembradas. Menos comumente, pancitopenia pode ser a manifestação de uma síndrome de ativação macrofágica, na forma de uma linfoistiocitose hemofagocítica, entidade com alta mortalidade e de difícil tratamento. Por isso, a rapidez no diagnóstico é de fundamental importância, e sinais, sintomas e alterações laboratoriais características dessa síndrome devem ser sempre pesquisados. Febre estará presente em 100% dos casos, além da presença, em percentuais menores, de perda de peso, artrite, pericardite, *rash*, miocardite, nefrite, esplenomegalia, hepatomegalia, linfadenopatia, anemia, leucopenia, hiperferritinemia, positividade de anticorpo anti-DNA e níveis baixos de PCR e complementos. Apesar de todos esses elementos, a presença de hemofagocitose na medula ou em linfonodos periféricos é essencial ao diagnóstico.

A base do tratamento está na administração parenteral de altas doses de corticosteroide, especialmente pulsoterapia com metilprednisolona na dose de 30mg/kg/dia durante 3 a 5 dias consecutivos, sendo a ciclosporina, na dose de 1 a 3mg/kg/dia, um agente de segunda linha usado especialmente nos pacientes que não apresentam resposta adequada à corticoterapia.

Linfadenomegalia

Manifestação comum no LES, acomete em torno de 50% dos pacientes e pode ter distribuição generalizada ou regional, especialmente nasm regiões axilar e cervical, tipicamente elásticos, indolores, e em torno de 0,5cm, podendo ser manifestação inicial da doença. Adenomegalia hilar raramente é observada no LES. O histopatológico revela hiperplasia folicular e necrose. A presença de corpos hematoxilínicos é altamente sugestiva de LES. Os gânglios podem variar de tamanho, porém, quando o crescimento é pronunciado nesses pacientes, deve-se suspeitar de uma manifestação de doença linfoproliferativa. Adenomegalia pode se apresentar juntamente com hepatoesplenomegalia. A presença de dor com aumento progressivo sugere infecção ou doença linfoproliferativa.

Anticorpos contra fatores de coagulação e fosfolipídios

Anticorpos contra um grande número de fatores de coagulação, incluindo VIII, IX, XI, XII e XIII, têm sido visto menos frequentemente nesses pacientes. O aumento no tempo da tromboplastina sugere a presença de anticorpo antifosfolipídio com maior risco de trombose venosa e/ou arterial, plaquetopenia e abortamento.

MANIFESTAÇÕES ENDÓCRINAS

Os portadores de LES apresentam desordens hormonais, justificadas por complexas interações de neurotransmissores, hormônios e sistema imune.

Irregularidade menstrual

A irregularidade menstrual é comum nos pacientes portadores de LES e pode se manifestar com amenorreia ou hipermenorreia. A hipermenorreia está presente quando associada a trombocitopenia, anticorpo anticoagulante lúpico e uso de medicamentos (AINE).

Amenorreia está associada à atividade lúpica e à imunossupressão (corticoide e imunossupressores). A terapia com corticoide suprime prolactina, FSH e LH, reduzindo a secreção de estrógenos e progesterona, o que altera a regulação menstrual. Outra causa de amenorreia nos pacientes lúpicos é a ooforite autoimune.

Tireoide

Disfunção tireoidiana (hiper ou hipofunção) está presente em pacientes com LES. Nesses pacientes constata-se incidência aumentada de tireoidite de Hashimoto com níveis elevados de antitireoglobulina.

Diabetes

Diabetes mellitus é comum nos pacientes com LES e está associado ao uso crônico de corticoide e à presença de anticorpo antirreceptor de insulina.

Insuficiência adrenal

A insuficiência adrenal está presente no LES e tem como principais causas a interrupção abrupta da terapia com corticoide, infarto cortical da adrenal em pacientes com anticoagulante lúpico presente e adrenalite autoimune.

Hiperprolactinemia

A hiperprolactinemia tem sido associada à atividade de doença no LES, como sendo capaz de ativar o lúpus. Já foram identificados receptores para prolactina em superfície de linfócitos que, quando ativados, podem desencadear resposta autoimune. Alguns trabalhos sugerem que o uso de fármacos que bloqueiam a produção de prolactina pode abrandar a atividade do lúpus em alguns territórios.

MANIFESTAÇÕES UROLÓGICAS

A cistite intersticial autoimune apesar de incomum, tem uma importante manifestação do LES, e está associada à positividade do FAN. A bexiga neurogênica é outra manifestação presente no LES.

MANIFESTAÇÕES OCULARES

Atividade lúpica, síndrome do anticorpo antifosfolipídio e medicamentos usados no tratamento do LES podem causar lesões oculares. Praticamente qualquer tecido ocular pode estar afetado. No entanto, as principais causas de envolvimento ocular no lúpus são a catarata induzida pelo uso de corticoide e a síndrome seca.

A perda visual aguda nos pacientes lúpicos pode estar relacionada com isquemia da retina ou coroide, em consequência de uma manifestação de vasculite ou vaso-oclusão. O comprometimento vaso-oclusivo está associado à presença de anticorpo antifosfolipídio.

A esclera pode ficar comprometida de modo difuso ou nodular, recorrente e com tendência a piorar a cada recidiva. Conforme ocorre a piora do quadro, existe tendência à mudança na esclerite, que se torna necrosante, e rapidamente progressiva.

Outra manifestação do LES é a conjuntivite, que ocorre em 10% dos pacientes durante o curso da doença.

As medicações utilizadas no tratamento do LES estão associadas a comprometimento ocular. O uso de corticoide pode induzir o aumento da pressão intraocular, ocasionando glaucoma, e também induzir a formação de catarata. A utilização de antimalárico pode ser a causa de retinopatia.

Síndrome de Sjögren

Compreende a tríade olho seco (queratoconjuntivite seca), boca seca (xerostomia) e relação com doença autoimune. Os pacientes com síndrome de Sjögren costumam apresentar hipertrofia de glândulas salivares, positividade nos anticorpos (FAN, anti-Ro/SSA, anti-La/SSB), hipergamaglobulinemia e risco aumentado de desenvolver patologia linfoproliferativa, como linfoma e macroglobulinemia de Waldenström. A incidência de síndrome de Sjögren nos pacientes lúpicos é de 10%.

Os pacientes com manifestações oculares de qualquer natureza devem ser imediatamente encaminhados ao oftalmologista, uma vez que o tratamento das manifestações oftalmológicas pode variar amplamente, desde a utilização de tratamento tópico até sistêmico. Nesses casos, a melhor conduta terapêutica, a partir do diagnóstico do especialista, poderá ser da competência e responsabilidade do oftalmologista e/ou do clínico.

MANIFESTAÇÕES NEUROPSIQUIÁTRICAS

As manifestações neuropsiquiátricas do LES são frequentes e muitas vezes de difícil diagnóstico e distinção entre as outras doenças (Quadro 48.3). A incidência dessas manifestações encontra-se entre 24% e 51%, podendo apresentar-se com sintomas inespecíficos e específicos no lúpus. Entre estes incluem-se cefaleia, déficit cognitivo, paresias, papiledema, psicose, demência e depressão. Esses sinais e sintomas correspondem às manifestações neurológicas ligadas ao lúpus e decorrentes de situações clínicas como acidente vascular encefálico (AVE), mielite, meningite asséptica e vasculite cerebral.

Quadro 48.3 Manifestações neuropsiquiátricas

Sistema nervoso central	Sistema nervoso periférico
Estado confusional agudo	Polineuropatia
Disfunção cognitiva	Plexopatia
Psicose	Mononeuropatia
Distúrbio do humor	simples/multiplex
Distúrbio de ansiedade	Polirradiculopatia
Cefaleia (incluindo migrânea e hipertensão intracraniana)	desmielinizante inflamatória aguda (síndrome de Guillain-Barré)
Doença cerebrovascular	
Mielopatia	Disautonomias
Distúrbio do movimento	Miastenia grave
Síndrome desmielinizante (esclerose lupoide, mielite)	
Convulsão	
Meningite asséptica	

Durante muito tempo considerou-se que as manifestações neurológicas seriam secundárias a evento vasculítico, o que não procede, já que muitos pacientes não a apresentam e outros tantos têm como elemento causador do dano neurológio anticorpos dirigidos contra estruturas do sistema nervoso central ou periférico. A patogênese da vasculopatia e da vasculite não é bem conhecida. A presença de anticorpos antifosfolipídios parece contribuir para a presença dessas manifestações, sobretudo quando eventos isquêmicos estão presentes. Aterosclerose acelerada pelo processo inflamatório persistente do próprio lúpus ou pelo uso de corticosteroide contribui para a presença de AVE ou microisquemias nesses pacientes. A demonstração de vários anticorpos séricos e possíveis implicações patológicas sobre o sistema nervoso parece estar bem definida e merece destaque:

- Anticorpos antineuronais guardam correlação com alterações neurocognitivas e com o surgimento de alguns tumores e síndromes paraneoplásicas com manifestações sensitivomotoras.
- Disfunção cognitiva também tem sido associada à presença de anticorpos linfocitotóxicos.
- Anticorpos antifosfolipídios parecem aumentar o risco de eventos neuroisquêmicos e convulsão, além do aumento de achados anormais à RM.
- Anticorpo antiproteína P ribossomal tem sido apontado como responsável pelo aumento de psicose e depressão.
- Anticorpos anticélulas endoteliais podem estar associados às manifestações psiquiátricas.

Como se não bastasse, além desses anticorpos e dos eventos vasculíticos, outros fatores, como citocinas, neuropeptídeos, estresse oxidativo e óxido nítrico, podem contribuir para as mais diversas formas de lesão nos sistemas nervosos central e periférico em pacientes com lúpus.

A alteração neurológica mais comum nesses pacientes é a disfunção cognitiva, embora uma série de síndromes deva ser lembrada, como demonstrado a seguir.

Cefaleia

Manifestação relativamente comum no LES, tem como principais causas hipertensão, enxaqueca, terapia com corticoide e meningite asséptica, entre outras. A enxaqueca é a manifestação mais frequente nos pacientes lúpicos, correspondendo a 40% das cefaleias desses pacientes, e está associada à circulação de anticorpo anticoagulante lúpico, à presença do fenômeno de Raynaud e a eventos trombóticos.

O tratamento não difere daquele empregado para a cefaleia na população geral.

Convulsão

A convulsão era um sinal comum no LES na década de 1950, porém, com o reconhecimento precoce da doença, a instituição do tratamento do lúpus e o uso de anticonvulsivante o tornaram um sinal incomum na atualidade. A convulsão nos pacientes lúpicos pode estar associada, nesses pacientes, a hipertensão, uremia, vasculite do SNC, circulação do anticoagulante lúpico, anticorpo anti-Sm e uso de medicamentos como a cloroquina. Pode ser focal, parcial, complexa e generalizada. Eventos convulsivos focais devem ser investigados quanto à presença de vasculite como provável etiologia. Convulsão generalizada, quando presente, é mais habitual em pacientes com nefrite lúpica e hipertensão. As formas parciais, por sua vez, têm maior predileção por pacientes com manifestação psicótica com ideação paranoide e eletroencefalograma com anormalidades mais proeminentes no lobo temporal.

O manuseio da convulsão não difere dos protocolos preconizados para tratamento de convulsão das demais etiologias. As formas generalizadas usualmente são manejadas com fenitoína e fenobarbital e as complexas, com carbamazepina, clonazepam, ácido valproico e gabapentina.

Quando o evento convulsivo não parece ser decorrente de foco cicatricial de eventos vasculíticos, isquêmicos ou hemorrágicos prévios, e sim de evento inflamatório agudo, a prednisona deve ser administrada na dose de 1mg/kg/dia.

Coreia

Observado em 1% a 4% dos pacientes lúpicos, pode ser manifestação inicial da doença e estar associada à positividade do anticorpo antifosfolipídio (aPL).

Mielopatia

Alteração rara no LES, caracteriza-se por paralisia flácida e pode ser uma manifestação inicial do lúpus. Laboratorialmente, no estudo do líquor, observam-se elevação dos níveis de proteína e pleocitose. A causa da mielopatia no lúpus é desconhecida, porém tem forte associação com positividade para o anticorpo antifosfolipídio. Do ponto de vista da investigação por exames de imagens, a RM é o exame de eleição, uma vez que alteração incipiente caracterizada por edema medular é achado fundamental ao diagnóstico.

Mielite transversa deve ser tratada agressiva e rapidamente. A combinação de prednisona (1,5mg/kg/dia), plasmaférese e ciclofosfamida pode ser medida salvadora para o dano neurológico. Nos pacientes em que o evento parece estar associado à presença de aPL, o uso de varfarina deve ser considerado em combinação com os medicamentos supracitados.

Neuropatia

Aproximadamente 20% dos pacientes com lúpus desenvolvem neuropatia periférica secundária, quase sempre, à vasculopatia com comprometimento da *vasa nervorum*. Neuropatia autonômica pode ser vista no trato gastrointestinal, na bexiga, no coração, na pupila e na pele (alteração na transpiração). A neuropatia periférica apresenta-se de diferentes formas. A mononeurite multiplex é mais comum, porém também pode se apresentar como síndrome do túnel do carpo e polineurite periférica. Vários sintomas sensitivos e motores, em graus variáveis, são vistos. Polirradiculoneuropatia, incluindo manifestações compatíveis com síndrome de Guillain-Barré-*like*, e polirradiculoneuropatia inflamatória desmielinizante são outras formas menos comuns de manifestação neurológica secundária ao lúpus.

A neuropatia de nervos cranianos também está presente durante o curso da doença nos pacientes lúpicos e consiste primariamente em oftalmoplegia, neuralgia do trigêmeo e paralisia facial.

Essas manifestações geralmente respondem à prednisona na dose de 30 a 60mg/kg/dia, mas essa resposta pode ser demorada, levando de semanas a meses. Medicamentos sintomáticos para sintomas parestésicos intoleráveis devem ser prescritos, entre os quais antidepressivos tricíclicos (25mg/kg/dia), gabapentina (100mg três vezes ao dia) ou carbamazepina (200mg três vezes ao dia) são os mais recomendáveis.

Corticoide oral em doses elevadas e ciclofosfamida na forma de pulso endovenoso devem ser considerados diante de manifestações neuropáticas graves, sobretudo se associadas a sinais sugestivos de vasculite.

Síndromes neurológicas incomuns, as mais diversas, podem ser causadas por lúpus em atividade. Envolvimento ocular de todos os tipos, com risco potencial de perda da visão, pode estar presente, além de paralisia de pares cranianos associada à presença de aPL.

Eventos cerebrovasculares

LES está associado a aumento no risco do AVE e morte precoce em decorrência da doença cerebrovascular. Entre os fatores de risco merecem destaque atividade de doença, dislipidemia e hipertensão. Em níveis diferentes, a presença de anticorpo anticoagulante lúpico, anticardiolipina, antifosfatidilserina/trombina e β2-glicoproteína é responsável pelo aumento desses eventos. A associação desses anticorpos também causa ativação plaquetária e consequente estado de hipercoagulabilidade. Eventos hemorrágicos em razão de sangramento intracerebral e subaracnóideo também podem estar presentes.

Anticoagulação a longo prazo com varfarina e AAS está indicada em muitos pacientes com eventos isquêmicos associados à presença de anticorpo antifosfolipídio ou trombose, desde que se encontrem estáveis e sem sinais de hemorragia.

Embora as orientações para condução de pacientes lúpicos com eventos isquêmicos careçam de melhor entendimento, as seguintes recomendações podem ser seguidas:

- Para os pacientes com LES e elevação persistente de anticorpos antifosfolipídios, mas sem evento isquêmico, devem ser prescritas baixas doses de AAS (81mg/kg/dia).
- Pacientes com LES e evento isquêmico, sem outro evento causal e com RM sugerindo trombose de pequenos vasos, devem fazer uso de AAS em doses baixas.
- Pacientes com altos níveis de aPL sem evento isquêmico devem ser considerados quanto ao risco/benefício para o uso de varfarina. Para os que tiveram evento isquêmico documentado varfarina deve ser iniciada para uso crônico e o INR deve ser mantido entre 2 e 3.

Corticoide ou imunossupressor só deve ser preconizado para paciente com quadro isquêmico aparentemente secundário a evento vasculítico, em pacientes com lúpus em atividade.

Meningite

Pode ser secundária a evento infeccioso, mas também pode ser asséptica (imune). O estudo do líquido cefalorraquidiano (LCR) será fundamental para melhor definição etiológica. O uso de antibiótico de modo empírico deve ser feito antes mesmo da definição diagnóstica, caso haja demora na realização do estudo do LCR, em virtude da gravidade e do risco do desdobramento na ausência do tratamento. A realização do Gram é fundamental uma vez que, em pacientes tratados com imunossupressores, agentes incomuns (*Listeria monocytogenes*, fungos, *Cryptococcus* e *Mycobacterium*) podem ser encontrados.

Leucoencefalopatia posterior reversível deve ser considerada diante de convulsão, cefaleia, distúrbio visual e alteração do estado mental. Manifestação sugestiva de evento cerebrovascular associada a livedo reticular e aPL, conhecida como síndrome de Sneddon deve ser pensada em razão de exigir tratamento imunossupressor. Vasculite do SNC e mielite transversa têm sido associadas a sinais de vasculite periférica (nódulos de Osler e manchas de Janeway).

Psicose

A psicose está presente em 5% dos pacientes lúpicos e se apresenta com sinais de ideias paranoides, alucinações e depressão. Esses pacientes apresentam positividade no FAN, em sua maioria, presença do anti-P e boa resposta ao uso de corticoide. Estudo recente mostrou positividade também do anticorpo anti-MAP-2, proteína restrita a células neuronais. O principal diagnóstico diferencial de psicose lúpica é com a psicose induzida por corticoide. Em razão de sua baixa incidência, distúrbio psiquiátrico deve ser um diagnóstico de exclusão, de maneira que situações como infecção, distúrbios hidroeletrolíticos, uremia, distúrbio acidobásico, reação medicamentosa, embolia, hipoxemia, hipercapnia, além de desordens psiquiátricas primárias, devem ser investigadas.

Psicose em decorrência do lúpus habitualmente responde a corticoide oral em dose alta, 1 a 2mg/kg/dia, dentro de dias ou semanas. Caso nenhuma resposta aconteça em até 3 semanas, deve ser prescrita ciclofosfamida em pulso na dose usual. Azatioprina na dose de 1 a 2mg/kg/dia, associada a corticóide, também pode ser uma alternativa, com menor toxicidade. Durante o período de espera de resposta, medicação antipsicótica, como haloperidol, pode ser usada para tratamento dos sintomas. Deve-se optar por antipsicóticos atípicos em pacientes portadores de alteração do intervalo QT no ECG.

Disfunção cognitiva

Alteração na memória de fixação e evocação, capacidade de abstração prejudicada, afasia apraxia, agnosia e mudanças na personalidade fazem parte da chamada síndrome mental orgânica. Nos casos sugestivos de influência de aPL, anticoagulação terá sua importância, e nos casos de presença de anticorpo antineuronal corticoide em doses moderadas, 0,5mg/kg/dia, pode ser benéfico.

Outros transtornos

Transtorno depressivo, de ansiedade e maniatiforme, este último com alteração de comportamento do tipo indiscrição e inadequação sexual, verborreia, delírio de conteúdo místico e agressividade, podem estar presentes.

MANIFESTAÇÕES RENAIS

Classes funcionais

A doença renal é uma manifestação clínica frequente em casos de LES, sendo diagnosticada em 50% a 75% dos pacientes, e talvez seja a mais cruel das manifestações em sua forma grave. Essa constatação pode ser feita tanto no momento do diagnóstico como no decorrer do seguimento clínico. O envolvimento renal, conforme critérios da American Rheumatism Association (ARA), é definido pela presença de proteinúria persistente >500mg/dia e/ou pela presença de cilindros celulares no sedimento urinário, desde que outras causas de alterações na urinálise estejam afastadas.

A variabilidade histológica da nefropatia lúpica tem como principal implicação a dificuldade na escolha de classificação morfológica que seja reprodutível e clinicamente relevante. Para melhor entendimento, a Organização Mundial de Saúde (OMS – Quadro 48.4) e a Sociedade Internacional de Nefrologia, com a Sociedade de Patologia Renal (Quadro 48.5), estabeleceram classificações utilizando critérios histológicos. A classificação da OMS, criada em 1974 e revisada posteriormente em vários momentos, ainda é a mais aceita em todo o mundo em razão de sua maior praticidade. No entanto, em algumas situações, ela não preenche determinados achados histológicos, razão pela qual foi criada a classificação da Sociedade Internacional de Nefrologia. Essa classificação tem o refinamento de acrescentar elementos histológicos de atividade e cronicidade, já incluídos em uma das classificações revisadas da OMS (1982), não citada aqui por não mais ser usada. Vem sendo avaliada constantemente do ponto de vista de resolução na avalição clinicopatológica na prática diária, mostrando-se satisfatória até o momento.

Para melhor entendimento das classificações atualmente utilizadas, o conhecimento de algumas definições é fundamental:

1. **Difusa:** uma lesão envolvendo 50% ou mais do glomérulo.
2. **Focal:** uma lesão envolvendo menos de 50% do glomérulo.
3. **Global:** uma lesão envolvendo mais da metade do tufo glomerular.
4. **Segmental:** uma lesão envolvendo menos da metade do tufo glomerular (pelo menos metade do tufo glomerular é poupada).
5. **Hipercelularidade mesangial:** pelo menos três células mesangiais por região mesangial em uma secção com espessura de 3μ.
6. **Proliferação endocapilar:** hipercelularidade endocapilar em virtude do número aumentado de células mesangiais, células endoteliais e monócitos infiltrantes, causando estreitamento do lúmen capilar glomerular.
7. **Proliferação extracapilar ou crescente celular:** proliferação celular extracapilar de mais de duas camadas celulares, ocupando um quarto ou mais da circunferência capsular glomerular.
8. **Cariorrexe:** presença de núcleos apoptóticos, picnóticos e fragmentados.
9. **Necrose:** lesão caracterizada por fragmentação do núcleo ou destruição da camada basal glomerular, frequentemente associada à presença de material rico em fibrina.
10. **Trombo hialino:** material eosinofílico intracapsular de consistência e aspecto homogêneos que, por imunofluorescência, tem se mostrado consistente com depósitos imunes.
11. **Proporção de glomérulo envolvido:** utilizada para indicar o percentual de glomérulo total afetado por nefrite lúpica, incluindo os glomérulos que estão esclerosados devido à mesma doença, mas excluindo glomérulos isquêmicos com perfusão inadequada devido à patologia vascular separada da nefrite lúpica.

Quadro 48.4 Classificação da nefropatia lúpica pela OMS – revisada em 1995

Classes funcionais	
I	Glomérulos normais
II	Glomerulonefrite mesangial (alterações mesangiais puras)
III	Glomerulonefrite proliferativa segmentar e focal
IV	Glomerulonefrite proliferativa difusa
V	Glomerulonefrite membranosa
VI	Glomerulonefrite esclerosamte avançada

Classificação da OMS

Classe I – Alterações mesangiais mínimas

Os rins apresentam glomérulos normais à microscopia óptica, porém com depósitos imunes na região mesangial na imunofluorescência e na microscopia eletrônica. Do ponto de vista clínico, os pacientes são assintomáticos; o sedimento urinário pode mostrar hematúria leve; e pode ocorrer também proteinúria < 1,0g/dia.

Classe II – Alterações mesangiais puras

Inclui pacientes cujas biópsias apresentam lesões mesangiais proliferativas, caracterizadas por hipercelularidade associada a depósitos imunes no mesângio. A nefropatia lúpica da classe II é relativamente comum em pacientes ambulatoriais, apresentando-se clinicamente com proteinúria < 1,0g/dia e hematúria discreta. Testes sorológicos podem estar alterados com elevação do título de anti-DNA e baixo nível de complemento sérico.

Classe III – Glomerulonefrite proliferativa segmentar e focal

Caracteriza-se pela proliferação inflamatória focal, que acomete < 50% de todos os glomérulos. Os glomérulos afetados geralmente têm lesões proliferativas endocapilares ou cicatrizes glomerulares inativas, com ou sem necrose capilar, além de depósitos subendoteliais. Crescentes epiteliais podem acompanhar as lesões ativas. A imunofluorescência mostra depósitos de imunoglobulinas e frações do complemento, distribuídos difusamente no mesângio e nas alças capilares, de modo segmentar. As alterações clínicas dos pacientes com classe III são hematúria, cilindros hemáticos e proteinúria, sempre presente, com características nefróticas. Hipertensão é muito frequente.

Classe IV – Glomerulonefrite proliferativa difusa

Definida pela presença de processo inflamatório difuso que envolve mais de 50% da superfície dos capilares glomerulares. As lesões ativas incluem necrose fibrinoide, infiltração de neutrófilos, depósitos subendoteliais em "alça de arame", corpos hematoxilínicos e crescentes epiteliais. Por meio da imunofluorescência e da microscopia eletrônica, são detectados extensos imunodepósitos ao longo do espaço subendotelial do capilar glomerular e também no mesângio. A glomerulonefrite proliferativa difusa é a forma mais ativa e frequentemente grave. Habitualmente manifesta-se com proteinúria com níveis nefróticos, hematúria e perda da função renal. Em vários pacientes, o quadro é de insuficiência renal rapidamente progressiva.

Classe V – Glomerulonefrite membranosa

Caracteriza-se pelos depósitos imunes predominantes no espaço subepitelial do glomérulo, em geral associados à hipercelularidade mesangial, com depósitos de imunoglobulinas e complemento nessa região. A glomerulonefrite membranosa habitualmente se apresenta com síndrome nefrótica com função renal preservada. Sedimento urinário ativo e hipertensão arterial podem estar presentes. A nefropatia membranosa lúpica pode estar associada à trombose da veia renal, como complicação da síndrome nefrótica, ou à presença do anticorpo antifosfolipídio.

Classe VI – Glomerulonefrite esclerosante avançada

Caracteriza-se pela presença de lesões cicatriciais e esclerosantes avançadas em mais de 90% dos glomérulos, sem possibilidade de regressão histológica, e que correspondem ao quadro clínico da insuficiência renal crônica.

Quadro 48.5 Classificação abreviada da nefropatia lúpica pela International Society of Nephrology/Renal Pathology Society (ISN/RPS) – 2003 (publicada em 2004)

Classes funcionais

I Nefrite lúpica mesangial mínima:
     Sem hipercelularidade
     Com hipercelularidade

II Nefrite lúpica proliferativa mesangial:
     Sem hipercelularidade
     Com hipercelularidade

III Nefrite lúpica focal:
     Com lesões ativas
     Com lesões escleróticas

IV Nefrite lúpica difusa:
     IV-S (segmentar)
     IV-G (global)

V Nefrite lúpica membranosa
VI Nefrite lúpica esclerosante avançada

Classificação da Sociedade Internacional de Nefrologia

Classe I – Glomerulonefrite mesangial mínima

Glomérulos normais à microscopia óptica (MO), porém com depósitos imunes à imunofluorescência (IF).

Classe II – Glomerulonefrite mesangial proliferativa

Hipercelularidade mesangial de qualquer grau, ou expansão da matriz mesangial pela MO, com depósitos imunes no mesângio. Podem existir poucos e isolados depósitos epiteliais e subendoteliais visíveis pela IF ou microscopia eletrônica (ME), porém com MO normal.

Classe III – Glomerulonefrite proliferativa focal

Glomerulonefrite focal, segmentar ou global, endo ou extracapilar, ativa ou inativa, que envolve menos de 50% dos glomérulos, com depósitos focais subendoteliais, com ou sem alterações mesangiais. Indica a proporção de glomérulo com lesões ativa e esclerótica. É subclassificada em:

- **IIIA – lesões ativas:** nefrite lúpica proliferativa focal.
- **IIIA/C – lesões ativas e crônicas:** nefrite proliferativa focal e esclerosante.
- **IIIC – lesões crônicas inativas com cicatrizes glomerulares:** nefrite lúpica esclerosante focal.

Classe IV – Glomerulonefrite proliferativa difusa

Glomerulonefrite (GN) difusa, segmentar ou global, endo ou extracapilar, ativa ou inativa, que envolve mais de 50% dos glomérulos, com depósitos difusos subendoteliais, com ou sem alterações mesangiais. Indica a proporção de glomérulos com necrose fibrinoide e crescentes celulares. É subclassificada em:

- **IV-S (A) – lesões ativas:** nefrite lúpica proliferativa difusa segmentar.
- **IV-G (A) – lesões ativas:** nefrite lúpica proliferativa difusa global.
- **IV-S (A/C) – lesões crônicas e ativas:** nefrite lúpica difusa proliferativa segmentar e esclerosante.
- **IV-S (C) – lesões crônicas inativas com cicatrizes:** nefrite lúpica difusa segmental esclerosante.
- **IV-G (C) – lesões crônicas inativas com cicatrizes:** nefrite lúpica difusa global esclerosante.

Classe V – Glomerulonefrite membranosa

Presença de depósitos globais ou segmentares subepiteliais, ou sua sequela morfológica à MO, à IF ou à ME, com ou sem alterações mesangiais. A classe V pode ocorrer em associação com a classe III ou IV.

Classe VI – Glomerulonefrite com esclerose avançada

Nessa classe, mais de 90% dos glomérulos têm esclerose global, sem atividade inflamatória residual.

Outras formas de envolvimento renal no LES

Além das glomerulopatias, ocorrem outras lesões renais menos comuns em pacientes com LES: a nefrite intersticial e as vasculopatias. O envolvimento tubulointersticial constitui um importante componente da lesão renal global, sendo frequente sua associação com as lesões glomerulares mais ativas e graves. Em casos mais raros, a nefrite intersticial isolada pode ser a única manifestação de nefropatia lúpica. Essa possibilidade deve ser lembrada quando os pacientes com LES se apresentam com disfunção renal e sumário de urina normal.

Em torno de 25% dos pacientes com nefrite lúpica, mesmo com o tratamento adequado, evoluem de modo progressivo para insuficiência renal crônica. Na fase de tratamento dialítico, as manifestações clínicas e sorológicas habitualmente remitem.

Laboratorialmente, na avaliação da atividade nefrítica lúpica, o exame cuidadoso do sedimento urinário é extremamente útil, especialmente quando suas características podem ser comparadas com exames anteriores, em situações basais. O aumento da proteinúria e o reaparecimento da hematúria, de modo geral, significam surto de atividade inflamatória glomerular ou transformação para outra classe histológica. Os testes com maior valor preditivo são os níveis séricos do complemento total, da fração C3 e dos títulos de anti-DNA. Hipocomplementemia persistente tem sido associada à progressão da doença renal no LES em alguns estudos prospectivos, porém essa correlação nem sempre está presente.

Indicações de biópsia renal

O momento certo para indicação de uma biópsia renal, em pacientes portadores de lúpus com envolvimento renal, é assunto de discussão e divergência entre serviços. De modo geral, o benefício obtido com a biópsia renal não é uniforme, motivo pelo qual seu valor é discutido em diferentes situações clínicas. Vale salientar que não é um procedimento isento de complicações, embora a taxa atual seja consideravelmente reduzida, em razão do uso de dispositivos automáticos de propulsão para biópsia, além do auxílio da ecografia em tempo real.

Na nefrite lúpica, a indicação de biópsia é variável. Em geral, seu resultado não acrescenta muito ao plano terapêutico já estabelecido a partir dos dados do sumário de urina, estudos da função renal e da proteinúria quantificada, acrescida dos dados clínicos e epidemiológicos. No entanto, tem importante papel nas apresentações intermediárias, como síndrome nefrótica sem hematúria, em que o diagnóstico pode ser de glomerulonefrite proliferativa focal ou glomerulopatia membranosa, que irão exigir abordagens terapêuticas diferentes.

O Consenso da Conferência de Nova York para Nefrite Lúpica, em 2002, estabeleceu os critérios para indicação de biópsia renal em pacientes com lúpus e envolvimento renal (Quadro 48.6).

Ficou estabelecido ainda que um relato acurado dos achados de biópsia renal, realizado por um serviço de referência, é um elemento essencial para facilitar a comunicação e a definição de conduta de modo consensual entre os médicos. No entanto, várias exigências para emissão de laudos de patologista são fundamentais:

- Descrição detalhada (quantitativa e qualitativa) de todos os achados à microscopia óptica e eletrônica e à imunofluorescência.
- Deve-se emitir um laudo incluindo a classe funcional (algumas vezes mais de uma classe).

Quadro 48.6 Indicações e contraindicações relativas para realização de biópsia renal no lúpus – adaptada do consenso

Indicações	Contraindicações
Proteinúria de início recente	Proteinúria mínima isolada
Proteinúria em ascensão mesmo na ausência de função renal alterada	Rins de dimensões reduzidas
	Obstrução das vias urinárias
	Hipertensão não controlada
Hematúria	Infecção urinária ativa
Relação prot/creat urinária > 1,0	Suspeita de amiloidose renal
Disfunção renal	
Hipertensão de início recente	
Baixos níveis de complemento C3	
Presença de lesões crônicas	
Orientação para modificação da terapia	

Quadro 48.7 Índices de atividade e cronicidade na histologia da biópsia renal

Índices de atividade	Índices de cronicidade
Hipercelularidade endocapilar	Esclerose glomerular
Infiltração de leucócitos	Crescentes fibróticos
Depósitos hialinos subendoteliais	Atrofia tubular
Necrose fibrinoide e cariorrexe	Fibrose intersticial
Crescentes celulares	
Infiltrado intersticial	

- Percentual de glomérulos com lesões ativas severas (necrose fibrinoide, crescentes) e de glomérulos com lesões ativas ou crônicas (Quadro 48.7).
- Extensão, gravidade e tipo de doença: tubulointersticial (atrofia tubular, inflamação intersticial e fibrose) e vascular (depósito vascular, trombo, vasculite, esclerose). Essas condições devem ainda ser graduadas em leve, moderada e grave.

Portanto, a biópsia renal pode ser extremamente valiosa no manejo de pacientes com nefrite lúpica, se bem indicada, e em centros com bons serviços de patologia disponíveis. É extremamente comum encontrar evidência patológica de perda substancial de néfrons em pacientes com baixo grau de alterações laboratoriais. Isso normalmente se deve à hipertrofia compensatória e às adaptações hemodinâmicas dentro da massa dos néfrons normais ou menos acometidos. Tem sido ainda demonstrado que a decisão de instituir a terapia imunossupressora é altamente direcionada pelos resultados de biópsia renal, oferecendo a perspectiva de alcançar resultados mais favoráveis. Por fim, é importante salientar que a indicação da biópsia deve levar em conta a dedicação e o conhecimento do patologista renal que irá avaliar o material.

Orientações e esclarecimentos devem ser fornecidos aos pacientes no intuito de tranquilizá-los, já que se trata de um procedimento invasivo:

1. Quando realizado por profissional experiente, é praticamente indolor e dura cerca de 20 a 30 minutos, sob anestesia local. Pequena dor ou desconforto após o término do efeito do anestésico é comum.
2. Deve sempre ser feito em ambiente hospitalar, devendo o paciente permanecer internado, em observação por pelo menos 12 horas, em repouso absoluto, devido ao risco de sangramento (que é baixo).
3. Sangramento é, basicamente, a única complicação, já que o rim é um órgão bastante vascularizado. Todos os pacientes sangram ainda que em graus diferentes:
    - Em torno de 80% dos pacientes apresentarão hematúria (sinais de sangue na urina).
    - Em 3% a 5% dos casos pode haver necessidade de transfusão por sangramento intenso.
    - Em 0,5% pode haver necessidade de cirurgia para conter o sangramento.
    - Em 0,3% a retirada do rim pode ser necessária em razão de sangramento incontrolável.
    - Em 0,02% pode acontecer um óbito por complicações do procedimento.

Embora essas informações sejam muitas vezes necessárias, há que se ter um excelente diálogo para que o procedimento não passe a ser encarado como de alto risco. É sempre importante enfatizar que qualquer procedimento invasivo é passível de riscos mas, quando realizado por médico experiente, esses riscos serão minimizados.

Antes da biópsia, o paciente deve ser submetido a uma ultrassonografia do aparelho urinário para que seja descartada a presença de rim único e tumores ou cistos, por aumentarem o risco de acidente de punção, e para avaliação da presença de rins atróficos. Nos casos de rim único, quando mandatório, a biópsia deve ser feita a céu aberto e não via percutânea.

A solicitação de provas de coagulação e contagem de plaquetas para descartar distúrbio da hemostasia e sumário de urina e/ou urocultura para descartar infecção urinária é mandatória.

Fármacos como antiagregantes plaquetários, anticoagulantes e anti-inflamatórios devem ser suspensos com 1 semana de antecedência, para diminuir o risco de sangramento.

Tratamento das manifestações renais

A terapêutica ideal para manejo da nefrite lúpica continua sendo um desafio, tendo em vista a ampla variedade de formas de apresentação e graus diversos de envolvimento renal. Apesar da incontestável mudança para melhor nas taxas de sobrevida, nos pacientes com lúpus o envolvimento renal desponta como efeito negativo. Estudos demonstram que a taxa de remissão da doença renal, na melhor das hipóteses, quando se preconiza o esquema de primeira linha, é da ordem de 81%. Recaídas renais ocorrem em um terço dos pacientes com nefrite lúpica e, o que é pior, a maior parte ainda durante o período de imunossupressão pelo tratamento. Em média, 5% a 10% dos pacientes evoluirão para rim terminal após 5 a 10 anos de doença, e a toxicidade do tratamento ainda é um grande problema a ser enfrentado.

Antes de discorrer sobre o tratamento, é importante citar seus objetivos:

- Induzir remissão de atividade da doença, o mais rápido possível, pois dela dependerá o prognóstico renal.
- Prevenir reativações renais.
- Prevenção de perda crônica da função renal.
- Minimizar os efeitos colaterais, prevenindo e tratando-os quando possível.

Apesar de não haver consenso sobre a definição de remissão, aceita-se como tal a condição em que o nível de proteinúria de 24 horas está < 0,5g e o número de hemácias no sedimento urinário < 10/campo, na ausência de déficit de função renal. Cerca de 20% dos pacientes em tratamento com os esquemas mais eficazes, atualmente disponíveis, não alcançarão remissão.

Durante o tratamento, vários parâmetros são utilizados para a avaliação do grau de envolvimento renal e o monitoramento da terapêutica:

- Clínico (edema, oligúria e níveis pressóricos).
- Laboratorial (sumário de urina, proteinúria, *clearance* de creatinina, creatinina sérica, C3 e anti-DNA nativo).
- Biópsia renal: está indicada nos pacientes com envolvimento renal que apresentem sedimento urinário anormal (cilindrúria e/ou proteinúria > 0,5g/24h e/ou alteração da função renal, com exceção daqueles em rim terminal). Esse procedimento visa orientar o tratamento.

Além do tratamento específico, abordado adiante, outras medidas devem fazer parte do plano terapêutico, como controle rigoroso da pressão arterial, sobretudo com uso de inibidores da enzima conversora da angiotensina ou bloqueadores dos receptores AT1 da angiotensina II, por terem efeito renoprotetores e antiproteinúricos; controle da obesidade e da dislipidemia; interrupção do tabagismo; restrição de sal e do uso de medicamentos potencialmente nefrotóxicos, sobretudo os AINE.

O tratamento específico para a nefrite lúpica consiste em duas fases: indução e manutenção da remissão, sendo direcionado para a classe da nefrite lúpica.

Nefrite lúpica classes I e II

Tanto os pacientes da classe I como os da classe II com lesões mesangiais puras têm bom prognóstico, não necessitando de tratamento específico imunossupressor. Alguns autores, no entanto, defendem a imunossupressão para a classe II no sentido de impedir a progressão para as formas mais graves. Para os que optam por tratamento conservador, os elementos que nortearão o uso de imunossupressão nessa classe são aumento da proteinúria e sedimento urinário ativo, acrescidos de novos dados histológicos em uma segunda biópsia renal.

Nefrite classe III

Nessa forma de glomerulonefrite, o acometimento focal pode ser leve (quando envolve < 25% dos glomérulos, sem necrose e com função renal normal) ou focal severo (em que 40% a 50% dos glomérulos são afetados, com presença de crescentes ou necrose). Na primeira forma, alguns autores optam por uma imunossupressão mais branda com o intuito de impedir a progressão para formas mais graves. Já a segunda forma deve ser tratada como a classe IV, como descrito a seguir.

Nefrite classe IV

Após três décadas de estudos com diversos protocolos utilizados por diversos grupos, em diferentes populações, com as mais variadas características epidemiológicas, o tratamento dessa classe ainda é um tema que desafia os *experts* na área. Vale citar, entre eles, os estudos mais importantes já feitos em nefrite lúpica. No estudo realizado pelo National Institutes of Health (NIH), em que vários protocolos foram utilizados, Austin e colaboradores concluíram, naquela época (publicado no *NEJM*, 1986), que os pacientes que receberam ciclofosfamida EV em altas doses, por período prolongado, tiveram menor risco de evoluir para falência renal terminal do que os pacientes que usaram ciclofosfamida oral, azatioprina oral ou a combinação dessas. O regime consistia no uso de ciclofosfamida na forma de pulso, na dose de 750 a 1.000mg/m^2 de superfície corporal, EV, mensalmente nos 6 primeiros meses e, em seguida, trimestralmente até 1 ano após a remissão. Esse protocolo, até os dias atuais, é utilizado para essa classe, em diversos lugares no mundo, inclusive no Brasil. É importante lembrar que, nesse protocolo, o uso de corticoide oral em doses altas nos 6 primeiros meses também fazia e faz parte do tratamento como terapia coadjuvante na indução da remissão. Estudos mais recentes do NIH evidenciaram maior benefício em termos de remissão para a combinação de pulsos de metilprednisolona EV em dias consecutivos (3 a 5 dias) e pulsos de ciclofosfamida EV conforme relatado previamente, quando comparado a pulsos de metilprednisolona isoladamente.

Apesar dos benefícios apontados nesse estudo, diante dos inúmeros efeitos colaterais, sobretudo da ciclofosfamida, um novo protocolo foi sugerido pelo *Euro-Lupus Nephritis Trail* (publicado no *Arthritis Rheum*, 2002), que consistia em dois braços: no primeiro, seis pulsos de ciclofosfamida na dose convencional a intervalos mensais, seguidos de dois pulsos trimestrais com doses ajustadas de acordo com o leucograma; no segundo, seis pulsos de 500mg de ciclofosfamida a cada 15 dias. Nos dois braços do estudo, após essa etapa inicial, os pacientes recebiam azatioprina oral em um seguimento de 73 meses. Os resultados mostraram que não houve diferença entre os grupos no que se referia à falha de tratamento ou probabilidade de perda de função renal. O trabalho sugeriu ainda que a ciclofosfamida EV, seguida de azatioprina, em um esquema de tratamento considerado curto e com doses mais baixas, foi capaz de fornecer bons resultados a longo prazo com baixa toxicidade, quando comparado ao estudo do NIH.

Diante desses resultados, alguns autores propõem o início do tratamento da nefrite, classes III e IV, com um esquema de indução de remissão com ciclofosfamida EV por 3 a 6 meses, associada a corticoide em doses altas, passando imediatamente para a fase de manutenção da remissão (quando esta é atingida a partir da observação de exames de controle) com azatioprina ou micofenolato de mofetil (MMF). Não se sabe ao certo se o MMF tem vantagens sobre a azatioprina, porém seu uso na fase de manutenção mostrou-se mais eficaz e seguro do que o da ciclofosfamida EV, a longo prazo. Existem evidências, em trabalhos realizados por Chan e colaboradores, de que o MMF é tão efetivo em induzir remissão ao longo de 12 meses quanto a ciclofosfamida oral ao longo de 6 meses, seguidos de azatioprina, para pacientes dessa classe funcional.

Em ampla revisão da literatura, algumas considerações quanto ao manuseio das diversas classes funcionais são apresentadas no Quadro 48.8.

Recentemente, vários estudos com novos agentes (agentes biológicos em sua maioria) têm sido publicados para tratamento das formas graves de nefrite, apresentando resultados promissores. Os linfócitos B estão no centro da patogênese do LES; logo a terapia biológica atua no controle dessa disfunção, por estar direcionada ao controle de ação dessas células. Essas terapias incluem medicações já utilizadas ou ainda em estudos, que exercem o papel de anticorpos contra antígenos de superfície de linfócitos B, como os anti-CD 20 (rituximabe, atumumabe, ocrelizumabe, ofatumumabe e veltuzumumabe) e os anti-CD 22 (epratuzumabe); anticorpos antifator de ativação de linfócitos B (belimumabe), anticorpos antiligante do indutor de proliferação de linfócitos B (Atacicept) e os anticorpos que promovem a inibição das interleucinas com efeito direto nos linfócitos B (anti-IL-10, anti-IL-1, anti-IL-18, anti-IL-6). Desses, o rituximabe, comercializado no Brasil com o nome de Mabthera®, e o belimumabe, comercializado apenas nos EUA com o nome de Benlysta®, já foram aprovados pelo FDA para uso em pacientes com LES com envolvimento renal.

O rituximabe mostrou-se eficaz no tratamento de pacientes que não conseguiram responder a imunossupressores convencionais, conforme demonstrado por José M. Pego et al. em 2010. O estudo foi realizado em 12 pacientes lúpicos, refratários ao tratamento convencional, e mostrou, ao final, dados que sugerem melhora da atividade da doença, além de melhora no perfil lipídico.

GRAVIDEZ E LES

O LE é uma doença que afeta predominantemente mulheres em idade fértil, porém não há consenso com relação ao aumento de sua atividade durante o período de gestação ou no pós-parto. Todas as pacientes portadoras de lúpus devem ser orientadas quanto às implicações de uma gestação, além de serem avaliadas detalhadamente quanto aos riscos e cuidados a serem tomados. A escolha do obstetra com experiência em gestantes portadoras de lúpus é, quando possível, essencial, ou, em instituição pública, a interconsulta entre o clínico e o obstetra é fundamental no intuito de esclarecimento e troca de experiências com o objetivo de salvaguardar a gestante e o concepto.

Pacientes com lesões em órgão-alvo que engravidam têm maior chance de complicações, e isso é especialmente válido para o acometimento renal. Grávidas com nefrite lúpica apresentam maior risco de perda fetal, piora da função renal e manifestações extrarrenais. Gestantes lúpicas têm maior incidência de pré-eclâmpsia e sua diferenciação com a atividade da nefrite pode ser muito difícil, pois ambas podem aumentar a pressão arterial, piorar a função renal, evoluir com proteinúria e provocar edema. Deve-se, então, estar atento às atividades em outros órgãos e à queda do complemento, que raramente ocorre na pré-eclâmpsia, além de o uso do corticóide ser indicado na nefrite, porém piorar a pré-eclâmpsia.

Perdas fetais e abortamento de repetição em mulheres portadoras de LES têm forte relação com a presença de anticorpo antifosfolipídio e, nesses casos, o manejo de pacientes gestantes é controverso segundo os trabalhos publicados, estes, porém, concordam que, depois de estabelecida a viabilidade fetal em gestantes com síndrome do anticorpo antifosfolipídio, deve ser iniciada anticoagulação com heparina, pois o uso de anticoagulante oral é contraindicado na gravidez.

Gravidez em pacientes lúpicas não deve ser desaconselhada, porém deve ser tratada como de alto risco e deverá ocorrer após, pelo menos, 5 meses de remissão da doença. Algumas características são apontadas como de alto risco materno e fetal durante uma gestação e devem ser lembradas e pesadas na hora do aconselhamento médico: hipertensão pulmonar com nível de pressão > 50mmHg; doença pulmonar restritiva (capacidade vital forçada < 1 litro); falência cardíaca; falência renal crônica (creatinina > 2,8 mg/dL); nefrite lúpica (doença renal em atividade) – há um risco > 70% de perda fetal; passado de pré-eclâmpsia severa ou HELLP síndrome; acidente vascular nos primeiros 6 meses de uma gravidez prévia; manifestação lúpica nos primeiros 6 meses de uma gravidez prévia.

Mulheres que sejam portadoras de anticorpo anticardiolipina associado à plaquetopenia terão risco consideravelmente elevado de aborto até a décima semana de gestação, se não forem bem conduzidas e anticoaguladas.

Crianças recém-nascidas de mães portadoras de anticorpo anti-RoSSA e/ou anti-LaSSB terão risco maior de apresentar lúpus neonatal com manifestações cutâneas,

Quadro 48.8 Recomendações e evidências clínicas

Classe	Recomendações e evidências clínicas
Classe I	1 – É consensual que essa classe não necessita de terapia específica
Classe II	1 – Pode necessitar de tratamento se a proteinúria for > 1.000mg/dia. Nesse caso, considerar prednisona na dose de 20 a 40mg/dia por 1 a 3 meses, com desmame gradual em seguida
Classes III e IV	1 – Pacientes com classe proliferativa focal ou difusa apresentam alto risco de progressão para falência renal, necessitando de terapia mais agressiva 2 – Para pacientes com classe funcional III e função renal preservada, tratamento com prednisona oral na dose de 1mg/kg/dia por pelo menos 4 semanas. Caso não haja agravamento, diminuir gradativamente 5 a 10mg por semana até atingir uma dose de 5 a 10mg/dia, mantendo-a por aproximadamente 1 a 2 anos. Nos casos em que a função renal decaia agudamente, tratar como recomendado para a classe IV 3 – Ciclofosfamida e corticoide são os medicamentos a serem utilizados na fase de indução. Deve-se, portanto, fazer tratamento agressivo para pacientes com classe IV, utilizando-se ciclofosfamida EV na forma de pulso mensal (500 a 750mg/m^2 ou 15 a 20mg/kg de peso com dose máxima de 1g) nos 6 primeiros meses, associada a corticoide oral na dose de 1mg/kg de peso oral, nas primeiras 6 a 8 semanas. Pulsos trimestrais de ciclofosfamida, após os 6 primeiros meses, devem ser mantidos, com corticoide em doses baixas até 1 ano após a remissão 4 – Nos casos de nefrite classe IV muito graves, deve-se optar pelo início do corticoide nos 3 a 5 primeiros dias na forma de pulso (500 a 100mg/dia), seguido imediatamente, ou após 15 dias, do primeiro pulso de ciclofosfamida na dose preconizada no item 3 5 – Diante do evidente aumento de risco de infertilidade com a ciclofosfamida, deve-se optar pela menor dose efetiva cumulativa com este fim. Seu tempo de uso deve ser em torno de 2 a 2,5 anos, e a dose plena deve ser corrigida pela função renal para *clearance* < 30mL/min 6 – O MMF é útil em pacientes com nefrite proliferativa focal ou difusa, desde que com função renal estável, e tão eficaz quanto a ciclofosfamida EV, com menor toxicidade, podendo ser utilizado sozinho na fase de indução ou subsequentemente após um curso de 6 meses de ciclofosfamida EV mais corticoide, como preconizado no item 3. Em 2010, Kamanamool e colaboradores, em metanálise cujos trabalhos comparavam o uso do MMF com a ciclofosfamida, concluíram que não há diferença significativa no resultado final entre os dois. A dose preconizada do MMF é de 1 a 3g/dia 7 – Azatioprina e MMF são igualmente efetivos na fase de manutenção da classe IV. Tal observação necessita de maiores estudos 8 – A plasmaférese não está indicada no tratamento da classe IV 9 – A nefrite lúpica classe IV tem prognóstico reservado em relação às demais classes, mas a sobrevida em 5 anos melhorou muito nos últimos 30 anos. Atualmente, a maior parte dos pacientes tratados obtém remissão completa ou parcial ao final de 12 meses e têm função renal estável com 10 anos de evolução
Classe V	1 – Para os pacientes com classe funcional V, com proteinúria assintomática e função renal preservada, deve ser prescrito fármaco renoprotetor. Remissões espontâneas, parciais ou completas, podem ocorrer com função renal preservada por 5 anos ou mais 2 – A combinação de ciclofosfamida e corticoide é superior a este último sozinho na indução da remissão. Pacientes com proteinúria nefrótica e perda da função renal devem receber renoproteção e pulsos mensais de ciclofosfamida e corticosteroide em esquema semelhante ao da classe IV. O número de pulsos pode ser reduzido em função da evolução clinicolaboratorial 3 – Ciclosporina na dose de 4 a 6mg/kg/dia via oral associada a corticoide é superior aos corticoides isolados na indução da remissão. Pacientes portadores de síndrome nefrótica com função renal preservada geralmente respondem bem a esse esquema. A ciclosporina pode ser associada a doses baixas de corticoide oral (5 a 10mg/dia) e mantida por 6 a 12 meses. No entanto, o número de recidivas com ciclosporina supera aquele com o uso de ciclofosfamida 4 – Azatioprina na dose de 2mg/kg/dia, VO, associada a corticóide, é eficaz na indução da remissão e pode ser uma alternativa ao uso da ciclosporina
Classe VI	1 – Nessa classe não há nenhuma indicação de terapia imunossupressora nem de corticoide, por se tratar de doença renal em estágio terminal. O mais importante nessa classe é o controle dos níveis tensionais, assim como das alterações metabólicas inerentes à insuficiência renal crônica. Hemodiálise como terapia substitutiva da função renal é o tratamento indicado nesses casos, enquanto se aguarda a possibilidade de um transplante renal que, muitas vezes, é bem-sucedido

hepatite, anemia hemolítica e plaquetopenia, além de bloqueio atrioventricular ao nascimento, com necessidade de implante de marca-passo cardíaco transitório, de maneira que deverá haver na sala de parto, no momento do nascimento, profissional habilitado para lidar com essa situação.

Vale salientar que a manifestação da doença durante e após a gravidez tem decaído nas últimas décadas graças ao melhor entendimento da doença e à consequente utilização de medidas que puderam minimizar esse evento.

Amamentação, a princípio, não é contraindicada na gestação, e apesar de algumas medicações serem eliminadas pelo leite materno, o uso de AINE de ação curta, antimaláricos, prednisona em baixas doses (< 20mg/dia), varfarina e heparina é seguro.

Durante a gestação, as mulheres assintomáticas devem ser monitoradas em busca de atividade de doença a cada 3 meses ou menos, se houver atividade da doença. Na primeira consulta após confirmação da gravidez deve-se proceder da seguinte maneira:

- Exame físico e níveis tensionais.
- Avaliação da função renal mediante a solicitação de creatinina, sumário de urina e relação albumina/creatinina urinárias.
- Hemograma.
- Anti-RoSSA e anti-LaSSB.
- Pesquisa de anticorpos antifosfolipídios.
- Dosagem de complementos (C3, C4 e CH50).
- Nível de ácido úrico.

Na presença de algum dos anticorpos antifosfolipídios em altos títulos, sem história de aborto prévio nem evento trombótico, inicia-se o uso de AAS em doses baixas (75 a 100mg/dia). Ecocardiograma fetal, por volta da 18ª semana de gestação, deve ser realizado nas pacientes com anti-RoSSA e anti-LaSSB presentes. A cada trimestre devem ser solicitados os mesmos exames anteriormente citados, assim como no pós-parto, período em que a doença pode entrar em atividade.

Em situações nas quais a doença entra em atividade com risco de vida para a gestante, corticoide em altas doses é o único fármaco que pode ser prescrito, apresentando menor risco em relação aos demais.

A anticoncepção, caso seja feita, deve ser realizada com baixas doses de estrogênio em pacientes com doença estável, sem história de tromboembolismo ou presença de anticorpos antifosfolipídio. Nesses casos, os métodos de barreira, dispositivo intrauterino (DIU) e anticoncepcionais de progesterona podem ser usados.

No tratamento do LES em gestantes devem ser levados em consideração os potenciais efeitos deletérios dos medicamentos utilizados. Fármacos como MMF, ciclofosfamida e metotrexato são teratogênicos e estão contraindicados. O uso de corticoide em baixas doses é relativamente seguro, porém o uso de AINE aumenta o risco de abortamento. Os antimaláricos podem ser usados, porém a azatioprina só deverá ser utilizada quando for indispensável.

LÚPUS EM PACIENTES IDOSOS

A frequência de surgimento de lúpus na terceira idade é consideravelmente baixa, o que dificulta o melhor entendimento e a avaliação quanto ao prognóstico e aos riscos relacionados com o tratamento com imunossupressores. Tanto a forma discoide como a sistêmica podem acometer essa população. Existem estudos evidenciando o surgimento da doença até mesmo a partir dos 85 anos de idade. Na terceira idade, a distribuição parece ser igual entre os sexos, além de haver aumento na raça branca. Outro achado relevante é o fato de, em idosos, a positividade do anti-Ro e do anti-La ser maior do que em indivíduos jovens. Em razão de sua raridade, o diagnóstico geralmente é retardado, além do fato de sua apresentação estar associada à síndrome de superposição, sobretudo com a síndrome de Sjögren. Nessa faixa etária, o início é bem mais insicioso, com manifestações predominantemente pulmonares e, menos frequentemente, manifestações habitualmente mais comuns na população jovem (poliartrite, alopecia, linfadenopatia, nefrite severa, manifestações dermatológicas e envolvimento do SNC).

Serosite, sintomas musculares, envolvimento cardíaco, discrasias sanguíneas, doença pulmonar intersticial e elevação de enzimas hepáticas são as manifestações que tendem a ser mais comuns.

Como há tendência ao aumento do número de medicamentos utilizados nessa faixa etária, não se sabe até que ponto este não seria um fator desencadeante da doença. Por isso, deve-se sempre investigar, nessa idade, o uso das seguintes medicações no momento do surgimento do lúpus: clorpromazina, hidralazina, isoniazida, metildopa, procainamida, betabloqueador, captopril, carbamazepina, cimetidina, penicilina, fenitoína, metimazole e quinidina, incluindo ainda a solicitação do anti-histona na busca de lúpus induzido por medicamento.

O curso da doença tende a ser de leve a moderado. Mialgia é um evento bastante relevante, muitas vezes simulando polimialgia reumática. A mortalidade nesses pacientes parece estar mais relacionada com as causas comuns na terceira idade (infecção, doença cardiovascular, neoplasias) e, menos comumente, úlcera péptica perfurada.

O tratamento deve seguir as mesmas recomendações da população geral, no entanto, como a doença tende a ser de leve a moderada, deve-se ter cautela com o uso de corticosteroides em doses altas; imunossupressor é fundamental. De modo geral, terapia imunossupressora não deve ser feita a ponto de causar leucopenia < 1.500 leucócitos/mm³. O risco de cardiotoxicidade também é maior nessa faixa etária. Entre os imunossupressores, deve-se dar preferência ao uso de azatioprina, sempre que possível.

ACHADOS LABORATORIAIS

Os exames laboratoriais de importância no acompanhamento de pacientes com lúpus podem ser divididos em: (1) exames inespecíficos, que traduzem apenas o estado inflamatório ou as repercussões em diversos sistemas orgânicos secundários à doença em discussão e (2) os exames diretamente relacionados com a investigação diagnóstica propriamente dita. Estes, por sua vez, nem sempre podem ser chamados de exames específicos, já que muitas vezes parte deles pode ser encontrada em outras doenças autoimunes ou representar apenas falso-positividade. Os autores recomendam a leitura complementar do Capítulo 82, uma vez que lá se encontram mais detalhados os exames laboratoriais para doenças autoimunes.

EXAMES INESPECÍFICOS

- **Hemograma:** anemia normocítica normocrômica (anemia de doença crônica), anemia hemolítica autoimune, anemia hemolítica microangiopática, leucopenia, linfopenia e/ou trombocitopenia são as manifestações hematológicas potencialmente vistas por conta da doença em atividade. Leucocitose, quando presente, deve-se à infecção ou ao uso de corticoide.
- **Provas de atividade inflamatória:** no lúpus, a velocidade de hemossedimentação (VHS) nem sempre é um bom marcador de atividade inflamatória aguda, tendo em vista que muitos desses pacientes podem mantê-la elevada por anos mesmo com doença quiescente. Apesar disso, ainda é melhor do que a PCR, uma vez que esta quase sempre é normal em pacientes com lúpus em atividade. A elevação da proteína C reativa, com exceção de atividade lúpica por serosite e poliartrite acentuadas, quase sempre está relacionada com a infecção ativa. Essa particularidade auxilia a distinção entre febre por atividade da doença e febre por processo infeccioso.
- **Níveis de CPK:** sua elevação implica envolvimento muscular por diversas causas (síndrome de superposição com dermatopolimiosite, miosite pelo próprio lúpus e efeito medicamentoso).
- **Provas de função renal:** a dosagem de creatinina sérica, ou mais particularmente a determinação do *clearance* de creatinina, é muito importante não só para monitoramento do grau de comprometimento renal, mas também de novos surtos da doença. Perda de proteína renal, presença de elementos anormais no sumário de urina (hemácias dismórficas, cilindros celulares, hialinos em excesso e céreos) e densidade urinária são elementos que denunciam atividade e envolvimento crônico renal e, consequentemente, seu estado funcional.

EXAMES DIRETAMENTE RELACIONADOS COM A INVESTIGAÇÃO DIAGNÓSTICA

- **Células LE:** estão presentes em aproximadamente 90% dos casos em algum momento da doença, mas também podem ser encontradas em outras doenças, como hepatite crônica em atividade, artrite reumatoide e esclerodermia. Com o surgimento de testes imunológicos mais específicos, seu uso tem caído em desuso cada vez mais.
- **Fator antinuclear:** a denominação desse exame já passou por várias modificações, mas a expressão FAN (fator antinuclear) tornou-se consagrada. Na verdade, essa expressão foi usada inicialmente como uma maneira de identificar a presença de um elemento (fator), hoje reconhecido como um grupo de autoanticorpos, que, a princípio, pensava-se que era dirigido apenas contra estruturas nucleares da célula, motivo pelo qual também recebeu o nome de ANA (anticorpo antinuclear). Mais recentemente, como visto no Consenso Brasileiro para emissão de laudos de FAN, há uma tendência em utilizar-se a nomenclatura pesquisa de anticorpos contra antígenos intracelulares – FAN, pois se tornou evidente, a partir do advento de técnicas laboratoriais mais sofisticadas, a descoberta de autoanticorpos no lúpus, dirigidos contra várias estruturas da célula, seja em nível nucleolar, nuclear e citoplasmático (incluindo os dirigidos contra organelas citoplasmáticas). Ainda se mantém como o teste de triagem em lúpus, em razão de sua alta positividade para essa doença. Em virtude de também ser encontrado em outra desordens clínicas com mecanismos autoimunes envolvidos (p. ex., doenças infecciosas, outras doenças do colágeno, hepatite autoimune, cirrose biliar primária) e como efeito medicamentoso, sua interpretação exige análise criteriosa, sem contar com o fato de que, como os testes mais modernos são mais sensíveis, não são incomuns resultados falso-positivos. Diante desse elemento, recomenda-se considerar um exame positivo como de valor quando os títulos são ≥ 1:160, de maneira que um teste negativo tem mais valor em excluir lúpus, do que um teste positivo tem em confirmá-lo.
- **Anti-DNA-ss:** os anticorpos contra DNA de dupla hélice são quase que exclusivos de indivíduos com lúpus. Vale salientar sua relação com envolvimento renal.

- **Anti-ENA:** os anticorpos anti-ENA (anticorpos dirigidos contra antígenos nucleares extraíveis) foram assim denominados para mencionar a presença dos autoanticorpos anti-RNP, anti-Sm, anti-Ro/SS-A e anti-La/SS-B como forma de dispensar a citação na solicitação do médico de todos eles. Esses anticorpos, com exceção do anti-Sm (específico para lúpus), são característicos de outras doenças reumáticas, mas também podem ser vistos no lúpus.
- **Dosagem de complemento:** a dosagem sérica evidenciando consumo de complemento hemolítico total (CH50), C3 e/ou C4, desde que não seja em pacientes com deficiência congênita destes, é um forte indicador de atividade de doença e, sobretudo, de maior risco para manifestação renal.
- **Fator reumatóide:** está presente em aproximadamente 50% dos pacientes com lúpus, mas, em geral, em títulos menores do que nos pacientes com artrite reumatoide. Sua presença implica risco maior de associação com síndrome de Sjögren, vasculite mesentérica e hipertensão pulmonar.
- **Anticorpos antifosfolipídios:** apesar de inúmeros anticorpos dessa classe terem sido identificados, os mais habitualmente solicitados, e de valor na prática médica, são anticardiolipina IgG e IgM, anticoagulante lúpico e a anti-β2-glicoproteína.

O Quadro 48.9 apresenta os autoanticorpos de maior utilidade na avaliação de pacientes portadores de lúpus.

AVALIAÇÃO DA ATIVIDADE DA DOENÇA

Com o objetivo de estabelecer a presença de atividade de doença nos pacientes lúpicos, vários consensos com critérios de avaliação de atividade têm sido propostos, entre os quais, quatro são usados com maior frequência: SLEDAI (*Systemic Lupus Erythematosus Disease Activity Index*), BILAG (*British Isles Lupus Assessment Group*), SLAM (*Systemic Lupus Activity Measure*) e LAI (*Lupus Activity Index*). Para avaliação da atividade, usamos no nosso serviço de clínica médica o SLEDAI. Este índice foi desenvolvido por consenso de especialistas para a medição global da atividade da doença (Quadro 48.10). Esse índice tem sido utilizado em vários centros com bons resultados diante do que se propõe. Ele inclui, em sua avaliação, parâmetros clínicos e laboratoriais, levando em conta o órgão acometido e a atividade da doença com relação aos últimos 10 dias. Variações de 3 pontos entre uma visita e outra são aceitas como aumento da atividade da doença, e variações maiores ou iguais a 12 pontos entre as medidas significam atividade grave.

CRITÉRIOS DE PONTUAÇÃO

1. A descrição representa nove sistemas orgânicos afetados pelo lúpus.
2. Os pontos se baseiam no índice "ponderado" para a atividade de doença lúpica com 8 pontos para os

Quadro 48.9 Autoanticorpos no LES

Anticorpo	Frequência	Significado clínico
FAN	95%	Valor preditivo negativo elevado
Anti-DNA	70%	Específico e associado à nefrite
Anti-Sm	30%	Específico
Anti-RNP	40%	Mais frequente em síndromes de superposição. Fenômeno de Raynaud. Miosite. Lúpus menos grave
Anti-Ro	30%	Lúpus cutâneo subagudo, LES com FAN negativo, lúpus no recém-nascido. Para alguns autores, maior risco de envolvimento renal
Anti-La	10%	Associado ao anti-Ro e à síndrome de Sjögren
Antinucleossomo	70%	Responsável pela presença da célula LE. Especificidade semelhante ou superior ao anti-DNA-ss
Anti-Ku	10%	Também presente na doença mista do tecido conjuntivo e na esclerodermia
Anti-Ki	31%	Relacionado com presença de artrite, pericardite e hipertensão pulmonar em pacientes com lúpus
Anti-histona	70%	Lúpus induzido por medicamento em 95% dos casos
Anti-P	15%	Manifestações neuropsiquiátricas, hepatite e lesão renal
Antifosfolipídios	30%	Risco de trombose, abortos, plaquetopenia, aumento do PTT e VDRL falso-positivo
Antieritrócitos	60%	Baixa frequência de hemólise
Antilinfócitos	70%	Leucopenia e disfunção celular

sistemas nervoso central e vascular, 4 pontos para os sistemas renal e musculoesquelético, 2 pontos para os sistemas seroso, dérmico e imunológico e 1 ponto para sintomas constitucionais e sinais hematológicos.

INTERPRETAÇÃO

- Pontuação mínima: 0.
- Pontuação máxima: 105.
- Na prática, poucos pacientes apresentam pontuação > 45.
- Doença de leve a moderada está associada à pontuação de SLEDAI ≤ 10.
- Pontuação de SLEDAI ≥ 10 associa-se a maior atividade de doença.
- Doença inativa está associada com pontuação ≤ 2.
- Doença em remissão só é considerada nos pacientes com escore zero.
- A pontuação alta persistente está associada à redução da sobrevida.

Tabela 48.10 *Systemic Lupus Erythematosus Disease Activity Index* (SLEDAI)

Peso	Escore	Descritor	Definição
8		Convulsões	Início recente. Excluir causas metabólicas, infecciosas ou medicamentos
8		Psicose	Atividades normais prejudicadas em virtude de sérias alterações da percepção alterada da realidade. Inclui alucinações, incoerência, perda acentuada de associações, conteúdo de pensamento imprevisível, pensamento ilógico acentuado, comportamento bizarro, desorganizado ou catatônico. Excluir uremia e medicamentos
8		Síndrome cerebral orgânica	Alteração da função mental com transtorno de orientação, memória ou outra função intelectual, com instalação rápida e flutuação das manifestações clínicas. Inclui alteração de consciência, com capacidade reduzida de focar e inabilidade para manter atenção ao meio, com pelo menos duas das seguintes: distúrbio de percepção, discurso incoerente, insônia ou sonolência diurna, atividade motora aumentada ou diminuída. Excluir causas metabólicas, infecciosas e/ou medicamentos
8		Distúrbio visual	Alterações da retina no LES incluem corpos citoides, hemorragia retiniana, exsudato seroso ou hemorrágico na coroide ou no nervo óptico. Excluir hipertensão, infecção e medicamentos
8		Alterações de nervos cranianos	Aparecimento recente de neuropatia sensorial ou motora envolvendo nervos cranianos
8		Cefaleia lúpica	Cefaleia grave, persistente; pode ser enxaqueca, mas deve ser não responsiva à analgesia com narcóticos
8		Acidente vascular encefálico	Aparecimento recente de acidente cerebrovascular. Excluir aterosclerose
8		Vasculites	Ulceração, gangrena, nódulos digitais dolorosos, infartos periungueais, pontos hemorrágicos, ou com biópsia ou arteriografia mostrando vasculites
4		Artrites	Mais de duas articulações com dor e sinais inflamatórios (dor, edema ou derrame)
4		Miosites	Musculatura proximal dolorosa/fraca, associada a elevação de creatinina fosfocinase/aldolase ou eletroneuromiografia alterada ou biópsia mostrando miosite
4		Cilindros urinários	Presença de cilindros de hemoglobina ou de hemácias
4		Hematúria	> 5 hemácias/campo. Excluir cálculos, infecções ou outras causas
4		Proteinúria	> 0,5g/24h. Aparecimento recente ou aumento de mais de 0,5g/24h
4		Leucocitúria	> 5 leucócitos/campo. Excluir infecções
2		Novo *rash*	Aparecimento recente ou recorrência de *rash* inflamatório
2		Alopecia	Aparecimento recente ou recorrência de perda de cabelos focal ou difusa
2		Úlceras orais	Aparecimento recente ou recorrência de ulcerações orais ou nasais
2		Pleurite	Dor torácica tipo pleural, atrito pleural ou derrame ou espessamento pleural
2		Pericardite	Dor pericárdica com pelo menos um dos seguintes: atrito, derrame ou confirmação com eletrocardiograma ou ecocardiograma
2		Complemento baixo	Queda de CH_{50}, C3 ou C4 abaixo dos valores normais
2		Aumento de anti-DNA	Aumento acima dos níveis normais
1		Febre	> 38°C. Excluir infecção
1		Trombocitopenia	< 100.000 plaquetas/mm^3
1		Leucopenia	< 3.000 leucócitos/mm^3. Excluir medicamentos

AVALIAÇÃO DE DANO TECIDUAL PERMANENTE (ÍNDICE DE DANO)

Como o LES é uma doença inflamatória crônica com períodos de atividade e remissão, e nesses períodos o tecido acometido pode apresentar cicatrizes, estas podem ser interpretadas erroneamente como atividade da doença. Esse fato justifica as propostas de critérios para avaliação de dano tecidual permanente estabelecidos pelo Colégio Americano de Reumatologia como índice de dano irreversível.

O índice de dano para o LES, segundo o Systemic Lupus International Collaborating Clinics/American College of Rheumatology (SLICC/ACR), registra os danos ocorridos nos pacientes (Quadro 48.11); ou seja, di-

Quadro 48.11 Índice de dano

Órgão	Item	Ponto
Ocular (qualquer olho, por avaliação clínica)	Qualquer catarata, em alguma oportunidade	1
	Dano na retina ou atrofia óptica	1
Neuropsiquiátrico	Transtorno cognitivo (déficit de memória, dificuldade para realizar cálculos, pouca concentração, dificuldade para falar e escrever, nível de desempenho alterado) ou psicose maior	1
	Convulsões que necessitam de terapia por 6 meses	1
	Algum acidente cerebrovascular (2 pontos se for mais de um evento) ou ressecção cirúrgica por outras causas além de malignidades	1 ou 2
	Neuropatia craniana ou periférica (excluindo a óptica)	1
	Mielite transversa	1
Renal	Taxa de filtração glomerular estimada ou medida < 50%	1
	Proteinúria ≥ 3,5g/24h ou	1
	Falência renal em estado terminal (independente de diálise ou transplante)	3
Pulmonar	Hipertensão pulmonar (proeminência ventricular direita ou hiperfonese de P2)	1
	Fibrose pulmonar (física e radiologicamente)	1
	Contração pulmonar (radiografias)	1
	Fibrose pleural (radiografia)	1
	Infarto pulmonar (radiografia) ou ressecção pulmonar para outras causas distintas de malignidade	1
Cardiovascular	Angina ou *bypass* arterial coronariano	1
	Infarto do miocárdio em alguma ocasião (2 pontos se mais de 1 evento)	1 ou 2
	Cardiomiopatia (disfunção ventricular)	1
	Enfermidade valvular (sopro diastólico ou sistólico > 3/6)	1
	Pericardite por 6 meses ou pericardiectomia	1
Vascular periférico	Claudicação por 6 meses	1
	Perda de tecidos menores (espaço pulpar)	1
	Perda importante de tecido em alguma oportunidade (perda de dedos ou extremidades, ressecção) (recebe 2 pontos se presente em mais de 1 sítio)	1 ou 2
	Trombose venosa com inflamação, ulceração ou estase venosa	1
Gastrointestinal	Infarto ou ressecção do intestino abaixo do duodeno, baço, fígado ou vesícula biliar por qualquer causa (2 pontos se presente em mais de um sítio)	1 ou 2
	Insuficiência mesentérica	1
	Estenose esofágica ou cirurgia do trato gastrointestinal superior em alguma oportunidade	1
	Insuficiência pancreática que necessite reposição enzimática ou pseudocisto	1
	Peritonite crônica	1
Musculoesquelético	Atrofia muscular ou debilidade	1
	Artrite deformante ou erosiva (incluindo deformidades redutíveis e excluindo necrose avascular)	1
	Osteoporose com fratura ou colapso vertebral (excluindo necrose avascular)	1
	Necrose avascular (2 pontos se apresentar mais de uma)	1 ou 2
	Osteomielite	1
Pele	Alopecia crônica cicatrizante	1
	Cicatriz extensa ou outro panículo do couro cabeludo e o espaço pulpar	1
	Ulceração de pele (excluindo trombose) por mais de 6 meses	1
Outros	Falência gonadal prematura	1
	Diabetes (independente de tratamento)	1
	Malignidade (excluindo displasia) (recebe 2 pontos se presente em mais de um sítio)	1 ou 2

ferentemente do SLEDAI, avalia a presença de lesão irreversível ou sequelas decorrentes da doença, sobretudo as neurológicas. É mais um instrumento que pode ser usado para monitorar os pacientes ao longo da vida. O dano mencionado na avaliação leva em consideração as causas inerentes à doença e ao tratamento (efeitos danosos do tratamento). Para evitar confusão entre atividade de doença e dano, o sintoma tem de estar presente por pelo menos 6 meses, causando lesão tecidual que resulte em dano orgânico irreversível. Esse índice serve ainda para dimensionar o prognóstico e a sobrevida da população afetada.

INTERPRETAÇÃO
- Pontuação mínima: 0.
- Pontuação máxima: 46 a 48.

VACINAÇÃO EM PACIENTES COM LÚPUS

Segundo as Diretrizes da Associação Médica Brasileira e do Conselho Federal de Medicina de 2004 e o Consenso de Lúpus Eritematoso Sistêmico de 2008, a vacinação contra microrganismos encapsulados (pneumococo e *Haemophilus influenzae*) apresenta segurança e eficácia semelhantes às da população saudável. No entanto, não deve ser administrada com doença em franca atividade ou durante uso de imunossupressores ou corticoide > 20mg/dia. Vacina contra hepatite B também parece segura e não deve ser esquecida, principalmente nos pacientes com perspectiva de hemodiálise definitiva. As vacinas com vírus vivos estão terminantemente contraindicadas em pacientes com lúpus.

CONSIDERAÇÕES FINAIS SOBRE O TRATAMENTO E AS MEDICAÇÕES UTILIZADAS PARA TRATAMENTO DO LÚPUS

O acompanhamento ambulatorial dos pacientes lúpicos consiste em reconhecer sinais e sintomas que estejam relacionados direta ou indiretamente com a doença e identificar se o paciente encontra-se em atividade de doença. Para isso, a aplicação dos índices e a solicitação de exames de rotina (complemento sérico, hemograma, sumário de urina, ureia, creatinina, marcadores inflamatórios) ajudam nesse reconhecimento e propiciam uma boa condução terapêutica.

O tratamento consiste em medidas não farmacológicas e farmacológicas.

MEDIDAS NÃO FARMACOLÓGICAS
- Evitar exposição solar com o uso de protetor solar, chapéu e uso de roupas de mangas compridas.
- Evitar vacinação com microrganismo vivo, em especial os pacientes em uso de corticoide e imunossupressor.
- Evitar anticoncepcionais com estrogênio em altas doses. Preferir os de baixas doses, ou com progesterona apenas.

MEDIDAS FARMACOLÓGICAS

AINE
No LES, são usados para o tratamento de artrites, serosites e sintomas constitucionais, estando frequentemente associados ao uso de corticoide. Intolerância gastrointestinal e toxicidade renal estão associadas ao uso de AINE.

Antimaláricos
São medicamentos utilizados por sua ação anti-inflamatória e imunomoduladora, protegendo contra agudização e favorecendo, muitas vezes, a descontinuação de outros fármacos. Estão indicados para sintomas constitucionais, manifestações cutâneas e musculoesqueléticas e serosites. Os antimaláricos usados são a hidroxicloroquina e a cloroquina. A dose usada é de 6mg/kg/dia para a hidroxicloroquina (dose máxima de 400mg/dia) e de até 4mg/kg/dia para a cloroquina (dose máxima de 250mg/dia). Entre os efeitos colaterais podem ser encontrados náuseas, diarreia, vertigem, *rash* cutâneo, hiperpigmentação da pele e retinopatia, a mais temida, embora incomum. A toxicidade da retina é rara com hidroxicloroquina, principalmente em doses baixas, mas pode, raramente, ser irreversível. Recomenda-se avaliação oftalmológica anual.

Corticosteroides
Medicamentos importantes no tratamento do lúpus, são utilizados por via oral (prednisona) e endovenosa (metilprednisona, na forma de pulsoterapia com 0,5 a 1g/m^2 de superfície corporal/dia por 3 dias). Os pacientes com doença sistêmica em atividade normalmente respondem à terapia oral com doses baixas a moderadas (até 0,5mg/kg/dia) para doença leve e altas doses (≥ 1,0 mg/kg/dia) ou pulsoterapia para manifestações graves. Não se deve esquecer de sempre tratar empiricamente helmintíase intestinal com albendazol, tiabendazol ou ivermectina (consultar dose em capítulo dedicado à parasitose).

Tomando como referência, entre os glicocorticoides, a prednisona (Quadro 48.12), sua ação quanto à potência farmacológica (anti-inflamatória/imunossupressora) pode ser assim dividida:

Quadro 48.12 Quadro comparativo da farmacologia dos glicocorticoides

Fármaco	Dose equivalente (mg)	Potência glicocorticoide	Potência mineralocorticoide	Vida média plasmática (min)	Vida média biológica (horas)
Curta ação:					
Cortisona	25	0,8	2+	30 a 90	8 a 12
Hidrocortisona	20	1	2+	60 a 120	8 a 12
Média ação:					
Prednisona	5	4	1+	60	24 a 36
Prednisolona	5	4	1+	115 a 210	24 a 36
Metilprednisolona	4	5	0	180	24 a 36
Triancinolona	4	5	0	75 a 180	24 a 36
Longa ação:					
Dexametasona	0,75	20 a 30	0	100 a 300	36 a 54
Betametasona	0,75	20 a 30	0	100 a 300	36 a 54

- Dose baixa: 0,125mg/kg/dia.
- Dose moderada: 0,125 a 0,5mg/kg/dia.
- Dose alta: 0,6 a 1mg/kg/dia.
- Dose muito alta: 1 a 2mg/kg/dia.
- Pulsoterapia: realizada com a metilprednisolona, como mencionado ao longo do texto.

Antes de ser iniciado o uso de corticoide, alguns cuidados são fundamentais:

- Avaliação inicial: investigar história pessoal e familiar de diabetes, hipertensão, hiperlipidemia, glaucoma, tuberculose, doenças que cursam com imunossupressão ou infecções sistêmicas.
- Uma boa anamnese e um bom exame físico para afastar infecções.
- Medida inicial do peso e da pressão arterial para controle posterior ou contraindicação de seu uso.
- Avaliação oftalmológica.
- PPD em casos suspeitos.
- Radiografia de tórax.
- Hemograma.
- Sódio e potássio.
- Glicemia de jejum.
- Colesterol e triglicerídeos.
- Densitometria óssea de coluna lombar.

Durante, e ao longo do tratamento, algumas condutas também devem ser seguidas:

- Pacientes devem ser questionados sobre surgimento de sintomas como poliúria, polidipsia, dor abdominal, febre, distúrbios do sono e alterações comportamentais.
- Monitoração mensal da pressão arterial e do peso.
- Controle trimestral das dosagens bioquímicas e eletrólitos mencionados anteriormente.
- Avaliação oftalmológica a cada 6 meses para monitorizar o surgimento de catarata.
- Densitometria óssea deve ser realizada nos pacientes em uso de corticoide por tempo igual ou superior a 3 meses, devendo ser repetida a cada 6 a 12 meses.

Seus efeitos colaterais são tema de discussão do Capítulo 91.

Quanto ao desmame do corticoide, este deve ser feito lentamente, ora com o intuito de evitar falência adrenal aguda antes que o eixo hipotalâmico-hipofisário-adrenal possa restabelecer seu equilíbrio homeostático, ora com o intuito de minimizar ou evitar efeito rebote da doença. O protocolo sugerido para desmame com vista à prevenção de rebote da doença é apresentado no Quadro 48.13).

Quadro 48.13 Sugestão para desmame

Dose da prednisona	Ritmo de retirada
> 20mg/dia	¼ da dose a cada 4 dias
Entre 10 e 20mg/dia	2,5mg/semana
< 10mg/dia	2,5mg a cada 2 semanas

Imunossupressores

Azatioprina

Agente utilizado na manutenção da nefrite lúpica e como poupador de corticoide nas manifestações extrarrenais do LES. Pacientes em uso podem apresentar, como efeitos colaterais intolerância gastrointestinal, pancreatite, supressão medular e hepatotoxicidade. A dose inicial da azatioprina é de 50mg/dia, podendo ser utilizada até 1 a 3mg/kg/dia) e devendo ser corrigida conforme o *clearance* de creatinina.

Para a utilização da azatioprina é essencial a compreensão de seu mecanismo de ação e do papel da enzima tiopurina metil transferase (TPMT), uma vez que esta participa ativamente na metabolização das tiopurinas (entre elas a 6-mercaptopurina, um metabólito da azatioprina). Um dos papéis das tiopurinas é antagonizar a ação das purinas, inibindo a síntese de DNA, RNA e proteína e induzindo citotoxicidade e imunossupressão. A baixa atividade dessa enzima diminui a metilação das tiopurinas, resultando em potencial sobredose, enquanto altos níveis de TPMT levam à superprodução do metabólito tóxico 6-metilmercaptopurina (6-MMP) e à não efetividade terapêutica da azatioprina e da 6-mercaptopurina (6MP). A deficiência ou excesso dessa enzima levará, portanto, a efeito tóxico cumulativo do medicamento ou diminuição de sua ação. Cerca de uma em cada 300 pessoas é portadora da mutação na enzima, em sua forma homozigótica, e uma em cada nove tem sua forma heterozigótica. A medida da atividade funcional dessa enzima é recomendada antes de se iniciar a azatioprina. Na prática diária, pacientes com deficiência de TPMT tratados com doses habituais de azatioprina devem ter dosados, periodicamente, os níveis eritrocitários de 6-TGN (nucleotídeos de tioguanina) e de 6-MMP, para melhor controle dos níveis terapêuticos da azatioprina. Esses exames se encontram disponíveis no Brasil. Níveis elevados de 6-MMP implicam hepatotoxicidade importante.

Metotrexato

Medicamento utilizado como poupador de corticoide em casos de artrites, manifestações cutâneas e serosites, apresenta como efeitos colaterais: intolerância gastrointestinal, hepatotoxicidade, fibrose pulmonar e supressão medular.

A dose utilizada é de 7,5 a 15mg/semana, devendo ser corrigida conforme o *clearance* de creatinina. Pacientes em uso de metotrexato deverão submeter-se à monitorização das transaminases, fosfatase alcalina e γ-GT e realizar hemograma completo, mensalmente nos primeiros 6 meses e a cada 1 a 2 meses a partir de então. Devem também receber suplementação de ácido fólico, para prevenção de anemia macrocítica. Dose cumulativa de 1,5g deve ser monitorada em virtude do risco maior de hepatotoxicidade a partir daí.

Ciclofosfamida

A ciclofosfamida pode ser usada por via oral (1 a 3mg/kg/dia) ou na forma venosa (0,5 a 1mg/m^2, em pulsoterapia). O uso de ciclofosfamida está bem estabelecido para o tratamento de nefrite lúpica, mas ela também pode ser utilizada em manifestações neuropsiquiátricas, plaquetopenia autoimune, doença intersticial pulmonar, vasculite, neurite óptica, mononeurite multiplex grave, alveolite pulmonar e polimiosite associada ao LES.

Em razão de sua enorme importância e do uso frequente no tratamento de formas graves do lúpus, é importante salientar seus efeitos colaterais mais relevantes:

- **Cardiovasculares:** cardiomiopatia.
- **Dermatológicos:** hiperpigmentação, *rash*, indução de síndrome de Stevem-Johnson, vasculite cutânea e alopecia.
- **Gastrointestinais:** náuseas, vômitos e pancreatite.
- **Hematológicos:** leucopenia, leucemia, trombocitopenia e anemia.
- **Hepáticos:** angiossarcoma hepático, hepatotoxicidade e doença veno-oclusiva.
- **Imunológicos:** anafilaxia e imunossupressão.
- **Metabólico:** hiponatremia.
- **Musculoesquelético:** rabdomiólise, necrose asséptica de cabeça de fêmur.
- **Renais:** cistite hemorrágica, desordem urinária do trato urinário alto, tumor maligno (rim, ureter e bexiga).
- **Reprodutivos:** amenorreia, displasia da cérvice e disfunções ovariana e testicular.
- **Respiratórios:** pneumonia intersticial e fibrose pulmonar.

A falência ovariana e testicular pode ocorrer com menos frequência, quando é possível indicar o uso de doses menores de ciclofosfamida e por períodos mais curtos, especialmente nas mulheres mais jovens. Embora esse achado seja uma preocupação de longa data, o cuidado com a fertilidade dos pacientes continua sendo um tema de discussão permanente na pratica médica, já que parece ser possível alcançar sucesso no tratamento com outras medicações, tão eficazes quanto a ciclofosfamida, na indução e manutenção da remissão da atividade inflamatória. O uso de medicamentos e substâncias consideradas protetoras da função ovariana é tema que ainda exige estudos no contexto das doenças reumáticas. Com relação à falência testicular, o assunto é ainda mais complexo.

Os análogos do GnRH parecem proteger as mulheres contra falência ovariana e vêm sendo usados ultimamente com essa finalidade. Vários estudos sugerem que agonista de GnRH é eficaz na preservação da função ovariana e, portanto, deve ser prescrito nessas pacientes quando em uso de ciclofosfamida, especialmente em mulheres com mais de 30 anos de idade, por apresentarem maior risco de infertilidade e menopausa precoce. O regime de tratamento inclui mensalmente injeção intramuscular de 3,75mg de lupron-depot aplicada, pelo menos, 10 dias antes do pulso de ciclofosfamida, durante os 6 meses de terapia de indução de remissão com esse imunossupressor. O efeito colateral mais sério dessa terapia hormonal é a perda de densidade óssea em função da deficiência relativa de estrogênio. Administração de cálcio e vitamina D pode atenuar essa manifestação e deve ser prescrita nesses casos. Na impossibilidade de uso de agonistas, em mulheres cujos ciclos menstruais são regulares, alguns trabalhos recomendam que o pulso seja feito após a data provável da ovulação. Essa medida parece diminuir o risco de falência ovariana.

Em homens, alguns trabalhos sugerem que o uso de testosterona para inibir atividade de células germinativas, por reduzir os níveis de gonadotrofina e testosterona intragonadal, e consequentemente induzir azooespermia ou oligoespermia severa transitória, pode proteger contra os efeitos da ciclofosfamida. O protocolo recomenda a administração de 100mg intramuscular a cada 15 dias, mas essa estratégia precisa de melhor validação.

Orientações e cuidados durante a administração endovenosa na forma de pulsoterapia:

- Os frascos devem ser armazenados entre 22 e 25°C.
- Utilizar preferencialmente água estéril e cloreto de sódio como diluente para reconstituição. Após reconstituição, a solução é estável por 24 horas em temperatura ambiente ou até 6 dias entre 2 e 8°C. Para cada 200mg, usar 10mL de diluente, e para cada 1.000mg, 50mL.
- Após reconstituição, rediluir a solução em 500mL de soro glicosado a 5%.
- Hidratar bem o paciente com 500mL de soro fisiológico a 0,9% antes e depois da infusão.
- Somente infundir a solução da medicação se esta estiver límpida, sem presença de grânulos ou depósito.
- Administrar 8mg de ondansetrona em *bolus*, 15 minutos antes da infusão da ciclofosfamida, e repetir a cada 8 horas, se houver presença de náusea intensa ou vômitos.
- Dexametasona, na dose de 10mg EV (dose única), também pode ser usada, uma vez que em associação com antiemético potencializa o efeito deste sobre náuseas e vômitos.
- O tempo de infusão deve ser de, no mínimo, 1 hora, mas, quando possível, infundir em 4 horas para diminuir os efeitos colaterais gastrointestinais.
- Para reduzir o risco de cistite, estimular o paciente a manter alta ingesta hídrica oral nos primeiros dias de infusão, além de micção frequente.
- Não administrar a medicação em pacientes com aplasia medular, infecção ou toxicidade urotelial por radiação ou outros medicamentos.
- Monitorizar hematúria nos dias subsequentes à administração da droga. Quando possível, avaliar a hematúria por meio de uma contagem de Addis com dismorfismo eritrocitário na tentativa de diferenciar hematúria por síndrome nefrítica (dano glomerular – hemácias dismórficas) secundária à doença de cistite hemorrágica (dano mucoso – hemácias íntegras) secundária ao uso do medicamento.
- Supressão medular, com leucopenia entre o 8º e o 12º dia com recuperação após 14 dias, é a evolução hematológica mais comum.

Micofenolato de mofetil

Imunossupressor utilizado na prevenção das rejeições de transplantes, vários estudos também comprovaram seu benefício na remissão e manutenção da nefrite lúpica. Ellen et al. (2005), em estudo que comparou a ciclofosfamida venosa com o MMF em pacientes com nefrite classes III, IV e V, mostraram benefício deste último, em níveis comparáveis aos do primeiro fármaco, na remissão da doença.

O MMF pode ser usado na dose diária de 500 a 3.000mg em duas tomadas. Os pacientes em uso podem apresentar diarreia, hipercolesterolemia e hiperglicemia.

Terapia biológica

Rituximabe

Anticorpo monoclonal anti CD-20, mostrou ser eficaz no tratamento de pacientes que não conseguiram responder a imunossupressores convencionais, conforme demonstrado por Pego et al. (2010), cujo estudo, realizado em 12 pacientes lúpicos refratários ao tratamento convencional, mostrou melhora no perfil lipídico desses pacientes, sugerindo também melhora na atividade da doença.

No entanto, em publicação recente, a combinação de ciclofosfamida, corticoide e rituximabe não demonstrou mudança na evolução da doença renal após 52 semanas, sugerindo a suspensão do estudo em fase III.

Diante do exposto, esse medicamento não foi incluído no Quadro 48.14.

Quadro 48.14 Apresentação das medicações segundo sua disponibilidade no comércio

Princípio ativo	Nome comercial	Apresentação	Posologia/dia
Cloroquina	Genérico	Comprimido de 250mg (de difosfato) com *155mg* de cloroquina	Dose máxima 250mg
Hidroxicloroquina	Plaquinol®, Reuquinol® e Genérico	Comprimido de 400mg (de difosfato) com 310mg de hidroxicloroquina – caixas com 30 comp.	Dose máxima de 1 e ½ comp.
Metotrexato	Tecnomet®	Comprimido de 2,5mg – caixa com 20 comp.	Conforme mencionado no texto, e sempre uma vez por semana, fracionando a dose a cada 12 horas em um total de 24 horas com o intuito de atenuar as náuseas
	Metrexato®	Comprimidos de 2,5mg – caixa com 24 comp.	
	Biometrox®, Miantrex cs® e Tevametho®	Frascos com 25mg/mL para administração intramuscular – frascos de 2mL e 20mL	
Prednisona	Meticorten®, Predsin®, Prelone® e Genérico	Comprimidos de 5 e 20mg – caixa com 20 comp.	A dose deve ser administrada pela manhã em dose única para preservação do ciclo circadiano
	Corticorten®	Cápsulas de 5 e 20mg – caixa com 50 *blists* com 10 comp. cada	
Metilprednisolona	Solumedrol®	Frascos injetáveis para uso EV com 125, 500 e 100mg por frasco	Deve ser administrada diluída em solução fisiológica ou glicosada (500mL, no mínimo em 250mL). O tempo mínimo de administração é de 3 horas
	Solupred®	Frasco injetável para uso EV de 1.000mg	Idem
Azatioprina	Imuran® e Imussuprex®	Comprimidos de 50mg – caixa com 50 comp.	Em média, 3 a 4 comp./dia durante a atividade da doença e 1 a 2 comp. como manutenção
Ciclofosfamida	Cytoxan®, Fosfaseron® e Genérico	Frascos injetáveis de 200 e 1.000mg	Dose máxima na forma de pulso 1.000mg/dia. Ver detalhes de administração no texto
Micofenolato de mofetil	Cellcept®	Comp de 500mg – caixa com 50 comp.	1 a 6 comp. por via oral, fracionados em duas tomadas. Ver sugestão no texto
	Myfortic®	Comp. de liberação lenta de 180mg – caixa com 120 comp. Comp. de 360mg – caixa com 120 comp.	
	Genérico	Comp de 500mg – caixa com 50 comp.	

No *site* a seguir é possível acessar medicações disponíveis no Brasil pelo nome do medicamento e por seu nome comercial, além de seu preço: http://www.consulta-remedios.com.br

RESUMO

- O lúpus é uma doença autoimune sem achado patognomônico, e o diagnóstico é feito com base em critérios clínicos e laboratoriais. Por causar quadros inflamatórios em todos os órgãos, pode ter uma apresentação clínica polimórfica.
- Vários fatores (genéticos, ambientais, infecciosos, hormonais e psíquicos) podem influenciar, separadamente ou em associação, seu surgimento.
- Anticorpos anti-DNA de dupla-hélice, anti-Sm, antinucleossomo e anti-P são específicos para o diagnóstico da doença, mas outros autoanticorpos podem estar presentes.

- As manifestações mais comuns do LES são articulares e cutâneas.
- A fotossensibilidade é uma característica marcante das lesões cutâneas.
- O quadro articular é, em geral, de poliartrite simétrica episódica, de caráter migratório ou aditivo. Raramente causa erosão e deformidade.
- A pleurite com ou sem derrame pleural é a manifestação pulmonar mais frequente da doença, embora manifestações mais graves, como pneumonite e hemorragia alveolar, possam ocorrer.
- As manifestações neurológicas da doença são variadas e incluem psicose, epilepsia e alteração de comportamento.
- A classe funcional IV (nefrite lúpica proliferativa difusa) apresenta pior prognóstico, e a utilização dos critérios de atividade e cronicidade orienta a decisão terapêutica.
- As manifestações hematológicas incluem linfopenia, neutropenia, plaquetopenia e anemia.
- O lúpus induzido por medicamento não costuma cursar com acometimento renal e de SNC e tem como marcador característico a presença do anticorpo anti-histona.
- As manifestações do lúpus podem ser inespecíficas, e o diagnóstico diferencial irá incluir doenças inflamatórias, infecciosas e, quando associadas à linfadenomegalia e à hepatoesplenomegalia, o diagnóstico diferencial deve ser feito com as doenças linfoproliferativas.
- Os pacientes podem ter rigidez matinal e fator reumatoide positivo, exigindo, por parte do médico, maior atenção no diagnóstico diferencial com a artrite reumatoide.
- Pacientes com lúpus podem apresentar hipertensão pulmonar, mas, nesses casos, deve ser descartado tromboembolismo pulmonar, que pode ocorrer associado à síndrome do anticorpo antifosfolipídio.
- O FAN é o exame de triagem para o diagnóstico de lúpus, sendo positivo em torno de 95% dos pacientes. No entanto, não é um exame específico, elevando-se também em grande número de doenças crônicas (infecciosas, neoplásicas), autoimunes e mesmo em indivíduos saudáveis.
- A determinação dos títulos de anti-dsDNA também é útil no acompanhamento da atividade inflamatória da doença, sobretudo renal.
- O exame radiológico das mãos de pacientes com lúpus pode revelar osteopenia periarticular, como ocorre na artrite reumatoide, e raramente cursa com alterações erosivas. As deformidades das mãos, diferentemente da causa mais comum na artrite reumatoide, são secundárias à artropatia de Jaccoud. Trata-se de um processo articular, raro, indolor, lentamente progressivo, que deforma os dedos das mãos e dos pés, porém as deformidades habitualmente são redutíveis ao manejo no exame físico. São consideradas o resultado final da inflamação repetida das cápsulas articulares nas articulações pequenas das mãos, dependendo da predisposição individual.
- A proteção contra luz solar é útil contra o aparecimento de exacerbações, tanto cutâneas como sistêmicas.
- Os AINE devem ser utilizados com cautela na doença, para controle de manifestações articulares e febre, sendo terminantemente contraindicados nos pacientes com envolvimento renal.
- Os antimaláricos são utilizados independentemente da manifestação, pois induzem mais frequentemente remissões prolongadas. São agentes de primeira escolha em pacientes com manifestações cutâneas e articulares.
- Os quadros hematológicos, como plaquetopenia e hemólise, necessitam de doses altas de prednisona nas fases iniciais. Nos casos refratários, deve-se considerar o uso de azatioprina, esteroides androgênicos e ciclofosfamida EV.
- Nas nefrites proliferativas, a utilização de pulsoterapia com metilprednisolona e ciclofosfamida mensal costuma ser necessária. Nos casos em que remissão foi induzida, após 6 meses iniciais de pulsos mensais com ciclofosfamida, deve-se considerar manutenção com micofenolato, que apresenta menor toxicidade.

LEITURA RECOMENDADA

Antunes I, Barros RT. Nefrite lúpica. In: Barros RT, Alves MAR, Dantas M, Kirsztajn GM, Sens YAS. Glomerulopatias – patogenia, clínica e tratamento. 2. ed. São Paulo: Editora Sarvier, 2006:261-72.

Barkhuizen A, Lim L, Trune D, Rosenbaum JT. Ocular, aural, and oral manifestations. In: Wallace DJ, Hahn BH (eds.) Duboi's lupus erythematosus. 7. ed. Philadelphia: Lippincott Williams & Wilkins, 2007:789-800.

Bomback AS, Appel GB. Uptodates on the treatment of lupus nephritis. J Am Soc Nephrol 2010; 21:1-8.

Borba EF, LAtorre LC, Brenol JCT et al. Consenso de lúpus eritematoso sistêmico. Rev Bras Reumatol 2008 Jul/Ago; 48(4):196-207.

Brent LH, Batuman V. Tratamento da nephrite do lúpus e gestão. Medscape reference. Drugs, Conditions & Procedures (Internet) Consultado em 21/03/2011. Disponível em: http//emedicine.medscape.com/article/330369-treatment.

Costner MI, Sontheimer RD. Lupus-nonspecific skin disease. In: Wallace DJ, Hahn BH (eds.) Duboi's lupus erythematosus. 7. ed. Philadelphia: Lippincott Williams & Wilkins, 2007:621-36.

D'Cruz D, Khamashta MA, Hughes G. Pulmonary manifestations of systemic lupus erythematosus. In: Wallace DJ, Hahn BH (eds.) Duboi's lupus erythematosus. 7. ed. Philadelphia: Lippincott Williams & Wilkins, 2007:678-99.

Dooley MA, Ginzler EM. Newer therapeutic approaches for systemic lupus erythematosus: immunosuppressive agents. Rheum Dis Clin N Am 2006; 32:91-102.

Dooley MA. Clinical and laboratory features of lupus nephritis. In: Wallace DJ, Hahn BH (eds.) Duboi's lupus erythematosus. 7. ed. Philadelphia: Lippincott Williams & Wilkins, 2007:1112-30.

Drake LA, Dinehart SM, Farmer ER et al. Guidelines of care for cutaneous lupus erythematosus. J Am Acad Dermatol 1996; 34:830-6.

Fabbri P, Cardinali C, Giomi B, Caproni M. Cutaneous lupus erythematosus. Orphanet Encyclopedia 2004 oct:1-7.

Falcão C, Lucena N, Alves IC, Pessoa AL, Godoi ET. Lupus carditis. Arq Bras Cardiol 200; 74(1):64-71.

Ferraris V, Hawksley VC, Rabinowitz M, Coyne CM, Sullivan TJ, Sprague M. Double valve replacement for lupus valvulitis. Texa Heart Institute Journal 1990; 17(1):56-60.

Fox R, Michelson P, Wallace DJ. Sjogren's syndrome. In: Wallace DJ, Hahn BH (eds.) Duboi's lupus erythematosus. 7. ed. Philadelphia: Lippincott Williams & Wilkins, 2007:775-88.

Freire EAM, Souto LM, Ciconelli RM. Medidas de avaliação em lúpus eritematoso sistêmico. Rev Bras Reumatol 2011; 51(1):70-80.

Garcia-Carrasco M, Ramos-Casals M, Cervera R et al. Cryoglobulinemia in systemic lupus erythematosus: prevalence and clinical characteristics in a series of 122 patients. Seminars in Arthritis and Rheumatism 2001 Apr; 30(5):366-73.

Georgiou PE, Politi EN, Katsimbri P, Sakka V, Drosos AA. Outcome of lupus pregnancy: a controlled study. Rheumatology 2000; 39:1014-9.

Gharavi AE, Wilson WA. The syndrome of thrombosis, thrombocytopenia, and recurrent spontaneous abortions associated with antiphospholipid sntibodies: Hughes syndrome. Lupus 1996; 5:343-4.

Ginzler EM, Dooley MA, Aranow C et al. Mycophenolato mofetil or intravenous cyclophosphamide for lupus nephritis. N Engl J Med 2005; 353:2219-28.

Gordon C, Kilby MD. Use of intravenous immunoglobulin therapy in pregnancy in systemic lupus erythematosus and antiphospholipid antibody syndrome. Lupus 1998; 7:429-33.

Hallegua DS, Wallace DJ. Gastrointestinal and hepatic manifestations. In: Wallace DJ, Hahn BH (eds.) Duboi's lupus erythematosus. 7. ed. Philadelphia: Lippincott Williams & Wilkins, 2007:829-47.

Hanly JG, Kuznetsova A, Fisk JD. Psychopathology of lupus and neuroimaging. In: Wallace DJ, Hahn BH (eds.) Duboi's lupus erythematosus. 7. ed. Philadelphia: Lippincott Williams & Wilkins, 2007:747-74.

Kamanamool N, McEvoy M, Attia J, Ingsathit, Ngamjanyaporn P, Thakkinstian A. Efficacy and adverse events of mycophenolate mofetil versus cyclophosphamide for induction therapy of lupus nephritis. Medicine 2010; 89:227-35.

Klein RS, Morganroth PA, Werth VP. Cutaneous lupus and the cutaneous lupus erythematosus disease area and severity index instrument. Rheum Dis Clin N Am 2010; 36:33-51.

Lehman TJA. Pulmonary manifestations of systemic lupus erythematosus. Uptodate18.3.September 2010

Levine SR, Brey RL. Neurological aspects of antiphospholipid antibody syndrome. Lupus 1996; 5:347-53.

Leyngold I, Baughman K, Kasper E, Ardehali H. Comparison of survival among patients with connective tissue disease and cardiomyopathy (systemic sclerosis, systemic lupus erythematosus, and undifferentiated disease). Am J Cardiol 2007; 100:513-7.

Lichtenstein A. Lúpus eritematoso sistêmico. In: Benseñor IM, Tibério IFC, Bernik MMS, Silva FM, Dórea EL, Lotufo PA (eds.) Medicina em ambulatório – Diagnóstico e tratamento. São Paulo: Sarvier, 2006:659-77.

Long BR, Leya F. The role of antiphospholipid syndrome in cardiovascular disease. Hematol Oncol Clin N Am 2008; 22:79-94.

Maksimowicz-McKinnon K, Manzi S. Cardiovascular manifestations of lupus. In: Wallace DJ, Hahn BH (eds.) Duboi's lupus erythematosus. 7. ed. Philadelphia: Lippincott Williams & Wilkins, 2007:663-77.

McCarty GA. The lupus anticoagulant and antiphospholipid antibodies. In: Wallace DJ, Hahn BH (eds.) Duboi's lupus erythematosus. 7. ed. Philadelphia: Lippincott Williams & Wilkins, 2007:514-26.

Mota PC. Indicações actuais para biópsia renal. Acta Méd Port 2005; 9:147-51.

Oates J. Renal biopsy at the onset of clinical lúpus nephritis: can it yield useful information? J Rheumatol 2007; 34(2):256-7.

Oliveira JB, Dantas AT, Lucena VG. Lúpus eritematoso sistêmico. In: Filgueira NA, Costa JI, Lucena VG et al. Condutas em clínica médica. 4. ed. Rio de Janeiro: Editora Guanabara Koogan, 2007:346-64.

Pacheco MN, Alves ANL, Fortini AS et al. Monitoração terapêutica da azatioprina: uma revisão. J Bras PAtol Med Lab Jun 2008; 44(3):161-7.

PubSJ, Luo SF, Wu YJJ, Cheng HS, Ho HH. The clinical features and prognosis of lupus with disease onset at age 65 and older. Lupus 2000; 9:96-100.

Quismorio FP Jr. Hematologic and lymphoid abnormalities in systemic lupus erythematosus. In: Wallace DJ, Hahn BH (eds.) Duboi's lupus erythematosus. 7. ed. Philadelphia: Lippincott Williams & Wilkins, 2007:801-28.

Raptopoulou A, Boumpas DT. Ovarian failure and strategies for fertility preservation in patients with systemic lupus erythematosus. Lupus 2004; 13:887-90.

Ren X, Foster E. Libman-Sacks endocarditis. Emedicine (Internet). Consultado em 08/04/2010. Disponível em: http//emedicine.medscape.com/article/155230-print.

Robert A, Ortmann MD, John H, Klippel MD. Update on cyclophosphamide for systemic lupus erythematosus. Rheumatic Disease Clinics of North America 2000 May; 26(2):363-75.

Rood MJ, Haverman JF, van Duinen SG, Breedveld FC, Verschuuren JJGM, Huizinga TWJ. CNS involvement in systemic lupus erythematosus: a case with remarkable histopathological findings. Ann Rheum Dis 2001; 60:299-300.

Saremi F, Ashikyan O, Saggar R, Vu J, Nunez ME. Utility of cardiac MRI for diagnosis and post-treatment follow-up of lúpus myocarditis. Int J Cardiovasc Imaging 2007; 23:347-52.

Sato EI, Bonfa ED, Costallat LTL et al. Consenso brasileiro para o tratamento do lúpus eritematoso sistêmico. Rev Bras Reumatol Nov/Dez 2002; 42(6):362-70.

Sato EI. Lúpus eritematoso sistêmico. In: Voltarelli JC. Imunologia clínica na prática médica. São Paulo: Editora Atheneu 2009: 651-62.

Schur PH, Khoshbin S. Neurologic manifestations of systemic lupus erythematosus. Uptodate18.3.May 2010.

Schur PH, Khoshbin S. Neurologic manifestations of systemic lupus erythematosus. Uptodate19.1. Jan 2011.

Schur PH, Khoshbin S. Neuropsychiatric manifestations of systemic lupus erythematosus. Uptodate18.3.September 2010

Small RE, Weitzel K. CE: Treatment of lupus in the elderly. Drug Topics. Consultado em 09/02/2004. Disponível em: http//www.drugtopics.com/drugtopics/content/printContentPopup.jsp?id=109762.

Sontheimer RD, McCauliffe DP. Lupus-specific skin disease (cutaneos LE). In: Wallace DJ, Hahn BH (eds.) Duboi's lupus erythematosus. 7. ed. Philadelphia: Lippincott Williams & Wilkins, 2007: 576-620.

Tincani A, Rebaioli CB, Taglietti M, Shoenfeld Y. Heart involvement in systemic lupus erythematosus, anti-phospholipid syndrome and neonatal lupus. Rheumatology 2006; 45:8-13.

Wallace DJ. Differential diagnosis and disease associations. In: Wallace DJ, Hahn BH (eds.) Duboi's lupus erythematosus. 7. ed. Philadelphia: Lippincott Williams & Wilkins, 2007:956-74.

Wallace DJ. The clinical presentation of systemic lupus erythematosus. In: Wallace DJ, Hahn BH (eds.) Duboi's lupus erythematosus. 7. ed. Philadelphia: Lippincott Williams & Wilkins, 2007:638-46.

Wallace DJ. The musculoakeletal system. In: Wallace DJ, Hahn BH (eds.) Duboi's lupus erythematosus. 7. ed. Philadelphia: Lippincott Williams & Wilkins, 2007:647-62.

West SG. The nervous system. In: Wallace DJ, Hahn BH (eds.) Duboi's lupus erythematosus. 7. ed. Philadelphia: Lippincott Williams & Wilkins, 2007:707-46.

Woo S, Hwang G, Kang S et al. Lupus myocarcitis presenting as acute congestive heart failure: a case report. J Korean Med Sci 2009; 24:176-8.

Yee C-S, Isenberg DA, Prabu A et al. BILAG-2004 index captures systemic lupus erythematosus disease activity better than SLE-DAI-2000. Ann Rheum Dis 2008; 67:873-6.

Yildirim-Toruner C, Diamond B. Current and novel therapeuticis in the treatment of systemic lupus erythematosus. J Allergy Clin Immunol 2011 Feb; 127(3):301-12.

Zandman-Goddard G, Ehrenfeld M, Levy Y, Tal S. Diffuse alveolar hemorrhage in systemic lupus erythematosus. IMAJ 2002; 4:470.

Doença do Refluxo Gastroesofágico

CAPÍTULO 49

Cinthia Cecília Cabral Cordeiro da Silva
Emmanuel Victor Magalhães Nogueira

INTRODUÇÃO

Doença do refluxo gastroesofágico (DRGE) é uma afecção crônica decorrente do fluxo retrógrado do conteúdo gastroduodenal para o esôfago e órgãos adjacentes a ele, acarretando espectro variável de sintomas, sinais esofagianos e extraesofagianos, associados ou não a lesões teciduais.

Recentemente foi definida como condição que ocorre quando o refluxo do conteúdo gástrico causa sintomas "problema" para o paciente e/ou complicações. Sintomas "problema" são aqueles que afetam a qualidade de vida do paciente. Sintomas leves, ocorrendo 2 ou mais dias na semana, ou sintomas de moderados a graves, ocorrendo mais de 1 dia por semana, também são considerados "problema".

As manifestações da DRGE podem ser divididas em esofágicas e extraesofágicas (Figura 49.1).

COMO SUSPEITAR?

O diagnóstico inicia-se com história clínica detalhada. Os sintomas típicos da DRGE são pirose e regurgitações. A história deve identificar o sintoma característico e definir sua intensidade, duração e frequência; determinar fatores desencadeantes e atenuantes; determinar seu padrão de evolução com o tempo e seu impacto na qualidade de vida do paciente. É importante considerar

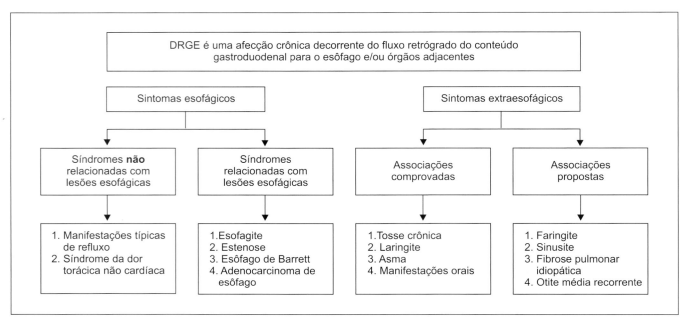

Figura 49.1 Manifestações esofágicas e extraesofágicas da DRGE.

a idade e a presença de sintomas de alarme, como disfagia, odinofagia, perda de peso, sangramento gastrointestinal, vômitos e história familiar de câncer. Em virtude do espectro variado da sintomatologia, os sintomas podem ser divididos em dois grupos: típicos e atípicos.

MANIFESTAÇÕES TÍPICAS

As principais manifestações clínicas *típicas* da DRGE são: *pirose* (referida pelo paciente como azia) e *regurgitação* (gosto amargo na garganta). Define-se pirose como a sensação de queimação retroesternal que se irradia do manúbrio do esterno para a base do pescoço, podendo atingir a garganta. Algumas vezes, entretanto, a pirose tem localizações baixas, irradiando-se para a região epigástrica.

Apesar de sugerirem a presença da afecção, vale salientar que outras doenças (como úlcera péptica, gastrites e, eventualmente, neoplasias) podem cursar com um desses sintomas. Contudo, quando essas queixas coexistem, a possibilidade de o paciente ter DRGE é superior a 90%. É bom lembrar também que a ausência de sintomas típicos não exclui o diagnóstico de DRGE.

A duração e a frequência dos sintomas são informações importantes que precisam ser avaliadas e quantificadas. Pacientes que apresentam sintomatologia duas vezes na semana ou mais, há cerca de 4 a 8 semanas, devem ser considerados possíveis portadores da DRGE. Por outro lado, a intensidade e a frequência dos sintomas são fracos preditores da presença ou da gravidade da esofagite.

MANIFESTAÇÕES ATÍPICAS

Existem pacientes, entretanto, que apresentam manifestações *atípicas* da DRGE. Entre elas, as principais são: dor torácica não cardíaca, tosse crônica, laringite crônica e asma (Quadro 49.1).

Quadro 49.1 Manifestações atípicas da DRGE

Manifestação	Tipo
Esofágica	Dor torácica sem evidência de enfermidade coronariana (dor torácica não cardíaca); globus histericus (faringeus)
Pulmonar	Asma, tosse crônica, hemoptise, bronquite, bronquiectasia e pneumonias de repetição
Otorrinolaringológica	Rouquidão; pigarro (clareamento da garganta); laringite posterior crônica; sinusite crônica; otalgia
Oral	Desgaste do esmalte dentário; halitose e aftas

Pacientes com manifestações atípicas frequentemente não apresentam sintomas típicos do refluxo, sendo necessário manter um alto índice de suspeição clínica para chegar ao diagnóstico:

Síndrome da dor torácica não cardíaca (DTNC)

No caso da síndrome da dor torácica relacionada com o refluxo, uma dor retroesternal (tipo aperto, em queimação ou em pontada) com aparecimento no período pós-prandial, sem irradiação, que pode durar várias horas e incomodar o sono do paciente e que, muitas vezes, alivia com antiácidos, deve alertar o médico para a possibilidade de a DRGE estar desencadeando essa sintomatologia. De qualquer modo, uma avaliação cardiológica é sempre necessária para exclusão de causas cardíacas. Deve-se ressaltar que alterações motoras esofágicas têm sido descritas em pacientes com DTNC. A manometria do esôfago, nesses casos, revela-se o exame mais sensível para detecção de anormalidades, cuja presença varia de 28% a 75%. É importante salientar que cerca de 50% dos pacientes com DTNC têm sido associados a distúrbios psiquiátricos, como síndrome do pânico, depressão e ansiedade.

Tosse crônica

Em pacientes não fumantes, não usuários de inibidores da enzima conversora de angiotensina (IECA), apresentando tosse com mais de 3 semanas de duração e com radiografia de tórax normal, devem ser levadas as seguintes hipóteses diagnósticas: síndrome de tosse das vias aéreas superiores ("gotejamento pós-nasal"), asma e refluxo gastroesofágico. Rouquidão, dor de garganta, pigarro, *globus* faríngeo, disfagia, voz fadigável e sensação de nó na garganta são sintomas presentes em pacientes com refluxo laringofaríngeo. Entretanto, essa sintomatologia é muito inespecífica e pode estar presente em pacientes com outras causas de síndrome da tosse de vias aéreas superiores (rinite, nasofaringite, laringite, sinusite etc.) e também em pacientes com exposição ambiental a alérgenos e outros irritantes, como o cigarro. A tosse que predomina durante o dia, em posição ereta, durante a fonação ou que ocorre ao se alimentar aumenta a suspeita de DRGE. Pacientes com tosse crônica têm no refluxo a causa de seus sintomas em 20% a 30% das vezes.

Asma

Em pacientes portadores de asma, a DRGE está presente em 30% a 89% dos casos. Por essa razão, convém considerar a possibilidade de ocorrência de DRGE em pacientes com asma, sobretudo em adultos. De acordo com estudos recentes, é controversa a melhora da asma em pacientes tratados para DRGE. As recomendações atuais sugerem tratar os pacientes com asma usando inibidores da bomba de prótons (IBP) duas vezes ao dia durante 2 a 3 meses. Se o paciente responder, deve-se buscar a menor dose do medicamento necessária para controle dos sintomas. Se o paciente não responder, devem ser utilizados métodos diagnósticos complementares para definir a ausência de DRGE antes de se pensar em outras causas para a sintomatologia.

COMO DIAGNOSTICAR?

Para o diagnóstico da DRGE, são recomendados os seguintes exames complementares:

Endoscopia Digestiva Alta

É o primeiro exame a ser solicitado, uma vez que:

- Avalia a presença e o grau de esofagite (é considerado o melhor método para esse diagnóstico).
- Caracteriza a presença de complicações da DRGE (esôfago de Barrett, estenose e ulcerações esofágicas).
- Evidencia afecções associadas (hérnia hiatal, úlceras pépticas, gastroduodenais, neoplasias etc.).
- Torna possível a realização de biópsia do esôfago: pacientes com disfagia importante. Áreas com suspeita de metaplasia, displasia, neoplasia, ou na ausência de anormalidades, mucosa normal (pelo menos cinco amostras para avaliação de esofagite eosinofílica).

A endoscopia digestiva alta (EDA), entretanto, não avalia a presença da DRGE, apenas suas eventuais consequências.

A existência de várias classificações endoscópicas, avaliando graus ou intensidade de esofagite, denota a dificuldade de uniformização dos diagnósticos. As classificações mais empregadas, atualmente, são a de Savary-Miller e de Los Angeles, apresentadas nos Quadros 49.2 e 49.3, respectivamente.

É importante salientar que a esofagite endoscópica é detectada em cerca de 50% dos pacientes com DRGE com predomínio de manifestações típicas e em apenas 15% a 20% daqueles com predomínio de manifestações atípicas. Portanto, a ausência de esofagite à visualização endoscópica não exclui o diagnóstico de DRGE.

pHmetria Esofágica Prolongada

É o segundo exame a ser solicitado, uma vez que:

- Identifica os portadores da DRGE sem esofagite.
- Avalia a presença e a intensidade do refluxo ácido gastroesofágico.
- Caracteriza o padrão do refluxo (ortostático, supino ou combinado).
- Estuda as recidivas dos sintomas no pós-operatório.
- Avalia não resposta aos inibidores de bomba de prótons (IBP) de maneira empírica.

Além disso, existem duas situações em que se recomenda pHmetria com dois ou mais canais de registro:

- Estudo da participação do refluxo ácido nas manifestações atípicas do refluxo (nessa situação, um ficaria posicionado no esôfago distal, para caracterizar a DRGE, e o outro posicionado no esfíncter esofagiano superior ou logo acima dele, para caracterização do refluxo supraesofágico ou o também chamado laringofaríngeo).
- Avaliação da eficácia do tratamento clínico (nessa situação, um canal ficaria posicionado no estômago, para avaliar a eficiência do medicamento na neutralização da acidez gástrica, e o outro, no esôfago inferior, para caracterizar a DRGE).

Entretanto, a pHmetria não avalia a presença de esofagite, complicações, nem a ocorrência de refluxo *não*

Quadro 49.2 Classificação endoscópica de Savary-Miller (modificada)

Grau	Achado
0	Normal
1	Uma ou mais erosões lineares ou ovaladas em uma única prega longitudinal
2	Várias erosões situadas em mais de uma prega longitudinal, confluentes ou não, mas que não ocupam toda a circunferência do esôfago
3	Erosões confluentes que se estendem por toda a circunferência do esôfago
4	Lesões crônicas: úlceras e estenose, isoladas ou associadas às lesões nos graus 1 e 3
5	Epitélio colunar em continuidade com a linha Z: circunferencial ou não, de extensão variável, associado ou não a lesões de 1 a 4

Quadro 49.3 Classificação endoscópica de Los Angeles

Grau	Achado
A	Uma ou mais erosões < 5mm
B	Uma ou mais erosões > 5mm em sua maior extensão, não contínuas entre os ápices de duas pregas esofágicas
C	Erosões contínuas (ou convergentes) entre os ápices de pelo menos duas pregas, envolvendo < 75% do órgão
D	Erosões ocupando pelo menos 75% da circunferência do órgão

ácido (frequentemente denominado, erroneamente, refluxo alcalino). Caracteriza, então, o grupo com DRGE patológica sem esofagite.

IMPEDÂNCIO-PHMETRIA ESOFÁGICA

A impedanciometria intraluminar esofágica é um novo método que possibilita o acompanhamento do movimento anterógrado (transporte das substâncias ingeridas) e do movimento retrógrado (RGE) do conteúdo intraluminar esofágico. Quando associado à manometria esofágica, torna possível avaliar o transporte de substâncias ingeridas simultaneamente ao estudo da atividade pressórica intraluminar que o promove. Com isso, pode-se relacionar a atividade pressórica intraesofágica (avaliada pela manometria) com a real capacidade de transporte do esôfago (avaliada pela impedanciometria). Quando a impedanciometria é associada à pHmetria (impedâncio-pHmetria esofágica), pode-se avaliar o movimento retrógrado do material refluído e caracterizar sua natureza física (líquido, gasoso ou misto) e química (ácido, não ácido e levemente ácido). Estudos recentes, em adultos e crianças, sugerem que a impedâncio-pHmetria tem potencial para ser o novo padrão-ouro para o diagnóstico da DRGE.

O Quadro 49.4 resume os objetivos e as limitações dos três exames complementares apresentados.

OUTROS MÉTODOS

Adicionalmente aos três exames apresentados, também podem ser adotados os métodos a seguir:

- **Manometria esofágica:** avalia a peristalse e a competência do esôfago.
- **Teste de Berstein-Baker:** em desuso, avalia a sensibilidade da mucosa esofágica à presença do ácido.
- **Cintilografia gastroesofágica:** suas indicações são restritas a casos de suspeita de aspiração pulmonar de conteúdo gástrico, pacientes que não toleram a pHmetria (pediátricos) ou para determinação do tempo de esvaziamento gástrico.

ABORDAGEM TERAPÊUTICA
(Figura 49.4)

São cabíveis dois tipos de abordagens em pacientes com suspeita de DRGE:

- Tratamento empírico (teste terapêutico com IBP).
- Tratamento baseado na confirmação diagnóstica.

Na decisão sobre a abordagem a ser adotada, é importante considerar:

- Idade do paciente (> 40 anos).
- Presença de sinais de alarme: disfagia, odinofagia, anemia, hemorragia digestiva, emagrecimento, náuseas, vômitos, grande intensidade dos sintomas ou ocorrência noturna e história familiar de câncer.
- Presença de sintomas atípicos.

Nas condições expostas, é importante a solicitação de uma EDA.

Nos casos em que ocorra a manifestação típica em pacientes com menos de 40 anos de idade, sem manifestações de alarme, pode-se considerar a instituição do teste terapêutico. A resposta satisfatória, com remissão dos sintomas, sugere o diagnóstico de DRGE:

Teste terapêutico =
IBP em dose plena diária por 4 semanas.

O tratamento clínico tem por objetivos o alívio dos sintomas, a cicatrização das lesões e a prevenção de recidivas e complicações.

Com propósitos práticos, a abordagem terapêutica pode ser dividida de acordo com o mostrado na Figura 49.2.

MEDIDAS COMPORTAMENTAIS

É fundamental que o paciente saiba ser portador de uma enfermidade crônica e que haja parceria com o médico para que as medidas possam ser adotadas, sobretu-

Quadro 49.4 Resumo dos objetivos e limitações da EDA, pHmetria e impedanciometria

Exame	Objetivos	Limitações
Endoscopia digestiva alta	Avaliar a presença e o grau de esofagite, caracterizar a presença de complicações da DRGE, evidenciar afecções associadas e realizar biópsia do esôfago	Não avalia a presença da DRGE, apenas as eventuais consequências dela
pHmetria esofágica prolongada	Avaliar a presença e a intensidade do refluxo *ácido* gastroesofágico, caracterizar o padrão do refluxo e relacionar a queixa clínica com o refluxo ácido	Não avalia a presença de esofagite, complicações e presença de refluxo não ácido
Impedanciometria esofágica	Avaliar a presença de refluxo *não ácido* e suas manifestações sintomáticas	—

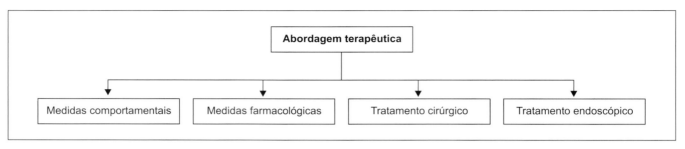

Figura 49.2 Modos de abordagem terapêutica.

Quadro 49.5 Medidas comportamentais no tratamento da DRGE

Elevar a cabeceira da cama (15cm)
Moderar a ingestão dos seguintes alimentos, na dependência da correlação com sintomas: gordurosos, cítricos, café, bebidas alcoólicas, bebidas gasosas, menta, hortelã, produtos à base de tomate e chocolate
Tomar cuidados especiais com medicamentos potencialmente "de risco", como colinérgicos, teofilina, bloqueadores de canal de cálcio e alendronato
Evitar deitar-se nas 2 horas posteriores às refeições
Evitar refeições copiosas
Suspender o fumo
Reduzir o peso corporal em obesos

do as comportamentais. A educação dos pacientes para as modificações que deve adotar em seu estilo de vida é de suma importância; elas devem ser discutidas com o médico caso a caso. Essas medidas encontram-se no Quadro 49.5.

MEDIDAS FARMACOLÓGICAS

A identificação endoscópica da esofagite indica a utilização de IBP, embora não haja consenso quanto à dose empregada, sendo proposto o emprego da dose plena, nos casos de menor gravidade, e a duplicação da dose, nos casos de maior gravidade (graus 4 e 5 da Classificação de Savary-Miller ou C e D da classificação de Los Angeles). Nesses casos mais graves, a dose duplicada deve ser administrada em duas tomadas ao dia, antes do café e do jantar.

Convém mencionar que a adição de um procinético em associação com IBP não aumenta os índices de cicatrização ou remissão de sintomas; assim, seu emprego rotineiro não deve ser considerado.

Por outro lado, a indicação de associação com bloqueador H_2 (BH_2) em dose plena *noturna* aos pacientes em tratamento com IBP que apresentem sintomas noturnos ou sejam refratários ao tratamento padrão da DRGE tem sido recomendada. Ressalte-se ainda que estudos mais recentes, entretanto, apresentam uma tendência de não mais recomendar essa associação em razão do efeito de tolerância observado com o uso prolongado de BH_2.

O tempo ideal do tratamento da DRGE é de 6 a 12 semanas, diferentemente das 4 semanas usadas no teste terapêutico.

Em pacientes com sintomas típicos, a resposta ao tratamento pode ser percebida em 1 a 2 semanas. Já nos pacientes com sintomatologia atípica, os sintomas começam a diminuir com 1 mês, embora sejam necessários 3 a 6 meses para a obtenção da resposta máxima, além de doses maiores de IBP. Se o paciente com sintomas atípicos não apresentarem resposta ao tratamento em 1 a 3 meses, provavelmente a DRGE não é a causa da sintomatologia e outro diagnóstico deverá ser considerado.

O objetivo do tratamento é manter os pacientes livres tanto dos sintomas como da presença de esofagite. Várias propostas terapêuticas são usadas para obter esse resultado e, no tratamento de manutenção, deve-se considerar cada caso separadamente.

As formas de terapia podem ser divididas da seguinte maneira:

- *Step-up therapy* (**tratamento escalonado progressivo**): inicia-se o tratamento com a medicação menos potente, aumentando progressivamente a potência da medicação e sua dosagem de acordo com a resposta do paciente ao tratamento. Não mais do que 2 semanas são suficientes para determinar se a dosagem da medicação será efetiva. Assim, se um paciente não apresenta resposta ao tratamento com antagonista H_2 após 2 semanas, deverá, então, iniciar um IBP (enfatizando que deverá usar a medicação 30 minutos a 1 hora antes do café da manhã, pois assim o IBP terá tempo suficiente para interagir com a bomba de prótons). Se o paciente permanecer sem responder a esse programa após 2 semanas, deve-se dobrar a dose do IBP utilizado (30 minutos antes do café da manhã e 30 minutos antes do jantar). Se ainda assim o paciente não responder, o refluxo provavelmente não é causa dos sintomas do paciente e, nesses casos, deve-se considerar outros diagnósticos para explicar a sintomatologia do paciente.

Como a principal meta é manter o paciente livre dos sintomas utilizando a menor dosagem da medicação menos potente possível, então, após o controle dos sintomas, inicia-se a *step-down therapy*.

- **Step-down therapy (tratamento escalonado regressivo):** utiliza, inicialmente, a medicação mais potente necessária para manter o paciente livre dos sintomas e, depois, diminuindo progressivamente a dose e a potência da medicação de acordo a resposta individual do paciente à terapêutica. Assim, após 8 semanas de controle dos sintomas com a medicação mais potente, inicia-se, então, um *desmame* baseado na resposta do paciente. Segue-se o sentido inverso da *step-up therapy*. A terapêutica deverá ser mantida naquela dose e medicação que o mantêm livre dos sintomas podendo, inclusive, progredir na tentativa de supressão do uso de fármacos com manutenção das medidas comportamentais.
- **On demand therapy (terapia por demanda):** atualmente, nas formas mais leves, pode-se considerar a chamada terapia por demanda, em que o medicamento é introduzido diante dos sintomas por curto intervalo de tempo.

TRATAMENTO CIRÚRGICO (QUADRO 49.7)

Os procedimentos cirúrgicos não serão tratados neste capítulo por fugirem dos objetivos deste livro. Entretanto, é importante o conhecimento pelo clínico dos casos que devem ser encaminhados aos cirurgiões:

- Pacientes refratários ao tratamento clínico, inclusive aqueles com manifestações atípicas cujo refluxo foi devidamente comprovado.
- Pacientes com necessidade de tratamento de manutenção com IBP, especialmente aqueles com menos de 40 anos de idade.

Quadro 49.6 Doses plenas dos medicamentos empregados na DRGE

Classe	Substância	Dose plena diária
Antiácidos ou alcalinos	Hidróxido de alumínio Hidróxido de magnésio	Variável, a depender da concentração dos componentes
Bloqueadores dos receptores H_2 da histamina	Cimetidina Ranitidina Famotidina Nizatidina	800mg 300mg 40mg 300mg
Inibidores da bomba protônica	Omeprazol Lansoprazol Pantoprazol Rabeprazol Esomeprazol	20mg 30mg 40mg 20mg 40mg
Procinéticos	Cisaprida Domperidona Metoclopramida	15 a 30mg 30mg 30mg

Quadro 49.7 Indicação cirúrgica no tratamento da DRGE

DRGE complicada	Úlceras, esôfago de Barrett, câncer, manifestações atípicas comprovadamente pelo refluxo
DRGE não complicada	Necessidade de uso contínuo de IBP em < 40 anos de idade; necessidade de uso contíuo de BIP em pacientes que não podem arcar com os custos

- Casos em que não é possível a continuidade do tratamento de manutenção, como, por exemplo, por impossibilidade de arcar financeiramente com os custos do tratamento clínico prolongado.

Como se pode notar, o ponto crucial da indicação do tratamento cirúrgico é a tolerância do paciente ao tratamento clínico prolongado.

As complicações da DRGE serão abordadas adiante neste capítulo.

TRATAMENTO ENDOSCÓPICO

A fundoplicatura endoscópica é um método recente e permanece experimental, até que mais resultados a longo tempo estejam disponíveis.

COMO ACOMPANHAR?

Em princípio, apenas os pacientes cujo diagnóstico inicial é de esofagite graus 3 a 5 de Savary-Miller ou C e D de Los Angeles devem ser considerados para a realização de exame endoscópico de controle.

Nos casos mais leves, a conduta irá depender da resposta do paciente à terapia.

É bom lembrar que pacientes apresentando sinais de alerta e/ou sintomas sugestivos de complicações da DRGE devem ser encaminhados a um especialista.

Merecem atenção especial os pacientes refratários ao tratamento clínico. Neste caso, os pacientes devem ser meticulosamente estudados para conferir a real participação da DRGE no desencadeamento dos sintomas.

A avaliação e as potenciais causas de DRGE refratária estão demonstradas na Figura 49.3.

COMO CONDUZIR AS COMPLICAÇÕES DA DRGE?

ESÔFAGO DE BARRETT

O esôfago de Barrett é definido como a substituição do epitélio estratificado e escamoso do esôfago pelo epi-

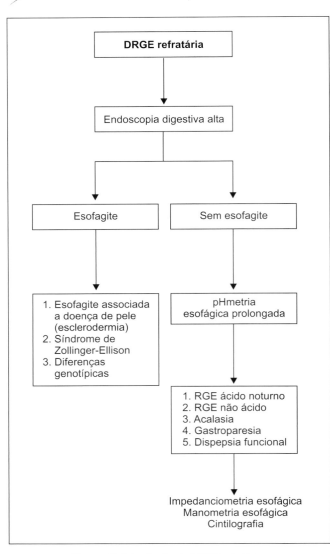

Figura 49.3 Avaliação da DRGE refratária.

Quadro 49.8 Esôfago de Barrett e agendamento do acompanhamento endoscópico

Esôfago de Barrett	Acompanhamento
Sem displasia	EDA + biópsia a cada 2 anos
Displasia baixo grau	EDA + biópsia a cada 6 meses
Displasia alto grau	Esofagectomia (após confirmação diagnóstica por outro patologista)

télio colunar. A importância do esôfago de Barrett está no fato de ser uma lesão precursora do adenocarcinoma de esôfago. Cerca de 10% dos pacientes com Barrett desenvolverão a neoplasia.

Até o momento, não há nenhum tratamento eficaz para o esôfago de Barrett quando o objetivo é a regressão do epitélio metaplásico. Tanto a terapêutica clínica como a cirúrgica são eficazes somente para controlar o refluxo, diminuindo, consequentemente, o processo inflamatório. Pacientes com Barrett sem displasia devem ser acompanhados com exame endoscópico e biópsia seriada a cada 24 meses. Os pacientes com displasia de baixo grau precisam de acompanhamento a cada 6 meses. Já os pacientes com displasia de alto grau devem ter o diagnóstico confirmado por outro patologista, sendo indicada intervenção cirúrgica. Se o paciente não tiver sido operado, o acompanhamento sugerido é a cada 3 meses (Quadro 49.8).

Para o controle clínico do esôfago de Barrett, o tratamento adequado é obtido com IBP. Nos casos de Barrett curto (quando a extensão é < 3cm), recomenda-se a utilização de IBP em dose plena; nos demais casos de Barrett, IBP em dose dupla em duas tomadas diárias.

ÚLCERA E SANGRAMENTO ESOFÁGICO

Refluxo pode complicar com úlceras (acometendo submucosa), resultando em dor (odinofagia) e sangramento, que costuma ser lento e insidioso, sendo responsável, muitas vezes, por quadros de anemia crônica.

O tratamento clínico constitui a melhor opção terapêutica. Recomenda-se o emprego de IBP em dose dupla por um período de, pelo menos, 8 semanas. Após a cicatrização, deve ser instituído um tratamento de manutenção.

ESTENOSE

Essa complicação se inicia no terço inferior do esôfago, assumindo, com o passar dos anos, um padrão "ascendente". A disfagia por obstrução mecânica (predominando a disfagia para sólidos) é a característica clínica mais importante, geralmente aparecendo insidiosamente e sendo precedida em anos por sintomas como pirose, já que é necessária uma DRGE de longa evolução para levar à estenose péptica do esôfago.

A estenose do esôfago distal é, fundamentalmente, uma complicação de resolução cirúrgica; entretanto, os pacientes com estenose também podem ser tratados com IBP e dilatação por via endoscópica.

CAPÍTULO 49 Doença do Refluxo Gastroesofágico

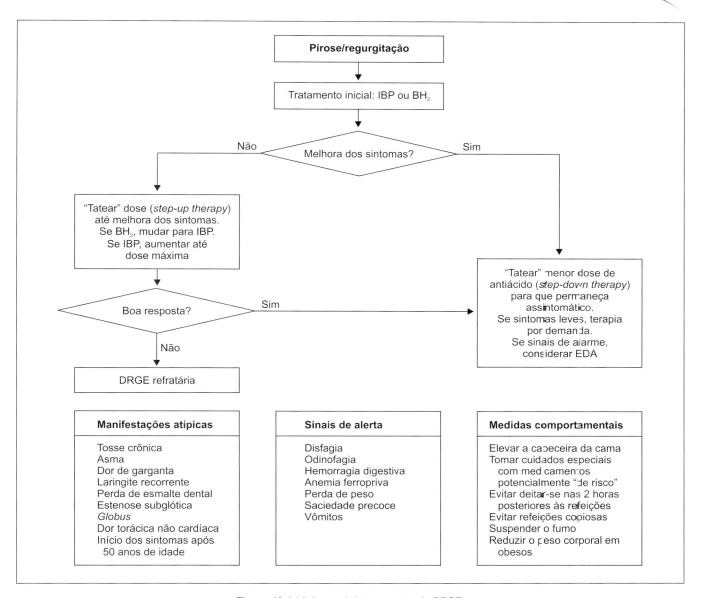

Figura 49.4 Visão geral do tratamento da DRGE.

LEITURA RECOMENDADA

Federação Brasileira de Gastroenterologia. Refluxo gastroesofágico: diagnóstico e tratamento. Projeto Diretrizes 2003 out; 1-18.

Frye JW. Extraesophageal GERD. Gastroenterol Clin N Am 2008; 37:845-58.

Heidelbaugh JJ, Gill AS, Van Harrison R, Nostrant TT, Standiford CJ, Chavey WE. Gastroesophageal reflux disease (GERD). UMHS GERD Guideline 2007 jan; 1 -11.

Kahrilas PJ, Shaheen NJ, Vaezi MF. American gastroenterological association medical position statement on the management of gatroesophageal reflux disease. Gastroenterology 2008; 135: 1383-91.

Moraes Filho JPP, Navarro-Rodriguez T, Barbuti R et al. Guidelines for the diagnosis and management of gatroesophageal reflux disease: an evidence-based consensus. Arq Gastroenterol 2010; 47(1):99-115.

Nasi A, Moraes Filho JPP, Cecconello I. Doença do refluxo gastroesofágico: revisão ampliada. Arq Gastroenterol 2006; 43(4): 334-41.

Richter JE. The many manifestations of gastroesophageal reflux disease: presentation, evaluation and treatment. Gastroenterol Clin N Am 2007; 36:577-99.

Wang C, Hunt RH. Medical management of gastroesophageal reflux disease. Gastroenterol Clin N Am 2008; 37:879-99.

Síndrome do Intestino Irritável (SII)

CAPÍTULO 50

Isabella Ramos de Oliveira Liberato

Lydia Teófilo de Moraes Falcão

INTRODUÇÃO

A síndrome do intestino irritável (SII) caracteriza-se pela alteração do hábito intestinal associada a dor ou desconforto abdominal. Representa um distúrbio funcional constituído por sintomas crônicos e recorrentes não associados a anormalidades orgânicas (estruturais, anatômicas, metabólicas ou bioquímicas). A repercussão maior da SII se dá pelo comprometimento da qualidade de vida com prejuízo das atividades diárias e desempenho geral dos doentes. Estudos demonstram significativo absenteísmo ao trabalho e repetidas consultas médicas como consequência do desconforto ocasionado pela síndrome.

A fisiopatologia da SII permanece incerta, contudo a diversidade das manifestações torna improvável que um único mecanismo patogênico seja responsável por sua ocorrência. Acredita-se que estejam envolvidos fatores hereditários e ambientais, além da participação de elementos psicológicos e emocionais. Desse modo, o indivíduo deve ser considerado no contexto biopsicossocial.

São propostas diversas etiologias que, juntas, poderiam determinar o padrão de sintomas apresentados, entre as quais: alteração da motilidade com espasmo da musculatura lisa e modificação do hábito intestinal; hipersensibilidade visceral; anormalidade do processamento central do estímulo doloroso, levando à sensação de desconforto abdominal; inflamação mucosa de baixo grau, consequente a gastroenterite; alterações de permeabilidade da mucosa e da flora intestinal.

Com relação à motilidade intestinal, estudos observaram alteração da frequência de contrações colônicas nos portadores de SII, quando comparados aos grupos de pacientes-controle. Descreveram, ainda, trânsito intestinal prolongado nas situações de constipação e distensão abdominal, além de reflexo gastrocólico com resposta prolongada da atividade retossigmoidiana. Apesar dos achados, não se estabeleceu um padrão motor predominante, tornando os resultados inconsistentes.

Do ponto de vista da sensibilidade visceral, observaram-se hiperalgesia (não restrita ao cólon), sensação de distensão abdominal com volume de gás no trato gastrointestinal similar a controles assintomáticos, dificuldade de eliminação do gás intestinal e tolerância reduzida à distensão retal.

Ativação do sistema imune mucoso também teria participação, sobretudo nos casos em que se sobressai a diarreia, ocasionando infiltração do plexo mioentérico por linfócitos e mastócitos. Perfil psicológico com tendência a ansiedade, depressão, fobia e somatização poderia influenciar a experiência da SII, sem, contudo, causar os sintomas.

Nos EUA, a SII tem prevalência de 5% a 20% da população adulta. A incidência da síndrome é variável entre as faixas etárias, aumentando na adolescência e tornando-se mais frequente na terceira e quarta décadas, com sintomas mais observados em mulheres (2:1).

MANIFESTAÇÕES CLÍNICAS

O principal sintoma descrito é a dor abdominal tipo cólica, de localização variável, com períodos de exacerbação e remissão. A intensidade pode ser aumentada por estresse e alimentação e aliviada pela defecação. Alteração do hábito intestinal é outra manifestação frequente. Pode haver diarreia, constipação, alternância entre diarreia e constipação ou alternância entre hábito normal e diarreia e/ou constipação.

A diarreia acontece nos períodos de vigília, mais comumente pela manhã ou após as refeições. As evacuações são precedidas por cólica, urgência ou até incontinência. O volume das dejeções é de pequeno a médio, podendo haver eliminação de conteúdo mucoide. A constipação apresenta-se durante dias a meses e as fezes assumem aspecto de cíbalos. Pode persistir a sensação de evacuação incompleta tanto nos pacientes com diarreia como naqueles com constipação. Outros sintomas são menos habituais, como eructações, flatulência, dispepsia, dor torácica não cardíaca, disfagia, refluxo gastroesofágico e sensação de saciedade precoce. Sintomas extraintestinais também podem estar presentes, quais sejam: dismenorreia, dispareunia, disfunção sexual, urge-incontinência urinária e fibromialgia.

DIAGNÓSTICO

O diagnóstico da SII baseia-se, sobretudo, na anamnese e no exame físico, uma vez que não existe um marcador biológico para a doença. A história deve detalhar as características da dor ou desconforto: localização, caráter, intensidade, duração, fatores precipitantes e atenuantes. Outras informações valiosas se referem ao aspecto das fezes e à eliminação de muco. Sintomas associados também necessitam ser pesquisados: borborigmos, distensão abdominal, sensação de esvaziamento retal incompleto, urgência e incontinência. Uso de medicações pode estar relacionado com os sintomas e deve ser esclarecido, como anti-inflamatórios, antibióticos, antidepressivos e antidiabéticos (p. ex., metformina). História familiar também merece atenção no que diz respeito a antecedentes de câncer e doença inflamatória intestinal.

Como em qualquer investigação diagnóstica, o exame físico tem importância fundamental. Avaliação cuidadosa do abdome, com inspeção, palpação, percussão e ausculta, é indispensável. Nos portadores de SII, não são encontradas alterações ao exame físico ou em exames laboratoriais.

Por se tratar de diagnóstico de exclusão, a investigação detalhada tem finalidade de descartar outras patologias. De acordo com o quadro apresentado, podem ser solicitados exames laboratoriais e de imagem, como hemograma, bioquímica, testes de funções hepática e tireoidiana, ultrassonografia de abdome, estudo radiográfico do trânsito intestinal, videocolonoscopia e tomografia de abdome. Não há consenso acerca de quais exames de rotina devam ser solicitados quando se suspeita de SII.

Desde 1978, vários estudiosos contribuíram para o diagnóstico da SII, propondo formas de enquadramento. Observou-se que sintomas individuais são insuficientes para a definição de um caso e a combinação de vários deles aumenta a acurácia do diagnóstico. Dessa maneira, diversos modelos foram propostos com base no preenchimento de critérios diagnósticos.

O modelo mais recente, de acordo com os critérios de Roma III, foi estabelecido em 2006 (Quadro 50.1).

Quadro 50.1 Critérios de Roma III para diagnóstico de síndrome do intestino irritável

Dor ou desconforto abdominal no mínimo 3 dias por mês, nos últimos 3 meses, associado a 2 ou mais dos sintomas seguintes:
Alívio com defecação
Alteração da frequência das evacuações
Alteração da consistência das fezes

Adaptado de Longstreth et al., publicado no *New Engl J Medicine*.

Desse modo, o indivíduo pode ser portador de SII se apresentar manifestações presentes em, no mínimo, 12 semanas (não necessariamente consecutivas) dentro de 12 meses, associadas a dor ou desconforto abdominal. Deve apresentar duas das três manifestações a seguir: dor abdominal aliviada pela defecação, mudança do hábito intestinal (diarreia ou constipação) e alteração da consistência das fezes.

A síndrome pode ser dividida em quatro categorias de acordo com o sintoma predominante: dor abdominal, diarreia, constipação ou alternância entre constipação e diarreia.

DIAGNÓSTICO DIFERENCIAL

Inúmeras doenças estruturais ou metabólicas podem ocasionar sintomas semelhantes àqueles encontrados na SII. Dados da anamnese, como história familiar de neoplasia gastrointestinal, de doença inflamatória intestinal ou de doença celíaca e início de sintomas depois dos 50 anos de idade, justificam maior grau de suspeição para doença de caráter diverso do funcional. Durante o acompanhamento, evidências de anormalidades no exame físico ou laboratorial também apontam para causa orgânica dos sintomas. Outro fato que merece atenção especial é a presença de sinais de "alarme", como dor progressiva, dor que desperta o paciente ou que o impede de dormir, perda de peso, febre, evidência de sangramento intestinal (como sangue oculto nas fezes, hematoquezia), anemia, anorexia, diarreia persistente (causando desidratação) ou constipação grave com impactação do bolo fecal. Diante desse cenário, deve-se realizar investigação diagnóstica complementar, solicitando os exames adequados para as alterações encontradas.

Participam do diagnóstico diferencial da SII: deficiência de lactase, neoplasia colônica, diverticulite, obstrução mecânica do cólon, doença inflamatória intestinal, enterites, isquemia, síndromes de má absorção, endometriose e hipertireoidismo.

SII PÓS-INFECCIOSA

Enterite infecciosa pode desencadear sintomas que persistem por vários anos e passam a preencher critérios para SII. Estudos demonstram que 6% a 17% dos pacientes com SII acreditam que as manifestações iniciaram após quadro infeccioso caracterizado pela presença de dois ou mais dos seguintes achados: diarreia, febre, vômitos e coprocultura positiva. Seria necessário, contudo, que a agressão infecciosa acometesse um indivíduo com predisposição genética e psicossocial. Acredita-se também que as lesões associadas a maior intensidade de agressão tecidual e ulceração mucosa, como aquelas causadas por microrganismos invasivos (*Campylobacter jejuni* e *Escherichia coli* O157:H7), estão mais fortemente relacionadas com a SII pós-infecciosa. Infecção viral parece promover efeitos de curto prazo. Já infecções por bactérias, protozoários ou helmintos são seguidas por sintomas prolongados.

Diferentemente do que ocorre nos casos de SII idiopática, o início das manifestações é bem definido no tempo, após o que o paciente passa a preencher os critérios de Roma. Os sintomas são similares aos da SII, com diarreia em sua maioria, podendo também apresentar padrão de alternância ou constipação.

Assim como na SII, o indivíduo deve ser considerado no contexto biopsicossocial. Assim sendo, os fatores de risco relacionados abrangem desde os padrões genéticos até as características comportamentais individuais. Como salientado anteriormente, a predisposição genética exerce papel juntamente com duração prolongada da doença inicial, toxicidade da cepa bacteriana infectante, tabagismo, marcadores inflamatórios de mucosa, sexo feminino, depressão, adversidades nos 3 meses precedentes e uso de antibióticos.

Os mecanismos são desconhecidos, mas podem estar relacionados com inflamação mucosa residual ou modificação persistente na mucosa (células enterocromafins e mastócitos, nervos entéricos, microbiota). Tem prognóstico melhor do que a SII "idiopática", mas pode levar anos para resolver. Não há tratamento específico.

TRATAMENTO

Na abordagem terapêutica, o paciente deve ser informado acerca da cronicidade e da benignidade da doença, a despeito do comprometimento de sua qualidade de vida. O objetivo do tratamento se fundamenta no alívio dos sintomas, uma vez que não há cura.

TERAPIA NÃO FARMACOLÓGICA

Orientações dietéticas

A abordagem não farmacológica inclui a identificação de alimentos específicos que desencadeiam sintomas. A eficácia de intervenções dietéticas, contudo, não está bem estabelecida. Ingestão de alimentos que contêm lactose pode piorar os sintomas naqueles pacientes que apresentam deficiência da lactase associada à SII. Alimentos cuja digestão promove produção de gases tendem a piorar o desconforto abdominal. Assim, naqueles em que flatulência está mais presente, devem-se evitar feijão, brócolis, couve-flor, cebola, ovos, ameixa e vagem. Ingestão de fibras tem sido recomendada na terapêutica da SII, em geral em caso de predominância de constipação, existindo na forma alimentar ou como suplemento. As fibras são metabolizadas por bactérias no trato gastrointestinal em substâncias gasosas, líquidas e ácidos, tornando o bolo fecal hidratado e com incremento de volume, otimizando, assim, a peristalse e a defecação. Apesar de promover alívio sintomático, não há consenso entre os estudos realizados acerca da eficácia da suplementação de fibras. Deve-se ter atenção ainda ao desconforto que os gases produzidos na digestão das fibras podem ocasionar ao paciente.

Psicoterapia

Como a maioria dos pacientes portadores de SII apresenta transtornos psicossociais, a psicoterapia está indicada em várias ocasiões. As técnicas a serem utilizadas devem ser indicadas pelo profissional que fará a condução do caso. Os efeitos ocorreriam pela redução da ansiedade, por encorajar o comportamento saudável e aumentar a tolerância à dor. Estudos randomizados demonstram que a diarreia e a dor abdominal podem responder à psicoterapia, enquanto a constipação, não. Pacientes depressivos ou ansiosos obtiveram melhores resultados em relação aos não portadores desses distúrbios.

TERAPIA FARMACOLÓGICA

Antiespasmódicos

Pacientes com SII apresentam tipicamente aumento de reflexo gastrocólico, podendo estar associado a diarreia e cólicas. Estudos randomizados mostram que os agentes antiespasmódicos diminuem a intensidade dos sintomas, sendo mais efetivos na redução da dor abdominal, contudo sua eficácia a longo prazo não está demonstrada. São as medicações mais frequentemente utilizadas e garantem alívio temporário dos sintomas. Atuam modulando o relaxamento ou bloqueando a contração da musculatura lisa, reduzindo a motilidade intestinal. São representados por: hioscina, brometo de pinavério (Dicetel®, Siilif®), *mentha piperita* (Endorus®), dicloverina (Bentyl®), trimebutina (Digedrat®) e mebeverina (Duspatalin®).

Suplementos de fibras

As fibras comercialmente disponíveis podem ser sintéticas (policarbofila – Muvinor® – e metilcelulose) ou naturais (*psyllium* – Metamucil®). Não se provou superioridade em relação aos dois grupos. A dosagem do suplemento de fibras deve ser individualizada de acordo com a resposta do paciente.

Antidiarreicos (Quadro 50.2)

Os sintomas de diarreia podem ser aliviados por medicações sem que haja interferência nos sintomas gerais e de dor abdominal. Os análogos opioides inibem a peristalse e a secreção intestinal e têm como exemplos: difenoxilato (Lomotil®, Colestase®), loperamida (Imosec®), codeína e elixir paregórico. Outros agentes são o inibidor de encefalionase (racecadotril – Tiorfan®) e o quelante de ácidos biliares (colestiramina – Questram®).

Antidepressivos (Quadro 50.3)

Independentemente de sua ação sobre o humor, essa classe de medicação tem propriedades analgésicas. Os possíveis mecanismos relacionados com os antidepressivos tricíclicos e os inibidores de recaptação de serotonina são a facilitação de liberação de endorfinas, modulação da sensação dolorosa pela inibição de recaptação de noradrenalina e propriedades anticolinérgicas. Estudos demonstraram efetividade no alívio dos sintomas em geral, comparado ao placebo, sem diferença entre os dois grupos.

Antidepressivos tricíclicos demonstraram melhora da dor com uso de baixas doses, quando comparadas àquelas utilizadas para tratamento de depressão. O início da ação leva de 3 a 4 semanas para ser observado e seu uso deve ser continuado por 6 a 12 meses. Exemplos de inibidores de recaptação de serotonina podem ser utilizados com boa eficácia e menos efeitos colaterais do que os tricíclicos.

Quadro 50.2 Fármacos antidiarreicos utilizados na SII

Difenoxilato-atropina (Lomotil®) – 2,5mg/0,025mg	2 comprimidos 3 a 4 ×/dia
Loperamida (Imosec®) – 2mg	2 comprimidos (4 mg), seguidos de 1 comprimido após cada evacuação líquida, com dose diária máxima de 8 comprimidos
Racecadotril (Tiorfan®) – 100mg	1 comprimido de 8/8h
Colestiramina (Questram®)	Uso na diarreia refratária. Não recomendada usualmente

Quadro 50.3 Antidepressivos utilizados na SII

Amitriptilina (Tryptanol®)	25 a 75mg/dia
Nortriptilina (Pamelor®)	25 a 75mg/dia
Desipramina	25 a 75mg/dia
Imipramina (Torfanil®)	25 a 75mg/dia
Cloridrato de fluoxetina (Fluxene®, Prozac®)	20mg/dia
Paroxetina (Aropax®)	20mg/dia

Antagonistas do receptor de serotonina (HT3)

A serotonina estimula a peristalse ao ligar-se a seus receptores HT3 e HT4, localizados nos neurônios dos plexos mioentéricos. Os receptores ativados estimulam a motilidade e secreção intestinais. Desse modo, os antagonistas dos receptores inibem o reflexo gastrocólico e a motilidade intestinal. Aumentam a complacência da parede colônica em pacientes portadores de SII e diminuem a sensibilidade em relação à distensão da alça. Assim, atuam reduzindo episódios diarreicos e dolorosos.

Estudos randomizados evidenciam que o uso da alosetronan melhorou a qualidade de vida em comparação ao uso de placebo, nos âmbitos físico, social e dietético. Os inibidores HT3 podem causar constipação como efeito adverso e, mais raramente, colite isquêmica (1:700 usuários). Alosetronam e cilansetrona não estão disponíveis no Brasil. Ondansetrona (Zofran®, Vonau®), granisetrona (Kytril®) e trimebutina (Digedrat©) são os representantes da classe disponíveis para uso, com as primeiras se aplicando, sobretudo, ao efeito antiemético potente e a última, à modulação da motilidade intestinal.

Agonistas do receptor de serotonina (HT4)

Os agonistas parciais do receptor de serotonina HT4, como o tegaserode (Zelmac®), são uma alternativa terapêutica em casos de constipação. O uso do medicamento (6mg duas vezes ao dia) acelera o esvaziamento gástrico e o trânsito no intestino delgado, inicialmente. O efeito colônico é percebido 48 horas após o uso da medicação. O uso de 2mg duas vezes ao dia apresenta os mesmos efeitos, exceto o esvaziamento gástrico acelerado.

Três estudos randomizados duplo-cegos, placebo-controlados, envolvendo o tegaserode em portadores de SII, sendo constipação o sintoma, mostraram benefício no uso do medicamento em relação ao placebo. O fármaco foi aprovado pela FDA para ser usada em até 12 semanas para mulheres constipadas portadoras de SII que não obtiveram melhora do sintoma após uso de fibras, laxativos ou agentes antiespasmódicos. Foi retirada do mercado dos EUA em 2007 em virtude dos efeitos colaterais cardiovasculares. No Brasil, está liberado para mulheres sem doença cardíaca. Os efeitos adversos são geralmente leves, sendo o mais frequente a diarreia temporária, em 10% dos pacientes.

Antibióticos

Considerando o possível papel do supercrescimento bacteriano na etiologia da SII, alguns estudos têm sugerido que o uso de antibióticos pode ocasionar a melhora dos sintomas de SII, sobretudo borborigmos decorrentes da fermentação bacteriana. No entanto, nenhum antibiótico foi aprovado para uso na SII até o momento.

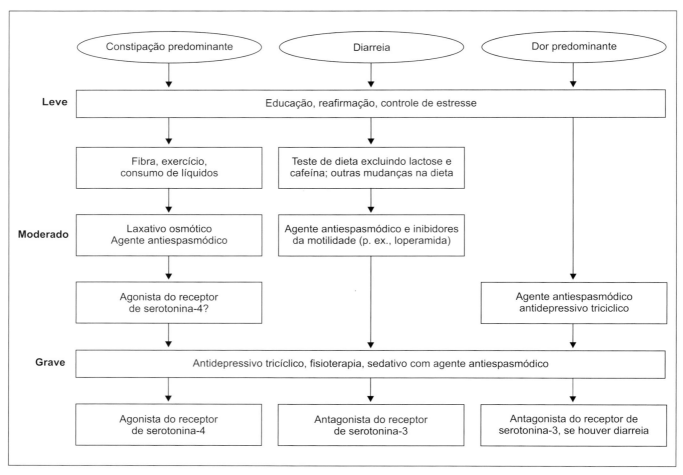

Figura 50.1 Resumo do tratamento para SII relacionado com a gravidade da doença.

Probióticos

Também apoiados na hipótese de alteração da flora intestinal, probióticos promoveriam competição com bactérias patogênicas e modulação imune. Apesar de certos estudos atribuírem a essa classe participação no alívio dos sintomas de dor e borborigmos, não há evidências definitivas de sua efetividade, permanecendo com papel indefinido.

RESUMO DO TRATAMENTO

SINTOMAS LEVES

- **Constipação:** incremento de fibras na dieta e de ingestão de líquidos.
- **Diarreia:** exclusão de lactose da dieta.

SINTOMAS MODERADOS

- **Constipação;** laxativos osmóticos, agentes antiespasmódicos, considerar agonistas 5HT4.
- **Diarreia:** agentes antiespasmódicos, loperamida.
- **Dor abdominal:** agentes antiespasmódicos, antidepressivos tricíclicos.

SINTOMAS INTENSOS – ANTIDEPRESSIVOS, AGENTES ANTIESPASMÓDICOS, PSICOTERAPIA

- **Constipação:** agonistas 5HT4.
- **Diarreia:** antagonistas 5HT3.
- **Dor abdominal:** antagonistas 5HT3 (se houver associação de diarreia).

LEITURA RECOMENDADA

Andresen V, Montori VM, Keller J, West CP, Layer P, Camilleri M. Effects of 5-hydroxytryptamine (serotonin) type 3 antagonists on symptom relief and constipation in nonconstipated irritable bowel syndrome: a systematic review and meta-analysis of randomized controled trials. Clin Gastroenterol Hepatol 2008; 6:852-8.

Ford AC, Talley WJ, van Zanten SJOV et al. Will the history and physical examination help estabilish that irritable bowel syndrome is causing this patient's gastrointestinal tract symptoms? JAMA 2008; 300 (15):1793-805.

Graham L. Practice guidelines – ACG Releases Recommendations on the Management of Irritable Bowel Syndrome. Am Fam Physician 2009; 79(12):1108-17.

Kligler B, Cohrssen A. Probiotics. Am Fam Physician 2008; 78(9):1073-8.

Lin HC. Small intestinal bacterial overgrowth: a framework for understanding irritable bowel syndrome. JAMA 2004; 292(7):853-8.

Mayer EA. Irritable bowel syndrome. N Engl J Med 2008; 358:1692-99.

Patel M, Stason WB, Legedza A et al. The placebo effect inirritable bowel syndrome trials: a meta-analysis. Neugastroenterol Motil 2005; 17:332-40.

Pimentel M, Lembo A, Chey WD et al. Rifaximin therapy for patients with irritable bowel syndrome without constpation. N Engl J Med 2011; 364(1):22-32.

Spiller R, Garsed K. Postinfectious irritable bowel syndrome. Gastroenterology 2009; 136:1979-88.

Tack J. Antibiotic therapy for the irritable bowel syndrome. N Engl J Med 2011; 364(1):81-2.

Wald A, LaMont JT, Ginsburg CH. Clinical manifestations and diagnosis of irritable bowel syndrome. UpToDate 18.2.

Wald A, Talley NJ, Ginsburg CH. Pathophysiology of irritable bowel syndrome. UpTodate 18.2.

Helicobacter pylori e Doenças Associadas: Quando e Como Tratar

CAPÍTULO 51

Maria do Carmo Cancio de Godoy • Martha de Souza Castro

INTRODUÇÃO

Após a identificação do *Helicobacter pylori* (HP) por Marshall e Warren em 1993, na Austrália, muitos trabalhos científicos foram realizados, modificando o entendimento da patogênese e, consequentemente, o tratamento das doenças gastroduodenais. O microrganismo tem sido observado em diferentes partes do mundo, sendo a infecção gástrica considerada a segunda mais prevalente no homem, suplantada apenas pela cárie dentária. O objetivo deste capítulo é mostrar os aspectos atuais na epidemiologia dessa infecção, as doenças associadas a ela e a melhor forma de identificá-la, oferecendo o esquema terapêutico mais eficaz.

EPIDEMIOLOGIA

A prevalência do HP está estritamente ligada às baixas condições socioeconômicas e educacionais. Consequentemente, a infecção é mais comum nos países em desenvolvimento, ocorrendo predominantemente na infância, com prevalência de 60% dos indivíduos com menos de 5 anos de idade. Nos países industrializados, a infecção é rara antes dos 20 anos de idade, havendo aumento da prevalência com o passar dos anos e chegando a 70% dos indivíduos com mais de 65 anos de idade. Em países da América do Sul, a prevalência é de 70% a 90%. No Brasil, estima-se que 60% a 70% dos indivíduos estejam infectados pelo HP. O único hospedeiro definitivo parece ser o ser humano. Sua transmissão ocorre de pessoa a pessoa, nas formas oral-oral, fecal-oral e outras. A favor da via oral-oral, o HP foi isolado no suco gástrico, podendo o refluxo desse conteúdo ser responsável por sua colonização na boca, sendo a saliva o veículo de transmissão. A favor da via fecal-oral, sabe-se que o HP foi isolado nas fezes na forma viável, podendo haver contaminação da água e de alimentos como frutas e vegetais não cozidos.

PATOGÊNESE

O HP é uma bactéria gram-negativa, flagelada, com a propriedade de sobreviver no meio acido do estômago. O epitélio gástrico é o único que apresenta receptores de aderência específicos para essa bactéria, a qual pode ser encontrada na mucosa gástrica heterotópica no esôfago proximal e esôfago de Barrett, na metaplasia gástrica no duodeno e no divertículo de Meckel e na mucosa heterotópica no reto. Já está bem estabelecido seu envolvimento na patogênese das gastrites, úlceras pépticas, carcinoma e linfoma tipo MALT (tecido linfoide associado à mucosa).

As cepas secretoras de citotoxina associada ao gene responsável pela produção da proteína A (HP cagA positivo) e da citotoxina vacuolizante (VacA) estão associadas à úlcera duodenal e à neoplasia gástrica. A ação dessa bactéria na mucosa gástrica se faz de duas maneiras: lesão direta, mediante a produção de substâncias tóxicas (urease, catalase, mucinase, fosfolipase A2, N-metil-histamina, hemaglutinina, lipoproteína etc.) (Quadro 51.1), e lesão indireta, mediante a indução de inflamação e liberação de enzimas proteolíticas e radicais livres, além da estimulação das células G (produtoras de gastrina) e inibição das células D (produtoras de somatostatina).

HP E DOENÇAS ASSOCIADAS

Sua importância na patogênese de um largo espectro de afecções está bem definida, como nas gastrites agudas e crônicas, úlceras duodenal e gástrica, linfoma MALT e

Quadro 51.1 Substâncias tóxicas produzidas pelo *H. pylori* e sua ação causando lesão direta na mucosa gástrica

Substância	Ação
1. Urease	Importante na sobrevivência no meio ácido
2. Catalase	Diminuição da eficácia da peroxidação lipídica e proteica dos neutrófilos
3. Mucinase	Degradação do muco
4. Fosfolipase A2	Diminuição da hidrofobicidade do muco
5. N-metil-histamina	Potente secretagogo
6. Hemaglutininas	Fixação às células epiteliais
7. Lipoproteínas	Inibição da ligação da laminina na matriz extracelular

adenocarcinoma. Seu papel na dispepsia não ulcerosa, na doença do refluxo gastroesofágico (DRGE), no esôfago de Barrett e nas doenças extradigestivas, como urticária, doença aterosclerótica coronariana, anemia ferropriva, trombocitopenia autoimune crônica etc., ainda é polêmico.

GASTRITE AGUDA

A inflamação da mucosa gástrica ocorre após um período de incubação de 5 a 10 dias. Na maioria dos pacientes, essa fase dura cerca de 3 a 4 semanas, quando surge o infiltrado mononuclear, caracterizando a gastrite crônica.

Clinicamente, o paciente pode apresentar mal-estar epigástrico, dor, pirose, halitose, flatulência, náusea, vômito e astenia. Entretanto, na grande maioria dos pacientes, a fase aguda passa despercebida.

Na endoscopia digestiva alta, as alterações encontradas são variáveis, apresentando desde pequeno enantema até erosões, úlceras ou, até mesmo, lesões pseudotumorais. Essas lesões se concentram, principalmente, na região antral, às vezes comprometendo também o corpo gástrico. O achado histológico que sugere fortemente que a gastrite é causada pelo HP é a presença de polimorfonucleares (PMN).

Sem o tratamento da infecção, com exceção de algumas crianças que eliminam a bactéria espontaneamente, a inflamação permanece, pois tanto a resposta imune local como a sistêmica são incapazes de eliminar a infecção.

GASTRITE CRÔNICA

O antro é tipicamente a primeira região a ser acometida, podendo, às vezes, predominar o comprometimento do corpo ou mesmo de todo o órgão (pangastrite). A distribuição do HP no estômago é importante, pois parece ser um indicador do padrão de evolução da gastrite. Assim, indivíduos com gastrite predominantemente antral terão secreção ácida normal ou elevada, graças à manutenção da integridade da mucosa oxíntica, e poderão apresentar risco aumentado para úlcera duodenal. Indivíduos com gastrite afetando predominantemente o corpo do estômago terão secreção ácida reduzida em consequência da destruição progressiva da mucosa oxíntica.

A gastrite crônica do antro associada ao HP é habitualmente assintomática. Estudos não mostraram correlação entre sintomas gastrointestinais e a extensão e a intensidade da gastrite, sendo necessária, para a estimativa dessas últimas, a realização de biópsias gástricas.

Histologicamente, existe uma mistura de gastrite crônica superficial e alterações atróficas, com tendência a progredir, com o passar dos anos, para metaplasia intestinal. Estima-se que a gastrite crônica do corpo, associada à atrofia acentuada, aumenta em três a quatro vezes o risco de carcinoma gástrico do tipo intestinal.

ÚLCERA PÉPTICA

O HP é o maior agente etiológico da úlcera péptica (UP). Desde a descoberta do HP, foi reconhecida sua associação com a inflamação gástrica e, posteriormente, que sua erradicação reduzia a recorrência da úlcera e prevenia suas complicações como, por exemplo, o sangramento digestivo. A produção pelo HP de enzimas como urease, catalase e oxidase tem papel fundamental na patogênese da ulcera péptica, estando esta bactéria presente em cerca de 90% das úlceras duodenais e 75% das úlceras gástricas.

Cerca de 95% das úlceras associadas ao HP apresentam gastrite crônica ativa de antro histologicamente comprovada, enquanto naquelas causadas por anti-inflamatórios a gastrite crônica só é observada em cerca de 25% dos casos.

Uma metanálise incluindo 24 estudos randomizados e controlados e estudos comparativos randomizados, envolvendo 2.102 pacientes com úlcera péptica, revelou que o índice de remissão da úlcera em 12 meses foi de 97% para a úlcera gástrica e 98% para a úlcera duodenal nos pacientes com erradicação bem-sucedida da infecção pelo HP, comparados a 61% para úlcera gástrica e 65% para a úlcera duodenal nos pacientes com infecção persistente. Estudos mostram que a úlcera relacionada com o HP apresenta recorrência de 50% a 80% em 1 ano, quando a bactéria não é erradicada.

Após a erradicação do HP, existe pouca evidência de que terapia antissecretora de manutenção seja necessária, mesmo em pacientes com úlcera complicada. Entretanto, é necessária a documentação de sua erradicação pós-tratamento.

LINFOMA MALT

O linfoma gástrico é responsável por 5% de todas as neoplasias gástricas, constituindo o tipo mais comum dos linfomas extranodais. Os linfomas gástricos primários originam-se de MALT. Com respeito a sua oncogênese e seu comportamento clínico, esses linfomas formam um grupo distinto de linfoma não Hodgkin de células B da zona marginal. O linfoma MALT do estômago pode se apresentar histologicamente como doença de baixo grau, com predominância de pequenas células linfoides (aproximadamente 30%), ou como uma doença de alto grau, com grandes células blásticas (aproximadamente 28%). Nos casos restantes (42%) pode ser reconhecido tanto componente de baixo como de alto grau, sugerindo fortemente uma progressão local do tumor.

O linfoma MALT representa 40% dos linfomas gástricos, e a infecção pelo HP está presente em cerca de 90% dos casos examinados pela histologia e em cerca de 98% dos casos estudados pela sorologia. Estudos recentes têm mostrado regressão completa do linfoma MALT após a erradicação bem-sucedida do HP, havendo recorrência de 3% a 13% em 5 anos de acompanhamento.

Para os linfomas de baixo grau localizados (estágio EI e EII da classificação de Ann Arbor) têm sido propostas a erradicação do HP e a avaliação após 1, 4 e 8 meses. Se não houver regressão do linfoma, inicia-se tratamento cirúrgico, quimioterapia ou radioterapia.

CÂNCER GÁSTRICO

O câncer gástrico é o segundo mais frequente em todo o mundo. Estudos epidemiológicos mostram que o câncer gástrico e a infecção pelo HP apresentam declínio na prevalência em países desenvolvidos, proporcionalmente à melhoria das condições econômicas. Em 1994, a Agência Internacional para Pesquisa do Câncer (IARC, da sigla em inglês) e a Organização Mundial da Saúde (OMS) classificaram o HP como um carcinógeno do grupo I.

A infecção pelo HP leva a uma gastrite aguda, que se torna crônica e progride para gastrite atrófica, metaplasia intestinal e displasia, indentificadas como etapas importantes na patogênese do carcinoma gástrico. A infecção pelo HP CagA(+) aumenta o risco de câncer em 30 vezes, quando comparada à infecção pelo HP CagA(−).

A associação entre HP e câncer gástrico está hoje bem estabelecida. A identificação de grupos de risco para seu desenvolvimento entre a população infectada constitui um objetivo a ser alcançado. No momento, é recomendada a erradicação do HP em familiares de primeiro grau de portadores de neoplasia gástrica, como em pacientes com atrofia e metaplasia, com gastrite de corpo e antro (pangastrite).

DISPEPSIA FUNCIONAL

A associação da infecção pelo HP com a dispepsia funcional (DF) permanece controversa, sendo hoje uma das questões mais polêmicas que envolvem essa bactéria. Como o HP e a DF são muito prevalentes nas populações, não há definição quanto à existência de relação causal entre as duas situações. Ainda não está bem estabelecido se a erradicação da infecção pelo HP é clínica e economicamente benéfica em pacientes com sintomas dispépticos, já que, na prática, é necessário tratamento antibiótico em 15 pacientes para se obter remissão sintomática em apenas 1.

A decisão de realizar o teste e tratar a infecção pelo HP na DF deve ser individualizada, levando-se em conta fatores de risco para úlcera péptica (idade e uso de anti-inflamatórios não esteroides – AINE) e para processos malignos gástricos (raça, história familiar).

Quadro 51.2 Doenças associadas ao *H. pylori*

Associação comprovada	Associação controversa
Gastrite aguda	Urticária
Gastrite crônica	Aftas
Úlcera gástrica	Anemia ferropriva
Úlcera duodenal	Aterosclerose coronariana
Linfoma MALT	Trombocitopenia autoimune crônica
Carcinoma gástrico	Doença do refluxo gastroesofágico

DOENÇA DO REFLUXO GASTROESOFÁGICO

Ainda não está definida qual a relação entre o HP e a DRGE. Alguns autores sugerem que a presença do HP está inversamente relacionada com a probabilidade de DRGE. Quanto à possibilidade de se provocar ou piorar a DRGE com o tratamento de erradicação do HP, uma recente revisão sistemática de Raghunath et al., incluindo 27 estudos, concluiu que as evidências disponíveis não apoiam uma associação entre a erradicação do HP e o desenvolvimento de esofagite de refluxo. Infelizmente, a heterogeneidade dos dados disponíveis torna difícil chegar a conclusões seguras a respeito dessa questão. O consenso nacional não recomenda rotineiramente a pesquisa do HP em pacientes com DRGE, e o uso crônico do inibidor da bomba de prótons (IBP) não implica a necessidade de eliminação da bactéria.

DIAGNÓSTICO (Quadro 51.3)

O diagnóstico da infecção pelo HP pode ser feito por testes não invasivos e invasivos, estes últimos necessitando de exame endoscópico. Não há um exame isolado que possa ser considerado o padrão-ouro para diagnóstico do HP. O exame mais apropriado será influenciado pelas circunstâncias clínicas, probabilidade da infecção e a disponibilidade e os custos de cada exame diagnóstico. Os testes que necessitam amostras da mucosa gástrica incluem os métodos de coloração, cultura, teste da urease e a reação em cadeia da polimerase (PCR). Os testes que prescindem da endoscopia são o teste respiratório, a sorologia e a determinação de antígenos fecais.

HISTOLOGIA

Uma significativa vantagem da histologia, em relação a outro método diagnóstico é a capacidade de avaliar as alterações patológicas associadas à infecção pelo HP. Trata-se de um método simples, com sensibilidade e especificidade de 90%. Recomenda-se que, no mínimo, três amostras de mucosa gástrica sejam coletadas (antro/corpo/incisura). A coloração mais utilizada é a hematoxilina/eosina (HE). A presença de polimorfonucleares (PMN) no tecido gástrico inflamado é altamente sugestiva de gastrite pelo HP.

CULTURA

Raramente utilizada na prática clínica, apesar de fornecer um diagnóstico definitivo da infecção e da sensibilidade da bactéria aos antimicrobianos, é um método lento, complicado e caro, necessitando de meio de cultura especial, não seletivo (ágar chocolate e ágar sangue) ou seletivo para o HP, sendo reservado para protocolo de pesquisa. Apresenta sensibilidade de 80% a 90% e especificidade de 95%.

TESTE RÁPIDO DA UREASE

Sua sensibilidade e especificidade alcançam 90%. Entretanto, o uso indiscriminado de IBP para o tratamento empírico de sintomas dispépticos, como também o uso prévio de antibióticos e bismuto, compromete a sensibilidade do teste. Esse teste se baseia na produção da urease pela bactéria, que metaboliza a ureia presente no meio utilizado, produzindo amônia, que eleva o pH e altera sua cor de amarelo para rosa. Recomenda-se a retirada de dois fragmentos de biópsia, um do corpo e outro do antro gástrico. Apesar de o teste poder tornar-se positivo em minutos, essa positividade só é considerada quando a viragem da cor ocorre em até 24 horas.

REAÇÃO EM CADEIA DA POLIMERASE (PCR)

Esse método, altamente específico, pode ser mais sensível do que outras técnicas baseadas em biópsia. Um estudo recente observou que a PCR foi capaz de detectar o HP em aproximadamente 20% das biópsias gástricas com gastrite atrófica, sem organismo identificado à histologia. A PCR possibilita também identificar mutação associada à resistência antimicrobiana. Atualmente restrito à pesquisa, pode no futuro constituir-se em um método prático e reprodutível para avaliar a sensibilidade antibiótica, a tipagem e a virulência do HP.

TESTE RESPIRATÓRIO

Com sensibilidade de 95% e especificidade de 100%, é o melhor método para estabelecer a cura da infecção pós-tratamento. O paciente ingere a ureia ligada ao carbono não radioativo (C13) ou radioativo (C14), cuja urease produzida pelo HP quebra a ureia, liberando o CO_2 marcado, o qual é quantificado no ar expirado. Recomenda-se que o bismuto e os antibióticos sejam suspensos pelo menos 28 dias antes e os IBP, de 7 a 14 dias, para não alterar a sensibilidade do método. Seu custo é elevado e encontra-se disponível apenas em grandes centros.

SOROLOGIA

O teste sorológico baseia-se na premissa de que pacientes infectados pelo HP produzem anticorpos específicos contra esse microrganismo. Apesar de não invasivo e econômico, e de ter sensibilidade e especificidade de 90%, não se presta para controle de tratamento ou para detecção de infecção recente, sendo muito útil em estudos epidemiológicos. Entre os métodos quantitativos, os testes pela técnica de ELISA têm sido os mais utilizados, uma vez que os testes qualitativos identificam apenas a presença ou não de anticorpos (IgG). Estes aparecem aproximadamente 21 dias após a infecção, podendo continuar presentes por muito tempo após a erradicação ou a cura da bactéria.

DETERMINAÇÃO DE ANTÍGENOS FECAIS

A pesquisa de antígenos fecais utiliza anticorpo policlonal anti-HP por meio de imunoensaio enzimático, identificando pacientes com infecção ativa, e pode ser útil para estabelecer a cura pós-tratamento. O uso prévio de antibióticos, bismuto e IBP pode alterar sua sensibilidade, porém menos do que o teste da urease e o teste respiratório. Considerado um acurado método diagnóstico, foi aprovado recentemente pelo órgão regulamentador norte-americano FDA, com indicação no diagnóstico primário da infecção e também no monitoramento dos resultados pós-tratamento, apresentando sensibilidade e especificidade de 95%.

TRATAMENTO

Após a descoberta do HP, houve uma mudança importante na maneira de tratar algumas doenças do trato digestivo, principalmente a doença ulcerosa péptica. A maioria dos pacientes ulcerosos nos quais a bactéria é erradicada pode ser considerada curada, uma vez que raramente ocorre recidiva (taxas < 2%).

O fator mais importante que influencia o sucesso da terapia anti-HP talvez seja a aderência do paciente aos an-

Quadro 51.3 Métodos diagnósticos para infecção pelo HP

Diagnóstico	Principal indicação	Sensibilidade %	Especificidade %
Teste respiratório	Confirmar erradicação	95	100
Teste de urease	Diagnóstico	90	90
Histologia	Diagnóstico	90	90
Cultura	Sensibilidade aos antibióticos	80 a 90	95
Sorologia	Epidemiologia Diagnóstico	90	90
HpSA	Epidemiologia Diagnóstico Confirmar erradicação	95	95

HpSA: Pesquisa do antígeno fecal do *Helicobacter pylori*.

tibióticos. O médico deve educar o paciente sobre os possíveis efeitos colaterais, alertando-o quanto a um possível regime alternativo, se necessário. São limitadas as evidências de que tabagismo, consumo de álcool e dieta afetem adversamente a probabilidade de erradicação bem-sucedida. Outro fator determinante no insucesso da terapia é a resistência primária da bactéria aos antibióticos. Parece que a resistência ao metronidazol e à amoxicilina continua relativamente estável, enquanto a resistência à claritromicina apresenta índice crescente, podendo ser esta a explicação para a queda da eficácia dos esquemas terapêuticos tradicionais à base de claritromicina. A resistência ao bismuto é rara. Uma revisão sistemática e uma metanálise de 14 estudos (1.529 pacientes) observaram que as cepas cagA(–) foram associadas a aumento do risco de falha terapêutica em comparação com as cepas cagA(+).

Pode-se dizer que praticamente todos os antimicrobianos já foram testados em monoterapia para o microrganismo, com resultados insatisfatórios e índice de erradicação, na maior parte das vezes, entre 20% e 40%. A combinação de claritromicina a um IBP ou ao citrato bismuto-ranitidina (RBC) alcançava taxa de sucesso de 64% a 84%. A despeito de ser simples e bem tolerado, a terapia dupla também não pode ser mais recomendada.

Atualmente, o regime mundialmente recomendado como primeira escolha é o esquema tríplice. Utilizam-se dois antimicrobianos e um IBP por 7 dias, com índice de erradicação entre 80% a 90%. O esquema quádruplo constitui alternativa para situações de resistência, ou seja, no retratamento, no qual se associam dois antibióticos, IBP e derivados de bismuto por um período de 7 a 14 dias. Os efeitos colaterais são mais frequentemente associados à claritromicina e incluem paladar alterado, náusea, diarreia e cefaleia.

No Brasil, a questão da erradicação encerra dificuldades maiores, tanto em razão do alto índice de pessoas infectadas como em virtude da menor aderência ao tratamento e da maior resistência aos imidazólicos (metronidazol e tinidazol). Portanto, esses medicamentos não são recomendados como primeira alternativa, recomendando-se como primeira escolha um IBP, amoxicilina e claritromicina. Nos pacientes reconhecidamente alérgicos às penicilinas, recomenda-se o uso da tetraciclina em substituição à amoxicilina.

Para o retratamento, os seguintes esquemas são sugeridos:

- IBP + levofloxacino + amoxicilina.
- IBP + levofloxacino + furazolidona.
- IBP + bismuto coloidal + tetraciclina + amoxicilina (esquema quádruplo, utilizado em alguns países como primeira alternativa no retratamento).

No retratamento, em função do aumento do índice de resistência antimicrobiana, a claritromicina não deve ser utilizada se já foi usada no primeiro esquema, como também tem sido sugerida a adoção de um esquema sequencial. Esse esquema, recentemente desenvolvido por pesquisadores italianos, consiste em 5 dias de IBP + amoxicilina, seguidos de mais 5 dias de IBP + claritromicina + tinidazol. Seu índice de erradicação é de cerca de 90%, mas convém lembrar que esse estudo representa um aspecto de um único país. Em países desenvolvidos, onde a prevalência da infecção é menor, a recidiva parece estar mais relacionada com a recrudescência da cepa bacteriana original do que propriamente com a reinfecção, sendo a recorrência estimada em 1,2% a 3% de pacientes ao ano. Estudos em território nacional apontam para números maiores, variando de 2% a 7%.

Tendo em vista a grande expectativa da classe médica em responder algumas questões polêmicas relacionadas com o HP, a Federação Brasileira de Gastroenterologia reuniu especialistas com ampla experiência no assunto para participarem do II Consenso Brasileiro sobre *Helicobacter pylori*, onde chegaram às seguintes conclusões:

Quando Pesquisar: Indicações

- Úlcera gastroduodenal.
- Suspeita de linfoma MALT de baixo grau.
- Pós-ressecção de carcinoma gástrico precoce.
- Gastrite intensa.
- Pacientes que vão iniciar tratamento contínuo com AINE não seletivos.
- Pacientes considerados de risco para o desenvolvimento de lesões do aparelho digestivo alto, independente da fase ou período de tratamento e do tipo, dose e indicação terapêutica para utilização de AINE ou ácido acetilsalicílico (AAS).

Quando Tratar: Indicações

Doenças

- Úlcera gastroduodenal.
- Linfoma MALT de baixo grau.
- Pós-cirurgia para carcinoma gástrico avançado em pacientes submetidos à gastrectomia parcial.
- Pós-ressecção de carcinoma gástrico precoce (endoscópica ou cirúrgica).
- Gastrite histológica intensa.

Situações clínicas

- Pacientes de risco para úlcera/complicações que utilizarão AINE.
- Pacientes com história prévia de úlcera ou hemorragia digestiva alta (HDA) que utilizarão AINE.
- Pacientes de risco para carcinoma gástrico.
- Pacientes com história prévia de úlcera ou HDA que deverão usar AINE específico ou não específico.
- Pacientes de risco para úlcera ou complicações que deverão usar cronicamente AAS em doses baixas.

Como Tratar: Esquemas de Tratamento

- IBP + amoxicilina 1g + claritromicina 500mg duas vezes ao dia por 7 dias.
- IBP duas vezes ao dia + claritromicina 500mg duas vezes ao dia + furazolidona 200mg duas vezes ao dia por 7 dias.
- IBP duas vezes ao dia + furazolidona 200mg duas vezes ao dia + tetraciclina 500mg quatro vezes ao dia por 7 dias.

Controle de Erradicação

- Oito semanas, no mínimo, após o final da medicação por meio do teste respiratório, quando não houver indicação para endoscopia digestiva alta (EDA).
- Na EDA, por meio de teste da urease e histologia.

Recomenda-se suspensão do uso de antissecretores 7 a 10 dias antes do exame. Esse controle deverá ser verificado no paciente com úlcera duodenal, úlcera gástrica e linfoma MALT de baixo grau.

Como retratar

Após a falência de um dos tratamentos iniciais propostos pelo consenso, recomendam-se novas tentativas de tratamento, com duração de 10 a 14 dias, não se devendo repetir ou estender o esquema inicial. A escolha dos esquemas a serem utilizados depende do tratamento inicial.

Se foram utilizados IBP + amoxicilina + claritromicina ou IBP + furazolidona + claritromicina, as opções são as seguintes:

- IBP (dose plena) duas vezes ao dia + sal de bismuto 240mg duas vezes ao dia + furazolidona 200mg duas vezes ao dia + amoxicilina 1g duas vezes ao dia (podendo ser substituída pela tetraciclina).
- IBP (dose plena) duas vezes ao dia + levofloxacino 500mg uma vez ao dia + amoxicilina 1g duas vezes ao dia (podendo ser substituída por furazolidona 400mg uma vez ao dia).

Se o esquema inicial foi IBP + furazolidona + tetraciclina, recomendam-se as seguintes opções:

- IBP (dose plena) duas vezes ao dia + amoxicilina 1g duas vezes ao dia + claritomicina 500mg duas vezes ao dia.
- IBP (dose plena) duas vezes ao dia + furazolidona 200mg duas vezes ao dia + sal de bismuto 240mg duas vezes ao dia + amoxicilina 1g duas vezes ao dia (podendo ser substituída pela tetraciclina).

Leitura Recomendada

Andreson H et al. Persistence of Helicobacter pylori infection in patients with peptic ulcer perforation. Scand J Gastroenterol 2007 Mar; 42(3):324-9.

Asaka M et al. Guidelines for the management of Helicobacter pylori infection in Japan: 2009 revised edition. Helicobacter 2010 Feb; 15(1):1-20.

Aydinli B et al. Is perforated marginal ulcer after the surgery of gastroduodenal ulcer associated with inadequate treatment for Helicobacter pylori eradication? Langenbecks Arch Surg 2007 Sep; 392(5):593-9.

Bose AS et al. Helicobacter pylori eradication prevents recurrence after simple closure of perforated duodenal ulcer. J Gastrenterol Hepatol 2007 Mar; 22(30):345-8.

Chen LW et al. A comparative study on Helicobacter pylori infection in peptic ulcer disease patients with or without previous eradication therapy. Hepatogastroenterology 2007 Dec; 54(80):2209-11.

Coelho LGV, Zaterka S. II Consenso Brasileiro sobre Helicobacter pylori. Arq Gastroenterol 2005 Abr-Jur; 42(2):128-32.

Hasan SR et al. Short-duration furazolidone therapy in combination with amoxicilin, bismuth subcitrate, and omeprazole for eradication of Heliobacter pylori. Saudi J Gastroenterol 2010 Jan; 16(l1):14-8.

Hobsley M et al. Controversies in the Helicobacter pylori/duodenal ulcer story. Trans R Soc Trop Med Hyg 2008 Dec; 102(12):1171-5.

Kaminishi M et al. Gastric cancer and eradication of H. pylori. Gan To Kagaku Ryoho 2007 Jan; 34(1):11-5.

Khatibian M et al. Furazolidone-based, metronidazole-based, or a combination regimen for eradication of Helicobacter pylori in peptic ulcer disease. Arch Iran Med 2007 Apr; 10(2):161-7.

Kim JS et al. Helicobacter pylori eradication for low-grade gastric mucosa-associated lymphoid tissue lymphoma is more successful in inducing remission in distal compared to proximal disease. Br J Cancer 2007 May; 96(9):1324-8.

Lawal OO et al. Helicobacter pylori in gastroduodenal diseases. J Natl Med Assoc 2007 Jan; 99(1):31-4.

Lipntskia EM et al. Helicobacter pylori in patients with bleeding ulcer. Khirurgiia 2008 Jan; (4):11-5.

Misra V et al. Prevalence of H.pylori in patients with gastric cancer. Indian J Pathol Microbiol 2007 Oct; 50(4):702-7.

Namiot DB et al. Association of erosive esophagitis with Helicobacter pylori eradication: a role of salivary bicarbonate and glycoprotein secretion. Dis Esophagus 2009 Jan; 22(4):368-73.

Sfarti C et al. 13C-urea breath test for the diagnosis of Helicobacter pylori infection in bleeding duodenal ulcer. Rev Med Chir Soc Med Nat Iasi 2009 Jul; 113(3):704-9.

Stanciu C et al. Endoscopic diagnosis of Helicobacter pylori in patients with bleeding peptic ulcers. Rev Med Chir Soc Med Nat Iasi 2007 Jan; 111(1):57-64.

Suriani R et al. CagA and VacA Helicobacter pylori antibodies in gastric cancer. Can J Gsatroenterol 2008 Mar; 22(3):255-8.

Tanaka E et al. Nonsteroidal anti-inflammatory drug use does not effect short-term endoscopic and histologic outcomes after Helicobacter pylori eradication in patients with rheumatoid arthritis. Mod Rheumatol 2007 Jan; 17(3):228-34.

Zullo A et al. Effects of Helicobacter pylori eradication on early stage gastric mucosa-associated lymphoid tissue lymphoma. Clin Gastroenterol Hepatol 2010 Feb; 8(20):105-10.

Parasitoses Intestinais

CAPÍTULO 52

Thiago Cezar Rocha de Azevedo
Emmanuel Victor Magalhães Nogueira

INTRODUÇÃO

As parasitoses intestinais acometem principalmente as populações mais carentes do mundo, especialmente em países em desenvolvimento, mas, em função da maior facilidade de viagens entre nações, vem acometendo também os habitantes de países desenvolvidos. São causadas por uma série de agentes, com manifestações diversas.

As condições de vida e de moradia e o nível educacional são determinantes para a transmissão dos parasitas. Infecções por parasitas são mais comuns onde coexistem três condições: (1) práticas sanitárias para permitir a contaminação do solo pelas fezes humanas; (2) o solo está devidamente úmido, favorecendo a sobrevivência de ovos/larvas; (3) há contato da pele humana com o solo contaminado e/ou ingestão de água e alimentos contaminados.

As parasitoses intestinais são um problema de saúde pública, mas estão listadas como uma das doenças mais negligenciadas em países pobres. Estudos apontam que essas patologias afetam o desenvolvimento de crianças, causando impacto na produção econômica futura.

As Figuras 52.1 e 52.2 mostram uma visão geral sobre o ciclo de vida dos protozoários e dos helmintos que serão abordados neste capítulo. A esquistossomose, outra parasitose importante no Brasil, será discutida no Capítulo 73.

AMEBÍASE (Quadro 52.1)

A *Entamoeba dispar* e a *Entamoeba histolytica* são as principais espécies que parasitam o organismo humano. A *E. dispar* é inócua ao homem, enquanto a *E. histolytica* é a responsável pela maior parte dos quadros clínicos de amebíase.

Em geral, a infecção é assintomática, mas alguns pacientes podem evoluir para disenteria amebiana, abscesso hepático amebiano e, raramente, outras manifestações, como o envolvimento pulmonar, cardíaco ou cerebral. Condições que afetam a imunidade celular, como extremos de idade, gestação, uso de corticosteroides, malignidade, desnutrição e, até mesmo, o alcoolismo são fatores de risco para doença grave e aumento da mortalidade após infecção por *E. histolytica*.

O parasita existe em duas formas: uma fase cística, forma infectante, e um estágio de trofozoíto, que é a forma causadora da doença invasiva. A infecção ocorre após a ingestão de cistos amebianos, isto é, normalmente por meio de alimentos ou água contaminados, mas pode ser associada à transmissão venérea por meio de contato fecal-oral, já descrito tanto em hetero como em homossexuais. Os cistos podem permanecer viáveis no ambiente por semanas a meses, e a ingestão de um cisto simples é suficiente para causar a doença.

Os cistos passam do estômago para o intestino delgado, onde se transformam em trofozoítos, podendo invadir e penetrar a barreira mucosa do cólon, causando destruição tecidual e aumento da secreção intestinal, levando, até mesmo, a quadros de diarreia sanguinolenta.

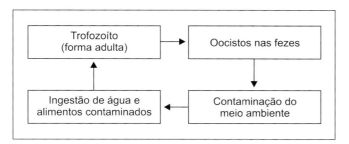

Figura 52.1 Representação esquemática do ciclo de vida dos protozoários.

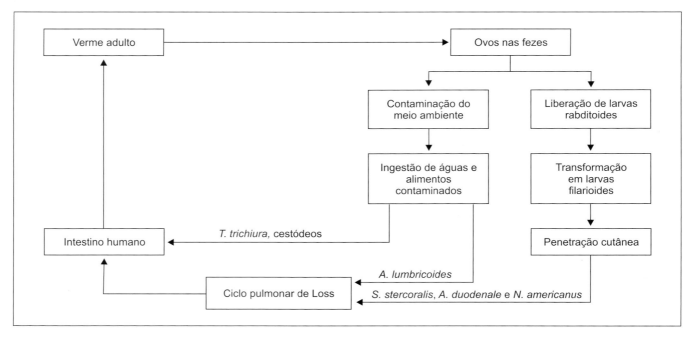

Figura 52.2 Representação esquemática do ciclo de vida dos helmintos.

Quadro 52.1 Amebíase

Agente etiológico	*Entamoeba hystolytica*
Quadro clínico	Intestinais: disenteria
	Extraintestinais: abscessos (fígado, pulmão, sistema nervoso central)
Diagnóstico	Pesquisa de cistos nas fezes (3 amostras)
Tratamento	Intestinais:
	Secnidazol
	Tinidazol
	Metronidazol
	Extraintestinais – associar:
	Teclosan
	Etofamida

O quadro clínico pode ser dividido em forma intestinal e forma extraintestinal da amebíase. A forma extraintestinal surge em até 40% dos pacientes com colite amebiana e se deve à invasão e à disseminação do trofozoíto pela mucosa colônica com a formação de abscessos amebianos em órgãos distantes, como sistema nervoso central (SNC), pulmões e fígado.

As manifestações clínicas da amebíase geralmente têm início subagudo, a partir de 1 a 3 semanas. Os sintomas variam da diarreia leve à disenteria grave, produzindo dor abdominal e sangue nas fezes. A perda de peso pode estar presente em até 50% dos pacientes. Colite fulminante, com necrose do intestino levando a perfuração e peritonite, ocorre em menos de 1% dos casos, mas está associada a uma taxa de mortalidade elevada (40%). Megacólon tóxico também pode desenvolver-se em casos de amebíase.

A amebíase intestinal pode também apresentar-se como uma síndrome crônica, com diarreia não disentérica, perda de peso e dor abdominal que pode durar anos e simular uma doença inflamatória intestinal. A infecção localizada no cólon, resultando em uma massa de tecido de granulação, chamado ameboma, é outra apresentação incomum, podendo ser diagnóstico diferencial com o câncer de cólon. Pacientes com amebomas geralmente apresentam uma massa macia palpável em região abdominal. Ulcerações perianais e fístula retovaginal são outras complicações raras.

Classicamente, o diagnóstico parasitológico da amebíase é feito pelo achado do trofozoíto, contendo hemácias em seu interior, o que possibilita diferenciar, na prática, a forma *dispar* da *histolytica*. No entanto, a sensibilidade desse achado não é elevada. Hemaglutinação indireta (IHA) é o teste mais sensível e é positiva em cerca de 90% dos pacientes com infecção intestinal sintomática. Entretanto, métodos sorológicos não diferenciam infecção recente do resquício imunológico de evento passado.

As fezes devem ser colhidas em pelo menos três amostras com intervalos de 2 dias. As fezes devem ser analisadas dentro de 30 minutos ou conservadas em meio apropriado, pois os trofozoítos sofrem autólise com grande facilidade.

Leucocitose expressiva, com valores > 20.000, pode ser encontrada nas formas invasivas da amebíase. Como a *Entamoeba* é um protozoário, ela não desencadeia uma resposta eosinofílica.

Em casos de sintomatologia que aumente a suspeita de formas extraintestinais, a realização de novos exames complementares (como ultrassonografia, tomografia computadorizada, velocidade de hemossedimentação [VHS], bilirrubinas, transaminases, fofatase alcalina e γ-GT, entre outros) deve ser considerada de acordo com a suspeita clínica.

Infecções assintomáticas devem ser tratadas devido ao risco potencial de doença invasiva e aos riscos de propagação da infecção para membros da família. O tratamento para *E. dispar* não é indicado, especialmente em áreas endêmicas.

Tratamento da Forma Intestinal

Secnidazol (1g, via oral em dose única) vem sendo preferido em razão da comodidade posológica e da boa eficácia, com cura parasitológica em torno de 90% a 100% dos casos. Outras opções são metronidazol (500mg três vezes ao dia por 5 dias) e tinidazol (2g uma vez ao dia por 2 dias).

Tratametno da Forma Extraintestinal

Utilizam-se o metronidazol (750mg três vezes ao dia por 10 dias) e o tinidazol (2g uma vez ao dia por 3 dias).

Como o metronidazol e o tinidazol são fármacos de pobre ação sobre as formas císticas, o tratamento deve ser complementado com o uso de teclosan (100mg três vezes ao dia por 5 dias) ou etofamida (200mg três vezes ao dia por 5 dias). Esses medicamentos, que atuam sobre as formas císticas, também podem ser usados em tratamento de casos assintomáticos para interromper o ciclo de transmissão.

Abscesso hepático amebiano

Entre as manifestações extraintestinais da amebíase, o abscesso hepático é a manifestação mais comum. Pacientes com abscesso hepático amebiano geralmente se apresentam agudamente com 1 a 2 semanas de febre (38,5 a 39,5°C) e dor no quadrante superior direito. Diarreia concomitante está presente em menos de um terço dos pacientes, embora alguns pacientes apresentem história de disenteria dentro dos últimos meses. A icterícia é rara. Ocasionalmente, os pacientes têm apresentação mais crônica com meses de febre, perda de peso e dor abdominal. Nesses doentes, hepatomegalia e anemia estão frequentemente associadas. Os exames laboratoriais podem cursar com leucocitose (> 10.000/mm^3), sem eosinofilia, elevação de fosfatase alcalina e transaminases hepáticas.

Exame radiológico do fígado é o principal método para diagnóstico de abscesso hepático amebiano. Pode ser feito por meio de ultrassonografia (USG), tomografia computadorizada (TC) ou ressonância magnética (RM). Pelo menos um desses estudos deve ser realizado em todos os casos suspeitos. Um abscesso subcapsular único no lóbulo direito do fígado é encontrado em 70% a 80% dos casos, embora múltiplas lesões possam estar presentes. Controle radiológico geralmente não é útil, pois a resolução radiológica completa pode levar até 2 anos. Punção aspirativa não tem sido convencionalmente recomendada e normalmente não é necessária. Entretanto, a aspiração sob orientação de USG ou TC é apropriada nas seguintes circunstâncias: (1) cisto parece estar em risco iminente de ruptura; (2) não há evidência de resposta terapêutica ao antibiótico depois de 3 a 5 dias; (3) necessidade de exclusão oportuna de outros diagnósticos. Nos casos refratários à terapia médica, a aspiração percutânea pode melhorar a recuperação clínica.

GIARDÍASE (Quadro 52.2)

Giardíase é uma infecção causada pela *Giardia lamblia*, um protozoário flagelado que possui duas formas morfológicas: cistos e trofozoítos. Os cistos, a forma infectante do parasita, são bastante resistentes no meio ambiente. Os trofozoítos são as formas maduras que se alojam e replicam no intestino delgado proximal. Os trofozoítos que não aderem ao intestino delgado migram para o intestino grosso, onde se transformam em cistos infecciosos e são levados de volta para o meio ambiente através das fezes.

A giardíase é especialmente comum em áreas com condições sanitárias precárias e instalações de tratamento de água insuficientes. A transmissão também pode ocorrer com a ingestão de alimentos contaminados com cistos crus ou mal cozidos ou, até mesmo, após cozimento. A cloração da água não consegue eliminar os resistentes cistos da *G. lamblia*.

Grupos de alto risco incluem lactentes, viajantes, indivíduos imunocomprometidos e pacientes com hipocloridria ou fibrose cística. As maiores taxas de infecção ocorrem entre crianças menores de 5 anos.

A gravidade das manifestações clínicas associadas à giardíase é variável. Em geral, cerca de metade dos indivíduos expostos à infecção não apresenta sintomas clínicos e aproximadamente 5% a 15% serão portadores de cistos de modo assintomático. Os restantes 35% a 45% dos indivíduos apresentam infecção sintomática. A natureza das manifestações clínicas em um paciente depende de uma

Quadro 52.2 Giardíase

Agente etiológico	*Giardia lamblia*
Quadro clínico	Assintomático
	Diarreia aguda aquosa
	Má absorção intestinal
Diagnóstico	Pesquisa de cistos nas fezes (3 amostras)
Tratamento	Secnidazol, tinidazol, metronidazol, nitazoxanida

série de fatores, incluindo a virulência do parasita, a carga parasitária e a resposta imune do hospedeiro:

- **Infecção assintomática:** a infecção assintomática ocorre em crianças e adultos e a eliminação de cistos assintomática pode durar 6 meses ou mais.
- **Giardíase aguda:** os sintomas geralmente se desenvolvem depois de um período de incubação de 7 a 14 dias e podem durar de 2 a 4 semanas. Perda de peso significativa (10% do peso corporal) ocorre em cerca de 50% dos pacientes sintomáticos (Quadro 52.3).
- **Giardíase crônica:** giardíase crônica pode acompanhar a fase aguda da doença ou pode desenvolver-se na ausência de antecedentes de uma doença aguda. A sintomatologia na fase crônica pode se desenvolver em até metade dos indivíduos sintomáticos. Em um estudo com indivíduos infectados experimentalmente, 84% apresentaram doença autolimitada (média de duração de 18 dias), enquanto os restantes tornaram-se cronicamente infectados.

Os sintomas mais frequentes são: diarreia ou apenas fezes pastosas, podendo haver alternância com períodos de constipação, dor abdominal difusa ou epigástrica, fadiga, astenia, perda de peso, esteatorreia e má absorção.

As manifestações podem variar quanto à apresentação, com períodos de exacerbação e remissão, durante muitos meses. A má absorção pode ser responsável pela perda de peso significativa que pode ocorrer na giardíase. Mesmo nos casos de infecção assintomática, má absorção de gorduras, açúcares, carboidratos e vitaminas pode ocorrer e levar a hipoalbuminemia e deficiências de vitaminas A, B_{12} e ácido fólico.

Intolerância à lactose ocorre em até 40% dos pacientes; clinicamente, manifesta-se com exacerbação dos sintomas intestinais após a ingestão de produtos lácteos. A recuperação pode levar várias semanas, mesmo após a eliminação do parasita.

Fenômenos de hipersensibilidade, como erupções cutâneas, urticária, ulcerações aftosas recorrentes, artrite reativa ou sinovite, foram descritos no contexto da giardíase, embora essas manifestações não sejam frequentes.

Quadro 52.3 Manifestações clínicas da giardíase aguda

Diarreia súbita e aquosa (90%)
Mal-estar (85%)
Flatulência (75%)
Esteatorreia (70%)
Cólicas abdominais e flatulência (70%)
Náuseas (70%)
Perda de peso (65%)
Vômitos (30%)
Febre (10% a 15%)

Raramente, o protozoário pode se espalhar a partir do duodeno para os ductos biliares e pancreáticos e causar colangite, colecistite ou hepatite granulomatosa. Prejuízo da função exócrina pancreática com secreção reduzida de tripsina e lipase também tem sido descrita.

O diagnóstico é tradicionalmente feito pela pesquisa de ovos e trofozoítos nas fezes. A sensibilidade de uma única amostra é de 60% a 80% e pode chegar 90% com três amostras. Esse teste é sensível e específico para diagnóstico da infecção por *G. lamblia*, bem como outras possíveis causas patogênicas de sintomas gastrointestinais. Como a eliminação de cistos costuma ser intermitente, o diagnóstico dessa parasitose pode ser difícil. Os imunoensaios apresentam maior sensibilidade do que a microscopia de fezes e pode ser utilizado para casos em que a microscopia de fezes não fornece um diagnóstico definitivo. Histopatologia duodenal geralmente é normal no contexto da giardíase; em alguns casos, pode ser observada atrofia das vilosidades.

Qualquer paciente com sintomas deve receber tratamento específico. O tratamento de pacientes assintomáticos, particularmente crianças, é realizado com o objetivo de evitar a propagação da infecção

A giardíase deve ser tratada com secnidazol (2g em dose única), tinidazol (2g em dose única) ou metronidazol (250mg duas vezes ao dia por 5 dias). O albendazol (400mg em dose única) e a furazolidona (100mg quatro vezes ao dia por 7 a 10 dias) são agentes eficazes, porém constituem a segunda opção. A nitazoxanida (500mg duas vezes ao dia por 3 dias) demonstrou eficácia igual ou superior quando comparada ao metronidazol.

A recorrência da diarreia após o tratamento pode ser devida à intolerância à lactose e não à infecção recorrente ou recidivante. Antes de novo tratamento empírico, é necessária reavaliação das amostras de fezes. Os doentes devem ser aconselhados a evitar alimentos que contenham lactose durante 1 mês após a terapia.

Opções para o tratamento de casos refratários incluem: regimes de combinação de medicamentos, como metronidazol (ou tinidazol) mais quinacrina (100mg por 14 a 21 dias) ou albendazol mais metronidazol. Esta última combinação obteve 100% de eficácia em pacientes que não tiveram sucesso com a terapêutica padrão com metronidazol. Deve-se considerar investigação de imunodeficiência em casos recidivantes ou refratários.

ISOSPORÍASE (Quadro 52.4)

Isospora belli é um protozoário oportunista que pode causar diarreia e perda de peso em pacientes com síndrome da imunodeficiência adquirida (SIDA). O uso

CAPÍTULO 52 Parasitoses Intestinais

Quadro 52.4 Isosporíase

Agente etiológico	*Isospora belli*
Quadro clínico	Diarreia aquosa não sanguinolenta no imunossuprimido
Diagnóstico	Pesquisa de oocistos nas fezes e eosinofilia
Tratamento	Sulfametoxazol-trimetoprima

de sulfametoxazol-trimetoprima para profilaxia contra *Pneumocystis carinii* em pacientes infectados pelo HIV diminui o risco de desenvolvimento de isosporíase.

Os principais órgãos afetados pela infecção por *I. belli* são os intestinos delgado e grosso. Alterações na mucosa incluem diminuição das vilosidades, hiperplasia das criptas e aumento na infiltração de células plasmocíticas, linfócitos e granulócitos.

As principais manifestações clínicas das infecções por *I. belli* são aquelas de uma doença entérica diarreica não sanguinolenta. Os sintomas mais comuns incluem febre, mal-estar, esteatorreia, diarreia, dor abdominal, cefaleia, vômito, desidratação e perda de peso. Diarreia prolongada e perda de peso podem desenvolver-se em pacientes com SIDA, assemelhando-se à criptosporidiose grave. O curso da infecção varia de acordo com o estado imunológico do hospedeiro. Os sintomas são geralmente autolimitados em indivíduos imunocompetentes. Em contraste, isosporíase é frequentemente uma infecção diarreica crônica, propensa a recaídas, mesmo após a terapia em imunodeprimidos, especialmente naqueles com SIDA. Também tem sido relatada em doenças imunodepressoras, como leucemia linfoblástica, leucemia de células T do adulto, a doença de Hodgkin e linfoma não Hodgkin.

O diagnóstico é estabelecido mediante a detecção de oocistos nas fezes. Entretanto, como ocorre com o *Cryptosporidium* e a *Cyclospora*, normalmente não podem ser detectados oocistos em exames de fezes de rotina. Assim, a coloração acidorresistente ou técnicas específicas fluorescentes devem ser solicitadas quando houver suspeita de isosporíase. Em contraste com a regra geral de que infecções por protozoários não provocam eosinofilia, aumento dos eosinófilos circulantes pode ocorrer em infecções por *I. belli*.

O medicamento de escolha para tratamento é o sulfametoxazol-trimetoprima. A dose e a duração do tratamento dependem do hospedeiro. Em pacientes imunocompetentes, um comprimido (800mg/160mg) duas vezes ao dia durante 10 dias costuma ser suficiente. No entanto, em pacientes imunocomprometidos, incluindo aqueles com HIV/SIDA, é administrado um comprimido de sulfametoxazol-trimetoprima (800mg/160mg) quatro vezes por dia durante 10 dias, seguido de duas doses ao dia por 3 semanas. A terapia de manutenção a longo prazo é oferecido aos pacientes com contagem de CD4 ≤ 200 células/µL, usando um comprimido (800mg/160mg) três vezes por semana.

Embora não existam estudos controlados, há alguma evidência de que a nitazoxanida, 500mg duas vezes ao dia por 3 dias, também pode ter atividade contra a isosporíase, sendo uma opção, assim como a ciprofloxacina, em pacientes com intolerância ao sulfametoxazol-trimetoprima.

CRIPTOSPORIDIOSE (Quadro 52.5)

Juntamente com a *Giardia*, está entre os parasitas patógenos entéricos mais comuns em seres humanos. Os microrganismos podem infectar e reproduzir-se nas células epiteliais do trato digestivo ou respiratório. A infecção é predominantemente associada a diarreia e doenças das vias biliares.

Cryptosporidium parvum foi descrito como o agente etiológico em três cenários epidemiológicos principais: (1) esporádicos, muitas vezes relacionadas com a água, com surtos de diarreia autolimitados em hospedeiros imunocompetentes; (2) crônica, doença fatal em pacientes imunodeprimidos, particularmente naqueles com infecção pelo HIV; (3) diarreia e desnutrição em crianças nos países em desenvolvimento.

O risco de doença grave e/ou prolongada é maior em pacientes com imunidades celular e humoral comprometidas, incluindo aqueles casos de HIV, transplante de órgãos, agentes imunossupressores, deficiência de Ig e hipogamaglobulinemia. No entanto, o número de casos de criptosporidiose vem diminuindo entre os pacientes com o HIV, principalmente em virtude da reconstituição imune com terapia antirretroviral.

A criptosporidiose pode cursar como infecção assintomática, diarreia leve ou enterite grave, com ou sem o envolvimento das vias biliares. A infecção assintomática pode ocorrer em pacientes imunocompetentes e imunodeficientes. Os pacientes que desenvolvem diarreia frequentemente apresentam náuseas, mal-estar, anore-

Quadro 52.5 Criptosporidiose

Agente etiológico	*Cryptosporidium parvum*
Quadro clínico	Diarreia crônica no imunossuprimido com ou sem envolvimento das vias biliares
Diagnóstico	Pesquisa de oocistos nas fezes (técnica de Ritchie)
Tratamento	Além da terapia antirretroviral, considerar nitazoxanida

xia, dor abdominal do tipo cólica e febre baixa. A presença de sangue ou leucócitos nas fezes é rara, a menos que haja coinfecção com outro patógeno entérico.

A doença geralmente desaparece sem tratamento em 10 a 14 dias, em pessoas imunologicamente saudáveis. Em imunodeprimidos (particularmente aqueles com imunodeficiência de células T), a doença é mais frequentemente prolongada e grave, e pode levar à perda de peso significativa, particularmente quando a contagem de CD4 < 100 células/μL. Uma série de outras manifestações clínicas da infecção em pacientes com SIDA têm sido descritas, incluindo: colecistite, colangite, hepatite, pancreatite e envolvimento do trato respiratório. Envolvimento do trato biliar afeta 10% a 30% dos pacientes com SIDA e pode resultar em colecistite acalculosa, colangite esclerosante e pancreatite. Os sintomas incluem dor no quadrante superior direito e febre.

O diagnóstico da criptosporidiose é feito mediante a identificação microscópica dos oocistos nas fezes ou nos tecidos. O laboratório deve ser alertado para a suspeita diagnóstica, e colorações específicas para os organismos devem ser solicitadas, uma vez que o exame de rotina para ovos de parasitas geralmente não detectam esporos de *Cryptosporidium*.

O tratamento depende do hospedeiro. Em imunocompetentes, o tratamento não é necessário, a menos que os sintomas persistam. Em pacientes infectados pelo HIV, a terapia antirretroviral deve ser iniciada rapidamente, pois a restauração imune com contagem de CD4 > 100 células/μL está associada à resolução completa dos sintomas. Para pacientes com volume de evacuações superior a 10 litros por dia, é necessária a reposição hidroeletrolítica, juntamente com a administração de agentes antidiarreicos. Em pacientes com sintomas crônicos e perda de peso, pacotes de reidratação oral e, até mesmo, nutrição parenteral total devem ser considerados. Nitazoxanida tem efeito limitado sobre os sintomas clínicos relacionados com a infecção em imunodeprimidos. Se a recuperação de células CD4 é lenta e os sintomas de diarreia são persistentes e graves, recomenda-se nitazoxanida 1.000mg duas vezes ao dia por 2 a 8 semanas.

NITAZOXANIDA

A nitazoxanida, um derivado nitrotiazólico sintetizado em 1974, foi descrita em 1984 como medicamento cestocida humano eficaz em dose única contra *Taenia saginata* e *Hymenolepis nana*. Seu desenvolvimento foi reiniciado em 1994, após a descoberta de sua atividade contra protozoários, sendo considerada atualmente o primeiro agente eficaz no tratamento da criptosporidiose. Ensaios clínicos duplo-cegos controlados têm demonstrado atividade da nitazoxanida no tratamento de diarreia causada por *Cryptosporidium parvum*, *Giardia intestinalis* e *Entamoeba histolytica*. É o primeiro e único fármaco aprovado pelo FDA (Food and Drug Administration) para tratamento da infecção pelo *Cryptosporidium*. A dose preconizada é de 500mg a cada 12 horas por 3 dias.

A nitazoxanida inibe uma enzima fundamental para o metabolismo energético desses organismos, a piruvato ferrodoxina oxidorredutase (PFOR).

Eventos adversos têm sido leves e transitórios, principalmente relacionados com o trato gastrointestinal. Os mais frequentes foram: cefaleia, tonteira, dor abdominal, diarreia, náuseas, vômitos e fadiga. O efeito adverso mais frequentemente associado o medicamento em teste foi a mudança na cor da urina, o que não representou significado clínico importante.

ESTRONGILOIDÍASE (Quadro 52.6)

Doença causada pelo *Strongyloides stercoralis*. A infecção começa quando ocorre o contato das larvas filarioides (o estágio de larva infectante) encontradas no solo ou em outros materiais contaminados com fezes

Quadro 52.6 Estrongiloidíase

Agente etiológico	*Strongyloides stercoralis*
Quadro clínico	**Agudas:** 1. Cutâneas: variáveis, entre elas: lesões urticariformes, *rash* serpiginoso, sobrelevado e eritematoso (larva *currens*) 2. Gastrointestinais: inespecíficos, dor em abdome superior que piora com ingestão de alimentos 3. Pulmonares: tosse seca, irritação na garganta, ispnéia, sibilos e hemoptise **Crônicas:** 1. Cutâneas: púrpura periumbilical, púrpuras não palpáveis, angioedema e eritrodermia 2. Gastrointestinais: quadros malabsortivos (enteropatia perdedora de proteínas) 3. Pulmonares: pneumonia leve de repetição, asma (piora paradoxal após uso de corticosteroide), doença pulmonar restritiva, quadro semelhantes a tromboembolismo e insuficiência respiratória **Alerta:** possibilidade de síndrome de hiperinfecção e estrongiloidíase disseminada (ver fatores de risco)
Diagnóstico	Parasitológico de fezes seriado – 7 amostras (método de Baermann Moraes)
Tratamento	Ivermectina, tiabendazol, albendazol

humanas, com a pele humana. As larvas filarioides penetram na pele e migram através da corrente sanguínea para os pulmões, onde penetram nos sacos alveolares. As larvas, em seguida, sobem a árvore brônquica e são engolidas.

As larvas transformam-se em fêmeas adultas, que penetram na mucosa do duodeno e jejuno. Os vermes adultos podem viver por até 5 anos. A fêmea adulta produz ovos por partenogênese. Os ovos são excretados nas fezes ou dão origem a larvas rabditoides (larvas não infectantes). As larvas rabditoides são geralmente transmitidas através das fezes. No solo, essas larvas se transformam na forma infectante (filarioide). O ciclo de penetração cutânea para o aparecimento de larvas nas fezes é de aproximadamente 3 a 4 semanas.

A característica-chave da infecção por *Strongyloides stercoralis* é a autoinfecção. Ao contrário de outros parasitas helmínticos, ele pode completar seu ciclo de vida inteiramente dentro do hospedeiro humano. Como resultado, a carga de vermes adultos em humanos infectados pode aumentar substancialmente através de um ciclo de autoinfecção. Durante esse ciclo, as larvas rabditoides amadurecem em larvas filarioides no interior do trato gastrointestinal. As larvas filarioides podem penetrar na pele perianal ou mucosa do cólon para completar o ciclo de autoinfecção. A transformação de larvas no interior do trato gastrointestinal também pode ser acelerada por obstipação, divertículos e outras condições que reduzem a motilidade intestinal, além do uso de esteroides.

Embora a autoinfecção seja limitada por uma resposta imune intacta, um baixo nível de autoinfecção pode permitir que o microrganismo persista por décadas e cause manifestações clínicas muito tempo depois da infecção inicial. No entanto, em pacientes com imunidade celular deprimida, autoinfecção pode dar origem a hiperinfecção (aumento da carga parasitária sem disseminação da larva em locais diferentes do padrão de migração) potencialmente fatal e, até mesmo, a doença disseminada (na qual há disseminação para sítios diferentes do padrão habitual de migração).

A maioria dos pacientes infectados não apresenta sintomas proeminentes ou simplesmente tem eosinofilia na ausência de sintomas. As manifestações mais comuns são discretos sintomas gastrointestinais, cutâneos e pulmonares que persistem por anos.

A eosinofilia não está universalmente presente na estrongiloidíase, mas pode ser a única pista de que o paciente abriga uma infecção parasitária. Entretanto, também pode apresentar-se suprimida ou ausente na doença disseminada por causa de infecções bacterianas concomitantes ou administração de esteroides. Nesses casos, a concentração de IgE sérica é frequentemente elevada.

Reacções Cutâneas

Strongyloides stercoralis pode produzir reações cutâneas quando as larvas penetram na pele. Essas reações incluem lesões urticariformes ou maculopapulares localizadas e pruriginosas. Os pés são os locais mais afetados pela infecção inicial, mas manifestações de infecção primária cutânea raramente levam o paciente a procurar atendimento médico.

Outra forma de *rash* que pode ocorrer em virtude da migração da larva na pele, que ainda não conseguiu fazer a penetração dérmica, é conhecida como *Larva currens*. Essa forma de acometimento cutâneo, considerada patognomônica de estrongiloidíase, caracteriza-se por *rash* serpiginoso, sobrelevado e eritematoso, que avança rapidamente (até 10cm/h) e desaparece em poucas horas. Em geral, é uma lesão única que predomina nas nádegas, no períneo, na região inguinal, na coxa proximal e no tronco. Outras lesões de pele em caso de estrongiloidíase crônica podem incluir púrpura periumbilical em infecções disseminadas, púrpuras não palpáveis, angioedema e eritrodermia similar a reação a medicações.

Sintomas Gastrointestinais

Os vermes adultos no intestino delgado induzem duodenite, que pode levar a dor abdominal superior, podendo ser semelhante à da úlcera duodenal, exceto pelo agravamento da dor com a ingestão de alimentos no caso da estrongiloidíase. Os pacientes também podem apresentar diarreia, anorexia, náuseas e vômitos. Em casos de cronicidade do quadro, devido a lesão na mucosa, podem ser encontrados sintomas relacionados com quadros malabsortivos, assim como enteropatia perdedora de proteínas. O processo inflamatório crônico levará à formação de fibrose, com atrofia de submucosa e da camada muscular, e a radiografia contrastada demonstrará aspecto de tubo liso do duodeno e do jejuno, achado sugestivo de estrongiloidíase.

Manifestações Pulmonares

A migração das larvas através do pulmão pode produzir tosse seca, irritação na garganta, dispneia, sibilos e hemoptise. Entretanto, uma síndrome similar à de Loeffler com eosinofilia raramente é observada. Alguns pacientes com estrongiloidíase crônica podem apresentar episódios repetidos de febre e pneumonia leve, produzindo uma imagem que se assemelha a uma pneumonia bacteriana recorrente. Podem, também, desenvolver asma que, paradoxalmente, piora com o uso de corticosteroide, ou dispneia, em função da doença pulmonar restritiva. Estrongiloidíase pode se apresentar como insuficiência respiratória aguda ou embolia pulmonar. Com frequência, a eosinofilia está inicialmente ausente, mas pode desenvolver-se posteriormente. Com o tratamento da estrongiloidíase, há resolução do quadro.

SÍNDROME DE HIPERINFECÇÃO

O ciclo da autoinfecção pode levar à síndrome de hiperinfecção, aumentando a carga parasitária em virtude da aceleração do ciclo de autoinfestação sem disseminação das larvas em locais diferentes do padrão de migração. Nesses casos, os sintomas gastrointestinais e pulmonares são mais graves e compreendem uma variedade de manifestações, entre elas: íleo paralítico, obstrução intestinal, hematêmese por duodenite hemorrágica, ulcerações intestinais (servindo de porta de entrada para infecções bacterianas) além de cavitações pulmonares, abscessos, efusão pleural, asma brônquica e, até mesmo, a síndrome da angústia respiratória do adulto (SARA). As manifestações mais comuns da síndrome de hiperinfecção incluem: febre, náuseas e vômitos, anorexia, diarreia, dor abdominal, dispneia, tosse, sibilos e hemoptise.

A fisiopatologia subjacente a estes fatores de risco, seja por doença ou induzida por iatrogenia, é um sistema imunológico comprometido, levando à disfunção das células Th-2 auxiliares. Por isso é tão importante detectar e erradicar a infecção por *Strongyloides* antes do início da terapia imunossupressora. Entre os fatores predisponentes, encontram-se todos aqueles que prejudicam a imunidade mediada por células (imunodeficiência congênita, neoplasia subjacente, desnutrição, alcoolismo, transplante de células-tronco hematopoéticas [TCTH] e a administração de corticosteroides ou agentes citotóxicos) (Quadro 52.7). Mesmo cursos de curta duração com corticosteroides (6 a 17 dias) podem levar a hiperinfecção esmagadora e morte.

Em contraposição aos esteroides e agentes citotóxicos, a ciclosporina tem atividade anti-helmíntica contra *Strongyloides*. Desconhece-se, no entanto, se esse efeito é suficiente para reduzir o risco de hiperinfecção em pacientes recebendo ciclosporina.

A infecção pelo HTLV-1 também é fator de risco significativo para hiperinfecção por estrongiloidíase. Os pacientes com infecção pelo HTLV-1 têm níveis elevados de produção de interferon-γ, o que diminui a produção de IL-4, IL-5, IL-13 e IgE, moléculas importantes na defesa do hospedeiro contra *Strongyloides*.

A hiperinfecção pode ocorrer em pacientes com SIDA. No entanto, ao contrário do que é esperado, quadros de SIDA não implicam elevação significativa do risco de hiperinfecção, já que nessa doença há uma dominância da resposta TH-2, que favorece a replicação do vírus HIV-1, porém protege contra infestação helmíntica.

ESTRONGILOIDÍASE DISSEMINADA

O quadro clínico da estrongiloidíase disseminada pode ser atribuído às consequências diretas da invasão de órgãos por larvas filarioides em qualquer parte do corpo, sendo precedidas pela hiperinfecção. Ao atravessarem a parede intestinal, podem causar bacteriemia secundária, principalmente por bactérias gram-negativas. As principais infecções secundárias são pneumonia, meningite e endocardite, entre outras.

Eosinofilia pode estar ausente quando advirem complicações como bacteriemia gram-negativa. As taxas de mortalidade de 10 a mais de 80% têm sido relatados em quadros disseminados.

Estrongiloidíase deve ser suspeitada em qualquer paciente com eosinofilia inexplicada, lesões de pele serpinginosas ou com sintomas gastrointestinais e pulmonares. Como o ser humano (hospedeiro) não elimina ovos, e sim larvas, o método de eleição a ser usado no exame de fezes é o de Baermann-Moraes. Para aumentar a sensibilidade do diagnóstico utilizam-se amostras seriadas (uma amostra < 30%, 50% com três amostras coletadas e 90% para sete amostras).

Como a diferenciação das formas larvárias permite presumir possível hiperinfecção, quando se encontram larvas filarioides nas fezes, é importante a análise rápida do material. Caso seja deixada à temperatura ambiente por mais de 3 horas, a maturação larvária da forma rabditoide para filarioide ocorrerá espontaneamente, levando à falsa interpretação desse achado.

Nos casos de estrongiloidíase disseminada, além de em fezes e duodeno (como na forma intestinal e na síndrome de hiperinfecção), larvas filarioides podem ser encontradas também no escarro, lavado broncoalveolar, urina, líquido cefalorraquidiano (LCR) e líquido pleural e ascítico.

A infecção por estrongiloides deve ser tratada tanto em pacientes sintomáticos como em assintomáticos, em virtude da possibilidade de hiperinfecção, se houver imunossupressão.

Atualmente, o agente de escolha para tratamento de estrongiloidíase não complicada é a ivermectina 200µg/kg, VO, uma vez ao dia, em 2 dias consecutivos ou com 2 semanas de intervalo. A taxa de cura com o tratamento em 2 dias consecutivos chega a 100%. Esse esquema mostrou eficácia semelhante ou superior à do tiabenda-

Quadro 52.7 Fatores de risco para síndrome de hiperinfecção por *Strongyloides stercoralis*

Desnutrição
Alcoolismo
Neoplasias
Infecção pelo HTL-1
Transplante de células-tronco hematopoéticas
Uso de corticosteroides
Uso de agentes citotóxicos (exceto ciclosporina)
Imunodeficiência congênita

zol (25mg/kg, VO, duas vezes ao dia por 2 ou 3 dias), além de apresentar menor incidência de efeitos colaterais. Uma alternativa é o albendazol (400mg, VO, duas vezes ao dia por 3 dias), com taxa de cura entre 45% e 60%.

O tratamento ideal da doença disseminada e da hiperinfecção ainda é incerto, pois os dados são limitados. Em pacientes imunodeprimidos com doença disseminada, a redução da terapia imunossupressora, se possível, é um complemento importante para qualquer terapia anti-helmíntica. Nesses casos, também é normalmente necessário prolongar ou repetir a terapia com ivermectina, embora não haja consenso geral sobre qual regime adotar. Alguns especialistas recomendam 5 a 7 dias de ivermectina, em caso de doença disseminada, ou a combinação com o albendazol, até que o paciente apresente resposta. Muitas vezes, a duração do tratamento é determinada pela resposta do paciente. Ivermectina deve ser administrada diariamente até que os sintomas desapareçam e os exames de fezes se tornem negativos por, pelo menos, 2 semanas (um ciclo de autoinfecção) ou mais, se o paciente permanece imunodeprimido.

Combinação de ivermectina e albendazol por longo prazo tem sido bem-sucedida em casos refratários de estrongiloidíase. Entre os sobreviventes da síndrome de hiperinfecção, doses mensais de ivermectina por pelo menos 6 meses podem ser dadas em caso de imunossupressão em curso.

O acompanhamento ambulatorial após tratamento deve ser feito com parasitológico de fezes e/ou títulos de anticorpos contra *Strongyloides* (que devem baixar os valores com a cura da doença).

A fim de evitar a temida síndrome de hiperinfecção, é importante procurar sintomatologia ou eosinofilia inexplicada naqueles pacientes em que se cogita o uso prolongado de corticosteroides e agentes imunossupressores. Tratamento antiestrongiloide profilático compulsório, em áreas endêmicas, e sua repetição por períodos regulares, enquanto se mantiver o fator predisponente, são condutas que vêm sendo adotadas por muitos serviços antes da adoção de terapias imunossupressoras, mesmo sem comprovação laboratorial da helmintíase.

ANCILOSTOMÍASE (Quadro 52.8)

Causada pelos *Ancylostoma duodenale* e *Necator americanus*, este último mais importante em território nacional. O ciclo de vida desses vermes envolve liberação de ovos através das fezes de um hospedeiro infectado para propagação no meio externo. Chegando ao solo, os ovos eclodem e geram larvas rabditoides, que amadurecem em larvas filarioides. Estas penetram pela pele e atingem a circulação sanguínea e os pulmões, até chegarem ao intestino delgado, onde vivem as formas adultas.

Quadro 52.8 Ancilostomíase

Agentes etiológicos	*Ancylostoma duodenale* e *Necator americanus*
Quadro clínico	1. Cutâneas: erupção maculopapular focal pruriginosa 2. Pulmonares: geralmente discretos (tosse, irritação na garganta) 3. Gastrointestinais: inespecíficos 4. Deficiências nutricionais crônicas: sindrome anêmica, má absorção
Diagnóstico	Parasitológico de fezes, eosinofilia, cristais de Charcot-Leyden
Tratamento	Albendazol Mebendazol **Atenção:** ivermectina é ineficaz

Os ovos se tornam detectáveis nas fezes cerca de 6 a 8 semanas após a infecção pelo *N. americanus*. Larvas de *Ancylostoma duodenale* pode persistir nos tecidos antes de retornarem para o intestino; como resultado, a oviposição pode ser adiada.

As manifestações refletem o potencial das quatro fases da ancilostomose: (a) penetração cutânea por larvas infectantes; (b) passagem transpulmonar; (c) sintomas agudos gastrointestinal e (d) deficiências nutricionais crônicas:

a. **Manifestações cutâneas:** penetração dérmica da pele geralmente produz uma erupção maculopapular pruriginosa focal em cada um dos sítios de penetração das larvas. Menos frequentemente, faixas serpiginosas da migração larval intradérmica podem ser vistas em indivíduos previamente infectados, a *larva migrans* cutânea, geralmente causada por larvas infectantes de *A. braziliensis* que causam infecção por ancilostomídeos em cães ou gatos.

b. **Passagem transpulmonar:** apesar de larvas atravessarem os pulmões entre 8 e 21 dias após a infecção, os sintomas pulmonares atribuíveis aos parasitas parecem ser discretos. Apesar de ligeira tosse e irritação da faringe poderem ser experimentadas durante o tempo em que as larvas estão migrando nas vias aéreas, infiltrados pulmonares eosinofílicos típicos de infestação por áscaris são raros.

c. **Sintomas agudos gastrointestinais:** achados inespecíficos podem ser encontrados, incluindo náuseas, diarreia, vômitos, dor abdominal (geralmente com acentuação pós-prandial) e aumento da flatulência.

d. **Deficiências nutricionais crônicas:** o maior impacto da infecção por ancilostomídeos ocorre sobre o estado nutricional do paciente, especialmente de crianças desnutridas e mulheres grávidas. Os ancilostomídeos podem causar perda de sangue durante a fixação à mucosa intestinal por laceração de capilares e ingestão de sangue extravasado. Esse processo é facilitado pela produção de peptídeos anticoagulantes, incluindo aqueles que inibem o fator X ativado e o complexo fator VIIa/fator tecidual e inibem a ativação das plaquetas. Cada verme adulto de *N. americanus* consome cerca de 0,3mL/dia de sangue e cada *A. duodenale* consome cerca de 0,5mL/dia de sangue.

As perdas diárias de sangue, ferro e albumina, especialmente em pacientes com infecções graves, podem levar à anemia e contribuir com os distúrbios nutricionais. Além disso, ancilostomídeos liberam um inibidor de serina proteinase, capaz de inibição em amplo espectro de tripsina, quimotripsina e elastase pancreática, que pode prejudicar a digestão e contribuir para a desnutrição.

O diagnóstico da ancilostomíase é apoiado por história de exposição cutânea a um solo potencialmente contaminado, histórico de dermatite, eosinofilia inexplicada no sangue periférico ou o achado de ovos de *N. americanus* ou *A. duodenale* em amostras fecais. A excreção fecal de ovos não se torna detectável até cerca de 2 meses após a aquisição da infecção dérmica de *N. americanus* e até 38 semanas para o *A. duodenale*. Assim, exames de fezes negativos serão esperados durante as fases iniciais do envolvimento cutâneo, pulmonar ou gastrointestinal. A eosinofilia periférica é um achado frequente. O grau de eosinofilia na ancilostomíase é geralmente leve e varia durante o curso da doença.

Quadros pulmonares com a clínica exuberante podem ter como pista diagnóstica o achado de cristais de Charcot-Leyden na análise do escarro, os quais são compostos de uma enzima derivada de eosinófilos, lisofosfolipase, e são encontrados em todas as infecções pulmonares eosinofílicas parasitárias.

A ancilostomíase deve ser tratada com albendazol (400mg em dose única), a terapêutica de escolha, com índices de cura acima de 90%, ou mebendazol (100mg duas vezes ao dia por 3 dias), com taxa de cura de 35% a 95%. Em infecções leves, o mebendazol pode ser usado em dose única de 500mg. O pamoato de pirantel (11mg/kg/dia, por 3 dias, dose máxima de 1g/dia) é uma alternativa para tratamento, enquanto a ivermectina é ineficaz para ancilostomíase.

TRICURÍASE (Quadro 52.9)

Infecção causada pelo nematoide *Trichuris trichiura*, o qual em alta prevalência mundial e geralmente está associado a outros helmintos, em especial ao *Ascaris lumbricoides*, uma vez que esses patógenos vivem sob condições semelhantes.

Quadro 52.9 Tricuríase

Agente etiológico	*Trichuris trichiura*
Quadro clínico	Disenteria com sangue e muco nas fezes (infecção de moderada a intensa) Prolapso retal
Diagnóstico	Exame direto de fezes em lamínula; exame quantitativo: Kato-Katz
Tratamento	Albendazol Mebendazol Ivermectina (eficácia variável)

A transmissão é fecal-oral. Os ovos são ingeridos e, ao chegarem no duodeno, eclodem e ocorre a liberação de larvas. As larvas se desenvolvem em vermes adultos durante um período de cerca de 2 a 3 meses. O macho e a fêmea vivem no intestino humano.

A maioria das infecções por *T. trichiura* é assintomática. Ocasionalmente, relatam-se sintomas gastrointestinais inespecíficos, como anorexia, cólicas e diarreia. Evacuações noturnas são especialmente frequentes. Os sintomas clínicos são mais frequentes em infecções de moderadas a intensas. Colite e disenteria com sangue e muco nas fezes ocorrem particularmente em indivíduos com mais de 200 vermes. O achado clínico mais característico na tricuríase é o prolapso retal. Isso ocorre principalmente em indivíduos altamente infectados. Pica, anemia e baqueteamento dos dedos são outros indícios potenciais para o diagnóstico.

O diagnóstico de tricuríase é feito por exame direto das fezes em lamínula, cabendo o uso de métodos quantitativos, como o Kato-Katz, para se obter um dado objetivo sobre o grau de infestação. Pode haver eosinofilia periférica em até 15% dos pacientes. Após a infecção, os ovos não serão detectáveis nas fezes por cerca de 3 meses. Esse prazo é denominado período pré-patente.

O tratamento de escolha para a tricuríase é o mebendazol (100mg duas vezes ao dia por 3 dias), apresentando alta taxa de cura – entre 70% e 90%. Alternativamente, pode ser usado albendazol, na dose de 400mg por 3 dias, o que resulta em cerca de 80% de cura. O tratamento da tricuríase com doses orais únicas de anti-helmínticos não é satisfatório. A ivermectina também tem sido utilizada, demonstrando eficácia variável. Após terapia, a reinfecção é comum em áreas endêmicas.

ASCARIDÍASE (Quadro 52.10)

Trata-se da helmintíase mais prevalente no mundo, causada pelo *A. lumbricoides*. Os ovos são transmitidos por via fecal-oral. Após ingeridos, esses ovos eclodem no duodeno, liberando larvas capazes de penetrar na

Quadro 52.10 Ascaridíase

Agente etiológico	*Ascaris lumbricoides*
Quadro clínico	1) Pulmonares: síndrome de Löffler 2) Intestinal: síndrome de má absorção 3) Complicações: obstrução (intestinal, vias biliares, ducto pancreático, apêndice, divertículos, entre outros)
Diagnóstico	EPF, eosinofilia, exames radiológicos baritados
Tratamento	Albendazol Mebendazol Em caso de obstrução intestinal: óleo mineral + piperazina

mucosa, alcançar a circulação porta e, então, atingir a circulação venosa sistêmica e os pulmões. As larvas geralmente atingem os pulmões 4 dias após a ingestão de ovos. Dentro dos alvéolos pulmonares, as larvas amadurecem ao longo de um período de aproximadamente 10 dias, quando ascendem à via aérea, sendo posteriormente engolidas. Ocasionalmente, as larvas migram para outros locais além dos pulmões, como rins ou cérebro. Uma vez de volta ao intestino, transformam-se em vermes adultos.

Embora a maioria dos vermes seja encontrada no jejuno, eles podem ser encontrados em qualquer lugar do esôfago ao reto. Os vermes adultos habitam o lúmen do intestino delgado, geralmente o jejuno e o íleo. Têm vida útil de 10 meses a 2 anos e são depois eliminados nas fezes. Os vermes adultos não se multiplicam no hospedeiro humano, ou seja, o número de vermes adultos por pessoa infectada se relaciona com o grau de exposição contínua aos ovos infecciosos ao longo do tempo.

Coinfecção com outras doenças parasitárias ocorre com certa regularidade em razão de fatores predisponentes semelhantes para a transmissão. Em sua maioria, os pacientes infectados são assintomáticos. A doença clínica é restrita a indivíduos com carga parasitária alta.

A ascaridíase ocorre em três etapas: fase pulmonar, fase intestinal e complicações decorrentes da fase intestinal. Os sintomas estão relacionados com a fase de migração de larvas, a presença de vermes adultos na luz intestinal e a resposta imunológica do hospedeiro.

O comprometimento respiratório ocorre principalmente na primeira etapa e raramente como complicação da fase intestinal. As principais manifestações pulmonares da infecção por áscaris se desenvolvem durante a passagem transpulmonar. As larvas produzem um infiltrado pulmonar transitório eosinofílico, comumente referido como síndrome de Loeffler. Os sintomas se desenvolvem em cerca de 9 a 12 dias após a ingestão de ovos, em uma época em que as larvas estão dentro dos pulmões.

Os seguintes sintomas foram descritos: tosse seca e irritante, desconforto torácico em queimação, que são agravados por tosse ou respiração profunda, e até mesmo dispneia e escarros hemoptoicos podem ocorrer. Cerca de 15% têm urticária durante os primeiros 4 a 5 dias da doença. A febre ocorre em muitos pacientes e geralmente é baixa. É comum a presença de estertores e sibilos, mas sinais de consolidação estão ausentes. Hepatomegalia pode desenvolver-se, mas não é vista linfadenopatia.

Os sintomas agudos geralmente desaparecem dentro de 5 a 10 dias, dependendo da gravidade da doença. Os níveis séricos de IgE e anticorpos para áscaris são elevados. A radiografia de tórax pode mostrar infiltrados redondos ou ovais, variando em tamanho e acometendo ambos os campos pulmonares. Essas lesões são mais prováveis quando eosinofilia no sangue > 10%. Os infiltrados são migratórios e podem se tornar confluentes em área peri-hilar, em geral desaparecendo completamente depois de várias semanas.

Os sintomas gastrointestinais são inespecíficos e incluem: anorexia, náuseas, desconforto abdominal, diarreia ou constipação. Em função do impedimento de absorção de proteínas, lactose e vitamina A da dieta, a ascaridíase pode agravar estados de desnutrição, intolerância à lactose e hipovitaminse A, podendo causar, até mesmo, esteatorreia. Particularmente em crianças, pode ocorrer obstrução intestinal por vermes emaranhados, sendo a válvula ileocecal a localização mais frequente dessa complicação.

Ocasionalmente, a ascaridíase poderá ser complicada por localização ectópica dos vermes adultos, quando ocorrer migração de vermes adultos: para as vias biliares (cólica biliar, colecistite acalculosa, colangite, icterícia obstrutiva e perfuração das vias biliares com peritonite); para o ducto pancreático (pancreatite); para o apêndice (apendicite) e divertículos (diverticulite). Aumento da migração dos vermes ocorre com o uso de anestesia geral, febre alta e com o próprio tratamento da verminose.

O diagnóstico deve ser feito mediante a identificação dos ovos de *A. lumbricoides* nas fezes. Uma única amostra apresenta sensibilidade de 90%. Entretanto, ovos não aparecem nas fezes nos primeiros 40 dias da infecção e em casos de infecção causados apenas por adultos machos.

Eosinofilia é o achado laboratorial mais comum. Ela pode estar ausente no início do período sintomático, mas aumenta em magnitude após vários dias de sintomas e desaparece durante muitas semanas. A análise do escarro revela eosinófilos e cristais de Charcot-Leyden.

Os exames radiológicos baritados podem revelar imagens correspondendo a falhas de enchimento patognomônicas da ascaridíase. O novelo de vermes pode gerar a clássica imagem radiológica em miolo de pão no íleo distal. USG, TC e RM podem visibilizar o verme. Quando há presença de vermes na árvore biliar, ou em caso de suspeita de envolvimento do ducto pancreático principal, a colangiopancreatografia endoscópica retrógrada (CPER) é útil tanto no diagnóstico como no tratamento, já que a retirada do parasita pode ser feita durante o procedimento.

O medicamento de escolha no tratamento da ascaridíase é o albendazol (400mg em dose única) com taxa de cura próxima a 100%. Aternativamente, encontram-se o mebendazol (100mg, VO, duas vezes ao dia por 3 dias ou 500mg em dose única), com taxa de cura de 95%, o citrato de pirantel (11mg/kg em dose única – máximo: 1g), com taxa de cura em torno de 90%, mas com efeitos colaterais gastrointestinais comuns, e o levamisol (150mg em dose única), eficaz em 77% a 96% dos casos.

Nos quadros obstrutivos, o tratamento inicial é clínico com uso de piperazina (75mg/kg, por 2 dias – dose máxima: 3,5g/dia) associado a óleo mineral. A piperazina causa paralisia flácida dos vermes adultos e auxiliaria a expulsão dos helmintos.

ENTEROBÍASE (Quadro 52.11)

Causada pelo *Enterobius vermiculares*, que habita preferencialmente o ceco e o apêndice, ocorre mais frequentemente em crianças em idade escolar com idades entre 5 e 10 anos e é relativamente incomum em menores de 2 anos de idade.

A infecção ocorre em todos os grupos socioeconômicos, mas a transmissão fecal-oral é mais eficaz quando as pessoas estão vivendo em ambientes fechados e em condições de superlotação. O ser humano é o único hospedeiro natural do parasita.

O ciclo de vida tem a peculiaridade de usar a oviposição anal como meio de propagação, o que torna raro seu achado no exame de fezes. Os ovos não precisam de amadurecimento em solo para se tornarem infectantes, o que lhes confere grande potencialidade de contaminação. A forma mais comum de transmissão é pelas mãos do paciente, a qual também pode ocorrer por meio das roupas e via sexual.

A maioria das infecções por *E. vermicularis* e assintomática. O quadro clínico pode ser atribuído a estimulação mecânica e irritação, manifestações alérgicas ou transporte dos microrganismos para locais onde eles se tornam patogênicos. O sintoma mais comum da enterobíase é o prurido perianal, causado por uma reação inflamatória com a presença dos vermes adultos e oviposição, que ocorre predominantemente durante a noite, na pele perianal. Assim, insônia ou cansaço diurno, associado à má qualidade do sono, além de sintomas gastrointestinais vagos, pode fazer parte das manifestações clínicas da doença. O prurido promove ainda o acúmulo de ovos sob as unhas (aumentando a transmissão) e pode predispor infecções bacterianas secundárias.

O verme adulto também pode migrar da região perianal para o trato genital da fêmea hospedeira, resultando em vulvovaginites, infecções do trato urinário, salpingite, ooforite, granuloma cervical ou inflamação perineal. Infestação da mucosa nasal também tem sido descrita.

O método da fita gomada (conhecido como método de Graham), usado pela manhã na região perianal, é o meio de eleição para o diagnóstico. Além da presença típica de ovos, as fêmeas também podem ser encontradas. O material deve ser obtido antes do asseio local, pois os ovos são facilmente desgarrados quando da higiene. Uma única tentativa tem sensibilidade de 50%, aumentando para 90% e 99% se três e cinco tentativas forem realizadas, respectivamente. Eosinofilia não é achado comum nos casos de enterobiose.

Mebendazol (100mg em dose única repetida após 1 a 2 semanas) ou albendazol (400mg em dose única, repetida após 1 a 2 semanas) devem ser usados como primeira linha de tratamento da infecção. O palmoato de pirvínio (11mg/kg, dose máxima: 1g) tem eficácia de cerca de 90%; entretanto, como apresenta vários efeitos adversos, é o segundo fármaco de escolha.

Apesar da alta eficácia do tratamento, a reinfecção é comum. Como membros da família também estão frequentemente infectados e podem ser uma fonte de reinfecção, o tratamento simultâneo de todos os membros do agregado familiar é indicado. Todos os lençóis e roupas devem ser lavados. Medidas higiênicas, como corte das unhas, lavagem das mãos e banhos, também podem reduzir a reinfecção e a disseminação da infecção para outras pessoas.

Quadro 52.11 Enterobíase

Agente etiológico	*Enterobius vermicularis*
Quadro clínico	Prurido anal, má qualidade do sono. Infecções bacterianas secundárias
Diagnóstico	Fita gomada (método de Graham)
Tratamento	Albendazol, repetir em 1 a 2 semanas. Mebendazol, repetir em 1 a 2 semanas. A reinfecção é comum. Para preveni-la: 1) Tratar todos os familiares simultaneamente 2) Lavar roupas, lençóis de cama e toalhas após uso 3) Medidas de higiene pessoal (cortar unhas, lavar as mãos etc.)

CESTÓDEOS

Um grupo de vermes é conhecido por apresentar formas adultas com ventosas que aderem à mucosa do intestino do hospedeiro. Pertencem à classe Cestoda,

Capítulo 52 — Parasitoses Intestinais

Quadro 52.12 Tratamento da infecção por cestódeos

Praziquantel	Teníase e difilobotríase: 5 a 10mg/kg, dose única Himenolepíase: 25mg/kg, dose única. Repetir após 10 dias
Niclosamida	2g, dose única
Outros	Albendazol 400mg, 1×/dia por 3 dias Mebendazol 200mg, 2×/dia por 4 dias

filo platelminto (vermes achatados), e são representados por: *T. solium* (tênia do porco), *T. saginata* (tênia do boi), *Diphyllobothrium* (tênia do peixe) e *Hymenolepis*.

São encontrados em áreas que carecem de saneamento adequado e, em linhas gerais, apresentam modo de transmissão, ciclo de vida, quadro clínico, diagnósticos e tratamento semelhantes, salvo algumas particularidades.

Em geral, após a ingestão do ovo desses parasitas pelo hospedeiro intermediário, haverá a formação de larvas. Outros animais poderão se alimentar desse hospedeiro intermediário infectado pelas larvas. Essas larvas se desenvolverão e se transformarão em formas adultas sexuadas no organismo do hospedeiro, que se chamará definitivo.

O ser humano geralmente faz o papel de hospedeiro definitivo desses parasitas ao se alimentar de carne crua de animais parasitados. Assim, ao se alimentar de carne crua de boi e de porco parasitados, poderá apresentar a teníase. Ao se alimentar de carne crua de peixe e crustáceos parasitados, poderá apresentar difilobotríase. Eventualmente, o ser humano pode ser portador dos cisticercos (forma larvária), quando da ingestão dos ovos da *T. solium* ou do rompimento de proglote, ao ser regurgitada para o estômago, podendo ocorrer a migração de cisticercos para órgãos extraintestinais (como tecido subcutâneo, músculos, olhos e até SNC).

Teníase

A maioria dos seres humanos que carregam uma tênia adulta (popularmente conhecida como solitária) é assintomática.

Manifestações abdominais estão mais relacionadas com a *T. saginata*, usualmente com sintomas inespecíficos, e chama a atenção a associação com sintomas sistêmicos, como insônia, irritabilidade, cefaleia, tontura e urticária. Complicações como obstrução intestinal, de ductos biliares ou pancreáticos e do apêndice podem ocorrer. Pacientes com infecções por tênia adulta podem apresentar eosinofilia periférica (15% da leucometria total).

Talvez a diferença mais importante entre a *T. solium* e a *T. saginata* seja o fato de o ser humano eventualmente ser o hospedeiro intermediário do ciclo da *T. solium*, albergando sua larva e desenvolvendo a cisticercose, uma doença bem mais grave do que a teníase.

Cisticercose

Na cisticercose, os sítios de preferência para o alojamento parasitário são musculatura estriada, tecido subcutâneo, globo ocular e SNC (neurocisticercose), sendo essas duas últimas localizações de maior relevância clínica.

As manifestações clínicas da neurocisticercose dependem essencialmente da quantidade e da localização dos cisticercos no SNC. Os sintomas mais frequentes são as crises convulsivas parciais com generalização secundária. Também podem ocorrer déficit sensitivo-motor, desordens psiquiátricas ou cognitivas, hidrocefalia, ataxia e cefaleia, entre outros. Já as formas medulares, menos comuns do que as encefálicas, cursam com sintomas de compressão medular ou radicular em razão da lesão tecidual por inflamação e efeito de massa.

O acometimento do globo ocular (oftalmocisticercose) pode cursar com dor periorbital, escotomas, deterioração progressiva da acuidade visual, hemorragia e descolamento retiniano, além de iridociclite e coriorretinite.

Difilobotríase

A maioria dos indivíduos com difilobotríase é assintomática. A proglote pode ocasionalmente ser regurgitada ou transmitida através das fezes, mas isso ocorre com menos frequência do que com as espécies de tênia. A oviposição começa cerca de 1 mês após a ingestão do peixe contaminado (período pré-patente). Sintomas inespecíficos têm sido atribuídos à infecção e incluem: diarreia, fadiga, tontura e sintomas alérgicos. A obstrução mecânica do intestino pode ocorrer ocasionalmente em casos de infestações intensas.

A manifestação clássica da infecção por *Diphyllobothrium latum* é a anemia megaloblástica em função da deficiência de vitamina B_{12}. *D. latum* tem afinidade única pela vitamina B_{12} e, portanto, compete com sua absorção. Deficiência se desenvolve especialmente se o hospedeiro já apresenta níveis limítrofes da vitamina antes de adquirir a infecção. Tem sido relatado que aproximadamente 40% dos indivíduos infectados apresentam baixos níveis de vitamina B_{12}, mas que apenas 2% irão realmente desenvolver anemia. Se a deficiência é grave, pancitopenia, dispneia, glossite e alterações neurológicas (degeneração subaguda combinada de nervos espinhal e periféricos) podem desenvolver-se. A anemia megaloblástica pode ser uma pista para o diagnóstico de difilobotríase. Eosinofilia periférica de 5% a 10% pode ocorrer em alguns pacientes infectados.

Himenolepíase

Infecção por *H. nana* (himenolepíase) é mais comum em crianças, pois elas são mais suscetíveis a violações em matéria de higiene oral-fecal. A maioria das infecções é assintomática, mas os sintomas se tornam mais comuns com o aumento da carga parasitária. Infecções graves com mais de 1.000 vermes podem ocorrer e são frequentemente associadas a dor abdominal do tipo cólica, diarreia, anorexia e prurido anal. Tonturas, irritabilidade, distúrbios do sono e convulsões também têm sido descritos. Podem estar presente eosinofilia no sangue periférico de 5% a 10%.

DIAGNÓSTICO

O diagnóstico dessas verminoses se dá pelo estudo seriado das fezes. Nas teníases, há o reconhecimento de proglotes nas fezes, enquanto na difilobotríase e na himenolepíase, há a observação de ovos nas fezes.

Na neurocisticercose, o exame de escolha é a TC de crânio. É possível distinguir se os cistos estão mortos ou viáveis por meio da fase contrastada, que realça apenas as formas inviáveis. Lesões intraventriculares e medulares são mais bem avaliadas com RM. No estudo do LCR, encontram-se classicamente hipercelularidade com aumento de linfomononucleares e eosinófilos, hiperproteinorraquia e hipoglicorraquia. A reação de fixação do complemento tem sensibilidade de 83%, e o ELISA, de 87%, e ambos podem ser feitos em associação para aumento da sensibilidade.

TRATAMENTO

O tratamento de primeira linha para todas essas infecções é o praziquantel. Ele induz alterações ultraestruturais nos tegumentos de parasitas, resultando em aumento da permeabilidade aos íons cálcio. Os íons cálcio se acumulam no citoplasma do parasita, levando a contrações musculares e paralisia definitiva dos vermes adultos. Além disso, expõem antígenos do parasita à resposta imune do hospedeiro. Esses efeitos levam ao deslocamento dos vermes intestinais de seus sítios e posterior expulsão pelos movimentos peristálticos.

Diferentes doses de praziquantel são necessárias para as diferentes espécies: 5 a 10mg/kg em dose única é administrada para teníase (*T. saginata* e *T. solium*) e difilobotríase com eficácia acima de 95%. Para himenolepíase, são necessários 25mg/kg em dose única com repetição após 10 dias para manter a eficácia do tratamento. Em casos de crianças com himenolepíase, toda a família deve ser tratada em virtude do potencial para propagação de pessoa para pessoa.

Esquemas alternativos são: niclosamida (2g em dose única), com taxa de cura 90%, albendazol (400mg por 3 dias) e mebendazol (200mg, duas vezes ao dia, por 4 dias), com taxa de cura entre 70% e 80% e 50% e 70%, respectivamente.

No parasitismo por *T. solium*, é aconselhável o uso de laxantes nas 3 horas seguintes ao tratamento para que se eliminem mais rapidamente as proglotes, evitando a liberação de ovos.

Em pacientes com neurocisticercose completamente assintomáticos, existem controvérsias sobre a indicação do tratamento antiparasitário. Já nos pacientes sintomáticos, o tratamento deve ser feito em ambiente hospitalar, em virtude da possibilidade de complicações neurológicas.

LEITURA RECOMENDADA

Andrade EC, Leite ICG, Rodrigues VO et al. Parasitoses Intestinais: uma revisão sobre seus aspectos sociais, epidemiológicos, clínicos e terapêuticos. Rev APS 2010; 13(2):231-40.

Araújo KS, Vasconcelos RS. Parasitoses intestinais. In: Filgueira N et al. Condutas em clínica médica. 4. ed. Rio de Janeiro: Guanabara Koogan, 2007: 604-12.

Concha R, Harrington W, Rogers AI. Instestinal strongyloidiasis: recognition, management, and determination of outcome. J Clin Gastroenterol 2005; 39(3):203-11.

Gilles HM, Hoffman OS. Treatment of intestinal parasitic infections: a review of nitazoxanide. Trends Parasitol 2002; 18(3):95-7.

Holvech JC, Ehrenberg JP, Ault SK et al. Prevention, control, and elimination of negletcted diseases in the Americas: Pathways to integrated, inter-programmatic, inter-sectoral action for health and development. BMC Public Health 2007; 7(6):1-21.

Leder K, Weller PF. Anthelminthic therapies. In: Up to Date versão 18.2; 2010.

Leder K, Weller PF. Antiprotozoal therapies. Up to Date versão 18.2; 2010.

Leder K, Weller PF. Ascariasis. Up to Date versão 18.2; 2010.

Leder K, Weller PF. Cryptosporidiosis. Up to Date versão 18.2; 2010.

Leder K, Weller PF. Epidemiology, clinical manifestations, and diagnosis of giardiasis. Up to Date versão 18.2; 2010.

Leder K, Weller PF. Intestinal Entamoeba histolytica amebiasis. Up to Date versão 18.2; 2010.

Leder K, Weller PF. Isospora infections. Up to Date versão 18.2; 2010.

Leder K, Weller PF. Pulmonary manifestations of ascariasis. Up to Date versão 18.2; 2010.

Leder K, Weller PF. Treatment and prevention of giardiasis in adults. Up to Date versão 18.2; 2010.

Mackay AD, Chiodini PL. Parasitic infections of the gastrointestinal tract. In: Cohen & Powderly. Infectious diseases. 2. ed. Edinburgh: Elsevier, 2004: 503-13.

Neves DP. Parasitologia humana. 11. ed. São Paulo: Atheneu, 2005: 494 p.

Weller PF. Enterobiasis and trichuriasis. Up to Date versão 18.2; 2010.

Weller PF. Hookworm infection. Up to Date versão 18.2; 2010.

Weller PF. Intestinal tapeworms. Up to Date versão 18.2; 2010.

Weller PF. Strongyloidiasis. Up to Date versão 18.2; 2010.

White AC. Epidemiology, transmission and prevention of cysticercosis. Up to Date versão 18.2; 2010.

White AC. Treatment of cysticercosis. Up to Date versão 18.2; 2010.

Capítulo 53

Colelitíase

Andrea Dória Batista • Lydia Teófilo de Moraes Falcão

INTRODUÇÃO

A colelitíase, um dos principais motivos de consulta em ambulatório de gastroenterologia, tem prevalência de 10% a 15% nos EUA e na Europa, sendo mais frequente em mulheres e idosos.

Os cálculos biliares podem ser formados, predominantemente, por colesterol (80% dos casos) ou por bilirrubinato de cálcio. A formação do cálculo de colesterol depende da supersaturação da bile, resultante de hipersecreção de colesterol ou hipossecreção de ácidos biliares e fosfolipídios, do excesso de mucina vesicular, que forma um leito gelatinoso, facilitando a nucleação dos agregados de cristais, e da estase vesicular. Os cálculos pigmentados podem ser formados em condições que levem ao aumento de bilirrubina na bile. A desconjugação da bilirrubina por bactérias na vesícula biliar também pode ser litogênica.

FATORES DE RISCO

CÁLCULOS PIGMENTADOS (BILIRRUBINATO DE CÁLCIO)

- Cirrose hepática (diminuição da síntese e transporte de ácidos biliares e bilirrubina não conjugada e diminuição da motilidade vesicular).
- Anemia hemolítica (aumento de bilirrubina conjugada na bile).
- Infecções (aumento da desconjugação da bilirrubina na vesícula biliar).

CÁLCULOS DE COLESTEROL

- Mulheres com mais de 20 anos de idade, principalmente gestantes (aumento da secreção de colesterol, diminuição da secreção de ácidos biliares e diminuição do esvaziamento vesicular).
- Idade maior do que 60 anos.
- Obesidade (superprodução de colesterol).
- Perda de peso em pouco tempo: dietas, pós-operatório de cirurgia bariátrica (aumento da concentração de mucina e cálcio na bile, favorecendo a nucleação de cristais de colesterol).
- Nutrição parenteral total (estase biliar).
- Medicamentos: anticoncepcionais hormonais orais (aumento da secreção de colesterol e diminuição da secreção de ácidos biliares), somatostatina e octreotida (estase biliar), fibratos (diminuição da secreção de ácidos biliares) e ceftriaxona (precipitação na bile).
- Dieta hipercalórica/hiperlipemias (aumento do colesterol na bile).
- Dismotilidade vesicular: déficit contrátil da musculatura da vesícula biliar, causando esvaziamento incompleto.
- Sedentarismo.
- Diabetes (hipertrigliceridemia e neuropatia autonômica, levando à estase biliar).
- História familiar de colelitíase (predisposição genética).
- Ressecção ileal/doença de Crohn ileal (interrupção da circulação êntero-hepática de ácidos biliares).

QUADRO CLÍNICO

A maioria dos pacientes é assintomática, sendo os cálculos biliares encontrados ocasionalmente, durante investigação de outras patologias. Estudo populacional em Sirmione, Itália, demonstrou que apenas 16% dos 132 portadores de colelitíase assintomática, diagnosticados por ultrassonografia (USG), desenvolveram sintomas em 10 anos. Em outro estudo italiano, 78% dos

151 portadores de colelitíase eram assintomáticos e o risco cumulativo de desenvolver sintomas em 10 anos foi de 26%.

Entre os sintomáticos, 70% apresentarão sintomas recorrentes em 2 anos. O risco de complicação nesses pacientes é de 1% a 2% ao ano.

O sintoma típico da litíase biliar é a dor de moderada a severa em crescendo, localizada em hipocôndrio direito ou epigástrio, podendo irradiar-se para o dorso e a região escapular direita, associada a náusea e vômitos e, comumente, iniciada após ingestão de alimentos ricos em gordura. O quadro álgico atinge um platô, com duração de alguns minutos a 4 ou 5 horas, com posterior decréscimo lento. A dor biliar difere, portanto, da cólica, que ocorre em picos intermitentes. As crises podem apresentar intervalo de semanas, meses ou anos.

Sintomas dispépticos, como pirose, plenitude pós-prandial, eructação e flatulência, apesar de comuns em pacientes com colelitíase, não são específicos da doença biliar litiásica. O quadro clínico caracterizado por sintomas dispépticos sem dor biliar é considerado atípico. Nesses pacientes, outras doenças devem ser excluídas antes de se pensar em uma colecistectomia, visto que, geralmente, a dispepsia persiste após a cirurgia.

Febre e sintomas constitucionais são raros na colelitíase. Se a duração da dor for maior do que 6 horas e surgirem outros sintomas, como febre, provavelmente houve evolução do quadro para colecistite.

EXAME FÍSICO

Pacientes com colelitíase não costumam apresentar queda do estado geral, febre ou taquicardia. O exame abdominal geralmente é "inocente" ou inespecífico, sem sinais de irritação peritoneal. Contudo, contração voluntária do abdome pode ser percebida, dependendo da intensidade da dor. O exame físico ajuda na identificação das complicações. Na colecistite, por exemplo, os pacientes exibem o sinal de Murphy (dor à palpação de hipocôndrio direito durante inspiração profunda).

EXAMES COMPLEMENTARES

Os dados de maior importância no diagnóstico de colelitíase são obtidos na anamnese. Quando há a suspeita da doença, podem ser solicitados exames complementares para confirmação diagnóstica:

1. **Exames laboratoriais:** importantes na exclusão de outras patologias ou complicações. Na colelitíase, o laboratório geralmente é normal. Devem ser solicitados AST, ALT, bilirrubina total, fosfatase alcalina, amilase, lipase e hemograma.

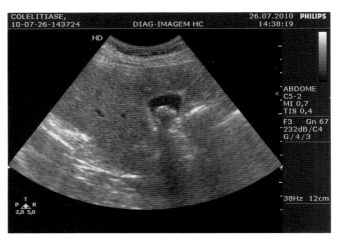

Figura 53.1 USG de abdome evidenciando litíase biliar. (Cedida pelo Dr. Demóstenes Costa.)

2. **USG abdominal:** primeiro exame a ser solicitado. A precisão diagnóstica para colelitíase é de aproximadamente 95%, quando o(s) cálculo(s) é(são) > 0,2cm. A imagem característica é hiperecogênica, móvel e produz sombra acústica posterior (Figura 53.1). O exame também pode demonstrar a presença de lama biliar, distensão da vesícula e sinais de colecistite aguda, como o espessamento da parede vesicular ou a presença de líquido perivesicular. Não apresenta, entretanto, boa acurácia para coledocolitíase.
3. **Tomografia computadorizada:** menor acurácia em relação à USG, apesar de não ser operador-dependente.
4. **Ressonância magnética (colangiorressonância):** capaz de detectar pequenos cálculos, com sensibilidade e especificidade elevadas (95% e 89%) na detecção de coledocolitíase.
5. **USG endoscópica:** maior acurácia na detecção de lesões justapapilares (colédoco distal).
6. **Colangiopancreatografia endoscópica retrógrada (CPER):** raramente utilizada para diagnóstico, por ser um exame invasivo, sua principal indicação é no tratamento da obstrução biliar, quando o cálculo está impactado no colédoco distal.

DIAGNÓSTICO DIFERENCIAL

Deve ser realizado com outras causas de dor aguda em hipocôndrio direito e região epigástrica. Entre as doenças gastrointestinais, incluem-se a doença ulcerosa péptica, dispesia não ulcerosa, doença do refluxo gastroesofágico, discinesia do esfíncter de Oddi, pancreatite, hepatite, obstrução duodenal, gastroparesia, apendicite aguda e síndrome do intestino irritável. Incluem-se ainda doenças vasculares, como angina de peito e isquemia mesentérica, e pulmonares, como pneumonia lobar inferior direita.

PRINCIPAIS COMPLICAÇÕES

COLECISTITE AGUDA

A dor provocada pela colelitíase (erroneamente denominada cólica biliar) resulta da obstrução do ducto cístico pelo cálculo. Quando a obstrução é prolongada (> 6 horas), inicia-se um processo inflamatório na vesícula, a colecistite. Há o surgimento de febre e dor prolongada, podendo evoluir para infecção. É necessária hospitalização.

COLEDOCOLITÍASE

Decorrente da migração do cálculo até o colédoco, provocando obstrução do ducto, pode evoluir para colangite.

COLANGITE AGUDA

Ocorre pela infecção secundária à inflamação, iniciada pela obstrução da via biliar. Os sintomas característicos são dor intensa em hipocôndrio direito (HCD), febre e icterícia (tríade de Charcot). Pode evoluir com hipotensão e rebaixamento do nível de consciência (pêntade de Reynolds). Para o tratamento são necessárias antibioticoterapia parenteral e drenagem biliar.

PANCREATITE AGUDA

Ocorre quando o cálculo obstrui o ducto pancreático. O paciente apresenta dor epigástrica, em barra, com irradiação para o dorso, associada a náusea, vômitos e aumento de enzimas pancreáticas.

VESÍCULA EM PORCELANA

Calcificação difusa da parede vesicular, vista à radiografia de abdome, secundária à colecistite crônica. Em pacientes com vesícula em porcelana, a incidência de carcinoma vesicular varia de 7% a 33%.

TRATAMENTO

Nos pacientes com sintoma típico (dor biliar), faz-se necessária a analgesia durante as crises dolorosas e, posteriormente, a colecistectomia, no intuito de prevenir as complicações. Terapia medicamentosa pode ser considerada em pacientes não candidatos à cirurgia (Quadro 53.1).

ABORDAGEM CLÍNICA

- Analgésicos, anti-inflamatórios não esteroides (AINE), meperidina (não usar morfina, pois provoca espasmo do esfíncter de Oddi).
- Anticolinérgicos e antiespasmódicos.
- Solventes de cálculo: ácido ursodesoxicólico (urso).

Quadro 53.1 Utilização do ácido ursodesoxicólico em portadores de colelitíase

Indicação	Pacientes que se recusam a realizar o procedimento cirúrgico Risco cirúrgico proibitivo
Mecanismo de ação	Dissolução de pequenos cálculos. Ocorre dissolução parcial em aproximadamente 60% dos pacientes É ineficaz para cálculos pigmentados e > 5mm
Posologia	7 a 15 mg/kg/dia, uso isolado ou combinado ao ácido quenodesoxicólico, na dose de 10mg/kg/dia
Contraindicação	Gestantes (teratogênico)
Efeitos adversos mais comuns	Diarreia Aumento da ALT sérica (1%)

Quadro 53.2 Indicações de colecistectomia profilática

Assintomáticos	Cálculos > 3cm Pólipos de vesícula biliar > 1cm Vesícula em porcelana Anomalia congênita (vesícula dupla) Microesferocitose hereditária com litíase comprovada Obesos que são submetidos à gastroplastia
Sintomáticos	Dor biliar Complicação prévia da doença calculosa (colecistite, colangite etc.)
Sintomáticos, sem cálculo, com lama biliar	Episódios recorrentes de dor com documentação de lama biliar em pelo menos dois episódios álgicos

ABORDAGEM CIRÚRGICA

A colecistectomia está indicada nos pacientes com sintoma típico.

Não há evidência científica que justifique terapia, clínica ou cirúrgica, para pacientes assintomáticos. Entretanto, modelos analíticos têm demonstrado benefício da realização de colecistectomia profilática em determinadas situações (Quadro 53.2).

SITUAÇÕES ESPECIAIS

DIABETES

Os diabéticos apresentam maior risco de desenvolver colecistite gangrenosa. Contudo, avaliando-se os riscos e os custos da colecistectomia profilática, os estudos realizados não indicam a realização do procedimento em assintomáticos, visto que o risco de desenvolvimento de sintomas e complicações nessa população é similar ao da população geral.

PACIENTES COM FATOR DE RISCO PARA NEOPLASIA DE VIAS BILIARES

Patologias como doença de Caroli, vesícula em porcelana e adenoma vesicular podem estar associadas à maior incidência de colangiocarcinoma e carcinoma de vesícula em alguns grupos étnicos (americanos nativos). Assim, a colecistectomia profilática é indicada nesses pacientes.

ESFEROCITOSE HEREDITÁRIA

Alguns autores recomendam esplenectomia e colecistectomia profiláticas em pacientes jovens assintomáticos, na presença de colelitíase.

MICROLITÍASE E LAMA BILIAR

Pacientes com microlitíase e lama biliar – bile litogênica – podem desenvolver sintoma biliar típico recorrente e apresentar todas as complicações do cálculo biliar. Nesses casos, excluídas outras causas, deve ser indicada a colecistectomia.

LEITURA RECOMENDADA

Afdhal NH. Approach to the patient with incidental gallstones. UptoDate Online 2009. Versão 17.3.

Afdhal NH. Diseases of gallbladder and bile ducts. In: Goldman Lee et al. Cecil medicine. 23. ed. Philadelphia: Saunders, 2008: 1152-61

Attili AF, De Santis A, Capri R, Repice AM, Maselli S. The natural history of gallstones: the GREPCO experience. The GREPCO Group. Hepatology 1995; 21(3):655-60.

Barbara L, Sama C, Morselli Labate AM et al. A population study on the prevalence of gallstone disease: the Sirmione Study. Hepatology 1987; 7(5):913-7.

Cardoso Jr A, Savassi-Rocha CA. Colecistopatia crônica calculosa. In: Lopes AC. Tratado de medicina interna. São Paulo: Roca, 2006:1435-43.

Greenberg NJ. Doenças da vesícula biliar e dos ductos biliares. In: Fauci AS et al. Harrison medicina interna. 17. ed. Rio de Janeiro: McGraw-Hill Interamericana do Brasil Ltda., 2009:1972-82.

Paumgartner G, Greenberger NJ. Gallstone disease. In: Norton J. Greenberger – Current diagnosis & treatment: gastroenterology, hepatology & endoscopy. New York: Mc Graw Hill, 2009:537-43.

Zakko SF. Uncomplicated gallstone disease. UptoDate Online. 2009. Versão 17.3.

Cirrose Hepática

CAPÍTULO 54

Norma Arteiro Filgueira • Bernardo Times de Carvalho

INTRODUÇÃO

A cirrose hepática deve ser encarada como uma síndrome, pois representa o estágio final de uma variedade de doenças que cursam com lesão hepatocelular crônica. Patologicamente pode ser definida como um processo difuso em que os lóbulos anatômicos normais são substituídos por nódulos arquiteturalmente anormais (nódulos regenerativos), separados por tecido fibroso. A distorção do parênquima provoca aumento da resistência intra-hepática que, associado ao aumento do fluxo portal, leva a hipertensão porta, base fisiopatológica da maioria dos sinais, sintomas e complicações da doença.

O caráter irreversível da cirrose tem sido questionado recentemente, com a demonstração de regressão ao menos parcial da fibrose após o tratamento específico da doença de base. Com a retirada do estímulo nocivo, uma cirrose micronodular densa pode sofrer remodelamento para um padrão macronodular mais leve. Na verdade, a pesquisa de medicamentos com potencial antifibrótico tem sido um dos campos mais promissores na hepatologia.

No ano 2000, a taxa de mortalidade por cirrose no Brasil foi de aproximadamente 8 mortes por 100 mil habitantes, sendo Rio Grande do Sul, São Paulo, Paraná, Pernambuco e Rio de Janeiro os estados com maior taxa de mortalidade por cirrose. Nos EUA, a cirrose representa a nona causa de morte.

DIAGNÓSTICO DA CIRROSE HEPÁTICA

A cirrose hepática pode, em uma parcela não desprezível de pacientes, apresentar-se em uma fase compensada assintomática, sendo descoberta de maneira casual pelo achado de estigmas de hepatopatia no exame físico, alterações em exames laboratoriais ou de imagem e, até mesmo, durante uma cirurgia abdominal por outras indicações clínicas. Outros pacientes só serão diagnosticados em fase descompensada, seja com ascite, encefalopatia, peritonite espontânea ou hemorragia digestiva, sendo todas essas condições de prognóstico muito reservado.

Desse modo, a suspeita da doença só será possível se o médico estiver atento e questionar, na anamnese, sobre fatores de risco para doença hepática crônica, como etilismo. Um consumo de álcool > 40g/dia está comprovadamente associado a aumento do risco de doença hepática crônica alcoólica (ver Quadro 54.1 para o cálculo do consumo alcoólico). A maioria dos cirróticos por essa causa geralmente bebeu mais do que isso por períodos de 10 anos ou mais. Entretanto, predisposição genética e comorbidades (como hepatites virais) podem promover cirrotização com doses e períodos menores de consumo alcoólico. É importante também avaliar padrões comportamentais de abuso ou dependência, com implicações não só na saúde do indivíduo, como também na dinâmica social e familiar. Para tanto foram criados critérios de avaliação, dos quais o mais difundido é o questionário DICA (adaptado do inglês CAGE – Quadro 54.2).

Na anamnese, é importante avaliar ainda historia prévia de hepatite, hemotransfusão e uso de substâncias ilícitas (injetáveis ou inalatórias), situações associadas a

Quadro 54.1 Conteúdo de etanol nas bebidas alcoólicas

Tipo	% Etanol (g/100mL)	Dose (mL)	Etanol (g)
Destilados	43	50 (dose)	17
Vinho	13	250 (taça)	26
Cerveja	6	350 (lata)	16

Cálculo dos gramas de etanol em 100mL de bebida = % etanol × 0,789.

Quadro 54.2 Questionário DICA

Acrônimo	Pergunta
D	Você já sentiu que tinha que **D**iminuir sua bebida?
I	As pessoas o **I**ncomodam criticando sua bebida?
C	Você já se sentiu **C**ulpado ou mal a respeito da bebida?
A	Você já precisou de uma dose ao **A**cordar para se sentir mais calmo ou para se livrar de uma ressaca?

Com uma resposta "sim", deve-se suspeitar de um problema com relação ao uso de álcool; com mais de uma resposta "sim", há forte indicação de abuso ou dependência de álcool. Adaptado do questionário CAGE. Harrinson. 17. ed.

risco aumentado de hepatites virais, assim como a presença de doenças autoimunes, diabetes, obesidade e história familiar de doença hepática.

ACHADOS CLÍNICOS

As manifestações clínicas da cirrose hepática resultam de disfunção hepatocelular, da hipertensão porta ou da formação de *shunts* portossistêmicos. Os sinais e sintomas podem evoluir insidiosamente ou, menos comumente, pacientes podem apresentar-se já em fase descompensada, abrindo o quadro com complicações da cirrose. Sintomas inespecíficos, como fraqueza, astenia, cãibras musculares, perda de peso e distúrbios do sono, são comuns. Em fases mais avançadas da cirrose, a anorexia usualmente está presente e pode ser grave, associada a náuseas e vômitos. Dor abdominal pode ocorrer e estar relacionada com distensão da cápsula hepática por hepatomegalia ou ser decorrente da presença de ascite. Neste último caso, é importante manter-se atento a outros sinais, como febre e encefalopatia, que possam sugerir a possibilidade de PBE associada. Em 70% dos casos, o fígado é aumentado de volume e apresenta consistência firme, mas não endurecida, com bordos rombos ou de aspecto nodular à palpação. Em fases mais avançadas da doença, o fígado torna-se atrófico, pequeno e não acessível ao exame físico. Esplenomegalia está presente em 35% a 50% dos casos de cirrose e associa-se a aumento do risco de complicações da hipertensão porta. Outros sinais, como eritema palmar, telangiectasias, ginecomastia, leuconíquia, circulação colateral abdominal visível, icterícia e rarefação de pelos, são referidos como estigmas de doença hepática e representam um estado de insuficiência hepatocelular crônica. Outros achados, comumente relacionados com o consumo crônico de álcool, como hipertrofia de parótidas e contratura de Dupuytren, também podem ser observados. O Quadro 54.3 relaciona as principais manifestações clínicas da cirrose.

Quadro 54.3 Achados clínicos da cirrose

Sinais de disfunção hepatocelular	Sinais de hipertensão porta
1. Icterícia	1. Ascite
2. Coagulopatia Equimoses	2. Esplenomegalia
3. Hiperestrogenismo Eritema palmar Telangiectasias Ginecomastia Atrofia testicular Rarefação de pelos	3. Hemorragia digestiva Varizes de esôfago/fundo gástrico
4. Hipoalbuminemia Edema periférico Leuconíquia	4. Circulação colateral abdominal
	Sinais de *shunts* portossistêmicos
	1. Encefalopatia hepática

LABORATÓRIO

Existem alterações laboratoriais que, independentemente da etiologia, podem sugerir a presença de cirrose hepática, embora possam estar ausentes ou serem mínimas na fase compensada. É importante, na investigação da doença hepática crônica, solicitar enzimas hepatocitárias (AST e ALT), enzimas canaliculares (fosfatase alcalina e γ-glutamiltranspeptidase – γ-GT) e as provas da função sintética do fígado (albumina, bilirrubinas e tempo de protrombina):

- **Aminotransferases:** na cirrose inativa, ou seja, sem atividade inflamatória, as aminotransferases (AST e ALT) podem estar normais. Entretanto, costumam estar moderadamente aumentadas, representando algum grau de inflamação do parênquima hepático. Na maioria das formas de hepatite crônica, com exceção da induzida por álcool, há uma relação AST/ALT < 1. Porém, quando a hepatite progride para cirrose, a relação tende a inverter-se.

- **Fosfatase alcalina (FA):** a fosfatase alcalina é um marcador de colestase, tanto intra como extra-hepática. Pode também estar elevada em distúrbios ósseos, leucocitários, renais ou da placenta. Usualmente está duas a três vezes acima do limite superior da normalidade na cirrose. Valores mais altos sugerem colangite esclerosante primária ou cirrose biliar.

- **γ-glutamiltranspeptidase (γ-GT):** trata-se de uma enzima de origem canalicular e marcador de lesão do sistema biliar. Seus valores estão tipicamente mais elevados em cirrose de etiologia alcoólica ou colestática. Sua grande utilidade está no diagnóstico da fonte de elevação da FA, estando aumentada em conjunto com esta última nas doenças do fígado. O uso da γ-GT como marcador de consumo alcoólico não é muito fidedigno, uma vez que a sensibilidade do teste varia de 52% a 95%, e seus níveis podem ser elevados por

CAPÍTULO 54 Cirrose Hepática

qualquer outra substância ou medicamento que estimule o sistema microssomal hepático.
- **Bilirrubinas:** os níveis de bilirrubinas podem estar normais em doentes com cirrose compensada, mas com a progressão da cirrose seus níveis aumentam, guardando valor no prognóstico da cirrose.
- **Albumina:** a albumina é sintetizada exclusivamente pelo fígado e sua concentração decresce à medida que o parênquima hepático perde sua função sintética com o progredir da cirrose. Assim, a hipoalbuminemia serve para graduar a gravidade da doença hepática. Nos etilistas, o déficit de síntese se associa à desnutrição proteicocalórica.
- **Tempo de protrombina:** assim como a albumina, diversos fatores responsáveis pela cascata de coagulação são produzidos pelo fígado. Desse modo, o tempo de protrombina e o INR refletem o grau de disfunção sintética do parênquima hepático.
- **Globulinas:** na doença hepática alcoólica há aumento típico da fração IgA; na cirrose biliar primária há aumento característico da fração IgM, e na hepatite autoimune, da IgG. Na fibrose avançada com cirrose estabelecida, há hipergamaglobulinemia policlonal.
- **Hemograma:** a trombocitopenia é a anormalidade hematológica mais comum e precoce. É causada basicamente pela hipertensão porta, que gera uma esplenomegalia congestiva e sequestro de plaquetas. A leucopenia se desenvolve mais tardiamente no curso da cirrose e é devida, também, ao hiperesplenismo. A anemia usualmente é multifatorial, ocorrendo por perda gastrointestinal, toxicidade medular do álcool, deficiência de folato e hiperesplenismo, ocorrendo mais tardiamente, juntamente com a leucopenia.
- **Marcadores de fibrose:** como o padrão-ouro para o diagnóstico de cirrose ainda é a biópsia hepática, exame invasivo e não isento de riscos, esforços têm sido feitos na tentativa de descobrir marcadores sanguíneos que se correlacionem com o grau de fibrose hepática. Entre eles estão o *Fibrotest* e o *Fibrosure*, que consistem na dosagem de α_2-macroglobulina, α_2-globulina (haptoglobina), gamaglobulina, apolipoproteína A1, γ-GT e bilirrubinas totais. Além desses testes, há a medida do nível de laminina, peptídeo procolágeno tipo III, colágeno tipos I e IV e o ácido hialurônico. A maioria desses exames foi estudada no contexto da hepatite crônica por vírus C, obtendo boa sensibilidade no diagnóstico diferencial entre fibrose ausente ou leve e fibrose avançada. Entretanto, esses testes ainda são experimentais e sua validade para outras etiologias de doença hepática crônica ainda precisa ser determinada.

IMAGEM

Embora achados radiológicos possam sugerir a presença de cirrose, eles não são adequadamente sensíveis ou específicos para serem utilizados como modalidade diagnóstica primária, prestando-se para caracterização morfológica do fígado, avaliação da vascularização hepática e efeitos da hipertensão porta e identificação de complicações como ascite, hepatocarcinoma (HCC) e trombose de veia porta:

- **Ultrassonografia (USG):** exame rotineiramente utilizado na avaliação de doentes cirróticos, trata-se de método não invasivo, bem difundido e que oferece valiosas informações, demonstrando aspectos sugestivos de cirrose, como atrofia de lobo direito com hipertrofia de lobo caudado, textura heterogênea e hiperecogênica, superfície nodular esplenomegalia, ascite, aumento de calibre da porta e circulação colateral. A USG tem sido utilizada no *screening* de hepatocarcinoma, em que o encontro de qualquer nódulo exige a progressão da investigação com outros métodos, já que nódulos benignos podem ter semelhança ultrassonográfica ao HCC. A hipertensão porta pode ser mais bem avaliada pelo uso do Doppler, que, além da medida do calibre das veias porta e esplênica e da detecção de colaterais, calcula o índice de congestão esplênica, o qual, quando aumentado, sugere obstrução ao fluxo porta.
- *Fibroscan:* uma nova técnica ultrassonográfica baseada na elastografia tem surgido como alternativa no estadiamento da fibrose hepática. O *Fibroscan* utiliza um transdutor ultrassônico que transmite vibrações de baixa frequência ao fígado, e a velocidade com que essas ondas passam através do parênquima hepático correlaciona-se diretamente com a rigidez do tecido. Apresenta algumas vantagens, quando comparado com a biópsia hepática: é um método não invasivo, rápido, indolor, mais barato, reprodutível e que examina grande área do parênquima. Apresenta sensibilidade e especificidade para o diagnóstico de cirrose de 87% e 91%, respectivamente. Ascite e obesidade comprometem a acurácia do exame.
- **Tomografia computadorizada (TC):** não é rotineiramente utilizada no diagnóstico ou na avaliação da cirrose. Esse método fornece informações semelhantes à USG, porém é mais dispendioso e expõe o paciente a radiação e contraste venoso
- **Ressonância magnética (RM):** embora também não realizada de rotina, apresenta algumas vantagens adicionais à USG e à TC. A RM tem melhor poder de avaliação da arquitetura hepática, sendo capaz de definir com mais precisão a estrutura do parênquima hepático, os nódulos de regeneração e a vasculatura do fígado. Uma importante utilidade da RM está no diagnóstico diferencial de nódulos hepáticos, sendo esse método o melhor para diferenciar nódulos de regeneração de hepatocarcinoma.

- **Endoscopia digestiva alta (EDA):** exame indispensável na avaliação de varizes esofagianas ou de fundo gástrico, consequências diretas da hipertensão porta.

BIÓPSIA HEPÁTICA

O padrão-ouro para o diagnóstico de cirrose ainda é a biópsia hepática, por meio da qual a arquitetura do parênquima pode ser avaliada e as alterações características confirmadas. A amostra de fígado pode ser obtida por meio de punção percutânea (às cegas ou guiada por ultrassom), por via transjugular ou laparoscópica. O diagnóstico é confirmado pelo achado de nódulos hepatocitários delimitados por septos fibrosos espessos e completos, portocentrais e portoportais, com completa desorganização da estrutura lobular hepática. A biópsia hepática pode, em alguns casos, não só confirmar o diagnóstico, como sugerir a etiologia. Entretanto, quando os dados clínicos, laboratoriais e de imagem sugerem fortemente a presença de cirrose, a biópsia pode ser dispensável.

HISTÓRIA NATURAL E DETERMINAÇÃO DO PROGNÓSTICO

A história natural da cirrose é caracterizada por uma fase assintomática (compensada), seguida por complicações relacionadas com a insuficiência hepática ou a hipertensão porta (fase descompensada). Cerca de metade dos pacientes será diagnosticada na fase compensada, quando a expectativa média de vida situa-se entre 10 e 12 anos. Dependendo da progressão da fibrose, desenvolverá aumento do gradiente de pressão venosa hepática, o qual, quando > 10mmHg, configura o que se denomina hipertensão porta clinicamente significativa, já que representa o limiar para o desenvolvimento de varizes esofágicas e ascite. O primeiro evento de descompensação costuma ser o desenvolvimento de ascite, enquanto encefalopatia e icterícia são eventos tardios na evolução da cirrose, com sobrevida média de apenas 1 a 2 anos.

Nos últimos anos, o conceito de cirrose passou de estático para dinâmico e, a partir de estudos populacionais, definiram-se quatro estágios evolutivos (Figura 54.1):

- **Estágio 1 – Ausência de varizes e ascite:** é a fase em que a hipertensão porta ainda não atingiu níveis altos o suficiente para o surgimento de complicações. A mortalidade nessa fase é de apenas 1% ao ano, geralmente por causas não hepáticas.
- **Estágio 2 – Presença de varizes, mas sem ascite:** varizes esofágicas são detectadas anualmente em cerca de 7% dos pacientes do estágio 1. O paciente ainda é assintomático, mas o gradiente de pressão venosa hepática já é > 10mmHg. Mortalidade de 3,4% ao ano.
- **Estágio 3 – Desenvolvimento de ascite, com ou sem varizes:** pacientes ainda não apresentaram sangramento digestivo, mas o gradiente venoso já está > 12mmHg. Cerca de 6% dos pacientes do estágio 2 evoluem anualmente para esse estágio, que representa o início da fase descompensada, com mortalidade anual de 15% a 20% e sobrevida média de 4 anos.
- **Estágio 4 – Desenvolvimento de hemorragia digestiva varicosa, com ou sem ascite:** cerca de 8% dos pacientes portadores de varizes irão sangrar a cada ano, com mortalidade de 57% no primeiro ano, e com metade das mortes ocorrendo nas primeiras 6 semanas após o sangramento.

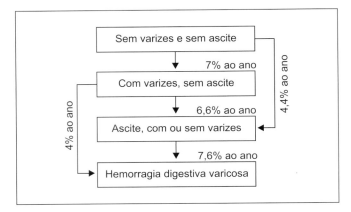

Figura 54.1 História natural da cirrose.

No diagnóstico e acompanhamento do paciente cirrótico é importante estabelecer uma classificação funcional que se correlacione com a gravidade e o prognóstico da doença. O sistema criado por Child e Turcotte, posteriormente modificado por Pugh, é um dos mais utilizados na prática clínica. Estudos epidemiológicos mostram que o escore de Child-Turcotte-Pugh pode predizer a expectativa de vida em pacientes com cirrose hepática, com 90% dos classificados como Child A apresentando sobrevida maior do que 5 anos. Um escore com pontuação maior ou igual a 10 está associado a uma expectativa de vida de apenas 50% em 1 ano (Quadro 54.4).

Uma classificação prognóstica proposta mais recentemente, em especial para avaliar a urgência do transplante hepático, é o escore MELD (*Model of End-stage Liver Disease*), calculado pela fórmula mostrada abaixo. O MELD tem a vantagem de utilizar parâmetros objetivos, minimizando a variação entre centros, aumentar à medida que a doença hepática progride e propiciar maior amplitude de classes do que o escore Child (varia de 6 a 40 pontos).

Cálculo do escore MELD

$$\text{MELD} = 3{,}8 \log (\text{bilirrubina}) + 11{,}2 \log (\text{INR}) + 9{,}6 \log (\text{creatinina}) + 6{,}4 (\text{etiologia*})$$

*Etiologia: multiplicar por 0 se colestática ou alcoólica e, por 1 se outras.

Quadro 54.4 Escore de Child-Pugh para cirrose

Parâmetros	Escore		
	1	2	3
Ascite	Ausente	Leve	Moderada/grave
Encefalopatia	Ausente	Graus 1 e 2	Graus 3 e 4
Bilirrubina (mg/dL)	< 2,0	2,0 a 3,0	> 3,0
Albumina (g/dL)	> 3,5	2,8 a 3,5	< 2,8
Tempo de protrombina	< 4s alargados ou INR < 1,7	4 a 6s alargados ou INR 1,7 a 2,3	> 6 s alargados ou INR > 2,3

Child A: valores entre 5 e 6; Child B: valores entre 7 e 9; Child C: valores > 10.

ETIOLOGIA

A determinação da causa da cirrose é importante por influenciar as decisões terapêuticas e o aconselhamento familiar e ajudar a prever complicações. Em certas etiologias, oferecer tratamento específico pode retardar a progressão da lesão hepática e, algumas vezes, reverter determinado grau de fibrose, aumentando a sobrevida do paciente. A simples retirada do fator agressor crônico, em certas situações, estabiliza a lesão hepática e a fibrogênese, retardando a progressão da doença.

No mundo, o álcool e as hepatites virais, em especial a hepatite C, isoladamente ou em associação, representam as causas mais comuns de cirrose. No passado, cerca de 30% dos casos permaneciam sem definição etiológica (cirrose criptogênica). Este percentual vem sofrendo redução com a identificação de hepatite C e da esteato-hepatite não alcoólica. Apesar disso, 10% a 15% das cirroses permanecem sem causa definida.

O Quadro 54.5 apresenta as principais causas de cirrose com dados clínicos e laboratoriais que sugiram seus diagnósticos e o Quadro 54.6 traz os exames mais frequentemente utilizados para diagnóstico e monitorização de pacientes cirróticos.

CUIDADOS GERAIS COM O PACIENTE CIRRÓTICO

Pacientes cirróticos apresentam complicações frequentes, que se agravam com a progressão da doença, e lhes devem ser oferecidas medidas de manutenção da saúde:

- **Nutrição:** cerca de 20% dos pacientes Child A e 60% a 100% dos Child C apresentam desnutrição proteico-calórica, de origem multifatorial, que está associada a aumento de risco de infecções, sangramento digestivo, complicações renais e pulmonares e redução da sobrevida. A maioria dos pacientes tolera uma dieta de elevado teor proteico, sem piora da encefalopatia e, quando necessário, pode-se lançar mão da restrição de proteínas de origem animal, mantendo o aporte de proteínas vegetais. No Brasil, observa-se com frequência a prescrição de "dieta para hepatopata", termo inadequado, pois se o paciente nunca desenvolveu encefalopatia, não há necessidade de alteração das proteínas dietéticas. O uso de dietas restritivas provavelmente só acarretará redução da ingestão alimentar e consequente agravamento do déficit nutricional. É sempre importante frisar que pacientes cirróticos não devem consumir frutos do mar crus ou mal cozidos, em razão do risco aumentado de sepse pelo *Vibrio vulnificus*.

- **Suspensão de ingestão alcoólica e tabagismo:** o consumo de bebidas alcoólicas, além de ser uma causa frequente de cirrose, tem ação sinergística com os vírus B e C na progressão da doença. Estudos também demonstram que os pacientes que continuam a consumir álcool regularmente tanto têm maior risco de desenvolver hepatocarcinoma como uma evolução mais agressiva desse tumor. Abstinência alcoólica pode causar melhora dramática, mesmo na cirrose descompensada, e, assim, aumentar a sobrevida. Portanto, é essencial que todos os esforços sejam envidados para estimular os cirróticos a suspender o consumo de álcool, como aconselhamento, centros de reabilitação, psicoterapia e participação em grupos de suporte, como os Alcoólicos Anônimos (AA). Da mesma maneira, tem sido documentado que o hábito de fumar acelera a progressão da fibrose em pacientes com hepatite C e aumenta o risco de desenvolvimento de hepatocarcinoma.

- **Osteoporose:** existe uma elevada prevalência de osteoporose e fraturas em pacientes cirróticos, aparentemente proporcional à gravidade da hepatopatia,

Quadro 54.5 Características das doenças que evoluem para cirrose

Etiologia	Achados clínicos	Achados laboratoriais	Biópsia
Alcoolismo	Registro de ingestão alcoólica > 40g/dia; contratura de Dupuytren; neuropatia periférica; hipertrofia de parótidas	Anemia macrocítica; AST/ALT > 2; ↑ transaminases < 500; ↑ FA e γ-GT	Corpúsculos de Mallory; fibrose centrolobular; balonamento de hepatócitos; mitocôndrias gigantes
Esteato-hepatite não alcoólica	Obesidade; dislipidemia; resistência insulínica	↑ transaminases e γ-GT < 4×; AST/ALT < 1; ↑ ferritina; ↑ FA < 2 ou 3×	Corpúsculos de Mallory; fibrose centrolobular; ↑ de gordura centrolobular e intra-hepatócito; balonamento
Hepatite B	Promiscuidade sexual; drogas EV; tatuagens, piercing; fadiga/astenia; icterícia; extra-hepático: PAN, glomerulonefrite membranosa	↑ transaminases; AST/ALT < 1; HBsAg +, HBeAg +/-, HBV DNA +	Fibrose portal grosseira; hepatócitos em vidro fosco
Hepatite C	Drogas EV; hemotransfusão; hemodiálise; fadiga crônica; extra-hepático: crioglobulinemia, glomerulonefrite	↑ transaminases; AST/ALT < 1; anti-HCV +, HCV RNA +	Fibrose portal grosseira; lesão de ductos biliares; infiltrado linfocítico; esteatose
Hepatite autoimune	Mulher jovem; pode evoluir como hepatite viral; fadiga, hepatomegalia, icterícia, artralgias; associação com outras doenças autoimunes	↑ globulinas (em especial IgG), ↑↑↑ transaminases; ↑ bilirrubinas e FA moderada; HAI tipo I: FAN +, antimúsculo liso; HAI tipo II: anti-LKM; anti-LC1	Infiltrado mononuclear portal; agregados linfoides e plasmocitários; lesão ductal; hepatite de interface; rosetas hepatocitárias
Cirrose biliar primária	Mulher de meia-idade; fadiga, prurido precedendo icterícia; hepatomegalia; hiperpigmentação cutânea	↑↑↑ FA e γ-GT; ↑ transaminase até ~200; hiperbilirrubinemia progressiva; anticorpo antimitocôndria; FR +, ↑ IgM, ↑colesterol	Inflamação ductal mononuclear; perda de ductos interlobulares; granulomas; hepatite de interface
Colangite esclerosante	Homem de meia-idade; fadiga, dor abdominal; colangite de repetição; síndrome colestática: icterícia, prurido, esteatorreia, deficiência de vitaminas lipossolúveis associação com DII	↑ FA e γ-GT; ↑ transaminase até ~200; hiperbilirrubinemia progressiva; p-ANCA, ↑ IgM; CPER ou RM: estenoses biliares multifocais	Fibrose periductal em "casca de cebola"
Doença de Wilson	Adulto jovem; alterações neuropsiquiátricas; anéis de Kayser-Fleisher; história familiar de cirrose em idade jovem	Ceruloplasmina < 20; excreção urinária de cobre em 24h > 100μg; ↑ transaminases; hipergamaglobulinemia; anemia hemolítica	Depósitos de cobre; corpúsculos de Mallory
Hemocromatose	Homem de meia-idade; astenia, fadiga, letargia; dor abdominal alta; crônica, hepatomegalia, artropatia, miocardiopatia, diabetes, hiperpigmentação cutânea	Saturação de transferrina > 45%; ↑ ferritina, ↑ ferro sérico	Depósito de ferro nos hepatócitos e ductos biliares corado pelo azul da Prússia

PAN: poliarterite nodosa; FR: fator reumatóide; DII: doenças inflamatórias intestinais.

CAPÍTULO 54 Cirrose Hepática

Quadro 54.6. Exames subsidiários na cirrose

Para diagnosticar cirrose

Aminotransferases	TPAE + INR
Relação AST/ALT	Fosfatase alcalina
Bilirrubinas	γ-GT
Albumina	Imagem (USG)
Globulinas	
Biópsia hepática	

Para acompanhamento e monitorização

Hemograma	Bilirrubinas
Aminotransferases	TPAE
Albumina	INR
Na, K, P, Ca, Mg	Alfafetoproteína
USG	

Para diagnosticar a etiologia

HBsAg, anti-HBc, anti-HCV	Ceruloplasmina
FAN, anticorpo antimúsculo liso	Anticorpo antimitocôndria
Ferro, saturação de transferrina, ferritina	α-1-antitripsina

Quadro 54.7 Medicamentos que devem ser evitados ou usados com cautela no paciente cirrótico

Fármacos	Justificativa (efeito colateral temido)
Metotrexato, valproato de sódio	Hepatotoxicidade
Bloqueadores do canal de cálcio, antiespasmódicos, antiácidos com alumínio, fenotiazinas, antidepressivos tricíclicos, opioides	Constipação intestinal (agrava encefalopatia)
AAS, AINE, bifosfonatos	Ulceração gastrointestinal
Benzodiazepínicos, opioides, barbituratos, fenotiazinas, anti-histamínicos	Sedação
Metformina, inibidores da transcriptase reversa	Acidose lática
Acetazolamida	Encefalopatia hepática
AINE, AAS, clopidogrel, dipiridamol, varfarina	Sangramento
AINE, aminoglicosídeos, IECA, BRA, contrastes iodados	Nefrotoxicidade

AAS: ácido acetilsalicílico; IECA: inibidores da enzima conversora da angiotensina; BRA: bloqueador do receptor da angiotensina.

principalmente das doenças colestáticas (até 40% de osteoporose e 21% de fraturas). As fraturas são mais comuns em ossos trabeculares, como vértebras e costelas. Recomenda-se a realização de densitometria óssea inicial e, se esta for normal, sua repetição a cada 3 a 5 anos. O tratamento inclui medidas não farmacológicas (cessação de etilismo e tabagismo, atividade física regular e dieta balanceada) e os medicamentos usualmente prescritos, como cálcio, vitamina D e bifosfonatos. É importante ressaltar que nessa população são frequentes a deficiência de vitamina D e o hipogonadismo. A reposição estrogênica, quando indicada, deve ser preferencialmente realizada por via transdérmica. Alguns autores advogam a reposição de testosterona quando os níveis sanguíneos encontram-se < 300mg/dL, com a intenção de aumentar a densidade óssea e a massa muscular, mas deve-se levar em consideração o potencial aumento do risco de hepatocarcinoma.

- **Uso de medicamentos:** o Quadro 54.7 apresenta uma relação de fármacos que devem ser usados com cautela em pacientes cirróticos e os riscos correspondentes:
  - **Anti-inflamatórios não esteroides (AINE):** seu uso está contraindicado em cirróticos, tanto em razão do aumento do risco de sangramentos devido à inibição da função plaquetária como em virtude do risco de induzir insuficiência renal em função da redução do fluxo sanguíneo renal decorrente da inibição das prostaglandinas.
  - **Paracetamol:** causa hepatotoxicidade dose-dependente, geralmente observada após ingestão de doses > 10 a 15g. Pacientes cirróticos, principalmente os que mantêm consumo alcoólico ativo, apresentam risco de desenvolver toxicidade com doses menores. Considera-se seguro o consumo diário de até 2g em cirróticos, com maior cautela naqueles pacientes que continuam a beber.
  - **Opioides:** cirróticos apresentam redução da metabolização dessas substâncias, que podem se acumular após doses repetidas, levando ao risco de depressão respiratória, encefalopatia hepática e convulsões. Seu uso deve ser evitado mas, quando necessário, deve ser feito na menor dose possível, prolongando o intervalo entre as doses.

- **Vacinações:** pacientes cirróticos, por serem imunodeprimidos, apresentam risco elevado de complicações infecciosas. A eficácia dos esquemas vacinais é reduzida com a progressão da disfunção hepática; portanto, a imunização deve ser feita o mais precocemente possível. O Quadro 54.8 apresenta as vacinas indicadas nessa população:
  - **Hepatites:** vários estudos demonstraram elevado percentual de formas graves e fulminantes de hepatites A e B em pacientes portadores de hepatites crônicas e cirrose. Portanto, todo paciente portador de qualquer hepatopatia crônica deve ser investigado quanto a contato e imunidade prévia às hepatites A e B com pesquisa de anti-HVA IgG, anti-HBc total e anti-HBs, e, caso não seja imune, deve ser vacinado.

Quadro 54.8 Esquema de imunização proposto para pacientes cirróticos

Vacina	Esquema	Observações
Hepatite A	720U IM – duas doses com intervalo de 30 dias	Checar soroconversão 3 meses após a última dose (resposta em 93% dos Child A, mas de apenas 65% em pacientes descompensados)
Hepatite B	20µg IM nos dias 0, 30 e 180	Soroconversão pode ser tão baixa quanto 50%. Checar anti-HBs 2 a 3 meses após a 3ª dose, se negativo – revacinar*
Pneumococo	Uma dose para todos os adultos portadores de cirrose, independente da idade	Os maiores de 65 anos e que tomaram a primeira dose há mais de 5 anos podem se beneficiar de nova dose após 5 anos
Influenza	Dose anual, de acordo com calendário do Ministério da Saúde	

*Esquema de revacinação: 40µg nos dias 0, 30, 60 e 180.
Obs.: encontra-se disponível no mercado vacina combinada para as hepatites A e B (Twinrix®), com esquema de doses nos dias 0, 30 e 180.

- **Pneumococos:** cirróticos, principalmente os de etiologia alcoólica, estão sob risco maior de infecções graves pelo pneumococo, como pneumonia, meningite, peritonite e sepse, e, portanto, devem ser imunizados.
- **Influenza:** há dados comprovando a segurança e a utilidade da vacinação anual contra influenza, sendo recomendada também a imunização contra a influenza H1N1.
- **Avaliação do risco cirúrgico:** pacientes cirróticos com frequência necessitam de tratamento cirúrgico para diversas condições clínicas. É claramente evidente um risco aumentado de complicações e mortalidade nessa população, o qual é proporcional ao grau de disfunção hepática. Os melhores preditores do risco cirúrgico são a classificação de Child e o valor do MELD. Um estudo recente com 800 cirróticos que se submeteram a grandes cirurgias ortopédicas, abdominais e cardíacas evidenciou aumento de 14% na mortalidade de 30 dias a cada ponto de aumento do MELD além de 8. Desse modo, recomenda-se que pacientes com MELD < 10 (Child A) sejam submetidos a cirurgias eletivas, aqueles com MELD entre 10 e 15 (Child B) sejam avaliados com cautela e que cirurgias eletivas devem ser evitadas naqueles com MELD > 15 (Child C).

MANEJO DE QUEIXAS COMUNS NO PACIENTE CIRRÓTICO

- **Disfunção sexual:** estudos têm mostrado prevalência de disfunção sexual de até 92% em pacientes cirróticos, principalmente nos casos de etiologia alcoólica. O risco de disfunção parece ser diretamente proporcional à idade e ao grau de insuficiência hepática (conforme determinado pela classificação de Child), sendo inversamente proporcional à concentração de albumina sérica. Embora os níveis de testosterona sejam reduzidos nesses pacientes, a reposição de testosterona não costuma melhorar a função erétil. Os alcoolistas podem apresentar melhora da função sexual com a abstinência alcoólica, desde que a atrofia testicular não esteja plenamente instalada. Alguns autores têm demonstrado melhora da função erétil com terapia nutricional que repõe aminoácidos de cadeia ramificada. Como a metabolização dos medicamentos está reduzida, recomenda-se início da terapia com doses baixas dos inibidores da fosfodiesterase (p. ex., 25mg de sildenafil). No entanto, seu uso em cirróticos Child C ainda não foi estudado.
- **Distúrbios do sono:** são comuns em cirróticos, independente da existência de encefalopatia hepática, e reduzem significativamente a qualidade de vida desses pacientes. São descritos: sonolência diurna, noites mal dormidas, dificuldade em adormecer e fragmentação do sono. Como os benzodiazepínicos podem precipitar encefalopatia hepática, alguns sugerem o uso de anti-histamínicos com propriedades sedativas ou zolpidem nesses casos, mas os dados são escassos quanto a este assunto, não possibilitando o estabelecimento de recomendações fundamentadas.
- **Cãibras:** sintoma muito frequente em pacientes cirróticos (49% a 80%) – em 29% dos casos foram descritos mais de três episódios por semana, o que causa comprometimento significativo da qualidade de vida. A fisiopatologia é desconhecida, provavelmente multifatorial, mas a redução do volume circulante efetivo parece ser um fator predominante. Fatores contribuintes, como uso de furosemida e distúrbios hidroeletrolíticos, têm sua importância. As cãibras podem ser observadas antes do surgimento de ascite e acontecem principalmente à noite, durante o repouso. Seu tratamento é controverso: o sulfato de quinino tem eficácia comprovada, mas efeitos colaterais potencialmente graves. Relatos anedotais de alguma

eficácia foram feitos, como ingestão de água tônica (que tem pequena concentração de quinino), infusões semanais de albumina (25g/semana), vitamina E (200mg três vezes ao dia) e zinco (220mg duas vezes ao dia), mas nenhum deles foi considerado ideal.

- **Hérnia umbilical:** a condução das hérnias umbilicais em pacientes cirróticos é um ponto polêmico, já que estas se desenvolvem naqueles com ascite, que apresentam elevado risco cirúrgico, tanto de morbidade como mortalidade. No entanto, os pacientes mantidos em tratamento conservador apresentam risco maior de encarceramento, ruptura espontânea e evisceração. A maioria dos cirurgiões depara com altas taxas de complicações e recidiva pós-operatória, o que os leva a recomendar hernioplastia eletiva apenas nos pacientes muito sintomáticos ou quando existem sinais de ruptura iminente, como adelgaçamento da pele que recobre o saco herniário, escara no topo da hérnia ou pequeno vazamento de líquido ascítico. Se possível, em pacientes graves, a hernioplastia deve ser adiada para a ocasião do transplante.

MANEJO DE COMPLICAÇÕES DA CIRROSE

ASCITE E EDEMA

O surgimento de ascite é, na maioria dos casos, o primeiro sinal de descompensação do paciente cirrótico e denota agravamento de prognóstico, com sobrevida média de 4 anos. Também causa morbidade por conta de desconforto respiratório, formação de hérnias, piora do estado nutricional e aumento da suscetibilidade a infecções. São sinais de mau prognóstico em cirróticos com ascite: pressão arterial média (PAM) < 80mmHg, creatinina > 1,2mg/dL, hiponatremia, excreção urinária de sódio < 10mEq/dia e aumento da atividade da renina plasmática.

Sua fisiopatologia está diretamente relacionada com a hipertensão porta que, em virtude do aumento de produção de óxido nítrico, leva a vasodilatação do território arterial esplâncnico com sequestro volêmico e consequente redução do volume circulante efetivo. A hipovolemia relativa ativa os barorreceptores, o que provoca o estímulo do sistema nervoso simpático, do sistema renina-angiotensina-aldosterona e do hormônio antidiurético, causando retenção renal de sódio e água. A retenção hidrossalina, associada ao aumento da pressão sinusoidal e à redução da pressão oncótica, leva ao aumento de produção de linfa hepática, que transuda, formando a ascite.

O Capítulo 15 aborda detalhes do diagnóstico diferencial e da técnica de paracentese. Resumidamente, a ascite cirrótica caracteriza-se por um gradiente de albumina soro-ascite > 1,1, associado a contagem de leucócitos baixa. Cerca de 2% das ascites cirróticas são hemáticas e 30% destas acontecem em pacientes com hepatocarcinoma.

A pedra fundamental no tratamento da ascite e dos edemas periféricos em cirróticos consiste em atingir um balanço negativo de sódio, sobrepujando a tendência a retenção salina. Essa meta pode ser atingida mediante a combinação de restrição dietética de sal e uso de diuréticos.

Pacientes com ascite grau 1 (aquela só detectável por USG) necessitam apenas de medidas dietéticas, com quota diária de sódio < 2g. A restrição hídrica não é necessária, exceto quando sódio sérico < 120mEq/L. O uso de sal dietético à base de cloreto de potássio deve ser feito com cautela em pacientes que usam espironolactona, em razão do risco de hiperpotassemia.

Os pacientes com ascites maiores devem receber diuréticos. A espironolactona é o diurético de escolha, por ser um antagonista da aldosterona, o principal mediador envolvido na ascite cirrótica. Estudos comprovaram que a monoterapia com espironolactona é mais efetiva do que a monoterapia com furosemida, mas que a combinação dos dois, além de mais eficaz, é mais segura, pois tende a manter os níveis séricos de potássio dentro da normalidade. O uso isolado de espironolactona pode ser a escolha em pacientes com ascite de pequena monta, enquanto o uso isolado de furosemida tende a ser pouco efetivo, pois o sódio não reabsorvido na alça de Henle, ao alcançar o túbulo contorcido distal, é reabsorvido por mecanismo dependente da aldosterona.

A espironolactona deve ser iniciada na dose de 100mg/dia, tomada em dose única diária, após o café da manhã, tanto para melhorar a absorção como para minimizar a irritação gástrica. Tem início de ação em 48 horas e meia-vida longa, portanto, o aumento da dose só deve ser feito, caso necessário, a cada 7 dias, até a dose máxima de 400mg/dia. Causa distúrbios metabólicos, como hiperpotassemia e acidose metabólica hiperclorêmica, não devendo ser prescrita em pacientes com *clearance* de creatinina < 30mL/min. Por ter ação antiandrogênica, são comuns efeitos colaterais, como ginecomastia, redução da libido, impotência e irregularidades menstruais. Nesses casos pode ser substituída pela amilorida, na dose de 5mg/dia, que tem início de ação mais rápido e meia-vida mais curta, mas costuma ser menos efetiva.

A furosemida, um potente diurético de alça, deve ser iniciada na dose de 40mg/dia e aumentada, de acordo com a necessidade, até a dose máxima de 160mg/dia, em uma a duas tomadas. Seus principais efeitos colaterais são: hiponatremia, hipopotassemia, azotemia, cãibras e indução de encefalopatia hepática.

Um ponto fundamental no tratamento da ascite consiste em evitar a perda de peso muito rápida, já que,

Quadro 54.9 Conduta nas complicações induzidas por diuréticos

Condição	Orientação
Potássio entre 5,5 e 6,0mEq/L	Reduzir dose da espironolactona
Potássio > 6,0mEq/L	Suspender espironolactona
Potássio < 3,5mEq/L	Reduzir dose da furosemida
Sódio < 120mEq/L	Suspender todos os diuréticos
Encefalopatia hepática grau 1	Manter diuréticos, tratar a encefalopatia
Encefalopatia hepática > grau 2	Suspender diuréticos
Creatinina > 2,0mg/dL	Suspender diuréticos, fazer expansão volêmica (preferencialmente com albumina)
Cãibras incapacitantes	Suspender diuréticos, principalmente a furosemida
Ginecomastia dolorosa	Reduzir dose da espironolactona ou trocar por amilorida

após a indução de diurese, a recomposição do volume intravascular depende da capacidade de reabsorção do peritônio, que é de 300 a 500mL/dia. Dessa maneira, a perda de peso diária em pacientes com ascite sem edema periférico não deve ultrapassar 500g, devendo ser < 1kg naqueles com edema e ascite, para evitar a hipoperfusão renal. Recomenda-se que os pacientes ambulatoriais sejam acompanhados de perto, em consultas semanais com controle de peso, eletrólitos e função renal, para possibilitar ajuste fino da dose dos diuréticos (Quadro 54.9).

Em casos de ascite tensa, com desconforto, em que se deseje um alívio mais rápido, o tratamento de escolha é o internamento hospitalar, com realização de paracentese evacuadora e reposição de albumina. O Capítulo 15 aborda esse item em maiores detalhes, assim como a condução da ascite refratária.

HIPERTENSÃO PORTA E VARIZES ESOFÁGICAS

A hipertensão porta (HP) representa a principal consequência da cirrose. Inicialmente a pressão portal se eleva em virtude de aumento progressivo na resistência ao fluxo sanguíneo através do fígado, provocado pela distorção da arquitetura hepática secundária à fibrose tecidual e aos nódulos regenerativos. Além disso, estão envolvidos nesse processo um componente de vasoconstrição intra-hepático (responsável por 20% a 30% do aumento na resistência ao fluxo sanguíneo no fígado) e o estado hiperdinâmico, com aumento do débito cardíaco e vasodilatação esplâncnica, que resulta em aumento do fluxo sanguíneo para a veia porta.

Na prática clínica, pode-se estimar a pressão portal por meio da medida do gradiente de pressão venosa hepática (GPVH). Por meio do cateterismo da veia hepática (acesso via jugular) é aferida a pressão após sua oclusão por um balonete insuflado na ponta do dispositivo (pressão venosa hepática em cunha), sendo, desse resultado, subtraída a medida da pressão com o balonete desinsuflado (pressão venosa hepática livre). A medida da pressão venosa resultante representa o GPVH que se correlaciona intimamente com a pressão porta em cirrose alcoólica e não alcoólica, não se prestando para avaliação de causas pré-hepáticas de HP, como a trombose de veia porta.

O valor normal do GPVH é de até 5mmHg, mas a HP só é clinicamente significativa quando > 10mmHg, porque pressões acima desse limite estão fortemente relacionadas com surgimento de varizes esofágicas, risco de sangramento varicoso, descompensação clínica e, até mesmo, complicações não relacionadas com as varizes, como hepatocarcinoma. Os pacientes com hemorragia varicosa e uma medida do GPVH nas primeiras 24 horas da admissão > 20mmHg são identificados como de pior prognóstico, com altas taxas de ressangramento, falha no controle da hemorragia aguda e mortalidade em 1 ano.

Em pacientes cirróticos, na presença ou ausência de varizes esofágicas, uma medida inicial do GPVH representa o melhor método para estratificação do risco e estimativa do prognóstico, estejam eles compensados ou não. Medidas repetidas também são de utilidade para monitorização da resposta à terapia farmacológica das varizes esofágicas e da progressão de doença hepática. As grandes limitações ao uso rotineiro do GPVH são a falta de experiência profissional com esse procedimento, a ausência de diretrizes que assegurem a confiabilidade e a reprodutibilidade do método e sua natureza invasiva, não isenta de riscos para o paciente.

Varizes esofagogástricas estão presentes em cerca de 50% dos cirróticos, são consequência direta da HP e representam as colaterais portossistêmicas mais relevantes, uma vez que sua ruptura pode levar a sangramento importante, a complicação letal mais comum do cirrótico. Sua presença correlaciona-se com a gravidade da doença hepática, com uma prevalência alcançando 85% nos pacientes Child C. O surgimento e o crescimento das varizes esofagogástricas ocorrem a uma taxa de 7% ao ano, e o mais importante preditor de seu desenvolvimento, naqueles pacientes sem evidência de varizes no estudo endoscópico inicial, é um GPVH > 10mmHg. A incidência anual de hemorragia varicosa gira em torno de 12%, variando de 5% naqueles com varizes de fino calibre a 15% naqueles com varizes de grosso calibre. Além do tamanho dos cordões varicosos, o achado de manchas vermelhas sobre a variz, sua localização (mais próximas à junção esofagogástrica) e a presença de doença hepática avançada (Child B ou C) identificam os pacientes sob risco maior de evento hemorrágico. Embora o sangramento varicoso cesse espontaneamente em 40% dos casos, a taxa de ressangramento, nos não tratados, é extremamente elevada, chegando a 60% no primeiro ano. As primeiras 6 semanas representam o período mais crítico, com mortalidade aproximada de 20%. Varizes gástricas são menos prevalentes, presentes em 5% a 33% dos pacientes com HP, e apresentam incidência de sangramento em torno de 25% em 2 anos, especialmente as varizes de fundo gástrico. As varizes da pequena curvatura gástrica geralmente são mera extensão das varizes esofágicas e devem ser tratadas da mesma forma. Já as varizes de fórnix devem ser tratadas com escleroterapia com cianoacrilato.

Diante da possibilidade de um evento catastrófico, ou seja, a hemorragia digestiva em pacientes cirróticos, associada a altas taxas de mortalidade em curto e longo prazo, torna-se imperiosa a adoção de medidas profiláticas.

Os medicamentos mais utilizados para profilaxia do sangramento digestivo são os betabloqueadores não seletivos (BBNS), que têm grande poder em reduzir a pressão porta por diminuir o débito cardíaco (efeito β-1) e produzir vasodilatação esplâncnica (efeito β-2), reduzindo o fluxo porta. Por esse motivo, os betabloqueadores seletivos (atenolol, metoprolol), embora de algum modo efetivos em reduzir a HP, são subótimos na profilaxia de sangramento. Hemorragia por varizes esofagogástricas praticamente não ocorre quando o GPVH é reduzido para < 12mmHg e o risco é significativamente reduzido quando se alcança uma redução no GPVH > 20%. A obtenção de resposta hemodinâmica, além de se relacionar com a redução do risco de ressangramento, também leva a menor risco de desenvolvimento de ascite, peritonite bacteriana espontânea (PBE) e morte.

Até algum tempo atrás, a dose do BBNS era titulada para atingir uma queda de 25% na frequência cardíaca. No entanto, como a frequência cardíaca não se correlaciona com a redução do GPVH e essa medida não está amplamente disponível, recomenda-se o ajuste da dose do BBNS até a dose máxima tolerada pelo paciente. Uma vez iniciada, a terapia com BBNS deve ser mantida indefinidamente, já que foi demonstrado em estudos randomizados que a suspensão do tratamento esteve associada a alto risco de sangramento. Contraindicações ao uso de BBNS, como asma e doença arterial periférica, estão presentes em torno de 15% dos pacientes, e os efeitos colaterais mais comuns são fadiga e dispneia, os quais podem desaparecer com o tempo de uso ou com a redução da dose com progressão mais lenta.

Reuniões de consenso, como o consenso de Baveno, traçaram estratégias para prevenção do sangramento varicoso, as quais dependem do *status* de compensação do paciente, do calibre das varizes ou da presença de sinais de alto risco de sangramento (manchas vermelhas).

Pacientes cirróticos sem varizes esofagogástricas

A profilaxia pré-primária com BBNS em cirróticos que não apresentam varizes esofágicas não está recomendada. Nesse grupo de doentes, o uso dessas medicações não preveniu a formação de varizes e esteve associado a efeitos colaterais. Recomenda-se tratar apenas a doença de base, o que pode reduzir a pressão porta e repetir EDA a cada 2 ou 3 anos. Nos pacientes descompensados está indicada EDA anual.

Pacientes cirróticos com varizes de fino calibre que nunca sangraram

A taxa de sangramento nesse grupo de pacientes é baixa (7% em 2 anos). No entanto, estudo de metanálise mostrou que a profilaxia primária com BBNS foi capaz de reduzir a incidência do primeiro sangramento (2% em 2 anos), embora sem significância estatística, sendo capaz de retardar a progressão do calibre das varizes.

A profilaxia primária com BBNS deve ser iniciada em todos os cirróticos Child B ou C com varizes de fino calibre e naqueles com manchas vermelhas nas varizes, mesmo que de fino calibre. Nos outros pacientes, que não se enquadram na descrição anterior, a profilaxia com BBNS pode ser usada com intuito de postergar a progressão das varizes, embora esse benefício ainda não esteja bem estabelecido.

Pacientes cirróticos com varizes de médio ou grosso calibre que nunca sangraram

A tendência atual é de classificação das varizes esofágicas em apenas dois grupos: as de fino e as de grosso calibre, tendo um ponto de corte de 5mm de diâmetro, uma vez que, em relação ao tratamento, as varizes de médio e grosso calibres são conduzidas da mesma maneira. Nesse grupo, o uso de BBNS reduz significativamente o risco de hemorragia (de 30% para 14%), com apenas 10 pacientes precisando ser tratados para prevenir um episódio hemorrágico.

A ligadura elástica das varizes (LEV), realizada por meio da EDA, é alternativa igualmente eficaz na profilaxia primária do sangramento varicoso nos pacientes cirróticos com varizes de médio/grosso calibre, sem diferença demonstrada na sobrevida, quando comparada aos BBNS. As sessões de LEV são repetidas a cada 7 a 14 dias até a erradicação das varizes (usualmente conseguida com duas a quatro sessões). Uma vez erradicadas, EDA de controle para flagrar recorrência deverá ser repetida em 1 a 3 meses, e depois a cada 6 a 12 meses.

A LEV tem a vantagem de apresentar menos efeitos colaterais do que os BBNS e de poder ser realizada já na endoscopia de *screening*. Entretanto, os BBNS têm a vantagem de serem menos custosos, não exigirem pessoal treinado e, o mais importante, prevenirem outras complicações, como sangramento por gastropatia hipertensiva porta, ascite e peritonite bacteriana espontânea, porque reduzem a pressão porta, diferente da LEV, que não apresenta ação alguma na hemodinâmica portal. Na maioria dos serviços, inicialmente, utilizam-se os BBNS como profilaxia primária, trocando para a LEV nos intolerantes à terapia ou quando há alguma contraindicação à medicação. O betabloqueador carvedilol foi comparado à LEV em estudo randomizado, apresentando redução significativa nas taxas de hemorragia e tornando-se uma alternativa na profilaxia primária, especialmente em pacientes cirróticos com insuficiência cardíaca clinicamente manifesta. Uma comparação entre carvedilol e os BBNS, entretanto, ainda precisa ser realizada.

A combinação de BBNS e nitratos, apesar de apresentar efeito sinérgico em reduzir a pressão porta, não mostrou resultados favoráveis, por conta de aumento dos efeitos colaterais, não sendo uma terapia recomendada na profilaxia primária. A combinação de BBNS e LEV, embora bem recomendada na profilaxia secundária, também não está indicada na profilaxia primária. *Shunts* portossistêmicos cirúrgicos ou percutâneos, apesar de altamente eficazes em prevenir o primeiro sangramento por hipertensão porta, estão associados a altas taxas de morbidade, como encefalopatia, e maior mortalidade geral, também não sendo recomendados como profilaxia primária.

O Quadro 54.10 resume os esquemas de profilaxia primária do sangramento varicoso.

Pacientes cirróticos com varizes recuperados de um evento hemorrágico

Em pacientes que se recuperaram de um episódio de sangramento agudo por varizes esofágicas deve-se iniciar tratamento preventivo antes da alta hospitalar. Em pacientes não tratados, o índice de novas hemorragias é de aproximadamente 60% em 1 a 2 anos, com 33% de mortalidade. Em pacientes que foram submetidos à cirurgia de *shunt* ou TIPS, porém, não há necessidade de outras medidas preventivas.

Apesar de terapias como BBNS ou LEV usadas isoladamente poderem ser iniciadas como profilaxia secundária, os tratamentos combinados (BBNS + nitratos ou BBNS + LEV) são mais recomendados em virtude de seu maior potencial em reduzir o risco de ressangramento, como demonstrado em estudo de metanálise. A associação BBNS e LEV representa, de acordo com consenso atual, a terapia de escolha na profilaxia secundária da hemorragia digestiva no cirrótico. Essa estratégia não só previne o sangramento mediante a obliteração das varizes, como também evita a recorrência das varizes em virtude da redução da pressão porta.

Uma alternativa de segunda linha ao uso de BBNS + LEV, quando pacientes não são candidatos à realização de LEV, é a terapia farmacológica combinada de BBNS e nitrato (mononitrato de isossorbida). Essa associação apresenta como efeito sinérgico a redução da pressão porta, sendo mais eficaz do que a terapia isolada com BBNS, embora à custa de maiores efeitos colaterais. Os pacientes com doença hepática de leve a moderada (Child A ou B) que apresentam novos episódios de hemorragia digestiva a despeito do tratamento combinando medicamentos e LEV devem ser submetidos à confecção de um *shunt* portossistêmico, seja ele percutâneo (TIPS), método de escolha, ou cirúrgico (deixado como segunda opção em razão da maior morbidade).

A escleroterapia das varizes está sendo abandonada como profilaxia secundária da hemorragia digestiva no cirrótico. Estudos comparando escleroterapia à LEV demonstraram que a terapia com a última foi associada a significativa redução do risco de ressangramento, menor taxa de complicações e menor número de sessões para atingir a erradicação das varizes, apesar de não mostrar diferença na mortalidade. Alguns estudos sugeriram a combinação de LEV e escleroterapia na profilaxia secundária; no entanto, duas metanálises concluíram que não há diferenças de eficácia com relação à LEV isolada, observando-se maior risco de estenose esofágica. Assim, escleroterapia + LEV está contraindicada na profilaxia de hemorragia digestiva.

Quadro 54.10 Regimes de profilaxia primária da hemorragia por varizes esofágicas

Regime	Esquema	Objetivo	Duração
BBNS Propranolol Nadolol	Iniciar com 20mg de 12/12h Iniciar com 40mg 1×/dia	Aumentar até a dose máxima tolerada ou até FC de 55bpm	Indefinida
LEV	Sessões a cada 2 a 4 semanas	Obliterar as varizes	Até alcançar obliteração das varizes

BBNS: betabloqueadores não seletivos; LEV: ligadura elástica de varizes; FC: frequência cardíaca.
Obs.: terapias não recomendadas na profilaxia primária: escleroterapia, nitratos isoladamente, terapia de *shunt* (TIPS ou cirurgia), BBNS + LEV ou BBNS + nitratos.

Quadro 54.11 Profilaxia da hemorragia varicosa no cirrótico

Categoria	Indicação	Observações
Pacientes sem varizes	Sem indicação de profilaxia	Pacientes compensados: repetir EDA a cada 2 a 3 anos
Pacientes com varizes finas, que nunca sangraram	Com critérios de alto risco: BBNS *devem* ser usados Sem critérios de alto risco: BBNS *podem* ser usados	Pacientes descompensados: EDA anual Pacientes em uso de BBNS não precisam repetir EDA periodicamente
Pacientes com varizes grossas, que não sangraram	Com critérios de alto risco: BBNS *ou* LEV devem ser usados Sem critérios de alto risco: BBNS são preferidos, reservando LEV para contraindicações ou intolerância aos BBNS	Titular dose de BBNS até a máxima tolerada Escleroterapia e *shunts* não devem ser usados como profilaxia primária
Pacientes que sangraram	Combinação BBNS + LEV é a melhor opção	Após LEV, repetir EDA a cada 6 a 12 meses

Critérios de alto risco: Child B ou C, manchas vermelhas nas varizes.

O Quadro 54.11 resume as indicações de profilaxia de sangramento varicoso, de acordo com cada categoria.

ENCEFALOPATIA HEPÁTICA

A encefalopatia hepática (EH) é a uma síndrome neuropsiquiátrica secundária à disfunção hepatocelular, que reduz a depuração de determinadas substâncias neurotóxicas, e aos *shunts* portossistêmicos que, desviando o fluxo porta, lançam na circulação sistêmica metabólitos intestinais com poder tóxico ao sistema nervoso central (SNC). É necessário excluir outras anormalidades neurológicas, estruturais e metabólicas. A reversibilidade dos sinais e sintomas após recuperação da função hepática é considerada uma prova direta da relação causal entre a insuficiência hepática e a EH.

Diversas teorias têm sido propostas para explicar o mecanismo da EH. Entre as mais aceitas está a da passagem de substâncias nitrogenadas, em especial a amônia, do intestino para a circulação sistêmica. Outros metabólitos incriminados na gênese da EH são os aminoácidos aromáticos de origem animal que, assim como a amônia, caem livremente na circulação sistêmica e funcionam como falsos neurotransmissores inibitórios nos receptores GABA do SNC.

No diagnóstico da EH em cirróticos é importante pesquisar, na anamnese e nos exames laboratoriais, fatores precipitantes para o evento (Quadro 54.12), já que sua correção é essencial para a reversão do quadro. As manifestações clínicas da EH podem variar desde transtornos do sono até o coma hepático declarado, existindo uma graduação clínica baseada em sinais e sintomas para acessar sua gravidade (Quadro 54.13). Na avaliação ambulatorial do paciente cirrótico sob suspeita de EH é importante manter-se atento aos dados que o enquadrem nas menores graduações (0 a II), como alterações do ciclo de sono e vigília, déficit de atenção, bradicinesia, incoordenação motora e da fala, tremores, depressão ou agitação, uma vez que estas podem ser manejadas ambulatorialmente, enquanto EH graus III e IV necessitam de internamento hospitalar. Em pacientes com doença hepática crônica, o surgimento das manifestações clínicas da EH frequentemente é insidioso e as alterações precoces, como déficit de memória e lentificação do raciocínio, muitas vezes só são reconhecidas retrospectivamente.

Quadro 54.12 Fatores precipitantes de encefalopatia hepática

Aumento do nitrogênio
Hemorragia digestiva
Uremia
Excesso de proteína na dieta
Constipação intestinal

DHE e metabólico
Hipopotassemia
Alcalose metabólica
Hipoxia
Desidratação
Hiponatremia
Hipotireoidismo
Intoxicação alcoólica

Fármacos
Medicamentos contendo amônio
Benzodiazepínicos e barbitúricos
Opioides
Diuréticos

Miscelânea
Infecções
Estresse clínico ou cirúrgico
Agudização da hepatopatia
Hepatopatia progressiva
Shunts portossistêmicos
Oclusão vascular
Anemia
Hepatocarcinoma
Hemotransfusão

A encefalopatia hepática mínima (EHM), antes chamada de subclínica, representa um espectro da EH que, por definição, não é percebida pelo médico ao exame clínico. Caracteriza-se por anormalidades de testes psicométricos em indivíduos aparentemente normais. Sua prevalência varia de acordo com o grau de disfunção hepatocelular, sendo, nos pacientes Child A, tão baixa quanto 15%, embora possa afetar até 50% dos Child B/C. A importância clínica dessa entidade reside no fato de que indivíduos afetados apresentam comprometimento da qualidade de vida e da capacidade laborativa. Estudos mostram que, apesar de as atividades cotidianas estarem preservadas, pacientes com EHM apresentam prejuízo na atenção, na memória e em algumas funções executivas (Quadro 54.14). Esses indivíduos podem ter um declínio no desempenho no trabalho e es-

Quadro 54.13 Graduação clínica da encefalopatia hepática

Grau	Estado mental	Alterações motoras
EH mínima "Grau 0"	Exame normal. Pode haver menor desempenho no trabalho ou na capacidade de dirigir	Alterações sutis nos testes psicométricos
Grau I	Déficit de atenção, agitação, ansiedade, depressão, distúrbio do sono	Tremores, incoordenação, apraxia
Grau II	Mudança no comportamento, desorientação, letargia, déficit de memória, sonolência	Asterixe, ataxia, disartria
Grau III	Confusão, desorientação grosseira, amnésia, estupor	Asterixe, hiper-reflexia, sinal de Babinski, nistagmo, clônus, rigidez muscular, hiperventilação
Grau IV	Coma	Midríase, descerebração. Pode progredir para flacidez e ausência de resposta a estímulos

Quadro 54.14 Quando suspeitar de encefalopatia mínima

Pacientes com queixas de sintomas cognitivos
Desempenho psicomotor: "tenho dificuldade de executar tarefas manuais..."
Diminuição da atenção: "sinto-me confuso..."
Diminuição da memória: "esqueço com frequência..."
Pacientes com redução do desempenho no trabalho observada por familiares ou colegas

Adaptado de Ortiz, Journal of Hepatology 2005; 42.

tão sob risco maior de acidentes quando executam atividades motoras mais complexas, como dirigir.

No subgrupo de pacientes que apresentam eventos de encefalopatia de repetição ou que apresentam um estado de EH crônica, é razoável realizar USG, tomografia ou ressonância de abdome para investigar a presença e a gravidade de possíveis *shunts* portossistêmicos.

O primeiro passo no tratamento da EH consiste em identificar e corrigir possíveis fatores precipitantes. Naqueles com EH crônica sem evidências de fatores causais (encefalopatia espontânea), deve-se suspeitar da presença de *shunts* portossistêmicos como mantenedores do quadro neurológico ou de doença em estágio final. O tratamento se baseia em medidas dietéticas e farmacológicas.

As proteínas de origem animal, em especial as carnes vermelhas, contêm altos níveis de aminoácidos aromáticos que, como exposto anteriormente, podem induzir EH por estímulos inibitórios no SNC. No passado, recomendava-se que cirróticos ingerissem dietas com baixa concentração proteica no intuito de reduzir a produção intestinal de amônia. Atualmente, não há evidências que embasem essa conduta. O paciente cirrótico encontra-se frequentemente desnutrido e a restrição proteica pioraria seu *status* clínico. Foi comprovado que a grande maioria dos cirróticos tolera bem dietas normoproteicas, baseadas em carnes de frango e peixes bem cozidas e proteínas de origem vegetal, pois esses alimentos contêm uma relação menor entre aminoácidos aromáticos e os de cadeia ramificada. Recomenda-se, então, que a restrição alimentar do cirrótico seja essencialmente às carnes vermelhas, sem necessidade de reduzir o aporte proteico total. O benefício da suplementação oral de aminoácidos de cadeia ramificada (AACR) no tratamento da EH é incerto, ficando reservada para os pacientes altamente intolerantes a proteínas.

O trato gastrointestinal é a fonte primária de amônia à circulação porta. A amônia é produzida pelos enterócitos, provenientes da glutamina, e pelo catabolismo das bactérias colônicas de fontes de nitrogênio, como as proteínas. Como o fígado cirrótico é incapaz de metabolizar a amônia de maneira eficiente, estratégias terapêuticas visando reduzir sua concentração sérica comumente concorrem para a resolução da EH:

- **Hipopotassemia:** reconhecimento e tratamento da hipopotassemia são de grande importância, pois essa situação provoca aumento da produção renal de amônia e a alcalose metabólica frequentemete associada pode contribuir para a entrada da amônia no SNC.
- **Lactulose (*betagalactosidofrutose*) e lactitol (*betagalactosidossorbitol*):** esses dissacarídeos sintéticos são, no momento, a terapia padrão da EH. A lactulose é recomendada não só no tratamento, como também na prevenção da recorrência. No cólon, o lactitol e a lactulose são metabolizados pela flora bacteriana em ácidos acético e lático. Essa acidificação colônica aumenta a conversão de amônia em amônio (NH_4^+), íon não absorvível, e inibe o metabolismo das bactérias produtoras de urease, reduzindo a formação de amônia. Além disso, o pH intestinal diminuído tem efeito catártico. A dose dos dissacarídeos deve ser titulada até que o paciente alcance duas a três evacuações pastosas por dia. Sugere-se

uma dose inicial de 45 a 90mL ao dia, divididos em três tomadas, com progressão a depender da resposta. Os dissacarídeos são usualmente bem tolerados, sendo seus efeitos colaterais mais comuns cólicas abdominais, diarreia e flatulência.

- **Antibióticos:** a terapia com antibióticos tem a intenção de reduzir a população de bactérias produtoras de protease e urease, responsáveis pela geração de amônia. O aminoglicosídeo pouco absorvível neomicina é o agente mais utilizado. Recomendam-se doses de 3 a 6g/dia, divididos em três tomadas (manipula-se xarope de neomicina a 3,3%, em que 30mL = 1g). Embora em uso há anos, a neomicina não provou ser melhor do que o tratamento padrão com dissacarídeos na EH, devendo ser indicada somente nos intolerantes ou resistentes aos últimos, já que causa efeitos indesejáveis como oto e nefrotoxicidade. Há também estudos que sugerem benefícios da terapia conjunta de neomicina com dissacarídeos, por meio de possível efeito sinérgico. Outros antibióticos, como o metronidazol, a vancomicina e a rifamixina, têm sido efetivos no tratamento da EH em alguns estudos e mais bem tolerados do que a neomicina.
- **L-aspartato de L-ornitina (LOLA):** o uso do LOLA tem como objetivo reduzir as concentrações de amônia mediante a estimulação de sistemas enzimáticos hepáticos que convertem a amônia em glutamina ou ureia. Ainda não há estudos confiáveis comparando a eficácia do LOLA com a lactulose. A dose oral recomendada é de 15g/dia, divididos em três tomadas. Trata-se de um fármaco seguro, bem tolerado, com boa aderência e com efeitos adversos pouco significativos.
- **Enemas:** a limpeza dos cólons com enemas consiste na maneira mais rápida e efetiva de remover o substrato amoniogênico. É uma alternativa razoável naqueles pacientes constipados ou que apresentaram sangramento digestivo. Pode-se lançar mão de soluções de manitol a 4% ou sulfato de magnésio. Enemas de lactulose ou lactitol foram mais efetivos. Uma possível explicação é que a acidificação intestinal, mais do que a limpeza em si, exerça o mecanismo terapêutico.

O tratamento da encefalopatia hepática mínima é controverso. Alguns advogam melhora nos testes psicométricos e retardo na progressão para a EH manifesta com o uso de qualquer das alternativas acima descritas. No entanto, a relevância clínica dessa melhora é questionável e o tratamento pode associar efeitos colaterais com pouco benefício terapêutico. A decisão clínica de tratar cirróticos com EHM deve ser individualizada, levando em consideração que aspectos do dia a dia do paciente estão prejudicados pelo comprometimento cognitivo e que grau de melhora é alcançado com o tratamento. Muitos optam, então, pelo teste terapêutico, avaliando a resposta ao tratamento e mantendo ou não as medicações na dependência da melhora clínica.

Para aqueles que acompanham pacientes cirróticos sob risco de EH, uma preocupação constante é quando considerá-los sob risco maior de acidentes automobilísticos. Essa preocupação é mais relevante quando o indivíduo em questão é um portador de encefalopatia mínima, já que sua incapacidade pode ser subestimada em virtude da escassez de sintomas. Estudos demonstraram a lentificação do reflexo de frenagem em 40% a 60% dos pacientes com EHM. Como não existem regras padronizadas para avaliação da capacidade de dirigir veículos, é prudente fazer a restrição naqueles pacientes com comprometimento neurológico por EH manifesta ou naqueles com EHM quando há relato de familiares de declínio na habilidade motora. Nos pacientes com relatos de boas condições, é razoável orientá-los para que se restrinjam a dirigir por curtas distâncias e durante o dia.

INFECÇÕES

Infecções bacterianas são complicações bem descritas no paciente cirrótico e respondem por aumento significativo na morbimortalidade dessa população, chegando a representar 30% a 50% dos óbitos. Comparados com a taxa de 5% a 7% de infecção na população geral, pacientes cirróticos que são hospitalizados apresentam taxa de infecção em torno de 33%. Dois importantes fatores de risco para o desenvolvimento de infecções bacterianas nesses pacientes são gravidade da doença hepática e hemorragia digestiva.

A translocação bacteriana do lúmen intestinal representa o principal mecanismo na gênese de infecções no cirrótico. Entretanto, na doença hepática crônica, em especial nos estágios mais avançados, alterações no sistema reticuloendotelial (redução no número e na função das células de Kupffer) e na atividade dos fagócitos e neutrófilos e redução do complemento, dos níveis de IgA e da ativação das células T levam a um estado de imunocomprometimento.

A infecção bacteriana mais frequentemente observada é a peritonite bacteriana espontânea (PBE), representando 25% dos casos, seguida de infecção do trato urinário (ITU – 20%), pneumonia (15%) e bacteriemia (12%). Em infecções adquiridas na comunidade, a positividade das culturas gira em torno de 46%, sendo bactérias gram-negativas, especialmente *Escherichia coli*, as mais isoladas nos casos de PBE e ITU, enquanto cocos gram-positivos predominam nos casos de pneumonia (sobretudo *Streptococcus pneumonice*) e bacteriemia associada a procedimentos invasivos (estafilococos).

A mortalidade por PBE foi reduzida em cerca de 50% nos últimos 20 anos, tanto pelo diagnóstico precoce, mediante a alta suspeição clínica e a paracentese diagnóstica, como pela melhora da terapêutica. A PBE em sua forma típica apresenta-se com dor abdominal difusa, febre e leucocitose. Entretanto, uma parcela não desprezível da população cirrótica evolui de forma oligo ou mesmo assintomática. Nesse grupo de doentes, a suspeita de PBE deve ser levantada quando o paciente apresenta os seguintes sinais e sintomas isoladamente ou em conjunto: queda no estado geral, piora no controle da ascite sem causa aparente (p. ex., sobrecarga de sal, má adesão à terapia diurética), surgimento ou agravamento da encefalopatia sem causa aparente (p. ex., mudança na dieta, medicamentos), declínio progressivo da função renal, piora inesperada da função hepática e sangramento digestivo.

Diante desse cenário, uma paracentese diagnóstica deve ser realizada prontamente. O diagnóstico de PBE é feito pelo achado de contagem de polimorfonucleares > $250/mm^3$ e cultura monomicrobiana. O esquema antibiótico de escolha corresponde a uma cefalosporina de terceira geração e deve ser realizado inicialmente em ambiente hospitalar e por via parenteral.

Nas demais infecções do paciente cirrótico, como pneumonia e ITU, os sinais e sintomas clínicos, critérios diagnósticos e tratamento não diferem dos estabelecidos para a população geral. Nesse grupo de doentes, porém, é importante manter-se atento a um maior percentual de casos de microrganismos resistentes aos antibióticos usados, principalmente, em infecções adquiridas na comunidade. A descontaminação seletiva do intestino com o uso prolongado de norfloxacino para profilaxia de PBE tem contribuído significativamente para a emergência dessas cepas resistentes. O estado de imunocomprometimento do paciente cirrótico também o deixa sob risco maior de adquirir infecções por bactérias não usuais.

Como as infecções são responsáveis por risco elevado de mortalidade em pacientes cirróticos, cuidados especiais são necessários nessa população, como as imunizações já citadas anteriormente e os itens descritos a seguir:

Profilaxias primária e secundária da PBE

O intestino parece ser a fonte mais importante de bactérias que causam PBE e outras infecções por gram-negativos no paciente cirrótico, por meio de translocação bacteriana. Desse modo, a profilaxia da PBE tem sido baseada na administração oral de antibióticos não absorvidos ou pobremente absorvidos com atividade predominante contra a flora gram-negativa e nenhum ou pouco efeito sobre gram-positivos e anaeróbios, a chamada descontaminação intestinal seletiva, feita principalmente com o norfloxacino.

Pacientes que sobrevivem a um primeiro episódio de PBE têm risco cumulativo de recorrência em 1 ano em torno de 70%. Por isso, é essencial que recebam antibioticoterapia como profilaxia secundária de nova infecção peritoneal. Nesse grupo de pacientes, a administração de norfloxacino, 400mg uma vez ao dia, é recomendada assim que a terapia para a fase aguda da infecção for completada. Aconselha-se que a profilaxia seja mantida até o desaparecimento duradouro da ascite ou até o transplante hepático. Outras quinolonas, como o ciprofloxacino e o levofloxacino, na dose de 250mg/dia são usadas como alternativas eficazes, embora não tenham sido testadas em ensaios clínicos. O esquema de administração semanal de ciprofloxacino não é recomendado por estar associado a alta incidência de microrganismos resistentes. Um estudo clínico usando sulfametoxazol-trimetoprima (800/160mg), uma vez ao dia, mostrou ser uma alternativa razoável para pacientes que não podem usar quinolonas.

Os cirróticos que apresentam hemorragia digestiva apresentam incidência de infecção bacteriana de 44% durante o episódio ou nos primeiros dias que o seguem. A presença de infecção, por sua vez, está associada a maior taxa de ressangramento e maior mortalidade, estando recomendado o uso de antibióticos em dose plena (ceftriaxona, ciprofloxacino ou norfloxacino) por 7 dias.

Pacientes cirróticos que apresentam baixa concentração proteica no líquido ascítico (< 1g/dL) estão sob risco maior de desenvolver PBE. Uma concentração baixa de proteínas se traduz em menor poder de opsonização do líquido ascítico e maior incidência de infecção. Embora não haja consenso quanto a esse item, um estudo controlado recente demonstrou redução da incidência de PBE e síndrome hepatorrenal, assim como aumento da sobrevida em 3 meses, usando norfloxacino em pacientes com concentração de proteínas no líquido ascítico < 1,5g/dL e sinais de insuficiência hepática avançada (Child > 9 pontos com bilirrubina > 3mg/dL) e disfunção renal (creatinina > 1,2mg/dL ou ureia >

Quadro 54.15 Indicações de profilaxia de PBE

Indicações	Duração da profilaxia
Cirróticos que se recuperaram de um episódio de PBE	Indefinida ou até o transplante
Cirróticos com hemorragia digestiva	7 dias
Cirróticos com proteína do líquido ascítico < 1,5g/dL e sinais de insuficiência hepática e disfunção renal	Não é consensual

25mg/dL ou sódio < 130mEq/L). É importante pesar bem as evidências, pois o uso indiscriminado de antibióticos pode selecionar bactérias resistentes.

Cuidados com frutos do mar

Pacientes cirróticos devem ser orientados a evitar a ingestão de frutos do mar crus ou mal cozidos, em especial os bivalves (ostras, mexilhões, mariscos e sururu), em virtude do risco potencial de sepse grave e morte causadas por infecção por *Yersinia* sp. e, especialmente, pelo *Vibrio vulnificus*. Este último consiste em um gram-negativo de vida aquática que se concentra em crustáceos e moluscos filtradores, como as ostras. É um microrganismo altamente virulento capaz de causar doença de início abrupto, que rapidamente progride para sepse e choque séptico, com 30% dos infectados apresentando hipotensão nas primeiras 12 horas da admissão hospitalar. Pacientes com cirrose por qualquer causa estão sob risco maior de infecção e desenvolvimento do quadro séptico. Assim sendo, devem ser corretamente educados quanto aos riscos desse tipo de alimento.

RASTREAMENTO DE HEPATOCARCINOMA

O hepatocarcinoma, ou carcinoma hepatocelular (HCC), representa a neoplasia primária mais comum do fígado. Cerca de 80% dos casos de HCC desenvolvem-se em portadores de cirrose hepática. Entre os cirróticos, 1% a 5% receberão o diagnóstico de HCC a cada ano, com sobrevida média de 6 a 20 meses após a descoberta. Embora, virtualmente, todas as etiologias de cirrose estejam associadas a aumento na incidência de hepatocarcinoma, as hepatites virais parecem ser o fator de risco mais importante, em especial o vírus B (HBV). Este último funciona como agente oncogênico direto, incorporando seu DNA ao do hepatócito, promovendo mutações. Isso justifica o surgimento de HCC em pacientes infectados pelo HBV mesmo na ausência de cirrose. Nas demais etiologias, inclusive na hepatite C (HCV), o desenvolvimento do HCC se dá pelo mecanismo de degeneração e reparo hepatocitário contínuo e crônico, predispondo o surgimento de células neoplásicas. A incidência de HCC vem aumentando progressivamente, provavelmente devido a uma maior população de cirróticos por infecção pelo vírus C e pela doença hepática gordurosa não alcoólica.

Pacientes que desenvolvem HCC usualmente não apresentam sintomas outros além daqueles relacionados com a própria doença hepática. Os sinais e sintomas mais comuns são inespecíficos, como dor abdominal, perda de peso e febre. Suspeita de HCC também deve ser levantada naqueles pacientes previamente compensados que desenvolvem qualquer descompensação hepática aguda, como ascite (especialmente hemorrágica), encefalopatia, icterícia e hemorragia varicosa.

Quadro 54.16 Grupo de pacientes com doença hepática crônica no qual o *screening* do HCC é apropriado

Portadores de hepatite B (incidência de HCC > 0,2%/ano)
Homens asiáticos > 40 anos
Mulheres asiáticas > 50 anos
Africanos > 20 anos
História familiar de HCC
Portadores crônicos ("sãos") de hepatite B (que perdem HBsAg e/ou desenvolvem anti-HBs)
Cirrose tratada ou não

Cirróticos não hepatite B (incidência de HCC > 1,5%/ano)
Hepatite C
Cirrose alcoólica
Cirrose biliar primária
Hemocromatose
Deficiência de alfa-1-antitripsina

Sem recomendações contra ou a favor do rastreamento
Cirrose por hepatite autoimune
Cirrose por esteato-hepatite não alcoólica
Pacientes não cirróticos com hepatite B (que respondem à terapia com inativação da doença)

A existência de uma população de risco identificável, a dificuldade de diagnóstico clínico da doença precoce e o prognóstico reservado na doença avançada justificam uma estratégia de rastreamento que permita detectar tumores ainda pequenos em pacientes capazes de suportar as modalidades terapêuticas propostas. Sabe-se que a relação custo-benefício do rastreamento clínico depende essencialmente da incidência esperada de HCC, embora essa incidência em cirróticos por outras causas que não as hepatites virais, salvo algumas exceções, não seja exatamente conhecida. Assim, alguns consideram ser custo-efetivo o *screening* quando a incidência de HCC excede 0,2%/ano em pacientes portadores de hepatite B e 1,5%/ano em pacientes com cirrose por outras causas. O Quadro 54.16 lista situações nas quais se recomenda o rastreamento, embora, na prática, o *screening* para HCC seja indicado para todo paciente cirrótico e alguns casos selecionados de portadores de HBV mesmo sem cirrose, considerados grupo de alto risco.

Os testes de rastreamento são divididos em sorológicos e radiológicos:

- **Alfafetoproteína (AFP):** entre os testes sorológicos, foi o mais estudado. Trata-se de uma glicoproteína normalmente produzida durante a gestação pelo fígado fetal e o saco vitelínico. O aumento da AFP sérica em pacientes com cirrose deve levantar a suspeita de HCC, assim como níveis persistentemente elevados. Embora frequentemente aumentada nos pacientes com HCC, carcinomas de origem embrionária de ovário e testículo, teratomas, tumores endodérmicos e a própria reativação de uma hepatite viral crônica podem cursar com elevações desse marcador. O uso da AFP como teste de *screening* isolado enfrenta limitações, uma vez que, utilizando o ponto de corte de 20ng/mL (na maioria dos laboratórios normal entre 10 e 20ng/mL), o qual representa o balanço ótimo entre sensibilidade e especificidade, a sensibilidade do teste não ultrapassa 60% e o valor preditivo positivo, 41%, apesar de uma especificidade de 90%. Elevações nos valores de *cutoff* resultam em queda progressiva de sensibilidade. Alguns autores consideram um valor > 400ng/mL como sendo diagnóstico de HCC, excluídas as outras causas de aumento de AFP citadas.

Outros marcadores, como des-gama-carboxi protrombina, alfa-L-fucosidase ou o glipican-3, estão sendo estudados no *screening* do HCC, porém nenhum deles mostrou acurácia superior quando comparado à AFP, permanecendo sem papel na pesquisa do hepatocarcinoma.

- **Ultrassonografia (USG):** representa o melhor teste de rastreamento radiológico, em virtude de seu bom padrão de sensibilidade (65% a 80%) e especificidade (> 90%), disponibilidade, por não expor a radiação e não ser invasivo. Os tumores não têm uma apresentação típica, podendo evidenciar-se lesões hiperecoicas, hipoecoicas ou com aparência em "alvo". Pelo fato de a USG não ser capaz de diferenciar lesões hepáticas malignas das benignas, o achado de um nódulo à USG obriga prosseguimento da investigação na dependência do tamanho da lesão:
  - **Nódulos < 1cm:** deverão ser seguidos com USG trimestral. Se não houver crescimento nos próximos 2 anos, retornar à estratégia inicial. Caso cresçam investigar conforme o novo tamanho.
  - **Nódulos entre 1 e 2cm:** deverão ser investigados com dois exames contrastados dinâmicos (TC, RM, angiografia ou USG contrastada). O diagnóstico é estabelecido pela positividade dos dois exames, evidenciando um padrão vascular de captação na fase arterial e *washout* rápido na fase venosa. Se somente um exame mostrar um padrão sugestivo, ou se os dois forem atípicos, está indicada a biópsia hepática.
  - **Nódulos > 2cm:** basta a positividade de um método de imagem dinâmico ou uma AFP > 200ng/mL para confirmação do diagnóstico.

Para o rastreamento de HCC em pacientes cirróticos, recomenda-se, então, a realização de USG a cada 6 meses. Esse intervalo foi baseado no tempo esperado de crescimento tumoral e não no risco de desenvolvimento do HCC. Por isso, esse período não precisa ser encurtado em cirróticos com maior risco para a neoplasia. A adição da AFP ao *screening* ultrassonográfico aumenta as taxas de detecção de tumores, mas não é obrigatória. Entretanto, não se recomendam estratégias de alternância entre USG e AFP, bem como o uso de AFP isoladamente no rastreamento do HCC em pacientes cirróticos. A Figura 54.2 resume as condutas na investigação de um nódulo hepático.

QUANDO ENCAMINHAR PARA TRANSPLANTE?

O transplante hepático consiste no tratamento definitivo para pacientes com a forma descompensada da cirrose. Por isso, torna-se importante determinar quando o doente encontra-se elegível para o transplante e referenciá-lo aos centros responsáveis para avaliação. O momento para o encaminhamento ao transplante é sempre uma questão crítica. A alocação de órgãos era inicialmente baseada em tempo de espera na lista de transplantes. Um grande problema desse sistema era não alocar necessariamente órgãos para pacientes que estavam sob risco maior de morrer. O sistema foi revisto em 2002 e, em sua forma atual, a prioridade é dada à gravidade do paciente, aferida pelo MELD.

O primeiro passo para considerar um paciente como potencial candidato ao transplante consiste em determinar a necessidade da operação. A história natural da doença do indivíduo deve ser cuidadosamente comparada com a sobrevida esperada após o transplante.

A presença de cirrose por si só não é suficiente para justificar o transplante. Este é geralmente considerado quando um paciente desenvolve uma complicação da doença. O surgimento de ascite, hemorragia digestiva por varizes esofágicas, PBE ou síndrome hepatorrenal tem impacto significativo no prognóstico do paciente cirrótico. Das formas de descompensação, as que mais estão relacionadas com pior prognóstico são a PBE e o rápido desenvolvimento de síndrome hepatorrenal. Menos de 50% dos cirróticos que apresentaram PBE terão sobrevida maior do que 1 ano, enquanto a expectativa de vida dos pacientes com síndrome hepatorrenal tipo I é de aproximadamente 2 semanas. Todas essas indicações não são específicas, refletindo a deterioração hepática total, independentemente da etiologia da doença subjacente. Existem também certas condições que têm indicações específicas para transplantes, tais como colangite recorrente em pacientes com colangite esclerosante primária ou prurido intratável em pacientes com cirrose biliar primária. Embora estas não sejam manifestações de insuficiência hepática, são problemas específicos que afetam a sobrevida e a qualidade de vida. O transplante hepático também pode ser uma opção de tratamento para pacientes com hepatocarcinoma, desde que respeitados os critérios de Milão, quais sejam: um nódulo único < 5cm ou no máximo três nódulos no mesmo lóbulo com diâmetro máximo de 3cm, assim como

CAPÍTULO 54 Cirrose Hepática

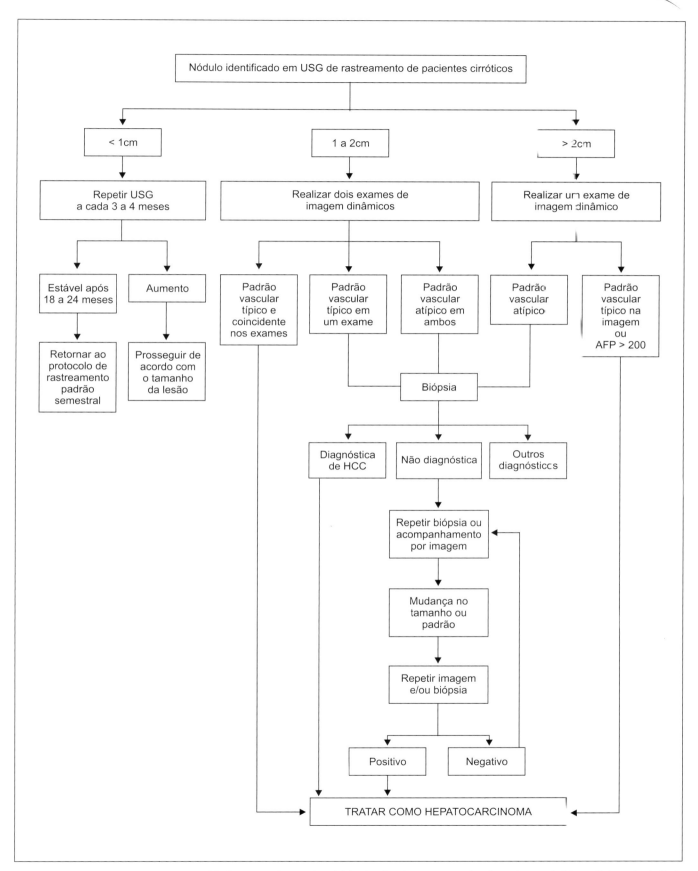

Figura 54.2 Algoritmo para conduta da AASLD na investigação de nódulo identificado em *screenning* de pacientes cirróticos. (Adaptada de Bruix e Sherman, 2005.)

ausência de envolvimento extra-hepático e de trombose porta.

Em resumo, deve-se encaminhar pacientes cirróticos para avaliação em centros de transplante nos seguintes casos:

- Escore MELD > 10.
- Escore Child-Pugh > 7.
- Surgimento de complicações inerentes à cirrose (encefalopatia, hemorragia digestiva, ascite ou síndrome hepatorrenal).
- Surgimento de hepatocarcinoma.

O Quadro 54.17 apresenta contraindicações a realização de transplante hepático.

É importante garantir que todas as formas de tratamento para a doença hepática de base tenham sido tentadas antes de indicar o transplante, uma vez que após esse procedimento os longos períodos de imunossupressão podem ter pior relação risco-benefício, com relação às taxas de mortalidade e morbidade, do que tratamentos alternativos para hepatopatias crônicas. No entanto, em pacientes com doença hepática grave, nos quais o resultado de determinados tratamentos é incerto, o encaminhamento a serviços de transplante hepático se faz necessário enquanto se avaliam outras formas de terapia.

Quadro 54.17 Contraindicações ao transplante hepático

Colangiocarcinoma
Metástase para o fígado
Neoplasia extra-hepática
Uso de álcool nos últimos 6 meses
Anomalias congênitas incorrigíveis
Doença cardiopulmonar avançada
Sepse ativa não tratada
Infecção extra-hepática não tratada
SIDA*
Transtornos psiquiátricos

* SIDA atualmente é uma contraindicação relativa, já que bons resultados são obtidos com a terapia antirretroviral.

Quando Internar?

As indicações de internamento hospitalar em um paciente cirrótico estão, em sua maior parte, relacionadas com o desenvolvimento de complicações da doença, que necessitam de uma abordagem mais agressiva em virtude da alta mortalidade associada. Em geral, são as que seguem: hemorragia digestiva, peritonite bacteriana espontânea, encefalopatia hepática estágios 3 e 4, piora da função renal, hiponatremia severa ou sintomática, hipoxia grave e ascite refratária.

A fim de facilitar a condução de pacientes cirróticos, o Quadro 54.18 fornece um *check-list* dos cuidados a serem prestados aos pacientes cirróticos:

Quadro 54.18 *Check-list* para condução de pacientes cirróticos

Investigar etiologia e avaliar indicação de tratamento da doença de base
Pesar a cada consulta
Checar imunidade contra hepatites A e B e vacinar se necessário
Vacinar contra pneumococo e influenza
Determinar periodicamente o índice de Child e o MELD
Realizar acompanhamento endoscópico periódico, avaliar necessidade de profilaxia para sangramento varicoso
Realizar densitometria óssea a cada 3 anos
Realizar ultrassonografia e dosagem de alfafetoproteína a cada 6 meses
Avaliar a necessidade de profilaxia de PBE
Checar função renal e eletrólitos periodicamente em pacientes usando diuréticos
Avaliar funções cognitivas para pesquisa de encefalopatia mínima

Orientações ao paciente:

Interromper por completo consumo de álcool e fumo
Não comer ostras e crustáceos mal cozidos
Só nadar e mergulhar em água clorada, não tomar banho de mar
Consultar o médico antes de usar qualquer medicação
Não usar AAS ou anti-inflamatórios não esteroides, usar paracetamol (respeitando dose máxima diária de 2g) ou dipirona como analgésicos
Procurar atendimento de urgência caso surjam: febre, dor abdominal, confusão mental, hematêmese ou melena, vômitos (mais de dois episódios em 24 horas), diarreia, dispneia, desenvolvimento ou piora de icterícia ou ascite

Leitura Recomendada

Bruix J, Sherman M. Management of hepatocellular carcinoma: an update. Hepatology 2011; 53(3):1020-2.

D'Amico G. Natural history of cirrhosis and prognosis. In: Arroyo V, Abraldes JG, Ginès P et al. Treatment of liver diseases. Barcelona: Ars Medica, 2009:143-52.

de Franchis R. Revising consensus in portal hypertension: report of the Baveno V consensus workshop on methodology of diagnosis and therapy in portal hypertension. J Hepatol 2010; 53(4):762-8.

Dove ML, Brown RS Jr. Patient selection for liver transplantation. Up To Date 2010:18.2

Ferenci P. Clinical manifestation and diagnosis of hepatic encephalopathy. Up To Date 2010:18.2

Garcia-Tsao G, Bosch J. Management of varices and variceal hemorrhage in cirrhosis. N Eng J Med 2010; 362:823-32.

Garcia-Tsao G, Sanyal JA, Grace DN, Carey W. Prevention and management of gastroesophageal varices and variceal hemorrhage in cirrhosis. Hepatology 2007; 46 (3):922-38.

Garcia-Tsao G. Bacterial infection in cirrhosis: treatment and prophylaxis. J Hepatol 2005; 42:S85-S92.

Goldberg E, Chopra S. Diagnostic approach to the patient with cirrhosis. Up To Date 2010:18.2.

Haq M S, Dayal H H. Chronic liver disease and consumption of raw oysters: a potentially lethal combination – a review of *Vibrio vulnificus* septicemia chronic liver disease and consumption of raw oysters. Am J Gastroenterol. 2005; 100:1195-9.

Koff RS. Immunizations for patients with chronic liver disease. UpToDate 18.1

Lefton BH, Rosa A, Cohen M. Diagnosis and epidemiology of cirrhosis. Med Clin N Am 2009; 93:787-99.

Luna Leite L, Luna Abrantes P, Luna Abrantes R. Hemorragia digestiva alta varicosa – Revisão da literatura recente. JBG 2006; 6(2):50-6.

Mehta G, Rothstein KD. Health maintenance issues in cirrhosis. Med Clin N Am 2009; 93:901-15.

Murray FK, Carithers Jr LR. AASLD Practice Guidelines: evaluation of the patient for liver transplantation. Hepatology 2005; 41(6): 1407-32.

Ortiz M, Jacas C, Córdoba J. Minimal hepatic encephalopathy: diagnosis, clinical significance and recommendations. J Hepatol 2005; 42:S45-S53.

Schwartz J M, Carithers Jr. RL. Clinical features and diagnosis of primary hepatocellular carcinoma. Up To Date 2010:18.2.

Doença Inflamatória Intestinal

CAPÍTULO 55

Valéria Ferreira Martinelli • Norma Arteiro Filgueira
Rodrigo Cavalcanti Machado da Silva

INTRODUÇÃO

O termo doença inflamatória intestinal (DII) engloba a doença de Crohn (DC) e a retocolite ulcerativa (RCUI), condições crônicas marcadas, quase sempre, por episódios de remissão e recorrência que decorrem de uma interação complexa, e ainda pouco entendida, entre fatores genéticos e ambientais. Acredita-se que certos gatilhos podem desencadear uma reação inflamatória descontrolada em indivíduos geneticamente predispostos. Dessa maneira, a etiologia precisa e, consequentemente, terapias curativas ainda não são conhecidas.

A incidência da DII aumentou rapidamente em países industrializados na segunda metade do século passado, tendendo à estabilidade nas últimas décadas, ficando em torno de 3,1 a 14,6 casos por 100 mil habitantes para DC e 2,2 a 14,3 casos por 100 mil habitantes para RCUI. Em países em desenvolvimento, todavia, têm se observado taxas em ascensão, principalmente para a DC, colaborando para a teoria de envolvimento de fatores ambientais.

As DII sabidamente podem acometer qualquer faixa etária, com pico de incidência entre 15 e 30 anos e um segundo pico entre 50 e 80 anos. Não há diferença significativa com relação ao sexo, sendo a DC discretamente mais comum em mulheres. São descritas ainda inúmeras variáveis epidemiológicas, como a ocorrência de variação sazonal e um caráter decrescente geográfico norte-sul em alguns continentes, sendo mais prevalente em áreas urbanas do que rurais e em classes socioeconômicas mais elevadas. A hipótese da higiene sugere que a falta de exposição na infância a agentes microbianos selecionados pode causar DII.

O acometimento de indivíduos jovens tende a causar enorme impacto na atividade laborativa e na qualidade de vida, acarretando importantes implicações sociais, econômicas e psicológicas que devem ser tratadas com a mesma seriedade que a tão almejada cura da enfermidade.

Alguns fatores parecem ter influência direta na epidemiologia da DII, algumas vezes de maneira diversa entre as duas entidades:

- **Tabagismo:** enquanto o tabagismo aumenta o risco de DC em 1,8 a 4,8 vezes de maneira dose-dependente, influenciando também a gravidade da doença e a ocorrência de recidivas, parece proteger contra a ocorrência de RCUI, já que a incidência de RCUI em fumantes representa 40% daquela dos não fumantes. O tabagismo ativo também tem comprovadamente um fator protetor na gravidade da RCUI, inclusive no desenvolvimento de colangite esclerosante primária (CEP). O pico de surgimento de RCUI ocorre no primeiro ano após a cessação do tabagismo, observando-se que os ex-fumantes têm risco 70% maior de desenvolver a doença, além de terem uma apresentação mais extensa e mais refratária do que a daqueles que nunca fumaram.
- **Apendicectomia:** quando realizada antes dos 20 anos de idade, está associada a redução de 55% no risco futuro de desenvolvimento de RCUI, mas parece não ter influência na incidência de DC.
- **Anticoncepcionais orais:** parecem aumentar o risco de DC em até 50%, com dados menos consistentes quanto à RCUI.
- **Fatores genéticos:** parentes de primeiro grau de portadores de DII têm risco 10 a 40 vezes maior de desenvolver a doença, com prevalência chegando a 10%. Quando ambos os pais são portadores de DII, o risco de cada filho ser portador da doença é de 36%. Entre as famílias com DC, também parece haver concordância para a localização e apresentação clínica da

doença. Mais apoio para uma base genética para a DII vem de estudos com gêmeos, mostrando que os gêmeos monozigóticos têm grande concordância quanto à ocorrência de DII (58% para DC e 6% para RCUI). Estudos com HLA estabeleceram uma associação da RCUI com DR2 e uma possível associação da DC com a combinação de alelos DR1 e DQ5.

- **Infecções gastrointestinais** são seguidas por aumento de quatro vezes no risco de desenvolvimento de DC, especialmente no ano seguinte, muito embora o risco absoluto seja pequeno.

DIAGNÓSTICO

O diagnóstico das DII baseia-se em um conjunto de achados clínicos e laboratoriais e na combinação de dados endoscópicos, histopatológicos e de imagem, não havendo característica patognomônica, o que as torna muitas vezes um diagnóstico de exclusão e sujeito a mudanças ao longo do curso evolutivo da doença.

A RCUI é uma doença restrita à mucosa do cólon, sempre iniciando no reto e se estendendo de modo contínuo a segmentos variáveis do intestino grosso, o que configura as diversas formas clínicas: proctite (restrita ao reto), proctossigmoidite ou colite distal (reto e terço distal do sigmoide), colite esquerda (até o ângulo esplênico) e pancolite (estende-se além da flexura esplênica). Os pacientes se distribuem quanto à extensão da doença com aproximadamente um terço em cada forma (proctite ou colite distal, colite esquerda e pancolite).

Já a DC se caracteriza por processo inflamatório transmural que pode acometer qualquer segmento do trato digestivo, da boca ao ânus, de modo descontínuo. As localizações mais frequentes são: região ileocecal (50% dos casos) e jejunoíleo (30%), com envolvimento exclusivo do cólon sendo visto em cerca de 20% dos casos. Cerca de um terço dos casos também acomete a região perianal, sendo os envolvimentos gastroduodenal e esofágico vistos ocasionalmente.

MANIFESTAÇÕES CLÍNICAS

A apresentação clínica das DII variará de acordo com a doença específica, sua localização, gravidade e extensão. Embora possa ter uma apresentação aguda, geralmente o diagnóstico é feito após semanas a meses de sintomas.

Retocolite Ulcerativa

O sintoma mais comum na RCUI é o sangramento retal, presente em mais de 90% dos casos. A intensidade dos outros sintomas costuma ser proporcional à extensão da doença. Nas formas de proctite e proctossigmoidite são comuns: tenesmo, sensação de evacuação incompleta e evacuações frequentes de pequeno volume e consistência normal, com muco amarelado e raias de sangue. Nas formas mais extensas costuma haver diarreia e dor abdominal em cólicas, além dos sintomas já descritos. Nas formas distais pode haver constipação. A perda de peso costuma ser proporcional à intensidade da diarreia.

A avaliação de gravidade da RCUI é feita por meio de classificações que se baseiam no número de evacuações, na presença de sangue nas fezes e em sintomas sistêmicos como febre, taquicardia e anemia.

Cerca de 15% dos pacientes com RCUI abrem o quadro com complicações graves da doença, sejam elas: hemorragia maciça, colite fulminante, megacólon tóxico ou perfuração. Nos casos graves, o processo inflamatório pode se estender além da mucosa, envolvendo as camadas musculares, com comprometimento da motilidade colônica e diminuição importante do peristaltismo, o que pode culminar no *megacólon tóxico*, caracterizado clinicamente por redução do número de evacuações e dilatação do transverso, que atinge mais de 6cm de diâmetro. Essa complicação pode ser desencadeada por distúrbios hidroeletrolíticos ou uso de agentes constipantes que reduzem a motilidade intestinal e, devido ao adelgaçamento da parede colônica, pode culminar com perfuração e peritonite, condições de elevada mortalidade.

Doença de Crohn

A grande heterogeneidade dos achados na DC, o início frequentemente insidioso e a ausência, em alguns casos, de manifestações intestinais (apenas com sintomas extraintestinais) tornam a definição diagnóstica muitas vezes tardia (retardo médio de até 7 anos).

Diarreia crônica ou noturna é o sintoma de apresentação mais comum, embora esteja ausente em 10% dos pacientes e, associada a fadiga, dor abdominal, perda de peso (decorrente tanto de obstrução intestinal, causando dor, como por má absorção), febre (em virtude do processo inflamatório *per se* ou por complicações infecciosas de perfurações) e sangramento retal, é o pilar da DC. Em outras ocasiões pode se apresentar apenas como uma anemia não elucidada, alteração do crescimento em crianças ou mimetizando a síndrome do intestino irritável (SII), com sintomas inespecíficos por vários anos. A doença pode também se apresentar de modo agudo, já com megacólon tóxico, abscesso cavitário, obstrução intestinal ou com quadro sugestivo de apendicite.

As manifestações perianais ocorrem em um terço dos casos, podem ser o único sintoma da doença, anteceder as queixas intestinais em até 25% dos casos, e se caracterizam clinicamente por dor perianal, fissuras, fístulas, estenoses e abscessos perirretais.

A apresentação da DC limitada ao cólon caracteriza-se por diarreia sanguinolenta. Tenesmo é menos frequente do que na RCUI, assim como sangramento abundante, pois o reto frequentemente é poupado.

Acometimento de outros sítios do trato gastrointestinal pode ocorrer mais raramente. Manifestações de DC de duodeno e estômago, embora raras, e geralmente associadas a doença ileocolônica, incluem: dor epigástrica (podendo simular uma úlcera péptica), náuseas, vômitos e obstrução gastroduodenal, que pode culminar com síndrome pilórica. Aqueles poucos pacientes que têm acometimento esofágico (menos de 2% do total) podem apresentar disfagia e/ou odinofagia. Pacientes com envolvimento da cavidade oral podem se apresentar com úlceras orais, ocasionalmente muito dolorosas.

Em virtude do caráter transmural da doença, a história natural da DC caracteriza-se pela progressão de uma doença primariamente inflamatória para uma doença estenosante ou penetrante, com a ocorrência de complicações como fístulas e/ou estenoses. Como resultado, entre 75% e 90% dos pacientes com DC necessitarão de cirurgia nos 20 anos após o diagnóstico.

As fístulas mais comuns são as perianais, que tanto podem ser pouco sintomáticas como apresentar elevada morbidade, com destruição do assoalho pélvico e envolvimento de escroto, nádegas, vagina e grandes lábios. As fístulas enteroentéricas e enterocolônicas podem ser assintomáticas ou se apresentar como massa palpável, mas também podem se comunicar com estômago ou duodeno, provocando vômitos fecaloides. Fístulas para a vagina são mais frequentemente observadas em pacientes histerectomizadas e acarretam grande sofrimento físico e psicológico. Como o processo de envolvimento da parede do intestino tem evolução indolente, as perfurações para peritônio raramente causam peritonite difusa, sendo comum a formação de abscessos cavitários, condição que deve ser suspeitada na presença de febre alta e dor abdominal importante. No entanto, é importante alertar para o fato de que os sintomas de irritação peritoneal podem ser mascarados pelo uso de corticoides.

As estenoses costumam evoluir de maneira assintomática por longos períodos, até que o lúmen intestinal fique gravemente reduzido. Os pacientes passam, então, a se queixar de cólicas abdominais, que são agravadas pela alimentação e meteorismo, e frequentemente desenvolvem episódios de semioclusão ou obstrução intestinal completa. É importante ressaltar que nem todas as estenoses identificadas em exames de imagem são por fibrose irreversível, pois edema inflamatório e espasmo podem ser componentes importantes e potencialmente reversíveis com o tratamento clínico.

MANIFESTAÇÕES EXTRAINTESTINAIS

Cerca de um terço dos pacientes com DII apresenta algum tipo de manifestação extraintestinal, sendo essas

Quadro 55.1 Manifestações extraintestinais das DII de acordo com sua relação com a atividade inflamatória intestinal

Relacionadas com inflamação intestinal	Usualmente relacionadas com inflamação intestinal	Não relacionadas com inflamação intestinal
Artrite periférica	Pioderma gangrenoso	Sacroileíte
Eritema nodoso	Uveíte anterior	Espondilite anquilosante
Episclerite		Colangite esclerosante
Úlceras orais		

algumas vezes a apresentação clínica dominante. Algumas dessas manifestações são proporcionais à atividade inflamatória da doença intestinal, enquanto outras têm curso clínico independente (Quadro 55.1).

A seguir, serão apresentadas sucintamente as manifestações extraintestinais mais comuns de acordo com o órgão acometido.

Pele

- **Eritema nodoso:** ocorre em até 15% dos casos, com evolução paralela à da doença intestinal, caracterizada por nódulos subcutâneos violáceos dolorosos com 1 a 5cm de diâmetro, localizados principalmente nas faces anteriores das pernas.
- **Pioderma gangrenoso:** visto em até 10% dos portadores de RCUI e mais raramente naqueles com DC. Em geral, está associado a doença intestinal grave, tendo comportamento relacionado com a atividade da doença intestinal em cerca de 50% dos casos, mas podendo preceder as manifestações intestinais em muitos anos ou surgir após proctocolectomia total. As lesões iniciam como pápulas ou pústulas que evoluem com necrose da derme e formação de úlceras profundas com material purulento estéril (Figura 55.1). Muitas vezes, atingem grandes diâmetros e podem ter curso clínico grave e refratário às terapias usuais.

Olhos

Manifestações oculares estão presentes em até 10% dos pacientes com DII, sendo as mais comuns: episclerite (doença benigna que causa queimação ocular) e uveíte (curso independente da doença intestinal, caracterizado por dor ocular, fotofobia, cefaleia e borramento visual, que pode evoluir com cicatrizes que comprometem a acuidade visual).

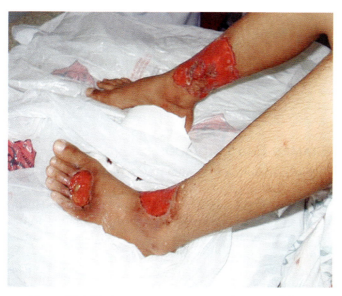

Figura 55.1 Pioderma gangrenoso em paciente com RCUI.

Articulações

- **Artrite periférica:** ocorre em até 20% dos pacientes com DII, sendo mais comum na DC. Foram descritos dois tipos clínicos: *tipo 1*, pauciarticular, especialmente grandes articulações, de curta duração, em geral associado a exacerbações da doença; e *tipo 2*, poliarticular, com predomínio em pequenas articulações, geralmente sem correlação com a atividade da doença.
- **Espondilite anquilosante:** ocorre em até 10% dos casos de DII, sendo também mais comum em homens com DC. Tem curso progressivo, independente das manifestações intestinais e caracteriza-se por dor e rigidez em regiões lombares e glúteas com piora matinal, tendendo a melhorar com o exercício.
- **Sacroileíte:** achado comum, muitas vezes assintomático, que não está necessariamente associado a risco de evolução para espondilite.

Fígado e vias biliares

- **Colangite esclerosante primária (CEP):** condição caracterizada por inflamação, fibrose e estenose dos ductos biliares intra e extra-hepáticos, é encontrada em 1% a 5% dos pacientes com DII, mas 50% a 75% dos casos de CEP têm DII. Inicialmente assintomática, costuma causar posteriormente fadiga, prurido, icterícia, surtos de colangite bacteriana, colestase progressiva e, finalmente, cirrose biliar secundária, além de risco aumentado de colangiocarcinoma. Deve ser investigada com colangiorressonância ou colangiopancreatografia endoscópica retrógrada (CPER), quando anormalidades bioquímicas hepáticas forem detectadas em pacientes com DII. Tem curso independente da doença intestinal e não responde a nenhum dos tratamentos dirigidos para a DII.

Sistema urinário

Urolitíase é observada em 10% a 20% dos pacientes com DC com envolvimento ileal e após ressecção desse segmento, geralmente por cálculos de oxalato de cálcio secundários à maior absorção intestinal de oxalato nesses pacientes.

Desordens tromboembólicas

Estado de hipercoagulabilidade é observado em pacientes com DII, o que aumenta o risco de tromboses arteriais e venosas, mesmo quando a DII está inativa.

Outras manifestações menos comuns também foram descritas, como: fibrose intersticial pulmonar, miocardite, anemia hemolítica autoimune, osteoartropatia hipertrófica, bronquiolite obliterante etc.

ASSOCIAÇÃO COM NEOPLASIA

Pacientes com DII apresentam risco aumentado de desenvolver neoplasia colorretal, proporcional à duração e à extensão da doença. Embora a ocorrência de neoplasia colorretal seja mais estudada em pacientes com RCUI, os portadores de colite de Crohn também parecem apresentar risco comparável, mas os estudos ainda são contraditórios a respeito desse ponto. São considerados fatores de risco para o surgimento de neoplasia: sexo masculino, extensão da RCUI além da flexura esplênica, duração dos sintomas maior do que 8 a 10 anos, intensidade do processo inflamatório, história familiar de câncer colorretal, história prévia de displasia colônica, início da doença antes dos 15 anos de idade, ileíte de refluxo e associação com colangite esclerosante. As neoplasias geralmente surgem no retossigmoide, exceto nos casos em que há associação com colangite esclerosante, quando têm localização preferencial no cólon direito. São fatores que parecem reduzir o risco de neoplasia: uso de derivados do 5-ASA, ácido acetilsalicílico e anti-inflamatórios não esteroides e do ácido ursodesoxicólico nos pacientes com colangite esclerosante. Além disso, como a neoplasia é precedida por fase de displasia, o *screening* sistemático com colonoscopia dos pacientes sob risco tem possibilitado o diagnóstico mais precoce dos tumores (ver adiante).

EXAMES LABORATORIAIS

Anemia e trombocitose são as alterações mais encontradas no hemograma, enquanto a proteína C reativa (PCR) e a velocidade de hemossedimentação (VHS) são os exames laboratoriais que classicamente avaliam a atividade de doença. A sorologia e a genotipagem são marcadores úteis no diagnóstico e diferenciação entre as DII:

- **VHS:** corresponde à velocidade em que os eritrócitos se depositam quando o sangue é colocado em um tubo vertical. Reflete uma variedade de fatores, principalmente a concentração plasmática de fibrinogênio, sendo, desse modo, uma mensuração indireta dos reagentes de fase aguda. É um marcador menos fidedigno do que a PCR e, especificamente na DC, correlaciona-se melhor com a atividade de doença colônica do que ileal.
- **PCR:** na DC, a proteína C reativa se relaciona amplamente com a atividade da doença mensurada pelos mais variados índices, sendo útil para avaliação seriada da atividade inflamatória por conta de sua meia-vida de apenas 19 horas. Alguns estudos, inclusive, relacionam níveis elevados com risco de recaída. Na RCUI também se correlaciona com a atividade de doença (exceto na proctite), porém em menor grau do que na DC, sendo especialmente útil nos casos de colite grave, quando é um dos parâmetros que poderiam indicar uma colectomia (PCR > 4mg/L no terceiro dia de tratamento da colite grave, juntamente com mais de oito evacuações/dia, é fortemente preditiva de necessidade de colectomia).
- **Investigação microbiológica:** é particularmente importante na apresentação inicial, e nas exacerbações maiores, para diagnóstico diferencial com doenças infecciosas (como por *Salmonella*, *Shigella*, *Campylobacter*, *Yersinia*, tuberculose e amebíase) e doenças sexualmente transmissíveis que causem proctite e lesões perianais. Também é importante, nas exacerbações agudas de pacientes que vinham em tratamento imunossupressor, a avaliação de infecção por citomegalovírus e *Clostridium difficile*.
- **Marcadores moleculares:** os marcadores sorológicos mais utilizados nas DII são o anticorpo citoplasmático antineutrofílico perinuclear (pANCA) e o anticorpo anti-*Saccharomyces cerevisiae* (ASCA). O p-ANCA é positivo em 60% a 70% dos pacientes com RCUI e em 5% a 10% daqueles com DC e parece guardar relação com maior gravidade da RCUI, sendo associado a pancolite, maior risco de cirurgia e desenvolvimento de bolsite e CEP. O ASCA está presente em 60% a 70% dos pacientes com DC e em 15% daqueles com RCUI. Uma das principais utilidades desses testes seria nos casos de colite indiferenciada, para diagnóstico diferencial entre RCUI e DC; no entanto, ainda não há dados confiáveis quanto à sua acurácia para essa finalidade.
- **Marcadores fecais de inflamação:** recentemente, marcadores fecais têm demonstrado resultados promissores. Os mais estudados são a calprotectina (mais sensível) e a lactoferrina, mas outros marcadores também recentes são a elastase e a S100A12. Esses marcadores medem com boa sensibilidade a inflamação intestinal, podendo ser usados na monitorização de pacientes já diagnosticados com DII, assim como na diferenciação da DC com a síndrome do intestino irritável (com acurácia de 85% a 90%).

EXAMES ENDOSCÓPICOS

São o método de escolha para o diagnóstico das DII, pois tornam possível o acesso ao local da doença, sua visualização direta e a coleta de material para exame histopatológico. Suas principais indicações no manuseio das DII são: auxiliar o diagnóstico diferencial com outras condições clínicas e entre RCUI e DC, definir a extensão e a gravidade da doença e realizar *screening* de câncer colorretal e medidas terapêuticas para hemorragias e estenoses:

- **Retossigmoidoscopia:** pode ser utilizada inicialmente para o diagnóstico de RCUI, pois o reto é sempre acometido nessa doença (em 5% dos casos pode ser macroscopicamente são, mas a histologia mostrará processo inflamatório), mas pode não ser suficiente para definir a extensão da doença. Pode ser especialmente útil nos casos de colite grave, em que o diagnóstico histológico é necessário, mas em que a realização de colonoscopia carrearia risco aumentado de complicações. É pouco útil nos pacientes com DC, pois nessa condição o reto é pouco acometido.
- **Colonoscopia:** na RCUI será necessária para determinar a extensão do acometimento nos casos em que as lesões se estendem até o limite de alcance do retossigmoidoscópio. Nesses casos, o envolvimento da mucosa é contínuo, circunferencial e limitado ao cólon, predominando em reto e sigmoide (40% a 50% dos casos), podendo se estender proximalmente e atingir o cólon inteiro. A lesão inicial consiste na perda do padrão vascular submucoso devido à hiperemia da mucosa, e a seguir ocorre edema, que determina um aspecto granular fino, a mucosa torna-se friável e sangra aos mínimos traumas. Nos casos mais intensos desenvolvem-se úlceras circundadas por mucosa inflamada ou contínuas. Pseudopólipos podem ser encontrados nos casos crônicos e representam áreas de regeneração da mucosa. Nas situações de longa duração pode haver atrofia de mucosa, contração e espessamento muscular, levando a estreitamento e encurtamento do intestino, sem fibrose (o que a diferencia das estenoses da DC). Quando existe envolvimento do ceco podem ser observadas, em 10% a 20% dos casos, lesões nos 2cm além da válvula ileocecal. Essa inflamação, denominada ileíte por contracorrente, não representa extensão da doença para o íleo, mas sim uma lesão

CAPÍTULO 55 Doença Inflamatória Intestinal

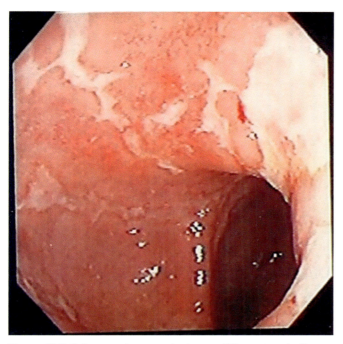

Figura 55.2 Colonoscopia em paciente com DC, mostrando úlceras serpiginosas em cólon direito.

por refluxo do conteúdo colônico para o delgado. Já na doença de Crohn observa-se acometimento de áreas salteadas de mucosa, geralmente mais intensa em cólon direito, ceco e íleo terminal (importante sempre tentar progredir o aparelho além da válvula ileocecal para visibilização do íleo terminal). A inflamação não é circunferencial, com predileção pela borda antimesentérica do cólon. O processo inicia-se como pequenas úlceras aftosas determinadas pela expansão de folículos linfoides submucosos. Na doença moderada e grave, as úlceras aftosas coalescem em úlceras maiores, que podem ser estreladas, lineares ou serpiginosas (Figura 55.2). Com a cronificação surge o aspecto em pedra de calçamento (*cobblestones*). A cicatrização das lesões provoca fibrose e rigidez da parede intestinal e pode evoluir para estenose.

- **Endoscopia digestiva alta:** como a DC pode acometer qualquer segmento do tubo digestivo, da boca ao ânus, ocasionalmente podem ser observadas lesões gastroduodenais caracterizadas por hiperemia da mucosa, com úlceras serpiginosas irregulares, erosões e lesões nodulares, assumindo até o aspecto em *cobblestones*, com predomínio em antro e região pré-pilórica, o que justifica a principal complicação da condição, que é a síndrome pilórica.
- **Endoscopia do intestino delgado:** a avaliação endoscópica do intestino delgado na DC está indicada quando há suspeita clinicolaboratorial da doença na ausência de alterações na colonoscopia. Anteriormente considerado uma região inacessível aos exa-

mes endoscópicos, o intestino delgado atualmente pode ser examinado por meio da endoscopia por cápsula ou pela enteroscopia. Ambos os métodos são pouco disponíveis na prática clínica, mas já são realizados em alguns centros de referência. Embora a endoscopia por cápsula seja um método menos invasivo e que examina todo o tubo digestivo, não possibilita o direcionamento das imagens nem a realização de biópsias ou procedimentos terapêuticos, além de oferecer risco de impactação em pacientes com DC com estenoses intestinais (observadas em até 5% dos pacientes sem evidências radiológicas de obstrução). Já a enteroscopia com duplo balão é exame mais invasivo, exigindo sedação, de longa duração, mas que possibilita a realização de biópsias e intervenções terapêuticas por toda a extensão do delgado em 86% dos casos em que o aparelho é sequencialmente inserido pelas vias oral e retal.

EXAME HISTOLÓGICO

Na RCUI, as alterações histológicas são limitadas à mucosa e à submucosa superficial. Embora não existam achados patognomônicos, alguns deles são muito frequentes e sugestivos, como infiltrado inflamatório linfoplasmocitário da lâmina própria (que também pode incluir eosinófilos), abscessos, ramificação e distorção das criptas e depleção de células caliciformes produtoras de mucina. Diferentemente da RCUI, a DC é um processo transmural que atinge todas as camadas da parede intestinal e, por isso, muitas das características histológicas da DC não podem ser identificadas por meio de biópsias endoscópicas superficiais. Apesar de os granulomas não caseosos serem muito sugestivos da DC, são encontrados em menos de 30% dos casos (alta especificidade, mas baixa sensibilidade). Os granulomas podem ainda ser visibilizados em linfonodos, mesentério, peritônio, fígado e pâncreas. Outros padrões histológicos incluem: agregados linfoides subserosos e submucosos, áreas intercaladas livres de atividade e inflamação transmural acompanhada de fissuras que penetram profundamente na parede intestinal.

EXAMES RADIOLÓGICOS

Embora seja atualmente pouco utilizado na RCUI, em razão da maior acurácia diagnóstica da colonoscopia, o enema opaco evidencia como manifestação mais precoce uma mucosa com padrão granular fino que, com o aumento da intensidade, torna-se irregular e edemaciada com úlceras superficiais, com aspecto de "botão de camisa". Após longo tempo de atividade da doença há perda das haustrações. Nos ataques graves de RCUI é importante a realização de radiografia simples de abdome para monitorização do surgimento de complicações, como megacólon tóxico e perfuração.

Os exames radiológicos são mais utilizados na DC para visibilização do delgado. Embora o trânsito intestinal esteja sendo substituído em muitos centros por técnicas mais apuradas, como tomografia computadorizada (TC) e ressonância magnética (RM) com enterografia, ainda é o exame radiológico inicial na maioria dos casos. Nas fases iniciais pode-se observar úlceras aftosas, espessamento de pregas e edema de parede (que pode ser identificado mediante o aumento da distância entre as alças); o aspecto de *cobblestones*, ocasionado pela disposição longitudinal e transversa das ulcerações, aparece mais tardiamente. À medida que a doença se agrava, as úlceras vão se tornando mais profundas, podendo evoluir para fístulas. O achado radiográfico típico da DC crônica é o "sinal do cordel", que representa segmentos de estreitamento luminal intercalados por segmentos normais.

Embora a TC convencional não ofereça vantagens sobre o trânsito intestinal nas fases precoces da doença, uma nova técnica, conhecida como TC-enterografia, tem trazido precisão ao diagnóstico. Essa técnica consiste na análise do intestino delgado pela TC com aparelho de multidetectores, usando contraste iodado por via endovenosa e grandes volumes de contraste negativo por via oral, o que melhora a visibilização da parede intestinal e revela detalhes da mucosa. Dessa maneira, podem ser identificados sinais sugestivos de doença em atividade (realce mural pelo contraste, hiperatenuação da gordura peri-intestinal, espessamento mural > 3mm, estratificação mural com realce das camadas mucosa e serosa e atenuação intramural, além do sinal do pente, que consiste na dilatação segmentar dos *vasa recta*). Outras aplicações da TC-enterografia seriam a identificação de complicações como fístulas e abscessos e a diferenciação entre estenoses inflamatórias, potencialmente reversíveis com o tratamento clínico, e estenoses fibróticas fixas. Essa técnica tem sensibilidade e especificidade maior do que 90% para avaliação da DC do delgado.

A enterografia por RM oferece valores semelhantes de acurácia com a vantagem de não expor o paciente aos riscos potencias da radiação ionizante, porém é menos disponível no Brasil.

DIAGNÓSTICO DIFERENCIAL

Muitas vezes, a diferenciação entre RCUI e DC torna-se difícil, principalmente quando a DC é restrita ao cólon. Na verdade, em cerca de 10% a 20% dos casos é impossível distinguir as duas entidades, sendo denominada colite indeterminada. O Quadro 55.2 apresenta algumas diferenças entre essas duas condições.

Como não existe um teste diagnóstico específico para as DII, o diagnóstico diferencial com outras condições deve ser realizado mediante uma combinação de dados

Quadro 55.2 Diferenças entre DC e RCUI

Achado	Doença de Crohn	Retocolite ulcerativa
Dor abdominal	Frequente	Cólicas antes da evacuação
Sangue e muco nas fezes	Ocasionalmente	Frequentemente
Obstrução intestinal	Frequente	Rara
Doença perianal	Frequente	Rara
Recorrência após ressecção	Sim	Sem recorrência após proctocolectomia total
p-ANCA	5% a 10%	70%
Anticorpo anti-*Saccharomyces*	65%	15%
Envolvimento de outros órgãos do TGI além do cólon	Frequente	Ausente
Achados endoscópicos	Úlceras aftosas salteadas, aspecto de *cobblestone*	Envolvimento contínuo, com aspecto granular e friável da mucosa, microúlceras e pseudopólipos
Segmentos envolvidos	Principalmente ceco e íleo terminal; geralmente poupa o reto	Reto sempre envolvido, com extensão proximal variável; não ultrapassa a válvula ileocecal
Histologia	Processo transmural com agregados linfoides, fissuras e granulomas não caseosos	Inflamação de mucosa e submucosa, abscessos de criptas, que são ramificadas e distorcidas, depleção de células caliciformes

TGI: trato gastrointestinal.

Quadro 55.3 Diagnóstico diferencial das DII

Infecciosas	Inflamatórias	Neoplásicas	Outras
Colite por CMV	Colite isquêmica	Adenocarcinoma de cólon	Síndrome do intestino irritável
SIDA	Colite actínica	Linfoma de delgado	Medicamentosa: AINE Quimioterapia Sais de ouro Cocaína
Tuberculose	Colite microscópica	Carcinoide	
Esquistossomose	Colite colagenosa	Adenocarcinoma de delgado	
Proctite gonocócica	Síndrome de Behçet		
Shiguelose	IPSID		
Colite pseudomembranosa	Diverticulite		
Yersiniose	Apendicite		
Amebíase	Gastroenterite eosinofílica		
Estrongiloidíase	Colite neutropênica		
Histoplasmose			
Colite herpética			

IPSID: doença imunoproliferativa do intestino delgado.

clínicos, endoscópicos, histológicos e laboratoriais. Particular atenção deve ser dada à diferenciação com doenças infecciosas, especialmente tuberculose, esquistossomose e colite por citomegalovírus (CMV) em casos de SIDA, já que o uso equivocado de corticoides e imunossupressores pode ter consequências especialmente danosas nessas condições. O Quadro 55.3 apresenta as condições clínicas que mais frequentemente simulam DII.

TRATAMENTO

Em razão das inúmeras denominações e termos usados em DII, torna-se necessário o esclarecimento de alguns conceitos importantes para tomada de decisões terapêuticas. É essencial determinar a gravidade e a atividade inflamatória da doença. Para isso, foram criados escores de atividade para DC e RCUI, os quais são apresentados nos Quadros 55.4 e 55.5.

- **Doença ativa:** a classificação costuma ser feita por meio de escores clínicos. A DC pode ser classificada, de acordo com o índice de atividade da doença de Crohn (IADC), em: leve – 150 a 220 pontos; moderada – 220 a 450 pontos; grave – > 450 pontos. Na RCUI, o índice mais utilizado é o de Truelove e Witts, sendo o termo colite grave (ou colite grave aguda) preferível a colite fulminante. Também existe o índice de atividade da RCUI, cujo uso é praticamente restrito a protocolos de pesquisa.

- **Remissão:** para a DC, na maioria dos ensaios clínicos é definida como um IADC < 150. Na RCUI, o conceito é menos bem definido e poderia ser usado em pacientes com resolução da sintomatologia (menos de três evacuações/dia, sem sangramento ou urgência fecal) e cura mucosa endoscópica.

- **Resposta:** na DC é definida por uma queda em 100 pontos no IADC (embora alguns estudos com imunobiológicos utilizem uma queda de 70 pontos), enquanto na RCUI significa melhora clínica e endoscópica (objetivamente em estudos, uma melhora de 30% nos índices endoscópicos).

- **Recaída:** retorno de sintomas em um paciente em remissão clínica (espontânea ou induzida por medicamentos), sendo o sangramento retal um critério essencial na RCUI. Na DC, pode ser definida como um IADC > 150 com aumento > 70 pontos em relação ao prévio. Caso ocorra menos de 3 meses após a remissão, é considerada *precoce*.

- **Doença corticorrefratária:** doença ativa apesar de dose equivalente de prednisolona > 0,75mg/kg/dia por um período de 4 semanas.

- **Doença corticodependente:** paciente incapaz de reduzir para dose equivalente de prednisolona < 10mg/dia (ou budesonida < 3mg/dia) dentro de 3 meses do início do esteroide sem a recaída da doença *ou* recaída dentro de 3 meses da interrupção do esteroide.

Quadro 55.4 Índice de atividade da doença de Crohn (IADC)

Variável	Escala	Cálculo
Número de evacuações liquefeitas	Soma do número de evacuações de 7 dias	2 × soma
Dor abdominal	Soma de 7 dias: 0 = ausente, 1 = leve, 2 = moderada, 3 = intensa	6 × soma
Bem-estar geral	Soma de 7 dias: 0 = geralmente bem, 1 = discretamente mal, 2 = mal, 3 = muito mal, 4 = terrível.	6 × soma
Achados extraintestinais	Qualquer um dos abaixo nos últimos 7 dias: Artrite ou artralgias; Lesões orais ou mucosas; Irite ou uveíte; Fissura, fístula ou abscesso perianal; Outra fístula externa; Febre	20 pontos para cada item
Uso de opioides para diarreia	0 = não, 1 = sim	Multiplicar por 30
Massa abdominal	0 = ausente, 2 = questionável, 5 = presente	Multiplicar por 10
Queda do hematócrito	47 – Ht (para homens); 42 – Ht (para mulheres)	Multiplicar por 6
Percentual de baixo peso	100 × [1-(peso atual/peso padrão)	Multiplicar por 1
Resultado final (IADC)		Soma dos itens acima

Quadro 55.5 Classificação da gravidade clínica da RCUI (segundo Truelove e Witts)

	Leve	Moderada	Grave
Número de evacuações/dia	< 4	4 a 6	> 6
Sangue nas fezes	Ausente ou em pequeno volume	Ocasional	Presente na maioria das evacuações
Febre	Ausente	Temperatura < 37,5°C	Temperatura > 37,5°C
Frequência cardíaca	Normal	< 90bpm	> 90bpm
Anemia	Ausente	Hb > 75% do normal	Hb < 75% do normal
VHS	Normal	< 30mm	> 30mm

O tratamento deve ser predominantemente ambulatorial e o serviço envolvido com o atendimento dos pacientes com DII deve apresentar algumas facilidades, como rapidez no acesso à marcação de consultas, acesso irrestrito aos pacientes com piora ou alteração dos sintomas, tempo e espaço adequado para pacientes ambulatoriais e internados e disponibilidade de sanitários limpos.

Antes de ser iniciado o tratamento da DII, é recomendável, sempre que possível, a obtenção de dados sobre grau de atividade, extensão da doença e forma clínica (no caso de DC: estenosante, penetrante ou inflamatória).

Os objetivos do tratamento têm mudado muito com o decorrer do tempo. No passado, objetivava-se apenas a regressão dos sintomas. Atualmente objetiva-se, além da remissão clínica, também a melhora laboratorial, endoscópica e até histológica, além da possibilidade de melhorar a qualidade de vida, prevenindo recidivas e impedindo complicações futuras.

O tratamento deve ser realizado em duas etapas:

- **Indução da remissão:** nos períodos de surto de atividade da doença, visando a redução ou a abolição dos sintomas.
- **Manutenção da remissão:** nos períodos intercrise, fazendo com que o indivíduo fique o máximo de tempo sem recidivas e, portanto, livre de sintomas.

Inicialmente, serão abordadas as diversas classes de medicamentos usados no tratamento das DII, suas indicações e efeitos colaterais.

CAPÍTULO 55 Doença Inflamatória Intestinal

CLASSES DE MEDICAMENTOS

Derivados salicílicos

Nesse grupo de medicamentos estão incluídos a sulfassalazina (SSZ) e os derivados salicílicos. A SSZ é desdobrada no cólon, por ação da enzima azorredutase bacteriana, em sulfapiridina e ácido 5-aminossalicílico (5-ASA), sendo este o princípio ativo do medicamento. A sulfapiridina é então absorvida e o 5-ASA é liberado para exercer sua ação tópica anti-inflamatória na mucosa colônica.

Os efeitos colaterais da SSZ são comumente dose-dependentes, relacionados com os níveis séricos da sulfapiridina, e ocorrem em até 45% dos pacientes (Quadro 55.6). Objetivando reduzir os efeitos colaterais, novos compostos de 5-ASA de liberação controlada foram desenvolvidos sem a presença da sulfa. Essas medicações são liberadas em diferentes locais do tubo digestivo, o que guiará a escolha de acordo com a localização da doença, a saber: (a) mesalazina sob a forma de microgrânulos recobertos com etilcelulose que liberam o 5-ASA ao longo de todo o trato digestivo, independente do pH; (b) conjugação de duas moléculas de 5-ASA (olsalazina) por uma ligação AZO, liberando a medicação no cólon de maneira semelhante à da SSZ; (c) 5-ASA coberto com resinas acrílicas (eudragit S ou L) com liberação do princípio ativo a partir do íleo proximal (eudragit L) ou distal (eudragit S) e, mais recentemente, uma formulação combinada de resina acrílica (eudragit S) com dois tipos de matrizes (lipofílica e hidrofílica), o que promove a liberação da mesalazina no cólon com apenas uma única tomada ao dia (MMX), aumentando assim a aderência do paciente (Quadro 55.7).

A mesalazina também se encontra disponível para uso tópico sob a forma de supositórios, espuma e enema. Pacientes com RCUI leve/moderada do hemicólon esquerdo ou extensa respondem melhor à combinação de mesalazina oral com a tópica do que a cada uma isoladamente. A maioria dos pacientes intolerantes ou alérgicos à SSZ tolera bem a mesalazina, embora 10% a 20% reproduzam os efeitos colaterais. A SSZ, apesar de menos tolerada, é tão eficaz na manutenção da RCUI quanto as novas fórmulas de mesalazina e apresenta menor custo. Como a SSZ pode interferir no metabolismo do folato, deve ser feita reposição de ácido fólico na dose de 1mg/dia.

Quadro 55.6 Efeitos adversos dos derivados 5-ASA

* Efeitos colaterais da SSZ e do 5-ASA	Efeitos colaterais da SSZ
Gastrointestinais: diarreia*, náuseas-vômitos*±, exacerbação dos sintomas da colite*, dor abdominal *±, pancreatite aguda, hepatite	**Dermatológicos:** síndrome de Stevens-Johnson, dermatite exfoliativa, prurido, edema periorbitário, estomatite, parotidite
Neurológicos: cefaleia*, neuropatia periférica	**Neurológicos:** ataxia, meningite asséptica, *tinitus*, vertigem
Geniturinários: nefrite intersticial¥, síndrome nefrótica	**Geniturinários:** hematúria, cristalúria, oligospermia
Hematológicos±: agranulocitose, anemia, leucopenia, trombocitopenia, pancitopenia	**Respiratórios:** fibrose pulmonar
Outros: Reações de hipersensibilidade±, síndrome lúpus-*like*, alopecia	

*Efeitos colaterais mais comuns.
±Mais comum com SSZ.
¥Mais comum com mesalazina.

Quadro 55.7 Apresentações comerciais dos derivados 5-ASA

Fármaco	Apresentação	Local de liberação
Sulfassalazina	Azulfin® comp 500mg	Cólon
Mesalazina	Comprimidos: Asalit® (400mg) e Mesacol® (400 e 800mg)	Ceco (íleo terminal)
	Enema: Asalit® 3g	Cólon esquerdo
	Supositório: Asalit® e Mesacol® 250 e 500mg	Reto
Mesalazina (Pentasa®)	Comp 500 e sachês 1 e 2g	Duodeno (age em todo o intestino)
	Supositório 1g	Reto
	Enema	Cólon esquerdo

Indicações

- Indução e manutenção da remissão na RCUI.
- Reduzem o risco de câncer colorretal em pacientes com RCUI e DC no cólon.
- Têm eficácia questionável na indução de remissão da DC, podendo ser usados nos casos de DC leve.

Corticoides

Os corticoides mais usados no tratamento das DII são: hidrocortisona, prednisona, prednisolona e budesonida, sendo os medicamentos de escolha para indução de remissão em casos moderados a graves, em razão de seu rápido início de ação (70% a 90% de remissão clínica após 4 a 6 semanas). No entanto, em até 30% dos casos não promovem remissão endoscópica e histológica. A dose preconizada de prednisona varia de 0,75 a 1,0mg/kg/dia (não ultrapassar 60mg) e a retirada deve ser gradual, com redução de 5mg/semana até 20mg/dia e, a seguir, 2,5mg/semana até a retirada completa. Se, durante a retirada, houver recaída da doença, deve-se aumentar a dose para a penúltima que precedeu aquela em que ocorreu a recaída. Na DC, a frequência de casos corticorresistentes varia de 8% a 20% e a de corticodependentes, de 15% a 36%. Na RCUI, a frequência de resistência ao corticoide é de 29%, sendo maior do que a da dependência (< 10%).

A preparação tópica pode ser empregada em casos de proctites e retossigmoidites leves ou como adjuvante em casos moderados/graves, sendo utilizadas a hidrocortisona e a budesonida em forma de supositórios, pomadas e enema.

Os corticoides não são indicados na manutenção da remissão em virtude dos efeitos colaterais importantes quando usados por longos períodos, ainda que em doses baixas, além de não alterarem o curso da doença.

A budesonida é um corticoide cuja metabolização se faz de modo rápido, ainda na primeira passagem pelo fígado, proporcionando menos efeitos colaterais, pois seus metabólitos têm baixa ação glicocorticoide. A dose empregada é de 9mg/dia, devendo ser priorizada para os casos de DC que atingem a região ileocecal, em quadros leves a moderados. É comercializada sob a forma de enema (2mg/100mL) e cápsulas (3mg). Como provoca menos efeitos colaterais, pode ser utilizada por períodos mais prolongados (até 6 meses).

Osteoporose, osteonecrose, hipertensão arterial, diabetes, catarata, glaucoma, aumento de apetite e do peso, labilidade emocional, fácies cushingoide, acne, psicose, insônia, retardo do crescimento, estrias, propensão a infecções e miopatia são os efeitos colaterais mais importantes dos corticóides, e os pacientes devem ser orientados sobre sua provável ocorrência. O uso do corticoide por mais de 3 meses implica a necessidade de associação com cálcio e vitamina D, para prevenção de osteoporose. Deve ser evitado em pacientes com abscessos, fístulas, doença perianal ou complicações não inflamatórias (p. ex., estenose, diarreia).

O monitoramento deve ser feito com densitometria óssea, glicemia, potássio e exame oftalmológico periódicos.

Imunossupressores

Nesse grupo estão incluídos a azatioprina (AZA), a 6-mercaptopurina (6-MP) e o metotrexato (MTX).

Azatioprina e 6-mercaptopurina

São os imunossupressores de primeira escolha, apresentando sutis diferenças em sua eficácia e tolerabilidade, sendo a 6-MP um metabólito da AZA.

Indicações

DC

- Refratariedade ao corticoide.
- Necessidade de mais de dois cursos de corticoide por ano.
- Recaída precoce após o desmame do corticoide (<3 meses).
- Ressecção intestinal.
- Doença fistulizante.
- Doença extensa de intestino delgado.

RCUI

- Pacientes resistentes ou dependentes de corticoide.
- Necessidade de mais de dois cursos de corticoide por ano.
- Doença refratária ao tratamento clínico habitual.

As doses de AZA e 6-MP são de 2 a 3mg/kg/dia e 1 a 1,5mg/kg/dia, respectivamente. Ambas são medicamentos de ação retardada, sendo necessário um tratamento de pelo menos 3 meses antes da definição de insucesso terapêutico. São usadas por períodos prolongados, pois estudos mostram que a taxa de recidiva da doença após sua suspensão diminui proporcionalmente ao tempo de uso.

Efeitos adversos

Intolerância gastrointestinal (náuseas, vômitos e dor abdominal), pancreatite aguda, hepatotoxicidade, supressão da medula óssea/leucopenia, alergia (*rash* cutâneo, febre e dor abdominal), mialgia, cefaleia, diarreia e predisposição a infecções sistêmicas virais (herpes zoster, CMV) são efeitos adversos provocados pelo uso de AZA e 6-MP.

A mielotoxicidade depende da dose utilizada e da capacidade do indivíduo de metabolizar adequadamente a AZA e a 6-MP e pode ser manejada com a redução ou retirada do medicamento. Pode ocorrer em qualquer época do tratamento, mas merece maior atenção durante o ajuste inicial da dose. Nessa fase, hemograma, AST, ALT e amilase deverão ser realizados mais frequentemente (a cada 15 dias) e, a seguir, a cada 3 ou 4 meses durante todo o período de tratamento.

A pancreatite aguda não depende da dose empregada e acontece, principalmente, nas primeiras 3 ou 4 semanas de tratamento. Em geral, cursa com quadro leve e melhora com a suspensão da medicação, recorrendo na tentativa de reintrodução em quase todos os pacientes. Alguns pacientes intolerantes à AZA poderão tolerar a 6-MP e vice-versa, devendo ser feita a troca pela outra antes de se considerar outro tipo de terapêutica ou cirurgia. Na presença de alterações críticas, como leucócitos < 3.000/mm^3, plaquetas < 70.000/mm^3, queda da hemoglobina > 2,5g/dL, AST > 50UI/L e sinais de pancreatite, deve-se descontinuar a medicação. Os valores devem ser monitorizados semanalmente e, após a normalização, uma nova tentativa pode ser realizada com metade da dose, exceto nos casos de pancreatite. No caso de recorrência, a medicação não deve ser reintroduzida, podendo-se substituir por MTX.

Com o uso prolongado, o aumento do risco de linfoma torna-se a principal preocupação. No entanto, avaliando risco e benefício, preconiza-se o uso por tempo indeterminado se o paciente apresentar boa resposta e não houver complicações. Não é necessário suspender os medicamentos antes de cirurgias eletivas.

Metotrexato (MTX)

O MTX é um antagonista do ácido fólico e interfere na síntese de DNA, sendo usado em pacientes portadores de DC com indicação de imunossupressor, intolerantes à AZA e à 6-MP. Não existem evidências de que o MTX beneficie o tratamento da RCUI.

A dose de indução é de 25mg por via intramuscular (IM) ou subcutânea (SC) durante 16 semanas com redução da dose para 15mg IM ou SC semanal como terapia de manutenção.

Reações adversas

As reações adversas ocorrem em 10% a 25% e incluem: náuseas, vômitos, diarreia, estomatite, leucopenia, alopecia, elevação das transaminases, pneumonia por hipersensibilidade e fibrose hepática (se dose cumulativa > 1,5g em grupos de obesos e alcoolistas). A biópsia hepática não é indicada de rotina, devendo ser realizada na evidência de hepatotoxicidade. É contraindicado em mulheres que desejam engravidar por ser teratogênico e poder causar aborto. Alguns efeitos colaterais relacionados com o antagonismo do ácido fólico podem ser evitados com o uso dessa vitamina na dose de 1mg/dia.

Monitoramento

Controle mensal com hemograma, AST, ALT, FA e GGT na fase inicial e posteriormente a cada 3 meses durante todo o período do tratamento, o qual deve ser mantido por tempo indeterminado, enquanto o paciente apresentar boa resposta e não houver complicações.

Antibióticos

A inflamação intestinal na DII parece ser decorrente de resposta imunológica alterada à flora intestinal no indivíduo geneticamente predisposto. Os antibióticos mais utilizados no tratamento das DII são o metronidazol e o ciprofloxacino, aos quais são atribuídas propriedades imunossupressivas. Estão indicados na DC colônica ativa e perianal, na prevenção de recorrência após resseção ileocecal e nas bolsites, com menor eficácia na DC ileal não complicada. O metronidazol (10 a 20mg/kg) pode ter efeitos adversos, como gosto metálico, náuseas e reação tipo dissulfiram, e com o uso prolongado, pode provocar neurotoxicidade com parestesias. O ciprofloxacino (1g/dia) tem indicação semelhante ao metronidazol, além de ser uma terapia alternativa nos pacientes que não o toleraram. Os efeitos colaterais do ciprofloxacino mais frequentes são: náuseas, diarreia, vômitos e cefaleia. Efeitos adversos mais raros, que geralmente ocorrem em caso de associação com corticoide, são tendinite e ruptura do tendão de Aquiles. Na RCUI, os estudos não têm mostrado benefícios com o uso de antibióticos, exceto nas bolsites.

Probióticos

Probióticos são microrganismos com propriedades benéficas para o homem. A maioria dos produtos comercialmente disponíveis é derivada de fontes alimentares, principalmente de produtos lácteos. Embora não sejam tão bem estudados no tratamento das DII quanto os fármacos convencionais, evidências crescentes têm demonstrado vários benefícios de seu uso nessas condições, como na manutenção da remissão de pacientes com RCUI (resultados semelhantes aos derivados 5-ASA) e na prevenção e tratamento da bolsite após proctocolectomia total.

Terapia biológica

Os medicamentos biológicos representam arma terapêutica de última geração para o tratamento das DII. O melhor conhecimento da resposta inflamatória das DII tem levado ao desenvolvimento de terapias que visam bloquear as respostas inadequadas, identificando-se os diferentes padrões de ativação dos linfócitos T e a síntese de citocinas. O padrão de resposta dos linfócitos T da lâmina própria na DC é do tipo Th-1, caracterizado por expressão de citocinas como interferon-γ, interleucina IL-2, IL-12 e IL-18, seguida por subsequente aumento na produção de citocinas proinflamatórias, como fator de necrose tumoral (TNF) e IL-1B. Na RCUI, o padrão de expressão de citocinas é predominantemente do tipo Th-2 com resposta diminuída do tipo Th-1, levando a maior síntese de IL-4, IL-5, IL-6, IL-10 e IL-13. Entretanto, é importante ressaltar que essa dicotomia não é tão rígida como se pensava no início. Na DC, embora a resposta Th1 esteja envolvida nas fases iniciais da doença, a atividade Th-2 parece promover a cronificação. Na RCUI, por sua vez, a resposta favorável ao anti-TNF sugere também a participação da resposta Th1 em sua patogênese.

A terapia biológica é capaz de promover a melhora endoscópica e histológica, o que pode traduzir-se em impacto positivo sobre a história natural da doença. Possi-

Quadro 55.8 Indicações para uso de terapia biológica nas DII

DC e RCUI de moderadas a graves, refratárias ou intolerantes ao tratamento convencional*
Manifestações extraintestinais refratárias ao tratamento convencional*
Fístulas anais, perianais e/ou enterocutâneas
Pacientes com DC e RCUI hospitalizados com quadro grave, que não responderam ao corticoide para os quais se deseja uma resolução rápida#
DC pediátrica com intuito de se evitarem os efeitos colaterais dos corticoides#
DC da bolsa ileoanal refratária ao tratamento convencional*

*Estratégia *step-up*.
#Estratégia *top-down*.

velmente, no futuro, aspectos genéticos, fenotípicos, sorológicos e clínicos poderão ser utilizados na previsão de sua necessidade e eficácia. O Quadro 55.8 traz indicações aceitas para o uso de biológicos no tratamento das DII.

Os medicamentos biológicos podem ser divididos em dois grupos:

1. **Anti-TNF:** agem bloqueando a citocina TNF, impedindo a inflamação. Esses anti-TNF podem ter componente quimérico, recebendo o sufixo imabe, ou serem humanos ou humanizados, recebendo o sufixo umabe:
   - Infliximabe – Remicade® (quimérico).
   - Adalimumabe – Humira® (completamente humano).
   - Certolizumabe-pegol – Cimzia® (peguilado).
2. **Anti-integrina α4:** agem inibindo a migração leucocitária através do endotélio vascular, reduzindo assim o processo inflamatório:
   - Natalizumabe – Tysabri®.

Infliximabe

Recomenda-se a dose de 5mg/kg nas semanas 0, 2 e 6, por via endovenosa (EV), seguida de manutenção a cada 8 semanas. Caso o paciente apresente redução da resposta (o que acontece em 30% dos casos após 3 anos de tratamento), pode-se aumentar a dose para 10mg/kg a cada 8 semanas ou diminuir o intervalo entre as infusões (a cada 4 a 6 semanas).

Adalimumabe

A dose de indução é de 160mg SC, seguida de 80mg após 2 semanas, com dose de manutenção de 40mg a cada 2 semanas. Caso o paciente apresente diminuição da resposta ou resposta subótima, pode ser manejado com aplicações semanais de 40mg ou quinzenais de 80mg.

Certolizumabe-pegol e *natalizumab* são medicamentos ainda não disponíveis no Brasil, mas em uso nos EUA desde 2008, motivo pelo qual não serão abordados neste texto.

As terapias anti-TNF disponíveis apresentam eficácia e efeitos adversos semelhantes, baseando a escolha na disponibilidade, via de administração, preferência do paciente, custo e protocolos locais.

Efeitos colaterais

Os efeitos colaterais dos anti-TNF ocorrem em frequência menor do que 10% e podem estar relacionados com a infusão do biológico. Os efeitos colaterais infusionais são divididos em precoces (durante ou até 2 horas após o término da infusão) e tardios (entre 5 a 9 dias depois da infusão), sendo atribuídos à formação de anticorpos HACA (antiquiméricos). Os efeitos tardios são incomuns antes dos 5 dias e, se ocorrerem após 2 semanas, outro diagnóstico deve ser cogitado. Medidas para controle dos efeitos colaterais consistem em diminuição da velocidade de infusão, administração de anti-histamínicos e corticoides e uso concomitante de imunossupressor. Caso o paciente tenha história de reação infusional ou esteja sem o medicamento há mais de 3 meses, deve-se fazer uso prévio de corticoide. Os sintomas das reações agudas podem ser: dispneia, dor torácica, palpitações, febre, cefaleia, urticária, hipotensão e, mais raramente, choque anafilático. Como manifestações de reações tardias, observam-se: artralgias, mialgias, dor nas costas, febre, *rash* cutâneo e leucocitose.

O adalimumabe, por ser totalmente humano, tem menor probabilidade de desencadear reações imunológicas indesejáveis, apesar de também poder levar à formação de anticorpos.

Outros efeitos colaterais, não relacionados com a infusão, são: infecções de vias aéreas superiores, bronquite, faringite, náuseas, dor abdominal, abscessos, pneumonia, furunculose, obstrução intestinal, anemia hemolítica, disfunção cardíaca, lúpus induzido por medicamentos (anti-DNA positivo) e aumento do risco de linfoma.

Uma das complicações mais temidas do uso de biológicos é a reativação da tuberculose, sendo mandatória a realização de anamnese cuidadosa, PPD e radiografia de tórax antes do início do tratamento. Pacientes com PPD > 5mm e radiografia de tórax normal devem receber isoniazida por 6 meses, podendo o anti-TNF ser iniciado após 4 semanas de tratamento. Caso a radiografia de tórax mostre doença ativa, o tratamento tuberculostático padrão está indicado antes do uso dos biológicos, que só deverá ser iniciado após 4 semanas.

No entanto, há risco aumentado de PPD falso-negativo em pacientes em uso de imunossupressores (anergia em 70%); nesses casos deve-se repetir o PPD (efeito *booster*) para estimular a resposta.

Quadro 55.9 Protocolo de exames necessários antes do início de terapia biológica

Hemograma
VHS e PCR
Creatinina, ureia, glicose
Transaminases, fosfatase alcalina, γ-GT, bilirrubinas
HBsAg, anti-HBcIgM, anti-HCV
Anti-HIV
PPD
Radiografia de tórax
PSA (homens > 40 anos)
Mamografia (mulheres > 40 anos)
Colposcopia e citologia oncótica

Contraindicações

- Tuberculose ou outras infecções ativas (septicemia, abscessos, herpes zoster, *Pneumocystis carinii*, CMV etc.).
- Insuficiência cardíaca congestiva moderada a acentuada (classe III/IV).
- Hipersensibilidade à proteína murínica.
- Doença desmielinizante.
- Neurite óptica.
- Tumor maligno recente ou linfoma.
- Reação infusional grave prévia.

No princípio, o infliximabe era contraindicado em casos de estenose em virtude do risco de agravar a obstrução com a cicatrização das lesões ulceradas, o que se verificou ser desnecessário, já que em casos em que não há sinais e sintomas de suboclusão, nem dilatação da alça a montante da estenose, esse risco é pequeno. No entanto, os biológicos não devem ser usados na vigência de sintomas de suboclusão na ausência de evidências de inflamação.

Estratégia step-up × top-down

Com o advento da terapia biológica e o reconhecimento de que sua utilização leva à cicatrização da mucosa na DC e, por conseguinte, melhora de qualidade de vida e sobrevida, assim como redução da necessidade de cirurgias, passou-se a estudar a melhor estratégia quanto ao momento de sua indicação.

A conduta mais empregada na prática clínica é a *step-up*, em que se inicia o tratamento com medicamentos menos eficazes, mas com menos efeitos adversos, e que progressivamente são adicionadas ou substituídas por outras de complexidade cada vez maior de acordo com a ausência de resposta clínica ao tratamento. Atualmente reconhecida como melhor opção nos pacientes com atividade de doença mais acentuada e com preditivos de doença mais agressiva, a estratégia *top-down* é caracterizada pela utilização de imunomodulador e imunossupressor desde o início do tratamento, com redução dos fármacos de acordo com a resposta clínica do paciente. D'Haens et al. têm defendido a utilização precoce da terapia biológica por considerar que essa intervenção poderá reduzir as complicações futuras relacionadas com a doença.

As vantagens da estratégia *top-down* seriam: estabilização precoce da doença (modificando a evolução da doença), minimização das complicações (estenose e fístula), redução da recidiva pós-cirúrgica e evitar toxicidade dos corticoides (metabólica e cosmética).

Os possíveis candidatos à terapia *top-down* são: pacientes jovens, fumantes, aqueles com pelo menos dois marcadores sorológicos positivos, os que apresentam lesões ulceradas graves à colonoscopia, os que têm indicação imediata de corticoide sistêmico, aqueles com doença fistulizante ou lesões perianais graves, com manifestações extraintestinais colite-dependentes graves e com déficit de desenvolvimento ponderoestatural em crianças e adolescentes.

No entanto, este ponto ainda é assunto de debate e controvérsia, devido ao alto custo da terapia biológica e seus possíveis efeitos colaterais.

Outro ponto polêmico refere-se à necessidade, à duração e aos benefícios da utilização de imunossupressor em associação com o anti-TNF, principalmente após o relato de casos de linfoma hepatoesplênico fulminantes em crianças e adolescentes com DC que estavam fazendo uso da terapia combinada. Os benefícios teóricos são: redução das reações infusionais e da formação de anticorpos e maior supressão do sistema imune. Os potenciais efeitos adversos incluem: aumento do risco de infecções e linfoma e a possibilidade de a associação não resultar em melhor controle clínico e endoscópico da doença. Recentemente publicado, o estudo SONIC mostrou que a terapia combinada de infliximabe com imunossupressores foi mais eficaz do que a monoterapia após 1 ano de tratamento, em pacientes com DC moderada ou grave, virgens de tratamento imunossupressor. Por outro lado, o trabalho de Van Assche et al. mostra que, em um período de 2 anos, não houve diferença entre o grupo que manteve o imunossupressor e o grupo que o suspendeu, levando em conta a recidiva da doença e a remissão endoscópica. No entanto, no grupo que suspendeu a AZA, o nível sérico de infliximabe foi menor e a formação de anticorpo antiquimérico foi maior, o que levanta dúvidas quanto ao resultado a longo prazo. Os dados atuais sobre a utilização ou não de imunossupressor associado à terapia biológica em adultos não permitem estabelecer uma conduta definitiva e consensual, devendo o médico considerar a história clínica do paciente e decidir a conduta caso a caso.

TRATAMENTO DA DOENÇA DE CROHN

O tratamento da DC é clínico, enquanto a abordagem cirúrgica é reservada para as complicações da doença. O tratamento visa à indução da remissão clínica, ou seja, ausência de sintomas inflamatórios associada a evidências de cicatrização da mucosa. Deve-se objetivar também a manutenção da remissão, retardando e reduzindo o número de recidivas, com mínima toxicidade e melhora da qualidade de vida do paciente. O tratamento da DC será abordado de acordo com a localização e a gravidade da doença:

DC ileocecal leve

O tratamento da fase aguda deve ser realizado com budesonida oral, por mostrar-se superior à mesalazina e ao placebo e apresentar menos efeitos colaterais que a prednisona. O benefício da mesalazina é limitado nesses casos, com redução pequena do IADC na dose de 4g/dia e praticamente inexistente em doses menores. Após a remissão, os pacientes podem permanecer sem tratamento de manutenção e receber apenas sintomáticos. O tratamento de manutenção com mesalazina não se mostra superior ao placebo e não deve ser prescrito.

DC ileocecal moderada

O tratamento da doença ativa pode ser feito com budesonida oral, porém a prednisona promove melhores resultados. Conseguida a remissão, iniciam-se imunossupressores como AZA, 6-MP ou MTX. Os derivados 5-ASA não são eficazes na terapia de manutenção.

DC ileocecal grave

O tratamento deve ser feito com corticoide oral ou parenteral (hidrocortisona, 300 a 400mg/dia, ou metilprednisolona, 60mg/dia), associado a AZA ou 6-MP como terapia complementar e poupadora de corticoide. Para os pacientes corticodependentes ou refratários, terapia anti-TNF com ou sem imunossupressor é recomendada. O tratamento cirúrgico pode ser necessário, principalmente nos pacientes com comportamento estenosante ou com complicações (p. ex., abscessos).

DC de cólon

Nos casos leves está indicada SSZ ou outro derivado 5-ASA, e nos casos moderados a graves indica-se corticoide sistêmico. As indicações de imunossupressor e anti-TNF são semelhantes às discutidas na DC ileocecal. Pacientes com doença distal podem receber medicamentos tópicos na forma de supositório ou enema em associação com a terapia oral. Em pacientes com alto risco de complicações da corticoterapia, como diabéticos e hipertensos, pode ser considerado o uso de antibióticos.

DC extensa de intestino delgado

O tratamento consiste em uso de corticoide sistêmico na fase aguda com início precoce do imunossupressor (AZA ou 6-MP). Na vigência de recaída, terapia anti-TNF com ou sem imunossupressor deve ser considerada, principalmente nos pacientes com comprometimento do estado nutricional. Terapia nutricional parenteral ou enteral geralmente se faz necessária devido ao alto grau de desnutrição. Caso o paciente apresente múltiplas estenoses, refratárias ao tratamento clínico, deve ser considerada a opção cirúrgica, dando preferência às estenoplastias.

DC do trato gastrointestinal superior

Pacientes com lesões no esôfago e no estômago deverão receber altas doses de inibidores de bomba de prótons, associadas ou não aos corticoides sistêmicos na fase aguda. O tratamento a longo prazo deve ser feito com imunossupressor (AZA ou 6-MP). Anti-TNF é uma alternativa se a doença for grave ou refratária. Os aminossalicilatos não são úteis por não atingirem concentrações terapêuticas no trato gastrointestinal alto. Dilatações endoscópicas ou cirurgias podem ser necessárias nas estenoses.

DC anal e/ou perianal

A DC fistulizante é considerada de maior gravidade, independente da atividade inflamatória luminal. O exame da fístula deve ser feito sob narcose e por meio de métodos de imagem (ressonância nuclear magnética ou endossonografia), para avaliação do trajeto fistuloso e exclusão de abscessos. As fístulas complexas devem receber tratamento combinado, cirúrgico (colocação de setons) e medicamentoso. Na presença de abscessos, estes deverão ser abordados cirurgicamente com drenagem e colocação de setons antes do início do tratamento imunossupressor.

O tratamento inicial inclui o uso de antibióticos (ciprofloxacino e/ou metronidazol), associado a imunossupressores por tempo prolongado. Os anti-TNF são eficazes no tratamento das fístulas complexas, sendo atualmente o tratamento mais eficaz para as fístulas anais e/ou perianais. Em caso de falha do tratamento com anti-TNF, deve ser considerado o uso de tacrolimus, AZA, 6-MP ou MTX com antibióticos. Dependendo da gravidade da doença, ostomia pode ser necessária, pois melhora rapidamente a qualidade de vida do paciente, sendo a proctectomia a última opção. Fístulas enterovesicais, enterocutâneas e retovaginais não respondem tão bem à terapia com anti-TNF quanto as fístula anais e/ou perianais.

TRATAMENTO DA RCUI

Os objetivos do tratamento clínico são a indução e manutenção da remissão e a restauração e manutenção do estado nutricional e da qualidade de vida do paciente, evitando a colectomia e complicações como o câncer de cólon. O tipo de medicamento e a via a ser utilizada (oral, tópica ou parenteral) dependerão da extensão, da atividade da doença e das experiências prévias. Como mais de 50% dos pacientes apresentam recidiva clínica no primeiro ano após fase aguda, o tratamento de manutenção torna-se essencial.

RCUI distal (proctite e proctossigmoidite)

O tratamento de escolha da proctite aguda é feito com supositórios de mesalazina na dose de 1g/dia durante 4 a 6 semanas, os quais são mais eficazes do que os supositórios de corticoides, que devem ser reservados para pacientes intolerantes ou refratários à mesalazina. A mesalazina na forma de enema pode atingir até o ângulo esplênico e é preferida no tratamento da proctossigmoidite na dose de 3g, duas vezes ao dia. Pacientes refratários podem receber tratamento combinado com aminossalicilatos orais ou mesmo corticoides sistêmicos. O tratamento de manutenção poderá ser feito com supositório de mesalazina três vezes por semana ou enema de mesalazina à noite, podendo ser suspenso após 1 ano sem recaídas. Caso se tenha alcançado a remissão com mesalazina oral, a dose de manutenção deve ser igual ou ligeiramente menor do que a dose que induziu a remissão.

RCUI do cólon esquerdo

A terapêutica de escolha é com os derivados 5-ASA por via oral em doses eficazes. Os corticoides estão indicados nas formas moderadas a graves ou quando não há resposta adequada após 2 a 4 semanas de dose máxima do 5-ASA. Após melhora do quadro, inicia-se o desmame do corticoide. A ausência de resposta completa aos corticosteroides ou a presença de corticodependência são consideradas indicações para uso de imunossupressores. Todo paciente deverá receber tratamento de manutenção por tempo indeterminado com aminossalicilatos, o que comprovadamente reduz as recaídas e o risco de câncer colorretal.

Pancolite

O tratamento é semelhante ao da colite esquerda, indicando-se corticoides para os casos graves ou que não responderam aos 5-ASA. Todos os pacientes deverão receber tratamento de manutenção com aminossalicilatos na dose igual ou ligeiramente menor do que a dose que alcançou a remissão.

TRATAMENTO DAS MANIFESTAÇÕES EXTRAINTESTINAIS

As manifestações extraintestinais relacionadas com a atividade inflamatória intestinal apresentarão melhora com a terapia direcionada para a doença de base.

O tratamento das *artrites enteropáticas periféricas* consiste em uso cauteloso de anti-inflamatórios não esteroides (AINE), pois podem exacerbar a doença intestinal, ou injeções locais de corticosteroides e fisioterapia, enfatizando a necessidade de se tratar a doença inflamatória intestinal nesses casos. A SSZ é efetiva nos pacientes com artrites periféricas persistentes e, caso não haja eficácia, MTX deve ser considerado. No caso das artropatias axiais, o tratamento fisioterápico tem grande importância, tendo em vista que a SSZ, o MTX e a AZA são geralmente ineficazes ou pobremente efetivos e não se deve fazer uso dos AINE por períodos prolongados. A terapia com anti-TNF é efetiva na artrite periférica e axial (sacroileíte e espondilite anquilosante).

O tratamento do *eritema nodoso* é geralmente baseado no tratamento da DII, podendo ser necessário o uso de corticoide sistêmico. O *pioderma gangrenoso*, em 50% dos casos, relaciona-se com a atividade da doença, apresentando melhora com a terapia direcionada para a doença de base, habitualmente com boa resposta a corticoides, tendo como alternativa os imunossupressores e os fármacos anti-TNF.

Entre as manifestações oculares, a *episclerite* deve ser tratada com corticoide tópico e o tratamento da doença de base. A *uveíte* pode ter o seu curso não relacionado com a atividade da doença, e faz-se necessária a associação do corticoide tópico com o sistêmico. Nos casos resistentes, a terapia com imunomoduladores se impõe.

A *colangite esclerosante* não dispõe de tratamento efetivo, embora alguns estudos tenham sugerido o uso de ácido ursodesoxicólico em altas doses (20 a 30mg/kg/dia) com o objetivo de melhorar os testes de função hepática e, talvez, reduzir o risco de câncer colônico. CPER com dilatação e/ou colocação de endoprótese pode ser utilizada para tratamento de estenoses dominantes. Na doença hepática avançada, considera-se o transplante hepático.

RASTREAMENTO PARA CÂNCER DE CÓLON

Como citado anteriormente, os pacientes com DII estão sob risco aumentado de desenvolver câncer colorretal. Desse modo, existe indicação de rastreamento endoscópico, que deve ser feito com colonoscopia a cada 1 a 3 anos, iniciando após 8 a 10 anos de pancolite e após 12 a 15 anos de colite esquerda. Os casos de proctite não parecem apresentar maior risco de câncer, não necessitando de *screening*. O programa de vigilância tem como objetivo o diagnóstico de displasia, que é considerada um marcador para a neoplasia. O achado de displasia deve ser confirmado por dois patologistas experientes no assunto, pois pode ser difícil diferenciar as alterações inflamatórias da displasia verdadeira. A colonoscopia de *screening* deve ser realizada, preferencialmente, durante as fases de remissão clínica e acompanhada por biópsias dos quatro quadrantes de mucosa não inflamada a cada 10cm, no cólon inteiro, além da biópsia de qualquer lesão elevada ou área suspeita.

O achado de displasia de alto grau na fase de remissão da RCUI, se confirmado, implicará a necessidade de proctocolectomia total. A displasia de baixo grau tem valor preditivo de 50% para desenvolvimento de displasia de alto grau ou câncer em 5 anos. Em revisão de dez estudos de vigilância, demonstrou-se que a probabilidade de câncer sincrônico em pacientes com displasia de baixo grau e alto grau é de 19% e 42%, respectivamente. A conduta para displasia de baixo grau ainda é controvertida; alguns advogam cirurgia de imediato, enquanto outros preferem manter *screening* rigoroso, com colonoscopia a cada 3 a 6 meses.

Na DC de cólon, apesar de não estabelecido, o rastreamento também deve ser iniciado após 8 a 10 anos de evolução da doença.

TRATAMENTO DE SUPORTE

Anemia

Anemia é a complicação sistêmica mais comum na DII, apresentando impacto na qualidade de vida desses doentes, mesmo na ausência de sintomas específicos. Apresenta múltiplas causas, sendo a deficiência de ferro a mais prevalente, consequente a restrições dietéticas, máabsorção e sangramento intestinal. Na doença ativa, mediadores da inflamação alteram o metabolismo do ferro, a eritropoese e a sobrevida das hemácias, levando à anemia de doença crônica (ADC). Outras causas de anemia na DII são a deficiência de vitamina B_{12} e ácido fólico e as secundárias aos medicamentos (SSZ e tiopurinas). Hemoglobina, ferritina e PCR devem ser usadas como *screening*. A distinção entre anemia ferropriva e ADC é importante, pois ambas as condições podem estar presentes.

A suplementação do ferro deverá ser iniciada quando anemia ferropriva estiver presente. Na presença de deficiência de ferro sem anemia, monitorização frequente deve ser instituída e a decisão de suplementação de ferro oral dependerá do cenário clínico, da história do paciente e da preferência individual, pois a administração oral de ferro poderá piorar os sintomas e agravar a inflamação intestinal. Em casos selecionados, pode-se utilizar o ferro parenteral: anemia grave, intolerância ou resposta inapropriada ao ferro oral, doença ativa grave, terapia concomitante com eritropoetina ou preferência do paciente. Agentes eritropoéticos são efetivos no tratamento da ADC combinados com a suplementação de ferro parenteral. Na DII, a alfaepoetina deve ser usada na dose de 200U/kg duas vezes por semana ou 150U/kg três vezes por semana por via subcutânea.

Osteoporose e osteopenia

Pacientes com DII estão sob risco aumentado de desenvolver osteopenia e osteoporose por múltiplos fatores: corticoterapia, má absorção, inflamação crônica e baixo consumo de produtos lácteos, o que justifica a suplementação de cálcio associada a vitamina D. Os bifosfonatos são os medicamentos de referência para o tratamento dessa condição.

Reposição de vitamina B_{12}

Indicada para os pacientes portadores de DC com comprometimento do íleo terminal e nos pacientes submetidos a ressecção desse segmento. A dose é de 1.000µg/mês por via intramuscular.

Terapia nutricional

De modo geral, o uso de terapia nutricional exclusiva para o tratamento de DII não tem embasamento científico. O papel mais importante da dieta na DC é como coadjuvante do tratamento medicamentoso. A dieta pode ser de fundamental importância para a reposição de nutrientes, minerais, vitaminas e oligoelementos.

O uso de nutrição enteral e parenteral fica reservado para caso de retardo no desenvolvimento ponderoestatural, fístulas, má absorção grave, síndrome do intestino curto e desnutrição grave.

Prevenção de outras doenças

Uma vez diagnosticado que o paciente é portador de DII, deve-se fazer uma avaliação ampla, tendo em vista o provável uso de medicamentos imunossupressores. Deve-se solicitar o cartão de vacinação e marcadores sorológicos para hepatites A, B e C, HIV, anticorpos antivaricela zoster, PPD, parasitológico de fezes e, nas mulheres, exame de colposcopia e citologia oncótica.

Os pacientes portadores de DII são expostos às mesmas infecções que afetam a comunidade, acrescidas das infecções oportunistas relacionadas com imunossupressão, o que contribui para a morte de muitos desses pacientes. Algumas dessas infecções podem ser prevenidas com o uso apropriado dos esquemas de vacinação. Recomenda-se avaliação quanto ao *status* vacinal na primeira consulta após o diagnóstico de RCUI ou DC, como atualização periódica do programa de vacinação segundo o esquema do Quadro 55.11, dando preferência ao tratamento vacinal antes do uso de agentes imunossupressores ou biológicos.

Os pacientes considerados imunossuprimidos (Quadro 55.10) não devem receber vacinas com vírus vivo

Quadro 55.10 Conceito de imunossupressão em pacientes com DII

Uso de corticoide na dose de 20mg ou mais há mais de 2 semanas ou se o uso foi interrompido há menos de 3 meses
Uso de imunossupressores nos últimos 3 meses
Uso de terapia biológica
Paciente desnutrido

Quadro 55.11 Calendário de vacinação para adultos com DII

Doença	Vacina	Recomendação	Intervalo
Tétano, difteria (dT)	Anatoxina purificada	Recomendada	A cada 10 anos
Hepatite B	Peptídeo recombinante	Recomendada	3 doses (0 a 30 e 180 dias)
Doença pneumocócica	Antígeno purificado 23 valente	Recomendada	A cada 5 anos
Influenza	Vírus inativado	Recomendada	Anualmente
HPV	Proteína L1 recombinante	Autorizado	3 doses (0, 30 e 180 dias)
Caxumba, sarampo, rubéola	Vivo atenuado	Contraindicada se imunossuprimido	
Varicela	Vivo atenuado	Contraindicada se imunossuprimido	Dose dupla (4 semanas de intervalo)
Febre amarela	Vivo atenuado	Contraindicada se imunossuprimido	

atenuado, ou seja: febre amarela, tríplice (sarampo, rubéola e caxumba), BCG, poliomielite e varicela. Em caso de necessidade do uso de vacina com vírus vivo atenuado, deve-se suspender a terapia imunossupressora 3 meses antes e o corticoide 1 mês antes e só reiniciar 3 semanas após a vacinação. Vacina com vírus inativado pode ser administrada em qualquer momento, independente do uso de imunossupressores.

Recomendam-se: vacinação contra influenza anualmente, para doença pneumocócica a cada 5 anos e contra tétano e difteria a cada 10 anos, assim como para as hepatites A e B, caso não haja imunidade prévia. Existe uma preocupação crescente sobre a infecção pelo papilomavírus humano (HPV) e sua relação com a displasia cervical e o câncer nas pacientes com DII. Todas as mulheres, independente da idade e se já tiveram HPV, devem receber o esquema de profilaxia, tendo em vista o conhecimento de que a presença do HPV pode favorecer a evolução do câncer de colo, particularmente na vigência de terapia biológica (Quadro 55.11).

GRAVIDEZ E DII

As DII afetam ambos os sexos, com predomínio em adultos jovens em plena fase reprodutiva. Existe um certo grau de desencorajamento dos médicos à gravidez de suas pacientes. No entanto, a melhor maneira de garantir uma gestação sem intercorrências para a mãe e para a criança é que a doença esteja em remissão clínica durante toda a gravidez. As metanálises têm descrito aumento de prematuridade, recém-nascido de baixo peso e abortamento nas gestantes com DII, independente das medicações utilizadas, porém não foi evidenciada maior mortalidade neonatal ou maior incidência de doenças congênitas. Apenas 34% das mulheres que estão em remissão no início da gestação apresentarão recidiva em 1 ano, o que corresponde ao risco da mulher não grávida. No entanto, 60% das mulheres com a doença em atividade no início da gestação assim permanecem e 60% ainda pioram durante a gravidez. A doença em atividade causa mais riscos do que a maioria dos medicamentos utilizados. O parto via vaginal deve ser a primeira opção, exceto no caso de bolsa ileoanal ou doença perianal ativa.

Deve-se estar preparado para responder perguntas frequentemente feitas pelos casais, como:

1. **Qual é a chance da criança também desenvolver DII?**
   - 1,6% se a mãe tem RCUI;
   - 5,2% se a mãe tem DC;
   - 36% se ambos os pais têm DII.
2. **Quais são as chances de a mulher engravidar?**
   - A fertilidade é semelhante à da população geral antes da cirurgia na RCUI e na DC. No entanto, a fertilidade é levemente reduzida na DC devido a ressecções e aderências pélvicas, caindo drasticamente para 50% a 80% após proctocolectomia total com bolsa ileoanal.
3. **Quais os riscos das medicações para o feto?**
   - Pacientes em remissão que estão em uso de sulfassalazina, mesalazina, azatoprina ou anti-TNF deverão manter a medicação durante todo o período da gestação, pois estas são consideradas seguras, devendo-se evitar medicações sob a forma de enema ou supositório no terceiro trimestre em razão do risco de precipitar o trabalho de parto. Como o folato é essencial para a formação do tubo neural, e como os aminossalicilatos interferem em sua absorção, reposição rigorosa deve ser feita durante a gestação.

- Corticosteroides são considerados seguros, mas deve-se ter cuidado com o aparecimento de diabetes gestacional. Existem metanálises que mostram aumento, embora pequeno, de casos de fenda palatina e parto prematuro em crianças de mães usuárias de corticosteroides.
- Antibióticos: metronidazol é considerado seguro, mas deve ser evitado no primeiro trimestre devido a uma potencial associação com lábio leporino. Ciprofloxacino é provavelmente seguro, mas também só deve ser utilizado em casos especiais, devido à sua alta afinidade pelos tecidos ósseos e cartilagem.
- MTX e talidomida são contraindicados na gravidez, e a paciente só deve ser liberada para engravidar 6 meses após sua suspensão. Caso engravide em uso de MTX, são recomendadas altas doses de ácido fólico e, em países onde é permitida, a interrupção de gravidez é discutida.
- Imunossupressores: azatioprina é considerada provavelmente segura, no entanto, estudo em ratos com uso de altas doses observou teratogenicidade. No entanto, o feto não contém a enzima que converte a AZA em 6-MP, fração metabolicamente ativa da AZA. Estudos em gestantes com DII não evidenciaram maior número de malformações congênitas.
- Terapia biológica: é considerada segura. Os biológicos têm tempo de meia-vida prolongado, são imunoglobulinas da classe IgG e, por serem de cadeias pesadas, só vão ter passagem transplacentária após o terceiro trimestre da gestação. O infliximabe é detectado no feto por pelo menos 6 meses. O adalimumabe também é considerado seguro pela FDA, mas na Europa ainda não é recomendado na gestação.

QUANDO ENCAMINHAR AO ESPECIALISTA?

O tratamento do paciente com DII pelo clínico geral irá depender diretamente de seus conhecimentos e de sua experiência na prática clínica, já que a DII é uma patologia pouco frequente, com múltiplas formas de apresentação e várias opções de tratamento. A equipe médica deverá ser multidisciplinar, constituída por clínico geral ou gastroenterologista, proctologista, patologista, endoscopista, nutricionista e, não raramente, um psicólogo.

No entanto, o clínico geral deverá encaminhar o paciente ao gastroenterologista especialista em DII caso o paciente apresente a doença na forma moderada a severa com intratabilidade aos medicamentos habituais para avaliar indicação de terapia biológica, na DC penetrante ou estenosante, nas colites indeterminadas, nas crianças e nas gestantes, nas manifestações extraintestinais graves, no pré e pós-operatório e naqueles pacientes com suspeita de DII nos quais não há confirmação diagnóstica, pois, ao ser rotulado como portador de DC ou RCUI equivocamente, o paciente será penalizado com terapia medicamentosa e exames para o resto de sua vida.

QUANDO ENCAMINHAR AO CIRURGIÃO?

O tratamento das DII deve ser principalmente clínico, mas é importante ter em mente que até 75% a 90% dos pacientes com DC terão sido submetidos a uma ou mais cirurgias 20 anos após o diagnóstico da doença. O tratamento cirúrgico, portanto, deve ser reservado para os casos com intratabilidade clínica ou complicações, conforme as seguintes indicações abaixo: RCUI refratária ao tratamento clínico, DC com estenoses sintomáticas, complicações perfurativas ou fistulizantes da DC, achado de displasia ou câncer colônico e doença perianal grave.

QUANDO INTERNAR?

- Pacientes com importantes repercussões da doença e sinais de toxemia.
- Pacientes com sinais de desnutrição grave.
- Pacientes que não apresentaram resposta clínica, a despeito da terapia otimizada com prednisona e salicilatos.
- Complicações: hemorragia maciça, megacólon tóxico, perfuração intestinal, obstrução intestinal, abscessos cavitários e perianais.

A seguir, é proposto um *check-list* para guiar o acompanhamento ambulatorial de pacientes com DII:

1. **Definindo o diagnóstico:**
   a. O diagnóstico de DII está correto?
   b. Determinar a forma clínica e a extensão da doença.
   c. Determinar a gravidade da doença.
   d. Há manifestações extraintestinais?
   e. Quais foram os tratamentos prévios?
   f. O paciente já foi submetido a cirurgias previamente?
2. **Conhecendo bem o paciente:**
   a. Quais as suas condições de trabalho?
   b. Estado civil e filhos.
   c. Medos e preocupações.
   d. Existe desejo de engravidar?
   e. Existe história familiar de DII ou neoplasia colônica?
3. **Otimizando o tratamento:**
   a. Determinar periodicamente os índices de atividade inflamatória.

b. Otimizar doses das medicações já em uso.
c. Há necessidade de modificar ou acrescentar medicações?

4. **Medidas para manutenção da saúde:**
    a. *Screening* de câncer de cólon.
    b. Densitometria óssea anual.
    c. Reposição de cálcio e vitamina D.
    d. Solicitar realização de PPD antes do início da administração de fármacos que deprimam a imunidade.
    e. Realizar colposcopia e citologia oncótica anualmente.
    f. Manter esquema vacinal atualizado.
    g. Realizar tratamento empírico contra *Strongyloides stercoralis* antes do início de corticoides ou imunossupressores.
    h. Realizar sorologias para hepatites B e C e HIV.
    i. Recomendar abstinência de fumo (na DC).
    j. Evitar uso de AINE.

Leitura Recomendada

Bickston SJ, Bloomfeld RS. Handbook of iinflammatory bowel disease. Philadelphia: Lippincott Williams & Wilkins, 2010.

Cho JH. Inflammatory bowel disease: genetic and epidemiologic considerations. World J Gastroenterol 2008; 14(3):338-47.

Colombel JF, Sandborn WJ, Rutgeerts P et al. Adalimumab for maintenance of clinical response and remission in patients with Crohn's disease: the CHARM –I trial. Gastroenterology. 2006; 130(2):323-33.

Colombel JF, Sandborn WJ, Reinisch W et al. for the SONIC Study Group. Infliximab, azathioprine or combination therapy for Crohn's disease. New Eng J Med 2010; 362(15):1383-95.

Devlin SM, Panaccione R. Evolving inflammatory bowel disease treatment paradigms: top-down versus step-up. Gastroenterol Clin North Am 2009; 38(4):577-94.

Dignass A, Van Assche G, Lindsay GO et al. for The European Crohn's and Colitis Organisation (ECCO). The second European evidence-based consensus on the diagnosis and management of Crohn's disease: current management. Journal of Crohn's and Colitis 2010; 4:28-62.

Elsayes KM, Al-Hawary MM, Jagdish J, Ganesh HS, Platt JF. CT enterography: principles, trends and interpretation of findings. RadioGraphics 2010; 30:1955-74.

Gay G, Delvaux M. Double balloon enteroscopy in Crohn's disease and related disorders: our experience. Gastrointestinal Endoscopy 2007; 66(3):S82-S90.

Habal FM, Ravinchan NC. Management of inflammatory bowel disease in the pregnant patient. World J Gastroenterol 2008; 14(9):1326-32.

Linchtenstein GR, Olson A, Bao W et al. Infliximab treatment does not result in an increased risk of intestinal strictures or obstruction in Crohn's disease patients: ACCENT I study results. Am J Gastroenterol 2002; 97:S255.

Melmed GY. Vaccination strategies for patients with inflammatory bowel disease on immunomodulators and biologics. Inflammatory Bowel Disease 2009; 15(9):1410-6.

Osterman MT, Lichtenstein GR. Ulcerative colitis. In: Feldman M, Friedman LS, Brandt LJ. Sleisenger and Fordtran's gastrointestinal and liver disease. 9. ed. Philadelphia: Saunders Elsevier, 2010:1975-2014.

Peppercorn MA. Clinical manifestations, diagnosis, and prognosis of ulcerative colitis in adults. UpToDate versão 18.2, maio 2010.

Peppercorn MA. Clinical manifestations, diagnosis and prognosis of Crohn's disease in adults. UpToDate versão 18.2, maio 2010.

Sandborn WJ, Hanauer SB, Rutgeerts P et al. Adalimumab for maintenance treatment of Crohn's disease: results of the CLASSIC II trial. Gut 2007; 56(9):1232-9.

Sands BE, Siegel CA. Crohn's disease. In: Feldman M, Friedman LS, Brandt LJ. Sleisenger and Fordtran's gastrointestinal and liver disease. 9. ed. Philadelphia: Saunders Elsevier, 2010:1941-74.

Travis SPL, Stange EF, Lémann M et al., for The European and Colitis Organisation (ECCO). European evidence-based consensus on the management of ulcerative colitis: current management. Journal of Crohn's and Colitis 2008; 2:24-62

Van Assche G, Magdelaine-Beuzelin CD, Haens G, et al. Withdrawal of immunossuppression in Crohn's disease treated on with scheduled infliximab maintenance: a randomized trial. Gastroenterology 2008; 134(7):1861-8.

Furunculose de Repetição

CAPÍTULO 56

Luciana Simões do Nascimento Borges

INTRODUÇÃO

Define-se como furunculose de repetição a ocorrência de três ou mais surtos de furúnculos durante um período de 12 meses. O furúnculo é uma infecção necrótica, usualmente aguda, que envolve o folículo piloso. Costuma ser o resultado de foliculite complicada e pode evoluir para abscesso. Quando múltiplos furúnculos coalescem, o conglomerado inflamatório resultante apresenta drenagem purulenta por vários orifícios e recebe a denominação de carbúnculo.

A furunculose é mais frequente em homens e costuma surgir a partir da puberdade. A prevalência e a incidência dessa entidade são desconhecidas, porém sabe-se que serão maiores em locais de clima quente e úmido.

Clinicamente, a furunculose se apresenta sob a forma de nódulos inflamatórios localizados, preferencialmente, em áreas pilosas sujeitas a fricção, oclusão e perspiração, como pescoço, face, axila, virilha, coxas e nádegas. O comportamento clínico da furunculose é bastante variável. Ela pode se manifestar como doença autolimitada a uma ou mais lesões, como também pode cursar com múltiplos surtos recorrentes de várias lesões que se arrastam por meses a anos.

O *Staphylococcus aureus* é o agente etiológico implicado em 90% dos casos de furunculose, seja ela recorrente ou não. É encontrado como comensal em culturas de pele e mucosa de humanos de modo permanente em 20% e de maneira transitória em 60% da população. O principal reservatório humano de *Staphylococcus aureus* é a parte anterior das narinas, embora ele também seja encontrado em áreas intertriginosas de pele úmida, como orelhas, virilhas e regiões inframamária e perianal.

O principal fator de risco preditor de recorrência envolvido na transmissão desse patógeno é o contato físico direto com indivíduos infectados, especialmente familiares e profissionais da área de saúde. Além disso, em virtude da grande capacidade de sobreviver por semanas em fômites como plásticos e tecidos, o potencial de contaminação desse patógeno é ainda maior, o que justifica a maior incidência de furunculose recorrente em ambientes superpopulosos e de higiene precária. Animais domésticos também podem facilitar a disseminação da infecção. Outras condições associadas à recorrência são:

1. **Fatores individuais sistêmicos:** obesidade, discrasias sanguíneas (anemia), *diabetes mellitus*, doença renal crônica, imunoterapias; tratamentos com glicorticoides, citotóxicos e antibióticos; imunodeficiências genéticas, especialmente os defeitos na função neutrofílica, e infecções pelo HIV.
2. **Fatores individuais regionais:** doenças dermatológicas preexistentes com risco elevado de colonização bacteriana, como dermatite atópica, queimaduras, úlceras crônicas, exposição industrial a óleos e produtos químicos, hiperidrose, pelos encravados e roupas apertadas.

DIAGNÓSTICO

O diagnóstico da furunculose é eminentemente clínico e baseado na história clínica e no exame físico, no qual se evidencia a lesão típica: nódulo eritematoso, doloroso, firme ou flutuante, de formato arredondado com centro ocupado por material necrótico ou úlcera drenante. Celulite pode preceder ou acompanhar o quadro. Sintomas sistêmicos como febre, astenia e hipotensão são incomuns e sugestivos de infecção disseminada. Quando presentes, recomendam-se a coleta de hemoculturas e o hemograma completo, antes de ser iniciado o tratamento antibiótico, devendo ser considerada a necessidade de internamento nos casos em que se pode evidenciar instalação da síndrome da resposta inflamatória sistêmica.

Cultura e antibiograma são indicados nos casos de recorrência (a cada novo surto), falência do tratamento convencional, sintomas sistêmicos, envolvimento da região central da face, abscessos com crepitação (presença de gás), abscessos envolvendo músculo ou fáscia ou em pacientes imunocomprometidos. Em virtude da emergência cada vez mais comum de cepas de *Staphylococcus aureus* meticilino-resistentes (MRSA), alguns autores defendem a coleta sistemática de secreção purulenta para realização de cultura e antibiograma de toda lesão que necessitar de incisão e drenagem cirúrgicas.

Observa-se que o comportamento clínico das cepas de MRSA adquiridas em hospitais (HA-MRSA) e na comunidade (CA-MRSA) é bastante distinto. Os HA-MRSA foram os primeiros a surgir e predominam em pacientes idosos, que frequentemente necessitam de internamentos, procedimentos invasivos e residem em asilos, enquanto os CA-MRSA foram descobertos há duas décadas e acometem tipicamente crianças e adultos jovens saudáveis, sendo a furunculose sua principal apresentação clínica.

DIAGNÓSTICO DIFERENCIAL

Os principais diagnósticos diferenciais a serem considerados são:

- **Acne nodular:** localiza-se preferencialmente em face e região superior do tórax de adolescentes e se faz acompanhar de comedões abertos e fechados típicos da acne vulgar.
- **Tinha *capitis* forma inflamatória (*Kerion celsi*):** na qual há infecção profunda dos folículos pilosos. Acomete o couro cabeludo de crianças e adultos imunocomprometidos, os quais geralmente apresentam outras lesões sugestivas de dermatofitose disseminadas pelo corpo. A pesquisa micológica por meio de exame direto e cultura pode dirimir eventuais dúvidas.
- **Hidradenite supurativa:** tem localização preferencial em axilas e virilhas de mulheres, associada à formação de trajetos fistulosos entre as lesões.
- **Cisto epidérmico roto:** usualmente, lesão única com intensa reação inflamatória devido à resposta imunológica tipo corpo estranho. O exame histopatológico esclarece o diagnóstico.
- **Miíase furunculoide:** observação atenta e mesmo desarmada pode evidenciar o movimento das larvas que se dirigem à superfície da lesão. Além disso, a ausência de resposta ao tratamento antibiótico pode suscitar essa hipótese.
- **Orifícios externos de trajetos fistulosos oriundos de osteomielite.**

TRATAMENTO

O tratamento de eleição da furunculose aguda consiste na simples incisão e drenagem da lesão, o que se torna complicado nos casos de lesões recorrentes e múltiplas. Nesse contexto, o sucesso terapêutico desejado é obtido mediante a instituição de medidas de descontaminação, descolonização e antibioticoterapia adequadas.

As medidas de descontaminação ambiental englobam precauções universais baseadas no senso comum, como:

- Lavagem regular das mãos com água e sabão ou soluções alcoólicas.
- Lavagem cuidadosa das roupas dos pacientes separadamente em água quente antes da reutilização.
- Evitar traumas e uso de substâncias irritantes na pele.
- Preferir roupas folgadas e de tecidos leves.
- Evitar compartilhar roupas, toalhas e objetos de uso pessoal.
- Trocar frequentemente os curativos em caso de secreção purulenta abundante nas lesões.
- Evitar contato direto com a pele infectada.
- Higienizar fômites com desinfetantes.

A erradicação dos reservatórios de *Staphylococcus aureus* reduz o risco de infecções recorrentes em pacientes colonizados e pode prevenir a transmissão para terceiros. Vários agentes tópicos têm sido utilizados com resultados variáveis, a depender do perfil de sensibilidade da cepa encontrada.

A combinação de aplicação intranasal de pomada de mupirocina a 2% (Bacrocin®, Supirocin®) duas vezes ao dia, banhos diários com sabonete de clorexidina a 4% e bochecho com solução de clorexidina a 0,2% três vezes ao dia durante 5 dias reduz a colonização por MRSA em 40% a 70% nos pacientes sensíveis e a incidência de infecções subsequentes com diferentes níveis de eficácia. Esse esquema apresenta baixa resistência e poucos efeitos colaterais. É prudente coletar cultura através de *swab* 2 semanas após o tratamento para confirmar se houve erradicação do agente.

Outra opção disponível consiste na aplicação de ácido fusídico creme (Verutex®) na mesma posologia descrita previamente, porém o risco de emergirem cepas resistentes é mais elevado. A solução tópica de violeta de genciana a 0,3% também pode ser aplicada nas narinas duas a três vezes ao dia para erradicar o MRSA (Quadro 56.1)

Quando o tratamento tópico falha, surge a necessidade de terapia sistêmica. A descolonização realizada com uma combinação de agentes tópicos e sistêmicos é altamente efetiva e leva a índices de clareamento de 87% nos pacientes tratados.

Quadro 56.1 Esquemas de descolonização tópicos

Sítios	Tratamento de 5 dias
Narinas	Mupirocina pomada 2 ×/dia Ácido fusídico creme 2 ×/dia Violeta de genciana a 0,3% 2 ou 3 ×/dia
Pele	Banhos diários com sabonete de clorexidina a 4%
Orofaringe	Bochecho diário com solução de clorexidina a 0,2% 3 ×/dia

Antibioticoterapia sistêmica está indicada nos seguintes casos:

- Lesões recorrentes e/ou > 5cm e/ou em regiões centrais da face.
- Presença de celulite ou febre associada.
- Extremos de idade.
- Comorbidades associadas (imunossupressão).
- Falência terapêutica anterior.

O antibiótico de escolha será ditado pelo perfil de sensibilidade do agente encontrado na cultura. As cepas de *Staphylococcus aureus* meticilino-sensíveis (MSSA) habitualmente respondem bem a esquemas terapêuticos de 1 a 2 semanas de duração com cefalexina, amoxicilina isolada ou associada ao ácido clavulânico ou eritromicina.

Terapêutica alternativa e segura no tratamento da furunculose de repetição causada por cepas de MSSA consiste no emprego da azitromicina. Estudo conduzido na Turquia no ano de 2007, com 24 pacientes, evidenciou que a dose diária de 500mg por 3 dias consecutivos, seguida de dose supressiva semanal de 500mg por 12 semanas, acarretou remissão clínica em 79% dos pacientes acompanhados durante esse período e em 75% de seguimento por mais 3 meses. Essa resposta foi atribuída às propriedades antibióticas e anti-inflamatórias do medicamento. Efeitos colaterais temporários relativos ao trato gastrointestinal, como diarreia leve, foram relatados em 21% dos pacientes. Apenas um dos pacientes previamente sensíveis desenvolveu furúnculo causado por cepa resistente à azitromicina.

As infecções ambulatoriais causadas por cepas de MRSA são mais comumente tratadas com clindamicina (primeira linha), sulfametoxazol-trimetoprima (segunda linha) ou ciclinas. A clindamicina tem a vantagem adicional de suprimir a produção de toxinas como a *Panton-Valentine Leucocidide* (PVL) e outros fatores de virulência do MRSA.

A rifampicina via oral, na dose de 600mg/dia por 10 dias, é efetiva tanto em eliminar o reservatório nasal como em tratar as infecções por MRSA, porém só deve ser empregada nos casos de falência das outras medidas, em virtude do risco elevado de rápida seleção de cepas resistentes. A associação de um segundo antibiótico oral, como sulfametoxazol-trimetoprima, ciprofloxacino ou ciclinas (doxiciclina ou minociclina), tem sido empregada para reduzir esta complicação (Quadro 56.2).

Outras abordagens mais raras da furunculose de repetição, empregando imunização ativa (vacinas) ou passiva (imunoglobulinas ou anticorpos monoclonais), são de utilidade limitada na prática clínica e necessitam de mais ensaios clínicos de investigação.

Quadro 56.2 Esquema de antibioticoterapia sistêmica

Infecções causadas por *Staphylococcus aureus* meticilino-sensíveis (MSSA)	
Cefalexina	500mg a cada 6h, 7 a 14 dias
Amoxicilina	500mg a cada 8h, 7 a 14 dias
Amoxicilina + ácido clavulânico	875/125mg a cada 12h, 7 a 14 dias 500/125mg a cada 8h, 7 a 14 dias
Eritromicina	500mg a cada 6h, 7 a 14 dias
Azitromicina	500mg a cada 24h, 3 a 5 dias
Infecções causadas por *Staphylococcus aureus* meticilino-resistentes (CA-MRSA)	
Clindamicina	300 a 600mg a cada 6 ou 8h, 7 a 14 dias
Sulfametoxazol-trimetoprima	1.600/320mg a cada 12h, 7 a 14 dias
Doxiciclina	100mg a cada 12h, 7 a 14 dias
Minociclina	100mg a cada 12h, 7 a 14 dias
Ciprofloxacino	500mg a cada 12h, 7 a 14 dias
Rifampicina (evitar uso isolado)	600mg a cada 24h, 10 dias

LEITURA RECOMENDADA

Aminzadeh A, Demircay Z, Ocak K, Soyletir G. Prevention of chronic furunculosis with low-dose azithromycin. J Dermatol Treat 2007; 18(2):105-8.

Atanaskova N, Tomecki K. Innovative management of recurrent furunculosis. Dermatologic Clinics 2010 Jul; 28(3):479-87.

Dissemond J. Methicillin resistant Staphylococcus aureus (MRSA): Diagnostic, clinical relevance and therapy. J German Society Dermatol 2009 Jun; 7(6):544-51.

Durupt F, Mayor L, Bes M et al. Prevalence of Staphylococcus aureus toxins and nasal carriage in furuncle and impetigo. Brit J Dermatol 2007 Jun; 157:1161-7.

El-Gilany A, Fathy H. Risk factors of recurrent furunculosis. Dermatology Online Journal 2009 Jan; 15(1):16.

Elston D. How to handle a CA-MRSA outbreak. Dermatologic Clinics 2009 Jan; 27(1):43-8.

Johnston S. Clinical immunology review series: an aproach to the pacient with recurrent superficial abscesses. Clin Experiment Immunol 2008; 152:397-405.

Posselt M, Heuck D, Draeger A et al. Successful termination of a furunculosis outbreak due to lukS-lukF-positive, methicillin-susceptible Staphylococcus aureus in a German village by stringent decolonization, 2002-2005. Clinical Infectious Diseases: An Official Publication Of The Infectious Diseases Society Of America 2007 Jun 1; 44(11):88-95.

Sharma P, Pai H, Pai G. Furuncular myiasis mimicking pyoderma. Indian Journal of Dermatology, Venereology and Leprology 2008 Nov-Dec; 74(6):679-81.

Tavaryanas A. From the aerospace medicine residents teaching file. Aviation, Space, and Environmental Medicine 2004 Nov; 75(11)1005-8.

West S, Plantenga M, Strausbaugh L. Use of decolonization to prevent Staphylococcal infections in various healthcare settings: results of an emerging infections network survey. Infection Control and Epidemiology 2007 Set; 28(9):1111-3.

CAPÍTULO 57

Erisipela

Juliana Borges Fontan

INTRODUÇÃO

A erisipela é uma infecção bacteriana aguda da derme, com importante comprometimento linfático superficial de natureza predominantemente estreptocócica, sobretudo o estreptococo β-hemolítico do grupo A de Lancefield (raramente grupo B, C ou G). Entretanto, ocasionalmente, o *S. aureus* pode estar envolvido.

Essa doença afeta mais comumente crianças, idosos, pacientes debilitados e aqueles com linfedema ou úlcera cutânea crônica. A perna é acometida em 90% dos casos e, com menor frequência, a face, os braços e as coxas, particularmente nos pacientes submetidos à cirurgia de quadril.

O evento primordial no desenvolvimento da erisipela é a inoculação da bactéria em local de quebra da barreira cutânea. Fatores de risco locais, como insuficiência venosa, úlcera de estase, intertrigo interpododáctilo, picada de insetos e ferimentos superficiais, têm sido implicados como porta de entrada. A doença é associada a desordens da circulação linfática, em particular linfedema crônico e linfadenectomia prévia. Fatores sistêmicos associados ao aumento do risco para erisipela incluem obesidade, diabetes, doenças cardiovasculares, imunossupressão e alcoolismo.

A erupção cutânea tem início súbito e é acompanhada por febre, cefaleia, vômitos e adenite satélite. A região acometida apresenta eritema vivo e intenso, associado a edema não depressível, calor e dor à palpação. A lesão cresce acima do nível da pele circunvizinha, e existe uma linha clara de demarcação entre a pele envolvida e a sadia. A placa aumenta 2 a 10cm por dia. Vesículas, bolhas e hemorragia cutânea, na forma de equimoses e petéquias, podem surgir na pele inflamada (Figura 57.1).

Característica relevante é sua capacidade de recorrência, relatada em até 20% dos pacientes com condições predisponentes. Cada episódio de erisipela causa inflamação linfática e, possivelmente, algum dano permanente. Surtos sucessivos de erisipela podem conduzir ao aumento progressivo da região, com edema e fibrose, constituindo o quadro de elefantíase.

No momento do diagnóstico, é importante a avaliação da presença de marcadores clínicos de gravidade que possam indicar internação hospitalar (Quadro 57.1).

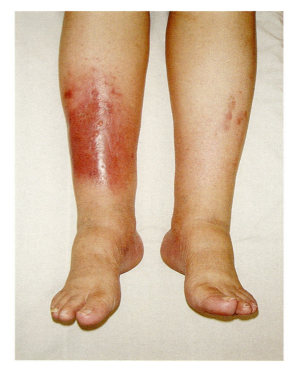

Figura 57.1 Erisipela do membro inferior. Placa eritematosa, edemaciada e com bordas bem demarcadas. Algumas vesículas podem ser observadas no centro da lesão.

Quadro 57.1 Marcadores de gravidade para erisipela que podem levar à hospitalização

Sinais e sintomas gerais
  Febre elevada com confusão
  Sonolência ou desorientação
  Taquipneia
  Taquicardia
  Oligúria
  Hipotensão
Sinais locais
  Dor intensa local
  Bolha hemorrágica
  Necrose focal
  Hipoestesia
  Crepitação
Outros fatores
  Comorbidades: *diabetes mellitus*, obesidade
  Contexto social

DIAGNÓSTICO

O diagnóstico de erisipela é eminentemente baseado nas manifestações clínicas.

Hemoculturas são positivas em menos de 5% dos casos. Resultados positivos de culturas de material coletado por aspiração com agulha da pele inflamada ou de bolhas variam de menos de 5% a 40% dos relatos de casos. Culturas de material de biópsia por *punch* são positivas em 20% a 30% dos casos.

Entretanto, esses exames são dispensáveis nos casos típicos de erisipela, que geralmente respondem prontamente à antibioticoterapia empírica. Esses recursos devem ser reservados para pacientes com toxicidade sistêmica, envolvimento cutâneo extenso ou comorbidades sobrepostas.

DIAGNÓSTICO DIFERENCIAL

O principal diagnóstico diferencial a ser considerado é com a celulite, da qual pode ser diferenciada por suas características bordas bem demarcadas, refletindo a natureza mais superficial da infecção. Além disso, pacientes com erisipela evoluem com início agudo dos sintomas associado a manifestações sistêmicas, enquanto aqueles com celulite apresentam curso mais indolente.

Trombose venosa profunda também representa um importante diagnóstico diferencial. Ultrassonografia com Doppler pode esclarecer essa dúvida diagnóstica.

Outros diagnósticos diferenciais relacionados são a dermatite de contato alérgica e a dermatite de estase. Ambas, ao contrário da erisipela, não cursam com sintomas sistêmicos, bem como a dor e o calor são menos proeminentes. A dermatite de contato alérgica se apresenta como uma área vermelha, pruriginosa e ocasionalmente bolhosa, onde o alérgeno entrou em contato com a pele. Daí a importância de uma anamnese detalhada. A dermatite de estase tipicamente envolve o terço inferior das pernas e se faz acompanhar de uma pigmentação acastanhada resultante da deposição de hemossiderina.

TRATAMENTO

A erisipela geralmente demonstra resposta rápida e favorável à antibioticoterapia. Dentro de 24 a 72 horas, a febre recrudesce e há redução dos sinais inflamatórios cutâneos, com diminuição do tamanho e da espessura da placa.

O tratamento para os casos típicos de erisipela deve incluir antibiótico ativo contra estreptococos. A penicilina G continua sendo o medicamento de escolha nesses casos. De acordo com a intensidade da infecção, pode ser indicada a administração de penicilina G cristalina (2 a 4 milhões de unidades EV a cada 4 horas) ou penicilina G procaína (400 mil unidades IM a cada 12 horas).

Pacientes com infecção leve e que não necessitem de hospitalização podem ser tratados com penicilina V oral, cefalosporinas de primeira geração (cefalexina, cefadroxila), amoxicilina, clindamicina e macrolídeos (eritromicina, roxitromicina, azitromicina) (Quadro 57.2).

Em estudo randomizado, prospectivo e multicêntrico, a eficácia da roxitromicina foi equivalente à da penicilina. Entretanto, a resistência a macrolídeos entre os estreptococos do grupo A vem aumentando nos últimos anos.

DURAÇÃO

A duração da antibioticoterapia deve ser avaliada de acordo com a resposta clínica. Pacientes tratados inicialmente com antibiótico parenteral e que apresentem melhora dos sinais de infecção podem completar o tratamento antimicrobiano com um fármaco administrado por via oral. A duração total da antibioticoterapia pode se estender por até 14 dias. Tratamento mais prolongado pode ser necessário para pacientes com doença grave. Nesses casos, o tempo de antibiótico deve ser avaliado de acordo com a resolução clínica dos sintomas.

Quadro 57.2 Antibioticoterapia oral para erisipela

Penicilina V	500mg VO a cada 6h, 10 a 14 dias
Cefalexina	500mg VO a cada 6h, 10 a 14 dias
Cefadroxila	500mg VO a cada 12h, 10 a 14 dias
Amoxicilina	500mg VO a cada 8h, 10 a 14 dias
Clindamicina	300mg VO a cada 8h, 10 a 14 dias
Eritromicina	250mg VO a cada 6h, 10 a 14 dias

ANTICOAGULAÇÃO

O uso de anticoagulantes durante o período inicial do tratamento tem sido discutido há muito tempo. Hoje, considerando a baixa prevalência de trombose venosa profunda, heparina subcutânea é apenas indicada em pacientes com história prévia de trombose venosa ou embolia pulmonar, veias varicosas, obesos ou confinados ao leito.

MEDIDAS GERAIS

Também de extrema importância para o tratamento são as medidas gerais, que incluem repouso e elevação do membro acometido, o que acelera a melhora por drenagem gravitacional do edema e de substâncias inflamatórias.

Os pacientes também devem receber tratamento apropriado para qualquer condição subjacente que possa ter predisposto a infecção, como tinha *pedis*, eczema de estase ou traumas.

O uso de meias de compressão deve ser encorajado por até 1 mês em pacientes previamente saudáveis ou por tempo mais longo em pacientes com edema ou linfedema de membros inferiores.

ANTIBIOTICOPROFILAXIA

Nos casos recorrentes de erisipela, a administração de antibiótico profilático é recomendada, porém não existe consenso com relação à posologia e à duração da profilaxia. Em geral, indica-se o uso de penicilina benzatina, 1.200.000 U a 2.400.000 U, a cada 3 semanas, por até 1 ano ou por tempo indeterminado, nos casos de recorrência elevada. Outras opções utilizadas menos frequentemente incluem eritromicina (250mg, VO, duas vezes ao dia) e penicilina V (1g, VO, duas vezes ao dia).

LEITURA RECOMENDADA

Bernard P, Plantin P, Roger H et al. Roxithromycin versus penicillin in the treatment of erysipelas in adults: a comparative study. Br J Dermatol 1992; 127:155.

Bonnetblanc J, Bédane C. Erysipelas: recognition and management. Am J Clin Dermatol 2003; 4(3):157-63.

Damstra RJ, van Steensel MA, Boomsma JH, Nelemans P, Veraart JC. Erysipelas as a sign of subclinical primary lymphoedema: a prospective quantitative scintigraphic study of 40 patients with unilateral erysipelas of the leg. Br J Dermatol Jun 2008; 158(6): 1210-5.

Elston DM. Epidemiology and prevention of skin and soft tissue infections. Cutis May 2004; 73(5 Suppl):3-7.

Halpern AV, Heymann WR. Bacterial diseases. In: Callen JP, Horn TD, Mancini AJ et al. Dermatology. 2. ed. Spain: Mosby Elsevier, 2008:1075- 106.

Laube S, Farrell AN. Bacterial skin infections in the elderly – diagnosis and treatment. Drugs Aging 2002; 19(5):331-42.

Sjöblom AO, Eriksson B, Jorup-Rönstrom C, Karkkonen K, Linqvist M. Antibiotic prophylaxis in recurrent erysipelas. Infection 1993; 6:390-4.

Stevens DL, Bisno AL, Chambers HF et al. Practice guidelines for the diagnosis and management of skin and soft-tissue infections. Clin Infect Dis 2005; 41:1373-406.

Vignes S, Dupuy A. Recurrence of lymphoedema-associated cellulitis (erysipelas) under prophylactic antibiotherapy: a retrospective cohort study. J Eur Acad Dermatol Venereol Aug 2006; 20(7):818-22.

Wang JH, Liu YC, Cheng DL et al. Role of benzathin penicillin G in prophylaxis for recurrent streptococcal cellulitis of the lower legs. Clin Infect Dis 1997; 25: 685-9.

Werlinger KD, Moore AY. Therapy of other bacterial infections. Dermatologic Therapy 2004; 17:505-12.

Zeglaoui F, Dziri C, Mokhtar I et al. Intramuscular bipenicillin vs. intravenous penicillin in the treatment of erysipelas in adults: randomized controlled study. J Eur Acad Dermatol Venereol Jul 2004; 18(4):426-8.

Dermatoses Infecciosas

CAPÍTULO 58

Ana Roberta Cunha Andrade de Figueirêdo
Josemir Belo dos Santos

INTRODUÇÃO

Doenças da pele são frequentemente encontradas em pacientes, tanto por queixa única como em associação a outras patologias clínicas. Neste capítulo serão abordadas, de maneira sucinta e prática, as principais doenças infecciosas encontradas no dia a dia da prática ambulatorial.

PIODERMITES

A lesão cutânea por infecção bacteriana pode ocorrer por quatro formas distintas: (1) infecção cutânea primária, podendo produzir inflamação e supuração; (2) infecção secundária de uma doença cutânea primária (p. ex., dermatite atópica infectada); (3) lesão cutânea como manifestação de uma infecção primária de outro órgão ou sistema (p. ex., vasculite por êmbolo bacteriano); e (4) lesão cutânea reativa a um processo infeccioso (p. ex., eritema nodoso devido a uma faringite estreptocócica).

A colonização cutânea primária pode determinar disseminação da bactéria por via hematogênica com bacteriemia e septicemia. Por outro lado, quando a infecção primária ocorre em outro órgão, mediante disseminação hematogênica, as bactérias atingem a pele, determinando comprometimento das paredes dos vasos cutâneos, onde ocorre trombose vascular com hemorragia e, por vezes, necrose do território cutâneo correspondente ao vaso ocluído.

As piodermites são produzidas por germes piogênicos (*Streptococcus pyogenes* e *Staphylococcus*) que determinam processos inflamatórios em diversas camadas do tegumento e anexos.

IMPETIGO

Impetigo é uma doença bacteriana superficial da pele causada pelo *Staphylococcus aureus*, no entanto, em países em desenvolvimento, costuma dever-se ao *Streptococcus* do grupo A. Acomete mais crianças de 2 a 5 anos de idade, mas pode acometer outras faixas etárias da infância e adultos. Pode ser classificado como impetigo primário (invasão bacteriana direta sobre pele previamente normal) ou impetigo secundário (invasão bacteriana sobre uma afecção cutânea prévia), podendo ser usado o termo "impetiginizado". A infecção é contagiosa, e a falta de higiene costuma ser fator predisponente. Existem duas formas:

- **Impetigo bolhoso:** causado pelo *S. aureus*, caracteriza-se pela presença de vesículas que evoluem para bolhas flácidas de conteúdo turvo a amarelado, bem demarcadas e sem halo eritematoso. Quando se rompem, formam-se crostas melicéricas características do impetigo. Em geral, apresenta menos lesões do que o impetigo não bolhoso, e o local mais acometido é o tronco. Sinal de Nikolsky está ausente.
- **Impetigo não bolhoso:** causado pelo *Streptococcus*, corresponde a 70% dos impetigos e acomete crianças de todas as idades e adultos. Localiza-se em face, especialmente ao redor de narinas, e em extremidades após traumas. A lesão inicial consiste em uma vesícula ou pústula que rapidamente evolui para uma placa cor de mel, circundada por eritema. Sintomas sistêmicos estão ausentes.

Diagnóstico

- O diagnóstico é clínico.
- Pode ser auxiliado pelo exame bacterioscópico e cultura para identificação do agente causal.

- Testes sorológicos para anticorpos antiestreptocócicos não são utilizados para o diagnóstico de impetigo. No entanto, testes sorológicos podem auxiliar a definição de um pressuposto impetigo e subsequente glomerulonefrite pós-estreptocócica.

Tratamento

- **Limpeza e remoção das crostas com soluções antissépticas:** compressas com água boricada a 3% quatro vezes ao dia; compressas com permanganato de potássio 1:10.000; lavagem com clorexidina ou triclosana.
- **Antibiótico tópico:** a mupirocina (três vezes ao dia) demonstrou ser tão efetiva quanto antimicrobianos orais em casos leves de impetigo. Outras opções: ácido fusídico, retapamulina, neomicona, bacitracina e polimixina B.
- **Antibiótico sistêmico:** não usado quando o quadro clínico é mais extenso. Os agentes apropriados incluem: cefalexina, clindamicina e dicloxaciclina. Nos pacientes alérgicos a betalactâmicos ou suspeitos de *Staphylococcus aureus* meticilina-resistente (MRSA), a preferência recai sobre a clindamicina ou a linezolida. Apesar de a azitromicina entrar nas possibilidades dos alérgicos aos betalactâmicos, tem-se observado grande aumento da resistência do *S. aureus* e do *S. pyogenes* a esse antimicrobiano. Usualmente é utilizado por 7 dias.
- **Pesquisa de outros focos domiciliares.**
- **Orientação quanto a uma boa higiene.**

Complicações

- Glomerulonefrite pós-estreptocócica: ocorre em 2% a 5% dos casos após 3 a 6 semanas do impetigo estreptocócico. Sua ocorrência independe do tratamento.
- Impetigos estafilocócicos não tratados podem complicar com celulite, linfangite e bacteriemia.

FOLICULITE

Piodermite que se inicia no folículo piloso, pode ser classificada em superficial (osteofoliculite) e profunda (sicose). Em geral é causada por *S. aureus* e, ocasionalmente, por coliformes e *S. epidermidis*. Locais mais acometidos são: couro cabeludo, área de barba, axilas, extremidades e nádegas.

Clinicamente, na forma superficial, é reconhecida por uma pústula centrada por um pelo e discreto halo eritematoso e, na forma profunda, por edema e eritema, com ou sem pústula.

Tratamento

- **Limpeza com soluções antissépticas:** água boricada a 3%, permanganato de potássio 1:10.000, triclosana e clorexidina.
- **Antibiótico tópico:** mupirocina, ácido fusídico, retapamulina, neomicina, bacitracina ou polimixina B.
- **Antibiótico sistêmico:** quadros extensos ou nas foliculites profundas.

FURÚNCULO E ANTRAZ

O furúnculo é uma infecção aguda e necrosante do folículo piloso e da glândula sebácea anexa. Caracteriza-se por nódulo inflamatório profundo e eritematoso, acompanhado por calor, edema e dor. O antraz corresponde ao conjunto de furúnculos com base mais profunda e se apresenta com múltiplos pontos de drenagem.

Os furúnculos geralmente aparecem nos locais submetidos a oclusão, fricção e perspiração, mas podem também complicar situações preexistentes, como dermatite atópica, escoriações, escabiose e pediculose. Apesar de mais frequentes em pacientes saudáveis, algumas características do paciente podem estar associadas às furunculoses: obesidade, discrasias sanguíneas, defeitos nos neutrófilos, uso de corticoides e agentes citotóxicos, imunodeficiências, entre outras. Os diabéticos tendem a apresentar quadros de furunculose mais extensos do que os pacientes previamente hígidos. Sudorese excessiva, má higiene e focos domiciliares predispõem a furunculose recorrente.

Tratamento

- Furúnculos pequenos tendem a se resolver apenas com compressas mornas.
- Furúnculos maiores e o antraz necessitam de antibióticos sistêmicos, incisão e drenagem. Recomenda-se envio de material para cultura e antibiograma.
- Pacientes com doença localizada sem comorbidades ou risco de MRSA devem receber antibioticoterapia oral e tópica, semelhantes ao esquema de impetigo relatado anteriormente.
- Em pacientes com risco de serem portadores de MRSA* deve-se dar preferência aos seguintes antimicrobianos: sulfametoxazol-trimetoprima, doxiciclina, minociclina, clindamicina e linezolida como alternativas orais; entre os injetáveis: vancomicina, linezolida, tigeciclina e daptomicina.
- Indivíduos com risco para endocardite devem receber a profilaxia antibiótica antes da drenagem.

ERISIPELA

Erisipela é a infecção bacteriana da derme superior e dos linfáticos superficiais. Quando a infecção atinge a

---

*Hospitalização recente, cuidados de *home care*, terapia antibiótica recente, infecção pelo HIV, homossexuais masculinos, usuários de droga, pacientes em hemodiálise, militares, hábito de compartilhar equipamento esportivo, hábito de compartilhar agulhas, lâminas ou objetos pontiagudos.

derme profunda e o tecido celular subcutâneo, chama-se celulite. Essa infecção se desenvolve a partir da entrada de bactérias através de uma solução de continuidade na pele, sendo causada, principalmente, pelo *Streptococcus* β-hemolítico do grupo A e, menos comumente, pelo *S. aureus*.

Pacientes que apresentam qualquer condição de imunossupressão (diabetes, câncer, neutropenia, HIV etc.), assim como comprometimento vascular local, apresentam maior frequência da infecção. Ocorre frequentemente nos membros inferiores, principalmente quando estão presentes condições que favoreçam seu desenvolvimento, como linfedema, estase venosa e intertrigo.

Clinicamente, caracteriza-se por uma área eritematosa, edematosa e aquecida, na ausência de um foco supurativo. Podem estar presentes sinais sistêmicos, como febre e calafrios. A erisipela facial inicia-se unilateralmente, podendo se disseminar por contiguidade, através da proeminência nasal, acometendo a face bilateralmente. A orofaringe pode ser a porta de entrada dessa apresentação, e a cultura de garganta pode mostrar-se positiva para o *Streptococcus* β-hemolítico do grupo A.

Tratamento

- Elevação da área afetada.
- Tratamento da condição facilitadora de base.
- Antibioticoterapia empírica com cobertura para *Streptococcus* β-hemolítico do grupo A e *S. aureus* no primeiro episódio ou ausência de comorbidades significativas: cefalexina, dicloxacilina e clindamicina.
- Em pacientes com evolução rápida ou com comprometimento sistêmico, recomenda-se antibioticoterapia parenteral: cefazolina, oxacilina, nafcilina e clindamicina.
- Pacientes com recorrência da infecção com passado de infecção por MRSA ou presença de comorbidades facilitadoras: clindamicina (150 a 300mg a cada 6 horas), linezolida (600mg a cada 12 horas) ou penicilina oral (500mg a cada 6 horas), associadas a sulfametoxazol-trimetoprima ou doxiciclina.

INFECÇÕES VIRAIS

Herpes Simples

Infecção contagiosa crônica e recorrente, tem como agente etiológico duas cepas distintas do herpesvírus simples (HSV). Dois quadros podem ser individualizados: o herpes simples genital, causado pelo HSV tipo 2, e as formas extragenitais, principalmente orolabial, com preponderância do HSV tipo 1.

A primoinfecção herpética é, geralmente, assintomática ou apresenta sintomatologia inespecífica. O quadro da primoinfecção pode estar acompanhado de febre, mal-estar, mialgia, dor, irritabilidade e adenopatia cervical. Em cerca de 24 horas, surge mácula eritematosa com ardor, prurido e dor no local da inoculação, evoluindo com vesículas agrupadas de conteúdo citrino sobre base eritematosa. Gengivoestomatite herpética e faringite são mais comumente associadas a primoinfecção herpética, ocorrendo frequentemente nas crianças. O quadro da recorrência ocorre em razão da reativação viral e tem a mesma história natural da infecção inicial com manifestações de pródromos mais discretas.

Tratamento*

- **Primoinfecção:**
  - Aciclovir: 1g/dia fracionado em cinco tomadas, por até 10 dias nas primoinfecções ou por 5 dias nas recorrências (realizar correção das dosagens em caso de alteração do *clearance* de creatinina).
  - Valaciclovir: 500mg a cada 12 horas por 10 dias (realizar correção das dosagens em caso de alteração do *clearance* de creatinina).
  - Fanciclovir: 250mg a cada 8 horas por 7 a 10 dias. Esquema alternativo aprovado pelo FDA: 1,5g em dose única diária (realizar correção das dosagens em caso de alteração do *clearance* de creatinina).
- **Recorrência:**
  - Aciclovir: 1g/dia fracionado em cinco tomadas por 5 dias.
  - Valaciclovir: 500mg a cada 12 horas por 5 dias.
  - Fanciclovir: 125mg a cada 12 horas por 5 dias, ou 1g duas vezes ao dia em dia único.
- **Mais de seis recorrências em 1 ano – terapia de supressão:**
  - Aciclovir: 400 a 600mg/dia por período superior a 6 meses.
  - Valaciclovir: 500mg a 1g/dia por período superior a 6 meses.
- **Pacientes imunossuprimidos:** aciclovir EV 5mg/kg a cada 8 horas.
- **Pacientes resistentes ao aciclovir:** foscarnete 60mg a cada 12 horas ou 40mg/kg/dose a cada 8 horas (infusão em 2h) de 14-21 dias.

Herpes Zoster

O herpes zoster (HZ) é a manifestação clínica da reativação do vírus *Varicella zoster*, adquirido, geralmente, na infância sob a forma da varicela (catapora). Essa reativação caracteriza-se pelo aparecimento de uma erup-

---

*O tratamento do herpes simples limitado pode ser feito com aciclovir tópico, cinco vezes ao dia por 7 dias, ou ainda foscarnete creme a 1%, utilizado da mesma maneira.

ção vesicular dolorosa, unilateral, geralmente restrito a um dermátomo.

O principal objetivo do tratamento antiviral no herpes zoster é diminuir o risco ou a gravidade da neuralgia pós-herpética, além de encurtar o tempo das lesões cutâneas, diminuir a gravidade e a duração da dor associada à neurite aguda e minimizar o risco de complicações do quadro. Um objetivo particularmente relevante nos imunocomprometidos é a diminuição do risco da disseminação cutânea e visceral do vírus *Varicella zoster*.

Tratamento

- **Antiviral:**
  - Iniciar, preferencialmente, até 72 horas após o início dos sintomas. Considerar tratamento após esse período em caso de surgimento de novas lesões ou em imunocomprometidos.
  - Aciclovir: 800mg cinco vezes ao dia VO por 7 a 14 dias, ou ainda, 10 a 15mg/kg a cada 8 horas EV por 7 a 14 dias.
  - Fanciclovir: 500 a 750mg a cada 8 horas VO por 7 a 14 dias.
  - Valaciclovir: 1g por 7 a 14 dias.
  - Brivudina: 125mg/dia por 7 dias. Contraindicação absoluta nos pacientes que utilizam o 5-fluoracil ou derivados.
- **Controle da dor:**
  - Acetaminofeno + codeína.
  - Tramadol.
  - Trometamina.
  - Outros anti-inflamatórios não esteroides (AINE): diclofenaco, nimesulida, cetoprofeno.

Apesar de o uso da prednisona não ser consensual, ela pode ser utilizada para ajudar no controle da dor aguda e na diminuição do risco da neuralgia pós-herpética, na dose de 0,5 a 1,0mg/kg/dia, caso não haja contraindicação ao seu uso.

Neuralgia Pós-Herpética (NPH)

Apesar de muitos autores definirem a NPH como a dor que persiste por mais de 30 dias do quadro inicial do HZ, essa definição não é consensual. Muitos autores sugerem, atualmente, que a NPH seja considerada a dor que persiste por mais de 90 dias depois do início do quadro.

A dor da NPH é geralmente descrita como uma "queimação". Mais de 90% dos pacientes relatam também alodinia, sensação de dor provocada por estímulo usualmente não doloroso. A idade é um dos principais fatores de risco para a NPH, juntamente com a intensidade da dor aguda e a intensidade da erupção vesiculosa da fase inicial.

Tratamento

- **Analgésicos opioides.**
- **Anticonvulsivantes:**
  - Carbamazepina: 600 a 1.600mg/dia.
  - Oxcarbazepina: 300 a 1.200mg/dia; induz a hiponatremia e é contraindicada em pacientes portadores de bloqueio AV.
  - Gabapentina: 1.200 a 1.800mg/dia; causa sonolência.
  - Pregabalina: 150 a 600mg/dia; ação rápida (1 semana) e menos efeitos adversos ao que a gabapentina.
  - Difenil-hidantoína: 300mg/dia; boa ação na neuralgia do trigêmeo, podendo ser associada à carbamazepina. Causa cefaleia, sonolência, tontura, diplopia, fadiga e edema periférico.
- **Antidepressivos:**
  - Amitriptilina (antidepressivo tricíclico): 12,5 a 150mg/dia; efeitos colaterais: efeitos anticolinérgicos, sonolência, arritmia cardíaca, ganho de peso e hipotensão ortostática. Em idosos, utilizar com cautela.
  - Nortriptilina (antidepressivo tricíclico): 50 a 100mg/dia; menos efeitos anticolinérgicos (boca seca, sedação) do que a amitriptilina, sendo mais bem tolerada.
  - Desipramina (antidepressivo tricíclico): 165mg/dia.
  - Imipramina (antidepressivo tricíclico): 50 a 100mg/dia.
  - Duloxetina (inibidor da recaptação da serotonina-noradrenalina): 60 a 120mg/dia.
- **Tópicos:**
  - Capsaicina.
  - *Patchs* de lidocaína.
  - Óleo de menta (mentol a 10%).
- **Outras alternativas:**
  - Infiltração intralesional de corticoide.
  - Estimulação elétrica neural transcutânea (TENS).
  - Neurotripsia.
  - Bloqueio anestésico – realizado por anestesistas.
  - Iontoforese com vincristina.
  - Geneterapia: ainda em fase experimental.
  - Glicocorticoide intratecal.

Vacina anti-Herpes zoster (Zostavax®)

Vacina composta por vírus vivo atenuado, 14 vezes mais potente do que a vacina antivaricela, é aprovada pelo FDA e recomendada para indivíduos com mais de 60 anos de idade. De acordo com estudo realizado por Oxman e cols., observou-se redução de 65% da incidência do HZ na população vacinada entre 60 e 69 anos e de 55% na faixa acima de 70 anos, assim como diminuição no curso e na gravidade do quadro da NPH em relação aos não imunizados.

Assim, apesar de não prevenir totalmente o HZ e a NPH, a vacinação diminui a incidência na faixa etária mais suscetível e reduz, significativamente, a morbidade relacionada com o HZ e a NPH.

INFECÇÕES FÚNGICAS

DERMATOFITOSES

Micoses cutâneas causadas por um grupo de agentes etiológicos denominados dermatófitos, caracterizam-se por sua afinidade pela queratina e pertencem aos gêneros: *Trichophyton, Microsporum* e *Epidermophyton*.

Diagnóstico

- Exame micológico direto: recurso de fácil e rápida execução.
- Cultura: auxilia a identificação do dermatófito envolvido no caso.
- Exame histopatológico: auxilia em casos duvidosos com o achado dos dermatófitos (hifas e/ou esporos) visibilizados por meio de duas técnicas: PAS e nitrato de prata.
- Lâmpada de Wood: promove a identificação da presença do dermatófito mediante mudança da coloração quando a lesão é exposta à luz da lâmpada (p. ex., tinha *capitis* microspórica ou favosa que adquire a cor verde-amarelada à luz ultravioleta).

Tinha capitis

Dematofitose que acomete couro cabeludo e folículo piloso, é comum na infância e rara nos adultos. Causada pelas espécies *M. canis, M. gypseum, T. mentagrophytes* e *T. tonsurans*, caracteriza-se pela presença de típicas placas de pelos tonsurados no couro cabeludo.

Tratamento sistêmico

- Griseofulvina: agente de escolha para tinha *capitis*, segura, eficaz e bem tolerada. Dose: 20 a 25mg/kg/dia VO por 8 semanas. Associar a tratamento tópico.
- Terbinafina: fármaco com boa resposta, comparável à griseofulvina quando utilizada para o *Trichophyton* spp. Dose: 6,5mg/kg/dia VO por 8 a 12 semanas. Associar tratamento tópico.

Tratamento tópico

- Cetoconazol a 2% xampu e loção.
- Ciclopirox a 1% xampu e loção.

Tinha corporis

Dermatofitose da pele que se apresenta como placas anulares e descamativas, acompanhadas de prurido, apresenta crescimento centrífugo com tendência a clareamento central. Os agentes mais implicados são: *T. rubrum, M. canis, T. tonsurans, T. mentagrophytes* e *Epidermophyton floccosum*.

Tratamento tópico

- Derivados imidazólicos (isoconazol a 1%, tioconazol a 1%, clotrimazol a 1%, oxiconazol a 1%, miconazol a 2%); butenafina; terbinafina; ciclopirox.

Tratamento sistêmico

- Griseofulvina: 20 a 25mg/kg/dia por 4 a 8 semanas.
- Itraconazol: 100mg/dia VO por 4 semanas.
- Terbinafina: 250mg/dia por 28 dias.
- Fluconazol: 150mg/semana VO por 4 semanas.

Tinha cruris

Dermatofitose da região inguinal, sendo mais comum nos homens, é causada principalmente pelos agentes *Epidermophyton floccosum* e *Trichophyton rubrum*. Caracteriza-se por placas arciformes e eritematosas em região inguinal, associadas a prurido e ardor local.

Tratamento

Semelhante ao da tinha *corporis*.

Tinha pedis interdigitalis

Também conhecida como "pé de atleta", tem como agentes etiológicos principais: *T. mentagrophytes, T. rubrum* e *E. floccosum*. Nesse tipo de manifestação, calor e umidade são fundamentais para o desenvolvimento e a manutenção da micose. Clinicamente, caracteriza-se por dermatite intertriginosa com aspecto brancacento e macerado, localizada entre os dedos dos pés com a possibilidade de estender-se para a região plantar, geralmente associada a prurido local.

Tratamento

- Orientação quanto à necessidade de lavagem dos pés, inclusive na lesão, e manutenção da região sempre seca, evitando que a área fique úmida. O uso de talco antifúngico pode auxiliar esse processo.
- Nas formas crônicas, pode-se associar tratamento tópico e sistêmico.
  - **Tópico:** ciclopirox (creme, loção) associado ou não a ureia a 20% a 40%, derivados imidazólicos.
  - **Sistêmico:** pulsoterapia com itraconazol 400mg/dia VO por 1 semana uma vez por mês durante 3 meses; terbinafina 250mg/dia por 4 semanas; fluconazol 8mg/kg/semana VO por 12 a 24 semanas.

Tinha unguium – Onicomicose

A tinha *unguium* é a onicomicose causada por fungos dermatófitos, entre os quais se destacam: *T. rubrum, T.*

tonsurans e *T. mentagrophytes*, responsáveis pela metade dos problemas da unha e um terço das dermatofitoses. Os principais fatores de risco para seu desenvolvimento incluem: umidade, calçados fechados, traumatismo de repetição, predisposição genética, presença da tinha *pedis* associada e doenças concomitantes, como diabetes, doença arterial periférica e HIV, assim como qualquer outra condição de imunossupressão. A incidência aumenta com a idade, e em torno de 30% dos pacientes são pessoas com mais de 60 anos.

Clinicamente, apresenta-se com alteração de coloração (início branco ou amarelado, podendo evoluir para mancha acastanhada a negra), atrofia, hiperqueratose da lâmina ungueal e deslocamento subungueal.

Diagnóstico
- Clínico.
- Raspado com exame micológico direto + cultura.
- Biópsia com análise histopatológica auxiliada pelo PAS.

Tratamento tópico
- Amorolfina esmalte: aplicação uma vez por semana por 3 a 6 meses; ciclopirox esmalte a 8%: aplicado uma a três vezes por semana por 3 a 6 meses.

Tratamento sistêmico*
- Terbinafina 250mg/dia por 3 meses, ou em pulsoterapia: 250mg/dia/1 semana/mês por 4 meses. Avaliação hepática antes, durante e após tratamento. Efeitos adversos: distúrbios gastrointestinais, *rash* cutâneo, prurido, urticária, alterações no paladar e toxicidade hepática. Raramente ocorrem exacerbação de lúpus cutâneo ou sistêmico e eritema multiforme grave.
- Itraconazol 200mg/dia por 3 a 4 meses, ou em pulsoterapia: 400mg/dia/1 semana/mês por 3 meses. Avaliação hepática periódica. Contraindicada a administração simultânea com cisaprida, triazolam, midazolam, pimozida, dofetilida e estatinas (sinvastatina, lovastatina). Pode causar hipoglicemia grave quando administrada junto a hipoglicemiantes orais.
- Fluconazol 150 a 200mg/semana por 6 a 9 meses. Avaliação hepática periódica. Não deve ser associada a agentes hipoglicemiantes orais, fenitoína, ciclosporina, rifampicina e teofilina.
- Novos azóis: voriconazol, posaconazol, pramiconazol, albaconazol.

CANDIDÍASE

Corresponde a infecção cutânea, mucosa ou sistêmica causada por leveduras do gênero *Candida*. A *C. albicans* responde por 80% a 90% dos casos, embora, outras espécies também possam ser patogênicas: *C. tropicalis, C. glabrata, C. krusei, C. parapsilosis, C. kefyr, C. lusitaniae, C. inconspícua, C. rugosa, C. dubliniensi* e *C. guilliermondii*.

As leveduras do gênero *Candida* fazem parte da flora normal do homem, sendo encontradas como sapróbia na boca, áreas de flexura, orofaringe, intestino, vagina e escarro. As candidíases cutâneas e cutaneomucosas são frequentes, autolimitadas e ocorrem, na maioria das vezes, em imunocompetentes. No entanto, observa-se aumento na incidência de infecções por *Candida* em pacientes imunodeprimidos, como portadores de SIDA ou neoplasias, em idosos, neutropênicos, pós-cirúrgicos ou pacientes internados em unidades de terapia intensiva.

Diagnóstico
- Clínico.
- Exame micológico direto e cultura.

Candidíase cutânea

Caracteriza-se pela presença de placas eritematosas com área macerada e presença de induto esbranquiçado acometendo, principalmente, áreas de dobras. Observam-se, frequentemente, lesões satélites. O principal fator predisponente é a umidade, sendo mais frequente em pacientes obesos e diabéticos.

Tratamento
- Identificar e afastar os fatores predisponentes.
- Derivados imidazólicos tópicos: clotrimazol, miconazol, oxiconazol e cetoconazol.

Paroníquia e onicomicose

Paroníquia é a inflamação dos tecidos periungueais por ação de substâncias químicas (p. ex., ação de sabões e detergentes). Secundariamente, pode ocorrer infecção por bactérias e leveduras do gênero *Candida*. Com a permanência ou as recidivas do quadro, a unha sofre distrofia da lâmina e hipertrofia das dobras laterais e proximal.

Tratamento
- Identificar e afastar a substância agressora.
- Corticoide tópico associado a antifúngico e antibiótico tópico.

Candidíase da área de fraldas

Ocorre secundariamente ao processo de dermatite por irritação de fralda (irritação da pele por conta do contato com fezes e urina retidas pelo uso da fralda). Caracteriza-se pela presença de eritema e maceração em dobras, associada a pústulas e lesões satélites exulceradas.

---
*Sempre associar o tratamento sistêmico ao tópico.

CAPÍTULO 58 Dermatoses Infecciosas

Tratamento

- Orientar a permanência sem a fralda o máximo de tempo possível.
- Em caso de processo inflamatório intenso: corticoide tópico.
- Em caso de identificação da candidíase: associar o antifúngico tópico.
- Utilizar cremes que façam a função de barreira, como óxido de zinco.

Candidíase oral

Encontrada frequentemente em recém-nascidos, diabéticos, usuários de prótese dentária e imunocomprometidos.

Tratamento

- Higienização da boca (bochechos com clorexidina a 0,12%), inclusive limpeza adequada de próteses dentárias, quando presentes.
- Suspensões orais de antifúngicos, como nistatina solução oral. Bochechar e engolir quatro vezes ao dia.

PITIRÍASE VERSICOLOR

Infecção crônica da camada córnea causada por leveduras do gênero *Malassezia*. A *M. furfur* está presente na flora normal da pele e determina manifestações clínicas sob determinadas condições que promovam a pseudofilamentação da levedura.

Caracteriza-se por máculas múltiplas, inicialmente perifoliculares, com descamação fina. A manobra de Zireli, que consiste no estiramento da pele, facilita a visibilização dessa descamação. A coloração varia do branco ao acastanhado. As lesões tendem à coalescência até acometerem grandes extensões da pele: tronco, ombro, parte superior dos braços, pescoço, face e dobras flexurais.

Diagnóstico

- Clínico:
  - Exame micológico direto e cultura.
  - Lâmpada de Wood: revela fluorescência amarelada, possibilitando a avaliação da extensão do quadro.
  - Análise histopatológica auxiliada pela coloração do PAS, raramente necessária.

Tratamento

- **Tópico:** hipossulfito de sódio a 20%, sulfeto de selênio a 2,5%, derivados imidazólicos, terbinafina e ciclopirox olamina – duração de 2 a 4 semanas.
- **Sistêmico:** cetoconazol 200mg/dia durante 10 a 20 dias; itraconazol 200mg/dia durante 5 a 7 dias; fluconazol 450mg em dose única.

Observação: sempre associar o tratamento sistêmico ao tópico.

Profilaxia de recidivas

- Cetoconazol: 400mg 1 dia por mês durante 6 meses.
- Itraconazol: 200mg a cada 12 horas, 1 dia por mês, durante 6 meses.

INFECÇÕES PARASITÁRIAS E DERMATOZOONOSES

ESCABIOSE

Tendo como patógeno o ácaro *Sarcoptes scabiei* variedade *hominis*, a doença é transmitida mediante o contato direto entre as pessoas; no entanto, a transmissão por fômites é possível, pois o ácaro permanece viável por 3 a 5 dias. Caracteriza-se por prurido intenso, intensificado à noite. Ao exame, a lesão patognomônica é linear, com uma vesícula terminal. Ocorre polimorfismo lesional com eritema, pápulas, pústulas e escoriações. A distribuição das lesões costuma envolver espaços interdigitais das mãos, axilas, região flexora dos punhos, mamas, região periumbilical, inguinal, nádegas, coxas e região lateral e posterior dos pés.

Variantes

- **Sarna nodular:** representa uma reação de hipersensibilidade aos produtos de degradação do parasita, podendo permanecer mesmo após o tratamento. Caracteriza-se por nódulos vermelho-acastanhados localizados nas regiões genital, inguinal e axilar.
- **Sarna urticariforme:** pouco frequente, é representada por lesões urticadas em meio ao quadro, principalmente em membros inferiores.
- **Sarna norueguesa ou crostosa:** caracteriza-se por infestação maciça do ácaro em indivíduos imunocomprometidos ou com déficit neurológico. Clinicamente observa-se hiperceratose com fissuras e crostas caracteristicamente amareladas em áreas comumente acometidas pela escabiose, no entanto não poupa face, unhas e couro cabeludo, podendo levar a alopecia temporária.

Diagnóstico

- Clínico.
- Exame microscópico direto.

Tratamento

- Além do paciente, todos os habitantes do mesmo domicílio devem ser tratados, mesmo que não apresentem sintomas.

- Durante as primeiras 48 horas do tratamento, vestimentas, toalha de banho, lençol de cama e demais utensílios que tenham contato com o corpo deverão ser lavados diariamente.
- Permetrina a 5% em creme ou loção deve ser espalhada por todo o corpo por duas noites e removida na manhã seguinte. Em crianças, aplica-se inclusive em couro cabeludo. Pode ser utilizada em crianças, adultos, gestantes (categoria B) e nutrizes.
- Enxofre a 5% ou 10% em vaselina ou pasta d'água deve ser aplicado em todo o corpo por quatro noites e removido na manhã seguinte. Pode ser utilizado em crianças, adultos e gestantes.
- Monossulfiram: deve ser diluído em água na proporção de 1:2 em adultos e 1:3 em crianças, aplicado no corpo por três noites e removido na manhã seguinte. Recomenda-se a repetição do esquema após 1 semana. Apresenta efeito antabuse.
- Benzoato de benzila a 25% deve ser aplicado em todo o corpo por três noites e removido na manhã seguinte. Menos eficaz, frequentemente causa dermatite de contato, motivo pelo qual vem caindo em desuso.
- Ivermectina: alternativa por via sistêmica. Recomendada apenas para pacientes com mais de 5 anos de idade. Dose de 200µg/kg em dose única, podendo ser repetida após 7 dias. Não deve ser usada de maneira indiscriminada, sendo reservada para casos em que haja imunodepressão ou nos quais não se possa aplicar o tratamento tópico. Nos casos da sarna norueguesa, deve-se associar o tratamento sistêmico com ivermectina, repetido por 2 semanas, ao tratamento tópico por tempo mais prolongado.

PEDICULOSE

Pediculose do couro cabeludo

Ectoparasitose bastante frequente, causada pelo *Pediculus humanus* variedade *capitis*, que se alimenta do sangue humano, ocorre em surtos epidêmicos, e a transmissão se dá pelo contato interpessoal ou por fômites. A principal manifestação clínica é o prurido. Seus ovos, também denominados lêndeas, são facilmente identificados presos aos fios de cabelo. Pode ocorrer infecção secundária como furunculose, impetigo ou foliculite, acompanhada ou não de linfadenomegalia cervical.

Tratamento

- Monossulfiram.
- Permetrina a 1%.
- Deltametrina a 0,2%.

Essas opções podem ser aplicadas no couro cabeludo sob a forma de loções, que devem permanecer por 12 horas, ou xampu, o qual deve ser deixado por 15 minutos. Deverão ser reaplicadas após 7 dias da mesma maneira. Para tratamento das lêndeas, recomenda-se a colocação da mistura água + vinagre em iguais proporções no couro cabeludo, seguida de remoção mecânica com pente fino.

Pediculose pubiana

Ectoparasitose causada pelo *Pthirus pubis*, vulgarmente conhecido como chato, que parasita preferencialmente os pelos pubianos, mas também pode ser encontrado nos pelos axilares, de tórax, sobrancelhas e cílios. Está relacionada com hábitos de higiene precários e promiscuidade sexual. O prurido é o sintoma mais proeminente, podendo ocorrer eczematização e infecção secundária. Ocasionalmente pode ser vista a mácula cerúlea, caracterizada por manchas assintomáticas, azul-acinzentadas, de pequeno diâmetro, que representam alteração do pigmento do sangue por produtos de excreção das glândulas salivares do parasita.

Tratamento

- Utilizam-se os mesmos medicamentos citados anteriormente na apresentação de loção.
- É necessária a tricotomia dos pelos pubianos.

Pediculose do corpo

Causada pelo *Pediculus humanus* variedade *corporis*, sua ocorrência está relacionada com hábitos pobres de higiene, frequentes entre mendigos e deficientes mentais. O prurido é o sintoma mais frequente, podendo ocorrer lesões urticariformes, *rash* cutâneo, hiperpigmentação ou eczematização. Esse tipo de piolho pode transmitir doenças sistêmicas, como febre das trincheiras, tifo exantemático e febre recorrente.

Tratamento

- Higiene corporal, tricotomia e lavagem adequada das roupas de uso pessoal.
- Pode-se associar anti-histamínicos para melhora do prurido.

Tunguíase

Doença causada por uma pulga que habita terrenos secos e arenosos, a *Tunga penetrans*, caracteriza-se por prurido no local da inoculação, seguido de sensação dolorosa. Observa-se pápula amarelada com ponto escuro central, geralmente ao redor das unhas dos artelhos, pregas interdigitais e região plantar. Pode ocorrer infecção bacteriana secundária.

Tratamento

- Enucleação da pulga por meio de agulhas estéreis ou eletrocirurgia, seguida de tintura de iodo local.

- Em caso de infestação maciça: tiabendazol oral, 25mg/kg, duas vezes ao dia por 3 dias, ou ivermectina oral.

Larva migrans

Também denominada dermatite linear serpenate, bicho geográfico ou bicho de praia, é causada por larvas do *Ancylostoma braziliensis* e, eventualmente, do *Ancylostoma caninum*, presentes em solos arenosos. Ao penetrar na pele, o deslocamento da pele provoca o aparecimento de lesão cutânea serpiginosa e eritematosa com pápula terminal, onde se encontra a larva. Outras apresentações da *larva migrans* são a eritematopapulosa e a vesiculosa, as quais são menos usuais. O prurido apresenta-se constante e pode haver infecção secundária das lesões.

Tratamento

- Albendazol: 400mg em dose única.
- Ivermectina: 200µg/kg em dose única.
- Tiabendazol: 25mg/kg, duas vezes ao dia por 3 dias.
- Em caso de poucas lesões: tiabendazol a 5%, três vezes ao dia por 15 dias.

LEITURA RECOMENDADA

Baddour LM. Impetigo. *Uptodate,* 2009.

Baddour LM. Skin abscesses, furuncles, and carbuncles. Uptodate, 2010.

Berger TG. General considerations of bacterial diseases. In: Fitzpatrick's dermatology in general medicine. 7. ed. New York: McGraw-Hill, 2008: 1689-94.

Bonifaz A, Goméz-Daza F, Paredes V, Ponce RM. Tinea versicolor, tinea nigra, white piedra, and Black piedra. Clin Dermatol 2010; 4;28(2):140-5.

Cardoso AEC, Cardoso AEOC. Dermatozoonoses ou dermatoses parasitárias. In: Rotinas de diagnóstico e tratamento da Sociedade Brasileira de Dermatologia. 1. ed. Rio de Janeiro: AC Farmacêutica, 2010: 153-60.

Craft N, Lee PK, Zipoli MT, Weinberg AN, Swartz MN, Johnson RA. Superficial cutaneous infectious and pyodermas. In: Fitzpatrick's dermatology in general medicine. 7. ed. New York: McGraw-Hill, 2008: 1694-709.

Dehghan M, Akbari N, Alborzi N, Sadani S, Keshtkar AA. Single-dose oral fluconazole versus topical clotrimazole in patients with pityriasis versicolor: a double-blind randomized controlled trial. J Dermatol 2010; 37(8):699-702.

Delfini Filho D. Herpes zoster e neuralgia pós-herpética. In: Rotinas de diagnóstico e tratamento da Sociedade Brasileira de Dermatologia. 1. ed. Rio de Janeiro: AC Farmacêutica, 2010: 262-4.

Dworkin RH, Boon RJ, Griffin DR, Phung D. Postherpetic neuralgia: impact of famciclovir, age, rash severity, and acute pain in herpes zoster patients. J Infect Dis 1998; 178(Suppl 1):S76.

Framil VMS, Melhem MSC, Szeszs MW, Corneta EC, Zaitz C. Pityriasis versicolor circinata: isolation of Malassezia sympodialis – Case report. An Bras Dermatol 2010; 85(2):111-4.

Hainer BL. Dermatophyte infections. J Am Acad Fam Phys 2003; 1; 67(1):101-9.

Jung BF, Johnson RW, Griffin DR, Dworkin RH. Risk factors for postherpetic neuralgia in patients with herpes zoster. Neurology 2004; 62:1545.

Kakourou T, Uksal U. Guideline for the management of tinea capitis in children. Pediatric dermatology 2010; 27(3):226-8.

Lupi O. Herpes simples. In: Rotinas de diagnóstico e tratamento da Sociedade Brasileira de Dermatologia. 1. ed. Rio de Janeiro: AC Farmacêutica, 2010: 255-61.

Marques AR, Straus SE. Herpes simplex. In: Fitzpatrick's dermatology in general medicine. 7. ed. New York: McGraw-Hill, 2008: 1873-84.

Nagasako EM, Johnson RW, Griffin DR, Dworkin RH. Rash severity in herpes zoster: correlates and relationship to postherpetic neuralgia. J Am Acad Dermatol 2002; 46:834.

Oxman MN et al. A vaccine to prevent herpes zoster and postherpetic neuralgia in older adults. New Engl J Med 2005; 352(22):2271-84.

Saavedra A, Weinberg AN, Swartz MN, Johnson RA. Soft-tissue infections: erysipelas, cellulitis, gangrenous cellulitis, and myonecrosis. In: Fitzpatrick's dermatology in general medicine. 7. ed. New York: McGraw-Hill, 2008: 1720-31.

Sampaio R. Piodermites e outras dermatoses por bactérias. In: Dermatologia. 3. ed. São Paulo: Artes Médicas, 2007: 585-608.

Santos JB, Mello AP, Oliveira DB, Oliveira MH, Maciel MFR. Dermatoses mais freqüentes em clínica médica. In: Condutas em clínica médica. 4. ed. Rio de Janeiro: Guanabara Koogan, 2007: 406-25.

Welsh O, Vera-Cabrera L, Welsh E. Onychomycosis. Clinics Dermatol 2010; 28:151-9.

Whitley RJ, Volpi A, McKendrick M, Wijck AV, Oaklander L. Management of herpes zoster and post-herpetic neuralgia now and in the future. J Clin Virol 2010; 48 S1:S20-S28.

Whitley, RJ, Weiss, HL, Soong, SJ, Gnann, JW. Herpes zoster: risk categories for persistent pain. J Infect Dis 1999; 179.9.

Zaitz C, Ruiz LRB, Souza VM. Dermatoses associadas a leveduras do gênero malassezia. An Bras Dermatol 2000; 75:129-42.

Urículária

CAPÍTULO 59

Eduardo Andrada Pessoa de Figueiredo
Sumaya Mahon Azevedo • Emanuel Savio Cavalcante Sarinho

INTRODUÇÃO

A urticária e o angioedema são enfermidades comuns que acometem cerca de 10% a 20% das pessoas em alguma fase da vida.

A urticária consiste em lesões eritematopapulosas isoladas ou agrupadas, fugazes, geralmente circulares, podendo variar em forma e tamanho.

O angioedema, inicialmente denominado urticária gigante ou edema angioneurótico, resulta de edema da derme profunda e de tecidos subcutâneos e submucosos, acometendo frequentemente as pálpebras e os lábios (edema de Quincke).

As duas lesões comumente coexistem, não apresentando diferenças significativas quanto a etiologia, patogenia e tratamento. A urticária associa-se ao angioedema em 50% dos casos, apresenta-se isoladamente em 40% dos casos e os 10% restantes são constituídos de casos isolados de edema angioneurótico.

A classificação pode ser feita de duas maneiras segundo sua duração:

- **Forma aguda:** episódios que duram até 6 semanas, sendo o fator etiológico identificado na maioria das vezes, principalmente quando precipitada por hipersensibilidade. O quadro surge logo após a exposição, podendo estar associado a outras manifestações extracutâneas, como dispneia, sibilância, edema de laringe ou hipotensão, constituindo, nesse caso, um aspecto sintomatológico importante da anafilaxia.
- **Forma crônica:** nessa forma, as lesões são diárias ou ocorrem quase diariamente, permanecendo por menos de 24 horas e evoluindo por um período superior a 6 semanas. Os sintomas podem durar meses ou, até mesmo, 4 ou mais anos.

Um roteiro de diagnóstico diferencial, partindo dos prováveis agentes etiológicos de síndrome urticariforme aguda para quadros progressivamente crônicos, é descrito a seguir:

URTICÁRIA POR MEDICAMENTOS

A causa mais comum de urticária aguda e angioedema, deve ser sempre investigada. Os fármacos mais frequentemente envolvidos são:

- Anti-inflamatórios não esteroides (ácido acetilsalicílico, acetaminofeno, dipirona, ibuprofeno e diclofenaco).
- Penicilina e outros antibióticos/quimioterápicos: eritromicina, ciprofloxacino, sulfametoxazol-trimetoprima e outros.
- Anticonvulsivantes: fenobarbital, hidantoína, ácido valproico.
- Inibidores da enzima de conversão.
- Codeína e morfina.
- Meios de contraste.

URTICÁRIA POR ALIMENTOS

Os alimentos mais incriminados são: camarão, peixe, moluscos, chocolate, amendoim, nozes e castanhas. Entretanto, qualquer alimento pode ser o agente causal. O leite e o ovo não são causas comuns de urticária aguda.

A liberação não imunológica de histamina pode ocorrer após a ingestão de morangos, alguns tipos de queijo, tomate e outros alimentos. Algumas bactérias presentes em alimentos contaminados (atum, sardinha) podem converter a histidina em altos níveis de histamina, causando urticária por intoxicação alimentar.

URTICÁRIA POR VÍRUS

Recentemente, tem sido cada vez mais valorizada a participação de vírus na gênese de quadros de urticária aguda na clínica. Rinovírus, adenovírus, vírus sincicial respiratório e enterovírus têm sido incriminados como causas comuns. Urticária também pode ser manifestação prodrômica de mononucleose e de hepatite A, B e C.

URTICÁRIA POR INFECÇÕES BACTERIANAS E POR VASCULITE INFECCIOSA

Nas urticárias crônicas suspeita-se de etiologia bacteriana, especialmente quando há febre ou resposta débil à adrenalina. Infecções por estreptococos e pneumococos podem se manifestar com síndrome urticariforme. Sinusite aguda pode ser acompanhada por urticária. Quando há queda do estado geral, deve-se pensar em vasculite ou em doenças infecciosas mais graves, como meningococcemia, em fase inicial, ou síndrome do choque tóxico; nesses casos, é comum a presença de púrpura como componente das lesões.

Em alguns casos de urticária crônica, a infecção por *Mycoplasma pneumoniae* tem sido incriminada, pois em alguns estudos observou-se melhora após o tratamento adequado. O mesmo tem sido relatado em relação ao *Helicobacter pylori*.

URTICÁRIA POR PARASITAS

As parasitoses, especialmente na fase aguda, em que ocorre grande exposição alergênica ao hospedeiro, podem provocar urticária. São comuns casos de síndrome urticária na esquistossomose aguda, na estrongiloidíase e na ascaridíase. Há relatos de casos de urticária crônica que melhoram após tratamento adequado de parasitoses intestinais.

URTICÁRIA POR INALANTES

Pode ocorrer urticária após exposição a ácaros em pessoas hipersensíveis. Substâncias voláteis presentes em tintas, perfumes, inseticidas e desodorizantes de ambiente também podem ser fatores etiológicos ocasionais.

URTICÁRIA POR PICADAS DE ABELHAS E DE VESPAS

A reação à picada de insetos, como abelhas ou vespas, podem ocasionar urticária ou, até mesmo, anafilaxia.

URTICÁRIA POR CORANTES E ADITIVOS ALIMENTARES

Atualmente, os corantes e aditivos alimentares não são considerados causa frequente de urticária. O médico deve ter cuidado e, sempre que pensar nessa possibilidade, realizar anamnese adequada para verificar se o quadro é constante, com exposições repetidas, e realizar o teste de provocação sempre que possível. Os agentes mais incriminados são a tartrazina (corante amarelo-vermelho), glutamato monossódico (usado nas culinárias chinesa e japonesa) e o metabissulfito de sódio (presente em alguns queijos e vinhos).

URTICÁRIA PELO EXERCÍCIO

Com frequência é do tipo colinérgico, sendo considerada um tipo especial de urticária física em virtude da maior frequência em que ocorre. Em alguns casos pode ser acompanhada de anafilaxia, especialmente após refeição com alimentos ricos em carboidratos. Determinados alimentos, como trigo, camarão, cereais e maçã, podem desencadear anafilaxia em pacientes predispostos, após exercício pós-prandial.

URTICÁRIA FÍSICA

É aquela precipitada por frio, calor, luz solar e pressão. A repetição do quadro e o fato de as lesões se apresentarem em menor tamanho e com duração inferior a 2 horas lembram essa possibilidade. Em muitos casos é acompanhada de dermografismo.

URTICÁRIA POR CONTATO

Pode acontecer após contato imediato com determinadas substâncias, como tecidos sintéticos, solventes e outros produtos químicos.

URTICÁRIA POR FUNGOS

Há relatos de casos isolados de urticária, especialmente de evolução crônica, que melhoraram após o tratamento da candidíase. Entretanto, esses poucos relatos ainda necessitam de confirmação na literatura.

URTICÁRIA POR VASCULITE AUTOIMUNE

Algumas vasculites e colagenoses, em fase inicial, podem manifestar-se com aparência urticariforme, como a doença de Kawasaki, o lúpus eritematoso sistêmico, a artrite crônica da infância e a esclerose múltipla. O início das lesões tende a ser insidioso, o prurido é de pouca intensidade ou ausente, a resposta à adrenalina é pobre, e a localização geralmente predomina nos membros inferiores. Algumas vezes, a lesão é dolorosa em vez de pruriginosa. Uma característica interessante é a tendência de persistir por mais de 24 a 48 horas, além de serem fixas e apresentarem vários níveis de coloração.

URTICÁRIA COMO EXPRESSÃO DE DOENÇAS SISTÊMICAS

A urticária pode ser expressão de uma doença da tireoide. Em pacientes com quadro crônico, de etiologia a esclarecer, as afecções da glândula tireoide devem ser descartadas. Urticária crônica pode representar ainda expressão de síndrome paraneoplásica em pacientes com linfoma, doença de Hodgkin ou outra neoplasia.

Urticária da Doença do Soro

Urticária é um dos componentes da doença do soro, afecção de hipersensibilidade mediada por imunocomplexos do tipo IgG em resposta ao uso de medicamentos, administração de soro heterólogo ou mesmo picada de insetos. O curso da doença é insidioso, variando de dias a semanas. Febre, artralgias e linfadenopatias são proeminentes.

Urticária pelo Látex

Causa comum de anafilaxia, também pode ocasionar quadros isolados de urticária. Encontram-se sob risco especial os pacientes adultos que tenham sido pacientes pediátricos submetidos a procedimentos hospitalares frequentes, como aqueles portadores de espinha bífida. Urticária pelo látex também pode ocorrer após exposição a balões e preservativos. É importante lembrar que pessoas com hipersensibilidade ao látex podem desenvolver reações alérgicas a certos frutos (banana, kiwi, abacate, maracujá, castanha), especialmente na forma de síndrome de alergia oral. Essa síndrome caracteriza-se por prurido em mucosa oral, às vezes acompanhado de espirros e angioedema, ou até mesmo urticária ou eritema em região perioral.

Pênfigo Bolhoso e Dermatite Herpetiforme

Ambos são processos vesicobolhosos de etiologia autoimune. As lesões iniciais são muito pruriginosas e são claramente urticariformes. A simetria das lesões na dermatite herpetiforme e a progressão das lesões para a bolha típica no pênfigo bolhoso auxiliam o diagnóstico dessas doenças.

Urticária de Etiologia Emocional

Constitui-se basicamente em diagnóstico de exclusão, havendo relatos de melhora da sintomatologia rebelde após psicoterapia e/ou uso de tranquilizantes. Decorre da presença de fatores estressantes que aumentam a reatividade da pele aos estímulos que ocasionam o prurido.

Urticária por Autoanticorpos

Causa cada vez mais relatada nos casos de urticária em que não se consegue estabelecer o diagnóstico causal. Em mais da metade dos pacientes com urticária crônica, tida como idiopática, foram identificados autoanticorpos contra a subunidade alfa dos receptores de alta afinidade para a IgE, o que tem aberto um novo e interessante campo de estudo.

Urticária Idiopática

Quando, apesar de todos os esforços, o médico não chega à etiologia do quadro. Isso pode ocorrer em muitos casos de urticária crônica, apesar da investigação adequada.

No processo do diagnóstico da etiologia de uma urticária, também devem ser afastadas algumas grandes síndromes, como:

- **Eritema multiforme:** o eritema multiforme menos frequentemente envolve lesões que lembram morfologicamente a urticária e pode ser precipitado por agentes etiológicos semelhantes, como fármacos e infecções. Uma fase prodrômica mais exagerada, acompanhada por febre, astenia, sensação de queimação e acometimento de mucosas, pode ocorrer naqueles pacientes que progridem para a síndrome de Stevens-Johnson, que representa um processo potencialmente fatal.
- **Mastocitose cutânea:** nessa patologia, as lesões tendem a ser fixas, castanho-escuras e persistentes, constituindo os mastocitomas. Pode estar presente o sinal de Darier, que consiste no aparecimento de lesão urticariforme enegrecida e eritema perilesional após leve escoriação ou atrito.

A urticária pode ser classificada ainda como aguda ou crônica, de acordo com a etiologia (Quadro 59.1).

Alguns princípios básicos são de importância na avaliação da urticária, a saber: primeiramente, deve-se afastar a possibilidade de que o paciente tenha lesões por picadas de insetos e não diagnóstico de urticária; em segundo lugar, afasta-se a possibilidade de urticária física, para evitar evoluções mais demoradas do quadro; em terceiro, determina-se se as lesões são agudas ou crônicas e, ao final, são revistas as causas no quadro de classificação das urticárias (Quadro 59.1).

Nas formas crônicas de urticária, o diagnóstico etiológico somente será definido em menos de 50% dos casos, mesmo com a investigação adequada e ainda que se utilizem os testes cutâneos de resposta imediata, visto que esses são elucidativos em menos de 5% dos casos. No âmbito laboratorial, é importante destacar que o achado de eosinofilia não será uma característica comum da urticária crônica.

URTICÁRIA AGUDA

Anamnese

A urticária aguda dura de alguns dias a poucas semanas. A maioria dos casos apresenta placas urticariformes

CAPÍTULO 59 Urticária

Quadro 59.1 Classificação das urticárias quanto à etiologia

I. **Urticária por medicamentos:** penicilina, ácido acetilsalicílico, sulfonamidas e fármacos que causam liberação não imunológica de histamina (morfina, codeína, polimixina, dextrana, curare, quinina, contrastes iodados e outros)

II. **Urticária por alimentos:** camarão, amendoim, castanhas, peixe, ostra, ovos, leite de vaca e derivados, trigo, soja e outros alimentos

III a V. **Urticária infecciosa por vírus ou bactérias:** infecção bacteriana crônica (infecções nos seguintes locais: tonsilas palatinas, seios da face, arcada dentária, parede torácica, vesícula e infecção urinária), enterite por *Campylobacter*, infecção fúngica (dermatofitoses, candidíases), infecções virais (hepatite B, mononucleose, coxsáckie), infecções protozoáricas e helmínticas, toxoplasmose e malária

VI. **Urticária alergênica (alérgenos inalantes):** ácaros da poeira domiciliar, pólens nos países de clima frio, esporos de mofos, lixo de casa, aerossóis, materiais químicos voláteis e epitélio de animais

VII. **Urticária por picadas de abelhas e vespas**

VIII. **Urticária por corantes e aditivos alimentares:** salicilatos, tintura de tartrazina, benzoatos, penicilinas e sulfitos

IX. **Urticárias por exercício físico**

X. **Urticária por estímulo físico (urticárias físicas):** dermografismo, urticária de pressão, urticária colinérgica, urticária solar, urticária fria, calor, vibratória e aquagênica. Em alguns casos, a urticária induzida por exercício associada a alimento pode inclusive evoluir para anafilaxia

XI. **Urticária de contato não imunológica:** plantas (urtiga), animais (lagarta, água-viva), medicações

XII. **Urticária por fungo**

XIII. **Urticária por vasculite autoimune**

XIV. **Urticária como expressão de doença sistêmica:** doença tireoidiana autoimune, hipertireoidismo, lúpus eritematoso sistêmico, artrite reumatoide juvenil (doença de Still) e outras colagenoses, carcinomas, linfomas, vasculite leucocitoclástica, policitemia *vera* (urticária acne), febre reumática, reações transfusionais, doença do soro, infecção por *Helicobacter* pylori ativa e outras

XV. **Urticária como expressão da doença do soro**

XVI. **Urticária pelo látex**

XVII. **Urticária por doenças da pele:** urticária pigmentosa (mastocitose), dermatite herpertiforme, penfigoide e amiloidose

XVIII. **Urticária de etiologia emocional**

XIX. **Urticária por autoanticorpos**

XX. **Urticária idiopática**

Outras urticárias:

Urticária hormonal: gravidez, exacerbações pré-menstruais

Urticária hereditária (genética autossômica dominante – raras): urticária colinérgica com progressiva surdez, amiloidose renal, urticária familiar fria e urticária vibratória. O angioedema hereditário, em virtude da facilidade diagnóstica atual, tem sido diagnosticado com maior frequência

Urticária imunológica ou de mecanismo incerto – urticária de contato persulfato de amônia usado em corantes para cabelo, químicos, alimentos, têxtil, madeira, saliva, cosméticos, perfumes e bacitracina

> 2cm. As lesões devem ser definidas para que não haja confusão com lesões por picadas de insetos. A história clínica deverá definir o exato momento do início da lesão, se houve ingestão de comidas ou bebidas, mudanças no ambiente de casa, viagem recente e exposição a alérgenos ou agentes químicos.

EXAME CLÍNICO

No exame clínico deve ser identificado se existem sinais de infecção ativa bacteriana ou viral. Deve-se também afastar exposição a possível alimento agressor ou a medicamentos, inclusive os de uso tópico nasal ou ocular. Não existem estudos laboratoriais de rotina para urticária aguda, mas podem ser feitos estudos para confirmar os achados do exame clínico ou físico. Normalmente, os quadros são desencadeados por reações imunológicas do tipo I, com a participação de IgE ligada aos mastócitos. A duração da ligação IgE antígeno-específico aos mastócitos é de cerca de 13 dias e, portanto, o tratamento das urticárias agudas deve durar no mínimo 15 dias.

TRATAMENTO

O tratamento poderá começar pelas orientações, devendo-se suspender as medicações potencialmente causadoras da urticária, desde que possível, em especial o ácido acetilsalicílico (AAS).

O AAS é capaz de produzir exacerbação clínica em 20% a 40% dos doentes com urticária aguda ou crônica, visto que ele inibe a síntese de prostaglandinas, reduzindo o teor de AMP-cíclico e favorecendo a liberação de histamina dos mastócitos.

O tratamento não farmacológico implica a mudança de medicamentos, comidas ou bebidas suspeitas que estejam sendo usados pelo paciente.

O tratamento farmacológico (Quadro 59.2) deve ser realizado com o uso de anti-histamínicos, inicialmente como monoterapia, mas a adição de prednisona ao esquema poderá ser interessante nos casos de controle mais difícil em que se tenha usado a monoterapia anti-histamínica. Para os casos bastante extensos, ou para aqueles com prurido intenso, o uso de adrenalina subcutânea poderá ser avaliado.

O tratamento é mostrado de maneira mais simplificada na Figura 59.1.

URTICÁRIA CRÔNICA

Definida por pacientes que apresentam história de mais de 6 semanas de evolução, a etiologia será diagnosticada em apenas 20% a 50% dos casos.

O paciente deverá entender que o evoluir da doença é imprevisível, bem como ser informado de que a evo-

Quadro 59.2 Tipos de anti-histamínicos que podem ser usados nas urticárias aguda e crônica

Medicamento	Posologia	Nome comercial	Apresentação	Efeito sedativo
Cetirizina** (dicloridrato)	10mg de 24/24h	Zetir® Zyrtec® Zetalerg® Cetrizin®	Comp de 10mg Solução de 5mg/5mL	Não
Ciproheptadina* (cloridrato)	4mg de 8/8h	Periatin®	Comp de 4mg Suspensão de 2mg/5mL	Não se sabe
Clesmatina* (fumarato)	1mg de 12/12h	Agasten®	Comp de 1mg Suspensão de 0,75mg/15mL	Não se sabe
Desloratadina**	5 a 10mg/dia	Desalex®	Comp de 5mg e solução 2,5mg/5mL	Não
Dexclorfeniramina* (maleato)	2mg de 8/8h até 6mg de 12/12h	Polaramine® Histamin® Dexclorfeniramina®	Comp de 2mg Drágea de 6mg Suspensão de 2mg/5mL	Sim
Ebastina**	10mg de 24/24h	Ebastel®	Comp de 10mg Suspensão de 5mg/5mL	Não
Epinastina**	10 a 20mg de 24/24h	Talerc®	Comp de 10 e 20mg	Não
Fexofenadina**	60mg de 12/12h ou 120 a 180mg de 24/24h	Allegra®	Comp de 120 e 180mg	Não
Hidroxizina*	Até 50mg dia de 12/12h ou de 6/6h	Prurizin® Hixizine®	Comp de 10 e 25mg	Sim
Levocetirizina**	Comp de 5 a 10mg a cada 24 h	Zyxem®	Comp de 5mg e gotas 1mL = 5mg	Não
Loratadina**	10mg de 24/24h	Loranil® Claritin® Loralerg® Loremix® Primasone®	Comp de 5mg e 10mg Suspensão de 5mg/5mL	Não
Prometazina* (dicloridrato)	25mg de 12/12/h a 6/6h	Fenergam® Prometazina®	Comp de 25mg Suspensão de 5mg/5mL Sol. injetável IM de 50mg/2mL Sol. injetável EV de 50mg/2mL	Sim

*Anti-histamínicos de primeira geração.
** Anti-histamínicos de segunda geração.

lução é lenta, mas que o tratamento com anti-histamínicos deverá melhorar a sensação do prurido, devendo ser orientado ainda que, na maioria das vezes, a doença remite espontaneamente.

A urticária provavelmente ficará sem diagnóstico quando a causa não é prontamente diagnosticada pela história ou pelo exame físico. Outro tipo de urticária crônica não reconhecida é a chamada urticária intermitente, que consiste em episódios de urticária que duram dias a semanas, com intervalos de dias, semanas ou meses entre as crises.

O angioedema poderá acompanhar os casos de urticária crônica em até 50% das vezes e a urticária de pressão tardia em até 40%. Sua ocorrência é comum, atingindo 0,1% da população, e pode chegar a persistir por mais de 20 anos em 20% dos casos.

A urticária crônica não causa hiperpigmentação residual, e os sintomas sistêmicos são mínimos. Os pacientes podem se sentir fadigados entre as crises, mas sintomas respiratórios, gastrointestinais e artrálgicos são raros.

O prurido é quase sempre severo, piorando durante a tarde ou à noite. Sintomas gastrointestinais podem

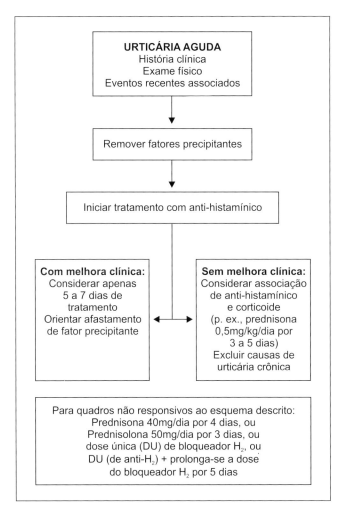

Figura 59.1 Algoritmo de tratamento da urticária aguda.

acompanhar as crises de recidiva. Alguns exames laboratoriais serão de valor quando a evolução clínica inicial falhar no tratamento e no diagnóstico.

Exames laboratoriais iniciais a serem solicitados na evolução da urticária crônica:

- Hemograma.
- Fatores antinucleares e anticorpos autoimunes.*
- Dosagem de complemento (C3, C4 e CH50).
- Crioglobulinemias.
- Exame micológico de pele.
- Exame parasitológico.
- Exame de urina.
- Radiografia dos seios da face: pacientes com sinusopatia, mesmo assintomáticos, demonstram, por vezes, alterações radiológicas de sinusite que, quando tratadas, melhoram da urticária.
- TSH, T4 livre e anticorpo anti-TPO: a maioria dos pacientes com doença tireoidiana autoimune (Hashimoto, Graves e bócio multinodular tóxico) será assintomática com função tireoidiana normal ou próximo do normal, sendo o diagnóstico estabelecido pela dosagem de anticorpos antitireoidianos microssomais, antiperoxidase e antitireoglobulina.
- Pesquisa de autoanticorpos com teste de soro autólogo.
- Radiografia da arcada dentária: avaliação de processos dentários como causa etiológica.
- Biópsia de pele: para os casos com sintomas que lembrem vasculite urticariforme.

Durante a avaliação inicial de urticária crônica, algumas características serão importantes. Pacientes com lesão de pele em placa constituem a maioria dos casos, e naqueles que apresentem lesão papular deverá ser feito o diagnóstico diferencial entre picada de inseto e urticária colinérgica. Quadros com manifestações mais generalizadas devem lembrar pacientes com alergia a processos inalatórios, alimentos ingeridos e doenças internas.

Em casos de reações mais localizadas, as urticárias físicas e de contato devem ser lembradas. Com relação ao tempo, as lesões duram menos de 24 horas e, caso excedam esse limite, a vasculite urticariforme deverá ser lembrada.

Uma avaliação clínica completa deverá sempre ser feita, questionando os pacientes quanto a alguns pontos importantes, como: uso de medicamentos; alimentação; duração da lesão urticariforme; tempo de aparecimento ou época do ano (em caso de aparecimento constante, deve-se pensar em alimentos e doenças internas); meio ambiente – em caso de melhora quando o paciente está no trabalho ou de férias ou piora no trabalho (agentes inalatórios e químicos, aspectos emocionais); se aparece após estímulo físico (arranhão, exposição ao sol, pressão, exercício físico e exposição ao frio); se existe associação com artralgia ou febre (artrite reumatoide juvenil, febre reumática, doença do soro, lúpus, vasculite urticariforme, hepatite viral); se estão presentes quadros infecciosos, como infecções intestinais, prostatite, vaginite e cistite; se foram realizados exame e tratamento odontológico. Devem ser afastadas ainda as doenças internas, doenças da tireoide e sintomas de patologia da vesícula.

Diagnóstico Diferencial

- Eritema multiforme.
- Exantemas maculopapulares.
- Eritema *marginatum*.
- Eritema anular.
- Granuloma anular.
- Tinha *corporis*.
- Síndrome de Sweet.
- Herpes gestacional.
- Sífilis secundária.

---

*FAN, FR, anti-DNA de dupla hélice, anti-U1 RNP, ANCA C e ANCA P.

TRATAMENTO

Para o manejo da urticária crônica, após início de terapia medicamentosa, pode-se iniciar uma dieta natural e integral, caso a primeira tentativa de tratamento medicamentoso não obtenha sucesso.

O projeto Diretrizes, da Associação Médica Brasileira e do Conselho Federal de Medicina (julho de 2001), cita como exemplo de dieta restrita: "uma alimentação composta de frango, carneiro, arroz, maçã ou pera cozida, brócolis ou couve-flor, alface, água, açúcar, sal, alho e óleo."

O projeto orienta ainda: "evitar corantes, conservantes, alimento liberador de histamina (Quadro 59.3) ou que contenha tiramina, e tentar programar um padrão de vida com alguma redução da carga de estresse."

O uso de medicamentos suspeitos, como vitaminas, laxativos e antiácidos, deve ser suspenso. Os inibidores da enzima conversora da angiotensina (IECA) podem levar ao desenvolvimento de urticária crônica mesmo anos após o uso.

Na continuidade da terapêutica não farmacológica, deve-se mudar a pasta de dente, evitar cigarros e rever o uso recente de cosméticos e lavandas, gomas de mascar, soluções de limpeza de casa e uso de aerossóis, as quais consistem em medidas úteis em alguns casos. O Quadro 59.4 lista algumas orientações gerais no manejo da urticária crônica.

É importante ressaltar que, ainda que não se determine sua causa, as urticárias evoluem para a cura, bastando aliviar o incômodo do paciente, que pode ser controlado com anti-histamínicos do tipo não sedante por tempo prolongado.

A fexofenadina e a desloratadina são liberadas para uso até mesmo em pilotos de avião. Em 6 meses observa-se evolução de até 50% dos casos para a cura; em 1 ano haverá cura de até 70% dos casos, e em 5 anos 90% dos casos observados estarão curados.

Quadro 59.3 Alimentos que estimulam a liberação de histaminas

Peixes	Cavala, tuna, salmão defumado, sardinhas e arenque em conserva
Queijos	Parmesão, Camembert, Cheddar, Roquefort, Emmental
Carnes refinadas	Salame, presunto seco, salsicha Viena-seca, fígado de frango, carne seca
Frutas e vegetais	Berinjela, espinafre, feijões vermelhos, abacate, bananas, tâmara
Álcool e vinho tinto	Vinho vermelho, sidra, cerveja caseira
Outros	Marmite, molho de soja, molho de tomate, ketchup

Adaptado de Morris, 2005.

Quadro 59.4 Orientações ao paciente quanto à terapêutica não farmacológica

- Resista à tentação de esfregar o prurido e os locais com lesões dolorosas
- Tente manter a calma em todos os momentos e usar roupas folgadas
- Evite as bebidas alcoólicas, principalmente as que desencadeiam crises de maneira não específica
- Tente reduzir o estresse, fazendo exercícios de relaxamento e ioga
- Mantenha a pele bem hidratada com emolientes brandos
- Evite o uso tópico de cremes anti-histamínicos, que são potentes sensibilizadores de contato com a pele
- Cremes esteroides tópicos não são de valor algum na urticária
- Evite estímulos físicos, não específicos, desencadeantes do processo, como excesso de calor, exercício físico, frio e rápidas alterações de temperatura
- Evite corantes alimentares (tartrazina), aditivos (benzoato de sódio) e salicilatos naturais (frutas vermelhas, especiarias e chá-do-ceilão)
- Evite todos os remédios que contenham AAS e antigripais, além de outros anti-inflamatórios não esteroides (AINE), como ibuprofeno, ácido mefenâmico e diclofenaco. Evite ainda o uso da codeína (analgésicos opiáceos) e de comprimidos coloridos multivitamínicos, que também podem atuar como gatilhos. O paracetamol é o único analgésico ou antigripal que pode ser utilizado com segurança em casos de urticária
- Aplique calamina em forma de creme aquoso, com um mentol a 1% ou crotamiton a 10% (Eurax – medicação importada) na forma de loções, para aliviar a pele. O creme de doxepina, se disponível, tem propriedades antipruriginosas

Adaptado de Morris, 2005.

A base do tratamento da urticária crônica é formada pela utilização de medicamentos anti-histamínicos de segunda geração (menos sedativos), podendo se chegar ao triplo, ou até ao quádruplo, da dose habitual do tratamento de rinite alérgica de um adulto para o controle dos sintomas (p. ex., cetirizina 10 a 30mg, loratadina 10 a 30mg ou fexofenadina 180 a 540mg).

Nos casos de doença leve, pode-se usar desloratadina, 5mg/dia, a fexofenadina, 180mg/dia, ou a levocetirizina, 5mg/dia. Quadros moderados que não cedem podem ter a dose do anti-histamínico duplicada ou receber a associação de inibidores de antileucotrieno (Montelucaste® comp de 10mg à noite) ou ainda ter associada cimetidina, 400mg, ou ranitidina, 150mg, duas vezes ao dia (anti-H_2).

O desmame da dose, ou da associação, poderá ser feito de maneira gradual nas semanas subsequentes. A associação com anti-histamínicos de primeira geração sedativos (dexclorfeniramina, hidroxizina) poderá ser feita com uma dose noturna, nos casos em que o paciente apresente alguma insônia.

A doxepina (antidepressivo e anti-histamínico), na dose de 10 a 30mg/dia, pode ser administrada no horário noturno nos casos com insônia associada, além de ser uma opção para os casos rebeldes em que exista indício maior de comprometimento emocional (p. ex., depressão).

A doxepina pode ser usada ainda para tratar prurido moderado, via tópica, em adultos com dermatite atópica ou líquen simples crônico. Essa terapia deve ser realizada por curto período de tempo. A terapia da urticária crônica de modo mais simplificado segue com o algoritmo mostrado na Figura 59.2.

Em caso de desenvolvimento de tolerância aos anti-histamínicos pode-se mudar, de maneira alternativa, para outros anti-histamínicos, ocorrendo melhora dos sintomas. Em pacientes gestantes, a clofeniramina, apesar de sedativa, é de uso seguro na gravidez (o FDA – Food and Drug Admnistration – a classifica como medicação classe B na gravidez).

O uso da prednisona fica reservado para os casos crônicos e rebeldes (casos refratários), pelo menor período de tempo possível. Pode ser usada, inicialmente, na dose de 20mg/dia nos casos rebeldes, por 3 a 5 dias. Após o controle do prurido, deve-se suspender o fármaco ou, caso isso não seja possível, deve ser mantida a dose mais baixa possível, habitualmente 2,5 a 5mg por semana.

A ciclosporina A, na dose de 3 a 5mg/kg/dia por 3 meses, poderia ser utilizada em casos raros, mas, atualmente, seu uso é questionável no tratamento de urticárias leves e não complicadas, sendo mais bem aplicada nos casos severos de urticária crônica autoimune.

Alguns autores relatam boa resposta nos casos crônicos, graves, com o uso de omalizumabe (Xolair®), medicamento anti-IgE aprovado para o tratamento da asma, mas essa conduta ainda carece de evidência científica.

CONSIDERAÇÕES FINAIS

- Os casos crônicos sem diagnóstico e após falha da primeira tentativa terapêutica devem ser encaminhados ao especialista dermatologista ou alergologista.
- Encaminhamento ao especialista alergologista para realização de teste de provocação em casos de pacientes com suspeita não confirmada de alergia à penicilina.
- Os testes cutâneos de sensibilidade à penicilina são feitos com reagentes apropriados que consistem nos determinantes menores e maiores e a penicilina apropriada para o teste. Esse teste, quando bem realizado, tem valor preditivo negativo de 97%, devendo ser realizado somente por alergologista familiarizado com o protocolo.
- Os pacientes que precisam fazer uso de cefalosporina de primeira geração e são alérgicos à penicilina têm risco quatro a oito vezes maior de desenvolvimento de reação de hipersensibilidade. Sendo assim, pacientes com história de alergia para penicilina devem ser considerados como sensíveis a cefalosporinas, a menos que o teste cutâneo da penicilina seja negativo. Caso seja necessário o uso de cefalosporinas de segunda e terceira gerações, nos pacientes com história de alergia não anafilática à penicilina, poderá ser usada uma dose teste oral provocativa, antes do uso da cefalosporina.
- Nenhuma evidência foi encontrada de que exista uma relação entre alergia a comidas do mar, alergia ao iodo e reação alérgica ao contraste utilizado nos exames radiológicos. Na prática médica devem ser sempre usados, preferencialmente, contrastes com iodo não iônico, de baixo peso molecular. Nos casos de pacientes com alergia prévia, a pré-medicação tem sido preconizada.
- Um dos protocolos atualmente utilizados para pré-medicação dos pacientes que serão submetidos ao uso de contraste seria o seguinte: prednisona 50mg VO 13, 7 e 1 hora antes do procedimento e fexofenadina 180mg VO 1 hora antes do exame. Contudo, ain-

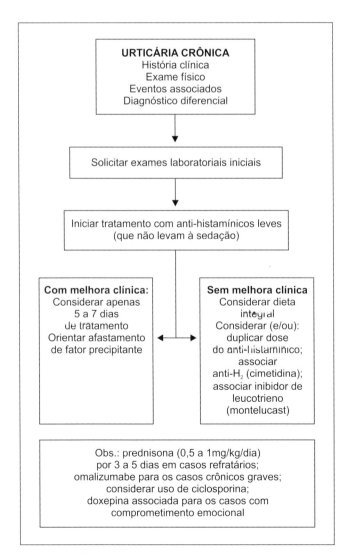

Figura 59.2 Algoritmo para tratamento da urticária crônica.

da não é conduta plenamente aceita, e pode não ser 100% efetivo. Assim, os devidos cuidados devem ser tomados (presença do médico ao realizar o exame e acompanhamento com anestesista).
- Pessoas que apresentem histórico de urticária secundária ao uso de AAS toleram bem os novos AINE inibidores da ciclo-oxigenase 2 (COX-2), bem como o uso de AINE alternativos, como o meloxicam.
- Epipen Junior® 0,15mg e Epipen Adult® 0,3mg (indivíduos > 30kg), de adrenalina autoinjetável, são *kits* de adrenalina que podem ser usados nos pacientes que apresentem história de edema de glote, e devem estar sempre à mão.

Leitura Recomendada

Berger TG. Erythemas – Reactive erythemas – Urticaria & Angioedema. In: Current, medical diagnosis and treatment. 50. ed., Lange-Mc Graw Hill, 2011:135-6.

Criado RFJ, Criado PR, Aun WT. Diagnóstico e tratamento da urticária. Sociedade Brasileira de Alergia e Imunopatologia. Projeto Diretrizes, Associação Médica Brasileira e Conselho Federal de Medicina, Julho de 2001.

França AT. Urticária e angioedema. 1. ed. Rio de Janeiro: Revinter, 2000:1-94.

Gabbe Obstetrics – Normal and problem pregnancies. 4. ed., Churchil Livingstone, 2002.

Magerl M, Staubach P, Altrichter S et al. Reviews of allergy and clinical immunology – Chronic urticaria. Mosby, 2000.

Korkmaz H, Eigelshoven S, Homey B. Omalizumab for therapy-resistant chronic urticaria with angioedema. Hautklinik der Heinrich-Heine-Universität, Moorenstr, Deutschland.

Martins JEC. Dermatologia terapêutica. 5. ed. Rio de Janeiro: Di Livros, 2011:247-55.

Maurer M. Effective treatment of therapy-resistant chronic spontaneous urticaria with omalizumab. J Allergy Clin Immunol 2010 Sep; 126(3):665-6. Epub 2010 Jul 3.

Morris A. Dealing with chronic urticaria in ABC of allergology. Current Allergy & Clinical Immunology March 2005, 18(1).

Sampaio SAP. Dermatologia. 3. ed. São Paulo: Artes Médicas, 2008:261-75.

Washington manual of medical therapeutics. 33. ed. Department of Medicine, Washington University School of Medicine, 2010.

Doenças Sexualmente Transmissíveis

CAPÍTULO 60

Terezinha Tenorio • Luiz Gonzaga de Castro

INTRODUÇÃO

As doenças ou síndromes clínicas decorrentes da infecção por microrganismos transmitidos preferencialmente durante a atividade sexual são denominadas doenças sexualmente transmissíveis (DST). Alguns desses patógenos produzem infecções subclínicas ou assintomáticas, dificultando o diagnóstico e o tratamento e facilitando a transmissão e o desenvolvimento de sequelas. Por isso, a expressão infecções sexualmente transmissíveis (IST) aplica-se melhor para designar esses agravos, cujas manifestações dizem respeito a várias especialidades médicas.

São motivo de grande preocupação tanto pela alta frequência de casos como pelas repercussões negativas que podem acarretar, como infertilidade, impotência, além da íntima relação com neoplasias do trato genital inferior, neoplasias anais, além da SIDA, que resulta da devastadora ação da infecção pelo HIV sobre o sistema imunológico.

Constituem, atualmente, problema de saúde pública cujas repercussões transcendem o campo da medicina, abrangendo aspectos sociológicos, educacionais, éticos e até jurídicos. Destaca-se ainda a transmissão vertical dessas afecções, quando são transmitidas da mãe infectada para seu concepto, durante a gravidez, parto ou no puerpério, por meio da amamentação.

Feitas estas considerações, que refletem a importância e a abrangência do tema, serão apresentados os aspectos práticos no manejo adequado dos portadores das DST mais prevalentes, destacando-se a importância do rastreamento das DST, especialmente entre os jovens sexualmente ativos com comportamentos de risco, além da abordagem sindrômica das DST.

DIAGNÓSTICO

Cerca de trinta patógenos são catalogados como de transmissão sexual, quase todos passíveis de cura, cujos portadores necessitam de diagnóstico, tratamento e aconselhamento. O diagnóstico clínico pode ser realizado por meio da anamnese e da avaliação dos sinais e sintomas. Os exames complementares para identificação do microrganismo podem ser simples, como exame direto em microscopia óptica, aspectos citológicos ou histopatológicos, passando por culturas em meios simples ou especiais, métodos sorológicos ou de biologia molecular, como captura híbrida ou reação em cadeia da polimerase (PCR). O diagnóstico pode ainda ser sindrômico, baseado na existência de síndromes clínicas produzidas por grupo de patógenos tratados por um conjunto de medidas, seguindo fluxograma específico e dispensando a identificação da etiologia, como acontece na síndrome de úlceras genitais. O tratamento pode ser específico ou sindrômico, e o aconselhamento é a etapa fundamental no manejo adequado desses pacientes.

SÍFILIS

A sífilis é doença infectocontagiosa produzida pelo *Treponema pallidum*, que provoca lesões em diversos tecidos, especialmente pele e sistemas cardiovascular e nervoso.

Doença de transmissão predominantemente sexual, pode ocorrer também da gestante infectada para o concepto, durante a gravidez ou parto, caracterizando a sífilis congênita. O contágio através de hemotransfusão é muito raro, devido aos cuidados na seleção dos doadores e ao uso de equipamentos de proteção universal, dificultando a contaminação dos profissionais de saúde ao lidar com portadores de lesões cutaneomucosas, ricas em *Treponemas*. A doença apresenta evolução crônica em que se distinguem períodos de latência e atividade. A sífilis pode ser classificada em congênita e adquirida. A sífilis adquirida pode ser dividida em recente e tardia.

SÍFILIS ADQUIRIDA RECENTE

Compreende o primeiro ano de evolução da doença não tratada. A sífilis recente é dividida em primária, secundária e latente.

Sífilis primária

Após um período de 10 a 90 dias a partir da inoculação surge a lesão inicial, denominada cancro duro ou protossifiloma. O cancro duro se caracteriza por ulceração indolor, geralmente única, de fundo limpo e cor vermelha forte, com base infiltrada. O tecido não apresenta sinais inflamatórios.

A lesão do protossifiloma se localiza mais frequentemente no colo uterino, na vulva e no períneo, na mulher, e no sulco balanoprepucial e na glande, no homem. Sete a 15 dias após o início da lesão inicial, surge adenite satélite com gânglios endurecidos, isolados e indolores, móveis. Após um período de 10 a 20 dias, a lesão inicial regride espontaneamente, sem deixar cicatriz. A diagnose diferencial é feita com outras úlceras genitais, em particular o cancroide e o herpes simples genital.

Sífilis secundária

Depois de 4 a 8 semanas do aparecimento do cancro duro surge exantema morbiliforme, maculopapuloso, róseo, não pruriginoso, que se distribui por todo o corpo, inclusive regiões palmoplantares e mucosas. É a roséola sifilítica que traduz a disseminação dos treponemas.

Posteriormente, podem surgir pápulas palmoplantares, alopecia em clareira e lesões papulosas ou placas vegetantes, geralmente na região perianal, denominadas condilomas planos. Podem acompanhar o quadro rouquidão, micropoliadenopatias, cefaleia, esplenomegalia leve, mialgias, mal-estar geral e anorexia.

Sífilis recente latente

Nesse período não existem manifestações visíveis, embora a transmissão do treponema ocorra e o diagnóstico possa ser feito por meio de provas sorológicas.

SÍFILIS ADQUIRIDA TARDIA

A sífilis é considerada tardia após 1 ano do contágio. As manifestações surgem após período de latência variável e compreendem as formas cutânea, óssea, cardiovascular e nervosa.

As lesões cutâneas se caracterizam por nódulos e gomas e significam reação de hipersensibilidade ao *Treponema pallidum*, portanto não são infectantes.

A sífilis óssea pode se apresentar como osteíte gomosa, periostite esclerosante, artralgias, sinovites, artrites e nódulos justa-articulares.

O comprometimento cardiovascular da sífilis surge, em geral, 10 a 30 anos após o início da infecção, e o quadro mais comum é a aortite, que pode levar a insuficiência aórtica, aneurisma e estenose das coronárias.

O comprometimento do sistema nervoso central (SNC) ocorre 10 a 30 anos após a infecção. A neurossífilis pode ser assintomática ou se apresentar nas formas meníngea e vascular (aneurisma), parenquimatosa (*tabes dorsalis* e mielite transversa), goma do cérebro ou da medula, crise epileptiforme, atrofia do nervo óptico e lesão do sétimo par. Em pacientes HIV-positivos, as manifestações neurológicas e cardiovasculares podem ocorrer na vigência ou logo após o secundarismo.

DIAGNÓSTICO LABORATORIAL

- Pesquisa do *Treponema pallidum*:
  - Campo escuro.
  - Impregnação pela prata.
  - Coloração pelo Giemsa.
  - Tinta-da-china.

Exames sorológicos

Reações antilipídicas

VDRL (Venereal Disease Research Laboratory) e RPR (Rapid Plasma Reagin)

Apresentam alta sensibilidade e baixa especificidade. São úteis para diagnóstico e seguimento pós-tratamento. A positividade desses testes é de 80% na fase final do cancro, 100% na fase exantemática e 60% na fase tardia da doença. Embora não seja específico, o VDRL pode ser qualitativo e quantitativo, indispensável no controle pós-tratamento. As reações falso-positivas do VDRL, em geral com títulos baixos, podem ocorrer em várias situações clínicas, como síndrome antifosfolípídica, lúpus eritematoso sistêmico, colagenoses, hepatites, toxoplasmose, vacinações, uso de medicamento como a hidralazina, gravidez e em idosos. As reações falso-positivas com títulos elevados podem surgir em doenças como hepatite e toxoplasmose.

Reações antitreponêmicas

Utiliza-se o *T. pallidum* ou parte dele como antígeno. A reação mais solicitada é o FTA-ABS, em que os anticorpos se fixam nos treponemas, que são evidenciados por um anticorpo anti-imunoglobulina humana fluorescente. Também podem ser usados para diagnóstico os métodos: imunoensaio enzimático (ELISA) e PCR. Avan-

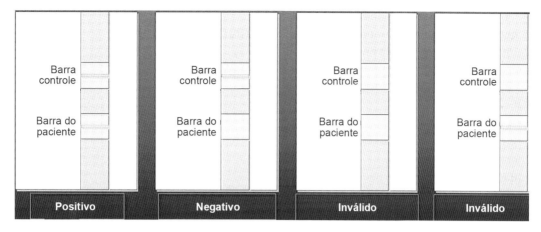

Figura 60.1 Resultados de testes rápidos para diagnóstico da sífilis.

Quadro 60.1 Interpretação dos testes sorológicos mais solicitados para diagnóstico da sífilis

VDRL	FTA-ABS	Interpretação
Reagente	Reagente	Sífilis primária ou latente tardia previamente tratada ou não tratada
Reagente	Não reagente	Falso-positivo
Não reagente	Reagente	Sífilis recente Sífilis prévia (memória imunológica)
Não reagente	Não reagente	Ausência de infecção pelo *T. pallidum* ou período de incubação

ços tecnológicos recentes levaram ao desenvolvimento de um método rápido e confirmatório da sífilis muito utilizado em maternidades em virtude da urgência em se obter um resultado confiável, como a micro-hemaglutinação. Na Figura 60.1 encontram-se demonstrados os possíveis resultados dos testes rápidos para sífilis.

O FTA-ABS, apesar de ser método treponêmico com maior especificidade, é expresso como reagente ou não reagente, e por isso não serve para controle da cura, pois permanece reagente mesmo após o tratamento adequado. A positividade desse teste é de 55% na fase do cancro duro, 100% na fase de roséolas e 40% na sífilis tardia. Os testes sorológicos mais frequentemente solicitados para diagnóstico da sífilis, com interpretação dos resultados, encontram-se listados no Quadro 60.1.

Exame do líquido cefalorraquidiano na neurossífilis

Na sífilis recente ocorrem, inicialmente, pleocitose e alterações nas proteínas em cerca de 40% dos doentes, e em 25% deles o VDRL ou o FTA-ABS tornam-se reagentes. Na sífilis secundária, a meningite asséptica pode acometer 30% a 70% dos pacientes, e apenas 5% deles apresentam sorologia positiva no líquido cefalorraquidiano (LCR).

Na sífilis terciária, algumas considerações no estudo do LCR devem ser salientadas, já que os achados são variáveis. Nos casos clássicos ocorrem linfopleocitose e hiperproteinorraquia e positividade do VDRL. Apesar de existirem várias entidades clínicas que levam a uma falsa positividade do VDRL no LCR, isso é raro ou quase improvável. Com relação ao uso do FTA-ABS no diagnóstico de neurossífilis, existem controvérsias. Alguns autores acreditam que sua sensibilidade é maior do que a do VDRL, embora não haja unanimidade quanto a essa informação.

Diagnóstico da sífilis congênita

Para o diagnóstico da sífilis congênita utiliza-se o FTA-ABS IgM, além de análise do liquor e radiografia dos ossos longos. Cerca de 50% dos recém-nascidos infectados durante a gestação são assintomáticos ao nascer. Mesmo tendo a gestante obtido dois testes não treponêmicos não reagentes no pré-natal, a alta hospitalar pós-parto ou abortamento está condicionada ao VDRL da puérpera e de seu concepto, salientando-se que o exame do recém-nascido deve ser realizado no sangue periférico e não no obtido do cordão umbilical.

TRATAMENTO

A penicilina é o medicamento de escolha para o tratamento da sífilis, com registro de uso efetivo há mais de 50 anos. Considerada a única terapia com documentada eficácia no tratamento da sífilis na gestante, garante a prevenção da sífilis congênita. Importante salientar que a gestante é adequadamente tratada quando faz uso de penicilina na dose adequada ao estágio da doença, com término do tratamento antes de 30 dias do parto e com o parceiro sexual concomitantemente tratado.

Para gestantes com alergia à penicilina confirmada, recomendam-se dessensibilização e tratamento adequado. Pesquisas recentes demonstram bons resultados com a utilização de fármacos alternativos, como azitromicina, doxiciclina, ceftriaxona e amicacina, no tratamento da sífilis recente fora da gravidez:

- **Sífilis primária:** penicilina G benzatina, dose única de 2.400.000U IM (a dose única pode ser fracionada em 1.200.000U em cada região glútea).
- **Sífilis secundária e latente recente:** penicilina G benzatina, duas doses de 2.400.000U IM, aplicadas com intervalo de 1 semana.
- **Sífilis tardia (exceto neurossífilis):** penicilina G benzatina, três doses de 2.400.000U IM com intervalo de 1 semana.
- **Neurossífilis:** penicilina cristalina, 18 a 24 milhões de unidades/dia, divididas em intervalos de 4 horas, EV, por 10 dias.

Reações ao tratamento

A reação de Jarisch-Herxheimer caracteriza-se por exacerbação das lesões cutâneas, acompanhada de febre e mal-estar geral, após a primeira dose do antimicrobiano. Em geral, surge quando o tratamento da sífilis é realizado na fase secundária da doença e existe grande quantidade de espiroquetas circulantes. Deve ser tratada com medicação sintomática, como ácido acetilsalicílico, e orientação adequada para assegurar a continuidade da medicação até o tratamento completo.

Tratamento preventivo

Indivíduos que tiveram contato com doente comprovadamente com sífilis devem ser avaliados sorologicamente ou, na impossibilidade da realização dos testes, podem receber profilaticamente 2.400.000 unidades de penicilina G benzatina IM. Em casos de violência sexual, mesmo desconhecendo-se a condição de saúde do agressor, essa medida profilática deve ser adotada.

Seguimento pós-tratamento

O controle da sífilis se faz com VDRL, sendo o primeiro solicitado 3 meses após o término da medicação e a cada 3 meses até 1 ano. Na gestante, o controle sorológico é mensal. Na sífilis recente, a negativação sorológica ocorre de 12 a 24 meses após o tratamento. Há casos em que permanecem títulos baixos por tempo prolongado ou permanente, principalmente nos casos de sífilis tardia, caracterizando a memória imunológica. O teste treponêmico FTA-ABS permanece positivo mesmo após tratamento efetivo, não servindo, portanto, para controle de cura. No controle da neurossífilis, devem ocorrer regressão dos sinais e sintomas, normalização do exame do líquor e queda dos títulos do teste não treponêmico.

CANCRO MOLE

O cancro mole ou cancroide é DST de evolução aguda, produzido por bacilo gram-negativo denominado *Haemophilus ducreyi*. A doença apresenta alta infectividade, porém baixa patogenicidade, limitando-se à pele e à mucosa. O *Haemophilus ducreyi* penetra na pele por microlacerações e em poucos dias produz lesões ulcerosas com características distintas do protossifiloma. Em 5% a 30% dos casos, o cancro mole se associa à infecção pelo *T. pallidum*, caracterizando o cancro misto de Rollet.

Manifestações Clínicas

Após um período de incubação de 2 a 5 dias aparece uma pequena pápula eritematosa ou lesão vesicopustulosa que evolui para ulceração dolorosa de base mole, rasa, envolta por halo eritematoso e recoberta por exsudato necrótico purulento.

Acomete especialmente freio balanoprepucial, glande, folheto interno do prepúcio, meato uretral e corpo do pênis no homem e região do fórnix e pequenos e grandes lábios na mulher. Não raramente, as lesões são autoinoculáveis. Casos não tratados podem evoluir para úlceras gigantes que acometem planos mais profundos e produzem fístulas. Em 50% dos casos pode ocorrer enfartamento de linfonodo regional, unilateral, doloroso, que pode fistulizar e drenar material purulento através de orifício único, diferentemente do que ocorre no linfogranuloma venéreo, cuja drenagem ganglionar, quando ocorre, se faz por vários pertuitos.

Diagnóstico Laboratorial

- **Bacterioscopia:** pesquisa do bacilo em esfregaço do material purulento, corado pelo método de Gram (sensibilidade de 70%), que mostra vários polimorfonucleares e bacilos gram-negativos com arranjo em fila indiana.
- **Cultura:** o *Haemophilus ducreyi* é bactéria de difícil cultivo. Os meios recomendáveis são de Nairóbi e ágar chocolate enriquecido, adicionando-se vancomicina (sensibilidade de 85%).
- **Reação de fixação de complemento:** os anticorpos podem surgir após 3 semanas do desenvolvimento de lesão.
- **Histopatologia:** os bacilos são raramente demonstrados, podendo esse exame ser solicitado em casos de diagnóstico presuntivo.
- **PCR:** apresenta elevada especificidade, contudo é pouco utilizada por ser dispendiosa. Além disso, os achados de úlcera genital dolorosa e purulenta, com bordas amolecidas, autoinoculáveis e com adenopatia inguinal dolorosa, contribuem para o diagnóstico clínico.

TRATAMENTO

O *Haemophilus ducreyi* é sensível aos antimicrobianos frequentemente utilizados no tratamento das DST. Revestem-se de importância as recomendações higiênicas e a solicitação de sorologias para identificação de outras infecções sexualmente transmissíveis latentes.

A resposta terapêutica com melhora clínica ocorre em 3 a 7 dias, com cura das lesões em aproximadamente 14 dias. Retardo maior da resolutividade tem sido observada em pacientes HIV-soropositivos e nos homens não circuncisados.

- Azitromicina, 1g VO em dose única, ou
- Tianfenicol granulado, 2,5g VO em dose única, ou
- Ceftriaxona, 250mg IM em dose única, ou
- Sulfametoxazol-trimetoprima (800mg/160mg VO a cada 12 horas, durante 7 dias).

HERPES GENITAL

A infecção herpética genital pode ocorrer por transmissão sexual ou não, sendo a transmissão vertical mais frequente quando ocorre primoinfecção materna, durante a gravidez ou por ocasião do parto transpelviano. Em jovens e adultos, a infecção está relacionada principalmente com o contato sexual, sendo induzida, na maioria das vezes, pelo HSV-2, podendo o HSV-1 manifestar-se clinicamente nas regiões genitais e perianais. O HSV é um DNA vírus, pertencente à família Herpesviridae, com elevada prevalência mundial. Apesar de a maior possibilidade de transmissão viral ocorrer durante a fase de lesões ulcerativas, existe comprovada eliminação do HSV no trato genital em portadores assintomáticos da infecção herpética. Tal evidência reveste-se de importância no manejo do herpes genital durante a gravidez com o propósito da prevenção do herpes *neonatorum*.

A infecção primária, em geral, surge alguns dias até 3 semanas após o contágio. As manifestações são agudas e frequentemente mais graves na mulher do que no homem.

Depois da infecção primária, o HSV-2 persiste nos gânglios nervosos sensoriais de modo latente e poderá seguir pelas fibras nervosas, multiplicando-se no nível da pele ou mucosas e ocasionando recorrência da doença. Na primoinfecção herpética, o quadro é mais exuberante, se comparado ao herpes recidivante. Nas mulheres, a vulva pode se apresentar congesta, edemaciada, extremamente dolorosa, com presença de vesículas e erosões, muitas vezes com exulcerações. A mucosa vaginal e o colo do útero são acometidos com frequência, havendo encontro de corrimento vaginal e adenite inguinal dolorosa. As lesões genitais podem se estender à pele adjacente do períneo e às coxas. Sintomas gerais como mal-estar e febre podem acompanhar o quadro.

No homem, após um período de incubação de 2 a 12 dias, a infecção primária se manifesta por um quadro de uretrite com disúria e secreção hialina ou purulenta, cujo diagnóstico diferencial deverá ser feito com uretrites. Finas vesículas podem ser vistas no meato uretral. Podem ocorrer úlceras na glande, no prepúcio e no dorso do pênis, com adenopatia inguinal bilateral.

INFECÇÕES RECORRENTES

Os portadores de herpes recidivante apresentam lesões clínicas de pouca intensidade, pelo menos quatro vezes durante 1 ano, ou eliminação viral assintomática. As recidivas são mais frequentes nas infecções por HSV-2, ocorrendo em 95% dos casos, do que nas infecções por HSV-1, que ocorrem em 50% dos casos.

Condições como estresse, leves traumatismos, processos febris, infecções, radiação ultravioleta, período pós-cirúrgico e, em algumas mulheres, o período pré-menstrual, podem desencadear as recidivas. Os mecanismos responsáveis pelas recorrências não estão esclarecidos. As lesões podem ser precedidas por pródromos como sensação de ardor, prurido, queimação, formigamento e dor. O quadro clínico é constituído, essencialmente, por vesículas agrupadas em cachos, sob base eritematoedematosa, com discreta infiltração. As recidivas se diferenciam da primoinfecção pelo menor tamanho das vesículas e pela menor intensidade dos sintomas constitucionais. As vesículas rompem-se após 5 a 7 dias, deixando áreas erodidas, por vezes recobertas por crostas amareladas. As lesões geralmente desaparecem sem deixar cicatriz, porém em alguns casos podem evoluir para a formação de úlceras localizadas.

Em pacientes infectados pelo HIV, a doença pode ser mais extensa e/ou mais grave, devendo ser incluído o diagnóstico diferencial com citomegalovirose. Além disso, em imunocomprometidos, a doença pode atingir outros órgãos, levando a esofagite, pneumonia, hepatite e encefalite. Ressalte-se que herpes genital com mais de 30 dias de evolução em paciente HIV-positivo é condição definidora de SIDA.

DIAGNÓSTICO LABORATORIAL

- Os métodos de cultura tissular e PCR são específicos na identificação do HSV. A sensibilidade da cultura é menor nas lesões recorrentes, especialmente na fase de resolução da doença. A sensibilidade da PCR é mais elevada, principalmente, na identificação do HSV no líquor, quando há suspeita de infecção do SNC. Em virtude da existência de eliminação viral intermitente, a falha em detectar HSV por cultura ou PCR não indica absoluta ausência de infecção herpética.
- **Citodiagnóstico de Tzanck ou Papanicolaou:** podem ser observadas células gigantes multinucleadas, com

amoldamento nuclear, além de corpos de inclusão em esfregaços do material obtido das lesões ou do colo do útero. Apresenta sensibilidade de 60% a 70%.
- **Histopatologia:** a lesão característica é vesícula intraepidérmica produzida pela degeneração profunda das células epidérmicas, resultando em acentuada acantólise.
- **Microscopia eletrônica:** utilizada em pesquisas, tem como objetivo a identificação de partículas virais.
- **Sorologia:** imunofluorescência indireta e ELISA. São úteis no diagnóstico da primoinfecção, sendo possível identificar o tipo viral por meio do imunodiagnóstico.

Apesar da existência desses métodos, o diagnóstico do herpes genital é, na maioria das vezes, feito pela visualização de lesões dolorosas, vesiculosas ou ulcerativas e recidivantes. A primoinfecção herpética apresenta lesões em maiores quantidade e dimensões e comprometimento ganglionar mais intenso, acompanhados de manifestações sistêmicas, como febre, mialgia e artralgia.

Tratamento

É de fundamental importância a orientação do paciente, alertando-o sobre os fatores desencadeantes, principalmente o sol e o estresse, além da evolução do quadro com a possibilidade de recidivas e transmissão assintomática da infecção. Atualmente, o herpes genital é considerado doença incurável, mas passível de controle com o tratamento supressivo.

- **Primoinfecção:** tratamento sintomático com analgésico e antitérmico, além de cuidados higiênicos, para evitar infecção bacteriana secundária. Compressas locais com água boricada a 2% têm ação adstringente e antisséptica.
  – Aciclovir tópico a 5% pode acelerar a cicatrização por reduzir a replicação viral. Deve ser usado em aplicação local, na frequência de cinco vezes ao dia, na tentativa de reduzir a intensidade das lesões.

Tratamento sistêmico

  – Aciclovir, 400mg VO três vezes ao dia por 10 dias, ou
  – Fanciclovir, 250mg VO três vezes ao dia por 10 dias, ou
  – Valaciclovir, 1g VO duas vezes ao dia por 10 dias.
- **Tratamento da forma recidivante:** tem indicação quando ocorrem mais de quatro reativações sintomáticas no período de 1 ano:
  – Aciclovir, 400mg três vezes ao dia por 5 dias, ou
  – Fanciclovir, 250mg VO duas vezes ao dia por 5 dias, ou
  – Valaciclovir, 1g VO uma vez ao dia por 5 dias.

Tratamento supressivo

Indicado em casos extremos de herpes recidivante com frequência que dificulta a boa convivência dos pacientes:

- Aciclovir, 800 a 400mg VO diariamente por período prolongado, tendo-se o cuidado de aferir as enzimas hepáticas a cada 6 meses.
- Aciclovir parenteral: reservado apenas para portadores de lesões extensas e imunossupressão grave. Dose recomendada: 5 a 10mg/kg EV a cada 8 horas por 14 a 21 dias.
- Foscarnete: indicado nos casos de resistência ao aciclovir, em pacientes com lesões extensas ou disseminadas. Recomendam-se hidratação venosa vigorosa e vigilância das funções renais. Dose recomendada da terapia de indução com foscarnete: 40mg/kg EV a cada 8 horas – o tempo de tratamento está condicionado ao estado geral dos pacientes e à resolução das lesões.
- Cidofovir: representa alternativa para tratamento de casos graves de herpes em pacientes com resistência ao aciclovir. A dose recomendada de cidofovir é 5mg/kg EV uma vez por semana.

Abordagem do herpes genital na gravidez

A primoinfecção herpética e o herpes genital recidivante devem ser tratados em qualquer período da gestação, utilizando-se preferencialmente o aciclovir (por ser oferecido pela rede pública), na mesma dose recomendada para a população geral. Estudos recentes também demonstraram segurança com uso de fanciclovir e valaciclovir (nas doses usuais) durante a gravidez. Nas gestantes portadoras de herpes genital recidivante, recomenda-se prescrição do tratamento supressivo a partir da 36ª semana de gestação, com a finalidade de reduzir a eliminação assintomática do HSV nos genitais e, consequentemente, reduzir a transmissão vertical do vírus. Ao neonatologista compete uma avaliação cuidadosa do recém-nascido, visando à necessidade de iniciar aciclovir injetável para tratamento do herpes *neonatorum*.

LINFOGRANULOMA VENÉREO

O linfogranuloma venéreo, ou quarta moléstia venérea, é doença infectocontagiosa causada pela *Chlamydia trachomatis* (subgrupo A, sorotipos L1, L2, e L3). Após penetração da *Chlamydia* através de solução de continuidade da pele ou mucosa surge parasitismo intracelular, especialmente em macrófagos, além da invasão na rede local de vasos linfáticos, em razão de sua característica linfotrópica.

O período de incubação pode variar de 4 a 21 dias e a doença evolui em três estágios:

ESTÁGIO PRIMÁRIO

A lesão primária, dificilmente visualizada, pode se apresentar como erosão, pápula ou úlcera pequena que desaparece espontaneamente em poucos dias. Lesões ocultas na uretra masculina ou colo do útero podem causar secreções mucopurulentas.

ESTÁGIO SECUNDÁRIO

Cerca de 2 a 6 semanas após a lesão primária surge linfadenopatia inguinal, mais frequente no sexo masculino. A linfadenopatia no sexo feminino é excepcional e envolve os linfonodos perirretais, devido ao padrão de drenagem linfática na mulher. O acometimento dos linfonodos é geralmente unilateral, podendo ser bilateral em um terço dos casos.

Inicialmente os linfonodos acometidos são firmes, dolorosos e móveis. Depois, aderem-se à pele e passam a apresentar sinais flogísticos em sua superfície com posterior drenagem de secreção purulenta através de vários orifícios, formando a poroadenite de aspecto em "chuveiro".

Quando existe o acometimento de linfonodos femorais juntamente aos inguinais separados pelo ligamento de Poupart, forma-se um sulco, chamado sinal da canaleta. A palpação desses linfonodos inflamados é muito dolorosa, sendo suportável quando o bloco ganglionar é mobilizado lateralmente, o que constitui o sinal de Groove. Os referidos sinais são patognomônicos da doença.

Na mulher, quando os linfonodos retroperitoneais são acometidos, pode haver dor e drenagem de secreção retal serossanguinolenta. Em portadores de linfogranuloma venéreo pode haver manifestações sistêmicas inespecíficas, como febre, mal-estar, anorexia, cefaleia, artralgias, hepatoesplenomegalia, emagrecimento e sudorese noturna.

ESTÁGIO TERCIÁRIO

Instala-se gradualmente após alguns anos do processo linfonodal. Observam-se áreas de fibrose cicatricial mescladas com áreas de abscesso e fistulizações. Na mulher, pode se apresentar como proctite, retite, estenose retal, fístulas, abscessos, compressão vesical e elefantíase da genitália externa. No sexo masculino, a sequela mais observada é a elefantíase da genitália externa. Em pacientes homossexuais masculinos foram relatadas proctite e proctocolite. Em homossexuais masculinos coinfectados pelo HIV há relatos de adenopatia associada a proctite com quadros mais graves, nos quais identificou-se recentemente o tipo L2b da *Chlamydia trachomatis*.

As DST que cursam com úlceras genitais, associadas ou não a linfadenopatia inguinal, como cancroide, sífilis primária, herpes genital, linfogranuloma venéreo e donovanose, podem ser abordadas sindromicamente, seguindo-se o fluxograma recomendado pelo Ministério da Saúde (ver Figura 60.2, mais adiante).

DIAGNÓSTICO LABORATORIAL

- **Bacterioscopia:** exame direto do esfregaço obtido da lesão inicial ou do bulbão inguinal por imunofluorescência ou imunoperoxidase. Outros métodos para o achado das *Chlamydias* são identificação de anticorpos fluorescentes monoclonais, ELISA, PCR e microscopia eletrônica.
- **Sorologia:** as duas provas mais indicadas são a reação de fixação do complemento e a microimunofluorescência direta.
- **Cultivo:** a cultura em células de McCoy tem positividade <50%, sendo hoje pouco utilizada em virtude da possibilidade dos métodos de biologia molecular (captura híbrida e PCR).

TRATAMENTO

Pelas características patogênicas das *Chlamydias* sorotipo L, devido ao tropismo da bactéria pelo tecido linfático e à consequente linfangite, o tempo de tratamento do linfogranuloma venéreo deve ser de 21 dias, independente da cura da lesão e do antimicrobiano indicado:

- **Doxiciclina:** agente de eleição, 100mg duas vezes ao dia VO por 21 dias.
- **Sulfametoxazol-trimetoprima:** 800mg/160mg, um comprimido duas vezes ao dia VO por 21 dias.
- **Tianfenicol:** 500mg, três vezes ao dia VO por 21 dias.

O bubão inguinal flutuante não deve ser abordado cirurgicamente com incisão e drenagem, uma vez que pode haver a formação de trajetos fistulosos. Se persistir após o término do tratamento, a conduta mais correta é a punção com agulha de grosso calibre, penetrando por região sadia da pele e não pelo ponto de flutuação. As sequelas da fase tardia devem ser tratadas por cirurgia. Em geral, são fibróticas e deformantes, com trajetos fistulosos entre a vagina e o reto, necessitando, às vezes, de mais de um procedimento para alcançar o resultado desejado.

DONOVANOSE

A donovanose, ou granuloma inguinal, é uma doença infecciosa de evolução progressiva e crônica, localizada predominantemente em região genital. É causada por um parasita intracitoplasmático encapsulado, gram-negativo, o *Calymatobacterium granulomatis*. Nas lesões, esses microrganismos são encontrados dentro dos macrófagos, sob a forma de pequenos corpos ovais, denominados corpúsculos de Donovan.

Mesmo admitindo que a principal via de transmissão da doença seja a sexual, o relato de casos em pessoas sem atividade sexual levanta a possibilidade de o agente causador ser um organismo fecal cujo hábitat natural seria o intestino e não a pele. Isso explicaria também as lesões em áreas perianais e genitais, seja por contato direto, durante o coito anal, ou por contaminação fecal, por contiguidade na região perineal.

A doença tem evolução crônica e baixa contagiosidade. Sua forma de transmissão é questionável, uma vez que comporta de maneira errática, tendo em vista que apenas o contato de portadores de donovanose com pessoas normais não parece ser suficiente para determinar a infecção. Também a presença de solução de continuidade na pele não parece favorecer a transmissão da doença.

MANIFESTAÇÕES CLÍNICAS

Após um período de incubação de 3 a 80 dias, surge lesão nodular, única ou múltipla, com posterior ulceração bem definida, indolor ou pouco dolorosa, sangrante e de crescimento lento, sendo pouco frequente o comprometimento ganglionar. A partir dessa ulceração, a doença pode evoluir para as seguintes formas clínicas:

Genitais e perigenitais

- Ulcerosas:
  - com bordas hipertróficas;
  - com bordas planas.
- Ulcerovegetantes.
- Vegetantes.
- Elefantiásicas.

As formas ulcerosas são as de maior dimensão, apresentam secreção abundante e crescem por extensão, mediante autoinoculação. O aspecto da borda pode ser variável, plano ou hipertrófico. As úlceras podem se estender e causar acometimento linfático regional e manifestações elefantiásicas, que são mais frequentes no sexo feminino.

A forma ulcerovegetante é a mais frequente. Apresenta abundante tecido de granulação no fundo da lesão que ultrapassa o contorno lesional e sangra com facilidade. As formas vegetantes são mais raras, com lesões bem delimitadas e de dimensões menores. As formas elefantiásicas, como o próprio nome sugere, acompanham-se de hipertrofia, fibrose tecidual e intenso edema, que deforma a genitália.

Extragenitais

Relacionam-se principalmente com a autoinoculação, podendo também ocorrer por contiguidade ou devido a práticas sexuais específicas.

Sistêmicas

Por disseminação hematogênica, pode haver o comprometimento de estruturas distantes, como ossos, articulações, fígado, baço e pulmões, entre outros. Em geral, essas manifestações são acompanhadas de sintomas gerais, como febre, anorexia, anemia, perda de peso e, algumas vezes, manifestações toxêmicas graves. É forma extremamente rara no Brasil.

Em pacientes com SIDA, a doença pode assumir evolução atípica com aparecimento de novas lesões, expansão das lesões preexistentes e persistência de positividade bacteriológica, a despeito do uso de terapêutica normalmente eficaz.

DIAGNÓSTICO LABORATORIAL

Devido à dificuldade de cultivo da bactéria, o diagnóstico definitivo é estabelecido por exame direto mediante demonstração dos corpúsculos de Donovan em esfregaço proveniente de lesões suspeitas, corados pelo método de Giemsa ou pelo exame histológico da lesão, corado pelo método de Wright.

O exame histopatológico é útil para estabelecer o diagnóstico nos casos duvidosos ou para afastar a possibilidade de malignidade. As alterações são predominantemente dérmicas, com a presença de infiltrado inflamatório, formado por grande número de plasmócitos e células mononucleares. Os corpúsculos de Donovan são dificilmente evidenciados nos cortes corados pela hematoxilina, e as lâminas devem ser preferencialmente coradas pelo método de Wright. Nos esfregaços obtidos dos fragmentos de biópsia e corados pelo Giemsa, os corpúsculos de Donovan são mais bem identificados.

TRATAMENTO

Embora às vezes extensas, as úlceras produzidas por *C. granulomatis* são pouco dolorosas. Cuidados higiênicos locais devem ser recomendados para evitar contaminação secundária.

- Tianfenicol, 500mg três vezes ao dia, VO, por 21 dias.
- Doxiciclina, 100mg a cada 12 horas, VO, por 21 dias.

ABORDAGEM SINDRÔMICA DAS DST

Entre as vantagens da abordagem sindrômica, destacam-se o oferecimento da medicação, a quebra da cadeia epidemiológica de transmissão, a possibilidade do aconselhamento com redução do estresse e reflexão de medidas preventivas futuras, além da convocação dos parceiros. Apesar do empirismo da abordagem sindrômica, por não deixar confirmada a etiologia, sua utilização é embasada em estudos epidemiológicos, e várias pesquisas já comprovaram sua participação efetiva na redução da transmissão do HIV.

ABORDAGEM SINDRÔMICA DAS ÚLCERAS GENITAIS

As doenças descritas previamente – sífilis, cancro mole, herpes genital, linfogranuloma venéreo e donovanose – cursam em alguma fase de evolução com soluções de continuidade do tegumento ou da mucosa, da região genital ou perianal, dependendo da profundidade, caracterizando as úlceras ou exulcerações. Quando existe dificuldade para a obtenção dos recursos laboratoriais necessários, para o diagnóstico etiológico das úlceras genitais, essas lesões podem ser abordadas sindromicamente, seguindo-se um fluxograma específico (Figura 60.2).

CORRIMENTO GENITAL FEMININO

O corrimento genital é a principal queixa ginecológica e resulta da observação subjetiva da paciente. O médico deve sempre valorizar o relato, examinar a paciente e identificar as causas, se fisiológicas ou não. O conteúdo vaginal normal que aflora à fenda vulvar tem aspecto mucoide, cor levemente esbranquiçada, odor característico e pH situado entre 3,8 e 4,5. A quantidade é mínima, apesar de existirem pequenas variações quantitativas cíclicas sob influência hormonal ou estímulo sexual. Para a homeostase do ecossistema vaginal, que contém vários microrganismos, contribuem a produção de mucina pelo muco cervical, imunoglobulinas secretórias, polimorfonucleares e, principalmente, a transformação do glicogênio em ácido láctico por ação dos *Lactobacillus*, mantendo a acidez local. As principais causas do corrimento genital estão citadas no Quadro 60.1. O diagnóstico das vulvovaginites é, na maioria das vezes, baseado apenas nas queixas relatadas pelas pacientes ou na realização do exame especular e na observação macroscópica do corrimento. Esse procedimento induz, muitas vezes, erros diagnósticos e, consequentemente, leva ao insucesso terapêutico, propiciando à paciente frequentes trocas de médicos e uso abusivo de medicamentos. Durante a gravidez é maior a suscetibilidade às infecções, resultado das alterações dos mecanismos de defesa ou das modificações das estruturas anatômicas. As grávidas têm imunidade celular reduzida, com queda dos linfócitos T, responsáveis diretos pela formação de defesa e combate à proliferação exagerada de fungos, bactérias e vírus.

A origem do corrimento genital é multifatorial, podendo ocorrer associação de diferentes microrganismos. Sempre que possível, o diagnóstico das vulvovaginites deverá ser individualizado e embasado na identificação do agente etiológico, o que implica a determinação da medida do pH, o exame do conteúdo vaginal, direto, a fresco e corado pelo método de Gram, culturas especiais e a utilização de método de biologia molecular. No entanto, seguir essa recomendação como rotina em saúde pública é impraticável em todas as regiões

Quadro 60.1 Principais causas de corrimento genital

Fisiológicas	Recém-nascido: como reflexo dos hormônios maternos, pode surgir corrimento vaginal de aspecto mucoide e até sanguinolento. Regressão espontânea em 2 semanas Durante o menacme: tem variação cíclica, resulta principalmente do muco cervical e da descamação de células vaginais sob ação dos hormônios ovarianos
Não infecciosas	Ectopia cervical Pólipo cervical Corpo estranho vaginal Líquen escleroso erosivo Reações alérgicas Fístulas e neoplasias malignas de vagina, colo de útero e endométrio
Infecciosas não sexualmente transmissíveis	Vaginose bacteriana – polimicrobiana Candidíase vulvovaginal
Infecciosas sexualmente transmissíveis	*Trichomonas vaginalis* *Chlamydia trachomatis* *Neisseria gonorrhoeae* Infecção pelo vírus herpes simples Papilomavírus humano

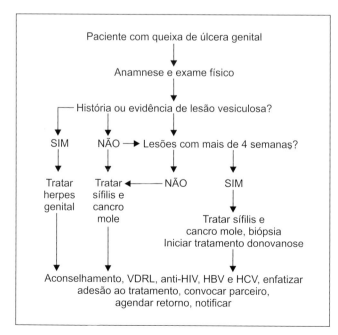

Figura 60.2 Fluxograma para abordagem sindrômica das úlceras genitais. (PN DST-AIDS-MS – modificada pelos autores.)

do país. Assim, na impossibilidade de se realizar propedêutica mínima – exame especular, medida do pH vaginal, exame direto a fresco e corado pelo Gram do conteúdo vaginal – deve-se realizar a abordagem sindrômica, recomendada pelo Ministério da Saúde, seguindo os fluxogramas mostrados nas Figuras 60.3 e 60.4. Por outro lado, o diagnóstico precoce e o tratamento adequado do corrimento genital revestem-se de importância na prevenção das DST, da transmissão vertical, das complicações obstétricas e perinatais, além da prevenção de doença inflamatória pélvica e suas graves consequências, como, por exemplo, a esterilidade.

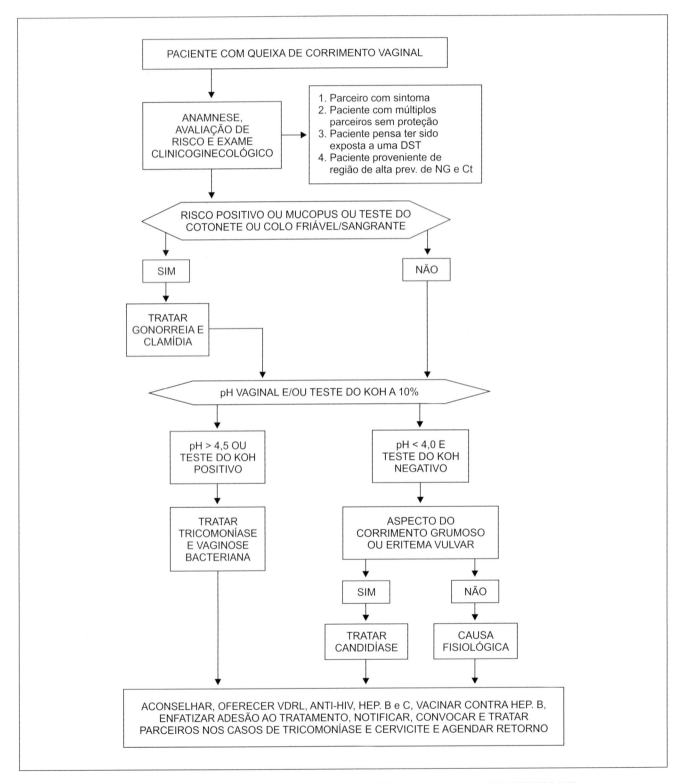

Figura 60.3 Fluxograma para corrimento vaginal sem disponibilidade de microscópio (PN-DST/AIDS-MS).

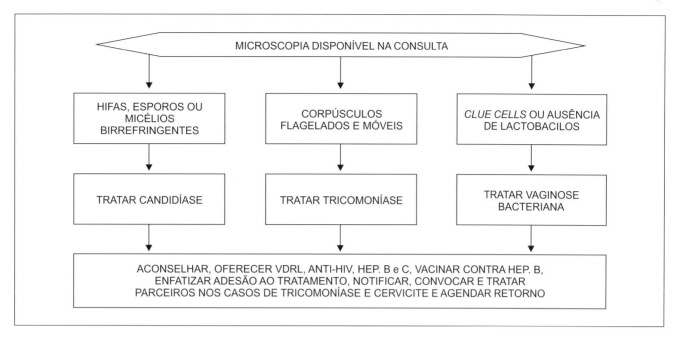

Figura 60.4 Fluxograma para corrimento vaginal com disponibilidade de microscópio (PN-DST/AIDS-MS).

Manejo adequado na vaginose bacteriana

A vaginose bacteriana é definida como síndrome clínica consequente à redução dos *Lactobacillus* produtores de peróxido de hidrogênio e à elevada concentração de bactérias anaeróbicas, entre as quais: *Gardnerella vaginalis, Mobiluncus, Mycoplasma hominis, Mycoplasma genitalium, Provotella* sp. *Bacteroides* sp., *Peptococcus* sp. e *Peptostreptococcus* sp. Representa a causa mais frequente de corrimento vaginal de odor fétido e exige tratamento adequado, principalmente durante a gravidez e no pré-operatório de histerectomias e cirurgias vaginais, como forma de prevenir complicações obstétricas e infecções no pós-operatório.

Para o diagnóstico da vaginose bacteriana utiliza-se a positividade de três dos critérios clínicos de Amsel, ou o somatório de sete a dez pontos dos critérios de Nugent, expostos nos Quadros 60.2 e 60.3, respectivamente.

Quadro 60.2 Critérios de Amsel para diagnóstico de vaginose bacteriana

Corrimento vaginal branco-acinzentado em pequena quantidade
pH vaginal > 4,5
Teste das aminas positivo (*whiff test*): ao se dispor amostra do conteúdo vaginal em lâmina e adicionar duas gotas de KOH a 10%, há desprendimento de odor desagradável, semelhante a "peixe podre"
Presença de células indicadoras ou *clue cells*: células epiteliais superficiais recobertas por cocobacilos em esfregaço do conteúdo vaginal corado pelo método de Gram

Quadro 60.3 Critérios de Nugent para diagnóstico de vaginose bacteriana (VB)

Morfotipos lactobacilos	ESCORE	Morfotipos *Gardnerella Bacteroides*	ESCORE	BGN Curvos	ESCORE	Quantificação
						4+ > 30 bact./campo
						3+ 6 a 30 bact./campo
						2+ 1 a 5 bact./campo
						1+ < 1 bact./campo
						0 ausência de bact.
4 +	0	4 +	4	3 a 4+	2	Interpretação
3 +	1	3 +	3	1 a 2+	1	0 a 3: Negativo para VB
2 +	2	2 +	2	0	0	4 a 6: Microbiota alterada
1 +	3	1 +	1			7 a 10: VB
0	4	0	0			
BGN: bacilos gram-negativos.						Resultado

Tratamento

O tratamento da vaginose bacteriana tem como principais objetivos reduzir a população de bactérias anaeróbicas, estimular o crescimento dos *Lactobacillus* produtores de peróxido de hidrogênio e restabelecer o equilíbrio da microbiota vaginal:

- Metronidazol, 400mg VO a cada 12 horas, durante 7 dias, ou
- Clindamicina, 300mg VO a cada 12 horas, durante 3 dias, ou
- Tianfenicol 2,5g dissolvidos em 50mL de água, em dose única.

Manejo adequado na candidíase

Mesmo não sendo classificada como DST, a candidíase pode ser também adquirida por contágio sexual. Calcula-se que 75% das mulheres sexualmente ativas são acometidas de infecção genital por fungo do gênero *Candida* pelo menos uma vez na vida, e que cerca de 5% delas apresentem três ou mais episódios agudos de candidíase vulvovaginal no período de 1 ano. Essas são reconhecidas como portadoras de candidíase vulvovaginal recorrente (CVVR). Várias espécies do gênero *Candida*, entre as quais *albicans* e não *albicans*, fazem parte da flora intestinal e podem compor a microbiota vaginal de mulheres assintomáticas.

Diagnóstico

Os sintomas e sinais mais frequentes na candidíase são: prurido vulvar, ardor, disúria, dispareunia e eritema vulvar e/ou vaginal, edema vulvar, fissuras com escoriações vulvares e corrimento esbranquiçado de aspecto grumoso. Para o diagnóstico de certeza de candidíase recomendam-se medida do pH vaginal, exame direto a fresco, cultura em meios Sabouraud ou de Nikerson ou, ainda, a realização da PCR.

Quadro 60.4 Esquema de tratamento na candidíase vulvovaginal

Episódio esporádico de candidíase – Medicação por via oral	Duração do tratamento
Fluconazol 150mg	Dose única ou
Itraconazol 200mg a cada 12h	1 dia ou
Cetoconazol 200mg dois comprimidos/dia	5 dias

Medicação por via vaginal	Apresentação	Duração do tratamento
Isoconazol	Creme a 1% – 5g Óvulos 600mg	7 dias Dose única
Fenticonazol	Creme Óvulos	7 dias Dose única
Miconazol	Creme a 2% – 5g Óvulos	7 dias Dose única
Terconazol	Creme a 0,8% – 5g	5 dias
Clotrimazol	Creme a 1% – 5g Comprimido a 0,5%	6 dias Dose única
Ciclopiroxolamina	Creme a 1% – 5g	6 dias
Tioconazol	Creme a 6,5% – 5g Óvulos 300mg	Dose única Dose única
Nistatina	Creme a 5% – 5g	14 dias

Candidíase vulvovaginal recidivante
Tratamento inicial fluconazol: 150mg VO em dose única
A seguir: fluconazol, 100mg VO, por semana, durante 2meses
A seguir: fluconazol, 100mg VO, mensalmente na fase pré-menstrual
Avaliar necessidade de associação com anti-histamínico de ação retardada
Controle semestral da função hepática

Tratamento

Para o tratamento da candidíase, além de medicações específicas, recomendam-se higiene e vestuário adequados e a correção dos distúrbios metabólicos, como no *diabetes mellitus*, reforçando a utilização de sabonete comum para a higiene genital e não de sabão "amarelo". No Quadro 60.4 encontra-se o tratamento da candidíase.

Manejo adequado na tricomoníase

O *Trichomonas vaginalis*, agente etiológico da tricomoníase, parasita exclusivo da espécie humana, é um protozoário flagelado e anaeróbico facultativo, causa de corrimento genital na mulher e menor sintomatologia em homens. A transmissão é sexual, o que exige a abordagem dos parceiros. São descritas três formas clínicas dessa doença: vaginite assintomática, vulvovaginite aguda ou crônica e uretrite.

Diagnóstico

Os frequentes sinais na tricomoníase são corrimento vaginal amarelo-esverdeado ou acinzentado e de aspecto bolhoso que recobre as paredes vaginais e o colo de útero, o qual se apresenta com pontos avermelhados em consequência de pequenos sangramentos (colo em framboesa). Nos homens, as manifestações clínicas da tricomoníase estão ausentes ou são caracterizadas como uretrite não gonocócica (UNG). Em alguns casos, a uretrite masculina por *Trichomonas* é autolimitada em virtude da acidez decorrente da frequente passagem de urina, dificultando a proliferação do protozoário. Outras formas de diagnóstico incluem cultura em meio Diamond, citologia do esfregaço cervicovaginal corado pelo método de Papanicolaou e PCR ou captura híbrida.

Tratamento

O medicamento de escolha para o tratamento da tricomoníase é o metronidazol, 400mg VO, a cada 12 horas, durante 7 dias. O tratamento do parceiro sexual é indispensável para a obtenção da cura e prevenção das recidivas, recomendando-se tinidazol 2g VO, em dose única.

Manejo adequado na cervicite

Cervicite consiste na inflamação do epitélio colunar que reveste internamente o colo do útero. Resulta de infecção por microrganismos transmitidos durante a atividade sexual, entre os quais: *Chlamydia trachomatis, Neisseria gonorrhoeae, Mycoplasma hominis, Mycoplasma genitalium,* vírus herpes simples e papilomavírus humano. Para a identificação desses agentes etiológicos são necessários recursos laboratoriais específicos, já citados anteriormente. A visualização de cervicite mucopurulenta pelo simples exame especular implica a necessidade de tratamento imediato com antimicrobianos de largo espectro, antes do resultado dos exames, ou quando estes não podem ser realizados. No manejo da cervicite pela abordagem sindrômica, recomendam-se:

- Azitromicina, 1g, associado a ciprofloxacino, 500mg, VO, em dose única, ou
- Doxiciclina, 100mg, VO, a cada 12 horas durante 7 dias, ou
- Ceftriaxona, 250mg, IM, em dose única.

Estudos epidemiológicos identificam *C. trachomatis* e/ou *N. gonorrhoeae* como os principais microrganismos envolvidos nas cervicites, inclusive em assintomáticas. O rastreamento da infecção por essas bactérias é preconizado por vários autores como medida de prevenção das sequelas reprodutivas. Em caso de impossibilidade de rastreamento da cervicite, é válido ressaltar a importância da avaliação dos fatores de risco durante a anamnese e o teste do "cotonete" por ocasião do exame especular, ou durante a coleta de material para colpocitologia. Sangramento após delicada introdução do *swab* de algodão (cotonete) ou da escova *cytobrush* no canal cervical alerta para possível endocervicite e a necessidade imediata de tratamento estendido ao parceiro sexual.

Manejo adequado nas uretrites

As uretrites, mais frequentes no sexo masculino, são classificadas como gonocócicas, quando produzidas por *Neisseria gonorrhoeae*, e não gonocócicas, quando resultam da infecção por outros patógenos. Cinquenta por cento das uretrites não gonocócicas são causadas por *Chlamydia trachomatis*. Outros microrganismos identificados são: *Ureaplasma urealyticum, Mycoplasma hominis, Mycoplasma genitalium, Trichomonas vaginalis, Candida albicans, Gardnerella vaginalis,* vírus herpes simples, papilomavírus e citomegalovírus.

A uretrite gonocócica é transmitida essencialmente pelo contato sexual, embora possa ocorrer contaminação indireta. No sexo masculino pode ser assintomática e as manifestações clínicas, quando presentes, surgem após curto período de incubação, entre 2 e 5 dias, sendo classificadas em genitais, extragenitais e disseminadas.

Na esfera genital, inicialmente há relato de ardor e prurido uretral, além de eritema no orifício uretral e eliminação de secreção mucoide. Com a progressão do processo surge o corrimento purulento e os sintomas de ardor e prurido se intensificam, com sensação de suspensão da micção. Mal-estar geral e temperatura subfebril podem acompanhar o quadro. Excepcionalmente, pode ocorrer inflamação na glande, com pequenas ulcerações. Se não adequadamente tratada, a infecção pode levar a complicações como cowperite, litrite, prostatite, epidimite, orquite e cistite.

Cinquenta por cento das mulheres são contaminadas pela *N. gonorrhoeae* por contato sexual com parceiro infectado, sintomático ou não. A infecção assintomática na mulher é mais frequente, sendo a endocérvice a localização habitual, originando a cervicite mucopurulenta, responsável por sinusiorragia e dispareunia. A complicação mais temida da cervicite é a ascensão da infecção, produzindo doença inflamatória pélvica. Assim como na uretrite masculina, na cervicite também é frequente a coinfecção entre *N. gonorrhoeae* e *C. trachomatis*. A infecção uretral na mulher é incomum e, quando ocorre, pode se apresentar como edema no meato uretral, secreção uretral e ardor à micção.

Na gonococcia extragenital, dependendo dos hábitos sexuais e dos cuidados higiênicos, a infecção pode atingir outras mucosas, originando proctite, faringite e conjuntivite.

A disseminação da infecção gonocócica é rara, com frequência de 1% a 3%, sendo secundária à disseminação hematogênica de cepas de *Neisseria* resistentes à ação de certos antimicrobianos. Mais comum em mulheres, o quadro clínico caracteriza-se por febre, artrite e lesões cutâneas. As lesões cutâneas são caracterizadas por máculas eritematopurpúricas, pápulas e pústulas não confluentes, distribuídas principalmente nas extremidades, que podem se tornar necróticas com a evolução. As articulações dos joelhos são mais acometidas. Outra forma de manifestação da infecção gonocócica complicada é a síndrome de Fitz-Hugh-Curtis, caracterizada clinicamente por dor no hipocôndrio direito espontânea ou à palpação. Na fase aguda e sob visão laparoscópica, são observadas pontes de fibrina entre a superfície da cápsula de Glisson e o diafragma. Na fase crônica existem cordões fibróticos ligando essas superfícies, motivando dor local à inspiração. Essa síndrome também é descrita na infecção clamidiana e acredita-se que os patógenos cheguem a essa região através da goteira parietocólica.

Diagnóstico laboratorial

O diagnóstico é confirmado pelo encontro do gonococo em esfregaço de secreção purulenta, repleto de polomorfonucleares e corado pelo método de Gram. Esse método é mais sensível para o diagnóstico da uretrite masculina, sendo menos eficiente nos casos de cervicite gonocócica.

A cultura em meios especiais de Thayer-Martin ou New York City confirma a infecção e torna possível a realização do antibiograma, de grande utilidade na identificação de cepas de *N. gonorrhoeae* resistentes a antimicrobianos usuais.

Entre os métodos sorológicos destacam-se a imunofluorescência e o ELISA.

Captura híbrida e PCR, métodos fundamentados na biologia molecular, apresentam elevadas sensibilidade e especificidade e podem ser realizados em espécimes coletados de secreções de diferentes locais, como uretra, colo do útero, região anal, orofaringe e também da urina. Existem *kits* específicos que detectam *N. gonorrhoeae* e *C. trachomatis* em poucas horas.

Tratamento

A uretrite gonocócica não complicada pode ser tratada com vários antimicrobianos, dando-se preferência àqueles prescritos por dose única:

- Azitromicina 1g VO ou
- Tianfenicol 2,5g VO ou
- Ciprofloxacino 500mg VO ou
- Ofloxacino 400mg VO ou
- Ceftriaxona 250mg IM.

Trabalhos recentes têm evidenciado um número crescente de cepas de gonococos com menor suscetibilidade ou mesmo resistência às fluorquinolonas, o que levou alguns países a não mais recomendá-las como agentes de primeira escolha no tratamento.

Outras opções de tratamento da uretrite gonocócica não complicada:

doxiciclina, 100mg VO, a cada 12 horas, durante 7 dias, ou azitromicina, 1g VO, associada a ciprofloxacino, 500mg VO, em dose única, sendo este o tratamento recomendado na abordagem sindrômica das uretrites.

A prescrição de eritromicina 500mg VO, a cada 6 horas, durante 7 dias, não tem boa aceitação em decorrência do tempo prolongado de uso e, principalmente, em virtude da inconveniência de quatro ingestas diárias, com intervalos regulares de 6 horas, respeitando-se o período de vida útil do antimicrobiano.

Tratamento da gonococcia disseminada, oftálmica e articular

- Penicilina G cristalina aquosa, 1 milhão de unidades/dia EV durante 3 dias, seguida de amoxicilina ou ampicilina, 500mg VO, a cada 6 horas, durante 7 dias, ou
- Ceftriaxona, 1g EV a cada 24 horas, durante 7 dias, ou
- Cefoxitina, 1g EV, a cada 6 horas, durante 7 dias.

Uretrites não gonocócicas

Chlamydia trachomatis é a bactéria de transmissão sexual mais frequentemente identificada nas infecções urogenitais. As *Chlamydias* são microrganismos que se multiplicam em nível intracelular e determinam respostas imunes com anticorpos circulantes, intenso processo inflamatório local e destruição das células infectadas. O tropismo dessas bactérias pelo epitélio colunar lhes confere a capacidade de desenvolver uretrite, proctite, epididimite e amigdalite no homem. Na mulher, a *Chlamydia trachomatis* já foi identificada em casos de síndrome uretral aguda, bartolinite, cervicite, endometrite, amigdalite e proctite. É a principal causa de doença inflamatória pélvica, abortamento precoce por destruição do sinciciotrofoblasto, gravidez ectópica e esterilidade. Durante a gravidez, a infecção pode ser transmitida verticalmente ao concepto, levando a quadros de conjuntivite e pneumonia do recém-nascido. Importante salientar a participação da *Rich chok Protein 60* da *C. trachomatis*, em conjunto com as oncoproteínas E6 e E7 dos tipos oncogênicos do papilomavírus, impedindo a ação da p53 – guardiã do genoma celular – facilitando a carcinogênese cervical.

Outros microrganismos podem ser identificados na uretrite não gonocócica, produzindo doença sintomática ou não. Os sintomas, quando presentes, surgem entre 7 e 21 dias após a infecção e são representados por ardor miccional, disúria e corrimento uretral, em geral de coloração menos amarelada do que na gonorreia. A associação de *C. trachomatis* e *N. gonorrhoeae* nos quadros de uretrite é frequente.

Diagnóstico laboratorial

- Exame direto a fresco do esfregaço uretral, corado pelo método de Gram, pode sugerir a etiologia em razão do achado de intenso processo inflamatório, com ausência dos gonococos. Por esse método podem ser identificados *Gardnerella vaginalis* e *Trichomonas vaginalis*.
- Cultura em células de McCoy, para identificação de *C. trachomatis*, e culturas em meios especiais, para identificação de *Mycoplasma hominis* e fungos do gênero *Candida* ou de outras espécies.
- Pesquisa de anticorpos monoclonais fluorescentes.
- Imunodiagnóstico por método ELISA.
- PCR em material coletado da uretra ou da urina.

Tratamento

- Doxiciclina, 100mg VO, a cada 12 horas, durante 7 dias, ou
- Azitromicina, 1g VO em dose única.

Na tricomoníase, o agente de escolha é o metronidazol, 500mg VO, a cada 12 horas, durante 7 dias. Nas infecções uretrais por *Mycoplasmas*, recomenda-se doxiciclina, 100mg a cada 12 horas, durante 10 dias. A uretrite é frequentemente conduzida pela abordagem sindrômica, conforme o fluxograma apresentado na Figura 60.5.

CONDILOMA ACUMINADO

O condiloma acuminado, também chamado de verruga genital, é a expressão clínica da infecção pelo papilomavírus humano (HPV). A classificação taxonômica dos cerca de 200 tipos de HPV existentes baseia-se na sequência de nucleotídeos de seus genomas, no tropismo tissular e no potencial oncogênico. Em geral, a forma clínica da infecção por esse DNA-vírus está presente em apenas 1% dos infectados e resulta da multiplicação dos tipos 6 e 11, diagnosticada mediante a presença de verrugas. A infecção subclínica é 10 vezes mais frequente do que a forma clínica ou condilomatosa e pode ser produzida por tipos virais de baixo ou de alto risco oncogênico. O diagnóstico é feito mediante encontro de coilocitose na citologia ou histopatologia, ou indiretamente, com identificação de atipias colposcópicas. A infecção latente pelo HPV é a mais freqüente, sendo diagnosticada apenas por meio de técnicas de biologia molecular, como captura híbrida e PCR. O contágio anogenital se dá frequentemente por via sexual, embora a contaminação por fômites, verrugas não genitais e, no caso de recém-nascidos, a transmissão vertical devam ser consideradas.

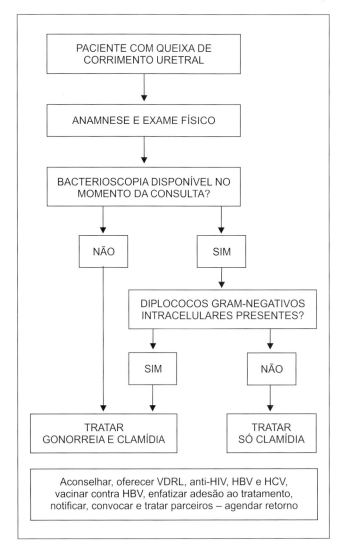

Figura 60.5 Fluxograma para abordagem sindrômica das uretrites.

É importante salientar que a infecção persistente por tipos oncogênicos de HPV, associada a fatores de risco como tabagismo, imunodepressão, presença de outras DST e comportamento sexual de risco, é aspecto facilitador da carcinogênese do trato anogenital. Desse modo, as infecções pelo HPV se revestem de importância não só em virtude da alta incidência, mas também por sua relação com neoplasia intraepitelial e carcinoma espinocelular invasivo de colo uterino, vulva, pênis e ânus.

Quadro Clínico

O HPV penetra a pele ou mucosas através de microlacerações e, nas camadas profundas, infecta os queratinócitos, induzindo-os à multiplicação desordenada e dando origem às verrugas. Quando existe a participação de vírus com potencial oncogênico, há integração com o genoma da célula hospedeira, induzindo a carcinogênese. Apenas 1% daqueles com infecção anogenital pelo HPV apresentam lesões macroscópicas. Estas são caracterizadas por pápulas róseas, únicas ou múltiplas, pouco ou não queratinizadas. Em geral, não há sintoma associado, embora dor, prurido e sangramento possam ser referidos.

Com a progressão das lesões, surgem formações verrucosas isoladas, pruriginosas, que aos poucos coalescem, formando verdadeiros cachos, facilmente destacáveis e sangrantes. Essas lesões são altamente contagiantes. A ceratinização dos condilomas ocorre com o passar do tempo e as lesões podem alcançar volumes consideráveis, às vezes deformando a genitália. No homem, os locais mais comuns dos condilomas são a glande, sulco balanoprepucial e região perianal. Na mulher, os condilomas estão localizados na vulva, no períneo, na região perianal, na vagina e no colo de útero.

Tratamento

O tratamento do condiloma acuminado visa, preferencialmente, à remoção das lesões e à redução da transmissibilidade da infecção. É muito importante salientar que, até o momento, não existe terapêutica específica contra o HPV. Há várias formas para erradicação das verrugas, ou seja, a hipertrofia tecidual induzida pelo vírus. A escolha do tratamento é individualizada, levando-se em consideração a disponibilidade e a aceitação do método, a experiência do médico, o tamanho e a localização das lesões, a idade do paciente e a existência de gestação e de imunossupressão. Qualquer forma de tratamento tem possibilidade de recidiva em torno de 10% a 15%, porque a remoção das lesões não significa a erradicação da infecção viral. Após tratado o condiloma, não se deve esquecer de solicitar sorologias que possibilitem diagnosticar outras DST em forma latente, como HIV, sífilis e hepatites, além de encaminhar as pacientes para colpocitologia oncótica e genitoscopia, a fim de rastrear lesões precursoras do câncer do trato anogenital. Feitas essas considerações, são apresentadas a seguir várias formas de tratamento:

Métodos disponíveis para o tratamento do condiloma

Químicos

- Ácido tricloroacético (ATA), solução a 60% a 90%, uma vez por semana.
- Solução de podofilina oleosa ou alcoólica a 10% ou 25%, uma vez por semana.
- Podofilotoxina a 0,5% creme, duas vezes ao dia durante 3 dias.

Cirúrgicos

- Exérese das lesões:
  - Com bisturi a frio.
  - Com bisturi elétrico ou alça diatérmica.
  - *Laser*.
  - Nitrogênio líquido.

Imunológicos

- Interferon intralesional.
- Imiquimode a 5% creme, três vezes por semana.

Observações sobre o tratamento

Os produtos químicos devem ser aplicados sobre as lesões por médico ou enfermeiro capacitado com cuidado para não afetar a região adjacente. Recomenda-se banho com sabonete usual 4 horas após a aplicação do produto. Lesões cervicais, vaginais e anais devem ser submetidas à biópsia antes do tratamento. Podofilina e podofilotoxina têm ação teratogênica, sendo contraindicadas durante a gravidez. O creme de imiquimode deve ser friccionado sobre as lesões até obter-se a sensação de aquecimento. Pode haver reação local com ardência e fissuras. A hiperemia residual deve ser tratada com hidratantes.

Vacinas contra HPV

Disponíveis no mercado há menos de uma década, as vacinas quadrivalentes contra HPV fornecem proteção imunológica contra os tipos virais 6, 11, 16 e 18. São preventivas e não curativas, recomendadas para uso em adolescentes, antes do início da atividade sexual, com o propósito de fornecer imunidade contra condilomas e lesões celulares atípicas induzidas pelos HPV 16 e 18. Pesquisas já concluídas apontam para a redução da frequência de condilomas em pacientes previamente vacinados. Devem ser aplicadas três doses por via IM, contendo 0,5mL, nos meses 0, 2 e 6.

ACONSELHAMENTO EM DST

O aconselhamento ou o acolhimento dos portadores de DST é etapa fundamental no manejo adequado desses pacientes. Não pode ser desvinculado do diagnóstico e do tratamento das doenças de transmissão sexual, por possibilitar a quebra da cadeia epidemiológica de transmissão e a redução dos agravos. Em linhas gerais, o aconselhamento:

- Promove a redução do nível de estresse.
- Reforça a importância da adesão ao tratamento.
- Estimula a comunicação e o tratamento de parceiros(as).
- Orienta e estimula a realização de testes anti-HIV, VDRL, anti-HBV e HCV e HTLV.
- Possibilita a reflexão sobre a percepção dos próprios riscos e a adoção de práticas sexuais mais seguras, com utilização de preservativos.

LEITURA RECOMENDADA

Benzaken AS et al. Prevalência da infecção por clamydia e gonococo em mulheres atendidas em clínica de DST, Manaus-AM. J Bras Doenças Sex Transm 2010; 22:129-34.

Bodnar LM. Vitamin D deficiency linked to bacterial vaginosis. J Nutri 2009; 139:1157-61.

Brasil. Ministério da Saúde. Secretaria de Projetos Especiais de Saúde. Coordenação Nacional de DST e AIDS. Manual de Controle das Doenças Sexualmente Transmissíveis, 2006.

CDC. Chlamydia screening among sexually active young female enrollees of health plans. MMWR 2009; 58:362-5.

CDC. Provides guidance on reverse sequence for syphilis screening. MMWR 2011; 60:133-7.

CDC. Sexually transmitted diseases treatment guidelines. MMWR 2010; 59. RR12.

Donders G et al. Individualized decreasing-dose maintenance fluconazol regimen for recurrent vulvovaginal candidiase. Am J Obstet Gynecol 2008; 199:613-5.

Farrage MA et al. Determining the cause of vulvovaginal symptoms. Obstet Gynecol Survey 2008; 63:445-63.

Filipp E et al. Chlamydia trachomatis infectionin sexually active teenagrs. Ginekol Pol 2008; 264-70.

Giraldo PC et al. Prevenção da infecção por HPV e lesões associadas com vacinas. J Bras Doenças Sex Transm 2008; 20(2):132-40.

Isaza MA et al. Postpartum endometritis caused by herpes and cytomegaloviruses. Obstet Gynecol 2011; 117:466-77.

Johnson LF, Lewis DA. The effect of genital tract infections on HIV-1 shedding in the genital tract: a systematic review and meta-analysis. Sex Transm Dis 2008; 35:946-59.

Kummer S et al. Induction of human host cell apoptosis by Trichomonas vaginalis cysteine proteases is modulated by parasite exposure to iron. Microbial Path 2008; 44:197-203.

Ledjer W, Monif GR. A growing concern: inability to diagnose vulvovaginal infections correctly. Obstet Gyynecol 2004; 103:782-4.

Linhares IA et al. Candidiase vulvovaginal recorrente: fisiopatogênese, diagnóstico e tratamento. Ver Ciênc Méd 2005; 14:373-8.

Mendonça VG et al. Infecção cervical por papilomavírus humano: genotipagem viral e fatores de risco para lesão intraepitelial de alto grau e câncer de colo do útero. Rev Bras Ginecol Obstet 2010; 32(10):476-85.

Patel V et al. The psychological and social contexts of complaints of abnormal vaginal discharge. J Psychosomatic Reseach 2008; 64:255-62.

Sood S, Kapil A. An update on Trichomonas vaginalis. Indian J Sex Transm Dis 2008; 29;7-14.

Spaargaren J et al. Slow epidemic of LGV L2b stain. Emergin Infect Dis 2005; 11:1787-9.

Tebb KP. Clinical practice intervention may increase Chlamydia screening in teen girls. Arch Pediatr Adolesc Med 2009; 163:559-64.

Tenorio T et al. Identificação de tipos de papilomavírus e de outros fatores de risco para neoplasia intra-epitelial cervical. Ver Bras Ginecol Obstet 2006; 28(5):285-91.

Vega CP. Prevention on neonatal herpes reviewed. BJOG 2011; 118:187-92.

WHO. Surveillance of antibiotic resistance in Neisseria gonorrhoeae in the WHO Westenr Pacific Region, 2001. World Health Organization. Commun Dis Intell 2002; 26(4):541-5.

WHO. Maternal syphilis: pathophysiology and treatment. 2004; 82(6):433-7.

Transtornos de Ansiedade

CAPÍTULO 61

Amaury Cantilino da Silva Júnior
Carla Fonseca Zambaldi

INTRODUÇÃO

Ansiedade é um sentimento vago e desagradável de medo e apreensão, caracterizado também por tensão ou desconforto e antecipação de perigo. Trata-se de uma experiência universal e considerada necessária para a sobrevivência. Em geral, é decorrente de alguma situação temida e tem como função capacitar o indivíduo a tomar medidas para enfrentar as ameaças.

A ansiedade e o medo passam a ser reconhecidos como patológicos quando são exagerados, desproporcionais em relação ao estímulo, qualitativamente diversos do que se espera naquela faixa etária e quando interferem na qualidade de vida, no conforto emocional ou no desempenho diário do indivíduo. Quando a ansiedade é patológica, ela passa a atrapalhar o indivíduo em sua busca de mecanismos adaptativos para lidar com os perigos ou dificuldades da vida. Essas reações ao estímulo ansiogênico se desenvolvem, mais comumente, em indivíduos com predisposição genética ou psicológica a reagir ao estresse de maneira exacerbada.

A quarta edição do *Manual Diagnóstico e Estatístico dos Transtornos Mentais (DSM-IV)* da Associação Americana de Psiquiatria classifica os transtornos de ansiedade em: transtorno do pânico (TP), agorafobia, fobias específicas, fobia social, transtorno de ansiedade generalizada (TAG), transtorno obsessivo-compulsivo (TOC) e transtorno de estresse pós-traumático (TEPT). Para o diagnóstico desses transtornos devem ser excluídas causas secundárias, como ansiedade causada por uso de medicações, por doenças clínicas, intoxicações ou abstinência de substâncias. Além disso, o quadro não deve ser meramente secundário a outro transtorno mental como, por exemplo, depressão, transtorno de adaptação (ansiedade que se desenvolve em resposta a um estressor como perda de emprego, separação conjugal etc.), transtorno psicótico, uso abusivo de substâncias etc.

Os transtornos ansiosos são condições frequentes. Cerca de 15% a 20% da população apresenta pelo menos um deles em algum período da vida. A prevalência é maior no adulto jovem e em mulheres. Apenas uma proporção pequena desses pacientes procura diretamente tratamento especializado com psiquiatra. Os transtornos ansiosos aumentam a chance de os pacientes apresentarem queixas físicas diversas em forma de somatização, mas também aumentam a probabilidade de terem doenças clínicas que levam a maior mortalidade como, por exemplo, doenças cardiovasculares. Assim, é importante que o médico clínico reconheça esses transtornos para que se proceda ao tratamento adequado.

COMO INVESTIGAR?

Diante de um paciente com ansiedade patológica, o clínico deve manter-se atento e checar se em torno desse sintoma também se apresentam alguns outros que poderiam levar ao diagnóstico de algum transtorno de ansiedade específico. A seguir, são descritas as apresentações clínicas dessas condições.

TRANSTORNO DO PÂNICO E AGORAFOBIA

O TP é diagnosticado quando o indivíduo experimenta recorrentes e inesperados ataques de pânico caracterizados por intensa sensação de medo e desencadeamento abrupto de sintomas físicos. Esses sintomas físicos incluem palpitações, dor torácica, sensação de sufocamento ou de falta de ar, tremores de extremidades, sensação de desmaio iminente, náusea, tontura e sudorese, entre outros. Durante o ataque, o indivíduo muitas vezes tem medo intenso de morrer ou de perder o controle sobre si próprio. A partir dessas crises de pânico, o indivíduo passa a ter ansiedade antecipatória em relação à possibilidade de vir a ter novos ataques e frequentemente busca solução para o problema com diferentes médicos das mais variadas especialidades à procura de uma doença física que explique os sintomas.

Alguns pacientes passam a desenvolver um comportamento de evitação em razão dos ataques que se convencionou chamar de agorafobia. A ansiedade agorafóbica tipicamente leva à esquiva global de uma variedade de situações, que podem incluir: estar sozinho fora de casa; estar em meio a uma multidão; estar em um automóvel, um ônibus ou um avião; ou estar em uma ponte ou elevador. Alguns indivíduos são capazes de se expor às situações temidas, mas enfrentam essa experiência com considerável sofrimento. Eventualmente conseguem enfrentar a situação temida quando acompanhados por alguém de sua confiança.

Fobias Específicas

O transtorno fóbico ocorre em virtude de um medo acentuado e persistente, excessivo ou irracional, revelado pela presença ou antecipação de um objeto ou situação fóbica (p. ex., voar, lugares fechados, alturas, animais, injeção, ver sangue etc.). A exposição ao estímulo fóbico provoca, quase que invariavelmente, uma resposta imediata de ansiedade, que pode assumir a forma de um ataque de pânico ligado à situação ou predisposto pela situação. O indivíduo normalmente reconhece que o medo é excessivo ou irracional. A situação fóbica (ou situações) é evitada ou suportada com intensa ansiedade ou sofrimento. A esquiva, antecipação ansiosa ou sofrimento na situação temida, assim como nos outros transtornos ansiosos, interfere significativamente na rotina normal do indivíduo, em seu funcionamento ocupacional (ou acadêmico) ou em atividades ou relacionamentos sociais, ou existe sofrimento acentuado por ter a fobia.

Fobia Social

A característica essencial do transtorno de ansiedade social, ou fobia social, é um medo acentuado e persistente de situações sociais ou de desempenho nas quais o indivíduo poderia sentir vergonha. Exemplos mais comuns são: falar ou fazer uma apresentação em público, estar em um grupo de pessoas pouco conhecidas, abordar pessoas do sexo oposto, conversar com pessoas que representem autoridade, além de, entre outros, comer ou escrever quando outras pessoas estão observando. A exposição à situação social provoca, quase que invariavelmente, uma resposta imediata de ansiedade, que algumas vezes pode assumir a forma de um ataque de pânico. O indivíduo reconhece que esse medo é excessivo.

Em geral, também há a tentativa de evitar as situações temidas, ou elas são suportadas com grande sofrimento. O medo ou a ansiedade antecipatória quando se deparam com a situação social ou de desempenho interferem significativamente na rotina diária, no funcionamento ocupacional ou na vida social do indivíduo.

Transtorno de Ansiedade Generalizada

A característica essencial do TAG é a presença persistente de ansiedade ou preocupações excessivas ocorrendo quase todos os dias por um período de pelo menos 6 meses. As preocupações envolvem diversos eventos e atividades de vida. O indivíduo considera ser difícil controlar as preocupações. A ansiedade se acompanha de sintomas como inquietação, fatigabilidade, dificuldade para se concentrar e relaxar, irritabilidade, tensão muscular e perturbação do sono. Os indivíduos relatam sofrimento significativo e impacto dos sintomas no funcionamento social, ocupacional ou em outras áreas importantes.

Transtorno Obsessivo-Compulsivo

O TOC envolve obsessões ou compulsões recorrentes e suficientemente graves a ponto de consumirem tempo significativo ou de causarem sofrimento e prejuízo consideráveis. As obsessões são pensamentos, ideias, imagens, dúvidas ou impulsos persistentes, que são experimentados como intrusivos e inadequados. As compulsões são comportamentos repetitivos ou atos mentais cujo objetivo é prevenir ou reduzir a ansiedade, em vez de oferecer prazer ou gratificação. Na maioria dos casos, a pessoa se sente compelida a executar a compulsão para reduzir o sofrimento que acompanha uma obsessão ou para evitar algum evento ou situação temidos.

Transtorno do Estresse Pós-Traumático

A característica essencial do TEPT é o desenvolvimento de sintomas específicos após a exposição pessoal a um estressor traumático externo. Essa experiência envolve ter vivenciado ou testemunhado evento em que tenha acontecido (ou tenha havido a ameaça de acontecer) morte ou ferimento grave ou mesmo ameaça à integridade física. A resposta ao evento deve envolver medo intenso, sentimento de impotência ou horror. Caracteristicamente aparecem, então, sintomas de revivência persistente do evento traumático, esquiva de estímulos associados com o trauma, embotamento da responsividade geral e excitação aumentada. O quadro sintomatológico completo dura mais de 1 mês e a perturbação causa sofrimento ou prejuízos significativos.

Os eventos traumáticos vivenciados diretamente incluem, mas não se limitam a, combate militar, agressão pessoal violenta (ataque sexual, assalto à mão armada, roubo), sequestro, ser tomado como refém, torturas, desastres naturais ou causados pelo homem, acidentes automobilísticos graves ou receber diagnóstico de uma doença que traz risco à vida.

EXAMES A SEREM SOLICITADOS

Alguns exames listados no Quadro 61.1 poderão ser solicitados para avaliação da possibilidade de alguma doença clínica estar explicando aqueles sintomas ou no intuito de checar como estão as funções básicas do organismo para distribuir, metabolizar e eliminar adequadamente a medicação que se planeja prescrever.

Em resumo, a Figura 61.1 expõe um fluxograma sugerido para situações de suspeita de transtornos ansiosos.

COMO TRATAR?

O tratamento dos transtornos ansiosos em geral é conduzido em regime ambulatorial e a condição, por si só, raramente impõe a necessidade de hospitalização. O tratamento dos transtornos ansiosos envolve abordagens psicológicas e farmacológicas. Uma psicoterapia bem conduzida, associada ao uso de medicações, aumenta a eficácia terapêutica e pode reduzir a dose e o tempo necessário da medicação, além de reduzir as taxas de recorrência do transtorno após a interrupção do tratamento.

O tratamento farmacológico geral pode ser com antidepressivo (geralmente os de forte ação serotoninérgica) e/ou com benzodiazepínicos. Os benzodiazepínicos são medicações de inquestionável eficácia no alívio da ansiedade. Eles atuam potencializando o efeito inibitório do neurotransmissor ácido γ-aminobutírico (GABA) no sistema nervoso central (SNC). Em geral, são recomendados no início do tratamento para alívio rápido dos sintomas, enquanto se aguarda uma ação mais substancial do antidepressivo. Seu uso continuado por mais

Quadro 61.1 Exames a serem solicitados em casos de síndromes ansiosas

Screening de rotina	Bioquímica sérica, incluindo provas de função renal e hepática, glicemia de jejum, albumina. TSH e T4 livre. Avaliação cardiológica (verificar necessidade de realizar Holter, teste de esforço e ecocardiograma)
Considerar outros exames a partir de suspeita clínica	Avaliação respiratória (verificar necessidade de realizar radiografia de tórax e testes de função pulmonar para descartar possibilidade de doença pulmonar obstrutiva crônica). Metanefrinas, ácido vanilmandélico e porfirinas na urina de 24h. Gasometria. Ressonância nuclear magnética de encéfalo com contraste. Eletroencefalografia

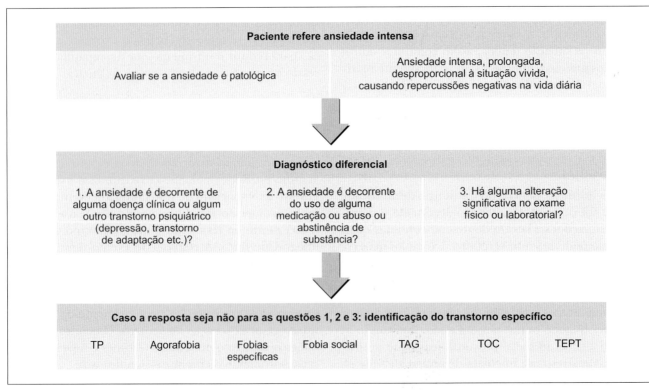

Figura 61.1 Roteiro a ser seguido em casos de ansiedade patológica.

do que algumas semanas deve ser evitado, devido ao risco de dependência, tolerância e síndrome de abstinência. São recomendados para tratamento a longo prazo apenas em pacientes que não toleraram ou não tiveram remissão com antidepressivos. Os benzodiazepínicos variam quanto ao tempo para início da ação e quanto à meia-vida. Os fármacos com meia-vida curta mais frequentemente causam ansiedade de rebote e sintomas de abstinência, quando descontinuados abruptamente. Efeitos colaterais mais comuns são sedação, sonolência, ataxia, dependência e síndrome de abstinência. Cuidado especial deve ser tomado com o uso em idosos, já que podem provocar lentificação cognitiva e aumentar o risco de quedas. Os benzodiazepínicos de meia-vida mais curta (alprazolam e lorazepam) são preferíveis em idosos.

Ao se iniciar um benzodiazepínico, os pacientes devem ser alertados para que tenham cuidado ao dirigir veículos ou operar máquinas (os reflexos ficam diminuídos) e para evitar o uso associado com álcool (os benzodiazepínicos potencializam os efeitos do álcool). Uma diminuição gradual da dose deve ser realizada antes da suspensão da medicação. A descontinuação abrupta do medicamento pode causar desde leve irritabilidade e insônia até um conjunto de sintomas mais importantes, que inclui cãibras musculares, cólicas abdominais, vômitos, sudorese, tremores e convulsões.

A desregulação do sistema serotoninérgico tem papel central na etiologia dos transtornos ansiosos, por isso os antidepressivos mostram-se eficazes no tratamento. Os antidepressivos podem ser classificados de acordo com seu mecanismo de ação em: inibidores seletivos da recaptação da serotonina (ISRS), antidepressivos tricíclos (ADT), inibidores da recaptação de serotonina e noradrenalina (IRSN) e inibidores da monoaminoxidase (IMAO).

Os antidepressivos com ação mais serotoninérgica, sobretudo os ISRS, são atualmente os mais utilizados no tratamento dos transtornos de ansiedade. Os ISRS têm um perfil mais favorável de efeitos colaterais, são mais seguros em caso de superdosagem, geralmente não têm custo elevado e permitem uma única administração diária. Os efeitos colaterais mais comuns dessa classe de medicações são diminuição do apetite, náusea, vômitos, diarreia e disfunções sexuais (diminuição da libido e da excitação, além de retardo ejaculatório e anorgasmia). Os pacientes devem ser orientados quanto ao tempo necessário para que se percebam mais nitidamente seus efeitos: cerca de 2 a 3 semanas.

Os ADT atuam inibindo a recaptação de noradrenalina e serotonina. Também têm ação importante sobre receptores colinérgicos, α-1-adrenérgicos e histamínicos H_1, o que pode levar a alguns efeitos colaterais. Como consequência, sua ação anticolinérgica pode provocar boca seca, visão borrada, taquicardia, constipação intestinal, retenção urinária e alterações de memória. O efeito anti-histamínico pode levar à sedação e ao ganho de peso. O bloqueio α-adrenérgico pode gerar hipotensão postural, tonturas e taquicardia reflexa. Em altas doses, os tricíclicos podem ter importantes efeitos na condução cardíaca, por isso devem ser usados com muita cautela em cardiopatas. Os ADT podem diminuir o limiar convulsivo. Entre os tricíclicos, a nortriptilina tem menor efeito de hipotensão ortostática e efeitos cardiovasculares, contudo, como é uma medicação mais noradrenérgica, acaba não sendo indicada na maioria dos casos de transtornos ansiosos.

Os IRSN, assim como os ADT, inibem a recaptação de noradrenalina e serotonina mas, por serem mais seletivos, têm um perfil de efeitos colaterais bem mais favorável.

Os IMAO atuam inibindo a enzima monoaminoxidase, seja de modo reversível ou irreversível. Atualmente são pouco utilizados, pois podem causar eventos adversos como síndrome serotoninérgica e crises hipertensivas graves na interação com algumas outras medicações e, até mesmo, alguns alimentos.

Outras alternativas de tratamento envolvem a buspirona, antipsicóticos atípicos, estabilizadores do humor e propranolol. A buspirona é um ansiolítico não benzodiazepínico cujos efeitos iniciais só aparecem com 1 a 2 semanas de uso, e um efeito nítido pode demorar de 4 a 6 semanas para ser observado. Essa medicação não tem uma posologia confortável por ter meia-vida curta: é necessário administração de comprimidos de 5 ou 10mg três vezes ao dia.

Nos Quadros 61.2 a 61.5 estão listadas as medicações mais comumente utilizadas para o tratamento dos transtornos de ansiedade com suas respectivas doses. O Quadro 61.6 mostra as peculiaridades do tratamento para cada um dos transtornos.

COMO ACOMPANHAR?

O tratamento medicamentoso inclui uma fase aguda e outra de manutenção. O objetivo da fase aguda é a diminuição considerável dos sintomas e, se possível, sua remissão. Habitualmente, dura de 4 a 12 semanas. Quanto à fase de manutenção, seu objetivo é evitar recaídas. Sua duração depende do transtorno ansioso diagnosticado. A escolha do esquema terapêutico inicial vai depender de fatores como o tipo de transtorno de ansiedade, os custos da medicação, a resposta a tratamentos prévios que o paciente possa ter feito, o potencial de interferência dos efeitos colaterais em doenças clínicas concomitantes e o potencial de interação medicamentosa.

Quadro 61.2 Benzodiazepínicos mais utilizados para tratamento dos transtornos de ansiedade

Medicação	Apresentação comercial	Doses habituais	Pico plasmático (horas)	Meia-vida de eliminação (horas)
Alprazolam	Comp 0,25, 0,5, 1,0 e 2,0mg Comp liberação prolongada (XR) 0,5, 1,0 e 2,0mg	0,5 a 4mg/dia em doses divididas em 3×/dia. Se for apresentação XR: 1 ou 2×/dia	1 a 2	8 a 25
Bromazepam	Comp 3 e 6mg	3 a 18mg/dia	1 a 3	20 a 30
Clonazepam	Comp 0,25, 0,5 e 2mg Sol. oral 2,5mg/mL (1 gota = 0,1mg)	0,5 a 6mg/dia	1 a 2	18 a 54
Cloxazolam	Comp 1, 2 e 4mg	2 a 6mg	2 a 3	50 a 120
Diazepam	Comp 5 e 10mg	5 a 60mg	0,5 a 1	20 a 80 (o metabólito desmetildiazepam 35 a 200)
Lorazepam	Comp 2mg	2 a 6mg	2	10 a 20

Quadro 61.3 Inibidores seletivos da recaptura de serotonina

Medicação	Apresentação comercial	Dose inicial	Dose habitual	Efeitos colaterais mais frequentes*
Citalopram	Comp 20mg	20mg	20 a 60mg	Náusea
Escitalopram	Comp 10, 15 e 20mg Sol. oral (gotas) 20mg/mL	10mg	10 a 20mg	Náusea
Fluoxetina	Cáp 20mg Sol. oral 20mg/mL	20mg	20 a 60mg	Insônia, cefaleia, nervosismo, náusea, diarreia, perda de apetite, tontura, tremor
Fluvoxamina	Comp 100mg	50mg	100 a 300mg	Cefaleia, insônia ou sonolência, tontura, náusea, diarreia
Paroxetina	Comp 10, 15, 20, 25 e 40mg	20mg; no transtorno do pânico, iniciar com 10mg	20 a 50mg	Cefaleia, tontura, sonolência ou insônia, náusea, constipação ou diarreia
Sertralina	Comp 25, 50, 75 e 100mg	50mg; no transtorno do pânico, iniciar com 25mg	50 a 200mg	Cefaleia, tontura, sonolência ou insônia, náusea, constipação ou diarreia

* Frequência ≥ 10%, segundo Fuller MA, Sajatovic M. Psychotropic drug information handbok. 5. ed. Lexi-Comp's, 2004.

Quadro 61.4 Antidepressivos tricíclicos

Medicação	Apresentação comercial	Dose inicial	Dose habitual	Efeitos colaterais mais frequentes*
Amitriptilina	Comp 25 e 75mg	25 a 50mg	75 a 300mg	Disfunção sexual, ganho de peso, sedação, hipotensão ortostática, efeitos anticolinérgicos, alterações ECG, *delirium*, convulsões
Clomipramina	Comp 10, 25 e 75mg	25mg	75 a 250mg	Disfunção sexual, ganho de peso, sedação, hipotensão ortostática, efeitos anticolinérgicos, alterações ECG, *delirium*, convulsões
Imipramina	Comp 25 e 75mg	25mg	75 a 300mg	Disfunção sexual, ganho de peso, sedação, hipotensão ortostática, efeitos anticolinérgicos, alterações ECG, *delirium*, convulsões
Nortriptilina	Comp 25, 50 e 75mg	25 a 50mg	50 a 150mg	Disfunção sexual, ganho de peso, *delirium*, convulsões

* Frequência ≥ 10%, segundo Fuller MA, Sajatovic M. Psychotropic drug information handbok. 5. ed. Lexi-Comp's, 2004.

CAPÍTULO 61 Transtornos de Ansiedade

Quadro 61.5 Inibidores seletivos da recaptura de serotonina e noradrenalina

Medicação	Apresentação comercial	Dose inicial	Dose habitual	Efeitos colaterais mais frequentes*
Duloxetina	Comp 30 e 60mg	30 a 60mg	60 a 120mg	Cefaleia, sonolência, tontura, anorexia, boca seca, diarreia, náusea, constipação, astenia
Mirtazapina	Comp 30 e 45mg	30mg	15 a 45mg	Sonolência, aumento do colesterol, boca seca, aumento do apetite, ganho de peso, constipação
Venlafaxina	Comp 37,5 e 75mg	37,5 a 75mg	75 a 225mg	Fadiga, cefaleia, tontura, agitação, tremor, ganho de peso, alterações visuais
Desvenlafaxina	Comp 50 e 100mg	50mg	50 a 100mg	Náusea, boca seca, constipação, fadiga, tontura, insônia, hiperidrose**

*Frequência ≥ 10%, segundo Fuller MA, Sajatovic M. Psychotropic drug information handbok. 5. ed. Lexi-Comp's, 2004.
**A partir dos dados da monografia do produto.

Quadro 61.6 Particularidades no tratamento para cada transtorno de ansiedade

Transtorno de ansiedade	Tratamento recomendado
Transtorno do pânico	Antidepressivos serotoninérgicos (clomipramina, imipramina e ISRS) constituem a primeira linha de tratamento. Deve-se iniciar com doses baixas, já que eles podem aumentar a ansiedade e a frequência de crises de pânico na primeira semana. Os benzodiazepínicos de alta potência (alprazolam e clonazepam) podem ser utilizados nas primeiras semanas do tratamento, enquanto se aguarda efeito mais consistente do antidepressivo. Benzodiazepínicos também podem ser utilizados durante todo o tempo de tratamento, caso os antidepressivos não tenham sido eficazes. Deve-se recomendar tratamento psicoterápico
Agorafobia	Psicoterapia cognitivo-comportamental é considerada a primeira linha de tratamento
Fobias específicas	Psicoterapia cognitivo-comportamental é considerada a primeira linha de tratamento. É baseada na exposição gradual e sistemática do paciente ao objeto fóbico, levando à dessensibilização. Alguns autores consideram que os benzodiazepínicos podem, nesses casos, dificultar o tratamento psicoterápico
Fobia social	Os ISRS são considerados opções de primeira linha. Venlafaxina, gabapentina e benzodiazepínicos de alta potência (alprazolam e clonazepam) também se mostram eficazes. Considera-se que os IMAO são o grupo de medicações mais eficazes, mas não são utilizados como primeira linha em virtude do perfil de segurança desfavorável. Betabloqueadores podem servir para aliviar sintomas físicos (taquicardia, tremores etc.) diante de situações sociais ansiogênicas. Deve-se recomendar psicoterapia cognitivo-comportamental (preferencialmente em grupo) e terapia de treinamento de habilidades sociais
Transtorno de ansiedade generalizada	As medicações antidepressivas com mais dados de eficácia são paroxetina, escitalopram, venlafaxina e imipramina. Sugere-se tentar inicialmente o tratamento com uma delas. Os benzodiazepínicos se mostram muito eficazes, mas há uma tendência de só serem prescritos quando os antidepressivos não se mostram úteis. Recomenda-se também encaminhar o paciente para psicoterapia
Transtorno obsessivo-compulsivo	Antidepressivos com forte ação serotoninérgica estão indicados (clomipramina ou ISRS). As doses utilizadas para o TOC são, em geral, maiores do que aquelas para depressão ou para outros transtornos ansiosos. O tempo para avaliação de eficácia também é maior no TOC. Nos casos de pacientes com *insight* pobre em relação a seus sintomas ou naqueles com tiques associados pode ser necessária a adição de antipsicótico. A psicoterapia cognitivo-comportamental mostra-se bastante útil
Transtorno do estresse pós-traumático	Os antidepressivos serotoninérgicos podem ser úteis nos sintomas de hiper-reatividade e de evitação. Os benzodiazepínicos minimizam a ansiedade, mas não atuam nos sintomas centrais do TEPT. Anticonvulsivantes podem melhorar os sintomas intrusivos e a hiper-reatividade. A prazosina, 15mg/dia, pode ser eficaz em casos refratários. Psicoterapia também está indicada

Na fase aguda, é importante que o paciente seja reavaliado a cada 1 ou 2 semanas. Nessas consultas procura-se: averiguar eventuais efeitos colaterais que possam limitar a continuidade do tratamento, checar a adesão do paciente e realizar ajustes de dose, caso seja necessário. Espera-se que alguma resposta seja encontrada após 4 semanas de tratamento, mas a remissão pode demorar de 8 a 12 semanas. Caso não haja resposta considerável e retorno da funcionalidade normal do paciente nesse período, sugere-se nova estratégia de tratamento farmacológico ou encaminhamento a um psiquiatra.

Após a remissão ou retomada da funcionalidade habitual do paciente, segue-se a fase de manutenção. Sugere-se que passada a fase aguda, a medicação seja mantida na mesma dose por mais 8 a 12 meses no transtorno do pânico, 12 meses no TAG e entre 12 e 24 meses em casos de fobia social, TOC e TEPT. O tratamento de manutenção pode ser mais prolongado em situações de persistência de sintomas residuais e de história pregressa de recorrências frequentes.

Ao término da fase de manutenção, os pacientes devem estar cientes de que há chance de recorrência do transtorno em alguma outra época da vida. É importante que ele saiba reconhecer os sintomas e que seja orientado a voltar ao tratamento caso perceba que esses sintomas estejam atrapalhando seu funcionamento habitual.

CONSIDERAÇÕES FINAIS

Um paciente acometido de transtorno de ansiedade apresenta alto grau de sofrimento individual, muitas vezes crônico. Os clínicos frequentemente se deparam com esse perfil de paciente em seus ambulatórios. Desse modo, podem ter a oportunidade de melhorar a qualidade de vida desse paciente por meio de tratamentos já sabidamente eficazes.

LEITURA RECOMENDADA

Bourgeois JA et al. The American Psychiatry Publishing board review guide for psychiatry. 1. ed., 2009.

Cordioli AV et al. Psicofármacos – consulta rápida. 2. ed. Artmed, 2003.

Fuller MA, Sajatovic M. Psychotropic drug information handbok. 5. ed. Lexi-Comp's 2004.

Hollander E, Simeon D. Transtornos de ansiedade. Artmed, 2004.

Sadock BJ, Sadock VA. Kaplan & Sadock's comprehensive textbook of psychiatry. 8. ed., 2005.

Swin RP et al. Clinical practices guideline: manegement of anxiety disorders. Canad J Psychiat 2006; 51(suppl 2):1s-90s.

CAPÍTULO 62

Depressão

Franco Junqueira • Daniel Kitner

INTRODUÇÃO

A depressão é uma condição médica comum, crônica e recorrente. Estima-se que 16% da população geral sofrerá de depressão em algum momento durante a vida. A prevalência anual de depressão na população em geral varia entre 3% e 11%, sendo estimada em 10% nos pacientes de cuidados primários em saúde e alcançando 33% em pacientes internados por qualquer doença física. Em populações específicas, como a de pacientes com câncer, pode atingir 47%. A depressão é até três vezes mais comum em mulheres do que em homens. Aproximadamente 80% dos indivíduos que receberam tratamento para um episódio depressivo terão um segundo episódio depressivo ao longo de suas vidas.

A depressão está frequentemente associada à incapacitação funcional e ao comprometimento da saúde física. Os pacientes deprimidos apresentam limitação de sua atividade e bem-estar, além de maior utilização dos serviços de saúde. Nos anos 1990, a depressão foi estimada como a quarta causa específica de incapacitação a partir de uma escala global para comparação de várias doenças. A previsão para o ano 2020 é a de que será a segunda causa em países desenvolvidos e a primeira em países em desenvolvimento. Quando comparada às principais condições médicas crônicas, a depressão só tem equivalência, em termos de incapacitação, às doenças isquêmicas cardíacas graves. No entanto, a depressão é subdiagnosticada e subtratada. Em torno de 50% a 60% dos casos da doença não são detectados pelo médico clínico. Muitas vezes, os pacientes com sintomatologia depressiva também não recebem tratamentos suficientemente adequados e específicos. A morbimortalidade associada à doença pode ser em boa parte prevenida (em torno de 70%) com o tratamento correto.

Os serviços de atenção primária constituem a linha de frente no diagnóstico desse transtorno mental comum. Cerca de 5% a 9% dos pacientes atendidos em centros de atenção primária são diagnosticados com depressão maior anualmente. Uma quantidade ainda maior de pacientes tem uma depressão mascarada, muitas vezes por alguma condição física secundária ao transtorno. Estima-se que menos de 10% dos pacientes que sofrem da depressão maior recebam uma dose terapêutica de medicação.

COMO INVESTIGAR?

Os motivos para o subdiagnóstico advêm de fatores relacionados com os pacientes e os médicos. Os pacientes podem ter preconceito em relação ao diagnóstico de depressão e descrença quanto ao tratamento. Os fatores relacionados com os médicos incluem falta de treinamento, falta de tempo para ouvir o paciente durante a consulta, descrença em relação à efetividade do tratamento, reconhecimento apenas dos sintomas físicos da depressão e identificação dos sintomas de depressão como uma reação "compreensível".

Os modernos sistemas classificatórios em psiquiatria operacionalizaram o diagnóstico de depressão, facilitando seu reconhecimento e a comunicação entre profissionais (Quadro 62.1). No Quadro 62.2 são apresentadas algumas perguntas que podem melhorar a detecção dos casos de depressão pelo médico não psiquiatra.

Os dois mais importantes transtornos depressivos são a depressão maior (DM) e a distimia. A característica essencial da DM, segundo o DSM-IV, é a ocorrência de um ou mais episódios depressivos maiores. Ademais, a DM é definida como períodos que duram ao menos 2 semanas, caracterizados obrigatoriamente por humor depressivo (a maior parte do dia, quase todos os dias) e/ou marcada diminuição do interesse ou prazer em todas ou na maioria das atividades e que alteram o funcionamento prévio do indivíduo. Durante as mesmas 2 semanas, deve haver ao menos cinco dos seguintes sintomas: (1) perda de peso significativa, quando não em decorrência de dieta, ou ganho de peso (p. ex., mudança de mais de 5% do peso corporal em 1 mês), ou aumento ou diminuição do apetite quase todos os dias; (2) insônia ou hipersonia quase todos os dias; (3) agitação ou retardo psicomotor quase todos os dias; (4) fadiga ou perda de energia quase todos os dias; (5) sentimentos de desesperança ou excessivo ou inapropriado sentimento de culpa quase todos os dias (não meramente autorreprovação ou culpa por estar doente); (6) diminuição da concentração ou habilidade de pensar, ou dificuldade de tomar decisões, quase todos os dias; (7) pensamentos recorrentes de morte, ideação suicida recorrente sem planejamento específico, ou tentativa de suicídio ou plano específico para cometer o suicídio.

A distimia é um transtorno depressivo crônico com menor intensidade de sintomas, presente por pelo menos 2 anos com períodos ocasionais e curtos de bem-estar. Além do humor depressivo, devem estar presentes até três dos seguintes sintomas: (1) redução de energia; (2) insônia; (3) diminuição da autoconfiança; (4) dificuldade de concentração; (5) choro; (6) diminuição do interesse sexual e em outras atividades prazerosas; (7) sentimento de desesperança e desamparo; (8) inabilidade de lidar com responsabilidades do dia a dia; (9) pessimismo em relação ao futuro; (10) retraimento social; (11) redução de energia, e (12) diminuição do discurso.

APRESENTAÇÃO NA PRÁTICA CLÍNICA

A depressão é normalmente diagnosticada com base nos sinais e sintomas apresentados pelo paciente. Existe uma variedade ampla de apresentações possíveis na prática clínica, e deve ser entendida sempre em um contexto biopsicossocial. O pico de prevalência da doença encontra-se entre 15 e 45 anos de idade.

Aproximadamente dois terços dos pacientes que procuram atendimento médico em serviços primários de saúde com depressão queixam-se exclusivamente de sintomas físicos. A habilidade para detectar reações emocionais e o treinamento em comunicação, com ênfase na relação médico-paciente, podem aumentar a detecção e melhorar o manejo da depressão em serviços primários de saúde.

Recomenda-se a utilização, como rotina, do questionário de duas questões (Quadro 62.1) para casos suspeitos de depressão. Vale salientar que a investigação não se encerra com esse teste, considerado de rastreio para casos suspeitos, não sendo, portanto, suficiente para o diagnóstico da entidade. A investigação deve levar em conta os critérios vistos para DM e distimia, segundo a CID-10 (Quadro 62.2) e/ou a DSM-IV (ver anteriormente).

Deve-se ainda levar em consideração a existência de grupos de alto risco para a depressão, levando em conta as características clínicas pessoais e apresentação dos sintomas (Quadro 62.3).

Muitos pacientes diagnosticados com depressão sentem-se ansiosos, cronicamente nervosos, insones, com

Quadro 62.1 Perguntas para rastreamento da depressão

Teste de 2 questões

1. Durante o último mês você se sentiu incomodado por estar para baixo, deprimido ou sem esperança?
2. Durante o último mês você se sentiu incomodado por ter pouco interesse ou prazer para fazer as coisas?

Sim para as duas questões: sensibilidade = 96%; especificidade = 57%

Escala de Goldberg para detecção de depressão

1. Você vem tendo pouca energia?
2. Você vem tendo perda de interesses?
3. Você vem tendo perda de confiança em si próprio?
4. Você tem se sentido sem esperança?
   (Se sim para qualquer uma, continue...)
5. Você vem tendo dificuldade para concentrar-se?
6. Você vem tendo perda de peso? (devido a pouco apetite)
7. Você tem acordado cedo?
8. Você vem se sentindo mais devagar?
9. Você tende a se sentir pior de manhã?

Sim para 3 ou mais: sensibilidade = 85%; especificidade = 90%

Baseado em Anderson IM, Nutt DJ, Deakin JF. Evidence-based guidelines for treating depressive disorders with antidepressants: a revision of the 1993 British Association for Psychopharmacology guidelines. British Association for Psychopharmacology. J Psychopharmacol 2000; 14(1):3-20.

Quadro 62.2 Critérios diagnósticos de episódio depressivo segundo a CID-10

Sintomas fundamentais

1. Humor deprimido
2. Perda de interesse
3. Fatigabilidade

Sintomas acessórios

1. Concentração e atenção reduzidas
2. Autoestima e autoconfiança reduzidas
3. Ideias de culpa e inutilidade
4. Visões desoladas e pessimistas do futuro
5. Ideias ou atos autolesivos ou suicídio
6. Sono perturbado
7. Apetite diminuído

Episódio leve: 2 fundamentais + 2 sintomas acessórios
Episódio moderado: 2 fundamentais + 3 a 4 sintomas
Episódio grave: 3 fundamentais + > 4 sintomas acessórios

Baseado em World Health Organization. Classificação de transtornos mentais e de comportamento da CID-10: descrições clínicas e diretrizes diagnósticas. Genebra: WHO, 1993.

Quadro 62.3 Grupos de alto risco e apresentação sintomática da DM

Grupos de alto risco	Apresentação clínica de alto risco
História pessoal de depressão	Sintomas físicos inexplicáveis
História familiar de depressão	Dor, incluindo dor crônica
Adversidades psicossociais	Fadiga
Usuários contumazes do sistema de saúde	Insônia
Condições médicas crônicas (especialmente doenças cardiovasculares, diabetes, dor crônica e desordens neurológicas), outras condições psiquiátricas, períodos de mudanças hormonais (p. ex., pós-parto)	Ansiedade Uso abusivo de substância

Baseado em Patten SB et al. Journal of Affective Disorders, 2009.

pensamentos intrusivos recorrentes, agitados e inquietos, assim como extremamente cansados e fracos. Muitos dos que sofrem de depressão reconhecem primeiro esses sintomas desconfortáveis e a ansiedade e não pensam em si próprios como "tristes". Em adição, pacientes que são depressivos referem sintomas físicos, como dor crônica, fadiga, fraqueza física, dores de cabeça ou problemas alimentares. Mais de 50% dos depressivos podem se apresentar desta maneira.

Muitos pacientes podem não reclamar de tristeza porque os sinais físicos mascaram o problema emocional.

Quadro 62.4 Escalas para avaliação da gravidade da depressão e mensuração da resposta ao tratamento

Escala	Número de itens
Escala de Depressão de Hamilton	21
Inventário de Depressão de Beck	21
CES-D	20
MADRS	10

Os sinais mais comuns apresentados por pacientes com depressão são os seguintes:

1. Humor deprimido ou capacidade reduzida de expressar afetos.
2. Perda de interesse em atividades prazerosas (anedonia).
3. Mudanças significativas no padrão do sono.
4. Mudanças significativas no apetite.
5. Sentimento de agitação ou debilidade física.
6. Perda de energia.
7. Dificuldades de memória, atenção e concentração.
8. Ideação suicida ou apatia em relação à vida.

Os médicos devem investigar exaustivamente a presença desses sintomas, dando ênfase ao humor e sua alteração, lembrando que as alterações provocadas pela depressão prejudicam o funcionamento global do paciente, com prejuízos nas áreas de aprendizado, interação social, relacionamentos com a família, trabalho e autoestima.

A depressão pode se apresentar em diferentes contextos. O humor depressivo normalmente é o sintoma mais precoce do transtorno bipolar do humor, uma condição que envolve mudanças do humor, entre a mania e a depressão. A depressão pós-parto pode ocorrer até 1 ano após o nascimento da criança, e afeta uma em cada 10 puérperas. A disforia pré-menstrual também é uma condição com episódios de depressão.

O diagnóstico de depressão em idosos é ainda mais difícil, e deve ser distinguido de demência e *delirium*. Muitos idosos com depressão sofrem de alterações cognitivas que podem se assemelhar à demência (pseudodemência). Com frequência, idosos com depressão apresentam perda de memória, desorientação e falta de concentração. O paciente pode não relatar o sintoma típico de depressão, como humor deprimido. Os membros da família podem achar que a perda de memória é consequência natural do envelhecimento. Contudo, o idoso depressivo preocupa-se com a perda de memória e as alterações cognitivas, enquanto o dementado é, muitas vezes, apático. A avaliação cuidadosa da depressão em idosos é vital,

Quadro 62.5 Fases do tratamento da depressão

Fase do tratamento	Duração	Objetivo	Atividades
Agudo	8 a 12 semanas	Remissão de sintomas Restaurar função	Estabelecimento de aliança terapêutica Psicoeducação Selecionar e usar terapêutica(s) Monitorizar progresso
Manutenção	6 a 24 meses	Retorno a completa função e qualidade de vida Prevenção de recaída	Psicoeducação Reabilitação Tratar comorbidades Monitoramento de recaída

Baseado em Patten SB et al. Journal of Affective Disorders, 2009.

uma vez que a pseudodemência é reversível com o uso de antidepressivos. O *delirium*, uma condição aguda e temporária de dano cognitivo, também é reversível. Nessa situação, há marcado déficit de atenção, que se desenvolve no intervalo de horas ou poucos dias. Apesar da multiplicidade de fatores causadores e precipitantes do *delirium*, devem ser sempre investigados: infecções ocultas (urinária, respiratória, úlceras cutâneas infectadas), alterações hidroeletrolíticas (desidratação, hiponatremia, hipercalcemia) e efeitos adversos de fármacos, particularmente aqueles com atividade neuropsicotrópica.

Um diagnóstico correto é o ponto de partida mais importante para o manejo clínico do paciente com depressão.

A avaliação física completa, além do questionamento acerca de comorbidades psiquiátricas e da condição psicossocial do paciente, deve ser realizada. Igualmente, a busca por informações acerca da resposta prévia a algum medicamento antidepressivo pode ser um bom guia para decisões sobre esquema farmacológico terapêutico. Os relatos dos informantes ou de prontuários médicos também são importantes em muitos casos. Os exames laboratoriais de rotina devem ser solicitados no intuito de descartar possíveis condições que cursam com sintomas depressivos, incluindo hipotireoidismo, infecções, anemia, diabetes e insuficiências hepática, renal e adrenal. Portanto, faz-se necessário solicitar hemograma completo, função renal e hepática, glicemia em jejum, hemoglobina glicosilada, função tireoidiana e outros exames julgados necessários.

COMO TRATAR?

O tratamento da depressão pode ser dividido em duas fases: o tratamento agudo e o de manutenção. O propósito do tratamento agudo é eliminar sintomas de depressão e restaurar o funcionamento psicossocial. Os propósitos do tratamento de manutenção são assegurar o retorno ao funcionamento basal, promover qualidade de vida e prevenir a recorrência dos sintomas.

PRINCÍPIOS GERAIS DO TRATAMENTO

O Quadro 62.6 resume os princípios gerais para o tratamento farmacológico da depressão. A aderência merece atenção especial, uma vez que a descontinuação precoce de antidepressivos é alta. Embora a maioria dos autores e diretrizes recomende um mínimo de duração do tratamento antidepressivo entre 6 e 12 meses, aproximadamente 30% dos pacientes descontinuam a medicação nos primeiros 30 dias e mais de 40% a descontinuam nos primeiros 90 dias. As razões principais apontadas como motivo para descontinuação precoce são a falta de resposta, o estigma associado às doenças mentais e os efeitos colaterais. A psicoeducação é uma aliada importante na manutenção do tratamento, ensinando ao paciente tópicos de sua doença e do tratamento.

Quadro 62.6 Princípios do manejo farmacoterápico

Recomendações
Uma avaliação minuciosa do diagnóstico deve ser realizada, com específica atenção a risco de suicídio, presença de comorbidades, uso de medicações concomitantes
Quando for clinicamente indicada, uma avaliação laboratorial deve ser realizada, incluindo testes de função hepática e avaliação metabólica
O uso de antidepressivos deve ser acompanhado pelo clínico, incluindo a educação do paciente e a atenção aos problemas de aderência
Os pacientes devem ser cuidadosamente monitorizados a cada 1 a 2 semanas no início da farmacoterapia, pois esse é o período de maior risco. Dependendo da gravidade e da resposta, o acompanhamento pode ser reduzido para visitas a cada 2 a 4 semanas ou mais
Acompanhamento deve incluir o uso rotineiro de escalas para avaliar o resultado do tratamento
A seleção de um antidepressivo deve ser individualizada com base em fatores clínicos, incluindo perfil de sintomas, comorbidade, perfil de tolerabilidade, resposta anterior, possíveis interações medicamentosas, a preferência do paciente e o custo

Baseado em Patten SB et al. Journal of Affective Disorders, 2009.

Os inibidores seletivos da recaptura da serotonina (ISRS), os inibidores da recaptura de serotonina e noradrenalina (IRSN), a mirtazapina e a agomelatina constituem a primeira linha de tratamento, em razão de sua segurança e tolerabilidade, quando comparados com medicações mais antigas, como os antidepressivos tricíclicos (ADT) e os inibidores da monoaminoxidase (IMAO). As revisões sistemáticas publicadas até o momento não encontraram diferenças significativas de tolerabilidade e eficácia entre os vários agentes antidepressivos ditos de segunda geração (ISRS, IRSN, mirtazapina e agomelatina).

Os ADT são considerados antidepressivos de segunda linha no tratamento de depressão em virtude das menores tolerabilidade e segurança, sendo os IMAO recomendados como terceira linha, devido às mesmas razões. A trazodona também é considerada de segunda linha por causa dos efeitos sedativos importantes nas doses terapêuticas. O antipsicótico de segunda geração quetiapina é considerado um antidepressivo eficaz. Contudo, devido ao perfil de tolerabilidade e à falta de comparação com outros antidepressivos, é considerado de segunda linha.

Em linhas gerais, a escolha da medicação de primeira linha para o tratamento da depressão depende da avaliação individual e da consideração de fatores clínicos, incluindo tolerabilidade, preferência do paciente, existência de contraindicações específicas e custo.

Capítulo 62 Depressão

Quadro 62.7 Informações sobre antidepressivos

Antidepressivo	Mecanismo	Variação da dose terapêutica
Primeira linha		
Agomelatina	Agonista MT_1 e MT_2; antagonista $5HT_2$	25 a 50mg
Bupropiona	IRND	150 a 300mg
Citalopram	ISRS	20 a 60mg
Desvenlafaxina	IRSN	50 a 100mg
Duloxetina	IRSN	60 a 120mg
Escitalopram	IARS	10 a 20mg
Fluoxetina	ISRS	20 a 80mg
Fluvoxamina	ISRS	100 a 300mg
Mianserina	Agonista α_2-adrenérgico; antagonista $5HT_2$	60 a 120mg
Mirtazapina	Agonista α_2-adrenérgico; antagonista $5HT_2$	30 a 60mg
Paroxetina	ISRS	20 a 60mg
Sertralina	ISRS	50 a 200mg
Venlafaxina	IRSN	75 a 375mg
Segunda linha		
Amitriptilina, clomipramina e outros	ADT	Variado
Trazodona	Inibidor da recaptura de serotonina; antagonista $5HT_2$	150 a 300mg
Quetiapina	Antipsicótico atípico	150 a 300mg
Selegilina transdérmica	Inibidor irreversível da MAO-B	6 a 12mg
Terceira linha		
Fenelzina	Inibidor irreversível da MAO-B	45 a 90mg
Tranilcipromina		30 a 60mg

5-HT: 5-hidroxitriptamina (serotonina); IARS: inibidor alostérico da recaptura de serotonina; MAO: monoaminoxidase; MT: melatonina; IRSN: inibidor da recaptura de serotonina e noradrenalina; ISRS: inibidor seletivo da recaptura de serotonina; ADT: antidepressivo tricíclico.
Adaptado de Patten SB et al. Journal of Affective Disorders, 2009.

Os antidepressivos agem mediante a manipulação da neurotransmissão de monoaminas (serotonina, dopamina e noradrenalina) nas sinapses cerebrais. A maioria dos agentes amplifica a presença dessas substâncias nas sinapses, inibindo sua recaptura. Alguns agentes afetam a neurotransmissão dopaminérgica, inibindo sua recaptação. Os ISRS inibem a recaptura de serotonina nas sinapses. Os IRSN têm ação dual e podem inibir a recaptura de ambas, serotonina e noradrenalina.

Na fase aguda do tratamento, a meta é induzir a remissão de sintomas. Os antidepressivos, em geral, exigem de 2 a 4 semanas após o início de seu uso para que o paciente perceba mudanças favoráveis do humor. Nesse período, o suporte psicológico e a psicoeducação são importantes para que o paciente não abandone o tratamento. O paciente e os familiares devem ser entrevistados para avaliação do curso dos sintomas nessa fase aguda da terapia farmacológica. A dose terapêutica da medicação varia de acordo com a necessidade do paciente. Para o efeito terapêutico ideal, a dose da medicação deve ser aumentada gradualmente, de acordo com o relato do paciente quanto à resposta ao tratamento. Esse aumento gradual na dosagem usualmente exige mais de 2 a 4 semanas entre cada incremento de dose. Os pacientes ambulatoriais sob risco de suicídio não devem ficar de posse de grandes quantidades de medicação, principalmente as que têm um potencial letal em superdosagem.

O uso dos antidepressivos em idosos exige atenção especial. Nessa população, são considerados fármacos de escolha, na ausência de indicações ou contraindicações específicas, a sertralina, o citalopram e o escitalopram. Os três fármacos são ISRS. O tratamento deve ser sempre iniciado com as menores doses comercialmente disponíveis, progredindo-se cautelosamente a dose nas semanas seguintes. Um dos principais erros na terapia farmacológica de idosos deprimidos é a não utilização de doses terapêuticas.

Os pacientes devem ser questionados sobre os efeitos colaterais da medicação a cada visita e podem necessitar de troca do fármaco, caso experimentem efeitos adversos intoleráveis ou caso não haja resposta adequada passadas 4 a 6 semanas de uso contínuo da medicação em doses consideradas eficazes.

Com a falha na resposta, a troca do antidepressivo dever ser feita para outra classe de medicamento. Por exemplo, com a falha de um ISRS, usa-se como segunda alternativa um IRSN ou a mirtazapina. Alternativamente, pode-se prescrever um antidepressivo adicional de outra classe que complete a ação do primeiro antidepressivo (p. ex., a adição de nortriptilina, um ADT, à sertralina, um ISRS, sendo o primeiro um potente inibidor da recaptura de noradrenalina). Essa estratégia, no entanto, aumenta o risco de interação farmacológica e o aparecimento de novos efeitos adversos. Uma terceira opção no tratamento da fase aguda consiste na adição de um agente potencializador do antidepressivo. O lítio, por exemplo, pode potencializar o efeito do antidepressivo inicial. A lamotrigina é um agente potencializador para pacientes que tiveram resposta inadequada à fluoxetina. A modafinila é um agente potencializador para pacientes com fadiga e/ou sonolência excessiva. O metilfenidato pode ser outra opção, particularmente em associação com ISRS. Os hormônios tireoidianos, excepcionalmente, têm sido usados também como potencializadores para o tratamento antidepressivo, principalmente em mulheres, mesmo na ausência de disfunção da glândula tireoide. Os benzodiazepínicos são usados para pacientes com depressão associada a sintomas ansiosos ou com insônia importante, devendo ser evitados em idosos ou pacientes com risco de uso abusivo, incluindo alcoolistas e dependentes de drogas. Em pacientes com depressão e sintomas psicóticos, como delírios e alucinações, a adição de um antipsicótico deve ser instituída precocemente, sendo este retirado assim que os sintomas psicóticos cederem.

Para os pacientes cujos sintomas remitem após terem alcançado uma dose terapêutica, a continuação do tratamento usualmente se prolonga por 6 a 12 meses. A descontinuação precoce está associada a risco de recaída de aproximadamente 77%, quando comparada ao uso continuado. A manutenção do tratamento além dos 12 meses e até os 36 meses reduz sobremaneira o risco de recaída da depressão. A duração da manutenção do tratamento varia de paciente para paciente e depende da história da doença. Alguns pacientes necessitam usar antidepressivos por períodos prolongados ou, até mesmo, por tempo indeterminado, principalmente em casos de depressão recorrente.

Antidepressivos por classes

Inibidores seletivos da recaptura de serotonina (ISRS)

São considerados fármacos de primeira linha no tratamento da depressão para a grande maioria dos pacientes, incluindo idosos. Seus representantes são fluoxetina, paroxetina, sertralina, citalopram, escitalopram e fluvoxamina. Atuam inibindo a recaptura de serotonina em receptores pré e pós-sinápticos. Os efeitos colaterais importantes são incomuns, ao passos que os efeitos leves, embora mais prevalentes, usualmente desaparecem com o tempo. Os mais comuns incluem agitação psicomotora, inquietação, ansiedade, insônia, cefaleia e disfunção sexual, principalmente o retardo da ejaculação em homens e a redução de libido em mulheres. A ação serotoninérgica pode também causar náuseas, vômitos, sudorese, diarreia e cólicas abdominais. Os ISRS têm baixa letalidade em superdoses.

Inibidores da recaptura de serotonina e noradrenalina (IRSN)

Também considerados fármacos de primeira linha no tratamento de depressão, agem inibindo a recaptura tanto de serotonina como de noradrenalina nas sinapses cerebrais. Em idosos, são usualmente utilizados quando da ausência de resposta aos ISRS. Seus representantes são venlafaxina, desvenlafaxina e duloxetina. A duloxetina tem mostrado especial resposta também na terapia da fibromialgia e da neuropatia periférica diabética.

Bupropiona

Antidepressivo que inibe a recaptura de noradrenalina e dopamina, apresenta poucos ou nenhum efeito sobre o sistema serotoninérgico. É contraindicado em pacientes com transtornos convulsivos ou sob risco de convulsão. O uso de altas doses (> 450mg/dia) aumenta a suscetibilidade para o desenvolvimento de convulsões. Consiste em alternativa para os pacientes que não respondem aos ISRS. Também pode ser utilizado em associação a estes, particularmente nos pacientes com fadiga e hipoatividade importantes.

Inibidores da recaptura de noradrenalina (IRN)

A nortriptilina, a maprotilina e a desipramina são medicações tricíclicas que atuam inibindo a recaptura de noradrenalina nas sinapses. Têm efeitos colaterais anticolinérgicos que incluem boca seca, sedação, visão turva, dificuldades de concentração, constipação intestinal e retenção urinária. Podem precipitar arritmias cardíacas. Há potencial de letalidade em caso de *overdose*.

Outros antidepressivos tricíclicos (ADT) e inibidores da monoaminoxidase (IMAO)

Os ADT incluem amitriptilina, clomipramina e imipramina. Os IMAO são a fenelzina, a tranilcipromina, a isocarboxazida e a selegilina. Os ADT são ainda hoje usados como primeira linha para tratamento de depressão, especialmente em pacientes internados com depressões graves. Têm potencial letal em superdosagens e sérios riscos de causar distúrbios na condução cardíaca, e por isso seu uso tem sido abandonado na rotina como primeira linha para pacientes ambulatoriais. Os IMAO, em virtude das restrições dietéticas que o paciente é obrigado a seguir, têm sido usados em casos de não resposta a outras classes de medicamentos, como terceira ou quarta linha.

Outros agentes

A mirtazapina, um antidepressivo que aumenta a neurotransmissão tanto de serotonina como de noradrenalina, tem se mostrado eficaz tanto em depressões moderadas como graves, para pacientes ambulatoriais ou internados. Seus efeitos colaterais mais comuns incluem sedação e ganho de peso. Em algumas situações, particularmente em idosos deprimidos, com baixo peso e insones, os efeitos adversos da mirtazapina podem ser usados a favor do paciente. A trazodona aumenta a neurotransmissão de serotonina. Por seu perfil sedativo, é igualmente útil em depressões com quadro de insônia concomitante.

A agomelatina é um novo agente antidepressivo, com mecanismo de ação diferente dos antidepressivos até então existentes. Trata-se de um potente agonista dos receptores de melatonina e antagonista dos receptores de serotonina. Tem se mostrado eficaz em pacientes com depressão e alterações do ciclo sono-vigília, principalmente insônia, e em pacientes com depressão grave.

ELETROCONVULSOTERAPIA (ECT)

A ECT consiste no tratamento antidepressivo disponível mais eficaz. No entanto, não é usado como tratamento inicial para depressão em função de seus efeitos colaterais, particularmente amnésia transitória, além da necessidade de anestesia geral e do estigma social a ela associado. A proporção de pacientes com depressão maior que respondem à ECT situa-se entre 80% e 90%. A ECT pode ser efetiva na metade dos pacientes com depressão maior que não responderam a medicamentos antidepressivos. Pode ser usada com segurança como opção em pacientes gestantes no primeiro trimestre da gestação, período em que as medicações devem ser evitadas.

As estratégias utilizadas quando um paciente não responde ao tratamento com medicamento antidepressivo consistem em: (a) aumento de dose, (b) potencialização, (c) associação de antidepressivos, (d) troca de antidepressivo, (e) eletroconvulsoterapia ou (f) associação com psicoterapia.

Existem evidências limitadas sobre qual estratégia seria a melhor alternativa quando da não resposta a um tratamento inicial proposto.

COMO ACOMPANHAR?

Por ser um transtorno crônico e com alta frequência de recorrência, os pacientes com depressão necessitam de avaliações periódicas e cuidadosas. A realização de entrevistas semanais no início do tratamento associa-se a maior adesão e melhores resultados em curto prazo. A necessidade da monitorização de resposta, efeitos colaterais, adesão a tratamento e risco de suicídio também reforçam a frequência semanal como a recomendável na fase inicial do tratamento.

O planejamento de um tratamento antidepressivo envolve as fases aguda e de manutenção, cada uma com objetivos específicos. Um terço dos pacientes com episódio depressivo e remissão inicial recai no primeiro ano. Os índices de recaída são estimados em até 24% nos primeiros 2 meses, 44% aos 4 meses, 50% aos 6 meses e 54% aos 12 meses. A dose efetiva do tratamento de manutenção é a mesma do tratamento agudo. Estudos naturalísticos mostram que, quando a dose do tratamento de continuação foi igual à do tratamento agudo, houve menos recaída em relação ao grupo que reduziu a dose. As taxas mais altas de recorrência são encontradas em pacientes cujo tratamento de manutenção foi realizado com a metade da dose do tratamento agudo nos 2 a 3 anos seguintes.

O tratamento de manutenção reduz a taxa de recorrência em pacientes que têm três ou mais episódios nos últimos 5 anos. Em estudos controlados envolvendo pacientes com episódios depressivos recorrentes, a manutenção de um medicamento antidepressivo previne a recorrência nos próximos 1 a 5 anos.

A suspensão abrupta de medicações antidepressivas está associada ao aparecimento de sintomas de descontinuação. Estudos controlados com ISRS e venlafaxina, estudos abertos e relatos de caso com tricíclicos e inibidores da MAO mostram que a suspensão abrupta do tratamento antidepressivo pode levar a sintomas de descontinuação, que ocorrem desde os primeiros dias até 3 semanas. Os antidepressivos têm pouco potencial para abuso e não há evidências de que as reações de descontinuação façam parte de uma síndrome de adição a antidepressivos.

QUANDO INTERNAR?

A hospitalização em psiquiatria normalmente leva em consideração a probabilidade de o paciente colocar sua vida ou a vida de outrem em risco. Em se tratando de depressão, a hospitalização normalmente é necessária nas seguintes condições:

- Quando o paciente revela intensa ideação suicida ou confessa já ter um plano específico de como dar fim à vida.
- Em casos de tentativa de suicídio.
- Quando a depressão tem sintomas psicóticos, principalmente delírios de ruína ou niilistas, assim como na presença de alucinações.

- Na presença de agitação psicomotora, quando o paciente pode se ferir ou ferir outras pessoas.

Há ainda situações em que o médico, ou a família, desconfia da não aderência ao esquema terapêutico por parte do paciente e o quadro se agrava. Nessa situação, pode-se recorrer ao internamento para que o paciente fique sob os cuidados da enfermagem e se assegure assim do uso correto da medicação.

LEITURA RECOMENDADA

Anderson IM et al. Evidence-based guidelines for treating depressive disorders with antidepressants: a revision of the 2000 British Association for Psychopharmacology guidelines. J Psychopharmacol 2008; 22:343-96.

Capriotti T. Update on depression and antidepressant medications. Medsurg Nursing Aug 2006; 15(4).

Fleck MPA et al. Diretrizes da Associação Médica Brasileira para o tratamento da depressão (versão integral). Diretrizes para o tratamento da depressão. Rev Bras Psiquiatr 2003; 25(2):114-22.

Fleck MPA, Lafer B, Sougey EB, Del Porto JA, Brasil MA, Juruena MF. Diagnóstico e tratamento da depressão (Projeto Diretrizes). Associação Médica Brasileira, 2001.

Iosifescu DV. Treating depression in the medically ill. Psychiatr Clin N Am 2007; 30:77-90.

Kennedy SH et al. Canadian Network for Mood and Anxiety Treatments (CANMAT) clinical guidelines for the management of major depressive disorder in adults. IV. Neurostimulation therapies. Journal of Affective Disorders 2009; 117:S44-S53.

Lam RW et al. Canadian Network for Mood and Anxiety Treatments (CANMAT) clinical guidelines for the management of major depressive disorder in adults. III. Pharmacotherapy. Journal of Affective Disorders 2009; 117:S26-S43.

Parikh SV et al. Canadian Network for Mood and Anxiety Treatments (CANMAT) Clinical guidelines for the management of major depressive disorder in adults. II. Psychotherapy alone or in combination with antidepressant medication. Journal of Affective Disorders 2009; 117:S15-S25.

Patten SB et al. Canadian Network for Mood and Anxiety Treatments (CANMAT) Clinical guidelines for the management of major depressive disorder in adults. Classification, burden and principles of management. Journal of Affective Disorders 2009; 117:S5-S14.

Sewitch MJ et al. The receiving guideline-concotdant pharmacotherapy for major depression: impact on ambulatory and inpatient health service use. Canadian Journal of Psychiatry March 2007; 52(3).

U.S. Preventive Services Task Force Screening for Depression in Adults: U.S. Preventive Services Task Force Recommendation Statement. Ann Intern Med. 2009; 151:784-92.

Transtornos Alimentares

CAPÍTULO 63

Amaury Cantilino da Silva Júnior • Tiago Durães Araújo

INTRODUÇÃO

Os transtornos alimentares situam-se, contemporaneamente, como problemática clínica relevante em diversas áreas do conhecimento humano. Sua compreensão ampliada possibilita, além do diagnóstico, a adoção de práticas abrangentes na tentativa de tratar e prevenir suas complicações. São duas as principais síndromes desse grupo: a *anorexia nervosa* e a *bulimia nervosa*. Mais recentemente, um terceiro distúrbio, o *transtorno do comer compulsivo*, vem reivindicando autonomia como entidade clínica específica e é, por isso, alvo de constantes pesquisas na área.

COMO INVESTIGAR?

DEFINIÇÃO E CARACTERÍSTICAS CLÍNICAS

A expressão *anorexia nervosa* é considerada inadequada nos dias de hoje, embora amplamente consagrada pelo uso na prática clínica. Anorexia, do grego, significa "perda de apetite", o que normalmente não acontece nos indivíduos acometidos, a não ser nos casos mais avançados. Sendo assim, a expressão não abarca os aspectos psicopatológicos essenciais do transtorno: a valorização excessiva da magreza e/ou o medo mórbido de ser gordo. Portadores de anorexia nervosa direcionam suas vidas por comportamentos guiados por esses aspectos e tendem a adotar medidas para redução, a qualquer custo, do peso corporal até atingirem graus variados de desnutrição.

Reconhecem-se dois subtipos de anorexia: o restritivo, no qual a perda ponderal se deve a duro regime de restrição autoinduzida da ingesta alimentar e, ocasionalmente, à realização de exercícios físicos extenuantes; e o subtipo comer compulsivo/purgativo, em que o paciente se envolve em episódios de hiperfagia e/ou se utiliza de métodos como autoprovocação de vômitos, uso de laxativos e/ou diuréticos para diminuição do peso. Em ambos os subtipos, sinais e sintomas clínicos decorrentes do decréscimo ponderal exagerado, como amenorreia em mulheres por três ciclos menstruais consecutivos, devem obrigatoriamente ser identificados para o diagnóstico.

Graus variados de distorção da imagem do corpo – o paciente pode enxergar-se gordo ou deformado, a despeito de evidente desnutrição física – podem ser vistos. Por conseguinte, a recusa à elevação dos índices de peso, mesmo com graves problemas de saúde secundários, constitui marca da síndrome. Além disso, os pacientes costumam envolver-se em comportamentos altamente bizarros em torno da temática alimentar. Podem gastar horas com receitas culinárias ou mesmo com o preparo de alimentos elaborados, os quais jamais comerão. Tendem a esconder alimentos pela casa e, durante a refeição, podem se divertir rearranjando a comida em seu prato. As condutas destoantes ocorrem, geralmente, em segredo, assim como os rituais compulsivos/purgativos, quando presentes.

Desinteresse sexual se configura em conjunto com traços de perfeccionismo e rigidez de caráter no subtipo restritivo de anorexia. São comuns, nessa categoria, disfunções comórbidas ansiosas e relação com o transtorno obsessivo-compulsivo e personalidade obsessiva. Já no subtipo comer compulsivo/purgativo, assim como na bulimia, os distúrbios do humor, da impulsividade, o uso abusivo de substâncias e o transtorno de personalidade *borderline* se fazem associar com mais frequência. No Quadro 63.1 encontram-se os critérios diagnósticos do DSM-IV para anorexia nervosa.

Quadro 63.1 Critérios diagnósticos do DSM-IV para anorexia nervosa

A. Recusa em manter o peso corporal em um nível igual ou acima do mínimo normal adequado para a idade e a altura (p. ex., perda de peso levando à manutenção do peso corporal < 85% do esperado, ou incapacidade de atingir o peso esperado durante o período de crescimento, levando a um peso corporal < 85% do esperado)
B. Medo intenso de ganhar peso ou de engordar, mesmo estando com o peso abaixo do normal
C. Perturbação no modo de vivenciar o peso ou a forma do corpo, influência indevida do peso ou da forma do corpo sobre a autoavaliação, ou negação do baixo peso corporal atual
D. Nas mulheres pós-menarca, amenorreia, isto é, ausência de pelo menos três ciclos menstruais consecutivos (considera-se que uma mulher tem amenorreia se seus períodos ocorrem apenas após a administração de hormônio, como, p. ex., estrogênio)

TIPOS DE ANOREXIA

- **Tipo restritivo:** durante o episódio atual de anorexia nervosa, o indivíduo não se envolveu regularmente em um comportamento de comer compulsivamente ou de purgação (ou seja, indução de vômito ou uso indevido de laxantes, diuréticos ou enemas).
- **Tipo comer compulsão periódica/purgativo:** durante o episódio atual de anorexia nervosa, o indivíduo envolveu-se regularmente em um comportamento de comer compulsivamente ou de purgação (ou seja, indução de vômito ou uso indevido de laxantes, diuréticos ou enemas).

Bulimia, também do grego, traduz-se por "fome de boi". Aqui as ideias de valorização do corpo magro, bem como o medo desproporcional de engordar, são também importantes. Nos bulímicos não se observa perda de peso significativa (mais de 15% abaixo do normal), podendo ser verificado peso normal ou, até mesmo, sobrepeso. Clinicamente, enfatizam-se os episódios secretos de comer grandes quantidades de alimento, de grande teor calórico, em curto espaço de tempo, mais do que uma pessoa normal poderia ingerir nesse mesmo intervalo. Após os episódios, os pacientes são tomados por intenso sentimento de culpa e sensação de descontrole, atrelados ao medo de engordar, o que condiciona a chamada *angústia pós-compulsão*. Sequencialmente, advém um comportamento compensatório na tentativa de evitar o aumento do peso, potencialmente provocado pelo ato compulsivo, por meio de vômitos autoinduzidos, uso de diuréticos e/ou laxantes (subtipo purgativo) ou mediante a realização de exercícios físicos vigorosos (subtipo não purgativo).

Diferentemente da anorexia, os pacientes com bulimia costumam ser mais sexualmente ativos e os traços impulsivos possibilitam a identificação, até mesmo, de padrões de sexualidade promíscuos. A ausência de rigidez de caráter e traços obsessivos, típicos dos anoréxicos, fazem com que os pacientes com episódios bulímicos se enxerguem com mais estranheza e, secundariamente, haja menos resistência ao tratamento. No Quadro 63.2 seguem os critérios diagnósticos para bulimia nervosa, segundo o DSM-IV.

Quadro 63.2 Critérios diagnósticos do DSM-IV para bulimia nervosa

A. Crises bulímicas recorrentes. Uma crise bulímica é caracterizada pelos seguintes aspectos:
  1. Ingestão, em um período limitado de tempo (p. ex., dentro de um período de 2 horas), de uma quantidade de alimentos definitivamente maior do que a maioria das pessoas consumiria durante um período similar e sob circunstâncias similares
  2. Um sentimento de falta de controle sobre o comportamento alimentar durante o episódio (p. ex., um sentimento de incapacidade de parar de comer ou de controlar o tipo e a quantidade de alimento)
B. Comportamento compensatório inadequado e recorrente, com o fim de prevenir o aumento de peso, como indução de vômito, uso indevido de laxantes, diuréticos, enemas ou outros medicamentos, jejuns ou exercícios excessivos
C. A crise bulímica e os comportamentos compensatórios inadequados ocorrem, em média, pelo menos duas vezes por semana, por 3 meses
D. A autoimagem é indevidamente influenciada pela forma e pelo peso do corpo
E. O distúrbio não ocorre exclusivamente durante episódios de anorexia nervosa

TIPOS DE BULIMIA

- **Tipo purgativo:** durante o episódio atual de bulimia nervosa, o indivíduo envolveu-se regularmente na indução de vômitos ou no uso de laxantes, diuréticos ou enemas.
- **Tipo não purgativo:** durante o episódio atual de bulimia nervosa, o indivíduo usou outros comportamentos compensatórios inadequados, tais como jejuns ou exercícios excessivos, mas não se envolveu regularmente na indução de vômitos ou no uso de laxantes, diuréticos ou enemas.

O *transtorno do comer compulsivo*, muito frequentemente sobreposto à bulimia, diferencia-se desta pela ausência do medo mórbido de ser gordo e, portanto, não há, nele, os comportamentos ditos compensatórios. Apresenta relação direta com *obesidade*, e como os pacientes com esse quadro não correspondem a uma entidade clínica específica, são classificados no DSM IV na categoria Transtornos Alimentares Sem Outra Especificação.

ETIOLOGIA

Considera-se a existência de fatores de vulnerabilidade nos transtornos alimentares que, quando em associação com estressores do ambiente, podem produzir as alterações comportamentais já descritas.

Dos fatores de vulnerabilidade, pensa-se que mecanismos genéticos contribuam por meio de variados efeitos no temperamento, na personalidade, nas tendências cognitivas e de regulação de humor, entre outros, o que pode conferir mais traços de perfeccionismo e rigidez de caráter, próprios da anorexia, e/ou de impulsividade, como na bulimia. Indivíduos inseguros, profissionais de áreas específicas (modelos, dançarinas de balé, fisiculturistas), além de pessoas inseridas em ambientes familiares disfuncionais, podem compor mais grupos com fatores em potencial para a gênese dos distúrbios. Ainda como contexto de risco, a forte pressão da cultura ocidental no sentido da busca pelo corpo perfeito e a assimilação da magreza como sinônimo de sucesso pessoal propiciam a formação de um meio externo altamente patogênico.

Dos aspectos precipitantes, situações que levem a sentimentos de vergonha e humilhação, especialmente se relacionadas com o corpo, experiências de perda, mudanças ou ainda hábitos reacionais a famílias conturbadas costumam deflagrar a restrição alimentar autoinduzida e, interagindo com os fatores de vulnerabilidade, definem a configuração sintomática de cada paciente.

As próprias estruturas de vulnerabilidade e a manutenção dos fatores precipitantes podem funcionar como elementos reforçadores para a cronificação das síndromes. Também as alterações orgânicas decorrentes da desnutrição condicionam, além do aparecimento de comorbidades clínicas e psiquiátricas, mudanças fisiológicas implicadas na perpetuação dos transtornos e na redução da resposta às abordagens psicoterapêuticas indicadas.

EPIDEMIOLOGIA

Como em outras desordens médicas, ganha força, nos transtornos alimentares, a noção de "espectro". De um polo, onde se acham pessoas sem qualquer interesse por peso ou traços físicos, até outro polo, lugar dos pacientes com síndromes alimentares completas, existe uma enorme variedade de comportamentos e crenças acerca da alimentação e da imagem corporal. Acredita-se que 15% da população se encaixem no polo dos "despreocupados". Outros estudos já mostram estimativa de 1% de mulheres jovens com anorexia e de 2% a 4% de bulímicas para esse mesmo grupo. Apresentações subsindrômicas e distúrbios transitórios são também comuns, e o intercâmbio entre os transtornos, especialmente a transformação de anoréxicos em bulímicos, acontece com certa frequência.

Meios sociais, em que o sobrepeso sofre com estigmas de insucesso e inferioridade, favorecem o surgimento de padrões comportamentais direcionados para a magreza e a forma perfeita. Como a obesidade vem tomando espaço mesmo nas classes desfavorecidas, a ideia de que a anorexia nervosa ocorresse mais em populações abastadas vem perdendo evidência nos últimos estudos, embora ainda seja defendida por alguns autores. Já a bulimia nervosa apresenta distribuição socioeconômica mais universal.

Estudos epidemiológicos de comunidade demonstram redução da diferença entre os gêneros, anteriormente admitida, situando a razão mulher/homem em 2:1 para anorexia e 3:1 para bulimia. O reconhecimento crescente de uma forma clínica relacionada com o sexo masculino parece contribuir para esses novos índices – a *anorexia reversa*, na qual a procura pelo corpo perfeito traduz-se, no homem, não pela busca da magreza em si, mas pelo ganho incessante, a despeito de claro prejuízo para a saúde, de massa muscular em detrimento da massa de gordura corporal.

Os picos de incidência para anorexia nervosa concentram-se no início da adolescência, entre os 12 e os 15 anos, e no final dessa fase e princípio da idade adulta, dos 17 aos 21 anos. Períodos de começo mais precoce ou mais tardio são mencionados raramente na literatura. Para a bulimia nervosa, a deflagração é mais tardia – no final da adolescência e no adulto jovem.

Por fim, quanto ao transtorno do comer compulsivo, observa-se que 25% dos pacientes obesos de ambulatório podem preencher critérios para o distúrbio. Essa taxa alcança os 75%, se considerados somente os obesos com índice de massa corporal (IMC) > 40.

COMPLICAÇÕES CLÍNICAS

Os sintomas referentes à inanição são mais comuns na anorexia nervosa, subtipo restritivo. A redução da oferta de nutrientes acarreta o aumento da degradação das reservas energéticas do organismo, culminando com a perda do tecido adiposo e a atrofia muscular progressiva. Laboratorialmente, essas alterações apresentam-se como hipoglicemia, hipoproteinemia e elevação do colesterol. Fadiga e alterações da regulação da temperatura corpórea podem ser compreendidas como ausência do aporte calórico ao organismo como um todo.

No sistema nervoso central, dificuldade de concentração, lentificação psíquica e queda no rendimento intelectivo constituem os sintomas proeminentes. Exames de neuroimagem e de neuroimagem funcional podem revelar atrofia cerebral com alargamentos dos sulcos corticais e do sistema ventricular, bem como redução global do metabolismo cerebral. Essas modificações costumam, na maioria das vezes, reverter com a recuperação do peso.

Bradicardia e hipotensão ortostática seguem-se à redução do metabolismo orgânico. Queda da albumina sérica leva a edema periférico e o consumo da musculatura não poupa nem mesmo o coração, que tem seu diâmetro diminuído com consequente insuficiência ventricular esquerda e redução da resposta cardíaca ao esforço. Anormalidades no eletrocardiograma (ECG) podem estar presentes, como aumento do intervalo QT. No sangue, anemia ocorre principalmente por carência de substratos, como ferro e/ou folato. Leucopenia e, mais raramente, trombocitopenia sinalizam possível hipocelularidade da medula óssea, com maior predisposição a infecções em pacientes desnutridos.

Uma das características mais bem documentadas em pacientes do sexo feminino consiste na presença de amenorreia de origem hipotalâmica. O déficit na secreção de FSH e LH pelo hipotálamo e o desaparecimento dos estoques de gordura promovem o decréscimo dos níveis de estrogênio e progesterona. Como resultado, a ovulação e a menstruação não ocorrem. No sexo masculino pode-se presumir a queda dos níveis de testosterona e, para ambos os gêneros, as baixas concentrações hormonais traduzem-se em perda de libido e disfunção sexual.

Outra manifestação secundária à queda dos níveis de estrogênio consiste no enfraquecimento ósseo, com perda do cálcio e graus variados de osteopenia e osteoporose. Outras alterações incluem: diminuição dos níveis de TSH e de T_3 e T_4 livres, aumento dos níveis de cortisol plasmático em resposta ao estresse e elevação do GH, da prolactina e das enzimas hepáticas.

As práticas purgativas, presentes tanto na bulimia nervosa como no subtipo compulsivo/purgativo de anorexia, produzem sintomas e sinais clínicos específicos. A autoindução de vômitos pode provocar calos no dorso da mão, o chamado sinal de Russel. Hipertrofia das glândulas parótidas, com a face em esquilo, também pode surgir devido ao esforço emético e determina aumento dos níveis de amilase sérica – fração da saliva. Alterações no esmalte dentário, cáries, hemorragia digestiva e dilatação gástrica ocasionalmente acontecem.

Desidratação e anormalidades eletrolíticas são mais frequentes nas medidas purgativas. Os vômitos repetidos levam à alcalose metabólica hipopotassêmica e hipoclorêmica. Já o uso abusivo de laxantes, com consequente diarreia persistente, eleva a chance de desenvolver acidose metabólica hipopotassêmica. O resultado desses distúrbios envolve a possibilidade de ocorrência de insuficiência renal aguda, por perda de líquidos, e arritmia cardíaca grave, pelas alterações eletrolíticas.

COMO ACOMPANHAR?

Para o acompanhamento dos transtornos alimentares, a transdisciplinaridade revela-se um aspecto fundamental. Pesquisas demonstram que os melhores resultados são observados em centros específicos, compostos

Quadro 63.3 Objetivos do tratamento nos transtornos alimentares

1. Alcançar e manter o peso corporal dentro dos limites normais para idade, sexo e estatura
2. Promover remissão dos comportamentos alimentares anômalos
3. Ajustar o núcleo psicopatológico de ideias sobrevaloradas acerca da magreza e/ou medo mórbido de engordar, assim como corrigir as distorções da imagem corporal presentes
4. Diagnosticar e tratar as comorbidades psiquiátricas e as complicações clínicas
5. Estabelecer planos de acompanhamento de longo prazo, visando à prevenção da recidiva dos sintomas, dentro de um período mínimo de 5 anos

por profissionais especializados. Todavia, o mínimo de equipe requerido consta de um psiquiatra, um psicólogo e um nutricionista, muito embora cuidados clínicos acabem se tornando, quase sempre, necessários. Os objetivos do tratamento estão listados no Quadro 63.3.

Todos os objetivos podem ser alcançados em diferentes níveis de complexidade assistencial. O acompanhamento ambulatorial fica reservado para os quadros leves, em que a família exerceria importante papel na supervisão alimentar, monitorização do ganho de peso e estímulo ao engajamento terapêutico. Os regimes de hospital-dia (Centros de Apoio Psicossocial – CAPS) e internação hospitalar priorizam os pacientes mais graves, que necessitam de observação continuada pela equipe.

O prognóstico na anorexia nervosa pode variar bastante. A curto prazo, a resposta a programas de tratamento hospitalar é boa, mas mesmo após recuperação ponderal os comportamentos aberrantes podem sofrer cronificação e determinar oscilações perigosas na linha de peso ao longo do acompanhamento. Pesquisas de seguimento de 10 anos nos EUA demonstraram que um quarto dos pacientes se recupera completamente, 50% têm melhora marcante e o último quarto tem prognóstico ruim, com mortalidade em torno de 7%. Outros estudos, com acompanhamento mais longo, mostraram taxas de mortalidade em torno de 18%.

Na bulimia nervosa, o prognóstico é melhor. Os pacientes se engajam melhor no tratamento e cerca de 50%, em seguimentos de 5 a 10 anos, se recuperam totalmente do transtorno. Vinte por cento continuam a apresentar critérios diagnósticos para a síndrome, após esse período, e a gravidade das sequelas clínicas de purgação determina o prognóstico do caso. De negativo, ressalte-se a maior taxa de comportamento suicida, em comparação com a anorexia.

QUANDO INTERNAR?

Para a anorexia nervosa os critérios de internação abrangem: detecção das complicações clínicas decorrentes de desnutrição; ausência de resposta clínica nas outras modalidades assistenciais; perda de mais de 20% do peso mínimo considerado saudável, estabelecido segundo sexo, idade e estatura; presença de sintomas recorrentes; associação com comorbidades médicas e psiquiátricas relevantes. A diferença essencial entre os regimes de internação hospitalar e a atenção nos CAPS consiste na supervisão 24 horas por dia para o primeiro, sendo esse caráter de suma relevância nos pacientes menos cooperativos e refratários ou com complicações clínicas.

Para a bulimia nervosa a necessidade de internação é menos frequente. Indicações incluem: sintomas físicos importantes, falta de resposta aos tratamentos ambulatorial ou do CAPS, identificação de tendências suicidas e gravidade de transtornos psiquiátricos comórbidos.

COMO TRATAR?

Metas de médio ou longo prazo na abordagem do peso corporal na anorexia nervosa sinalizam para o alcance de um patamar de ganho ponderal no qual as funções sexuais e reprodutivas se encontrem dentro dos parâmetros de completa normalidade. A administração gradual e progressiva de calorias, sob supervisão, garantiria o sucesso no cumprimento dessas metas. A via indicada para realimentação é a via oral, entretanto, suplementação alimentar com sondagem enteral pode ser utilizada, principalmente se o desejo é atingir índices ponderais de maneira mais eficiente e em menos tempo. Nutrição parenteral é usualmente contraindicada em virtude do risco de complicações.

A supressão dos comportamentos alimentares disfuncionais e o ajuste dos aspectos psicopatológicos na anorexia se fazem, preferencialmente, pelo uso de métodos de terapia cognitivo-comportamental (TCC). A administração de medicamentos a pacientes tratados em serviços especializados não acrescenta resposta clínica. Ao contrário, provoca mais efeitos colaterais comparativamente com outros distúrbios. Antidepressivos, ansiolíticos e antipsicóticos atípicos são mais aproveitados no tratamento das possíveis comorbidades psíquicas. A base para justificar seu emprego nos transtornos alimentares repousa na ideia de que a regulação de neurotransmissores, como a serotonina, encontra-se afetada. Mais recentemente, os antipsicóticos atípicos, como a olanzapina, vêm sendo utilizados, mas não há dados que comprovem qualquer papel na terapêutica do transtorno. A fluoxetina mostrou-se superior ao placebo na prevenção de recaída da anorexia, uma vez restaurado o peso, podendo ser prescrita no acompanhamento pós-remissão, em conjunto com a TCC. Outras modalidades psicoterapêuticas e terapia familiar adjuvante podem ser bastante úteis na abordagem desse transtorno, embora sejam pouco validadas por trabalhos científicos.

A abordagem preferencial, na bulimia nervosa, também é a TCC. Quarenta a 50% dos pacientes apresentam remissão dos sintomas, mesmo a curto prazo, quando submetidos a essa linha de assistência. Estudos relatam que a TCC supera outras formas de psicoterapia e mostra-se superior à administração isolada de medicamentos antidepressivos. Os inibidores seletivos da recaptação de serotonina (ISRS) são capazes de reduzir 60% dos sintomas na bulimia, mas poucos pacientes se tornam assintomáticos e, comumente, há recidiva dos sintomas após a interrupção do medicamento. Eles devem ser prescritos em doses mais elevadas nos transtornos de alimentação, em comparação com a dosagem habitualmente usada para depressão. A adição do ISRS à TCC confere algum benefício adicional ao tratamento e à prevenção de recorrência do distúrbio e, portanto, surge como a estratégia terapêutica mais recomendada nos dias de hoje.

As bases do tratamento do transtorno do comer compulsivo, que muitas vezes ocorre em sobreposição com a bulimia, assemelham-se ao tratamento desta. Em adendo, pesquisas têm sugerido o papel da bupropiona, e mais recentemente do topiramato, na diminuição da frequência dos episódios compulsivos. O sobrepeso e a obesidade associados seriam abordados na sequência, após a restauração do comportamento alimentar normal.

CONSIDERAÇÕES FINAIS

Os transtornos alimentares representam condição clínica ampla, que exige o interesse sempre renovado em produção científica. Estudos de definição caracterológica, novos medicamentos, métodos psicoterapêuticos e estratégias de seguimento vêm sendo encaminhados na tentativa de melhorar a qualidade de vida dos pacientes portadores desses distúrbios.

LEITURA RECOMENDADA

Bourgeois JA et al. The American Psychiatry Publishing board review guide for psychiatry. 1. ed., 2009.

Ebert MH, Loosen PT, Nurcombe B. Psiquiatria: diagnóstico e tratamento. Porto Alegre: Artmed Editora, 2002.

Louzã Neto MR, Elkis H. Psiquiatria básica. 2. ed. Porto Alegre: Artmed, 2007.

Sadock BJ, Sadock VA. Kaplan & Sadock's comprehensive textbook of psychiatry/editors, 8. ed., 2005.

Demências

CAPÍTULO 64

Gutemberg Guerra Amorim • André Figueira Freitas

*"Os olhos estão fracos, os ouvidos estão surdos,
A força é minguante, ele está cansado,
A boca, silenciada, não fala nada,
O coração, vazio, não recorda o passado..."*
Ptahhotep, 2400 a.C.

*"Por fim, quando o peso da idade já esmaga o corpo
E os membros caem, abatidos, sem forças,
Então o velho talento fraqueja, a língua vagueia,
Os pensamentos falham –
todas as forças declinam ao mesmo tempo."*
Lucrécio, século I d.C.

INTRODUÇÃO

O reconhecimento de quadros de declínio cognitivo-funcional associados ao envelhecimento está bem registrado na história da humanidade. No entanto, foi somente no início do século XIX que eles passaram a integrar o vocabulário médico. Menos de 200 anos depois, as demências tornaram-se um problema de saúde pública e, pelo interesse que despertam, são assunto frequente na mídia. Reduzindo a expectativa de vida dos pacientes, interferindo profundamente em suas rotinas e nas de suas famílias e sobrecarregando o sistema de saúde, exigem cada vez mais profissionais devidamente capacitados a transitar em seu universo.

Este capítulo foi estruturado de modo a oferecer uma visão geral do tema e orientar o clínico geral sobre as estratégias para diagnosticar e tratar adequadamente o paciente com demência.

EPIDEMIOLOGIA

Estudos epidemiológicos realizados em diferentes continentes apontam para a mesma realidade: a incidência e a prevalência das demências aumentam com a idade.

Em estudo realizado no Brasil, a incidência de demência a partir dos 65 anos de idade foi de 13,8 casos para cada 1.000 pessoas-ano. Analisando os dados por faixa etária, a incidência observada foi de 3 casos para cada 1.000 pessoas-ano dos 65 aos 69 anos. Esse número aumentou para 48,2 casos para cada 1.000 pessoas-ano na faixa dos 85 aos 90 anos. Esses dados são equivalentes àqueles encontrados em outros estudos de incidência.

A prevalência de demência também aumenta com a idade. No estudo de Catanduva, a prevalência de demência a partir dos 65 anos foi de 7,1%. Na faixa dos 65 aos 69 anos, a prevalência foi de 1,6%. Acima dos 85 anos, ela foi de 38,9%. Mais uma vez, os dados brasileiros são equivalentes aos obtidos em outros países.

Esses dados assumem significado ainda maior quando se considera que o envelhecimento da população é um fenômeno universal, presente tanto em países desenvolvidos como em países em desenvolvimento. Estima-se que o número de pessoas com demência deve dobrar a cada 20 anos, atingindo cerca de 80 milhões em 2040; em termos práticos, em média, um novo sujeito desenvolve demência a cada 7 segundos.

O estudo de Catanduva também promoveu maior conhecimento acerca do perfil etiológico brasileiro. Como esperado, a doença de Alzheimer foi a causa mais frequente de demência, respondendo por 55,1% dos casos; em segundo lugar, a forma mista (doença de Alzheimer associada a doença cerebrovascular), com 14,4% dos casos; em terceiro lugar, as demências vasculares (9,3%),

CAPÍTULO 64 Demências

seguidas da demência na doença de Parkinson (3,4%), das demências frontotemporais (2,6%) e da doença de Lewy (1,7%).

DIAGNÓSTICO

Uma abordagem sistemática facilita muito a tarefa de reconhecer a síndrome demencial, identificar sua etiologia e estabelecer uma estratégia de tratamento.

SÍNDROME DEMENCIAL

O reconhecimento da síndrome demencial é etapa crucial para o diagnóstico etiológico das demências. Três conjuntos de critérios estão disponíveis atualmente para defini-la: o DSM-IV, a CID-10 e o NINCDS-ADRDA. Esses critérios se complementam e, a partir deles, é possível definir demência como uma síndrome em que há:

- Declínio cognitivo, observado em dois ou mais domínios (memória, linguagem, gnosia, praxias, funções executivas), em relação a um nível prévio de desempenho.
- Presença de distúrbios do humor e/ou do comportamento.
- Sintomas de intensidade suficiente para interferir com atividades da vida diária, determinando prejuízo funcional.
- Ausência de *delirium*.

É importante ressaltar que podem ser observadas síndromes demenciais nas quais o declínio cognitivo poupa relativamente a memória, como acontece em algumas apresentações de demências frontotemporais. Assim, o declínio de memória não é essencial para o diagnóstico de demência.

DEMÊNCIA E *DELIRIUM*

Como estabelece o critério do DSM-IV, o diagnóstico de demência não pode ser feito na presença do *delirium*. Deve-se manter muita atenção quanto a esse aspecto, porque no exame de um paciente em *delirium* são encontrados com frequência os elementos que configuram uma síndrome demencial: múltiplos déficits cognitivos, declínio em relação a um nível prévio de desempenho e prejuízo funcional. No entanto, os sintomas se instalam de modo agudo ou subagudo no *delirium*, enquanto na demência a síndrome é de instalação insidiosa. Outra diferença essencial é que a função cognitiva primariamente afetada no *delirium* é a atenção. O comprometimento dos demais domínios – memória, gnosia, linguagem, praxia, funções executivas – é secundário à diminuição da capacidade de focalizar a atenção e manter o foco. Nas demências, o comprometimento das várias funções cognitivas é primário e insidioso. O Quadro 64.1 apre-

Quadro 64.1 Diagnóstico diferencial entre *delirium* e demência

	Delirium	Demência
Início	Agudo	Insidioso
Duração	Dias a semanas	Crônica
Curso durante o dia	Flutuante	Mais estável
Nível de consciência	Rebaixado e flutuante	Normal
Desorientação	Intensa e precoce	Não é precoce
Atenção	Muito comprometida	Pouco comprometida
Alucinações	Frequentes	Menos comuns
Psicomotricidade	Hiperatividade/ hipoatividade	Mais preservada
Adaptação ao déficit	Praticamente nenhuma	Adaptação razoável

senta um resumo dos aspectos importantes na diferenciação entre *delirium* e demência.

É importante ainda comentar alguns pontos. Um paciente com demência tem risco maior de apresentar episódios de *delirium*. No entanto, em pacientes sem diagnóstico prévio, o diagnóstico de demência apenas deverá ser realizado quando o *delirium* estiver superado. No *delirium*, a investigação detalhada – história, exame físico, exames complementares – sempre revelará uma condição clínica subjacente que, uma vez tratada, resultará na recuperação completa do quadro.

Semiologia cognitiva

A obtenção de uma história clínica detalhada – e apoiada sobre a semiologia cognitiva – é fundamental para o diagnóstico de demência. Por meio da semiologia cognitiva é possível traduzir as queixas do paciente e de seus familiares em disfunções cognitivas específicas, e assim reconhecer a síndrome demencial.

Esse modo de pensar faz o caminho inverso da fisiopatologia. À medida que as alterações patológicas se acumulam no cérebro, os sistemas cerebrais responsáveis pelas várias funções cognitivas começam a falhar. À medida que falham, o próprio paciente ou seus próximos começam a perceber comportamentos estranhos, como, por exemplo, "repetir uma mesma história várias vezes como se estivesse falando pela primeira vez". Quando esses "sintomas" começam a atrapalhar a rotina de alguma maneira, provavelmente um profissional de saúde será procurado para ajudar. O papel da semiologia cognitiva, então, é refazer esse caminho: a partir das mudanças de comportamento relatadas, tentar identificar as funções cognitivas que estão sendo afetadas e são responsáveis pelos "novos" comportamentos; a partir dessa informação, identificar se uma síndrome demencial está presente, e só então tentar inferir qual é o processo patológico que está se instalando no cérebro. Observe-se que o termo "comportamento" está sendo usado aqui em seu sentido mais amplo, incluindo também o comportamento cognitivo.

Para exercitar um pouco a semiologia cognitiva, segue um trecho da história clínica da paciente Auguste D., publicada pelo Dr. Alois Alzheimer em 1907:

O primeiro sintoma que a mulher de 51 anos apresentou foram crises de ciúme do marido. Logo depois, ela desenvolveu uma rápida perda de memória. Ela estava desorientada em sua casa, levava coisas de um lado para o outro e as escondia, algumas vezes pensava que alguém estava tentando matá-la e começava a chorar alto... No asilo... está completamente desorientada no tempo e no espaço. Algumas vezes, diz que não entende nada e que tudo lhe parece estranho... Sua memória está gravemente prejudicada. Ela nomeia corretamente objetos que lhe são apresentados, mas logo depois ela já esqueceu tudo... Na fala, ela usa umas expressões parafraseadas ("jarra de leite," em vez de xícara)... Ela não lembra mais como se usam alguns objetos...

Aplicando a semiologia cognitiva ao relato do caso, é possível identificar a presença de declínio de várias funções cognitivas: da memória ("*...está completamente desorientada no tempo*" e "*Ela nomeia corretamente objetos que lhe são apresentados, mas logo depois ela já esqueceu tudo...*"), da linguagem ("*Na fala, ela usa umas expressões parafraseadas.. 'jarra de leite,' em vez de xícara...*"), da gnosia ("*Ela estava desorientada em sua casa*" e "*No asilo... está completamente desorientada... no espaço*") e das praxias ("*Ela não lembra mais como se usam alguns objetos...*"). Além disso, distúrbios do comportamento estavam presentes ("*crises de ciúme do marido*", "*pensava que alguém estava tentando matá-la e começava a chorar alto*"). Está claro, pelo relato, que a paciente estava declinando em relação a um nível prévio de desempenho. Pode-se deduzir também que os sintomas determinaram grande prejuízo funcional, uma vez que passou a fazer coisas sem propósito ("*levava coisas de um lado para o outro e as escondia*").

Embora o trecho disponível não mencione, sabe-se, a partir do prontuário original, que a síndrome foi de instalação insidiosa, o que torna possível descartar então um quadro de *delirium*. Assim sendo, todos os requisitos para caracterizar uma síndrome demencial estão presentes no relato: declínio cognitivo em relação a um nível prévio de desempenho, distúrbios do comportamento, impacto sobre as atividades da vida diária e ausência de *delirium*.

Esse exercício ilustra a necessidade da coleta de uma anamnese detalhada. Diante da possibilidade de um quadro demencial, é fundamental investigar e registrar quais as mudanças de comportamento que realmente estão ocorrendo (e não a interpretação da família ou do paciente para essas mudanças). Assim, não se deve registrar na história o relato da família de que o paciente "está perdendo a memória", mas os fatos que provocaram esse comentário. Não é infrequente que queixas de "memória" se revelem na verdade distúrbios da linguagem, da gnosia ou das praxias. Por exemplo, a família pode descrever como "está perdendo a memória" o fato de o paciente interromper o fluxo do discurso por não lembrar as palavras que quer usar. Essa dificuldade se chama "anomia" e é um distúrbio da linguagem, não da memória. O estudo pormenorizado da semiologia cognitiva é objeto da neurologia cognitiva e da neuropsicologia. O Quadro 64.2 traz uma relação de queixas comuns nos quadros demenciais e o domínio cognitivo provavelmente afetado.

É necessário manter em mente que na avaliação de pacientes com demência três setores devem ser sempre considerados e registrados na anamnese: a cognição, o comportamento e a funcionalidade. Assim, além dos sintomas cognitivos, é preciso buscar ativamente a presença de distúrbios do comportamento e o impacto sobre as atividades da vida diária (AVD).

Os distúrbios de comportamento são muito frequentes no contexto das demências e habitualmente são referidos como BPSD (do inglês *behavioral and psychological symptoms of dementia*). Os BPSD mais comuns são os seguintes: apatia, ansiedade, agitação, agressividade, irritabilidade, vagância, labilidade emocional, depressão, euforia, delírios, alucinações, desinibição e distúrbios do sono e do apetite. Além de anotar sua ocorrência, deve-se estar atento ao impacto desses sintomas sobre os cuidadores e os familiares. Em função do nível de estresse que podem causar, podem ser enfatizados pela família a ponto de ser negligenciada a presença de sintomas cognitivos importantes para o diagnóstico diferencial. No entanto, é importante lembrar que em algumas síndromes demenciais os distúrbios do comportamento são os sintomas predominantes, como se verá adiante.

Na avaliação da funcionalidade, é necessário investigar prejuízos nas atividades instrumentais da vida diária (AIVD) e nas atividades básicas da vida diária (ABVD). As ABVD são habilidades fundamentais para um mínimo de autonomia, como ser capaz de se alimentar, de se vestir, de usar o banheiro, de se deslocar e de controlar os esfíncteres. As AIVD compreendem tarefas de complexidade variável, como o uso do telefone, a organização de listas de compras, o controle das finanças domésticas, a condução de automóveis e o exercício de atividades profissionais. Enquanto as ABVD são uni-

CAPÍTULO 64 Demências

Quadro 64.2 Queixas comuns *versus* domínio cognitivo afetado

Domínio cognitivo	Queixas comuns
Memória	"Está repetitivo" "Está perdendo objetos" "Não dá recados" "Esquece o que leu recentemente" "Não sabe o dia, o mês, o ano..."
Linguagem	"Esquece palavras comuns" "Troca palavras por outras parecidas" "Está falando menos" "Não entende tudo que se diz"
Gnosia	"Se perde dentro da própria casa" "Não se reconhece no espelho" "Não reconhece pessoas de casa" "Conversa com as pessoas na TV"
Praxia	"Não acerta mais usar a chave na porta" "Se atrapalha para acender o fogo no fogão" "Desaprendeu a usar os talheres" "Guarda coisas em lugares estranhos"
Funções executivas	"Se atrapalha com cálculos" "Não consegue resolver problemas simples" "Toma decisões estranhas e equivocadas" "Não entende mais as entrelinhas"

versais, as AIVD variam bastante em função de aspectos culturais, socioeconômicos e individuais. Os prejuízos nas AIVD estão presentes desde as fases iniciais das demências. O comprometimento das ABVD geralmente reflete o agravamento da síndrome e costuma estar presente da fase moderada em diante. O comprometimento das AVD pode eventualmente ser o motivo da consulta médica nas demências. Isso é por vezes observado no contexto da baixa escolaridade e das famílias disfuncionais.

Diagnóstico diferencial

Uma vez reconhecida a síndrome demencial, o passo seguinte é tentar identificar sua etiologia. São muitas as condições que podem causar demência. No esforço de estabelecer o diagnóstico diferencial, é importante estar atento à possibilidade de condições reversíveis – como a hidrocefalia de pressão normal e alguns tumores do sistema nervoso central – uma vez que nesses casos o diagnóstico precoce tem impacto marcante sobre o prognóstico do paciente.

O Quadro 64.3 traz uma classificação muito útil na prática clínica. Ela divide as síndromes demenciais em três grandes grupos: (1) as demências progressivas, (2) as demências associadas a outros achados neurológicos e (3) as demências presentes no contexto de outras doenças. As listas apresentadas, embora detalhadas, não esgotam todas as possibilidades de diagnóstico. Como visto no início do capítulo, cinco dessas causas respondem por cerca de 90% dos casos, sendo a doença de Alzheimer a causa mais frequente (cerca de 50%).

Como é possível inferir da classificação apresentada, o exame físico tem papel fundamental no diagnóstico diferencial. Como a anamnese, ele precisa ser cuidadoso, numa busca ativa por sinais neurológicos focais ou por sinais de doenças sistêmicas que possam dirigir o olhar para um dos três grandes grupos, ou mesmo para um diagnóstico específico.

O diagnóstico diferencial também se apoia na avaliação cognitiva e nos exames complementares. Depois de discutidos os aspectos relacionados com o exame clínico, passa-se agora à abordagem desses pontos.

Quadro 64.3 Classificação clínica das síndromes demenciais

Síndrome demencial progressiva	
Doença de Alzheimer	
Demências frontotemporais	
Doenças degenerativas inespecíficas	
Síndromes afásicas progressivas	

Síndrome demencial com outras anormalidades neurológicas	
Demência por corpúsculos de Lewy	Demências vasculares
Paralisia supranuclear progressiva	Doença de Parkinson
Atrofias de múltiplos sistemas	HPN
TCE, tumores, abscessos	Coreia de Huntington
Encefalite viral (herpes simples)	Demências por príons
Doenças granulomatosas e vasculites do SNC	Doenças desmielinizantes
Doença de Marchiafava-Bignami	Doenças de estoque de lipídios

Síndrome demencial associada a outra doença
SIDA
Doenças endócrinas: hipotireoidismo, Cushing, hipopituitarismo
Deficiências nutricionais: Wernicke-Korsakoff, degeneração combinada subaguda, pelagra
Meningoencefalites crônicas: sífilis, criptococose
Degeneração hepatolenticular (doença de Wilson)
Intoxicação crônica por CO (monóxido de carbono)
Hipoglicemia ou hipoxia prolongada
Encefalite límbica paraneoplásica
Exposição a metais pesados: arsênico, bismuto, ouro, manganês e mercúrio

TCE: traumatismo cranioencefálico; HPN: hidrocefalia de pressão normal; SIDA: síndrome da imunodeficiência adquirida.

Avaliação cognitiva

O exame das funções cognitivas é etapa importante na avaliação das síndromes demenciais. Para os objetivos deste capítulo, a avaliação cognitiva pode ser dividida em dois grupos: o rastreio cognitivo e a avaliação neuropsicológica.

Denomina-se de rastreio cognitivo a avaliação cognitiva realizada com o objetivo de verificar a "hipótese cognitiva" da anamnese. Ou seja, pretende-se checar a presença (ou ausência) de disfunções cognitivas sugeridas pela história detalhada. Na prática clínica, isso ocorre quando lança-se mão de instrumentos simples e com boas sensibilidade e especificidade para rastreamento de quadros demenciais, como o Miniexame do Estado Mental (Minimental ou MEEM), o Teste do Desenho do Relógio (TDR) e o Escore Clínico de Demência (CDR, de *clinical dementia rating*). Um rastreio cognitivo pode ser feito também por meio de baterias de testes padronizados, como as baterias CERAD e NEUPSILIN. Esses instrumentos são de aplicação mais demorada (cerca de 1 hora), fornecem informações mais detalhadas e exigem um treinamento prévio.

A avaliação neuropsicológica consiste em um exame de maior complexidade. Tem por objetivo explicar o funcionamento cognitivo do sujeito e estabelecer relações entre seus achados e possíveis lesões cerebrais. Pode ser realizada para atender a diversos propósitos, como, por exemplo, verificar a presença dos déficits sugeridos pela anamnese, identificar síndromes cognitivas específicas, apoiar o diagnóstico diferencial, investigar a capacidade civil e servir de suporte à reabilitação. O tempo de aplicação é variável, raramente inferior a 4 horas (divididas em quatro encontros). Sua realização exige treinamento específico, habitualmente realizado em cursos de pós-graduação.

Miniexame do estado mental (MEEM)

O MEEM, proposto inicialmente por Folstein, acabou por se tornar o instrumento de rastreio das demências mais utilizado no mundo. A primeira versão brasileira foi publicada em 1994.

É um teste de aplicação rápida (5 a 10 minutos) que abrange conjuntamente os domínios memória, atenção, funções executivas e linguagem. O uso do MEEM não exige um treinamento especial, mas é importante estar atento às regras de aplicação para evitar desvios. As orientações para o uso do MEEM estão disponíveis no Anexo I.

Teste do desenho do relógio (TDR)

O desenho de um relógio é usado há muito tempo como uma tarefa qualitativa de avaliação cognitiva. O desenvolvimento de uma padronização da tarefa e de critérios de pontuação tornou seu uso cada vez mais frequente na prática clínica.

Trata-se de um teste de aplicação rápida (cerca de 2 minutos) que avalia conjuntamente as habilidades visuoespaciais (gnosia) e as funções executivas. Dessa maneira, é um teste complementar ao MEEM. De fato, o uso combinado dos dois testes pode aumentar a acurácia do diagnóstico de demência. Entre os critérios disponíveis, os critérios de Freedman são menos dependentes da interpretação do examinador. As orientações para o uso do TDR estão disponíveis no Anexo II.

Escore clínico de demência (CDR)

O CDR é uma escala que torna possível estimar a gravidade da síndrome demencial e determinar em que estágio clínico o paciente se encontra. É composta de seis categorias (memória, orientação, julgamento e soluções de problemas, relações comunitárias, lar e passatempos, cuidados pessoais). Cada categoria pode receber pontuação de 0 a 3 (0, 0,5, 1, 2, 3). Para se chegar ao escore final, o escore da categoria "memória" (categoria "primária") deve ser comparado aos demais escores (das categorias "secundárias"). O escore final também poderá variar de 0 a 3 (0 = sem demência; 0,5 = demência questionável; 1 = demência leve; 2 = demência moderada; 3 = demência grave). As regras que norteiam a definição do escore final estão disponíveis no Anexo III. O escore final também pode ser obtido por meio de uma ferramenta *on line*.

Para ilustrar a utilidade dos três instrumentos usados em conjunto, o Quadro 64.4 oferece um resumo de quase 3 anos de acompanhamento, por escores de CDR, MEEM e TDR, de um paciente com diagnóstico de doença de Lewy.

Exames complementares

O diagnóstico de demência é um diagnóstico clínico. O papel dos exames complementares é apoiar o diagnóstico diferencial, colaborando para determinar a etiologia da síndrome.

Exames laboratoriais

Têm por objetivo identificar doenças sistêmicas que estejam causando ou contribuindo para a síndrome demencial. Embora alguns exames possam ser considerados de rotina, a lista de exames a serem solicitados deve respeitar também aspectos epidemiológicos locais. Assim, por exemplo, o VDRL e o FTA-Abs devem ser solicitados habitualmente em regiões com maior prevalência de sífilis. Quando houver a intenção de incluir o paciente no Programa de Medicamentos Excepcionais para recebimento das medicações disponibilizadas pelo Sistema Único de Saúde (SUS), será necessário conside-

CAPÍTULO 64 Demências

Quadro 64.4 Resumo de acompanhamento de um paciente com doença de Lewy

	07/04/2004	01/12/2004	08/11/2005	13/03/2007
CDR (0-3)	0,5 > 1	1	1	2
MEEM (30)	27	27	27	14
Orientação temporal (5)	4	4	5	2
Orientação espacial (5)	5	5	5	2
Memória imediata (3)	3	3	3	3
Atenção e cálculo (5)	4	3	4	2
Memória de evocação (3)	2	3	1	0
Nomeação (2)	2	2	2	2
Repetição (1)	1	1	1	1
Comando verbal (3)	3	3	3	1
Comando escrito (1)	1	1	1	0
Frase (1)	1	1	1	0
Desenho (1)	1	1	1	1
Relógio	14	13	10	5

Quadro 64.5 Exames laboratoriais de rotina

Hemograma
Glicemia de jejum
Ureia
Creatinina
Ionograma
Colesterol total e frações
Triglicerídeos
TSH
T$_4$ livre
VDRL
FTA-Abs
Vitamina B$_{12}$
Ácido fólico

rar também as exigências locais do programa. O Quadro 64.5 apresenta uma relação dos exames mais solicitados.

Exames de neuroimagem

Incluem a tomografia computadorizada (TC), a ressonância magnética (RM), a cintilografia de perfusão cerebral (SPECT cerebral) e a tomografia por emissão de pósitrons (PET).

A TC de crânio (Figura 64.1), o exame de neuroimagem estrutural mais simples, torna possível a investigação da presença de doença vascular cerebral (encefalomalacia, lacunas, microangiopatia), lesões expansivas (neoplásicas, infecciosas, inflamatórias) e atrofias cerebrais mais grosseiras.

A RM do encéfalo (Figura 64.1) oferece maior detalhamento em relação à TC, permitindo estimar com maior precisão a presença de doença vascular de pequenos vasos, de doenças desmielinizantes e de lesões expansivas. Possibilita, também, melhor avaliação do padrão de atrofia cerebral, facilitando o reconhecimento de atrofias focais e de assimetrias. Alguns recursos adicionais da RM são a volumetria, a espectroscopia de prótons e o estudo do fluxo liquórico. Essas técnicas devem ser usadas com bom senso, como ferramentas de apoio ao diagnóstico.

A SPECT cerebral (Figura 64.2) é um exame de neuroimagem funcional. O parâmetro avaliado neste exame é o fluxo sanguíneo cerebral. Aqui cabe lembrar dois aspectos importantes da fisiologia: o cérebro não armazena energia e controla seu próprio fluxo sanguíneo. Portanto, todo aumento de consumo deve corresponder a um aumento de fluxo. Em termos práticos, a medida do fluxo sanguíneo é uma medida indireta da atividade cerebral. Assim, a SPECT possibilita observar assimetrias perfusionais que podem significar assimetrias fun-

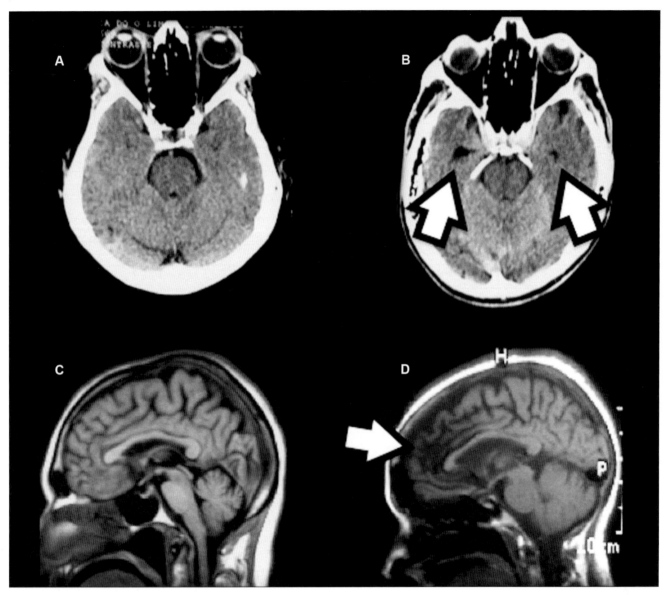

Figura 64.1 Neuroimagem estrutural nas demências. Imagens de TC (**A** e **B**) e de RM (**C** e **D**). As imagens à esquerda (**A** e **C**) são imagens de indivíduos idosos saudáveis. Observe a dilatação ventricular compensatória nos cornos temporais dos ventrículos laterais, provavelmente secundária à atrofia dos hipocampos, em paciente com doença de Alzheimer (**B**). Observe ainda a atrofia predominante no lobo frontal em paciente com demência frontotemporal (**D**).

cionais. No contexto das demências, a SPECT é útil no diagnóstico das síndromes focais.

Ao contrário da SPECT, a PET mede diretamente o metabolismo cerebral mediante o uso de marcadores, o que a torna mais precisa. No entanto, ainda não é um exame habitualmente disponível na prática clínica.

Outros exames

Além dos exames laboratoriais e do exames de neuroimagem, outro exames estão disponíveis e podem ser empregados em situações especiais.

O eletroencefalograma (EEG) deve ser solicitado em caso de suspeita de epilepsia e de encefalopatia espongiforme (Creutzfeldt-Jacob). O estudo do líquido cefalorraquidiano (LCR) deve ser solicitado em caso de suspeita de demência secundária a doença infecciosa ou desmielinizante do sistema nervoso.

O uso de biomarcadores ainda não é consensual e está praticamente restrito à pesquisa. Os mais utilizados são as dosagens de β-amiloide, da proteína Tau total e da proteína Tau fosforilada (Fosfo-Tau) no LCR. Alguns biomarcadores também são usados associados à RM ou à PET. O uso de marcadores genéticos é praticamente restrito à pesquisa, sendo eventualmente realizado em grandes serviços com infraestrutura para aconselhamento genético, sobretudo nos casos de herança mendeliana ou risco familiar alto.

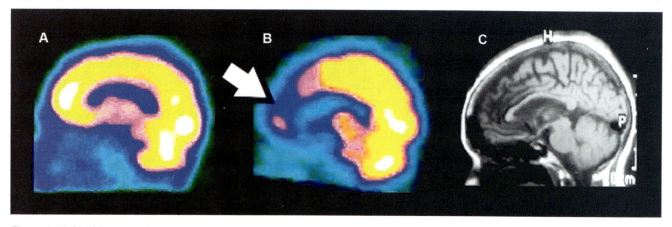

Figura 64.2 SPECT nas demências. (**A**) Indivíduo saudável. (**B**) Indivíduo com demência frontotemporal. (**C**) RM do mesmo paciente com demência frontotemporal. Observe a hipoperfusão marcante em lobo frontal (**B**), correspondente à atrofia focal observada na RM (**C**).

Causas mais frequentes

Neste tópico serão discutidas as causas mais comuns de demência progressiva. Duas delas são doenças propriamente ditas (doença de Alzheimer e doença de Lewy), enquanto as demais são subtipos de síndromes demenciais (demências vasculares e demências frontotemporais).

Doença de Alzheimer

É a causa mais comum de demência e responde por cerca de 50% dos casos. Em sua fase leve, apresenta-se habitualmente como uma síndrome amnésica progressiva. À medida que o déficit de memória se acentua, outros comprometimentos começam a se tornar evidentes, como os distúrbios da linguagem, da percepção, das funções executivas e das praxias.

O declínio cognitivo interfere inicialmente com as AIVD e posteriormente, com o agravamento da síndrome, as ABVD também são acometidas.

Os distúrbios do comportamento também são frequentes. Apatia e depressão são comuns na fase inicial, enquanto agitação, agressividade e delírios são frequentes na fase moderada.

Embora incomum, a doença de Alzheimer também pode se apresentar inicialmente como uma síndrome afásica, agnósica, disexecutiva ou dispráxica. Pode ainda ter início como síndrome psiquiátrica (depressiva, delirante ou agitada). Os critérios para o diagnóstico da doença de Alzheimer estão disponíveis no Anexo IV.

Doença de Lewy

O diagnóstico da doença de Lewy se apoia na tríade formada por flutuação cognitiva, alucinações e parkinsonismo. A flutuação cognitiva decorre de variações na atenção e no nível de alerta, e tem duração variável. As alucinações visuais são tipicamente bem formadas e não causam estresse. O parkinsonismo costuma ser leve e simétrico.

Outros aspectos apoiam o diagnóstico: distúrbios do sono REM, sensibilidade a neurolépticos, baixa captação do receptor da dopamina (SPECT/PET), quedas imotivadas, síncopes recorrentes, perdas de consciência transitórias, disfunção autonômica, delírios sistemáticos, depressão e alucinações de outros tipos.

Para o diagnóstico, não é necessário que todos os aspectos estejam presentes. Os critérios para o diagnóstico da doença de Lewy estão disponíveis no Anexo V.

Demências vasculares

Consistem em um grupo heterogêneo de condições no qual os aspectos centrais são a presença de demência e de doença cerebrovascular e a relação causal entre as duas (associação temporal e achados compatíveis de neuroimagem). Os subtipos mais comuns são a demência por múltiplos infartos, a demência de Biswanger e a demência por infartos estratégicos.

A demência por múltiplos infartos caracteriza-se clinicamente pela evolução em degraus, quando se observa queda do desempenho cognitivo a cada novo *ictus*, com certa estabilidade entre os eventos. O quadro clínico é bastante variável, dependendo da localização e da extensão das lesões.

A demência de Biswanger é o resultado da microangiopatia extensa na substância branca cerebral. É tipicamente uma demência subcortical, havendo predomínio do comprometimento da velocidade de processamento, da atenção e das funções executivas.

A demência por infartos estratégicos ocorre quando a lesão vascular acomete uma área central para a cognição. Por exemplo, infartos lacunares envolvendo os núcleos anteriores do tálamo frequentemente resultam em síndromes amnésicas graves. Infartos envolvendo o território da artéria cerebral posterior também podem resultar em quadro semelhante, quando a lesão inclui o hipocampo.

Os critérios para o diagnóstico das demências vasculares estão disponíveis no Anexo VI.

Demências frontotemporais

Constituem um grupo de condições em que o acometimento cerebral envolve os lobos frontais e temporais. Reconhece-se a existência de três grandes síndromes: as síndromes frontais, a afasia não fluente progressiva e a demência semântica.

Nas síndromes frontais, como o nome sugere, o acometimento cerebral restringe-se aos lobos frontais. Aqui podem ser observados três subtipos clínicos: (1) as síndromes superolaterais, em que o acometimento predomina na convexidade dos lobos frontais e cujo quadro clínico se caracteriza por disfunção executiva e dispraxias; (2) as síndromes mesiais, em que o acometimento predomina na face mesial dos lobos frontais e cujo quadro clínico se caracteriza por apatia exuberante; e (3) as síndromes orbitobasais, em que o acometimento predomina na face voltada para o assoalho do crânio, sobressaindo os sintomas de impulsividade e desinibição, com importante inadequação social.

A afasia não fluente progressiva se caracteriza por comprometimento progressivo da linguagem de expressão, com redução da fluência, anomias, agramatismo e parafasias fonêmicas, havendo preservação relativa dos outros aspectos da linguagem e das outras funções cognitivas.

A demência semântica tem como aspecto central a perda progressiva dos significados, tanto das palavras como dos objetos. Assim, embora a fluência não seja diretamente afetada, o discurso se torna progressivamente vazio em virtude da perda real de vocabulário. Pode-se observar também dificuldade com o reconhecimento de objetos (agnosia visual) e de faces (prosopagnosia). É importante ressaltar que não se trata da incapacidade de nomear (anomia) um objeto ou de descrevê-lo, mas a perda do significado desse objeto.

Os critérios para o diagnóstico das demências frontotemporais estão disponíveis no Anexo VII.

ESTRATÉGIA DE ABORDAGEM

O fluxograma apresentado na Figura 64.3 serve como apoio ao raciocínio diagnóstico nos casos de demência.

Diante da suspeita de demência, deve-se coletar uma história clínica detalhada, buscando sistematicamente a presença de distúrbios cognitivos (semiologia cognitiva), distúrbios da funcionalidade (AIVD e ABVD) e alterações do comportamento (BPSD). A anamnese deve enfocar ainda a presença de história familiar de quadros degenerativos e a existência de antecedentes pessoais relevantes (como fatores de risco para doença cerebrovascular, alcoolismo, doença psiquiátrica prévia, medicações em uso e outras comorbidades).

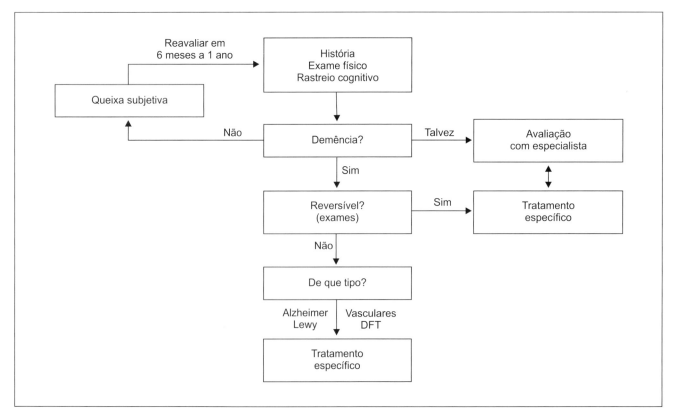

Figura 64.3 Estratégia geral de abordagem das demências. (DFT: demência frontotemporal.)

CAPÍTULO 64 Demências

Após a anamnese detalhada, o exame físico servirá como apoio ao diagnóstico diferencial, na medida em que poderá identificar sinais neurológicos focais ou sinais de comorbidades ainda não conhecidos pelo paciente, e possibilitar a seleção de um dos três grandes grupos de diagnóstico diferencial (ver Quadro 64.3).

Por sua vez, o rastreio cognitivo poderá confirmar a presença do declínio cognitivo (MEEM e TDR), reforçando o diagnóstico da síndrome demencial e caracterizando seu estágio clínico (CDR).

Excluída a possibilidade de disfunção cognitiva, o paciente deverá receber alta e ser reavaliado em 6 a 12 meses, uma vez que a possibilidade de doença degenerativa em fase subclínica deve ser considerada. A lógica subjacente a toda a abordagem é a tentativa de estabelecer o diagnóstico o mais precocemente possível, e sem precipitações. Um diagnóstico falso-positivo de demência é causa de sofrimento desnecessário para o paciente e para seus familiares.

Em caso de dúvida quanto à presença de demência, deve-se encaminhar o paciente para a avaliação do especialista. Nessa situação encontram-se com maior frequência os pacientes com comprometimento cognitivo leve, condição com risco elevado de evolução para demência, como será visto mais adiante.

Confirmado o diagnóstico de demência, o passo seguinte é excluir as causas reversíveis – como a hidrocefalia de pressão normal (HPN), a neurossífilis e a deficiência de vitamina B_{12} – e tratá-las quando for o caso. Embora representem uma minoria dos casos de demência, devem ser sempre consideradas, uma vez que o diagnóstico precoce tem impacto marcante para o prognóstico. Os exames laboratoriais de rotina são fundamentais nessa etapa.

Excluídas as causas reversíveis, deve-se proceder ao diagnóstico diferencial propriamente dito. Até aqui, a abordagem sistemática já deverá ter possibilitado a escolha de um dos três grandes grupos clínicos de demências, o que reduzirá consideravelmente o número de possibilidades. Nesse momento, os dados da história clínica, do exame físico, dos exames complementares e do rastreio cognitivo serão suficientes para o diagnóstico etiológico na maioria dos casos. Eventualmente, o diagnóstico etiológico não será possível.

TRATAMENTO

Para efeito de estudo, pode-se dividir o tratamento das demências em farmacológico e não farmacológico. Deve-se enfatizar, porém, que o tratamento bem-sucedido depende do emprego adequado das duas abordagens. Algumas informações devem guiar o manejo clínico:

- **Metas realistas:** é indispensável conhecer bem os limites das intervenções disponíveis e buscar o melhor resultado para o paciente.
- **Informação para cuidadores e familiares:** é necessário engajar os familiares e cuidadores no tratamento, oferecendo informações sobre a doença, as intervenções disponíveis e a estratégia de tratamento, ou seja, é necessário torná-los parceiros.
- **Suporte aos familiares e cuidadores:** é necessário estar atento ao bem-estar dos cuidadores e familiares, antecipando-se a situações de risco. Depressão é frequente nesse grupo, bem como complicações de doenças preexistentes por descuido com a própria saúde.
- **Visão abrangente:** demência não é só cognição. Tanto para fins de diagnóstico como de tratamento, é necessário manter-se atento ao comprometimento da funcionalidade (AVD) e aos distúrbios do comportamento.
- **Flexibilidade:** o declínio cognitivo progressivo cria e recria cenários em velocidade variável. É necessário estar atento a essas mudanças e adaptar a intervenção sempre que necessário. É improvável que o paciente use as mesmas medicações e terapias durante todo o curso de sua doença.
- **Abordagem transdisciplinar:** é necessário saber trabalhar em equipe transdisciplinar. Isso se reverte em ganhos inequívocos para o paciente, e é ele quem deve estar no centro.

TRATAMENTO FARMACOLÓGICO

As medicações específicas disponíveis pertencem a dois grandes grupos farmacológicos: os inibidores de colinesterase (I-ChE) e os antagonistas do receptor de N-metil-D-aspartato (A-NMDA) (Quadro 64.6).

Os I-ChE agem bloqueando a enzima acetilcolinesterase, aumentando assim a disponibilidade da acetilcolina (ACh) na fenda sináptica. A eles pertencem o donepezil, a rivastigmina e a galantamina. Seu uso se apoia na observação de que algumas síndromes demenciais cursam com déficit colinérgico importante, como é o caso da doença de Alzheimer, da doença de Lewy e das demências vasculares. Têm assim, primeiramente, efeito sintomático, retardando o declínio cognitivo em período variável. Alguns dados de literatura sugerem possível efeito modificador da doença. Devem ser iniciados nas fases inicial (CDR 1) e moderada (CDR 2) da demência. As três substâncias têm perfil de benefícios clínicos semelhantes sobre a cognição, a funcionalidade e o comportamento. O perfil farmacocinético pode favorecer a escolha de uma delas em algumas situações clínicas (Quadro 64.6). Os efeitos colaterais mais comuns nesse grupo estão associados ao trato gastrointestinal, como náuseas, vômitos, diarreia e prostração. Devem ser administrados preferencialmente junto às refeições.

Os A-NMDA agem modulando a entrada de cálcio na membrana pós-sináptica. Esse grupo conta atualmente com apenas um representante, a memantina. Seu uso se apoia no fato de que há disfunção nos mecanismos de transmissão sináptica cálcio-dependentes, o que gera um ruído sináptico suficiente para interferir na transmissão normal. Com o uso da memantina, esse ruído é corrigido e a sinalização segue seu curso habitual. Deve ser iniciado nas fases moderadamente graves (CDR 2→3) e grave (CDR 3) das demências. De modo geral, é muito bem tolerada.

Além das medicações específicas, outras medicações são muito utilizadas no contexto das demências. Elas incluem antidepressivos, neurolépticos, hipnóticos, ansiolíticos e antiepilépticos. São muito úteis no manejo dos BPSD e das epilepsias associadas às demências. Deve-se estar atento para um uso racional e meticuloso dessas substâncias, com vigilância redobrada para polifarmácia, efeitos colaterais e interações com outras medicações já em uso. O Quadro 64.7 traz um resumo dessas medicações, com suas apresentações e doses habituais.

Tratamento Não Farmacológico

Algumas estratégias têm sido usadas com bons resultados na rotina. Durante anos, foram indicadas unicamente a partir da experiência clínica favorável, mas atualmente encontram-se disponíveis evidências de sua validade. O uso de estratégias não farmacológicas associadas à terapia medicamentosa resulta em melhores resultados clínicos, quando comparado ao uso de estratégias farmacológicas isoladamente.

O melhor desempenho da terapia combinada depende da integração dos profissionais envolvidos. A equipe multidisciplinar é idealmente formada por médicos, terapeutas ocupacionais, psicólogos, fonoaudiólogos, fisioterapeutas, nutricionistas e enfermeiros. Nem todos os profissionais estarão atuando simultaneamente. Isso dependerá da correta avaliação das necessidades do paciente e da família em cada momento.

Duas estratégias úteis são a estruturação da rotina e a estimulação cognitiva. A primeira tem como objetivo principal proporcionar ao paciente um ambiente ao mesmo tempo estimulante e previsível, o que também contribui para reduzir o nível de ansiedade. A estimulação cognitiva é um processo que se apoia em três pontos: fortalecer habilidades preservadas, treinar habilidades comprometidas e compensar habilidades perdidas. Sob diferentes prismas e metodologias, as duas estratégias podem ser conduzidas tanto por terapeutas ocupacionais como por psicólogos, desde que devidamente capacitados e, preferencialmente, com experiência na assistência a pacientes com síndromes demenciais.

Quadro 64.6 Tratamento farmacológico das demências: I-ChE e A-NMDA

	Donepezil	**Rivastigmina**	**Galantamina**	**Memantina**
Ligação a proteína	96%	40%	18%	45%
Eliminação	Hepática	Renal	Hepática (50%) Renal (50%)	Renal
Mecanismo	Inibição ChE (reversível rápida)	Inibição ChE (reversível lenta)	Inibição ChE (reversível rápida)	Antagonismo não competitivo do receptor NMDA
Recomendação	Fases leve e moderada	Fases leve e moderada	Fases leve e moderada	Fases moderada grave e grave
Apresentações	Eranz 5 e 10mg Epéz 5 e 10mg	Exelon 1,5, 3,0, 4,5, 6,0mg Exelon Patch 5, 10/15mg	Reminyl ER 8, 16, 24mg	Ebix 10mg Alois 10mg
Posologia	1×/d	2×/d (cápsulas) 1×/d (adesivo)	1×/d	2×/d
Titulação	1º mês: 5mg 1×/d 2º mês: 10mg 1×/d	Cápsulas 1º mês: 1,5mg 2×/d 2º mês: 3,0mg 2×/d 3º mês: 4,5mg 2×/d 4º mês: 6,0mg 2×/d Adesivo: 1º mês: patch 5mg 1×/d 2º mês: patch 10mg 1×/d	1º mês: 8mg 1×/d 2º mês: 16mg 1×/d 3º mês: 24mg 1×/d	1ª semana: ½ + 0 2ª semana: ½ + ½ 3ª semana: 1+ ½ 4ª semana: 1 + 1

Capítulo 64 Demências

Quadro 64.7 Outras medicações de uso frequente nas demências

Grupo	Substância	Apresentações	Meia-vida	Dose inicial	Doses habituais
Antidepressivos	Citalopram	20mg	24 a 48h	10mg 1x/d	10 a 40mg 1x/d
	Escitalopram	10, 20mg	27 a 32h	10mg 1x/d	10 a 20mg 1x/d
	Sertralina	25, 50, 100mg	26h	25mg 1x/d	50 a 100mg 1x/d
	Paroxetina	10, 20, 30mg	21h	10mg 1x/d	10 a 40mg 1x/d
	Fluoxetina	20mg 20mg/mL	1 a 6 dias	10mg 1x/d	20 a 40mg 1x/d
	Venlafaxina	37,5, 75, 150mg	3 a 7h	37,5mg 1x/d	37,5 a 75mg 1x/d
	Desvenlafaxina	50, 100mg	11h	50mg 1x/d	50mg 1x/d
	Mirtazapina	30, 45mg	20 a 40h	15mg 1x/d	15 a 30mg 1x/d
	Duloxetina	30, 60mg	12h	30mg 1x/d	30 a 60mg 1x/d
	Nortriptilina	10, 25, 50mg	28 a 31h	10mg 1x/d	25mg 1x/d
Neurolépticos	Haloperidol	1, 5mg	20h	0,5mg 1x/d	1 a 3mg/d
	Risperidona	1, 2, 3mg 1mg/mL	20h	0,5mg 1x/d	1 a 2mg/d
	Quetiapina	25, 100, 200mg	6h	12,5mg 1x/d	25 a 50mg/d
	Olanzapina	2,5, 5, 10mg	21 a 54h	2,5mg 1x/d	2,5 a 5mg/d
	Aripiprazol	10, 15, 20, 30mg	75h	5mg 1x/d	5 a 10mg/d
	Clozapina	25, 100mg	12h	12,5mg 1x/d	12,5 a 50mg/d
Hipnóticos e ansiolíticos	Lorazepam	1, 2mg	12 a 16h	1mg 1x/d	1 a 2mg 1x/noite
	Bromazepam	3, 6mg	20h	3mg 1x/d	3 a 6mg 1x/noite
	Clonazepam	0,25, 0,5, 2mg, 2,5mg/mL	19 a 50h	0,25mg 1x/d	0,25 a 1mg 1x/noite
	Diazepam	5, 10mg	25 a 50h	5mg 1x/d	5 a 10mg 1x/noite
	Estazolam	2mg	10 a 24h	0,5mg 1x/d	0,5 a 2mg 1x/noite
	Zolpidem	10mg	2,5h	5mg 1x/d	5 a 10mg 1x/noite
	Buspirona	5, 10mg	2,4h	2,5mg 3x/d	5 a 10mg 3x/d
	Trazodona	50mg	7-8h	25mg 1x/d	25 a 50mg 1x/d
Antiepilépticos	Fenitoína	100mg	7-42h	50mg 2x/d	100mg 2 a 3x/d
	Ácido valproico	250, 300, 500mg 250mg/5mL	9 a 16h	125mg 2x/d	250mg 2x/d

Outras estratégias também estão disponíveis. A reabilitação da linguagem deve ser indicada para os pacientes cujos sintomas afásicos são mais exuberantes. A avaliação da deglutição e o tratamento das disfagias frequentemente são necessários nas demências graves. Grupos de suporte aos familiares e cuidadores também se mostram de grande ajuda.

RECONHECENDO O COMPROMETIMENTO COGNITIVO LEVE

A busca pelo diagnóstico precoce proporcionou um avanço no conhecimento da história natural das demências. Assumindo que o diagnóstico da síndrome demencial exigia (e continua exigindo) a presença de declínio em dois ou mais domínios cognitivos, com prejuízos consistentes em AVD, era razoável supor que deveriam existir estágios pré-demenciais nos quais o comprometimento cognitivo seria de menor intensidade – talvez isolado – e com mínimo ou nenhum impacto sobre a funcionalidade.

Vários critérios foram publicados com o objetivo de tentar identificar o momento de transição entre a cognição normal e o declínio patológico que evoluiria para uma demência. Entre eles, a síndrome denominada comprometimento cognitivo leve (CCL) foi a que se mostrou mais útil na prática clínica. Sujeitos com diagnóstico de CCL têm risco de cerca de 10% ao ano de evoluir para uma síndrome demencial e, portanto, devem ser acompanhados de perto.

Os critérios atuais para o diagnóstico de CCL são os seguintes:

- Comprometimento cognitivo isolado ou associado.
- Desempenho em teste cognitivo <–1,5 desvio padrão.
- Funcionalidade preservada ou minimamente afetada.
- Ausência de demência.

Em outras palavras, para o diagnóstico de CCL apenas uma função cognitiva deverá estar comprometida ("...comprometimento isolado ..."), podendo haver evidência de disfunção leve de outro domínio ("... comprometimento associado..."). A confirmação neuropsicológica do comprometimento consiste no desempenho < –1,5 desvio padrão em relação às normas populacionais para o teste utilizado. Como o comprometimento é isolado (ou no máximo associado), não deve haver repercussões maiores sobre as AVD. Obviamente, esse sujeito não deverá preencher os critérios de demência discutidos previamente.

Em função do tipo (de memória ou de outra função) e do perfil (isolado ou associado) de comprometimento cognitivo, o CCL pode ser subdividido em: amnésico de único domínio, amnésico de múltiplos domínios, não amnésico de único domínio e não amnésico de múltiplos domínios. Essa subdivisão baseada na memória se apoia no fato de que ela é o domínio cognitivo mais frequentemente afetado. Além disso, diferentes tipos de CCL parecem ter diferentes evoluções clínicas.

O conhecimento dessa classificação tem utilidade prática. Por exemplo, pacientes com doença de Alzheimer costumam inicialmente apresentar um CCL amnésico de único domínio, evoluir em seguida para um CCL amnésico de múltiplos domínios e só então chegar a uma síndrome demencial. É importante ressaltar que, pelos critérios vigentes, o diagnóstico de doença de Alzheimer só pode ser feito quando o paciente preenche critérios para demência. Esse cuidado se justifica pelo fato de nem todos aqueles com diagnóstico de CCL evoluírem para demência.

É importante lembrar que o diagnóstico de CCL exige maior experiência clínica, bem como a realização de uma avaliação neuropsicológica. É aconselhável que, em caso de suspeita de CCL ou dúvidas quanto ao diagnóstico de demência, o paciente seja encaminhado a um especialista. Ainda não há consenso sobre o uso de I-ChE ou de memantina para esses pacientes.

CONSIDERAÇÕES FINAIS

Este capítulo teve como propósito oferecer uma visão geral do tema "Demências" para o clínico e estabelecer os princípios essenciais de uma atenção básica adequada. Naturalmente, a prática diária com esses pacientes resultará em desafios maiores, exigindo aprofundamento e eventualmente nos confrontará com situações sem respostas ou com grandes dilemas.

Considerando as previsões epidemiológicas, cuidar desses pacientes não será uma atribuição apenas de neurologistas, geriatras, psiquiatras e clínicos com interesse particular no assunto. Todos precisarão estar devidamente capacitados para oferecer o melhor aos pacientes, contribuindo para melhorar sua qualidade de vida e a de seus familiares e cuidadores.

LEITURA RECOMENDADA

Artero S, Petersen R, Touchon J, Ritchie K. Revised criteria for mild cognitive impairment: validation within a longitudinal population study. Dementia and Geriatric Cognitive Disorders 2006; 22:465-70.

Ávila R, Bottino CMC, Carvalho IAM et al. Neuropsychological rehabilitation of memory deficits and activities of daily living in patients with Alzheimer's disease: a pilot study. Brazilian Journal of Medical and Biological Research 2004; 37:1721-9.

Behavioral and psychological symptoms of dementia. Educational Pack. International Psychogeriatric Association, 2002. Disponível em: http://www.ipa-online.org/ipaonlinev3/ipaprograms/bpsdrev/toc.asp

Benton AL. Neuropsychological assessment. Annual Review of Psychology 1994; 45:1-23.

Bertolucci PHF, Brucki SMD, Campacci SR, Juliano Y. O miniexame do estado mental em uma população geral: impacto da escolaridade. Arquivos de Neuropsiquiatria 1994; 52(1):1-7.

Bertolucci PHF, Okamoto IH, Brucki SMD, et al.. Applicability of the CERAD neuropsychological battery to Brazilian elderly. Arquivos de Neuropsiquiatria 2001; 59(3A):532-6.

Birks J. Inhibidores de la colinesterasa para la enfermedad de Alzheimer. La Biblioteca Cochrane Plus 2007; Número 4.

Brucki SMD, Nitrini R, Caramelli P, Bertolucci PHF, Okamoto IH. Sugestões para o uso do miniexame do estado mental no Brasil. Arquivos de Neuropsiquiatria 2003; 61(3B):777-81.

Cappa SF, Benke T, Clarke S et al. EFNS Guidelines on cognitive rehabilitation: report of an EFNS Task Force. European Journal of Neurology 2003; 10:11-23.

Caramelli P, Barbosa MT. Como diagnosticar as quarto causas mais frequentes de demência? Revista Brasileira de Psiquiatria 2002; 24(Supl I):7-10.

Caramelli P, Bottino CMC. Tratando os sintomas comportamentais e psicológicos da demência (SCPD). Jornal Brasileiro de Psiquiatria 2007; 56(2):83-7.

Chui HC, Mack W, Jackson E et al. Clinical criteria for the diagnosis of vascular dementia: a multicenter study of comparability and interrater reliability. Archives of Neurology 2000; 57:191-6.

Clare L, Woods RT, Moniz Cook ED et al. Rehabilitación cognitive y entrenamiento cognitivo para la enfermedad de Alzheimer y la demencia vascular de estadio temprano. La Biblioteca Cochrane Plus 2007; Número 4.

Cummings JL, Mega M, Gray K, Rosenberg-Thompson S, Carusi DA, Gornbein J. The neuropsychiatric inventory: comprehensive assessment of psychopathology in dementia. Neurology 1994; 44(12):2308-14.

Diagnóstico diferencial del delirium [online]. Biopsicología. Net. Disponível em: http://www.biopsicologia.net/fichas/page_4282.html

Duarte YAO, Andrade CL, Lebrão ML. O Índex de Katz na avaliação da funcionalidade dos idosos. Revista da Escola de Enfermagem da USP 2007; 41(2):317-25.

Dubois B, Feldman HH, Jacova C, DeKosky ST. Research criteria for the diagnosis of Alzheimer's disease: revising the NINCDS-ADRDA criteria. The Lancet Neurology 2007; 6:734-46.

Eddy JR, Sriram S. Clock-drawing and telling time as diagnostic AIDS. Neurology 1977; 27:595.

Engelhardt E, Brucki SMT, Cavalcanti JLS et al. Tratamento da doença de Alzheimer: recomendações do Departamento Científico de Neurologia Cognitiva e do Envelhecimento da Academia Brasileira de Neurologia. Arquivos de Neuropsiquiatria 2005; 63(4):1104-12.

Ferretti CEL. Identificação de fatores de risco envolvidos no processo de institucionalização do portador de demência [tese]. São Paulo: Universidade Federal de São Paulo, 2004.

Ferri CP, Prince M, Brayne C et al. Global prevalence of dementia: a Delphi consensus study. The Lancet 2005; 366:2112-7.

Folstein MF, Folstein SE, McHugh PR. Mini-Mental State: a practical method for grading the cognitive state of patients for the clinician. Journal of Psychiatric Research 1975; 12:189-98.

Fonseca RP, Salles JF, Parente MAMP. NEUPSILIN: instrumento de avaliação neuropsicológica breve. São Paulo: Vetor, 2009.

Forlenza OV. Tratamento farmacológico da doença de Alzheimer. Revista de Psiquiatria Clínica 2005; 32(3):137-48.

Freedman M, Kaplan E, Delis D, Morris R. Clock Drawing: a neuropsychological analysis. New York: Oxford University Press, 1994.

Gallucci Neto J, Tamelini MG, Forlenza OV. Diagnóstico diferencial das demências. Revista de Psiquiatria Clínica 2005; 32(3):119-30.

Garrido R, Menezes PR. Impacto em cuidadores de idosos com demência atendidos em um serviço psicogeriátrico. Revista de Saúde Pública 2004; 38(6):835-41.

Geldmacher DS, Whitehouse PJ. Evaluation of dementia. The New England Journal of Medicine 1996; 335(5):330-6.

Godbolt AK, Cipolotti L, Watt H et al. The natural history of Alzheimer's disease: a longitudinal presymptomatic and symptomatic study of a familial cohort. Archives of Neurology 2004; 61:1743-8.

Golomb J, Kluger A, Ferris SH. Mild cognitive impairment: historical development and summary of research. Dialogues in Clinical Neuroscience 2004; 6(4):351-67.

Herrera Jr E, Caramelli P, Silveira ASB, Nitrini R. Epidemiologic survey of dementia in a community-dwelling Brazilian population. Alzheimer Disease and Associated Disorders 2002; 16(2):103-8.

Hughes CP, Berg L, Danziger WL, Coben LA, Martin RL. A new clinical scale for the staging of dementia. British Journal of Psychiatry 1982; 140:566-72.

Jagust W, Thisted R, Devous MD et al. SPECT perfusion imaging in the diagnosis of Alzheimer's disease: a clinical-pathologic study. Neurology 2001; 56:950-6.

Jorm AF, Jolley D. The incidence of dementia: a meta-analysis. Neurology 1998; 51:728-33.

Jorm AF, Korten AE, Henderson AS. The prevalence of dementia: a quantitative integration of the literature. Acta Psichiatrica Scandinavica 1987; 76:465-79.

Kalache A, Veras RP, Ramos LR. O envelhecimento da população mundial: um desafio novo. Revista de Saúde Pública 1987; 21(3):200-10.

Karenberg A, Förstl H. Dementia in the Greco-Roman world. Journal of the Neurological Sciences 2006; 244:5-9.

Klunk WE, Engler H, Nordberg A et al. Imaging brain amyloid in Alzheimer's disease with Pittsburgh Compound-B. Annals of Neurology 2004; 55(3):306-19.

Knopman DS, DeKosky ST, Cummings JL et al. Practice parameter: diagnosis of dementia (an evidence-based review). Report of the Quality Standards Subcommittee of the American Academy of Neurology. Neurology 2001; 56(9):1143-53.

Larson EB, Shadlen MF et al. Survival after initial diagnosis of Alzheimer disease. Annals of Internal Medicine 2004; 140(7):501-9.

Loo H, Plas J. Dementia – A semantic definition. Gerontology 1986; 32 Suppl 1: 64-6.

Lopes MA, Bottino CMC. Prevalência de demência em diversas regiões do mundo: análise dos estudos epidemiológicos de 1994 a 2000. Arquivos de Neuropsiquiatria 2002; 60(1):61-9.

Lorentz WJ, Scanlan JM, Borson S. Brief screening tests for dementia. Canadian Journal of Psychiatry 2002; 47:723-33.

Lund and Manchester Groups. Clinical and neuropathological criteria for frontotemporal dementia. Journal of Neurology and Neurosurgery Psychiatry 1994; 57:416-8.

Manual diagnóstico e estatístico de transtornos mentais. 4. ed. Porto Alegre: Artes Médicas, 1995:131.

Maurer K, Volk S, Gerbald H. Auguste D: The history of Alois Alzheimer's first case. In: Whitehouse PJ, Maurer K, Ballenger JF. Concepts of Alzheimer disease: biological, clinical, and cultural perspectives. Baltimore: The Johns Hopkins University Press, 2000:5-29.

McKeith IG, Dickson DW, Lowe J et al. Diagnosis and management of dementia with Lewy bodies: third report of the DLB consortium. Neurology 2005; 65(12):1863-72.

McKeith IG, Galasko D, Kosaka K et al. Consensus Guidelines for the Clinical and Pathologic Diagnosis of Dementia with Lewy Bodies (DLB): Report of the Consortium on DLB International Workshop. Neurology 1996; 47(5):1113-24.

McKhann G, Drachman D, Folstein M, Katzman R, Price D, Stadlan EM. Clinical diagnosis of Alzheimer's disease: report of the NINCDS-ADRDA Work Group under the auspices of Department of Health and Human Services Task Force on Alzheimer's Disease. Neurology 1984; 34:939-44.

McKhann G, Drachman DA, Folstein M et al. Clinical diagnosis of Alzheimer's disease–report of the NINCDS-ADRDA work group under the auspices of Department of Health and Human Services Task Force on Alzheimer's disease. Neurology 1984; 34:939-44.

McNeill R, Sare GM, Manoharan M et al. Accuracy of single-photon emission computed tomography in differentiating frontotemporal dementia from Alzheimer's disease. Journal of Neurology and Neurosurgery Psychiatry 2007; 78 (4):350-5.

McShane R, Areosa Sastre A, Minakaran N. Memantina para la demencia. La Biblioteca Cochrane Plus 2007; Número 4.

Mega MS. Differential diagnosis of dementia: clinical examination and laboratory assessment. Clinical Cornerstone 2002; 4(6):53-65.

Montaño MBMM, Ramos LR. Validade da versão em português da Clinical Dementia Rating. Revista de Saúde Pública 2005; 39(6):912-7.

Morris J. The Clinical Dementia Rating (CDR): current version and scoring rules. Neurology 1993; 43(11):2412-4.

Morris JC, Heyman A, Mohs RC et al. The Consortium to Establish a Registry for Alzheimer's Disease (CERAD) Part I. Clinical and neuropsychological assessment of Alzheimer's disease. Neurology 1989; 39:1159-65.

Nitrini R, Caramelli P, Bottino CMC, Damasceno BP. Diagnóstico de doença de Alzheimer no Brasil – avaliação cognitiva e funcional: recomendações do Departamento Científico de Neurologia Cognitiva e do Envelhecimento da Academia Brasileira de Neurologia. Arquivos de Neuropsiquiatria 2005; 63(3-A):720-7.

Nitrini R, Caramelli P, Herrera Jr E et al. Incidence of Dementia in a community-dwelling brazilian population. Alzheimer Disease and Associated Disorders 2004; 18(4):241-6.

Nitrini R. Há sentido em utilizar o tratamento atualmente disponível para a doença de Alzheimer? Revista de Psiquiatria Clínica 2006; 33(4):214-7.

Okamoto IH. Aspectos cognitivos da doença de Alzheimer no teste do relógio: avaliação de amostra da população brasileira [tese]. São Paulo: Universidade Federal de São Paulo, 2001.

Petersen R, Smith GE, Waring SC et al. Mild cognitive impairment: clinical characterization and outcome. Archives of Neurology 1999; 56:303-8.

Petersen RC. Clinical subtypes of Alzheimer's disease. Dementia and Geriatric Cognitive Disorders 1998; 9:16-24.

Poser S, Mollenhauer B, Kraubeta A et al. How to improve the clinical diagnosis of Creutzfeldt-Jakob disease. Brain 1999; 122:2345-51.

Relkin N. Screening and early diagnosis of dementia. American Journal of Managed Care 2000; 6(22 Suppl):S1111-1124.

Richardson HE, Glass JN. A comparison of scoring protocols on the Clock Drawing Test in relation to ease of use, diagnostic group, and correlations with Mini-Mental State Examination. Journal of the American Geriatrics Society 2002; 50:169-73.

Román GC, Tatemichi TK, Erkinjuntti T et al. Vascular dementia: diagnostic criteria for research studies. Report of the NINDS-AIREN international workshop. Neurology 1993; 43:250-60.

Rummans TA, Evans JM, Krahn LE, Fleming KC. Delirium in elderly patients: evaluation and management. Mayo Clinic Proceedings 1995; 70:989-98.

Sánchez-Pascual P, Mouronte-Liz P, Olazarán-Rodríguez J. Beneficios de un programa de formación del cuidador en la demencia: experiencia piloto desde la enfermería especializada. Revista de Neurologia 2001; 33(5):422-4.

Silverman DH, Small GW, Chang CY et al. Positron emission tomography in evaluation of dementia. JAMA 2001; 286(17):2120-7.

Small G, Kepe V, Ercoli L et al. PET of brain amyloid and tau in mild cognitive impairment. New England Journal of Medicine 2006; 355(25):2652-63.

Stelzmann RA, Schnitzlein HN, Murtagh FR. An english translation of Alzheimer's 1907 paper, "Über eine eigenartige Erkankung der Hirnrinde". Clinical Anatomy 1995; 8:429-31.

Strijers RL, Scheltens P, Jonkman EJ, de Rijke W, Hooijer C, Jonjer C. Diagnosing Alzheimer's disease in community-dwelling elderly: a comparison of EEG and MRI. Dementia and Geriatric Cognitive Disorders 1997; 8:198-202.

Sunderland T, Hill JL, Mellow AM et al. Clock drawing in Alzheimer's disease: a novel measure of dementia severity. Journal of the American Geriatric Society 1989; 37:725-9.

Tanovic A, Alfaro V. Neuroproteccion con memantina (antagonista no competitivo del receptor NMDA-glutamato) frente a la excitotoxicidad asociada al glutamato en la enfermedad de Alzheimer y en la demencia vascular. Revista de Neurologia 2006; 42(10):607-16.

Waldemar G, Dubois B, Emre M et al. Recommendations for the diagnosis and management of Alzheimer's disease and other disorders associated with dementia: EFNS guideline. European Journal of Neurology 2007; 14(1):e1-e26.

Wild R, Pettit T, Burns A. Inhibidores de la colinesterasa para la demencia de cuerpos de Lewy. La Biblioteca Cochrane Plus 2007; Número 4.

World Health Organization. The ICD-10 Classification of Mental and Behavioral Disorders. Diagnostic criteria for research. Geneva: WHO, 1993:29-31.

Young J, Inouye SK. Delirium in older people. British Medical Journal 2007; 334:842-6.

ANEXO I – MINIEXAME DO ESTADO MENTAL (MEEM)

Orientação temporal (máximo: 5 pontos)	Pergunte ao indivíduo (um ponto para cada resposta correta): Que dia da semana é hoje? Em que mês estamos? Em que ano estamos? Quanto é hoje do mês? Que horas são agora?
Orientação espacial (máximo: 5 pontos)	Pergunte ao indivíduo (um ponto para cada resposta correta): Em que lugar estamos? (apontando para o chão) Que lugar é este aqui? (apontando ao redor) Em que bairro estamos? Em que cidade estamos? Em que estado estamos?
Memória imediata (máximo: 3 pontos)	Diga ao indivíduo (um ponto para cada palavra repetida na 1ª tentativa; deixe repetir até três vezes; avise que será cobrado depois): Eu vou dizer três palavras e depois você repete: agulha, tijolo, carro.
Atenção e cálculo (máximo: 5 pontos)	Pergunte ao indivíduo (um ponto para cada acerto; em caso de erro, retome a tarefa a partir do valor correto; correções espontâneas devem ser consideradas acertos): Quanto é 100 – 7? 93 – 7? 86 – 7? 79 – 7? 72 – 7?
Evocação das palavras (máximo: 3 pontos)	Pergunte ao indivíduo (um ponto para cada palavra evocada corretamente): Quais foram as três palavras que eu pedi para gravar?
Nomeação (máximo: 2 pontos)	Pergunte ao indivíduo (um ponto para cada acerto): Como é o nome disso (mostre uma caneta)? E disso (mostre um relógio)?
Repetição (máximo: 1 ponto)	Diga ao indivíduo (um ponto para a repetição correta): Repita o que vou dizer: nem aqui, nem ali, nem lá.
Comando verbal (máximo: 3 pontos)	Diga ao indivíduo (um ponto para cada acerto; não pode repetir o comando): Preste atenção. Você deve fazer o que vou lhe pedir agora: pegue este papel com a mão direita, dobre-o ao meio e coloque-o no chão.
Comando escrito (máximo: 1 ponto)	Diga ao indivíduo (mostre uma prancha com a frase "FECHE OS OLHOS" escrita em letras maiúsculas; um ponto se fechar os olhos, não basta ler): Leia e faça o que pede aí.
Frase (máximo: 1 ponto)	Diga ao indivíduo (um ponto se frase inteira; palavras isoladas não pontuam; sem problemas se houver erros de ortografia ou gramática): Escreva uma frase (se necessário, pode ajudar com: *Escreva uma frase com começo, meio e fim*).
Cópia do desenho (máximo: 1 ponto)	Diga ao indivíduo (um ponto apenas se dois pentágonos interseccionados e a intersecção com quatro lados): Copie essa figura (peça para fazer o melhor possível).

Comentários

1. Os pontos de corte servem para identificar os sujeitos sob risco maior de demência. Por exemplo, Bertolucci e colaboradores propõem os seguintes valores: analfabetos – 13 pontos; escolaridade 1 a 7 anos – 18 pontos; escolaridade > 8 anos – 26 pontos.

2. A análise dos itens também pode ser útil no diagnóstico. Por exemplo, pacientes com doença de Alzheimer em fase inicial costumam começar a perder pontos nos itens "orientação temporal", "evocação das palavras" e "atenção e cálculo".

ANEXO II – TESTE DO DESENHO DO RELÓGIO (TDR)

Instruções

- Use o comando: "Desenhe o mostrador de um relógio, coloque os números das horas e depois coloque o relógio marcando onze e dez".
- Se ele fizer parte do relógio, parar o desenho e perguntar: "E agora, falta o quê?", repita o comando inteiro (ele precisa identificar sozinho em que ponto parou e de onde deve recomeçar).
- Pontue o teste utilizando os critérios de Freedman (pontuação máxima: 15 pontos).

Critérios de Freedman

Contorno desenhado de forma aceitável	( )
Contorno nem é pequeno demais, nem grande demais, nem repetitivo	( )
Apenas os números 1 a 12 (sem extras ou omissões)	( )
Representação em números arábicos	( )
Números escritos na ordem correta	( )
Não gira o papel à medida que escreve os números	( )
Números na posição correta	( )
Todos os números dentro do contorno	( )
O relógio tem dois ponteiros	( )
Número da hora solicitada indicado de alguma maneira	( )
Minutos da hora solicitada indicados de alguma maneira	( )
Ponteiro dos minutos maior que o das horas	( )
Ausência de marcações supérfluas	( )
Ponteiros se encontram ou distam < 12mm	( )
O relógio tem um centro (desenhado ou deduzido a partir do encontro dos ponteiros)	( )

ANEXO III – ESCORE CLÍNICO DE DEMÊNCIA (CDR)

	Nenhum 0	Questionável 0,5	Leve 1	Moderado 2	Grave 3
Memória	Sem perda de memória ou esquecimento discreto e inconstante	Esquecimento leve consistente; lembrança parcial de fatos; esquecimento benigno	Perda de memória moderada; mais evidente para fatos recentes; déficit interfere com atividades diárias	Perda de memória grave; apenas material muito aprendido é retido; informações novas são rapidamente perdidas	Perda de memória grave; apenas fragmentos são lembrados
Orientação	Plenamente orientado	Plenamente orientado, exceto por leve dificuldade com relações temporais	Dificuldade moderada com relações temporais; orientação espacial preservada para o lugar do exame; pode ter desorientação espacial em outros lugares	Dificuldade grave com relações temporais; geralmente desorientado para o tempo, frequentemente para o espaço	Apenas orientação para pessoas

(continua)

	Nenhum 0	Questionável 0,5	Leve 1	Moderado 2	Grave 3
Julgamento	Resolve os problemas cotidianos e lida bem com as finanças e com os negócios; bom julgamento em relação ao desempenho prévio	Dificuldade leve na resolução de problemas, de semelhanças e diferenças	Dificuldade moderada na resolução de problemas, semelhanças e diferenças; julgamento social geralmente preservado	Dificuldade grave na resolução de problemas, semelhanças e diferenças; julgamento social geralmente comprometido	Incapaz de fazer julgamentos ou resolver problemas
Vida social	Independente no trabalho habitual, compras e grupos sociais	Dificuldades leves nessas atividades	Incapaz de funcionamento independente nessas atividades, embora possa ser engajado em algumas; parece normal ao exame casual	Sem condições de funcionamento independente fora de casa	
				Parece bem para participar de atividades fora de casa	Parece muito comprometido para participar de atividades fora de casa
Casa e lazer	Vida em casa, *hobbies* e interesses intelectuais bem preservados	Vida em casa, *hobbies* e interesses intelectuais levemente comprometidos	Dificuldades leves, porém consistentes com tarefas domésticas; afazeres mais complexos abandonados; *hobbies* e atividades mais complexas abandonados	Apenas tarefas simples estão preservadas; interesses muito restritos e mal sustentados	Sem qualquer função relevante em casa
Cuidados	Plenamente capaz do cuidado pessoal		Necessita de estímulo	Necessita de ajuda para se vestir e higiene	Requer muita ajuda com o cuidado pessoal; incontinência é frequente

Instruções

- As informações devem ser obtidas junto aos familiares e cuidadores.
- Para obter o escore geral, siga as regras abaixo ou consulte a página do CDR na internet (M = memória; SEC = categorias secundárias, ou seja, as demais categorias).

REGRA GERAL	SITUAÇÕES ESPECIAIS
CDR = M se 3 ou + SEC = M **CDR = M** se 3 SEC > M e 2 SEC < M (ou vice-versa) **CDR = escore médio SEC** se 3 ou + SEC > ou < M	**CDR = 0** se M = 0 e < 2 SEC > M **CDR = 0,5** se M = 0 e 2 ou + SEC > M **CDR = 0,5** se M = 0,5 e < 3 SEC > M **CDR = 0,5** se M > 1 e maioria SEC = 0 **CDR = 1** se M = 0,5 e 3 ou + SEC > M

Na internet: http://www.biostat.wustl.edu/adrc/

ANEXO IV – CRITÉRIOS PARA O DIAGNÓSTICO DA DOENÇA DE ALZHEIMER (NINCDS-ADRDA)

Doença de Alzheimer definitiva
- Critérios clínicos para doença de Alzheimer provável
- Evidência histopatológica de doença de Alzheimer (autópsia ou biópsia)

Doença de Alzheimer provável
- Demência estabelecida pelo exame clínico e documentada por questionário do estado mental
- Demência confirmada por testes neuropsicológicos
- Déficits em duas ou mais áreas da cognição
- Piora progressiva da memória e de outras funções
- Ausência de distúrbio da consciência
- Início entre os 40 e os 90 anos de idade
- Ausência de doenças sistêmicas ou de outras doenças capazes de produzir uma síndrome demencial

Doença de Alzheimer possível
- Presença de doenças sistêmicas ou de outras doenças capazes de produzir uma síndrome demencial mas que não são consideradas as responsáveis pelo quadro demencial
- Declínio gradual de uma função cognitiva isolada na ausência de qualquer outra causa identificável

Doença de Alzheimer improvável
- Início súbito
- Sinais neurológicos focais
- Convulsões ou distúrbios de marcha precoces no curso da demência

ANEXO V – CRITÉRIOS PARA O DIAGNÓSTICO DA DEMÊNCIA DE LEWY

1. **Aspectos essenciais:**
   - Demência definida como um declínio cognitivo progressivo de intensidade suficiente para interferir com as atividades sociais ou ocupacionais normais.
   - Comprometimento proeminente ou persistente da memória pode não ocorrer nos estágios iniciais, mas é usualmente evidente com a progressão do quadro.
   - Déficits nos testes de atenção.

2. **Aspectos centrais** (dois aspectos centrais são suficientes para o diagnóstico de doença de Lewy provável):
   - Flutuação cognitiva com variações importantes na atenção e no nível de alerta.
   - Alucinações visuais recorrentes, tipicamente bem formadas e detalhadas.
   - Parkinsonismo.

3. **Aspectos sugestivos** (se pelo menos um destes estiver presente, na presença de pelo menos um aspecto central, pode-se fazer o diagnóstico de doença de Lewy provável; na ausência de aspectos centrais, pelo menos dois aspectos sugestivos são necessários para o diagnóstico de doença de Lewy possível; doença de Lewy provável não pode ser diagnosticada apenas na presença de aspectos sugestivos):
   - Distúrbios do sono REM.
   - Sensibilidade a neurolépticos.
   - Baixa captação do receptor da dopamina (SPECT/PET).

4. **Aspectos que apoiam** (comumente presentes, mas sem especificidade diagnóstica comprovada):
   - Quedas recorrentes e síncopes.
   - Perdas de consciência transitórias e sem explicação.
   - Disfunção autonômica grave.
   - Alucinações de outros tipos.
   - Delírios sistemáticos.
   - Depressão.
   - Preservação relativa das estruturas temporais mesiais na TC/RM.
   - Baixa captação generalizada no SPECT/PET com baixa atividade occipital.
   - Cintilografia miocárdica com MIBG anormal (baixa captação).
   - Atividade de ondas lentas proeminentes no EEG com pontas transitórias no lobo temporal.

5. **Um diagnóstico de doença de Lewy é menos provável:**
   - Na presença de doença cerebrovascular evidente a partir de sinais neurológicos focais ou exames de neuroimagem.
   - Na presença de qualquer outra doença física ou cerebral suficiente para responder em parte ou completamente pelo quadro clínico.
   - Se o parkinsonismo só aparece na fase grave da doença.

6. **A sequência temporal dos sintomas:**
   - A doença de Lewy deve ser diagnosticada quando a demência ocorre antes ou concomitantemente ao parkinsonismo (se estiver presente). O termo

demência na doença de Parkinson deve ser usado para descrever a demência que ocorre no contexto de uma doença de Parkinson bem estabelecida. Na prática clínica, o termo mais apropriado ao quadro clínico observado deve ser empregado, e termos mais genéricos, como doença por corpos de Lewy, são frequentemente úteis. Em pesquisas, nas quais precisa ser feita a diferenciação entre demência de Lewy e demência na doença de Parkinson, a regra atual de 1 ano entre o início da demência e o início do parkinsonismo continua a ser recomendada. A adoção de outros intervalos de tempo irá confundir o agrupamento de dados e a comparação dos estudos. Em outros contextos de pesquisa que podem incluir estudos clinicopatológicos e ensaios clínicos, os dois fenótipos clínicos podem ser considerados coletivamente sob categorias como doenças por corpos de Lewy ou α-sinucleinopatias.

ANEXO VI – CRITÉRIOS PARA O DIAGNÓSTICO DE DEMÊNCIA VASCULAR (NINDS-AIREN)

I. Os critérios para o diagnóstico de demência vascular provável incluem todos os seguintes:
  1. Demência definida pelo declínio cognitivo em relação a um nível mais alto de desempenho prévio e manifestada pelo comprometimento da memória e de dois ou mais domínios cognitivos (orientação, atenção, linguagem, funções visuoespaciais, funções executivas, controle motor e praxia) preferencialmente estabelecido por exame clínico e documentado por avaliação neuropsicológica; os déficits devem ser graves o suficiente para interferir com as atividades da vida diária e não serem decorrentes apenas de sequelas físicas do acidente vascular encefálico isquêmico (AVEI).

     Critérios de exclusão: casos com distúrbios da consciência, delírios, psicose, afasia grave ou comprometimento sensorimotor grave impedindo a realização da avaliação neuropsicológica. Doenças sistêmicas ou cerebrais que por si podem afetar a memória e a cognição.
  2. Doença cerebrovascular, definida pela presença de sinais focais no exame neurológico, como hemiparesia, paresia facial central, sinal de Babinski, déficit sensorial, hemianopsia e disartria consistente com AVEI (com ou sem história de AVEI), e evidência de doença cerebrovascular relevante em exames de neuroimagem (TC ou RM), incluindo infartos múltiplos de grandes vasos ou um infarto único estratégico (giro angular, tálamo, porções orbitais dos lobos frontais ou territórios das artérias cerebrais posteriores ou anteriores), bem como múltiplas lacunas em núcleos da base e substância branca, ou lesões extensas de substância branca periventricular, ou uma combinação dessas lesões.
  3. Uma relação entre as duas desordens supracitadas, manifestadas ou deduzidas pela presença de uma ou mais das seguintes: (a) início de demência em até 3 meses após um AVE conhecido; (b) deterioração abrupta das funções cognitivas; (c) ou progressão flutuante ou em degraus dos déficits cognitivos.

II. Aspectos clínicos consistentes com o diagnóstico de demência vascular provável incluem os seguintes: (a) presença precoce de distúrbio de marcha (pequenos-passos, ou robótica, ou apráxica-atáxica, ou parkinsoniana); (b) história de desequilíbrio e quedas imotivadas frequentes; (c) incontinência urinária precoce, urgência e outros sintomas urinários não explicados por doença urológica; (d) paralisia pseudobulbar; e (e) alterações do humor e da personalidade, abulia, depressão, incontinência emocional ou outros déficits subcorticais, incluindo lentificação psicomotora e disfunções executivas.

III. Aspectos que tornam o diagnóstico de demência vascular incerto ou improvável incluem: (a) início precoce de déficit de memória e piora progressiva do déficit de memória e de outras funções cognitivas, como a linguagem (afasia transcortical sensorial), as habilidades motoras (apraxia) e a percepção (agnosia), na ausência de lesões focais correspondentes na neuroimagem; (b) ausência de sinais neurológicos focais além dos distúrbios cognitivos; e (c) ausência de lesões cerebrovasculares na TC ou RM.

IV. O diagnóstico clínico de demência vascular possível pode ser feito na presença de demência (seção I.1) com sinais neurológicos focais em um paciente cujos exames de neuroimagem para confirmar a doença cerebrovascular definitiva não estão disponíveis; ou na ausência de relação temporal clara entre a demência e o AVE; ou em pacientes com início súbito e curso variável (platô ou melhora) dos déficits cognitivos e evidência de doença cerebrovascular relevante.

V. Critérios para o diagnóstico de demência vascular definitiva são: (a) critérios clínicos para demência vascular provável; (b) evidência histopatológica de doença cerebrovascular obtida por biópsia ou autópsia; (c) ausência de emaranhados neurofibrilares e de placas neuríticas além do esperado para a idade; e (d) ausência de outra doença clínica ou patológica capaz de produzir demência.

VI. A classificação de demência vascular para fins de pesquisa deve ser feita com base em aspectos clínicos, radiológicos e neuropatológicos, por subcategorias ou por condições definidas como demência vascular cortical, demência vascular subcortical e demência talâmica. A expressão doença de Alzheimer com doença cerebrovascular deve ser reservada para classificar os pacientes que preenchem os critérios clínicos para doença de Alzheimer possível e que também apresentam evidência clínica ou de neuroimagem de doença cerebrovascular relevante. Tradicionalmente, esses pacientes têm sido incluídos como portadores de demência vascular em estudos epidemiológicos. O termo demência mista, usado até agora, deve ser evitado.

ANEXO VII – CRITÉRIOS PARA O DIAGNÓSTICO DAS DEMÊNCIAS FRONTOTEMPORAIS

Mudança de caráter e distúrbios da conduta social são os aspectos dominantes durante todo o curso da doença. A percepção, as habilidades visuoespaciais, a praxia e a memória estão intactas ou relativamente bem preservadas.

Aspectos Diagnósticos Centrais

- Início insidioso e progressão gradual.
- Declínio precoce na conduta social interpessoal.
- Prejuízo precoce no controle da conduta pessoal.
- Embotamento emocional precoce.
- Perda precoce do *insight*.

Aspectos que Dão Suporte ao Diagnóstico

- **Distúrbios do comportamento:**
  - Declínio na higiene pessoal e aparência.
  - Rigidez mental e inflexibilidade.
  - Distraibilidade e impersistência.
  - Hiperoralidade e mudanças na dieta.
  - Comportamento perseverativo e estereotipado.
  - Comportamento de utilização.

- **Fala e linguagem:**
  - Produção da fala alterada (perda da espontaneidade, fala econômica).
  - Estereotipias da fala.
  - Ecolalia.
  - Perseveração.
  - Mutismo.

- **Sinais físicos:**
  - Reflexos primitivos.
  - Incontinência.
  - Acinesia, rigidez e tremor.
  - Pressão arterial baixa e lábil.

- **Exames:**
  - Avaliação neuropsicológica: comprometimento significativo nos testes do lobo frontal na ausência de amnésia, afasia ou desordem visuoespacial grave.
  - Eletroencefalograma: normal, apesar da demência clínica evidente.
  - Neuroimagem cerebral (estrutural e/ou funcional): anormalidades são predominantemente frontais e/ou temporais anteriores.

- **Aspectos clínicos:**
  - Início antes dos 65 anos de idade: história familiar positiva de quadro semelhante em parente de primeiro grau.
  - Paralisia bulbar, fraqueza e perda de massa muscular, fasciculações (doença do neurônio motor associada em uma minoria dos pacientes).

Infecção do Trato Urinário

CAPÍTULO 65

Demetrius Montenegro
Jorge Monteiro Mendes

INTRODUÇÃO

Infecção do trato urinário (ITU) é uma expressão genérica referente à multiplicação de microrganismos em qualquer segmento da via urinária e está entre as doenças infecciosas mais comuns. A bacteriúria é definida como presença de bactérias na urina, podendo ser assintomática ou estar presente em associação com infecção aguda ou crônica do aparelho urinário.

EPIDEMIOLOGIA

A ITU representa um importante tema de saúde pública e constitui a afecção urológica mais frequente entre homens e mulheres, bem como a principal infecção bacteriana em idosos e pacientes hospitalizados, representando um custo anual estimado em 1,6 bilhão de dólares.

Na população feminina, o risco de desenvolvimento da doença ao longo da vida é superior a 50%, sendo quatro vezes maior do que na população masculina em geral. Entretanto, essa relação entre sexos sofre modificação ao longo das faixas etárias.

Até os 12 meses de idade os meninos são mais afetados, o que está relacionado com alterações na via urinária (p. ex., válvula de uretra posterior, fimose e refluxo vesicoureteral – RVU). A partir dessa idade até a sexta década de vida, a frequência de ITU em mulheres aumenta de maneira acentuada, invertendo a relação do primeiro ano de vida. Por exemplo, o risco relativo de ITU em mulheres adultas é 35 a 50 vezes maior do que em homens. Já a partir dos 65 anos, essa relação entre mulheres e homens diminui para 2:1, devido ao aumento na frequência da infecção no sexo masculino, secundária a hiperplasia prostática benigna (HPB), retenção e incontinência urinária, além do aumento da institucionalização dessa população.

As gestantes apresentam risco aumentado de bacteriúria, com prevalência variando de 4% a 7%.

PATOGÊNESE

O risco de ITU está relacionado com a suscetibilidade do hospedeiro, a virulência do microrganismo e a integridade da via urinária.

Diante disso, a ITU complicada é definida pela presença de infecção associada a obstrução do fluxo urinário ou comorbidade subjacente que predisponha a infecção ou falha terapêutica. A alteração do fluxo urinário pode ser estrutural ou funcional, fazendo parte desse grupo HPB (resíduo pós-miccional > 100mL), fimose, litíase urinária, tumores, estenoses, bexiga neuropática, RVU, cateterização e infecção em homens. Além desses transtornos, seria classificada como complicada a infecção em diabéticos, renais crônicos, transplantados, imunossuprimidos, usuários crônicos de glicocorticoide, pós-radioterapia ou quimioterapia no epitélio urológico e portadores de derivações do trato urinário, como a bolsa ileal. As ITU complicadas também podem ser subclassificadas em reversíveis ou não, ou seja, a reversibilidade estaria relacionada com a resolução da situação de risco por intervenção terapêutica, como extração de cálculo urinário por litotripsia.

Com relação aos microrganismos, constata-se que as enterobactérias são as mais frequentes em virtude da proximidade com o trato intestinal e da colonização perineal por esses patógenos. Outro fator importante é representado pelas fímbrias e adesinas bacterianas, visto que essas estruturas facilitam a ascensão/adesividade dos microrganismos e impedem a excreção pelo fluxo urinário, principal mecanismo de defesa do hospedeiro. Nesse caso, destaca-se a *Escherichia coli*, bactéria mais frequentemente envolvida nos casos de ITU, por possuir várias fímbrias e adesinas específicas de cada sorotipo, conferindo a esse patógeno importante capacidade de desenvolver infecção.

Esses microrganismos podem alcançar o trato urinário de três maneiras: hematogênica, linfática e ascendente, sendo esta última a mais importante via de infecção. As mulheres são mais propensas à infecção ascendente devido ao menor comprimento uretral. A cateterização urinária causa infecção em 1% a 2% dos pacientes.

A infecção por via hematogênica é menos frequente e está restrita a alguns microrganismos, entre os quais: *Staphylococcus aureus*, *Candida* spp, *Salmonella* spp e *Mycobacterium tuberculosis*. Além disso, tem relação direta com abscessos e infecção sistêmica. Já a infecção por via linfática tem significado incerto, sendo demonstrada apenas em modelos animais.

AGENTES ETIOLÓGICOS

Nos episódios agudos, mais de 95% das uroculturas apresentam um único microrganismo, e a *Escherichia coli* permanece como o principal agente etiológico envolvido em ITU não complicada, seguida pelo *Staphylococcus saprophyticus*.

Um importante aspecto a ser considerado no espectro etiológico refere-se ao número de episódios de ITU, visto que, em episódios recorrentes, a frequência relativa de outros agentes bacterianos e flora polimicrobiana encontra-se aumentada. Dessa maneira, em ITU recorrentes, principalmente diante de alterações funcionais/anatômicas das vias urinárias, há aumento de casos por *Proteus*, *Pseudomonas*, *Klebsiella*, *Enterobacter* spp, *Enterococcus* e *Staphylococcus*.

Alguns microrganismos são particularmente implicados em certos grupos populacionais, como *Staphylococcus saprophyticus*, em casos de infecção urinária baixa em mulheres jovens sexualmente ativas, *Proteus*, em meninos não-circuncisados de 1 a 12 anos, e *Enterococcus faecalis*, em idosos portadores de HPB.

O rim é um dos principais sítios de infecção extrapulmonar da tuberculose, e o bacilo alcança esse órgão através da corrente sanguínea; a partir daí, desce na via urinária, contaminando todo o trajeto, inclusive anexos, como próstata e vesículas seminais.

Além de bactérias, fungos constituem a etiologia das infecções urinárias, destacando-se principalmente as espécies de *Candida* – este sítio é responsável por cerca de 10% das candidemias. Em razão do perfil e da gravidade dos pacientes suscetíveis a essa infecção (imunossuprimidos, casos de cateterismo vesical de demora em uso de antibioticoterapia de amplo espectro, diabéticos em uso de glicocorticoides), a apresentação ambulatorial é infrequente. Por fim, o adenovírus está implicado em casos de cistite hemorrágica em crianças do sexo masculino e em pacientes submetidos a transplante de células hematopoéticas.

QUADRO CLÍNICO

Durante a avaliação clínica dos pacientes portadores de ITU, pode ser difícil topografar o local de acometimento da via urinária, devido ao amplo espectro clínico (desde cistite não complicada até pielonefrite aguda) e, por vezes, à inespecificidade dos sintomas relatados. Como exemplo, pode ser citada a ocorrência de sintomas irritativos vesicais em vigência de pielonefrite, prostatite ou síndrome uretral aguda, podendo necessariamente não configurar cistite, além do fato de a ausência de febre não excluir infecção renal. Entretanto, acometimento sistêmico importante, com febre, toxemia e vômitos, deve direcionar para abordagem imediata de pielonefrite aguda.

BACTERIÚRIA ASSINTOMÁTICA

Ocorre quando o indivíduo, na ausência de sintomas urinários ou sistêmicos de infecção, apresenta:

- Urocultura quantitativa com a presença de uma espécie bacteriana isolada, em contagem de colônias $\geq 10^5$ unidades formadoras de colônias (UFC)/mL em homens.
- Duas uroculturas quantitativas (de amostras de urina diferentes) com a presença da mesma bactéria isolada em contagem de colônias $\geq 10^5$ UFC/mL em mulheres.

CISTITE

Processo inflamatório ou infeccioso vesical, caracterizado geralmente por um quadro miccional irritativo, primariamente de disúria (queimação ou dificuldade ao urinar), acompanha-se de polaciúria, urgência miccional, incontinência de urgência, dor suprapúbica e alterações macroscópicas da urina (turvação, odor fétido e escurecimento). Já a hematúria terminal costuma ocorrer ocasionalmente.

Nesse tipo de apresentação, deve-se elaborar planos de investigação diagnóstica para cada sexo. Portanto, no sexo feminino, deve-se proceder ao exame ginecológico acurado para a exclusão de vulvovaginites, inquirindo sobre corrimento vaginal, exposição sexual, disúria terminal/externa (desencadeada pelo contato da urina com o canal vaginal), dispareunia e corrimento uretral, além de sintomas do parceiro. A presença de disúria associada à polaciúria, na ausência de leucorreia e irritação, prediz cistite com boa acurácia.

No sexo masculino, costuma ser quadro clínico de exceção, e a avaliação urológica da próstata é de fundamental importância para o esclarecimento diagnóstico, sendo possível lançar mão de exames como antígeno prostático específico (PSA), ultrassonografia das vias urinárias/próstata e culturas, no intuito de excluir a possibilidade de prostatite.

Cistite complicada

Define-se como aquela que está associada a uma condição subjacente, que aumenta o risco de falência terapêutica, como infecção por bactéria resistente, obstrução da via urinária (hiperplasia prostática benigna, estenose ureteral, nefrolitíase), bexiga neurogênica, insuficiência renal, transplante renal, *diabetes mellitus* etc. Nesse quadro, o espectro etiológico é mais amplo e inclui infecções por *Proteus, Klebsiella, Pseudomonas, Providencia, Enterococcus* e *Staphylococcus*, entre outros.

Cistite recorrente

Define-se cistite recorrente como aquela que acomete as mulheres em uma frequência mínima de duas vezes por semestre ou três vezes ao ano. Em geral, sua incidência está relacionada com diferentes fatores que favorecem maior adesividade das bactérias às células do introito vaginal. A presença de um defeito biológico em nível celular, inadequada resposta imunológica local, diminuição da atividade antiaderencial da camada de mucopolissacarídeos, além de uso de diafragma e espermicidas, são fatores que podem estar associados à cistite recorrente, além da presença de cálculos renais, sendo obrigatória a investigação por imagem dessa patologia.

PIELONEFRITE AGUDA

Infecção alta das vias urinárias e parênquima renal, a pielonefrite aguda apresenta-se comumente com a tríade clássica de dor lombar, febre e calafrios de rápida evolução, embora a ausência desses sintomas não exclua o diagnóstico. A dor lombar pode irradiar-se para flancos e fossas ilíacas. Entretanto, quando alcança a região inguinal, sugere litíase renal associada. Também é possível encontrar queixas urinárias irritativas (disúria, urgência e polaciúria), além de náusea, vômitos, diarreia e dor abdominal. Relato de sintomatologia baixa precedendo o quadro atual é comum. No exame físico, deve-se dar total atenção a sinais de gravidade precoces, como taquicardia e taquipneia, além de verificar níveis tensionais e de consciência, em razão da possibilidade de rápida progressão para sepse urinária. A palpação do abdome pode ser dolorosa, e geralmente verifica-se dor à punhopercussão lombar da loja renal (sinal de Giordano).

URETRITE AGUDA

Essa forma de infecção urinária está relacionada com doenças sexualmente transmissíveis, sendo causada principalmente por *Neisseria gonorrhoeae* e *Chlamydia trachomatis*, além de *T. vaginalis, Mycoplasma genitalium* e *Ureaplasma urealyticum*. As mulheres geralmente referem sintomas semelhantes aos de uma cistite aguda. Homens com uretrite queixam-se de disúria, prurido uretral e descarga uretral (que pode ser purulenta na uretrite gonocócica).

DIAGNÓSTICO

Em pacientes com ITU, as provas inflamatórias geralmente estão elevadas. Leucocitose e insuficiência renal aguda são sinais de pielonefrite aguda e ITU complicada. O sumário de urina geralmente evidencia piúria (> 10 leucócitos por campo nas mulheres e > 5 nos homens) na maioria dos casos (embora até 30% dos pacientes possam ter ITU sem piúria), hematúria em 50%, proteinúria e nitrito positivo. Cilindros leucocitários sugerem fortemente ITU.

É importante lembrar que a piúria pode ser secundária a várias outras patologias, como nefrolitíase, medicações, nefrite intersticial, glomerulonefrite, neoplasia de vias urinárias e vulvovaginite, entre outras.

São aceitáveis três métodos de coleta de uroculturas: coleta asséptica de urina de jato médio (primeira urina da manhã), cateterização vesical e punção suprapúbica. A primeira é usualmente a mais utilizada, em função da menor morbidade e da facilidade do método, sendo considerada significativa quando a contagem encontra-se > 10^5 UFC/mL de urina. Em determinadas circunstâncias (paciente idoso, infecção crônica, uso de antimicrobianos) pode ser valorizado crescimento bacteriano ≥ 10^4 colônias (10.000 UFC/mL). Por outro lado, valores < 10^2 UFC/mL sugerem fortemente contaminação da amostra. A segunda está indicada em pacientes não colaborativos ou incapazes de coletar amostra de urina espontânea por questões neurológicas ou urológicas. A coleta de urina por punção suprapúbica é raramente necessária.

A hemocultura não tem nenhum valor em pacientes com cistite. No entanto, diante de um quadro de pielonefrite, torna-se bastante valiosa; sua positividade, nessa infecção, gira em torno de 25% a 60%. Além da informação sobre o agente etiológico (nem sempre identificável na urocultura), um resultado positivo indica risco aumentado de sepse, sugerindo uma potencial gravidade.

EXAMES DE IMAGEM

A ultrassonografia, a tomografia computadorizada e a ressonância magnética não estão indicadas de rotina, devendo-se considerar sua realização nas seguintes situações:

- Casos persistentemente sintomáticos após 72 horas de antibioticoterapia.
- ITU recorrente.
- Homens com diagnóstico de pielonefrite aguda.
- Suspeita de nefrolitíase associada.

TRATAMENTO

BACTERIÚRIA ASSINTOMÁTICA

É importante lembrar que a piúria que acompanha a bacteriúria assintomática não é indicação de tratamento antibiótico. Devem ser tratados os seguintes pacientes: gestantes, pacientes que serão submetidos à ressecção transuretral de próstata, pacientes que serão submetidos a outros procedimentos urológicos ou ginecológicos em que possa ocorrer sangramento de mucosa. Também se pode considerar o tratamento para os casos de transplantados; neutropênicos; pacientes portadores de cálculos de estruvita; e mulheres que persistam com bacteriúria 48 horas após retirada de cateter urinário.

Com relação ao tempo de início da antibioticoterapia pré-procedimento uroginecológico, tem sido rotina o seu início 72 horas antes da intervenção. Atualmente, porém, estudos mostram que o início entre 12 e 24 horas antes do procedimento tem a mesma eficácia em prevenir complicações.

De modo geral, a terapia antibiótica nessa situação deverá ser mantida por 3 a 7 dias.

CISTITE AGUDA

Vários estudos mostram que 3 dias de antibiótico são tão efetivos quanto 7 a 10 dias de terapia; o tratamento em dose única é menos eficaz, apresentando maior taxa de recidiva. *Para os homens, muitos autores recomendam o tratamento por 7 dias*, pois a incidência de complicações é maior nesse grupo.

Recomenda-se como primeira escolha o sulfametoxazol (SMZ)-trimetoprima (TMP), 800 e 160mg, respectivamente, duas vezes ao dia por 3 dias (em caso de a resistência local dos uropatógenos ao medicamento não ultrapasse 20% e caso a paciente não tenha utilizado antibiótico nos últimos 3 meses). Como segunda escolha, pode-se utilizar:

- Nitrofurantoína, 100mg a cada 12 horas por 5 dias (nos homens, geralmente utilizam-se 100mg a cada 6 horas por 7 dias).
- Ciprofloxacino, 250mg a cada 12 horas, ou levofloxacino, 250mg/dia, ou ofloxacino, 200mg a cada 12 horas, ou norfloxacino, 400mg a cada 12 horas por 3 dias (evitar, se possível, devido ao aumento da resistência a essa classe e para reservá-la para casos mais complicados).
- Amoxicilina-clavulanato ou cefalosporinas podem ser usadas em caso de contraindicação às demais opções, embora tenham menor eficácia e maior frequência de efeitos colaterais.
- É importante lembrar que, nos homens, as evidências científicas com o uso de nitrofurantoína e betalactâmicos são menores.

CISTITE AGUDA COMPLICADA

Devido à necessidade de antibioticoterapia empírica de amplo espectro, recomenda-se o uso de fluorquinolonas como terapia de primeira linha (ciprofloxacino 500mg 12/12h ou levofloxacino 500mg/dia, por 7 a 14 dias).

URETRITE AGUDA

Quando houver fatores de risco para doença sexualmente transmissível, e também nos casos que persistem com queixas uretrais, apesar de terapia adequada para ITU, uretrite deve ser suspeitada. Recomenda-se que o tratamento empírico nessa situação seja feito para uretrite gonocócica e não gonocócica, de acordo com os esquemas a seguir:

- **Uretrite gonocócica:** ceftriaxona, 125mg IM, ou ciprofloxacino, 500mg VO, ou azitromicina 2g VO (esquemas de terapia em dose única).
- **Uretrite não gonocócica:** doxiciclina, 100mg VO a cada 12 horas por 7 dias, ou azitromicina, 1g VO em dose única.

PIELONEFRITE AGUDA

Nos casos graves de pielonefrite aguda, quando os pacientes se apresentam com vômitos, dor intensa e hipotensão, a hospitalização está recomendada. Em casos de infecção leve, quando o paciente é bem orientado e tem condições de comprar o antibiótico, além de retornar ao ambulatório com frequência, pode-se manter o tratamento domiciliar, que nesse caso deve ser iniciado seguindo as orientações abaixo:

- Fluorquinolona oral por 7 a 10 dias como primeira escolha (ciprofloxacino, 500mg a cada 12 horas ou levofloxacino, 500 a 750mg a cada 24 horas).
- SMZ-TMP, na dose de 800/160mg a cada 12 horas por 10 a 14 dias, podem ser usados se a sensibilidade na urocultura já for conhecida.
- Em caso de suspeita de enterococos: amoxicilina-clavulanato, 875mg a cada 12 horas, ou ampicilina-sulbactam, 375 a 750mg a cada 12 horas por 14 dias.
- Nitrofurantoína não deve ser utilizada.

- Cefalosporinas de segunda geração (cefuroxima, 500mg a cada 12 horas) e terceira geração (cefixima, 400mg/dia, ou cefpodoxima, 200mg a cada 12 horas) VO por 14 dias podem ser alternativas em casos selecionados.

PROFILAXIA

Está indicada quando as infecções urinárias em mulheres apresentam recorrência de mais do que dois episódios em 6 meses ou mais de três episódios ao ano. A profilaxia deverá ter duração média de 6 meses e só deverá ser iniciada depois de erradicada a bacteriúria com dose plena de antibioticoterapia. Os fármacos mais utilizados como profiláticos são:

- Nitrofurantoína 100mg/dia.
- SMZ/TMP 800/160mg ao dia ou 1.600/320mg três vezes por semana.
- Ciprofloxacino, 250mg/dia ou 500mg três vezes por semana.
- Norfloxacino, 400mg/dia ou 800mg três vezes por semana.

Quando a ITU está relacionada com a atividade sexual, recomenda-se a administração de uma dose de antibiótico após cada relação.

Além disso, como terapia não medicamentosa, orienta-se uma ingesta adequada de líquidos, urinar a intervalos curtos (a cada 3 horas), urinar antes de deitar e antes da relação sexual, e não utilizar substâncias que alteram o pH vaginal, assim como preservativos com espermicida e diafragma.

O uso do extrato de *cranberry* vem sendo recomendado como terapia profilática para ITU. Seu mecanismo de ação envolve a inibição da aderência dos uropatógenos às células uroepiteliais. Muitos estudos mostraram efeitos positivos de seu uso com essa indicação, embora com várias falhas metodológicas, e com a utilização de doses e formas de administração variadas. Novos estudos são necessários para consolidar a recomendação de seu uso.

LEITURA RECOMENDADA

Foxman B. Epidemiology of urinary tract infection: incidence, morbidity and economic costs. Am J Med 2002; 113(Suppl 1A):5s-13s.

Grabe M et al. Guidelines on urological infections. European Association of Urology 2011. In: www.uroweb.org.

Gupta K et al. International clinical practice guidelines for the treatment of acute uncomplicated cystitis and pyelonephritis in women: a 2010 update by the Infectious Diseases Society of America and the European Society for Microbiology and Infectious Diseases. Clinical Infectious Diseases. 2011; 52(5):e103-e120.

Henriques Filho GT, Fontan JB. Infecção do trato urinário. In: Filgueira NA et al. Condutas em clínica médica. 4. ed., Rio de Janeiro: Medsi, 2007.

Hooton TM, Stamm WE. Recurrent urinary tract infection in women. In: Up To Date 2008, 16.2

Hooton TM, Stamm WE. Acute cystitis in women. In: Up To Date 2008, 16.2

Hooton TM, Stamm WE. Acute cystitis and asymptomatic bacteriuria in men. In: Up To Date 2008, 16.2

Hsueh PR et al. Consensus statement on the role of fluoroquinolones in the management of urinary tract infections. J Microbiol Immunol 2011; 44(2):79-82.

Jadhav S et al. Virulence characteristics and genetic affinities of multiple drug resistant uropathogenic *Escherichia coli* from a semi urban locality in India. PLoS One 2011; 6(3):e18063.

Komaroff AL. Dysuria in adult women. In: Up To Date 2008.

Litza JA, Brill JR. Urinary tract infections. Prim Care 2010; 37(3):491-507.

Neal DE Jr. Complicated urinary tract infections. Urol Clin North Am 2008; 35(1):13-22.

Neumann I, Moore P. Pyelonephritis (acute) in non-pregnat women. Clin Evid (Online). 2011 Jan 13; 2011.

Nicolle LE et al. Infectious Diseases Society of America Guidelines for de Diagnosis and Treatment of Asymptomatic Bacteriuria in Adults. Clinical Infectious Diseases 2005; 40:643-54.

Swygard H, Cohen MS, Seña AC. Infectious causes of dysuria in adult men. In: Up To Date 2008.

Urolitíase

CAPÍTULO 66

Juliana Santos de Santana

INTRODUÇÃO

A urolitíase é uma enfermidade comum com prevalência ao longo da vida de 13% no sexo masculino e de 7% no sexo feminino. Estudos epidemiológicos em população norte-americana têm demonstrado crescimento da prevalência nas últimas duas décadas, provavelmente associado ao aumento de doenças crônicas. Após um primeiro episódio, 50% dos pacientes apresentam recorrência em 5 anos e 80% em um período de 20 anos. A morbidade associada à cólica nefrética implica elevados custos sociais em virtude da necessidade de intervenção urológica em cerca de 20% dos episódios, além dos custos indiretos relacionados com as faltas ao trabalho.

TIPOS DE CÁLCULOS RENAIS

Os principais tipos de cálculos renais são os de oxalato de cálcio, fosfato de cálcio, estruvita, ácido úrico e cistina (Quadro 66.1). A litíase renal acomete mais o sexo masculino, em uma proporção de 2 a 4:1, exceto nos cálculos de estruvita relacionados às infecções do trato urinário, em que há predomínio do sexo feminino. De modo geral, a raça branca é a mais atingida, e a faixa etária mais suscetível encontra-se entre 20 e 40 anos (adulto jovem). Fatores genéticos e ambientais estão relacionados com o aparecimento da calculose. Mais de 50% dos pacientes têm parentes de primeiro grau com diagnóstico de litíase e a incidência é maior em gêmeos monozigóticos. Nesses casos, o fenótipo urinário mais comum é o de hipercalciúria.

Os fatores ambientais e a crescente sensibilidade dos testes diagnósticos são, provavelmente, os responsáveis pelo aumento da prevalência da nefrolitíase nos últimos 20 anos. A formação de cálculos renais está fortemente associada a ganho de peso, diabetes, obesidade, hipertensão e síndrome metabólica. Dessa maneira, a urolitíase é uma doença prevalente, com elevada morbidade, muitas vezes associada a doenças que elevam a mortalidade cardiovascular. Em mais de 90% dos casos é possível diagnosticar a alteração metabólica predisponente e fornecer orientações profiláticas e tratamentos que minimizem seu impacto a curto e longo prazos.

FISIOPATOLOGIA

A formação de cálculos depende de uma série de eventos que ocorrem na presença de um estado de supersaturação urinária pelo constituinte iônico do cálculo específico. A urina contém outros íons e moléculas que podem formar complexos solúveis com o componente iônico de determinado cálculo. A presença desses solutos torna possível encontrar íons litogênicos em concentração acima da qual normalmente ocorreria a formação de cálculos.

O pH urinário é outro fator que influencia a litogênese. Quando é atingido o produto de solubilidade de determinada molécula, há equilíbrio na formação de íons livres. Acima dessa constante (que significa um pH diferente para cada substância), a urina estará supersaturada e os íons se aglomeram em uma fase sólida, denominada nucleação. O processo de nucleação pode ser homogêneo ou em associação a íons distintos e outras substâncias, como as células epiteliais (nucleação heterogênea).

Após a formação do núcleo do cristal, permanecendo o estado de supersaturação, haverá deposição de novos cristais que levam ao crescimento da partícula (agregação). Para atingirem um tamanho capaz de serem observados clinicamente, os cristais precisam resis-

CAPÍTULO 66 Urolitíase

Quadro 66.1 Urolitíase: composição, frequência e causas

Composição	Frequência	Causas e mecanismos
Oxalato de cálcio e fosfato de cálcio	70 a 80%	**Hipercalciúria** Cálcio sérico normal Idiopática Cálcio sério elevado Hiperparatireoidismo primário Malignidade Doenças granulomatosas Imobilização Hipertireoidismo **Hiperuricosúria** **Hiperoxalúria** Dieta rica em oxalato Dieta pobre em cálcio Altas doses de vitamina C Má-absorção intestinal Hiperoxalúria primária **Hipocitratúria** Acidose metabólica crônica Hipopotassemia Hipomagnesemia **Acidose tubular renal tipo I** **Medicações**
Ácido úrico	10 a 15%	**Baixo pH urinário** **Acidose metabólica crônica** **Hiperuricosúria** **Obesidade, síndrome metabólica**
Estruvita (magnésio-amônio-fosfato)	10 a 15%	**Infecção urinária por bactéria produtora de urease**
Cistina	< 1%	**Cistinúria (autossômica recessiva)**

tir ao fluxo urinário, o que ocorre mediante o ancoramento dos cristais ao epitélio renal. Uma vez retidos, haverá tempo para crescimento significativo do cálculo. A presença de alterações anatômicas do trato urinário pode, por motivos urodinâmicos, predispor a formação de cálculos.

DIAGNÓSTICO

APRESENTAÇÃO CLÍNICA

Os sintomas mais característicos da urolitíase são dor lombar e hematúria, mas a apresentação pode ser variável, desde casos assintomáticos até quadros de dor abdominal inespecífica, infecção do trato urinário (ITU), anúria e insuficiência renal, em caso de obstrução bilateral ou unilateral em rim único.

A apresentação clássica da cólica nefrética sob a forma de dor lombar de início abrupto com irradiação para flancos ou para genitália, sem fatores agravantes ou atenuantes, é vista com maior frequência em ambiente de emergência hospitalar. Quando o cálculo se encontra próximo à junção ureterovesical (JUV), pode haver urgência urinária, polaciúria e desconforto suprapúbico. Frequentemente, devido à forte intensidade da dor, mal-estar, náuseas e vômitos estão presentes. A ocorrência de febre sugere quadro infeccioso associado. A presença de hematúria macroscópica ocorre comumente na presença de cálculos > 5mm. A ausência de hematúria microscópica é incomum, mas não exclui o diagnóstico de urolitíase. Os cálculos de estruvita praticamente não provocam dor lombar, já que permanecem intrarrenais e são diagnosticados diante da suspeita de ITU complicada. Muitos pacientes podem apresentar cálculos assintomáticos detectados durante a realização de exames de imagem com outras indicações. A urolitíase deve ser sempre considerada no diagnóstico diferencial de insuficiência renal sem etiologia conhecida.

ANAMNESE E EXAME FÍSICO

A anamnese é de fundamental importância na investigação da etiologia sistêmica da nefrolitíase e fornece a base para avaliação complementar direcionada. A idade do paciente e a história familiar de litíase devem ser avaliadas, já que alguns tipos de distúrbios têm base genética, como a hipercalciúria idiopática (herança poligênica) e a cistinúria (autossômica recessiva). É importante avaliar a ingesta hídrica, o volume urinário de 24 horas e a presença de sudorese excessiva ou de quadros diarreicos que impliquem redução da volemia. É válida a obtenção de detalhes da ocupação e atividades que minimizem a ingesta e/ou promovam perdas hídricas excessivas (corredores, maratonistas). Uma avaliação nutricional cuidadosa deve ser realizada para estimativa do conteúdo dietético de cálcio, oxalato, sódio, proteínas, potássio e purina.

Condições que causam hipercalcemia e hipercalciúria, como hiperparatireoidismo primário, malignidade, imobilizações e sarcoidose, devem ser suspeitadas. Doenças gastrointestinais, como os estados de diarreia crônica (doença de Crohn e doença celíaca), além de história de ressecção ileal, *bypass* jejunoileal e cirurgias bariátricas, são importantes na anamnese por causarem hiperoxalúria.

Pacientes com diagnóstico de gota têm prevalência duas vezes maior de calculose do que a população geral. Urolitíase em pacientes com gota pode ocorrer em qualquer momento do curso da doença e pode ser precipitada pelo início do tratamento com uricosúricos (probenecida, ácido acetilsalicílico em altas doses). Pacientes diabéticos e com síndrome metabólica apresentam ele-

Quadro 66.2 Medicações associadas à urolitíase

Medicação	Mecanismo
Corticoide, vitamina D, suplementos de cálcio, diuréticos de alça, inibidores da anidrase carbônica, anfotericina B	Hipercalciúria
Vitamina C e vitamina B_6	Hiperoxalúria
Salicilatos, probenecida	Hiperuricosúria
Triantereno, indinavir, nelfinavir, aciclovir, xantina	Precipitação de medicamentos pouco solúveis

vada incidência de litíase por urato, provavelmente relacionada com diminuição do pH urinário por defeito na amoniogênese.

Deve ser lembrado que quadros de ITU de repetição podem estar associados a bactérias produtoras de urease e cálculos de estruvita. A acidose tubular renal tipo I (distal) pode se apresentar exclusivamente com quadro de nefrolitíase.

Deve-se questionar o uso de medicações com potencial litogênico, como os suplementos à base de cálcio e vitamina D e os diuréticos de alça que promovem hipercalciúria. O uso de suplementos de vitaminas C e B_6 está associado a litíase por hiperoxalúria. Além disso, certas medicações podem se precipitar, formando cálculos, como o aciclovir (associada a infusão venosa rápida), o triantereno e os antirretrovirais indinavir e nelfinavir (Quadro 66.2).

Com relação à história do cálculo, devem ser questionados a idade do primeiro episódio, o número e a frequência de recorrências, o tamanho dos cálculos prévios, se houve necessidade de intervenção urológica e se houve ITU associada. Cálculos que se apresentam na infância podem ser causados por cistinúria ou hiperoxalúria primária. A recorrência frequente, a despeito das intervenções cirúrgicas, depõe a favor de cálculos de estruvita (coraliformes).

O exame físico não apresenta manifestações características e deve ser realizado cuidadosamente no intuito de excluir condições que entram no diagnóstico diferencial da nefrolitíase, particularmente pielonefrite e peritonite.

DIAGNÓSTICO POR IMAGEM

A tomografia computadorizada helicoidal sem administração de contraste endovenoso é o método de imagem mais sensível e específico para o diagnóstico da litíase renal, com boa acurácia para cálculos radiopacos, radiotransparentes, para cálculos < 5mm e para aqueles em topografia ureteral. Além disso, torna possível a avaliação de complicações associadas, como hidronefrose, malformações do trato urinário e anormalidades de outros órgãos retroperitoneais e abdominais, descartando outras possibilidades diagnósticas. Os cálculos de cálcio são sempre radiopacos, os de cistina e estruvita são quase sempre radiopacos, e os cálculos de ácido úrico nunca são radiopacos, a menos que tenham um componente de cálcio. Os inconvenientes da tomografia são seu custo elevado e a grande exposição à radiação.

Dependendo da disponibilidade de cada serviço, realizar radiografia simples de abdome, que pode identificar cálculos radiopacos ≥ 5mm a um custo muito inferior e com baixa dose de radiação. A ultrassonografia de abdome pode complementar a radiografia, pois detecta cálculos radiotransparentes e torna possível avaliar a presença de hidronefrose associada; no entanto, pode apresentar resultados falso-negativos em cálculos ureterais. A urografia excretora é um procedimento mais demorado, que exige o uso de contraste endovenoso e com sensibilidade e valor preditivo negativo inferiores aos da tomografia, sendo um procedimento cada vez menos utilizado.

AVALIAÇÃO LABORATORIAL E ESTUDO METABÓLICO

As diretrizes da Associação Europeia de Urologia recomendam a realização de exames gerais em todos os pacientes já no primeiro episódio de urolitíase, na tentativa de identificar fatores de risco para recorrência (Quadro 66.3). O estudo metabólico usando a coleta de urina de 24 horas para pacientes no primeiro episódio de litíase é controverso, devendo sempre ser realizado em pacientes com nefrolitíase recorrente, em crianças e nos pacientes que necessitam intervenção urológica. Nesses casos, é recomendável a coleta de pelo menos duas amostras algumas semanas após o evento agudo, quando os pacientes estiverem estáveis, sem processo obstrutivo ou infeccioso e com a dieta habitual. A avaliação metabólica busca identificar estados de supersaturação de determinados íons associados a maior tendência de formação de cálculos. A hipercalciúria é responsável por até 70% dos casos de litíase, dependendo da série, e isso justifica, em alguns centros, o uso de tiazídicos em pacientes, mesmo com investigação metabólica negativa (Quadro 66.3). Muitas vezes, os pacientes têm distúrbios metabólicos associados.

Os casos de litíase recorrente e investigação negativa devem ser encaminhados a centros de referência, para avaliação mais detalhada (acidez titulável, cistina). Alterações laboratoriais limítrofes devem ser valorizadas e avaliadas quanto à abordagem na ausência de outros achados. O diagnóstico e o acompanhamento da urolitíase não são fáceis em razão da dificuldade técnica da

CAPÍTULO 66 Urolitíase

Quadro 66.3 Avaliação laboratorial

Exames gerais

Bioquímica sérica: sódio, potássio, cloro, bicarbonato, cálcio, fósforo, creatinina, ácido úrico
Urina tipo I, urocultura, pH urinário

Imagem

Radiografia simples de abdome, ultrassonografia de rins e vias urinárias e tomografia helicoidal SEM contraste

Exames específicos

Urina de 24h: cálcio, ácido úrico, citrato, sódio, oxalato, cistina, creatinina e volume urinário
PTH, em caso de hipercalcemia
Densitometria óssea, em caso de hipercalciúria
Cistinúria quantitativa, em caso de qualitativa positiva

PTH: paratormônio.

Quadro 66.4 Critérios diagnósticos

Hipercalciúria

Cálcio urinário > 4mg/kg/24h para ambos os sexos (adultos/crianças) ou > 250mg/kg/24h para mulheres e > 300mg/kg/24h para homens

Hiperuricosúria

Ácido úrico urinário > 750mg/24h para mulheres e > 800mg/24h para homens

Hiperoxalúria

Oxalato urinário > 44mg/24h para ambos os sexos

Cistinúria

Teste qualitativo positivo
Cistina urinária > 100mg/24h

Hipocitratúria

Citrato urinário < 320mg/24h

maioria dos laboratórios e da oscilação metabólica influenciada pela dieta, ingesta hídrica e outros fatores. Diante de todas essas dificuldades, é preciso ter muito bom senso.

Dependendo dos resultados dos exames gerais ou na suspeita clínica de determinada patologia, exames laboratoriais específicos devem ser solicitados. A determinação da composição do cálculo é uma alternativa que ajuda na compreensão da fisiopatologia e no plano de tratamento, sendo em geral pouco dispendiosa (Quadros 66.3 e 66.4). No entanto, exige um laboratório confiável.

TRATAMENTO DA CRISE AGUDA

O tratamento da cólica nefrética é realizado em ambiente hospitalar com uso parenteral de anti-inflamatórios não esteroides isoladamente ou em associação com opioides. Os pacientes com cálculos no ureter distal < 10mm podem se beneficiar do uso de tawsulosina, um bloqueador α-1-adrenérgico que auxilia a passagem dos cálculos. Uma segunda opção consiste no uso de nifedipina associado a corticóide, que presumivelmente promove relaxamento e dilatação ureteral e redução do edema ureteral, respectivamente.

TRATAMENTO PREVENTIVO

MEDIDAS GERAIS

Adequar ingesta hídrica

Os pacientes sob alto risco de litíase recorrente devem ser orientados a aumentar a ingesta hídrica com o objetivo de atingirem um débito urinário diário de 30mL/kg/dia. Para tanto, orienta-se a hidratação com esse volume correspondente somado às perdas insensíveis, em geral > 500mL/dia. Ênfase especial deve ser dada aos casos de pacientes com elevada exposição solar, a atletas, a trabalho em condições com baixa umidade relativa do ar e a pacientes com doenças renais predisponentes (acidose tubular renal, rim espongiomedular, doença renal policística). A hidratação deve ser, preferencialmente, realizada com água e líquidos com baixa osmolaridade. O consumo de sucos cítricos aumenta o citrato urinário – o suco de limão esteve particularmente associado à diminuição das recorrências de cálculos em estudos observacionais.

Orientação nutricional

O acompanhamento nutricional conjunto é fundamental para o sucesso terapêutico. Os pacientes com litíase não devem eliminar alimentos de sua dieta, e a restrição dietética deve ser baseada no estudo metabólico. Deve-se estimular a redução do consumo de sal, em razão de seu efeito calciúrico, e a elevação do consumo de potássio, o que aumenta a excreção de citrato. Como a maioria dos cálculos é de cálcio, a tendência seria a restrição de leite e derivados. No entanto, um estudo randomizado demonstrou que pacientes com dieta pobre em cálcio apresentaram em 5 anos maior recorrência de litíase, quando comparados a pacientes com dietas sem restrição de cálcio, mas com restrição em sódio e proteína animal. A explicação se deve ao efeito quelante do cálcio junto ao oxalato da dieta, diminuindo a hiperoxalúria, além de a restrição do sódio limitar a excreção urinária de cálcio. Além disso, a restrição dietética de cálcio em pacientes com hipercalciúria promove a perda da mineralização óssea, aumentando a incidência de osteopenia e osteoporose e elevando o risco de fraturas. Pacientes com cálculos de ácido úrico devem reduzir a ingesta de alimentos ricos em purina, mas o tratamento dietético isolado não parece ser suficiente. Pacientes com cálculos de cistina devem limitar a ingesta de proteína animal e sal de modo a aumentar o pH urinário e reduzir a excreção de cistina.

Produtos naturais

O chá de quebra-pedra (*Phyllantus nirurii*) é um tratamento bastante difundido na cultura popular. Estudos com pequeno número de pacientes e com curto tempo de observação mostraram redução da calciúria, mas seu uso clínico ainda precisa ser confirmado em estudos de maior impacto.

TRATAMENTO ESPECÍFICO
(Quadro 66.5)

HIPERCALCIÚRIA

O tratamento de escolha são os diuréticos tiazídicos, que diminuem a excreção urinária de cálcio mediante o aumento da reabsorção tubular. Vários estudos randomizados têm demonstrado que seu uso previne a recorrência de cálculos de cálcio após o segundo ano de uso. Os tiazídicos provocam hipopotassemia, que pode diminuir a excreção de citrato. Por isso, os pacientes em uso de tiazídicos devem receber suplementos de citrato de potássio ou de poupadores de potássio, como amilorida ou espironolactona. Os diuréticos de alça devem ser evitados em razão de seu efeito calciúrico. Deve ser orientada restrição de sódio na dieta e evitar restrição de cálcio. A calciúria deve ser averiguada para ajuste da dose dos tiazídicos.

HIPOCITRATÚRIA

O citrato é recomendado para prevenção secundária de cálculos de cálcio em pacientes com hipocitratúria. Varias condições inibem a excreção urinária de citrato, como ingesta proteica excessiva, hipopotassemia, acidose metabólica, hipomagnesemia e uso de acetozolamida. Além da suplementação do citrato de potássio, é necessária a correção do distúrbio de base. A suplementação do citrato também pode ser útil em pacientes com cálculos de cálcio, independente dos níveis de citrato urinário, embora a elevação do pH urinário possa precipitar cálculos de fosfato de cálcio. Nesses casos, estão indicadas a elevação da ingesta hídrica e o uso de tiazídicos.

HIPEROXALÚRIA

Pode resultar da ingesta excessiva de oxalato da dieta (hiperoxalúria relacionada com a dieta), de distúrbios gastrointestinais que levam à má absorção (hiperoxalúria entérica) ou de uma deficiência enzimática herdada (hiperoxalúria primária). Na hiperoxalúria relacionada com dieta, o tratamento consiste na restrição de oxalato e, se necessário, no uso associado de carbonato de cálcio às refeições (quelante), para os casos não responsivos à restrição dietética. Na hiperoxalúria entérica, recomenda-se o tratamento específico dos distúrbios gastrointestinais associados. O tratamento curativo da hiperoxalúria primária é o transplante hepático. O uso de piridoxina pode reduzir a produção de oxalato e a excreção de citrato, sendo uma boa opção nesses casos.

HIPERURICOSÚRIA

Em pacientes com cálculos de ácido úrico, a alcalinização urinária é mandatória, prevenindo a recorrência de litíase e podendo levar à dissolução do cálculo. Deve-se priorizar a alcalinização da urina e utilizar o alopurinol em pacientes nos quais a alcalinização é pouco tolerável ou pouco efetiva. O principal fator de risco para cálculos à base de urato é o baixo pH urinário, mais do que a hiperuricosúria, já que o ácido úrico é solúvel em pH elevados. Mesmo a alcalinização intermitente, uma vez ao dia ou até mesmo em dias alternados, pode ser suficiente para prevenir recorrências. Para alcalinização dá-se preferência ao sais de potássio em detrimento do bicarbonato de sódio, pois o sódio aumenta o risco de precipitação de oxalato de cálcio. Nesse contexto, o

Quadro 66.5 Tratamento medicamentoso conforme as alterações metabólicas

Hipercalciúria
- Tiazídicos: clortalidona 25 a 50mg 1 /dia; hidroclorotiazida 25 a 50mg 1 a 2 /dia
- Citrato de potássio (Litocit®, Urocit-K®, Polycitra-K crystal®) 30 a 60mEq/dia em 2 a 3 tomadas
- Amilorida 5mg 1 /dia
- Restrição de sódio e EVITAR restrição de cálcio

Hipocitratúria
- Citrato de potássio (Litocit®, Urocit-K®, Polycitra-K crystal®) 30 a 60mEq/dia em 2 a 3 tomadas

Hiperoxalúria
- **Primária:** piridoxina 2,5 a 15mg/kg/dia; citrato de potássio; transplante hepático
- **Relacionada com dieta/distúrbios TGI:** restrição dietética; carbonato de cálcio 500 a 1.500mg junto às refeições; colestiramina

Hiperuricosúria
- Citrato de potássio (Litocit®, Urocit-K®, Polycitra-K crystal®) 30 a 60mEq/dia em 2 a 3 tomadas
- Alopurinol (Zyloric®) 100 a 300mg/dia
- Restrição de purina e proteínas na dieta

Cistinúria
- Citrato de potássio (Litocit®, Urocit-K®, Polycitra-K crystal®) 30 a 60mEq/dia em 2 a 3 tomadas
- Restrição dietética de proteínas e sódio
- D-penicilamina 250mg a 2g/dia
- Captopril

uso de alopurinol pode prevenir a formação de cálculos de oxalato de cálcio em pacientes com hiperuricosúria, mesmo sem hipercalciúria ou hipocitratúria.

CISTINÚRIA

Recomendam-se o aumento da ingesta hídrica, para manter a concentração de cistina urinária < 250mg/L; a restrinção do consumo de proteína animal e sódio, para diminuir a excreção urinária; e a alcalinização da urina com suplementação de citrato de potássio, visando a um pH urinário de 7,0 ou mais. Agentes quelantes de tiol, como a d-penicilamina e o captopril, reduzem a cistina urinária para complexos mais solúveis.

CÁLCULOS DE ESTRUVITA

Para o sucesso do tratamento é necessário a remoção do cálculo, já que cálculos infectados não podem ser esterilizados por antibióticos. As diretrizes recomendam a nefrolitotomia percutânea como melhor método terapêutico. Após a remoção, deve-se realizar um longo período de antibioticoterapia, 4 a 6 meses, com sulfametoxazol ou nitrofurantoína. Se restar algum cálculo residual, o uso do ácido aceto-hidroxâmico pode inibir a atividade da urease e reduzir a velocidade de crescimento do cálculo.

SEGUIMENTO

Como a urolitíase é por natureza uma doença recorrente, em pacientes com múltiplos episódios sintomáticos deve ser considerado o seguimento clínico periódico a cada 6 a 12 meses, a depender da evolução de cada caso. Além dos eletrólitos e do estudo metabólico, a ultrassonografia ou a radiografia simples de abdome (em cálculos de cálcio) seriadas podem ser necessárias. Apesar da maior sensibilidade da tomografia, a dose cumulativa de radiação não é aceitável para o acompanhamento a longo prazo. O seguimento clinicorradiológico pode ajudar em decisões como quando intensificar a terapia preventiva, motivar o paciente à adesão das medidas aconselhadas e possibilitar o agendamento eletivo de procedimentos urológicos.

INTERNAÇÃO E AVALIAÇÃO DO ESPECIALISTA

O clínico deve considerar a internação hospitalar e a avaliação do urologista/nefrologista nas seguintes situações:

- Pacientes com cálculos de qualquer tamanho com necessidade de medicação parenteral para alívio da dor, náusea e vômitos.
- Obstrução do trato urinário associada à infecção (indicação absoluta de intervenção urgente em virtude do risco de urossepse e dano irreversível ao parênquima renal).
- Obstrução bilateral do trato urinário ou obstrução do trato urinário em rim único associada com perda da função renal.
- Pacientes com cálculos > 5mm (98% dos cálculos < 5mm são exteriorizados espontaneamente) ou com baixa probabilidade de passagem espontânea (em ureter proximal, com anormalidades anatômicas).
- Recorrências frequentes e dificuldades de manejo dos distúrbios metabólicos.

LEITURA RECOMENDADA

Bansal AD, Hui J, Goldfarb DS. Asymptomatic nephrolithiasis detected by ultrasound. Clin J Am Soc Nephrol 2009 Mar; 4(3):680-4.

Borghi L, Schianchi T, Meschi T et al. Comparison of two diets for the prevention of recurrent stones in idiopathic hypercalciuria. N Engl J Med 2002 Jan 10; 346(2):77-84.

Bushinsky DA, Coe FL, Mo OW. Nephrolithiasis. In: Brenner BM. The kidney. 8. ed. Philadelphia: Saunders, 2007:1299-349.

Curhan GC. Epidemiology of stone disease. Urol Clin North Am 2007 Aug; 34(3):287-93.

Goldfarb DS. Nephrolithiasis. Ann Intern Med 2009 Aug 4; 151(3):ITC2.

Grases F, Costa-Bauza A, Prieto RM. Renal lithiasis and nutrition. Nutr J 2006 Sep 6; 5:23.

Hall PM. Nephrolithiasis: treatment, causes, and prevention. Cleve Clin J Med 2009 Oct; 76(10):583-91.

Maalouf NM, Cameron MA, Moe OW, Adams-Huet B, Sakhaee K. Low urine pH: a novel feature of the metabolic syndrome. Clin J Am Soc Nephrol 2007 Sep; 2(5):869-71.

Monk RD, Bushinsky DA. Nephrolithiasis and nephrocalcinosis. In: Feehally J, Floege J, Johnson RJ. Comprehensive clinical nephrology. 3. ed. Philadelphia: Mosby/Elsevier, 2007:641-55.

Romero V, Akpinar H, Assimos DG. Kidney stones: a global picture of prevalence, incidence, and associated risk factors. Rev Urol 2010 Spring; 12(2-3):e86-96.

Rule AD, Bergstralh EJ, Melton LJ 3rd, Li X, Weaver AL, Lieske JC. Kidney stones and the risk for chronic kidney disease. Clin J Am Soc Nephrol 2009 Apr; 4(4):804-11.

Taylor EN, Stampfer MJ, Curhan GC. Obesity, weight gain, and the risk of kidney stones. JAMA 2005 Jan 26; 293(4):455-62.

Taylor EN, Fung TT, Curhan GC. DASH-style diet associates with reduced risk for kidney stones. J Am Soc Nephrol 2009 Oct; 20(10):2253-9.

Doença Renal Crônica

CAPÍTULO 67

Samuel de Alencar Cavalcante
Saulo Barbosa Vasconcelos de Alencar

INTRODUÇÃO

A doença renal crônica (DRC) representa um dos grandes problemas de saúde pública atual, por se tratar de patologia de altas incidência e prevalência, elevados custos com terapia renal substitutiva (diálise e transplante) e alta morbimortalidade. Dados da Sociedade Brasileira de Nefrologia (SBN) de 2009 mostram duplicação da população em diálise nos últimos 9 anos, com incidência de aproximadamente 144 pacientes por milhão de habitantes ao ano, apresentando a DRC uma taxa de mortalidade bruta de 17%, a qual vem em aumento progressivo de cerca de 1% ao ano desde 2006, sendo as doenças cardiovasculares a principal causa de morte (35%).

Conceitua-se DRC, atualmente, como um dano renal por mais de 3 meses, definido como qualquer anormalidade estrutural ou funcional do rim, com ou sem decréscimo da função renal, que pode levar à diminuição da taxa de filtração glomerular (TFG), manifestada por anormalidade patológica, ou marcadores de dano renal, incluindo alterações da composição do sangue ou da urina, ou anormalidades dos exame de imagem.

As causas mais importantes de DRC no Brasil, segundo a SBN-2009, são: nefroesclerose hipertensiva (35%), nefropatia diabética (27%), glomerulonefrite crônica (13%), indefinidas (22%) e rins policísticos (4%), sendo a hipertensão arterial sistêmica (HAS) e o *diabetes mellitus* (DM) envolvidos na agressão renal e/ou na progressão da doença em cerca de 90% dos casos de DRC. A incidência é pouco maior em homens, acometendo principalmente pacientes com idade variando de 40 a 60 anos (56%), com apenas 3% dos pacientes brasileiros mantidos em diálise com idade inferior a 18 anos.

Não existem muitos trabalhos epidemiológicos no Brasil sobre a real prevalência da população renal crônica global, visto que esses dados são obtidos por informações coletadas dos centros de diálise. Um estudo realizado em Bambuí (MG) analisou de maneira aleatória a creatinina sérica em 2.000 indivíduos saudáveis, sendo encontrada alteração em 0,43% da população global e em 5% do subgrupo com mais de 60 anos de idade. Mais recentemente, em 2007, em estudo realizado em São José do Rio Preto (SP), foram escolhidos aleatoriamente 1.700 indivíduos (população total de 370 mil habitantes) para mensuração do *clearance* de creatinina de 24 horas, tendo sido encontrada uma TFG < 60mL/min/1,73m^2 em 23,4% dos casos.

Levando em consideração que os três grupos de maior risco para DRC – hipertensos, diabéticos e idosos – caminham em uma perspectiva de aumento progressivo nos próximos 50 anos, espera-se uma explosão em termos numéricos da população global de DRC no Brasil, o que representa uma questão de grande preocupação por parte de todos os setores de atenção à saúde pública nacional, principalmente dos níveis mais básicos de promoção e prevenção.

Em síntese, a DRC no Brasil apresenta-se como doença de padrão heterogêneo, que vem aumentando em prevalência, com grande número de pacientes não diagnosticados e associada às duas patologias crônicas mais frequentes nos ambulatórios de medicina interna, a HAS e o DM. A proposta para minimizar esse problema enfoca a necessidade de ações preventivas primárias e secundárias, assim como o diagnóstico precoce e o momento mais oportuno para referência ao nefrologista, ações de competência do médico clínico generalista.

DIAGNÓSTICO

A estimativa da TFG representa uma ótima maneira de mensurar a função renal e deve ser usada para esta-

CAPÍTULO 67 Doença Renal Crônica

Quadro 67.1 Estadiamento da doença renal crônica e planos de ação de acordo com a NKF-KDOQI

Estágio	Descrição	TFG, mL/min por 1,73m²	Plano de ação
–	Risco aumentado	≥ 60 (com fatores de risco para DRC)	Rastreio; redução do risco de DRC
1	Lesão renal com TFG normal ou aumentada	≥ 90	Diagnóstico e tratamento de condições comórbidas; retardar progressão; reduzir risco de DCV
2	Lesão renal com decréscimo leve na TFG	60 a 89	Retardar progressão
3	TFG moderadamente diminuída	30 a 59	Avaliar e tratar complicações
4	TFG severamente diminuída	15 a 29	Preparação para TSR
5	Insuficiência renal	< 15 ou diálise	TSR

TFG: taxa de filtração glomerular; DCV: doença cardiovascular; TSR: terapia de substituição renal.

diamento da DRC, como ilustrado no Quadro 67.1. A filtração glomerular não pode ser medida de maneira direta, porém, idealmente, uma substância que seja livremente filtrada, não secretada nem reabsorvida, metabolizada ou sintetizada pelo rim, teria sua concentração filtrada igual à excretada, logo, indiretamente, a excreção de 24 horas dessa substância representaria a TFG. Biologicamente, a creatinina seria a substância mais próxima da ideal, porém sofre secreção tubular, apresentando sempre uma superestimativa da filtração glomerular.

As formas mais simples e utilizadas na prática médica são as fórmulas de estimativa da TFG de acordo com o nível sérico da creatinina, pois a dosagem isolada não oferece uma boa estimativa da TFG porque pode sofrer influência de uma série de fatores independentes, como idade, sexo, raça, superfície corporal, dieta, medicamentos e diferentes métodos laboratoriais (Quadro 67.2).

Apesar de a coleta de urina de 24 horas ser útil na mensuração da excreção de creatinina, muitas vezes esse método não se mostra superior (sendo, às vezes, até mesmo inferior) às estimativas da TFG provenientes de equações. Esse fato pode ser justificado por erros de coleta e variações na excreção diária de creatinina. Em alguns casos, como indivíduos vegetarianos, tomando suplementos de creatina, amputados, com extremos de idade e tamanho corporal e paraplegia, as equações têm seu uso limitado e é recomendada a estimativa da TFG pela depuração de creatinina em urina de 24 horas.

Em pacientes idosos, a TFG pode diminuir como parte do processo de envelhecimento do organismo, e é difícil diferenciar diminuição da TFG relacionada com a idade daquela relacionada com a DRC. Portanto, para fins de estratificação e intervenções, o diagnóstico de DRC não deve ser feito exclusivamente a partir da estimativa da TFG, mas também na presença de outros marcadores de doença renal, como alterações no sumário de urina ou exames de imagem.

Dessa maneira, o diagnóstico de doença renal crônica deve ser realizado com base na dosagem da creatinina sérica por meio das equações de estimativa da TFG, de preferência em mais de uma análise, mas não deve se restringir ao resultado numérico obtido, devendo sempre ser associado a possíveis alterações do sumário de urina e exames de imagem.

Em uma abordagem sequencial, após o diagnóstico de DRC deve-se pesquisar a etiologia, com história clínica detalhada, envolvendo todas as doenças associadas e terapias utilizadas aguda ou cronicamente, exames de imagem para averiguar causas obstrutivas, além de sumário de urina associado à avaliação da proteinúria. Essa investigação também visa à abordagem de possíveis fatores progressores que ditarão intervenções importantes no acompanhamento ambulatorial desses pacientes.

O Quadro 67.3 mostra uma sugestão para a periodicidade de realização de exames laboratoriais nos pacientes com DRC.

Quadro 67.2 Principais fórmulas usadas para a estimativa da filtração glomerular

1. **Cockroft-Gault**
   Depuração de creatinina = [(140 – idade) × peso] / creatinina sérica × 0,72 × 0,85 (se mulher)
2. **MDRD (fórmula simplificada)**
   TFG = 186 × creatinina sérica$^{-1,154}$ × idade$^{-0,203}$ × 0,742 (se mulher) × 1,212 (se afro-americano)

POPULAÇÃO DE RISCO

Muitos indivíduos que não apresentam dano renal e com TFG normal ou aumentada estão sob risco de desenvolvimento de DRC. A identificação e o correto acompanhamento dessa população representam a maior arma disponível contra a epidemia de DRC que vem se instalando na saúde pública mundial. O clínico deve sempre

Quadro 67.3 Sugestão para periodicidade de exames laboratoriais nos pacientes com doença renal crônica

Estágio da DRC	Filtração glomerular	Creatinina	Hematócrito-hemoglobina	Cálcio e fósforo	PTH	Fosfatase alcalina	Vitamina D
3	30 a 59	6 a 12 meses	6 a 12 meses	6 a 12 meses	Anual		Basal
4	15 a 29	3 a 6 meses	6 a 12 meses	3 a 6 meses	6 a 12 meses	Anual	
5	< 15 ou diálise	1 a 3 meses	6 a 12 meses	1 a 3 meses	1 a 3 meses	Anual	

manter constante vigilância diante dessa população para diagnóstico e acompanhamento da TFG, assim como intervenções precoces e eficazes sobre os fatores iniciadores e progressores da DRC (Quadro 67.4).

Os fatores de suscetibilidade são aqueles relacionados frequentemente com condições sociodemográficas que aumentam o risco de dano renal, geralmente de difícil intervenção clínica, como idade avançada, história familiar de DRC, redução da massa renal, baixo peso ao nascer, raça e baixo nível econômico e educacional.

Os fatores iniciadores são aqueles responsáveis pelo dano inicial ao rim, representados pelas doenças sistêmicas, das quais se destacam a HAS e o DM, além de outras que também podem ser responsabilizadas, como as doenças autoimunes ou doenças pélvicas potencialmente obstrutivas, como as patologias prostáticas ou neoplasias ginecológicas, doenças próprias do trato urinário, como litíase renal e as infecções urinárias de repetição, ou uso crônico de medicamentos nefrotóxicos, como anti-inflamatórios não esteroides ou quimioterápicos, entre outros. Nessa etapa de avaliação da população de risco destaca-se o papel dos médicos de atenção básica à saúde ou em ambulatórios de clínica médica no sentido de instituir medidas preventivas contra a diminuição da TFG.

Os fatores progressores são condições que favorecem a piora do dano renal e o rápido declínio da TFG depois de instalada a lesão, como altos níveis de proteinúria, pressão arterial descontrolada, pobre controle glicêmico, dislipidemia e tabagismo. Nessa avaliação, os clínicos, após o diagnóstico de DRC, devem manter-se atentos à identificação e ao controle desses fatores a fim de retardar a progressão para doença renal crônica terminal e a necessidade de início de terapia renal substitutiva.

MANEJO DO PACIENTE COM DRC

As principais diretrizes para manejo do paciente com doença renal crônica são da NKF-KDOQI (*National Kidney Foundation – Kidney Disease Outcomes Quality Initiative*) e, de modo geral, recomendam-se aos doentes em estágios 1 e 2 medidas para retardar a progressão da doença renal, reduzir o risco de doença cardiovascular e tratar as comorbidades. Para os pacientes em estágio 3, devem ser rastreadas e tratadas as complicações da perda da função renal, como anemia, desnutrição, doença óssea, neuropatia e diminuição da qualidade de vida. O preparo para terapia de substituição renal deve iniciar no estágio 4. Já no estágio 5, ou quando surgirem sintomas urêmicos, deverá ser iniciada diálise ou o paciente ser encaminhado para transplante renal.

Grande parte dos pacientes com doença renal crônica nos estágios 1 a 3 está sob a assistência de médicos

Quadro 67.4 Fatores de risco para doença renal crônica e seus desfechos (adaptado das diretrizes do NKF-KDOQI)

Fator de risco	Definição	Exemplos
Fatores de suscetibilidade	Aumenta a suscetibilidade à lesão renal	Idade avançada, história familiar de DRC, redução na massa renal, baixo peso ao nascer, baixos indicadores socioeconômicos
Fatores de iniciação	Inicia diretamente a lesão renal	Diabetes, hipertensão arterial sistêmica, doenças autoimunes, infecção do trato urinário, nefrolitíase, obstrução urinária, nefrotoxicidade por medicamentos
Fatores de progressão	Pioram a lesão renal e causam declínio mais rápido da função renal após iniciado o dano	Níveis elevados de proteinúria, hipertensão arterial sistêmica, controle glicêmico inadequado, tabagismo
Fatores de estágio final	Aumentam a morbimortalidade na insuficiência renal	Baixas doses de diálise, acesso vascular temporário, anemia, hipoalbuminemia, encaminhamento tardio ao nefrologista

Quadro 67.5 Pilares do manejo do paciente com DRC no ambulatório

Redução do risco de eventos cardiovasculares	Controle dos fatores de progressão da DRC	Tratamento das complicações da DRC
Controle do tabagismo	Evitar uso de medicamentos nefrotóxicos	Anemia
Dieta com ingestão de sódio < 2,4g/dia		Distúrbios do metabolismo mineral e ósseo
Manutenção de IMC < 25 e circunferência abdominal < 102cm para homens e < 88cm para mulheres	HAS	
	Diabetes mellitus	Sobrecarga de volume
Exercícios físicos regulares: 30 a 60min de exercícios moderados 4 a 7x/semana	Proteinúria	Hiperpotassemia
	Dislipidemia	Acidose metabólica
Controle de HAS	Restrição proteica 0,8 a 1g/kg/dia	Desnutrição
Redução de proteinúria	Tabagismo	Neuropatia
Controle dos níveis glicêmicos (hemoglobina glicada em torno de 7%)	Hiperfosfatemia	
Controle de dislipidemia	Obesidade	
Controle de anemia (manter hemoglobina entre 11 e 12mg/dL)		
Uso de AAS em casos selecionados		

HAS: hipertensão arterial sistêmica; AAS: ácido acetilsalicílico.

generalistas, os quais têm muita importância no manejo inicial desses pacientes.

Os pilares do manejo do paciente com DRC encontram-se resumidos no Quadro 67.5.

Retardando a Progressão da doença

A doença renal crônica permanece subdiagnosticada e subtratada. Têm sido descritos muitos fatores de progressão para a doença renal crônica. O controle desses fatores terá maior impacto se iniciado mais precocemente no curso da doença renal, preferencialmente antes de a TFG ficar < 60mL/min.

Inibição do sistema renina-angiotensina-aldosterona (SRAA) e controle da proteinúria

O principal mecanismo responsável pela progressão da DRC é a hipertensão capilar glomerular, mantida principalmente por mecanismos dependentes da angiotensina, a qual exerce também outros efeitos hemodinâmicos. Um dos pilares do retardo da progressão é o bloqueio do SRAA em situações específicas com inibidores da enzima conversora de angiotensina (IECA) e os bloqueadores dos receptores de angiotensina II (BRA).

Nos pacientes com DM tipo 1, o uso de IECA mostra benefício em pacientes normotensos com microalbuminúria, havendo retardo na progressão para nefropatia manifesta. Alguns pacientes têm diminuição marcante na proteinúria, com efeito sustentado em remissão a longo prazo. Esses pacientes têm melhor prognóstico renal. O benefício da terapia com IECA também é constatado nos pacientes com macroalbuminúria. Na prevenção primária de microalbuminúria, entretanto, a terapia com IECA não tem resultados conclusivos e não deve ser recomendada com essa finalidade.

Quanto aos pacientes com DM tipo 2, a maioria dos dados atuais refere-se ao uso de BRA, apesar de os IECA parecerem ser pelo menos tão eficazes quanto eles. Nos pacientes com nefropatia diabética, o uso desses medicamentos tem benefício em retardar a progressão da perda da função renal, além de diminuir o risco de desenvolvimento de eventos cardiovasculares. O benefício é maior nos pacientes com microalbuminúria. Nos pacientes com nefropatia declarada, o uso de IECA ou BRA retarda a progressão para doença renal em estágio terminal, mas não consegue impedi-la.

Nos pacientes com doença renal crônica não diabética e proteinúria, existe benefício no bloqueio do SRAA com IECA ou BRA naqueles pacientes com proteinúria > 500 a 1.000mg/dL, não havendo benefício em relação a outras classes de anti-hipertensivos na ausência de proteinúria. O melhor prognóstico renal será observado naqueles pacientes que obtiverem redução maior do que 50% na proteinúria após 6 meses de tratamento.

A terapia combinada com IECA e BRA apresenta superioridade em relação ao uso isolado na redução da proteinúria, mas não existe evidência de que a combinação seja melhor do que o uso isolado para retardar a progressão de doença. Além disso, a terapia dupla apresenta maior incidência de efeitos colaterais e não deve ser recomendada de rotina.

Controle da pressão arterial

A HAS é um dos fatores de progressão mais bem documentados em DRC, tendo em vista que estudos com metas agressivas de controle da pressão arterial têm mostrado benefício no retardo da DRC.

O controle da pressão arterial deve seguir as metas do Sétimo Joint e do NKF-KDOQI, sendo recomendada pressão arterial < 130/80mmHg para os pacientes com proteinúria < 1.000mg/dia e valores < 125/75mmHg para aqueles com valores mais altos.

A classe de medicamentos a ser usada dependerá da presença de proteinúria (ver anteriormente). No caso do uso de IECA ou BRA, pode ocorrer piora de até 30% a 35% da função renal nas primeiras semanas de tratamento. Desse modo, deve-se solicitar função renal e potassemia 3 a 5 dias após o início ou o ajuste desses medicamentos.

A associação de um diurético pode ser adequada, já que, com frequência, esses pacientes apresentam sobrecarga volêmica ou salina, além de melhorar a ação antiproteinúrica dos fármacos que atuam no SRAA.

Os IECA e BRA podem ser usados em pacientes com classes avançadas de DRC, retardando a progressão da doença mesmo nesses pacientes. Deve-se monitorizar a potassemia e a função renal, especialmente em diabéticos, em virtude do risco de acidose tubular renal tipo IV.

Em pacientes com proteinúria que não alcançam metas de controle da pressão arterial ou redução da proteinúria, apesar de dose máxima de IECA ou BRA, ou na presença de efeitos colaterais que limitem o uso desses, uma opção é o uso de bloqueadores de canais de cálcio não diidropiridínicos (diltiazem e verapamil), tendo em vista a redução na proteinúria obtida com esses medicamentos.

Outras classes de medicamentos podem ser usadas, conforme o necessário, com a finalidade de atingir as metas de controle pressórico.

Controle do diabetes

O controle glicêmico inadequado está associado ao desenvolvimento e à progressão de nefropatia diabética.

Para evitar a progressão da DRC, as diretrizes até recentemente recomendavam níveis de hemoglobina glicada abaixo de 7%, com base principalmente em resultados do UKPDS e do DCCT. Esses estudos mostraram redução de eventos microvasculares, sem confirmar conclusões em desfechos macrovasculares.

Grandes estudos recentes, entretanto, têm mostrado que controle glicêmico intensivo (hemoglobina glicada em torno de 6,5%) não reduz a incidência de eventos macrovasculares e aumenta a mortalidade por doença macrovascular e hipoglicemia. Desse modo, parece mais prudente, até que novos estudos sejam realizados, manter níveis de hemoglobina glicosilada entre 7 e 7,5%.

Restrição proteica

Redução na ingestão de proteína pode retardar a progressão da DRC por mecanismos hemodinâmicos (redução na hiperfiltração induzida por proteínas).

Os estudos feitos com esse intuito são controversos, mas restrição proteica moderada (0,6 a 0,8g/kg/dia) parece retardar a evolução da DRC, sendo bem tolerada e não levando à desnutrição proteica. Restrições mais rigorosas não têm mostrado benefício adicional em retardar a progressão. Devem ser preferidas proteínas de alto valor biológico (60% do aporte proteico) e garantida a adequada ingestão calórica, sendo recomendável acompanhamento conjunto com nutricionista.

É importante monitorizar, a cada 3 a 6 meses, marcadores de desnutrição (albumina sérica, colesterol, índice de massa corporal e medidas de massa magra). Em pacientes com doença renal mais avançada, os intervalos podem ser menores.

Controle de dislipidemia

Dislipidemia tem sido associada à lesão glomerular em modelos animais. Em pacientes com DRC, tem sido associada a maior velocidade de perda de função renal.

O uso de estatina para retardo da progressão da DRC é motivo de controvérsia, com alguns estudos sugerindo benefício e outros não mostrando vantagens sobre o placebo.

O NKF-KDOQI recomenda controle de dislipidemia em DRC com alvo de LDL-c < 100mg/dL, apesar de as recomendações serem extrapolações de estudos em pacientes com doença coronariana.

Dessa maneira, apesar da fraca evidência de benefício em retardar a progressão da DRC, o uso das estatinas em pacientes com DRC e dislipidemia parece adequado como medida para diminuir o risco cardiovascular. O perfil de efeitos colaterais nessa categoria de pacientes não parece ser maior do que na população geral, devendo-se ter atenção com a ocorrência de miopatia e interações medicamentosas.

Outros fatores

- **Anemia:** hipoxia dos túbulos renais pode ter papel na indução de fibrose intersticial. Alguns pequenos estudos mostram redução na queda da TFG com uso de eritropoetina para correção de anemia. Apesar da controvérsia quanto aos resultados na redução da progressão, o controle da anemia é eficaz em melhorar a sobrevida e a qualidade de vida em pacientes com DRC.

Capítulo 67 Doença Renal Crônica

- **Obesidade:** em modelos animais, causa hiperfiltração glomerular por dilatação da arteríola aferente e está envolvida com a doença cardiovascular.
- **Hiperfosfatemia:** uma tendência à hiperfosfatemia pode ocorrer precocemente na DRC, e o excesso de fósforo pode contribuir para a piora da função renal. Postula-se que o mecanismo seria a precipitação de fosfato de cálcio no interstício, com evolução para fibrose. Existe pouca evidência para recomendar o controle da hiperfosfatemia como medida de retardo de progressão, mas o controle do fósforo é cercado de outros benefícios, como diminuição de distúrbio do metabolismo mineral e, até mesmo, da mortalidade.
- **Tabagismo:** aumenta o risco de proteinúria e evolução para DRC. Em pacientes com DM, aumenta a incidência de microalbuminúria e a progressão de micro para macroalbuminúria. Aumenta a pressão arterial e causa alteração na hemodinâmica glomerular.

TRATAMENTO DAS COMPLICAÇÕES DA PERDA DA FUNÇÃO RENAL

As complicações decorrentes da piora da função renal geralmente começam a ocorrer quando a TFG está < 60mL/min. Nesse momento, frequentemente, o paciente está sob o cuidado dos médicos generalistas.

Anemia

Situação frequente em pacientes com DRC, é um problema comum quando a TFG está < 60mL/min, sendo causada primariamente por deficiência de eritropoetina e diminuição da meia-vida das hemácias.

Está associada à diminuição na qualidade de vida, à hipertrofia ventricular esquerda e a complicações cardiovasculares, além de aumento da mortalidade.

Nesses pacientes, apesar de a anemia normocítica-normocrômica com baixos índices de reticulócitos dever-se geralmente à anemia da doença renal crônica, é importante avaliar a cinética do ferro para exclusão de outras causas possíveis. Nos pacientes ferropênicos, devem ser excluídas perdas pelo trato gastrointestinal.

As diretrizes do NKF-KDOQI para controle da anemia recomendam o início de avaliação de anemia quando níveis de hemoglobina forem < 12g/dL em mulheres e < 13,5g/dL em homens e a correção da anemia para alvo de hemoglobina ficar entre 11 e 12g/dL. Valores de hemoglobina normais ou próximos aos normais estão associados a aumento de eventos cardiovasculares (em particular, acidente vascular encefálico) em pacientes em tratamento conservador, além de tendência a aumento de mortalidade.

A base do tratamento consiste no uso de eritropoetina-α recombinante humana, na dose de 50 a 100U/kg/semana, devendo-se titular a dose de acordo com a resposta. Existem hoje outras eritropoetinas no mercado, como a eritropoetina-β, a darbepoetina-α e o mircera (betaepoetinametoxipolietilenoglicol), que têm como vantagem principal uma posologia mais cômoda por sua meia-vida maior, diferente para cada uma delas, podendo, em alguns casos, ser administrada semanalmente ou, até mesmo, mensalmente, apesar de não oferecer vantagens em termos de desfechos clínicos.

Para ação adequada da eritropoetina é importante que os estoques de ferro estejam repletados. Ferro oral ou parenteral deve ser prescrito para pacientes com índice de saturação de transferrina (IST) < 20% e ferritina < 100ng/mL. Caso seja escolhida a via oral, deve-se usar aproximadamente 200mg de ferro elementar (sulfato ferroso 300mg – ferro elementar 60mg, três vezes ao dia). No caso do ferro venoso, a ampola de sacarato de hidróxido de ferro III (100mg/5mL) deve ser diluída em soro fisiológico. A dose a ser usada também varia, mas deve-se usar uma dose que reponha os estoques e mantenha a ferritina entre 100 e 500ng/mL e o IST entre 20% e 50%.

O Quadro 67.6 mostra as doses e apresentações dos fármacos parenterais usados para tratamento de anemia na DRC.

Distúrbios do metabolismo mineral e ósseo (DMO)

Doença renal crônica é associada à redução na excreção de fósforo, além de menor conversão renal de vitamina D a sua forma ativa (colecalciferol). Os níveis séricos reduzidos de colecalciferol levam a uma menor absorção de cálcio pelo trato gastrointestinal. O resultado (hiperfosfatemia, hipocalcemia e redução de vitami-

Quadro 67.6 Apresentação e dose dos medicamentos parenterais usados para tratamento de anemia na DRC

Fármaco	Nome comercial	Apresentações	Dose recomendada
Eritropoetina-α recombinante humana	Hemax®, Eprex®, Hemoprex®, Alfaepoetina®	Frasco-ampola com 2.000, 3.000, 4.000 e 10.000UI	50 a 100U/kg/sem (titular conforme resposta)
Hidróxido de ferro III	Noripurum®	Ferro elementar 100mg/5mL	Variável conforme estoque de ferro. Geralmente entre 100mg/semana e 100mg/mês

na D) aumenta os níveis de paratormônio (PTH), o que é inicialmente apropriado para manter níveis normais de cálcio e fósforo.

Recentemente, foi mostrado que a hiperfosfatemia aumenta a produção pelos osteócitos de um hormônio fosfatúrico, chamado *fator de crescimento dos fibroblastos 23 (FGF-23)*. Esse hormônio reduz a síntese de colecalciferol e pode aumentar os níveis de PTH. O FGF-23 é considerado marcador precoce das alterações do metabolismo do cálcio e fósforo no paciente renal crônico, mesmo antes da instalação definitiva da hiperfosfatemia, sendo encarado como potencial ferramenta de monitoramento com a finalidade de iniciar o tratamento antes de ser desencadeado o ciclo retroalimentativo do hiperparatireoidismo secundário.

Mais de metade dos pacientes com DRC estágio três têm hiperparatireoidismo, o qual está associado a aumento de mortalidade geral e cardiovascular. Níveis elevados de fósforo são mais comuns em pacientes com DRC nos estágios 4 e 5.

Desse modo, é importante, já em fases iniciais da doença renal crônica, a adoção de uma dieta com restrição de fósforo, o que pode diminuir a incidência de hiperparatireoidismo secundário. As diretrizes do NKF-KDOQI para controle de doença mineral óssea sugerem ingestão de fósforo de 800mg/dia para pacientes com aumento de PTH e/ou fósforo.

Em fases mais avançadas, pode ser necessário o uso de quelantes de fósforo, agentes usados junto às refeições para diminuir a absorção intestinal do fósforo.

Um dos quelantes mais usados é o carbonato de cálcio, na forma de comprimidos de 500mg (200mg de cálcio elementar). De acordo com as diretrizes do NKF-KDOQI para DMO, não se deve exceder a ingestão de 2.000mg de cálcio elementar por dia (somando-se dieta e quelante). Deve-se manter atento aos níveis de cálcio, sendo esse regime contraindicado em pacientes com hipercalcemia ou baixos níveis de PTH (caso usado, o carbonato de cálcio pode levar à supressão da paratireoide) ou calcificações vasculares. Nesses casos, deve-se optar por quelantes sem cálcio (sevelamer ou lantânio).

O cloridrato de sevelamer é uma resina que se liga ao fósforo no trato gastrointestinal. A dose habitualmente usada é de 800 a 1.600mg, três vezes ao dia. Já o lantânio é um medicamento que não parece ter efeitos colaterais significativos, mas ainda são necessários mais estudos de segurança em longo prazo.

Outros quelantes de fósforo devem ser evitados, em particular o hidróxido de alumínio, em razão do risco de intoxicação alumínica.

Existem valores que devem funcionar como metas nos pacientes com doença renal crônica. Classicamente, têm sido usadas as diretrizes do KDOQI para DMO (Quadro 67.7), mas recentemente tem-se dado preferência aos valores recomendados pelas diretrizes do KDIGO (*Kidney Disease – Improving Global Outcomes*), que foram formuladas na tentativa de reduzir a morbimortalidade associada ao metabolismo mineral anormal.

Nas diretrizes do KDIGO, sugere-se manter os níveis de PTH dentro da faixa de normalidade do laboratório e iniciar tratamento quando o valor do PTH sérico estiver subindo progressivamente e mantendo-se persistentemente nos níveis superiores da referência do laboratório. É importante, portanto, que o médico assistente conheça os níveis de normalidade do laboratório que ele usa.

No que diz respeito ao cálcio e ao fósforo para pacientes em estágios 3 a 5, as diretrizes do KDIGO recomendam manter seus níveis na faixa de normalidade do laboratório, sendo a análise de seus valores individuais mais importante do que a análise do produto cálcio-fósforo.

Nos pacientes com hiperparatireoidismo secundário, além de dieta pobre em fósforo e uso de quelantes, respeitando-se suas indicações e contraindicações, deve-se administrar vitamina D (calcitriol) e seus análogos, também com atenção aos níveis de cálcio e fósforo.

A vitamina D tem desempenhado vários papéis benéficos no tratamento dos pacientes renais crônicos, além do controle do hiperparatireoidismo secundário, com vários trabalhos demonstrando benefícios importantes no controle da morbimortalidade cardiovascular dessa população. A dosagem sérica deve ser mandatória em todos os pacientes ambulatoriais com DRC, com atenção especial ao calcidiol (25 [OH] vitamina D), que necessita estar com estoques sempre adequados para o bom controle do metabolismo de cálcio, fósforo e vitamina D.

Quadro 67.7 Valores desejados para PTH, cálcio e fósforo de acordo com diretrizes do NKF-KDOQI

Estágio da DRC	Filtração glomerular	PTH (pg/mL)	Cálcio (mg/dL)	Fósforo (mg/dL)	Produto Ca × P (mg^2/dL^2)
3	30 a 59	35 a 70	Valor de referência do laboratório	2,7 a 4,6	< 55
4	15 a 29	70 a 110	Valor de referência do laboratório	2,7 a 4,6	< 55
5	< 15 ou diálise	150 a 300	8,4 a 9,5	3,5 a 5,5	< 55

Quadro 67.8 Apresentação e dose dos medicamentos usados para tratamento da doença mineral óssea na DRC

Fármaco	Nome comercial	Apresentações	Dose recomendada
Carbonato de cálcio	Vários	Comprimidos 500mg (200mg de cálcio elementar) ou 1.250mg (500mg de cálcio elementar)	Ingesta de cálcio elementar de no máximo 2.000mg/dia (somando dieta e quelante). Não passar de 1.500mg/dia de cálcio elementar na forma de quelante
Cloridrato de sevelamer	Renagel®	Comprimidos 800mg	800 a 1.600mg 3×/dia
Carbonato de sevelamer	Renvela® (não disponível no Brasil)	Tabletes 800mg	800 a 1.600mg 3×/dia
Calcitriol (oral)	Rocaltrol®, Ostriol®	Cápsula 0,25µg	Inicial 0,25µg/dia ou em dias alternados. Titular conforme exames
Calcitriol (venoso)	Calcijex®	Ampola 1µg/1mL	1 a 2µg 3×/semana
Cinacalcet	Sensipar® (não disponível no Brasil)	Comprimidos de 30, 60 e 90mg	Inicial: 30mg/dia. Máximo: 180mg/dia

Outra opção de tratamento do hiperparatireoidismo secundário são os calcimiméticos (cinacalcet), medicamentos que aumentam a sensibilidade do cálcio a *seus receptores sensíveis* na paratireoide. Os efeitos principais são a redução na hiperplasia da glândula e a secreção do paratormônio, podendo ser usados em conjunto com o calcitriol, pois atuam em receptores diferentes, com minimização dos efeitos colaterais limitadores do tratamento com vitamina D e seus análogos, a hipercalcemia e/ou a hiperfosfatemia.

O Quadro 67.8 mostra os principais fármacos, apresentações e doses recomendadas de substâncias usadas para tratamento da doença mineral óssea na DRC.

Hiperpotassemia

Geralmente não ocorre até fases mais avançadas da DRC ou em situações específicas, como na acidose tubular renal tipo IV em diabéticos ou efeito colateral dos medicamentos que bloqueiam o SRAA.

Deve-se procurar manter a ingestão de potássio < 40 a 70mEq/dia, e o uso de fármacos, como os diuréticos, pode ajudar no manejo da hiperpotassemia. Apesar de sua boa eficácia, as resinas de troca (poliestireno sulfonato de cálcio ou sódio) têm custo alto, o que acaba limitando seu uso no paciente com DRC.

Acidose metabólica

Em geral ocorre em fases mais avançadas da DRC, especialmente com TFG < 30mL/min, e pode levar à desnutrição, à perda de massa muscular e óssea, a um balanço nitrogenado negativo e, possivelmente, à aceleração da perda da função renal. Em geral os níveis de bicarbonato se estabilizam entre 12 e 20mEq/L.

As diretrizes de nutrição do NKF-KDOQI recomendam a manutenção dos níveis de bicarbonato > 22mEq/L, repondo-se bicarbonato de sódio na dose de 2 a 4g/dia ou 25 a 50mEq/dia. Em território nacional, é possível solicitar a manipulação de cápsulas de bicarbonato de sódio de 1g ou usá-lo na forma de pó.

QUANDO ENCAMINHAR AO NEFROLOGISTA

Os pacientes devem ser encaminhados ao nefrologista quando a TFG cair até valores < 30mL/min, quando, então, serão discutidas terapias para substituição renal e o seu início no momento oportuno.

Outras indicações para referência ao especialista seriam: presença de proteinúria nefrótica, evidência de nefrite (hematúria, proteinúria e hipertensão), declínio rápido da função renal (queda da TFG de 50% em 1 ano ou > 12mL/min/ano) e diabético com proteinúria sem retinopatia ou neuropatia.

Existe uma forte associação entre o encaminhamento tardio ao nefrologista e o aumento da mortalidade após o início da diálise.

QUANDO INTERNAR O PACIENTE COM DRC

Algumas situações que podem indicar internamento do paciente com DRC:

- Piora rápida da função renal.
- Realização de exames contrastados (para preparo).

- Dúvidas quanto ao diagnóstico etiológico, para investigação.
- Presença de sintomas de uremia ou necessidade de correção de distúrbios hidroeletrolíticos graves.

LEITURA RECOMENDADA

Abboud H, Henrich WL. Stage IV chronic kidney disease. New Engl J Med 2010; 362(1):56-64.

Abdulkader RC, Zanetta DM, Oliveira GM, Burdmann EA. Risk factors for hospital death of patients with end-stage renal disease without previous diagnosis of severe chronic renal failure arriving in an emergency situation at the hospital. Renal Failure 2003; 25(4):631-8.

Action to Control Cardiovascular Risk in Diabetes Study Group. Effects of intensive glucose lowering in type 2 diabetes. New Engl J Med 2008; 356:2545-59.

Adler AI, Stratton IM, Neil HA et al. Association of systolic blood pressure with macrovascular and microvascular complications of type 2 diabetes (UKPDS 36): prospective observational study. Brit Med J 2000; 324:412.

Bakris GL, Weir MR, Secic M et al. Differential effects of calcium antagonist subclasses on markers of nephropaty progression. Kidney International 2004; 65:1991.

Bakris GL, Weir MR. ACE inhibitor associated elevations in serum creatinine: is this a cause for concern?. Arch Intern Med 2000; 160:685.

Brenner BM, Cooper ME, de Zeeuw D et al. Effects of losartan on renal and cardiovascular outcomes in patients with type 2 diabetes and nephropathy. New Engl J Med 2001; 345:861.

Burchales SGE, Pecoits-Filho R. Doença renal crônica: mecanismos de progressão e abordagem terapêutica. J Bras Nefrol 2009; 31(suplemento 1):6-12.

Carvalho AB. Osteodistrofia renal. J Bras Nefrol 2004; 23(3):29-39.

Chobanian AV, Bakris GL, Black HR, Chushman WC. The Seventh Report of the Joint National Committee on Prevention, Detection, Evaluation and Treatment of High Blood Pressure: The JNC 7 Report. JAMA 2003; 289:2560.

de Brito-Ashurst I, Varagunam M, Raftery MJ, Yaqoob MM. Bicarbonate supplementation slows progression of CKD and improves nutritional status. J Am Soc Nephrol 2009; 20:1869.

Drawz P, Rahman M. In the clinic: chronic kidney disease. Ann Intern Med 2009; ITC2:1-16.

Fishbane S, Pollack S, Feldman HI, Joffe MM. Iron indices in chronic kidney disease in the national health and nutritional examination survey 1988-2004. Clin J Am Soc Nephrol 2009; 4:57.

Hsu CY, Chertow GM. Elevations of serum phosphorus and potassium in mild to moderate chronic renal insufficiency. Nephrology Dialysis Transplantation 2002; 17:1419.

Hsu CY, McCulloch CE, Curhan GC. Epidemiology of anemia associated with chronic renal insufficiency among adults in the United States: results from the Third National Health and Nutrition Examinations Survey. J Am Soc Nephrol 2002; 13:504.

KDIGO clinical practice guidelines for the diagnosis, evaluation, prevention and treatment of chronic kidney disease-mineral and bone disorder (CKD-MBD). Kidney International 2009; 76(supplement 113):1-130.

KDOQI clinical practice guidelines and clinical practice recommendations for anemia in chronic kidney disease. Am J Kid Dis 2006; 45(5; supplement 1):1-145.

KDOQI clinical practice guidelines for chronic kidney disease: evaluation, classification and stratification. Kidney Disease Outcome Quality Initiative. Am J Kid Dis 2002; 39(supplement 1):1-246.

KDOQI clinical practice guidelines on hypertension and antihypertensive agens in chronic kidney disease. Am J Kid Dis 2004; 43(supplement 1):14-22.

Keane WF, Brenner BM, de Zeew D, Grunfeld JP. The risk of developing end-stage renal disease in patients with type 2 diabetic nephropathy: Lessons from RENAAL. Kidney International 2004; 65:2309.

Klahr S, Levey AS, Beck GJ et al. The effects of dietary protein restriction and blood-pressure control on the progression of chronic kidney disease. New Engl J Med 1994; 330:877.

Kunz R, Friedrich C, Wolbers M, Mann JF. Meta-analysis: effect of monotherapy and combination therapy with inhibitors of the renin angiotensin system on proteinuria in renal disease. Ann Intern Med 2008; 148:30.

Levey AS, Coresh J, Balk E et al. National Kidney Foundation practice guidelines for chronic kidney disease: evaluation, classification and stratification. Ann Intern Med 2003; 139:137-47.

Loghman-Adham M. Role of phosphate retention in the progression of renal failure. Journal of Laboratory and Clinical Medicine 1993; 122:16.

Lugon JR. Doença renal crônica no Brasil: um problema de saúde pública. J Bras Nefrol 2009; 31(suplemento 1):2-5.

Mann JF, Schmieder RE, McQueen M et al. Renal outcomes with telmisartan, ramipril or both, in people at high vascular risk (the ONTARGET study): a multicentre, randomized, double-blind, controlled trial. Lancet 2008; 372:547.

Muntner P, Jones TM, Hure AD et al. Associon of serum intact parathyroid hormone with lower estimated glomerular filtration rate. Clin J Am Soc Nephrol 2009; 4:186.

Oliveira MB. Recomendações para diminuir o risco de agudização da doença renal crônica. J Bras Nefrol 2004; 23(3):9-10.

Orth SR, Hallan SI. Smokin: a risk factor for progression of chronic kidney disease: an overlooked modifiable exposure? A commentary. Am J Kid Dis 2005; 45:176.

Passos VMA, Barreto SM, Lima-Costa MFF. Detection of renal dysfunction based on serum creatinine levels in brazilian community. The Bambuí health ageing study. Braz J Med Biol Res 2003; 36(3):393-401.

Ruggenenti P, Perna A, Gherardi G et al. Effect of the angiotensin-converting-enzyme inhibitor benazepril on the progression of chronic renal insufficiency. New Engl J Med 1996; 334:339.

Sarafidis PA, Khosla N, Bakris GL. Antihypertensive therapy in the presence of proteinuria. Am J Kid Dis 2007; 49:12.

Sarnak MF, Greene T, Wang X et al. The effect of a lower target blood pressure on the progression of kidney disease: Long-term follow up of the Modification of Diet in Renal Disease Study. Ann Intern Med 205; 142:342.

Snyder JJ, Collins AJ. Association of preventive helat care with atherosclerotic heart disease and mortality in CKD. J Am Soc Nephrol 2009; 20:1614.

Sociedade Brasileira de Nefrologia [homepage na internet]. Doença Renal Crônica no Brasil: Epidemiologia da doença renal crônica no Brasil + O paciente com DRC: das unidades básicas às unidades de diálise [acesso em 20 ago 2010]. Disponível em: http://www.sbntransmeeting.com.br

Staffes MW. Affecting the decline of renal function in diabetes mellitus. Kidney International 2001; 60:378.

Vilbert G, Mogensen CE, Groop LC et al. Effect of captopril on progression to clinical proteinuria in patients with insulin-dependent diabetes mellitus and microalbuminuria. JAMA 1994; 271(4):275-9.

Vogt L, Waanders F, Boomsma F et al. Effects of diatary sodium and hydrochlorothiazide on the antiproteinuric efficacy of losartan. J Am Soc Nephrol 2008; 19:999.

Wallia R, Greenberg AS, Piraino B et al. Serum electrolyte patterns in end-stage renal disease. Am J Kid Dis 1986; 139:1099.

Zandi-Nejad K, Brenner MB. Strategies to retard the progression of chronic kidney disease. Med Clin North Am 2005; 89:489-509.

Climatério

CAPÍTULO 68

Gisela de Oliveira Saunders • Renata Mota Paixão
Raiane Maria Dutra Negreiros Brandt

INTRODUÇÃO

O climatério é um período de transição com duração variável e, sem dúvida, um momento especial no ciclo biológico da mulher. Para algumas mulheres, a menopausa representa o envelhecimento e a diminuição das habilidades e da competência. Contudo, deve e pode marcar o começo de uma fase nova e promissora da vida: livre de obrigações prévias e pronta para novas escolhas e novas alegrias. Atualmente, a expectativa de vida da mulher brasileira é de 76,8 anos, ficando em 72,3 anos para as pernambucanas (dados do DATASUS 2008).

Considerando-se as modificações endócrinas, físicas, emocionais e socioculturais próprias dessa fase, medidas preventivas precisam ser adotadas para melhoria da qualidade de vida.

O climatério não é uma doença, mas um momento natural da vida da mulher, e muitas delas vivem sem queixas ou necessidade de medicamentos. Outras têm sintomas que variam sua diversidade e intensidade. No entanto, em ambos os casos, é fundamental um acompanhamento sistemático visando à promoção da saúde, ao diagnóstico precoce, ao tratamento imediato dos agravos e à prevenção de danos.

A menopausa é definida como a última menstruação ovário-dependente da vida de uma mulher e representa apenas um ponto, embora marcante, dentro de um estado bem mais amplo, chamado climatério. Este, por sua vez, marca a transição do período reprodutivo para o não reprodutivo.

Apesar de ser reconhecida há séculos, a menopausa é considerada um fenômeno essencialmente moderno. O envelhecimento da população mundial constitui um processo relativamente recente na história da humanidade, e esse crescimento populacional de pessoas de mais idade é definido como retangularização da sociedade moderna. Esse processo de transição demográfica e epidemiológica trouxe um conceito novo: a expectativa de envelhecer com qualidade.

CONCEITOS RELEVANTES

O climatério é definido pela Organização Mundial de Saúde (OMS) como uma fase biológica da vida e não um processo patológico, que compreende a transição entre o período reprodutivo (menacme) e a senelidade. Esse intervalo varia dos 40 aos 65 anos de idade.

A menopausa é um marco dessa fase, correspondendo ao último ciclo menstrual, somente reconhecida depois de passados 12 meses de sua ocorrência. Representa um diagnóstico retrospectivo de perda da atividade ovariana. Perimenopausa é o período de transição menopausal que se inicia aproximadamente 5 anos antes e termina 12 meses após a menopausa.

As mulheres menopausadas representam uma parcela significativa da população feminina. Estima-se, que as mulheres passarão mais de um terço de suas vidas na pós-menopausa. Diante desses dados, os profissionais e o sistema de saúde precisam se preparar para o atendimento dessa importante parcela da população, uma vez que é clara a feminilização do envelhecimento.

A idade da ocorrência da menopausa parece geneticamente programada, para cada mulher, pelo número de folículos ovarianos, mas pode ser influenciada por fatores socioeconômicos e culturais, paridade, tabagismo, altitude e nutrição. Designar a idade média da menopausa tem sido algo difícil. Estima-se que metade das mulheres brasileiras, aos 51 anos, apresente tal evento, porém é possível uma variação que vai dos 48 aos 55 anos. A menopausa precoce ocorre quando se estabelece antes dos 40 anos de idade e a menopausa tardia, após os 55 anos.

ETIOPATOGENIA

Todo o eixo hipotálamo-hipófise-ovariano sofre um complexo mecanismo de reorganização. Surgem alterações na estrutura e na função ovariana, com gradativa diminuição da produção estrogênica e consequente aumento das gonadotrofinas hipofisárias, caracterizando um estado de hipogonadismo hipergonadotrófico. Dos aproximadamente dois milhões de folículos primordiais ovarianos que nascem com a menina e dos quais existem em média 400 mil na ocasião da puberdade, somente algumas centenas ainda a acompanham no climatério e os demais evoluem contínua e permanentemente para a atresia. Em consequência, o volume médio dos ovários diminui de 8 a 9cm na menacme para 2 a 3cm alguns anos após a menopausa.

A produção hormonal de estrogênios e de androgênios, com predomínio do estradiol durante todo o período reprodutivo, tende a oscilar significativamente durante os anos que antecedem a cessação dos ciclos, diminuindo gradativamente com a instalação da menopausa. No entanto, permanecem, após a menopausa, uma produção basal de estrona, androstenediona e testosterona e uma produção mínima de estradiol e progesterona suficiente para manter o equilíbrio endocrinológico e clínico.

Em mulheres submetidas à histerectomia, a instalação da menopausa ocorre artificialmente, embora os ovários mantenham seu funcionamento. Já nas situações de ooforectomia bilateral, a menopausa cirúrgica pode ser acompanhada de manifestações clínicas de maior intensidade do que na menopausa natural.

MANIFESTAÇÕES CLÍNICAS

As flutuações hormonais podem levar a irregularidades menstruais até chegar à amenorreia. Clinicamente, os sinais e sintomas associados a essas mudanças podem se manifestar, na dependência de diversos fatores, desde os níveis hormonais basais individuais, à resposta dos receptores, e até a forma como a mulher vivencia essas mudanças.

Algumas mulheres apresentarão sintomas importantes (75%), enquanto outras não demonstrarão reações ou terão apenas reações mínimas que podem passar despercebidas (25%). O relato individual é bastante condicionado a fatores socioculturais, porém a natureza e a prevalência dos sintomas da menopausa são comuns a todas as mulheres.

Os sintomas com frequência relacionados com a diminuição da competência folicular e a carência estrogênica na paciente climatérica são relatados a seguir.

DISTÚRBIOS MENSTRUAIS

Na perimenopausa, 90% das mulheres apresentam irregularidade menstrual. O padrão menstrual sofre mudanças na duração do ciclo, no volume do fluxo e na sintomatologia pré-menstrual. Essas alterações podem variar desde períodos de amenorreia a ciclos com intervalos mais curtos ou mais longos, em relação ao ritmo menstrual anterior. O volume do fluxo menstrual também sofre alterações tanto para mais como para menos, refletindo as mudanças no padrão ovulatório da mulher. A síndrome pré-menstrual tende a apresentar exacerbação dos sintomas.

É necessário que se faça o diagnóstico diferencial com causas orgânicas de sangramento uterino anormal, como pólipos, miomas, hiperplasia endometrial ou câncer, também frequentes nessa fase.

INSTABILIDADE VASOMOTORA

Os fogachos ou "ondas de calor" são súbitas sensações transitórias de calor que se iniciam na parte superior do tronco ou pescoço e sobem em direção à face e à cabeça. Podem durar de alguns segundos a vários minutos e ser acompanhados de intensa sudorese. Quando ocorrem durante o sono, são denominados suores noturnos. Podem ser precipitados por estresse, calor, bebidas alcoólicas, cafeína e comidas apimentadas, sendo o segundo sintoma mais frequente (ocorrem em aproximadamente 75% das mulheres). A intensidade e a frequência não seguem um padrão, e podem persistir por 3 a 5 anos. Embora o mecanismo dos fogachos não seja completamente elucidado, é consenso que resulta do declínio nos níveis de estrogênio. Esse déficit estrogênico leva a um desequilíbrio no balanço entre a noradrenalina e a dopamina, causando instabilidade vasomotora.

Outros sintomas neurovegetativos encontrados frequentemente são os calafrios, a insônia ou sono agitado, vertigens, parestesias, diminuição da memória e fadiga, que muitas vezes estão relacionados com etiologias diversas ao climatério.

ALTERAÇÕES ATRÓFICAS

As alterações urogenitais são mais frequentes na fase tardia da transição menopausal e na pós-menopausa, já que estão relacionadas à queda na produção de estrogênio. As queixa mais frequentes são: incontinência urinária, urgência, disúria, noctúria e polaciúria. A incontinência deve-se ao fato de estruturas importantes para o sistema de continência urinária dependerem dos níveis de estrogênio. A atrofia da uretra e do trígono vesical pode ser responsável por sintomas de polaciúria, sensação de esvaziamento incompleto da bexiga, entre outros.

A mucosa que reveste o aparelho geniturinário, após a menopausa, apresenta algum grau de adelgaçamento, diminuição de lubrificação e maior fragilidade nas relações sexuais. Sintomas como disúria, síndrome uretral, urgência miccional, infecções urinárias, dor e ardor ao coito sugerem a necessidade de avaliação do grau de atrofia e instituição de tratamento, que pode ser local, preferencialmente, ou sistêmico, quando houver outras indicações e ausência de contraindicações.

MANIFESTAÇÕES NEUROPSÍQUICAS

A privação de estrogênio que ocorre após a menopausa determina o surgimento de vários distúrbios relacionados com o sistema límbico, como ansiedade, enxaqueca, mudanças do humor, depressão, diminuição das atividades motora e sexual e perda da memória. Surgem também mudanças relacionadas com o hipotálamo, como fogachos, hipertensão arterial e obesidade. Verificou-se que a administração de estrogênio após a menopausa diminui os escores de avaliação da intensidade da depressão e da ansiedade, e isso acontece porque os estrogênios aumentam a produção de serotonina e de ácido gama-aminobutírico (GABA).

Estudos clínicos sugerem que um grande número de desordens neurológicas pode sofrer influência do estado hormonal, como doença de Alzheimer, enxaqueca, epilepsia, esclerose múltipla, doença de Parkinson e acidente vascular encefálico (AVE).

Do ponto de vista biológico, os estrogênios podem desempenhar uma ação moduladora sobre os neurotransmissores cerebrais, especialmente a serotonina, relacionada com o humor. A diminuição do estrogênio poderia influenciar os níveis de serotonina, o que pode estar relacionado com o aumento dos casos de depressão durante o climatério. Embora o aparecimento da depressão no climatério seja mais comum do que em outras etapas da vida, torna-se muito difícil a comprovação de que somente o hipoestrogenismo seria sua origem, sugerindo uma etiologia multifatorial (ambiental, sociocultural e individual). Com relação aos fatores ambientais, fatores extrínsecos, como estilo de vida (atividade física, dieta e tabagismo), podem influenciar diretamente os sintomas na perimenopausa.

MANIFESTAÇÕES METABÓLICAS

Metabolismo lipídico

O hipoestrogenismo pode influenciar a elevação dos níveis de colesterol e triglicerídeos, ocorrendo aumento nas taxas de LDL e diminuição nas de HDL. Essa situação pode ser favorável à instalação de dislipidemia, aterosclerose, doença coronariana, infarto do miocárdio e AVE, que estão entre as principais causas de mortalidade nas mulheres. Além disso, podem ocorrer efeitos sobre a hemostasia, com o aumento de elementos envolvidos no mecanismo de coagulação. O aumento do fator VII (procoagulante), do fibrinogênio e do PAI-1 (ativador do inibidor do plasminogênio) pode levar a um estado de hipercoagulabilidade, aumentando assim o risco de tromboembolismo no climatério.

Metabolismo ósseo

A osteoporose é um distúrbio ósseo sistêmico que se caracteriza por perda de massa óssea e deterioração da microarquitetura do tecido ósseo, com aumento subsequente da fragilidade óssea e suscetibilidade ao risco de fratura. Essa perda afeta principalmente o osso trabecular, devido ao desequilíbrio entre remodelação (atividade osteoblástica) e reabsorção (osteoclástica).

Embora todos os seres humanos tenham perda óssea gradativa com o envelhecimento, essa perda é acelerada nas mulheres que perderam a função ovariana. Depois de atingir níveis máximos de massa óssea em torno dos 25 aos 30 anos, a perda óssea começa com 0,2% ao ano entre os 35 e 49 anos, contrastando com 2% a 5% ao ano nos primeiros 5 anos de pós-menopausa e permanecendo em 0,5% a 1% ao ano até o final da vida.

Essa diminuição da densidade óssea produz importantes consequências clínicas, como dor lombar, redução de estatura, cifose e, especialmente, aumento do número de fraturas (mais frequentes em coluna, colo do fêmur e segmento distal do rádio). Costumam ser mais comuns em brancas, magras, idosas e asiáticas.

MANIFESTAÇÕES DA PELE E ANEXOS

Existem receptores estrogênicos e androgênicos nos fibroblastos da pele. A diminuição estrogênica, na menopausa, faz com que ocorra perda do colágeno, principalmente nos primeiros 5 anos (30%), ocorrendo diminuição do brilho da pele, ressecamento, surgimento de rugas e manchas escuras, além do aumento da fragilidade capilar e da perda de pelos axilares e pubianos.

DISFUNÇÕES SEXUAIS

A maioria dos problemas relacionados com a esfera sexual na perimenopausa ou após a menopausa se refere às alterações anatomofuncionais desse período, a partir dos fenômenos de hipo ou atrofia no aparelho geniturinário. Entre as disfunções comportamentais estão a diminuição da libido, da frequência e da resposta orgástica, relacionadas com questões psicossexuais e hormonais. Dessa maneira, uma avaliação criteriosa deve ser feita no sentido de direcionar a conduta com relação ao tratamento farmacológico ou a orientações de comportamento.

DIAGNÓSTICO

O diagnóstico do climatério é eminentemente clínico, sendo desnecessária a constatação laboratorial do hipogonadismo hipergonadotrófico. De acordo com os achados laboratoriais, o FSH encontra-se > 35mUI/mL, o LH também apresenta-se elevado, e os níveis de estradiol situam-se em torno de 15pg/mL, podendo estar mais baixos em mulheres ooforectomizadas. Observa-se prevalência de estrona sobre o estradiol, em virtude da conversão periférica (no tecido adiposo e no fígado) da androstenediona em estrona sob ação da enzima aromatase.

ABORDAGEM CLÍNICA E EXAMES COMPLEMENTARES

A avaliação clínica da mulher no climatério deve ser voltada para seu estado de saúde atual e também pregresso e envolve uma equipe multidisciplinar. A atenção precisa abranger, além da promoção da saúde, prevenção de doenças, assistência aos sintomas clínicos e possíveis dificuldades dessa fase, cabendo ao ginecologista, muitas vezes, o papel de clínico geral.

O ginecologista necessita ir além de diagnosticar, tratar ou acompanhar as patologias, transtornos ou alterações ginecológicas. É preciso adotar uma visão mais global da mulher, em sua integralidade, complexidade e sensibilidade peculiar. Muitas vezes apenas a escuta, as orientações simples e o esclarecimento sobre o que está ocorrendo com o organismo durante o climatério tranquilizam a mulher, ajudando-a a entender e aceitar melhor as possíveis mudanças. O apoio psicológico também é importante e faz com que as mulheres se sintam compreendidas e acolhidas, o que repercute positivamente na melhora dos sintomas.

Na ausência de intercorrências, a consulta ginecológica da mulher no climatério deve ser realizada a cada ano, principalmente em função dos exames preventivos e orientações de promoção da saúde. Na presença de intercorrências, cada caso necessita de avaliação individualizada.

ANAMNESE

Uma boa história clínica possibilita coleta de informações clínicas atuais e pregressas, como queixas, idade da menopausa, história alimentar, hábitos, antecedentes familiares e pessoais, e antecedentes ginecológicos e obstétricos, todos pormenorizados, como mostra o Quadro 68.1.

Para avaliação quantitativa da síndrome menopausal, alguns índices, denominados índices menopausais,

Quadro 68.1 Anamnese da mulher climatérica

Queixas e sintomas	Antecedentes pessoais
Menopausais:	Doenças cardiovasculares, hipertensão, cardiopatia, acidente vascular encefálico
Ondas de calor, sudorese, nervosismo, irritabilidade, cefaleia, insônia, depressão	Diabetes e alterações metabólicas
Geniturinário:	Osteoporose
Prurido e secura vaginal, disúria, polaciúria, incontinência urinária, sintomas do prolapso genital	Doenças tromboembólicas
	Hepatopatias
Osteoarticulares:	Alergias e contraindicações a fármacos
Mialgia, artralgia, lombalgia	Câncer ginecológico, outros
Sexuais:	Medicações em uso
Alterações na libido, no orgasmo e na frequência sexual, dispareunia	Conflitos pessoais ou familiares
História alimentar:	**Antecedentes ginecológicos/obstétricos**
Hábitos alimentares (ingestão de cálcio, laticínios, fibras e gorduras)	Idade da menarca e características dos ciclos na menacme
Exercícios:	Idade da menopausa
Tipo, regularidade, frequência, duração, intensidade	Atividade sexual (idade de início, quantidade de parceiros)
Hábitos:	Métodos contraceptivos
Etilismo, tabagismo, uso de substâncias ilícitas	Idade na 1ª gestação, quantidade de gestações e características dos partos
Antecedentes familiares	Aleitamento
Câncer, doenças cardiovasculares, diabetes e câncer de mama em parentes de 1º grau	Realização de citologia oncótica
	Mastopatias
	Doenças ginecológicas, DST
	Uso de hormônios

DST: doenças sexualmente transmissíveis.

Quadro 68.2 Índice menopausal de Blatt e Kupperman

Sintomas	Peso	Intensidade				
		Ausente (0)	Leve (1)	Moderada (2)	Grave (3)	Total
Ondas de calor	4					
Sudorese	2					
Parestesia	2					
Insônia	2					
Artralgia	2					
Mialgia	1					
Fadiga	1					
Cefaleia	1					
Irritabilidade	1					
Vertigem	1					
Psicolabilidade	1					
Palpitação	1					
Total						

foram criados. Todos têm como princípio o somatório ponderal dos sintomas. Expressam, assim, numericamente, a intensidade da sintomatologia, prestando-se ao acompanhamento do quadro ao longo do tempo. São úteis na avaliação da efetividade dos tratamentos empregados nessas pacientes. Entre esses, um dos mais usados é o de Blatt e Kuppermann (Quadro 68.2).

EXAME FÍSICO

O exame físico inclui avaliação do pulso, da pressão arterial e do peso, para cálculo do índice de massa corporal (IMC) e da circunferência abdominal. Além disso, deve-se proceder a cuidadoso exame da pele e fâneros, ausculta cardíaca, exame das mamas e do abdome e exame ginecológico.

O exame ginecológico, quando a atrofia urogenital está presente, revela adelgaçamento da mucosa vaginal, geralmente de coloração rosa-pálida. Há perda de rugosidade, com diminuição da distensibilidade e encurtamento da vagina. Essas alterações propiciam o traumatismo fácil, sendo comum o aparecimento de sangramento. O relaxamento pélvico, em decorrência também do hipoestrogenismo, pode levar ao aparecimento das distopias urogenitais. De outra parte, o exame ginecológico torna possível a avaliação das mamas e do útero e a constatação da presença de eventual aumento do volume ovariano ou detecção de massas anexiais.

RASTREAMENTO DE DOENÇAS CRÔNICAS

O rastreamento e a identificação das doenças crônicas, em especial daquelas de mais interesse para esse período da vida, devem fazer parte obrigatória do protocolo de investigação de mulheres no climatério, destacando-se:

Doenças cardiovasculares

As doenças cardiovasculares (DCV), cujos eventos mais frequentes são o infarto agudo do miocárdio (IAM) e o AVE, são as principais causas de morte no sexo feminino, principalmente após a menopausa.

Os fatores de risco clássicos para o desenvolvimento das DCV são: hipertensão arterial, *diabetes mellitus*, tabagismo, idade, colesterol total elevado, sedentarismo, dieta inadequada e obesidade.

São eficazes na prevenção dessas doenças, a adoção de hábitos alimentares saudáveis, com controle do peso por meio da reeducação alimentar, a redução de sal, café e gorduras saturadas, abandono do uso de cigarro, realização de atividade física regularmente, consultas periódicas aos serviços de saúde para controle da pressão arterial e do lipidograma, além de medidas de planejamento das atividades e do tempo para controle da ansiedade pela prática de técnicas de relaxamento.

Osteoporose

A osteoporose é conhecida como doença silenciosa, pois as primeiras manifestações ocorrem após perda óssea de 30% a 40%. A densitometria óssea é o melhor método para avaliar a osteopenia e/ou osteoporose nas mulheres. Recomenda-se que seja empregada a partir dos 65 anos de idade, com intervalo de 5 anos; contudo, em casos de exames alterados, o intervalo é reduzido para de 3 em 3 anos. As mulheres com fatores de risco para osteoporose devem iniciar esse rastreamento a partir dos 50 anos de idade (Quadro 68.3).

A OMS propôs uma classificação diagnóstica para a densidade mineral óssea (DMO) baseada no *T-score* (referente ao número de desvios padrões acima ou abaixo da média para adultos jovens), que reconhece três cate-

Quadro 68.3 Principais fatores de risco para osteoporose

Idade > 65 anos
Fratura vertebral e fratura por fragilidade após os 40 anos
Medicações: glicocorticoides, heparina, análogos de GnRH, anticonvulsivantes
IMC < 21
Falência ovariana prematura
Hiperparatireoidismo primário
História familiar de fratura osteoporótica
Tabagismo
Etilismo
Baixo peso corporal

Quadro 68.4 Protocolo para *screening* do câncer de mama

População-alvo	Periodicidade dos exames
Mulheres de 40 a 49 anos	Exame clínico das mamas anual (ECM) e, se alterado, mamografia diagnóstica
Mulheres de 50 a 69 anos	ECM e mamografia de rastreamento a cada 2 anos
Mulheres de 35 anos ou mais com risco elevado*	ECM e mamografia de rastreamento anual

*História familiar de pelo menos um parente de primeiro grau (mãe, irmã ou filha) com câncer de mama abaixo dos 50 anos de idade; história familiar de pelo menos um parente de primeiro grau (mãe, irmã ou filha) com câncer de mama bilateral ou câncer de ovário em qualquer faixa etária; história de câncer de mama masculino; e diagnóstico histopatológico de lesão mamária proliferativa com atipia ou neoplasia lobular *in situ*.

gorias: normal (*T-score* ≥ –1), osteopenia (*T-score* < –1 e > –2,5) e osteoporose (*T-score* ≤ –2,5). Não existe dúvida de que a massa óssea expressa por meio da DMO se constitui em componente importante do risco de fratura, tornando esse exame muito importante na identificação de pacientes de risco para fraturas osteoporóticas.

Endocrinopatias

A glicemia de jejum é necessária para triagem do *diabetes mellitus* a cada 3 anos, aumentando-se essa frequência para anualmente nos casos de mulheres com fatores de risco para o estado hiperglicêmico.

A dosagem do TSH como *screening* de patologias tireoidianas justifica-se a partir dos 50 anos de idade em virtude da alta incidência do hipotireoidismo nessa faixa etária.

RASTREAMENTO DE CÂNCER

A incidência da maioria dos tipos de câncer aumenta com a idade. Na mulher climatérica, é importante o rastreamento do câncer de mama, de colo uterino e de cólon. Sabe-se que o rastreamento por meio da ultrassonografia para o câncer de endométrio e de ovário não é custo-eficaz. Esse tipo de investigação deverá ser reservado para pacientes com fatores de risco, sintomatologia e/ou alteração no exame clínico.

Câncer de mama

O Instituto Nacional do Câncer (INCA) não estimula o autoexame das mamas como método isolado de detecção precoce do câncer de mama. A recomendação é que o exame das mamas pela própria mulher faça parte das ações de educação para a saúde que contemplem o conhecimento do próprio corpo. Evidências científicas sugerem que o autoexame das mamas não é eficiente para a detecção precoce e não contribui para a redução da mortalidade por câncer de mama. Além disso, traz consequências negativas, como aumento do número de biópsias de lesões benignas, falsa sensação de segurança nos exames falsamente negativos e impacto psicológico negativo nos exames falsamente positivos.

Portanto, o exame das mamas feito pela própria mulher não substitui o exame físico realizado por profissional de saúde qualificado para essa atividade.

Em suas novas diretrizes, o INCA recomenda o exame clínico anual das mamas e exame mamográfico com intervalo máximo a cada 2 anos em mulheres entre 50 e 69 anos de idade (Quadro 68.4).

Câncer genital

O exame ginecológico obrigatoriamente deve ser feito a cada ano, seguindo-se sempre uma ordem de avaliação:

- **Vulva:** questionar sobre prurido vulvar crônico, pesquisar lesões hipo ou hipercrômicas e, em caso de positividade, indicar uma vulvoscopia.
- **Vagina:** avaliação anual por meio de exame especular e realização do teste de Schiller na busca de lesões suspeitas.
- **Colo uterino:** também exige a avaliação por meio do exame especular + teste de Schiller, além da coleta anual da colpocitologia oncótica ("preventivo"). Os dois primeiros exames devem ser feitos com um intervalo de 1 ano. Se os resultados desses exames forem normais, o exame passará a ser feito a cada 3 anos. A presença de atrofia que comprometa a qualidade do exame ou cause desconforto importante à mulher indica a acessibilidade de utilização prévia de estrogênio vaginal. Preferencialmente utiliza-se estriol ou promestrieno, aplicando-se o creme durante 7 dias e aguardando-se de 3 a 5 dias (ideal) para a coleta.

Câncer colorretal

O câncer colorretal é o segundo em frequência entre mulheres com mais de 50 anos de idade, o que justifica o rastreamento por meio da pesquisa de sangue oculto anualmente nesta faixa etária. A paciente deverá ser encaminhada ao proctologista quando apresentar algum dos fatores de risco para essa neoplasia (doença inflamatória intestinal, polipose colorretal, irradiação prévia, história familiar e câncer prévio – colorretal, mamas ou endométrio). Sempre lembrar de fazer as orientações dietéticas e suspender alguns medicamentos que possam interferir no resultado do exame.

Câncer de endométrio

A investigação endometrial de rotina só está indicada diante de sintomas genitais como sangramentos irregulares na pré, durante ou após a instalação da menopausa. Mulheres, mesmo assintomáticas, anovuladoras crônicas, em utilização de terapia hormonal (TH), moduladores seletivos dos receptores de estrogênios (SERM), tibolona, fitoterápicos e outros que apresentem ação estrogênica, devem ter o endométrio avaliado anualmente. O uso da ultrassonografia endovaginal possibilita a mensuração e a observação do aspecto endometrial de maneira não invasiva. É considerado normal até 4mm (e até 8mm nas mulheres usuárias de TH). Nos casos de espessamento é obrigatório prosseguir com a investigação por histeroscopia e biópsia endometrial, ou mesmo curetagem para estudo histopatológico.

Câncer de ovário

O diagnóstico precoce do câncer de ovário ainda é desafiador e resiste a qualquer avanço tecnológico. O emprego universal do método ultrassonográfico para o rastreamento desse tipo de câncer ainda não tem aceitação consensual. Atualmente, o rastreamento de patologias ovarianas recomendado é feito por meio da anamnese e do exame físico, que indicam as manifestações clínicas sugestivas de patologia ovariana, assim como de antecedentes familiares positivos que acrescentam risco a essas mulheres.

TRATAMENTO

A TH no climatério teve início em 1920, quando a estrona, retirada da urina de mulheres grávidas, foi administrada pela primeira vez a mulheres menopausadas. Em 1943, os primeiros estrogênios conjugados oriundos de éguas prenhas foram sintetizados, sob o nome comercial de Premarin®, o que favoreceu um estrondoso crescimento no uso de TH no climatério. Em 1975, dois artigos foram publicados associando a TH ao câncer de endométrio. No entanto, já no final da década de 1970, confirmou-se que a adição de progesterona diminuía esse risco. Nessa época, o conhecimento sobre TH era baseado em estudos observacionais, entre eles o *Nurses' Health Study* (NHS), os quais mostravam a melhora do perfil lipídico causada pelo estrogênio, mediante a redução do colesterol LDL e o aumento do colesterol HDL.

O HERS (*Heart Estrogen/Progestin Replacement Study*) foi um estudo realizado com 2.763 mulheres com idade média de 67 anos que apresentavam doença cardiovascular instalada, cujo objetivo era verificar a proteção e a diminuição do risco de IAM em mulheres usuárias de TH contendo estrogênios conjugados e acetato de medroxiprogesterona. Seu seguimento foi de 4,1 anos.

Em discordância da literatura vigente, o HERS demonstrou que a TH não era um fator protetor contra doenças cardiovasculares e concluiu que: "não inicie a reposição, mas também não interrompa a já iniciada." Entretanto, críticas rapidamente foram feitas pelo fato de as pacientes já apresentarem patologia cardiovascular, podendo confundir o resultado, e novos estudos seriam necessários para a obtenção de resultados mais consistentes.

Toda a discussão atual sobre TH e menopausa deve abranger os resultados do estudo *Women's Health Initiative* (WHI), fundamentado na "medicina baseada em evidências". Até o início do ano 2000, considerava-se que a TH diminuía os riscos de desenvolvimento da doença cardiovascular. No entanto, esse conceito sofreu modificações com a publicação do WHI em 2002, um estudo multicêntrico e randomizado, placebo-controlado e duplo-cego, cujo objetivo primário era avaliar os efeitos da TH sobre o risco de IAM e câncer de mama de maneira prospectiva e aleatorizada. Alguns objetivos secundários também foram considerados: AVE, embolia pulmonar, câncer colorretal e fratura de bacia.

Esse estudo evidenciou aumento do risco de doença coronariana (RR: 1,29), de AVE (RR: 1,41) e de tromboembolismo pulmonar (RR: 2,13).

Os resultados dos eventos clínicos estudados no WHI estão listados no Quadro 68.5.

Foram avaliados os efeitos de um único regime terapêutico (estroprogestativo combinado contínuo), através de uma única via de administração (via oral) e com uma única dose de hormônios (considerada dose plena ou convencional). Esses resultados, portanto, devem ficar restritos ao regime empregado às pacientes dessa faixa etária, não se podendo extrapolá-los para outros tipos de regimes terapêuticos ou para as mulheres que iniciam a TH no período peri ou pós-menopáusico imediato.

Orientações quanto a mudanças no estilo de vida são de extrema importância durante esse período. Uma dieta pobre em gordura e rica em grãos e cálcio, exercícios físicos regulares e abandono do hábito de fumar favorecem um estilo de vida mais saudável.

Além disso, a adoção de medidas promotoras de qualidade de vida, como uma postura pró-ativa perante a vida,

Quadro 68.5 Resultados dos eventos clínicos estudados no WHI

Eventos clínicos Risco aumentado	Risco relativo	Intervalo de confiança – 95%	Risco absoluto (10.000/mulheres-ano)
Ataques cardíacos	1,29	1,02 a 1,62	7
AVE	1,41	1,07 a 1,85	8
Carcinoma de mama	1,26	1,00 a 1,59	8
Tromboembolismo venoso	2,11	1,58 a 2,82	8
Eventos clínicos Risco diminuído	**Risco relativo**	**Intervalo de confiança – 95%**	**Risco absoluto (10.000/mulheres-ano)**
Carcinoma de cólon e reto	0,63	0,43 a 0,92	6
Fraturas de bacia	0,66	0,45 a 0,98	5

capacidade de fazer projetos, atividades culturais, sociais, profissionais, lúdicas e de lazer, é capaz de proporcionar saúde e bem-estar a qualquer mulher, em qualquer idade.

A TH na fase perimenopáusica, uma vez indicada, objetiva o alívio dos sintomas vasomotores (ondas de calor e sudorese noturna), urogenitais (dispareunia, ausência de lubrificação da vagina na relação sexual e ressecamento vaginal) e prevenção de osteoporose.

Segundo as recomendações da International Menopause Society (IMS), não há evidência de benefício da TH em pacientes com doença cardiovascular instalada, mas existe potencial para prevenção se iniciada na transição menopáusica (nível de evidência B).

Em 2004, a Associação Brasileira de Climatério (SOBRAC) cunhou o termo "janela de oportunidade" para indicar qual seria o momento propício para o início da TH após a menopausa: nos primeiros meses ou anos após a menopausa para que se pudesse pensar em ausência de risco cardiovascular.

No entanto, não se recomenda a indicação da terapêutica apenas com a finalidade de proteção cardiovascular (nível de evidência A).

Preconiza-se a menor dose efetiva, pelo tempo que for necessário, enquanto os benefícios compensarem os potenciais riscos (nível de evidência A).

Ao se indicar e escolher a forma apropriada de TH individualmente, devem ser levados em consideração os seguintes parâmetros fundamentais:

- Janela de oportunidade para início da TH.
- Vias de administração da TH.
- Esquemas de TH propriamente ditos.

INDICAÇÕES DA TH

Inicialmente, a TH surgiu como tratamento dos distúrbios menstruais e sintomas como fogacho e sudorese em pacientes na fase perimenopáusica. Entretanto, a partir de seu uso clínico, foram observados benefícios secundários e suas indicações passaram a ser mais amplas: melhora do trofismo urogenital, conservação da massa óssea e redução do risco de fraturas, proteção contra a perda do colágeno e melhora da labilidade emocional, do bem-estar e da sexualidade.

Segundo a Sociedade Americana de Menopausa, a indicação primária de TH é para tratamento de sintomas menopáusicos moderados a intensos (vasomotores). Quando os sintomas são somente vaginais, dá-se preferência à TH local.

CONTRAINDICAÇÕES DA TH

- Sangramento genital de causa não esclarecida.
- Câncer estrogênio-dependente.
- Doença tromboembólica aguda ou tratada.
- Porfiria.
- Hepatopatias agudas ou com insuficiência hepática.

VIAS DE ADMINISTRAÇÃO DA TH

Os hormônios da TH podem ser administrados por via oral ou parenteral. A via oral é mais difundida em virtude da facilidade de administração, estando disponível na forma de drágeas ou comprimidos. A via parenteral é representada, principalmente, por adesivos liberadores de hormônios (via transdérmica), gel de hormônios (via percutânea) e implante subdérmico, além das vias vaginal (óvulo, creme), nasal (*spray*) e intramuscular.

A decisão pela via de administração da TH está relacionada, basicamente, com os efeitos dos estrogênios sobre o organismo.

Durante a administração por via oral, observa-se que a primeira passagem hepática é capaz de induzir espessamento da bile, favorecendo o aparecimento de doença biliar calculosa, assim como a síntese de proteínas procoagulantes, favorecendo fenômenos tromboembólicos. Por este motivo, para mulheres para as quais haja maior preocupação com o risco de tromboembolismo venoso, deve-se evitar a via oral e, caso indicada a TH, deve-se escolher a via transdérmica.

Outra característica importante é que a TH oral pode sofrer alguma inativação durante sua metabolização. Desse modo, a quantidade de estrogênio nos compostos orais é mais elevada do que na TH transdérmica.

Observa-se ainda na administração do estrogênio por via oral um estímulo do sistema renina-angiotensina-aldosterona. Portanto, para mulheres hipertensas, as escolhas mais lógicas recaem sobre a TH por via não oral e sobre a via oral que contenha a drospirenona (progestágeno com efeito diurético leve).

Com relação ao perfil lipídico, o estrogênio por via oral é mais eficaz para melhorar o padrão das frações do colesterol, já que diminui a LDL e aumenta a HDL. Assim, quando há perfil lipídico desfavorável com relação ao colesterol, a via oral é a mais apropriada.

Todavia, como a via oral aumenta os níveis de triglicerídeos, deve-se escolher a via não oral para aquelas mulheres que os apresentem elevados, sob risco de maior acréscimo.

A tibolona (um esteroide sintético), apesar de ser administrada por via oral, reduz os níveis de triglicerídeos e pode reduzir concomitantemente os níveis de HDL.

Desse modo, a escolha adequada da via de administração da TH é uma característica importante para minimizar os riscos clinicometabólicos e também para potencializar o alívio dos sinais e sintomas climatéricos.

DOSE E TEMPO DE USO

A maioria dos efeitos adversos dos hormônios é dose-dependente e, por isso, opta-se pela mais baixa dose efetiva. No entanto, doses mais baixas não foram testadas em estudos em longo prazo para apoiar uma suposta relação risco-benefício mais favorável.

Sabe-se que doses mais elevadas de estrogênio devem ser utilizadas em casos de falência ovariana precoce e osteoporose grave.

Os sintomas vasomotores podem recorrer em até aproximadamente 50% das pacientes quando a TH é interrompida, independente da idade e da duração do uso.

Não há evidências científicas quanto à duração do tratamento hormonal no climatério. A continuação ou não da TH deve levar em consideração a peculiaridade de cada caso, a decisão conjunta da paciente e do profissional de saúde sobre os riscos e benefícios de sua utilização, além da possibilidade de surgimento de efeitos adversos.

ESQUEMAS TERAPÊUTICOS HORMONAIS

Os esquemas terapêuticos podem ser divididos didaticamente, de acordo com o hormônio utilizado, em:

1. Esquemas estrogênicos puros.
2. Esquemas estroprogestagênicos (TH combinada).
3. Tibolona contínua.

Esquemas de estrogênios puros

Esse esquema dever ser indicado exclusivamente para mulheres histerectomizadas, com exceção dos casos de endometriose grave prévia, carcinoma endometrioide de ovário, adenocarcinoma de endométrio tratado há menos de 5 anos, pacientes submetidas à ablação endometrial e dos casos de histerectomia subtotal.

O estrogênio pode ser administrado ciclicamente, geralmente por 21 ou 25 dias em cada ciclo de 28 ou 30 dias, porém esse esquema é menos utilizado atualmente, pois podem ocorrer sintomas climatéricos nos intervalos entre as sequências hormonais.

Pela via oral podem ser utilizados o estradiol ou os estrogênios conjugados, enquanto pela via transdérmica, percutânea ou subdérmica o estradiol é o esteroide disponível. Na apresentação de creme vaginal encontram-se os estrogênios conjugados (efeito sistêmico), o estriol (pouco efeito sistêmico) e o promestrieno (apenas ação local). A correspondência entre as diversas apresentações para doses estrogênicas tradicionais, baixas ou altas pode ser vista no Quadro 68.6.

Esquemas estroprogestativos

Esses esquemas podem ser divididos de acordo com a forma de administração dos progestagênios:

a. **Progestagênios contínuos:** chamados também de terapêutica hormonal combinada contínua. Neste esquema, os estrogênios também são administrados de maneira contínua.

Quadro 68.6 Doses baixa, tradicional e alta do estrogênio na TH, conforme as formulações disponíveis

	Dose		
	Baixa	Tradicional	Alta
Estrogênios conjugados (oral)	0,3 ou 0,45mg	0,625mg	1,25mg
Estradiol (oral)	0,5 mg*/1mg**	1mg*/2mg**	2mg*/4mg**
Estradiol transdérmico (adesivo)	25µg	50µg	100µg
Estradiol percutâneo (gel)	0,5 a 0,75mg	1 a 1,5mg	2mg

* Autores norte-americanos.
** Autores europeus.
Manual de orientação em climatério – FEBRASGO.

b. **Progestagênios cíclicos:** conhecidos como terapêutica hormonal combinada sequencial, pois há intervalos entre as sequências de progestagênios. Nesse esquema, os estrogênios são habitualmente administrados de modo contínuo, mas também podem ser fornecidos em esquemas cíclicos.

O esquema combinado sequencial propicia menores taxas de sangramento irregular do que o esquema contínuo no primeiro ano de uso, mas as taxas de sangramento são globalmente maiores no primeiro esquema, em função da maior ocorrência de sangramentos esperados, e muitas pacientes podem não tolerar.

Pacientes na perimenopausa se beneficiam da administração da TH sequencial porque nessa fase ainda existe função residual dos ovários, com produção endógena de estrogênio (essa característica dificulta o controle do equilíbrio entre estrogênio e progesterona). Contrariamente, a TH contínua é preferível quando já está estabelecida a menopausa. Entretanto, é importante individualizar cada caso de acordo com o desejo da paciente e a avaliação do risco-benefício.

Os esquemas estroprogestativos são indicados na presença de útero, recomendando-se um mínimo de 12 ou 14 dias de progestagênio por ciclo, a fim de se reduzir o risco de hiperplasia e de carcinoma endometrial. A adição do progestagênio antagonizaria os efeitos proliferativos do estrogênio sobre o endométrio, além de atenuar outros efeitos benéficos do estrogênio. Por isso, o progestagênio empregado deve ser o mais seletivo possível.

Os progestagênios utilizados na TH são: a progesterona natural micronizada, na dose de 200µg, ou o dispositivo intrauterino (DIU) de levonorgestrel. Entretanto, faltam estudos comprovando a redução do risco de carcinoma endometrial com o uso do DIU medicado, apesar de evidências de sua eficácia no tratamento da hiperplasia endometrial simples.

Em geral, os progestagênios são administrados por via oral, mas a via transdérmica (sob a forma de creme, adesivo ou gel) também pode ser utilizada. A via vaginal determina bons níveis terapêuticos no endométrio.

As doses de progestagênios empregadas são extremamente variáveis, a depender do tipo de progestagênio, do esquema escolhido (contínuo ou sequencial), da dose de estrogênio cujo efeito endometrial deve ser contraposto pelo progestagênio e da via de administração. O Quadro 68.7 mostra exemplos de doses de diversos progestagênios de uso oral.

O progestagênio isolado cíclico é indicado, transitoriamente, na fase de insuficiência lútea.

Tibolona contínua

A tibolona é um esteroide sintético derivado da 19-nortestosterona, cujo perfil hormonal depende de seu metabolismo e de sua ativação em tecidos periféricos. Pode ter ação progestagênica, estrogênica e androgênica, sendo utilizada na dose de 1,25 ou 2,5mg/dia.

No tecido mamário, a tibolona apresenta menor atividade proliferativa e ainda estimula a apoptose mamária. Ademais, a tibolona não aumenta a densidade mamária à mamografia, diferentemente da TH tradicional, e a incidência de sensibilidade mamária dolorosa em suas usuárias é menor. Contudo, efeitos relevantes protetores da tibolona na mama e seu uso em mulheres que já tiveram câncer de mama ainda precisam ser comprovados.

A tibolona diminui os triglicerídeos e os níveis de colesterol HDL, tem efeito positivo na libido e melhora a função sexual. Além disso, comporta-se em nível uterino como uma TH combinada contínua, porém sem efeito estimulante no tecido mamário, com ação menos favorável nas lipoproteínas e efeito benéfico na DMO. Mesmo assim, a tibolona não é a terapêutica ideal para todas as mulheres no climatério.

TRATAMENTOS ALTERNATIVOS NA SÍNDROME CLIMATÉRICA

As pacientes climatéricas com alguma contraindicação ao uso da TH podem beneficiar-se de tratamentos alternativos para os sintomas causados pelo hipoestrogenismo.

Estudos de metanálise têm comprovado que dieta saudável associada à atividade física regular conduz à perda de peso, à melhora da tolerância à glicose, à redução de colesterol total, LDL e triglicerídeos e ao aumento do HDL, diminuindo a incidência da síndrome metabólica e doenças cardiovasculares e melhorando, sem dúvida, o condicionamento físico. Uma maior ingestão de cálcio é importante para minimizar a perda óssea causada pelo hipoestrogenismo.

Vários tipos de medicamentos têm sido utilizados para tratamento dos sintomas vasomotores de mulhe-

Quadro 68.7 Exemplos de doses aceitáveis de progestagênio oral para proteção endometrial em esquemas de TH

Progestagênio	Dose
Acetato de medroxiprogesterona	1,5, 2,5, 5,0, 10mg/dia
Acetato de ciproterona	1 a 2mg/dia
Acetato de noretisterona	0,1, 0,35, 0,5, 0,7, 1,0mg/dia
Acetato de nomegestrol	2,5 a 5,0mg/dia
Diidrogesterona	5,0 a 10mg/dia
Drospirenona	2mg/dia
Levonorgestrel	0,075 a 0,25µg/dia
Noretisterona	0,5 a 1,0mg/dia
Norgestimato	0,09mg/dia
Progesterona micronizada	100, 200, 300mg/dia
Trimegestona	0,125, 0,250, 0,5mg/dia

Manual de orientação em climatério – FEBRASGO.

res climatéricas, com resultados por vezes satisfatórios. Entre as medicações mais usadas estão a fluoxetina, um inibidor seletivo da recaptação da serotonina, na dose de 20 a 40mg/dia, e a paroxetina, de 12,5 a 25mg/dia, principalmente quando os sintomas estão associados aos estados depressivos, melancólicos e de ansiedade. Outras medicações são: clonidina, gabapentina, metildopa, venlafaxina e desvenlafaxina, cinarizina, diazepam e lorazepam.

Existe, nos dias atuais, extensa lacuna de conhecimento acerca do perfil de eficácia e de segurança de cada um desses fármacos, necessitando de mais estudos controlados para a verificação de sua verdadeira eficácia.

Os fitoestrogênios são medicamentos derivados de plantas (*Glycine max, Trifolium platense, Cimicifuga racemosa*, entre outras) que têm atividades biológicas semelhantes ao estrogênio, porém com potência muito menor.

Em mulheres, a proteína de soja intacta reduz o colesterol total e o LDL e não afeta os triglicerídeos e o HDL, sendo necessários uma dose mínima de 60mg/dia de isoflavonas e colesterol LDL > 130mg/dL para se obter algum efeito.

Contudo, não há evidência científica que mostre qualquer tipo de benefício dos fitoestrogênios sobre qualquer sintoma climatérico. Por isso, a Sociedade Norte-Americana de Menopausa e a Sociedade Brasileira de Climatério não os recomendam como medicamentos.

Os *Selective Estrogen Receptor Modulator* SERM são compostos que apresentam atividade estrogênica e antiestrogênica seletiva nos diferentes tecidos.

O raloxifeno apresenta ainda efeito estrogênico no osso, aumentando a DMO e diminuindo a incidência de fraturas vertebrais em suas usuárias. Outros efeitos potenciais são a melhora do perfil lipídico e a redução no risco de câncer de mama.

No estudo RUTH (*Raloxifene Use for The Heart*), em 10.101 mulheres usuárias de raloxifeno na dose de 60mg/dia, foi verificado aumento do risco absoluto de AVE fatal e tromboembolismo venoso.

O tratamento da síndrome climatérica deve ser individualizado, na dependência dos sintomas, do estado de saúde geral da mulher e das preferências pessoais. As mulheres que não desejam fazer uso de TH ou apresentam contraindicação ao uso ou intolerância podem optar por tratamentos alternativos não hormonais.

LEITURA RECOMENDADA

Al-Baghdadi O, Ewies AA. Topical estrogen therapy in the management of postmenopausal vaginal atrophy: an up-to-date overview. Climacteric 2009; 12(2):91-105.

Bagnoli VR, Fonseca AM, Arie PY, Padua MAF, Paixão JS. Climatério. RBM – Rev Bras Med 2007; 64(3):69-74.

Bateson DJ, Weiseberg E. An open-label randomized trial to determine the most effective regimen of vaginal estrogen to reduce the prevalence of atrophic changes reported in postmenopausal cervical smears. Menopause 2009.

Berek JS. Novak: tratado de ginecologia. 14. ed. Rio de Janeiro: Guanabara Koogan, 2007.

Canella PRB. Climatério: fisiología ou patología? GO [S.l.], 1993; 2(4):100-12.

Federação Brasileira das Sociedades de Ginecologia e Obstetrícia. Tratado de ginecologia. Climatério. Rio de Janeiro: Revinter, 2000. v. 1.

Fernandes CE, Pinho Neto JSL, Gebara OCE. I Diretriz Brasileira sobre Prevenção de Doenças Cardiovasculares em Mulheres Climatéricas e a Influência da Terapia de Reposição Hormonal (TRH) da Sociedade Brasileira de Cardiologia (SBC) e da Associação Brasileira do Climatério (SOBRAC). Arq Bras Cardiol 2008; 91(1 supl.1):1-23.

Hardy E et al. Climatério: implicações sociais. Femina [S.l.], 1992; 20(4):313-20.

Harris ST et al. Effect of risendronate treatment o vertebral and nonvertebral

Hess R, Conroy MB, Ness R et al. Association of lifestyle and relationship: factors with sexual functioning of women during midlife. J Sex Med 2009; 6(5):1358-68.

Household survey. Clinics (São Paulo) 2008; 63:775-82.

Pinto-Neto AM, Costa Paiva LHS, Fonsech-Carvasan GA. In: Ferndes CE. Menopausa: diagnóstico e tratamento. 1. ed. São Paulo: Ed Segmento 2003:23-9.

Santos LC, Mendonça VG, Schettini JAD, Ferreira ALCG, Leite SRRF, Menezes TC. Ginecologia ambulatorial baseada em evidências. Recife: Medbook, 2011.

Scavuzzi A, Amorim M, Pinho Neto JS, Santos LC. Comparação entre os achados ultrassonográficos, histeroscópicos e histopatológicos no sangramento uterino da pós-menopausa. Rev Bras Ginecol Obstet 2003; 25:229-35.

Speroff L. Climatério: guia clínico de atendimento à mulher. Rio de Janeiro: Revinter, 1996.

Speroff L, Fritz MA. Clinical gynecologic endocrinology and infertility. Lippincot: Williams & Wilkins, 2004.

Speroff L, Glass RH, Nathan GK. Menopause and perimenopausal transition. In: Clinical gynecologic endocrinology and infertility. 6. ed. Baltimore, EUA: Lippincott Williams & Wilkins, 2005.

Valadares AL, Pinto Neto AM, Osis MJ, Conde DM, Sousa MH, Costa-Paiva L. Depoimentos de mulheres sobre a menopausa e o tratamento de seus sintomas. Revista da Associação Médica Brasileira 2008; 54:299-304.

Tuberculose

CAPÍTULO 69

Clezio Cordeiro de Sá Leitão • Fábio Lima Queiroga

INTRODUÇÃO

A tuberculose (TB) é uma doença infectocontagiosa. Assim como em um resfriado comum, é transmitida pelo ar e tem como agente etiológico o *Mycobacterium tuberculosis* (Mtb), um patógeno disseminado pelo mundo. Somente as pessoas que estão doentes com TB pulmonar, sobretudo as bacilíferas, são contagiosas, e a transmissão se dá pelo ar pela inalação de gotículas transformadas em aerossóis, eliminadas através dos espirros e, principalmente, pela tosse. Para uma pessoa se infectar basta inalar uma pequena quantidade de bacilos.

Segundo o último levantamento realizado pela Organização Mundial de Saúde (OMS), aproximadamente um terço da população mundial encontra-se infectado pelo bacilo da tuberculose. Cinco a 10% dos pacientes infectados pela TB que não se encontrem coinfectados pelo vírus da imunodeficiência humana (HIV) desenvolverão a TB em algum momento da vida.

O Brasil ainda é um dos 22 países no mundo responsáveis por 90% dos casos de TB mundialmente; mesmo assim, até 2007, ocorreu uma queda de 26% na taxa de incidência e de 32% na mortalidade pela doença. As metas do milênio para TB, pactuadas pela Organização das Nações Unidas, visam reduzir as taxas de incidência e prevalência em 50% até o ano de 2015. O progresso desse projeto tem sido foco de atenção pela OMS. Foram criados programas como o *STOP TB* e o *Millennium Development Goals* (MDG), que têm como meta, até 2015, reduzir a taxa de doença até o ano de 2015.

No Brasil, a taxa de incidência da TB por regiões variou de aproximadamente 30 casos/100 mil habitantes nas regiões Sul e Centro-Oeste para aproximadamente 50 casos/100 mil habitantes nas regiões Norte, Nordeste e Sudeste. O grupo etário dos 45 aos 59 anos e o sexo masculino apresentaram as maiores taxas de incidência.

O paciente com a doença ativa e sem tratamento, vivendo normalmente na comunidade, irá infectar aproximadamente 10 a 15 pessoas por ano, porém quem foi infectado pelo bacilo não irá necessariamente tornar-se doente. O bacilo da TB poderá ficar em estado latente por vários anos, até haver um comprometimento do sistema imunológico, quando, então, se desenvolverá a doença.

O problema da TB no Brasil reflete o estágio de desenvolvimento social do país, onde os determinantes do estado de pobreza, as fraquezas de organização do sistema de saúde e as deficiências de gestão limitam a ação da tecnologia e, por consequência, inibem a queda sustentada das doenças marcadas pelo contexto social. No caso da TB, duas novas causas concorrem para o agravamento do quadro – a epidemia de SIDA e a multirresistência aos medicamentos.

No Estado de Pernambuco, segundo dados da Coordenação Estadual de DST/SIDA, a prevalência da coinfecção tuberculose/HIV situou-se em torno de 7% em 2002, e até setembro de 2006 haviam sido notificados 9.837 casos de SIDA. Em Recife, estudo conduzido por Albuquerque et al., em 2007, encontrou uma prevalência de infecção pelo HIV de 8%.

Enquanto nas pessoas imunocompetentes a chance de uma infecção tuberculosa evoluir para doença tuberculosa é de 10% ao longo da vida, nos indivíduos infectados pelo HIV essa chance passa a ser de 8% a 10% a cada ano, portanto a infecção pelo HIV é um dos principais fatores de risco para o desenvolvimento da doença nos pacientes infectados pelo bacilo.

Por fim, vale salientar que, em adultos, a maioria dos casos resulta da reativação endógena de uma infecção latente, caracterizando a TB pós-primária. Entre os fatores considerados de risco para adoecimento destacam-se: más condições de alimentação e moradia, imunodeficiências (SIDA, neoplasias, uso de corticosteroide e agentes imunossupressores), *diabetes mellitus*, insuficiência renal e pacientes em hemodiálise, pacientes gastrectomizados, confinamentos em prisões, asilos, hospitais e pessoal que trabalha nesses locais.

DIAGNÓSTICO

ABORDAGEM GERAL

O diagnóstico da TB, assim como em qualquer outra doença, baseia-se em um conjunto de achados clínicos e de exames complementares. Como a TB pode acometer todos os órgãos e sistemas do organismo, o quadro clínico, assim como os métodos de investigação, pode variar consideravelmente. Assim sendo, o diagnóstico definitivo será possível mediante uma simples pesquisa do bacilo em amostra de escarro, na TB pulmonar bacilífera, ou somente por meio de um procedimento altamente invasivo, como uma mediastinoscopia, para biópsia de um linfonodo mediastinal, como única manifestação de uma TB linfonodal.

O critério diagnóstico baseado em dados epidemiológicos como, por exemplo, tempo de tosse produtiva será extremamente útil como critério clínico de suspeição na TB pulmonar bacilífera, sendo preconizado como um dado altamente relevante. No entanto, nem de longe esse dado servirá para tantas outras formas de apresentação da doença, até porque poderá nem existir. Portanto, é difícil propor um modelo diagnóstico para uma doença com "mil faces", de maneira que neste tópico serão abordados vários conceitos e citados aspectos clínicos, laboratoriais e de imagens que servirão de base para melhor identificação de indivíduos portadores dessa patologia.

Como um instrumento de diagnóstico diferencial da tosse a Sociedade Brasileira de Pneumologia e Tisiologia (SBPT), em suas "III Diretrizes para Tuberculose de 2009", publicou no *Jornal de Pneumologia*, do mesmo ano, um algoritmo adaptado do World Health Organization Practical Approach to Lung Health (Figura 69.1).

A OMS preconiza que a abordagem de casos sintomáticos respiratórios (SR) seja sistematizada, incluindo a investigação de outras enfermidades, como infecção respiratória aguda, asma, doença pulmonar obstrutiva crôni-

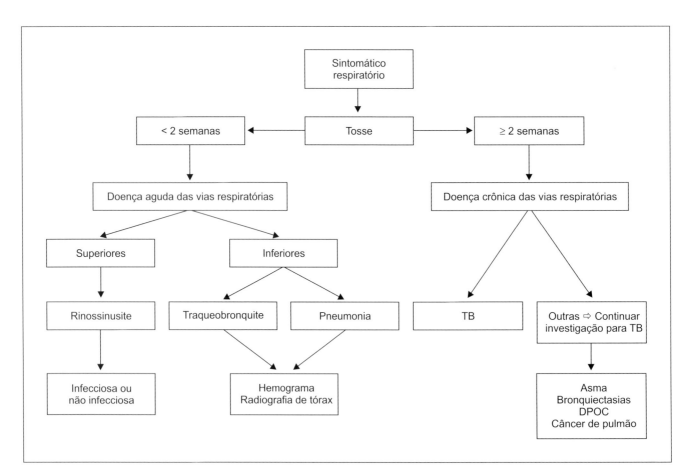

Figura 69.1 Proposta de algoritmo da estratégia PAL para indivíduos com tosse. (Adaptada da World Health Organization Practical Aproach to Lung Health.)

ca (DPOC) e TB. Tendo em vista que o sintoma mais comum na TB pulmonar é a tosse, para fins de busca de casos de TB pulmonar serão considerados como casos SR os indivíduos com tosse. Isso porque o atraso na identificação de casos de TB pulmonar se deve à precária identificação dos casos de SR. Como apenas metade dos pacientes com TB pulmonar apresenta pesquisa de bacilo álcool-ácido-resistente (BAAR) no escarro positiva, e até 30% dos casos não apresentam expectoração espontânea no início da doença, a radiografia do tórax tem grande impacto na detecção de casos precoces. Vale ressaltar ainda que a busca ativa de SR é uma atividade multiprofissional.

RECOMENDAÇÕES DAS III DIRETRIZES PARA TUBERCULOSE DA SBPT

Busca de casos de TB-doença

1. Para fins de busca passiva ou de busca ativa de caso de TB pulmonar, considerar como indivíduos SR aqueles com tosse ≥ 2 semanas.
2. Para fins de busca passiva de TB, solicitar radiografia de tórax e pesquisa direta de BAAR no escarro.

Diagnóstico de TB-doença

3. Pacientes com suspeita de TB pulmonar devem ter pelo menos duas amostras de escarro coletadas para exame micobacteriológico e, quando possível, ao menos uma amostra coletada pela manhã.
4. Indivíduo SR com radiografia de tórax sugestiva de TB deve ter cultura para TB com teste de sensibilidade solicitada em pelo menos uma amostra de escarro (além da pesquisa de BAAR) sempre que possível.
5. Pacientes com suspeita de TB na radiografia de tórax e sem expectoração espontânea devem ser submetidos à indução de escarro.

Novas técnicas de diagnóstico em tuberculose latente

6. Não existe, até o momento, nenhum novo método diagnóstico para TB validado para uso na rotina.

Infecção latente por Mtb ou tuberculose latente

7. Radiografia de tórax e teste tuberculínico (TT) devem ser feitos em todo contato de adulto com TB pulmonar bacilífera, independentemente da idade.
8. A vacinação prévia com BCG deve ser levada em conta na interpretação do resultado do TT nos 2 primeiros anos após sua aplicação.
9. O tratamento da infecção latente por Mtb está indicado para indivíduos sem TB, doença, pertencentes a grupos de alto risco que tenham TT positivo.

Tratamento da TB-doença

10. O esquema básico para tratamento da TB (idade ≥ 10 anos) será constituído de quatro medicamentos nos 2 primeiros meses e de dois medicamentos nos 4 meses subsequentes (2RHEZ/4RH).
11. A mudança do esquema de tratamento proposta pelo Programa Nacional de Combate à Tuberculose (PNCT) (2RHEZ/4RH) deve ter sua efetividade avaliada por estudos realizados em unidades de referência.
12. Todos os esquemas de tratamento para TB deverão ser realizados em regime supervisionado.

TB em situações especiais e comorbidades (incluindo HIV)

13. O teste anti-HIV deve ser oferecido a todos os pacientes com TB.
14. O TT deve ser solicitado em todo paciente HIV-positivo sem diagnóstico de TB-doença.
15. Em pacientes com imunodepressão grave e suspeita de TB, o tratamento deve ser instituído enquanto se aguardam os resultados dos exames laboratoriais.
16. Para todo paciente com TB/HIV-positivo, deve ser realizada cultura com teste de sensibilidade do escarro.

Novos medicamentos para o tratamento da TB

17. Não existem, até o momento, evidências científicas que justifiquem a inclusão de novos medicamentos ao esquema de tratamento vigente.

Tratamento cirúrgico da TB

18. Os critérios de seleção para a ressecção em TB pulmonar são ainda controversos, e os estudos publicados não são definitivos quanto a sua contribuição.

TB e biossegurança

19. Medidas de biossegurança devem ser adotadas em todos os ambientes de risco para TB.

TB e tabagismo

20. Estratégias e programas de cessação do tabagismo devem ser incorporados ao atendimento dos pacientes com TB.

DEFINIÇÃO DE CASO

A definição de caso apresentada a seguir será baseada no nível de suspeição do diagnóstico ou se a confirmação diagnóstica estiver presente:

- **Suspeita de tuberculose:** qualquer pessoa que se apresente com sinais ou sintomas de TB. Os sintomas mais comuns são tosse produtiva por mais de 2 semanas, que pode ser acompanhada de sintomas respiratórios, como hemoptise, dor torácica e dispneia, e/ou sintomas constitucionais, como anorexia, perda de peso, febre vespertina, sudorese noturna e fadiga.
- **Caso de TB:** um caso definitivo de TB (descrição a seguir) ou quando o profissional de saúde tenha diagnosticado TB e decidiu por iniciar tratamento.

    Nota: Qualquer pessoa que inicie tratamento para tuberculose deve ser considerada como caso de TB e o esquema terapêutico, em hipótese nenhuma, deve ser interrompido como forma de evitar resistência multimedicamentosa, a não ser que outro diagnóstico tenha sido confirmado ou efeitos colaterais do tratamento imperem sobre seus possíveis benefícios. Teste terapêutico, portanto, deve ser evitado e, salvo situações extremamente específicas, em que a investigação diagnóstica não tenha sido conclusiva mas o quadro clínico seja de alta suspeição, e estando o paciente sob risco de vida, poderá ser considerado.

- **Caso definitivo de TB:** paciente com *Mycobacterium tuberculosis* identificado em amostra clínica, tanto por cultura como por novos métodos diagnósticos. Em países com pouca capacidade diagnóstica para identificar o *M. tuberculosis*, um caso de TB pulmonar com um ou mais exames de escarro positivo para BAAR é também considerado caso definitivo.
- **Local de acometimento da TB:** a recomendação para o tratamento é, em geral, similar, independente do local acometido. A definição do órgão acometido é importante para, principalmente, identificar quais são os pacientes infectantes.
- **TB pulmonar (TBP):** caracteriza os casos que envolvem o parênquima pulmonar. Sendo assim, a TB miliar com envolvimento pulmonar é classificada como TBP, porque as lesões acometem os pulmões. O acometimento dos linfonodos intratorácicos (mediastinal e/ou hilar) bem como doença na pleura sem evidência de acometimento do parênquima pulmonar constituem um caso de TB extrapulmonar. Caso um paciente apresente comprometimento pulmonar e extrapulmonar, será classificado como TBP.

Diante das avaliações mencionadas, os pacientes com TBP são classificados em dois grupos:
  - **TBP positiva:** quando apresenta duas baciloscopias diretas positivas, ou uma baciloscopia direta positiva e uma cultura positiva, ou uma baciloscopia positiva e imagem radiológica sugestiva de tuberculose; ou duas ou mais baciloscopias negativas e cultura positiva.
  - **TBP negativa:** quando apresenta duas baciloscopias negativas, com imagem radiológica suspeita e achados clínicos ou outros exames complementares que permitam ao médico efetuar um diagnóstico de tuberculose. Antes de se optar por um diagnóstico sem confirmação bacteriológica, é importante afastar outras causas infecciosas agudas. Nesse caso, aconselha-se a reavaliação do paciente 7 a 15 dias após tratamento sintomático ou com antibiótico inespecífico, menos quinolona. Havendo regressão da lesão, deve ser classificado como um caso de pneumonia inespecífica. Nos doentes adultos com sintomatologia crônica deve-se afastar a possibilidade de pneumonia inespecífica complicando DPOC, câncer de pulmão, micoses pulmonares, outras pneumopatias crônicas ou SIDA.

Tuberculose extrapulmonar (TBEP) consiste nos casos de TB que envolvem outros órgãos, como pleura, linfonodos, abdome, trato geniturinário, pele, ossos, articulações e meninges. O diagnóstico deverá ser baseado em pelo menos uma amostra com a presença do *M. tuberculosis*, evidência histológica ou uma forte suspeição clínica de doença ativa extrapulmonar, seguida de uma decisão clínica para se proceder a um curso completo de tratamento com quimioterapia antituberculostática.

Ao se suspeitar de TB, deverão ser solicitadas radiografia de tórax e pesquisa do bacilo no escarro, que tem elevado valor preditivo positivo no país (> 95%), porém com baixa sensibilidade (40% a 60%) nos pacientes paucibacilíferos. Devem ser coletadas duas amostras de escarro espontâneo, uma no momento em que o indivíduo procura o atendimento e outra pela manhã, ao acordar.

DIAGNÓSTICO BACTERIOLÓGICO

Baciloscopia

Consiste em uma técnica relativamente simples que deveria ser aprendida por todos os médicos que trabalham com programa de TB ou em instituição pública, sobretudo médicos residentes e preceptores voltados para academia.

Para o exame de escarro pela técnica de Ziehl-Neelsen, que é simples e rápida, são necessários 5.000 a 10.000 bacilos por mililitro de escarro para que seja positivo. O exame, também conhecido como pesquisa de BAAR, identifica o microrganismo apenas como bacilo álcool-ácido-resistente. Há bactérias que são resistentes à coloração mas que, uma vez coradas, vão resistir fortemente à descoloração, mesmo por ácidos fortes diluídos e álcool absoluto. As bactérias que apresentam essa propriedade são chamadas ácido-álcool-resistentes (gêneros *Mycobacterium* e *Nocardia*). Essa característica se deve ao elevado teor de lipídios estruturais (p. ex., ácido micólico) na parede celular dessas bactérias, o que provoca uma grande hidrofobicidade, dificultando a ação dos mordentes e diferenciadores de corantes aquosos. A técnica de Ziehl-Neelsen evidencia essa ácido-álcool-resistência e é executada de acordo com o seguinte protocolo:

1. Confeccionar o esfregaço seguindo as técnicas atuais de biossegurança.
2. Cobrir a lâmina com fucsina fenicada (o mordente é o ácido fênico).
3. Aquecer a lâmina até a emissão de vapores (é importante não deixar ferver) com um chumaço de algodão embebido em álcool e enrolado em uma haste abaixo da lâmina em movimentos de vaivém.
4. Aguardar de 5 a 8 minutos.
5. Lavar com água corrente.
6. Cobrir a lâmina com álcool-ácido 3% até descorar totalmente o esfregaço.
7. Lavar com água corrente até retirar todo o excesso do corante e do álcool e ácido.
8. Cobrir a lâmina com azul de metileno durante 1 minuto.
9. Lavar com água corrente.
10. Secar.
11. Observar.

Interpretação do exame à microscopia óptica de luz

A fucsina fenicada atuando a quente vai corar de vermelho todas as células bacterianas e outras estruturas presentes no esfregaço (o calor vai derreter os lipídios de membrana, tornando-a permeável). O ácido diluído em álcool, aplicado, vai descorar todas as bactérias, exceto as ácido-álcool-resistentes, que permanecem coradas de vermelho pela fucsina. Assim, ao serem observadas após coloração e contraste, com azul de metileno, serão encontradas as bactérias:

- **Ácido-álcool-resistentes:** coradas de vermelho.
- **Não ácido-álcool-resistentes:** coradas de azul.

A sensibilidade da baciloscopia de escarro espontâneo aumenta de acordo com o número de amostras coletadas, alcançando mais de 90% nos casos de TB pulmonar quando são obtidas três amostras, com especificidade de 98%. A sensibilidade é maior em pacientes com doença cavitária e menor naqueles com tosse fraca ou doença menos avançada. O Ministério da Saúde recomenda atualmente a coleta de duas amostras, a primeira de preferência no momento da consulta e a segunda no dia seguinte, em jejum e antes da higiene oral.

A obtenção de amostras por meio de escarro induzido (com nebulização ultrassônica com solução salina a 3%) tem se mostrado uma alternativa de pouca morbidade, baixo custo e fácil execução. A sensibilidade do teste também é proporcional ao número de amostras coletadas, variando de 64% a 98%. Em razão de sua boa relação custo-benefício, estaria indicada na avaliação de tuberculose pulmonar com escarro espontâneo negativo ou pacientes incapazes de expectorar, em detrimento de procedimentos mais invasivos, como a broncoscopia, desde que respeitadas as normas de biossegurança.

O Ministério da Saúde, no *Manual Técnico para o Controle da Tuberculose*, por intermédio da Secretaria de Políticas de Saúde/Departamento de Atenção Básica (2002), recomenda os seguintes procedimentos para coleta e armazenamento do material a ser examinado:

1. **Recipiente para coleta de escarro para exame bacteriológico:** o material deve ser coletado em potes plásticos com as seguintes características: descartáveis, com boca larga (50mm de diâmetro), transparentes, com tampa de rosca de 40mm e capacidade entre 35 e 50mL. A identificação (nome do paciente e data da coleta) deve ser feita no corpo do pote e nunca na tampa, utilizando-se, para tal, fita gomada ou caneta para retroprojetor.
2. **Local da coleta:** as amostras devem ser coletadas em local aberto, de preferência ao ar livre, ou em sala bem arejada.
3. **Conservação e transporte:** as amostras clínicas devem ser, preferencialmente, enviadas e processadas no laboratório imediatamente após a coleta. Para aquelas amostras coletadas fora da unidade de saúde, esta deverá recebê-las em qualquer hora de seu período de funcionamento e conservá-las, se possível, sob refrigeração até seu processamento. Para o transporte de amostras devem ser consideradas duas condições importantes: (1) proteção contra a luz solar; (2) acondicionamento adequado para que não haja risco de derramamento. Para o transporte de potes de escarro de uma Unidade Básica de Saúde para outra de maior complexidade, para realização da baciloscopia ou da cultura, as amostras de escarro poderão ficar em temperatura ambiente, protegidas da luz solar por um período máximo de 24 horas. Se a demora para envio ao laboratório for de no máximo 7 dias, as amostras de escarro deverão ser mantidas refrigeradas entre 2°C e 8°C em geladeira exclusiva para armazenar material contaminado. Nunca se deve colocar a requisição de exame junto com o pote dentro do isopor. Com vistas à padronização e, portanto, à confiabilidade dos resultados da baciloscopia, os laboratórios, tanto públicos como privados, devem estar credenciados pelo Laboratório Central de Saúde Pública (LACEN) do estado ou município e observar as instruções relativas ao material e ao fornecimento dos resultados (em cruzes para as lâminas positivas), bem como ao controle de qualidade, tanto do esfregaço como da microscopia.

Cultura

A cultura no meio sólido de Lowenstein-Jensen identifica a micobactéria, sendo necessários apenas 10 a 100 bacilos/mL de escarro para positivar o exame, possibilitando o diagnóstico dos casos paucibacilares e das lesões iniciais. Apresenta como limitação o tempo prolongado para liberação do resultado, de 4 semanas em média.

Devem ser adotados os mesmos cuidados e orientações, segundo o Ministério da Saúde, expostos no tópico *Baciloscopia*.

Por isso, quando possível, deve ser utilizado o meio líquido através de sistemas automatizados não radiométricos, cujos resultados são obtidos em 10 a 40 dias. As indicações para realização de cultura são:

- Suspeita clínica de TB e pesquisa negativa de BAAR.
- Suspeita de TBP na radiografia de tórax.
- Casos de retratamento.
- Pacientes HIV-positivos.
- Populações vulneráveis (detentos, profissionais da área de saúde, moradores de rua e populações institucionalizadas em albergues, hospitais psiquiátricos e asilos).
- Suspeitos de resistência.
- Suspeita de TB extrapulmonar.

Broncoscopia de fibra óptica

Torna possível a obtenção de material para estudo por várias técnicas, como lavado brônquico ou broncoalveolar, escovado brônquico, biópsia transbrônquica e coleta de escarro pós-broncoscopia. A maioria dos autores recomenda a utilização desse procedimento nos pacientes com forte suspeita de tuberculose pulmonar, porém com resultado negativo da baciloscopia, após escarro induzido (coleta de escarro após nebulização com soro fisiológico hipertônico). Também é método fundamental no diagnóstico da forma endobrônquica (ver mais adiante).

DIAGNÓSTICO RADIOLÓGICO (PARA AS FORMAS PULMONARES)

Não existe imagem patognomônica de TBP. Na TB primária, mais comum em crianças e em locais de alta prevalência, as apresentações mais frequentes são sob a forma de linfonodomegalia mediastinal e hilar, atelectasia por compressão extrínseca, consolidação parenquimatosa, em alguns casos com broncogramas aéreos, derrame pleural ou o padrão miliar. No caso da TB pós-primária, mais comum em adultos, inicialmente observam-se imagens tênues de hipotransparência nos andares superiores dos pulmões, ápices e regiões infraclaviculares e, posteriormente, imagens cavitárias com halo de hipotransparência ao redor e imagens de aspecto alveolar nos terços superiores ou no segmento apical dos lobos inferiores. A forma miliar caracteriza-se pela presença de imagens micronodulares difusas, com 2 a 10mm de diâmetro, de baixa densidade em ambos os pulmões.

Apresentações atípicas (p. ex., com maior acometimento de segmentos inferiores) são mais comuns em portadores de HIV, idosos, diabéticos e portadores de lúpus.

Diante da presença de cavitações, a possibilidade de existir TBP com baciloscopia negativa é muito baixa (em torno de 10%). Por isso, essa circunstância deve suscitar a possibilidade de outro diagnóstico, tornando obrigatória a investigação de outras condições, como neoplasias, micoses e abscessos.

A radiografia de tórax é realizada também para avaliação dos contatos de pacientes bacilíferos, sejam eles sintomáticos ou não, casos suspeitos de tuberculose extrapulmonar e pacientes infectados pelo HIV ou com SIDA.

A tomografia computadorizada de tórax de alta resolução representa o exame mais sensível, porém com maior custo e menos disponível. Estaria indicada nas situações em que a radiografia de tórax não contribui para o diagnóstico de doença em atividade, seja pela presença de alterações parenquimatosas mínimas, seja por não possibilitar a diferenciação de lesões cicatriciais daquelas por disseminação broncogênica. Entre os vários padrões descritos, destaca-se o clássico aspecto de "árvore em brotamento", apesar de não ser específico.

DIAGNÓSTICO HISTOPATOLÓGICO

A lesão apresenta-se como um granuloma, geralmente com necrose de caseificação central e infiltrado histiocitário. Esse tipo de necrose pode ser encontrado em outras doenças granulomatosas, porém é mais característico da TB. A expressão caseosa deve-se ao aspecto grosseiro, branco-amarelado, na área da necrose, lembrando queijo. No entanto, é importante que no exame seja solicitado, ao patologista, a coloração pela técnica de Ziehl-Neelsen, assim como na baciloscopia do escarro, já que esse padrão histológico pode ser encontrado em outras doenças granulomatosas, como sarcoidose, algumas micoses e colagenoses. A expressão granuloma tuberculoide, utilizada pela patologia, faz menção ao granuloma acima descrito, mas onde não foi encontrado o bacilo pela coloração de Ziehl-Neelsen.

TESTE TUBERCULÍNICO (TT)

Realiza-se o TT com o PPD (derivado proteico purificado), por meio da injeção intradérmica de 0,1mL (equivalente a duas unidades tuberculínicas) na parte anterior do antebraço esquerdo. A inoculação desse antígeno produz uma reação de hipersensibilidade tardia em indivíduos previamente sensibilizados. A leitura do teste deverá ser feita de 72 a 96 horas após a aplicação, medindo-se o tamanho da enduração (técnica de Mantoux) e não da área de hiperemia apenas.

Resultados

- **0 a 4mm: não reator:** não infectado, anérgico ou em fase de viragem tuberculínica;
- **5 a 9mm: reator fraco:** infectado por *M. tuberculosis*, por micobactérias atípicas ou vacinado com BCG;
- **≥ 10mm: reator forte:** infectado (doente ou não) e indivíduos vacinados com BCG nos últimos 2 anos.

Na interpretação do TT, devem ser levados em consideração os fatores responsáveis por sua positivação: infecção natural por *M. tuberculosis* ou micobactérias atípicas, vacinação com BCG e o chamado *efeito Booster*, que corresponde a aumento da reatividade quando se repete o TT em um intervalo de 2 a 4 semanas. A hiporreatividade ao PPD pode ser encontrada nas seguintes situações: SIDA, neoplasias, sarcoidose, viroses, amiloidose, hipotireoidismo, hanseníase (forma virchowiana), caquexia, desnutrição caloricoproteica, uso de corticosteroide e agentes imunossupressores, tuberculose grave e disseminada, aumento da velocidade de absorção linfática (gravidez, uso de contraceptivos orais, período menstrual, edema local), idade acima de 65 anos, crianças com menos de 2 meses de vida e vacinação com vírus vivo.

Aproximadamente 5% da população é anérgica ao teste do PPD por determinação genética, portanto sem relação alguma com estado mórbido. Por outro lado, no Brasil, a positividade do PPD na população geral varia de 25% a 55%. Atualmente ainda é considerado o principal teste de *screening* para TB latente, apesar de suas importantes limitações, sobretudo no que se refere à incapacidade de distinguir entre TB-infecção e TB-doença, além da baixa especificidade.

O TT também está indicado para todo indivíduo HIV-positivo na ocasião do diagnóstico. Nesse grupo de pacientes, considera-se o teste positivo (reator) quando a enduração for 5mm. Um teste negativo ao PPD pode indicar as seguintes possibilidades:

- Infecção pelo bacilo da TB em indivíduo incapaz de produzir reação do tipo de hipersensibilidade tardia por déficit imunitário.
- Ausência de infecção pelo *M. tuberculosis*.

Nos pacientes HIV-positivos não reatores, o exame deverá ser repetido anualmente, e naqueles não reatores, que iniciaram tratamento com antirretrovirais, 6 meses após o início deste, dada a possibilidade de restauração da resposta tuberculínica após a reconstituição imunológica.

NOVAS TÉCNICAS DE DIAGNÓSTICO DA TB

Os testes moleculares para o diagnóstico de TB são baseados na amplificação de sequências dos ácidos nucleicos (AAN) do *M. tuberculosis* em amostras clínicas, que vai fornecer o resultado em 24 a 48 horas. A acurácia para o diagnóstico da TBP é heterogênea e os métodos comerciais apresentam altas sensibilidade e especificidade em amostras com pesquisa de BAAR positiva, mas é limitada para as amostras negativas.

O FDA aprovou a utilização desses testes apenas para amostras respiratórias. Os testes AAN não devem ser utilizados para monitoramento do tratamento e não substituem o exame de cultura para micobactérias.

No Brasil, novos métodos ainda estão sendo testados para validação diagnóstica, como, por exemplo, o método com fita GenoType® MTBDR (Hain Lifescience GmbH, Nehren, Alemanha) e GeneXpert® System (Cepheid, Sunnyvale, CA, EUA).

Reação em Cadeia de Polimerase (PCR)

A PCR, um teste de amplificação do acido nucleico, tem por característica apresentar boa acurácia, além de promover a obtenção de um resultado rápido. No entanto, em recente metanálise, em que foram utilizados os bancos de dados do EMBASE e do MEDLINE, os resultados não foram tão satisfatórios.

Nesse estudo, Greco et al. avaliaram a acurácia da PCR em pacientes com TBP de escarros positivos e concluíram que a PCR não é um bom instrumento para diagnóstico de TB, e que sua aplicação clínica estaria limitada à exclusão da doença.

O III Consenso Brasileiro de Tuberculose faz menção ao uso da PCR apenas na TB pleural e ganglionar, e mesmo assim não se posiciona em relação a seu uso para diagnóstico. Alega falta de embasamento teórico e alerta para a necessidade de mais estudos.

Métodos sorológicos

Não estão padronizados ou validados para o diagnóstico de TB pulmonar ou extrapulmonar.

Hemoculturas

Estão indicadas nos casos de pacientes HIV-positivos ou com SIDA, com suspeita de TB disseminada. Sua sensibilidade é inversamente proporcional à contagem de CD4, sendo o resultado positivo em mais de 50% dos pacientes com CD4 < 100.

Exames inespecíficos

Anemia normocítica e normocrômica, hipoalbuminemia, velocidade de hemossedimentação (VHS) extremamente elevada e hipergamaglobulinemia são achados característicos de doença avançada. Leucometria geralmente é normal, porém leucocitose de 10.000 a 15.000 pode ser encontrada e há casos descritos, inclusive, de reação leucemoide. Monocitose é vista em menos de 10% dos casos.

Hiponatremia secundária à síndrome de secreção inapropriada de ADH é típica do acometimento meníngeo, embora também possa ser encontrada em casos de acometimento pulmonar isolado ou sugerir acometimento de suprarrenal. Hipercalcemia também é um achado da TBP, mais comum na primeira semana de tratamento.

DEFINIÇÕES IMPORTANTES

Algumas definições são importantes no campo da TBP para melhor desempenho das ações de saúde em torno desse quadro. A seguir, conceitos propostos pelas III Diretrizes para Tuberculose da Sociedade Brasileira de Pneumologia e Tisiologia:

- **Abandono de tratamento:** caso de interrupção do tratamento para TB por período igual ou superior a 30 dias após a data prevista para seu retorno no tratamento autoadministrado ou 30 dias após a última ingestão de dose no tratamento supervisionado.
- **Ambiente de risco:** locais que proporcionam elevada chance de infecção por Mtb, de paciente para indivíduos sadios, de paciente para paciente ou de paciente para profissionais da área de saúde.
- **Busca ativa de TB:** busca de casos de TBP em indivíduos SR que não procuram o serviço de saúde espontaneamente (p. ex., comunidade, grupos de risco elevado etc.) ou que procurem o serviço de saúde (espontaneamente) por outro motivo que não a tosse.
- **Busca passiva de TB:** investigação de TB em indivíduos SR que procuram o serviço de saúde espontaneamente devido à tosse.
- **Caso de recidiva:** paciente com diagnóstico atual de TB bacteriologicamente positiva (microscopia ou cultura), com história de TB anterior curada com medicamentos anti-TB.
- **Caso novo ou virgem de tratamento:** paciente que nunca recebeu tratamento para a TB por um período igual ou superior a 1 mês.
- **Contato de TB:** contato de pelo menos 200 horas de exposição a focos com escarro positivo para BAAR ou de pelo menos 400 horas a focos com BAAR negativo e cultura positiva, sendo valorizado apenas o contato no mesmo espaço físico (fechado).
- **Diagnóstico de TB:** cultura positiva para Mtb.
- **Diagnóstico de presunção de TB:** presença de dois BAAR positivos ou um BAAR positivo associado a radiografia de tórax sugestiva de TB ou histopatologia com granuloma, com ou sem necrose de caseificação, em paciente com suspeita clínica.
- **Efeito *booster*:** TT com enduração ≥ 10mm que tenha aumento da enduração ≥ 6mm em relação ao TT realizado 1 a 2 semanas antes.
- **Retratamento após abandono:** paciente bacteriologicamente positivo que reinicia o tratamento após o abandono.
- **Sintomático respiratório:** indivíduo com tosse e/ou dispneia e/ou dor torácica, acompanhadas ou não de expectoração e/ou hemoptise e/ou sibilância. Na investigação de TBP, serão considerados SR os indivíduos com tosse.
- **Síndrome da reconstituição imune:** pronunciada reação inflamatória em pacientes HIV-positivos com TB que ocorre após o início da terapia ARV altamente ativa. Cursa com febre, perda de peso e aumento ganglionar, bem como consolidação pulmonar e derrame pleural. Histologicamente observa-se reação granulomatosa com ou sem caseificação. Pode ocorrer em pacientes HIV-negativos após o início do tratamento para TB.
- **TB multirresistente:** Mtb resistente à rifampicina (R) e à isoniazida (H).
- **TB super-resistente ou TBXDR:** Mtb resistente a RH e a uma fluoroquinolona, associado à resistência a um dos três fármacos injetáveis de segunda linha (amicacina, canamicina e capreomicina).
- **TB polirresistente:** TB resistente à R ou H + outro fármaco.
- **TB baciloscopia negativa:** paciente com pelo menos duas amostras de escarro com BAAR negativo (incluindo uma amostra coletada pela manhã); radiografia compatível com TB e/ou ausência de resposta clínica ao tratamento com antimicrobianos de amplo espectro (fluoroquinolonas não devem ser utilizadas, pois têm atividade contra o complexo Mtb e podem causar melhora transitória do paciente com TB); resposta satisfatória ao tratamento anti-TB.
- **Viragem tuberculínica:** aumento da enduração do TT ≥ 10mm em relação a um TT realizado entre 2 semanas e 2 anos após TT anterior.

TRATAMENTO

A tuberculose é uma doença grave, porém curável em quase 100% dos casos, desde que obedecidos os princípios fundamentais ao tratamento. O tratamento dos bacilíferos é de fundamental importância para o controle da doença, uma vez que torna possível anular as principais fontes de infecção.

Compreende duas fases: a de ataque, que evita a emergência de bacilos resistentes, e a de manutenção, que evita a persistência bacilar. A decisão de se iniciar o tratamento deve ser baseada em dados epidemiológicos, achados clínicos, patológicos e radiológicos e no resultado de exames microbiológicos (baciloscopia e cultura). O tratamento empírico muitas vezes é empregado em pacientes graves nos quais há a suspeita da doença, devendo a resposta (clínica e radiológica) ser reavaliada após 2 meses de tratamento.

A medicação é fornecida pelo Ministério da Saúde, após notificação do caso. O tratamento tem duração de 6 meses para todas as formas de TBP e TBEP, com exceção da forma meníngea (9 meses). O esquema de tratamento é prioritariamente ambulatorial, diário e autoadministrado. Portaria do Ministério da Saúde recomenda a tomada supervisionada dos medicamentos, três vezes por semana na fase de ataque e uma ou duas vezes por semana na de manutenção. A hospitalização estaria indicada somente em casos especiais e de acordo com as seguintes prioridades:

- Meningoencefalite.
- Indicações cirúrgicas decorrentes da TB.
- Complicações graves da TB.
- Intolerância medicamentosa incontrolável em ambulatório.
- Intercorrências clínicas e/ou cirúrgicas graves.
- Estado geral que não possibilite tratamento em ambulatório.
- Em casos sociais, como ausência de residência fixa ou grupos com maior possibilidade de abandono, especialmente se for um caso de retratamento ou falência.

Grupos considerados de maior risco para toxicidade medicamentosa, constituídos por pessoas com mais de 60 anos de idade, estado geral comprometido, alcoolistas, coinfectados pelo HIV, indivíduos em uso de fármacos anticonvulsivantes ou com alterações hepáticas, devem receber atenção especial durante o tratamento. É importante salientar ainda que os contraceptivos orais podem ter sua ação alterada pelo uso concomitante da rifampicina; portanto, as mulheres devem ser orientadas quanto à indicação do uso de outro método anticoncepcional.

Esquemas Terapêuticos

O esquema preconizado desde 1979 foi modificado a partir de 2009 com a introdução de um quarto medicamento no esquema anteriormente conhecido como RIP (rifampicina, isoniazida, pirazinamida). As principais mudanças propostas são:

1. Introduzir um quarto fármaco, o etambutol (E), na fase de ataque (esquema 2RHZE/4RH).
2. Adotar a associação dos fármacos em forma de comprimidos, com doses fixas combinadas (COXCIP 4) 4 em 1 (RHZE), para a fase de tratamento intensivo, e 2 em 1 (RH), para a fase de continuação.
3. Utilizar formulações de comprimidos em substituição às cápsulas anteriormente disponíveis.

A seguir são apresentados os esquemas preconizados segundo orientação do PNCT:

Esquema básico (2RHZE/4RH)

Indicado para todos os casos novos de todas as formas de TBP e TBEP (exceto meningoencefalite), bem como para todos os casos de recidiva e retorno após abandono (Quadro 69.1). Preconiza-se ainda que os pacientes que apresentarem pesquisa direta de BAAR positiva no final do segundo mês de tratamento realizem cultura com identificação da micobactéria e teste de sensibilidade ao final do segundo mês em virtude da possibilidade de TB resistente.

Quadro 69.1 Esquema básico

Esquema	Fármacos	Peso	Dose	Meses
2RHZE Fase intensiva	RHZE	Até 20kg	R: 10mg/kg/dia H: 10mg/kg/dia Z: 35mg/kg/dia E: 25mg/kg/dia	2
		20 a 35kg	2 comprimidos	
		36 a 50kg	3 comprimidos	
		> 50kg	4 comprimidos	
4 RH[a] Fase de manutenção	RH	Até 20kg	R: 10mg/kg/dia H: 10mg/kg/dia	4
		20 a 35kg	2 comprimidos	
		36 a 50kg	3 comprimidos	
		> 50kg	4 comprimidos	

O número antecedendo a sigla indica o número de meses de tratamento; dose por comprimido: R = 150mg; H = 75mg; Z = 400mg; E = 275mg.
[a] Nos primeiros meses de implantação do novo esquema, a fase de manutenção continuará sob a forma de cápsula.
R: rifampicina; H: isoniazida; Z: pirazinamida; E: etambutol.

Esquema para meningoencefalite (2RHZE/7RH)

Nessa forma, recomenda-se o uso concomitante de corticosteroide via oral. Apesar de a dose preconizada pelas diretrizes ser de 1 a 2mg de prednisona/kg/dia por 4 semanas, sugere-se a dose de 0,5 a 1mg/kg/dia, uma vez que seu uso tem finalidade anti-inflamatória e não imunosupressora, já que o processo de fibrose e sinéquia é decorrente da atividade inflamatória cicatricial. Dose de prednisona > 1mg/kg/dia tem ação imunossupressora, contribuindo para o comprometimento da imunidade em indivíduo com imunidade já comprometida. Nos casos graves, pode-se usar dexametasona, na dose de 0,3 a 0,4mg/kg/dia EV por 4 a 8 semanas, com redução gradual da dosagem nas 4 semanas subsequentes (Quadro 69.2).

Esquema para tuberculose multidrogarresistente – TBMR (2S5EOZT/4S3EOZT/12EOT)

Composto de cinco medicamentos (SEOZT) na fase intensiva e três medicamentos na fase de manutenção (EOT), conforme detalhado no Quadro 69.3. A estreptomicina (S) deverá ser utilizada 5 dias por semana nos 2 primeiros meses, seguidos de três vezes por semana nos 4 meses subsequentes. O regime de tratamento deve ser supervisionado, com duração de 18 meses, e acompanhado em uma unidade de referência terciária. Suas indicações são as seguintes:

1. Falência do esquema básico, com resistência a R + H ou R + H + outro fármaco de primeira linha.
2. Impossibilidade de uso do esquema básico por intolerância a dois ou mais medicamentos.

Nos casos de super-resistência (TBXDR), o paciente deve ser encaminhado à Unidade de Referência para tratamento de TB.

Esquema em caso de intolerância a um medicamento

- Intolerância à R: 2HZES5/10HE.
- Intolerância à H: 2RZES5/7RE.
- Intolerância à Z: 2RHE/7RH.
- Intolerância ao E: 2RHZ/4RH.

As apresentações comerciais individuais ainda permanecem, sobretudo para os casos de intolerância em que a reintrodução das medicações deverá ser feita uma a uma, como sugerido nos esquemas descritos anteriormente.

APRESENTAÇÃO DOS MEDICAMENTOS DISPONÍVEIS NO BRASIL

- Isoniazida – comprimido de 100mg.
- Rifampicina – cápsula de 300mg.
- Rifampicina xarope – vidro com 50mL contendo 100mg em cada 5mL.
- Etambutol – comprimido de 400mg.
- Etambutol xarope – vidro com 200mL contendo 125mg em cada 5mL.
- Etionamida – comprimido de 250mg.
- Estreptomicina – frasco-ampola contendo 1000mg.
- Pirazinamida – comprimido com 500mg.
- Pirazinamida xarope – vidro com 150mL contendo 150mg em cada 5mL.
- Isoniazida (INH) + rifampicina (RMP) – cápsula contendo 200mg de INH e 300mg de RMP.
- Isoniazida + rifampicina – cápsula contendo 100mg de INH e 150mg de RMP.

Quadro 69.2 Esquema para meningoencefalite tuberculosa

Esquema	Fármacos	Peso	Dose	Meses
2RHZE Fase intensiva	RHZE	Até 20kg	R: 10mg/kg/dia H: 10mg/kg/dia Z: 35mg/kg/dia E: 25mg/kg/dia	2
		20 a 35kg	2 comprimidos	
		36 a 50kg	3 comprimidos	
		> 50kg	4 comprimidos	
7RH[a] Fase de manutenção	RH	Até 20kg	R: 10mg/kg/dia H: 10mg/kg/dia	7
		20 a 35kg	2 comprimidos	
		36 a 50kg	3 comprimidos	
		> 50kg	4 comprimidos	

O número antecedendo a sigla indica o número de meses de tratamento; dose por comprimido: R = 150mg; H = 75mg; Z = 400mg; E = 275mg.
[a]Nos primeiros meses de implantação do novo esquema, a fase de manutenção continuará sob a forma de cápsulas.

CAPÍTULO 69 Tuberculose

Quadro 69.3 Esquema para TBMR

Esquema	Medicamentos	Faixa de peso	Dose	Meses
2S$_5$OZT Fase intensiva (1ª etapa)	Estreptomicina (S)	Até 20kg 20 a 50kg > 50kg	20mg/kg/dia 500mg/dia 1.000mg/dia	2
	Etambotol (E)	Até 20kg 20 a 50kg > 50kg	25mg/kg/dia 800mg/dia 1.200mg/dia	
	Ofloxacino (O)	Até 20kg 20 a 50kg > 50kg	10mg/kg/dia 400mg/dia 800mg/dia	
	Pirazinamida (Z)	Até 20kg 20 a 50kg > 50kg	35mg/kg/dia 1.000mg/dia 1.500mg/dia	
	Etionamida (T)	Até 20kg 20 a 50kg > 50kg	250mg/dia 500mg/dia 750mg/dia	
4S$_3$EOZT Fase intensiva (2ª etapa)	S	Até 20kg 20 a 50kg > 50kg	20mg/kg/dia 500mg/dia 1.000mg/dia	4
	E	Até 20kg 20 a 50kg > 50kg	25mg/kg/dia 800mg/dia 1.200mg/dia	
	O	Até 20kg 20 a 50kg > 50kg	10mg/kg/dia 400mg/dia 800mg/dia	
	Z	Até 20kg 20 a 50kg > 50kg	35mg/kg/dia 1.000mg/dia 1.500mg/dia	
	T	Até 20kg 20 a 50kg > 50kg	250mg/dia 500mg/dia 750mg/dia	
12EOT Fase de manutenção	E	Até 20kg 20 a 50kg > 50kg	25mg/kg/dia 800mg/dia 1.200mg/dia	12
	O	Até 20kg 20 a 50kg > 50kg	10mg/kg/dia 400mg/dia 800mg/dia	
	T	Até 20kg 20 a 50kg > 50kg	250mg/dia 500mg/dia 750mg/dia	

O número antecedendo a sigla indica o número de meses de tratamento; o número subscrito após a letra na sigla indica o número de dias da semana em que o medicamento será administrado.

CONTROLE DE TRATAMENTO (MONITORAMENTO DO ESCARRO DOS PACIENTES COM TBP COM BAAR POSITIVO)

Nos pacientes que obtiveram escarros positivos para BAAR no início do tratamento, deve-se coletar novo escarro para obtenção do *status* do paciente após o término da fase intensiva (segundo mês). Apesar de não haver evidências concretas, a OMS acredita que essa amostra poderá ser de grande valor uma vez que, se permanecer positiva, poderá alertar o paciente quanto à real necessidade da adesão ao tratamento, bem como deixar o médico assistente mais atento para novas pesquisas de escarro. Se porventura persistir positivo no mês subsequente, deverá ser solicitada cultura de escarro para testar a suscetibilidade do Mbt aos medicamentos ou avaliar a presença de micobacteriose atípica.

O exame de escarro deverá ser monitorizado no quinto e sexto meses e, caso persista positivo até o final do último mês e com a suscetibilidade preservada para os antituberculostáticos em uso, será caracterizado como falência terapêutica.

A OMS recomenda enfaticamente a solicitação de cultura e teste de suscetibilidade a fármacos, pelo menos à rifampicina e à isoniazida, para todos os pacientes que já foram tratados anteriormente para TB. O início do tratamento empírico não deverá ser retardado enquanto se aguarda o resultado da cultura.

REAÇÕES ADVERSAS E INTOLERÂNCIA MEDICAMENTOSA

Reações adversas menores são encontradas em 5% a 20% dos casos e não implicam modificação imediata do tratamento utilizado. Efeitos colaterais mais graves são relatados em até 2% dos casos e estão associados a interrupção ou alteração do tratamento. Em caso de manifestações de intolerância gástrica, os medicamentos devem ser suspensos por 48 a 72 horas, prescrevendo-se medicação sintomática. Reinicia-se o esquema após o controle dos sintomas, com a recomendação de que as medicações sejam tomadas após o café da manhã. Caso reapareçam as manifestações de intolerância, os medicamentos são novamente suspensos por mais 48 horas. Reinicia-se o tratamento pela pirazinamida (PZA); se após 2 dias não ocorrer nenhuma anormalidade, acrescenta-se a INH, substituindo-a pela cápsula de rifampicina (RMP) + isomiazida (INH), após mais 48 horas. Diante da identificação do medicamento responsável pelas queixas, recomenda-se sua substituição de acordo com os esquemas propostos anteriormente.

Quadro 69.4 Principais reações adversas dos tuberculostáticos

Efeito	Fármaco	Conduta
Efeitos menores		
Irritação gástrica (náuseas, vômitos), epigastralgia, dor abdominal	Rifampicina Isoniazida Pirazinamida	Reformular horário de administração dos medicamentos Avaliar função hepática
Artralgia ou artrite	Pirazinamida Isoniazida (*lupus-like*)	Medicar com AINE
Neuropatia periférica	Isoniazida Etambutol	Medicar com piridoxina (B$_6$) 25mg/dia
Cefaleia, euforia, insônia, ansiedade, sonolência	Isoniazida	Orientar
Pigmentação de secreções	Rifampicina	Orientar
Prurido cutâneo	Isoniazida Rifampicina	Anti-histamínico
Hiperuricemia	Pirazinamida Etambutol	Dieta hipopurínica
Febre	Rifampicina Isoniazida	Orientar
Efeitos maiores		
Exantemas	Estreptomicina Rifampicina	Suspender tratamento Reintroduzir fármaco a fármaco após resolução Substituir esquema nos casos mais graves ou reincidentes
Hipoacusia	Estreptomicina	Substituir fármaco
Vertigem e nistagmo	Estreptomicina	Substituir fármaco
Psicose, convulsão, encefalopatia tóxica e coma	Isoniazida	Substituir por estreptomicina + etambutol
Neurite óptica	Etambutol Isoniazida	Substituir fármaco
Hepatotoxicidade	Todos os fármacos	Suspender tratamento até resolução do quadro
Trombocitopenia, leucopenia, eosinofilia, anemia hemolítica, agranulocitose, vasculite	Rifampicina Isoniazida	A depender da gravidade, suspender tratamento e reavaliar esquema
Nefrite intersticial	Rifampicina Pirazinamida	Suspender tratamento
Rabdomiólise	Pirazinamida	Suspender tratamento

INFECÇÃO LATENTE POR *MYCOBACTERIUM TUBERCULOSIS*

O período entre a penetração do bacilo no organismo e o aparecimento da TB-doença compreende a infecção latente pelo Mtb, ou tuberculose latente (TBL), em que é possível a adoção de medidas medicamentosas, atualmente denominadas tratamento da TBL, em substituição ao termo quimioprofilaxia, utilizado anteriormente.

O diagnóstico da TBL é baseado no TT associado à exclusão da TB-doença, portanto o tamanho da enduração é o fator determinante do tratamento da TBL, conforme apresentado mais adiante (tratamento da TBL). O medicamento preconizado para o tratamento é a isoniazida, na dose de 5 a 10mg/kg/dia até um máximo de 300mg/dia, durante 6 meses. O prolongamento para 9 meses demonstra pouca vantagem em relação à probabilidade de doença futura.

Pacientes imunodeprimidos, pacientes curados da doença sem tratamento com medicamentos, pacientes com indicação de cirurgia pulmonar com suspeita ou evidência de doença anterior ou candidatos a transplantes devem ser incluídos nesse grupo. O tratamento da TBL em grávidas e em populações indígenas obedece às mesmas regras (Quadro 69.5).

Quadro 69.5 Indicações de tratamento da TBL

TT ≥ 5mm
- Infectados com HIV
- Contatos recentes (< 2 anos) de TBP vacinados com a BCG há mais de 2 anos
- Indivíduos não tratados para TB e portadores de lesões sequelares na radiografia de tórax
- Pacientes candidatos a transplantes ou transplantados
- Imunossuprimidos por outras razões (uso de prednisona ≥ 15mg/dia ou equivalente por tempo superior a 1 mês ou candidatos ao uso de bloqueadores de TNF-α)

Viragem tuberculínica
- Trabalhadores do sistema prisional, cuidadores de idosos
- Pessoal de laboratórios de micobactérias
- Profissionais da área da saúde
- Contatos recentes de TRP de qualquer idade

TT ≥ 10mm
- Contatos recentes (< 2 anos) de TBP vacinados com a BCG há 2 anos ou menos
- Usuários de substâncias injetáveis
- Pacientes com depressão da imunidade por *diabetes mellitus* insulino-dependente, silicose, linfomas, neoplasias de cabeça, pescoço e pulmão ou procedimentos como gastrectomia, hemodiálise, *bypass* gastrointestinal
- Populações indígenas

Independente do TT
- Indivíduos HIV-positivos com história de contato recente (< 2 anos) com TBP bacilífera ou apresentando imagem radiográfica de sequela de TBP sem história prévia de tratamento para TB, independente do valor do TT (mesmo com TT < 5mm)

Quadro transcrito das III Diretrizes para Tuberculose da SBPT.

É importante assinalar que:

- Não há necessidade de pesquisar efeito *booster* em profissionais da área de saúde nem em contatos de TB.
- A repetição periódica do TT nos indivíduos com TT inicial negativo deve ser feita nos grupos de risco (p. ex., pacientes em uso de agentes anti-TNF ou com infecção pelo HIV), uma vez que a positividade do teste diante da recuperação da imunidade celular nos pacientes tratados para o HIV ou a positividade do teste naqueles imunossuprimidos pode representar um estado latente com grande risco de adoecimento.

TUBERCULOSE EXTRAPULMONAR

Embora a tuberculose seja classicamente conhecida como uma patologia pulmonar, ela pode acometer virtualmente todos os sistemas orgânicos. Em virtude da maior importância epidemiológica das formas pulmonares – pois são seus portadores que transmitem o bacilo através das secreções respiratórias – há uma tendência à centralização do atendimento desses pacientes em serviços específicos. As formas extrapulmonares, normalmente de diagnóstico mais difícil, são mais comumente atendidas em serviços de clínica médica, apresentando-se sob diversas formas (derrames cavitários, linfadenopatia, febre prolongada, diarreia prolongada, obstrução intestinal, piúria asséptica, meningite, entre tantas outras formas) e esclarecidas após alguma investigação. Em nosso serviço, as formas extrapulmonares são bem mais frequentes do que a TBP, muitas vezes representando desafios ao raciocínio clínico e, não raro, só sendo confirmadas com a resposta ao teste terapêutico.

Em ordem de frequência, os sítios mais acometidos são os linfonodos, a pleura, o trato geniturinário, o sistema osteoarticular, as meninges e o peritônio.

Apesar de TBEP ser normalmente paucibacilar, deve ser buscado o diagnóstico bacteriológico (assim como o diagnóstico histopatológico). É fundamental que o material coletado, muitas vezes por meio de procedimentos muito invasivos e dolorosos, seja armazenado da maneira mais correta, sob o risco de perda do material. Assim, todo material coletado por biópsia deve ser também armazenado em água destilada ou soro fisiológico (ambos estéreis) e encaminhado o mais rapidamente possível ao laboratório para viabilizar a realização da cultura.

LINFADENITE TUBERCULOSA

É a segunda localização mais frequente de TB em indivíduos adultos HIV-negativos e a principal forma de

TB nos soropositivos. A forma clássica de apresentação caracteriza-se por febre e aumento indolor dos linfonodos, com acometimento assimétrico, mais comumente nas regiões cervicais e supraclaviculares, com ou sem envolvimento pulmonar concomitante e, geralmente, indolor. Inicialmente são endurecidos e depois se tornam macios ou com flutuação, formando muitas vezes uma massa única com hiperemia na superfície. A fistulização com drenagem de material caseoso é típica (escrófula).

Sintomas sistêmicos, geralmente subclínicos, podem estar presentes, como sudorese noturna, astenia, anemia, anorexia e emagrecimento, simulando doença de Hodgkin. Pacientes hiperérgicos podem ainda apresentar queixas articulares, caracterizando o chamado reumatismo de Poncet, além de manifestações autoimunes, como eritema nodoso e ceratoconjuntivite flictenular.

O diagnóstico é fornecido pelo aspirado com agulha fina, com baciloscopia (positiva em 10% a 25% dos casos) e cultura (positiva em 55% a 90% dos casos) ou biópsia cirúrgica. Imunocompetentes costumam apresentar histopatológico conclusivo (necrose caseosa e infiltrado histiocitário de células multinucleadas em 91% a 96%). Imunossuprimidos podem não apresentar granulomas. A linfadenite tuberculosa é considerada uma das formas mais hiper-reatoras em indivíduos HIV-negativos. Manipulações cirúrgicas, como ressecção de aglomerado de massas linfonodais, devem ser evitadas em razão do risco de fístulas crônicas, salvo nas síndromes compressivas.

O diagnóstico diferencial com situações que levam a adenomegalias superficiais deve ser sempre considerado e incluir: doenças infecciosas (mononucleose, rubéola, adenovírus, doença da arranhadura do gato, paracoccidioidomicose, histoplasmose, brucelose, sífilis, actinomicose), doenças neoplásicas (principalmente linfomas e tumores metastáticos), além de sarcoidose. Como as micoses assemelham-se histologicamente à TB, sempre que houver granuloma tuberculoide deve ser realizada a coloração de BAAR no tecido.

Nas formas de tuberculose linfonodal profunda (as chamadas formas pseudotumorais), muitas vezes simulando tumores mediastinais, retroperitoneais e intra-abdominais, a utilização de exames mais sofisticados, onerosos e muitas vezes invasivos, como tomografia, ultrassonografia, laparoscopia e mediastinoscopia, é imprescindível e inevitável.

TUBERCULOSE PLEURAL

O envolvimento pleural na tuberculose pode ocorrer de duas maneiras: como resultado de penetração de alguns bacilos no espaço pleural na fase primária por via hematogênica ou, menos comumente, como complicação da TBP (empiema tuberculoso), por ruptura de uma caverna ou por fístula broncopleural. Há invasão do espaço pleural por grande quantidade de bacilos.

No primeiro caso, os achados físicos são os de um derrame pleural: diminuição no murmúrio vesicular e macicez à percussão na base. Radiografia de tórax mostra o derrame e pode revelar lesões pulmonares em até um terço dos casos. Ultrassonografia (USG) de tórax é mais sensível para pequenos derrames. O estudo do líquido é essencial para o diagnóstico, revelando um padrão exsudativo (proteínas > 50% e DHL > 60% dos níveis séricos). A glicose é normal ou baixa, o pH geralmente está a < 7,2 e o número de leucócitos entre 500 e 2.500 (predomínio neutrofílico em fases precoces e de células mononucleares tardiamente). A baciloscopia raramente é diagnóstica, e a cultura do líquido pleural é positiva em um terço dos casos; quando a cultura é realizada a partir de fragmento de pleura, a positividade aumenta consideravelmente (próximo a 100%), tornando-se portanto imperativa em casos duvidosos a realização de biópsia. A determinação do nível de adenosinadeaminase (ADA) no líquido pleural exsudativo, com valor > 40U/L e mais de 75% de linfócitos além da ausência de célula neoplásica na mesma amostra de líquido pleural, torna o diagnóstico bastante provável. A determinação do interferon-γ (IFN-γ) tem boa evidência, mas seu custo é muito alto. Essa forma responde bem aos tuberculostáticos e pode se resolver espontaneamente.

Segundo Kritski, a literatura mundial relata TT não reator em 30% dos casos, no entanto em trabalho realizado pelo mesmo autor, o TT foi forte reator em 92% dos casos.

No empiema secundário à disseminação de foco pulmonar, o fluido é mais purulento e rico em linfócitos. A baciloscopia e a cultura são mais frequentemente positivas. Pode haver contaminação com bactérias comuns, com pus no espaço pleural (empiema misto). Muitas vezes, ocorre pneumotórax associado, devido à fístula broncopleural. Pode necessitar de drenagem torácica, além dos tuberculostáticos, mas a colocação de dreno, mesmo na vigência do tratamento, aumenta o risco de fístula de difícil resolução. Pode resultar em fibrose pleural com doença pulmonar restritiva.

Do ponto de vista clínico, classicamente acomete indivíduos jovens, com início agudo ou subagudo, dor ventilatório-dependente, geralmente unilateral, e febre moderada. Sintomas constitucionais também podem estar presentes. A dispneia e o grau de gravidade estão na dependência do volume e do tempo de instalação do derrame, e quase sempre o paciente não se apresenta com um quadro grave que indique uma toracocentese de alívio de urgência.

TUBERCULOSE GENITURINÁRIA

Tuberculose urinária comumente resulta da disseminação hematogênica de infecção primária. Disúria, hematúria (esta é incomum isoladamente) e dor lombar são comuns, mas a tuberculose pode ser assintomática mesmo após destruição importante dos rins. Sintomas gerais são menos frequentes. O sumário de urina é anormal em 90% dos casos, sendo a piúria estéril (cultura negativa) sua apresentação típica. Pode ser tratada como uma infecção do trato urinário (ITU) clássica, sem resposta aos antimicrobianos. Três culturas urinárias matinais para bacilo de Koch (BK) têm sensibilidade de 90%, mas até seis amostras podem ser solicitadas, aumentando as chances do diagnóstico. Por outro lado, culturas paucibacilares (uma ou duas colônias de bacilos) deve ser interpretada com cautela, pois se pode estar diante de uma micobactéria não tuberculosa. Quanto maior o volume urinário analisado, maior o valor diagnóstico, de maneira que toda a primeira urina da manhã deve ser coletada. As amostras, nesse caso, devem ser encaminhadas ao laboratório no mesmo dia da coleta. Baciloscopia da urina tem pouco valor diagnóstico em virtude da flora saprofítica local álcool-ácido-resistente. Apesar dos exames de imagem mais modernos, a urografia excretora é uma importante ferramenta diagnóstica (anormal em 90% dos casos), devendo ser realizada de rotina na suspeita de tuberculose urinária. As alterações mais frequentes são cavidades parenquimatosas, dilatação do sistema pielocalicial, calcificações renais de contornos irregulares, diminuição da capacidade vesical e estenoses múltiplas dos ureteres. A cistoscopia está indicada em função da elevada associação entre TB renal e TB vesical, devendo haver biópsia para exame histopatológico e cultura para BK.

A TB genital feminina é mais comum em mulheres jovens, associada à TB urinária em 30% dos casos. As trompas e o endométrio são os locais mais acometidos. Está associada à infertilidade em 70% dos casos, além de distúrbios menstruais. Massas anexiais ou ascite podem, raramente, ser percebidas ao exame físico, e pode haver sintomas gerais. Histeroscopia e histerossalpingografia são exames de grande utilidade. Sangue menstrual ou material obtido por curetagem devem ser enviados para cultura para BK, apesar da baixa sensibilidade. Laparoscopia diagnóstica pode ser necessária. Ausência de reação ao PPD fala fortemente contra a possibilidade de TB genital.

A TB genital no homem é mais comum em adultos jovens e costuma acometer testículos e epidídimo, geralmente unilaterais. Há aumento de volume e flutuação, com adenomegalia satélite. A próstata pode ser acometida, com clínica de prostatismo crônico.

TUBERCULOSE OSTEOARTICULAR

Resulta da reativação de focos hematogênicos ou de disseminação a partir de linfonodos paravertebrais. Coluna, quadril e joelhos, nessa ordem, são as articulações mais afetadas. Na coluna (mal de Pott), é comum o envolvimento de duas ou mais vértebras adjacentes. O envolvimento da coluna torácica é mais comum na criança e da lombar no adulto. Colapso vertebral pode resultar em cifose. Um abscesso frio paravertebral pode se desenvolver. O diagnóstico é estabelecido pela cultura do abscesso (comumente positiva) ou pela biópsia óssea, que tem achados típicos. As complicações incluem paraplegia e destruição articular. A doença responde bem aos tuberculostáticos, sendo a cirurgia ocasionalmente necessária.

No território articular, monoartrite crônica, indolente e de curso lento é o habitual. Tem início com pequena dor articular, que piora à mobilização, à palpação e ao anoitecer. Limitação aos movimentos e destruição óssea periarticular seguem-se ao quadro, mas febre é incomum. O diagnóstico só é possível por meio de estudo de material coletado por biópsia óssea para exame histopatológico e cultura.

Quadros de sinovite ou dor óssea de curso crônico em articulações coxofemorais, joelho, no nível do fêmur distal e tíbia proximal, poupando rótula, devem ser sempre pensados como tuberculose.

MENINGOENCEFALITE TUBERCULOSA

Compreende a forma mais grave de tuberculose, com letalidade no Brasil para todas as idades em torno de 30%, e é a principal causa de meningite crônica no país. Acomete, principalmente, crianças pequenas e adultos infectados pelo HIV. Resulta da disseminação hematogênica da doença pulmonar primária ou pós-primária ou da ruptura de um tuberculoma no espaço subaracnoide. Evidência de tuberculose antiga ou miliar é vista na radiografia de tórax em metade dos casos.

Classicamente, o quadro clínico é dividido em três estágios. O estágio I, que dura em média de 1 a 2 semanas, caracteriza-se por sintomas constitucionais e inespecíficos, como febre, mialgia, sonolência, apatia, anorexia, vômitos, dor abdominal e mudança súbita do humor. O estágio II é caracterizado pela persistência do quadro anterior acrescido de evidência de danos cerebrais, como lesões de nervos cranianos manifestadas na forma de paresia e/ou paralisias (sobretudo de II, III, IV, VI e VII pares cranianos), além de cefaleia, confusão, letargia, sensório alterado e rigidez de nuca. No estágio III surgem os déficits neurológicos focais, opistótonos, sinais de descerebração e alterações dos ritmos cardíaco e respiratório, seguidas de coma. No entanto, um quadro de instalação abrupta, até mesmo com convulsão, pode ser visto.

O diagnóstico é dado pelo estudo do LCR, que mostra leucócitos altos à custa de linfócitos (neutrófilos em fases precoces), proteína de 100 a 800mg/dL e glicose baixa. Baciloscopia do sedimento é positiva em 20% dos casos e a cultura, em 80%. Testes laboratoriais como adenosina deaminase (ADA), ácido tuberculoesteárico e anticorpos contra tuberculina podem ser utilizados na ajuda diagnóstica, mas necessitam de bom senso para suas interpretações. Tomografia axial computadorizada (TAC) ou Ressonância nuclear magnética (RNM) com contraste são auxiliares no diagnóstico. Os três achados de imagem mais comuns na meningite por TB são hidrocefalia, espessamento meníngeo basal e infartos do parênquima cerebral. Tuberculoma pode se apresentar como lesão espaço-ocupante. TAC e RNM sugerem o diagnóstico, mas a biópsia é necessária para confirmação.

A resposta aos tuberculostáticos é boa, mas até 25% dos pacientes terão sequelas neurológicas, principalmente se houver retardo no tratamento. Corticoterapia adjuvante aumenta a sobrevida e diminui as sequelas.

TUBERCULOSE GASTROINTESTINAL E PERITONEAL

A TB intestinal, apesar de rara, vem aumentando sua incidência após o surgimento da SIDA nas últimas três décadas. O quadro clínico é inespecífico, sendo o sintoma mais frequente a dor abdominal, seguida de emagrecimento e diarreia. Massa abdominal em fossa ilíaca direita pode ser palpada em 25% a 50% dos casos.

Qualquer porção do trato gastrointestinal pode ser afetada pela tuberculose, sendo o processo inflamatório mais ativo na submucosa e serosa, resultando em espessamento da parede por edema, infiltração celular, hiperplasia linfática, formação de tubérculos e, mais posteriormente, fibrose. Em termos macroscópicos, as lesões podem se apresentar em quatro formas (ulceradas, hipertróficas, úlcero-hipertróficas e estenóticas). Deglutição do esputo e disseminação hematogênica são os principais mecanismos patogênicos. O íleo terminal e o ceco são os sítios mais comumente envolvidos (75% dos casos). TB pulmonar ativa é vista em 20% dos casos. Dor abdominal, diarreia, obstrução, hematoquezia e massa palpável no abdome são comuns à apresentação. A linfadenomegalia adjacente à lesão, com formação de massas abdominais e oclusão linfática, é responsável tanto pela síndrome de má-absorção como pela oclusão intestinal.

A forma peritoneal corresponde a apenas 1% a 3% de todos os casos de tuberculose e apresenta-se de três formas: a úmida, que cursa com ascite livre, a loculada e a fibrótica, com massas abdominais compostas de mesentério e peritônio espessados. O mais comum é a combinação das três formas. Na colonoscopia, o médico examinador deve ser orientado a realizar múltiplas biópsias, priorizando as margens das lesões ulceradas. As principais complicações são a perfuração, a obstrução, a hemorragia e a fistulização (pode simular doença de Crohn). Sintomas sistêmicos são frequentes.

Na investigação, exames de imagem sugerem o diagnóstico, que é confirmado pela histologia ou bacteriologia de material obtido por biópsia cirúrgica, endoscópica ou laparoscópica. O quadro clínico, radiológico ou endoscópico pode ser indistinguível de tumor maligno e das doenças inflamatórias intestinais. A USG e a TAC de abdome podem avaliar áreas de coleções líquidas e o aumento do volume dos linfonodos mesentéricos ou retroperitoneais. Linfonodomegalia de densidade heterogênea à TAC sugere TB. Pode haver ascite ou não, e o líquido deve ser cultivado para BK (baixa sensibilidade para baciloscopia). A análise do líquido ascítico evidencia um exsudato de predomínio linfocítico com gradiente albumina soro/ascite < 1,1g/dL, embora em algumas ocasiões o líquido seja um transsudato, sobretudo nos cirróticos, em casos de hepatopatia crônica e hipoalbuminemia. O rendimento da cultura do líquido ascítico é melhor quando cultivado em volume igual ou superior a 1 litro, o que, às vezes, nem sempre é possível. Assim como no derrame pleural tuberculoso, a atividade da ADA está elevada, sendo indicada sua realização conforme o exposto anteriormente. Biópsia de peritônio obtida por laparoscopia é geralmente necessária, devido à frequente associação com TB peritoneal. Lesões consideradas malignas pela macroscopia devem também ser cultivadas para pesquisa do bacilo. Infelizmente, por ser uma forma paucibacilar, nem sempre é possível o diagnóstico por meio dos exames complementares, de maneira que esta continua sendo uma forma de apresentação que desafia o internista.

TUBERCULOSE PERICÁRDICA

Normalmente se deve à progressão de foco primário no pericárdio, à reativação de foco latente ou à ruptura de linfonodo adjacente. Costuma ter apresentação clínica subaguda, mas pode ser aguda, simulando pericardite viral. Não é comum sua associação com TB pulmonar, mas pode ocorrer com TB pleural. Cursa com dor retroesternal atípica e atrito pericárdico (precocemente). Em razão de sua evolução arrastada, não costuma haver tamponamento cardíaco.

A radiografia de tórax mostra aumento da área cardíaca sem sinais de congestão. O eletrocardiograma (ECG) mostra taquicardia sinusal com alterações de segmento ST e onda T, e pode haver baixa voltagem do QRS. O ECG mostra o derrame, com filamentos unindo os pericárdios visceral e parietal. O diagnóstico é fornecido pelo histopatológico e a cultura do líquido obtido por pericardiocentese (baixa sensibilidade) ou de biópsia pericárdica (alta sensibilidade).

Se não tratada, a pericardite tuberculosa pode evoluir para pericardite constritiva, que cursa com dispneia crônica e fadiga. A área cardíaca pode ser normal ou aumentada, com calcificações vistas à radiografia em posição lateral. ECG, TAC e RNM são mais sensíveis para o diagnóstico. Corticoterapia, na dose de 0,5 a 1mg/kg de prednisona, nos primeiros 20 a 30 dias, é útil na fase aguda da pericardite, com diminuição da mortalidade associada e em alguns casos, prevenindo a pericardite constritiva.

TUBERCULOSE DISSEMINADA

A TB disseminada quase sempre resulta da reativação de focos antigos que se disseminam por via hematogênica, através de pequenos vasos contidos dentro de lesões caseosas ou de sinusoides linfáticos existentes em lesões ganglionares. A disseminação dos bacilos, em números escassos ou em grandes quantidades, pode ocorrer de modo persistente ou intermitente, levando à formação de tubérculos nos órgãos atingidos; dependendo do grau favorável de imunidade do hospedeiro, podem ser encontrados apenas em achados incidentais de necropsia, caracterizando formas abortivas. Por outro lado, a liberação em grande quantidade de bacilos pode vencer a resistência do hospedeiro, determinando a formação de focos evolutivos. Os tubérculos, por sua vez, podem ser duros (com pouca ou nenhuma necrose) ou moles (quando há necrose extensa). Esta última forma, frequente em situações de imunidade mais comprometida, quase sempre está relacionada com a forma grave, com presença de tubérculos moles disseminados no pulmão, caracterizada por focos de pneumonia caseosa. Vale salientar que esse achado, em sua maior expressão anatomoclínica, é conhecido como a clássica "pneumonia miliar", consagrada com o nome de "tuberculose miliar caseificante aguda".

O foco tuberculoso primário crônico quase nunca é identificado, podendo até mesmo corresponder a focos extrapulmonares, como linfonodais ou ósseos. Em algumas situações é possível identificar um caso de tuberculose disseminada a partir da manipulação cirúrgica de uma lesão que não se saiba ser tuberculosa, daí a importância da quimioprofilaxia diante desse procedimento em casos suspeitos.

Do ponto de vista de comprometimento de órgãos, nessa forma de tuberculose há que se considerar o aspecto clínico ou o de necropsia. Na verdade, quando esse último aspecto é considerado, é de se esperar que microscopicamente todos os órgãos estejam acometidos por tubérculos miliares, sendo os mais comuns pulmões, baço, fígado, medula óssea, rins, suprarrenais, olhos (coroide), trato gastrointestinal, testículos e meninges.

Sua apresentação clínica é muito variável, sendo descritas três formas: aguda, obscura e não reativa. A primeira é mais comum, acometendo qualquer idade, embora com predileção por adultos jovens, com um tempo de duração desde o início dos sintomas até o diagnóstico, em média, de 7 a 16 semanas. Os sintomas não são diferentes na forma clássica de TB pulmonar, porém os mais comumente observados são febre, astenia, emagrecimento, tosse (os quatro vistos em 80% dos casos), hepatomegalia e alterações neurológicas. Achados de insuficiência respiratória e insuficiência suprarrenal não são incomuns nas formas graves.

Como as lesões miliares são vistas apenas 2 a 6 semanas após a disseminação linfática, as alterações radiológicas em forma de pequenos nódulos com tamanho de 1 a 3mm, distribuídos homogeneamente pelo tórax com bordos bem definidos, não são vistas inicialmente, o que retarda o diagnóstico e agrava o prognóstico.

A forma obscura é de difícil diagnóstico, acometendo principalmente idosos, com poucas manifestações clínicas, muitas vezes se apresentando como um "caso de febre de origem obscura". As alterações radiológicas podem demorar muito mais tempo a surgir e não raramente o diagnóstico é de necropsia. A forma não reativa é a mais rara e mais grave de todas, apresentando-se como um quadro de sepse com anemia e leucopenia.

Independente das formas descritas, um achado importantíssimo e dito "patognomônico" da tuberculose disseminada hematogênica consiste na presença de tubérculos na coroide ao exame oftalmoscópico.

Quanto à investigação clínica, o PPD tem resultados os mais variados possíveis, podendo ser de ajuda em alguns casos, com até 70% de positividade, a depender do estado imunológico do paciente. O lavado brônquico com a cultura para BK tem melhor resultado do que a baciloscopia. Já a biópsia hepática tem rendimento que varia de 70% a 100%. O estudo da medula tem acurácia muito baixa, em torno de 30%, só devendo ser solicitado nos casos em que a hemocultura for negativa, a qual, por sua vez, também tem baixo rendimento.

Achados como derrame pleural, nódulo calcificado, lesão miliar e adenomegalia hilar podem ser vistos na radiografia de tórax, mas os achados da tomografia do tórax são bem superiores a estes.

TUBERCULOSE CUTÂNEA

Inúmeras são as manifestações cutâneas da TB, as quais são classificadas em:

1. **TB primária de inoculação (cancro tuberculoso, complexo primário cutâneo):** esta é uma forma bastante rara, decorrente de inoculação do bacilo em região traumatizada, com o surgimento de úlcera crostosa rica em bacilos e linfadenomegalia regional dolorosa, 2 a 4 semanas após a inoculação. A remissão pode ser espontânea.

2. **TB verrucosa:** surge a partir de um foco contíguo. Atinge mais as mãos com lesão em placa verrucosa, que tende à cicatrização central e evolui para cura espontânea.

3. **Tuberculose coliquativa (escrofuloderma):** afeta crianças e adolescentes com o surgimento de nódulos aderentes à pele que flutuam, supuram, fistulizam, ulce-

ram e confluem. O material que drena é turvo, viscoso, espesso e purulento, com localização nas regiões submandibular, supraclavicular e faces laterais do pescoço, mas pode acometer outras áreas do corpo, principalmente pele próxima a linfonodos, ossos e região inguinal.

4. **Goma tuberculosa:** característica em crianças desnutridas ou imunossuprimidas. Surgem abscessos indolores que fistulizam e ulceram, localizados no tronco e nas extremidades, decorrentes de disseminação hematogênica.
5. **Lúpus vulgar:** muito raro, ocorre em idade jovem. Surge como lesão tuberosa de crescimento centrífugo e com o centro atrófico-cicatricial. Localiza-se no nariz, na região malar, nas orelhas e nos membros superiores, podendo evoluir para mutilações com destruição de septo nasal e pavilhão auricular.
6. **TB cutânea miliar aguda:** a erupção cutânea é maculopapulovesiculosa e ocorre a partir de disseminação hematogênica de um foco pulmonar, com surgimento de calafrios, mialgias e sudorese noturna, além de hepatoesplenomegalia e reação leucemoide ou anemia.
7. **Tuberculose orificial:** acomete indivíduos em idade mais avançada, geralmente com TB pulmonar e/ou geniturinária associada. Sua característica é a presença de lesão em mucosas e pele, adjacente aos orifícios corporais, envolvendo língua, palato, vulva e borda anal. As lesões são dolorosas, com aspecto nodular amarelado ou avermelhado e com tendência a ulceração e prognóstico menos favorável.
8. **Tubercúlides facultativas:** compreendem um grupo de manifestações cutâneas imunomediadas com reação de hipersensibilidade ao BK sem que ele esteja presente na lesão. Desse grupo fazem parte a vasculite nodular (eritema indurado de Bazin) e o eritema nodoso.

TUBERCULOSE ENDOBRÔNQUICA

Ocorre em aproximadamente 10% a 40% dos casos de TBP. Em 10% a 20% dos casos pode se apresentar de maneira isolada, sem envolvimento pulmonar. Deve-se suspeitar do diagnóstico quando o quadro clínico é bastante sugestivo de TB, mas a radiografia de tórax é normal, ou quando existe a presença de pneumonia tuberculosa ou atelectasia de um lobo pulmonar. Em até 30% dos casos, o aspecto broncoscópico pode ser confundido com o carcinoma broncogênico. A estenose brônquica é complicação que surge, em média, 2 a 6 meses após o início da agressão à mucosa e pode surgir tardiamente, mesmo após o término do tratamento. O uso de corticoterapia, como em outras formas para prevenção de tal complicação, é controverso e, portanto, não rotineiramente advogado. Tem predileção por crianças ou adultos com SIDA. Muitas vezes, a baciloscopia é negativa, pois, apesar de a lesão envolver o lúmen do brônquio, a presença de edema e estenoses dificulta a eliminação do bacilo, mas o aspecto endoscópico à broncoscopia é bastante sugestivo, sendo o exame diagnóstico de eleição.

OUTRAS FORMAS DE TUBERCULOSE

Em função de sua raridade, devem ser lembradas apenas as TB da mama, laríngea, oftálmica, hepatobiliar, pancreática e demais glândulas, que devem fazer parte do diagnóstico diferencial que envolve esses órgãos, sobretudo em sua forma pseudotumoral.

TUBERCULOSE EM SITUAÇÕES ESPECIAIS

TUBERCULOSE E HIV

No Brasil, a associação TB/SIDA tem grande importância para a saúde pública, visto que, desde o início da epidemia, a tuberculose vem se apresentando como a terceira doença associada quando da notificação dos casos de SIDA, sendo apenas superada pela candidíase de esôfago e pela pneumonia por *Pneumocystis carinii*.

Sabe-se que a infecção pelo HIV aumenta o risco de adoecimento por tuberculose. Os indivíduos infectados concomitantemente pelo *M. tuberculosis* e o HIV apresentam uma taxa anual de tuberculose-doença 40 vezes maior do que a dos indivíduos livres da infecção pelo HIV. Além disso, a infecção pelo HIV predispõe o rápido desenvolvimento da doença clínica quando uma nova infecção ocorre, pois provoca depressão da imunidade celular, que representa a principal forma de defesa diante do bacilo da TB. Alguns estudos também têm sugerido que o *M. tuberculosis* ativa a replicação do HIV, acelerando a progressão do quadro clínico da SIDA. O adoecimento por tuberculose também está associado ao fenômeno da transativação heteróloga do HIV, com elevação da carga viral e diminuição da contagem de CD4, ambas transitórias e dependentes da atividade da doença.

Estudos em anos mais recentes têm mostrado uma taxa de redução de aproximadamente 10 vezes no adoecimento por TB em pacientes HIV-positivos, fato atribuído à introdução da terapia antirretroviral combinada.

É importante salientar que, na fase inicial da infecção pelo HIV, os quadros de TB não diferem dos da população em geral, sendo comum sua manifestação na forma de sintomas como tosse, febre, perda de peso, baciloscopia no escarro positiva e manifestações radiológicas com cavitações, em geral nos terços superiores dos pulmões. Entretanto, nas fases mais avançadas da imunodeficiência, sua manifestação pode ser atípica com os seguintes achados: prova tuberculínica negativa, exame

Quadro 69.6 Manifestações clínicas de tuberculose ativa na infecção pelo HIV precoce e avançada

	Precoce	Avançada
Teste tuberculínico	Geralmente positivo	Geralmente negativo
Adenopatias	Incomum	Comum
Distribuição pulmonar	Lobo superior	Lobos médio e inferior
Cavitações	Geralmente presentes	Tipicamente ausentes
Doença extrapulmonar	10% a 15% dos casos	50% dos casos

Adaptado de Mandell, 2005.

de escarro negativo, presença da doença em sítios extrapulmonares (linfonodos, pleura e pericárdio) e, nas formas pulmonares, uma apresentação radiológica incomum, com cavitações escassas ou padrões sem cavitações com infiltrados que podem ser facilmente confundidos com outras doenças (Quadro 69.6).

No que diz respeito ao tratamento da tuberculose, os princípios são os mesmos, independente da soropositividade ou não para o HIV. O esquema preconizado é o básico citado anteriormente. Normalmente, os pacientes HIV-positivos respondem bem ao tratamento da TB. Em aproximadamente 90% dos casos a conversão bacteriológica ocorre entre o primeiro e o terceiro mês de tratamento, independentemente da condição imunológica do hospedeiro. Portanto, quando o paciente apresenta piora clínica no início do tratamento (nas 2 primeiras semanas) ou não se verifica melhora progressiva após 3 a 4 semanas de tratamento, deve-se investigar resistência aos medicamentos antituberculose ou outra infecção associada, principalmente nos pacientes com indicadores clinicolaboratoriais de imunodeficiência avançada.

A realização de cultura de escarro nos pacientes coinfectados é mandatória em função da baixa positividade da baciloscopia e do risco de TB por micobactéria atípica naqueles com imunossupressão avançada, além do risco de existência de cepas do *M. tuberculosis* resistentes ao esquema indicado empiricamente (esquema básico).

Além dessas situações, é importante salientar que algumas medicações frequentemente utilizadas pelos pacientes infectados pelo HIV interagem com os quimioterápicos que compõem o tratamento para a TB. A associação da rifampicina com a maioria dos inibidores de protease (IP) e/ou com os inibidores da transcriptase reversa não nucleosídeos (ITRNN) promove interação medicamentosa no sistema microssomal do fígado e da parede intestinal, levando a redução considerável dos níveis séricos dos antirretrovirais, com consequente prejuízo de suas funções e aumento do risco de desenvolvimento de resistência do HIV aos próprios. Por outro lado, o uso de esquemas alternativos para o tratamento da tuberculose, que não incluam a utilização da rifampicina, implica a utilização de esquemas mais prolongados, muitas vezes com a utilização de medicamento injetável (estreptomicina), o que aumenta muito o percentual de abandono do tratamento, importante fator de risco para o desenvolvimento de tuberculose multidrogarresistente. Atualmente, os esquemas antirretrovirais preconizados para pacientes HIV-positivos em tratamento concomitante para TB incluem a associação de inibidores da transcriptase reversa nucleosídeos (ITRN) com efavirenz (ITRNN) ou com a associação saquinavir-ritonavir (IP).

Diante da possibilidade de importante interação medicamentosa entre antirretrovirais e tuberculostáticos, e considerando a influência da TB sobre parâmetros utilizados para início e/ou seleção do esquema ARV (carga viral e contagem de CD4), tem-se como orientação geral aguardar a estabilização do quadro clínico para início de ARV, tendo em vista que o tratamento do HIV não constitui uma emergência médica. Orienta-se a realização de nova quantificação da carga viral e contagem de CD4 de 30 a 60 dias após o início do tratamento antituberculose para decisão quanto ao início de tratamento contra HIV. Entretanto, nos pacientes virgens de tratamento, mas com contagem de CD4 < 100, o início de ARV deve ser mais precoce, cerca de 2 semanas após o início do tratamento para tuberculose. Para os pacientes que já vinham em uso de antirretrovirais, recomenda-se sua manutenção quando do início do tratamento antituberculose.

No Quadro 69.7 são apresentadas as recomendações do Ministério da Saúde atualizadas no documento *"Recomendações para Terapia Antirretroviral em Adultos e Adolescentes – 2001"* para pacientes coinfectados.

Um aspecto importante a ser observado no acompanhamento de pacientes que iniciam terapia antirretroviral é a possibilidade de aparecimento de reação paradoxal, caracterizada por exacerbação dos sintomas e das alterações radiológicas e associada à reconstituição imunológica proporcionada pelo tratamento do HIV. A síndrome da reconstituição imune ocorre nas primeiras semanas ou meses de tratamento, podendo persistir por meses, e tem sido descrita em 7% a 36% dos pacientes. Nesses casos, o alívio sintomático poderá ser obtido com uso de anti-inflamatórios não esteroides ou, nos casos mais graves, com prednisona, 1 a 2mg/kg/dia.

TUBERCULOSE E GRAVIDEZ

A gravidez não altera a apresentação clínica da TB, podendo afetar a mensuração da resposta do teste tuberculínico. TBEP não parece ser mais frequente na gestante. Com relação aos esquemas terapêuticos, é contraindicado o uso de estreptimicina e etionamida devido

Quadro 69.7 Recomendações terapêuticas para pacientes HIV+ com tuberculose

Características da situação	Recomendação
Paciente HIV+, virgem de tratamento para TB, com contagem de células T-CD4+ e carga viral não disponível	Tratar a TB durante 6 meses, utilizando o esquema básico recomendado pelo Ministério da Saúde (MS), aguardar estabilidade clínica e depois realizar contagem de células T-CD+ e de carga viral para avaliação da necessidade de terapia antirretroviral
Paciente HIV+, virgem de tratamento para TB, com contagem de células T-CD4+ > 350/mm^3 (após estabilização do quadro clínico de TB)	Tratar a TB durante 6 meses, utilizando o esquema básico recomendado pelo MS, e não iniciar terapia antirretroviral. Entretanto, sugere-se uma reavaliação clinicoimunológica de 30 a 60 dias após o início do tratamento da TB para melhor definição da conduta
Paciente HIV+, virgem de tratamento para TB, com contagem de células T-CD4+ entre 200 e 350/mm^3 e carga viral para HIV < 100.000 cópias/mL (após estabilização do quadro clínico de TB)	Tratar a TB durante 6 meses, utilizando o esquema básico recomendado pelo MS e, caso indicado, iniciar ou substituir o tratamento antirretroviral por um dos seguintes esquemas compatíveis com uso concomitante de RMP : ZDV + 3TC + ABC 2 ITRN + EFZ 2 ITRN + SQV/RTV
Paciente HIV+, virgem de tratamento para TB, com contagem de células T-CD4+ entre 200 e 350/mm^3 e carga viral para HIV ≥ 100.000 cópias/mL (após estabilização do quadro clínico de TB)	Tratar a TB durante 6 meses, utilizando o esquema básico recomendado pelo MS e, caso indicado, iniciar ou substituir o tratamento antirretroviral por um dos seguintes esquemas compatíveis com uso concomitante de RMP: 2 ITRN + EFZ 2 ITRN + SQV/RTV
Paciente HIV+, virgem de tratamento para TB, com contagem de células T-CD4+ < 200/mm^3 (após estabilização do quadro clínico de TB)	Tratar a TB durante 6 meses, utilizando o esquema básico recomendado pelo MS e, caso indicado, iniciar ou substituir o tratamento antirretroviral por um dos seguintes esquemas compatíveis com uso concomitante de RMP: 2 ITRN + EFZ 2 ITRN + SQV/RTV
Paciente HIV+ com meningoencefalite tuberculosa	Tratar a TB durante 9 meses, utilizando o esquema para meningoencefalite recomendado pelo MS, e iniciar ou substituir a terapia antirretroviral por esquemas compatíveis com o uso concomitante de RMP, a serem escolhidos conforme parâmetros de contagem de células T-CD4+ e carga viral para pacientes HIV+ virgens de tratamento para TB
Paciente HIV+ em situação de retratamento para TB	Tratar a TB durante 6 meses, utilizando o esquema básico recomendado pelo MS, e iniciar ou substituir a terapia antirretroviral por esquemas compatíveis com o uso concomitante de RMP, a serem escolhidos conforme parâmetros de contagem de células T-CD4+ e carga viral para pacientes HIV+ virgens de tratamento para TB
Pacientes HIV+ em situação de falha a tratamento anterior para TB	Tratar a TB durante 12 meses, utilizando o esquema para TBMR recomendado pelo MS, e iniciar ou substituir o tratamento antirretroviral pelo esquema considerado mais adequado do ponto de vista imunológico e virológico
Paciente HIV+ com TB multidrogarresistente	Encaminhar aos serviços de referências em TB para avaliação de especialista e uso de esquemas especiais

ZDV: zidovudina; 3TC: lamivudina; ABC: abacavir; EFZ: efavirenz; RTV: ritonavir; SQV: saquinavir; ITRN: inibidor da transcriptase reversa análogo de nucleosídeo; ITRNN: inibidor da transcriptase reversa não análogo de nucleosídeo; IP: inibidores de protease.

a seus efeitos teratogênicos. Não há, até hoje, comprovação de efeitos teratogênicos com RMP, INH, PZA e EMB. Também há contraindicação ao uso de quinolonas. Na gestante em uso de INH, utiliza-se de rotina a piridoxina (25mg/dia) como profilático da neurite periférica, assim como da crise convulsiva no RN. A amamentação deve ser estimulada, devido à baixa concentração desses medicamentos no leite materno.

TUBERCULOSE NO IDOSO

Seu crescimento está aumentado nessa população em razão do estado imunológico rebaixado, assim como naqueles que vivem sob maus cuidados em asilos e casas de repouso. A taxa de positividade no teste tuberculínico é, em geral, menor no idoso do que nos jovens. Pode haver baciloscopia positiva com Mantoux negativo.

Pode ser consequência tanto da reativação endógena de foco latente pulmonar antigo por depressão da imunidade celular (via linfócito T), e/ou presença de comorbidades imunossupressoras (diabetes, neoplasia, desnutrição, entre outras), como de infecção exógena, mais comum nos idosos vivendo em albergues e casas de apoio, que representam locais sem a mínima biossegurança, expondo-os a contactantes infectantes.

Nesse grupo, a doença tende a ser mais insidiosa, com menor frequência de expectoração, febre, sudorese e dor torácica, mas a dispneia é mais frequente. A mortalidade também é maior nessa população. Radiologicamente predomina a forma atípica: infiltrado hilar ou peri-hilar, lesões em regiões inferiores envolvendo pleura, cavitação em um terço dos casos e lesões apicais isoladas em apenas 7%. O tratamento é o mesmo, ajustando-se as doses com relação ao peso, tendo em vista as alterações metabólicas, morfológicas e de homeostase nos idosos que favorecem o aparecimento dos efeitos adversos dos medicamentos.

TUBERCULOSE NO NEFROPATA

O intervalo ou a dose dos fármacos deverão ser reajustados em pacientes com *clearance* de creatinina < 30mL/min, de acordo com o Quadro 69.8. Recomenda-se evitar S e E. Caso o *clearance* de creatinina seja > 30mL/min, utiliza-se a dose padrão com monitorização dos níveis séricos sempre que possível. O esquema mais preconizado e considerado mais seguro é o básico.

Nos pacientes nefropatas, é necessário conhecer o *clearance* de creatinina antes de iniciar o esquema terapêutico, para que seja realizado o ajuste das doses.

Quadro 69.8 Ajuste das doses dos fármacos antituberculose na insuficiência renal

Fármaco	Método	*Clearance* de creatinina mL/min			Suplementação por diálise
		> 50 a 90	10 a 50	< 10	
Etambutol	D	100%	50% a 100%	25% a 50%	HEMO: desconhecida CAPD: desconhecida CAVH: desconhecida
Etionamida	D	100%	100%	50%	HEMO: desconhecida CAPD: desconhecida CAVH: desconhecida
Isoniazida	D	100%	75% a 100%	50%	HEMO: dose após diálise CAPD: dose p/*clearance* 10 a 50 CAVH: dose p/*clearance* 10 a 50
Pirazinamida	I	q 24h	q 24h	q 48 a 72h	HEMO: dose após diálise CAPD: desconhecia CAVH: provável remoção – dose p/*clearance* 10 a 50
Rifampicina	D	100%	100%	100%	HEMO: nada CAPD: nada CAVH: nada
Estreptomicina	I	q 24h	q 24 a 72h	q 72 a 96h	HEMO: dose após diálise – metade do normal CAPD: dose p/GFR 10 a 50 CAVH: dose p/GFR 10 a 50

CAVH: hemofiltragem arteriovenosa contínua; CAPD: diálise peritoneal crônica ambulatorial; D: redução da dose; I: aumento do intervalo entre as doses; GFR: filtração glomerular renal.
Schrier RW, Gottschalk CW. Diseases of kidney. 6. ed. 1997.

TUBERCULOSE NO HEPATOPATA

O tratamento da TB no paciente hepatopata está associado a algumas peculiaridades: maior probabilidade de hepatopatia induzida por medicamentos, consequências mais graves quando da ocorrência de hepatotoxicidade e flutuação dos marcadores bioquímicos da função hepática devido à própria doença de base, dificultando a monitorização da reação aos medicamentos.

As orientações quanto às alterações hepáticas das III Diretrizes para Tuberculose da SBPT são:

1. **Hepatopatia antes do início do tratamento:**
   - Doença hepática (porém sem cirrose) estável ou instável + exames basais (antes do início do tratamento), mostrando:
     – ALT e AST > 3 × LSN = RHE por 9 meses.
     – ALT e AST ≤ 3 × LSN = RHZE por 6 meses.
   - Cirrose hepática = RE + (levofloxacino ou moxifloxacino ou ofloxacino (O) ou cicloserina) por 12 a 18 meses.
   - Doença hepática crônica estabelecida:
     – Sem evidências clínicas de doença e com ALT e AST ≤ 3 × limite superior da normalidade (LSN): RHZE normalmente (mesmo que sejam portadores de vírus da hepatite ou tenham antecedentes de hepatite aguda ou hábitos alcoólicos excessivos). Acompanhar com exames laboratoriais periódicos.
2. **Hepatite aguda:** com evidências clínicas de doença ou com ALT/AST > 3 × LSN: 2HRES/6HE ou 2HRE/6HE ou 2HSE/10HE ou 3SEO/9EO. Caso não seja possível adiar o início do tratamento da TB até a resolução da hepatite, prescrever 3SE/6RH ou 3SEO/6RH (em TB extensa). Administrar a O em dose única matinal. Nos pacientes > 45kg existem evidências para o uso de 400mg/dia e para o uso de 600mg (três comprimidos de 200mg/dia). Em função da indisponibilidade de comprimidos de O com 200mg e em razão da impossibilidade de fragmentação do comprimido de 400mg em duas metades idênticas, alguns centros prescrevem dois comprimidos de 400mg (800mg/dia) de O para pacientes > 45kg (aparentemente sem problemas), embora não haja evidência científica para essa dosagem.
3. **Hepatotoxicidade após o início do tratamento:**
   - ALT e AST > 5 × LSN (com ou sem icterícia), ou icterícia (com ou sem aumento de ALT e AST) ou sintomas hepáticos: suspender o esquema e investigar consumo abusivo de álcool, doença biliar ou uso de outros medicamentos hepatotóxicos.
   - Em casos graves e até que se detecte a causa da anormalidade, ou em casos em que as enzimas e/ou bilirrubinas não normalizam após 4 semanas sem tratamento, utilizar 3SEO/9EO, acrescido ou não de H.
4. **Reintrodução do esquema RHZE:**
   - ALT e AST < 2 × LSN: reiniciar RHZ um a um. Primeiro R (com ou sem E) por 3 a 7 dias; após a reintrodução, solicitar exames; se não houver aumento de ALT e AST, reintroduzir H; 1 semana após a reintrodução de H, se não houver aumento de ALT e AST, reiniciar Z.
   - Caso os sintomas reapareçam ou ALT e AST aumente, suspender o último medicamento adicionado.
   - Em pacientes com hepatotoxicidade prolongada ou grave, não reintroduzir Z e prolongar o tratamento por 9 meses.

Em pequeno percentual de pacientes observa-se, nos 2 primeiros meses de tratamento, elevação assintomática das enzimas hepáticas, com posterior normalização, sem que haja repercussões clínicas e, portanto, sem indicação de interrupção ou alteração do esquema terapêutico. Se houver história de alcoolismo, administrar piridoxina, 50mg/dia, para a prevenção da neurite periférica.

TUBERCULOSE E ANTIFATOR DE NECROSE TUMORAL (ANTI-TNF)

TB vem sendo descrita como a infecção oportunista mais frequentemente associada ao uso de inibidores do fator de necrose tumoral (infliximabe, adalimumabe, etanercept), cada vez mais utilizados no tratamento de doenças inflamatórias crônicas. Esse fenômeno é atribuído, principalmente, à reativação de infecção latente. Recomenda-se a realização do teste tuberculínico antes do início do tratamento e, caso seja positivo, investiga-se doença ativa. Se não há evidências de TB-doença, deverá ser instituída a quimioprofilaxia e o tratamento com anti-TNF, se possível, deverá ser postergado até seu término. Alguns autores recomendam a instituição de tratamento profilático para todos os pacientes em áreas de alta prevalência de TB, antes do início do inibidor de TNF, dada a possibilidade de PPD negativo por imunossupressão nesse grupo de pacientes.

PREVENÇÃO

CONTROLE DOS CONTATOS

Todas as pessoas contactantes de doentes com TB, sobretudo daqueles com baciloscopia positiva, devem ser submetidos à avaliação na Unidade de Saúde. Para os sintomáticos respiratórios, recomenda-se a realização de exame de escarro. Os casos assintomáticos deverão ser submetidos à avaliação radiológica, quando esta estiver disponível.

VACINAÇÃO COM BCG

A vacina BCG apresenta eficácia contra as formas graves de TB, principalmente a meningítica e as formas miliares, oferecendo proteção por 10 a 15 anos. No Brasil, a vacina é recomendada para toda criança de 0 a 4 anos, sendo obrigatória para as menores de 1 ano. Também deve ser aplicada aos contactantes de doentes com hanseníase, seguindo-se as normas estabelecidas pelo Programa de Controle da Hanseníase. Apresenta como contraindicações: RN com peso < 2.000g, adultos HIV-positivos ou com doenças que afetam o sistema imunitário devido ao potencial de disseminação do bacilo vacinal, além de lesão cutânea no local da aplicação.

REVACINAÇÃO COM BCG

Os resultados quanto à indicação de revacinação, a partir de pesquisas realizadas em diversos países do mundo, é conflitante, de maneira que há discordância por parte de grandes autoridades no mundo e no Brasil quanto à real necessidade e eficácia da revacinação.

A OMS não recomenda o uso de mais de uma dose de BCG na proteção contra a tuberculose, considerando ausência de evidências que sustentem essa conduta. Essa conduta já era estabelecida pelo II Consenso Brasileiro de Tuberculose e mantida nas III Diretrizes para TB, apesar de alguns países adotarem a revacinação.

Portanto, a revacinação deve ser efetuada apenas em lactentes que, tendo sido vacinados ao nascer, não desenvolveram cicatriz vacinal após 6 meses de vida.

TUBERCULOSE E BIOSSEGURANÇA

Apesar de o perfil de transmissão no Brasil ser comunitário, é frequente a transmissão de TB em ambiente hospitalar. Estima-se que até 10% dos profissionais de saúde sejam infectados por ano em hospitais de grande porte.

A diminuição do risco de infecção por Mtb será baseada em três aspectos:

- **Medidas administrativas:** investigação, diagnóstico e tratamento precoces; isolamento dos casos suspeitos; plano por escrito para o controle de infecção.
- **Medidas ambientais:** quartos de isolamento com ventilação natural, quartos com pressão negativa, uso de filtro HEPA.
- **Proteção respiratória:** uso de máscaras cirúrgicas pelos pacientes e de respiradores N95 pela equipe de saúde.

Em recente estudo de conclusão do curso de residência em clínica médica, foi realizado um estudo observacional sobre o conhecimento das medidas de biossegurança entre os profissionais médicos (preceptores e residentes) do Hospital das Clínicas de Universidade Federal de Pernambuco (HC-UFPE) com a aplicação de um questionário previamente estruturado a esses profissionais do hospital.

Observou-se que os médicos sabiam diagnosticar casos de TB, porém, em termos de biossegurança, os resultados ficaram muito abaixo do esperado. O tempo de formação, o alto nível de qualificação e o fato de ser preceptor pareceram ser fatores de risco para a desinformação quanto às medidas de biossegurança.

Portanto, nesse estudo, pode-se inferir que o conhecimento sobre medidas de biossegurança está aquém da real necessidade dos médicos de como evitar o aumento no número de casos de doença ocupacional.

As medidas específicas para cada ambiente de risco estão discriminadas no Quadro 69.9.

LISTA DE INTERAÇÕES MEDICAMENTOSAS DOS TUBERCULOSTÁTICOS COM OUTROS FÁRMACOS

RIFAMPICINA

- Anticoagulantes orais (diminui o nível sérico).
- Anticoncepcionais (diminui o nível sérico).
- Hipoglicemiantes orais (diminui o nível sérico).
- Beta-agonistas (diminui o nível sérico).
- Cetoconazol (diminui o nível sérico).
- Corticoides (diminui o nível sérico).
- Digitálicos (diminui o nível sérico).
- Enalapril (diminui o nível sérico).
- Metadona (diminui o nível sérico).
- Narcóticos e analgésicos (diminui o nível sérico).
- Propafenona (diminui o nível sérico).
- Quinidina (diminui o nível sérico).
- Teofilina (diminui o nível sérico).
- INH + Cetoconazol (maior hepatotoxicidade).
- Difenil-hidantoínas (maior hepatotoxicidade).
- Etionamida (maior hepatotoxicidade).
- Isoniazida (maior hepatotoxicidade).
- Sulfas (maior hepatotoxicidade).
- Pirazinamida (maior excreção do ácido úrico).
- Sulfanilureias (hipoglicemia).
- Ritonavir (aumenta toxicidade da RMP, enquanto seus níveis séricos são diminuídos).
- Indinavir (aumenta a toxicidade da RMP, enquanto seus níveis séricos são diminuídos).
- Saquinavir (aumenta a toxicidade da RMP, enquanto seus níveis séricos são diminuídos).

Quadro 69.9 Medidas específicas de biossegurança para cada ambiente de risco

Ambiente de risco	Medidas específicas
Ambiente ambulatorial	O ambiente de espera e de atendimento deve ser adequadamente ventilado Fluxo de ar direcionado do profissional para o paciente, evitando exposição do profissional O fluxo dos pacientes com suspeita de TB deve ser separado dos outros atendimentos clínicos Fornecer máscara cirúrgica aos pacientes com diagnóstico confirmado ou com suspeita clínica, sem tratamento ou com tratamento há menos de 2 semanas Definir um local para coleta de escarro que seja isolado dos demais pacientes e com ventilação adequada (de preferência ao ar livre)
Setor de emergência de ambiente hospitalar	Busca ativa dos casos SR e colocação de máscara cirúrgica até afastar o diagnóstico de TB Coletar três amostras de escarro a cada 8h, sendo uma em jejum pela manhã Realização de radiografia de tórax Isolamento de casos confirmados ou com alta suspeita clínica Sala específica para coleta de escarro que seja isolada e com ventilação adequada Proteção do profissional que atende o paciente com respirador N95
Internação	Internação em quarto individual com ventilação adequada Os casos de TBMR exigem isolamento em enfermaria separada, com quarto adequadamente ventilado ou, de preferência, com pressão negativa e controle de saída com filtro HEPA Uso de respirador N95 pelos profissionais de saúde Uso de máscara cirúrgica no paciente, quando houver necessidade de transporte para outra unidade Manter essas recomendações até 2 semanas após o início de tratamento efetivo
Ambiente laboratorial – Sala de espera	A sala de espera deve ser adequadamente aerada e com fluxo direcionado Fornecer frasco de coleta de boca larga, estéril, e lenço de papel para limpeza da boca Todos os atendentes devem usar luvas, máscara e gorro O transporte das amostras da sala de coleta até a sala de processamento deve ser realizado em recipiente rígido e inquebrável com tampa hermética
Ambiente domiciliar	Orientar o paciente a cobrir a boca ao tossir Dormir em quarto isolado por pelo menos 2 semanas de tratamento efetivo Evitar ambientes fechados e aglomerados durante as primeiras 2 semanas de tratamento
Ambiente prisional	Diagnóstico precoce por busca ativa Tratamento supervisionado Cela individual para o paciente com BAAR positivo por pelo menos 2 semanas de tratamento

ISONIAZIDA

- Antiácidos (diminui a absorção da INH).
- Derivados imidazólicos (diminui a absorção da INH).
- Difenil-hidantoínas (maior hepatotoxicidade).
- Rifampicina (maior hepatotoxicidade).
- Acetaminofeno (diminui seu metabolismo).
- Benzodiazepínicos (aumenta seu efeito).
- Carbamazepina (indução de toxicidade).
- Ciclosserina (maior neurotoxicidade).
- Corticoides (maior metabolismo da INH).
- Queijos e vinhos (inibição da monoaminoxidase – MAO).
- Sulfanilureias (hipoglicemia).
- DDI e DDC (potencializa neurite periférica).

PIRAZINAMIDA

- Rifampicina (maior hepatotoxicidade).
- Isoniazida (maior hepatotoxicidade).
- Cetoconazol (maior hepatotoxicidade).

ETAMBUTOL

- Antiácidos (diminui a absorção do EMB).
- DDI e DDC (potencializa a neurite periférica).

ESTREPTOMICINA

- Cefalosporinas (maior nefrotoxicidade).
- Polimixinas (maior nefrotoxicidade).
- Agentes curarizantes (efeito aditivo).

ETIONAMIDA

- Antituberculostáticos (maiores efeitos adversos).
- DDS (potencializa a neurite periférica).

CAPÍTULO 69 Tuberculose

Figura 69.2A a **C** Ficha de notificação de tuberculose/MS.

TUBERCULOSE
INSTRUÇÕES PARA O PREENCHIMENTO
FICHA DE NOTIFICAÇÃO / INVESTIGAÇÃO – SINAN WINDOWS

Nº – Anotar o número da notificação atribuído pela unidade de saúde para identificação do caso. **CAMPO DE PREENCHIMENTO OBRIGATÓRIO**.

1 – Este campo identifica o tipo de notificação, informação necessária à digitação. Não é necessário preenchê-lo.

2 – Anotar a data da notificação: data de preenchimento da ficha de notificação/investigação. **CAMPO DE PREENCHIMENTO OBRIGATÓRIO**.

3 – Preencher com o nome completo do município, ou código correspondente segundo cadastro do IBGE, onde está localizada a unidade de saúde (ou outra fonte notificadora) que realizou a notificação. **CAMPO DE PREENCHIMENTO OBRIGATÓRIO**.

4 – Preencher com o nome completo da unidade de saúde (ou outra fonte notificadora) ou código correspondente segundo cadastro estabelecido pelo Sinan que realizou a notificação do caso. **CAMPO DE PREENCHIMENTO OBRIGATÓRIO**.

5 – Nome do agravo/doença, ou código correspondente estabelecido pelo Sinan (CID 10), que está sendo notificado.

6 – Anotar a data em que foi realizado o diagnóstico do caso. **CAMPO DE PREENCHIMENTO OBRIGATÓRIO**.

7 – Preencher com o nome completo do paciente (sem abreviações).

8 – Preencher com a data de nascimento do paciente (dia/mês/ano) de forma completa.

9 – Anotar a idade do paciente somente se a data de nascimento for desconhecida (ex.: 20 dias = 20 D; 3 meses = 3 M; 26 anos = 26 A). Se o paciente não souber informar sua idade, anotar a idade aparente.
OBS.: Se a data de nascimento não for preenchida, a idade será **CAMPO DE PREENCHIMENTO OBRIGATÓRIO**.

10 – Preencher segundo a categoria referente ao sexo do paciente (M = masculino, F = feminino e I = ignorado).

11 – Preencher com o código correspondente à cor ou raça declarada pela pessoa: 1) Branca; 2) Preta; 3) Amarela (compreende-se nesta categoria a pessoa que se declarou de raça amarela); 4) Parda (incluindo-se nesta categoria a pessoa que se declarou mulata, cabocla, cafuza, mameluca ou mestiça de preto com pessoa de outra cor ou raça); 5) Indígena (considerando-se nesta categoria a pessoa que se declarou indígena ou índia).

12 – Preencher com o código correspondente ao número de anos de estudo concluídos. A classificação é obtida em função da série e do grau que a pessoa está frequentando ou frequentou, considerando a última série concluída com aprovação. A correspondência é feita de forma que cada série concluída com aprovação corresponde a 1 ano de estudo (ex.: Paciente cursou 4 anos, porém não concluiu o último ano, portanto o paciente deverá ser incluído na categoria de 1 a 3). Este campo não se aplica para paciente com idade inferior a 7 anos.

13 – Preencher com o número do **CARTÃO ÚNICO** do Sistema Único de Saúde – SUS.

14 – Preencher com o nome completo da mãe do paciente (sem abreviações).

15 – Anotar o tipo (avenida, rua, travessa etc.), nome completo ou código correspondente do logradouro da residência do paciente. Se o paciente for indígena, anotar o nome da aldeia.

16 – Anotar o número do logradouro da residência do paciente (ex.: no 575).

17 – Anotar o complemento do logradouro (ex. Bloco B, apto. 402, lote 25, casa 14 etc.).

18 – Anotar o ponto de referência para localização da residência do paciente (ex.: perto da padaria do João).

19 – Anotar a sigla da unidade federada da residência do paciente (ex.: DF).

20 – Anotar o nome do município (ou código correspondente segundo cadastro do IBGE) da residência do paciente. Anotar o nome do distrito de residência do paciente.

21 – Anotar o nome do bairro (ou código correspondente segundo cadastro do SINAN) de residência do paciente.

22 – Anotar o código de endereçamento postal do logradouro (avenida, rua, travessa etc.) da residência do paciente (ex.: CEP: 70.036–030).

23 – Telefone do paciente.

24 – Zona de residência do paciente (ex.: 1 = área com características estritamente urbanas; 2 = área com características estritamente rurais; 3 = área rural com aglomeração populacional que se assemelha a uma área urbana).

25 – Anotar o nome do país de residência quando o paciente notificado residir em outro país.

Ⓑ

Figura 69.2 (continuação).

26 – Preencher com o número do prontuário do paciente na unidade de saúde onde se realiza o tratamento.
27 – Informar a atividade exercida pelo paciente no setor formal, informal ou autônomo, ou sua última atividade exercida quando o paciente for desempregado. O ramo de atividade econômica do paciente refere-se às atividades econômicas desenvolvidas nos processos de produção do setor primário (agricultura e extrativismo), secundário (indústria) ou terciário (serviços e comércio).
28 – Preencher com o código correspondente a situação de entrada do paciente na unidade de saúde. O item TRANSFERÊNCIA se refere àquele paciente que comparece a esta unidade de saúde para dar continuidade ao tratamento iniciado em outra unidade de saúde, desde que não tenha havido interrupção do uso da medicação por mais de 30 dias. Neste último caso, o tipo de entrada deve ser "Reingresso após abandono". Os conceitos de "Caso Novo" e "Recidiva" estão referidos no Manual de Normas Técnicas da Tuberculose. A opção "Não Sabe" deve ser assinalada quando o paciente não souber fornecer informações. **CAMPO DE PREENCHIMENTO OBRIGATÓRIO.**
29 – Preencher com o código correspondente o resultado da telerradiografia de tórax ou abreugrafia (o código 3 diz respeito a outras alterações que não são compatíveis com a tuberculose) por ocasião da notificação.
30 – Preencher com o código correspondente o resultado do teste tuberculínico por ocasião da notificação:
   1 – Não reator (0–4mm).
   2 – Reator fraco (5–9mm).
   3 – Reator forte (10mm ou mais).
   4 – Não realizado.
31 – Preencher com o código correspondente segundo a forma clínica da tuberculose (pulmonar exclusiva, extrapulmonar exclusiva ou pulmonar + extrapulmonar) por ocasião da notificação. **CAMPO DE PREENCHIMENTO OBRIGATÓRIO.**
32 – Preencher com o código correspondente à localização extrapulmonar da tuberculose nos casos em que o paciente apresente a forma clínica igual a 2 ou 3. O item OUTRAS se refere às formas extrapulmonares que não estão listadas no campo da ficha. Caso o paciente apresente mais de uma localização extrapulmonar, preencher a segunda casela do campo. **CAMPO DE PREENCHIMENTO OBRIGATÓRIO QUANDO 31 = 2 OU 3.**
33 – Preencher com o código correspondente ao agravo presente no momento da notificação do caso.
34 – Preencher com o código correspondente o resultado da baciloscopia de escarro para BAAR (bacilo álcool-ácido-resistente) realizada em amostra para diagnóstico. **CAMPO DE PREENCHIMENTO OBRIGATÓRIO.**
35 – Preencher com o código correspondente o resultado da baciloscopia de outro material para BAAR realizada em amostra para diagnóstico.
36 – Preencher com o código correspondente o resultado da cultura de escarro para M. tuberculosis realizava em amostra para diagnóstico. **CAMPO DE PREENCHIMENTO OBRIGATÓRIO.**
37 – Preencher com o código correspondente o resultado da cultura de outro material para M. tuberculosis realizada em amostra para diagnóstico.
38 – Preencher com o código correspondente o resultado da sorologia para o vírus da imunodeficiência adquirida (HIV).
39 – Preencher com o código correspondente o resultado do exame histopatológico para diagnóstico de TB (biópsia).
40 – Preencher com a data de início do tratamento atual na unidade de saúde que está notificando o caso.
41 – Preencher com o código correspondente os medicamentos que estão sendo utilizados no esquema de tratamento prescrito. Listar no quadro OUTRAS os fármacos utilizados nos esquemas alternativos (ex. OFLOXACINO + RIFABUTINA).
42 – Preencher com o código correspondente se o paciente está em tratamento supervisionado para tuberculose (conforme norma do PNCT/MS).
43 – Informar se o paciente adquiriu a doença em decorrência do processo de trabalho, determinada pelos ambientes ou condições inadequadas de trabalho (contaminação acidental, exposição ou contato direto).
   Observações: Informar as observações necessárias para complementar a investigação.
44 – Informar o nome do município/unidade de saúde responsável por esta investigação.
45 – Informar o código da unidade de saúde responsável por esta investigação.
46 – Informar o nome completo do responsável por esta investigação (ex.: Mário José da Silva).
47 – Informar a função do responsável por esta investigação (ex.: enfermeiro).
48 – Registrar a assinatura do responsável por esta investigação.

Figura 69.2 (continuação).

LEITURA RECOMENDADA

Albuquerque MFM et al. Fatores prognósticos para o desfecho do tratamento da tuberculose pulmonar em Recife, Pernambuco, Brasil. Rev Panam Salud Publica Jun. 2001; 9(6):368-74.

Arantes AA et al. Tuberculose endobrônquica. J Pneumol jan-fev 1998; 24(1):54-6.

Bastos FI, Telles PR, Castilho EA, Barcellos C. A epidemia de AIDS no Brasil. In: Minayo MCS. Os muitos brasis: saúde e população na década de 80. São Paulo: Editora Hucitec, 1995:245-68.

Brasil. Ministério da Saúde. Secretaria de Vigilância em Saúde. Guia de Vigilância Epidemiológica, Brasília, 101p. 2002.

Brodie D, Schluger NW. The diagnosis of tuberculosis. Clin Chest Med 2005; 26:247-71.

Burman WJ. Issues in the management of HIV-related tuberculosis. Clin Chest Med 2005; 26:283-94.

Campelo ARL, Albuquerque MFM, Leitão CCS, Andrade Filho LC. Tuberculose. In: Filgueira NA, Costa Júnior JI, Leitão CCS et al. Condutas em clínica médica. 3. ed. Rio de Janeiro: Medsi, 2004: 627-44.

Centers for Disease Control and Prevention. Treatment of tuberculosis. MMWR Recomm Rep. 2003; 52(RR-11). http://iier.isciii.es/mmwr/preview/mmwrhtml/rr5211a1.htm. Acesso: 23/07/2006.

Conde MB et al. III Diretriz para Tuberculose da Sociedade Brasileira de Pneumologia e Tisiologia. J Bras Pneumol 2009; 35(10): 1018-48.

Dalcomo MP, Kritski AL. Tuberculose e co-infecção pelo HIV. J Pneumol 1993; 19(2):63-72.

Fitzgerald D, Haas DW. Mycobacterium tuberculosis. In: Mandell, Bennett & Dolin, Principles and practice of infectious diseases. 6. ed. Florida: Churchill Livingstone, 2005.

Furin JJ, Johnson JL. Recent advances in the diagnosis and management of tuberculosis. Curr Opin Pulm Med 2005; 11(3):189-94.

Greco S, Rulli M, Girardi E, Piersimoni C, Saltini C. Diagnostic accuracy of in-house PCR for pulmonary tuberculosis in smear-positive patients: meta-analysis and metaregression. J Clin Microbiol 2009; 47(3):569-76.

Hamadeh MA. Tuberculosis in pregnancy. Chest 1992; 101(4):1114-20.

Havlir DV, Barnes PF. Tuberculosis in patients with human immunodeficiency virus infection. N Engl J Med 1999; 324:367-73.

II Consenso Brasileiro de Tuberculose – Diretrizes Brasileiras para Tuberculose 2004. J Pneumol 2004; 30(Supl 1).

Kritski AL et al. Tuberculose: do ambulatório à enfermaria. 2. ed. São Paulo: Editora Atheneu, 2000.

Laibl VR, Sheffield JS. Tuberculosis in pregnancy. Clin Perinatol 2005; 32:739-47.

Lawn SD, Bekker LG, Miller RF. Immune reconstitution disease associated with mycobacterial infections in HIV-infected individuals receiving antiretrovirals. Lancet Infect Dis 2005; 5:361-73.

Long R, Houston S, Hershfield E. Recommendations for screening and prevention of tuberculosis in patients with HIV and for screening for HIV in patients with tuberculosis and their contacts. CMJM 2003; 169(8).

Lopes L et al. Tuberculose intestinal. J Port Gastroenterol. Porto, Portugal 2004; 11:25-9.

Martín-Fortea MP et al. Peritonitis tuberculos: revision de 16 años em um hospital general. Enferm Infecc Microbiol Clin España 2010; 28(3):162-8.

Ministério da Saúde. Brasil. Guia de Tratamento: recomendações para terapia antirretroviral em adultos e crianças infectados pelo HIV: 2002-2003. 5. ed. Brasília: Ministério da Saúde, 2003:38-41.

Ministério da Saúde. Brasil. Tuberculose – Guia de vigilância epidemiológica. 1. ed. Brasília: Ministério da Saúde: Fundação Nacional de Saúde, 2002.

Wise GJ, Marella VK. Genitourinary manifestations of tuberculosis. Urol Clin N Am 2003; 30:111-21.

World Health Organization. Global tuberculosis control: surveillance, planning and financing. World Health Organization. Geneva, Switzerland, 2006.

World Health Organization. Treatment of tuberculosis: guidelines – 4th edition. World Heath Organization. Geneva, Switzerland, 2010.

Infecções pelo Vírus Herpes

CAPÍTULO 70

Claudia Fernanda de Lacerda Vidal

VÍRUS HERPES SIMPLES

As infecções pelo vírus herpes simples (HSV) são frequentemente assintomáticas ou subdiagnosticadas, porém mais da metade da população norte-americana é soropositiva para HSV e cerca de um quinto é positivo para HSV tipo 2 (HSV-2). Globalmente, a prevalência do HSV-1 chega a 90% e, nos EUA e em alguns países da Europa, responde por metade dos casos novos de herpes genital. Segundo dados do Centers of Disease Control and Prevention (CDC), cerca de 45 milhões de pessoas são portadoras de HSV genital nos EUA, com mais de 500 mil novos casos identificados a cada ano. Ao contrário de outras doenças incuráveis, as infecções pelo HSV não acarretam deterioração do estado de saúde do indivíduo ao longo da vida; no entanto, cada novo diagnóstico leva a repercussões emocionais e considerações sobre o futuro dos relacionamentos sexuais e da segurança na gravidez.

ETIOPATOGENIA

Os HSV fazem parte de uma grande família de vírus DNA, dos quais oito são reconhecidamente patogênicos para o ser humano. Os HSV tipos 1 (HSV-1) e 2 (HSV-2) são transmitidos por meio das células epiteliais mucosas, bem como através da pele não íntegra, e migram para os tecidos nervosos, onde persistem em um estágio de latência. Após sua transmissão, o HSV estabelece um estado de infecção latente por toda a vida, com episódios de reativação e recrudescência da sintomatologia da doença, o que eleva a suscetibilidade à infecção também por outros patógenos, incluindo o vírus da imunodeficiência humana (HIV).

A atividade sexual é a via mais comum de exposição para infecções genitais, embora a autoinoculação também possa ocorrer. Estudos de prevalência de HSV-2 encontraram que a presença de anticorpos para HSV-1 pode proteger parcialmente contra nova infecção por HSV-2, reduzindo a sintomatologia inicial. Também há evidência de que a infecção por HSV-1 pode ser parcialmente protetora contra a aquisição de infecção por HSV-2.

A transmissão viral ocorre não somente no período de doença ativa, mas também na ausência de sintomatologia. Episódios de transmissão de infecção genital assintomática respondem por cerca de um terço de toda a transmissão viral entre mulheres com história de herpes genital. A presença de infecção recente e recorrências sintomáticas frequentes estão associadas a maior frequência de transmissão subclínica. Mais de 70% dos casos de transmissão heterossexual do HSV ocorrem durante os períodos subclínicos de transmissão do vírus, e apenas 20% das infecções genitais cursam com lesões típicas, 60% com lesões atípicas e 20% dos infectados são completamente assintomáticos.

EPIDEMIOLOGIA

O HSV-1 e o HSV-2 causam primariamente infecções das mucosas orofacial, ocular e genital, atingindo grande prevalência em todo o mundo. Em muitos casos, o HSV-1 causa infecções orofaciais autolimitadas, afetando aproximadamente 58% da população adulta norte-americana. O HSV-1 predomina nas lesões orofaciais e é tipicamente encontrado no gânglio trigeminal, enquanto o HSV-2 é mais comumente encontrado no gânglio lombossacro. A aparente predileção por uma região particular do corpo não significa que cada um desses vírus não possa infectar qualquer outra região do corpo. As infecções oculares por HSV-1 afetam mais comumente a córnea, resultando em ceratite e podendo levar à amaurose.

O herpes labial recorrente (HLR) ocorre em uma parcela de indivíduos com infecção por HSV, sendo o tipo 1 (HSV-1) o principal vírus associado às lesões vesiculares labiais, com soroprevalência nos EUA de 57,7% na faixa etária de 14 a 49 anos. Enquanto a maioria dos pacientes com HLR experimenta menos de dois episódios por ano, cerca de 5% a 10% vivenciam seis ou mais ocorrências por ano. Após a infecção primária no gânglio trigeminal, o vírus persiste silente até sua reativação precipitada por alguns fatores, como estresse, trauma local ou luz solar.

O HSV-2 costuma causar infecção do trato genital de homens e mulheres, resultando em lesões autolimitadas que servem como porta de entrada para aquisição de infecções secundárias. Em raros casos, as infecções primárias pelo HSV podem levar à encefalite, à hepatite e à ceratite ocular, além da possibilidade de transmissão do vírus ao recém-nascido com consideráveis morbidade e mortalidade. O maior risco da doença em recém-nascidos (RN) está associado à aquisição da infecção genital na fase tardia da gestação em uma mulher não exposta previamente ao HSV, e infecções recorrentes estão ligadas mais raramente à doença neonatal disseminada em mulheres imunocompetentes.

Segundo dados do *National Health and Nutrition Examination Survey* (NHANES), baseados em uma série de levantamentos estratificados, randomizados e de corte transversal realizados entre 1988 e 1994 e entre 1999 e 2004, a prevalência de infecções por HSV parece estar declinando nos EUA, com redução na soroprevalência de 7% para o HSV-1 e de 19% para o HSV-2. As taxas de infecção por HSV-2 são maiores entre mulheres (23,1%) do que entre homens (11,2%) na população geral. Fatores que interferem com o maior risco de infecção entre as mulheres incluem etnicidade, uso de substâncias ilícitas (cocaína), início precoce da atividade sexual, número de parceiros sexuais, comportamento sexual e presença de vaginose bacteriana. Entretanto, entre a população atendida em clínicas de doenças sexualmente transmissíveis (DST), as maiores taxas de infecção HSV têm sido relatadas tanto para homens (32,4%) como para mulheres (52,0%), o que se atribui à persistência do vírus ao longo do tempo e ao compartilhamento por meio das relações sexuais.

Enquanto o HSV-2 se associa ao herpes genital, o HSV-1 e o HSV-2 podem causar lesões genitais, e dados do NHANES demonstram que a incidência de pessoas com herpes genital e positivas apenas para HSV-1 elevou-se de 0,4% para 1,8%, e entre aquelas positivas apenas para HSV-2 houve aumento de incidência de 17,2% para 19,3%. A taxa de soroprevalência para HSV (1 e 2) na gestação também é elevada, com cifras de 72%, o que aponta para a facilidade de disseminação do HSV entre mulheres sexualmente ativas.

DIAGNÓSTICO

A reativação da infecção por HSV-1 leva ao surgimento das lesões labiais, comumente denominadas "bolhas de febre", geralmente acompanhadas por dor e desconforto, com modificação do aspecto das lesões em decorrência do uso de terapia tópica ou sistêmica específica.

O diagnóstico clínico do herpes genital é limitado em sua acurácia, uma vez que o HSV representa apenas uma dentre as várias doenças caracterizadas por úlcera genital. O gânglio lombossacral, no qual há maior facilidade de o HSV persistir, inerva a metade inferior do corpo, além da genitália. A clássica apresentação de lesões múltiplas vesiculares dolorosas ou ulcerações pode não ocorrer ou, ainda, lesões recorrentes podem aparecer em diferentes locais ao longo de um dermátomo. Podem surgir apenas sintomas de pródromos, como sensação de ardor, ou sinais como úlcera única, fissuras ou erosões, ou ainda eritema ou edema como sintoma primário. Mais de 50% dos primeiros episódios de herpes genital são causados por HSV-1, porém apresentações recorrentes e transmissão viral subclínica são mais frequentemente associadas a infecções por HSV-2.

Desse modo, testes laboratoriais devem ser utilizados para confirmação do diagnóstico clínico das infecções por HSV.

Testes virológicos

O isolamento do HSV em cultura de células e o uso de técnicas de reação em cadeia da polimerase (PCR) para identificação do DNA-HSV são os testes de escolha para o diagnóstico de úlceras genitais ou outras lesões mucocutâneas. Entretanto, a sensibilidade da cultura é baixa, especialmente quando se trata de lesões recorrentes. O método de PCR-DNA-HSV apresenta maior sensibilidade e tem sido utilizado preferencialmente em relação à cultura viral. O PCR-DNA representa o teste de escolha para detecção do HSV no líquido cefalorraquidiano (LCR) para confirmação diagnóstica de infecção do sistema nervoso central (SNC). A ausência de detecção do HSV por meio de cultura viral ou PCR-DNA não afasta o diagnóstico, principalmente quando a eliminação viral é intermitente. O uso da citologia para identificação das alterações celulares causadas pela infecção HSV é um método diagnóstico insensível e inespecífico, não estando indicado.

Testes sorológicos HSV tipo-específicos

Anticorpos específicos e inespecíficos para HSV-1 e HSV-2 se desenvolvem durante as primeiras semanas após a infecção e persistem indefinidamente. Testes sorológicos de elevada acurácia tipo-específicos para HSV são baseados nas glicoproteínas G2 e G1, específicas para HSV-2 e HSV-1, respectivamente. A especificidade dos testes de glicoproteína G tipo-específicos é superior a 96% e sua sensibilidade para detecção de anticorpos contra HSV-2 varia de 80% a 98%. Resultados falso-negativos podem ser mais frequentes em estágios iniciais da infecção e resultados falso-positivos podem ocorrer especialmente em pacientes com baixa probabilidade de infecção por HSV. A repetição ou utilização de testes confirmatórios pode ser necessária em algumas situações, como na suspeita de infecção recente. A testagem de anticorpos IgM para HSV não está indicada, considerando que esses testes não são tipo-específicos e podem ser positivos durante episódios recorrentes de herpes.

Os testes sorológicos para HSV tipo-específicos devem ser utilizados nas seguintes situações:

1. Sintomas genitais recorrentes ou atípicos com culturas HSV-negativas.
2. Diagnóstico clínico de herpes genital sem confirmação laboratorial.
3. Parceiro com herpes genital.

Esses testes sorológicos devem ser considerados para pessoas com DST sem diagnóstico (especialmente para aquelas com múltiplos parceiros sexuais), pessoas com infecção por HIV e homossexuais masculinos com alto risco para aquisição de HIV. Triagem da população geral com testes sorológicos para HSV-1 e HSV-2 não está indicada.

MANEJO E TRATAMENTO

Herpes genital

Agentes antivirais sistêmicos podem controlar parcialmente os sinais e sintomas dos episódios de herpes quando usados para tratar episódios clínicos iniciais ou recorrentes, ou quando usados como terapia supressiva diária. Entretanto, esses fármacos não erradicam o vírus latente nem afetam o risco, a frequência ou a gravidade das recorrências após sua descontinuação. De acordo com estudos clínicos randomizados, três antivirais podem ser utilizados: aciclovir, valaciclovir e fanciclovir. O valaciclovir é o éster valina do aciclovir e tem maior absorção após administração oral. O fanciclovir também tem excelente biodisponibilidade oral. A terapia tópica com agentes antivirais oferece mínimo benefício clínico, e seu uso deve ser desencorajado (Quadro 70.1).

Primeiro episódio clínico de herpes genital

Herpes genital adquirido recentemente pode causar manifestações clínicas prolongadas, com ulcerações genitais graves e envolvimento neurológico. Mesmo pessoas com primeiro episódio com manifestações clínicas mais leves inicialmente podem desenvolver sintomas de gravidade. Assim, todo paciente com primeiro episódio de herpes genital deveria receber terapia antiviral.

Infecção por HSV-2 estabelecida

Quase a totalidade das pessoas com primeiro episódio de herpes genital sintomático por HSV-2 desenvolve episódios recorrentes de lesão genital. Recorrências são menos frequentes após infecção genital inicial por HSV-1. Eliminação do vírus intermitente e sem sintomatologia aparente ocorre em pessoas com infecção genital por HSV-2, mesmo naquelas com infecção silente de longa data. Terapia antiviral para herpes genital recorrente pode ser administrada como terapia supressiva para reduzir a frequência das recorrências ou para encurtar a duração das lesões, além de reduzir o risco de transmissão para parceiros suscetíveis.

Terapia supressiva para herpes genital recorrente

Terapia supressiva reduz a frequência de recorrência de herpes genital em 70% a 80% em pacientes com recorrências frequentes. Segurança e eficácia têm sido documentadas em pacientes recebendo diariamente terapia com aciclovir por período tão longo quanto 6 anos, e para valaciclovir e fanciclovir por 1 ano. Melhora na qualidade de vida também é descrita para aqueles com recorrências frequentes que recebem terapia supressiva, quando comparados com os que recebem tratamentos episódicos. A frequência dos surtos de herpes genital se reduz ao longo do tempo, devendo a indicação da terapia supressiva ser reavaliada junto com o paciente a cada ano. Tratamento com valaciclovir na dose de 500mg diariamente reduz a taxa de transmissão do HSV-2 em casais heterossexuais discordantes nos quais o parceiro-fonte tem história de infecção por HSV-2. Terapia supressiva antiviral também reduz a transmissão quando utilizada por pessoas com múltiplos parceiros sexuais (incluindo homossexuais masculinos) e por aqueles que são HSV-2 positivos sem história de herpes genital. Aciclovir, valaciclovir e fanciclovir parecem ser igualmente efetivos para o tratamento dos episódios de herpes genital, embora o fanciclovir seja menos eficaz para supressão da eliminação viral. Facilidade de administração e custos devem ser considerados quando da indicação de terapia supressiva e uso prolongado.

Terapia episódica para herpes genital recorrente

O tratamento efetivo dos episódios de herpes recorrente exige o início de terapia dentro de 1 dia do início da lesão ou durante os pródromos que precedem alguns surtos. O paciente já deveria guardar consigo uma prescrição da medicação e ser orientado a iniciar o tratamento específico imediatamente após o início dos sintomas.

Quadro 70.1 Regimes antivirais recomendados para tratamento do primeiro episódio, episódios recorrentes e terapia supressiva para herpes genital

Antiviral	Primeiro episódio	Episódios recorrentes	Terapia supressiva
Aciclovir	400mg 3×/dia por 7 a 10 dias ou 200mg 5×/dia por 7 a 10 dias	400mg 3×/dia por 5 dias ou 800mg 2×/dia por 5 dias ou 800mg 3×/dia por 2 dias	400mg 2×/dia
Fanciclovir	250mg 3×/dia por 7 a 10 dias	125mg 2×/dia por 5 dias ou 1.000mg 2×/dia por 1 dia ou 500mg 1×/dia seguidos por 250mg 2×/dia por 2 dias	250mg 2×/dia
Valaciclovir	1g 2×/dia por 7 a 10 dias	500mg 2×/dia por 3 dias ou 1g 1×/dia por 5 dias	500mg 1×/dia* ou 1g 1×/dia

Centers of Disease Control and Prevention, 2010.
*Valaciclovir 500mg 1×/dia pode ser menos eficaz se comparado a outro regime de dose de valaciclovir ou aciclovir para pacientes que têm recorrências muito frequentes (≥ 10 episódios/ano).

Doença grave

Terapia com aciclovir endovenoso (EV) deveria ser administrada a pacientes com doença por HSV grave ou complicada que necessitem de hospitalização (infecção disseminada, pneumonite, hepatite) ou complicações do SNC (meningoencefalite). O regime recomendado é com aciclovir na dose de 5 a 10mg/kg EV a cada 8 horas por 2 a 7 dias ou até resposta clínica, seguido por terapia oral para completar até 10 dias de tempo total de tratamento. Ajustes na dose do aciclovir são recomendados para pacientes com função renal alterada.

Herpes genital na infecção por HIV

Pacientes imunocomprometidos podem ter episódios prolongados ou graves de herpes genital, perianal ou oral. Lesões causadas por HSV são comuns entre pacientes com infecção por HIV e podem ser dolorosas e com apresentação atípica. Também a eliminação viral do HSV está aumentada naqueles com infecção por HIV, embora a terapia antirretroviral reduza a gravidade e a frequência do herpes genital sintomático. Manifestações clínicas da infecção genital por HSV podem piorar durante a reconstituição imune após início da terapia antirretroviral. Terapia episódica ou supressiva com agentes antivirais orais mostra-se efetiva em reduzir as manifestações clínicas do HSV em pacientes com infecção por HIV (Quadro 70.2).

Herpes genital na gravidez

O risco de transmissão de infecção por HSV ao RN a partir de gestante com infecção adquirida no último trimestre de gestação ou próximo ao parto é tão elevado quanto 30% a 50% e bem mais baixo (< 1%) se adquirido na primeira metade da gestação ou naquelas com história de herpes genital recorrente. A prevenção do herpes neonatal depende tanto da prevenção de infecção por HSV genital na gestante no último trimestre de gestação como de se evitar a exposição do RN a lesões herpéticas durante o trabalho de parto. Mulheres sem herpes genital diagnosticado deveriam ser aconselhadas a evitar relações sexuais durante o terceiro trimestre de gestação com parceiro com infecção por HSV confirmada ou suspeitada. Além disso, gestantes sem história conhecida de herpes labial deveriam ser advertidas para abstenção de sexo oral durante o terceiro trimestre de gestação com parceiros com infecção por HSV labial confirmada ou suspeitada. A efetividade da terapia antiviral para a redução do risco de transmissão do HSV para a gestante, a partir de parceiros sexuais infectados, não tem sido estudada. A segurança da terapia sistêmica com aciclovir, valaciclovir ou fanciclovir na gestante não tem sido definitivamente estabelecida. Os dados dispo-

Quadro 70.2 Regimes terapêuticos recomendados para infecções episódicas e terapia supressiva em pessoas com HIV

Antiviral	Infecções episódicas	Terapia supressiva
Aciclovir	400mg 3×/dia por 5 a 10 dias	400 a 800mg 2 a 3×/dia
Fanciclovir	500mg 2×/dia por 5 a 10 dias	500mg 2×/dia
Valaciclovir	1g 2×/dia por 5 a 10 dias	500mg 2×/dia

níveis não indicam maior ocorrência de anomalias congênitas em RN de mulheres tratadas com aciclovir durante o primeiro trimestre da gestação, quando comparados com a população geral. Entretanto, dados quanto à exposição neonatal a valaciclovir ou fanciclovir são muito limitados. Aciclovir pode ser administrado oralmente à gestante com primeiro episódio de herpes genital ou herpes recorrente grave, e deveria ser administrado via endovenosa à gestante com infecção por HSV grave. Em relação à incidência de herpes neonatal, o efeito da terapia antiviral administrada no final da gestação é desconhecido. Não há recomendação para uso da terapia antiviral entre gestantes HSV-positivas sem história de herpes genital.

HERPES LABIAL RECORRENTE (HLR)

O tratamento para o HLR pode ser episódico ou supressivo, dependendo da frequência e da gravidade dos episódios. Não existem recomendações específicas acerca do momento ideal para início de terapia supressiva. No entanto, deve ser considerada se ocorrem ≥ 6 episódios por ano. Embora não tenha sido descrito na literatura, o tratamento pode prevenir uma rara complicação, a cicatriz perioral. A despigmentação após cicatrização da área lesada também representa complicação bastante rara.

Terapia episódica intermitente

Na utilização da terapia episódica intermitente, a questão mais importante para o sucesso terapêutico é o início da terapia ao primeiro sinal dos sintomas prodrômicos, a fim de se obter redução na dor e no tempo para cura das lesões. Os sintomas prodrômicos incluem prurido, queimor e formigamento.

Agentes antivirais tópicos

Vários agentes antivirais tópicos têm sido utilizados com sucesso para o tratamento das lesões HSV-1 labiais. A utilização de aciclovir na formulação de creme reduz em 5 a 6 dias o tempo de cura e em 3 a 4 dias a duração da dor. Docosanol a 10% (álcool 92-carbono) tem mostrado redução de 18 horas no tempo de cura das lesões. Creme de penciclovir a 1% também mostrou resultados na redução da duração das lesões (0,7 a 2 dias).

Agentes antivirais sistêmicos

Vários estudos têm demonstrado eficácia do aciclovir oral para o tratamento do HLR, quando comparado com placebo. Valaciclovir, uma prodroga do aciclovir, aprovada para uso em HLR, apresenta biodisponibilidade 3 a 5 vezes maior em relação ao aciclovir. O fanciclovir, uma prodroga oral do penciclovir, demonstra elevada eficácia, além de regime de dose mais conveniente, com estudos mostrando eficácia similar na redução

Quadro 70.3 Terapia episódica intermitente do herpes labial recorrente (HLR)

Antiviral tópico	Administração
Aciclovir a 5% – creme Docosanol a 10% – creme Penciclovir a 1% – creme	5 ×/dia até resolução das lesões

Antiviral sistêmico	Administração
Aciclovir	200 a 400mg 5×/dia
Valaciclovir	2g 2×/dia por 1 dia ou 500mg ou 1 ou 2g dentro de 2h do início do período prodrômico – dose única
Fanciclovir	500mg 3×/dia por 5 dias ou 150mg em dose única dentro de 1h do início dos pródromos ou 750mg 2×/dia por 1 dia, dentro de 1h do início dos pródromos

da dor e do tempo para cura, em regimes utilizando-se dose única ou múltiplas doses (Quadro 70.3).

Terapia combinada

Estudos têm sido desenvolvidos para avaliação da eficácia da combinação de agentes antivirais tópicos ou sistêmicos com esteroide tópico. Em agosto de 2009, o FDA (Food and Drug Administration – EUA) liberou uma nova terapia combinada de aciclovir a 5% e hidrocortisona a 1% para o tratamento do HLR, com base nos resultados de estudo controlado em população de 380 adultos imunocompetentes, com tempo para cura de 9 dias para aqueles com a terapia combinada e de 10,1 dias para indivíduos do grupo-controle (p = 0,01).

Terapias combinadas experimentais

A combinação de valaciclovir oral na dose de 2g 2 duas vezes ao dia por 1 dia e clobetasol gel a 0,05% duas vezes ao dia por 3 dias demonstrou redução do tempo para cura para 5,8 dias, quando comparada com placebo (9,3 dias).

Terapia antiviral supressiva

Para pacientes imunocompetentes com HLR frequente, terapia supressiva diária pode ser indicada. Atualmente, valaciclovir é o único antiviral aprovado pelo FDA para essa indicação nesse grupo de pacientes. Estudos revelaram eficácia terapêutica quando o valaciclovir é utilizado na dose de 500mg uma vez ao dia para supressão do HLR em indivíduos com quatro ou mais recorrências ao ano.

Para pacientes imunossuprimidos, o FDA aprovou o uso diário de fanciclovir. Embora não aprovada pelo FDA, terapia supressiva diária com valaciclovir na dose de 500mg uma vez ao dia tem sido utilizada na prática clínica em pacientes imunossuprimidos selecionados.

HERPES ZOSTER

O herpes zoster (HZ) resulta da reativação do vírus varicela zoster, presente sob estado de latência no gânglio sensorial cranial e espinhal, após a infecção primária com varicela, geralmente durante a infância. Em países desenvolvidos, mais de 90% da população adulta são soropositivos para o vírus varicela zoster, o que representa risco para o desenvolvimento de herpes zoster. A reativação pode ocorrer em qualquer idade, mas está associada ao declínio da imunidade celular relacionado com a idade, ocorrendo com maior frequência em idosos. O herpes zoster afeta mais de 25% dos indivíduos durante toda a vida, porém aproximadamente 50% dentre aqueles com idade ≥ 80 anos. A doença não costuma ser grave, mas apresenta-se com sintomas agudos, como dor e lesões vesiculares. Complicações a longo prazo incluem distúrbios visuais e neuralgia pós-herpética (NPH), a qual representa, potencialmente, o maior problema de todos, associado a importante prurido e alodinia (sensações dolorosas anormais), o que causa impacto negativo na qualidade de vida do indivíduo.

História Natural: da Varicela ao Herpes Zoster

À semelhança do HSV, o vírus varicela zoster (VZ) é um herpesvírus neurotrópico que, seguindo a resolução da infecção primária, torna-se latente por longo período até sua reativação. Seguindo a varicela (infecção primária), o vírus migra para o gânglio cranial dos nervos sensoriais, onde permanece latente por décadas, antes de sua reativação em idade geralmente mais avançada para cursar com o HZ. Em contraste, o HSV tem um período de latência mais curto e pode apresentar recorrências mais frequentes. Apesar de exaustivas pesquisas científicas, os mecanismos moleculares e imunológicos responsáveis pela latência e reativação não são totalmente compreendidos. Entretanto, o papel da imunidade celular específica parece ser crítico para o vírus VZ. A infecção na infância pelo vírus VZ relacionado com a doença varicela resulta em resposta imune, o que leva à imunidade celular específica para o vírus. A resolução da infecção primária acarreta indução de memória de células T específicas para o VZ, porém a frequência de produção dessas células e consequente imunidade celular declina ao longo da vida. Entretanto, essa resposta pode ser alterada por meio de dois processos: *boosting* exógeno, como resultado do contato da pessoa com indivíduos com varicela, e endógeno, resultante de reativação subclínica do VZ latente no gânglio. O risco de reativação do VZ com consequente manifestação do HZ aumenta com a idade, mas uma vez ocorrendo a doença em indivíduos imunocompetentes, a proteção contra a recorrência é restabelecida e duradoura, com menos de 5% dos casos experimentando um segundo ataque.

Epidemiologia

Estudos de vigilância norte-americanos têm demonstrado que cerca de 90% das crianças na faixa etária de 12 anos e mais de 99% dos adultos até os 40 anos de idade são soropositivos para o vírus VZ. Com base nesses achados de estudos de base populacional, conclui-se que quase toda a população adulta tem o VZ latente e encontra-se sob risco de desenvolvimento de manifestações clínicas. Apesar disso, relatos na literatura apontam para uma incidência anual de HZ de 3,4 casos/1.000 pessoas-ano, o que varia de acordo com a faixa etária, desde 2,4/1.000 entre indivíduos com 40 a 49 anos até 11/1.000 para a faixa etária ≥ 80 anos. Estudos europeus também apontam para incidência da doença variando entre 1,2 e 5,2 por 1.000 pessoas-ano. Existe uma correlação direta entre a incidência e a idade, com estimativas de risco de ocorrência de HZ de aproximadamente 25% na população geral e aumento para 50% naqueles com 85 anos de idade. Com o aumento da longevidade, espera-se que a prevalência da doença também aumente e o HZ se torne problema comum na prática clínica.

Outros fatores a serem considerados e que interferem com a incidência do HZ são, por um lado, o aumento da população de imunossuprimidos, como mais pessoas vivendo com SIDA devido ao grande arsenal terapêutico antirretroviral, transplantados e portadores de neoplasias malignas e, por outro lado, a disponibilidade de programas de vacinação para VZ, cujo impacto deveria ser a redução da ocorrência de varicela e a consequente diminuição do estímulo exógeno para o HZ. No entanto, espera-se que a incidência de HZ ainda se eleve nas próximas décadas, como resultado da geração atual de adultos e idosos e, como o período de observação desde a introdução da vacinação em massa ainda é muito curto, não é possível avaliar claramente qual a tendência de mudança na epidemiologia do HZ.

Diagnóstico e Complicações

Em geral, o HZ é diagnosticado clinicamente por meio dos pródromos de dor seguidos por *rash* característico e distribuição distinta. Entretanto, um grupo de vesículas, especialmente se localizadas na boca ou na genitália, pode representar outras possibilidades. Os principais diagnósticos diferenciais são herpes simples, impetigo, candidíase, dermatite de contato, picada de inseto, dermatite herpetiforme e reação a medicamentos.

As principais diferenças nas apresentações clínicas da varicela e do HZ estão demonstradas no Quadro 70.4. O HZ quase sempre se apresenta como um *rash* acometendo um dermátomo unilateral, podendo, algumas vezes, ser confundido com outras patologias que envolvem comprometimento cutâneo. Presença de pródromos, idade mais avançada e maior área de *rash* dentro do dermátomo afetado ajudam no diagnóstico clínico do HZ. Adultos jovens são a maioria dos pacientes, havendo maior frequência entre os imunossuprimidos. Ocorre ocasionalmente em crianças e adultos jovens, nos quais deve ser investigada história médica e social, a fim de identificar possíveis fatores de risco associado, particularmente se a apresentação clínica é grave (HZ é rara na população negra). Outros fatores de risco para HZ incluem estresse psicológico, trauma físico, suscetibilidade genética, diabetes e raça branca. Os sinais e sintomas incluem um *rash* no dermátomo unilateral, dor e comprometimento nervoso. Complicações mais graves podem ocorrer, como doença oftálmica, infecções secundárias, HZ disseminado, paresia motora, vasculite cerebral e síndrome de Guillain-Barré. Entretanto, com relação à frequência e à gravidade, a dor (neuralgia pós-herpética) associada ao HZ representa a maior queixa dos pacientes, comprometendo sua qualidade de vida.

Embora o cultivo do vírus consista no padrão-ouro para a confirmação diagnóstica, testes para identificação do DNA viral por meio de PCR são sensíveis e específicos, com a vantagem de o resultado ser fornecido em poucas horas. Outros testes que podem ajudar no diagnóstico são a imunofluorescência direta, a imunoperoxidase e o exame histopatológico.

MANEJO E TRATAMENTO

Os objetivos do tratamento durante o episódio agudo são o controle dos sintomas e a prevenção de complicações. As opções de tratamento incluem antivirais, corticosteroides e analgésicos para o controle da dor (Quadro 70.5).

Antivirais

Aciclovir, fanciclovir e valaciclovir são análogos nucleosídeos que inibem a replicação do vírus herpes humano, incluindo o vírus VZ. Esses agentes reduzem a duração da eliminação viral, a gravidade e a duração da dor, além de diminuírem o risco de neuralgia pós-herpética. Por se tratar de agentes seguros e bem tolerados, os antivirais devem ser considerados para todos os casos de HZ. O tratamento com antivirais está especificamente recomendado para pacientes com mais de 50 anos de idade, casos de dor ou *rash* moderados ou intensos e envolvimento de dermátomo na face. Apesar da utilização dos antivirais nas primeiras 72 horas na maioria dos estudos, o início tardio (após 72 horas) pode ser benéfico, particularmente na presença de novas vesículas ou complicações. Valaciclovir e fanciclovir são geralmente mais convenientes em razão da maior biodisponibilidade e do maior intervalo entre as doses, quando comparados ao aciclovir. Pacientes imunocomprometidos representam maior risco de complicações, e pode ser necessária terapia antiviral endovenosa.

Quadro 70.4 Fatores diferenciais das infecções varicela e herpes zoster

Varicela	Herpes zoster
Infecção primária pelo vírus varicela zoster	Infecção secundária pelo vírus varicela zoster
Afeta geralmente crianças	Afeta geralmente adultos, especialmente aqueles com idade > 60 anos
Mais de 90% dos adultos na faixa etária de 40 anos são soropositivos para o vírus varicela zoster	Alta incidência na população geral; em grupos de imunossuprimidos, o risco é mais elevado
Em climas temperados, acomete preferencialmente crianças jovens; em climas tropicais, a maior ocorrência é em adolescentes e adultos jovens	O risco ao longo da vida é de 25% a 30%
Após a infecção, a imunidade é humoral (baseada em anticorpos) e virtualmente permanente	Imunidade celular indefinidamente, que varia com o tempo
Ocorre na forma epidêmica	Não ocorre sob a forma de epidemia
Alta contagiosidade, causando varicela	Baixa infectividade, causando varicela
Rash disseminado	*Rash* de dermátomo unilateral

Corticosteroides

Os corticosteroides não produzem qualquer efeito na neuralgia pós-herpética (NPH). Em combinação com terapia antiviral, podem modestamente reduzir a intensidade e a duração dos sintomas agudos, devendo ser utilizados apenas em pacientes graves ou naqueles que não apresentam qualquer contraindicação a seu uso, cujos benefícios superam os riscos.

Analgésicos

Apesar de os antivirais reduzirem a dor aguda, os analgésicos são indicados. Anti-inflamatórios não esteroides não são eficazes para o controle da dor, e opioides podem ser necessários. Os agentes usados para o tratamento da NPH podem ser utilizados para o tratamento da dor associada ao HZ.

Neuralgia pós-herpética

O manejo das NPH baseia-se em duas estratégias principais: a prevenção envolvendo o uso de agentes antivirais, bloqueadores nervosos e analgésicos e o tratamento mediante a utilização de antidepressivos, anticonvulsivantes, opioides, agentes tópicos ou, mais raramente, técnicas invasivas por meio do implante de estimuladores neurais.

Prevenção da NPH

Agentes antivirais representam um grande avanço no manejo do HZ, uma vez que, antes de as lesões cutâneas surgirem, os sintomas prodrômicos se iniciam e são caracterizados por prurido e dor local, momento em que o tratamento específico deve ser iniciado, pois o retardo na administração dos antivirais (oferecidos apenas quando toda a clínica está manifesta) já pressupõe a ocorrência anterior de dano neuronal. A efetividade da utilização dos agentes antivirais na prevenção da NPH ainda não apresenta evidências bem consolidadas na literatura. Revisão sistemática com esse objetivo foi realizada pelo grupo Cochrane que, com base no achado de seis estudos que preencheram os critérios de elegibilidade para a referida revisão, concluiu que não havia diferença entre o uso de aciclovir oral e o grupo-controle na incidência de NPH no período de 4 a 6 meses após o início do *rash*, embora houvesse evidência de redução da dor no período de 1 mês após o início do *rash*. No entanto, as conclusões a partir dessa revisão sistemática são limitadas, em razão do grande número de estudos excluídos, e pelo fato de apenas estudos mais antigos serem placebo-controlados, e os estudos mais recentes, por questões éticas, não foram desenhados para comparações entre o uso de antivirais e o de placebo, não permitindo conclusões apropriadas.

Apesar disso, há consenso a respeito dos benefícios da terapia antiviral no que diz respeito a:

1. Redução da dor aguda.
2. Cura acelerada do *rash*.
3. Redução do período de eliminação viral.
4. Redução da duração da NPH.
5. Efeitos positivos nas outras complicações (zoster oftálmico).

Quadro 70.5 Tratamento do herpes zoster agudo

Fármaco e dose	Indicação	Comentário

Antivirais:
Fanciclovir
   250mg 3×/dia/7 dias
Valaciclovir
   1g 3×/dia/7 dias
Aciclovir
   800mg 5×/dia/7 dias
Imunocomprometidos e doença disseminada:
   aciclovir 10mg/kg/dose EV a cada 8h até resolução do quadro cutâneo ou visceral
	Todo paciente até 72 horas do início do *rash*
	Pacientes após 72h do início do *rash* se:
	> 50 anos; imunocomprometido; dor intensa; lesões de alto risco (nariz, olhos, face)
		Antivirais reduzem os sintomas agudos e o risco de NPH
		Aciclovir oral é o agente de menor custo, embora o valaciclovir e o fanciclovir representem maior comodidade posológica

Glicocorticoides: Prednisona 60mg VO por 7 dias – desmame da dose por 2 semanas	Pacientes idosos e com dor intensa, sem qualquer contraindicação	Corticosteroides não têm efeito na NPH subsequente. Devem ser utilizados sempre em associação com antivirais. Efeitos adversos significativos são possíveis
Analgésicos: Tramadol Acetaminofeno	Pacientes com dor intensa	Utilizar opioides com precaução em idosos. Considerar o uso de agentes laxantes profiláticos se opioides são usados

6. Bom perfil de segurança dos antivirais.
7. Redução global das consequências do HZ.

A combinação de esteroides com agentes antivirais não demonstra qualquer benefício para a prevenção da NPH.

Tratamento da NPH

A NPH é uma dor neuropática resultante do dano viral aos neurônios sensoriais por meio de vários mecanismos, com apresentação clínica variada, desde a presença de sintomas contínuos, como queimor, até surtos paroxísticos. Os sinais e sintomas mais frequentes são o prurido local e a sensação dolorosa anormal, não raro acompanhados de sequelas como perda sensitiva ou descoloração da pele. As opções terapêuticas têm envolvido várias classes de medicamentos, como antidepressivos tricíclicos (nortriptilina e amitriptilina), anticonvulsivantes (gabapentina e pregabalina), opioides (morfina), agentes tópicos (lidocaína, capsaicina) e esteroide intratecal. Revisão sistemática da literatura, abrangendo o período de 1966 a 2004 para estudos bem controlados e randomizados, demonstrou que as evidências recomendam o uso de antidepressivos tricíclicos e anticonvulsivantes da classe das gabapentinas, além do uso tópico de adesivos à base de lidocaína.

RESUMO: HERPES ZOSTER

1. Quase todos os adultos apresentam risco para HZ, já que 95% são soropositivos para varicela zoster (VZ) e albergam o vírus na forma latente.
2. O risco estimado de desenvolvimento de HZ, ao longo da vida, é de 25% a 30%, elevando-se para 50% por volta dos 80 anos de idade.
3. A incidência de HZ aumenta significativamente com a idade como resultado do declínio da imunidade celular.
4. Neuralgia pós-herpética é a complicação mais comum do HZ, e após 6 meses da infecção é descrita em 35% dos pacientes que não receberam terapia antiviral, quando comparado com 15% entre os que receberam antivirais.
5. O manuseio da neuralgia pós-herpética (NPH) representa um desafio, e apenas 50% dos pacientes alcançam 50% de redução da dor.

LEITURA RECOMENDADA

Centers for Disease Control and Prevention Website. Sexually Transmitted Disease Treatment Guidelines, 2010. www.cdc.gov/mmwr/pdf/rr/rr5912.pdf (acessado em 07/03/2011).

Dworkin RH, Johnson RW, Breuer J et al. Recommendations for the management of herpes zoster. Clin Infect Dis 2007; 44(Suppl. 1):1-26.

Hempenstall K, Nurmikko TJ, Johnson RW et al. Analgesic therapy in postherpetic neuralgia: a quantitative systematic review. PLoS Med 2005; 2:E164.

Hull C, McKeough M, Sebastian K et al. Valacyclovir and topical clobetasol gel for the episodic treatment of herpes labialis: a patient-initiated, double-blind, placebo-controlled pilot trial. J Eur Acad Dermatol Venereol March 2009; 23(3):263-7.

Johnson RW. Herpes zoster and postherpetic neuralgia. Expert Rev Vaccines 2010; 9(3s):21-6.

Kriebs JM. Understanding herpes simplex virus: transmission, diagnosis, and considerations in pregnancy management. J Midwifery Womens Health 2008; 53(3):202-8.

Li Q, Chen N, Yang J et al. Antiviral treatment for preventing postherpetic neuralgia. The Cochrane Collaboration 2009; 2:1-43.

McGowin CL, Pyles RB. Mucosal treatments for herpes simplex virus: insights on targeted immunoprophylaxis and therapy. Future Microbiology 2010; 5(1):15-22.

Sampathkumar P, Drage L, Martin DP. Herpes zoster (shingles) and postherpetic neuralgia. Mayo Clin Proc March 2009; 84(3):274-80.

St. Pierre SA, Bartlett BL, Schlosser BJ. Practical management measures for patients with recurrent herpes labialis. Skin Therapy Letter 2009; 14(8):1.

Hepatites Virais

CAPÍTULO 71

Norma Arteiro Filgueira • Thiago Cezar Rocha de Azevedo
Fabrício Rodrigo Pires Cagliari

INTRODUÇÃO

As hepatites virais são doenças causadas por diferentes vírus hepatotrópicos. As principais formas são as hepatites A, B, C, D e E. Em geral, as hepatites são classificadas nas formas agudas, das quais a hepatite A é a principal causadora, e nas formas crônicas, entre as quais se sobrepõem as hepatites B e C. Estima-se que existam no mundo aproximadamente 500 milhões de pessoas cronicamente infectadas pelos vírus B e C.

HEPATITE A

A hepatite A é doença causada por um vírus RNA (HAV), da família Picornaviridae, identificado em 1973, quando foi detectada a presença do antígeno HAV em pacientes com quadros de hepatite aguda. A transmissão é principalmente fecal-oral, e a doença não apresenta evolução para forma crônica.

No Brasil, a prevalência de hepatite A vem decrescendo nas últimas décadas, como mostra estudo realizado em uma comunidade de baixo nível socioeconômico do Rio de Janeiro, em que a prevalência de sorologia positiva para o HAV em crianças de até 6 anos de idade caiu de 98% em 1978 para 19% em 1995, o que mostra que a circulação do vírus A tem diminuído mesmo em classes sociais menos favorecidas.

A queda de prevalência vem mudando a categoria do Brasil de alta endemicidade para média nos últimos anos, mas, por se tratar de país de muitas desigualdades, as populações das regiões Norte e Nordeste ainda apresentam alta prevalência de anticorpos da hepatite A (95% e 67%, respectivamente), enquanto as regiões Sul e Sudeste apresentam valores de 45% e 25%, respectivamente. Essa diferença é facilmente justificada quando se compara a rede de esgoto nessas regiões: a Região Sul dispõe de esgotamento em 81% dos domicílios, enquanto na Região Norte a cobertura de esgotamento sanitário não atinge 10% das casas.

A menor circulação do vírus causada por essa alteração epidemiológica expõe o país a riscos de surto e, portanto, devem ser implementados esforços para vacinação de crianças contra o HVA.

HEPATITE B

O vírus B é do tipo DNA, da família Hepdnaviridae, com estrutura mais complexa e características similares às dos retrovírus, pois utiliza um RNA intermediário para se replicar e pode se integrar ao genoma do hospedeiro, contendo um envelope e uma região central chamada *core*. Nessas regiões foram decodificados os antígenos usados para o diagnóstico da infecção pelo vírus da hepatite B (HBV).

O HBV apresenta oito principais genótipos, de A a H, o qual se divide em vários subgenótipos. A caracterização dos genótipos, embora ainda não faça parte da prática clínica diária, vem sendo cada vez mais abordada, pois eles apresentam distribuição geográfica distinta. No Brasil, os dados levantados apontam que os genótipos mais frequentes são os tipos A e D, seguidos do genótipo F. Vários estudos vêm tentando relacionar a gravidade da doença e a resposta ao tratamento com os genótipos. Alguns sugerem que indivíduos com genótipos A e B apresentam melhor resposta ao tratamento com interferon. A idade da contaminação pelo HBV também é fator importante, pois observa-se que crianças têm maior tendência a desenvolver infecção crônica do que adultos e idosos.

Estima-se que existam aproximadamente 350 milhões de infectados pelo vírus B no mundo. No Brasil, a prevalência situa-se entre 0,8% e 3% (Figura 71.1). A Região

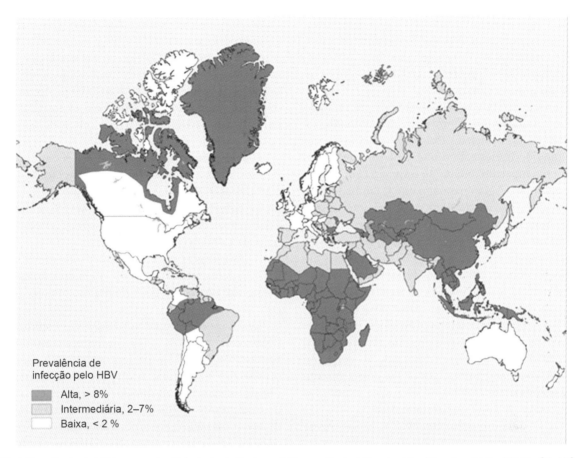

Figura 71.1 Prevalência de HBV no mundo. (Adaptada do Centers of Disease Control. Travelers' health: yellow book. Atlanta, GA: U.S. Department of Health and Human Services, CDC; 2008. Disponível em: http://wwwn.cdc.gov/travel/yellowBookCh4-HepB.aspx#363. Acessado em 31 de maio de 2011.)

Norte é a mais prevalente, com 8% de infectados. Com a vacinação em massa, vem sendo observado um declínio no número de novos casos de infecção pelo vírus B.

O HBV é transmitido por exposição parenteral, sexual e perinatal, assim como por contato próximo pessoa a pessoa, provavelmente por soluções de continuidade da pele, o que ocorre especialmente em crianças de áreas hiperendêmicas, já que o vírus pode permanecer viável sobre superfícies inertes por tempo prolongado.

Nas regiões geográficas de elevada endemicidade, a transmissão ocorre, principalmente, no período perinatal ou na infância, enquanto nas regiões de baixa prevalência a transmissão sexual no início da idade adulta é responsável pela maioria dos casos. O uso de hemoderivados, após a rotina de triagem sorológica para o vírus, deixou de ser uma importante via de contaminação pelo HBV.

A transmissão vertical do HBV pode ocorrer intraútero, por ocasião do parto ou depois deste, e o risco está diretamente relacionado com o estado replicativo da mãe (85% a 90% para recém-nascidos de mães HBeAg-positivas e 32% para os de mães HBeAg-negativas). A passagem transplacentária é rara, e não existem evidências de que o parto cesariano reduza o risco de transmissão. Embora o DNA do HBV tenha sido identificado no colostro e no leite materno, não foi evidenciado risco de transmissão por essa via se o recém-nascido recebeu a imunização adequada.

HEPATITE C

O vírus causador da hepatite C (HCV), identificado pela primeira vez em 1989, pertence à família Flaviridae e apresenta uma característica importante: a capacidade de sofrer mutações durante sua fase replicativa, levando ao surgimento de várias quasiespécies distintas. Este é um dos principais pontos limitantes para a obtenção de uma vacina eficaz. Até o momento foram identificados mais de 30 subtipos, que se agrupam em 6 genótipos principais, numerados de 1 a 6. Os genótipos 1, 2 e 3 têm distribuição mundial, enquanto os genótipos 4, 5 e 6 são mais predominantes em países asiáticos e africanos. No Brasil, os genótipos mais prevalentes são os tipos 1 e 3 (cerca de 60% e 30%, respectivamente).

A hepatite C é um grave problema de saúde pública. Estima-se que 27% e 25% dos casos de cirrose e hepatocarcinoma, respectivamente, ocorrem em pessoas infectadas por esse agente viral. A prevalência mundial é estimada, pela Organização Mundial de Saúde (OMS), em 2% a 3%, atingindo o número de 130 a 190 milhões de infectados no mundo (Figura 71.2).

A transmissão do HCV se dá basicamente por meio do contato com fluidos de um indivíduo contaminado, sobretudo sangue. As principais fontes de transmissão são o uso de hemoderivados e a utilização de substâncias injetáveis, com compartilhamento de seringas. Com a utilização rotineira de triagem para hepatite C em bancos de sangue a partir da década de 1990, o risco de transmissão por uso de hemoderivados vem apresentando importante declínio, tornando-se o uso de substâncias injetáveis a principal forma de transmissão do HCV em países desenvolvidos. O compartilhamento de utensílios, prática comum entre usuários de substâncias ilícitas injetáveis, é responsável por cerca de 60% dos novos casos de hepatite C nos EUA, o que acarreta uma prevalência de 60% de anti-HCV positivo após 1 ano de consumo de substâncias. Infecção pelo HCV também foi associada ao consumo intranasal de cocaína e ao fumo de *crack*, possivelmente mediante o compartilhamento de utensílios expostos a lesões isquêmicas de lábio ou cavidade nasal.

A prevalência da infecção pelo HCV é consideravelmente maior em pessoas com múltiplos parceiros sexuais, enquanto a transmissão entre parceiros monogâmicos é incomum (1% a 5%), o que torna opcional o uso de métodos de proteção de barreira entre esses casais. Não há necessidade de limitar atividades rotineiras para prevenção da transmissão do vírus, exceto aquelas que podem resultar em exposição a sangue, como o compartilhamento de lâminas de barbear e escovas de dente.

A transmissão vertical também é incomum (< 5%), estando mais associada a mães coinfectadas com o HIV e à realização de procedimentos invasivos durante a gestação, como amniocentese, não havendo diferença com relação à via do parto nem comprovação de transmissão pelo aleitamento materno.

A transmissão do HCV para profissionais de saúde após acidente perfurocortante ou exposição de mucosas a sangue é rara (< 3%), sendo maior com uso de agulhas com lúmen.

Levantamentos epidemiológicos e estudos sobre a transmissão do HCV ainda revelam percentuais em torno de 20% a 40% de pacientes infectados sem fatores de risco reconhecidos, o que levantou a suspeita para outras formas de transmissão, como tatuagens, *piercings*, procedimentos médicos e odontológicos invasivos, pedicure e manicure etc. Todas essas outras formas estão relacionadas com o reuso de materiais perfurocortan-

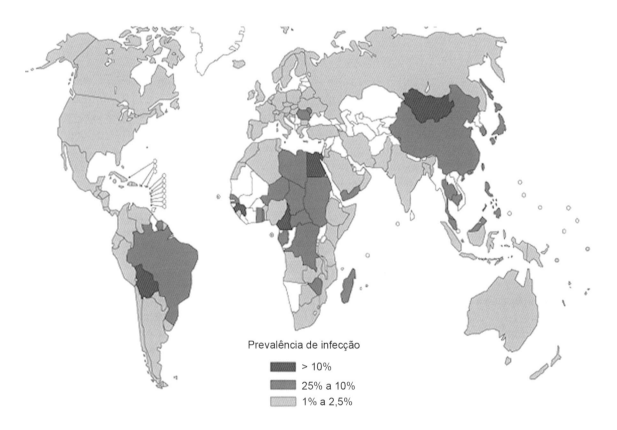

Figura 71.2 Prevalência de infecção pelo vírus da hepatite C no mundo. (Adaptada da World Health Organization. Internal travel and health. Disponível em: http://www.who.int/ith/maps/hepatitisc2007.jpg. Acessado em 31 de maio de 2011.)

tes sem esterilização adequada. O uso de seringas de vidro, prática ainda comum em países africanos e asiáticos, é apontado como causador de 2 milhões de novos casos por ano de hepatite C no mundo, segundo a OMS. No Brasil, o uso de seringas de vidro tem sido apontado como fator de risco importante em alguns grupos específicos, como atletas de futebol nas décadas de 1950 a 1980, quando era um hábito comum o uso de "fortificantes" intramusculares à base de glicose, para melhor rendimento físico, aplicados com seringas reutilizadas sem esterilização adequada.

A ocorrência dos casos de infecção pelo HCV varia entre as mais diversas regiões do globo terrestre. Alguns países têm elevada prevalência, como o Egito, onde o percentual de infectados alcança cifras em torno de 20%. No Brasil, os valores oscilam entre 0,8% e 2,89%, segundo estudos realizados entre doadores de sangue das diversas regiões do país. No entanto, alguns grupos específicos apresentam prevalência mais elevada, como demonstrado em estudos populacionais: presidiários (8,7%), moradores de rua (8,5%) e usuários de substâncias injetáveis (75%).

HEPATITE D

Em 1977 foi identificado um novo antígeno no núcleo dos hepatócitos de pacientes infectados pelo vírus da hepatite B, o antígeno Delta, que se apresentava em casos mais graves de hepatite B. Posteriormente, descobriu-se que se tratava de um novo vírus, chamado vírus da hepatite D (HDV).

O HDV é um vírus RNA defectivo que precisa do envelope proteico e do antígeno de superfície do vírus B para a transmissão viral, portanto a infecção só ocorre em indivíduos portadores agudos ou crônicos do HBV. Há dois padrões de infecção pelo HDV: coinfecção (aquisição simultânea de ambos os vírus, que provoca casos mais graves de hepatite aguda e progride para cronicidade em cerca de 5% dos adultos infectados) e superinfecção (aquisição do HDV por um portador crônico do HBV, que causa hepatite aguda grave com evolução para cronicidade na maioria dos casos, o que agrava o prognóstico).

Estima-se que 15 a 20 milhões de infectados pelo HBV estejam coinfectados pelo vírus Delta. A transmissão ocorre pela mesma via do HBV, mediante exposição parenteral a sangue e derivados, sendo o uso de substâncias injetáveis e a hemotransfusão os principais fatores de risco. No mundo ocidental, a transmissão sexual do HDV é pouco frequente, assim como a vertical.

No Brasil, o vírus Delta é prevalente na Região Amazônica, onde têm sido descritas altas taxas de morbidade e mortalidade pela coinfecção HBV-HDV. Estudos apontam que até 30% dos infectados pelo vírus B apresentam coinfecção pelo vírus Delta no Norte do país.

HEPATITE E

O vírus da hepatite E (HEV), descrito em 1983, é importante causa de hepatite aguda no Oriente Médio, Ásia, Europa e África, sendo em alguns países, como a Índia, mais prevalente do que a hepatite A. É um vírus RNA com duas principais espécies: a aviária e a mamífera, esta última causadora de doença em seres humanos e que tem como reservatório outros mamíferos, principalmente o porco.

O vírus é transmitido por via fecal-oral e é associado a casos esporádicos e surtos de infecção em países com baixos níveis sanitários e de infraestrutura, comumente associados a contaminação de fontes de água, sendo rara a transmissão pessoa a pessoa. Casos esporádicos em regiões de baixa endemicidade foram associados a consumo de carne de porco mal cozida, assim como foram relatados alguns casos de transmissão por via transfusional e vertical.

A hepatite E tem algumas características singulares, em relação às outras hepatites agudas virais, como elevada mortalidade em gestantes (aproximadamente 20%), enquanto na população geral a mortalidade não chega a 1%. Além disso, diferentemente da hepatite A, em que a infecção já é adquirida nos primeiros anos de vida, o HEV é mais frequente em adultos e idosos. Embora classicamente seja descrita como causa de hepatite aguda autolimitada, alguns casos de cronificação têm sido descritos, principalmente em pacientes transplantados.

SCREENING DAS HEPATITES

Como as hepatites crônicas são frequentemente assintomáticas e o diagnóstico precoce pode propiciar tratamento e erradicação viral antes que danos irreversíveis ao fígado estejam instalados, é importante a busca ativa de casos na comunidade, mediante a realização de testes de *screening* em pessoas com fatores de risco para a aquisição dos vírus (Quadro 71.1).

MANIFESTAÇÕES CLÍNICAS

HEPATITE AGUDA

Normalmente, o quadro clínico das hepatites virais agudas é semelhante, independentemente do agente etiológico, podendo variar desde casos assintomáticos, oligossintomáticos, formas anictéricas (que são a maioria), até formas ictéricas clássicas. É dividido em quatro períodos: incubação, prodrômico, ictérico e convalescença. O período de incubação varia de acordo com cada vírus, sendo de 2 a 4 semanas com o vírus A, 2 a 26 semanas com o vírus C, 4 a 24 semanas com o vírus B e cerca de 2 a

Quadro 71.1 Grupos populacionais que devem ser submetidos a *screening* para hepatites virais crônicas

Hepatite B	Hepatite C
Pacientes oriundos de áreas hiperendêmicas: Ásia, África, Amazônia, ilhas do Pacífico etc. Contatos sexuais e domiciliares de paciente HBsAg-positivo Usuários atuais ou pregressos de drogas injetáveis Pessoas com múltiplos parceiros sexuais ou história de DST Filhos de mães HBsAg-positivas Gestantes Pacientes de hemodiálise Infectados por HCV ou HIV Pacientes que serão submetidos a imunossupressão	Pacientes que receberam transfusão de sangue ou hemoderivados antes de 1992 Usuários atuais ou pregressos de drogas injetáveis ou intranasais que compartilhem utensílios Usuários atuais ou pregressos de material médico não estéril Pacientes de hemodiálise Contactantes que compartilhem utensílios cortantes com paciente anti-HCV-positivo Filhos de mães anti-HCV-positivas Pacientes infectados pelo HIV Parceiro sexual de paciente anti-HCV-positivo Profissional de saúde após acidente perfurocortante ou exposição mucosa a sangue e secreções de paciente anti-HCV-positivo

DST: doenças sexualmente transmissíveis.

8 semanas com o vírus E. Após o período de incubação se inicia o período prodrômico, que dura de 1 a 2 semanas e se caracteriza por sintomas inespecíficos de mal-estar, febre baixa, astenia, anorexia, náuseas, vômitos, diarreia, artralgias, mialgias, cefaleia, perversão do paladar e sintomas de vias aéreas superiores que se assemelham a um quadro gripal. Em 5% a 10% dos pacientes com hepatite B pode ocorre uma síndrome clínica semelhante à doença do soro, caracterizada por artrite, erupção cutânea, angioedema e, mais raramente, hematúria e proteinúria.

A fase ictérica surge com a regressão dos sintomas prodrômicos e se caracteriza por colúria, hipocolia fecal e icterícia, com ou sem prurido. É importante lembrar que a fase ictérica pode não ocorrer, principalmente com o HCV e, portanto, o diagnóstico de hepatite aguda pode passar despercebido. No exame físico pode ser detectada uma discreta hepatomegalia dolorosa. Esplenomegalia e adenopatia cervical podem ser encontradas em 10% a 25% dos casos.

Formas graves podem evoluir para o quadro temido de hepatite fulminante, que se caracteriza pelo desenvolvimento de sintomas de encefalopatia hepática em um paciente sem doença hepática prévia e deve ser suspeitada caso surjam agitação, desorientação e rebaixamento do nível de consciência. É uma condição de extrema gravidade e mau prognóstico.

Achados laboratoriais

O achado laboratorial mais marcante é a elevação das aminotransferases, na maioria das vezes acima de dez vezes o normal, mas que pode atingir níveis > 4.000UI/L, com predomínio de ALT, sem guardar relação com o prognóstico. Ocorre aumento das bilirrubinas, com predomínio da fração direta em níveis geralmente < 10mg/dL, porém podendo atingir níveis mais elevados, principalmente nas formas graves e nas colestáticas. Pode ocorrer aumento discreto da fosfatase alcalina (FA) e da gamaglutamil-transferase (γ-GT), com exceção das formas colestáticas, quando então podem chegar a valores mais elevados. No hemograma pode ser detectada uma neutropenia com linfocitose, e presença de linfócitos atípicos (2% a 20%). Leucocitose neutrocítica é rara e ocorre, geralmente, nos casos que evoluem para hepatite fulminante. O principal marcador prognóstico nas hepatites agudas é o tempo de protrombina, cujo alargamento progressivo e marcante pode ser prenúncio de evolução para forma fulminante. Nesses casos, pode ser ocasionalmente observada queda rápida das transaminases com aumento dos níveis de bilirrubinas, o chamado "sinal da cruz".

HEPATITE CRÔNICA

A hepatite crônica geralmente é assintomática ou aligossintomática, sendo os sintomas mais comuns fadiga, anorexia e perda de peso. Com frequência, manifesta-se já com evidências clínicas de doença hepática avançada, como ascite, edema de membros, encefalopatia ou hemorragia digestiva. Caracteristicamente, o padrão de transaminases se inverte, com predomínio de AST sobre ALT, estando as duas em níveis geralmente baixos e com elevações intermitentes. Em casos com insuficiência hepática já instalada podem ser observados: hipoalbuminemia, hiperbilirrubinemia e alargamento do INR.

APRESENTAÇÕES ATÍPICAS

- **Hepatite A colestática:** alguns pacientes com HAV podem evoluir com marcada icterícia, prurido intenso, diarreia e perda de peso, nos quais os níveis de bilirrubina são geralmente > 10mg/dL com elevação importante da FA e da GGT e subida discreta das dos níveis aminotransferases. Esse quadro pode se prolongar por mais de 12 semanas, às vezes até 1 ano, porém com recuperação completa do quadro hepático.
- **Hepatite A bimodal:** cerca de 3% a 20% dos pacientes com HAV podem ter um curso relapsante; nesse caso,

após aparente melhora clínica, ocorre nova piora dos padrões laboratoriais, com cerca de 50% dos pacientes tornando-se novamente sintomáticos, porém de modo mais brando, voltando a apresentar eliminação viral nas fezes e anti-HAV IgM positivo. Esses relapsos podem se prolongar por mais de 1 ano, o que não deve ser considerado cronificação da HAV, já que, felizmente, o prognóstico é excelente, com recuperação completa.

- **Manifestações extra-hepáticas:** o HAV pode estar relacionado com manifestações extra-hepáticas, como artralgias e *rash* evanescente, em cerca de 10% dos pacientes. Manifestações mais raras, geralmente decorrentes de imunocomplexos, são: vasculite leucocitoclástica, miocardite, artrite, glomerulonefrite, neurite óptica, mielite transversa, trombocitopenia, crioglobulinemia e anemia aplásica. Cerca de 10% a 20% dos pacientes com hepatite B apresentam manifestações extra-hepáticas, sendo as de maior importância a poliarterite nodosa, na qual 30% dos pacientes têm HBsAg positivo, e as glomerulonefrites, principalmente a membranosa e, em menor proporção, a membranoproliferativa. Outras manifestações são: artrite, angioedema, *rash* cutâneo e polineuropatia periférica. A hepatite C está relacionada com várias manifestações extra-hepáticas, como crioglobulinemia mista essencial, vasculite leucocitoclástica, depressão, linfomas, tireoidites, sialoadenite, porfiria cutânea tarda, líquen plano, gamopatia monoclonal, autoanticorpos circulantes, púrpura trombocitopênica autoimune, miocardite e doenças renais, principalmente as glomerulonefrites membranoproliferativa e, menos frequentemente, membranosa.

DIAGNÓSTICO SOROLÓGICO

Hepatite A

Poucos dias antes do início das manifestações clínicas aparece no sangue o anticorpo anti-HAV da classe IgM, que fica positivo por cerca de 4 a 6 meses, sendo necessária sua presença para firmar o diagnóstico da hepatite A aguda. O anti-HAV IgG aparece no soro no início da fase de convalescença e permanece positivo indefinidamente, impedindo a reinfecção. Nunca é demais ressaltar que o achado de anti-HAV IgG positivo é muito frequente no Brasil, não significando infecção atual pelo vírus A e sim imunidade prévia.

Hepatite B

O diagnóstico laboratorial da hepatite B é baseado na pesquisa de antígenos e anticorpos, além da determinação da quantificação do HBV-DNA. O HBcAg não é secretado pelo vírus, não sendo, portanto, encontrado no sangue, apenas no hepatócito:

- **HBsAg:** antígeno de superfície, aparece no soro, geralmente, 4 a 12 semanas após o contágio, sendo detectado antes do início dos sintomas e desaparecendo normalmente após 4 meses; quando persiste por mais de 6 meses, indica infecção crônica.
- **HBeAg:** surge logo após a positivação do HBsAg e geralmente está associado a alto grau de replicação viral, infectividade e lesão hepática. Desaparece precocemente na hepatite B aguda, o que indica uma fase de decréscimo da replicação viral e da atividade inflamatória hepática. Sua persistência por mais de 3 meses está associada a uma maior taxa de progressão para cronicidade. Existem ainda pacientes que, apesar do desaparecimento do HBeAg, ainda persistem com alta replicação viral e atividade inflamatória hepática; nesses casos ocorre uma mutação chamada pré-*core*, sendo diagnosticada replicação viral mediante a quantificação do HBV-DNA.
- **Anti-HBc:** o anti-HBc IgM surge concomitantemente com as manifestações clínicas e permanece positivo por 4 a 6 meses, servindo como marcador de hepatite aguda. Esse anticorpo pode ainda voltar a positivar em casos de exacerbações da hepatite B crônica. No período compreendido entre a negativação do HBsAg e o surgimento do anti-HBs, chamado de janela imunológica, pode ser o único marcador presente. O anti-HBc IgG surge no final da fase sintomática e persiste positivo indefinidamente, sendo considerado o melhor marcador de contato com o HBV.
- **Anti-HBe:** surge após a negativação do HBeAg e, geralmente, indica baixa taxa ou ausência de replicação viral, exceto nos casos de mutação pré-*core*.
- **Anti-HBs:** surge após a negativação do HBsAg. Considerado marcador de cura e sua presença impede reinfecções. É o único marcador positivo em pacientes imunes após vacinação.
- **HBV-DNA:** o método mais utilizado para detecção do DNA é a reação em cadeia da polimerase (PCR), com ensaios clínicos utilizados na prática com limites de sensibilidade de 50 a 200UI/mL. Essa quantificação é importante na avaliação dos pacientes e na monitorização do tratamento.

O Quadro 71.3 apresenta os perfis sorológicos das várias fases evolutivas da hepatite B.

Cerca de 10% a 20% dos pacientes com alguma sorologia positiva para o HBV apresentam o perfil conhecido como anti-HBc isolado, ou seja, têm o anti-HBc total como o único exame sorológico positivo para o HBV,

Quadro 71.3 Interpretação dos perfis sorológicos da hepatite B

Fase evolutiva	HBsAg	Anti-HBc	HBeAg	Anti-HBs	HBV-DNA
Fase aguda precoce	pos.	IgM pos. IgG neg.	pos.	neg.	pos.
Janela imunológica	neg.	IgM pos. IgG neg.	neg.	neg.	pos.
Hepatite crônica replicativa	pos.	IgG pos.	pos.	neg.	pos.
Fase não replicativa (portador "são")	pos.	IgG pos.	neg.	neg.	neg. ou baixo
Reativação da hepatite crônica (*flare*)	pos.	IgM pos. IgG pos.	pos.	neg.	pos.
Mutação pré-*core*	pos.	IgG pos.	neg.	neg.	> 2.000UI/mL
Resolução – imune	neg.	IgG pos.	neg.	pos.	neg.
Imunidade vacinal	neg.	neg.	neg.	pos.	neg.

Pos.: positivo; neg.: negativo.

com HBsAg e anti-HBs negativos. As possíveis justificativas para esse perfil atípico são:

- Anti-HBc falso-positivo.
- Imunidade por infecção prévia em que os níveis de anti-HBs declinaram com o passar do tempo.
- Hepatite B oculta: infecção crônica pelo HBV com níveis indetectáveis de HBsAg, mas HBV-DNA positivo – mais comum nas regiões hiperendêmicas e nos coinfectados com HIV ou HCV.
- Janela imunológica: infecção recente em que já ocorreu *clearance* do HBsAg e o anti-HBs ainda não positivou, estando positivo apenas o anti-HBc IgM.

Para esclarecimento diagnóstico recomenda-se a repetição da pesquisa do anti-HBc para exclusão dos falso-positivos. Caso o perfil sorológico persista mostrando anti-HBc positivo com anti-HBs e HBsAg negativos, a conduta mais prática consiste na aplicação de uma dose da vacina contra o HBV e na repetição da pesquisa do anti-HBs após 15 dias. Caso o paciente tenha imunidade prévia, ocorrerá resposta anamnéstica com positivação do anti-HBs. A Figura 71.3 apresenta um esquema algorítmico para avaliação e condução destes casos.

Hepatite C

O anti-HCV aparece no soro cerca de 8 a 12 semanas após o contágio e pode ser detectado por ensaio imunoenzimático (ELISA). Os ensaios de terceira geração têm obtido especificidade de até 99%. No entanto, o achado de anti-HCV positivo não define isoladamente a presença de infecção ativa e deve ser interpretado como contato prévio com o vírus C, exigindo sempre complementação com a pesquisa do HCV-RNA. Falso-positivos podem ocorrer em populações com baixa incidência de infecção pelo vírus C e falso-negativos podem ocorrer com imunossupressão grave, como infecção pelo HIV, receptores de transplantes, hipo ou agamaglobulinemia e pacientes em diálise. A detecção do RNA viral pode ser realizada com a técnica de PCR, tornando-se positiva cerca de 3 semanas após o contágio. Historicamente, testes qualitativos têm sido mais sensíveis do que os testes quantitativos, porém as novas técnicas de PCR em tempo real possibilitam uma sensibilidade de 10 a 50UI/mL. Na hepatite C aguda, normalmente o anti-HCV está negativo, sendo o diagnóstico realizado mediante a detecção do HCV-RNA. Casos com anti-HCV positivo e HCV-RNA negativo geralmente representam pacientes que eliminaram o vírus espontaneamente ou após tratamento antiviral. Menos comumente foram descritos casos de viremia intermitente em pacientes renais crônicos ou PCR falso-negativa, o que pode ocorrer em pacientes com crioglobulinemia ou com acondicionamento inadequado da amostra. Antes do início do tratamento é essencial a determinação do genótipo por técnicas de biologia molecular, o que determinará o esquema terapêutico.

Hepatite D

A produção de anticorpos contra o HDAg (anti-HDV IgM e IgG) só ocorre cerca de 30 a 40 dias após o aparecimento dos sintomas, sendo necessária a repetição do exame após esse prazo para flagar a soroconversão e, assim, estabelecer o diagnóstico de hepatite D aguda. Na prática clínica não se encontram disponíveis testes para detecção do HDVAg e anti-HDV IgM, sendo encontrado apenas o anti-HDV total.

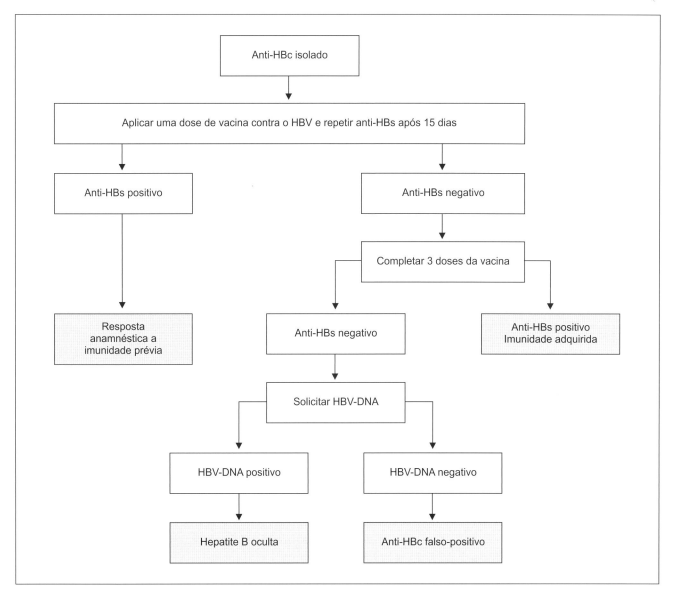

Figura 71.3 Esquema algorítmico para avaliação e manejo dos pacientes com anti-HBc isolado.

HEPATITE E

Pode ser diagnosticada por meio da pesquisa do anticorpo anti-HEV IgM já no início dos sintomas, servindo para o diagnóstico de infecção aguda. O anti-HEV IgG aparece tardiamente e persiste indefinidamente.

Em síntese, quando se encontra um paciente com quadro clínico e laboratorial compatível com hepatite viral aguda, devem ser solicitados: HBsAg, anti-HAV IgM e anti-HBc IgM, sendo opcional a pesquisa do anti-HCV nesse momento, já que é rara a apresentação aguda da hepatite C. O anti-HEV poderá ser solicitado quando todos os outros marcadores forem negativos. Na investigação de uma hepatite crônica, a solicitação mínima deverá ser de anti-HBc IgG e anti-HCV. Caso o anti-HBc esteja positivo, deverão ser solicitados: HBsAg, anti-HBs, HBeAg e anti-HBe. Caso o anti-HCV seja positivo, a infecção deverá ser confirmada por meio da pesquisa do HCV-RNA.

AVALIAÇÃO PRÉ-TRATAMENTO

Antes do início do tratamento das hepatites virais crônicas é importante a determinação de algumas variáveis, como *status* funcional do fígado (mediante a dosagem de aminotransferases, INR, albumina, bilirrubinas, fosfatase alcalina e γ-GT), existência de condições que possibilitem o tratamento (hemograma com plaquetas, creatinina), estadiamento da doença hepática (ultrassonografia e biópsia hepática) e caracterização do vírus (na hepatite B: HBeAg e carga viral; na hepatite C: genótipo e carga viral). Ainda não fazem parte da rotina clínica, mas podem ser úteis em futuro próximo: genotipagem do HBV e determinação do polimorfismo da IL28B nos infectados pelo HCV.

A avaliação do grau de fibrose é ponto importante na decisão terapêutica, o que pode ser obtido, geralmente, mediante a realização de biópsia hepática. A biópsia percutânea com agulha é preferida por promover a retirada de fragmentos de áreas distantes da cápsula de Glisson, já que as áreas subcapsulares mostram muitas alterações inespecíficas. Além disso, a biópsia transcutânea dispensa anestesia geral e reduz o custo do procedimento; sempre que possível, deve ser realizada com o auxílio de ultrassonografia. São contraindicações à realização de biópsia hepática percutânea: coagulopatia grave (plaquetas < 60.000/mm^3 ou atividade enzimática < 50%), hepatopatia descompensada e obesidade mórbida (contraindicação relativa).

A necessidade de biópsia hepática é um ponto polêmico, com alguns profissionais indicando-a rotineiramente em pacientes com hepatite crônica para determinação de estadiamento e prognóstico, enquanto outros a consideram dispensável em algumas situações. O atual protocolo do Ministério da Saúde para tratamento da hepatite B exige realização de biópsia apenas nos pacientes HBeAg-negativos com carga viral intermediária (entre 1.000 e 10.000UI/mL).

Os protocolos atuais de tratamento do HCV recomendam a realização de biópsia hepática em todos os pacientes comprovadamente infectados (HCV-RNA-positivos), independente dos níveis de aminotransferases. São exceções a essa regra: portadores de coagulopatias congênitas, coinfectados pelo HIV e aqueles com indícios clínicos e ultrassonográficos suficientes para o diagnóstico de cirrose, além dos pacientes com manifestações extra-hepáticas que exijam tratamento antiviral, independente da doença hepática. O atual protocolo do Ministério da Saúde para o tratamento do HCV considerou a biópsia hepática facultativa para indicação de tratamento nos pacientes infectados pelos genótipos 2 e 3.

A análise histológica deverá obedecer a alguma classificação, sendo a mais utilizada a de METAVIR, que atribui pontos de 0 a 4 para atividade inflamatória e fibrose, sendo 0 a ausência de fibrose e 4 a presença de cirrose.

DIAGNÓSTICO DIFERENCIAL

a. **Da hepatite aguda:** uma ampla variedade de condições clínicas podem se apresentar como hepatite aguda, fazendo parte do diagnóstico diferencial das hepatites pelo vírus A, B, C, D e E (Quadro 71.4). Importante ter em mente que poucas condições clínicas cursam com transaminases > 1.000mg/dL: hepatites virais, hepatite isquêmica, hepatite por medicamentos e hepatite autoimune.

b. **Das hepatites crônicas:** o diagnóstico diferencial das hepatites virais crônicas é buscado, geralmente, nos casos em que há alterações assintomáticas das enzimas hepáticas ou se evidenciam sinais de insuficiência hepática crônica e hipertensão porta e as sorologias para vírus B e C são negativas. Uma lista dessas condições pode ser vista no Quadro 71.5, tendo a maioria das etiologias testes de *screening* específicos, porém, na maioria das vezes, faz-se necessária biópsia hepática para confirmação diagnóstica.

HISTÓRIA NATURAL

Como os vírus B e C são os principais agentes etiológicos das hepatites crônicas, é essencial conhecer a evolução dessas doenças, assim como os fatores relacionados com sua progressão.

HEPATITE B

A história natural da infecção pelo HBV é resultado de uma interação complexa entre a replicação viral, a resposta imune do hospedeiro e fatores ambientais.

Risco de cronificação

O risco de cronificação da infecção pelo HBV e a apresentação clínica como forma ictérica são determinados, principalmente, pela idade no momento da aquisição do vírus (Quadro 71.6) e pelo estado imunológico do paciente.

Fases evolutivas do HBV

A evolução da hepatite B crônica pode ser dividida em quatro fases, embora nem todos os pacientes atravessem todas as fases e a duração de cada uma delas seja extremamente variável (Figura 71.4):

- **Fase imunotolerante:** observada, principalmente, nos pacientes que se infectam no período perinatal por meio de transmissão materno-fetal. Nessa fase, o sistema imune não reconhece o vírus e, portanto, não desencadeia resposta das células T citotóxicas. Essa fase tem duração variável, de acordo com o genótipo do HBV, mas pode durar até 40 anos. Caracteriza-se por valores elevados de carga viral (HBV-DNA > 10 milhões UI/mL), HBeAg positivo, aminotransferases normais e biópsia com atividade inflamatória e fibrose ausentes ou mínimas.
- **Fase imunoativa:** o organismo começa a reconhecer o HBV como estranho, desencadeando resposta imune que leva ao desenvolvimento de inflamação do parênquima hepático. Essa fase se caracteriza por HBeAg positivo, HBV-DNA em valores altos (embora menores do que na fase imunotolerante), aminotransfera-

CAPÍTULO 71 Hepatites Virais

Quadro 71.4 Diagnóstico diferencial das hepatites virais agudas

Mononucleose infecciosa	Febre alta, toxemia, poliadenopatia cervical, dor de garganta intensa, exantema. Linfocitose atípica > 10%. Diagnóstico com sorologia específica
Citomegalovírus	Síndrome mononucleose-*like* com elevação de transaminases 3 a 4 × o normal. É causa de hepatite grave após transplante hepático. Diagnóstico com sorologia específica e pesquisa viral por PCR
Leptospirose	Icterícia, mialgia, principalmente em panturrilhas, efusão conjuntival, fenômenos hemorrágicos, IRA com hipopotassemia, grande elevação de CK, hemograma com leucocitose e desvio à esquerda, plaquetopenia, AST > ALT e geralmente < 200mg/dL
Icterícia transinfecciosa	Ocorre em quadros de infecções bacterianas extra-hepáticas, sendo caracterizada geralmente por colestase intra-hepática, com aumento da bilirrubina direta e discretas elevações de FA, γ-GT e transaminases. Melhora geralmente após 3 a 5 dias de antibioticoterapia
Toxoplasmose	Quadro clínico mononucleose-*like*, diagnóstico com sorologia específica
Hepatite por medicamentos	Deve ser realizada investigação detalhada das substâncias usadas recentemente, assim como de compostos fitoterápicos
Hepatite isquêmica	Após parada cardíaca, hipotensão prolongada ou insuficiência cardíaca direita grave
Colangite	Quadro agudo de febre alta, dor em hipocôndrio direito, icterícia, hemograma com leucocitose e desvio à esquerda, predomínio de elevação de FA e γ-GT, transaminases com leve aumento, raramente > 1.000mg/dL. São importantes exames de imagem para o diagnóstico diferencial
Esteatose aguda da gravidez	Ocorre no 3º trimestre, com elevações moderadas das transaminases, acompanhadas de icterícia e outros sinais de insuficiência hepática aguda
Hepatite autoimune	Presença de hipergamaglobulinemia, FAN, antimúsculo liso ou anti-LKM 1
Hepatite alcoólica	Geralmente AST > ALT, na razão 2:1, transaminases geralmente < 300mg/dL, intensa elevação de bilirrubinas e hemograma com leucocitose e desvio à esquerda
Febre tifoide	Presença de diarreia alternando com constipação, dissociação pulso-temperatura, hemograma com leucopenia com desvio à esquerda e anaeosinofilia. Diagnóstico sorológico e por coprocultura, hemocultura ou mielocultura
Dengue	Síndrome febril aguda com plaquetopenia e leucopenia. Elevações de transaminases em 50% dos casos, geralmente 2 a 5 × os valores de referência
Doença de Wilson	Pode se apresentar agudamente, ceruloplasmina baixa, anéis de Kayser-Fleischer, dosagem de cobre urinário elevada
Febre amarela	História de viagem para região endêmica. Quadro de sepse grave com disfunção múltipla de órgãos. Insuficiência hepática aguda com transaminases > 1.000mg/dL, evoluindo com encefalopatia hepática, diáteses hemorrágicas, hipoglicemias, síndrome hepatorrenal

ses elevadas e doença ativa à biópsia. Quanto maior a duração dessa fase, maiores o comprometimento do parênquima hepático e o risco de evolução para cirrose. A atividade do sistema imune pode suprimir a replicação viral e induzir a soroconversão do HBeAg em cerca de 10% a 20% dos casos ao ano. O *clearance* do antígeno "e" pode ser precedido por exacerbações bioquímicas e até clínicas, cuja manifestação pode assemelhar-se a uma hepatite aguda, inclusive com positivação do anti-HBc IgM e sinais de insuficiência hepática aguda.

- **Fase inativa:** essa fase se caracteriza por ausência de replicação viral, HBeAg negativo, anti-HBe positivo e HBV-DNA negativo ou em valores < 2.000UI/mL. A atividade inflamatória tende a cessar e ocorrer regressão da fibrose hepática. A maioria dos pacientes tende a permanecer nessa fase por muitos anos, às vezes a vida inteira. O *clearance* do HBsAg ocorre em menos de 1% dos cronicamente infectados ao ano, com ou sem positivação do anti-HBs. Embora esses pacientes tenham seu processo de evolução para cirrose interrompido, e o risco de desenvolvimento de hepatocarcinoma (HCC) reduzido, este permanece elevado em relação ao da população geral.

- **Fase de reativação:** alguns pacientes (20% a 40%) podem apresentar reversão para fase imunoativa, com retorno da replicação viral. Isso pode ocorrer em consequência de imunossupressão do hospedeiro ou

Quadro 71.5 Diagnóstico diferencial das hepatites virais crônicas

Esteato-hepatite não alcoólica	Geralmente em pacientes > 45 anos, mulheres, com *diabetes mellitus* e obesidade
Hepatite alcoólica crônica	Consumo crônico de etanol > 60 a 80g/dia para homens e 30g/dia para mulheres por mais de 10 anos
Hepatite autoimune	Geralmente mulheres jovens e de meia-idade, com hipergamaglobulinemia em 80% dos casos; FAN, anti-LKM 1, antimúsculo liso podem ser positivos
Cirrose biliar primária	Predomínio absoluto em mulheres de meia-idade com elevações crônicas de FA e prurido. Antimitocôndria positivo em 90% a 95% dos casos
Colangite autoimune	Geralmente pacientes com quadro colestático crônico e antimitocôndria negativo
Colangite esclerosante primária	Predomínio em homens jovens, associada em 70% a 75% dos casos a doença inflamatória intestinal
Hemocromatose hereditária	Teste de *screening*: saturação de transferrina > 45%, história familiar positiva
Doença de Wilson	Geralmente em pessoas < 40 anos, com doença neurológica e anemia hemolítica associada. *Screening* com dosagem de ceruloplasmina, reduzida em 85% dos casos (< 20mg/dL). Pesquisa dos anéis de Kayser-Fleischer e dosagem do cobre em urina de 24h (>100μg/dia)
Deficiência de alfa-1-antitripsina	Enfisema pulmonar em jovens ou desproporcional ao grau de tabagismo. Dosagem sérica pode ter falso-negativos; melhor exame é o fenótipo da alfa-1-antitripsina

Quadro 71.6 Risco de cronificação do HBV de acordo com a idade quando da contaminação

Modo de transmissão	Idade à contaminação	Hepatite aguda ictérica	Cronificação do HBV
Perinatal – mãe HBeAg-positiva	Recém-nascido	< 1%	> 90%
Perinatal – mãe HBeAg-negativa	Recém-nascido	5%	< 15%
Horizontal	Nos primeiros 2 anos de vida	< 10%	50%
Horizontal	Dois a 5 anos	9%	30%
Horizontal	Cinco a 10 anos	10%	16%
Horizontal	Maior de 10 anos	10% a 33%	< 10%

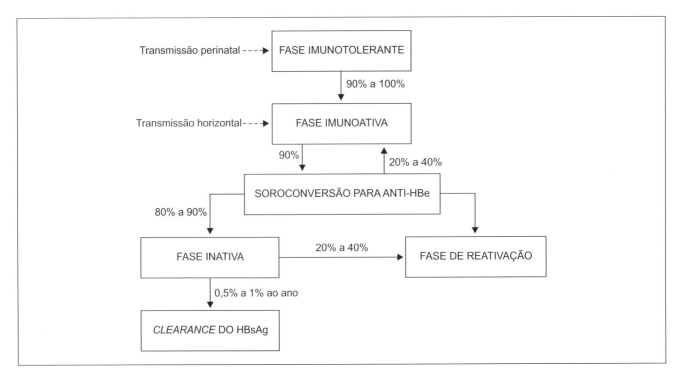

Figura 71.4 Esquema algorítmico das fases evolutivas da hepatite B.

de mutações virais que escapam à vigilância imunológica. Os que desenvolvem replicação ativa com HBeAg negativo e anti-HBe positivo geralmente desenvolvem uma variante genética com mutação nos genes pré-*core* ou *core promoter* e se caracterizam clinicamente por carga viral mais baixa dos que os HBeAg-positivos, curso clinicolaboratorial flutuante, e são mais idosos e com doença mais avançada.

Risco de HCC e cirrose

O risco de evolução para cirrose e de desenvolvimento de HCC é diretamente influenciado por vários aspectos demográficos, virológicos e ambientais (Quadro 71.7). Estima-se que, entre os indivíduos infectados verticalmente, 5% desenvolverão HCC a cada década, risco cerca de 100 vezes maior do que o da população geral. Vale a pena ressaltar a importância da exposição à aflatoxina, micotoxina produzida pelos *Aspergillus* encontrada em grãos e outros alimentos armazenados e que tem ação sinergística com o HBV no desenvolvimento do HCC. É importante também lembrar que o HBV tem potencial oncogênico direto, já que 30% a 50% dos casos de HCC associados ao HBV ocorram em fígados não cirróticos. Diferentemente do que será descrito com relação ao HCV, a presença de síndrome metabólica e diabetes não foi relacionada com pior evolução da hepatite B crônica.

Hepatite C

Cerca de 80% dos pacientes que se contaminam com o HCV serão incapazes de eliminar o vírus espontaneamente, evoluindo para uma fase crônica oligossintomática, lentamente progressiva. O mecanismo responsável pela alta taxa de cronificação ainda não está claro, mas pode estar relacionado com a diversidade genética do vírus e sua tendência a desenvolver mutações precocemente, permitindo o escape ao ataque do sistema imune. Características do hospedeiro também parecem influenciar a capacidade de *clearance* espontâneo do vírus, como o polimorfismo da IL28B, de acordo com o qual 50% dos pacientes com perfil CC apresentarão cura espontânea, contra apenas 16% daqueles com perfil TT.

Estudos de acompanhamento a longo prazo mostraram que cerca de 50% dos cronicamente infectados pelo HCV desenvolverão cirrose. Uma metanálise mostrou que o risco de cirrose 20 anos após o contágio é, em média, de 16%, variando de 14% a 80% a depender do subgrupo em estudo. Vários fatores podem ser determinantes do ritmo de progressão da doença, entre eles vale a pena ressaltar: idade à infecção (quanto mais velho o paciente por ocasião da infecção, mais rápida a evolução), sexo (mulheres progridem mais lentamente), obesidade, resistência insulínica, coinfecção com HIV ou HBV, consumo alcoólico (mesmo em baixas doses, pois estimula a replicação viral), forma de contágio (a via transfusional tem progressão mais rápida) e consumo de maconha. Por outro lado, alguns estudos têm sugerido um papel protetor do consumo regular de café na progressão da hepatite C.

O HCV está associado a um terço dos casos de HCC no mundo ocidental, embora o mecanismo ainda não esteja claro, já que ele não parece ter potencial oncogênico direto. A maioria dos casos de HCC associados ao HCV ocorre em pacientes com graus avançados de fibrose. Após o estabelecimento de cirrose, 0 a 3% ao ano desenvolverão HCC, sendo esse risco mais elevado em homens, portadores de diabetes e esteatose, coinfectados pelo HBV ou HIV e naqueles com consumo regular de álcool.

TRATAMENTO

Hepatite Aguda

O tratamento das hepatites agudas é geralmente de suporte, exceção feita apenas para indicações ocasionais de tratamento antiviral nas hepatites B e C (ver adiante). Embora ainda seja um pensamento arraigado em al-

Quadro 71.7 Fatores de risco para evolução para cirrose e desenvolvimento de HCC em pacientes com hepatite B

Fator de risco	Cirrose hepática	Hepatocarcinoma
Sexo masculino	+++	+
Idade > 40 anos	+++	+++
História familiar de HCC	+	+++
Consumo regular de álcool	+	+
Tabagismo	+	+
Exposição a aflatoxina	Desconhecido	+++
Genótipo C do HBV	++	+++
HBV-DNA > 20.000UI/mL em pessoas > 40 anos	+++	+++
Coinfecção com HCV, HIV e Delta	+++	+++
Cirrose hepática		+++
Mutação do *core promoter*	+	+++

guns grupos populacionais, há evidências incontestáveis de que a manutenção de regime de repouso rigoroso não influencia a evolução clínica desses pacientes. Estudo publicado em 1955 descrevendo epidemia de hepatite em militares após a Segunda Guerra Mundial não encontrou diferenças no curso clinicolaboratorial entre aqueles que foram mantidos restritos ao leito e aqueles que eram orientados a manter repouso apenas quando sentissem necessidade. Alguns pacientes, inclusive, foram submetidos a treinamentos militares extenuantes, após a cessação dos sintomas, sem ter piora clínica. Resultados semelhantes foram obtidos durante a Guerra do Vietnã. Dessa maneira, recomenda-se que o paciente mantenha repouso relativo nos primeiros dias da doença, o que será determinado posteriormente por sua disposição física.

Do mesmo modo, restrições dietéticas ou suplementação de vitaminas não se mostraram efetivas em reduzir a duração da doença ou melhorar sintomas ou o prognóstico. Uma alimentação balanceada é recomendada, e medicações para náuseas podem ser utilizadas nos primeiros dias da doença. Reposição parenteral de vitamina K pode ser feita em pacientes com alargamento do INR, para diferenciar disfunção hepatocelular de deficiência de vitamina K, que pode ser vista em pacientes com colestase prolongada.

O uso judicioso de medicações no curso de uma hepatite aguda é de suma importância e somente aquelas rigorosamente essenciais devem ser mantidas. Sintomáticos podem ser utilizados, como analgésicos (paracetamol em doses de até 2g/dia) e antieméticos (como metoclopramida). O prurido da colestase pode ser manejado com colestiramina.

Outro ponto geralmente superestimado refere-se ao risco do consumo de álcool durante a convalescença de uma hepatite aguda. Não existe evidência de que o consumo de quantidades moderadas de álcool (até 26g/dia) esteja associado a recidivas ou aumento do risco de cronificação. Desse modo, recomenda-se abstinência alcoólica durante a fase aguda da doença, mas mantê-la por 6 meses é desnecessário.

Acompanhamento

A frequência de reavaliações do paciente será determinada pela gravidade dos sintomas e das alterações laboratoriais, lembrando que o principal marcador prognóstico em uma hepatite aguda é o tempo de protrombina e que os níveis de transaminases não têm valor prognóstico. Em geral, recomenda-se reavaliação clinicolaboratorial semanal durante o período ictérico, espaçando essas avaliações após o desaparecimento da icterícia, até a normalização das aminotransferases, o que pode demorar meses. Reavaliações mais frequentes podem ser necessárias na fase aguda, quando os sintomas são intensos, ou se existe alargamento do INR. É também importante lembrar que nos casos de hepatite B aguda é necessário manter o acompanhamento até o desaparecimento do HBsAg e o surgimento do anti-HBs, assim como nos casos de hepatite C aguda até a negativação da viremia, a fim de monitorizar a evolução para cronicidade.

Quadro 71.8 Indicações de internamento em caso de hepatite aguda

Vômitos incoercíveis com desidratação
Alargamento progressivo do INR
Confusão mental
Distúrbios de comportamento
Ascite

Indicações de internamento

O tratamento das hepatites agudas é geralmente ambulatorial, reservando-se o tratamento hospitalar para casos com indícios de gravidade ou preditivos de evolução para insuficiência hepática aguda (Quadro 71.8). Os casos que evoluem com sinais significativos de insuficiência hepática devem ser encaminhados para centros com serviço de transplante hepático.

Tratamento da forma colestática da HVA

Nos pacientes com formas colestáticas intensas e prolongadas da hepatite A, pode-se utilizar um curso de prednisona na dose de 30 a 40mg/dia, com desmame em 2 a 4 semanas, o que foi associado a redução de icterícia, prurido e fadiga.

Tratamento da HBV aguda

Como cerca de 95% dos pacientes adultos que desenvolvem hepatite B aguda ictérica evoluirão para cura espontânea e apenas 1% apresentará insuficiência hepática aguda, não há indicação de tratamento antiviral rotineiro nesses casos, especulando-se inclusive sobre risco teórico de aumento da taxa de cronificação por conta da redução da viremia que poderia reduzir a resposta imune. No entanto, algumas séries de casos e estudos de coorte têm demonstrado melhora na sobrevida de pacientes com HVB aguda grave ou fulminante tratados com análogos nucleotídeos. Embora um ensaio clínico randomizado realizado na Índia tenha falhado em demonstrar benefício clínico do uso da lamivudina nesses casos, o consenso da AASLD recomenda uso de antivirais em pacientes com hepatite B aguda grave (encefalopatia ou INR > 1,6) ou de curso protraído (INR em ascensão e icterícia intensa após 4 semanas de evolução). A lamivudina é o agente de escolha nesses casos e deverá ser mantida até a comprovação de negativação do HBsAg (dois exames com 4 semanas de intervalo).

Tratamento da HVC aguda

O tratamento da forma aguda da hepatite C (HVC) é menos estudado do que o das formas crônicas, mas, apesar dos benefícios demonstrados nos estudos realizados até o momento, não há consenso sobre o momento ideal de início de tratamento ou sua duração. As formas agudas sintomáticas evoluem frequentemente para cura espontânea (50% a 60%), o que raramente é observado nos casos assintomáticos, mas a quase totalidade dos pacientes que desenvolvem *clearance* viral espontâneo o fazem até a 14ª semana de doença. Por outro lado, a eficácia do tratamento antiviral é reduzida quando este é iniciado após a 20ª semana. Dessa maneira, o tratamento antiviral dos pacientes sintomáticos deve ser oferecido apenas aos que persistirem virêmicos na 12ª semana de sintomas. Existem poucos dados sobre o tratamento dos pacientes assintomáticos, mas como eles raramente desenvolvem cura espontânea, seria razoável indicar tratamento nesses casos logo após o diagnóstico. Vale ressaltar também que os pacientes que negativam precocemente o HCV-RNA podem apresentar recidiva da infecção; por isso, recomenda-se o acompanhamento mensal com pesquisa do HCV-RNA pelos próximos 3 meses.

Diferentemente das fases crônicas, não houve diferença significativa nos resultados do tratamento das HVC agudas quando comparados grupos com e sem ribavirina; portanto, a monoterapia com interferon convencional ou peguilado é preconizada. Embora ainda seja alvo de estudos em andamento, a duração do tratamento nas fases agudas pode ser reduzida em relação ao das fases crônicas, preconizando-se 12 semanas para aqueles pacientes infectados pelos genótipos 2 e 3 e aos infectados pelo genótipo 1 que estiverem com viremia negativa na 4ª semana de tratamento, enquanto todos os outros casos devem ser tratados por 24 semanas. O esquema descrito atinge resultados quanto à resposta virológica sustentada acima de 80%.

HEPATITE CRÔNICA

Um dos pontos importantes no primeiro atendimento de pacientes com hepatites virais crônicas consiste no aconselhamento e na educação sobre a doença. Alguns pacientes encontram-se muito apreensivos, com temor exagerado de serem portadores de uma doença muito grave que vá colocá-los em risco iminente de vida. Nessas ocasiões, cabe ao médico explicar ao paciente, em palavras acessíveis, um pouco da história natural da doença, das etapas de investigação e tratamento, assim como esclarecê-lo sobre as medidas para prevenção de transmissão da infecção para seus contactantes (ver Quadro 71.16).

O objetivo geral do tratamento das hepatites virais crônicas é a prevenção do desenvolvimento de cirrose, insuficiência hepática e hepatocarcinoma. Como os potenciais benefícios do tratamento na redução dessas complicações e da mortalidade só poderão ser observados após um seguimento de muitos anos, *end-points* intermediários e mais facilmente avaliados são utilizados na prática clínica, como negativação ou redução da viremia, normalização das aminotransferases e melhora histológica e, mais especificamente no caso da hepatite B, negativação do HBeAg e do HBsAg. A soroconversão para anti-HBs seria o marcador mais eficiente de resposta terapêutica, embora seja, raramente obtida. Desse modo, o marcador mais utilizado na prática clínica para acompanhamento dos pacientes com HBV em tratamento antiviral é o HBV-DNA por PCR quantitativa.

Algumas medidas gerais devem ser lembradas na condução de pacientes com hepatites crônicas, como:

- **Vacinar para HAV e HBV:** vários estudos têm demonstrado curso mais grave das hepatites agudas (A ou B) em pacientes portadores de outras hepatites crônicas. Dessa maneira, recomenda-se realização de sorologia e vacinação contra os vírus A e B nos não imunes.
- **Consumo de álcool:** em pacientes com hepatite B crônica recomenda-se que a ingesta alcoólica seja < 20g/dia para mulheres e < 30g/dia para homens. Como na hepatite C quantidades pequenas de álcool foram associadas ao aumento da viremia e do estresse oxidativo e à aceleração da fibrose, recomenda-se evitar, por completo, o consumo de bebidas alcoólicas.
- **Dieta:** não há necessidade de dietas especiais para pacientes com hepatites crônicas, mas como, nos pacientes infectados com o HCV genótipo 1, existe uma relação deletéria direta entre a resistência insulínica e a evolução da doença, é recomendado o combate à obesidade. Relatos recentes têm sugerido que o consumo regular de café pode reduzir a velocidade de progressão da fibrose e o risco de HCC em pacientes infectados pelo HCV.
- *Screening* **para varizes:** endoscopia digestiva está indicada nos pacientes com indícios clínicos, histológicos ou ultrassonográficos de fibrose avançada, devendo ser repetida anualmente.
- *Screening* **para hepatocarcinoma:** deve ser realizado semestralmente, por meio de ultrassonografia e dosagem de alfafetoproteína, nos portadores de fibrose graus 3 ou 4 e nos portadores crônicos do vírus B negros, asiáticos com mais de 40 anos ou com história familiar de HCC.

Tratamento da hepatite B crônica

Algumas definições terminológicas são importantes antes da abordagem do tratamento da hepatite B crônica:

- **Infecção crônica pelo HBV:** persistência de positividade para o HBsAg por mais de 6 meses.
- **Hepatite B crônica:** doença hepática necroinflamatória crônica causada pela infecção persistente pelo HBV. Critérios diagnósticos: HBsAg positivo por mais de 6 meses; aminotransferases elevadas de modo persistente ou intermitente; HBV-DNA positivo com valores geralmente > 20.000UI/mL (embora nos casos de HBeAg negativo possam ser observados valores mais baixos – superiores 2.000UI/mL); e atividade necroinflamatória de moderada a intensa na biópsia hepática.
- **Portador inativo ("são") do HBV:** infecção persistente do fígado pelo HBV sem replicação viral e atividade inflamatória significativas. Critérios diagnósticos: HBsAg positivo por mais de 6 meses; HBeAg negativo; anti-HBe positivo; HBV-DNA negativo ou < 2.000UI/mL; aminotransferases persistentemente normais; ausência de atividade inflamatória na biópsia hepática.
- **Hepatite B resolvida:** infecção prévia sem sinais atuais de atividade virológica. Critérios diagnósticos: anti-HBc IgG positivo; HBsAg negativo; anti-HBs geralmente positivo ou indutível por meio de vacinação; HBV-DNA negativo; aminotransferases normais. A maioria desses pacientes persiste com o HBV-DNA detectável nos hepatócitos, o que justificaria os casos de reativação da doença após imunossupressão.
- **Exacerbação aguda (*flare*) da hepatite B:** elevações intermitentes das aminotransferases (> 10 vezes o valor normal ou duas vezes o valor basal do paciente) com ou sem manifestações clínicas.
- **Imunotolerância:** fase em que existem níveis muito elevados de HBV-DNA, porém com pouca atividade necroinflamatória. Critérios diagnósticos: HBsAg positivo; HBeAg positivo; HBV-DNA elevado; aminotransferases normais; biópsia hepática sem atividade inflamatória.
- **Reativação da hepatite B:** ressurgimento de atividade necroinflamatória em paciente previamente portador inativo ou com hepatite B resolvida.
- *Clearance* **do HBeAg:** negativação do HBeAg.
- **Soroconversão do HBeAg:** negativação do HBeAg com surgimento de anti-HBe.
- **Reversão do HBeAg:** ressurgimento do HBeAg em paciente previamente HBeAg-negativo e anti-HBe-positivo.

Indicações de tratamento antiviral na hepatite B crônica (Figuras 71.5 e 71.6)

Como a maioria dos pacientes não obtém "cura" virológica do HBV e uma grande parcela precisará ser mantida sob tratamento por tempo indeterminado, o momento para iniciar terapia antiviral contra a hepatite B é um assunto de intenso debate na literatura. Algumas situações têm indicação de tratamento inquestionável, como insuficiência hepática aguda, exacerbações graves da hepatite crônica e cirrose descompensada, apesar da

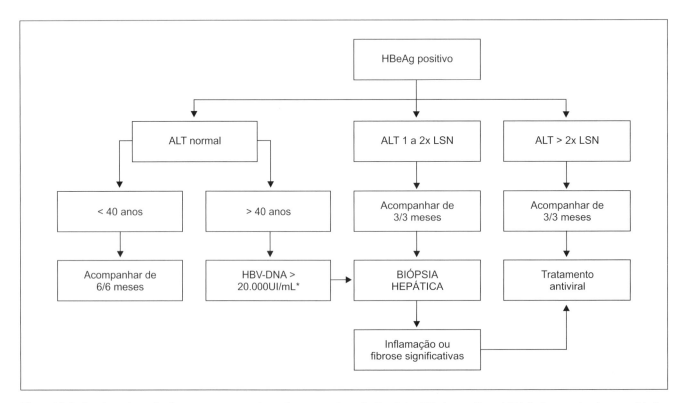

Figura 71.5 Algoritmo de avaliação para tratamento de pacientes com hepatite B crônica HBeAg-positivos. LSN: limite superior da normalidade. *Considerar tratamento, se houver história familiar de HCC, independente da biópsia.

Capítulo 71 Hepatites Virais

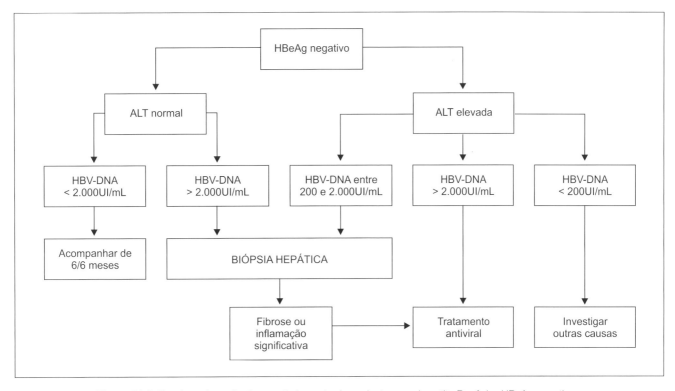

Figura 71.6 Algoritmo de avaliação para tratamento de pacientes com hepatite B crônica HBeAg-negativos.

escassez de estudos clínicos randomizados que comprovem sua eficácia, dada a gravidade da situação. Estudos têm mostrado redução das complicações e da incidência de HCC com o tratamento antiviral de cirróticos compensados, tornando esse grupo, quando apresenta carga viral > 2.000UI/mL, indicação clara de tratamento.

Durante as fases de imunotolerância e de portador inativo, o risco de progressão da doença e a chance de sucesso com a terapia antiviral são mínimos, sendo, portanto, clara a indicação de *não* iniciar tratamento nessas fases. Uma possível exceção a essa regra seriam pacientes com mais de 40 anos, HBeAg-positivos, com carga viral elevada e história familiar de HCC, os quais teriam indicação de biópsia hepática para decisão terapêutica, apesar de aminotransferases normais. É importante ainda ressaltar que os pacientes não tratados devem ser acompanhados de perto, pois a evolução da doença é tipicamente flutuante.

A decisão sobre o início da terapia antiviral nos pacientes na fase imunoativa que não apresentam fibrose avançada é tema de inúmeras pesquisas e debates, para não deixar de oferecer tratamento a quem possa se beneficiar dele, mas ao mesmo tempo não iniciá-lo muito precocemente, expondo o paciente a uma longa duração de terapia antiviral com os potenciais riscos de induzir resistência. Como os pacientes na fase imunoativa podem apresentar elevação das aminotransferases durante o processo de soroconversão do HBeAg, é importante acompanhá-los por 3 a 6 meses antes de iniciar o tratamento antiviral.

Fármacos disponíveis para o tratamento da hepatite B crônica

Atualmente, são sete os medicamentos aprovados para o tratamento da hepatite B crônica: interferon-α convencional, interferon-α peguilado e os análogos nucleosídicos e nucleotídicos: lamivudina, telbivudina, adefovir, entecavir e tenofovir. O Quadro 71.9 apresenta características do grupo dos interferons comparada às dos análogos. De modo geral, os interferons têm como principais vantagens o fato de ser uma terapia de duração definida e ter baixa taxa de recidiva após a soroconversão do HBeAg, à custa de efeitos colaterais frequentes. Os análogos, por sua vez, provocam poucos efeitos colaterais, podem ser usados em pacientes descompensados, mas têm a capacidade de induzir resistência viral e, em alguns casos (HBeAg-negativos e cirróticos), a recidiva após interrupção do tratamento é elevada, levando à indicação de tratamento por tempo indeterminado. Recomenda-se que os pacientes HBeAg-positivos em uso de análogos mantenham o tratamento por 12 meses após a soroconversão para anti-HBe (período de consolidação) como estratégia para reduzir o risco de recidiva.

Interferon-α (INF)

Tem atividade antiviral, antiproliferativa e imunomoduladora. Uma metanálise mostrou negativação do HBeAg em 33% dos casos e do HBsAg em cerca de 8%,

Quadro 71.9 Características dos interferons e análogos para o tratamento da hepatite B crônica

Característica	Interferon-α	Análogos nucleos(t)ídicos
Via de administração	Subcutânea	Oral
Duração de tratamento	Pré-definida (12 meses)	Indefinida
Atividade antiviral	Moderada	Forte (varia com o medicamento)
Perda do HBsAg	1% a 3% após 1 ano	0 a 1% após 1 ano
Resistência antiviral	Ausente	0 a 25% após 1 ano
Efeitos colaterais	Frequentes	Raros
Uso em pacientes descompensados	Contraindicado	Seguro

ao final do tratamento. São fatores preditores de resposta ao INF: infecção pelos genótipos A e B, aminotranferases elevadas (> 2 × LSN), carga viral baixa, sexo feminino, exacerbações das aminotransferases durante o tratamento e maiores índices de inflamação e fibrose na biópsia hepática. Outro estudo, após seguimento de 5 a 10 anos, mostrou que 95% a 100% dos que atingiram soroconversão do HBeAg durante o tratamento persistiam HBeAg-negativos e que, desses, 30% a 80% tinham negativado o HBsAg. Além disso, a resposta ao tratamento com INF está associada a aumento da sobrevida e redução do risco de desenvolvimento de HCC. Já no caso dos pacientes HBeAg-negativos, o uso do INF produz apenas 15% a 30% de resposta sustentada a longo prazo. Como 20% a 40% dos respondedores ao INF apresentam *flare* durante o tratamento, o que é considerado um bom preditor de resposta, mas pode induzir descompensação, o tratamento de cirróticos descompensados é contraindicado. Há duas formulações de medicamento disponíveis no mercado. O INF convencional deve ser utilizado na dose de 5 milhões de unidades diariamente ou 10 milhões de unidades três vezes por semana por um período de 16 a 24 semanas nos HBeAg-positivos e de 48 a 96 semanas nos HBeAg-negativos. O INF-α2a peguilado oferece a comodidade de aplicação única semanal, devendo ser utilizado na dose de 180µg/semana por 48 semanas, mas não faz parte do protocolo do Ministério da Saúde para o tratamento da hepatite B crônica. Os pacientes que não apresentarem resposta adequada ao INF deverão ser avaliados para tratamento com análogos nucleos(t)ídicos. As contraindicações, os efeitos colaterais e a monitorização do tratamento são encontrados no item de tratamento da hepatite C, mais adiante.

Análogos nucleos(t)ídicos (Quadro 71.10)

Existem cinco análogos liberados para tratamento da hepatite B crônica: lamivudina, telbivudina (não disponível no Brasil), adefovir, entecavir e tenofovir. As principais características a serem consideradas na esco-

Quadro 71.10 Análogos nucleos(t)ídicos disponíveis no Brasil para o tratamento da hepatite B crônica

Fármaco	Apresentação	Características – efeitos colaterais
Lamivudina	Comprimidos 150mg	Alta frequência de indução de resistência
Adefovir	Hepsera® 10mg	Baixa potência, início de ação retardado, nefrotoxicidade
Entecavir	Baraclude® 0,5 e 1,0mg	Boa barreira genética, resistência cruzada com a lamivudina
Tenofovir	Viread® 300mg	Elevada potência, taxa de resistência próxima a 0% após 5 anos, nefrotoxicidade

lha entre os medicamentos são eficácia (potência antiviral), segurança e capacidade de indução de resistência (barreira genética). São fármacos associados a poucos efeitos colaterais, sendo o risco de toxicidade mitocondrial, com indução de acidose láctica (mais comum em pacientes com insuficiência hepática avançada), a principal preocupação. Adefovir e tenofovir também podem causar nefrotoxicidade, além de disfunção tubular, incluindo síndrome de Fanconi. Apresentam risco de recidiva após a suspensão do medicamento superior ao do INF, principalmente em cirróticos e nos HBeAg-negativos, condições em que se costuma manter o tratamento por tempo indefinido. Por conta das características citadas, o tratamento com os análogos é indicado, preferencialmente, nos pacientes com descompensação hepática ou com contraindicações ao INF que estão dispostos a aderir a tratamento por tempo indeterminado.

Durante o uso de análogos, a resposta precoce deve ser pesquisada pela quantificação do HBV-DNA na 12ª e 24ª semanas de tratamento e depois monitorizada semestralmente, além de dosagem de aminotransferases a cada 3 meses e, a cada 6 meses, a determinação do HBeAg e anti-HBe (nos pacientes HBeAg-positivos) e do HBsAg e anti-HBs (nos HBeAg-negativos).

Lamivudina e telbivudina são agentes com baixa barreira genética, ou seja, induzem resistência com elevada frequência, chegando a 20% após 1 ano de tratamento e até 70% após 4 anos. Seu uso parece ser seguro durante a gestação. Por isso, não são mais consideradas medicamentos de primeira linha para monoterapia da hepatite B crônica.

A barreira genética do adefovir é melhor do que a da lamivudina, mas ele também induz resistência em parcela significativa dos casos (29% em 4 anos), além de ter baixa potência antiviral, sendo reservado para terapia combinada em pacientes resistentes ou não respondedores primários à lamivudina ou ao entecavir.

O tenofovir é da mesma classe do adefovir, mas apresenta potência de inibição da replicação viral mais elevada, tendo início de ação mais rápido e barreira genética excelente, com descrição muito rara de indução de resistência. Seu uso prolongado está associado a desmineralização óssea, principalmente em crianças. Ainda não há dados confiáveis sobre a segurança de seu uso durante a gravidez, devendo a decisão ser baseada na relação risco-benefício. O Ministério da Saúde do Brasil considera o tenofovir o medicamento de escolha para pacientes virgens de tratamento, exceto quando existem comorbidades que elevem o risco de nefrotoxicidade (diabetes, hipertensão e uso de fármacos nefrotóxicos). Recomenda-se a monitorização com dosagem de creatinina e realização de sumário de urina a cada 3 meses.

O entecavir tem boa barreira genética, exceto nos pacientes resistentes ou não respondedores primários à lamivudina, nos quais o risco de desenvolvimento de resistência pode chegar a 50%. Está incluído no protocolo do Ministério de Saúde como agente de primeira escolha para o tratamento dos pacientes com contraindicação ao tenofovir e nos cirróticos virgens de tratamento.

Resistência aos antivirais

Uma preocupação frequente quanto ao tratamento com análogos é a seleção de mutações resistentes aos antivirais. Esse risco varia entre os medicamentos e parece ser determinado por alguns fatores, como: nível do HBV-DNA pré-tratamento, capacidade de seleção de mutações (barreira genética), rapidez de supressão viral (potência do fármaco), duração do tratamento, aderência e exposição prévia a análogos. Entre os análogos, a lamivudina é o que induz resistência mais frequentemente, enquanto entecavir e tenofovir apresentam maior barreira genética. A seleção de cepas resistentes apresenta-se como elevação da carga viral > 1 log, o que geralmente é sucedido em semanas a meses por novo surto de elevação de aminotransferases, podendo provocar descompensação hepática. Existe também resistência cruzada entre os antivirais da mesma classe, ou seja, entre os análogos nucleosídicos (lamivudina, telbivudina e entecavir) e os nucleotídicos (adefovir e tenofovir); portanto, o desenvolvimento de resistência ou falha primária a um análogo nucleosídico deve ser resgatado com a adição de um análogo nucleotídico, e vice-versa.

Duração do tratamento

A duração do tratamento com os análogos será variável de acordo com o tipo de paciente a ser tratado: nos pacientes HBeAg-positivos não cirróticos recomenda-se um mínimo de 12 meses, mantendo um período de consolidação de pelo menos 6 meses após a soroconversão do HBeAg. Nos cirróticos descompensados há concordância em manter o tratamento por tempo indefinido, devido ao elevado risco de descompensação grave em caso de recidivas. Há controvérsias quanto à duração da terapia em cirróticos compensados e nos HBeAg-negativos. Alguns advogam manutenção do fármaco por tempo indefinido, enquanto outros consideram aceitável a interrupção do tratamento após 3 a 5 anos de negativação do HBV-DNA ou perda do HBsAg. É importante ter em mente que o risco de recidivas é elevado nessas situações e que, caso o tratamento seja suspenso, esses pacientes devem ser acompanhados de perto para identificação e tratamento precoces das recidivas.

O Quadro 71.11 resume as opções aceitas e recomendadas para tratamento da hepatite B crônica.

Tratamento da hepatite delta crônica

A hepatite D ou delta é uma doença difícil de tratar e pouco estudada. Aceita-se que a resolução completa da doença só é atingida com o *clearance* do HBsAg. O tratamento baseia-se no uso de INF convencional ou peguilado por 1 ano, o que foi associado à negativação do HDV-RNA em 30% a 40% dos casos. No entanto, recidiva da vi-

Quadro 71.11 Opções para tratamento de pacientes com hepatite B crônica

Situação	Primeira opção	Segunda opção
HBeAg-positivo não cirrótico	Interferon	TDF
HBeAg-negativo não cirrótico	TDF	ETV
Cirrótico (HBeAg-positivo ou negativo)	ETV	TFD
Resistente à lamivudina	LAM + TDF	LAM + ADF
Resistente ao entecavir	ETV + TDF	ETV + ADF

LAM: lamivudina; ADF: adefovir; ETV: entecavir; TDF: tenofovir.

remia ocorre em grande parcela dos respondedores, atingindo resposta sustentada em cerca de 15% dos casos. Por isso, alguns autores advogam a manutenção do tratamento com IFN além dos 12 meses, naqueles pacientes que o toleram bem e que não clarearam o HBsAg.

Tratamento da hepatite C crônica

A hepatite C crônica tem curso clínico muito heterogêneo, com cerca de 10% a 25% dos portadores evoluindo para cirrose após 25 a 30 anos da infecção, sendo essa velocidade de progressão da fibrose variável e influenciada por vários fatores. Dessa maneira, a decisão sobre a indicação de tratamento em pacientes com hepatite C crônica deve ser baseada em uma série de aspectos: história natural e estadiamento da doença, eficácia e efeitos colaterais dos medicamentos, motivação do paciente e presença de comorbidades e de características do vírus e do paciente preditoras de boa resposta ao tratamento. Como o risco de progressão da doença é de difícil determinação, na maioria das vezes a decisão sobre indicação de tratamento baseia-se, principalmente, nos achados da biópsia hepática.

Segundo o protocolo do Ministério da Saúde, são critérios necessários para indicação de tratamento antiviral:

- Idade entre 12 e 70 anos.
- HCV-RNA positivo por PCR qualitativa.
- Biópsia hepática revelando fibrose ≥ F2 de METAVIR ou atividade inflamatória ≥ A2 de METAVIR em pacientes com F1.
- Contagem de plaquetas > 50.000/mm^3 e de neutrófilos > 1.500/mm^3.
- Ausência de sinais de descompensação hepática: ascite, encefalopatia, bilirrubinas > 1,5g/dL, albumina < 3,4g/dL, INR > 1,5.

Em alguns casos, o tratamento da hepatite C é contraindicado:

- Cirrose descompensada (Child B ou C: > 7 pontos).
- Crianças < 2 anos de idade.
- Gestantes ou pacientes (incluindo homens) que não possam usar método anticoncepcional confiável.
- Doenças autoimunes não controladas.
- Transplantados de rim, coração e pulmão.
- Comorbidades graves e descompensadas: depressão, diabetes, convulsões, insuficiência cardíaca, doença cerebrovascular e coronariana. Nesses casos, o tratamento só poderá ser iniciado após compensação e liberação pelo médico assistente.

Algumas definições terminológicas são importantes para a compreensão adequada dos objetivos e desfechos no tratamento da hepatite C crônica :

- **Infecção crônica pelo HCV:** persistência de HCV-RNA positivo por mais de 6 meses.
- **Resposta virológica sustentada (RVS):** persistência de HCV-RNA negativo (por PCR qualitativa) 6 meses após o término do tratamento antiviral. É o melhor preditor da resposta a longo prazo, com risco de recidiva tardia abaixo de 2%. Também se associa a melhora do padrão bioquímico, com normalização das aminotransferases na maioria dos casos (cirróticos podem mantê-las em níveis elevados apesar da erradicação do vírus) e melhora histológica (com resolução da atividade inflamatória em praticamente todos os respondedores e regressão parcial da fibrose em 25% a 80% destes). Como será mais bem descrito adiante, a obtenção de RVS em pacientes com fibrose avançada se associou à melhora da sobrevida e da frequência de descompensação e HCC.
- **Resposta virológica rápida (RVR):** HCV-RNA negativo na quarta semana de tratamento antiviral. É considerado o melhor preditor de RVS, embora só ocorra em 15% a 20% dos infectados pelo genótipo 1 e em cerca de 66% dos infectados pelos genótipos 2 e 3. Nos pacientes infectados pelos genótipos 2 e 3 que apresentam RVR, a chance de RVS é em torno de 90% contra 50% dos que não a apresentam. Nos infectados pelo genótipo 1, 91% dos que atingem RVR obtêm RVS, contra 75% dos que negativam a viremia apenas na 12ª semana.
- **Resposta virológica precoce (RVP):** HCV-RNA negativo (RVP completa) ou queda de 2 log da carga viral em relação à observada antes do tratamento (RVP parcial), na 12ª semana de tratamento antiviral, é um importante fator a ser considerado durante o tratamento de pacientes infectados com o genótipo 1, pois apresenta alto valor preditivo negativo (97% a 100%) e razoável valor preditivo positivo (65% a 72%) quanto ao desenvolvimento de RVS. Atualmente, procura-se diferenciar se a RVP foi completa (HCV-RNA negativo) ou parcial (queda dos 2 log), pois esses grupos têm chance de RVS diferentes (83% *versus* 21%). A importância desse fato na prática clínica está na possibilidade de interrupção do tratamento nos pacientes infectados pelo genótipo 1 que não apresentam RVP, pois as chances de RVS são mínimas. Quando ocorre RVP parcial, deve-se repetir a pesquisa do HCV-RNA na 24ª semana e, caso persista positiva, o tratamento deverá ser interrompido.
- **Resposta virológica tardia:** HCV-RNA negativo na 24ª semana de tratamento em pacientes que atingiram RVP parcial na 12ª semana. Esses pacientes são também conhecidos como "respondedores lentos" e apresentam taxas de RVS menores do que os que obtiveram RVP completa. Alguns estudos sugerem que essa taxa de RVS poderia ser melhorada com

o prolongamento do tratamento antiviral até a 72ª semana.
- *Breakthrough:* ressurgimento de viremia durante o tratamento antiviral após um exame ter mostrado HCV-RNA negativo.
- **Recidiva:** ressurgimento de viremia após o término do tratamento antiviral quando o HCV-RNA tinha sido negativo ao final do tratamento. Ocorre em 15% a 25% dos pacientes tratados com peg-interferon e ribavirina, mas varia de acordo com o momento em que ocorreu negativação da viremia durante o tratamento.
- **Não respondedor:** paciente que não obteve queda de 2 log da carga viral na 12ª semana de tratamento (resposta nula) ou que, apesar da redução de 2 log na 12ª semana, não negativou a viremia na 24ª semana (não respondedor parcial).

Alguns fatores influenciam diretamente a chance de obtenção de RVS após tratamento antiviral do HCV e devem ser levados em consideração antes do planejamento do tratamento, assim como durante seu acompanhamento (Quadro 71.12).

Ausência de fatores favoráveis, no entanto, não deve ser usada como razão para contraindicar o tratamento. Alguns desses fatores merecem considerações especiais:

- **Genótipo e carga viral:** com os esquemas atualmente utilizados, a chance de RVS é de cerca de 80% para os pacientes infectados pelos genótipos 2 e 3 e de apenas 40% a 50% para os infectados com o genótipo 1. A carga viral elevada (> 600.000UI/mL) também influencia negativamente a RVS, com risco relativo de 3,1 para falha de tratamento, o que parece ser mais importante para os infectados pelo genótipo 1.
- **Polimorfismo do IL28B:** estudos genéticos observaram diferença significativa de RVS de acordo com o tipo de polimorfismo de um gene localizado no cromossomo 19, que codifica a síntese do interferon lambda, conhecido como IL28B. Os pacientes com IL28B do tipo CC têm chance 5,2 vezes maior de obter RVS do que os com o tipo TT. Essa característica genética provavelmente explica as diferenças raciais de resposta ao tratamento do HCV, em que os caucasianos respondem melhor do que os hispânicos, que por sua vez têm resposta superior aos negros.
- **Resistência insulínica:** diversos trabalhos têm demonstrado que pacientes infectados pelo genótipo 1 que preenchem critérios para resistência insulínica têm

Quadro 71.12 Fatores que influenciam a chance de obter resposta virológica sustentada em pacientes com hepatite C crônica

Características	Melhor	Pior
Relacionadas com o vírus		
Genótipo	2 e 3	1 e 4
Carga viral	< 600.000UI/mL	> 600.000UI/mL
Relacionadas com o paciente		
Idade	< 40 anos	> 40 anos
Sexo	Feminino	Masculino
Raça	Caucasiana	Negra
Polimorfismo da IL28B	CC	TT
Grau de fibrose hepática	< 2	4
Resistência insulínica (HOMA)	< 2,5	> 2,5
Índice de massa corporal	< 25	> 25
Comorbidades (álcool, diabetes)	Ausentes	Presentes
Coinfecção com HBV ou HIV	Não	Sim
Relacionadas com o tratamento		
Tipo de interferon	Peguilado	Convencional
Dose da ribavirina	12 a 15mg/kg/dia	Abaixo disso
Aderência ao tratamento	> 80% da dose por > 80% do tempo	< 80% da dose ou < 80% do tempo
Cinética viral	RVR	Ausência de RVP

menores chances de obter RVS. Esse achado tem levado a várias tentativas de melhorar a resposta com uso de agentes sensibilizadores como a metformina, sem, no entanto, a obtenção de resultados significativos até o momento.

- **Fatores relacionados com o tratamento:** o uso de doses de ribavirina ajustadas pelo peso (12 a 15mg/kg/dia) foi associado a melhores chances de obter RVS, principalmente em pacientes infectados pelo genótipo 1. A aderência ao tratamento também é ponto fundamental na determinação da RVS. Um estudo clássico comparou as taxas de RVS em pacientes que mantiveram pelo menos 80% da dose prevista de INF e ribavirina por mais de 80% do tempo programado com as de pacientes que tiveram de reduzir doses ou interromper o tratamento, encontrando uma diferença significativa (63% *versus* 52%), sendo esse impacto mais proeminente nos pacientes infectados pelo genótipo 1 e naqueles que fizeram alterações das doses antes da 12ª semana de tratamento.
- **Cinética viral:** as variações na carga viral durante o tratamento e o tempo necessário para negativação da viremia parecem ser o principal fator preditor de RVS, o que justifica a monitorização desses parâmetros em momentos predeterminados do tratamento (semanas 4, 12 e 24), conforme descrito na definição de resposta virológica rápida e precoce.

Esquemas de tratamento do HCV

Desde a identificação do vírus C, em 1989, grandes avanços foram obtidos em seu tratamento. Os primeiros estudos sobre o tratamento da hepatite C datam do início da década de 1990 e consistiam em 24 semanas de monoterapia com IFN convencional, o que proporcionava RVS em menos de 5% dos tratados. Com a adição da ribavirina, na segunda metade da mesma década, a RVS chegou a 28% nos pacientes infectados pelo genótipo 1. O advento dos IFN peguilados elevou a chance de cura para 40% nos infectados pelo genótipo 1 e para até 80% nos infectados pelo genótipo 2.

Como os tratamentos atualmente disponíveis ainda não são suficientemente eficazes para o tratamento da hepatite C, este é um campo fértil de pesquisa clínica. Há inúmeros fármacos, em vários estágios de desenvolvimento pré-clínico e clínico, almejando maior eficácia, menor duração e melhor tolerabilidade. Dois inibidores de protease, boceprevir e telaprevir foram recentemente liberados e, quando usados em associação ao peg-interferon e à ribavirina, podem mudar radicalmente a estratégia de tratamento dos pacientes infectados pelo genótipo 1, oferecendo até 75% de resposta sustentada. A discussão sobre o tratamento da hepatite C será baseada no tratamento *standard*, atualmente disponível no Brasil, citando no final os resultados preliminares com os novos antivirais.

A terapia atualmente recomendada para a hepatite C consiste na combinação do IFN peguilado e ribavirina, tendo como base grandes ensaios clínicos que comprovaram a superioridade desse esquema em comparação monoterapia e ao uso de IFN convencional.

Existem duas formulações de IFN peguilado atualmente disponíveis no mercado: peg-interferon α-2a (Pegasys®) e peg-interferon α-2b (Peg Intron®). Ambos são usados em aplicações subcutâneas semanais, sendo o primeiro utilizado em dose fixa de 180µg, enquanto o segundo tem a dose baseada no peso corpóreo (1,5 µcg/kg/semana). A ribavirina deve ser utilizada de acordo com o peso corpóreo, em torno de 12 a 15mg/kg/dia, embora doses menores (800mg/dia) pareçam ser efetivas no tratamento dos pacientes infectados pelos genótipos 2 e 3.

A duração do tratamento é determinada, principalmente, pelo genótipo do HCV, pois como o genótipo 1 tem curva de resposta mais lenta, exige tratamento mais prolongado do que os genótipos 2 e 3. O tratamento *standard* prevê 24 semanas de tratamento para os pacientes infectados pelos genótipos 2 e 3 e 48 semanas para os infectados pelo genótipo 1. Essa estratégia promove RVS em cerca de 55% do total de pacientes tratados, com a seguinte distribuição de acordo com os genótipos: 42% a 52% para os infectados pelos genótipos 1 e 4 e cerca de 65% a 82% para os infectados pelos genótipos 2 e 3.

No entanto, a tendência atual é a individualização do esquema terapêutico, de acordo com os fatores preditores de resposta e com a cinética viral, ou seja, com a resposta apresentada pelo paciente na quarta e 12ª semanas de tratamento (RVR e RVP, respectivamente). Essa estratégia de *terapia guiada pela resposta* pouparia custos e sofrimento e aumentaria as chances de se obter RVS mediante a individualização da duração do tratamento. Para implementação dessa estratégia é necessária a disponibilidade de laboratório de biologia molecular confiável e com celeridade na entrega dos resultados.

Pacientes respondedores lentos (RVP parcial com HCV-RNA negativo na 24ª semana) são beneficiados pelo prolongamento do tratamento até a 72ª semana, conforme demonstrado por uma metanálise que obteve RVS de 36% contra 19% do tratamento convencional de 48 semanas.

Pacientes infectados pelo genótipo 1 que não apresentem RVP ou que persistam com HCV-RNA positivo na 24ª semana após uma RVP parcial devem ter seu tratamento interrompido, pois a chance de se obter RVS é menor do que 3%.

Vários estudos avaliaram a redução da duração do tratamento em pacientes que apresentam RVR, propondo 24 semanas para os infectados pelo genótipo 1 e 16 semanas para os infectados pelos genótipos 2 e 3. No entanto,

Quadro 71.13 Proposta de duração de tratamento para os pacientes infectados pelo genótipo 1, de acordo com a monitorização do HCV-RNA durante o tratamento (terapia guiada pela resposta)

Semana 4	Semana 12	Semana 24	Conduta
Negativo	Negativo	Negativo	Considerar redução do tratamento para 24 semanas em caso de efeitos adversos importantes, ausência de fibrose avançada e carga viral < 400.000UI/mL
Positivo	Negativo	Negativo	Tratar por 48 semanas
Positivo	Queda de 2 log	Negativo	Considerar prolongamento do tratamento para 72 semanas
Positivo	Queda de 2 log	Positivo	Interromper o tratamento na 24ª semana
Positivo	Queda inferior a 2 log		Interromper o tratamento na 12ª semana

essa estratégia parece reduzir a chance de RVS em 10% a 20%, obtendo resultados semelhantes apenas nos pacientes com carga viral baixa. Em pacientes que estão desenvolvendo efeitos adversos importantes, com carga viral < 400.000 a 600.000UI/mL e que apresentaram RVR, pode-se considerar a redução da duração do tratamento.

O Quadro 71.13 apresenta as opções de duração de tratamento nas várias situações de acordo com a cinética viral.

O protocolo do Ministério da Saúde recomenda ainda o uso de INF convencional (3 milhões de unidades SC três vezes por semana) associado à ribavirina por 24 semanas para o tratamento dos pacientes infectados pelos genótipos 2 e 3 que não apresentam fatores preditores de má resposta ao tratamento (carga viral > 600.000UI/mL, fibrose além de F3 e sinais clínicos de cirrose hepática). Aqueles pacientes com carga viral > 600.000UI/mL ou F3 deverão ser tratados com INF peguilado e ribavirina por 24 semanas e aqueles com cirrose (clínica ou histológica) deverão receber INF peguilado e ribavirina por 48 semanas, independente da carga viral.

Monitorização durante o tratamento

Os pacientes necessitam de monitorização rigorosa durante tratamento contra o HCV, tanto para avaliação da resposta como para identificação e tratamento dos efeitos adversos. Para tanto, recomenda-se o mínimo de avaliações médicas: quarta e 12ª semanas, depois a cada 8 semanas até o final e na 24ª semana após o término:

- **Avaliação da eficácia do tratamento:** baseia-se na determinação da carga viral e das aminotransferases em pontos-chave do tratamento, quais sejam: antes do início, na 4ª, 12ª e 24ª semanas, ao final do tratamento e 24 semanas depois. A resposta bioquímica (normalização das transaminases) geralmente ocorre algumas semanas após a resposta virológica.
- **Monitorização da segurança do tratamento:** o tratamento do HCV com INF peguilado e ribavirina leva ao desencadeamento de efeitos adversos na maioria dos pacientes, os quais são responsáveis pela descontinuação do tratamento em até 10% dos tratados. É essencial que o médico esteja alerta para a ocorrência desses efeitos adversos e oriente o paciente quanto às melhores opções para minorá-los. Em cada visita deve ser avaliada a ocorrência de efeitos adversos, como fadiga, depressão, irritabilidade, distúrbios do sono, erupções cutâneas e dispneia, além da monitorização laboratorial com hemograma e aminotransferases. Os níveis de T_4 livre e TSH devem ser determinados a cada 12 semanas em virtude do risco de desenvolvimento de tireoidites com disfunção tireoidiana significativa.

O Quadro 71.14 apresenta os principais efeitos colaterais do tratamento com IFN e o Quadro 71.15 as contraindicações a seu uso.

Os efeitos colaterais mais frequentemente induzidos pelo INF são semelhantes aos de uma síndrome gripal (febre, calafrios, fadiga, mialgias, cefaleia) e ocorrem em mais de 50% dos casos, principalmente nas primeiras semanas, e os neuropsiquiátricos são observados em 20% a 30% dos pacientes tratados, geralmente após a quarta semana.

É essencial orientar o paciente e seus familiares sobre o possível desenvolvimento de sintomas neuropsiquiátricos, como insônia, irritabilidade, fadiga e depressão. O médico deve fazer uma avaliação sumária do estado de humor do paciente antes do início do tratamento, encaminhando para avaliação psiquiátrica aqueles com distúrbios atuais ou pregressos graves, como esquizofrenia, distúrbio bipolar e uso abusivo de drogas ilícitas. Os com sintomas ansiosos e depressivos leves devem iniciar uso de antidepressivos 30 dias antes do início do INF. Agentes antidepressivos são frequentemente necessários durante o tratamento antiviral, mais comumente os inibidores seletivos da recaptação da serotonina, paroxetina e citalopram, embora estes não tenham ação signifi-

Quadro 71.14 Efeitos colaterais do tratamento da hepatite C

Efeito colateral	Conduta
Sintomas gripais	Paracetamol 500mg 30min antes da injeção e quando necessário, não ultrapassando a dose de segurança de 2g/dia
Fadiga	Aumentar ingestão hídrica. Intercalar períodos de atividade e repouso durante o dia. Para casos mais graves, podem ser usados antidepressivos, especialmente a bupropiona
Depressão	Medidas de suporte psicológico, antidepressivos como paroxetina, citalopram, mirtazapina, venlafaxina etc.
Insônia	Higiene do sono. Indutores do sono, como zolpidem, benzodiazepínicos e trazodona
Queda de cabelos	Cortes mais curtos de cabelo, uso de fronhas de cetim. Normaliza de 3 a 6 meses após suspensão do interferon
Prurido e erupções cutâneas	Evitar uso abusivo de substâncias detergentes e prescrever cremes hidratantes para pele ressecada. Uso tópico de hidrocortisona a 1%. Loratadina para casos refratários
Tireoidite	Tratar hipotireoidismo conforme esquemas habituais. Hipertireoidismo leve e assintomático pode ser tratado apenas com betabloqueadores; considerar suspensão do tratamento em casos de tireotoxicose sintomática
Anemia	Reduzir dose da ribavirina ou acrescentar eritropoetina 40.000U/semana SC quando Hb < 10g/dL. Suspender tratamento se Hb < 8,5g/dL
Neutropenia	Se neutrófilos entre 500 e 750/mm^3: reduzir dose do interferon em 50% Se neutrófilos < 500/mm^3: considerar suspensão do tratamento ou associação de filgastrina
Plaquetopenia	Reduzir em 50% a dose do interferon se plaquetas < 50.000/mm^3 e suspender se < 25.000/mm^3
Manifestações pulmonares	Pneumonite intersticial e bronquiolite obliterante exigem suspensão imediata e definitiva do tratamento com interferon
Psicose	Suspender o tratamento com interferon
Disfunção sexual	Reversível após a suspensão do tratamento. Inibidores da fosfodiesterase, como sildenafila, podem ser usados

Quadro 71.15 Contraindicações ao início de tratamento com interferons

Para hepatite B: Child B e C ou Child A com episódio de descompensação prévia
Alterações hematológicas: neutrófilos < 1.500/mm^3 ou plaquetas < 50.000/mm^3
Alcoolismo ou uso de substâncias ilícitas em atividade
Gravidez ou lactação
SIDA com contagem de CD4 < 200 células/mm^3
Comorbidades: depressão grave, diabetes descompensado, doenças autoimunes graves, hepatite autoimune, infecção ativa, doença vascular isquêmica

cativa contra a fadiga. Alguns fármacos têm ação preferencial contra sintomas específicos: bupropiona parece ser o agente com maior atividade contra a fadiga, venlafaxina para queixas dolorosas difusas e mirtazapina para insônia e anorexia.

O principal efeito adverso determinado pela ribavirina é a hemólise, que é dependente do nível sérico do medicamento, determinado pela taxa de depuração renal. Desse modo, as principais contraindicações a seu uso são anemia crônica e insuficiência renal, embora alguns autores ainda defendam seu uso com extrema cautela nesses casos. Como o fármaco é teratogênico, deve-se garantir contracepção segura, com uso de um método anticoncepcional para homens em tratamento e de dois métodos para as mulheres, os quais devem ser mantidos até 6 meses após o término do tratamento.

Os efeitos adversos hematológicos são muito comuns durante o tratamento do HCV, principalmente nos pacientes com algum tipo de citopenia pré-tratamento e naqueles com disfunção renal. A anemia é de etiologia multifatorial e decorre da combinação da hemólise induzida pela ribavirina e dos efeitos mielossupressores do INF, se desenvolve dentro das primeiras 12 semanas de tratamento na maioria dos pacientes e atinge valores < 10g/dL em 10% a 15% desses. A anemia costuma responder à redução da dose da ribavirina, mas essa conduta pode se associar à redução das taxas de RVS, principalmente quando empregada nas primeiras 12 semanas de tratamento. Por isso, alguns recomendam o uso de eritropoetina nesses casos, na dose de 10.000 a 40.000UI/semana por via subcutânea. Maior cautela será necessária nos pacientes com doença cardiovascular associada.

Neutropenia também é um efeito adverso frequente do uso de INF, sendo mais acentuada com o uso de INF peguilado. Apesar de ser um achado frequente, raramente é associada ao desenvolvimento de complicações sépticas, e a incidência de infecções parece não se correlacionar com o nadir dos neutrófilos nem com a duração da neutropenia. A recomendação tradicional consiste em reduzir em 50% a dose do INF se a contagem de neutrófilos estiver entre 500 e 750 células/mm^3 e suspender o tratamento quando < 500 células/mm³. No entanto, pode-se lançar mão dos fatores estimuladores de colônias de neutrófilos, como a filgastrima (300μg 48 horas antes da dose semanal de PEG-INF, até o máximo de três vezes por semana) em pacientes com neutropenia grave (< 500/mm³) para evitar a redução de dose do INF, o que poderá ter impacto negativo na RVS.

Redução do número de plaquetas também é um evento frequente durante o uso de INF, com redução média de 42% da contagem plaquetária, atingindo valores < 50.000/mm³ em 9% e < 25.000/mm³ em 3% dos tratados. Os casos de plaquetopenia grave foram observados em cirróticos e nos raros casos de púrpura trombocitopênica induzida pelo INF. As recomendações são reduzir em 50% a dose do INF se a contagem de plaquetas cair < 50.000/mm³ e suspender o medicamento em definitivo se < 25.000/mm³. Um agonista da trombopoetina, eltrombopag – fármaco ainda não disponível no Brasil – demonstrou ser capaz de elevar a contagem plaquetária nesses casos, mas foi associado a maior risco de desenvolvimento de trombose porta.

Outro efeito adverso importante do tratamento com INF consiste no desencadeamento de doenças autoimunes, como tireoidites, pneumonites e retinites, que, dependendo da gravidade, podem ser indicação de suspensão imediata do tratamento. Em pacientes com doenças autoimunes prévias, são importantes cautela e vigilância extremas quanto à possibilidade de exacerbação da doença.

Novos fármacos para o tratamento do HCV

Inúmeros medicamentos com ação antiviral direta contra o HCV estão em estudo e deverão ser lançados no mercado nos próximos anos. Em maio de 2011, o FDA aprovou os dois inibidores de protease de primeira geração com atividade contra o genótipo 1 do HCV: telaprevir e boceprevir. Ambos os fármacos oferecem uma chance cerca de 30% maior de obtenção de RVS em pacientes virgens de tratamento do que o regime *standard* atual. Quanto aos resultados de retratamentos, as taxas de resposta dependem basicamente da resposta ao primeiro tratamento antiviral, sendo de 75% a 86% nos recidivantes, 50% a 60% nos respondedores parciais e de apenas 33% nos que não apresentaram queda mínima de 2 log da viremia no primeiro tratamento.

O telaprevir foi utilizado na dose de 750mg (três comprimidos de 250mg) a cada 8 horas, em associação a peg-interferon e ribavirina por 3 meses, seguindo-se mais 12 ou 36 semanas de peg-interferon + ribavirina, de acordo com a resposta inicial.

Os estudos de registro do boceprevir utilizaram dose de 800mg (quatro comprimidos de 200mg) a cada 8 horas, seguindo esquema composto por uma fase inicial de 4 semanas com peg-interferon e ribavirina (fase de *lead-in*), seguida por esquema tríplice de boceprevir-peg-interferon-ribavirina por mais 24 a 44 semanas, de acordo com a resposta.

Embora esses novos medicamentos promovam taxas de RVS substancialmente maiores e a possibilidade de encurtar o tratamento em até 50% a 60% dos casos, alguns problemas são antecipados: custo muito elevado (até 40 a 50 mil dólares por tratamento), adição de efeitos colaterais (principalmente *rash* cutâneo com o telaprevir e anemia com o boceprevir) e capacidade de indução de resistência.

Será necessário aguardar mais estudos, inclusive de fármaco-economia, para que novas diretrizes sejam desenvolvidas e estabeleçam os protocolos de utilização desses fármacos.

Tratamento do HCV em situações especiais

Algumas considerações devem ser feitas quanto ao tratamento antiviral do HCV em algumas situações especiais, como:

- **Pacientes com aminotransferases persistentemente normais:** isso ocorre em até 30% dos infectados pelo HCV. Cerca de 5% a 30% desses pacientes apresentam fibrose significativa à biópsia hepática, devendo ser tratados da maneira usual. Ou seja, independente do nível das aminotransferases, o tratamento da hepatite C crônica deve ser definido com base nos achados histológicos.

- **Fibrose leve:** em geral, esses pacientes não são incluídos nos protocolos de tratamento da hepatite C crônica, porém consideram-se que a análise deve ser individualizada de acordo com a chance de se obter RVS, com a vontade e a idade do paciente e os potenciais riscos de transmissão do vírus. Os pacientes sem indicação de tratamento devem ser mantidos em acompanhamento e ter a biópsia repetida a intervalos de 4 a 5 anos para avaliação da progressão da doença, indicando tratamento caso ocorra piora da fibrose.

- **Cirróticos:** uma metanálise recente comparou os desfechos a longo prazo de pacientes com fibrose avançada que obtiveram resposta após tratamento antiviral, comparando-os com os dos não respondedores, e encontrou redução significativa do surgimento de sintomas de descompensação hepática (risco relativo – RR = 0,16), hepatocarcinoma (RR = 0,21) e da mortalidade por causas hepáticas (RR = 0,23). No entanto, é importante ressaltar que, caso a RVS tenha sido obtida em um paciente já com fibrose hepática avançada (graus 3 e 4), o risco de HCC é reduzido, mas permanece significativo, não possibilitando a interrupção do programa de *screening*. Por outro lado, o tratamento com INF em pacientes com hepatopatia avançada é associado a efeitos colaterais mais comuns e mais graves, que exigem frequentemente redução das doses dos fármacos. O protocolo do Ministério da Saúde prevê o tratamento de cirróticos compensados e, inclusive, dispensa a realização de biópsia hepática caso haja sinais evidentes de hepatopatia (como varizes esofágicas). Como a recidiva da infecção após o transplante é frequente e tem evolução acelerada, os pacientes em lista de espera que respondam ao tratamento antiviral terão melhor prognóstico. No entanto, o tratamento de cirróticos descompensados é associado a elevada frequência de infecções graves e aceleração da descompensação hepática, devendo ser cogitado apenas em casos selecionados e realizado em serviços de referência.

- **Manifestações extra-hepáticas:** nos pacientes com manifestações extra-hepáticas importantes da hepatite C, a decisão de tratamento será baseada naquela condição, independente dos achados hepáticos.
- **Pacientes coinfectados com HIV:** a coinfecção com HIV está presente em cerca de 8% dos pacientes com hepatite C, atingindo prevalência de coinfecção de 75% entre os usuários de substâncias injetáveis. Esses pacientes costumam apresentar progressão mais acelerada da doença, com risco de cirrose cerca de duas vezes maior do que os monoinfectados. Por isso, o Ministério da Saúde recomenda o tratamento dos pacientes coinfectados que apresentem qualquer grau de fibrose, desde que tenham contagem de linfócitos CD4 > 200/mm³. O esquema deve ser o usual, durante 48 semanas, independente do genótipo, embora as taxas de resposta sejam inferiores às da população geral. Um grande estudo com INF peguilado α2a e ribavirina obteve 29% de RVS nos pacientes infectados pelo genótipo 1 e 62% nos infectados pelos genótipos 2 e 3. Caracteristicamente, os coinfectados apresentam frequência elevada de efeitos colaterais, notadamente maior grau de anemia induzida pela ribavirina, principalmente nos usuários de zidovudina (AZT). Além disso, há risco elevado de toxicidade mitocondrial por interação entre ribavirina e didanosina (DDI) ou estavudina (D4T), recomendando-se que o esquema antirretroviral seja adaptado, trocando-se AZT, DDI e D4T por outros medicamentos.
- **Renais crônicos:** cerca de 10% a 15% dos pacientes de unidades de hemodiálise são infectados pelo HCV, o que reduz a sobrevida por conta de progressão para cirrose e HCC, mesmo após o transplante renal. O diagnóstico da hepatite C em pacientes renais crônicos é difícil, pois eles apresentam características peculiares, como menores níveis de aminotransferases, podem apresentar anti-HCV falso-negativo e, até mesmo, viremia intermitente. Todos os pacientes em hemodiálise devem realizar mensalmente dosagem de aminotransferases e a cada 6 meses pesquisa de anti-HCV e HCV-RNA, caso haja suspeita clínica de infecção recente. Os *clearances* tanto do INF como da ribavirina são alterados em pacientes com disfunção renal, aumentando os riscos de toxicidade medicamentosa, principalmente a hemólise induzida pela ribavirina. Por conta disso, recomenda-se cautela no uso de ribavirina em pacientes com *clearance* de creatinina < 50mL/min. A maioria dos autores advoga o tratamento dos pacientes com insuficiência renal avançada e em hemodiálise com monoterapia com INF convencional, mas alguns ainda tentam o uso de INF peguilado e doses baixas de ribavirina (250 a 750mg/dia), com atenção redobrada ao desenvolvimento de complicações do tratamento. Quando o *clearance* de creatinina está < 50mL/min, recomenda-se correção da dose dos INF peguilados, preconizando-se o uso de 135µg/semana do peg-interferon α2a e de 0,5 a 1,0µg/kg/semana do peg-interferon α2b.
- **Pacientes com doenças hematológicas:** a prevalência de hepatite C crônica em grupos populacionais que necessitam de hemotransfusões frequentes é muito elevada. Algumas considerações especiais são necessárias nessas populações, como a dispensa de biópsia hepática em pacientes hemofílicos e a indicação de monoterapia com INF peguilado nos pacientes com condições hemolíticas crônicas e insuficiência medular.

PROFILAXIA

CUIDADOS DE ISOLAMENTO

Uma preocupação frequente no manejo de um paciente com hepatite é a necessidade de cuidados de isolamento para prevenir a transmissão para seus contactantes. É importante lembrar que durante o período de incubação o paciente já é infectante e que os cuidados de isolamento na hepatite A só são necessários por 7 dias após o surgimento da icterícia, período em que existe eliminação de partículas virais nas fezes. O Quadro 71.16 apresenta cuidados práticos de isolamento dos pacientes com hepatite viral. Como a transmissão pessoa a pessoa da hepatite E é rara, serão abordados apenas os cuidados de isolamento para as hepatites A, B e C.

VACINAÇÃO

A vacinação contra hepatite A, apesar de não fazer parte do calendário rotineiro do Ministério da Saúde, tem elevada eficácia, pode ser oferecida a crianças a partir de 2 anos de idade e é realizada em duas doses com intervalo de 6 a 18 meses. A vacinação universal

Capítulo 71 Hepatites Virais

Quadro 71.16 Cuidados de isolamento de pacientes com hepatites virais

Hepatite A	Hepatite B	Hepatite C
Administrar uma dose de vacina para os contactantes próximos não imunes	Vacinar contactantes sexuais e intradomiciliares	Não há vacina disponível
Evitar compartilhamento de utensílios de mesa sem lavagem prévia	Uso de preservativo em ato sexual com parceiro não imune	Uso de preservativo apenas com parceiros ocasionais
Isolar um banheiro para o paciente ou colocar solução de hipoclorito no vaso sanitário após cada evacuação	HBIg e vacina para RN de mãe HBsAg+	Não há forma de prevenir a transmissão vertical
	Não compartilhar seringas, agulhas ou outra parafernália para injeção de drogas Não compartilhar escovas de dentes ou lâminas Cobrir com curativos feridas abertas ou arranhões Não doar sangue, órgãos ou esperma Limpar gotas de sangue sobre superfícies com detergente ou alvejante	

contra a hepatite B tem sido associada à redução de novos casos da doença, do número de mortes por hepatite fulminante e da incidência de hepatocarcinoma, sendo a estratégia de escolha para a prevenção da hepatite B. Deve ser realizada em três doses intramusculares, com intervalos de 30 e 180 dias para a segunda e terceira doses, respectivamente. Oferece mais de 90% de imunogenicidade prolongada. Apesar de até 50% das pessoas apresentarem títulos de anti-HBs < 10mUI/mL 20 anos após a vacinação, isso não se associou a risco de contágio; portanto, não há recomendação formal de doses de reforço. É essencial lembrar de vacinar contra os vírus A e B os pacientes portadores de qualquer tipo de hepatopatia crônica não imune, em virtude do risco elevado de desenvolvimento de formas fulminantes.

PREVENÇÃO DA TRANSMISSÃO MATERNO-FETAL

Como a transmissão vertical do HBV é associada a risco > 90% de desenvolvimento de infecção crônica no recém-nascido, é essencial a identificação das mães infectadas por meio do *screening* de todas as mulheres no primeiro e terceiro trimestres da gestação. Os recém-nascidos das mães positivas devem receber, preferencialmente nas primeiras 12 horas de vida, uma dose da vacina e outra da imunoglobulina hiperimune para hepatite B (HBIg), repetindo-se as doses da vacina com 1 e 6 meses de vida. Essa estratégia tem 95% de sucesso na prevenção da transmissão materno-fetal.

PREVENÇÃO DA TRANSMISSÃO PARA PROFISSIONAIS DE SAÚDE

É essencial obedecer rigorosamente aos cuidados de biossegurança, com utilização das precauções *standard* no manejo de todos os pacientes, independente de seu perfil sorológico. Todo profissional de saúde deve ser vacinado contra o HBV e ter a soroconversão confirmada mediante a determinação do anti-HBs. No caso de acidente em profissional não vacinado ou que desconhece a soroconversão e atualmente tem anti-HBs negativo, deve-se administrar uma dose de HBIg e iniciar o programa de vacinação. Não há esquema disponível para profilaxia pós-exposição contra o HCV, estando recomendada a pesquisa do HCV-RNA 4 semanas após o acidente e, em caso negativo, sua repetição, além do anti-HCV, após 4 a 6 meses, possibilitando a identificação e o tratamento precoce dos infectados.

PREVENÇÃO DE REATIVAÇÃO VIRAL ANTES DE TERAPIA IMUNOSSUPRESSORA

Reativação da replicação do HBV foi relatada em 20% a 50% dos portadores do HBV que se submeteram a terapia imunossupressora ou quimioterapia, na maioria dos casos de maneira assintomática, mas episódios de hepatite ictérica, descompensação e morte foram descritos. Os regimes mais frequentemente associados a essa complicação foram os baseados em corticoides, rituximabe e infliximabe. Por isso, todo paciente que vai se submeter a essas terapias deve ser investigado quanto à infecção pelo HBV por meio de HBsAg e anti-HBc. Os pacientes HBsAg-positivos devem receber lamivudina até 6 meses após o término do período de imunossupressão, independente dos níveis de HBV-DNA. Embora existam relatos de alguns casos de reativação da hepatite em pacientes anti-HBs-positivos, isso é excepcional, não estando indicada a profilaxia. Esses pacientes devem ser monitorizados e também receber tratamento, caso o HBV-DNA positive.

Leitura Recomendada

Alberti A. Impact of a sustained virological response on the long-term outcome of hepatitis C. Liver International 2011; 31(sup.1):18-22.

Alter MJ. Epidemiology of hepatitis C virus infection. World J Gastroenterol 2007; 13:2436-41.

Azevedo TR, Filgueira NA, Lopes EP. Risk factors for hepatitis C virus infection in former Brazilian soccer players. Epidemiology and Infection. 2011. Disponível em Cambridge Journals Online, doi:10.1017/S0950268811000458.

Bacon BR, Gordon SC, Lawitz E et al. Boceprevir for previously treated chronic HCV genotype 1 infection. New Engl J Med 2011; 364:1207-17.

Dalton HR, Bendall R, Ijaz S, Banks M. Hepatitis E: an emerging infection in developed countries. Lancet Infect Dis 2008; 8:698-709.

Esteban JI, Sauleda S, Quer J. The changing epidemiology of hepatitis C virus infection in Europe. J Hepatol 2008; 48:148-62.

European Association for the Study of the Liver. EASL Clinical Practice Guidelines: Management of hepatitis C virus infection. J Hepatol 2011.

Ghany MG, Strader DB, Thomas DL, Seeff LB. Diagnosis, management and treatment of hepatitis C: an update. (AASLD Practice Guidelines). Hepatology 2009; 49(4):1335-74.

Jafri SMR, Lok ASF. Antiviral therapy for chronic hepatitis B. Clin Liver Dis 2010; 14:425-38.

Kelleher TB, Afdhal NH. Peginterferon and ribavirin for the treatment of chronic hepatitis C virus infection: management of side effects. UpToDate 19.1

Kim WR. Epidemiology of hepatitis B in the United States. Hepatology 2009; 49(5):s28-s34.

Lavanchy D. Evolving epidemiology of hepatitis C virus. Clin Microbiol Infect. 2011; 17(2):107-15.

Lavanchy D. The global burden of hepatitis C. Liver International 2009; 29(s1):74-81.

Lok ASF, McMahon BJ. AASLD Practice Guidelines. Chronic hepatitis B: Update 2009. Hepatology 2009; 50(3):1-36.

McMahon BJ. Natural history of chronic hepatitis B. Clin Liver Dis 2010; 14:381-96.

Ministério da Saúde do Brasil. Protocolo clínico e diretrizes terapêuticas para o tratamento da hepatite viral crônica B e co-infecções. Brasília 2009.

Ministério da Saúde do Brasil. Protocolo clínico e diretrizes terapêuticas para hepatite viral C e co-infecções. Brasília 2011.

Poordad F, Cone J, Bacon BR et al. Boceprevir for untreated chronic HCV genotype 1 infection. New Engl J Med 2011; 364:1195-206.

Sorrell MF, Belongia EA, Costa J et al. National Institutes of Health Consensus Development Conference Statement: management of hepatitis B. Ann Intern Med 2009; 150(2):104-10.

Vitral CL, Souto FJD, Gaspar AMC. Changing epidemiology of hepatitis A in Brazil: reassessing immunization policy. J Viral Hepatitis 2008; 15(Suppl. 2):22-5.

Wedemeyer H, Manns MP. Epidemiology, pathogenesis and management of hepatitis D: update and challenges ahead. Nat Rev Gastroenterol Hepatol 2010; 7:31-40.

Zeuzem S, Andreone P, Pol S et al. REALIZE trial final results: telaprevir-based regimen for genotype 1 hepatitis C virus infection in patients with prior null response, partial response or relapse to peginterferon/ribavirina. J Hepatol 2011; 54(sup 1):S3.

Infecção pelo HIV

CAPÍTULO 72

Luciana Cardoso Martins Arraes • Moacir Batista Jucá
Tomaz Christiano de Albuquerque Gomes

INTRODUÇÃO

O número de indivíduos infectados pelo HIV continua a aumentar em todo o mundo. No fim de 2008, esse número foi estimado em 33,4 milhões, segundo a Organização Mundial de Saúde (OMS).

Entretanto, dados da OMS têm mostrado que, nos últimos anos, tem ocorrido tendência à estabilização no número de casos da síndrome da imunodeficiência adquirida (SIDA) no Brasil.

Há 30 anos, quando foi diagnosticado o primeiro caso, a doença era considerada fatal e a chance de sobrevivência era pequena. Hoje, a maioria dos médicos considera a SIDA uma doença crônica, com melhora significativa na qualidade de vida.

A SIDA é a fase do espectro da infecção pelo HIV em que se instalam as doenças oportunistas, que são as doenças que se desenvolvem em decorrência de uma alteração imunitária do hospedeiro. Essas são geralmente de origem infecciosa, porém várias neoplasias também podem ser consideradas nesse grupo de doenças.

Este capítulo tem por objetivo ressaltar os principais achados clínicos e laboratoriais que despertem para o diagnóstico precoce de infecção pelo HIV, bem como fornecer uma orientação geral ambulatorial aos clínicos e médicos de família, que realizam o atendimento inicial ao paciente infectado com HIV ou que os assistem junto ao especialista em doenças infecciosas. É importante frisar que, uma vez estabelecido o diagnóstico de infecção pelo HIV, o encaminhamento ao especialista se faz necessário e essencial.

DIAGNÓSTICO

Em outubro de 2009 foi publicada a Portaria 151 da Secretaria de Vigilância Sanitária/Ministério da Saúde (SVS/MS), que aprova as etapas sequenciadas e o fluxograma mínimo para o diagnóstico laboratorial da infecção pelo HIV em indivíduos com mais de 18 meses de vida, de uso obrigatório pelas instituições de saúde públicas e privadas. Além disso, essa portaria determina o uso do teste rápido para o diagnóstico da infecção pelo HIV em situações especiais.

O fluxograma da Figura 72.1 mostra a sequência que deverá ser seguida para diagnóstico da infecção pelo HIV nesses indivíduos.

Os exames que podem ser utilizados na etapa I (Triagem – Teste 1 – T1) são aqueles que apresentam elevada sensibilidade, como:

- Ensaio imunoenzimático – ELISA.
- Ensaio imunoenzimático de micropartículas – MEIA.
- Ensaio imunológico fluorescente ligado a enzima – ELFA.
- Ensaio imunológico com revelação quimioluminescente – ELQ.
- Ensaio imunológico quimioluminescente magnético – CMIA.
- Testes rápidos, como imunocromatografia, aglutinação de partículas em látex ou imunoconcentração.

Na etapa II (Complementar – Teste 2 – T2), podem ser utilizados exames como:

- Imunofluorescência indireta – IFI.
- Imunoblot – IB.
- Imunoblot rápido – IBR.
- Western Blot – WB.

O fluxograma da Figura 72.2 mostra os passos que devem ser seguidos na realização do diagnóstico de infecção pelo HIV por testes rápidos (TR).

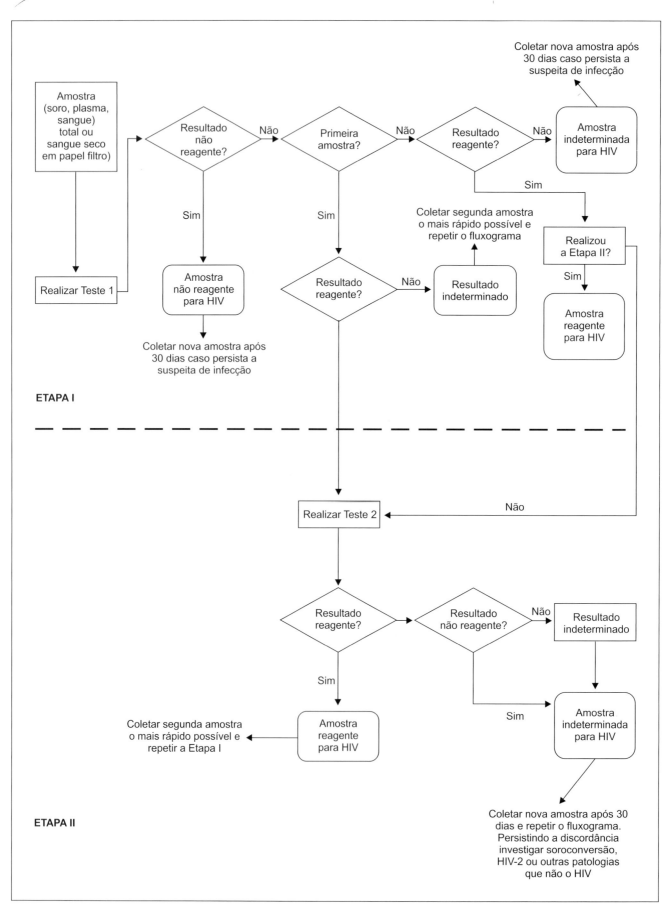

Figura 72.1 Fluxograma mínimo para o diagnóstico laboratorial da infecção pelo HIV em indivíduos com idade acima de 18 meses.

O teste rápido diagnóstico deverá ser utilizado nas seguintes situações especiais:

- Rede de serviços de saúde sem infraestrutura laboratorial ou localizada em regiões de difícil acesso.
- Centro de Testagem e Aconselhamento – CTA.
- Segmentos populacionais flutuantes.
- Segmentos populacionais mais vulneráveis.
- Parceiros de pessoas vivendo com HIV/SIDA.
- Acidentes biológicos ocupacionais, para teste no paciente-fonte.
- Gestantes que não tenham sido testadas durante o pré-natal ou cuja idade gestacional não assegure o recebimento do resultado do teste antes do parto.
- Parturientes e puérperas que não tenham sido testadas no pré-natal ou quando não é conhecido o resultado do teste no momento do parto.
- Abortamento espontâneo, independentemente da idade gestacional.

O Ministério da Saúde recomenda que o teste anti-HIV seja realizado 60 dias após uma possível infecção.

Em 22 de dezembro de 1986, a SIDA (fase mais avançada da infecção pelo HIV) tornou-se doença de notificação compulsória. Com fins epidemiológicos, foram criados vários critérios para definição de caso de SIDA. No Brasil, o mais utilizado é o Critério Rio de Janeiro/Caracas, como mostra o Quadro 72.1. São critérios simplificados que não dependem de exames complementares sofisticados.

O diagnóstico de SIDA pode ser feito com um teste de triagem reagente e um confirmatório ou dois testes rápidos positivos para detecção de anticorpos anti-HIV, associados a um somatório de, pelo menos, 10 pontos dos critérios Rio de Janeiro/Caracas:

ATENDIMENTO INICIAL

Uma vez diagnosticada a infecção pelo HIV, o clínico generalista poderá realizar uma avaliação inicial antes de encaminhar o paciente ao especialista com a finalidade de agilizar os exames, bem como detectar alguma condição que necessite de intervenção mais urgente ou, até mesmo, internamento hospitalar.

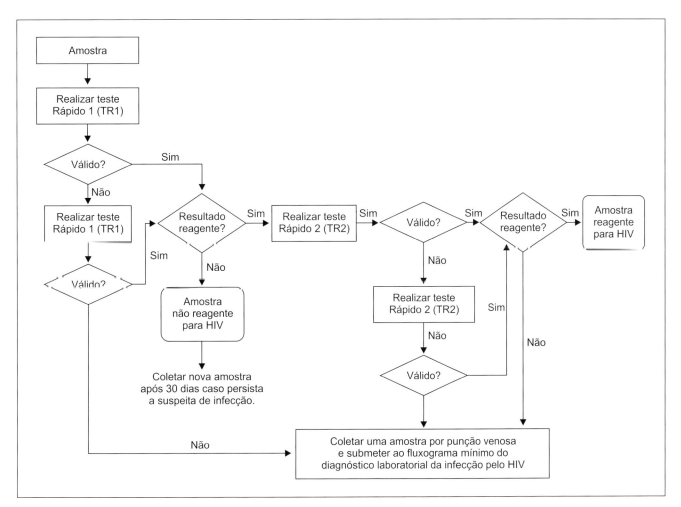

Figura 72.2 Fluxograma para o diagnóstico da infecção pelo HIV em situações especiais.

Quadro 72.1 Critérios clínicos para diagnóstico de SIDA (critérios Rio de Janeiro/Caracas)

Diagnóstico clínico	Pontos
Sarcoma de Kaposi	10
Tuberculose disseminada/extrapulmonar/não cavitária	10
Candidíase oral ou leucoplasia oral pilosa	5
Tuberculose pulmonar cavitária ou não específica	5
Herpes zoster em pessoas < 60 anos	5
Disfunção do SNC	5
Diarreia há mais de 1 mês	2
Febre superior a 38°C há mais de 1 mês*	2
Caquexia ou perda ponderal > 10%*	2
Astenia por período superior a 1 mês	2
Dermatite persistente	2
Tosse persistente ou pneumonia de repetição	2
Linfadenopatia (> 1cm) persistente em dois ou mais sítios extrainguinais por período > 1 mês	2
Anemia (Hb < 11g/dL), linfopenia (< 1.000/mm^3) ou trombocitopenia (< 100.000/mm^3)	2

*Excluída a tuberculose como causa.

O uso de uma linguagem acessível ao paciente é fundamental para explicar aspectos essenciais da infecção causada pelo HIV, bem como a importância da avaliação clinicolaboratorial e do tratamento. Os itens listados a seguir servem como roteiro para estruturar a abordagem a partir das necessidades individuais de cada paciente. O Quadro 72.2 resume esses aspectos a serem abordados no atendimento inicial:

- Explicar o significado da infecção pelo HIV e sua evolução, enfatizando o impacto favorável da terapia antirretroviral (TARV), quando indicada, na qualidade de vida e na sobrevida.
- Avaliar o nível de conhecimento do paciente sobre a doença e fornecer informações acessíveis.
- Iniciar a discussão sobre a história de vida do paciente, suas expectativas e medos.
- Realizar exame físico completo e solicitar os exames de avaliação laboratorial inicial.
- Investigar a história familiar, particularmente para doenças cardiovasculares, dislipidemias e doenças metabólicas.
- Identificar necessidades, incluindo cuidados de saúde mental, quando apropriado.
- Avaliar a necessidade de apoio social.
- Avaliar a necessidade de indicar imunizações e de iniciar profilaxia de infecções oportunistas.
- Abordar métodos de transmissão e prevenção de modo compreensível, incluindo aspectos relacionados com as parcerias sexuais.
- Identificar alguma condição que exija intervenção imediata, como sinais e sintomas sugestivos de manifestações oportunistas.

Quadro 72.2 Aspectos a serem abordados nos atendimentos iniciais

Necessidades e informações para o manejo	Aspectos a serem abordados
Reação emocional ao diagnóstico	Avaliar apoios familiar e social
Informações específicas sobre a infecção pelo HIV	Revisar a data do primeiro exame anti-HIV Documentação do teste Tempo provável de soropositividade Situações de risco para infecção Presença ou história de doenças oportunistas Contagem de CD4+ ou carga viral anterior Uso anterior de TARV e eventos adversos prévios Compreensão sobre a doença (transmissão, história natural, significado da contagem de CD4+ e carga viral e TARV)
Abordagem do risco	Vida sexual Utilização de preservativos História de sífilis e outras DST Uso abusivo de tabaco, álcool e outras drogas Uso de drogas injetáveis Interesse em reduzir os danos à saúde
História médica atual e passada	História de doença mental História de tuberculose Outras doenças Hospitalização Uso de práticas complementares e/ou alternativas
História reprodutiva	Desejo de ter filhos Métodos contraceptivos
História social	Discutir a rede de apoio social (família, amigos, ONG) Condições de domicílio Condições de alimentação Emprego Aspectos legais
História familiar	Doenças cardiovasculares Dislipidemias Diabetes

- Abordar a sexualidade e o desejo de paternidade ou maternidade, quando pertinente.
- Abordar o uso de álcool e outras substâncias.

O Quadro 72.3 mostra sinais do exame físico que podem sugerir manifestações da doença.

É extremamente importante que seja realizada uma avaliação do risco cardiovascular global como rotina entre as pessoas com infecção pelo HIV, utilizando a esca-

CAPÍTULO 72 Infecção pelo HIV

Quadro 72.3 Sistemas comumente associados a manifestações da infecção pelo HIV no exame inicial, em pacientes assintomáticos

Órgãos e sistemas	Orientações/manifestações associadas
Pele	Pesquisar sinais de dermatite seborreica, foliculite, micose cutânea, molusco contagioso, sarcoma de Kaposi
Cabeça e pescoço	Sempre que possível, realizar fundoscopia quando CD4 < 200 células/mm^3. Na orofaringe, pesquisar candidíase oral e/ou leucoplasia pilosa
Linfonodos	Pesquisar linfadenopatias
Abdome	Pesquisar hepatomegalia ou esplenomegalia
Neurológico	Pesquisar sinais focais e avaliar estado cognitivo
Genital, anal e perianal	Pesquisar corrimentos, úlceras e verrugas (HPV)

la de Framingham, uma vez que poderão surgir distúrbios metabólicos decorrentes do uso de antirretroviral ou, até mesmo, da própria infecção pelo HIV.

A investigação da presença de risco cardiovascular entre pessoas com infecção pelo HIV tem potenciais benefícios na modificação do estilo de vida e auxilia a abordagem das dislipidemias.

AVALIAÇÃO LABORATORIAL INICIAL

A contagem de linfócitos T-CD4+ estabelece o risco de progressão para SIDA e morte; portanto, é o indicador laboratorial mais importante, em pacientes assintomáticos, para definição do momento do início do tratamento específico. Para esse grupo de pacientes, a carga viral (CV) é mais importante quando a contagem de linfócitos T-CD4+ está próxima de 350/mm^3, ajudando a estimar a intensidade da deterioração imunológica no período até a próxima consulta agendada, apoiando assim a decisão de início do tratamento.

O PPD é um importante marcador de risco para o desenvolvimento de tuberculose. Quando negativo, deve ser repetido anualmente para orientar a indicação de quimioprofilaxia (QP) com isoniazida (INH). Como parte dessa avaliação, antes de iniciar a QP, deve-se excluir tuberculose ativa usando critérios clínicos, exame de escarro e radiografia de tórax.

O Quadro 72.4 indica os exames sugeridos para estruturar a abordagem laboratorial inicial e sua frequência de realização para pacientes que não estão em TARV.

IMUNIZAÇÕES

Pacientes com infecção pelo HIV sintomáticos ou com imunodepressão importante (CD4 < 200 células/mm^3) não devem receber vacinas, salvo exceções e sob orientação do especialista. De modo geral, vacinas inativadas são aceitáveis e vacinas de vírus vivos devem ser evitadas nessa população de pacientes (CD 4 < 200 células/mm^3).

O esquema vacinal básico para adultos infectados pelo HIV encontra-se no Quadro 72.5.

TRATAMENTO

Definir o melhor momento para início da TARV é uma das mais importantes decisões no acompanhamento de um indivíduo infectado pelo HIV. Apesar de os benefícios do diagnóstico precoce estarem claramente demonstrados, muitos pacientes têm acesso tardio ao diagnóstico da infecção, o que determina pior prognóstico e elevado risco de morte.

Os principais objetivos da TARV são:

- Reduzir morbidade e mortalidade associadas ao HIV.
- Melhorar a qualidade de vida.
- Preservar e, quando possível, restaurar o sistema imunológico.
- Suprimir de modo sustentado a replicação viral.

É essencial o reforço do impacto positivo do tratamento, em médio e longo prazos, no momento em que se decide iniciar a terapia. Adicionalmente, é necessário detectar as dificuldades de compreensão e de outros obstáculos à adesão ao tratamento, garantindo o acesso do paciente à informação clara sobre:

- O objetivo do tratamento.
- O significado dos exames de carga viral e de contagem de linfócitos T-CD4+.
- A necessidade de adesão máxima ao regime terapêutico proposto.
- Os efeitos adversos precoces e tardios, sua potencial transitoriedade e a possibilidade de manejo.
- Os medicamentos que compõem o esquema e seus mecanismos de ação.
- A importância de adequação dos hábitos alimentares.
- O desenvolvimento de atividades físicas rotineiras.
- A realização periódica das consultas e dos exames de seguimento.

QUANDO INICIAR A TARV

A TARV não é uma emergência e só deve ser iniciada quando as devidas avaliações, clínica e laboratorial, forem realizadas, determinando, desse modo, o grau de imunodeficiência existente e o risco de progressão da doença.

Quadro 72.4 Exames laboratoriais iniciais e periodicidade para pacientes assintomáticos

Exame	Inicial	Periodicidade	Comentário
Hemograma	Sim	Repetir a cada 3 a 6 meses	Repetir com maior frequência em sintomáticos ou quando em uso de agentes mielotóxicos
Contagem de linfócitos T-CD4+	Sim	Repetir a cada 3 a 6 meses	Repetir em caso de valores discrepantes e com maior frequência quando há tendência a queda
Carga viral (CV)	Sim	Repetir quando linfócitos T-CD4 próximos a 350 células/mm^3	A CV auxilia a decisão de iniciar TARV em pacientes assintomáticos com contagem de linfócitos T-CD4 entre 350 e 200 células/mm^3
Avaliações hepática e renal	Sim	Repetir 1×/ano	Repetição com maior frequência em pacientes em tratamento
Exame básico de urina	Sim		Pesquisa de proteinúria associada ao HIV
Exame parasitológico de fezes	Sim		
Citopatológico de colo de útero	Sim	Repetir a cada 6 meses	Se normal, repetição anual
Citopatológico anal	Considerar		Pessoas que tenham prática receptiva anal. Está relacionado com a presença de HPV
PPD	Sim	Repetir anualmente, caso o inicial seja não reator	Nos casos com história de contato com tuberculose ou anteriormente PPD > 5mm, já está indicada quimioprofilaxa, não sendo, portanto, necessário realizar o PPD
Anti-HAV	Opcional		Triagem somente para candidatos a vacina
HBsAg e Anti-HBc	Sim		Indicar vacina caso sejam negativos
Anti-HCV	Sim		Repetir anualmente em pessoas com exposição
VDRL	Sim	Repetir anualmente em pessoas sexualmente ativas	
Radiografia de tórax	Sim		Cicatriz de TB sem tratamento prévio indica profilaxia com INH
IgG para toxoplasmose	Sim	Repetir anualmente, caso negativo	
Sorologia para HTLV-I e II	Considerar		Apenas em pacientes com manifestações neurológicas sugestivas e/ou quando CD4 elevado e discrepante
Sorologia para Chagas	Sim		Pacientes oriundos de zona endêmica
Dosagem de lipídios	Sim	Repetir pré-tratamento para monitorar dislipidemia	
Glicemia de jejum	Sim	Repetir a cada 3 a 4 meses para pacientes em TARV	

Adaptado do *Guidelines Johns Hopkins*.

O momento ideal para início da TARV em indivíduos assintomáticos não é bem estabelecido. Levando em conta as melhores evidências disponíveis e suas limitações, o Comitê Assessor para Terapia Antirretroviral em Adultos recomenda, no Brasil:

- **Iniciar TARV para pacientes:**
  - **Sintomáticos, independentemente da contagem de CD4:** nessa categoria incluem-se todos que apresentaram qualquer condição definidora de SIDA: sintomas potencialmente relacionados com a infecção do HIV, candidíase oral, púrpura trombocitopênica idiopática, alterações cognitivas (mesmo menores) e tuberculose ativa, entre outros.
  - **Assintomáticos com contagem de CD4 ≤ 350 células/mm^3.**

Quadro 72.5 Recomendações para imunização de adultos infectados pelo HIV

Vacina	Indicação	Doses
Vacinas inativadas		
Tétano	A mesma do calendário habitual	Três doses (0, 2 e 4 meses). Reforço a cada 10 anos
Pneumocócica	Para indivíduos com contagem de linfócitos T-CD4+ > 200 células/mm^3	Vacina PS 23-valente, 1 dose IM. Repetir a cada 5 anos
Influenza	Para todos, anualmente, antes do período de influenza	Vacina inativada trivalente contra o vírus influenza: uma dose anual (0,5mL) IM
Hepatite A	Para todos os indivíduos suscetíveis à hepatite A (anti-HAV negativo) portadores de hepatopatia crônica, incluindo portadores crônicos do vírus da hepatite B e/ou C Usuários de substâncias injetáveis* Homossexuais* Hemofílicos*	Vacina contra hepatite A – duas doses (0 e 6 meses)
Hepatite B	Para todos os indivíduos suscetíveis à hepatite B (anti-HBc negativo)	Vacina contra hepatite B: dobro da dose recomendada pelo fabricante em quatro doses (0, 1, 2 e 6 ou 12 meses)
Vacinas vivas		
Varicela zoster	Avaliar risco-benefício. Não fazer se CD4 < 200 células/mm^3	
Febre amarela	Avaliar risco-benefício e situação epidemiológica local. Não fazer se CD4 < 200 células/mm^3	
BCG	Não vacinar*	
MMR	Avaliar risco-benefício. Não fazer se CD4 < 200 células/mm^{3*}	

*Recomendações das diretrizes da USPHS/IDSA e ACIP.

– **Gestantes, independente da presença de sintomas e da contagem de LT-CD4+.**
- **Considerar TARV:** a TARV deve ser considerada para pacientes com contagem de CD4 entre 350 e 500 células/mm^3, na presença das seguintes condições:
  – **Coinfecção pelo vírus da hepatite B em pacientes com indicação de tratamento para hepatite B:** nesse caso, o esquema antirretroviral deve incluir tenofovir e lamivudina associados ao efavirenz ou a um inibidor da protease potencializado com ritonavir (IP/r).
  – **Coinfecção pelo vírus da hepatite C:** o controle da replicação do HIV pode atenuar a evolução das hepatites crônicas. Como o tratamento da hepatite C reduz os níveis de CD4, pode-se considerar o início mais precoce para aqueles que estejam próximos ao limiar de 350 células/mm^3 e vão iniciar tratamento para hepatite C. Por outro lado, no caso de contagens mais elevadas, pode ser mais interessante tratar inicialmente a hepatite C, sem introduzir a TARV, para evitar acúmulo de toxicidade. A abordagem desses pacientes deve ser individualizada e a prioridade de cada um dos tratamentos discutida com profissionais experientes no manejo de ambas as infecções.
  – **Idade ≥ 55 anos.**
  – **Doença cardiovascular estabelecida ou com risco elevado (> 20%, segundo escore de Framingham).**
  – **Nefropatia do HIV:** é a causa mais comum de doença renal crônica em indivíduos infectados pelo HIV. Acomete particularmente indivíduos da raça negra, é agressiva e extremamente rara no contexto da supressão viral. Como frequentemente há dificuldades para obtenção de biópsia renal para o diagnóstico, no caso de doença renal atribuível clinicamente ao HIV, recomenda-se iniciar a TARV.
  – **Neoplasias, incluindo as não definidoras de SIDA.**
  – **Carga viral elevada, > 100.000 cópias:** deve ser confirmada em duas quantificações, uma vez descartado o fenômeno de "transativação heteróloga".

O Quadro 72.6 resume os critérios para início da terapia em pacientes infectados pelo HIV.

Quadro 72.6 Recomendações para o início de TARV

Status clínico e imunológico	Recomendações
Assintomáticos sem contagem de CD4 disponível ou CD4 > 500 células/mm³	Não tratar[1]
Assintomáticos com CD4 entre 500 e 350 células/mm³	Considerar tratamento para determinados subgrupos[2]
Assintomáticos com CD4 < 350 células/mm³	Tratar Quimioprofilaxia para IO de acordo com o CD4[3]
Sintomáticos	Tratar Quimioprofilaxia para IO de acordo com CD4[3]

[1]Na impossibilidade de acesso à contagem de linfócitos T-CD4+, a TARV e as profilaxias primárias devem ser consideradas para pacientes com < 1.200 linfócitos totais/mm³ (ou queda anual > 33%), especialmente se hemoglobina < 10g/dL (ou queda anual > 11,6%), em virtude da grande possibilidade de contagem de linfócitos T-CD4+ ser < 200/mm³.
[2]O tratamento deve ser considerado para subgrupos que apresentem as seguintes situações: nefropatia do HIV; idade > 55 anos; coinfecção pelo HBV e/ou HCV; risco cardiovascular elevado, neoplasia, carga viral > 100.000 cópias/mL.
[3]IO: Infecções oportunistas: pneumonia por P. jirovecii (P. carinii) quando CD4 < 200 células/mm³ e toxoplasmose quando CD4 < 100 células/mm³ e presença de IgG antitoxoplasma.

COM QUAL ESQUEMA INICIAR

A decisão do médico em relação ao esquema antirretroviral inicial deve considerar alguns fatores, como:

- Potencial de adesão ao regime sugerido.
- Potência e toxicidade imediata e em longo prazo.
- Presença de comorbidades.
- Uso concomitante de outros medicamentos.
- Adequação do esquema à rotina de vida do paciente.
- Interação com a alimentação.
- Custo dos medicamentos.

A terapia inicial deve sempre incluir combinações de três medicamentos: dois inibidores da transcriptase reversa análogos de nucleosídeos (ITRN) associados a um inibidor de transcriptase reversa não análogo de nucleosídeo (ITRNN) ou a um inibidor da protease reforçado com ritonavir (IP/r), conforme evidenciado no Quadro 72.7.

Os antirretrovirais atualmente disponíveis, os efeitos colaterais, as doses e o modo de administração encontram-se nos Quadros 72.8 e 72.9. O Quadro 72.10 apresenta o protocolo para monitorização da TARV.

Quadro 72.7 Escolha da terapia inicial

Preferencial	2 ITRN + ITRNN
Alternativa	2 ITRN + IP/r

Considerações importantes

- O AZT não deve ser utilizado em pacientes com anemia (Hb < 10) ou leucopenia (neutrófilos < 1.000).
- O abacavir está recomendado na terapia inicial apenas nas situações de intolerância ao AZT, ao ddI EC e ao TDF, devido a seu custo elevado.
- A estavudina (d4T) é a última opção para substituição do AZT, em razão do acúmulo de dados científicos e clínicos confirmando a forte associação entre uso do d4T e desenvolvimento de lipoatrofia e dislipidemia. A dupla ddI/d4T não pode ser utilizada devido ao maior potencial de toxicidade.
- O uso do efavirenz (EFZ) é preferencial ao da nevirapina (NVP), exceto em gestantes.
- Esquemas que incluem a associação de IP/r estão relacionados com maior elevação nas contagens de linfócitos T-CD4+; por outro lado, é mais frequente a ocorrência de dislipidemias envolvendo esquemas com IP/r, quando comparados a associações que envolvem ITRNN, particularmente o efavirenz.
- Caso a escolha da terapia inicial envolva um esquema composto por um inibidor da protease, o lopinavir/r (LPV) deve ser o IP/r preferencial, baseado na experiência de uso, no maior número de estudos clínicos com seguimento de pacientes em longo prazo e nas altas potência e durabilidade que confere aos esquemas antirretrovirais.

Os primeiros 6 meses de TARV correspondem a um período crítico para o futuro do tratamento e o apoio é fundamental, devendo ser dado de maneira individualizada, conforme as necessidades de cada paciente. São recomendáveis consultas clínicas frequentes – no período entre 2 e 3 semanas após o início da terapia – e posteriormente com intervalos mais longos entre as reavaliações, à medida que o paciente se adapta à nova rotina. Nos casos de diagnóstico tardio e de pessoas com comprometimento clínico e dificuldades sociais importantes, as reavaliações devem ser ainda mais frequentes. Após o início da TARV, é recomendável realizar hemograma, plaquetometria, perfil lipídico e provas de avaliação hepática (TGO e TGP) em até 30 dias, particularmente nas situações de deficiência imunológica grave. Posteriormente, os controles periódicos podem ser realizados a cada 3 a 4 meses.

PROFILAXIA DE INFECÇÕES OPORTUNISTAS

A prevenção de infecções oportunistas (IO) em indivíduos infectados pelo HIV é uma medida de grande impacto e que proporciona redução significativa da morbimortalidade.

A orientação aos indivíduos com HIV/SIDA quanto ao desenvolvimento de atitudes e estilo de vida capa-

Quadro 72.8 Antirretrovirais e efeitos adversos

Inibidores nucleosídeos da transcriptase reversa (INTR)
Estão associados a acidose lática, esteatose hepática e redistribuição de gordura corporal (lipodistrofia)

Fármaco	Efeitos adversos	Comentários
Abacavir	Síndrome de hipersensibilidade (febre, mialgia, náuseas, vômito, sintomas sugestivos de infecção do trato respiratório superior, anorexia; os sintomas pioram progressivamente com doses subsequentes) *Rash* ocorre em cerca de metade dos casos Cefaleia, náuseas, vômitos e diarreia	A reação de hipersensibilidade usualmente ocorre nas primeiras 6 semanas de tratamento Reação de hipersensibilidade pode ser mais grave quando administrado em dose única diária Pacientes devem ser aconselhados dos sinais e sintomas de hipersensibilidade Em caso de hipersensibilidade, o abacavir deve ser suspenso permanentemente
Didanosina	Pancreatite Neuropatia periférica Náusea, diarreia	Uso concomitante de álcool pode elevar o risco de pancreatite Diarreia menos frequente com formulação *enteric-coated* Risco aumentado de acidose lática e esteatose hepatica quando combinada à estavudina; essa combinação deve ser evitada quando possível, especialmente em gestantes Risco aumentado de neuropatia quando combinada a estavudina É necessário ajuste de dose para insuficiência renal
Lamivudina	Cefaleia, boca seca	Efeitos adversos são infrequentes Também é ativa contra vírus da hepatite B. Pacientes coinfectados com HIV/HBV podem ter piora da hepatite quando o medicamento é descontinuado Ajuste de dose é necessária para insuficiência renal
Estavudina	Neuropatia periférica Pancreatite Dislipidemia Diarreia	Dos INTR, a estavudina parece carrear maior risco de lipodistrofia de toxicidade mitocondrial Risco aumentado de acidose lática e esteatose hepática quando combinada à didanosina; essa combinação deve ser evitada quando possível, especialmente em gestantes Risco aumentado de neuropatia quando combinada à didanosina Considerar ajuste de dose na presença de neuropatia periférica Ajustar dose para ClCr
Tenofovir	Flatulência, náuseas, diarreia, desconforto abdominal Astenia Insuficiência renal aguda, síndrome de Fanconi Insuficiência renal crônica	Também é ativo contra vírus da hepatite B (não aprovado pelo FDA para hepatite B). Pacientes coinfectados com HIV/HBV podem ter piora da hepatite quando a droga é descontinuada Tenofovir é formulado com lactose. Sintomas gastrointestinais podem ser exacerbadores em pacientes intolerantes à lactose Relatos de caso de insuficiência renal; a associação entre tenofovir e insuficiência reanl não está esclarecida Necessita ajuste de dose para o ClCr
Zidovudina	Anemia, neutropenia Fadiga, moleza, cefaleia Náuseas e vômitos Mialgia, miopatia Hiperpigmentação da pele e das unhas	Fatiga, mialgia e cefaleia usualmente melhoram após 2-4 semanas do início da droga Necessita ajuste de dose para o ClCr

Inibidores não nucleosídeos da transcriptase reversa (INNTR)
Estão associadas com prurido e podem causar síndrome de Stevens-Johnson e necrólise epidérmica tóxica.
Todos os INNTR podem ter interações significativas com outros medicamentos; pode ser necessário ajuste da dose de agentes que interagem.

Fármacos	Efeitos adversos	Comentários
Efavirenz	Sonhos intensos, pesadelos, tonturas, confusão Elevação de enzimas hepáticas Hiperlipidemia	Sintomas do sistema nervoso central são comuns. Geralmente a severidade dos sintomas diminui após 2 a 4 semanas de uso do medicamento Mostrou-se teratogênico em modelos animais, sendo contraindicado durante a gravidez e evitado em mulheres em idade fértil

(continua)

Quadro 72.8 Antirretrovirais e efeitos adversos (*continuação*)

Fármaco	Efeitos adversos	Comentários
Nevirapina	Elevação de enzimas hepáticas, hepatite e insuficiência hepática *Rash* cutâneo	Doses iniciais de 200mg/dia nos primeiros 14 dias, seguidos de 200mg 2×/dia, reduzem a ocorrência de *rash* *Rash* é mais frequente em mulheres e costuma aparecer nas primeiras 6 semanas de tratamento Hepatotoxicidade pode ser grave, mais frequente em mulheres, coinfectados com vírus B ou C e em indivíduos com CD4 mais elevados, não devendo ser iniciado em mulheres com CD4 > 250 células/mm³ e em homens com CD4 > 400 células/mm³. Checagem rigorosa da função hepática deve ser realizada até a 16ª semana de tratamento
Etravirine	Elevação de enzimas hepáticas	Não interage com a metadona Interação medicamentosa com inúmeras drogas

Inibidores de proteases (IP)
Todos os IP são associados com anormalidades metabólicas, como dislipidemia, hiperglicemia, resistência à insulina e lipodistrofia. (atazanavir é menos provável de causar dislipidemia)
Podem aumentar o risco de sangramentos em hemofílicos
Podem ter interações significativas com outros medicamentos; pode ser necessário ajuste da dose de agentes que interagem

Fármaco	Efeitos adversos	Comentários
Atazanavir	Hiperbilirrubinemia e icterícia Elevações de testes da função hepática Prolongamento do intervalo PR	Inibidores de bomba de prótons interferem com a absorção do atazanavir e são contraindicados em pacientes utilizando esta droga Outras medicações antiácidas e bloqueadores H_2 também podem interferir na absorção do atazanavir e devem ser utilizadas com cautela em pacientes em uso do atazanavir Hiperbilirrubinemia indireta não exige a interrupção do atazanavir Apresenta menos efeito no perfil lipídico do que outros IP
Darunavir	*Rash* Elevação de testes da função hepática	Aumenta os níveis plasmáticos da pravastatina (e de outras estatinas); sem interação significativa com a atorvastatina
Fosamprenavir	Diarreia, náuseas e vômitos Elevação de testes da função hepática *Rash* Hiperlipidemia	Prodroga do amprenavir Pode causar *rash* em indivíduos alérgicos ou intolerantes a sulfonamidas
Ritonavir	Náuseas, vômitos, diarreia e dor abdominal Elevação de testes da função hepática Fadiga Perversão do paladar Hiperuricemia Dormência	Cápsulas estáveis à temperatura ambiente por até 30 dias Não recomendada combinação de solução oral com metronidazol ou dissulfiram; álcool na solução oral pode causar reação tipo dissulfiram Tem interações significativas com muitos outros medicamentos
Lopinavir/ritonavir	Diarreia, náuseas, vômitos Dislipidemia Elevações nos testes da função hepática Perversão do paladar	Disponível em comprimidos ou solução oral. Comprimidos não necessitam de refrigeração A solução oral contém 42% de álcool Não recomendada combinação de solução oral com metronidazol ou dissulfiram; álcool na solução oral pode causar reação tipo dissulfiram
Indinavir	Nefrolitíase, dor no flanco Hiperbilirrubinemia Elevações nos testes da função hepática Alopecia, pele seca, unhas encravadas Insônia Perversão do paladar	Para reduzir o risco de nefrolitíase, os pacientes devem beber pelo menos 1,5 litro de líquidos diariamente Quando utilizado como único IP, deve ser tomado com o estômago vazio, 1 hora antes ou 2 horas após uma refeição, a cada 8 horas (e não 3×/dia);
Nelfinavir	Diarreia Náuseas, vômitos Elevações nos testes da função hepática Fadiga	Diarréia é muito comum. Em geral pode ser controlada com antidiarreicos, tais como loperamida e difenoxilato/atropina

(*continua*)

Quadro 72.8 Antirretrovirais e efeitos adversos (*continuação*)

Fármaco	Efeitos adversos	Comentários
Saquinavir	Náuseas, vômitos, diarreia Elevações nos testes da função hepática Cefaleia Ulcerações orais	Disponível em cápsulas de gel e pastilhas Deve ser usado em combinação com ritonavir em dose baixa

Inibidores de fusão

Fármaco	Efeitos adversos	Comentários
Enfuvirtida	Reações no local da injeção: eritema, cistos e nódulos Neutropenia Possível aumento na frequência de pneumonia	Requer orientação extensiva aos pacientes quanto à técnica de injeção, à aderência e ao manejo de efeitos colaterais

Inibidores de integrase

Fármaco	Efeitos adversos	Comentários
Raltegravir	Náuseas, diarreia, flatulência Elevações da amilase e enzimas hepáticas Cefaleia Zumbido, sonhos anormais Prurido, *rash* Fadiga, dor muscular	

Antagonista de CCR5

Fármaco	Efeitos adversos	Comentários
Maraviroc	Náuseas, diarreia Elevação de enzimas hepáticas, hepatite Cefaleia Fadiga, tontura Dor articular, dor muscular Tosse, infecção do trato respiratório superior	Inúmeras interações com outros antirretrovirais e outros medicamentos, necessitando ajuste de dosagem

zes de diminuir o contato com patógenos oportunistas e agentes de coinfecções consiste em estratégia simples e capaz de reduzir o risco de aparecimento de IO, como mostra o Quadro 72.11.

Com o objetivo de evitar o desenvolvimento de doenças em pessoas com exposição prévia estabelecida ou provável (profilaxia primária) ou de prevenir recidiva de uma infecção oportunista que já tenha ocorrido (profilaxia secundária), recomenda-se o uso de profilaxia medicamentosa, conforme especificado nos Quadros 72.12 e 72.13.

Síndrome Inflamatória da Reconstituição Imune (SRI)

A SRI tornou-se mais frequente após a introdução da TARV altamente ativa nos anos 1990. A síndrome caracteriza-se por intensa e exacerbada resposta inflamatória associada à reconstituição imune, ocasionada pela TARV. Suas manifestações refletem a presença de infecções subclínicas, tumores ou mesmo desordens autoimunes (embora menos frequente, já foi descrito o aparecimento de doença de Graves). Os agentes infecciosos mais comumente relacionados com a SRI incluem o herpes zoster, o citomegalovírus (CMV), o *M. tuberculosis*, ou complexo *Mycobacterium avium*, e o *Cryptococcus neoformans*. Na coinfecção HIV/tuberculose (TB), a SRI é igualmente conhecida como "reação paradoxal" e é caracterizada pela exacerbação das manifestações clínicas da TB em decorrência da reconstituição imune e boa resposta ao tratamento. Considerando a elevada frequência da SRI, cabe considerá-la em pacientes que iniciaram recentemente TARV ou que obtiveram boa eficácia com um esquema de resgate terapêutico. A ocorrência de reação paradoxal não indica a suspensão ou mudança da TARV. Menos frequentemente, podem ser encontradas manifestações neurológicas, como as lesões desmielinizantes com efeito expansivo da leucoencefalopatia multifocal progressiva e tuberculomas cerebrais. A exacerbação da coriorretinite do CMV pode também estar acompanhada de uveíte. Adicionalmente, observam-se casos de SRI associados à encefalite causada pelo próprio HIV. O manejo da SRI inclui manutenção da TARV, tratamento das doenças desencadeadas e introdução de corticosteroides sistêmicos, nos casos mais graves.

Quadro 72.9 Doses e administração dos antirretrovirais

Nome genérico	Sigla	Apresentação	Posologia	Meia-vida plasmática	Interação com alimentos
Inibidores nucleosídeos da transcriptase reversa (INTR)					
Abacavir	ABC	Comprimido 300mg	300mg 2x/dia	1,5h	Administrar com ou sem alimentos.
Didanosina	DdI	Comprimidos tamponados 25 e 100mg	≥60kg: 200mg 2x/dia ou 400mg 1x/dia < 60kg: 125 mg 2x/dia ou 250 a 300mg 1x/dia	1,6h	Administrar ≥ 30 minutos antes ou ≥ 2 horas após alimentação. Deve ser dissolvido em água ou mastigado
Didanosina	DDI EC	Comprimidos revestidos para liberação entérica (EC = *enteric coated*) de 250 e 400mg	≥ 60kg: 400mg 1x/dia ou < 60kg: 250mg 1x/dia	1,6h	Administrar ≥ 30 minutos antes ou ≥ 2 horas após alimentação. Não precisa ser dissolvido nem mastigado
Estavudina	d4T	Cápsula 30 e 40mg	≥ 60kg: 40mg 2x/dia < 60kg: 30mg 2x/dia	1h	Administrar com ou sem alimentos
Lamivudina	3TC	Comprimido 150mg Em associação: comprimido de AZT 300mg +3TC 150mg (Biovir®)	150mg 2x/dia ou 300 mg 1x/dia <50kg: 2mg/kg 2x/dia 1 comp 2x/dia	3 a 6h	Administrar com ou sem alimentos
Zidovudina	AZT ou ZDV	Cápsula 100mg Em associação: comprimido de AZT 300mg +3TC 150 mg (Biovir®)	300mg 2x/dia 1 cp 2x/dia	1,1h	Administrar com ou sem alimentos
Tenofovir	TDF	Comprimido 300mg	300mg/dia	17h	Administrar com ou sem alimentos.
Inibidores não nucleosídeos da transcriptase reversa (INNTR)					
Efavirenz	EFV	Cápsulas 600mg	600mg 1x/dia	40 a 55h	Administrar com ou sem alimentos, evitando somente refeições muito gordurosas
Nevirapina	NVP	Comprimido 200mg	200mg 2x/dia. Iniciar com 200mg/dia durante 14 dias e, na ausência de exantema, aumentar para dose total. Se interrupção > 7 dias, reiniciar com 200mg/dia	25 a 30h	Administrar com ou sem alimentos
Inibidores da protease (IP)					
Atazanavir	ATV	Cápsulas 150, 200mg e 300mg	400mg 1x/dia (dose somente para virgens de terapia) ou *associado ao RTV*: ATZ 300mg + RTV 100mg 1x/dia	6,5 a 8h	Administrar com alimentos

(continua)

Quadro 72.9 Doses e administração dos antirretrovirais (*continuação*)

Nome genérico	Sigla	Apresentação	Posologia	Meia-vida plasmática	Interação com alimentos
Inibidores da protease (IP)					
Indinavir	IDV	Cápsula 400mg	IDV 800mg + RTV 100-200mg 2x/dia ou IDV 800mg 3x/dia	1,5 a 2h	Administrar ≥ 1 hora antes ou ≥ 2 horas após alimentação quando usado sem ritonavir Associado ao RTV: administrar com ou sem alimento
Lopinavir/r	LPV/r	Cápsula 133,3/33,3mg	400/100mg (3 cápsulas) 2x/dia *Associado com EFV ou NVP*: ajustar a dose para 533/133mg (4 cápsulas) 2x/dia *Associado com SQV*: 400/100mg (3 cápsulas) + 1.000mg SQV 2x/dia	5 a 6h	Administrar com alimentos
Nelfinavir	NFV	Comprimido 250mg	1.250mg 2x/dia ou 750mg 3x/dia (dose menos indicada devido à pior adesão)	3,5 a 5h	Administrar com alimentos
Ritonavir	RTV	Cápsula 100mg	*Associado a outro IP*: ver IP em questão *RTV isolado (uso raro)*: 600mg 2x/dia: iniciar com dose de 300mg 2x/dia e ↑ 100mg 2x/dia, a cada 3 ou 4 dias, até atingir 600mg, no máximo, em 14 dias	3 a 5h	Administrar, preferencialmente, com alimento para melhorar a tolerância
Saquinavir	SQV	Cápsula 200mg (cápsula "dura" ou "gelatinosa")	*Associado ao RTV*: SQV 1.000mg 2x/dia + RTV 100mg 2x/dia ou SQV 400mg 2x/dia + RTV 400mg 2x/dia *Associado com LPV*: SQV 1.000mg 2x/dia + LPV/r 400/100mg (3 cápsulas) 2x/dia	1 a 2h	Quando associado ao RTV, não é necessário administrar com alimentos gordurosos.
Darunavir	DRV	Comprimidos 300mg	600mg (2 comprimidos) + RTV 100mg 2x/dia	12 a 21h	Administrar após a alimentação
Inibidor de fusão					
Enfuvirtida (T20)	ENF	Frascos descartáveis com 108mg para reconstituição em 1,1mL de água	90 mg (1mL) SC 2x/dia na parte superior do braço, superfície anterior da coxa ou no abdome (exceto região periumbilical)	3,8h	Administrar com ou sem alimentação simultânea
Antagonista de receptores (CCR5)					
Maraviroc	MVC	Comprimido 150mg	150mg, 300mg ou 600mg 2x/dia	13h	Administrar com ou sem alimentação simultânea
Inibidor de integrase					
Raltegravir	RAL	Comprimido 400mg	400mg 2x/dia	9h	Administrar com ou sem alimentação simultânea

Quadro 72.10 Exames laboratoriais para monitoramento da eficácia, toxicidade após o início do tratamento e periodicidade

Exame	Nos primeiros 30 dias	Periodicidade	Comentário
Hemograma	Sim	Repetir a cada 3 ou 4 meses	Identifica mielotoxicidade do AZT
Contagem de CD4+	Sim	Repetir a cada 3 ou 4 meses	Repetir em caso de valores discrepantes
Carga viral (CV)	Sim	Repetir a cada 3 ou 4 meses	Repetir em caso de valores discrepantes
TGO e TGP	Sim	Repetir a cada 3 ou 4 meses	Identifica hepatotoxicidade
Ureia, creatinina, ionograma	Sim	Repetir a cada 3 ou 4 meses quando em uso de medicamento nefrotóxico	Pesquisa de alterações associadas ao tenofovir
Exame básico de urina	Sim	Repetir a cada 3 ou 4 meses quando em uso de medicamento nefrotóxico	Pesquisa de alterações associadas ao tenofovir
Dosagem de lipídios	Sim	Repetir a cada 3 ou 4 meses	
Glicemia em jejum	Sim	Repetir a cada 3 ou 4 meses	

Quadro 72.11 Recomendações para prevenção da exposição a patógenos oportunistas

Agente infeccioso	Recomendação
Pneumocystis jirovecii	Evitar contato direto com pessoas com pneumonia por *P. jirovecii* (evitar internação em quarto conjunto) Utilização de filtro especial na nebulização profilática de pentamidina
Toxoplasma gondii	Evitar carne vermelha mal passada e contato com gatos que se alimentam na rua Evitar limpar caixas de areia de gatos Lavar as mãos após jardinagem
Cryptosporidium	Evitar ingesta de água de lagos ou rios Evitar contato domiciliar com animais domésticos com menos de 6 meses de idade, especialmente se adquiridos de criadores comerciais e que tenham sido anteriormente de rua
Criptococcus	Evitar situações de risco, como entrar em cavernas e limpar galinheiros Evitar exposição a fezes de pássaros
Cytomegalovirus	Evitar transfusão de sangue de doador IgG + para CMV, caso o receptor seja soronegativo
Histoplasma capsulatum	Em áreas endêmicas, evitar situações de risco, como entrar em cavernas e limpar galinheiros Evitar exposição a fezes de pássaros silvestres
HPV e herpes	Evitar sexo não protegido

CAPÍTULO 72 Infecção pelo HIV

Quadro 72.12 Indicações de profilaxia primária de infecções oportunistas para pacientes imunossuprimidos

Agente infeccioso	1ª escolha	Alternativas
Pneumocystis jirovecii (CD4 < 200)	Sulfametoxazol (SMZ) –trimetoprima (TMP) 800/160 – um comprimido por dia ou SMZ-TMP 800/160 em dias alternados ou 3×/semana	Dapsona 100mg por dia VO ou pentamidina por aerossol 300mg mensalmente (Nebulizador Respigard II)
Toxoplasma gondii (CD4 < 100)	SMZ-TMP 800/160 – um comprimido por dia	Dapsona 100 mg VO por dia + pirimetamina 50 mg + ácido folínico
Mycobacterium tuberculosis (pacientes com PPD ≥ 5mm ou história de contato com bacilífero ou radiografia com cicatriz pulmonar)	Isoniazida (5 a 10mg/kg/dia) máximo de 300mg VO por dia + piridoxina 50mg VO/dia, por 6 meses	Evitar associação de claritromicina com efavirenz e com atazanavir
Complexo *Mycobacterium avium* (CD4 < 50)	Azitromicina – 1.200mg VO por semana ou claritromicina – 500mg 2×/dia	
Citomegalovírus (CD4 < 50)	Não é recomendada	
Herpes simplex	Não é rotineiramente recomendada. No caso de infecção recorrente (seis ou mais por ano) pelo *Herpes simplex* pode ser considerada a profilaxia secundária com doses menores de aciclovir, 400mg 2×/dia, fanciclovir 250mg 2×/dia, ou valaciclovir 500mg/dia	
HPV	Não indicada	
Histoplasma capsulatum	Não indicada	
Criptococcus	Não indicada	

Quadro 72.13 Critérios para interrupção e reinício da profilaxia de infecções oportunistas

Profilaxia para	Contagem de CD4 >	Tempo de elevação da contagem de T-CD4	Critério de reinício
Pneumocistose primária e secundária	200 células/mm³ (< 15%)	Três meses	CD4 < 200 células/mm³
Toxoplasmose primária	200 células/mm³ (< 15%)	Três meses	CD4 < 100 a 200 células/mm³
Toxoplasmose secundária	200 células/mm³ (< 15%)	Seis meses após o fim do tratamento na ausência de sintomas	CD4 < 200 células/mm³
MAC primária	100 células/mm³	Três meses	CD4 < 50 a 100 células/mm³
MAC secundária	100 células/mm³	Seis meses (no mínimo 1 ano de tratamento na ausência de sintomas)	CD4 < 100 células/mm³
Criptococose secundária	100 a 250 células/mm³	Seis meses após o fim do tratamento na ausência de sintomas	CD4 < 100 a 150 células/mm³
CMV secundária	100 a 150 células/mm³	Seis meses na ausência de atividade. Avaliações oftalmológicas regulares	CD4 < 100 a 150 células/mm³
Histoplasmose	Não é recomendada a interrupção		

MAC: complexo *Mycobacterium avium*.

LEITURA RECOMENDADA

Aberg JA et al. Primary care guidelines for the management of persons infected with human immunodeficiency virus: 2009 update by the HIV Medicine Association of the Infectious Diseases Society of America. HIV Medicine Association of the Infectious Diseases Society of America. Clin Infect Dis 2009; 49(5):651-81.

Bartlett JA, Fath MJ, Demasi R, Hermes A, Quinn J, Mondou E, Rousseau F. An updated systematic overview of triple combination therapy in antiretroviral-naive HIV-infected adults. AIDS 2006; 20(16):2051-64.

Hammer SM, Eron JR, Reiss P et al. Antirretroviral treatment of adult HIV infection: 2008 recommendations of the International AIDS Society-USA panel. JAMA 2008; 300 [S.l.]:555-70.

Kaplan JE, Benson C, Holmes KH et al. Guidelines for prevention and treatment of opportunistic infections in HIV-infected adults and adolescents: recommendations from CDC, the National Institutes of Health, and the HIV Medicine Association of the Infectious Diseases Society of America. MMWR Recomm Rep 2009; 58:1.

Lichtenstein KA, Armon C, Buchacz K et al. Low CD4+ T cell count is a risk factor for cardiovascular disease events in the HIV outpatient study. Clin Infect Dis 2010; 51:435.

Okulicz JF, Grandits GA, Weintrob AC et al. CD4 T cell count reconstitution in HIV controllers after highly active antiretroviral therapy. Clin Infect Dis 2010; 50:1187.

Recomendações para Terapia Anti-retroviral em Adultos Infectados pelo HIV: 2008/Ministério da Saúde, Secretaria de Vigilância em Saúde, Programa Nacional de DST e AIDS. 7. ed. Brasília: Ministério da Saúde, 2008.

Robertson J, Meier M, Wall J, Ying J, Fichtenbaum CJ. Immune reconstitution syndrome in HIV: validating a case definition and identifying clinical predictors in persons initiating antiretroviral therapy. Clinical Infectious Diseases 2006; 42:1639-46.

Sax PE, Baden LR. When to start antiretroviral therapy – Ready when you are? NEJM 2009; 360; [S.l.]:1897-9.

Sterne JA, May M et al. When to start consortium. Timing of initiation of antiretroviral therapy in AIDS-free HIV-1-infected patients: a collaborative analysis of 18 HIV cohort studies. Lancet 2009; 373 [S.l.]:1352-63.

Thompson MA et al. Antiretroviral treatment of adult HIV infection: 2010 recommendations of the International AIDS Society-USA panel. JAMA 2010; 304(3):321-33.

Esquistossomose Mansônica

CAPÍTULO 73

Tibério Batista de Medeiros

CONSIDERAÇÕES GERAIS

A esquistossomose é doença que acomete mais de 200 milhões de pessoas, disseminada em cerca de 76 países, segundo a Organização Mundial de Saúde (OMS). Essa distribuição se dá, principalmente, em países de clima tropical e subtropical de baixa condição socioeconômica e pobre infraestrutura sanitária.

No Brasil, constitui importante problema de saúde pública, e as cerca de 6 a 7 milhões de pessoas infectadas pelo *Schistossoma mansoni* encontram-se distribuídas em 19 unidades da Federação. A doença é endêmica em todo o Nordeste brasileiro e nos estados de Minas Gerais e Espírito Santo. Atualmente, constitui a segunda endemia mais relevante, atrás apenas da malária.

Em Pernambuco, a doença é historicamente endêmica na Zona da Mata, porém a constatação de casos de esquistossomose aguda e de focos de vetores da doença no litoral do estado aponta para uma expansão da endemia, com mudanças no seu perfil clinicoepidemiológico, sendo atualmente evidente em 93 de seus 185 municípios. Essa expansão justifica a necessidade de esforços cada vez maiores para o controle dessa endemia parasitária.

O *S. mansoni* é um trematódeo que cumpre uma etapa evolutiva em um hospedeiro intermediário, um caramujo do gênero *Biomphalaria*. A forma larvária do verme, o miracídio, é liberada quando ovos do parasita, presentes nas fezes, entram em contato com a água. O miracídio penetra no caramujo e, assexuadamente, multiplica-se para dar origem às cercárias, as formas infectantes. Após uma penetração ativa pela pele, as cercárias perdem a cauda, transformam-se em esquistossômulos, ganham a circulação sistêmica e, após atravessarem a circulação pulmonar, atingem o sistema porta, seu hábitat natural. Cerca de 4 a 8 semanas após a infecção, os parasitas já maduros iniciam a postura dos ovos, especialmente nas veias mesentéricas.

O verme, por si só, não é capaz de induzir uma patologia significativa no ser humano. A deposição de ovos no fígado e em outros órgãos, entretanto, é responsável por vigorosa resposta inflamatória do tipo granulomatosa, desencadeada por substâncias antigênicas liberadas pelos miracídios, a partir da qual se desenvolve a morbidade da doença.

Na dependência da carga parasitária de cada indivíduo e de sua resposta imune, um amplo espectro de várias formas clínicas pode se apresentar. São elas: assintomática, intestinal, hepatointestinal, hepática, hepatoesplênica, cardiopulmonar, pseudotumoral, renal, formas ectópicas e forma aguda (Quadro 73.1).

A forma aguda divide-se em fase pré-postural – geralmente subclínica e de resolução espontânea, com duração de até 15 dias da infecção – e pós-postural, que se inicia entre 4 e 6 semanas e se caracteriza por uma reação sistêmica, imunoalérgica, com envolvimento de vários órgãos. Em regiões endêmicas, é de ocorrência rara, passando despercebida na maioria das vezes, pois existe desde a infância um mecanismo adaptativo imunológico do hospedeiro ao parasita, devido aos constantes episódios de exposição ao parasita. Os sintomas da forma aguda são mais frequentes em adultos que viajam a regiões endêmicas ou áreas de surgimento de novos focos. Esses sintomas são variáveis e podem ser caracterizados por febre elevada, tosse, dispneia, dores abdominais e hepatoesplenomegalia. Nessa fase, o diagnóstico diferencial com leishmaniose visceral, doenças linfoproliferativas, quadros sépticos, estrongiloidíase disseminada, entre outros, deve ser realizado.

A forma hepatoesplênica da esquistossomose mansônica ocorre em cerca de 4% a 7% dos indivíduos infectados e é considerada a mais típica da doença, representa-

Quadro 73.1 Principais formas clínicas da esquistossomose

Forma clínica	Principais características
Assintomática	Ausência de sintomas, com parasitológico de fezes positivo
Hepatointestinal	Cólicas e diarreias periódicas alternadas ou não com constipação intestinal, com ou sem fibrose periporta leve, sem hipertensão porta
Hepática	Quadro anterior associado a hepatomegalia (lobo esquerdo) com fibrose periporta e hipertensão porta
Hepatoesplênica	Hepatomegalia (lobo esquerdo) com fibrose periporta, esplenomegalia e hipertensão porta
Vasculopulmonar	Ocorre entre 3% e 15% dos pacientes com a forma hepatoesplênica, podendo ocorrer mais raramente na forma hepatointestinal
Pseudotumoral	Massas localizadas em vários tecidos, principalmente no intestino, causadas por acúmulo de ovos ou excesso de reação fibrosa
Nefropatia por *S. mansoni*	Lesões glomerulares provocadas pela deposição de complexos imunes antígeno/anticorpo/complemento
Ectópicas	Lesões granulomatosas em locais fora do sistema porta, como pele, olhos, região urogenital etc.
Neurológica	Doença causada por granulomas ou reação imunológica à exposição de antígenos liberados pelos ovos e/ou vermes, na medula espinhal ou no cérebro

da pela fibrose periportal (FPP) ou fibrose de Symmers. Depósitos de colágeno periportais levam à obstrução progressiva do fluxo sanguíneo, que já vem aumentado em decorrência da esplenomegalia. O processo obstrutivo associado ao aumento do fluxo promove a hipertensão porta, podendo evoluir com varizes esofagogástricas com potencial de ruptura e risco de desenvolvimento de episódios de hemorragia digestiva alta, a qual se constitui causa usual de óbitos desses pacientes.

EM QUEM PESQUISAR?

Epidemiologia

Todos os moradores de áreas endêmicas devem, anualmente, ser submetidos a exame parasitológico de fezes, assim como os indivíduos de zonas não endêmicas que tenham viajado a regiões endêmicas e se expostos a águas potencialmente contaminadas.

Forma aguda

Pessoas que, 4 a 6 semanas após exposição, apresentem quadro de febre, calafrios, mal-estar, artralgia, hepatoesplenomegalia e eosinofilia.

Forma crônica

Indivíduos com hepatoesplenomegalia em investigação e que apresentam sinais de hipertensão porta, principalmente os moradores de regiões endêmicas. Os pacientes com hepatopatias crônicas não esquistossomóticas também devem ser avaliados, pois a coexistência de esquistossomose com outra doença de acometimento hepático, como alcoolismo, hepatites virais B e C e esteatose, pode levar à progressão da disfunção hepática, termo popularmente conhecido como doença hepática crônica mista. Vale ressaltar que a esquistossomose isoladamente mantém preservada a função hepática.

LABORATÓRIO

Os achados laboratoriais são inespecíficos, mas podem fornecer uma pista, principalmente em áreas endêmicas.

A função hepática encontra-se classicamente preservada com albumina e tempo de protrombina normais, refletindo integridade na capacidade de síntese do hepatócito. As transaminases são normais ou levemente elevadas, raramente ultrapassando em duas vezes o limite superior da normalidade. Quando alteradas, é imperativa a pesquisa de outros fatores que possam estar envolvidos, como alcoolismo, esteatose e hepatites virais crônicas. As enzimas canaliculares podem estar elevadas em razão das distorções nos espaços porta e nos ductos biliares intra-hepáticos determinadas pela fibrose periportal.

Em geral, observa-se hipergamaglobulinemia policlonal. Há elevação das imuglobulinas, com predomínio de IgG. Estudos recentes correlacionaram os níveis séricos de IgG com o grau de fibrose periporta, tendo sido descrita uma correlação positiva.

As alterações hematológicas geralmente refletem uma eosinofilia de graus variáveis, bastante intensa nas formas agudas, além de formas variadas de citopenias em decorrência do represamento sanguíneo determinado pela esplenomegalia. Plaquetopenia acentuada e leucopenia são frequentemente observadas, sobretudo nos pacientes com esplenomegalia volumosa; porém, maior ocorrência de sangramentos ou sepse não é descrita, pois, diante de necessidade do organismo, há liberação dessas células, pelo baço para a corrente sanguínea.

COMO DIAGNOSTICAR?

O diagnóstico da esquistossomose é habitualmente dividido em:

- **Etiológico:** parasitário e imunológico, que visa à identificação do *S. mansoni*.
- **Avaliação da morbidade:** baseada no diagnóstico e na avaliação da hipertensão porta e da doença hepática.

ETIOLÓGICO

Parasitológico

O exame parasitológico de fezes constitui o exame mais utilizado e específico para o diagnóstico de infecção ativa na esquistossomose. A técnica mais sensível é a de Hoffman-Pons-Janner, baseada na sedimentação espontânea, porém é demorada e trabalhosa, o que dificulta o trabalho em áreas endêmicas. A técnica de Kato-Katz é mais simples, podendo as fezes ser coradas e armazenadas para leitura posterior, facilitando seu emprego em áreas endêmicas. Outra vantagem da técnica de Kato-Katz é ser um método quantitativo, fornecendo uma ideia da carga parasitária do indivíduo: leve naqueles com eliminação < 100 ovos/g e intensa naqueles com eliminação > 400 ovos/g de fezes. A avaliação de três amostras é importante para o aumento da sensibilidade do método, visto que os pacientes costumam apresentar eliminação intermitente dos ovos nas fezes.

A biópsia do reto, no nível das válvulas de Houston, é exame com sensibilidade semelhante ao parasitológico seriado, ficando reservado aos casos suspeitos em que o exame de fezes é repetidamente negativo ou para avaliação de novos fármacos antiesquistossomóticos.

A biópsia hepática na esquistossomose perdeu bastante espaço, pois sua realização percutânea por agulha não reflete o verdadeiro quadro histopatológico, visto que a fibrose periportal não se dá uniformemente no parênquima hepático. A biópsia em cunha, realizada a céu aberto, foi considerada o método padrão-ouro na avaliação da fibrose periportal, porém a necessidade de laparotomia tornou essa modalidade reservada a casos de pacientes submetidos à esplenectomia. Ressalte-se ainda que a biópsia hepática é um procedimento invasivo, com potencial de complicações hemorrágicas e que exige profissionais habilitados para sua realização.

Imunológico

Os métodos imunológicos baseiam-se na pesquisa de anticorpos circulantes, representando métodos indiretos que não diferenciam infecção ativa ou passada nem se relacionam com a intensidade da infecção.

As técnicas mais utilizadas atualmente são hemaglutinação indireta e imunofluorescência indireta, que utilizam antígenos do verme adulto, e o ensaio imunoenzimático (ELISA), que utiliza antígenos solúveis dos ovos. Apresentam sensibilidade em torno de 90%.

Métodos promissores, com 100% de especificidade, são as técnicas que pesquisam antígenos circulantes, porém ainda não estão disponíveis comercialmente.

AVALIAÇÃO DA MORBIDADE

Ultrassonografia

A ultrassonografia (USG) é ferramenta de primeira escolha para avaliação das alterações hepáticas e esplênicas induzidas pela presença do *S. mansoni* e tem sido o exame mais utilizado para diagnóstico da morbidade, revelando um padrão característico de anormalidades. O achado mais característico é o espessamento ao longo das paredes da veia porta e de seus ramos, caracterizado por bandas hiperecogênicas periportas. A USG representa um exame não invasivo e mostra-se bastante útil na avaliação, no planejamento terapêutico e no acompanhamento do paciente com hipertensão porta, embora nem sempre disponível, sobretudo em localidades em que os serviços de saúde são mais escassos.

Critérios ultrassonográficos capazes de identificar e classificar os sinais de morbidade relacionados com a esquistossomose hepatoesplênica, como: presença e extensão da fibrose hepática, sinais de hipertensão porta, formação de circulação colateral, espessamento da parede da vesícula biliar e aumento dos órgãos abdominais, foram descritos em uma série de investigações e são adotados e recomendados pela OMS.

Esses critérios objetivam uniformizar o diagnóstico, além de quantificar a fibrose periporta em pacientes esquistossomóticos. Os critérios iniciais foram estabelecidos na Cidade do Cairo, em 1990, classificando a fibrose em graus progressivos de I a III. Posteriormente, foi realizada a revisão dos critérios em outro encontro na Cidade de Niamey, Nigéria, em 1996, classificando a doença hepática em padrões de A (ausência de fibrose) a F (fibrose muito acentuada).

Marcadores séricos de fibrose

Em virtude das limitações da biópsia e da baixa disponibilidade para realização da USG em zonas endêmicas, o desenvolvimento e a validação de novos métodos não invasivos para avaliação da fibrose hepática tornaram-se de grande interesse. Vários marcadores séricos têm sido avaliados na aferição da fibrose em doenças crônicas do fígado, porém dados sobre a esquistossomose ainda são escassos, embora com resultados promissores.

Nos últimos anos, algumas substâncias envolvidas na produção ou degradação do colágeno vêm sendo avaliadas, tanto isoladamente como em conjunto, na presença de fibrose que se desenvolve nas afecções crônicas do fígado, compondo os chamados índices.

Os marcadores séricos são divididos em dois grandes grupos: testes diretos e indiretos. Os diretos não são utilizados na prática clínica e avaliam diretamente os produtos ou derivados da matriz extracelular (MEC), como o peptídeo procolágeno I, peptídeo procolágeno III, colágeno IV, laminina, ácido hialurônico e imunoglobulinas. Os testes indiretos não avaliam diretamente os produtos da MEC, e são utilizados isoladamente ou em combinação, podendo refletir alterações no fígado, como o número de plaquetas, o índice APRI, gamaglutamil-transpeptidase, relação AST/ALT.

Ressonância magnética de abdome superior

Recente avanço tem sido demonstrado no emprego da ressonância magnética (RM) na avaliação de alterações hepatoesplênicas e vasculares induzidas pela esquistossomose. Alguns autores sugerem que, em razão de seu elevado detalhamento anatômico e alta resolução espacial, a RM é método mais sensível do que a USG, porém com custo bem mais elevado. Um estudo brasileiro que avaliou a fibrose periportal, por meio dos critérios de Niamey adaptados para RM, detectou baixa concordância com a USG, o que torna necessária a realização de mais estudos sobre a real aplicabilidade da RM em pacientes com esquistossomose.

Endoscopia digestiva alta

Método mais importante no diagnóstico das varizes esofagogástricas, servindo também para prognóstico ao avaliar o calibre das varizes e a presença de manchas hematocísticas, é bastante útil na avaliação de hemorragia digestiva alta, visto que a ruptura de varizes esofágicas constitui a principal causa da doença no Brasil.

COMO TRATAR?

O tratamento da esquistossomose visa a erradicar a infecção e, consequentemente, reduzir a fibrose periportal e a hepatoesplenomegalia. Todos os pacientes com evidência de infecção ativa devem ser tratados com terapia específica, respeitando as contraindicações (Quadros 73.2 e 73.3).

Os dois medicamentos com eficácia comprovada são a oxamniquina e o praziquantel.

PRAZIQUANTEL

Agente antiesquistossomótico mais utilizado em todo o mundo, apresenta ação contra todas as espécies de esquistossomos. É utilizado em dose única de 50mg/kg em adultos e 60 a 80mg/kg em crianças. Deve ser admi-

Quadro 73.2 Medicações usadas no tratamento da esquistossomose

	Praziquantel	Oxamniquina
Apresentações	Cestox® comp. 150mg Cisticid® comp. 500mg Praziquantel® comp. 600mg	Mansil® cápsulas 250mg Suspensão 50mg/mL
Dose em adultos	50mg/kg	15mg/kg
Dose em crianças	60 a 80mg/kg	20mg/kg

Quadro 73.3 Contraindicações ao tratamento específico

Gestação (oxamniquina)
Desnutrição e anemia acentuadas
Infecções agudas intercorrentes
Insuficiência hepática avançada
Crises convulsivas (oxamniquina)

nistrado longe do horário das refeições e a dose pode ser fracionada, mas tomada em horários próximos para não ocorrer perda de eficácia. Por exemplo, um paciente de 70kg poderia tomar três comprimidos de 600mg às 14h e três comprimidos às 16h. Os principais efeitos colaterais são náuseas, vômitos, cefaleia, dor abdominal e tonturas. Atenção especial deve ser dada aos vômitos: caso ocorram em até 30 minutos depois da administração do medicamento, a dose deve ser repetida posteriormente. Não há contraindicação de tratamento durante a gestação.

OXAMNIQUINA

Fármaco com atuação específica contra o *S. mansoni*, é utilizado em dose única de 15mg/kg em adultos, e 20mg/kg em crianças de até 30kg. Assim como o praziquantel, a oxamniquina deve ser administrada longe do horário das refeições. Náuseas, dor abdominal, tonturas, diarreia e cefaleia são alguns dos efeitos indesejáveis, mas geralmente leves e transitórios. Como convulsões são outro efeito possível, é contraindicada em pacientes com passado de crises convulsivas. Na gestação, seu uso deve ser evitado por falta de estudos de segurança.

Tanto o praziquantel como a oxamniquina são potentes, apresentando percentual de cura entre 80% e 90%.

CORTICOSTEROIDES

Na forma aguda toxêmica é recomendado o uso de prednisona, na dose de 1 a 2mg/kg até a resolução dos sintomas, com redução gradual da dose até a suspensão em 30 dias. Na fase pré-postural, recomenda-se o antiparasitário apenas a partir do segundo dia do uso de corticosteroides.

CONTROLE DE CURA

A cura é confirmada com três exames parasitológicos negativos no período entre 1 e 6 meses após o tratamento. Outra opção consiste na realização de biópsia de válvula retal cerca de 4 a 6 meses depois do fim do tratamento.

SEGUIMENTO

Durante muitos anos prevaleceu o conceito de que varizes esofágicas e gástricas de calibre maior sempre iriam sangrar e que, portanto, a indicação cirúrgica aplicava-se a todos os casos. Entretanto, estudos bem conduzidos mostraram que a maioria dos pacientes portadores de grandes varizes não apresentava hemorragia digestiva. A probabilidade torna-se ainda menor quando o parasita é erradicado pelo tratamento clínico eficaz.

Há de se considerar que a hemorragia digestiva alta, apesar de grave, causa mortalidade bem menor nos pacientes com esquistossomose do que a cirrose, na qual a função hepática está comprometida. Nos pacientes com esquistossomose isolada que nunca sangraram, os estudos existentes não mostraram melhora na sobrevida com a instituição de profilaxia primária, seja por endoscopia, seja com betabloqueadores. Alguns autores sugerem a introdução de propranolol ou a realização de ligadura elástica em pacientes com varizes de grosso calibre e manchas vermelhas.

Para pacientes que já apresentaram sangramento, a profilaxia secundária deve ser instituída, podendo ser realizada por terapêutica endoscópica com ligadura elástica ou com o uso de propranolol, no intuito de reduzir a frequência cardíaca em 25% da frequência basal, mantendo-a > 55bpm e respeitando as contraindicações ao uso de betabloqueadores. Entretanto, os melhores resultados na profilaxia secundária são observados com a intervenção cirúrgica e a realização de esplenectomia com ligadura da veia gástrica esquerda associada a tratamento endoscópico, se houver varizes residuais.

Nas áreas endêmicas, recomenda-se o tratamento anual de crianças e adultos a cada 2 anos, principalmente nos casos com fibrose periporta ou na forma hepatoesplênica.

O fluxograma para abordagem de pacientes com suspeita de esquistossomose é apresentado na Figura 73.1.

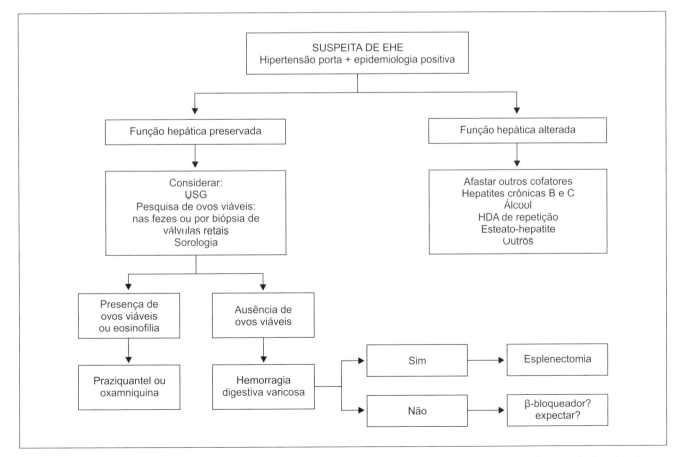

Figura 4.1 Fluxograma para abordagem de pacientes com suspeita de esquistossome hepatoesplênica. HDA: hemorragia digestiva alta.

Leitura Recomendada

Amaral RS, Porto MAS. Evolução e situação do controle da esquistossomose no Brasil. Rev Soc Bras Med Trop 1994; 27(sup 3):73-90.

Andrade ZA. Schistosomiasis and hepatic fibrosis regression. Acta Trop 2008; 108:79-82.

Barbosa CS, Silva CB, Barbosa FS. Esquistossomose: reprodução e expansão da endemia no Estado de Pernambuco e no Brasil. Rev Saúde Publica 1996; 30(6):609-16.

Correia HST, Domingues ALC, Lopes EPA et al. Serum globulin levels and intensity of hepatic fibrosis in patients with mansonic schistosomiasis. Arq Gastroenterol 2009; 46:194-8.

Coura JR, Amaral RS. Epidemiological and control aspects of schistosomiasis in Brazilian endemic areas. Mem Inst Oswaldo Cruz 2009; 99(5 Sup 1):13-9.

Domingues ALC. Ultrassonografia na esquistossomose mansônica hepato-esplênica: avaliação da intensidade da fibrose periportal e da hipertensão porta [tese]. Recife: Universidade Federal de Pernambuco, Faculdade de Medicina, 1998.

Domingues ALC. Esquistossomose mansônica. In: Mattos AA, Dantas-Corrêa EB. Tratado de hepatologia. Rio de Janeiro: Editora Rubio 2010:310-5.

Domingues ALC, Coutinho AD. Reduction of morbidity in hepatosplenic schistosomiasis mansoni after treatment with praziquantel: a long term study. Rev Soc Bras Med Trop 1990; 23:101-7.

Domingues ALC, Silva G. Esquistossomose mansoni. In: Filgueira NA et al. Condutas em clínica médica. 4. ed. Rio de Janeiro: Guanabara Koogan, 2007:594-603.

Gryssels B, Polman K, Clerinx J, Kestens L. Human schistosomiasis. Lancet 2006; 368:1106-18.

Homeida MA, El Tom I, Nash T, Bennett JL. Association of the therapeutic activity of praziquantel with the reversal of Symmers. Fibrosis induced by Schistosoma mansoni. Am J Trop Med Hyg 1991; 45:360-5.

Kardorff R, Gabone RM, Mugashe C et al. Schistossoma mansoni related morbidity on Ukerewe Island, Tanzania: Clinical, ultrasonographical and biochemical parameters. Trop Med Int Health 1997; 2:230-9.

Katz N, Peixoto SV. Análise crítica da estimativa do número de portadores de esquistossomose mansoni no Brasil. Rev Soc Bras Med Trop 2000; 33(3):303-8.

Lambertucci JR, Silva LCS, Antunes CM. O índice da relação aspartato aminotransferase sobre plaquetas e a contagem de plaquetas no sangue são bons marcadores de fibrose na esquistossomose mansônica. Rev Soc Bras Med Trop 2007; 40:599.

Lambertucci JR, Silva LCS, Andrade LM, Queiroz LC, Pinto-Silva RA. Magnetic resonance imaging and ultrasound in hepatosplenic schistosomiasis mansoni. Rev Soc Bras Med Trop 2004; 37:333-7.

Lopes EPA, Bonilha DQM. Esquistossomose hepatoesplênica. In: Ferraz MLG, Schiavon JLN, Silva AEB. Guias de medicina ambulatorial e hospitalar da Unifesp – EPM. 2. ed. Barueri, SP: Manole, 2009:453-8.

Medeiros TB. Avaliação da fibrose hepática na esquistossomose mansônica através de marcadores biológicos [Dissertação]. Recife: Universidade Federal de Pernambuco, Faculdade de Medicina, 2010.

Mendes GS. Esquistossomose mansônica. In: Dani R. Gastroenterologia essencial. 3. ed. Rio de Janeiro: Guanabara Koogan, 2006:1020-5.

Petroianu A. Surgical treatment of portal hypertension in schistosomiasis mansoni. Rev Soc Bras Med Trop 2003; 36:355-61.

Richter J, Hatz C, Campagne G, Berquist NR, Jenkins JM. Ultrasound in schistosomiasis. A practical guide to the standardized use of ultrasonography for the assessment of schistosomiasis-related morbidity. Second International Workshop. Niamey, Niger, October 22-26, 1996.

Ross AG, Bartley PB, Sleigh AC et al. Schistossomiasis. N Engl J Med 2002; 346:1212-20.

WHO. World Health Organization. World Bank. United Nations Development Programme – UNDP. United Nations Childre's Fund – UNICEF. TDR Reference Group on Schistosomiasis. Schistosomiasis. 2004. Available from: HTTP://www.who.int/tdr/dw/schisto2004.htm.

Hanseníase

CAPÍTULO 74

Roberta de Castro Vieira
Perla Gomes da Silva

INTRODUÇÃO

A hanseníase é uma doença infectocontagiosa de evolução crônica, causada pelo *Mycobacterium leprae*, bacilo álcool-ácido-resistente que apresenta tropismo pelas células do sistema reticuloendotelial, acometendo, principalmente, a pele e o tecido nervoso periférico.

A transmissão ocorre, principalmente, por via respiratória, que é considerada a porta de entrada e de eliminação do bacilo. Pode ocorrer, também, pelo contato com lesões cutâneas erodidas de pacientes com as formas multibacilares. O bacilo pode ser encontrado em secreções orgânicas, como leite, esperma, suor e secreção vaginal, mas estas não têm importância na disseminação da infecção. É considerada doença de alta infectividade e baixa patogenicidade, pois, em média, apenas 10% de uma população adoece. O desenvolvimento da doença, após a infecção, depende de fatores genéticos e da imunidade celular do hospedeiro. Fatores epidemiológicos e socioambientais são considerados determinantes da doença. O maior número de pessoas acometidas concentra-se nas áreas mais pobres.

A Organização Mundial de Saúde (OMS) tem como meta de controle da hanseníase uma prevalência < 1/10 mil habitantes. O Brasil, entretanto, encontra-se longe dessa meta. Estudos recentes demonstram tendência à redução da prevalência em todo o mundo, porém a incidência vem aumentando. O aumento na incidência pode ser resultado do aumento das campanhas de detecção e da cobertura da assistência básica de saúde. Estima-se que somente um terço dos portadores do bacilo de Hansen esteja notificado e que, entre esses, muitos fazem um tratamento irregular ou o abandonam, tendo como consequência bacilos resistentes às medicações e que podem causar dificuldades no tratamento da doença, aumentando o problema nacional da hanseníase.

A hanseníase é doença de notificação compulsória em todo o território nacional e de investigação obrigatória. Os casos diagnosticados devem ser notificados, utilizando-se a ficha de notificação e investigação do Sistema de Informação de Agravos de Notificação – SINAN (Figura 74.1).

CLASSIFICAÇÃO

Para avaliação das manifestações clínicas é interessante o conhecimento das formas de apresentação da hanseníase. Diversas classificações foram propostas para fins científicos e terapêuticos. As mais difundidas são a de Ridley-Jopling e a da OMS.

A classificação de Ridley-Jopling, descrita em 1966 com base nos parâmetros clínicos e histopatológico, divide a hanseníase em formas indeterminada (MHI), tuberculoide (TT), tuberculoide *borderline* (TB), *borderline borderline* (BB), *borderline* virchowiana (BV) e virchowiana (VV).

A classificação da OMS, adotada em 1982 e modificada em 1998, é utilizada pelo Ministério da Saúde do Brasil em virtude das maiores simplicidade e praticidade. Classifica os pacientes que não estão em estado reacional em paucibacilares e multibacilares. Os paucibacilares apresentam até cinco lesões cutâneas e incluem as formas tuberculoide e indeterminada. Os multibacilares apresentam mais de cinco lesões cutâneas. Essa classificação é de fácil operacionalização para determinação do esquema terapêutico a ser utilizado, embora esteja sujeita a erros, uma vez que pacientes multibacilares podem ter menos de cinco lesões cutâneas. Essa classificação não leva em consideração a baciloscopia e a histopatologia, o que pode implicar erros no tratamento dos pacientes. Entretanto, é útil nos países em desenvolvimento que não têm fácil acesso a outros métodos complementares de diagnóstico (Quadro 74.1).

República Federativa do Brasil
Ministério da Saúde

SINAN
SISTEMA DE INFORMAÇÃO DE AGRAVOS DE NOTIFICAÇÃO
FICHA DE NOTIFICAÇÃO/ INVESTIGAÇÃO **HANSENÍASE**

Nº

Caso confirmado de Hanseníase: pessoa que apresenta uma ou mais das seguintes características e que requer poliquimioterapia:
- lesão (ões) de pele com alteração de sensibilidade; acometimento de nervo (s) com espessamento neural; baciloscopia positiva.

Dados Gerais

1 Tipo de Notificação — 2 - Individual

2 Agravo/doença — **HANSENÍASE** — Código (CID10) A 30.9 — 3 Data da Notificação

4 UF — 5 Município de Notificação — Código (IBGE)

6 Unidade de Saúde (ou outra fonte notificadora) — Código — 7 Data do Diagnóstico

Notificação Individual

8 Nome do Paciente — 9 Data de Nascimento

10 (ou) Idade — 1 - Hora 2 - Dia 3 - Mês 4 - Ano

11 Sexo — M - Masculino F - Feminino I - Ignorado

12 Gestante — 1-1ºTrimestre 2-2ºTrimestre 3-3ºTrimestre 4- Idade gestacional Ignorada 5-Não 6- Não se aplica 9-Ignorado

13 Raça/Cor — 1-Branca 2-Preta 3-Amarela 4-Parda 5-Indígena 9- Ignorado

14 Escolaridade — 0-Analfabeto 1-1ª a 4ª série incompleta do EF (antigo primário ou 1º grau) 2-4ª série completa do EF (antigo primário ou 1º grau) 3-5ª à 8ª série incompleta do EF (antigo ginásio ou 1º grau) 4-Ensino fundamental completo (antigo ginásio ou 1º grau) 5-Ensino médio incompleto (antigo colegial ou 2º grau) 6-Ensino médio completo (antigo colegial ou 2º grau) 7-Educação superior incompleta 8-Educação superior completa 9-Ignorado 10- Não se aplica

15 Número do Cartão SUS — 16 Nome da mãe

Dados de Residência

17 UF — 18 **Município de Residência** — **Código (IBGE)** — 19 Distrito

20 Bairro — 21 Logradouro (rua, avenida,...) — Código

22 Número — 23 Complemento (apto., casa, ...) — 24 Geo campo 1

25 Geo campo 2 — 26 Ponto de Referência — 27 CEP

28 (DDD) Telefone — 29 Zona 1 - Urbana 2 - Rural 3 - Periurbana 9 - Ignorado — 30 País (se residente fora do Brasil)

Dados Complementares do Caso

Ocupação

31 Nº do Prontuário — 32 Ocupação

Dados Clínicos

33 Nº de Lesões Cutâneas — 34 Forma Clínica 1 - I 2 - T 3 - D 4 - V 5 - Não classificado — 35 Classificação Operacional 1 - PB 2 - MB — 36 Nº de Nervos afetados

Atendimento

37 Avaliação do Grau de Incapacidade Física no Diagnóstico — 0 - Grau Zero 1 - Grau I 2 - Grau II 3 - Não Avaliado

38 Modo de Entrada — 1 - Caso Novo 2 - Transferência do mesmo município (outra unidade) 3 - Transferência de Outro Município (mesma UF) 4 - Transferência de Outro Estado 5 - Transferência de Outro País 6 - Recidiva 7 -Outros Reingressos 9 - Ignorado

39 Modo de Detecção do Caso Novo — 1 - Encaminhamento 2 - Demanda Espontânea 3 - Exame de Coletividade 4 - Exame de Contatos 5 - Outros Modos 9 - Ignorado

Dados Lab.

40 Baciloscopia — 1. Positiva 2. Negativa 3. Não realizada 9. Ignorado

Tratamento

41 Data do Início do Tratamento — 42 Esquema Terapêutico Inicial 1 - PQT/PB/ 6 doses 2 - PQT/MB/ 12 doses 3 - Outros Esquemas Substitutos

Med. Contr.

43 Número de Contatos Registrados

Observações adicionais:

Investigador

Município/Unidade de Saúde — Código da Unid. de Saúde

Nome — Função — Assinatura

Hanseníase — Sinan NET — SVS 30/10/2007

Figura 74.1 Ficha de notificação de hanseníase do SINAN.

CAPÍTULO 74 Hanseníase

Quadro 74.1 Correlação entre as classificações de Ridley e Jopling e da OMS

Ridley e Jopling	TT	BT* BB BL LL
OMS	Paucibacilares	Multibacilares

TT: tuberculoide-tuberculoide; *BT: *borderline*-tuberculoide – embora apresente características da forma paucibacilar, operacionalmente tem sido classificada como multibacilar; BB: *borderline-borderline*; BL: *borderline*-lepromatoso e LL: lepromatoso-lepromatoso.

MANIFESTAÇÕES CLÍNICAS

Hanseníase Indeterminada (MHI)

A hanseníase indeterminada, ou MHI, caracteriza-se pelo aparecimento de uma ou várias manchas hipocrômicas de bordas mal delimitadas e representa a fase inicial da doença. A lesão é hiperestésica no início do quadro; entretanto, o diagnóstico é estabelecido, geralmente, quando apresenta diminuição ou ausência de sensibilidade térmica. Essa forma pode manifestar-se apenas por alteração de sensibilidade, sem manchas na pele, e ainda não há acometimento de troncos nervosos. Não tem localização preferencial, porém, em crianças, as lesões surgem mais em face e membros. A baciloscopia na MHI geralmente é negativa. A evolução dessa forma dependerá da imunidade do indivíduo. Quando o paciente tem lesões em pequeno número e alterações sensitivas importantes, é provável que ele apresente certa resistência ao bacilo, podendo curar-se espontaneamente (cerca de 15% dos casos) ou evoluir para a forma tuberculoide. Esses pacientes geralmente apresentam o teste de Mitsuda positivo. Em caso de múltiplas lesões e limites mal definidos, sua resistência é baixa ou nula e tende à evolução, na ausência de tratamento, para a forma dimorfa ou virchowiana (Mitsuda de intensidade intermediária e negativa).

A MHI faz diagnóstico diferencial com doenças de pele que se apresentam com manchas hipocrômicas, como pitiríase *alba*, nevo acrômico, pitiríase *versicolor*, hipocromias e acromias residuais, vitiligo, hipomelanose idiopática de tronco, dermatose solar hipocromiante, dermatite seborreica e esclerodermia localizada (*morphea*). Essas doenças, entretanto, não costumam apresentar alterações de sensibilidade nas lesões. A exceção se faz na esclerodermia, em que pode ser encontrada alteração das sensibilidades térmica, dolorosa e tátil, em decorrência de atrofia da derme. Nesse caso, o aspecto esclerótico e brilhante da pele possibilita o diagnóstico diferencial.

Hanseníase Tuberculoide (MHT)

Surge, em geral, a partir de MHI não tratada nos pacientes com boa resistência. Caracteriza-se por manchas hipocrômicas ou eritematoinfiltradas com bordas bem delimitadas. As lesões são, em geral, únicas ou em pequeno número, com diâmetro < 10cm, e tendem à distribuição assimétrica. Além da pele, o envolvimento de troncos nervosos ocorre em pequeno número, usualmente próximo às lesões cutâneas. Podem ser visualizados nervos espessados que emergem das placas cutâneas, o que se denomina lesões "em raquete". Comumente, estão comprometidas as sensibilidades térmica, dolorosa e tátil, podendo evoluir para deformidades.

Na forma tuberculoide, ao ser avaliada a resposta imune ao *M. leprae*, por meio da intradermorreação de Mitsuda, observa-se reação fortemente positiva, sempre > 5mm, atingido até 8 a 15mm de diâmetro, inclusive com ulceração central. A baciloscopia, muitas vezes, é negativa; em alguns casos, encontram-se raros bacilos na histopatologia de cortes de pele.

Como variante da MHT, encontra-se a hanseníase nodular da infância, que acomete crianças de 1 a 4 anos de idade, comunicantes de adultos multibacilares. Essa forma se caracteriza por lesão única ou em pequeno número, nodular, situada mais frequentemente na face ou nos membros, que involui espontaneamente, deixando cicatriz varioliforme. Apesar da possibilidade de regressão espontânea, há consenso em se realizar o tratamento poliquimioterápico.

A MHT faz diagnóstico diferencial com lesões cutâneas em placas, infiltradas ou anulares, como psoríase, dermatite seborreica, pitiríase rósea de Gibert, esclerodermia localizada, líquen plano, líquen mixedematoso, sarcoidose, lúpus eritematoso, sífilis, tinha *corporis*, leishmaniose, cromomicose, esporotricose, tuberculose, paracoccidioidomicose e parapsoríase, granuloma anular, necrobiose lipoídica, eritema anular centrífugo e eritema multiforme.

Hanseníase Forma Neural Pura

Forma de hanseníase que afeta o nervo, estando ausentes as lesões de pele. Em ordem de frequência, são os seguintes nervos afetados: o nervo ulnar, imediatamente acima do cotovelo; o tibial posterior, próximo ao maléolo medial da tíbia; e o fibular comum, no nível do colo da fíbula. Podem ser afetados ainda o mediano, o radial, o facial, o trigêmeo e o auricular, entre outros. Caracteriza-se por dor neural espontânea ou à palpação, podendo haver ou não espessamento do tronco nervoso acometido. Na dependência da intensidade do comprometimento nervoso pode haver dor, redução da sensibilidade, parestesia ou atrofia muscular na área correspondente e disfunção autonômica. Os danos neurais e as incapacidades ocorrem na dependência da reação inflamatória que agride o tronco nervoso, relacionada com o grau de imunidade celular. Sendo assim, a imunidade mais efetiva ocasionará intensa reação inflamatória, levando rapidamente a incapacidades, em intervalos curtos de tempo, ocorrendo comumente nas formas MHT e hanseníase diforma (MHD). Nos indivíduos com menor grau de imunidade, o dano evolui de maneira insidiosa, caracterizando a neurite silenciosa, cujos danos aparecem mais tardiamente. Comumente, a função sensorial é a primeira e a mais afetada, porém, ocasionalmente, pode ocorrer apenas alteração motora. A abordagem terapêutica tardia da neurite instalada poderá resultar em alterações que dependem do nervo afetado.

A lesão do nervo ulnar provoca paresia ou paralisia da musculatura intrínseca da mão, o que leva à hiperextensão das articulações metacarpofalangianas do segundo ao quinto dedos, com flexão das interfalangianas. Na lesão inicial, a garra se apresenta no quarto e quinto dedos; na lesão avançada, atinge também o segundo e terceiro dedos. O sinal de Froment também é típico das lesões do nervo ulnar e se caracteriza por uma instabilidade da pinça do polegar com o segundo dedo. Atrofia dos espaços interósseos e da região hipotenar também pode estar presente.

O acometimento do nervo mediano se expressa, principalmente, pela perda da oponência do polegar.

O nervo radial raramente é atingido, talvez por ser um nervo mais protegido. Em geral, ele só é acometido após haver comprometimento dos nervos ulnar e mediano (paralisia tríplice). Sendo ele responsável pela inervação de todos os músculos extensores do punho e dos dedos, torna-se fácil compreender que seu acometimento leva a uma impossibilidade de estender esses segmentos, fazendo com que os dedos e o punho fiquem fletidos, o que é chamado de "mão caída".

O nervo fibular comum pode ser acometido com perda da capacidade de dorsiflexão do pé e extensão dos dedos. O nervo tibial é, com frequência, acometido na região retromaleolar medial, havendo assim comprometimento de toda a musculatura intrínseca do pé, que adquire a postura "em garra".

Outras alterações neurológicas encontradas na hanseníase são: desvio da comissura labial, lagoftalmo, úlcera de córnea e déficit auditivo.

HANSENÍASE DIMORFA (MHD)

A hanseníse dimorfa, ou MHD, divide-se em dimorfa tuberculoide, dimorfa dimorfa e dimorfa virchowiana, na dependência da imunidade do hospedeiro. Nessa forma da doença, devido ao estado de imunidade indefinido, é comum o surgimento de quadros reacionais. Na hanseníase dimorfa, podem ser observados aspectos clínicos dermatológicos, que se aproximam do polo virchoviano ou tuberculoide, até no mesmo paciente, e essa aparência dimorfa reflete a instabilidade imunológica. A evolução da doença e a ausência de tratamento poderiam conduzir alguns pacientes ao polo virchowiano. Dentro da multiplicidade de aspectos das lesões cutâneas, podem ser observadas desde máculas eritematosas, em pele clara, a hipocrômicas, em pele escura, que assume por vezes tonalidade acobreada, sendo comum também a presença de pápulas, tubérculos, nódulos e placas.

Mais próximo ao polo tuberculoide (forma dimorfa tuberculoide ou MHDT) observam-se lesões mais delimitadas, anestésicas e de superfície seca. A pesquisa aponta raridade ou ausência de bacilos e o Mitsuda geralmente é positivo. Por outro lado, à proximidade ao polo virchowiano (dimorfa virchowiana ou MHDV) observam-se lesões mais numerosas, brilhantes, com menor definição de limites, cuja perda de sensibilidade não é tão intensa, e a pesquisa mostra presença de maior número de bacilos. O Mitsuda é negativo. Essas lesões são mais distintas e elevadas, quando comparadas ao polo virchowiano, e posteriormente podem dar lugar a uma infiltração difusa. Na forma dimorfa dimorfa, estão presentes lesões de aspecto anular, circulares e ovais, ou foveolar. As lesões foveolares, também denominadas lesões "tipo queijo-suíço", são representadas por placas eritematosas, cujos limites externos são mal definidos e contrastam com a definição mais acentuada dos limites internos da borda da lesão cutânea. Pode-se encontrar um grau de anestesia no centro das lesões anelares e foveolares. A baciloscopia é quase sempre positiva e o Mitsuda, negativo.

As lesões que fazem parte do diagnóstico diferencial da hanseníase dimorfa são as mesmas que se confundem com as formas tuberculoide e virchowiana.

HANSENÍASE VIRCHOWIANA (MHV)

Forma evolutiva da hanseníase em pacientes sem resistência ao bacilo, caracteriza-se por lesões simétricas. Inicialmente surgem máculas hipocrômicas ou eritematosas e infiltradas com perda do limite com a pele normal. As lesões podem evoluir para pápulas, tubérculos e nódulos que podem ulcerar. Essas lesões são os chamados hansenomas, que são ricos em bacilos. Também ocorrem infiltrações em placas ou difusas que podem preceder em anos as lesões nodulotuberosas. Os pavilhões auriculares estão acometidos em 80% dos casos. A face geralmente apresenta infiltração difusa com acentuação dos sulcos naturais, perda da cauda das sobrancelhas (madarose) e preservação do couro cabeludo, o que altera a fisionomia, promovendo o aspecto de fácies leonina. As extremidades dos membros podem estar infiltradas e com aspecto xerótico (pele seca). O comprometimento nervoso é gradual e a anestesia é mais tardia, inicialmente em luva ou bota bilateral.

Na forma virchowiana avançada, frequentemente, o trato respiratório superior está envolvido. As lesões nasais estão presentes em até 80% dos dimorfos e virchowianos, iniciando-se com infiltração das mucosas que evolui com nódulos, os quais podem aumentar de volume e causar obstrução nasal, que não responde a vasoconstritores. Em virtude das alterações nas fibras parassimpáticas responsáveis pela inervação das glândulas mucosas, pode ocorrer ressecamento. A ulceração e as infecções secundárias dos hansenomas podem levar à perfuração e à destruição do septo nasal cartilaginoso e ósseo, caracterizando o nariz em sela. Poderá haver perturbações do olfato ou mesmo anosmia por destruição do bulbo olfatório. Em geral, há aumento da secreção nasal, que varia de clara e fluida a mucopurulenta e sanguinolenta. Essa secreção é rica em bacilos, sendo uma das principais fontes de infecção dos comunicantes intradomiciliares. Em trabalho realizado em Minas Gerais e publicado em 2009, o índice bacilar na biópsia nasal foi fortemente correlacionado com a biópsia cutânea e a baciloscopia. Além disso, a concordância entre os exames foi boa, revelando a confiabilidade da biópsia nasal no diagnóstico da hanseníase. Embora esse não seja um método diagnóstico usual, a presença de bacilos na biópsia nasal foi de 100% nos pacientes do polo virchowiano.

Lesões da orofaringe podem surgir em palato, lábios, gengivas e úvulas, e podem se estender à nasofaringe e à laringe. São lesões inflamatórias, inespecíficas, que podem evoluir para infiltrações extensas, nódulos, úlceras e perfuração do palato. Pode haver evolução para rouquidão, estenose de laringe e dificuldade respiratória.

Os olhos podem ser afetados em quase todas as suas estruturas. Podem ocorrer lagoftalmo, ressecamento ocular, episclerite, esclerite, irite e iridociclite.

O envolvimento sistêmico está quase sempre presente na forma virchowiana devido à falta de resistência aos bacilos, com a proliferação destes na pele e nos nervos e disseminação por vias linfática e sanguínea. Ao atingirem os diversos órgãos, os bacilos vão determinar a formação de granulomas, que regridem com o tratamento e raramente deixam sequelas. Os testículos são frequentemente afetados pelos bacilos, podendo haver sequelas como atrofia testicular e fibrose difusa, levando à esterilidade e a alterações dos caracteres sexuais. O acometimento renal pela amiloidose secundária pode levar à insuficiência renal.

A hanseníase virchowiana pode ainda se manifestar na forma chamada histioide, que se caracteriza por lesões tuberosas ou nodulares e recebe esse nome em razão de seu aspecto histológico, que apresenta histiócitos espumosos. Clinicamente, caracteriza-se por lesões tuberosas e/ou nodulares, bem delimitadas, de tamanhos variados, redondas ou ovalares, de coloração rósea. Essas lesões são ricas em bacilos e normalmente estão relacionadas com a resistência à sulfona.

Também chamada hanseníase bonita, a forma difusa de Lúcio e Alvarado é mais frequente no México e rara em outros locais. Caracteriza-se por infiltração difusa da pele, comprometimento da sensibilidade que se inicia em mãos e pés, queda das sobrancelhas e telangiectasias em face e tronco.

São inúmeras as doenças que fazem diagnóstico deferencial com a forma virchowiana, entre as quais estão doenças que apresentam pápulas, nódulos e lesões infiltradas, assim como infiltrações difusas, doenças que causam dores ou deformidades articulares, alterações neurológicas e acometimento de outros órgãos, como neurofibromatose de von Recklinghausen, sarcoma de Kaposi, leishmaniose, sífilis, paracoccidioidomicose, lobomicose, xantomatoses, farmacodermias, ictioses, pitiríase rósea, leishmaniose difusa anérgica, linfoma cutâneo de células T (micose fungoide), síndrome de Sezary, leucoses com disseminação cutânea e mixedema generalizado, associado ao hipotireoidismo. O acometimento otorrinolaringológico pode simular um quadro de rinite alérgica ou resfriados. Um diagnóstico diferencial importante da MHV e de seus estados reacionais é o lúpus eritematoso sistêmico.

DIAGNÓSTICO

O diagnóstico de hanseníase é essencialmente clínico e epidemiológico, realizado por meio da análise da história e das condições de vida do paciente e do exame dermatoneurológico para identificação de lesões ou áreas de pele com alteração de sensibilidade e/ou comprometimento de nervos periféricos (sensitivo, motor e/ou autonômico). É considerado caso suspeito o paciente que apresenta uma ou mais das seguintes características: lesão(ões) de pele com alteração de sensibilidade, acometimento de nervo(s) com espessamento neural e déficit de sensibilidade em área correspondente e baciloscopia positiva. O exame histopatológico, o teste de Mitsuda e a baciloscopia já não são solicitados de rotina e não são indispensáveis para o diagnóstico e o tratamento (Quadro 74.2).

O exame clínico no paciente com suspeita de hanseníase inclui a inspeção de pele e anexos em corpo e face, avaliação da sensibilidade da pele, avaliação da força dos grupos musculares e palpação de troncos nervosos.

Para a avaliação dos principais troncos nervosos é fundamental o conhecimento da anatomia dos nervos. Os principais nervos acometidos pelo *M. leprae* devem ser palpados e o paciente questionado se há dor ou choque. A palpação deve ser feita com manobras suaves para não causar desconforto ao paciente. O trajeto do nervo deve ser seguido e comparado com o lado oposto. Percebem-se a espessura, a forma, as aderências nos planos profundos e a existência de nódulos.

O nervo ulnar pode ser palpado no nível da goteira epitrocleana ou acima desta com o cotovelo em flexão

Quadro 74.2 Correlação entre manifestações clínicas, Mitsuda e baciloscopia

	Lesões cutâneas	Mitsuda	Baciloscopia
MHI	Manchas hipocrômicas mal delimitadas	Geralmente +	Geralmente –
MHT	Uma ou poucas manchas eritematoinfiltradas bem delimitadas (< 10cm)	+	–
MHD	DT – múltiplas lesões (5 a 25)	Geralmente +	Geralmente –
	DD – lesões em "queijo suíço"	–	+
	DV – múltiplas lesões e infiltração difusa	–	+
MHV	Manchas, pápulas, tubérculos, ulcerações, infiltração difusa e perda de pelos	–	+

de 90 a 120 graus, com a mão do paciente apoiada na do examinador. O nervo mediano deve ser palpado entre os tendões dos músculos palmar longo e flexor radial do carpo com o punho em ligeira flexão, apoiado pelo examinador. O nervo mediano não é palpável na maioria dos casos, mas, em casos de neurite, ele pode ser identificado com a percussão da região anterior do punho, causando dor intensa (sinal de Tínel). O nervo radial é palpado no nível do canal de torção do úmero, no terço médio do braço com o cotovelo em flexão e a mão apoiada na do examinador. Para palpação do nervo fibular comum, o paciente é colocado sentado com as pernas pendentes e o nervo é palpado na face posterior da fíbula, na junção entre sua cabeça e o corpo. O nervo tibial é palpado atrás e logo abaixo do maléolo medial com o paciente sentado com a perna pendente ou estendida e o pé em flexão plantar e invertido passivamente.

O diagnóstico diferencial da forma neural pura da hanseníase se faz com doenças que apresentam espessamento de nervos periféricos, como doença de Charcot-Marie-Tooth, doença de Déjérine-Sottas e doença de Refsum. Doenças com perda predominante da função motora incluem a difteria, o botulismo, a mononucleose infecciosa, a brucelose, a porfiria, a intoxicação por ouro, além da doença de Déjérine-Sottas, as quais também fazem parte do diagnóstico diferencial. Disfunção predominantemente sensorial pode ocorrer na leucemia, na doença de Hodgkin e na isquemia neuropática. A perda mista, motora e sensorial, semelhante à da hanseníase, ocorre na intoxicação por arsênico, brômio, tálio ou mercúrio, por uso de medicamentos, como isoniazida e talidomida, e nas doenças como *diabetes mellitus*, amiloidose, lúpus eritematoso sistêmico e esclerodermia.

A avaliação do grau de força muscular e seu registro correto auxiliam a detecção precoce e o monitoramento das lesões nervosas periféricas (Quadro 74.3).

Para avaliação da sensibilidade é importante o conhecimento de que a primeira sensibilidade alterada na hanseníase é a térmica; a segunda, a dolorosa; e a terceira, a tátil. A pesquisa deve ser feita nessa ordem.

A pesquisa da sensibilidade térmica é feita com dois tubos, um com água quente (a mais ou menos 45°C) e outro com água fria. Deve-se encostar os tubos de maneira aleatória na área de pele sadia e na pele suspeita e pede-se que o paciente, de olhos fechados, diferencie quando se está tocando o tubo quente ou frio em sua pele. É fundamental que o paciente tenha compreendido as explicações do examinador quanto à realização do exame. Pode-se realizar também a pesquisa com éter sulfúrico. Alterna-se na pele do paciente um chumaço de algodão embebido em éter e outro seco e pede-se que o paciente, com os olhos fechados, diga o que está sentindo. Esse método pode ser falho por dois motivos: o éter pode escorrer, atingindo pele normal, ou, como um dos algodões está seco e o outro molhado, o paciente pode, pela sensibilidade tátil, identificar o frio pelo molhado e o normal pelo seco. A sensibilidade dolorosa é pesquisada com uma agulha comum. Procede-se ao leve toque, ora com a ponta, ora com o outro lado da agulha, verificando-se se o paciente identifica e diferencia as duas superfícies. A sensibilidade tátil naturalmente já pode ser avaliada durante os testes anteriores. Se já estiver comprometida, o paciente não será capaz de responder a nenhum desses testes.

Para o mapeamento sensorial das mãos e pés utiliza-se, atualmente, os monofilamentos de náilon de

Quadro 74.3 Avaliação do grau de força muscular

Força		Descrição
Forte	5	Realiza o movimento completo contra a gravidade com resistência máxima
Diminuída	4	Realiza o movimento completo contra a gravidade com resistência parcial
Diminuída	3	Realiza o movimento completo contra a gravidade
Diminuída	2	Realiza o movimento parcial
Paralisado	1	Contração muscular sem movimento
Paralisado	0	Paralisia (nenhum movimento)

Semens-Weinstein (SW). Esse teste quantitativo, de fácil aplicação, seguro e de baixo custo, torna possível identificar e monitorizar a sensibilidade. Cada um deles está relacionado com uma força específica para curvá-lo, que varia de 0,05 a 300g no conjunto de seis monofilamentos. Quanto maior o diâmetro do fio, maior será a força necessária para curvá-lo no momento em que é aplicado sobre a pele. A aplicação de estímulos com forças progressivas torna possível avaliar e quantificar o limiar de percepção do tato e da pressão, estabelecendo correspondência com os níveis funcionais. Para a realização da pesquisa de sensibilidade com os monofilamentos de náilon de SW são necessárias algumas considerações, como: explicar ao paciente o exame a ser realizado, certificando-se de sua compreensão para obter maior colaboração; concentração do examinador e do paciente; ocluir o campo de visão do paciente e selecionar aleatoriamente a sequência de pontos a serem testados. O cabo do instrumento deve ser segurado de modo que o filamento de náilon fique perpendicular à superfície da pele, a uma distância de mais ou menos 2cm. A pressão na pele deve ser feita até a obtenção da curvatura do filamento e mantida durante aproximadamente 1 segundo e meio, sem permitir que ele deslize sobre a pele. O teste começa com o monofilamento mais fino – 0,05g (verde). Na ausência de resposta, utiliza-se o monofilamento de 0,2g (azul) e assim sucessivamente (verda, azul, roxo, vermelho e preto), perguntando qual monofilamento o paciente percebe ao toque (Figura 74.2).

Pode-se avaliar a sensibilidade da córnea com o auxílio de um fio dental fino ou extrafino, sem sabor, com comprimento livre de 5cm, tocando com ele lateralmente a periferia da córnea e observando o piscar imediato, lento ou ausente.

EXAMES AUXILIARES NO DIAGNÓSTICO

TESTE DA HISTAMINA E PILOCARPINA

Esses testes se baseiam na integridade dos filetes nervosos autônomos. O teste da histamina consiste na aplicação de uma gota de histamina em pele normal (controle) e na mancha suspeita de hanseníase. A seguir, escarifica-se a pele, sem sangrar, nas áreas onde se aplicam as gotas. Observa-se que na pele normal surgirá a tríplice reação de Lewis: na primeira fase, observa-se discreto eritema relacionado com a ação direta da histamina sobre os pequenos vasos da pele (após 20 segundos); a seguir, na segunda fase, surge um halo eritematoso maior, chamado de eritema reflexo secundário (após 20 a 40 segundos), que está relacionado com a integridade das terminações nervosas que levam à nova liberação de histamina e vasodilatação; e, finalmente, na terceira fase (após 1 a 3 minutos), aparecerá uma pápula no local escarificado, relacionada com a transudação de líquido do interior do vaso. Na pele comprometida pela hanseníase não há formação do eritema reflexo secundário, já que este depende da integridade dos filetes nervosos. Esse teste pode estar prejudicado nos pacientes de cor de pele negra, quando se deve realizar o teste da pilocarpina.

O teste da pilocarpina é realizado injetando-se pequena quantidade de pilocarpina por via intradérmica na pele normal e na suspeita. A pilocarpina, quando injetada na pele, produzirá sudorese. Nas lesões hansêmicas não haverá suor devido ao comprometimento nervoso. Esse teste pode ser sensibilizado, aplicando-se topicamente solução de iodo na área a ser testada e pulverizando-se a região com amido. Na pele sã, deve-se observar

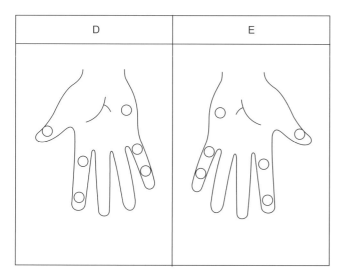
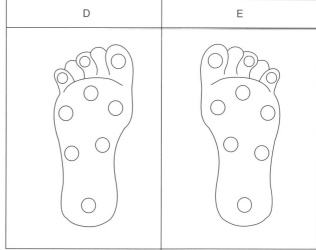

Figura 74.2 Distribuição topográfica dos pontos a serem examinados no teste do monofilamento.

pontilhado de coloração azulada, que corresponde à reação do amido com o iodo, facilitada pelo suor (solvente na reação). Atualmente, esses testes estão em desuso na prática clínica.

Baciloscopia

A pesquisa de bacilo álcool-ácido-resistente (BAAR) em linfa cutânea normalmente é realizada em cinco pontos, que são: ambos os lóbulos auriculares e os cotovelos e uma área infiltrada de qualquer parte do corpo. É realizada coletando-se a linfa e corando-se a lâmina com fucsina. O método normalmente utilizado é o de Ziehl-Neelsen.

Sobre a análise da baciloscopia podem ser calculados dois índices (morfológico e bacteriológico), os quais não necessitam ser empregados na rotina, uma vez que a hanseníase é doença de diagnóstico clínico, sendo importantes em trabalhos de investigação. Com o tratamento da doença deverá haver uma queda progressiva desses índices. O índice bacteriológico é obtido através da soma do número de bacilos encontrados em todos os esfregaços realizados e só será correto se forem feitos no mínimo quatro esfregaços em diferentes áreas. A graduação das cruzes é dada de acordo com o número de bacilos encontrados da seguinte maneira:

1. Negativo: nenhum bacilo encontrado.
2. Positivo (1+): 1 a 10 bacilos em 100 campos.
3. Positivo (2+): 11 a 100 bacilos em 100 campos.
4. Positivo (3+): 1 a 10 bacilos por campo (em 50 campos examinados).
5. Positivo (4+): 11 a 99 bacilos por campo (em 25 campos examinados).
6. Positivo (5+): 100 a 1.000 bacilos por campo (em 25 campos examinados).
7. Positivo (6+): mais de 1.000 bacilos por campo (em 25 campos examinados).

O índice morfológico é dado como o percentual de bacilos regularmente corados em relação ao total de bacilos avaliados. Se possível, a contagem deverá ser de 200 bacilos após o exame de todo o esfregaço. Por exemplo, se há 20 bacilos regularmente corados em meio a 200, o índice morfológico será de 10%. Com o término do tratamento, a baciloscopia pode ser positiva, porém o índice morfológico deverá apresentar-se negativo ou fracamente positivo. Os resultados devem ser sempre correlacionados com a clínica.

O resultado da baciloscopia possibilita a classificação em formas pauci ou multibacilares para escolha do tratamento poliquimioterápico preconizado pelo Ministério da Saúde. Estudos demonstram que a especificidade da baciloscopia é de quase 100%; entretanto, sua sensibilidade é de cerca de 50%. A baciloscopia também depende de coleta e leitura adequadas. Sendo assim, a avaliação clínica dos pacientes é de extrema importância.

Nas formas indeterminada, tuberculoide e dimorfa tuberculoide a baciloscopia é geralmente negativa. Baciloscopia positiva na MHI indicará evolução para MHD ou MHV. Nas formas virchowiana e dimorfa-virchowiana, há geralmente grande quantidade de bacilos, formando muitas vezes globias, que são agregados de bacilos unidos uns aos outros por uma substância especial.

Teste de Mitsuda

Essa reação avalia a integridade da imunidade celular específica de um indivíduo ao bacilo de Hansen. O teste utiliza o antígeno de Mitsuda integral, preparado a partir de nódulos virchowianos triturados e filtrados e nos quais os bacilos são mortos por autoclavagem. Após a injeção intradérmica de 0,1mL, haverá uma reação localizada em 48 a 72 horas, denominada reação de Fernandez, que revela a integridade da imunidade celular e, portanto, é inespecífica. Depois de 21 a 30 dias, pode ocorrer uma segunda reação, também chamada de tardia ou de Mitsuda, que se caracteriza, quando positiva, pelo aparecimento, no local da injeção, de lesão que varia de um nódulo 5mm até ulceração. De acordo com a OMS, reação de 1 a 3mm é considerada resultado duvidoso; entre 3 e 5mm, é fracamente positiva (+); entre 5 e 10mm, é positiva (++); e > 10mm, fortemente positiva (+++). Dez a 20% da população são anérgicos e não apresentam positividade ao teste de Mitsuda. Esse teste não serve para diagnosticar hanseníase, mas para avaliar o grau de defesa do indivíduo contra o *M. leprae*. Quando exposto a um paciente multibacilar, qualquer indivíduo poderá desenvolver um quadro de MH, independente de ser Mitsuda positivo ou negativo. No entanto, o risco é menor nos Mitsuda-positivos que, caso adoeçam, geralmente evoluirão para as formas paucibacilares; já os pacientes Mitsuda-negativos têm maior probabilidade de adoecer e desenvolver MHV ou MHD.

Resultados do Mitsuda de acordo com as formas clínicas:

- MHI: positivo ou negativo (geralmente negativos na forma inicial).
- MHT: positivo (++, +++ ou necrose).
- MHDT: positivo (+, ++).
- MHDD e MHDV: duvidoso (+) ou negativo.
- MHV: negativo.

Exame Histopatológico

O exame histopatológico de pele é caracterizado por um infiltrado inflamatório histiocitário perivascular e perineural, às vezes com invasão do tecido celular sub--cutâneo e destruição dos anexos. Na forma tuberculoide, é característica a formação de granulomas com células gigantes no centro, seguindo-se de células epitelioides e linfócitos que limitam a infecção. Os bacilos são BAAR e podem ser visibilizados com coloração avermelhada por meio da técnica de Ziehl-Neelsen. No polo virchowiano, é característica a disposição dos bacilos em globias e o encontro da faixa de UNNA (zona de Grenz livre que separa o infiltrado inflamatório linfocitário na hipoderme e derme da epiderme).

TESTES SOROLÓGICOS

Recentemente, novas técnicas diagnósticas vêm sendo aprimoradas, entre as quais a pesquisa de anticorpos anti-PGL-1. O PGL-1 (glicolipídico fenólico 1) é o antígeno-específico da parede celular do bacilo de Hansen. A pesquisa de anti-PGL-1 apresenta titulação variável, sendo maior nas formas multibacilares. Esse teste, à semelhança de outros, apresentou alta especificidade e baixa sensibilidade, resultando em grande percentual de falso-negativos. Observa-se correlação entre a forma clínica dos pacientes, os resultados da baciloscopia e os testes de detecção de anticorpos anti-PGL-1, sendo a maioria dos paucibacilares considerada soronegativa e a maioria dos multibacilares soropositiva. A positividade do anti-PGL-1 é de quase 100% para pacientes virchowianos, mas essa sensibilidade cai para cerca de 20% em pacientes tuberculoides. A positividade do teste diminui após o tratamento com poliquimioterapia (PQT). Para uma doença cujos testes sorológicos são escassos, apesar de não se recomendar o uso indiscriminado do teste para triagem de casos na população geral, seu aprimoramento tecnológico deve ser estimulado. Conseguir-se-ia, assim, avançar na pesquisa de instrumentos cada vez mais sensíveis e específicos para melhorar o diagnóstico precoce e para monitorizar o tratamento da hanseníase por ser capaz de refletir a carga bacilar dos pacientes. Existem estudos comparativos entre o anti-PGL-1 e os anticorpos anti-35kDa e anti-LAM para o diagnóstico da hanseníase, mas estes últimos apresentam sensibilidade menor do que o anti-PGL-1.

BIOLOGIA MOLECULAR (PCR)

Embora constitua importante ferramenta para o diagnóstico, ainda é reservada para investigações científicas. Tem aplicação no diagnóstico das formas paucibacilares e neural pura que apresentam outros testes inconclusivos. Sua recente aplicação é para a detecção de mutações do *M. leprae*, resistentes aos medicamentos usados no esquema de PQT.

ESTADOS REACIONAIS

São fenômenos inflamatórios agudos, localizados ou sistêmicos, que ocorrem comumente antes (20%), durante (50%) ou após (30%) tratamento específico da doença. Guardam relação com a carga bacilar e a resposta imune do hospedeiro, podendo ser classificados, segundo Ridley e Jopling, em dois tipos: reação tipo 1 ou reação reversa (RR) e reação tipo 2 ou eritema nodoso hansênico (ENH). Essas diferentes reações costumam ocorrer separadamente, mas podem surgir em diferentes épocas no mesmo paciente, sendo importante reconhecer que ambas podem resultar em perda permanente da função nervosa. As reações podem ocorrer em todas as formas clínicas, com exceção do grupo indeterminado.

As reações acontecem de maneira espontânea ou são precipitadas por febre, infecções, cáries dentárias, cirurgias, trauma, vacinações, estresse físico ou mental, alterações do estado hormonal (gravidez, parto, lactação, menstruação, puberdade) e uso de medicamentos (progesterona, iodeto de potássio etc.). No entanto, os fatores precipitantes e os mecanismos fisiopatológicos envolvidos no desencadeamento de ambos os tipos de episódio reacional permanecem mal definidos.

As reações hansênicas são, em grande parte, responsáveis pela morbidade, dano neural, incapacidades e manutenção do estigma da doença. Sendo assim, é imprescindível o tratamento imediato desses quadros em virtude do risco de instalação rápida de incapacidade e/ou deformidade, em intervalo de tempo até mesmo menor do que 1 semana. A reversão do dano por meio do tratamento medicamentoso e terapia fisioterápica, quando possível, pode levar meses.

REAÇÃO TIPO 1

Ocorre em razão do mecanismo de hipersensibilidade tardia (reação tipo IV de Gell e Coombs) a antígenos bacilares de *M. leprae* fragmentados, sendo mais comum em pacientes *borderlines* durante PQT. Envolve a participação ativa de linfócitos T CD4, com produção tecidual de citocinas Th1 (IL-2, IFN-γ e TNF-α) e aumento da neopterina (produto da ativação dos macrófagos).

A reação tipo 1 pode ser do tipo ascendente ou descendente. A reação ascendente ocorre geralmente nos 6 primeiros meses de tratamento, quando há diminuição do número de bacilos e da carga antigênica e melhora da imunidade celular (*upgrading*); a reação descendente ocorre naqueles pacientes sem tratamento com mudança em direção ao polo virchowiano (*downgrading*). É importante ressaltar que não existe diferenças, do ponto de vista clínico, entre as reações de *downgrading* e *upgrading*.

Quadro clínico

As lesões previamente existentes tornam-se mais eritematosas, infiltradas e sensíveis ao toque, mas podem

Quadro 74.4 Diferenças entre reação reversa e recidiva

	Reação reversa	**Recidiva**
Período de ocorrência	Frequente durante a PQT e/ou menos frequente no período de 2 a 3 anos após término do tratamento	Em geral, período > 5 anos após término da PQT
Surgimento	Súbito e inesperado	Lento e insidioso
Manifestações sistêmicas	Podem vir acompanhadas de febre e mal-estar	Em geral, sem sintomatologia
Lesões antigas	Algumas ou todas podem se tornar eritematosas, brilhantes, intumescidas e infiltradas	Geralmente imperceptíveis
Lesões recentes	Em geral, múltiplas	Poucas
Ulceração	Pode ocorrer	Rara
Regressão	Presença de descamação	Não há descamação
Comprometimento neural	Pode acometer vários troncos nervosos, rapidamente, com dor e alteração da sensibilidade e da função motora	Pode acometer um único nervo e as alterações motoras ocorrem muito lentamente
Resposta aos medicamentos antirreacionais	Excelente	Não pronunciada

surgir novas lesões. Às vezes, ocorrem necrose e ulcerações das lesões e, ocasionalmente, edema de mãos, pés e face e sintomas sistêmicos gerais. O comprometimento neural é frequente e pode determinar sequelas. Os nervos mais acometidos são o nervo ulnar, o fibular e o nervo facial.

A diferenciação entre um episódio reacional tipo 1 e uma recidiva é de suma importância. Clinicamente, os quadros clínicos podem ser muito semelhantes e a dificuldade diagnóstica existe até mesmo para o mais experiente dos profissionais. As reações são mais frequentes do que as recidivas. O Quadro 74.4 aponta os principais aspectos que devem ser observados para o diagnóstico diferencial entre reação reversa e recidiva.

REAÇÃO TIPO 2

Corresponde à reação inflamatória sistêmica relacionada com a deposição de imunocomplexos, semelhante à reação tipo III de Gell e Coombs. Assim, mecanismos humorais parecem estar envolvidos na patogênese desse tipo de reação, que ocorre mais comumente em pacientes multibacilares BV e VV. Associa-se a altas concentrações de TNF-α, infiltração de neutrófilos e ativação de complemento, com comprometimento de vários órgãos. A imunopatogênese do ENH é bastante complexa, tendo sido demonstrados, no soro do paciente, altos níveis circulantes de IL-1 e TNF-α (resposta Th1) paralelamente ao aumento tecidual da expressão de RNA mensageiro para IL-6, IL-8 e IL-10, indicando resposta Th2.

A expressão clínica mais frequente da reação tipo 2 é o ENH. São ainda descritas duas formas graves de reação tipo 2: eritema polimorfo e o fenômeno de Lúcio.

Quadro clínico

O ENH é um quadro sistêmico com erupção de nódulos eritematosos dolorosos e simétricos, que tendem a generalizar-se e atingir membros inferiores e superiores e face, principalmente; já os de outras etiologias apresentam-se comumente restritos aos membros inferiores. O ENH pode também ocorrer de maneira localizada e frustra, regredindo espontaneamente. A duração dos nódulos costuma ser pequena, e eles se sucedem por surtos. As lesões tendem à regressão espontânea em poucos dias, deixando pigmentação residual. O envolvimento sistêmico é variado e compreende desde sintomas gerais, como febre, prostração, astenia, perda de peso, cefaleia, mialgia e edema, até quadro inflamatório nos olhos (irite, iridociclite, fotofobia, dor ocular, glaucoma), nariz (epistaxe), sistema musculoesquelético (osteíte, tendinite, miosite, artralgia), testículos (orquiepididimite), rins (glomerulonefrite, insuficiência renal crônica) e, principalmente, nervos periféricos. Podem ocorrer ainda amiloidose, hepatoesplenomegalia e adenomegalia dolorosa.

O ENH pode evoluir de modo variável: há casos de episódio único com resposta favorável ao tratamento e outros com recorrências e complicações.

Achados laboratoriais

Pode haver leucocitose com neutrofilia e, às vezes, reação leucemoide; presença de autoanticorpos como FAN; aumento de bilirrubinas, discreto aumento de transaminases, hematúria, proteinúria, aumento da velocidade de hemossedimentação (VHS), proteína C reativa (PCR) elevada, hiper/2α-globulinemia e hipocomplementenemia.

Nos casos de hanseníase virchowiana e dimorfa virchowiana, a recidiva é diagnosticada, mais facilmente, com auxílio da baciloscopia. Suspeita-se de recidiva nos seguintes casos: reações tipo 2 três anos depois da alta, em doentes sem história prévia de surtos reacionais; manutenção de quadros reacionais graves 5 anos após a alta; e presença de novas lesões associadas às do estado reacional.

FENÔMENO DE LÚCIO

O fenômeno de Lúcio é um tipo de quadro reacional (reação tipo 2) que pode ocorrer na hanseníase de Lúcio ou nas formas virchowianas. As lesões podem ser discretas e em pequena quantidade ou dolorosas, enegrecidas, ulceradas e necróticas. O quadro ocorre em virtude de trombose nos vasos mais superficiais e pode levar ao óbito. A regressão ocorre com o tratamento da doença.

DOENÇA AUTOAGRESSIVA HANSÊNICA

A denominada doença autoagressiva hansênica representa um quadro clínico e imunopatológico de autoagressão, ocorrendo no grupo virchowiano e, menos frequentemente, no grupo dimorfo. Ocorre devido à produção de grande quantidade de múltiplos autoanticorpos à custa de uma estimulação dos linfócitos B. O quadro clínico caracteriza-se por febre, que geralmente é o primeiro sintoma, permanecendo semanas a meses sem diagnóstico. Associam-se comprometimento articular intenso com artralgias e artrite, anorexia, emagrecimento e nevralgias. Lesões cutâneas podem surgir cedo ou tardiamente, como eritema nodoso e/ou polimorfo e vasculite necrosante com ulcerações subsequentes, que são infrequentes. Podem ainda ocorrer irite, artrite, nefrite, linfadenopatia, orquite, epididimite e hepatoesplenomegalia. Células LE estão presentes em 40% dos casos. FAN já foi encontrado positivo em até 26%. Outros anticorpos encontrados foram anticorpo tipo pênfigo ou penfigoide e anticorpo antitireoglobulinas. VDRL está positivo em 36% dos casos. Imunoglobulinas estão aumentadas, assim como PCR e VHS. Crioglobulinas podem ser positivas. Diante de um quadro semelhante, fica-se tentado a pensar em doenças reumatológicas como primeiras e talvez únicas hipóteses diagnósticas. Como a hanseníase é endêmica em território nacional, é importante conhecer essa entidade e incluí-la nas hipóteses diagnósticas. Seu diagnóstico pode ser estabelecido por baciloscopia positiva, biópsia de pele lesional ou de linfonodos e teste de Mitsuda sempre negativo.

HANSENÍASE E SITUAÇÕES ESPECIAIS

GESTAÇÃO

As alterações orgânicas que ocorrem na gestação influenciam não só o desencadeamento, como também a evolução da hanseníase. Níveis elevados de esteroides, hormônios tireoidianos e estrogênicos que ocorrem na gestação causam depleção na imunidade celular, fundamental na defesa contra o *M. leprae*. O período crítico para a gestante hansênica é compreendido entre o último trimestre e os 3 primeiros meses pós-parto, quando a imunossupressão atinge seu ápice. Essas variações podem causar prejuízos às pacientes. É frequente o aparecimento dos primeiros sinais de hanseníase durante a gestação. Esse estado também induz recidivas, exacerbações e aumento na tendência de passagem para o polo virchowiano em doentes que apresentam grandes cargas bacilares sem tratamento adequado. Estados reacionais também estão aumentados no período perigestacional, surgindo em aproximadamente 32% das pacientes ativas em tratamento. Acometimento neural também é mais frequente, e aproximadamente 45% das mulheres têm perda sensitiva ou motora durante a gestação ou lactação. Recém-nascidos de mães com hanseníase têm peso menor, mas não há maior incidência de abortos ou malformações, apesar da terapêutica específica clássica, a qual deve ser mantida normalmente durante a gestação. A hanseníase não contraindica a amamentação que, ao contrário, deve ser incentivada. A PQT é segura durante a gravidez. Pequena quantidade dos medicamentos é excretada no leite materno, porém, com exceção da discreta pigmentação cutânea da criança, não existem relatos de reações adversas.

HANSENÍASE E HIV/SIDA

Vários estudos têm procurado discutir as possíveis relações clínicas e/ou epidemiológicas entre a hanseníase e a infecção pelo HIV. Entre os casos de coinfecção estudados, não se observou interação clínica do HIV que modificasse o padrão evolutivo da hanseníase. Foram descritos vários casos de quadros reacionais desencadeados durante a síndrome de recuperação imune, quando pacientes com imunidade muito baixa iniciam o tratamento antirretroviral e há aumento da contagem de linfócitos CD4. Nesses casos pode haver reações de tipo 1, justificadas pela melhora da imunidade do paciente, e assim, pode ocorrer exacerbação ou mesmo surgimento de lesões dermatológicas de hanseníase. O esquema de tratamento com a PQT será o mesmo, assim como o tratamento do quadro reacional.

Hanseníase e Tuberculose (TB)

A associação entre hanseníase e TB é incomum, mesmo em regiões endêmicas para ambas as doenças. A coinfecção parece ocorrer em todos os polos da hanseníase, não alterando o quadro clínico de ambas as doenças. O tratamento parece não ser influenciado pela coinfecção, atentando que, na vigência de coinfecção, a rifampicina deve ser administrada na dose requerida para o tratamento de tuberculose.

TRATAMENTO

O tratamento da hanseníase compreende: quimioterapia específica, supressão dos surtos reacionais, prevenção das incapacidades físicas e reabilitação física e psicossocial.

Na indicação do esquema terapêutico deve-se levar em conta toda a história clínica do paciente, com especial atenção para alergias a medicamentos, interação medicamentosa e doenças associadas. A gravidez e o aleitamento materno não contraindicam a PQT para hanseníase.

O tratamento é ambulatorial e disponível somente pela rede SUS, sendo utilizado de acordo com a classificação operacional.

Os medicamentos padronizados pela OMS e o Ministério da Saúde são dapsona, rifampicina (único bactericida do esquema padrão) e clofazimina.

Dapsona

- **Apresentação:** comprimidos de 50 e 100mg.

Consiste na di-amino-difenil-sulfona. Quase completamente absorvida, tem vida média de cerca 28 horas e é excretada pela via urinária. Compete com o ácido para-minobenzoico por uma enzima, a di-hidropteroato sintetase, impedindo a formação de ácido fólico pela bactéria. É bacteriostática – estima-se que, após 3 a 4 meses de uso, 99,9% dos bacilos tornam-se inviáveis. Em geral, é bem tolerada, porém pode ocorrer um grande número de efeitos colaterais (Quadro 74.5), principalmente com doses > 100mg/dia. O efeito colateral mais comum é a anemia hemolítica, geralmente discreta e precoce. Por isso, é aconselhável a repetição do hemograma a cada 15 dias no início do tratamento. A metaemoglobinemia é relativamente comum e se caracteriza por cianose dos lábios e do leito ungueal. Os indivíduos com deficiência de G6PD apresentam graves crises de metaemoglobinemia com as doses habituais ou menores, pois o organismo não consegue metabolizar o medicamento. Síndrome das sulfonas é um quadro raro, que ocorre nas primeiras 6 semanas de iniciada a PQT e caracteriza-se por exantema papuloso ou esfoliativo, acompanhado de febre, alteração do estado geral e sintomas como hepatomegalia, dores abdominais, icterícia e adenomegalias. A evolução pode ser fatal.

Rifampicina

- **Apresentação:** cápsulas de 150 e 300mg.

Rapidamente absorvida, principalmente quando ingerida em jejum, e eliminada pelo intestino (em sua maior parte) e pela urina, a rifampicina tem vida média de 3 horas. Interfere com a síntese do RNA bacteriano. É bactericida, e em poucos dias não são encontrados bacilos viáveis nos exames de lesões cutâneas ou muco nasal. É um fármaco bem tolerado, e seus efeitos mais graves (ver Quadro 74.5) ocorrem quando administrado de maneira intermitente. Na hanseníase, em que a rifampicina é administrada mensalmente, podem ocorrer, eventualmente, a síndrome pseudogripal (*flu* síndrome) e a insuficiência renal. Interfere com o efeito de outros medicamentos quando administrada concomitantemente, diminuindo os níveis plasmáticos da dapsona, dos corticoides, dos cumarínicos e do estrogênio, e com redução da atividade dos contraceptivos orais.

Clofazimina

- **Apresentação:** cápsulas de 50 e 100mg.

A clofazimina é um corante rimino-fenazínico com 70% de absorção e cuja excreção ocorre pelo suor, pelas glândulas sebáceas e pelas fezes, sendo a eliminação pela urina muito pequena. Tem meia-vida de 70 dias. Seu mecanismo de ação é desconhecido. É bacteriostática e tem ação anti-inflamatória, podendo ser utilizada na reação tipo 2. Sua eficácia é similar à da dapsona. Em cerca de 5 meses elimina 99,9% das bactérias. É lipossolúvel e altas concentrações são depositadas em mucosa intestinal, linfonodos mesentéricos e tecido gorduroso. É contraindicada na síndrome de Crohn, na síndrome do intestino irritável e na adenite mesentérica, tendo em vista exacerbar esses quadros por se depositar no epitélio intestinal. Bem tolerada, deve ser administrada junto com as refeições. Entre seus efeitos colaterais (ver Quadro 74.5), estão a pigmentação de coloração vermelho-escura, que desaparece 1 ano após o término do tratamento.

Poliquimioterapia

Classificação operacional para efeito de tratamento – OMS (ver Quadros 74.6 a 74.8).

Outros medicamentos com ação sobre *M. leprae*

Quinolonas (ofloxacino, sparfloxacino, pefloxacino). O ofloxacino é o medicamento mais estudado em esquemas alternativos. Podem ser citadas ainda a claritromicina e a minociclina.

CAPÍTULO 74 Hanseníase

Quadro 74.5 Efeitos colaterais dos medicamentos utilizados para tratamento da hanseníase

Fármaco	Efeitos colaterais
Dapsona	Hemólise, metaemoglobinemia, agranulocitose, TGI (náuseas, vômitos, epigastralgia, anorexia), cefaleia, fadiga, psicose, neuropatia periférica, farmacodermia, síndrome sulfona, icterícia colestática
Rifampicina	Hepatotoxicidade, anorexia, TGI (náuseas, vômitos, diarreia, dor abdominal), manchas eritematosas em face e couro cabeludo, conjuntivite, acne, hematológicas (hemólise, anemia, plaquetopenia, leucopenia e eosinofilia), síndrome gripal
Clofazimina	Pigmentação cutânea, xerodermia (ictiose), fotossensibilidade, TGI (podem simular até um abdome agudo), edema de membros inferiores

Quadro 74.6 PQT-OMS em adultos

Fármaco	Paucibacilar – 6 meses	Multibacilar – 12 meses
Dapsona	100mg/dia e 100mg mensais supervisionados	100mg/dia e 1.000mg/mensal supervisionados
Rifampicina	600mg mensais supervisionados	600mg mensais supervisionados
Clofazimina		50mg/dia e 300mg mensais supervisionados

Nos paucibacilares, o tratamento será concluído com seis doses supervisionadas em até 9 meses. Nos multibacilares, o tratamento será concluído com 12 doses supervisionadas em até 18 meses. Os pacientes multibacilares que não apresentarem melhora clínica no final de tratamento preconizado de 12 doses deverão ser encaminhados à unidade de referência para verificar a necessidade de um segundo ciclo de tratamento com 12 doses.

Quadro 74.7 PQT-OMS em crianças

Fármaco	Paucibacilar – 6 meses	Multibacilar – 12 meses
Dapsona	50mg/dia e 50mg mensais supervisionados	50mg/dia e 50mg mensais supervisionados
Rifampicina	450mg mensais supervisionados	450mg mensais supervisionados
Clofazimina		50mg em dias alternados e 150mg mensais supervisionados

Nos paucibacilares, o tratamento será concluído com seis doses supervisionadas em até 9 meses. Nos multibacilares, o tratamento será concluído com 12 doses supervisionadas em até 18 meses. Os pacientes multibacilares que não apresentarem melhora clínica no final de tratamento preconizado de 12 doses deverão ser encaminhados à unidade de referência para verificar a necessidade de um segundo ciclo de tratamento com 12 doses.

Quadro 74.8 PQT-OMS em crianças ou adultos com peso inferior a 30kg

Dose mensal	Dose diária
Rifampicina – 10 a 20mg/kg	
Dapsona – 1,5mg/kg	Dapsona – 1,5mg/kg
Clofazimina – 5mg/kg	Clofazimina – 1mg/kg

Esquemas alternativos (Quadros 74.9 a 74.12)

Quadro 74.9 Intolerância à dapsona

Paucibacilares	Multibacilares
Rifampicina (RFM): dose mensal de 600mg com administração supervisionada + **Clofazimina (CFZ):** dose mensal de 300mg com administração supervisionada + dose diária de 50mg autoadministrada **Duração:** 6 doses **Seguimento dos casos:** comparecimento mensal para dose supervisionada **Critério de alta:** o tratamento estará concluído com seis doses supervisionadas em até 9 meses. Na 6ª dose, os pacientes deverão ser submetidos a exame dermatológico e avaliação neurológica simplificada e do grau de incapacidade física e receber alta por cura	**Rifampicina (RFM):** dose mensal de 600mg com administração supervisionada + **Clofazimina (CFZ):** dose mensal de 300mg com administração supervisionada + dose diária de 50mg, autoadministrada + **Ofloxacino (OFX):** dose mensal de 400mg supervisionada e dose diária de 400mg autoadministrada ou **Minociclina (MNC):** dose mensal de 100mg supervisionada e dose diária de 100mg autoadministrada **Duração:** 12 doses **Seguimento dos casos:** comparecimento mensal para dose supervisionada **Critério de alta:** o tratamento estará concluído com 12 doses supervisionadas + ofloxacino (ou minociclina) em até 18 meses. Na 12ª dose, os pacientes deverão ser submetidos a exame dermatológico e avaliação neurológica simplificada e do grau de incapacidade física e receber alta por cura. Os pacientes MB que não apresentarem melhora clínica ao final do tratamento preconizado de 12 doses (cartelas) deverão ser encaminhados para avaliação nas unidades de maior complexidade para verificar a necessidade de um segundo ciclo de tratamento com 12 doses

Quadro 74.10 Intolerância à clofazimina

Paucibacilares	Multibacilares
Não previsto	**Rifampicina (RFM):** dose mensal de 600mg (2 cápsulas de 300mg) com administração supervisionada + **Dapsona (DDS):** dose mensal de 100mg supervisionada e dose diária de100mg autoadministrada + **Ofloxacino (OFX):** dose mensal de 400mg supervisionada e dose diária de 400mg autoadministrada ou **Minociclina (MNC):** dose mensal de 100mg supervisionada e dose diária de 100mg autoadministrada **Duração:** 12 meses **Seguimento dos casos:** comparecimento mensal para dose supervisionada **Critério de alta:** o tratamento estará concluído com 12 doses supervisionada + ofloxacino (ou minociclina) em até 18 meses. Na 12ª dose, os pacientes deverão ser submetidos a exames dermatológico e baciloscópico e avaliação neurológica simplificada e do grau de incapacidade física e receber alta por cura. Os pacientes MB que não apresentarem melhora clínica ao final do tratamento preconizado de 12 doses deverão ser encaminhados para avaliação nas unidades de maior complexidade para verificar a necessidade de um segundo ciclo de tratamento

Esquema ROM

A OMS disponibiliza esse esquema em dose única mensal supervisionada para doentes paucibacilares com lesão única, idade acima de 17 anos, sem comprometimento de troncos nervosos, Mitsuda-positivos e com resultado da histologia compatível à forma tuberculoide. Resultados discordantes sobre a eficácia do ROM e a dificuldade de seleção dos pacientes tornam necessária a realização de estudos mais aprofundados. Em situações extremas (transtornos mentais e uso de álcool e/ou substâncias ilícitas), principalmente de casos multibacilares, recomenda-se também a administração mensal supervisionada do esquema ROM (Quadro 74.13).

TRATAMENTO DOS QUADROS REACIONAIS

A ocorrência de reações hansênicas não contraindica o início da PQT/OMS, não implica sua interrupção e não é indicação de reinício da PQT, se o paciente tiver concluído seu tratamento.

O acompanhamento dos casos com reação deverá ser realizado por profissionais com maior experiência ou por unidades de maior complexidade.

Para o tratamento das reações hansênicas é imprescindível:

1. Diferenciar o tipo de reação hansênica.
2. Avaliar a extensão do comprometimento de nervos periféricos, órgãos e outros sistemas.

Quadro 74.11 Intolerância à rifampicina

Paucibacilares	Multibacilares
Dapsona (DDS): dose mensal de 100mg supervisionada e dose diária de 100mg autoadministrada + **Ofloxacino (OFX):** dose mensal de 400mg supervisionada e dose diária de 400mg autoadministrada ou **Minociclina (MNC):** dose mensal de 100mg supervisionada e dose diária de 100mg autoadministrada **Duração:** 6 doses **Seguimento dos casos:** comparecimento mensal para dose supervisionada e exame dermatoneurológico **Critério de alta:** o tratamento estará concluído com 6 doses supervisionadas (6 cartelas PB sem rifampicina) + ofloxacino (ou minociclina) em até 9 meses. Na 6ª dose, os pacientes deverão ser submetidos a exame dermatológico e avaliação neurológica simplificada e do grau de incapacidade física e receber alta por cura	**Dapsona (DDS):** dose mensal de 100mg supervisionada e dose diária de 100mg autoadministrada + **Clofazimina (CFZ):** dose mensal de 300mg com administração supervisionada + dose diária de 50mg autoadministrada + **Ofloxacino (OFX):** dose mensal de 400mg supervisionada e dose diária de 400mg autoadministrada ou **Minociclina (MNC):** dose mensal de 100mg supervisionada e dose diária de 100mg autoadministrada **Duração:** 24 doses **Seguimento dos casos:** comparecimento mensal para dose supervisionada e realização de exame dermatoneurológico e baciloscópico na 12ª e 24ª doses. **Critério de alta:** o tratamento estará concluído com 24 doses supervisionadas de clofazimina e dapsona + ofloxacino (ou minociclina) em até 36 meses. Na 24ª dose, os pacientes deverão ser submetidos a exames dermatológico e baciloscópico e avaliação neurológica simplificada e do grau de incapacidade física e receber alta por cura

Quadro 74.12 Intolerância à dapsona e à rifampicina

Paucibacilar	Multibacilar
Clofazimina (CFZ): dose mensal supervisionada 300mg + dose diária de 50mg autoadministrada + **Ofloxacino (OFX):** dose mensal de 400mg supervisionada e dose diária de 400mg autoadministrada **ou** **Minociclina (MNC):** dose mensal de 100mg supervisionada e dose diária de 100mg autoadministrada **Duração:** 6 doses **Seguimento dos casos:** comparecimento mensal para dose supervisionada e exame dermatoneurológico **Critério de alta:** o tratamento estará concluído com 6 doses supervisionadas em até 9 meses. Na 6ª dose, os pacientes deverão ser submetidos a exame dermatológico e avaliação neurológica simplificada e do grau de incapacidade física, recebendo alta por cura	**Nos 6 primeiros meses:** **Clofazimina (CFZ):** dose mensal de 300mg supervisionada e dose diária de 50mg, autoadministrada + **Ofloxacino (OFX):** dose mensal de 400mg supervisionada e dose diária de 400mg autoadministrada + **Minociclina (MNC):** dose mensal de 100mg supervisionada e dose diária de 100mg autoadministrada **Nos 18 meses subsequentes:** **Clofazimina (CFZ):** dose mensal de 300mg supervisionada e dose diária de 50mg autoadministrada + **Ofloxacino (OFX):** dose mensal de 400mg supervisionada e dose diária de 400 mg autoadministrada **ou** **Clofazimina (CFZ):** dose mensal de 300mg supervisionada e dose diária de 50mg autoadministrada + **Minociclina (MNC):** dose mensal de 100mg supervisionada e dose diária de 100mg autoadministrada **Duração:** 24 doses em até 36 meses **Seguimento dos casos:** comparecimento mensal para dose supervisionada e realização de exame dermatoneurológico e baciloscópico na 12ª e 24ª doses **Critério de alta:** o tratamento estará concluído com 6 doses supervisionadas e autoadministradas de clofazimina + minociclina + ofloxacino e 18 doses supervisionadas e autoadministradas de clofazimina + ofloxacino ou clofazimina + minociclina. Na 24ª dose, os pacientes deverão ser submetidos a exames dermatológico e baciloscópico e avaliação neurológica simplificada e do grau de incapacidade física, recebendo alta por cura

Quadro 74.13 Esquema ROM

Casos paucibacilares	Casos multibacilares
Rifampicina (RFM): 600mg/mês **Ofloxacina (OFX):** 400mg/mês **Minociclina (MNC):** 100mg/mês **Duração:** 6 doses **Seguimento dos casos:** comparecimento mensal para dose supervisionada e exame dermatoneurológico **Critério de alta:** o tratamento estará concluído com 6 doses supervisionadas em até 9 meses. Na 6ª dose, os pacientes deverão ser submetidos a exame dermatológico e avaliação neurológica simplificada e do grau de incapacidade física, recebendo alta por cura	**Rifampicina (RFM):** 600mg/mês **Ofloxacino (OFX):** 400mg/mês **Minociclina (MNC):** 100mg/mês **Duração:** 24 doses **Seguimento dos casos:** comparecimento mensal para dose supervisionada e exame dermatoneurológico **Critério de alta:** o tratamento estará concluído com 24 doses supervisionadas em até 36 meses. Na 24ª dose, os pacientes deverão ser submetidos a exames dermatológico e baciloscópico e avaliação neurológica simplificada e do grau de incapacidade física, recebendo alta por cura

3. Investigar e controlar fatores potencialmente capazes de desencadear os estados reacionais.
4. Conhecer as contraindicações e os efeitos adversos dos medicamentos utilizados no tratamento da hanseníase e em seus estados reacionais.
5. Instituir, precocemente, a terapêutica medicamentosa e medidas coadjuvantes adequadas visando à prevenção de incapacidades.
6. Encaminhar os casos graves para internação hospitalar.

REAÇÃO TIPO 1

A corticoterapia constitui-se na primeira alternativa da reação tipo 1 com ou sem lesão neural. A prednisona pode ser usada na dose 1 a 2mg/kg/dia, até o início da regressão do quadro, quando então se inicia o desmame do corticoide. Dose de manutenção deve ser feita no período de 3 meses. Atenção especial deve ser dada aos pacientes hipertensos, diabéticos e com queixas gástricas, assim como à prevenção e ao tratamento dos efeitos colaterais do corticoide. O tratamento profilático da estrongiloidíase deve ser realizado com ivermectina 200µg/kg/dia por 2 dias e a profilaxia da osteoporose deve ser feita com cálcio, 1g/dia, e vitamina D, 800UI/dia. Em pacientes que necessitem de prednisona por mais de 3 meses, deve haver o monitoramento semestral com densintometria óssea. O repouso ou até mesmo a imobilização do membro afetado pela neurite e a fisioterapia na fase de recuperação são medidas complementares necessárias em alguns casos. Neurites refratárias aos corticoides poderão necessitar de tratamento cirúrgico.

Casos de dor neural persistente com quadro sensitivo e motor normal ou sem piora devem ser encaminhados aos centros de referência para tratamento adequado. Podem ser tratados com o mesmo protocolo de dor neuropática (antidepressivos tricíclicos, fenotiazínicos ou anticonvulsivantes).

REAÇÃO TIPO 2

A talidomida é o agente de escolha, na dose de 100 a 400mg/dia, conforme a intensidade do quadro. O mecanismo de ação exato da talidomida no ENH permanece incerto; entretanto, ensaios clínicos em processos inflamatórios e oncológicos, objetivando esclarecer os múltiplos mecanismos envolvidos na interação desse fármaco com as diferentes linhagens de células dos sistemas imunológico, reticuloendotelial e nervoso, ressaltaram sua capacidade de inibir, de maneira seletiva, a produção do fator de necrose tumoral alfa (TNF-α) em monócitos humanos. Deve ser administrada com água à noite, 1 hora após a refeição. Em razão de seu efeito teratogênico, é contraindicada em gestantes, lactantes e mulheres em idade fértil (observar a Lei 10.651, de 16 de abril de 2003, que dispõe sobre o uso da talidomida). Nesses casos, prescreve-se prednisona na dose 1 a 2mg/kg/dia. Em casos excepcionais de indicação da talidomida para mulheres em idade fértil, a prevenção da concepção deve ser iniciada 4 semanas antes do início do tratamento, ser mantida durante seu uso e até 4 semanas após a interrupção. Os casos devem ser encaminhados a unidades de referência cadastradas pelas secretarias estaduais ou municipais de saúde. A anticoncepção deve ser realizada com dois métodos conceptivos, sendo um deles de alta eficácia (pílula anticoncepcional, anticoncepcional injetável ou implantado por via intradérmica, DIU) e outro eficaz (preservativo masculino, preservativo feminino, diafragma). Os homens que usam talidomida e tem vida sexual ativa também devem adotar barreiras para evitar a concepção. Durante o uso da talidomida, o paciente deve ser orientado quanto à importância de não doar sangue ou esperma, bem como sobre as reações adversas e interações medicamentosas.

Na reação tipo 2, a prednisona deve ser associada ao esquema terapêutico nos seguintes casos: irite ou iridociclite, orquiepididimite, mãos e pés reacionais, glomerulonefrite, eritema nodoso necrosante, vasculites e artrite.

Os principais medicamentos, indicações e efeitos colaterais para o tratamento da reação tipo 2 estão relacionados no Quadro 74.14.

As reações crônicas ou subentrantes, cujos surtos são muito frequentes, respondem ao tratamento com corticosteroides e/ou talidomida, mas tão logo a dose seja reduzida ou retirada, a fase aguda recrudesce. Nesses casos, recomenda-se: observar a coexistência de fatores desencadeantes, como parasitose intestinal, infecções concomitantes, cárie dentária e estresse emocional; utilizar a clofazimina, associada ao corticosteroide, no seguinte esquema: clofazimina em dose inicial de 300mg/dia por 30 dias, 200mg/dia por mais 30 dias e 100mg/dia por mais 30 dias.

PROFILAXIA

A vacinação com BCG de comunicantes de casos novos de hanseníase visa a reduzir a incidência das formas multibacilares e, consequentemente, interromper a cadeia de transmissão da doença. A ação do BCG na profilaxia da hanseníase provavelmente deve-se, à condição de essa vacina induzir uma maior capacidade nos indivíduos vacinados de produzirem citocinas da via TH1 da imunidade, estimulando assim a destruição bacilar pela produção de óxido nítrico, de modo que aqueles que adoecerem serão portadores da forma paucibacilar.

Pelas normas atuais do Ministério da Saúde, a prevenção consiste no diagnóstico precoce de casos e na utilização da BCG. Para isso, recomenda-se o exame dermatoneurológico de todos os contatos intradomiciliares do caso diagnosticado. Considera-se contato intradomiciliar toda e qualquer pessoa que resida ou tenha residido nos últimos 5 anos com o doente. Os contatos sem cicatrizes prévias receberão duas doses de BCG, com intervalo de 6 meses entre elas. Aqueles com uma cicatriz irão receber uma dose de BCG.

As contraindicações para aplicação da vacina BCG são as mesmas referidas pelo Programa Nacional de Imunização – PNI.

PROGNÓSTICO

De extrema importância para o prognóstico da hanseníase é seu diagnóstico precoce, tendo em vista que

Capítulo 74 Hanseníase

Quadro 74.14 Fármacos utilizados para tratamento da reação tipo 2

Fármaco	Quadro clínico	Dose/esquema	Efeitos colaterais
Analgésicos/AINE	Eritema nodoso leve	AAS 500mg a cada 6h	Dor epigástrica, lesão aguda da mucosa gastroduodenal, febre, mal-estar
Talidomida	Eritema nodoso moderado a grave	100 a 400mg/dia, com redução conforme a melhora	Teratogênese,* neuropatia periférica (pode ser irreversível), sonolência, tremores, tontura, boca seca, intolerância TGI, constipação intestinal, hipotensão ortostática, ressecamento da pele e edema de membros inferiores, pré-tibialgia, prurido, acne
Clofazimina	Eritema nodoso grave	300mg/dia – 30 dias; 200mg/dia – 30 dias; 100mg/dia – 30 dias + prednisona	Hiperpigmentação, ictiose, diarreia
Pentoxifilina	Eritema nodoso moderado, alternativa para mulheres em idade fértil	400mg a cada 8h + prednisona 1º mês, manter por 2 a 3 meses	Prurido, urticária, *rash* cutâneo, intolerância gastrointestinal, arritmias, hipotensão
Prednisona	Neurites, irite e iridociclite, orquiepididimite, mãos e pés reacionais, artrite, vasculites, glomerulonefrite, eritema nodoso ulcerado, contraindicações para talidomida	1 a 2mg/kg/dia, associada ou não a outros medicamentos	Imunossupressão, diabetes, distúrbio hidroeletrolítico, osteoporose, Cushing induzido, miopatia, psicose, gastrite e ulceração péptica, acne

*A talidomida está proibida para uso em mulheres na idade fértil. Sua prescrição deve ser feita segundo a Lei 10.651, de 16 de abril 2003.
AINE: anti-inflamatórios não esteroides; AAS: ácido acetilsalicílico.

o tratamento promove a cura e os cuidados profiláticos previnem a ocorrência de deformidades. Deve ser lembrado que a hanseníase não é uma doença do âmbito da assistência do dermatologista, neurologista, traumato-ortopedista, reumatologista ou oftalmologista, mas de todas as especialidades médicas, e deve ser sempre incluída nos diagnósticos diferenciais. É inaceitável observar pacientes com sequelas deformantes irreparáveis causadas por uma doença descoberta há mais de dois mil anos e que, embora o tratamento esteja ao alcance de todos, persiste com altos índices de morbidade.

Também devem ser levados em consideração o preconceito e o estigma que rodeiam esse agravo. O paciente, ao receber a notícia de que é portador de hanseníase, antigamente conhecida como "lepra", deve ser orientado sobre sua benignidade e a importância de seu tratamento para a obtenção da cura e a prevenção de deformidades. O paciente também deve ser informado sobre os cuidados que deve ter para prevenir traumas em áreas anestésicas e evitar o manuseio de materiais perfurocortantes, cozinhar sempre com luvas, hidratar a pele etc. Em casos de sequelas já instaladas, essas podem ser minoradas por exercícios de reabilitação e adaptação de material de uso rotineiro sob orientação de profissionais da terapia ocupacional e cirurgias reparadoras. Se as sequelas forem irreversíveis, o cidadão deve ser reinserido no trabalho com adaptações para sua nova condição.

Os familiares e todos os contatos devem ser encorajados a participar ativamente dos cuidados, e conscientizados da importância de também serem examinados. Se por acaso surgirem manchas suspeitas, devem procurar a Unidade de Saúde da Família, onde deverá haver uma equipe treinada para diagnóstico e tratamento. É de fundamental importância a conscientização dos pacientes sobre seus direitos de cidadania para que possam exigi-los, uma vez que a doença costuma afetar as camadas sociais menos favorecidas, que normalmente têm seus direitos negados. Para a conquista desses direitos de cidadania e formação de uma rede de solidariedade é necessária a implementação de políticas públicas de atenção integral, princípio do SUS de acordo com a situação epidemiológica nas diferentes regiões do país – e a mobilização social para o enfrentamento do agravo, com o envolvimento do Movimento de Reintegração das pessoas Atingidas pela Hanseníase (MORHAN) e de todas as categorias nos diferentes setores, especialmente os da saúde e da educação.

LEITURA RECOMENDADA

Brito MFM. O retratamento em hanseníase: Identificação dos fatores de risco – Um estudo caso-controle [tese]. Universidade Federal de Pernambuco, Recife, 2004.

http://bvsms.saude.gov.br/bvs/saudelegis/svs/2009/poc0125_26_03_2009.html

Jopling WH. Reactions in leprosy. Lepr Rev 1970; 41:62-3.

Kahawita IP, Walker SL, Lockwood DNJ. Leprosy type 1 reactions and erythema nodosum leprosum. An Bras Dermatol 2008; 83: 75-82.

Lastoria J, Barreto J, Oliveira MLW. In: Rotinas de diagnóstico e tratamento da Sociedade Brasileira de Dermatologia. 1. ed. São Paulo: Ac farmacêutica, 2010:241-7.

Mendonça AM, Melo GEBA, Teixeira AL, Costa RD, Antunes CM. Imunologia da hanseníase. An Bras Dermatol 2008; 83(4):343-50.

Mitie Tada LRF et al. Sorologia anti PGL-1 e risco de ocorrência de hanseníase em área de alta endemicidade do Estado de São Paulo: quatro anos de seguimento. Rev Bras Epidemiol [online]. 2003; 6(3):262-71.

Mitie Tada LRF, Oliveira LRM et al. Estudo da sensibilidade e especificidade do teste ELISA anti PGL-1 no Estado de São Paulo. Hansen int jul.-dez. 1997; 22(2):35-43.

Motta ACF, Furini RB, Simão JCL et al. The recurrence of leprosy reactional episodes could be associated with oral chronic infections and expression of serum Il-1, TNF-α, Il-6, IFN-γ and Il-10. Braz Dent J 201), 21(2):158-64.

Talhari S, Neves RG, Oliveira MLW et al. In: Dermatologia tropical – hansenologia. 4. ed. Manaus: Gráfica Tropical, 2006:21-58.

Teixeira MAG, Silveira VM, França ER. Características epidemiológicas e clínicas das reações hansênicas em indivíduos paucibacilares e multibacilares, atendidos em dois centros de referência para hanseníase, na Cidade do Recife, Estado de Pernambuco. Rev Soc Bras Med Trop 2010; 43(3):287-92.

Valente MSS, Vieira JLF. Talidomida usada por pacientes com eritema nodoso hansênico. Revista da Sociedade Brasileira de Medicina Tropical 2010; 43(2):201-4.

Doença de Chagas

CAPÍTULO 75

Bruno Leal Alves da Silva
Clezio Cordeiro de Sá Leitão

INTRODUÇÃO

Também conhecida como tripanossomíase americana, a doença de Chagas (DC) é moléstia infecciosa causada pelo protozoário flagelado *Trypanosoma cruzi* e transmitida, principalmente, por insetos vetores denominados triatomídeos, também chamados reduvídeos e popularmente conhecidos como barbeiros.

A doença afeta muitos outros vertebrados além do ser humano. Cães, gatos, roedores, tatus e gambás podem ser infectados e servir como reservatório do parasita.

A descoberta da DC teve início em 1902, quando o estudante da Faculdade de Medicina do Rio de Janeiro Carlos Chagas foi convidado por Miguel Couto a frequentar o órgão de pesquisa Instituto Soroterápico, criado em 1900.

Em 1907, Carlos Chagas, solicitado por Oswaldo Cruz, iniciou uma viagem à região de construção da Estrada de Ferro Central do Brasil, indo a um pequeno vilarejo chamado Lassance, localizado no Norte de Minas Gerais, com o objetivo de controlar o surto de malária entre os operários. Lá recebeu a informação da existência de um inseto denominado barbeiro, que habitava os domicílios humanos, picando o homem à noite, geralmente no rosto ou onde a pele é mais fina, depois de as luzes serem apagadas, ocultando-se durante o dia nas frestas das paredes e nas coberturas das casas em que encontrasse guarida. Entre os anos de 1907 e 1909, Chagas dedicou-se exaustivamente ao estudo do inseto, identificando na parte posterior do intestino desse percevejo a presença de flagelados até então desconhecidos, mas que lembravam critídias. Encaminhou esses insetos a Oswaldo Cruz, que os fez picar saguis, os quais, 20 a 30 dias depois, mostravam no sangue periférico numerosos tripanossomos diferentes daqueles conhecidos por eles. Carlos Chagas, em homenagem a Oswaldo Cruz, os denominou *T. cruzi*.

Apesar do grande feito, sua descoberta não teve o real conhecimento, julgando-se pequena sua importância no cenário da nosologia continental, até que, entre os anos de 1931 e 1936, Johnson e Ribas reuniram 19 casos humanos no Panamá. Ainda nessa época Mazza e colaboradores, na Argentina, descreveram milhares de casos da presença de tripanossomos no sangue de humanos. Assim, em outros países americanos, os vários pesquisadores e sanitaristas locais demonstraram a importância dessa parasitose na patologia regional.

Por sua vasta distribuição, altos índices de prevalência e gravidade de evolução, a DC é um dos maiores problemas de saúde pública no Brasil. Entretanto, somente a partir dos anos 1960 estudos desenvolvidos pelo Instituto Oswaldo Cruz no Município de Bambuí, Minas Gerais, possibilitaram o dimensionamento da moléstia como problema de saúde pública.

A DC é caracterizada por uma fase aguda, como uma síndrome febril semelhante à mononucleose, seguida de um período de latência (forma indeterminada) e por uma fase crônica, em 10% a 30% dos indivíduos, acometendo principalmente o coração e o trato digestivo. Este capítulo se refere, principalmente, à DC em adultos.

EPIDEMIOLOGIA

Doença restrita às Américas, a DC é observada desde o Sul dos EUA até o Sul da Argentina. Estima-se que existam até 18 milhões de pessoas infectadas, entre os 100 milhões que constituem a população de risco, distribuídas por 18 países americanos. Dos infectados, cerca de 20 mil morrem a cada ano.

A DC costuma acometer pessoas que vivem em áreas rurais, nas periferias das grandes cidades e com baixo nível socioeconômico.

A forma mais importante de transmissão é por meio da picada na pele pelos insetos vetores. A espécie mais importante no Brasil é o *Triatoma infestans*, considerada sob controle em todo o território nacional desde 2006. Há outras espécies de importância significativa, como o *Triatoma sordida* e o *Triatoma braziliensis*, encontrados no Nordeste do Brasil. Um fato curioso é que, apesar de o homem ser o principal reservatório, a probabilidade de transmissão parece ser baixa, já que 20% a 40% dos indivíduos que sempre viveram em áreas rurais endêmicas são soronegativos. Outras formas de transmissão conhecidas são: transfusão de sangue, transplacentária, oral, acidentes com material biológico, transplante de órgãos. Há ainda casos relacionados com a lactação. Não há registros de transmissão via ato sexual, embora seja teoricamente possível.

No modo de transmissão vetorial, o barbeiro, em qualquer estágio de seu ciclo de vida, ao picar uma pessoa ou animal com tripanossomo, suga juntamente com o sangue formas de *T. cruzi*, tornando-se infectado. Os tripanossomos se multiplicam no intestino do barbeiro e são eliminados pelas fezes. A transmissão se dá pelas fezes que o barbeiro deposita sobre a pele da pessoa, enquanto suga o sangue. Em geral, a picada provoca coceira, e o ato de coçar facilita a penetração do tripanossomo pelo local da picada. O *T. cruzi* contido nas fezes do barbeiro pode penetrar o organismo humano também pela mucosa dos olhos, nariz e boca ou através de feridas ou cortes recentes existentes na pele (Figura 75.1).

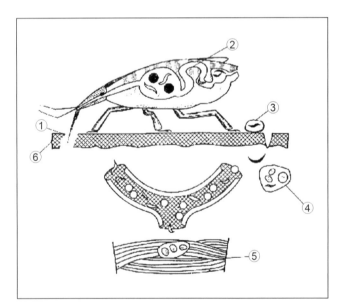

Figura 75.1 Ciclo evolutivo do *Trypanosoma cruzi*. (Transcrita da página da internet: http://www.submarino.net/cchagas/cic.htm)
1. O barbeiro pica uma pessoa que está infectada com o parasita; 2. No intestino dele, os parasitas se reproduzem; 3. Ao picar, o barbeiro deposita suas fezes na pele da pessoa, que, coçando o local da picada, se infecta com o *T. cruzi*; 4. Os parasitas invadem primeiro as células da pele e, em seguida, a circulação sanguínea; 5. Na fase assintomática da doença, os *T. cruzi* se concentram nas fibras musculares; 6. O ciclo recomeça quando a pessoa é picada novamente.

Considera-se de extrema importância que o médico possa reconhecer as espécies do inseto que transmite a doença, sobretudo os profissionais que trabalham em áreas de maior risco.

Algumas características importantes diferenciam os barbeiros hematófagos de outros fitófagos ou insetívoros. Além da coloração que lhe é peculiar, outra característica é sua probóscide (o "bico de chupar sangue"), geralmente retilínea e curta, não ultrapassando o primeiro par de patas. Têm tamanho médio de 2 cm e sua picada é muito dolorosa. Os barbeiros fitófagos têm a probóscide reta, porém ultrapassam o terceiro par de patas. Já os barbeiros insetívoros têm probóscide longa, porém encurvada, que é usada para capturar e segurar outros insetos.

Alguns barbeiros, como *Panstrongylus megistus*, gostam de ambientes úmidos; outros, como *Triatoma infestans, T. braziliensis* e *T. pseudomaculata*, preferem ambientes mais áridos, mas sempre quentes e pouco iluminados.

Em 2006, o Ministério da Saúde do Brasil recebeu a Certificação Internacional de Eliminação da Transmissão da Doença de Chagas pelo *Triatoma infestans*, conferida pela Organização Pan-Americana da Saúde. Isso representa somente a eliminação (interrupção momentânea) da transmissão da doença especificamente pelo triatomíneo da espécie *T. infestans* e não a erradicação, que seria a interrupção definitiva da transmissão. A eliminação pressupõe a manutenção de alguma ação de controle e vigilância para que a interrupção se mantenha. Existem relatos da capacidade de repovoamento de *T. infestans* quando da interrupção de ações regulares de controle e vigilância. O Consenso Brasileiro em Doença de Chagas (2005) adverte para o risco de transmissão associado à emergência de novas espécies, da transmissão "endêmica" na Amazônia, mecanismos excepcionais de transmissão, além da persistência de focos residuais de *T. infestans* em alguns estados.

As figuras 75.2 a 75.4 mostram as principais espécies de barbeiros hematófagos transmissores da DC no Brasil, no intuito de auxiliar seu reconhecimento. A Figura 75.5 mostra o mapa das Américas do Sul e Central segundo a prevalência da doença por espécies.

A transmissão transfusional da doença de Chagas, sugerida por Mazza em 1936, foi confirmada em 1952 por Pedreira de Freitas, ao publicar os dois primeiros casos de pacientes infectados por essa via. Tornou-se, então, a segunda via mais importante de propagação nos centros urbanos, sendo considerada a principal forma de transmissão em países não endêmicos (Canadá, Espanha, EUA) e em países latino-americanos que estejam em processo de erradicação do vetor.

O Brasil vem melhorando seu programa de controle de transmissão transfusional da doença: nos anos 1980

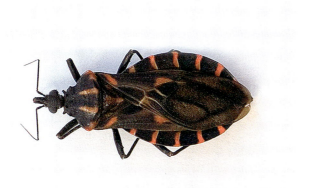

Figura 75.2 *Panstrongylus megistus* – visão dorsal. Coloração preta com pintas vermelhas. (Transcrita da página da internet: http://www.mundofotografico.com.br/forum/index.php?topic=24846.0)

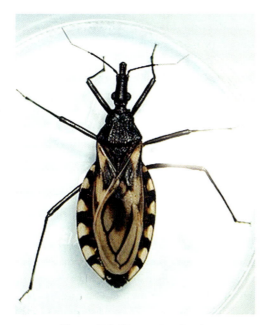

Figura 75.3 *Triatoma braziliensis*.

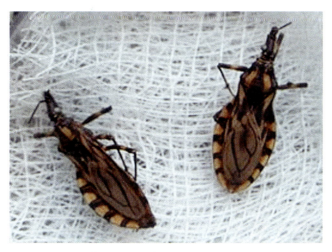

Figura 75.4 *Triatoma infestans*.

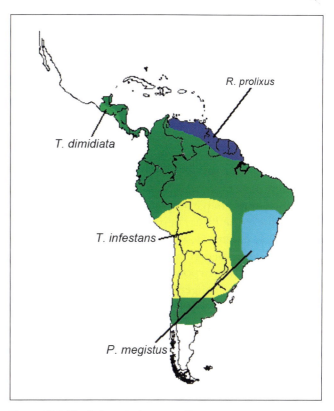

Figura 75.5 Distribuição da doença de Chagas em humanos nas Américas Central e do Sul. As áreas em verde, azul, azul-claro e amarelo indicam as principais espécies de vetores que habitam essas regiões.

apresentava prevalência média de 7,03% em candidatos à doação de sangue, com diminuição para 3,18% na década de 1990 e, atualmente, para 0,6% na hemorrede pública e 0,7% na rede privada. A atuação mais efetiva da Vigilância Sanitária sobre os serviços de hemoterapia públicos e privados também tem contribuído para o aumento da segurança transfusional e, consequentemente, para a eliminação da transmissão sanguínea.

Com exceção do plasma liofilizado e dos derivados de sangue expostos a procedimentos físico-químicos de esterilização (albumina, gamaglobulina), todos os componentes sanguíneos são infectantes. O *T. cruzi* permanece viável a 4°C por 18 dias e por até 250 dias, se mantido à temperatura ambiente.

Estima-se que não mais do que 10 indivíduos se infectam anualmente por transfusão de sangue, número substancialmente menor do que os 20 mil casos anuais estimados na década de 1970.

A prevalência da infecção por *T. cruzi* em gestantes, principal fator de risco para a infecção congênita, varia de 5% a 40%, dependendo da área geográfica. No Brasil, essa prevalência varia entre 0,3% e 33%. O teste do pezinho pode ser utilizado para investigação. A infecção materna pelo *T. cruzi* pode afetar o crescimento e a maturidade dos fetos infectados, podendo causar aborto, prematuridade, crescimento intrauterino retardado e malformações fetais, porém não há um perfil clínico único da DC congênita, indicando que os sinais clínicos não são bons marcadores da infecção e reforçando a necessidade do diagnóstico laboratorial. Os recém-nascidos infectados podem apresentar um espectro clínico que varia desde ausência de sintomas, em mais da metade dos casos, até quadros graves. Uma pequena parte das crianças infectadas pode apresentar um quadro clínico comum a outras infecções congênitas, sendo mais frequentemente encontrados: hepatoesplenomegalia (18%), sepse (7%), miocardite (4%), hepatite (4%), meningoencefalite (3%), edema (1,4%), febre, anemia e icterícia. Mais raramente ocorrem pneumonite, coriorretinite e opacificação do corpo vítreo.

A transmissão congênita deve ser considerada em crianças nascidas de mães com sorologia positiva para *T. cruzi*. Para confirmação de caso é necessário identificar os parasitas no sangue do recém-nascido ou sorologia positiva após os 6 meses de idade, excluídos os outros mecanismos de transmissão, principalmente transfusional e/ou vetorial.

Quanto à transmissão oral, é esporádica e circunstancial em humanos e ocorre mediante a ingestão de alimentos contendo triatomíneos ou seus dejetos. Os surtos surgem subitamente, atingindo um número pequeno de pessoas. São mais frequentes em épocas de calor, em virtude da maior atividade dos triatomíneos (maior mobilidade de vetores, maior hematofagismo, maior contaminação do ambiente com fezes infectadas, maior produção de casos agudos por via vetorial clássica).

Em 2005, essa forma de transmissão ganhou mais destaque, embora já fosse descrita desde os anos 1950, devido ao surto em Santa Catarina, onde nota técnica do Ministério da Saúde identificou 45 casos suspeitos de DC aguda relacionados à ingestão de caldo de cana, 31 com confirmação laboratorial. Cinco desses pacientes evoluíram para o óbito.

Em geral, a transmissão ocorre em locais definidos, pelo manuseio ou utilização dos alimentos contaminados com fezes e/ou urina de triatomíneos, ou mesmo por ingestão de triatomíneos por hábitos alimentares regionais. Entre os alimentos, podem ser incluídos sopas, caldo de cana ou suco de açaí, comida caseira, leite e carne de caça semicrua. O *T. cruzi* permanece vivo por algumas horas ou dias, dependendo da temperatura, da umidade e do dessecamento. Em baixas temperaturas, sua viabilidade pode ser de semanas. Infelizmente, o cozimento superficial dos alimentos não elimina o agente, mas procedimentos como pasteurização, cocção > 45°C e liofilização o fazem.

Entre janeiro de 2005 e agosto de 2007, a Secretaria de Vigilância Sanitária (SVS/MS) recebeu a notificação de 22 surtos de doença aguda em vários estados. Na maioria dos eventos foi possível comprovar a associação da ocorrência de casos com o consumo de alimentos *in natura*, como caldo de cana (Santa Catarina, em 2005; Bahia, em 2006; Bacabá, no Maranhão; e no estado do Pará em 2006) e especialmente o açaí (Pará, em 2006 e 2007; Amazonas, em 2007). Um total de 170 casos, com 10 óbitos (letalidade de 6,5%), foi identificado. A partir daí, foram definidos os critérios de casos suspeitos e confirmados.

Acidentes laboratoriais também são possíveis mecanismos de transmissão chagásica. Nesses casos, a infecção pode ser decorrente de contato com culturas de *T. cruzi*, exposição às fezes infectadas de triatomíneos ou a sangue, de paciente ou animal, contendo a forma tripomastigota. Após contato acidental, qualquer *rash* ou eritema desenvolvido próximo à área de exposição deve ser avaliado. A temperatura deve ser monitorizada por 4 semanas. Recomenda-se a realização de sorologia semanalmente, por 2 meses ou até a detecção de soroconversão.

Existe a recomendação de tratamento profilático com benzonidazol, 7 a 10mg/kg/dia, por 10 dias após exposição de risco. Entretanto, nem sempre a profilaxia impede o surgimento da infecção. Outra consideração a ser feita é que o tratamento profilático pode apenas inibir a parasitemia, dificultando o diagnóstico parasitológico.

Nas duas últimas décadas, com o aumento do número de transplantes, essa via de transmissão tem adquirido relevância. A maior experiência é em transplante renal, que apresenta índice de transmissão de 35%. No entanto, também está bem documentada em transplantes hepáticos, cardíacos e de medula óssea ou sangue de cordão. É importante mencionar que esse modo de transmissão leva a formas graves da doença em razão das condições de imunodeficiência do receptor.

Em virtude da prevalência relativamente alta de sorologia positiva para a doença na América Latina e do pequeno número de doações de órgãos, o dilema de transplantes com sorologia positiva pode ocorrer e a decisão será guiada pela urgência do quadro do receptor.

A transmissão pelo leite materno, apesar de relatada por Mazza e cols., em 1936, e por Dias, em 2006, tem reduzida importância no contexto da endemia e certamente não constitui empecilho para recomendar o aleitamento pela mãe infectada. Em dois casos suspeitos houve relato de fissura mamilar seguida de sangramento durante o aleitamento, não sendo possível, a rigor, excluir a transmissão pelo sangue, e nos dois casos descritos por Rassi não foi possível descartar a transmissão transplacentária.

A DC crônica caracteriza-se como problema epidemiológico apenas em alguns países da América Latina, mas a migração crescente de populações aumentou o risco de transmissão por transfusão de sangue até mesmo nos EUA, e têm surgido casos da doença em animais silvestres até mesmo na Carolina do Norte.

O período de incubação varia de 5 a 114 dias, conforme a forma de transmissão, durando de 7 a 10 dias nos casos de transmissão vetorial, 5 a 22 dias na forma oral e até 114 dias na forma transfusional.

FISIOPATOLOGIA

Como relatado anteriormente, após o indivíduo ser infectado por formas tripomastigotas oriundas do trato digestivo dos triatomídeos, estes penetram nas células do hospedeiro e se tornam formas amastigotas. Acontece uma multiplicação intracelular das amastigotas. Em seguida, acontece rotura celular e os protozoários na forma de tripomastigotas, se disseminam no sangue.

Ocorre ativação da resposta imune celular com linfócitos T e B. Durante a fase aguda, acentua-se a produção de interleucinas como IL-12, IF-γ e TNF-α, amplificando a resposta inflamatória. Parece que as manifestações clínicas da doença na forma aguda acontecem por meio, principalmente, da ação direta do parasita. Nas formas crônicas, a presença do parasita parece ser menos determinante, ocorrendo falta de modulação da resposta imunológica. No caso da cardiopatia chagásica há um predomínio de resposta TH1 com infiltração de linfócitos T CD8 nos tecidos e predomínio de IF-γ e TNF-α.

INVESTIGAÇÃO DE CASOS
(Segundo Orientação do Consenso Brasileiro em Doença de Chagas de 2005) (Figura 75.6)

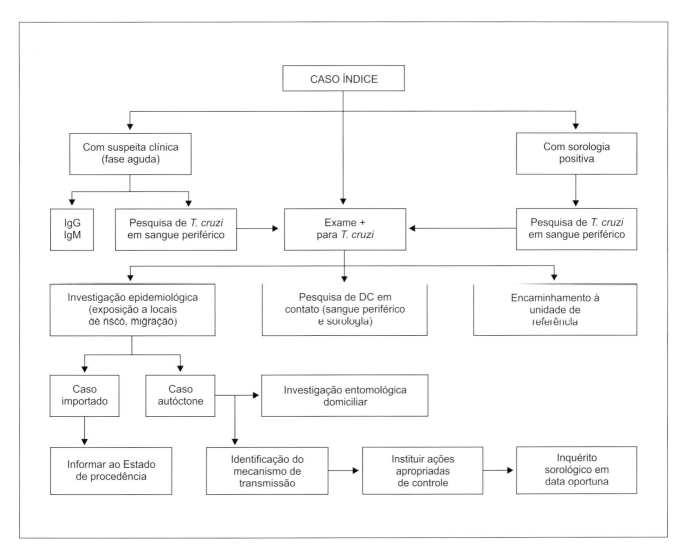

Figura 75.6 Modelo de investigação de casos de doença de Chagas.

QUADRO CLÍNICO

FORMA AGUDA

A fase aguda, geralmente assintomática, tem um período de incubação de 1 semana a 1 mês após a picada do inseto. Essa fase inclui ainda um critério parasitológico (presença de parasitas em sangue periférico) e um critério sorológico (presença de anticorpos da classe IgM no sangue periférico). Linfocitose e alteração de transaminases podem estar presentes, e o líquido cefalorraquidiano pode conter parasitas.

O *T. cruzi* costuma deixar uma marca inflamatória eritematosa e edematosa em seu ponto de entrada no corpo humano. Esse sinal é denominado chagoma de inoculação. Quando a picada ocorre próximo do olho, através da conjuntiva, pode haver conjuntivite, edema palpebral unilateral e adenopatia satélite pré-auricular, o que é conhecido como sinal de Romaña.

A doença sistêmica é caracterizada por febre, taquicardia, linfadenopatia, esplenomegalia e edema de consistência elástica, além de miocardite e, mais raramente, meningoencefalite. Os pseudocistos ocasionalmente vistos em cortes de tecidos infectados representam, na verdade, agregados intracelulares de amastigotas. No eletrocardiograma (ECG) podem estar presentes alterações como QRS com baixa voltagem, prolongamento de intervalos PR e/ou QT e taquicardia sinusal. A presença de extrassístoles ventriculares, fibrilação atrial, bloqueio de ramo ou bloqueios atrioventriculares avançados não é comum e indica mau prognóstico.

A grande maioria dos pacientes, contudo, passa por essa fase sem que a doença seja reconhecida, talvez em razão da inespecificidade dos sintomas, ou mesmo em virtude das manifestações clínicas de pequena intensidade.

Cerca de 20% a 60% dos casos agudos transformam-se, em 2 a 3 meses, em portadores com parasitemia persistente. Em alguns casos há evolução para cura espontânea. No entanto, nem todos os sintomas cessam após cerca de 2 meses. Muitos portadores do parasita desenvolvem sintomas devido à doença crônica.

FORMA INDETERMINADA

Após cerca de 2 a 4 meses de manifestações clínicas, os parasitas raramente serão detectados no sangue periférico dos pacientes. A doença entrará em um longo período de latência, chamado de forma indeterminada. Esse tempo poderá durar cerca de 10 a 30 anos, podendo permanecer dessa maneira durante a vida inteira. Após essa fase, uma minoria dos pacientes poderá manifestar envolvimento em certos órgãos, como esôfago, cólon e sistema nervoso central (SNC), caracterizando as formas clínicas da doença crônica.

Na forma indeterminada, além de o paciente não apresentar sintomas, também não há nenhuma alteração na resposta imunológica, no ECG, na radiografia de tórax e nos exames radiológicos contrastados do esôfago e do cólon. Esses indivíduos apresentarão apenas a sorologia positiva.

FORMA CRÔNICA

Cardiopatia chagásica

Na forma crônica, o órgão mais acometido é o coração. Estudo de necropsia pode revelar aumento ventricular bilateral, frequentemente envolvendo mais o coração direito do que o esquerdo. As paredes ventriculares são frequentemente finas, e trombo mural, além de aneurismas, pode estar presente. Em adição, fibrose intersticial, infiltrado linfocítico e atrofia de células miocárdicas podem estar presentes.

Estudos realizados em áreas endêmicas demonstraram que cerca de 2% dos pacientes com a forma indeterminada progridem para a forma cardíaca a cada ano.

Nos estágios iniciais, o indivíduo pode ser completamente assintomático. As alterações eletrocardiográficas mais precoces são as alterações inespecíficas do segmento ST, bloqueio de ramo direito, bloqueios AV de primeiro grau e extrassístoles ventriculares prematuras. Esses pacientes têm cerca de 20 a 50 anos de idade. Em alguns deles a doença apresentará piora com o passar dos anos, com o surgimento de arritmias graves ou insuficiência cardíaca.

As alterações eletrocardiográficas na doença cardíaca avançada incluem bradiarritmias, como bloqueios atrioventriculares de alto grau, bloqueios intraventriculares (associação do bloqueio de ramo direito com o bloqueio divisional anterossuperior esquerdo) e bradicardia sinusal sintomática. Por outro lado, os pacientes podem manifestar taquiarritmias, como extrassístoles ventriculares frequentes, pareadas com bigeminismo e/ou associando períodos de taquicardia ventricular. Pode haver ainda a associação desses dois grupos de arritmias. O envolvimento miocárdico estudado em áreas endêmicas mostrou envolvimento segmentar significativo em 30% dos pacientes chagásicos. O achado mais peculiar da DC cardíaca, encontrado também em outras doenças, consiste no adelgaçamento e no déficit contrátil localizado no ápice do ventrículo esquerdo. A presença do parasita em cortes histológicos é rara. Por outro lado, ensaios por técnica de reação em cadeia da polimerase (PCR) têm mostrado focos de inflamação nas áreas acometidas. Em áreas endêmicas, essa alteração ocorre em 19% dos pacientes e sua frequência está relacionada com a gravidade da cardiopatia, ocorrendo em 55% dos casos com formas mais graves.

A cardiomiopatia chagásica pode ser classificada conforme a sua gravidade:

- Segundo o Consenso Brasileiro em Doença de Chagas de 2005:
    - A: achados eletrocardiográficos anormais, achados ecocardiográficos normais, nenhum sinal de falência cardíaca congestiva.
    - B1: achados eletrocardiográficos anormais, achados ecocardiográficos anormais, com fração de ejeção do ventrículo esquerdo (FEVE) > 45% e nenhum sinal de falência cardíaca congestiva.
    - B2: achados eletrocardiográficos anormais, achados ecocardiográficos anormais, com FEVE < 45% e nenhum sinal de falência cardíaca congestiva.
    - C: achados eletrocardiográficos anormais, achados ecocardiográficos anormais, com falência cardíaca compensada.
    - D: achados eletrocardiográficos anormais, achados ecocardiográficos anormais, com falência cardíaca refratária.
- Segundo o American College of Cardiology/American Heart Association:
    - A: achados eletrocardiográficos normais, tamanho cardíaco normal, FEVE normal e NYHA classe I.
    - B: achados eletrocardiográficos anormais, tamanho cardíaco normal, FEVE normal e NYHA classe I.
    - C: achados eletrocardiográficos anormais, tamanho cardíaco aumentado, FEVE diminuída e NYHA classes II-III.
    - D: achados eletrocardiográficos anormais, tamanho cardíaco aumentado, FEVE diminuída e NYHA classe IV.

A morte súbita, infelizmente, também é uma característica da cardiomiopatia chagásica, ocorrendo em 38% dos pacientes com ou sem falência cardíaca congestiva.

O tromboembolismo é encontrado em torno de 44% das necropsias. Parece estar correlacionado com a cardiomegalia e a congestão sistêmica. Os focos emboligênicos são mais comumente encontrados no átrio direito e no ápice do ventrículo esquerdo. Tromboêmbolos são mais encontrados nos pulmões, rins, baço e cérebro.

Envolvimento do trato digestivo

Em estudo longitudinal de uma área endêmica, observou-se que cerca de 0,33% dos pacientes com a forma indeterminada progride para esofagopatia anualmente.

As formas digestivas incluem megaesôfago, megacólon e, menos comumente, megaestômago, megaduodeno, estenose hipertrófica do piloro e, raramente, colecistopatia. Os megaesôfagos são dilatações permanentes e difusas de vísceras ocas, acompanhadas ou não de alongamento de suas paredes. Surgem devido a lesões no sistema nervoso autônomo intramural: plexos de Meissner e Auerbach.

O megaesôfago chagásico é a lesão digestiva mais encontrada (5% da população chagásica). As formas graves de megaesôfago, quando não tratadas, contribuem para a mortalidade mediante a desnutrição e a pneumonite aspirativa crônica. Associa-se com a cardiopatia em 16% a 50% dos casos. Caracteriza-se por disfagia progressiva, mais acentuada para sólidos, e sialorreia. Está associada a lesões pré-cancerígenas (3,9% *versus* 0,2% na população geral). O megaesôfago é classificado em quatro graus, segundo Rezende (1960):

- **Grau I:** trânsito lento, pequena retenção de contraste.
- **Grau II:** pequeno a moderado aumento do calibre. Há uma retenção pequena de contraste. Pode haver hipertonia no esôfago inferior.
- **Grau III:** grande aumento de calibre. Hipotonia do esôfago inferior. Atividade motora reduzida. Grande retenção de contraste.
- **Grau IV:** dolicomegaesôfago. Grande retenção de contraste. O esôfago atônico e alongado se dobra sobre a cúpula diafragmática.

O megacólon chagásico tem prevalência de cerca de 4% na população acometida. Manifesta-se como constipação crônica e pode complicar-se com obstrução intestinal por volvo ou fecaloma e perfuração intestinal. Menos frequente e menos conhecida, a enteropatia chagásica pode se manifestar como síndrome dispéptica, síndrome de pseudo-obstrução intestinal e síndrome de supercrescimento bacteriano.

Coinfecção HIV e *T. cruzi*

É importante destacar que, em indivíduos com a coinfecção HIV-*T. cruzi*, o SNC é acometido em 79% dos casos. Esses pacientes apresentam cefaleia, convulsões e alteração do nível de consciência. Menos comumente, podem ser encontrados sinais de irritação meníngea. Nesses indivíduos, miocardite costuma ocorrer em 25% dos casos. É importante enfatizar ainda que pessoas HIV-positivas com Chagas crônica têm maior parasitemia do que aquelas HIV-negativas.

COMPLICAÇÕES

1. **Fase aguda:** miocardite, meningoencefalite.
2. **Cardiomiopatia chagásica crônica:** falência cardíaca congestiva, aneurisma apical, tromboembolismo, morte súbita.
3. **Megaesôfago chagásico crônico:** esofagite, câncer de esôfago.
4. **Megacólon chagásico crônico:** fecaloma, vólvulo de cólon sigmoide.

DIAGNÓSTICO

Nas formas agudas, a lâmina com sangue fresco é indicada pela parasitemia. Pode-se usar a coloração com Giemsa ou alaranjado de acridina. Outra opção citada por alguns autores é o xenodiagnóstico, que consiste em expor uma área cutânea do caso suspeito à picada de aproximadamente 30 a 40 insetos (espécie triatoma) livres de doença e criados em laboratório. Aproximadamente 1 mês depois, o conteúdo intestinal dos insetos é extraído e examinado microscopicamente para detecção da presença de parasitas. No entanto, esse método é bastante rudimentar, exigindo longo período de tempo e com sensibilidade não maior do que 50% em mãos hábeis. O valor da PCR parece não estar ainda claramente definido.

Nas formas crônicas, deve-se buscar a detecção de anticorpos. Existe um grande número de falso-negativos nos ensaios disponíveis. Recomenda-se a realização de dois testes. A literatura cita o teste Ortho para *T. cruzi* como uma boa opção de ELISA, principalmente em doadores de sangue. Destaca-se como método confirmatório a radioimunoprecipitação (RIPA) de Chagas. Os pacientes com sorologia positiva não devem doar sangue.

Os testes sorológicos mais amplamente utilizados, inclusive no Brasil, são a imunofluorescência indireta (IFI) e a hemaglutinação indireta (IHA), que devem ser solicitados conjuntamente de modo a aumentar o rendimento da investigação.

Todos os indivíduos soropositivos deverão submeter-se a anamnese, exame físico e ECG de 12 derivações, além de uma derivação longa para monitorização do ritmo. Se não houver dados na história, sinais, alterações no exame físico e alterações eletrocardiográficas, o paciente deverá ser apenas seguido anualmente.

Se houver sintomas gastrointestinais, deverão ser realizados estudos contrastados com bário – enema opaco e esofagograma – e demais exames, conforme indicados.

Se houver indícios de alterações cardiovasculares, deverá ser realizada avaliação cardíaca detalhada: ecocardiograma transtorácico, Holter de 24 horas, teste ergométrico e outras avaliações, conforme indicação individual.

PROGNÓSTICO

O mais importante preditor de prognóstico para pessoas infectadas com o *T. cruzi* é a probabilidade de progressão para a doença cardíaca. A maioria das revisões estima que cerca de 20% a 30% dos infectados desenvolverão doença clinicamente aparente durante suas vidas. Defeitos de condução ventricular precedem o surgimento dos sintomas por anos ou décadas. Em estudo, observou-se que bloqueio de ramo direito (BRD) isolado estava associado a aumento de sete vezes na mortalidade, comparado com pessoas soropositivas que têm ECG normal. Se além do BRD havia uma extrassístole ventricular associada, esse risco aumentava para 12 vezes. Em indivíduos com FEVE < 30%, a probabilidade de sobrevida em 2 a 4 anos é < 30%. A presença de aneurisma apical em ventrículo esquerdo está associada a alto risco de acidente vascular encefálico isquêmico.

TRATAMENTO

Existem apenas dois fármacos com eficácia comprovada contra a DC: o benzonidazol e o nifurtimox, que atuam tanto contra as formas tripomastigotas circulantes como contra as formas amastigotas intracelulares. Desses, apenas o benzonidazol encontra-se disponível no Brasil. Como esse fármaco é mais bem tolerado, principalmente em crianças, vem sido considerado, pela maioria dos especialistas, o medicamento de primeira linha:

- **Benzonidazol (Rochagan®):** derivado nitroimidazólico que tem atividade contra as formas tripomastigotas e amastigotas.
  - **Apresentação:** comprimidos de 100mg.
  - **Posologia:** dose diária de 5 a 7mg/kg de peso corporal, dividida em duas tomadas com intervalo de 12 horas entre elas. O tratamento deverá ser mantido por cerca de 60 dias.
  - **Efeitos adversos:** dermatite (fotossensibilidade) em cerca de 30% dos pacientes; e 30% dos pacientes experimentam neuropatia periférica dose-dependente. Supressão da medula óssea é rara e indica a necessidade de suspensão imediata do tratamento. O uso concomitante de álcool pode levar a efeitos dissulfiram-*like*. Durante o tratamento, estão indicados os seguintes exames laboratoriais: hemograma, transaminases, bilirrubina, creatinina e ureia.
- **Nifurtimox (Lampit®):** não disponível no Brasil. À semelhança do benzonidazol, também é mais bem tolerado em crianças. Os efeitos adversos incluem manifestações gastrointestinais em cerca de 30% a 70% dos pacientes. Menos comuns são as manifestações neurológicas, como irritabilidade, insônia, tremores e desorientação. A dose para adultos é de 8 a 10mg/kg/dia, administrada em quatro doses fracionadas por cerca de 90 a 120 dias.

Apesar de representarem um avanço para o tratamento da DC, o nifurtimox e o benzonidazol estão longe de serem considerados agentes ideais. Em resumo, pode-se dizer que o percentual de cura é em torno de

60% a 80% na fase aguda e de apenas 10% a 20% na fase crônica, de acordo com os diversos autores e as áreas geográficas. Esses achados baseiam-se na negativação do xenodiagnóstico ou da PCR, o que pode ocorrer em mais de 50% dos pacientes com redução da parasitemia, mesmo que não curados.

Nem todos os pacientes com DC, porém, se beneficiam do tratamento. Poucos ensaios clínicos randomizados têm sido conduzidos.

Os seguintes grupos têm evidência de benefício bem estabelecido, devendo o tratamento ser sempre oferecido:

- Infecção aguda pelo *T. cruzi*.
- Infecção congênita pelo *T. cruzi*.
- Crianças menores de 12 anos com infecção crônica pelo *T. cruzi*.
- Crianças entre 13 e 18 anos de idade com infecção crônica pelo *T. cruzi* também se beneficiam, embora a evidência seja maior em menores de 12 anos.
- Reativação do *T. cruzi* em pacientes com HIV/SIDA ou outras formas de imunossupressão.

O tratamento nunca deverá ser oferecido durante a gravidez, uma vez que tanto o benzonidazol como o nifurtimox são teratogênicos. Também não deve ser realizado em casos de insuficiência renal terminal e doença hepática crônica grave. Os pacientes com doença avançada, como falência cardíaca congestiva e megaesôfago com acometimento grave da deglutição, não se beneficiam com o tratamento.

Há ainda algumas circunstâncias em que o tratamento, apesar de não ser comprovadamente eficaz, por ser objeto de estudos menos robustos, mas com resultados animadores, pode ser oferecido. Essas situações incluem: mulheres em idade reprodutiva (em uso de meios contraceptivos), adultos com idade entre 19 e 50 anos com a forma indeterminada ou cardiomiopatia de leve a moderada e pacientes com sorologia positiva e em situação de imunossupressão.

LEITURA RECOMENDADA

Chagas C. Nova tripanozomiase humana. Estudos sobre a morfologia e o ciclo evolutivo do Schizotrypanum cruzi n. gen., n. sp., agente etiológico de nova entidade mórbida do homem. Mem Inst Oswaldo Cruz 1909; 1:159-218.

Dias JCP et al. Further evidence of spontaneous cure in human Chagas disease. Revista da Sociedade Brasileira de Medicina Tropical set--out, 2008; 41(5):505-6.

Evaluation and treatment of Chagas disease in the United States: a systematic review. JAMA 2007; 18:2171-81.

http://pt.wikipedia.org/wiki/Doen%C3%A7a_de_Chagas

http://www.cdc.gov/parasites/chagas/disease.html

http://www.fiocruz.br/chagas/cgi/cgilua.exe/sys/start.htm?sid=173

http://www.mundofotografico.com.br/forum/index.php?topic=24846.0

http://www.sucen.sp.gov.br/atuac/chagas.html

Ibrahim KY, Carvalho FJ, Yasuda MAS. Doença de Chagas. In: Martins MA, Carrilho FJ, Alves VAF et al. Clínica médica, HC Faculdade de Medicina USP. 1. ed. Barueri, São Paulo: Editora Manole. 2009:483-94.

Jackson Y, Myers C, Diana A et al. Congenital transmission of Chagas disease in Latin American immigrants in Switzerland. Emerg Infect Dis Apr 2009; 15(4):601-3.

Kirchhoff L. Tripanossomíase. In: Fauci AS, Braunwald E, Kasper DL et al. Harrison – Medicina interna. 17. ed. Rio de Janeiro: Mc Graw-Hill Interamericana do Brasil. 2008:1.300-3.

Prata A. Clinical and epidemiological aspects of Chagas disease. The Lancet Infectious Disease 2000; 1:92-100.

Rosenthal PJ. Protozoal and helmintic infections: American trypanosomiasis (Chagas disease). In: McPhee SJ, Papadakis MA. Current medical diagnosis. 49. ed. EUA: Mc Graw-Hill. 2010:1349-51.

Schofield CJ, Jannin J, Salvatella R. The future of Chagas disease control. Trends Parasitol Dec 2006; 22(12):583-8.

Sosa-Estani S, Segura EL. Etiological treatment in patients infected by Trypanosoma cruzi: experiences in Argentina. Curr Opin Infect Dis Dec 2006; 19(6):583-7.

Tobler LH, Contestable P, Pitina L et al. Evaluation of a new enzyme-linked immunosorbent assay for detection of Chagas antibody in US blood donors. Transfusion Jan 2007.

SEÇÃO IV

Achados Anormais em Exames Complementares

Eosinofilia

CAPÍTULO 76

José Iran Costa Júnior • Mateus da Costa Machado Rios
Eduardo Andrada Pessoa de Figueiredo

INTRODUÇÃO

O eosinófilo é uma célula com 8 a 15µm de diâmetro, com núcleo geralmente bilobulado e caracterizado pela presença de grânulos intracitoplasmáticos com alta afinidade por eosina. Esses grânulos contêm peroxidase eosinofílica, proteínas catiônicas e proteína eosinofílica básica maior (MBP). Essas células têm predomínio tissular e participam da imunidade inata, sendo decisivas na execução da resposta inflamatória.

O eosinófilo origina-se a partir de células precursoras hematopoéticas da medula óssea CD34, após estímulo de citocinas como interleucina 3 (IL-3) e IL-5 e fator estimulador de crescimento granulocítico-macrofágico (GM-CSF). Essas citocinas são fatores imunorreguladores solúveis liberados por linfócitos T da medula óssea após estímulo apropriado, mas podem também ser liberadas por linfócitos CD4+ e CD8+ do sangue periférico, assim como por tecidos inflamados. As quimiocina (eotaxina) e as moléculas de adesão endotelial (integrinas) contribuem para migração de eosinófilos.

A proteína catiônica eosinofílica e neurotoxinas derivadas dos eosinófilos são os principais mediadores da eosinofilia associados aos microrganismos (parasitas, vírus, bactérias e protozoários) e tecidos humanos (miocárdio e tecidos pulmonar, cutâneo, nervoso e vascular).

A ativação dos eosinófilos torna essas células multifuncionais e complexas, pois tanto atuam na inflamação com funções citotóxicas ligadas a sua capacidade de liberar mediadores inflamatórios proteicos e lipídicos como têm ação regulatória da resposta inflamatória tissular por meio da secreção de citocinas e interação direta entre as moléculas de membrana com outros tipos celulares, em especial os da imunidade.

CONCEITO

Considera-se a ocorrência de eosinofilia quando o número total de eosinófilos circulante no sangue periférico é significativamente superior ao da população geral. Os valores descritos por diferentes autores variam entre 350 e 700 células/µL. De qualquer modo, a maioria dos autores considera que existe eosinofilia quando o número de eosinófilos é ≥ 500 células/µL. O número de eosinófilos pode variar durante o dia, podendo ser 40% maior pela manhã em relação à noite, devido ao ciclo circadiano do cortisol.

CLASSIFICAÇÃO

A eosinofilia pode ser classificada quanto ao número de eosinófilos ou em relação à etiologia. Na classificação quantitativa é estabelecida eosinofilia leve quando os valores se situam entre 500 e 1.500 células/µL, moderada entre 1.500 e 5.000 células/µL e grave > 5.000 células/µL. Na eosinofilia leve não é comum observar dano em órgão-alvo; no entanto, nas eosinofilias moderada e grave, as lesões em órgãos-alvo não dependerão da causa-base.

A classificação etiológica é definida como primária e secundária, sendo esta também conhecida como reacional, e suas principais causas são alérgicas, infecciosas e inflamatórias. A primária é subclassificada funcionalmente em clonal e idiopática. A clonal ocorre quando há mutação somática em células da linhagem hematopoética, levando ao surgimento de um clone tumoral de eosinófilos, e necessita de provas citogenéticas ou estudo citológico da medula óssea. A idiopática é um diagnóstico de exclusão e tem a síndrome de hipereosinofilia idiopática como exemplo (Quadro 76.1).

Quadro 76.1 Classificação das eosinofilias

Classificação	Fisiopatologia	Doenças
Primária clonal	É a eosinofilia monoclonal resultante de uma mutação genética com surgimento de um clone tumoral de eosinófilos	Leucemia eosinofílica Leucemia linfoide e mieloide crônica Leucemia linfoide e mieloide aguda Leucemia mielomonocítica crônica Mastocitoses
Primária idiopática	Eosinofilia sem causa definida, com necessidade de afastar causas secundária e clonal	Síndrome hipereosinofílica idiopática
Secundária ou reativa	É a eosinofilia policlonal resultante da produção excessiva de citocinas, como a interleucina 5 (IL-5)	Alérgicas Infecciosas Neoplásicas Inflamatórias

CLASSIFICAÇÃO QUANTITATIVA

- **Eosinofilia leve:** 500 a 1.500 células/µL.
- **Eosinofilia moderada:** 1.500 a 5.000 células/µL.
- **Eosinofilia grave:** > 5.000 células/µL.

CLASSIFICAÇÃO ETIOLÓGICA

- **Eosinofilia primária.**
- **Eosinofilia secundária:**
  – Causas alérgicas.
  – Causas infecciosas.
  – Causas neoplásicas.
  – Causas inflamatórias.

ETIOLOGIA (Quadro 76.3)

EOSINOFILIA PRIMÁRIA

A eosinofilia primária clonal é um diagnóstico que torna necessária a visualização do clone tumoral eosinofílico, seja por citogenética, seja pela citologia da medula óssea, evidenciando desordens hematológicas acompanhadas de eosinofilia clonal. Entre elas se encontram as leucemias mieloide e linfoide agudas, a leucemia mieloide crônica e as síndromes mielodisplásica e mieloproliferativa. O desenvolvimento recente na caracterização na patogênese molecular da eosinofilia clonal levou à identificação de mutações ativadoras do receptor em 3 receptores do gene tirosinocinase: PDGFRA, PDGFRB e receptor do fator de crescimento 1 de fibroblastos (FGFR1).

A eosinofilia primária idiopática é constatada quando são afastadas causas secundárias e clonais. A síndrome hipereosinofílica idiopática (HES) é considerada uma subcategoria de eosinofilia idiopática e, por definição, é necessário o achado da presença da eosinofilia > 1.500 células/µL mantido por mais de 6 meses e associado ao acometimento de órgãos-alvo, como alterações cardíacas, neurológicas, pulmonares, dermatológicas e gastrointestinais. Alguns estudos demonstraram que HES pode evoluir para leucemia aguda, sugerindo que, nesses casos, podem existir eosinófilos clonais não visualizados.

EOSINOFILIA SECUNDÁRIA

Infecções

A causa mais frequente de eosinofilia secundária em todo o mundo é a infecciosa, sobretudo a invasão tissular por parasitas, principalmente o envolvimento por helmintos.

O padrão e o grau de eosinofilia em infecções parasitárias são determinados pelo desenvolvimento, migração e distribuição do parasita dentro do hospedeiro, bem como pela resposta imunológica deste.

A reação eosinofílica é resultante do contato entre o parasita e as células do organismo. Por isso, quanto mais complexo o ciclo do parasita dentro do organismo, maior a taxa de eosinofilia; no entanto, quando se limita ao tubo digestivo, a resposta é fugaz. Ectoparasitas, a exemplo das miíases, também podem causar eosinofilia.

A avaliação etiológica da eosinofilia por causa parasitária deverá constar de achados clínicos e história de possível exposição, assim como caracterizar se a eosinofilia se manifesta de modo cíclico, persistente ou apenas em uma fase aguda da doença, pois essa resposta varia conforme o estágio evolutivo de cada parasita.

Na ascaridíase, a eosinofilia ascende nas primeiras 3 semanas e depois decresce lentamente nas semanas subsequentes. Na infestação por filária e *Larva migrans* visceral, a eosinofilia persiste em taxas elevadas por tempo prolongado. No caso de estrongiloidíase, a cada ciclo de autoinfestação a eosinofilia recrudesce.

Protozoários raramente causam eosinofilia periférica, exceto em resposta à infestação da *Isospora beli*. Infecções bacterianas também não costumam se apresentar com eosinofilia, assim como infecções virais. Apesar de incomum, infecção pelo HIV pode se apresentar com eosinofilia moderada e, em alguns casos, com eosinofilia grave, quando da associação com doença pustulosa ou dermatite esfoliativa.

Entre as infecções fúngicas, coccidioidomicose e aspergilose estão associadas à eosinofilia leve; no entanto, quando a infecção por coccidioidomicose se apresenta de maneira disseminada, evolui com eosinofilia grave.

Alergias

Doenças alérgicas, como rinite, asma brônquica e dermatite atópica, são causas comuns de eosinofilia, sendo mediadas pelas interleucinas, em especial a IL-5. O número de eosinófilos nessas doenças normalmente mantém níveis persistentes e raramente ultrapassa 1.500 células/μL, também se encontrando níveis elevados de IgE.

O uso de alguns medicamentos também está associado à indução da eosinofilia, podendo se apresentar clinicamente com febre e *rash* generalizado e evoluir para a síndrome de DRESS (*Drug Rash with Eosinophilia and Systemic Symptoms*), que se apresenta com febre, linfadenomegalia, pneumonia intersticial, hepatite, artrite, disfunção renal e *rash* extenso. Pode se manifestar também com síndrome de Stevens-Johnson ou necrose epidermoide tóxica.

Diversos grupos de medicamentos causam elevação de eosinófilos, com diferentes sinais clínicos, como sulfas e nitrofurantoína, com pneumonite intersticial; tetraciclina e penicilinas, com hepatite; e cefalosporinas e penicilinas, com nefrite intersticial. Sulfassalazina, carbamazepina, d-penicilamina, alopurinol e hidroclorotiazida podem também evoluir para síndrome DRESS (Quadro 76.2).

Neoplasias

Linfomas malignos se apresentam com elevação dos eosinófilos por transformação maligna de seus precursores ou produção de interleucinas, a exemplo da doença de Hodgkin, que frequentemente cursa com eosinofilia por produção de interleucina 5 pelas células de Reed-Sternberg. Linfomas cutâneos de células T e síndrome de Sezary também cursam com eosinofilia.

Além dos linfomas, outras neoplasias podem elevar os níveis de eosinófilos, como os de pele, nasofaringe, carcinomas de células gigantes de pulmão, adenocarcinoma de estômago, cólon e corpo uterino e carcinoma de células transicionais de bexiga.

Quadro 76.2 Síndromes eosinofílicas induzidas por medicamentos

Manifestação	Medicamentos
Rash generalizado e/ou febre	Muitos fármacos podem estar associados
Nefrite intersticial com eosinofilúria	Antibióticos (betalactâmicos), alopurinol
Pneumonite	Nitrofurantoína, naproxano, penicilina, piroxicam, nimesulida, metotrexato
Manifestações pleuropulmonares	Dantroleno, metotrexato
Hepatite	Penicilina, alopurinol, metotrexato, fluorquinolona
Vasculite leucocitoclástica	Alopurinol, fenitoína
Rinossinusite crônica com pólipo nasal e asma	AAS
Síndrome mialgia-eosinofilia	L-triptano
Síndrome DRESS	Carbamazepina, alopurinol e antibióticos

AAS: ácido acetilsalicílico.

Doenças inflamatórias e imunológicas

As doenças autoimunes são muitas vezes associadas a uma resposta das células Th1 e, por isso, não é frequente a associação com eosinofilia, porém algumas delas podem cursar com elevação dos eosinófilos, como lúpus eritematoso sistêmico, dermatomiosite, artrite reumatoide, esclerose sistêmica, assim como doenças inflamatórias intestinais, a exemplo da retocolite ulcerativa e da doença de Crohn. As vasculites, como poliarterite nodosa, granulomatose de Wegener e tromboangiíte obliterante, também podem se apresentar com eosinofilia, sobretudo a angiíte de Churg-Strauss, que cursa com eosinofilia persistente. Em se tratando de doenças imunológicas, algumas imunodeficiências primárias cursam com eosinofilia, como a síndrome de Omenn e a de hiper-IgE, também conhecida como síndrome de Job.

Outras causas de eosinofilia secundária

Patologias relacionadas com a insuficiência suprarrenal podem se apresentar com eosinofilia, como doença de Addison, hemorragia suprarrenal e hipopituitarismo. Incluem-se também como causas de eosinofilia secundária a radioterapia e a embolização por colesterol, esta presente após procedimentos vasculares e intravasculares.

Quadro 76.3 Etiologia de eosinofilia

Causas primárias

Clonal
Leucemia aguda (linfoide e mieloide)
Leucemia crônica (linfoide e mieloide)
Síndromes mieloproliferativas (leucemia eosinofílica, mastocitose)
Síndromes mielodisplásicas

Idiopática
Síndrome hipereosinofílica idiopática

Causas secundárias

Infecções
Parasitárias (causa mais comum)
Vírus, bactérias e fungos

Alergias
Asma, rinite e dermatite atópica

Neoplasias
Linfoma

Inflamatórias e imunológicas
Lúpus eritematoso sistêmico
Vasculite
Sarcoidose
Doença de Kimura
Esclerose sistêmica
Doença inflamatória intestinal
Síndromes de Omenn e de Job

Endocrinopatias
Doença de Addison

Medicamentos
Sulfa, carbamazepina

EOSINOFILIA EM SITUAÇÕES ESPECÍFICAS

ALTERAÇÕES CUTÂNEAS E TECIDOS SUBCUTÂNEOS

Eosinofilia pode ser decorrente de inúmeras condições dermatológicas, podendo se apresentar como forma de dermatite, fasciite, celulite e paniculite.

A paniculite eosinofílica caracteriza-se por infiltrado eosinofílico na gordura subcutânea e está comumente associada a vasculite leucocitoclástica e eritema nodoso, mas também pode estar associada a poliarterite nodosa, lúpus e toxocaríase.

A fasciite eosinofílica (síndrome de Shulman) inicia com eritema agudo, edema e endurecimento do local acometido, associando-se a lesões cutâneas e história de exercícios físicos recentes.

A síndrome de Well, ou celulite eosinofílica, é caracterizada por edema no local acometido, ausência de calor e resolução espontânea, sendo não responsiva a antibióticos.

A foliculite pustulosa eosinofílica corresponde a um misto de infiltrado de eosinófilos e neutrófilos e é caracterizada por se apresentar em pacientes HIV-positivos, transplantados de medula óssea e em tratamento de neoplasias hematológicas.

O angioedema episódico com eosinofilia é uma doença cíclica que eleva a IL-5 e se apresenta com angioedema, urticária, febre, elevação de IgM e eosinofilia.

ALTERAÇÕES PULMONARES

Doenças pulmonares eosinofílicas constituem um grupo heterogêneo de transtornos, unificado pela presença de infiltrado inflamatório nas vias aéreas ou no parênquima pulmonar, com apresentação clínica que consiste em sintomas respiratórios, alterações radiográficas ou tomográficas de tórax e eosinofilia periférica. Além de medicamentos e toxinas indutoras de eosinofilia, algumas doenças se apresentam na forma de doença pulmonar eosinofílica, como aspergilose broncopulmonar, vasculite de Churg-Strauss, infecções por helmintos e a síndrome hipereosinofílica idiopática.

A pneumonite eosinofílica crônica é uma patologia de etiologia desconhecida que se apresenta clinicamente com tosse, febre, dispneia e perda de peso. Laboratorialmente, observa-se eosinofilia periférica em quase 90% dos pacientes, além de uma radiografia de tórax com padrão reticulointersticial. O exame histopatológico da biópsia pulmonar mostra infiltrado eosinofílico nos alvéolos e no interstício. Essa patologia apresenta boa resposta ao uso de corticosteroide.

A pneumonite eosinofílica aguda é um diagnóstico de exclusão, pois se apresenta com manifestações agudas, como tosse, dispneia e febre, semelhante a outras doenças que acometem a via respiratória. O critério diagnóstico de pneumonia eosinofílica aguda baseia-se na exclusão de outras causas de eosinofilia com acometimento pulmonar semelhante, presença de doença febril, insuficiência respiratória hipoxêmica, padrão radiográfico característico de acometimento reticulointersticial, lavado broncoalveolar com mais de 25% de eosinófilos ou biópsia pulmonar com infiltrado de eosinófilos. A forma aguda também apresenta boa resposta aos corticosteroides.

ALTERAÇÕES GASTROINTESTINAIS

A esofagite eosinofílica caracteriza-se por infiltrado eosinofílico no tecido esofagiano e apresenta-se clinicamente com disfagia associada a eosinofilia periférica. Na endoscopia digestiva alta é comum a observação de estenoses esofagianas.

A gastroenterite eosinofílica é doença rara, com maior incidência na terceira década, e se caracteriza por sintomas gastrointestinais, eosinofilia e infiltrado de eosinófilos no histopatológico da biópsia do tecido gastrointestinal.

Diferentes níveis do trato gastrointestinal podem estar envolvidos e, como consequência, podem ocorrer diferentes tipos de sintomas. O envolvimento da mucosa pode resultar em dor abdominal, náuseas, vômitos, diarreia, emagrecimento, anemia, enteropatia perdedora de proteínas e perfuração intestinal.

O acometimento da camada muscular pode resultar em sintomas de obstrução pilórica ou intestinal, e o envolvimento da subserosa poderá evoluir para uma ascite eosinofílica.

O comprometimento hepatobiliar associado à eosinofilia primária pode se apresentar na forma de colangite ou colecistite eosinofílica. No entanto, a eosinofilia pode estar presente secundariamente à hepatite por medicamentos, à colangite esclerosante e à cirrose biliar primária.

SÍNDROMES HIPEREOSINOFÍLICAS

Considera-se a ocorrência de hipereosinofilia quando os eosinófilos podem ocasionar provável lesão e disfunção em órgãos-alvo, podendo comprometer tecidos cutâneo, pulmonar, gastrointestinal, cardíaco e neurológico.

Nesses casos, é comum encontrar eosinofilia moderada ou grave na classificação quantitativa ou alterações primárias (clonal e idiopática) na classificação etiológica.

SÍNDROME HIPEREOSINOFÍLICA IDIOPÁTICA

Caracteriza-se pela presença de eosinofilia > 1.500 células/μL mantida por mais de 6 meses, com comprometimento em órgão-alvo e para o qual estejam afastadas outras possíveis causas. Tem maior preferência pelo sexo masculino e maior incidência entre os 20 e os 50 anos de idade.

As manifestações clínicas podem ser inespecíficas (tosse, sudorese, fadiga e anorexia) ou podem estar diretamente relacionadas com o comprometimento de órgão-alvo, incluindo lesão cutânea (pápulas eritematosas, nódulos, urticária), cardíaca (fibrose endocárdica), do sistema nervoso (neuropatia periférica, mononeurite multiplex, vasculite do sistema nervoso central isolada, meningite eosinofílica e mielite transversa), pulmonar (pneumonite aguda ou crônica), gastrointestinal (gastroenterite e colangite) e complicações trombóticas.

EOSINOFILIA CLONAL

Caracteriza-se pela presença de um clone tumoral eosinofílico no estudo citológico da medula óssea ou na citogenética e corresponde a patologias que se enquadram nas síndromes hipereosinofílicas, pois apresenta-se com eosinofilia de moderada a grave associada a comprometimento de órgão-alvo.

Entre as desordens hematológicas que podem ser acompanhadas por eosinofilia clonal estão as leucemias mieloides aguda e crônica, as leucemias linfoides aguda e crônica, a síndrome mielodisplásica e doenças mieloproliferativas, como a mastocitose sistêmica e a leucemia eosinofílica.

EOSINOFILIA DO VIAJANTE

Eosinofilia do viajante é definida como a presença de eosinofilia em imigrantes ou viajantes provenientes de regiões tropicais. Dados demonstram que até 5% dos viajantes assintomáticos em retorno dos trópicos apresentam eosinofilia, e em 14% a 48% destes a eosinofilia será decorrente de doença parasitária. Exames de triagem evidenciam que 77% dos imigrantes com eosinofilia apresentam infestações parasitárias.

A localização geográfica da região onde o viajante esteve é importante para que se constate o parasita mais prevalente na região visitada. O parasita *Loa loa*, por exemplo, é encontrado na Europa Central e Ocidental, assim como na África, enquanto o *Ascaris* tem distribuição mundial.

Associados à localização geográfica, os sinais clínicos, juntamente com a eosinofilia, são importantes na identificação do parasita causador da eosinofilia. Viajantes provenientes de região endêmica de esquistossomose que se apresentam com febre e relatam banhos em rio, ainda que a eosinofilia esteja ausente, devem ser investigados para doença esquistossomótica aguda (febre de Katayama); nos casos de viajantes com diarreia, deve-se lembrar da estrongiloidíase. O Quadro 76.4 lista as principais regiões com os respectivos parasitas.

AVALIAÇÃO DIAGNÓSTICA DOS PACIENTES COM EOSINOFILIA

A investigação diagnóstica de eosinofilia deverá ser feita inicialmente com anamnese detalhada, abordando as viagens recentes para regiões endêmicas, hábitos alimentares, banhos de rio ou lagoa, história clínica de patologia inflamatória ou neoplásica e a história alérgica (asma, dermatite atópica).

Associando-se a anamnese e o exame laboratorial (hemograma), deve-se partir então para classificar a eosinofilia. A depender da contagem, classifica-se a eosinofilia como leve, moderada ou grave, assim como em primária ou secundária.

Durante a abordagem diagnóstica deverão também ser feitos exames complementares – parasitológico de fezes, sorologias virais, pesquisas para doenças autoimunes, mielograma e dosagem de IgE, na

Quadro 76.4 Parasitoses associadas com eosinofilia

Parasita	Distribuição geográfica
Ascaris lumbricoides	Cosmopolita, mais comum em regiões tropicais
Strongyloides stercoralis	Cosmopolita, mais comum em regiões tropicais
Schistosoma spp	África, América do Sul e Ásia
Trichuris trichiura	Cosmopolita, mais comum em regiões tropicais
Zoonotic hookworms (*larva migrans* cutânea)	Cosmopolita, mais comum em regiões tropicais
Lymphatic filariasis	África, América do Sul e Ásia
Loa loa filariasis	África e Europa Central e Ocidental
Onchocerca volvulus	África
Taenia solium e *T. saginata*	Cosmopolita
Trichinella spp	Cosmopolita
Paragonimus	Ásia e América Latina
Ancylostoma caninum	Cosmopolita, mais comum em regiões tropicais
Ancylostoma duodenale	África, Ásia e Américas
Toxocariasis	Cosmopolita
Isospora beli	Cosmopolita

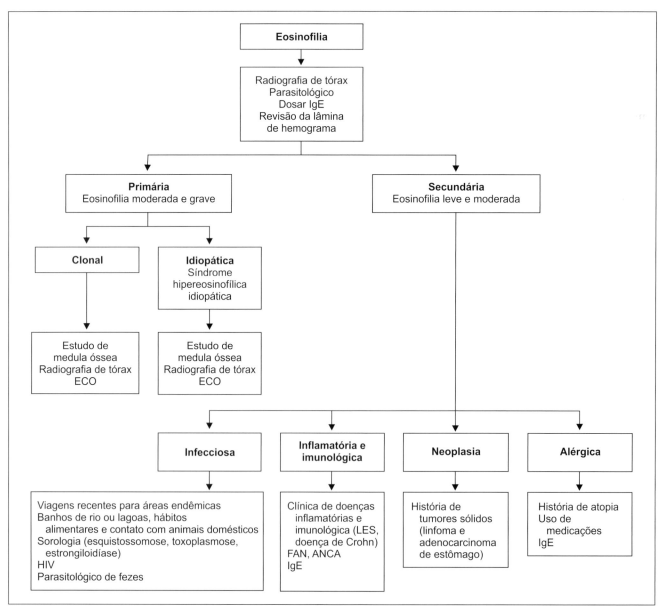

Figura 76.1 Algoritmo para investigação das eosinofilias.

Quadro 76.5 Exames sugeridos na rotina

Primária
Hemograma
Radiografia de tórax
ECO
Secundária a infecções
Hemograma
HIV
Parasitológico de fezes
Sorologia do agente suspeito
Secundária a afecções inflamatórias e imunológicas
FAN
ANCA
IgE
Secundária a afecções alérgicas
IgE
Secundária a endocrinopatia (doença de Addison)
Cortisol basal

tentativa de identificar possíveis etiologias – ou exames como radiografia de tórax e ecocardiograma, para identificação de lesão em órgão-alvo nas síndromes hipereosinofílicas. A abordagem diagnóstica e os principais exames que deverão ser solicitados conforme suspeitas clínicas são mostrados na Figura 76.1 e no Quadro 76.5.

TRATAMENTO

No tratamento da eosinofilia primária clonal deverá ser avaliada a forma de apresentação. Nas leucemias agudas o tratamento é feito com quimioterapia para remissão da doença; no entanto, as alterações crônicas que ocorrem na leucemia mieloide crônica apontam para o uso do imatimibe para controle da doença.

Na eosinofilia primária idiopática, como na síndrome hipereosinofílica idiopática, está indicado o uso de corticosteroide associado a hidroxiureia inicialmente; caso não haja resposta, poderão ser usados, também, ciclosporina, vincristina, interferon-α e o imatimibe.

Os casos de eosinofilia secundária devem ser tratados a partir do tratamento da causa-base, a exemplo do que ocorre quando do tratamento das parasitoses associadas com eosinofilia, em que se utilizam antiparasitários.

LEITURA RECOMENDADA

Chauffaille MLLF. Eosinofilia reacional, leucemia eosinofílica crônica e síndrome hipereosinofílica idiopática. Rev Bras Hematol e Hemoter 2010; 32(5):395-401.

Ehrhardt S, Burchard GD. Eosinophilia in returning travelers and migrants. Dtsch Arztebl Int 2008; 105(46):801-7.

Machado CGF. Eosinofilia. In: Melo HRL, Brito CAA, Miranda DB, Souza SG, Henriques APC, Silva OB. Condutas em doenças infecciosas. Rio de Janeiro: Medsi, 2004:3-14.

Marc E, Rothenberg M D. Eosinophilia. N Engl J Med 1998; 338(22):1592-600.

Meltzer E, Percik R, Shatzkes J, Sidi Y, Schwartz E. Eosinophilia among returning travelers: a practical approaches. Am J Trop Med Hyg 2008; 78(5):702-9.

Nutman TB. Evaluation and differential diagnosis of marked, persistent eosinophilia. Immunol Allergy Clin North Am 2007 Aug; 27(3):529-59.

Pérez-Arellano JL, Pardo J, Hernández-Cabrera M, Carranza C, Ángel-Moreno A, Muro A. Manejo práctico de uma eosinofilia. An Med Interna (Madri) 2004; 21(5):244-52.

Roufosse F, Weller PF. Practical approaches to the patient with hypereosinophilia. J Allergy Clin Immunol 2010; 126:39-44.

Simon D, Simon H. Eosinophilic disorders. J Allergy Clin Immunol 2007; 119:1291-300.

Tefferi A, Patnaik MM, Pardanani A. Eosinophilia: secondary, clonal and idiopathic. BJM 2006; 133:468-92.

Tefferi A. Blood eosinophilia: a new paradigm in disease classification, diagnosis, and treatment. Maio Clin Proc 2005; 80(1):75-83.

Valent P. Pathogenesis, classification, and therapy of eosinophilia and eosinophil disorders. Blood Reviews 2009; 23:157-65.

Anemias

CAPÍTULO 77

Alessandra Ferraz de Sá

DEFINIÇÃO

Define-se anemia como a redução do número de eritrócitos em circulação. Essa situação pode ser decorrente tanto da diminuição da produção como do excesso da destruição, ou seja, as *anemias hipoproriferativas*, que ocorrem em virtude da diminuição da produção das hemácias, por anomalias da medula óssea e/ou deficiências nutricionais, e as *anemias hiperproriferativas*, decorrentes de uma capacidade excessiva de destruição das hemácias. Essa destruição pode acontecer na própria medula, na circulação sanguínea, por distúrbios imunológicos ou por defeitos intrínsecos dos eritrócitos.

Principais Definições e Conceitos para Entendimento das Anemias

- **Hemoglobina – Hb (g/dL):** representa a quantidade total de hemoglobina em todos os eritrócitos em 100mL de sangue. Valores de referência: homem: 13,5 a 17,5g/dL; mulher: 12 a 16g/dL.
- **Hematócrito (HT %):** percentual do volume total de sangue que é composto de eritrócitos. Valores de referência: homem: 40% a 52%; mulher: 36% a 45%.
- **Volume corpuscular médio (VCM):** calculado pela fórmula [Ht (%) × 10]/número de eritrócitos (em milhões). Valores de referência: 81 a 99.
- **Hemoglobina corpuscular média (HCM):** [Hb (g/dL) × 10]/número de eritrócitos (em milhões). Valores de referência: 30 a 34pg.
- **Concentração de hemoglobina corpuscular média (CHCM):** [Hb (g/dL) × 100]/Ht (%). Valores de referência: 30 a 36g/dL.

Os dois últimos indicadores têm valor limitado em razão da sensibilidade para distúrbios individuais, enquanto o VCM é extremamente útil na classificação e determinação da causa da anemia.

CLASSIFICAÇÃO

As anemias podem ser classificadas de acordo com diversas variáveis, sendo a classificação fisiopatológica e a classificação morfológica as mais usadas na prática clínica, pois ambas orientam o diagnóstico diferencial das anemias.

Classificação Fisiopatológica

A classificação fisiopatológica é avaliada laboratorialmente pelo número de reticulócitos após correção proporcional ao grau de anemia, sendo o primeiro e primordial passo na avaliação laboratorial de todas as anemias, como relatado a seguir:

Anemias hipoproliferativas

As anemias hipoproliferativas se caracterizam por falta de resposta medular à redução do número de eritrócitos e são laboratorialmente representadas pela redução da contagem corrigida de reticulócitos (> 1%). São causas descritas:

- **Deficiência de eritropoetina:** é a causa das anemias associadas à insuficiência renal crônica, à anemia da doença crônica e à aplasia pura de células vermelhas, que é causada pela presença de anticorpos contra os receptores de eritropoetina.
- **Deficiência quantitativa das células progenitoras:** ocorre como mecanismo fisiopatológico das aplasias e hipoplasias de medula óssea. Podem ocorrer secundariamente à doença idiopática, ao uso de medica-

mentos, à mielofibrose, a mieloptises (infiltração de células neoplásicas) e às mielodisplasias. Em raríssimas ocasiões, a hemoglobinúria paroxística noturna e também a aplasia pura de células precursoras, nesse caso devido a infecção pelo parvovírus B19, podem produzir uma anemia por destruição de células precursoras.

- **Deficiência na síntese de DNA e na divisão celular dos precursores eritroides:** surge em decorrência da deficiência de vitamina B_{12} e/ou do ácido fólico, das mielodisplasias e do uso das quimioterapias antineoplásicas.
- **Deficiência na síntese do heme (ferro + protoporfirina IX) durante a diferenciação das células eritroides:** as deficiência de ferro, a anemia da doença crônica e a anemia sideroblástica são os principais exemplos desse grupo de anemias.
- **Deficiência na síntese da globina durante a diferenciação das células eritroides (talassemias).**

Anemias hiperproliferativas

Quaisquer defeitos intrínsecos de eritrócitos ou condições extrínsecas que façam com que os eritrócitos sejam danificados na porção intravascular, retirados prematuramente da circulação pelo baço e fígado ou perdidos por hemorragia resultam em produção aumentada de eritropoetina; consequentemente, observam-se um número aumentado de precursores eritroides em maturação na medula óssea e a liberação de número aumentado de reticulócitos recém-formados na circulação sanguínea. A anemia então ocorrerá se a taxa de produção de eritrócitos pela medula óssea não conseguir compensar totalmente a perda ou a destruição de eritrócitos na circulação. São causas de anemias hiperploriferativas:

- **Perda de sangue aguda** nos tratos gastrointestinal, geniturinário, perda menstrual, além de traumas e lesões vasculares, entre outros.
- **Hemólise:** as anemias decorrentes do processo de hemólise ocorrem por:
  - **Anormalidades extrínsecas ao eritrócito:** na avaliação da anemia hemolítica autoimune, o diagnóstico da presença de autoanticorpos e/ou proteínas da via imune do complemento contra os antígenos de membrana é o passo inicial na investigação de hemólise. Ao contrário, o desenvolvimento de anticorpos após sensibilização prévia (transfusões, gestação) denomina-se aloimunidade, com evolução e tratamento diferentes das anemias hemolíticas por autoanticorpos. A presença de válvulas cardíacas artificiais, trauma, atividade física extenuante, queimaduras graves, afogamento em água doce e infusão de solução hipotônica iatrogênica, fármacos, infecções como malária, bartolenose e babesiose, além de venenos de ofídios e aracnídeos, promovem também hemólise por ação direta contra a hemácia.
  - **Defeitos intrínsecos de membrana,** como a esferocitose, a eliptocitose, as piropoiquilocitoses hereditárias, a abetalipropoteinemia e a hemoglobinúria paroxística noturna, fazem parte desse grupo. Nesses casos, a hemólise é decorrente de uma alteração específica em uma ou mais proteínas periféricas da membrana plasmática das hemácias, de modo a modificar-lhes a estrutura, substituindo a estrutura bicôncava por esfera ou elipse, por exemplo. Essa modificação estrutural diminui sua deformabilidade, obstruindo os vasos esplênicos durante a passagem pelo baço, onde são precocemente destruídas. Posteriormente, cada uma dessas condições será discutida com mais detalhes.
  - **Enzimopatias intrínsecas dos eritrócitos:** a deficiência de glicose-6-fosfato-desidrogenase (G6PD) e piruvato-cinase, enzimas responsáveis respectivamente pelo metabolismo aeróbico e anaeróbico da hemácia, promove hemólise pela suscetibilidade aumentada da hemácia ante um quadro de estresse oxidativo desenvolvido por alguns medicamentos ou infecções. Em geral, portanto, são diagnosticadas em casos de história de exposição associada a quadro de hemólise agudo, mas autolimitado. Entretanto, devem ser investigadas no caso de hemólise crônica, após exclusão de anemia autoimune, microangiopática (pela presença de esquizócitos, como será visto a seguir) e por defeitos de membrana.
  - **Hemoglobinopatias com solubilidade reduzida:** certas variantes de hemoglobinas normais, como Hb S, C, O-Arab e D-Los Angeles, promovem hemólise por maior suscetibilidade a deformidade diante de alteração na solubilidade do meio, alterações no pH, desidratação ou infecções.

É importante ter em mente que esses mecanismos fisiopatológicos podem ocorrer simultaneamente, sendo necessária, portanto, a avaliação da anemia por um segundo dado laboratorial: o VCM, o que é possível por meio da classificação a seguir.

CLASSIFICAÇÃO MORFOLÓGICA

Baseada no valor do VCM, a classificação morfológica (microcíticas, normocíticas e macrocíticas) é bastante prática e mais específica do que a fisiopatológica, conforme se vê na Figura 77.1.

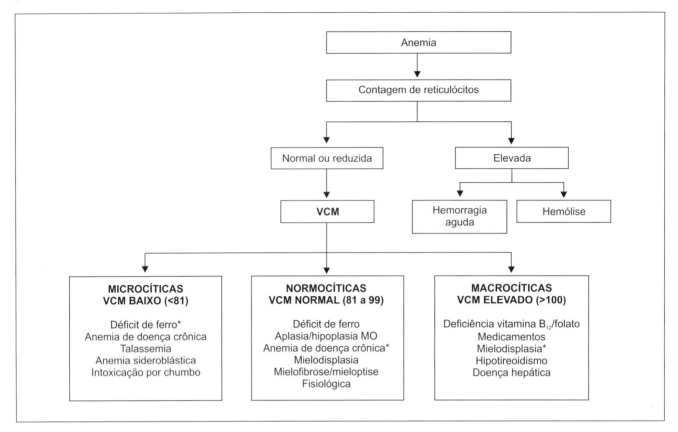

Figura 77.1 Investigação de anemias de acordo com a fisiopatogenia e a morfologia. (MO: medula óssea; *:apresentação mais comum.)

MANIFESTAÇÕES CLÍNICAS

As manifestações clínicas gerais dependem da intensidade e da velocidade de instalação das anemias, da idade do paciente, de sua condição física geral e da presença de comorbidades, podendo ser divididas didaticamente em:

- **Agudas:** são aquelas decorrentes dos mecanismos compensatórios fisiológicos: taquicardia, hipotensão postural, diaforese, palidez cutânea, sopros sistólicos de ejeção, pressão ampla de pulso e diminuição da função mental. Os sintomas agudos costumam ser mais intensos, pois o organismo não tem tempo para compensar a perda sanguínea.
- **Crônicas:** nas anemias que surgem de maneira insidiosa, os sintomas costumam ser mais discretos, mas ainda são encontradas: astenia, palpitações, dispneia aos esforços, cefaleia, lipotimia e síncope. Ao exame físico podem ser identificados palidez cutaneomucosa e edema.

Entretanto, para a sugestão de uma hipótese diagnóstica para a anemia em questão, é necessário também observar a história clínica do paciente, seu histórico familiar e, sobretudo seu exame físico. As anemias carenciais, por exemplo, apresentam alterações de pele e fâneros, além de queilites e glossites. Um achado da anemia por deficiência de ferro bastante característico é a perversão do paladar, também denominada pica. Outro achado que auxilia o raciocínio diagnóstico é a presença de distúrbios sensitivos periféricos na deficiência de vitamina B_{12}.

Em pacientes que são anêmicos sem causa óbvia imediata é essencial investigar atentamente o histórico familiar e pregresso do paciente. Passado de esplenectomia, colecistectomia e icterícia desde o nascimento, por exemplo, sugere anemia hemolítica hereditária, não necessariamente com história familiar positiva. Desnutrição associada ou não a alcoolismo e perda sanguínea crônica, inclusive fluxo menstrual aumentado, sugerem anemia ferropriva. Passado de gastrectomia ou gastroplastia e doenças autoimunes associadas sugerem anemia megaloblástica. A gastroplastia e a gastrectomia promovem, a médio e longo prazos, deficiências nutricionais as mais variadas: ferro, vitamina B_{12}, ácido fólico, zinco e cobre.

Comorbidades também contribuem para o diagnóstico diferencial das anemias, e sua pesquisa faz parte do fluxograma de anemias com relação à fisiopatologia e à morfologia. São exemplos: doenças reumatológicas e neoplásicas com anemia de doença crônica, pesquisa de endocrinopatias (sobretudo hipo e hipertireoidismo) e infecções crônicas virais (HIV, hepatites B e C, HTLV) ou parasitárias crônicas ou agudas (leishmaniose e malária, respectivamente). Qualquer comorbidade que curse com esplenomegalia pode se apresentar com hiperesplenismo e, portanto, deve ser valorizada.

AVALIAÇÃO LABORATORIAL

Como visto na Figura 77.1, o hemograma, incluindo esfregaço periférico, e a contagem de reticulócitos corrigida são os primeiros passos para investigação das anemias. A partir daí, de acordo com as suspeitas clínicas, mais exames serão necessários para completar o quadro laboratorial diagnóstico. A avaliação laboratorial diante das anemias hipoproliferativas deverá seguir protocolos de investigação bem específicos para cada anemia.

ANEMIAS MICROCÍTICAS (VCM BAIXO) (QUADRO 77.1)

Diante de todas as anemias microcíticas e hipocrômicas, o primeiro passo do diagnóstico é a avaliação da deficiência de ferro, mediante a realização dos exames de cinética do ferro, quais sejam: ferro sérico e saturação de transferrina (os quais quantificam o ferro transportado pela hemoglobina das hemácias e utilizado pelos tecidos), ferritina (estoque corporal potencialmente utilizável) e capacidade total de ligação do ferro (TIBC – que reflete a avidez dos tecidos pelo ferro).

O diagnóstico diferencial da anemia ferropriva com a anemia da doença crônica inflamatória é o segundo passo diante de uma anemia microcítica/hipocrômica. Na doença crônica observam-se capacidade de ligação do ferro normal e PCR (proteína C reativa) aumentada. O valor sérico da PCR encontra-se normal ou reduzido na ferropenia.

Excluindo-se essas duas principais entidades, o terceiro passo é a solicitação da *eletroforese de hemoglobina*, a qual nas talassemias-beta, evidencia hemoglobina A2 aumentada. Nas alfatalassemias, a eletroforese encontra-se normal, sendo necessária a pesquisa genética de alfatalassemia, exame que também é indicado em caso de microcitose isoladamente, sem mesmo anemia. A suspeita diagnóstica dessas hemoglobinopatias deve ser aventada, principalmente, se o número de eritrócitos for normal apesar da anemia presente, se o VCM for desproporcionalmente reduzido em vista do grau de anemia e se o RDW for normal no hemograma. Essas alterações devem ser pesquisadas em hemogramas anteriores, da infância se possível.

A *função tireoidiana* deve ser solicitada mesmo quando a PCR e a cinética do ferro forem normais, já que as alterações do metabolismo do ferro, no caso do hipertireoidismo, estão presentes em razão do aumento das necessidades normais do ferro, o qual é desproporcional ao estoque presente.

O *mielograma* estará indicado se houver suspeita de anemia sideroblástica, com pesquisa positiva de sideroblastos em anel na medula, ou se todos os exames anteriormente mencionados não forem esclarecedores.

A história ocupacional e pregressa (viagens, contato acidental, tentativa de suicídio) leva a pensar na intoxicação por chumbo, felizmente rara, a qual pode ser aferida pela dosagem sérica dos níveis de chumbo.

Quadro 77.1 Causas de anemias microcíticas

Anemia ferropriva
Anemia de doença crônica
Talassemias
Anemia sideroblástica

Anemia ferropriva

A investigação da causa da anemia ferropriva é primordial, pois as terapêuticas são muito individualizadas. As principais causas de anemia ferropriva, classificadas de acordo com o mecanismo fisiopatológico, encontram-se no Quadro 77.2. A anemia ferropriva é consequência final da deficiência do ferro. Nas fases iniciais ocorre redução dos estoques do ferro corporal (caracterizada por ferritina e ferro medular reduzidos) e posteriormente há redução do ferro transportado e utilizado pelos tecidos e hemácias (saturação de transferrina e ferro sérico reduzidos, além de anisocitose, já que algumas hemácias terão menos ferro em suas hemoglobinas do que outras, promovendo diferença no tamanho das hemácias). Finalmente surge a anemia, a qual, nos estágios iniciais, é normocítica/normocrômica, até que todas as hemácias são afetadas pela deficiência de ferro, com anemia microcítica/hipocrômica instalada por fim. Existe também uma tendência de discreta leucopenia e plaquetose reacionais, além de redução dos linfócitos T e da função dos neutrófilos.

Se os índices indicam ferropenia, a investigação da causa de sangramento passa a ser prioridade em paciente com mais de 40 anos de idade (para que sejam descartadas doenças malignas potencialmente curáveis pelo diagnóstico e tratamento específico precoce). Devem ser investigados os tratos gastrointestinal (com endoscopia digestiva alta e colonoscopia), geniturinário (sumário de urina e ultrassonografia de vias urinárias, além de ultrassonografia transvaginal ou pélvica nas mulheres mais jovens e até histeroscopia, nas mulheres na pós-menopausa) e pulmonar (broncoscopia e tomografia de tórax, se houver história positiva das vias respiratórias). É interessante salientar que, mesmo nos pacientes sem hematúria no sumário de urina, deve-se atentar para a perda proteica (com perda da proteína transferrina) nos casos de síndrome nefrótica, já que esta é uma causa silenciosa de perda crônica de ferro.

A deficiência de ferro continua sendo, há décadas, a alteração hematológica mais comum, acometendo 20% a 30% da população mundial. Essa anemia é muito comum em crianças, nas quais são identificadas situações extremamente favoráveis ao desenvolvimento de anemia ferropriva, como nascimento pré-termo, baixo peso ao nascer, introdução precoce de alimentação não rica em ferro, aleitamento materno inadequado e presença de certas parasitoses intestinais. A anemia por deficiência de ferro também é observada com muita frequência em mulheres, em função de hipermenorragia e/ou metrorragia, principalmente em gestantes, em razão das necessidades aumentadas na gestação e de sangramentos no parto e no puerpério.

Atualmente, algumas das principais causas de anemia ferropriva refratária são a doença celíaca e a infecção pelo *H. pylori*. Alguns grupos chegam a preconizar na investigação de anemias refratárias a biópsia de duodeno, mesmo macroscopicamente normal, e o tratamento do *H. pylori*, mesmo como achado isolado em trato gastrointestinal. Um cuidado é fundamental em adultos com idade superior aos 40 anos para exclusão de neoplasias.

Atualmente, existem novos parâmetros laboratoriais para auxiliar o diagnóstico dessa condição patológica, os quais podem ser solicitados quando os exames mais comuns são negativos e a suspeita clínica de anemia ferropriva é mais evidente:

- **Dosagem de zincoprotoporfirina eritrocitária (ZPP):** Quando há deficiência de ferro eritrocitário e, consequentemente, excesso de protoporfirina IX livre na célula, o zinco substitui o ferro no anel da protoporfirina, formando a ZPP, a qual é passível de medição da utilização do ferro funcional por meio de um hematofluorômetro. O valor normal no adulto é < 80 micromol/mol Hb, estando aumentado também em casos de intoxicação por chumbo e anemia hemolítica.
- **Receptor solúvel da transferrina (sTfR):** teste por ensaio imunoenzimático (ELISA) é um bom indicador do estado de ferro funcional e, diferentemente de outras situações, não sofre influência de estados inflamatórios crônicos ou agudos, o que explica sua importância no diagnóstico diferencial com anemia de doença crônica. Na anemia ferropriva, há estímulo para o aumento dos níveis de receptores da transferrina e, portanto, a relação sTfR/log de ferritina > 2 se relaciona com anemia ferropriva (isolada ou não), enquanto a relação < 1 indica doença crônica.

O tratamento baseia-se, inicialmente, na reposição oral de 180 a 200mg de ferro elementar ao dia nos adultos e de 1,5 a 2mg nas crianças, divididos em duas a três tomadas, preferencialmente 30 minutos a 1 hora antes das refeições, com ingesta concomitante de vitamina C para melhor absorção do ferro. O sinal mais precoce de resposta é a elevação da contagem de reticulócitos, que atinge seu nível máximo em 5 a 10 dias do início do tratamento. A elevação dos níveis de hemoglobina ocorre no ritmo de 1g/dL/semana, sendo mais rápida quando é menor o valor inicial da hemoglobina. A recomposição do estoque de ferro do organismo se dá dentro de 6 meses. O tratamento com ferro parenteral (IM ou EV) é efetivo, porém mais caro e

Quadro 77.2 Causas de anemia ferropriva

Redução da absorção (41%)	Perda crônica de sangue (56%)	Aumento das necessidades
Gastrectomia	Varizes esofágicas	Gravidez (6%)
Excesso de fitatos, Pb e Cu	Gastrite/úlceras gástricas	Lactação
pH alcalino	Neoplasias gástricas/duodenais/cólon	Prematuridade
Infecção pelo *H. pylori*	Parasitoses intestinais	Fase de crescimento
Dieta inadequada (19%)	Angiodisplasias	
Doença celíaca (+ perda crônica)	Diveticulose/diverticulite	
Doença de Crohn (+ perda crônica)	Doenças hemorroidárias	
	Menorragias (29%)	
	Sangramento urinário	
	Hemossiderose pulmonar/ epistaxes (vasculites)	
	Sangrias frequentes e coagulopatias	

com mais efeitos colaterais, principalmente relacionados com a via de administração (IM) e a velocidade de infusão venosa (quando > 100mL/min): hipotensão, cefaleia, náuseas e reação anafilactoide, além de dor e pigmentação local, no caso da injeção IM. A dose total calculada baseia-se na fórmula N = peso (kg) × (100 – hemoglobina observada) × 0,66/20, na velocidade de 1mL/min, diluída em 100mL de soro fisiológico (SF) no caso de complexo coloidal de sacarato de hidróxido de ferro III, iniciando com duas ampolas duas vezes por semana.

Anemia de doença crônica (Quadro 77.3)

A anemia de doença crônica, também denominada anemia da inflamação, é a causa mais comum de anemia em pacientes hospitalizados, sendo classicamente definida como anemia de leve a moderada que acompanha doenças infecciosas, inflamatórias, neoplásicas ou traumáticas.

Sua fisiopatogenia multifatorial inclui:

- **Aumento da captura e retenção de ferro pelas células do sistema reticuloendotelial:** inibição da ferroportina e aumento da hepcidina, reduzindo o Fe^{3+} liberado das células intestinais e aumentando a absorção do Fe^{2+} pelas microvilosidades intestinais através da DMT-1, respectivamente. Essas enzimas e o hormônio são estimulados pela presença de interleucina 1 (IL-1), fator de necrose tumoral (TNF-α) e interferon-γ (INF-γ) nas doenças crônicas.
- **Bloqueio da proliferação dos precursores eritroides:** o TNF-α inibe também diretamente a BFU-E, enquanto o INF-γ inibe a CFU-E, além da produção de óxido nítrico pelas demais interleucinas, o que inibe a formação dessas colônias em geral e estimula sua apoptose.
- **Resposta prejudicada da medula óssea:** em virtude da secreção inapropriadamente baixa de eritropoetina para o grau de anemia.
- **Sobrevida reduzida das hemácias:** em função de mecanismos extracorpusculares de eritrofagocitose durante a inflamação.

A história clínica e o exame físico são variados e determinados pela doença de base. O perfil cinético do ferro foi descrito no diagnóstico diferencial das anemias ferroprivas. A dosagem sérica das interleucinas não é possível no momento, entretanto as proteínas de fase aguda, principalmente a PCR, podem auxiliar o diagnóstico. Como a eritropoetina pode estar reduzida desproporcionalmente ao grau de anemia, sua dosagem sérica pode ser útil para o diagnóstico. A reposição de eritropoetina pode ser um tratamento alternativo a transfusões sanguíneas, na tentativa de minimizar seus efeitos colaterais a longo prazo. A dose recomendada varia de 50 a 150U/kg 3 vezes por semana.

Talassemia

A talassemia é definida como resultado da produção reduzida ou inexistente de uma ou mais cadeias globínicas, acarretando desequilíbrio na produção de hemoglobina, microcitose e alteração no padrão eletroforético da hemoglobina.

Alfatalassemia

A produção das cadeias de globina alfa é codificada por quatro genes (cromossomo 16p), de modo que as manifestações clínicas vão depender do número de genes afetados: a ausência dos quatro genes é incompatível com a vida (hidropisia fetal – síndrome da hemoglobina de Bart); a deleção de três genes leva a um quadro de anemia hemolítica microcítica grave com hepatoesplenomegalia (doença da hemoglobina H); a deleção de dois genes denomina-se traço alfatalassêmico e assemelha-se a um quadro de traço betatalassêmico, ao ponto que, quando um só gene está ausente, a anemia e até a microcitose podem ser leves ou ausentes.

Quadro 77.3 Causas de anemia de doença crônica

Doenças infecciosas	Doenças inflamatórias	Doenças neoplásicas	Doenças endócrinas e outras
Abscessos pulmonares, enfisema, tuberculose, pneumonias	Artrite reumatoide	Carcinomas	Doenças hepáticas crônicas (inclusive alcoolismo)
	Febre reumática	Doença de Hodgkin	Insuficiência cardíaca congestiva
Endocardites bacterianas subagudas	Lúpus eritematoso sistêmico	Linfomas em geral	Tromboflebite
Doenças inflamatórias pélvicas	Trauma grave	Leucemias	Doença cardíaca isquêmica
Osteomielites	Queimaduras	Mieloma múltiplo	Hipertireoidismo
ITU crônicas	Abscessos estéreis		
Infecções fúngicas			

ITU: infecções do trato urinário.

Nesse último caso, a eletroforese de hemoglobina é normal, sendo necessária a pesquisa genética de alfatalassemia. A eletroforese de hemoglobina das alfatalassemias com deleção de três ou quatro genes tem os mesmos achados laboratoriais da betatalassemia intermédia: redução discreta de HbA e aumento da HbA2, com HbF discretamente aumentada. Nesses casos de difícil diagnóstico diferencial e nos casos em que a eletroforese é normal (em deleção de dois ou um genes), a pesquisa genética de alfatalassemia deve ser solicitada. É importante também salientar que nos casos de associação anemia ferropriva-talassemia há redução da HbA2 e, portanto, resultado falso-negativo para a hemoglobinopatia. Nesses casos, o tratamento da anemia ferropriva é instituído e, se não houver melhora 6 meses após seu início e depois do tratamento da causa da ferropenia, a eletroforese de hemoglobina pode ser repetida.

O tratamento varia com o grau de Hb e o grau de sobrecarga de ferro, de modo que nas alfatalassemias somente ácido fólico suplementar via oral costuma ser necessário, exceto nos casos de hidropisia fetal, em que são necessárias transfusões intrauterinas. Esporadicamente, procede-se à esplenectomia, em virtude do hiperesplenismo, e administram-se quelantes de ferro, se houver sobrecarga do ferro.

Betatalassemia

A produção de cadeias beta é controlada por dois genes (cromossomo 11p), de modo que, quando um gene é afetado, denomina-se traço betatalassêmico (talassemia menor), e quando os dois genes estão ausentes, betatalassemia intermediária ou maior, de acordo com o grau de eritropoese ineficaz, alterações ósseas e manifestações clínicas, devido aos agregados de globina alfa que, em excesso, danificam a membrana celular das hemácias e levam a sua destruição precoce no baço. A eritropoese ineficaz leva à maior absorção de ferro intestinal que, associada à terapêutica transfusional, promove sobrecarga de ferro no coração, no fígado e nas glândulas, se não for iniciada terapia quelante de ferro no primeiro ano de início das transfusões (quando a ferritina > 1.000µg/dL). Nesses casos observam-se contagem normal ou aumentada de eritrócitos, RDW normal e microcitose desproporcional ao grau de anemia. Quando há ausência dos dois genes, não ocorre síntese de HbA, apresentando quase que exclusivamente HbF, enquanto nos pacientes com um gene a média é de HbF (70% a 90%), HbA (10% a 30%) e traços de HbA2 na eletroforese de hemoglobina. Além das hemotransfusões periódicas, a terapia quelante e a esplenectomia são mais indicadas, bem como o apoio psicológico e o TMO alogênico HLA-idêntico mais precoce (sem sobrecarga de ferro).

Anemia sideroblástica

A anemia sideroblástica representa um grupo de desordens heterogêneas que se caracterizam por depósito de ferro nas mitocôndrias dos eritroblastos. Esse fenômeno é decorrente de distúrbio enzimático ou mitocondrial, hereditário ou adquirido, na síntese do heme (o ferro 3+ é convertido pelo pH ácido do estômago, com o cobre como cofator, em Fe^{2+}; no caso da anemia sideroblástica hereditária, o defeito encontra-se na incorporação do Fe^{2+} à protoporfirina IX, reação promovida pela enzima ALA-sintase com a vitamina B_6 como cofator). O Fe^{2+} não incorporado e acumulado na célula é potencialmente lesivo ao eritroblasto, levando a sua destruição na própria medula, o que caracteriza a eritropoese ineficaz, consequentemente estimulando a maior absorção intestinal de ferro, com sobrecarga de ferro e eritropoese extramedular.

A forma hereditária pode ser de herança autossômica dominante (rara), ligada ao X ou congênita (síndrome de Pearson – associação com insuficiência pancreática exócrina).

A forma adquirida é geralmente idiopática ou secundária a síndromes mielodisplásicas, síndromes mieloproliferativas, quimioterapias, alcoolismo (por redução na vitamina B_6), medicamentos (isoniazida, pirazinamida e cloranfenicol) e deficiência de cobre (deficiência nutricional, pós-gastrectomia, toxicidade pelo zinco ou outros quelantes de cobre).

Esses pacientes apresentam sintomas usuais de anemia, incluindo fadiga, diminuição da tolerância à atividade física e lipotimia, com inícios de apresentação variados. Investigação de história familiar de anemia deve ser detalhada, especialmente em parentes do sexo masculino. No esfregaço sanguíneo existem tanto hemácias microcíticas (formas hereditárias) como macrocíticas (formas adquiridas), mas principalmente hipocromia, RDW elevado e basofilia, além de cinética do ferro com ferro sérico, saturação de transferrina e ferritina elevados. *A punção medular, quando revela a presença de mais 15% de sideroblastos em anel, estabelece o diagnóstico de anemia sideroblástica.*

O tratamento das formas hereditárias é feito com altas doses de vitamina B_6, 100 a 200mg/dia, por 3 meses, e 2 a 4mg/dia de manutenção (por estímulo da ALA-sintase), enquanto na forma adquirida idiopática procede-se a tratamentos paliativos com eritropoetina e/ou GCS-F, flebotomias e quelantes de ferro. A esplenectomia é contraindicada em razão do risco elevado de trombose no pós-operatório.

Intoxicação por chumbo

Patologia pouco frequente, atualmente a intoxicação por chumbo está associada a quadro de pica em crianças,

Quadro 77.4 Diagnóstico diferencial laboratorial das anemias microcíticas

	Anemia ferropriva	Anemia das doenças crônicas	Talassemia	Anemia sideroblástica
Ferro sérico	Reduzido	Reduzido	Normal	Elevado
TIBC	Aumentado	Reduzido	Normal	Normal
Saturação de ferro	Reduzida	Reduzida	Normal	Normal/elevada
Ferritina	Reduzida	Normal/elevada	Normal/elevada	Elevada
Depósitos de ferro na medula óssea	Reduzidos/ausente	Presentes	Normais/elevados	Elevados

Os valores da cinética do ferro variam com o laboratório e o sexo do paciente.

ingestão de tintas à base de chumbo ou à contaminação ambiental. Clinicamente, manifesta-se com dor abdominal difusa, náuseas, vômitos, anorexia, constipação intestinal (ocasionalmente diarreia) e sintomas neurológicos, como irritabilidade, incoordenação, lapsos de memória, apatia, paranoia e cefaleia. Laboratorialmente, a anemia é hipocrômica e microcítica com pontilhado basofílico grosseiro nas hemácias. A concentração sérica de chumbo conclui o diagnóstico. A dosagem de zincoprotoporfirina eritrocitária (ZPP) pode ser realizada, entretanto não faz diagnóstico diferencial com anemia ferropriva, na qual essa dosagem também se encontra aumentada.

ANEMIAS NORMOCÍTICAS (VCM NORMAL) (QUADRO 77.5)

Em virtude de sua prevalência, a anemia ferropriva deve ser descartada com a pesquisa da *cinética do ferro* completa. A partir disso, um grande número de patologias pode provocar o surgimento de anemia normocítica normocrômica hipoproliferativa: hemoglobinopatias em fase não hemolítica, anemias de doenças crônicas (a maioria), infecções crônicas virais (p. ex., HIV), mas, sobretudo, alterações da própria medula óssea, por isso a indicação do mielograma mais precocemente, principalmente se associado a outras citopenias (aplasia/hipoplasia de medula óssea, síndromes mielodisplásicas, mieloma múltiplo, mielofibrose e mieloptises – infiltração da medula óssea por células neoplásicas) ou plaquetose/leucocitose (principalmente em caso de presença de basofilia, eosinofilia ou monocitose, o que fala a favor de leucemia mieloide crônica (LMC) e leucemia mielomonocítica crônica (LMMC), além de doenças granulomatosas crônicas nesse último caso, que também fazem parte do diagnóstico diferencial).

Aplasia/hipoplasia de medula óssea

A anemia aplástica ou aplasia medular é um distúrbio caracterizado por pancitopenia associada à medula óssea hipocelular e sem evidência de infiltração de células tumorais (mieloptise), fibrose (mielofibrose) ou critérios de displasia na morfologia ou no cariótipo (mielodisplasia). Laboratorialmente, no esfregaço periférico, encontra-se pancitopenia, a qual é classificada como grave quando há contagem de neutrófilos < 500/L, contagem de plaquetas < 20 mil e contagem de reticulócitos < 1%, além de punção medular com hipocelularidade.

O diagnóstico é estabelecido, principalmente, pela biópsia de medula óssea com hipocelularidade dos três setores com valores inferior a 25% de células hematopoéticas, com o restante do estroma ocupado por adipócitos.

As causas congênitas de anemia aplástica são: anemia de Fanconi (considerar em todos os pacientes com idade < 20 anos), disqueratose congênita e reticular, síndrome de Schwachman-Diamond, trombocitopenia amegacariocítica e síndromes não hematológicas, como as de Down e Sechel. As causas adquiridas estão listadas no Quadro 77.6, mas até 50% dos casos podem ser considerados idiopáticos. É importante salientar que um número considerável desses casos pode evoluir para a produção do clone da hemoglobinúria paroxística noturna (HPN); portanto, esse diagnóstico nunca deve ser desvalorizado. Quando ocorre aplasia medular durante a gestação, cerca de um terço dos casos tem resolução espontânea com o parto precoce, preferencialmente normal, com suporte hemoterápico e tratamento imunossupressor bem-sucedido durante a gravidez, quando presentes critérios de gravidade, em 50% dos casos, apesar de alguns prováveis efeitos colaterais no feto (hirsutismo).

Com base no Projeto Diretrizes 2010 da Associação Médica Brasileira e do Conselho Federal de Medicina,

Quadro 77.5 Causas de anemias normocíticas

Anemia ferropriva
Anemia de doença crônica
Aplasia/hipoplasia medular
Mielodisplasias
Mielofibrose
Mieloptise
Anemia fisiológica

Quadro 77.6 Causas de aplasia/hipoplasia medular

Fármacos	Agentes químicos/físicos	Viroses	Doenças autoimunes
Cloranfenicol, penicilinas e sulfas	Quimioterápicos	HIV	LES
Anti-inflamatórios	Benzeno	EBV	Hipoimunoglobulinemia
Antitireoidianos	Metais pesados (ouro)	Parvovírus	Fasciite eosinofílica
Anticonvulsivantes	Radiação	Hepatites não A/B/C/G	Artrite reumatoide
Alopurinol			Timoma

EBV: vírus de Epstein-Barr; LES: lúpus eritematoso sistêmico.

os seguintes exames devem ser solicitados para diagnóstico diferencial aplasias de medula óssea:

- Teste de Ham (+), Ham com sacarose e CD55/59 por citometria de fluxo (−): para avaliação de associação com a HPN.
- Dosagem de vitamina B_{12} e ácido fólico: anemias megaloblásticas.
- Sorologias virais: infecções por citomegavírus, hepatites virais B e C e HIV.
- β-HCG: para descartar gravidez em todas as pacientes do sexo feminino em virtude do potencial teratogênico dos medicamentos utilizados no tratamento.
- Determinação do cariótipo: para avaliar síndrome mielodisplásica associada.
- DEB test: é um teste que induz a quebra cromossômica e evidencia as alterações genéticas características da Anemia de Fanconi. Esse teste é indicado a todos os pacientes que desenvolvem aplasia medular com idade inferior a 20 anos, mesmo quando ausentes alterações morfológicas ou esqueléticas.
- Ultrassonografia do abdome total: realizada para avaliação das mielodisplasias que cursam com esplenomegalia e alterações morfológicas típicas da anemia de Fanconi, enquanto a radiografia do esqueleto avalia as alterações esqueléticas encontradas na última.

Pacientes com idade inferior a 40 anos

Todos os pacientes com menos de 40 anos de idade e critérios para anemia aplástica grave devem ter seus complexos de histocompatibilidade (HLA) tipados para transplante de medula óssea (TMO) alogênico o mais precocemente possível (até 1 ano do diagnóstico), com menor número de transfusões prévias (se necessários, hemoderivados devem ser filtrados e irradiados para evitar doença do enxerto *versus* hospedeiro) e com regime de condicionamento (preparo pré-TMO) adequado (com bussulfano e ciclofosfamida). Nesses casos, a resposta ao tratamento pode chegar a 90%, e por isso a importância de seu diagnóstico precoce.

Pacientes com idade superior a 40 anos ou sem doador compatível aparentado

Inicia-se o tratamento medicamentoso com o seguinte esquema terapêutico:

- **Ciclosporina A:** iniciar com 12mg/kg/dia em duas tomadas VO do primeiro ao oitavo dia, seguidos de 7mg/kg/dia do nono dia até completar o primeiro ano de uso, medindo o nível sérico da ciclosporina a cada 2 semanas, além de função renal, função hepática e ionograma. Após o primeiro ano, reduzir a dose total em 5% por mês.
- **Prednisona:** iniciar 2mg/kg/dia VO do primeiro ao quarto dia, seguidos de 1mg/kg/dia do 15º ao 45º dia. A partir do 46º dia, reduzir em 20% a dose por semana até sua retirada. As sorologias virais e as contagens de CD8/CD4 devem ser acompanhadas semestralmente. Nesses casos, a resposta pode chegar a 70% dos casos em até 6 meses de tratamento. A combinação de imunossupressor e corticoide VO está indicada enquanto se aguarda a globulina antitimocítica (25mg/5mL), na dose de 2,5mg/kg/dia EV por 4 dias, cujo efeito ocorre a longo prazo (até 6 meses). Os pacientes sem doador aparentado HLA-compatível podem ser inscritos em banco de medula óssea para transplante alogênico não aparentado (REREME) como tratamento de segunda linha nesses casos.

Na Figura 77.2 encontra-se fluxograma do tratamento da anemia aplástica grave sugerido pelo Projeto Diretrizes brasileiro de 2010.

Mielodisplasias (ver anemias macrocíticas)

Mielofibrose

Também conhecida como metaplasia mieloide agnogênica, mieloesclerose/osteoesclerose e metaplasia mieloide idiopática, a mielofibrose é doença hematológica crônica e maligna de etiologia desconhecida, que atinge adultos com idade de 60 anos, em média, e se caracteriza por *esplenomegalia* associada a sangue periférico com *qua-*

CAPÍTULO 77 Anemias

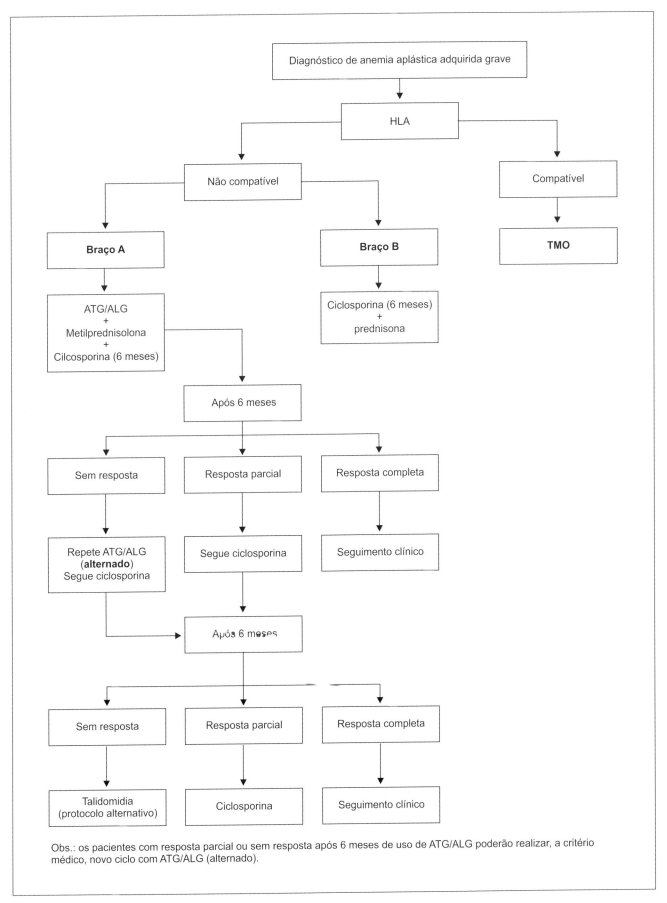

Figura 77.2 Avaliação e seguimento terapêutico da anemia aplástica grave.

dro leucoeritroblástico, dacriócitos, tendência a leucocitose e plaquetose nas fases iniciais proliferativas, com medula óssea também hiperproliferativa, para posteriormente evoluir para *pancitopenia* associada a grau variado de fibrose com a evolução clínica. Como síndrome mieloproliferativa, é primordial a exclusão de leucemia mieloide crônica (com cariótipo t[9;22] e biologia molecular BCR-abL presente), pela frequência e potencial tratamento adequado, e a demonstração da *mutação JAK-2V617F (+)* por PCR em percentuais variáveis nas demais síndromes. A biópsia de medula óssea, principalmente na fase fibrótica, é imprescindível para o diagnóstico, já que a punção medular geralmente se apresenta "seca e vazia" devido à fibrose. O tratamento medicamentoso é paliativo, com hidroxiureia, bussulfano, cladribina e INF-α nas fases proliferativas, enquanto na fase fibrótica administra-se talidomida em baixas doses (50 a 100mg/dia) para anemia sintomática e redução da dependência transfusional, associada a prednisona 1mg/kg/dia e profilaxia de trombose com antiagregante plaquetário. A esplenectomia associa-se a risco aumentado de mortalidade pós-operatória e morbidade por infecção, hemorragia e trombose. A irradiação esplênica pode ser útil nas esplenomegalias que não responderam ao tratamento medicamentoso e têm contraindicações à cirurgia. O transplante de medula óssea alogênico HLA-idêntico é uma opção atual para os pacientes de risco intermediário (presença de um ou mais dos seguintes itens: Hb < 10g/dL, blastos circulantes ou sintomas graves, com < 50 anos de idade) e alto risco (presença de mais de um dos itens, abrangendo os pacientes com idade entre 50 e 60 anos). Entretanto, a mortalidade pós-tranplante ainda é bastante elevada e a expectativa de vida é menor do que 5 anos.

Mieloptise

Consiste em uma forma de falência de medula óssea resultante da destruição de precursores celulares e do estroma pela infiltração por células malignas. À semelhança da mielofibrose, ocorre eritropoese extramedular, com hepatoesplenomegalia, citopenias periféricas, reação leucoeritroblástica e presença de dacriócitos, além de fibrose variável na biópsia de medula óssea. Nesses casos, a história clínica de certos tipos de câncer, principalmente em estágios avançados, tais como carcinoma de pulmão (17% a 45%), mama (3% a 52%), próstata (50%) e neuroblastoma (50-67%), geralmente confere pior prognóstico. Entretanto, às vezes são necessários testes mais específicos para detecção de células tumorais, como pesquisa de anticorpos monoclonais específicos de tumor, imunofluorescência, imunoperoxidase e fosfatase alcalina, PCR e cultura de medula óssea (as células neoplásicas crescem aderidas ao frasco de cultura, de modo que são removidas e analisadas, com desvantagem no resultado a longo prazo).

Anemia fisiológica

Diferentemente da anemia "verdadeira", decorrente de redução na massa eritrocitária, a anemia fisiológica ou relativa ocorre por aumento do volume plasmático, sem aumento proporcional da massa eritrocitária, bem como sintomas exuberantes. Exemplos incluem: gravidez, hiper-hidratação em pacientes com insuficiência renal ou cardíaca crônica e doenças crônicas que cursem com hipoalbuminemia.

ANEMIAS MACROCÍTICAS (VCM ELEVADO) (QUADRO 77.7)

As anemias macrocíticas hipoproliferativas podem ser classificadas em megaloblásticas (deficiência de vitamina B_{12}/ácido fólico) e não megaloblásticas (hipotireoidismo, síndromes mielodisplásicas, doenças hepáticas crônicas e medicamentos que interfiram no metabolismo do DNA celular, resultando em deficiência relativa de vitamina B_{12} e ácido fólico, além de anemias hemolíticas em fase não hemolítica).

Quadro 77.7 Causas de anemias macrocíticas

Anemia megaloblástica
Anemia medicamentosa
Mielodisplasias
Anemia de doença crônica

Anemia megaloblástica

A anemia decorrente da deficiência de vitamina B_{12} (cobalamina) e/ou ácido fólico (megaloblástica) caracteriza-se por distúrbio bioquímico na síntese de DNA das células de rápida renovação em virtude da deficiência desses cofatores em várias reações importantes, como:

- Conversão de metilmalonil coenzima-A (cuja hidrólise provoca o acúmulo de ácido metilmalônico responsável pelos sintomas neuropáticos) em succinil coenzima-A: no caso de deficiência de cobalamina.
- Transferência do grupo metil do 5-metil-tetra-hidrofolato para homocisteína (cujo acúmulo se observa nas duas deficiências), via metilcobalamina, gerando metionina. Essa reação representa a ligação entre as coenzimas folato e cobalamina e está relacionada com a demanda por ambas na eritropoese normal.

Enquanto o desenvolvimento citoplasmático é normal, a divisão celular é lenta, causando a desproporção entre o tamanho do núcleo e o do citoplasma, o chamado assincronismo de maturação núcleo-citoplasmático, gerando uma eritropoese ineficaz com destruição eritrocitária no meio intramedular. Assim, laboratorialmente, além de anemia macrocítica, leucopenia e plaquetopenia com reticulocitopenia, bem como neutrófilos hipersegmentados perifericamente, observam-se DHL bastante aumentado (até 15 vezes o valor normal) e aumento discreto da hiperbilirrubinemia indireta em razão da hemólise intramedular. Clinicamente, ocorrem sinais e sintomas de anemia carencial nas duas deficiências e sintomas neurológicos periféricos na deficiência de vitamina B_{12}. Síndromes malabsortivas (íleo terminal vitamina B_{12} e jejuno-[ácido fólico]), além de deficiência do fator intrínseco de Castle (autoimune – anemia perniciosa, gastrectomia/gastroplastias), responsável pela absorção inicial, são as principais causas dessas deficiências. No caso de dieta inadequada, as alterações provocadas pela deficiência do ácido fólico são bem mais precoces do que com a cianocobalamina e, portanto, são mais importantes no caso de erro alimentar isolado, necessidade aumentada (gestação, anemias hemolíticas crônicas e neoplasias) ou aumento da perda (doenças crônicas de pele e diálise). O diagnóstico é feito com dosagem reduzida de vitamina B_{12} (< 200pg/mL) e ácido fólico séricos (< 3ng/mL), aliados à história clínica e alterações laboratoriais já citadas. A endoscopia digestiva alta (EDA) deve ser realizada, inclusive com biópsia, mesmo sem alterações macroscópicas (50% dos casos), para pesquisa de gastrite atrófica. O mielograma é útil para observação de megaloblastose, assincronismo e diagnóstico diferencial com mielodisplasias e outras causas de pancitopenia. O tratamento da deficiência de cobalamina não é um consenso, variando, de acordo com as necessidades do paciente, em reposição mais rápida ou não (grau de anemia, presença de comorbidades e idade) na tentativa de se evitar transfusão sanguínea desnecessária. São várias as apresentações comerciais, sendo as mais comuns Citoneurin® e Rubranova® (1.000, 5.000 e 1.5000µg). Um dos esquemas propostos é o seguinte:

- 1.000µg/dia IM nos 7 primeiros dias;
- 1.000µg/dia IM em dias alternados até correção da hemoglobina (cerca de 2 semanas);
- 1.000µg/semana por 1 mês;
- 1.000µg/mês IM indefinidamente, em caso de gastrite atrófica.

A resposta medular ocorre em 12 a 18 horas, com melhora clínica em 24 a 48 horas, pico de reticulócitos em 3 a 4 dias e início da recuperação de hemoglobina em 4 a 7 dias.

A posologia da reposição de ácido fólico é de 5mg/dia VO até correção da anemia e eliminação do fator etiológico. O ácido folínico é reservado para os casos em que se utilizam agentes antagonistas do folato (Quadro 77.8).

Anemia secundária a medicamentos

As anemias secundárias a medicamentos decorrem do efeito que eles promovem no metabolismo da vita-

Quadro 77.8 Relação de medicamentos que interferem no metabolismo da vitamina B_{12} e do ácido fólico

Vitamina B_{12}	Ácido fólico
Omeprazol/bloqueadores H_2	Anticonvulsivantes
Colestiramina	Metotrexato
Colchicina	Pirimetamina/Bactrim®
Neomicina	Sulfassalazina

mina B_{12} e/ou ácido fólico das células precursoras medulares. Entretanto, em vários casos, a macrocitose é um achado isolado, sem anemia associada. Assim, a retirada do medicamento (analisando previamente o risco-benefício de cada paciente) promoveria melhora gradativa na alteração morfológica (Quadro 77.8).

Mielodisplasias

As mielodisplasias acometem indivíduos com média de idade entre 60 e 70 anos e se caracterizam, sobretudo, pela associação de hematopoese displásica, observada tanto no esfregaço periférico como na medula (80% hipercelular), e citopenias periféricas persistentes (mais de 8 semanas), sem causa aparente e refratárias. A anemia isolada, frequentemente macrocítica, é a apresentação mais comumente observada na mielodisplasia. Clinicamente não há achados específicos, mas outras causas podem ser sugeridas pela anamnese e história de medicamentos utilizados pelo paciente (causa de macrocitose). Alguns exames laboratoriais, além de mielograma com ferro medular, biópsia de medula óssea e cariótipo, são necessários para exclusão de mielodisplasias:

- Dosagem de vitamina B_{12} e ácido fólico (se possível dosagem de ácido metilmalônico).
- Cinética do ferro + PCR (para avaliação de anemia de doença crônica).
- Função tireoidiana – TSH e T4 livre (avaliação de hipotireoidismo).
- Funções hepática e renal.
- Sorologias para hepatites B e C e HIV.
- FAN (avaliação de colagenoses).
- Coombs direto (causas imunes).
- Teste de Ham/sacarose e citometria de fluxo para CD55 e CD59 leucocitários (para HPN).
- Citogenética (principalmente nos 20% de casos hipocelulares, para diagnóstico diferencial com anemia aplástica e HPN) – deleções 20q, 5q ou normais nos casos de bom prognóstico e alterações no cromossomo 7 ou mais de três anormalidades – cariótipo complexo nos de mau prognóstico. São importantes, juntamente com o excesso de blastos, para classificação segundo os critérios da OMS e com a

dependência transfusional, para escolha do tratamento e prognóstico.

ANEMIAS HEMOLÍTICAS

As anemias hiperproliferativas (excluindo-se a perda aguda de sangue) são representadas pelas anemias hemolíticas, cujos exames de diagnóstico serão adiante pontuados. Nas anemias hemolíticas, há redução da meia-vida dos eritrócitos em circulação e a medula óssea não é capaz de compensação mesmo com o aumento de sua produção.

A destruição da hemoglobina libera o heme na forma de dois catabólitos principais: pigmentos biliares e monóxido de carbono. A oxidação desses catabólitos libera ferro (reaproveitado para erirtropoese) e a protoporfirina rompida e oxidada forma a biliverdina, a qual é rapidamente é reduzida a bilirrubina no plasma. Essa bilirrubina (indireta) circula em excesso (icterícia clínica) de forma solúvel ligada à albumina até o fígado, onde é catalisada pela glicuroniltransferase em bilirrubina direta, a qual é excretada nas fezes juntamente com a bile. No intestino, a bilirrubina é reduzida a uma série de compostos incolores denominados urobilinogênios, que são excretados nas fezes e na urina (por reabsorção intestinal). O catabolismo do heme aumentado estimula a medula óssea (promovendo hiperplasia medular com reticulocitose), o fígado e o baço (hepatoesplenomegalia). Laboratorialmente, encontram-se *reticulocitose, hiperbilirrubinemia indireta, DHL elevado* (secundária a lise do eritrócitos) e *haptoglobina sérica reduzida* (por ligar-se à bilirrubina indireta em excesso). A sensibilidade e a especificidade desses dois últimos dados laboratoriais são bastante significativos, de modo que são primordiais para o diagnóstico de anemia hemolítica. A *eletroforese de hemoglobina* deve ser solicitada em todas as anemias hemolíticas, principalmente quando se desenvolvem na infância. Os demais exames variam de acordo com a suspeita clínica. O fluxograma apresentado na Figura 77.3 sugere a investigação prática das anemias hemolíticas pelo clínico, as quais são descritas a seguir. Diante de qualquer caso de hemólise, principalmente em quadros agudos, a fisiopatogenia imune deve ser descartada mediante a realização da pesquisa de anticorpos irregulares e do

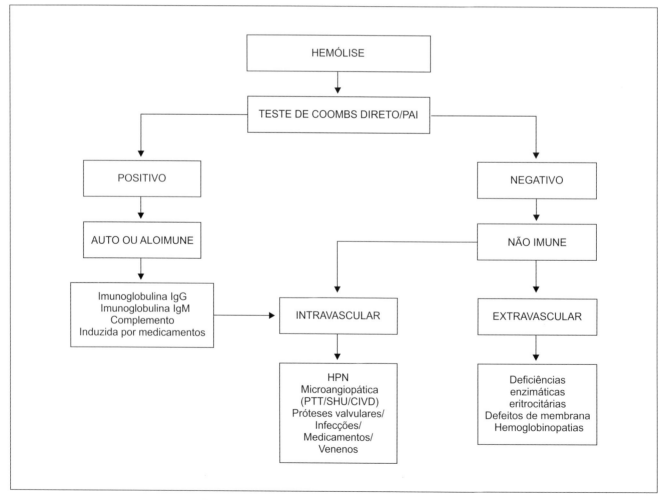

Figura 77.3 Investigação prática das anemias hemolíticas.

teste de Coombs direto. Quando positivos, trata-se da presença de autoanticorpos das classes de imunoglobinas IgG, IgM, complemento ou ambos, além do descarte do efeito de certos fármacos e também aloanticorpos, por meio de testes laboratoriais específicos do banco de sangue. Existem alguns casos de resultados falso-negativos (p. ex., quando a titulação de imunoglobulinas é baixa), além de falsos-positivos (cerca de 5% da população em função do uso de certos medicamentos e gamopatias associadas) que, dependendo da clínica do paciente, devem ser discutidos com o banco de sangue para repetição do exame ou observação clínica. Quando essa etiologia imune é descartada, a análise de um simples sumário de urina pode ser de grande valor clínico, já que as anemias hemolíticas intravasculares cursam, geralmente, com hemoglobinúria, enquanto nas extravasculares (em que a destruição dos eritrócitos se dá, principalmente, no baço, o qual se encontra hipertrofiado), a análise urinária é normal. Vale salientar que a anemia hemolítica autoimune mediada pelo complemento também pode promover hemólise intravascular e, portanto, sumário de urina com hemoglobinúria.

Anemias hemolíticas autoimunes

As anemias hemolíticas autoimunes (AHAI) são descritas como quadros hemolíticos decorrentes da formação de autoanticorpos que aderem à membrana eritrocitária, expondo as hemácias à ação do sistema imune com manifestações clínicas variáveis de acordo com a intensidade do estímulo imune. Esses autoanticorpos são detectados por meio do teste de Coombs direto (+) e podem ser da classe IgG (anticorpos "quentes" por hemólise induzida laboratorialmente), IgM (anticorpos "frios" por serem detectados à temperatura ambiente), IgA ou hemólise decorrente da ativação do complemento ou mista. São mais frequentemente encontrados em pacientes com outras manifestações autoimunes, como tireoidite de Hashimoto e anemia perniciosa ou secundária a colagenoses (lúpus eritematoso sistêmico e artrite reumatoide), infecções (viroses: HIV, hepatites B e C e EBV; bactérias: *Mycoplasma pneumoniae* – IgM), carcinomas, medicamentos (penicilinas, sulfonamidas, rifampicina, quinidina, cefalosporinas, clorpromazina, diclofenaco, metildopa e cisplatina – nesses casos, a pesquisa de autoanticorpos pode ser positiva sem hemólise clínica) e doenças linfoproliferativas crônicas (as quais podem se manifestar tardiamente ao quadro hemolítico).

Quando associada à púrpura trombocitopênica imune (PTI), denomina-se síndrome de Evans. As AHAI causadas por anticorpos quentes respondem melhor à corticoterapia (prednisona, 1 a 2mg/kg/dia VO, ou metilprednisolona, 1g/dia inicial), com redução gradativa da medicação depois da normalização do quadro. Aos casos refratários ou dependentes de corticoides, indica-se a gamoglobulina, 400mg/kg/dia (resposta mais tardia e fugaz), seguida de esplenectomia, com resposta em 50% dos casos, além do antiandrogênico danazol (200 a 800mg/dia) ou imunossupressores (ciclosporina, azatioprina ou ciclofosfamida) como tratamento alternativo. O anticorpo monoclonal anti-CD20 tem sido utilizado com resultados promissores em pacientes refratários.

As AHAI por anticorpos frios, que também ativam o complemento, promovem hemólise intravascular e, classicamente, não têm boa resposta à corticoterapia, devendo ser considerados esplenectomia e tratamentos de resgate mais precocemente. Nos casos graves/gravíssimos, de refratariedade aos esquemas anteriores, mas com estabilidade hemodinâmica, considera-se a realização de plasmaférese (troca do plasma terapêutica) para retirada mais eficaz e eficiente dos autoanticorpos presentes no plasma dos pacientes. Entretanto, de acordo com a American Association of Blood Banks, essa opção terapêutica é classificada como categoria III (não universalmente indicada, portanto considerada "medida heroica").

Nos casos graves com instabilidade hemodinâmica, a transfusão de hemácias não deve ser postergada, entretanto deve-se ter o cuidado de fracionar o concentrado em alíquotas de 100mL (para que haja um menor volume de antígenos eritrocitários, os quais sensibilizariam ainda mais o sistema imune do paciente) e lavadas (para retirada de leucócitos e do sistema complemento, reduzindo a sensibilização do sistema imune).

Outras variantes de anemias hemolíticas imunes são:

- Hemoglobinúria paroxística noturna autoimune (formação de imunoglobulina policlonal secundária a quadros respiratórios de vias aéreas superiores, com hemólise intravascular geralmente autolimitada, com teste de Coombs direto positivo).
- Anemias hemolíticas aloimunes se constituem em outra entidade entre as anemias imunes, decorrentes da formação de anticorpos específicos contra antígenos eritrocitários, formados a partir de exposição prévia, principalmente nos pacientes politransfundidos (p. ex., portadores de anemia falciforme), doença hemolítica perinatal ou reação transfusional hemolítica.

Hemoglobinúria paroxística noturna

Patologia adquirida das células sanguíneas, com maior incidência em adultos jovens, a HPN deve ser sempre hipótese diagnóstica de anemia hemolítica, associada ou não a demais citopenias, diante de um teste de Coombs direto negativo (exclusão de etiologia autoimune). Decorrente de mutações no gene

PIG-A, resulta na deficiência de uma proteína âncora nas células hematopoéticas denominada glicosil-fosfatidil-inositol (GPI). Vários antígenos, portanto, deixam de se ligar a essas células, principalmente CD55 e CD59, reguladores do complemento, promovendo, assim, maior sensibilização dessas células à ação do complemento e, portanto, hemólise intravascular. As manifestações clínicas são anemia hemolítica com hemoglobinúria, citopenias e tromboses (por ativação do complemento e lesão endotelial, principalmente em circulação venosa e de localização intra-abdominal), que são as principais causas de morte nesses pacientes. Além do laboratório clássico de quadro hemolítico, a medula pode ser hipocelular em graus variados, uma associação ou evolução clonal da anemia aplástica. O teste de Ham e sacarose (teste de acidificação do meio para indução de ativação do complemento e hemólise) é o mais sensível, enquanto a citometria de fluxo com ausência de CD59 e CD55 nos granulócitos é mais específica. O uso de corticoide no controle da hemólise é controverso. Aparentemente, sua ação anti-hemolítica é proveniente da inibição do complemento e alguns pacientes melhoram rapidamente com doses de 0,25 a 1mg/kg/dia de prednisona VO. Recentemente foi aprovado um anticorpo monoclonal (anti-CD5 do complemento – eculizumabe) capaz de inibir a cascata de complemento, reduzindo a hemoglobinúria, a hemólise e a necessidade transfusional.

Anemia hemolítica por defeitos enzimáticos

A glicose-6-fosfato-desidrogenase (G6PD) é a primeira enzima da via da pentose-fosfato, a via do metabolismo aeróbico da glicose nas hemácias, que é ativada quando há exposição a substâncias oxidativas, de modo que a deficiência dessa enzima leva a acúmulo de peróxido de hidrogênio nas hemácias, lisando-as. A via principal é a de Embden-Meyerhof (metabolismo anaeróbico), cuja enzima mais frequentemente afetada e lembrada como causa de anemia hemolítica por enzimopatia é a piruvatocinase (PK). A deficiência da G6PD é de herança ligada ao X, acometendo raça negra (fenótipos com clínica mais leve) e descendentes do mediterrâneo (mais graves). Quando se apresenta na forma aguda, desenvolve-se hemólise intravascular (mas também extravascular), cujo exemplo clássico é a ingesta de primaquina em negros: hemoglobinúria, fadiga, mal-estar, dor abdominal e icterícia 2 a 3 dias após o uso da medicação. Com a resposta adequada da medula (reticulocitose), ocorre recuperação espontânea do quadro cerca de 6 dias depois, mesmo que o medicamento seja mantido, de modo que o tratamento geral consiste em suporte e hidratação. O teste diagnóstico padrão-ouro é a medida quantitativa por espectrofotometria da atividade enzimática, que se encontra reduzida. Entretanto, vale salientar que se a dosagem for realizada durante a crise hemolítica (devido à dosagem da G6PD proveniente da reticulocitose) ou com transfusão prévia, os resultados poderão ser falso-negativos para essa patologia.

Anemia hemolítica por defeitos da membrana

A membrana eritrocitária é formada por dupla camada fosfolipídica – camada externa (fofatidilcolina e esfingomielina) e camada interna (fosfatidilserina e fosfatidiletanolamina) – associada a proteínas integrais (transmembrana) e periféricas, as quais mantêm a estrutura da hemácia. Na *esferocitose hereditária*, o defeito (autossômico dominante em 75%) encontra-se na deficiência de espectrina isolada ou associada a anquirina, banda 3 ou proteína 4.2, promovendo alterações verticais na estrutura da hemácia, a qual se torna esférica e menos deformável, predisposta ao aprisionamento esplênico, causando anemia hemolítica extravascular. O diagnóstico é sugerido pela presença de microesferócitos no sangue periférico + elevação do CHCM (por redução da relação superfície/volume das hemácias) e confirmado pelo teste de fragilidade osmótica com hemácias incubadas (maior sensibilidade). A esplenectomia é o tratamento indicado nos casos sintomáticos. Vale salientar que o diagnóstico diferencial com incompatibilidade ABO reveste-se de grande dificuldade quando a crise hemolítica da esferocitose se desenvolve no período neonatal e, portanto, não deve ser desvalorizado. Na *eliptocitose hereditária*, os defeitos encontram-se na interação horizontal das proteínas estruturais (espectrina, proteína 4.1 e glicoforina C) tornando a hemácia elíptica. Nesses casos, as crises hemolíticas são precipitadas por alterações na microvasculatura, gestação e deficiência de vitamina B_{12}. O diagnóstico é firmado pela presença de mais de 20% de eliptócitos no sangue periférico. Nos casos muito graves, em que a poiquilocitose é muito intensa, é preciso analisar o esfregaço dos pais do paciente. Outros casos mais raramente descritos são: *piropoiquilocitose hereditária, eliptocitose esferocítica* e *ovalocitose do Sudeste Asiático*. Também são descritos casos de anemias hemolíticas por defeitos raros de permeabilidade de membrana: *estomatocitose* (aumento do influxo de sódio intracelular), *xerocitose* (aumento do efluxo de potássio, levando à desidratação das hemácias – portanto, a esplenectomia não traz benefícios) e *criodocitose* (sobrecarga de sódio e depleção de potássio da hemácia). O tratamento geral compreende ácido fólico, 1mg/dia, e esplenectomia. Raramente há falha à esplenectomia mas, quando ocorre, deve ser suspeitada pela presença de baço acessório ou desaparecimento dos corpúsculos de Howell-Jolly (hipoesplenismo).

Hemoglobinopatias

A principal hemoglobinopatia, em função da prevalência e da morbidade, é a anemia falciforme, diagnosticada por meio de eletroforese de hemoglobina quantitativa (mais específica do que o teste do pezinho, o qual evidencia alterações qualitativas, não distinguindo a doença da presença do traço falciforme) com presença de hemoglobina S, ausência de hemoglobina A e níveis variáveis reduzidos de hemoglobinas A2 e fetal. A hemoglobina S, em situações de hipoxia (infecções, estresse e desidratação), modifica a estrutura da hemácia, que se torna "falcizada ou em forma de foice" e sofre hemólise extravascular, provocando uma diversidade de sintomas de acordo com a localização da hemólise e obstrução da microvasculatura (crises vaso-oclusivas ósseas, hepáticas, cardíacas, renais, esplênicas etc.). O tratamento consiste em suporte clínico diante das causas de hipoxia tissular e no uso diário de ácido fólico (como nas demais anemias hemolíticas crônicas).

Outras causas de hemólise intravascular

Após descartada a etiologia imune, o próximo passo consistirá na pesquisa de HPN, como enfatizado previamente. Diante de pesquisa também negativa, a hipótese de púrpura trombocitopênica trombótica (PTT) deve ser obrigatoriamente afastada, pois é uma patologia de elevada mortalidade se não tratada de maneira precoce e nas condições adequadas. Faz parte das *anemias hemolíticas* microangiopáticas, caracterizadas pela presença importante de *esquizócitos* no esfregaço periférico, oclusão de arteríolas terminais e capilares pró-trombos ricos em plaquetas e em fator de von Willebrand (devido à deficiência congênita – síndrome de Upshaw-Schulman – ou adquirida), pela presença de inibidor da enzima responsável pela sua clivagem ADAMTS 13, levando a lesão mecânica de hemácias no intravascular, *trombocitopenia* e isquemia de órgãos variados, que, no caso da PTT, acomete mais o SNC. A presença de anemia hemolítica microangiopática associada a plaquetopenia importante (com teste de Coombs direto negativo), estando presentes ou não manifestações neurológicas, renais ou febre, deve ser tratada com infusão de plasma fresco (contém ADAMTS 13), 25 a 30mL/kg/dia, com monitorização da volemia do paciente, e solicitação de plasmaférese o mais precoce possível nos bancos de sangue, além de corticoterapia VO (contra os autoanticorpos inibidores). A plasmaférese é diária, com monitorização dos níveis laboratoriais de hemólise e ionograma (com cálcio iônico). Diante dos casos de resposta parcial ou refratários (10% a 20%), aventa-se a utilização de imunossupressores, imunoglobulina EV e esplenectomia. Tão importante quanto o tratamento, uma possível causa secundária (gestação/puerpério, HIV, neoplasias, colagenoses, medicamentos – quinidina, clopidogrel, ciclosporinas, quimioterápicos –, radiação e transplante prévio) também deve ser pesquisada paralelamente para avaliação de resposta terapêutica e prognóstico, já que a PTT congênita ou familiar não precisa necessariamente de plasmaférese. Vale salientar que a dosagem de ADAMTS sérica, além de tecnicamente difícil, não está geralmente reduzida e, portanto, não altera a conduta diante da suspeita clínica. Importante diagnóstico diferencial é a coagulação intravascular disseminada (CIVD), na qual (diferentemente da PTT) o coagulograma, encontra-se alterado (TP, TTPA, fibrinogênio) e o tratamento consiste, além dos cuidados com a causa básica do processo, na infusão de plasma fresco congelado e/ou crioprecipitado.

Na síndrome hemolítico-urêmica (SHU), a oclusão microvascular ocorre predominantemente no rim, o que torna a insuficiência renal o quadro clínico mais relevante. Esta ocorre mais frequentemente em crianças e após quadro infeccioso por *E. coli* O157:H7 ou *Shigella dysenteriae*. Quando no adulto, em razão dos quadros clínico e laboratorial semelhantes, a SHU também deve ser tratada de modo semelhante à PTT, com instituição de plasmaférese terapêutica.

Outras causas de hemólise intravascular, inclusive com a presença de esquizócitos em alguns casos, são: trauma mecânico (presença de prótese valvar, estenose cardíaca, ruptura de seio de Valsalva, ruptura de cordoalha tendínea, coarctação e aneurisma de aorta), agentes infecciosos (protozoários – malária, leishmaniose e toxoplasmose; bactérias – bartonelose, clostridiose, cólera, febre tifoide, estreptococos, estafilococos, pneumococos e meningococos), agentes oxidantes (naftaleno, nitrofurantoína, nitrobenzeno, sulfas e dapsona – fazer posteriormente diagnóstico diferencial com deficiência de G6PD, se necessário), venenos (aranhas-marrons até 5 dias da picada, abelhas, víboras e cobras da Índia), intoxicações (arsênico, cloreto de potássio, anidrilo trimetílico, plástico e cobre inorgânico), hipofosfatemia (nutrição parenteral isolada e antiácidos por tempo prolongado) e agentes físicos (queimaduras, radiação, marcha prolongada). O grupo das porfirias agudas e a incompatibilidade do sistema ABO como reação hemolítica transfusional precoce imunológica também são causas de hemólise intravascular.

Leitura Recomendada

Aslinia F, Mazza JJ, Yale SH. Megaloblastic anemia and other causes of macrocytosis. Clin Med & Research 2006; 4(3):236-41.

Cançado RD, Chiattone CS. Guia multidisciplinar para a condução da deficiência de ferro e anemia ferropriva. Rev Bras Hematol Hemoter 2010; 32(Supl.2):22-32.

Figueiredo MS, kerbauy J, Lourenço D. Guias de medicina ambulatorial e hospitalar da UNIFESP-EPM. São Paulo: Manole, 2011.

Goldman L, Ausiello D. Cecil tratado de medicina interna. 22. ed. Rio de Janeiro: Guanabara Koogan, 2005.

Magalhães SMM. Síndromes mielodisplásicas – diagnóstico de exclusão. Rev Bras Hematol Hemoter 2006; 28(3):175-7.

Pasquini R, Medeiros LA. Primeira Reunião da SBTMO de Diretrizes Brasileiras em Transplante de Células-Tronco Hematopoéticas. Rev Bras Hematol Hemoter 2010; 32(Supl.1):40-5.

Penalver FJ et al. Rituximab is an effective and safe therapeutic alternative in adults with refractory and severe autoimmune hemolytic anemia. Ann Hematol 2010; 89:1073-108.

Tkachuk DC, Hirschmann JV. Wintrobe – Atlas colorido de hematologia. Rio de Janeiro: Revinter, 2010.

Weiss G, Goodnough LT. Medical progress: anemia of chronic disease. N Engl J Med 2005; 352:1011-23.

Zago MA, Falcão RP, Pasquini R. Hematologia: fundamentos e prática. São Paulo: Atheneu, 2004.

Alteração de Enzimas Hepáticas

CAPÍTULO 78

Tibério Batista de Medeiros

INTRODUÇÃO

A expressão testes hepáticos engloba um conjunto de exames laboratoriais representados por aminotransferases, tempo de protrombina, albumina, fosfatase alcalina (FA), gamaglutamiltransferase (γ-GT) e bilirrubinas. São muito requisitados na prática clínica e objetivam detectar alterações diversas no sistema hepatobiliar. A abordagem e a interpretação corretas desses testes não são de responsabilidade exclusiva do especialista, visto que esses testes são solicitados em diversas áreas de atuação da medicina.

Este capítulo irá, inicialmente, abordar a interpretação dos testes hepáticos e, resumidamente, as principais hepatopatias que levam a alterações desses. Também é objetivo deste capítulo desmistificar alguns conceitos errôneos, como rotular transaminases como exames que avaliam a função hepática ou, ainda, relacionar seus níveis com a gravidade da doença. Vale salientar, como exemplo, a hepatite A aguda, em que, geralmente, as aminotransferases atingem valores bem elevados com evolução benigna na grande maioria das vezes, sem nenhum prejuízo ao funcionamento do fígado.

O contexto clínico em que está inserido o paciente deve ser sempre avaliado minuciosamente, pois existem diversas situações clínicas que cursam com alteração nos testes hepáticos, sem que haja qualquer hepatopatia de base primária. Esse fato pode levar ao falso diagnóstico de doença hepática. Alguns exemplos são ilustrados no Quadro 78.1.

Os testes hepáticos são divididos didaticamente em três grupos:

1. **Avaliação de lesão hepatocelular:** aminotransferases ou transaminases.

Quadro 78.1 Causas não hepáticas de aumento de aminotransferases

Doença celíaca	↑ crônico de aminotransferases < 4×; ALT > AST Recomenda-se *screening* com antigliadina ou antiendomísio em pacientes com elevações crônicas de aminotransferases sem motivo aparente
Distúrbio da tireoide	Elevação leve e crônica de aminotransferases Recomenda-se *screening* com TSH em pacientes com elevações crônicas de aminotransferases sem motivo aparente
Insuficiência adrenal	Elevações de aminotransferases de 2 a 3 vezes, descritas em causas primária (Addison) ou secundária; tendem a normalizar-se com o tratamento
Desordens musculares	Causam elevações mais proeminentes na AST; dosagens de CK, DHL e aldolase podem confirmar a origem muscular
Anorexia nervosa	Pode causar elevações inexplicadas nas aminotransferases

2. **Avaliação da função hepática:** tempo de protrombina, albumina e bilirrubinas.
3. **Avaliação da colestase:** fosfatase alcalina, γ-GT e bilirrubinas.

A abordagem das hiperbilirrubinemias deverá sempre acompanhar esses testes, mas, para fins didáticos, será feita no Capítulo 14.

As aminotransferases e as enzimas colestáticas são expressas em unidades/litro e seus resultados variam de faixa de normalidade de acordo com o método empregado. Para padronização e correta análise desses exames é fundamental que os resultados sejam transformados em limite superior da normalidade (LSN), expressando quantas vezes determinado valor está acima do limite da normalidade. Diante disso, observa-se que a simples comparação de números absolutos (p. ex., AST de 200) não traz informação precisa, o que pode variar de acordo com o método adotado. É preciso padronizar a magnitude da elevação, ou seja, quantas vezes está aumentado. Nesse mesmo exemplo, caso o LSN da AST seja 50U/L, pode-se dizer que a elevação será de quatro vezes o LSN, número que traduz a intensidade da elevação e pode ser usado em qualquer situação, ou em qualquer local, pois o significado será o mesmo.

AMINOTRANSFERASES

- **Transaminase glutâmico-oxalacética (TGO) ou aspartato-aminotransferase (AST):** localiza-se, principalmente, no citoplasma dos hepatócitos e nas mitocôndrias. É encontrada em diversos tecidos extra-hepáticos, como coração, músculo esquelético, rins, cérebro e pâncreas. Por ser difundido em vários locais, constitui exame sensível, porém pouco específico na avaliação das lesões hepatocelulares, visto que inúmeras doenças não hepáticas podem evoluir com elevação da AST.
- **Transaminase glutâmico-pirúvica (TGP) ou aspartato-alanina-aminotransferase (ALT):** localiza-se predominantemente no citoplasma dos hepatócitos. É encontrada no fígado e, em menor quantidade, na musculatura estriada. Por se encontrar quase que exclusivamente no fígado, é bem mais específica do que a AST para diagnóstico de lesão hepática. Nas hepatopatias espera-se que tanto AST como ALT se elevem, pois quando há elevação isolada de AST, remete-se à possibilidade de doença extra-hepática.

A elevação das aminotransferases, situação comum na prática clínica, indica necrose hepatocelular, embora os níveis não se relacionem diretamente com o prognóstico e/ou a gravidade da doença hepática.

Para que se estabeleça um raciocínio clínico é necessário que a elevação das transaminases seja quantificada, pois nos processos agudos os valores atingem cifras altíssimas.

Didaticamente, divide-se a magnitude da elevação em discreta, moderada e acentuada. Essa divisão serve de apoio, em conjunto com a anamnese e o exame físico, no diagnóstico diferencial das diversas etiologias de doenças hepáticas.

A elevação de discreta a moderada das aminotransferases é situação bastante comum, devendo o raciocínio ser direcionado para hepatopatias crônicas, sendo a doença hepática gordurosa a causa mais comum na atualidade. Nas situações em que as aminotransferases atingem seus maiores níveis, em geral acima de 10 vezes o LSN, as doenças hepáticas agudas devem ser a primeira suspeita ou agudizações de doenças crônicas (Figura 78.1 e Quadro 78.2).

As hepatites agudas, em geral, são acompanhadas de quadro clínico de febre, icterícia e sintomas constitutivos, porém as hepatopatias crônicas são as formas mais comuns de elevação de aminotransferases e, habitualmente, de curso silencioso, com nenhuma ou pouca manifestação clínica.

A elevação conjunta de AST e ALT a níveis inferiores a 10 vezes o LSN nos leva à abordagem de doenças crônicas como primeira hipótese. A partir daí, é interessante diferenciar qual das aminotransferases apresenta maior elevação, pois isso pode direcionar o diagnóstico. As situações mais comuns da prática clínica cursam com elevação predominante de ALT, como hepatites por vírus, medicamentos e autoimune, doença hepática gordurosa, entre outras. Ao se deparar com elevação predominante de AST, cirrose hepática e hepatopatia induzida pelo álcool são as principais hipóteses a serem consideradas. Uma abordagem passo a passo de como investigar elevação de leve a moderada das aminotransferases é apresentada no Quadro 78.3.

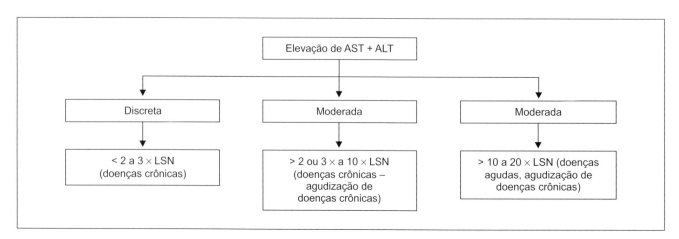

Figura 78.1 Padrões de elevação das aminotransferases.

CAPÍTULO 78 Alteração de Enzimas Hepáticas

Quadro 78.2 Principais etiologias das doenças hepáticas

Agudas	Crônicas
Viral	Viral
Medicamentosa	Medicamentosa
Autoimune(flares)	Autoimune
Isquêmica	Metabólica
Síndrome HELLP	Gordurosa alcoólica
Esteatose aguda da gravidez	Gordurosa não alcoólica

Quadro 78.3 Avaliação de elevação sérica discreta de aminotransferase

Passo 1

Avaliar uso de medicamentos, drogas ilícitas, medicações alternativas
Abuso alcoólico
Sorologias virais (B, C)
Pesquisa de hemocromatose (saturação de transferrina > 45%)
Doença gordurosa (USG)

Passo 2

Doença muscular (CPK, aldolase)
TSH
Doença celíaca (história, antiendomísio, antitransglutaminase)
Insuficiência suprarrenal

Passo 3: considerar causas incomuns de doença hepática

HAI, doença de Wilson, deficiência de alfa-1-antitripsina

Passo 4

Biópsia hepática ou observar

USG: ultrassonografia; HAI: hepatite autoimune.

Enfim, a elevação das aminotransferases não é suficiente, isoladamente, para a conclusão do diagnóstico etiológico, mas uma abordagem racional, em conjunto com exames bem dirigidos e um minucioso exame clínico, é suficiente para se chegar à maioria dos diagnósticos das doenças hepáticas.

ENZIMAS COLESTÁTICAS

Colestase significa redução ou ausência de fluxo biliar para o duodeno.

Na abordagem das hepatopatias colestáticas, duas enzimas são de grande importância na prática clínica: FA e γ-GT.

A FA encontra-se presente no fígado, nos ossos, nos intestinos, nos rins e na placenta, entre outros tecidos. No fígado, é encontrada nos ductos biliares e próximo à membrana canalicular dos hepatócitos. Gestação e adolescência são condições em que a FA encontra-se fisiologicamente aumentada. Por se tratar de teste sensível, mas pouco específico para doenças colestáticas, seu aumento reveste-se de importância quando em conjunto com a elevação da γ-GT. A elevação isolada da FA nos leva a investigar causas não hepáticas.

A γ-GT está presente no epitélio biliar do fígado, hepatócitos, rins, baço, pâncreas e coração, entre outros. Assim como a FA, é enzima sensível, mas pouco específica para o diagnóstico de hepatopatias. A elevação isolada da γ-GT deve ser considerada em caso de uso de medicamentos e ingesta alcoólica, em função da indução enzimática que essas substâncias podem causar. O algoritmo para abordagem da elevação da γ-GT é mostrado na Figura 78.2.

Para que o raciocínio seja direcionado para doenças colestáticas, a elevação em conjunto da γ-GT e da FA é esperada, assim como hiperbilirrubinemia com predomínio do componente direto. Clinicamente, um prurido intenso pode ser observado.

Nos pacientes com evidência clínica e laboratorial de colestase, o próximo passo consiste em diferenciar se a colestase é intra-hepática ou extra-hepática, e para tanto deve-se lançar mão de métodos radiológicos, sendo a ultrassonografia (USG) a primeira escolha. A USG tem vantagens como exame inicial por ter menos custos, ser isenta de riscos e apresentar boas sensibilidade e especificidade na avaliação da árvore biliar. A ausência de dilatação de vias biliares sugere colestase intra-hepática, enquanto sua presença indica colestase extra-hepática. Resultados falso-negativos podem ocorrer em pacientes com obstrução parcial ao fluxo de bile no ducto biliar comum ou em pacientes com cirrose em que a fibrose do parênquima hepático impede a dilatação intra-hepática dos ductos biliares. Apesar de poder indicar a presença de colestase extra-hepática, a USG dificilmente identifica a causa da obstrução. Exames mais apropriados incluem a tomografia computadorizada (TC) de abdome, a ressonância magnética (RM) de vias biliares e a colangiopancreatografia endoscópica retrógrada (CPER).

As principais causas de colestase intra e extra-hepáticas são citadas no Quadro 78.4.

Vale ressaltar que o fígado é um órgão extremamente dinâmico, e essa abordagem didática serve para auxiliar o raciocínio clínico. Em uma doença que leve à necrose hepatocelular, observa-se também elevação das enzimas canaliculares, embora em menor proporção, assim como nas patologias colestáticas não é incomum o encontro de aminotransferases elevadas. Nesses casos, a magnitude da elevação direciona para uma interpretação correta, visto que é importante diferenciar qual dos componentes apresenta maior elevação, as aminotransferases ou as enzimas colestáticas (Figura 78.3).

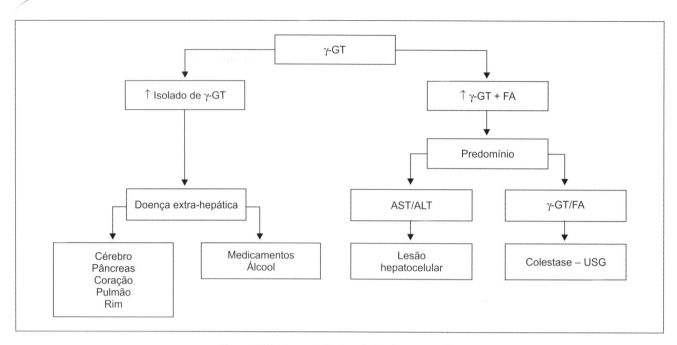

Figura 78.2 Interpretação dos níveis séricos de γ-GT.

Quadro 78.4 Causas de colestase

Intra-hepáticas	Extra-hepáticas
Colestase induzida por medicamento	Coledocolitíase
Cirrose biliar primária	Colangiocarcinoma
Colangite esclerosante primária	Neoplasia da cabeça do pâncreas
Síndrome dos ductos evanescentes	Neoplasia da ampola de Vater
Nutrição parenteral total	Neoplasia da vesícula biliar
Paraneoplásico (síndrome de Stauffer)	Colangite esclerosante primária
Sepse	Pancreatite crônica

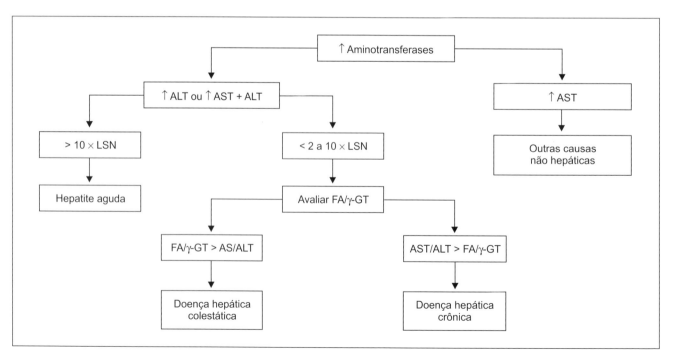

Figura 78.3 Algoritmo para elevação de transaminases.

AVALIAÇÃO DA FUNÇÃO HEPÁTICA

Na abordagem das doenças hepáticas, o tempo de protrombina, a albumina e as bilirrubinas são os testes que podem realmente refletir a capacidade de síntese do hepatócito, podendo inferir seu funcionamento adequado.

A albumina é a proteína plasmática mais abundante produzida pelo fígado, e quando há lesão com perda de função do hepatócito, seu nível sérico tende a diminuir. Sua meia-vida é em torno de 20 dias, o que não a torna bom marcador de perda de função hepática aguda. Outras condições, como síndrome nefrótica, desnutrição e enteropatia perdedora de proteínas, podem cursar com hipoalbuminemia sem refletir necessariamente perda de função hepática.

Como a maioria dos fatores de coagulação é produzida no fígado, o tempo de protrombina representa o marcador mais sensível e precoce na avaliação da função hepática, pois seu alargamento é observado tanto nas hepatopatias crônicas como nas agudas em que haja declínio na produção dos fatores de coagulação. Por apresentar meia-vida curta, constitui exame de escolha na avaliação de perda de função aguda, uma vez que a albumina geralmente está normal nesses casos.

Desnutrição e colestase são situações nas quais ocorre alargamento no tempo de protrombina e devem ser levadas em consideração no diagnóstico diferencial de perda de função hepática. O teste da vitamina K é útil nessa situação, tendo em vista que na desnutrição e na colestase o tempo de protrombina é normalizado após a administração de vitamina K.

A Figura 78.4 ilustra a investigação básica dos testes hepáticos com as etiologias mais comuns.

Serão discutidas as doenças hepáticas mais comuns.

HEPATITES AGUDAS

As hepatites agudas caracterizam-se pela destruição maciça de hepatócitos, resultando em elevações marcantes das aminotransferases, comumente acima de 10 a 20 vezes o LSN. As etiologias mais comuns são virais, medicamentosa, tóxica e isquêmica, as quais devem ser lembradas no diagnóstico diferencial de grandes elevações das aminotransferases.

HEPATITE VIRAL

A hepatite viral aguda representa uma lesão necroinflamatória generalizada dos hepatócitos causada, habi-

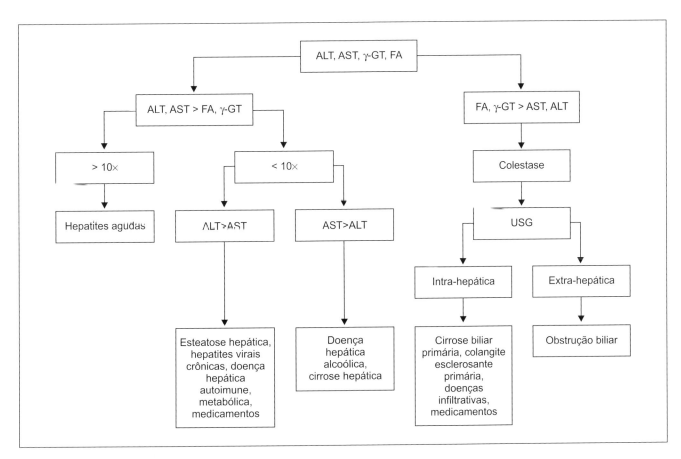

Figura 78.4 Avaliação de hepatopatia.

tualmente, pelos vírus hepatotrópicos. Qualquer um dos vírus hepatotrópicos, A, B, C, D ou E, pode causar hepatite aguda. O quadro clínico caracteriza-se por uma síndrome febril composta, inicialmente, por febre de moderada a alta, sintomas constitucionais, dor abdominal em quadrante superior direito e hepatomegalia dolorosa. Na progressão da doença pode surgir uma fase de icterícia, prurido, colúria e acolia fecal.

Laboratorialmente, a alteração predominante é o grande aumento nos níveis plasmáticos das aminotransferases, habitualmente maior do que 10 vezes o LSN. Leucopenia com linfocitose, algumas vezes com grandes linfócitos atípicos, acompanha a fase prodrômica. A fase ictérica da hepatite é marcada por hiperbilirrubinemia que pode atingir valores de 20mg/dL, com predomínio de bilirrubina direta. Nessa fase ocorre também aumento leve da fosfatase alcalina, acompanhando os níveis de bilirrubina, porém o pronunciado aumento das aminotransferases é o que chama a atenção. Nos eventos agudos é de fundamental importância o acompanhamento da função hepática, pois alguns pacientes podem evoluir para insuficiência hepática com alargamento do tempo de protrombina, hipoalbuminemia e sinais de encefalopatia, quadro potencialmente fatal, podendo levar à necessidade de transplante hepático de urgência. Nas hepatites virais, os testes sorológicos específicos são essenciais para o diagnóstico etiológico.

HEPATITE POR MEDICAMENTOS (QUADRO 78.5)

Lesão hepática aguda induzida por medicamentos (LHAM) é a forma mais comum de dano hepático causado por fármacos. Os padrões de lesão hepática dividem-se, em geral, em dano hepatocelular, colestase e padrão misto. Os medicamentos mais implicados na LHAM são o paracetamol e os antibióticos, especialmente a amoxicilina-clavulanato. A hepatotoxicidade pode ser previsível ou imprevisível. A reação previsível depende da toxicidade intrínseca do fármaco e é dose-dependente, ocorrendo em pessoas que são expostas a concentrações acima do limite de toxicidade. Exemplo clássico dessa classe de medicamentos é o paracetamol. A hepatotoxicidade imprevisível ocorre sem aviso e não está relacionada com a dose, sendo um efeito idiossincrático que pode ter um período variável de latência, de dias a meses.

O padrão da lesão hepatocelular é semelhante àquele observado nas hepatites virais, com necrose dos hepatócitos. Assim, o achado característico desse dano é a elevação marcante das transaminases, normalmente precedendo a elevação de bilirrubinas, e um modesto aumento nos níveis de enzimas colestáticas. A descontinuação do agente causador do dano hepático normalmente resulta em recuperação completa do paciente. O sinal de pior prognóstico desse tipo de lesão é o surgimento de icterícia, e o melhor preditor de mortalidade é o valor de bilirrubinas superior a três vezes o LSN.

Dano colestático agudo frequentemente lembra o padrão da colestase extra-hepática obstrutiva, reconhecida tipicamente pela elevação predominante de FA, γ-GT e bilirrubinas. Aminotransferases séricas estão levemente aumentadas, e o paciente raramente se sente doente, queixando-se mais de prurido e icterícia. O prognóstico geral da síndrome colestática é melhor do que o da lesão hepatocelular. Com a suspensão do agente causador, a tendência é a recuperação completa dos sinais e sintomas, como ocorre no padrão hepatocelular, porém a melhora costuma ser um pouco mais lenta na forma colestática.

Quadro 78.5 Medicamentos associados à lesão hepática e seus padrões de dano

Lesão hepatocelular (elevação de ALT/AST)		Lesão colestática (elevação de FA e γ-GT)	Lesão mista (elevação de ALT e FA)
Paracetamol	AINE	Amoxicilina-clavulanato	Amitriptilina
Acarbose	Alopurinol	Clorpromazina	Azatioprina
Amiodarona	Baclofeno	Anabolizantes esteroidais	Captopril
Bupropiona	Fluoxetina	Anticoncepcionais	Enalapril
Paroxetina	Sertralina	Estrogênicos	Carbamazepina
Trazodona	Estatinas	Eritromicinas	Clindamicina
Valproato	Lisinopril	Clopidogrel	Ciprofloxacino
Losartana	Omeprazol	Mirtazapina	Ibuprofeno
Risperidona	Isoniazida	Tricíclicos	Nitrofurantoína
Rifampicina	Pirazinamida	Irbesartana	Fenobarbital
Tetraciclina	Cetoconazol	IECA	Fenitoína
Metotrexato	Inibidores de protease	Azatioprina	Trazodona
Metildopa	Fenitoína		Sulfonamidas
Fitoterápicos			Sulfatrimetoprima
			Verapamil

IECA: inibidores da enzima conversora da angiotensina.

O padrão de lesão mista é comum e caracteriza-se por elevações tanto das aminotransferases como das enzimas canaliculares. Pacientes que desenvolvem esse tipo de reação apresentam risco maior de evoluir para doença hepática crônica, quando comparados àqueles com outros tipos de lesão hepática.

HEPATITE ISQUÊMICA

A hepatite isquêmica, também conhecida como fígado de choque, embora possa ocorrer na ausência de choque, representa uma lesão hepática difusa, diferenciando-se do infarto hepático, que é uma lesão focal, e é causada por um episódio agudo de hipoperfusão. O termo hepatite é, de certo modo, erroneamente empregado, uma vez que a lesão não é mediada por um processo inflamatório, porém seu amplo emprego na literatura leva a maioria dos autores a usarem esse termo. Muitos casos ocorrem em situações de insuficiência cardíaca, e os dados laboratoriais e histológicos se sobrepõem àqueles da hepatopatia congestiva, uma vez que a causa subjacente em ambos os casos é a queda do débito cardíaco. Qualquer causa de choque ou instabilidade hemodinâmica, como hipotensão, hemorragia, sepse, arritmias cardíacas e infarto do miocárdio, pode levar à hepatite isquêmica.

O padrão típico de alteração nos testes hepáticos é uma rápida elevação nos níveis de aminotransferases associada a aumento importante e precoce na desidrogenase láctica (DHL). O pico das aminotransferases costuma atingir de 20 a 200 vezes o LSN em um período de 1 a 3 dias após o evento hemodinâmico. Na ausência de instabilidade hemodinâmica sustentada, os níveis de transaminases prontamente caem, voltando aos valores normais dentro de 1 semana. Rápida queda nas transaminases após seu aumento inicial é característica de hepatite isquêmica e incomum nas outras causas de hepatite aguda, assim como o pico precoce da DHL. A razão ALT/DHL pode ser usada como pista diagnóstica. Quando menor do que 1,5, precocemente, é muito sugestiva de alteração isquêmica. A capacidade de síntese do fígado normalmente está preservada ou discretamente alterada.

HEPATITES CRÔNICAS

As hepatites crônicas caracterizam-se por lesão hepática, geralmente, de leve a moderada, o que promove um curso arrastado e progressivo da doença, caracteristicamente superior a 6 meses. A bioquímica hepática não costuma estar muito alterada, permanecendo o nível das aminotransferases inferior a cinco vezes o LDN. Diferente das hepatites agudas, em que há um espectro relativamente restrito de patologias, o diagnóstico de alterações crônicas dos testes hepáticos é um pouco mais difícil, em virtude da grande possibilidade de etiologias. Apesar da gama de diagnósticos diferenciais, a grande maioria das hepatites crônicas é representada pelas hepatites virais crônicas B e C, doença hepática alcoólica, doença hepática gordurosa não alcoólica e uso de medicamentos.

HEPATITE VIRAL

As hepatites virais crônicas caracterizam-se por processo necroinflamatório sustentado, potencial perda progressiva da função hepática e manutenção dos antígenos virais por mais de 6 meses. Os vírus B e C são os responsáveis pelas formas crônicas.

Laboratorialmente, observa-se aumento menos pronunciado das aminotransferases, geralmente na faixa de duas a cinco vezes acima do limite normal. No entanto, elas podem exibir um padrão flutuante, na dependência da atividade inflamatória gerada pela replicação viral, intercalando períodos normais com períodos de aumento mais pronunciado (podendo chegar a 10 vezes acima do limite). Nas hepatites virais crônicas, os níveis de ALT quase sempre são maiores do que os de AST, e uma inversão nesse padrão pode sugerir doença avançada com evolução para cirrose. FA e γ-GT são normais ou discretamente aumentadas. Nas formas descompensadas, ou em doença avançada já com cirrose, observa-se comprometimento da função hepática com queda dos níveis de albumina e aumento nas bilirrubinas, especialmente a direta, e no tempo de protrombina.

Assim como nas formas agudas, o diagnóstico das hepatites virais crônicas se faz mediante suspeita clínica com base nos fatores de risco para exposição, por sorologia específica para cada vírus e marcadores de replicação viral.

HEPATITE ALCOÓLICA

A ingesta alcoólica é causa comum de elevação nas transaminases, em especial a AST, e pode ser cofator de diversas lesões hepáticas, como as hepatites virais, medicamentosas ou metabólicas. O álcool é um agente agressor direto ao fígado e, diante de um indivíduo sob pesquisa de anormalidades de aminotransferases, seu consumo deve ser investigado, assim como a quantidade e o tempo de uso. O exame físico não é suficientemente sensível para detecção de doença hepática alcoólica (DHA), embora alguns achados se correlacionem mais com o consumo alcoólico, como hipertrofia de parótidas e contratura da fáscia palmar (contratura de Dupuytren).

O padrão da bioquímica hepática que mais sugere a etiologia alcoólica é o aumento desproporcional da AST em relação à ALT. Uma razão AST/ALT maior do que

2:1 é altamente sugestiva de DHA, já que tal proporção raramente é vista nas outras causas de lesão hepática. Os níveis de AST tipicamente se elevam de duas a seis vezes o LSN. Os níveis de γ-GT usualmente estão elevados em paciente sob consumo ativo de álcool, podendo ser úteis no diagnóstico de DHA como a causa das anormalidades dos testes hepáticos. Entretanto, sua interpretação deve ser cuidadosa em virtude da grande variabilidade na sensibilidade do exame (52% a 95%). A FA costuma elevar-se, porém raramente mais do que três vezes acima do normal na DHA.

Além dos marcadores de lesão hepática, algumas alterações laboratoriais podem sugerir a etiologia alcoólica. Anemia macrocítica normalmente indica doença de longa data, refletindo comprometimento nutricional, toxicidade medular pelo álcool e deposição lipídica na membrana dos eritrócitos. Plaquetopenia pode ocorrer em virtude da mielossupressão induzida pelo álcool e/ou por sequestro esplênico quando há hipertensão porta e esplenomegalia. Hipergamaglobulinemia é observada em 50% a 75% dos indivíduos, mesmo na ausência de cirrose.

Doença Hepática Gordurosa

A DHGNA (doença hepática gordurosa não alcoólica) compreende a esteatose hepática e a esteato-hepatite não alcoólica (EHNA, NASH em inglês) e representa, atualmente, a causa mais comum de elevações leves nas enzimas hepáticas. A maioria dos indivíduos com DHGNA é assintomática, apresentando-se apenas com aumento das transaminases, usualmente inferior a quatro vezes o LSN, em exames laboratoriais de rotina. A relação AST/ALT encontra-se quase sempre inferior a 1, diferenciando-a da DHA. Trata-se de uma entidade mais comum em mulheres e fortemente associada a obesidade, resistência à insulina e hipertrigliceridemia. Uma vez que não existe exame laboratorial que confirme o diagnóstico, pacientes sob suspeita de DHGNA devem, quando da investigação inicial da alteração nas enzimas hepáticas, ser submetidos a testes que excluam outras formas de doença hepática.

A avaliação inicial para identificação da presença de infiltração gordurosa no fígado inclui um exame de imagem, como USG, TC ou RM. A USG, apesar de apresentar sensibilidade menor do que os outros métodos, é exame mais barato e isento de riscos, sendo, na maioria das vezes, a primeira opção para o início da investigação, revelando uma textura hiperecogênica ou um fígado "brilhante", resultado do acúmulo de gordura em seu parênquima.

As duas condições relacionadas com a DHGNA apresentam diferentes histórias naturais: a esteatose hepática aparenta ter um curso benigno sem repercussões futuras, enquanto a EHNA, devido à inflamação hepática crônica, tem o risco de progredir para cirrose. Assim, a biópsia hepática é o único método capaz de diferenciá-las, uma vez que os exames de imagem falham em detectar inflamação ou fibrose.

Hepatite por Medicamentos

Lesão hepática crônica associada a medicamentos pode mimetizar qualquer outra causa de doença hepática crônica, como hepatite autoimune ou DHA. A lesão crônica geralmente resolve com a descontinuação da medicação incriminada, mas pode haver casos de lesão progressiva com cirrose e insuficiência hepática. Quase todas as medicações podem causar elevações nas aminotransferases, embora existam aquelas que o fazem mais frequentemente do que outras. Em geral, a lesão hepática induzida por medicamentos acarreta aumentos de leves a moderados no nível das transaminases, ou seja, iguais ou menores do que cinco a 10 vezes o LSN, com nenhum ou discreto aumento na FA. Os fármacos mais comumente associados a alterações nas enzimas hepáticas são os anti-inflamatórios não esteroides (AINE), antibióticos, estatinas e agentes antiepilépticos. Diante de um paciente com anormalidades na "bioquímica hepática", portanto, uma história detalhada e a revisão cuidadosa dos dados laboratoriais são importantes para a determinação de todas as medicações, inclusive as ditas "naturais" ou drogas ilícitas, em uso pelo paciente e do período de início, para que possa, assim, identificar os medicamentos associados a aumentos nas transaminases. Alguns aspectos podem sugerir que as alterações tenham sido induzidas por fármacos: ausência de doença anterior à ingestão da substância, doença clínica ou anormalidades bioquímicas desenvolvendo-se depois do início da medicação, melhora dos parâmetros após suspensão da substância suspeita, alterações em outros sistemas orgânicos (p. ex., nefrite intersticial por uso de AINE) e sintomas recorrentes após reintrodução do medicamento (embora essa medida não seja recomendada).

Hepatite Autoimune

A hepatite autoimune é doença inflamatória do fígado de etiologia, até o momento, indeterminada, sendo mais comum nas mulheres. Caracteriza-se por aspectos imunológicos e autoimunológicos, incluindo a presença de autoanticorpos circulantes e altas concentrações de globulinas plasmáticas. De natureza heterogênea e flutuante, demonstra amplo espectro de apresentações clínicas, variando de indivíduos totalmente assintomáticos àqueles que abrem o quadro com uma hepatite aguda de curso fulminante ou, até mesmo, por descompensação de cirrose previamente não diagnosticada.

Cursa com elevações de leves a moderadas nas aminotransferases, geralmente menores do que cinco vezes o LSN. Esses aumentos são mais pronunciados do que os observados nas bilirrubinas e na FA. As formas assintomáticas usualmente apresentam níveis menores de transaminases, enquanto a forma fulminante evolui com níveis de AST e ALT bem elevados, icterícia, alargamento do INR e encefalopatia.

Diante da suspeita diagnóstica de hepatite autoimune, é importante a exclusão de outras condições que causem hepatite crônica e cirrose, como fármacos hepatotóxicos, consumo de álcool e hepatites virais, juntamente com solicitação de alguns exames específicos. Hipergamaglobulinemia (fração IgG), embora inespecífica, é um teste importante para o diagnóstico. Os marcadores sorológicos convencionais que devem ser solicitados na investigação de hepatite autoimune compreendem: fator antinuclear (FAN), anticorpo antimúsculo liso e anticorpo contra microssomo de rim/fígado tipo 1 (anti-LKM1). Dependendo dos anticorpos que positivaram nos testes sorológicos, pode-se dividir a hepatite autoimune basicamente em: tipo 1 (com positividade para FAN e antimúsculo liso) e tipo 2 (positividade para anti-LKM1).

Hepatite Metabólica

A *hemocromatose hereditária* é doença autossômica recessiva na qual há aumento patológico na absorção intestinal de ferro, causando sobrecarga corporal com lesão em diversos tecidos, em especial fígado, coração, pâncreas e hipófise, uma vez que estimula a formação de radicais livres, lesão parenquimatosa e fibrose progressiva. O fígado, em algumas séries, é o órgão visceral mais acometido na doença. A hemocromatose pode ser suspeitada naqueles pacientes com elevações leves nas aminotransferases ou cirrose sem outro motivo mais óbvio. Nos pacientes sob suspeita de hemocromatose, o primeiro passo para esclarecimento diagnóstico consiste nos testes de cinética do ferro, dosagem de ferro sérico, índice de saturação de transferrina e ferritina sérica. O ferro sérico e a ferritina são exames importantes, porém muito inespecíficos por apresentarem ampla variação intrapessoal. O índice de saturação de transferrina (IST) é o exame isolado mais sensível para pesquisa diagnóstica de hemocromatose. Um IST maior do que 45% alerta para a hipótese da doença, enquanto valores maiores do que 50% em mulheres e 60% em homens são bastante sugestivos. A confirmação deve ser feita por testes genéticos ou por biópsia hepática, a qual evidencia depósitos de ferro no parênquima, no sistema reticuloendotelial e nos ductos biliares.

A *doença de Wilson* (DW), também conhecida como degeneração hepatolenticular, consiste em desordem genética da excreção biliar de cobre, resultando em acúmulo tóxico do metal no parênquima hepático. Caracteriza-se, clinicamente, por doença hepática crônica e alterações neuropsiquiátricas progressivas. A DW apresenta-se com comprometimento hepático mais proeminente em crianças e adultos jovens, enquanto nos pacientes mais velhos há sobreposição dos sintomas neuropsiquiátricos com mais frequência. Um achado importante no diagnóstico são os anéis de Kayser-Fleischer, por depósito de cobre na córnea, menos encontrados na forma hepática isolada, porém mais associados aos transtornos neurológicos porque indicam que houve extravasamento plasmático do cobre hepático. O diagnóstico de DW deve ser suspeitado em indivíduos com menos de 40 anos de idade que apresentam hepatite crônica ativa e elevações inexplicadas das enzimas hepáticas, cirrose de causa indeterminada e distúrbios do sistema nervoso central sem causa aparente. A dosagem de ceruloplasmina, proteína carreadora do cobre, que se encontra depletada na DW, deve ser o primeiro exame a ser solicitado, sendo sugestiva de DW quando < 20mg/dL e diagnóstico, se associado aos anéis de Kayser-Fleischer. Nos pacientes sem essas alterações, mas que se mantêm sob suspeita de DW, a quantificação do cobre na urina de 24 horas deve ser o teste subsequente. Uma excreção urinária de cobre > 100µg/L em 24 horas é extremamente sugestiva da doença. Essa medida também é útil na monitorização da resposta ao tratamento. O diagnóstico e a gravidade da DW são confirmados pela biópsia hepática com medida da quantidade de cobre por grama de tecido hepático.

A *deficiência de alfa-1-antitripsina* (AAT) é doença genética subdiagnosticada que afeta, essencialmente, os pulmões e o fígado, sendo causa incomum de doença hepática crônica em adultos. A doença hepática é mais comum na infância e se manifesta por hepatite neonatal e cirrose precoce. Em adultos, cursa com cirrose e surgimento de hepatocarcinoma, ocorrendo, a primeira, na ausência de doença hepática na infância. O diagnóstico pode ser estabelecido a partir da dosagem direta da AAT sérica, mas é mais bem estabelecido pela determinação genotípica.

CIRROSE

A cirrose representa a via final comum de diversas doenças que cursam com lesão hepatocelular crônica. A marca patológica da cirrose hepática é a substituição dos lóbulos anatômicos normais por nódulos estruturalmente anormais (nódulos regenerativos), separados por tecido fibroso, com resultante distorção do parênquima hepático. Clinicamente, a cirrose pode ser totalmente assintomática e diagnosticada acidentalmente por meio de exames laboratoriais.

Existem exames laboratoriais que, independente da etiologia, podem sugerir a presença de cirrose. As aminotransferases (AST e ALT) podem estar normais na cirrose inativa, ou seja, sem atividade inflamatória. Entretanto, costumam estar moderadamente aumentadas, representando algum grau de inflamação do parênquima hepático. Na maioria das formas de hepatite crônica, com exceção da induzida por álcool, há uma relação AST/ALT < 1. No entanto, quando a hepatite progride para cirrose, a relação tende a se inverter, havendo predomínio da AST sobre a ALT. A fosfatase alcalina é um marcador de colestase, tanto intra como extra-hepática, ou de doenças infiltrativas do fígado. Costuma estar de duas a três vezes acima do LSN na cirrose. Valores mais altos sugerem colangite esclerosante primária ou cirrose biliar primária. A γ-GT é uma enzima de origem canalicular e marcador de lesão do sistema biliar. Seus valores estão tipicamente muito mais elevados em cirrose de etiologia alcoólica ou na cirrose biliar primária. Com a progressão da doença, sinais de disfunção hepática começam a surgir, caracterizados pelo aumento da concentração plasmática de bilirrubinas, hipoalbuminemia e alargamento do tempo de protrombina.

Leitura Recomendada

Chopra S. Patterns of plasma aspartate and alanine aminotransferase levels with and without liver disease. Up To Date 2010:18.1.

Domingues ALC. Esquistossomose mansônica. In: Mattos AA, Dantas-Corrêa EB. Tratado de hepatologia. Rio de Janeiro: Editora Rubio, 2010:310-5.

Filgueira NA, Figueiredo EAP. Icterícias. In: Filgueira NA et al. Condutas em clínica médica. 4. ed. Rio de Janeiro: Guanabara Koogan, 2007:57-65.

Green MR, Flamm S. AGA technical review on the evaluation of liver chemistry tests. Gastroenterology 2002; 123:1367-84.

Kaplan MM. Approach to the patient with abnormal liver function tests. Up To Date 2010:18.2.

Lopes EPA, Bonilha DQM. Esquistossomose hepatoesplênica. In: Ferraz MLG, Schiavon JLN, Silva AEB. Guias de medicina ambulatorial e hospitalar da Unifesp – EPM. 2. ed. Barueri, SP: Manole, 2009:453-8.

Manns PM, Czaja JA, Gorham DJ et al. Diagnosis and management of autoimmune hepatitis. Hepatology 2010; 51(6).

O'Shea SR, Dasarathy S, McCullough JA. Alcoholic liver disease. Hepatology 2010; 51(1).

Pratt SD, Kaplan MM. Evaluation of the abnormal liver – enzyme results in asymptomatic patients. N Eng J Med 2000; 342:1266-71.

Robert AE, Schilsky LM. Diagnosis and treatment of Wilson disease: an update. Hepatology 2008; 47(6).

Sheth GS, Chopra S. Pathogenesis, clinical features, and diagnosis of nonalcoholic steatohepatitis. Up To Date 2010:18.2.

Sumário de Urina

CAPÍTULO 79

Lenício Carneiro de Andrade Filho

INTRODUÇÃO

O sumário de urina (SU), ou exame qualitativo da urina (EQU), está entre os exames laboratoriais de melhor relação custo-benefício em razão de seu baixo custo, rapidez no resultado e grande quantidade de informações relevantes fornecidas. De grande utilidade no diagnóstico e no acompanhamento de doenças dos rins e do trato urinário, também é importante em patologias hematológicas, hepáticas, endócrinas e em avaliações de rotina (*check-ups*), como será visto a seguir.

COLETA DO EXAME

O material biológico a ser examinado é uma amostra de urina recente. A coleta por micção espontânea é a mais utilizada, por ser não invasiva. Alguns cuidados devem, entretanto, ser tomados para minimizar a possibilidade de contaminação da amostra e aumentar a sensibilidade e a especificidade do exame (Quadro 79.1).

Na impossibilidade de coleta por micção espontânea, ou caso haja suspeita de contaminação da amostra, outros métodos podem ser utilizados, com algumas ressalvas:

Quadro 79.1 Coleta de urina por micção espontânea

1. Coletar a primeira urina da manhã
2. Fazer a higienização da genitália com água corrente, sem sabão. Mulheres devem evitar coletar durante o período menstrual, se possível
3. Desprezar o primeiro jato e coletar 15 a 50mL do jato intermediário em frasco adequado e limpo
4. Encaminhar ao laboratório em, no máximo, 2h. Caso não seja possível, manter a amostra sob refrigeração (não congelar)

Punção suprapúbica

Apesar de ser um método cruento e incômodo, tem baixa morbidade. Com o paciente em decúbito dorsal e a bexiga cheia, introduz-se uma agulha fina e longa, raspando o bordo superior da sínfise púbica em direção à bexiga e aspirando-se a urina diretamente. Quando realizada com técnica rigorosa, as chances de contaminação são praticamente nulas.

Cateterismo vesical de demora

A urina pode ser drenada do coletor fechado ou aspirada com agulha a partir da própria sonda (método pouco utilizado no Brasil). Amostra frequentemente contaminada e alto índice de infecção urinária após alguns dias de sondagem.

Cateterismo vesical de alívio

Embora com menos frequência, também pode causar a infecção urinária.

Bolsa coletora

Método utilizado em crianças pequenas, apresenta alto índice de contaminação da amostra e não se presta para urocultura.

MÉTODO DO EXAME

O SU costuma ser dividido em três partes: análise física, análise química e exame do sedimento:

- **Análise física:**
  - Cor.
  - Aspecto.
  - Densidade.

- **Análise química:**
  - Leitura de tiras de reagentes.
- **Exame do sedimento:**
  - Microscopia direta.
  - Citologia de fluxo.

ANÁLISE FÍSICA

Cor

A cor normal da urina varia do amarelo-claro ao âmbar e depende, basicamente, da presença de um pigmento chamado urocromo e do volume no qual ele está diluído, que é proporcional ao fluxo urinário. Urina muito clara pode significar apenas diluição, que pode ser normal (após ingestão de grande quantidade de líquidos) ou patológica (poliúria secundária a condição mórbida, como *diabetes mellitus* ou *insipidus*). Inversamente, baixa ingestão hídrica pode levar a urina concentrada e de cor amarelo-escura. O Quadro 79.2 lista algumas condições clínicas que podem alterar a cor da urina.

Aspecto

O normal é que a urina esteja límpida. Podem turvar a urina a presença de cristais, piúria, hematúria, lipidúria, quilúria, fungos, muco, esperma, secreção prostática, contraste radiológico, fezes, bactérias etc.

Densidade

É expressa como uma razão entre a densidade da amostra de urina e a densidade da água. Pode ser medida por um urodensímetro, um refratômetro ou por fitas reagentes. É um indicativo geral dos sólidos dissolvidos na urina, como ureia, fosfatos, cloretos, proteínas, açúcares etc. É um parâmetro de função renal, que avalia a capacidade de concentração da urina perlos rins.

Quadro 79.2 Alterações na coloração da urina

Alteração na cor	Causa
Incolor	Diluição (poliúria, *diabetes mellitus*, *diabetes insipidus*)
Laranja	Presença de bilirrubina direta ou de fenazopiridina
Vermelho, rosa	Hemácias, hemoglobina, mioglobina, porfirina, pigmento da beterraba, uso de rifampicina
Vermelho-amarronzado	Hemoglobina, mioglobina, uso de fenóis, metronidazol, fenotiazina, presença de bile
Azul ou verde	Infecção por *Pseudomonas*, presença de bile ou azul de metileno, uso de indometacina

Os limites fisiológicos geralmente se situam entre 1.005 e 1.040. Valores superiores a 1.018 indicam preservação da capacidade renal de concentração urinária. Urinas mais escuras tendem a apresentar densidades maiores. Densidades urinárias baixas constumam indicar ingestão hídrica elevada e só são consideradas anormais se a situação clínica exige uma urina concentrada, como em caso de desidratação ou hipovolemia.

ANÁLISE QUÍMICA

A presença e a concentração de grande variedade de substâncias químicas na urina fornece informações relevantes para o diagnóstico de muitas doenças. Atualmente, essa avaliação é feita de maneira bastante prática com o uso de fitas descartáveis contendo diferentes reagentes. As fitas devem ser mergulhadas rapidamente em amostra homogeneizada e a leitura deve ser feita após um intervalo de tempo específico. O resultado é dado em escalas colorimétricas e a leitura pode ser visual, comparando-se a cor do reagente com um gabarito, ou automatizada, com o uso de um colorímetro. Alguns valores são semiquantitativos e são expressos em cruzes.

Os parâmetros químicos mais frequentemente medidos em fitas reagentes são os seguintes:

pH

A urina é normalmente ácida, pois é a principal via de eliminação de ácidos do organismo. Os limites fisiológicos do pH urinário ficam entre 4,5 e 8,5, porém os valores mais comuns situam-se entre 5,5 e 6,0. Valores foras dessas faixas não indicam necessariamente doença, mas podem ser parâmetros úteis na avaliação e no acompanhamento de determinadas condições clínicas, como cálculos renais.

Urina muito ácida pode indicar acidemia, hipopotassemia intensa ou intoxicação por metanol ou ácido ascórbico. Acidez urinária facilita a formação de cálculos de ácido úrico. Um pH > 5,5 na vigência de acidose metabólica é indício de acidose tubular renal.

Urina alcalina pode se seguir a vômitos intensos e indicar a presença de bactérias produtoras de urease (*Proteus*, *Pseudomonas*) ou o uso de determinados medicamentos, como bicarbonato, tiazídicos ou acetazolamida. Pode ainda indicar a perda urinária de bicarbonato secundária à acidose tubular renal tipo II. Urina alcalina facilita a formação de cálculos de estruvita.

Proteínas

Os reagentes presentes nas fitas de uroanálise detectam basicamente albumina. São muito específicos, mas pouco sensíveis para a detecção de proteinúria, pois positivam apenas quando a excreção de proteínas é de cerca de 300 a 500mg/dia. A presença de proteinúria no

SU indica, quase sempre, patologia renal em estágio intermediário ou avançado. O SU é então insensível à microalbuminúria, que é a manifestação clínica mais precoce da nefropatia diabética e indica risco cardiovascular aumentado em diabéticos e não diabéticos.

Lesões tubulares cursam com perdas proteicas menos intensas do que lesões glomerulares, mas a quantificação em cruzes torna difícil essa distinção pelo *dipstick*, sendo necessária o exame na urina de 24 horas.

Algumas situações clínicas podem cursar com proteinúria na ausência de dano renal relevante. São elas: febre, esforço físico intenso, ortostatismo, exposição ao frio, insuficiência cardíaca e crise convulsiva.

Falso-negativos podem ocorrer em urinas muito diluídas. Falso-positivos podem ocorrer se o pH urinário for > 8,0, se a urina estiver muito concentrada ou se houver hematúria intensa.

Cadeias leves de imunoglobulinas podem estar presentes em altas concentrações na urina, mas não são detectadas pelo *dipstick*. Na suspeita de presença de cadeias leves na urina, pode-se proceder ao teste do ácido sulfossalicílico (ASS) ou à dosagem direta das proteínas totais na urina.

Glicose

Em situações fisiológicas, toda a glicose filtrada nos glomérulos é reabsorvida nos túbulos e não há glicose detectável na urina. Quando a glicemia ultrapassa 180 a 200mg/dL, entretanto, os túbulos são incapazes de reabsorver toda a glicose filtrada, que acaba sendo perdida pela urina. Glicosúria é, portanto, indicativo de *diabetes mellitus* (primário ou secundário) mal controlado.

Glicosúria sem hiperglicemia ocorre em razão de defeito na reabsorção tubular de glicose, seja isolada (glicosúria idiopática renal), seja em associação com múltiplos defeitos reabsortivos (síndrome de Fanconi).

- **Falso-negativo:** ácido ascórbico, densidade e pH elevados.
- **Falso-positivo:** contaminação por agentes oxidantes, como H_2O_2 ou hipoclorito.

Cetonas

Ácido acetoacético, ácido beta-hidroxibutírico e acetona são derivados do metabolismo incompleto de ácidos graxos. Em situações fisiológicas, são indetectáveis na urina, pois são convertidos completamente em água e gás carbônico. Na impossibilidade de utilização de carboidratos como fonte principal de energia, o organismo lança mão dos estoques de gordura, aumentando muito a geração de corpos cetônicos, que acabam aparecendo na urina.

As fitas reagentes detectam, principalmente, o ácido acetoacético. As principais causas de cetonúria são o *diabetes mellitus* descompensado (cetoacidose diabética) e o jejum prolongado ou a desnutrição, situações em que as células não conseguem queimar glicose e se utilizam de ácidos graxos para a geração de energia.

Bilirrubina

Apenas a bilirrubina direta, que é hidrossolúvel, aparece na urina. Indica, portanto, obstrução de vias biliares e/ou dano hepatocelular. Pode preceder a icterícia clinicamente detectável. Bilirrubina indireta não aparece na urina por não ser hidrossolúvel e por estar ligada à albumina.

Urobilinogênio

É produzido no intestino a partir da redução por bactérias intestinais da bilirrubina direta. Parte dele é reabsorvida e volta para o fígado pela circulação, podendo ser filtrada e excretada na urina, onde aparece em pequenas quantidades (traços no *dipstick*). Quantidades aumentadas de urobilinogênio na circulação (e na urina) podem ser vistas nas hepatopatias e nos distúrbios hemolíticos.

Hemoglobina

As fitas reagentes costumam detectar o radical heme, positivando na presença de hemácias íntegras, hemoglobina livre ou mioglobina. Podem positivar na presença de uma a duas hemácias por campo de grande aumento, sendo bastante sensíveis. A presença de hemácias íntegras na sedimentoscopia confirma o diagnóstico de hematúria. Na ausência de hemácias íntegras, o diagnóstico diferencial entre hemoglobinúria e mioglobinúria deve ser feito pela análise da bioquímica plasmática (Quadro 79.3).

Falso-positivos podem ocorrer em virtude da contaminação com agentes oxidantes usados para limpar o períneo, pH urinário muito alcalino (> 9) ou presença de esperma na urina após ejaculação. Falso-negativos são incomuns. Assim, um *dipstick* negativo para sangue praticamente exclui hematúria.

Quadro 79.3 *Dipstick* positivo para sangue

Hemácias no sedimento		Hematúria
Ausência de hemácias no sedimento	Hiperbilirrubinemia indireta, haptoglobina baixa, reticulocitose (soro)	**Hemoglobinúria** (hemólise intravascular)
	CPK, mioglobina, DHL, TGO altos (soro)	**Mioglobinúria** (rabdomiólise)

Nitritos

Estão normalmente ausentes da urina de pessoas saudáveis. Sua presença sugere a existência de bactérias gram-negativas, que reduzem o nitrato (normalmente presente) em nitrito, o qual é detectado pela fita reagente. É, portanto, um sinal indireto de bacteriúria e facilita o diagnóstico precoce de infecção do trato urinário (ITU). São bactérias que reduzem o nitrato a nitrito: *Escherichia coli*, *Klebsiella* sp., *Proteus* sp. e *Pseudomonas* sp.

Teste negativo para nitrito não exclui infecção por bactérias não redutoras de nitrato. O exame não substitui a urocultura como método de eleição para diagnóstico de ITU.

Estearase leucocitária

A positividade para essa enzima no *dipstick* tem boa correlação com leucocitúria maior do que quatro células por campo de grande aumento. É útil, portanto, no rastreamento de ITU. Em conjunto com a pesquisa de nitritos, tem sensibilidade e especificidade superiores a 80%.

EXAME DO SEDIMENTO URINÁRIO

A análise microscópica do sedimento urinário obtido após centrifugação identifica e quantifica os materiais insolúveis na urina (elementos figurados) a partir de sua contagem em campo de grande aumento. Podem compor o sedimento: hemácias, leucócitos, células epiteliais, cilindros, cristais, bactérias, leveduras, muco, espermatozoides e artefatos:

Hemácias

O ponto de corte a partir do qual se considera uma amostra positiva para sangue varia, segundo os diferentes autores, entre duas ou três até 10 hemácias por campo de grande aumento. Pontos de corte menores aumentam a sensibilidade e diminuem a especificidade, e vice-versa. Deve-se sempre tomar cuidado para evitar a contaminação da amostra por sangue menstrual.

O diagnóstico diferencial de hematúria é vasto. Dois grandes grupos de patologias causam hematúria: as doenças glomerulares (glomerulonefrites) e as doenças não glomerulares (sangramentos do trato urinário). A causa mais comum de hematúria é a ITU, seguida da urolitíase. A causa mais comum de hematúria glomerular é a doença de Berger ou nefropatia por IgA. Exercício físico intenso pode ser causa de hematúria passageira, sem significado clínico. A presença concomitante de cilindros hemáticos, hemácias dismórficas (principalmente acantócitos) ou proteinúria importante indica causa glomerular. O Quadro 79.4 lista algumas causa comuns de hematúria:

Quadro 79.4 Causas de hematúria

Hematúria glomerular	Hematúria extraglomerular
Nefropatia por IgA, GNDA, GNMP, nefrite lúpica, mal de Alport, doença da membrana hialina etc.	Urolitíase, ITU, traumatismo (inclusive iatrogênico), tumores do TGU, malformações vasculares do TGU, hipercalciúria idiopática, nefrite intersticial, rins policísticos, necrose de papila renal etc.

GNDA: glomerulonefrite difusa aguda; GNMP: glomerulonefrite membranoproliferativa.

Leucócitos

A presença de mais de cinco leucócitos por campo de grande aumento indica inflamação nas vias urinárias. Em geral, indica infecção bacteriana, como cistite, pielonefrite, uretrite ou prostatite, mas pode estar presente em outras inflamações de natureza não infecciosa, como na glomerulonefrite ou nefrite intersticial. Tuberculose das vias urinárias ou infecções contíguas ao trato urinário (p. ex., apendicite ou abscesso perirrenal) também podem cursar com piúria. A presença de cilindros leucocitários indica que a inflamação é de origem renal.

A coloração de Wright pode distinguir entre neutrófilos, linfócitos e eosinófilos. Linfócitos podem estar presentes na doença tubulointersticial crônica, enquanto eosinófilos têm certa especificidade para nefrite intersticial aguda.

Bactérias

A urina é normalmente estéril e não deve conter nenhum microrganismo. A presença de bactérias geralmente se deve à contaminação da amostra, principalmente quando ela demora a ser processada. Em amostras adequadamente coletadas e prontamente processadas, sugere ITU. Alguns pacientes com fragilidade imunológica, como idosos, diabéticos e transplantados, podem ter a urina cronicamente colonizada, sem inflamação evidente e sem sintomas de ITU (bacteriúria assintomática).

Células epiteliais

Resultam da descamação fisiológica do trato geniturinário (TGU) e aparecem ocasionalmente no sedimento urinário normal. Só adquirem significado patológico quando em grande quantidade – indicando inflamação ou dano tubular – ou quando formam cilindros (ver adiante).

Cristais

A formação de cristais na urina depende de uma série de fatores, incluindo a supersaturação das moléculas constituintes, o pH urinário e a presença de inibidores da cristalização. De modo geral, a presença de cristais na urina, principalmente de oxalato ou fosfato de cálcio, tem pouca relevância clínica e não indica propensão para a formação de cálculos renais. Em algumas situações clínicas, contudo, o achado de cristais na urina se constitui em importante elemento diagnóstico, como será visto adiante.

Cristais de ácido úrico

São formados na urina ácida, pois a acidez favorece a conversão do urato (bastante solúvel) em ácido úrico (menos solúvel). Cristais de oxalato de cálcio não dependem do pH urinário para se formar. Cristais de fosfato de cálcio se formam em urina alcalina.

Em um paciente com insuficiência renal aguda (IRA), a presença de grande quantidade de cristais de ácido úrico é compatível com síndrome de lise tumoral, enquanto cristais de oxalato de cálcio sugerem ingestão de etilenoglicol.

Cristais de fosfato amônio-magnesiano (estruvita)

Indicam aumento na concentração urinária de amônia e a alcalinização da urina, situação típica da presença de bactérias produtoras de urease. Podem indicar a presença de cálculos coraliformes.

Cristais de cistina

Com seu clássico formato hexagonal, são diagnósticos de cistinúria.

Cilindros

São moldes dos túbulos contorcidos distais e coletores cujo principal constituinte é a proteína de Tamm-Horsfall, uma mucoproteína secretada exclusivamente pelos túbulos renais. Diferentes cilindros podem ser observados na urina, alguns normais e outros indicativos de processos patológicos. O achado de células nos cilindros sugere que sua origem é renal.

Cilindros hialinos

Formados pela precipitação da proteína de Tamm-Horsfall, são levemente mais refrativos do que a água e normalmente são vistos até 10 por campo de grande aumento. Não são considerados patológicos, podendo ser vistos em maior quantidade em situações fisiológicas como desidratação, febre, exercício físico intenso ou estresse emocional.

Cilindros hemáticos

São altamente específicos de sangramento de origem renal, como glomerulonefrites, ou vasculites, ainda que apenas um seja visto.

Cilindros leucocitários

Indicam doença tubulointersticial ou pielonefrite aguda. Podem aparecer no contexto de uma glomerulonefrite aguda.

Cilindros de células epiteliais

Indicam descamação aumentada de epitélio tubular, como na necrose tubular aguda (NTA).

Cilindros granulares

Resultam da degeneração de cilindros celulares ou das proteínas agregadas. Indicam estase do fluxo urinário.

Cilindros gordurosos ou graxos

São considerados a última etapa de degeneração dos cilindros granulares. Como o processo de degeneração é lento, sua presença indica fluxo muito diminuído e é consistente com doença renal avançada.

Cilindros largos

Tendem a ter a aparência granular ou graxa. São formados em túbulos dilatados pelo baixo fluxo. Também são consistentes com doença renal em estágio avançado.

LEITURA RECOMENDADA

Soares et al. Métodos diagnósticos, Consulta Rápida. Artmed, 2002.

Greenberg A. Urinalysis. In: Greenberg A. *Primer on kidney diseases*, 5. ed., Philadelphia: Saunders Elsevier, 2009: 24-32.

Riella MC. *Avaliação clínica e laboratorial da função renal. Princípios de nefrologia e distúrbios hidroeletrolíticos.* 5. ed. Rio de Janeiro: Guanabara Koogan, 2010.

Uso Racional dos Marcadores Tumorais e Biológicos

CAPÍTULO 80

Carolina do Nascimento Matias Teixeira
Heberton Medeiros Teixeira • José Iran Costa Júnior
Paulo Duprat

INTRODUÇÃO

Os marcadores tumorais como são conhecidos consistem em substâncias orgânicas, geralmente proteínas, cuja alteração dos valores normais pode ser indicativo de diversos diagnósticos de doenças oncológicas, como também de outras doenças clínicas não tumorais. Essas substâncias podem ser: enzimas, isoenzimas, hormônios, anticorpos, antígenos oncofetais, proteínas de adesão, proteínas secretadas, carboidratos epítopos e produtos de oncogenes.

Espera-se a descoberta de um marcador com sensibilidade e especificidade suficientes para o diagnóstico da a maioria dos cânceres na fase inicial. Essas substâncias, no entanto, são pouco efetivas no rastreamento das doenças neoplásicas, visto que todos os marcadores mostram baixa sensibilidade em populações assintomáticas, dificultando o diagnóstico em estágio precoce, assim como a maioria ainda é pouco específica para a determinação do tipo de tumor.

O grande valor dos marcadores tumorais está no seguimento de pacientes que na fase pré-tratamento apresentavam valores séricos aumentados desses marcadores. É sempre importante lembrar que várias doenças benignas também podem elevar esses marcadores, principalmente as inflamatórias, porém, muitas vezes, com valores menores do que em neoplasias avançadas.

Poucos marcadores tumorais são órgão-específicos. Os únicos que apresentam especificidade significativa são: a tireoglobulina para carcinoma de tireoide e o *prostate specific antigen* (PSA) para as doenças da próstata, o qual também pode estar aumentado em doenças benignas da próstata. Alguns tumores endócrinos têm secreções hormonais específicas, como a insulina no insulinoma de pâncreas e a serotonina no tumor carcinoide, mas a maioria dos tumores endócrinos é multi-hormonal, muito embora em seu quadro clínico predomine um hormônio.

Recentemente, o desenvolvimento da técnica de imuno-histoquímica, das técnicas moleculares e de análise genética fornecem informações mais precisas sobre o diagnóstico e o prognóstico das doenças. Esse desenvolvimento tecnológico conduzirá a uma era na qual os marcadores biológicos tornarão possível determinar caminhos terapêuticas mais precisos, tornando a decisão terapêutica menos empírica. Por isso, neste capítulo também será feita uma pequena introdução sobre os avanços proporcionados pelo uso dos marcadores de superfície celular e por marcadores genéticos.

DADOS HISTÓRICOS

O primeiro relato sobre marcador tumoral em literatura científica foi feito em 1846: a proteinúria de Bence Jones, em pacientes com mieloma múltiplo. No entanto, as aplicações dos marcadores tumorais na prática clínica só começaram a se consolidar na década de 1960, por intermédio de Abelev (1963) e, posteriormente, Gold e Freedman (1965), que descobriram a alfafetoproteína (AFP) e o antígeno carcinoembrionário (CEA), respectivamente. O Quadro 80.1 mostra um pouco da história desses marcadores.

MARCADOR BIOLÓGICO IDEAL

O marcador biológico ideal deveria ter sua execução realizada de maneira fácil, barata e acessível, ter altas sensibilidade e especificidade, poder fornecer informações sobre o prognóstico e monitorizar a recidiva da situação clinica, bem como aparecer de modo precoce nas doenças neoplásicas (Quadro 80.2).

CAPÍTULO 80 Uso Racional dos Marcadores Tumorais e Biológicos

Quadro 80.1 Dados da história dos marcadores tumorais

1847 – Bence Jones	Identificação de uma proteína em pacientes com hiperviscosidade
1867 – Foster	A importância da amilasemia e da amilasúria nas doenças do pâncreas
1930	Reconhecimento da fosfatase ácida como marcador de neoplasias da próstata e da alcalina nas neoplasias osteogênicas
1965 – Gold e Freedman	identificação do antígeno carcinoembrionário (CEA) no feto
1969 – E. R. Heubner e G. Todaro	Identificação dos oncogenes
1975 – H. Kohler e G. Milstein	Descoberta da tecnologia que abriu caminho para utilização dos anticorpos monoclonais
1979 – Wang et al.	Identificação do antígeno prostático específico (PSA)
1981	Identificação do CA 19.9, por Koproski et al., e do C-erb B-2, por Shih et al.
1982	Determinação de conceitos e nomenclatura para os CD (*cluster of differentiation*), o que tornou possível o desenvolvimento da análise de marcadores de superfície celular
1984 – Kufe e Hilkens	Identificação do CA 15.3
1987 – Bray et al.	Identificação do CA 125

Quadro 80.2 Características de um marcador tumoral ideal

Fácil mensuração
Ausente em doenças benignas
Detectável em estágios iniciais do câncer
Relação quantitativa entre seu nível e a extensão do tumor
Relação inversa com a eficácia do tratamento
Estimativa de massa tumoral/estadiamento
Indicação de prognóstico
Comprovação da efetividade do tratamento
Detecção de recorrência

Obs.: a utilidade de uma substância como marcador depende de diversas variáveis, como tempo de duplicação da célula tumoral, taxa de síntese de marcador, taxa de liberação para circulação e taxa de catabolismo. No entanto, as variáveis mais importantes são a especificidade e a sensibilidade, assim como a metodologia laboratorial de sua determinação quanto ao comportamento epidemiológico desses resultados.

TIPOS DE MARCADORES TUMORAIS

Os marcadores biológicos são classificados com base em seu principal mecanismo de coleta, que são:

- **Marcadores tumorais séricos:** são os marcadores tumorais clássicos e os mais conhecidos, e também os mais utilizados na prática clínica devido à praticidade de sua execução. Essa classe pode ser dividida em: proteínas séricas, enzimas séricas ou hormônios.
- **Marcadores tumorais de superfície celular:** consistem em uma série de proteínas acopladas à membrana celular, as quais têm sido atualmente usadas para diagnóstico, determinação da origem clonal de enfermidades e para orientação do tratamento.
- **Marcadores tumorais genéticos:** são genes, sequência de DNA ou alterações em cromossomos que podem ser usados para identificação de células, indivíduos, espécies ou doenças. São marcadores com maior potencial de classificação do prognóstico e orientação dos tratamentos.

Com relação aos marcadores tumorais de superfície celular e aos marcadores tumorais genéticos, o objetivo deste capítulo é apenas citar alguns exemplos práticos de como este é um tema que precisa ser estudado e difundido entre os profissionais de saúde. Esses dois temas serão marcantes e decisivos na medicina no sentido de promover maior precisão diagnóstica e terapêutica, e por isso serão citados neste capítulo.

MARCADORES TUMORAIS SÉRICOS

Antígeno carcinoembrionário (CEA)

O CEA é uma glicoproteína com peso molecular de 150 a 300kD que se encontra presente em células epiteliais fetais e é considerado um antígeno oncofetal. Em tecidos adultos normais é detectado no cólon, intestino delgado, estômago, pulmão e na mama em período de lactação. A função do CEA em tecido tumoral ou normal não é completamente conhecida, mas ele parece atuar como molécula de adesão celular.

O valor normal do CEA é 2,5 a 3,5ng/mL, porém, em fumantes, esse valor se eleva de 5 a 6,5ng/mL. Em geral, doenças benignas têm CEA < 10 a 12ng/mL e raramente > 24ng/mL. A meia-vida do CEA é em torno de 6 a 7 dias, devendo a normalização ocorrer entre 3 e 6 semanas após ressecção tumoral com intuito curativo. Em torno de 1% da população mundial tem valor elevado do CEA sem significado clínico.

Uma das deficiências desse marcador é a baixa especificidade, elevando-se também em algumas condições benignas, como: cirrose hepática, hepatites, colelitíase, icterícia obstrutiva, abscesso hepático, úlcera péptica, pancreatite, poliposes intestinais, doença inflamatória intestinal, diverticulites, bronquite, enfisema pulmonar, infecções pulmonares, tuberculose, alterações benignas da mama, insuficiência renal, broquiectasias e em tabagistas.

Para o uso do marcador CEA com critérios é necessário conhecer suas principais utilidades e limitações, quais sejam:

- **Rastreamento precoce:** a sensibilidade e a especificidade do CEA são em torno de 40% a 47% e de 90% a 95% para câncer colorretal, respectivamente. Cerca de 80% a 90% dos pacientes com câncer do cólon no estágio I não elevam o CEA (baixa sensibilidade na doença precoce), o que faz com que esse exame não seja recomendado para rastreamento em população assintomática, mesmo em população de alto risco, como nos pacientes com condições genéticas de alta probabilidade para desenvolver câncer de cólon, como: polipose adenomatosa familiar, colite ulcerativa e síndrome de Lynch.
- **Sugestão do estadiamento:** há uma relação diretamente proporcional entre o estágio tumoral do carcinoma colorretal e a porcentagem de pacientes com níveis séricos elevados de CEA, sendo a positividade do CEA entre 0% e 25% no estágio I e de 61% a 90% no estágio IV.
- **Prognóstico:** as principais utilidades do CEA no câncer colorretal são no prognóstico e no seguimento dessa neoplasia. Quanto mais alto o CEA pré-operatório, mais alta a recorrência pós-operatória, principalmente a distância. Vários estudos têm demonstrado que o CEA pré-tratamento é um fator prognóstico independente do estadiamento tumoral.
- **Seguimento dos pacientes após tratamento e detecção das recidivas:** a sensibilidade do CEA para identificação de recorrência tumoral é de aproximadamente 80% a 84% e a especificidade, de 95% a 100%. A American Society of Clinical Oncology (ASCO) recomenda o monitoramento do CEA a cada 2 ou 3 meses em pacientes com câncer colorretal estágio II ou III por 3 ou mais anos após o diagnóstico. Em pacientes com doença metastática, o CEA é bom indicador de resposta à quimioterapia.

CA 19.9

O marcador CA 19.9 é um antígeno carboidrato de superfície celular com peso molecular variando de 200 a 1000kD, sendo também conhecido como antígeno de Lewis. É um carboidrato relacionado com o grupo sanguíneo Lewis, sendo 5% a 10% da população Lewis negativa e incapaz de expressar o CA 19.9.

Sua meia-vida é de difícil determinação, mas deve retornar a valores normais cerca de 1 mês após terapêutica com intuito curativo. O valor de normalidade é em torno de 9,4U/mL, mas somente valores > 37U/mL são considerados elevados. Algumas situações clínicas benignas podem elevar o CA19.9, como pancreatites aguda e crônica, cirrose hepática, colangite, hiperbilirrubinemia, peritonite, hepatites e pneumonites.

Atualmente, na oncologia, é o marcador de escolha para tumores pancreáticos. Altos níveis também podem ser encontrados em outros tumores dos tratos gastrointestinal, respiratório e geniturinário. No câncer de pâncreas, tem sensibilidade de 64% a 97% e especificidade de 76% a 99%.

- **Rastreamento:** a baixa prevalência do tumor de pâncreas, o valor preditivo positivo de apenas 2% e a baixa sensibilidade para tumores pequenos e irressecáveis (30% a 40%) tornam o CA 19.9 sem valor no rastreamento e no diagnóstico. Por outro lado, valores > 1.000U/mL têm alta especificidade (quase 100%) para tumores de pâncreas, sendo na maioria irressecáveis.
- **Seguimento de resposta ao tratamento:** esse marcador tem utilidade também no seguimento pós ressecção de câncer de pâncreas, podendo a elevação sérica no seguimento indicar doença recorrente ou progressiva 1 a 8 meses antes de evidência clínica ou radiológica.

CA 15.3

O marcador sérico CA 15.3 é uma glicoproteína de membrana de 300 a 400kD produzida pelas células glandulares. Seu valor normal de referência é 25U/mL. Apenas 1,3% da população sadia tem CA 15.3 elevado. Também apresenta uma baixa especificidade e, assim, pode elevar-se em condições benignas, como hepatites, tuberculose, sarcoidose e lúpus eritematoso sistêmico.

O CA 15.3 é encontrado em níveis elevados em câncer de ovário, pulmão, cólon, hepatocarcinoma, linfomas e, principalmente, câncer de mama. No câncer de mama, a incidência da elevação varia de acordo com o estágio da doença, sendo de 9% a 19% nos estágios I e II e de 38% a 75% nos estágios III e IV. Algumas considerações sobre seu uso incluem:

- **Rastreamento:** a recomendação atual da ASCO e de outras sociedades médicas é a de não usar o CA15.3 para rastreamento e detecção precoce das doenças, e também não há sensibilidade ou especificidade para utilizá-lo para diagnóstico, estadiamento ou monitorização de recorrência após tratamento do câncer de mama.
- **Seguimento da resposta terapêutica:** sua utilidade atual é apenas durante o tratamento de doença metastática, para avaliação da resposta à quimioterapia ou à hormonioterapia, em conjunto com anamnese, exame físico e exames de imagem.

CA 125

O antígeno carboidrato 125 é formado por uma glicoproteína de alto peso molecular (220 a 1.000kD), detectada por um anticorpo monoclonal (OC 125). Normalmente é produzido pelo epitélio das serosas, trompas de Falópio, endométrio e endocérvice. Cerca de 1% das mulheres saudáveis tem o marcador CA 125 alterado (valor normal até 35U/mL).

Diversas condições clínicas benignas elevam o CA 125, como endometriose, cistos hemorrágicos ovarianos, menstruação, doença inflamatória pélvica aguda, gestação, fibrose uterina, pancreatite aguda, doença inflamatória intestinal, tuberculose peritoneal, cirrose hepática, fibrose hepática, hepatite crônica ativa, pericardite, poliarterite nodosa, síndrome de Sjögren, lúpus eritematoso sistêmico e insuficiência renal. Teoricamente, qualquer entidade clínica que produza inflação nas serosas, e principalmente no peritônio, pode elevar o valor sérico do marcador CA 125.

Atualmente, é usado como marcador tumoral no câncer de ovário, porém pode encontrar-se elevado em outros tipos de tumores, como de endométrio, mama, gástrico, pâncreas, pulmão, bexiga, hepatocarcinoma, mola hidatiforme e linfoma não Hodgkin.

Pacientes com diagnóstico confirmado de câncer de estômago e câncer de pâncreas que apresentam elevação do valor do marcador CA 125 têm maiores chances de disseminação peritoneal, o que é importante no planejamento cirúrgico, pois os diversos exames de imagem utilizados para estadiamento de tumores têm baixa sensibilidade para identificação de doença infiltrativa em peritônio.

A sensibilidade para diagnóstico de câncer de ovário é de 80% a 85% no tipo epitelial, variando de acordo com o estadiamento: 50% no estágio I, 90% no estágio II e 92% e 94% nos estágios III e IV, respectivamente. Em virtude da baixa incidência de câncer de ovário, e das baixas sensibilidade e especificidade do CA 125 no câncer de ovário em estágios iniciais, não se pode utilizá-lo como método isolado de triagem ou de diagnóstico dessa neoplasia. Suas principais indicações atuais são as seguintes:

- **Avaliação prognóstica no câncer de ovário:** o nível de CA 125 é um preditor significativo de sobrevida, a qual tem sido considerada maior em mulheres com CA 125 menores. Níveis > 65U/mL correspondem a 5% de sobrevida em 5 anos. Níveis > 35U/mL após três ciclos de quimioterapia estão associados a sobrevida baixa: 17% em 2 anos.
- **Monitorização da resposta ao tratamento cirúrgico do câncer de ovário:** o CA 125 é útil na avaliação da presença de tumor residual: 95% dos tumores residuais têm altos níveis de CA 125. Aumento do CA 125 pode preceder em 11 meses as alterações clínicas. No caso de tumores residuais de até 2cm, o valor de CA 125 pode ser normal. O nível sérico do CA 125, dosado durante 3 a 4 semanas após a cirurgia, é descrito como fator prognóstico. Assim, aumento de CA 125 após a cirurgia indica alta probabilidade de tumor residual; entretanto, se negativo, não exclui a presença de doença residual.
- **Monitorização da resposta à quimioterapia no câncer de ovário:** identifica atividade da doença durante quimioterapia pós-operatória, com eficiência de 91,9%. A combinação de CA 125, exame clínico e ginecológico detecta a progressão da doença em 90% dos casos.
- **Diferenciação pré-operatória de massas pélvicas:** 82% dos casos malignos têm CA 125 com valor > 35U/mL. Apenas 3% das pacientes com massas pélvicas não malignas têm níveis > 35U/mL. Elevação sérica do CA 125 associado a alterações na ultrassonografia transvaginal na pós-menopausa é um preditor significativo de malignidade.
- **Seguimento após tratamento:** na oncologia, o CA 125 é usado com freqüência durante o seguimento de pacientes submetidas a cirurgia citorredutora, com ou sem quimioterapia adjuvante, para detecção de recidiva.
- **Avaliação de disseminação peritoneal:** em pacientes com câncer de estômago ou pâncreas.

CA 72.4

Esse marcador, também denominado TAG-72, é um antígeno composto por carboidratos e reconhecido por anticorpos monoclonais. Seu valor de referência é 6U/mL e apresenta melhor acurácia do que o CEA e o CA19.9 para neoplasia gástrica, com cerca de 50% dos pacientes mostrando valores elevados desse marcador, porém a sensibilidade depende da extensão da doença.

Eleva-se em menos de 30% das doenças metastáticas não digestivas ou ovarianas. Menos de 10% das elevações desse marcador correspondem a doenças benignas. Seu uso atual na oncologia é restrito e ainda pouco difundido, sendo utilizado no controle de remissão e recidiva de carcinomas do trato gastrointestinal (categoria III pelo consenso americano).

Antígeno prostático específico (PSA)

O *prostate specific antigen*, antígeno prostático específico, ou simplesmente PSA, é um peptídeo com peso molecular de 33kD, da família das calicreínas, produzido pelas células epiteliais dos ductos e ácinos da glândula prostática e secretado nos lúmens dos ductos prostáticos. Presente em grandes concentrações no líquido prostático (2mg/mL), acredita-se que ele tenha função de liquefazer o coágulo seminal. Apesar de secretado exclusivamente no tecido prostático, sabe-se atualmente que também é produzido por glândulas periuretrais e de origem cloacal, incluindo resíduos glandulares em mulheres. Cerca de 40% do PSA encontra-se ligado à α-macroglobulina, não sendo detectado pelos métodos de análise tradicionais. Os valores considerados dentro da normalidade encontram-se entre 1,4 e 4,0ng/mL. Sua meia-vida é de 2,2 dias.

Para o aumento da especificidade e da acurácia desse exame utilizam-se: o PSA livre (fração do PSA circulante não conjugado), a relação PSA livre/total e PSA/densidade (relação do PSA total e volume prostático), PSA/idade (pois o tamanho da próstata aumenta com a idade) ou PSA/velocidade (variação da medida de PSA em um intervalo de tempo, em geral 1 ano).

Condições benignas que elevam o PSA incluem hiperplasia prostática benigna (HPB), prostatite, ejaculação, toque retal, massagem, ecocardiografia e biópsia prostáticas, sondagem vesical de demora e prática de hipismo e ciclismo.

Muitos o consideram o marcador tumoral mais útil em oncologia, sendo o mais próximo do marcador ideal. Apresenta importância no rastreamento, diagnóstico, prognóstico e seguimento do adenocarcinoma de próstata. Suas utilidades clínicas são:

- **Rastreamento:** a ASCO recomenda que todo homem com mais de 50 anos de idade colete PSA anualmente, associado a toque retal, apesar de não estar totalmente estabelecido se essa prática aumenta a sobrevida global dos pacientes. Em geral, o valor preditivo positivo do PSA é de 20% entre 4 e 10ng/mL e de 60% em pacientes com PSA > 10ng/mL.
- **Estadiamento:** o PSA também é um marcador extremamente útil no estadiamento e na decisão terapêutica, pois cerca de 80% dos pacientes com valores de PSA < 4ng/mL, apresentam tumor restrito à próstata, enquanto 50% dos pacientes com níveis > 10ng/mL apresentam extensão extracapsular, e a grande maioria dos pacientes com PSA > 50ng/mL são metastáticos.
- **Prognóstico:** quanto ao prognóstico, a determinação do tempo para elevação e do tempo para duplicação do PSA torna possível identificar grupos de pior prognóstico quanto à evolução da doença.
- **Seguimento após tratamento:** no seguimento do câncer de próstata, a monitorização do PSA é a principal medida para detecção de falha terapêutica, uma vez que seus níveis se elevam mais precocemente do que as manifestações clínicas. Após a prostatectomia bem-sucedida, o PSA deve tornar-se indetectável, ou elevar-se até 0,1ngT/mL, e após radioterapia, deve diminuir para < 1ng/mL.

Desidrogenase lática (DHL)

A desidrogenase lática é uma enzima que catalisa a oxidação reversível do lactato a piruvato, utilizando NAD (nicotinamida adenina dinucleotídeo) como aceptor de hidrogênio. A enzima encontra-se presente no citoplasma de todas as células corporais. Desse modo, é fácil inferir que a mensuração da enzima carece de especificidade e observa-se aumento em um grande número de afecções.

Como a enzima é um tetrâmero constituído de inúmeras combinações entre duas subunidades, conhecidas como H e M, a dosagem dessas isoenzimas, conhecidas como DHL1 a DHL5, é uma maneira de tentar melhorar a especificidade desse método (p. ex., as formas DHL1 e DHL2 predominam no coração e nas hemácias, enquanto as DHL4 e DHL5 no fígado e no músculo esquelético); no entanto, outros tecidos não têm qualquer predominância de uma das isoenzimas. Seu valor de normalidade varia de acordo com o método e o laboratório, sendo sugerido como orientação: 80 a 220UI/L.

Algumas condições benignas que elevam o valor sérico da DHL são: infarto do miocárdio, hemólise, anemias megaloblásticas, lesão renal aguda, infecções respiratórias e doenças hepática e muscular.

Na atualidade, a DHL pode ser útil em algumas situações. Esse marcador funciona como importante fator prognóstico em pacientes com linfoma não Hodgkin. Pode ser indicativo de recidiva de doença em pacientes com melanoma, com tumores de células germinativas ou com carcinoma renal, pois reflete presumivelmente a taxa de crescimento e o volume tumoral. Estudos recentes sugerem que a DHL também funciona como fator prognóstico em caso de câncer de pulmão, cólon e mama.

Alfafetoproteína (AFP)

A AFP é uma importante glicoproteína do soro fetal, com peso molecular de 70kD, sintetizada no fígado, no saco vitelino e no intestino fetal, apresentando funções de transporte plasmático e manutenção do equilíbrio oncótico e desaparecendo no primeiro ano de vida. Seu valor normal em um homem adulto varia entre 5 e 15ng/mL. A vida média é de 5 a 7 dias.

A afp foi associada pela primeira vez a patologia maligna em 1963, a partir de estudos realizados em ratos.

Essa proteína encontra-se fisiologicamente elevada na gravidez e em hepatopatias benignas, como hepatites agudas e crônicas.

Atualmente, na prática clínica diária, a AFP tem indicações muito precisas, a saber:

- **Rastreamento:** tem importante valor no rastreamento do hepatocarcinoma (HCC), encontrando-se elevada em torno de 60% a 90% dos pacientes com hepatocarcinoma, com exceção daqueles com hepatocarcinoma fibrolamelar, que não estão associados a altos níveis da AFP. Um consenso internacional, de 1986, recomenda a combinação de ultrassonografia hepática semestral com AFP sérica trimestral para rastreamento de HCC em pacientes com hepatite B, cirrose ou hepatite crônica ativa.

- **Diagnóstico do hepatocarcinoma:** o diagnóstico pode ser firmado com exame de imagem sugestivo associado a valores de AFP > 400ng/mL. Ainda no HCC, os níveis séricos de AFP se associam ao prognóstico (tumores pequenos, potencialmente curáveis, se associam a baixos níveis de AFP) e ao seguimento dessa patologia.
- **Marcador para seguimento e prognóstico de tumores germinativos não seminomatosos:** nas neoplasias de células germinativas, a AFP encontra-se elevada nos pacientes com neoplasia não seminomatosa, que representa cerca de 40% das neoplasias germinativas. Naqueles pacientes cujo exame anatomopatológico demonstra seminoma puro e nos quais esse marcador encontra-se elevado, essa neoplasia deve ser tratada como tumor não seminomatoso ou misto. É importante também no seguimento dessa patologia.

Subunidade beta da gonadotrofina coriônica humana (β-HCG)

A β-HCG é uma glicoproteína de 45kD que funciona como hormônio e que é secretada pelas células do sinciciotrofoblasto e da placenta, sendo fisiologicamente encontrada na gravidez. No sexo masculino, o valor considerado normal é aquele < 2mUI/mL; na mulher não gestante, < 10mUI/mL. Sua vida média varia entre 12 e 20 horas.

A β-HCG é um marcador extremamente importante de uso clínico na detecção de gestação normal após o sétimo dia de implantação. Também se eleva em casos de doença inflamatória intestinal, cirrose hepática e úlcera péptica.

Na prática clínica, tem as seguintes utilidades:

- **Prognóstico e estadiamento de tumores germinativos:** os níveis séricos correspondem diretamente à massa tumoral no tumor de testículo, funcionando como fator prognóstico e fazendo parte de seu estadiamento.
- **Seguimento da resposta terapêutica:** indica, com boa especificidade, os índices de resposta terapêutica e recidiva da doença. A elevação sérica do valor da β-HCG pode anteceder os sintomas da doença de 2 a 14 meses.

Assim como ocorre com a AFP, níveis elevados desse marcador em pacientes com tumor de células germinativas cujo exame anatomopatológico mostra seminoma puro indicam que esses pacientes devem ser tratados como não seminomatosos ou mistos.

Esse marcador também apresenta importante utilidade na doença trofoblástica gestacional, relacionando-se com a massa tumoral e o estadiamento (dividindo as pacientes, quanto ao prognóstico, em baixo e alto risco), além de ser útil na monitorização de resposta terapêutica e recaída de doença.

β2-Microglobulina

A β2-microglobulina é uma glicoproteína de baixo peso molecular (12kD), presente em todas as células nucleadas. Seu valor de referência no soro é de 2µg/mL para pessoas até 60 anos e 2,6µg/mL para aquelas com mais de 60 anos de idade. Algumas patologias que promovam ativação clonal de linfócitos, como doença de Crohn, hepatites, sarcoidose, vasculites, hipertireoidismo e infecções virais, podem elevar o valor sérico da β2-microglobulina. Sua dosagem urinária torna possível observar distúrbios de filtração renal.

Embora usado, principalmente, como indicativo de carga tumoral em linfomas não Hodgkin e leucemia linfoide crônica, seu uso mais importante é como fator prognóstico independente em mieloma múltiplo, sendo o fator prognóstico isolado mais importante nessa doença.

Cromogranina A

A cromogranina A é uma proteína ácido-solúvel que é estocada e liberada com as catecolaminas da medula suprarrenal e dos nervos simpáticos periféricos. Também denominada secretogranina I, constitui-se em um grupo de proteínas presentes em vários tumores neuroendócrinos. Tem utilidade em enfermos com as seguintes neoplasias endócrinas: feocromocitoma, síndrome carcinoide, carcinoma medular de tireoide, adenoma hipofisário, carcinoma de células de ilhotas pancreáticas, neoplasia endócrina múltipla e carcinoma pulmonar de pequenas células. Em oncologia, é utilizada para o controle de remissão e recidiva de tumores neuroendócrinos. Os valores de normalidades encontram-se entre 10 e 50ng/mL. Algumas condições clínicas não oncológicas elevam a cromogranina A, como a hiperplasia prostática benigna.

Calcitonina

A calcitonina é um hormônio peptídico secretado pelas células C parafoliculares na tireoide. Sua secreção é estimulada pelo cálcio. A calcitonina é um hormônio da tireoide cuja função fisiológica é antagonizar-se com o hormônio paratireoidiano. Sua principal função é inibir a reabsorção óssea mediante a regulação do número e da atividade de osteoblastos. Seu valor de referência é 19pg/mL para homens e 14pg/mL para mulheres.

Várias doenças clínicas elevam o valor da calcitonina, como a anemia perniciosa, a insuficiência renal crônica, a cirrose alcoólica, o hiperparatireoidismo, a doença de Paget do osso e a síndrome de Zollinger-Ellison.

A calcitonina é usada como marcador para o seguimento dos pacientes com carcinoma medular da tireoide. Nesse grupo, também é usada no diagnóstico precoce de doentes de risco, apresentando sensibilidade de 90% para detecção desse tumor em indivíduos com história familiar e/ou síndrome de neoplasia endócrina múltipla tipo II.

É interessante mencionar que alguns pacientes com valores normais de calcitonina basal tornam-se positivos em testes de provocação com cálcio e/ou pentagastrina.

MARCADORES BIOLÓGICOS TECIDUAIS

O desenvolvimento da medicina molecular proporcionou a identificação de diversos mecanismos celulares presentes na membrana celular ou no espaço intracelular, o que desencadeou uma nova era na medicina e na biologia. Essa nova tecnologia fez despertar o conhecimento sobre diversas proteínas de superfície celular que são fundamentais na diferenciação celular e na fisiologia de cada célula, e assim surgiram os grupos de diferenciação, mais conhecidos por CD (*cluster of differentiation*).

Os CD consistem em diversos tipos de moléculas da superfície celular que foram identificados por meio de anticorpos monoclonais. Em conferência realizada em Paris (Workshop Internacional e Conferência na diferenciação de antígenos de leucócitos humanos – HLDA), em 1982, uma nomenclatura e conceitos específicos foram propostos para normatização dos conhecimentos sobre esse novo segmento da biologia. Atualmente, mais de 300 CD foram identificados. A maioria dos CD pode ser estudada pela técnica de imuno-histoquímica (IMQ).

A IMQ é uma modalidade diagnóstica que consiste em um processo de localização de proteínas em células de uma amostra de tecido, explorando o princípio da ligação específica de anticorpos a antígenos. Em outras palavras, existe um marcador na superfície da célula ou intracelular que funciona como "antígeno", e um anticorpo é utilizado para identificá-lo e marcá-lo. Isso promoveu um aumento na sensibilidade e na especificidade dos diagnósticos histopatológicos. Anteriormente baseados em dados morfológicos das células e tecidos, esses diagnósticos contam agora com uma ferramenta objetiva, que pode associar a presença de um marcador (antígeno) a um determinado tipo de célula (Quadro 80.3).

São exemplos da utilização desses antígenos de superfície celular na prática clínica:

- **Identificação da origem de uma neoplasia morfologicamente indiferenciada:** as células metastáticas mantêm características clonais de suas células de origem e, quando morfologicamente muito diferentes (indiferenciadas) em relação às suas células de origem, é possível encontrar marcadores biológicos que identifique sua origem clonal.
- **Identificação dos diversos subtipos de linfomas:** durante o processo de diferenciação dos linfócitos, eles desenvolvem características morfológicas e funcionais diversas. Essa diversidade também se expressa na superfície celular e quando identificada, diferencia os diversos tipos de linfomas.
- **Identificação dos diversos subtipos de sarcomas.**
- **Detecção de células neoplásicas metastáticas.**
- **Fatores prognósticos em câncer e orientação terapêutica:** o exemplo clássico dessa evolução é a identificação do perfil imuno-histoquímico em câncer de mama, porém outros exemplos podem ser citados:
  - **Receptor hormonal de estrógeno e progesterona:** a identificação desses receptores, além de informar sobre o prognóstico, possibilita a utilização da terapia anti-hormonal em câncer de mama com a utilização do tamoxifeno ou inibidor da aromatase.
  - **Caracterização gene HER-2-neu:** a mutação desse grupo de genes confere uma maior agressividade ao câncer de mama e orienta a utilização de terapia com o anticorpo monoclonal trastuzumabe, considerada um dos maiores avanços da terapia oncológica atual.
  - **C-KIT ou CD-117:** essa proteína transmembrana, codificada pelo gene KIT, tem sido usada na prática clínica como um dos marcadores que compõem o diagnóstico dos tumores estromais do trato gastrointestinal (GIST) e para orientação da terapia com o imatinibe (Glivec®).
- **Perfil hormonal em adenoma de hipófise.**
- **Detecção de agentes infecciosos:**
  - Detecção de antígenos virais para febre amarela, dengue, citomegalovírus e adenovírus.
  - Detecção de antígenos bacterianos que podem melhorar a acurácia do diagnóstico de agentes como *Leptospira* e micobactérias.
  - Detecção de antígenos de fungos como *criptococuus* sp., *Histoplasma* e *Paracoccidioides*.
  - Detecção de antígenos nas infecções por *Toxoplasma*, *Tripanosoma cruzi*, *Leishmania* sp., *Cryptosporidium* e *Plasmodium* sp.
  - Detecção de antígenos da família Schistosomatidae.
- **Desenvolvimento de terapias acopladas aos anticorpos:** os anticorpos que se ligam aos antígenos podem receber a adição de material radioativo ou químico e

CAPÍTULO 80   Uso Racional dos Marcadores Tumorais e Biológicos

Quadro 80.3 Principais marcadores imuno-histoquímicos

HMB45	Pode ser encontrado em células de melanoma e de angiomiolipomas
S100	Encontrado na superfície de várias células, como células gliais, de Schwann, melanócitos, condrócitos
Vimentina	Marcador de células de origem mesenquimal (sarcomas)
Actina	Marcador que estabelece o diagnóstico da maioria dos leiomiossarcomas
Alfafetoproteína	Marcador de tumores de células germinativas (seio endodérmico) e carcinoma hepatocelular
BCL-2	O principal marcador do linfoma folicular
CA 125	Marcador de carcinoma de ovário, colo uterino, endométrio e tumores do peritônio
CEA (antígeno carcinoembrionário)	Marcador de diversos adenocarcinomas
Antígeno prostático específico (PSA)	Marcador para identificação do tecido prostático
Receptores de estrogênio e progesterona	Marcadores prognóstico do câncer de mama; podem ser encontrados em tumores ginecológicos
CD3 (Pan-T)	Utilizado na identificação de linfomas de células T
CK7	Marcador de epitélios glandulares e transicionais – subtipos de carcinomas, ductos biliares
CD10 (CALLA)	Marcador de células foliculares e linfoblastos, normais e neoplásicos, além de tumor do estroma endometrial e carcinoma de células renais
CD15	Marcador de granulócitos maduros, células de Hodgkin e de Reed-Sternberg e diversos adenocarcinomas
CD20 (Pan-B)	Marcador de linfócitos B
CD 03	Marcador de linfócitos T
CD30 (Ki-1)	Marcador de linfoma de Hodgkin, linfoma de grandes células anaplásico e carcinoma embrionário
CD117 (c-KIT)	Marcador de tumores de estroma gastrointestinal (GIST)
CK20	Tumores gastrointestinais, carcinoma de células transicionais, tumor de células de Merkel
Cromogranina A	Marcador de diferenciação neuroendócrina
Desmina	Identificador de tumores musculares lisos e estriados
E-caderina	Auxilia a diferenciação entre carcinoma ductal e carcinoma lobular de mama
Enolase	Marcador de tumores neuroendócrinos e melanoma
Erb-B2/Her-neu	Marcador prognóstico e preditivo em carcinoma de mama e orienta a terapia com trastuzumabe
Proteína P53	Gene supressor tumoral e marcador prognóstico em diversos tumores, como câncer de bexiga. Presente em grande variedade de tumores
Racemase	Marcador de células neoplásicas no carcinoma de próstata
TTF-1	Marcador de carcinomas de pulmão e tireoide e neoplasias neuroendócrinas
K1-67	Marcador do proliferação celular

assim lesar a célula tumoral. Atualmente, encontra-se disponível o ibritumomabe tiuxetano, que utiliza o anticorpo monoclonal ibritumomabe ligado ao YTRIUM-90. O anticorpo é direcionado contra os linfócitos que expressam o marcador de superfície CD-20 e assim pode ser usado como terapia em casos de linfomas de células B CD-20-positivos. O desenvolvimento desse medicamento promoveu o surgimento de uma modalidade de tratamento denominada radioimunoterapia. Atualmente, o ibritumomabe tiuxetano está liberado para o tratamento dos linfomas foliculares que são resistentes ou refratários às terapias convencionais.

Marcadores Biológicos Genéticos

Um marcador genético é um gene, ou sequência de DNA com um local conhecido em um cromossomo, ou uma alteração cromossômica que pode ser usada para identificação de células, indivíduos, espécies ou doenças. A publicação do código genético humano gerou expectativas de que os conhecimentos dos mecanismos genéticos envolvidos no desenvolvimento das doenças procediam promover melhorias na precisão dos diagnósticos e do prognóstico e, principalmente, na orientação da terapêutica de diversas condições clínicas.

De modo ainda muito discreto, existe uma variedade de alterações genéticas que podem ser associadas ao diagnóstico e mostrar caminhos para o tratamento de pacientes enfermos. Como essa é uma área da medicina muito vasta, serão citados apenas alguns exemplos práticos da utilização de alguns marcadores genéticos na prática oncológica atual:

- **BCL-2:** a primeira anormalidade desse gene foi descrita em um linfoma não Hodgkin, do tipo folicular, identificada na translocação dos cromossomos t (14;18). Ela é encontrada em 60% dos pacientes com linfoma folicular e de linfomas da zona do manto. O gene BCL-2 foi o primeiro proto-oncogene cujo mecanismo de ação, ao contrário dos classicamente descritos, não promove a proliferação celular, mas age suprimindo a morte celular por apoptose. Diversos trabalhos tentaram classificá-lo como um marcador de "cura ou controle" molecular, pois os pacientes que após o tratamento negativam esse gene apresentam estatisticamente, melhor prognóstico.
- **HER-2:** a superexpressão do receptor do fator de crescimento epidérmico humano tipo 2 (HER-2), também conhecido como HER2/neu ou ErbB-2. Este receptor, descrito há mais de duas décadas, está presente em 20% a 30% dos carcinomas de mama invasivos. Em geral, pacientes com células de câncer de mama que superexpressam esse receptor ou que têm um número elevado de cópias de seus genes têm sobrevida global diminuída e podem apresentar respostas diferentes a uma variedade de agentes quimioterápicos e hormonais. A presença desse gene é indicativa de pior prognóstico, sendo o marcador utilizado para definir o uso do anticorpo monoclonal trastuzumabe (Herceptin®).
- **BCR-ABL – leucemia mieloide crônica – cromossomo Philadelphia:** pequeno cromossomo formado a partir de uma translocação envolvendo parte do gene ABL (Abelson), localizado no cromossomo 9, e o gene BCR (do inglês, *breakpoint cluster region*), no cromossomo 22, resultando na t (9;22). O resultado dessa translocação é a produção da proteína p210, ou BCR-ABL, que tem alta atividade de tirosinocinase e interfere na transdução de sinais celulares, alterando o metabolismo e a proliferação celular. Ocorre ainda o bloqueio da maquinaria de apoptose, conferindo à célula o fenótipo de resistência a terapias.

  O cromossomo Philadelphia tornou-se conhecido como "cariótipo marcador" da LMC e se encontra presente em cerca de 95% dos casos diagnosticados, os quais denominados Ph+. No entanto, esse gene não é encontrado em pequena porcentagem de doentes. São os chamados Ph–. Todo esse conhecimento levou ao desenvolvimento do mesilato de imatinibe (Glivec®), um inibidor seletivo das proteínas da família da tirosinocinase, incluindo a proteína BCR-ABL. O medicamento liga-se competitivamente ao receptor da BCR-ABL, dependente de ATP, e inibe a fosforilação da tirosinocinase, sendo, por isso, um medicamento seletivo para inibir o clone Ph da LMC.
- **K-RAS:** oncogene que participa de diversos mecanismos de sinalização celular. Em pacientes com câncer de cólon metastático há a recomendação formal de determinar-se a presença de mutação desse gene, pois esses pacientes têm doença considerada de pior prognóstico e com maior resistência aos anticorpos monoclonais cetuximabe (Erbitux®) e panitumumabe (Vectibix®),

Leitura Recomendada

Almeida JRC, Pedrosa NL, Leite JB et al. Marcadores tumorais: revisão de literatura. Rev Bras Oncol 2007; 53(3):305-16.

American Society of Clinical Oncology. 2007 Update of recommendations for the use of tumor markers in breast cancer. JCO Nov 20, 2007; 25:5287-312.

American Society of Clinical Oncology. Policy statement update: genetic testing for cancer susceptibility. JCO, Jun 15 2003; 21:2397-406:148.

American Society of Clinical Oncology/College of American Pathologists. Guideline recommendations for immunohistochemical testing of estrogen and progesterone receptors in breast cancer. JCO Jun 2010; 28:2784-95.

American Society of Clinical Oncology/College of American Pathologists. Guideline recommendations for human epidermal growth factor receptor 2 testing in breast cancer. JCO Jan 1 2007; 25:118-45.

ASCO. 2006 Update of recommendations for the use of tumor markers in gastrointestinal cancer JCO Nov 20 2006; 24:5313-27.

Bouchier IAD, Ellis H, Fleming PR. Diagnóstico diferencial em clínica médica French's. 13. ed. Rio de Janeiro: Medsi, 1996.

Byrne DJ, Browring MC, Cushieri A. CA 72.4: a new tumor marker for gastric cancer. Br J Cancer 1990; 77:1010-3.

Canovas A, Alonso JJ, Barreiro G. Prognostic factors in follicular lymphoma: the importance of beta-2 microglobulin. Tumori 2010; 96(1):117-21.

Caputo LZ. Aplicação do cariótipo nas investigações de doenças onco-hematológicas. Medicina em Foco, 2005 Jun; 1-4.

Chan DW, Sell S. Tumor markers. In: Burtis, Ashwood (eds.) Tietz textbooks of clinical chemistry. 2. ed. Philadelphia PA: WB Saunders, 1994:897-927.

DeVita VT Jr, Lawrence TS, Rosenberg SA. Cancer principles & practice oncology. 8. ed. Philadelphia: Lippincot Wiliams & Wilkins, 2008.

Duarte NL. A leucemia mielóide crônica e o uso do mesilato de imatinibe em seu tratamento. [Monografia]. Rio de Janeiro: Fundação Oswaldo Cruz, 2005. 73p.

Forones NM, Queiroz LA, Ferraz LMG et al. Alphafetoprotein in hepatic tumours and benign liver diseases. Rev Assoc Med Bras 1992; 41(2):91-3.

Gatter KC, Alcock C, Heryet A, Mason DY. Clinical importance of analysing malignant tumours of uncertain origin with immunohistological techniques. Lancet 1985; 1:1302.

Gilligan TD, Seidenfeld J, Basch EM et al. American Society of Clinical Oncology Clinical Practice Guideline on uses of serum tumor markers in adult males with germ cell tumors. J Clin Oncol 2010; 28:3388.

Greco FA, Hainsworth JD. Introduction: unknown primary cancer. Semin Oncol 2009; 36:6.

Guadagni F, Roselli M, Amato T et al. CA 72.4 measurament of tumor-associated glycoprotein 72(TAG -72) as a serum marker in the management of gastric carcinoma. Cancer Res 1992; 52:1222-7.

http://www.balague.com/index.php

http://www.dermato.med.br/publicacoes/tabelas/hormonios.htm

http://www.gutenbergbioquimico.hpg.com.br/dhl_rev-08.pdf

http://www.inca.gov.br/conteudo_view.asp?id=330

Internacional Germ Cell Cancer Collaborative Group. Internacional Germ Cell Consensus Classification: a prognostic factor-based staging – system for metastatic germ cell cancers. J Clin Oncol 1997; 15:594-603.

Kowaski LP, Guimarães GC, Salvajoli JV et al. Manual de condutas diagnósticas e terapêuticas em oncologia. 3. ed. São Paulo: Âmbito Editores, 2006.

Letestu R, Lévy V, Eclache V et al. Prognosis of Binet stage A chronic lymphocytic leukemia patients: the strength of routine parameters. Blood 2010; 25.

Locker GY, Hamilton S, Harris J et al. ASCO 2006 update of recommendations for the use of tumor markers in gastrointestinal cancer. J Clin Oncol 2006; 24:5313.

Lorand-Metze I, Pagnano KBB et al. Fatores que influem na resposta citogenética com o uso do imatinibe em pacientes com leucemia mielóide crônica. Rev Bras Hematol Hemoter 2005; 27(Supl.2): abst 365.

McGrath JP, Capon DJ, Smith DH et al. Structure and organization of the human Ki-ras proto-oncogene and a related processed pseudogene. Nature, 1983; 304:5926.

Murli K. Diagnosis of metastatic neoplasms: an immunohistochemical A

Noe DA. The selection and interpretation of clinical laboratory studies. Baltimore: Williams & Wilkins Ed Laboratory Medicine, 1994:27-43.

Palmqvist R, Engarås B, Lindmark G et al. Prediagnostic levels of carcinoembryonic antigen and CA 242 in colorectal cancer: a matched case-control study. Dis Colon Rectum 2003; 46:1538.

Pamies RJ, Crawford DR. Tumor markers, an update. Med Clini N Am 1996; 80:185-99.

Posner MR, Mayer RJ. The use of serologic tumor markers in gastrointestinal malignancies. Hematol Oncol Clin N Am 1994; 8(3):533-53.

Rusting GL. Use of CA-125 to define progression of ovarian cancer in patients with persistently elevated levels. J Clin Oncol 2001; 19(20):4054-7.

Seregni E, Ferrari L, Martinetti A. Diagnostic and prognostic tumor markers in the gastrointestinal tract. Semin Surg Oncol 2001; 20:147-66.

Steinberg W. The clinical utility of the CA19.9 tumor associated antigen. Am J Gastroenterol 1990; 85:350-5.

Tricoli JV, Schoenfeldt M, Conley BA. Detection of prostate cancer and predicting progression: current and future diagnostic markers. Clin Cancer 2004 jun 15; 10(12 pt1):3943-53.

Van der Schouw YT, Verbeek AL, Wobbes T et al. Comparison of four serum tumour markers in the diagnosis of colorectal carcinoma. Br J Cancer 1992; 66.

Van Velleen W, de Groot JW, Acton DS et al. Medullary thyroid carcinoma and biomarkers: past, present and future. J Intern Med 2009; 266(1):126-40. pproach - Arch Pathol Lab Med. 2010;134:207–215.

Vasques ML. Análise do impacto clínico das alterações genéticas encontradas nas leucemias agudas da infância: Universidade Federal Fluminense, 2007. 155p.

Way BA, Kessler G. Tumor marker – Overview. Laboratory Medicine Newsletter 1996; 4(9).

Hipercalcemia

Rodrigo Alves Pinto • Andrezza Layane Alves Santos

INTRODUÇÃO

A hipercalcemia, um problema relativamente comum na prática clínica, é definida como a elevação sérica do cálcio iônico > 10,5mg/dL. Como o cálcio está ligado à albumina e a outras proteínas plasmáticas, a calcemia sofre variações com a concentração plasmática de proteínas séricas. O cálcio dosado laboratorialmente é o cálcio total e, assim, deve ser feita a correção do cálcio pelo valor da albumina como mostrado a seguir:

Valor normal do cálcio: 8,8 a 10,5mg/dL
Fórmula de correção do cálcio pela albumina:
Cálcio corrigido (mg/dL) = cálcio sérico medido (mg/dL) – albumina sérica (g/dL) + 4

Esse distúrbio ocorre quando a entrada de cálcio na circulação é superior à excreção urinária de cálcio ou a sua deposição no osso. Isso é observado, principalmente, quando há reabsorção óssea acelerada, absorção gastrointestinal aumentada ou diminuição da excreção real de cálcio. Deve ser ressaltado que, em algumas situações clínicas, mais de um desses mecanismos podem estar envolvidos.

ETIOLOGIA

As causas mais comuns de hipercalcemia são o hiperparatireoidismo primário e as doenças oncológicas. Essas duas causas chegam a representar cerca de 90% de todos os casos de hipercalcemia. As principais causas de hipercalcemia estão listadas no Quadro 81. 1.

HIPERPARATIREOIDISMO PRIMÁRIO

O hiperparatireoidismo primário (HPP) é uma doença metabólica que resulta da secreção anormal do hormônio da paratireoide (PTH), levando a alterações no metabolismo do cálcio, do fosfato e do osso. A prevalência estimada de HPP é de 25 casos para 100 mil. Ocorre mais frequentemente nas mulheres, na proporção de 3:1, e atinge mais comumente pessoas com idade superior a 50 anos. A etiologia mais comum do HPP é o adenoma de uma das quatro glândulas. Menos frequentemente há aumento de duas glândulas, denominado duplo adenoma de paratireoide, sendo raro o acometimento de pacientes com carcinoma de paratireoide.

Essa entidade pode se apresentar clinicamente de diversas maneiras, variando desde a forma assintomática até as apresentações clínicas com sintomas de hipercal-

Quadro 81.1 Causas de hipercalcemia

Hipercalcemia mediada pelo PTH
Hiperparatireoidismo primário (esporádico)
Hiperparatireoidismo familiar
Neoplasia endócrina múltipla (MEN I e IIa)
Hipercalcemia hipocalciúrica familiar (HHF)

Hipercalcemia PTH-independente
Hipercalcemia secundária as doenças oncológicas
Intoxicação por vitamina D
Doenças granulomatosas crônicas
Medicações: diuréticos tiazídicos; lítio; ingesta excessiva de vitamina A
Miscelânea
Hipertireoidismo
Acromegalia
Feocromocitoma
Insuficiência adrenal
Imobilização
Nutrição parenteral

cemia ou com doença óssea. Pacientes com litíase renal e crise paratireóidea também devem ser avaliados pensando em hiperpartireoidismo primário.

O diagnóstico é firmado pela detecção de níveis elevados de PTH imunorreativo (> 70pg/mL) em um paciente com hipercalcemia. Nos idosos, é importante dosar os níveis de 25-hidroxivitamina D, que normalmente encontram-se baixos, levando ao hiperparatireoidismo secundário. Considera-se normal dosagem de vitamina D de 36 a 40ng/dL. O nível de fosfato também deve ser avaliado, podendo estar baixo ou normal.

O tratamento é cirúrgico, sendo mandatório nas situações em que o paciente se apresenta com hipercalcemia grave (cálcio sérico: 15 a 18mg/dL). Nos casos de hipercalcemia leve e assintomática pode-se optar por seguimento, principalmente se a paciente já tem mais de 50 anos de idade, postergando a abordagem cirúrgica para as seguintes situações clínicas: o aumento progressivo do valor do cálcio, surgimento de sintomas secundários à hipercalcemia, redução da depuração de creatinina em mais de 30% e redução da massa óssea em mais de dois desvios-padrões abaixo do normal.

Hiperparatireoidismo primário familiar

Neoplasia endócrina múltipla (MEN I e IIa)

Cerca de 10% dos casos de hiperparatireoidismo são decorrentes de doenças hereditárias e e geralmente estão associados à neoplasias endócrinas múltiplas (MEN I e MEN IIA).

A MEN tipo I, também conhecida como síndrome de Wermer, constitui a forma mais comum de hiperparatireoidismo hereditário. Essa síndrome se caracteriza por hiperparatireoidismo e tumores da hipófise anterior e do pâncreas.

A MEN IIA (síndrome de Sipple) consiste na associação de feocromocitoma, carcinoma medular da tireoide e hiperparatireoidismo. Em todos os casos, o padrão de herança é autossômico dominante. Os pacientes com hiperparatireoidismo de origem hereditária, ao contrário do que ocorre nos casos de adenomas esporádicos, têm a doença na faixa etária jovem, em torno dos 20 anos, em média, não havendo preferência por sexo. Os tumores tendem a ser múltiplos.

O HPP familiar assemelha-se clínica e laboratorialmente à forma esporádica. Existe alta taxa de recorrência após paratireoidectomia subtotal (50% em 10 anos); por isso, cálcio e PTH devem ser dosados anualmente.

Hipercalcemia hipocalciúrica familiar (HHF)

A HHF, também conhecida como hipercalcemia benigna familiar, é transmitida por um traço autossômico dominante. Nessa doença existe uma mutação inativadora no receptor sensor de cálcio, com consequente aumento no limiar de supressão glandular do PTH pelo cálcio. Há secreção inadequada de PTH e reabsorção renal excessiva de cálcio.

Ocorre em torno de 2% dos casos assintomáticos de hipercalcemia, e normalmente a hipercalcemia é detectada na primeira década de vida. Causa de hiperparatireoidismo, caracteriza-se por hipercalcemia moderada e hipocalciúria relativa, quando comparada ao cálcio sérico. O valor do PTH, costuma ser normal ou baixo.

O diagnóstico definitivo só é firmado com o estudo do gene que codifica o receptor sensor de cálcio. Após o diagnóstico do caso-índice, todos os membros da família devem ser investigados. Em geral, é assintomática, porém sintomas como fadiga, astenia ou polidipsia podem estar presentes. Indivíduos homozigotos para o gene apresentam o hiperparatireoidismo neonatal grave, caracterizado por hipercalcemia grave, desmineralização óssea e hiperplasia de paratireoide. A cirurgia não é conveniente, exceto nos casos de hipeparatireoidismo neonatal grave. O tratamento clínico para redução do cálcio não é necessário, já que a maioria dos pacientes é assintomática.

HIPERCALCEMIA SECUNDÁRIA ÀS DOENÇAS ONCOLÓGICAS

A hipercalcemia associada a malignidade é bastante frequente, estimando-se que 20% a 30% dos pacientes com câncer apresentarão essa complicação em algum momento ao longo da evolução da doença, mais frequentemente em uma fase avançada da doença oncológica. Em muitos casos, é grave e difícil de tratar, suscita confusão quanto à etiologia e pode ser difícil de distinguir do HPP.

Saenz et al., que estudaram 433 pacientes com hipercalcemia secundária à malignidade, detectaram que 45% dos casos eram decorrentes do câncer de mama metastático, 25% eram devidos a câncer de pulmão também avançado e 15% dos pacientes tinham hipercalcemia associada a doenças hematológicas, como mielomas múltiplos ou linfomas. Outra casuística, publicada por Strewler, documentava que a hipercalcemia ocorria em 25% dos casos por câncer de pulmão, em 20% dos pacientes por câncer de mama, em 15% dos casos devido a câncer de esôfago e rim e em 10% dos pacientes ocorria por câncer da cabeça e pescoço já em fase avançada.

O diagnóstico é feito com base em dados da história clínicos associado aos exames laboratoriais e radiológicos para diagnóstico da doença tumoral e também pela determinação do valor corrigido do cálcio. Esses pacientes se apresentam com hipercalcemia de início recente. O PTH é frequentemente suprimido na doença maligna (PTH-independente). O PTH-rP, que em situações normais tem níveis circulantes indetectáveis, encontra-se elevado (ver comentário no tópico Fisiopatologia).

À semelhança do HPP, é possível encontrar, além da hipercalcemia, hipofosfatemia, hipercalciúria, hiperfosfatúria e aumento do AMP cíclico nefrogênico. O quadro clínico é proporcional ao grau de hipercalcemia, o qual é considerado de pequena intensidade quando o cálcio total está entre 10,5 e 11,9mg/dL, moderado quando entre 12 e 13,9mg/dL e grave quando ≥ 14mg/dL.

A velocidade de elevação do cálcio sanguíneo e o grau de comprometimento neurológico e cognitivo prévio, principalmente nos idosos, costumam estar diretamente relacionados com a gravidade das manifestações clínicas.

HIPERCALCEMIA SECUNDÁRIA AO USO DE MEDICAMENTOS

- **Intoxicação por vitamina D:** essa causa de hipercalcemia é mais frequentemente encontrada em pacientes em uso de vitamina D e seus análogos. A dose diária recomendada de vitamina D é de 400 a 800U. A hipercalcemia pode resultar da ingesta de cerca de 50.000U/semana.
- **Vitamina A:** doses elevadas (150.000UI/dia) de vitamina A podem causar hipercalcemia em decorrência da reabsorção óssea mediada pelo osteoclasto.
- **Lítio:** o carbonato de lítio, nas doses de 900 a 1.500mg/dia, pode causar hipercalcemia em 5% dos usuários dessa medicação. O lítio parece induzir aumento do limiar de supressão do PTH pelo cálcio na paratireoide.
- **Diuréticos tiazídicos:** os diuréticos tiazídicos diminuem a excreção renal e aumentam a reabsorção renal de cálcio no túbulo distal, podendo, algumas vezes, causar hipercalcemia. A persistência dessa anormalidade, aliada a um nível de PTH sérico normal ou elevado após a suspensão do tiazídico, sugere a presença de hiperparatireoidismo primário.

FISIOPATOLOGIA

A homeostase normal do cálcio, como citado anteriormente, consiste no equilíbrio entre a absorção intestinal do cálcio, a reabsorção óssea e a excreção renal de cálcio. Em um indivíduo normal, essas três situações funcionam de maneira balanceada, mantendo os níveis de cálcio dentro da normalidade.

O HPP esporádico ou familiar resulta da secreção anormal do PTH, enquanto nas doenças oncológicas a hipercalcemia pode ser oriunda de três mecanismos principais envolvidos, a saber:

- **Produção de uma proteína semelhante ao paratormônio (PTH-rp):** principal mecanismo envolvido na ausência de metástases ósseas, é conhecido como hipercalcemia humoral da malignidade. O PTH-rp é secretado pelas células tumorais e tem a mesma atividade do PTH. Altos níveis de PTH-rp são encontrados em tumores sólidos, principalmente nos carcinomas escamosos, e alguns estudos têm sugerido maior resistência ao tratamento com bifosfonatos.
- **Osteólise:** o segundo mecanismo envolvendo a hipercalcemia relacionada com malignidade é a destruição óssea provocada pelas metástases ósseas. É causada pela ação de mediadores (interleucinas, prostaglandinas E e fator de necrose tumoral) que levam à formação de lesões osteolíticas. Esse o principal mecanismo de hipercalcemia relacionada com mieloma múltiplo.
- **Aumento na produção de $1,25(OH)_2D_3$:** o terceiro mecanismo é o aumento na produção de $1,25(OH)_2D_3$ pela alfavitamina D_3 hidroxilase. É o mecanismo produtor de hipercalcemia mais encontrado nos pacientes com linfoma de Hodgkin, linfomas não Hodgkin, mieloma múltiplo e em outras causas não tumorais, como doenças granulomatosas crônicas.

Quadro 81.2 Principais diferenças entre a hipercalcemia secundária ao hiperparatireoidismo primário e a secundária a malignidade

	Hiperparatireoidismo primário	Doenças malignas
Local do diagnóstico	Geralmente em ambulatório	A doença maligna é a principal causa de hipercalcemia em pacientes hospitalizados
Valor do PTH sérico	Elevado	Normal ou diminuído
Apresentação clínica	Em geral, o paciente é assintomático	Comumente, o paciente encontra-se sintomático e geralmente com indicação de internamento
Hipercalcemia	Leve	Moderada a grave
Prognóstico	Geralmente bom	Grave

MANIFESTAÇÕES CLÍNICAS

A hipercalcemia pode estar associada a uma série de manifestações clínicas, as quais podem ser desde leves e ou crônicas até graves e ou agudas. Os sintomas de hipercalcemia dependem do grau de hipercalcemia e da velocidade da elevação da concentração sérica de cálcio.

Os pacientes que apresentam hipercalcemia leve (cálcio < 12mg/dL) são frequentemente assintomáticos, particularmente se a elevação de cálcio sérico for crônica. Em pacientes com elevação moderada de cálcio (cálcio entre 12 e 14mg/dL), sintomas como poliúria, polidipsia, anorexia, náusea e constipação podem estar presentes. À medida que as concentrações séricas de cálcio aumentam (cálcio > 14mg/dL), alterações neurológicas, renais e cardíacas podem surgir. As principais manifestações clínicas encontradas em pacientes com hipercalcemia estão listadas no Quadro 81.3.

Quadro 81.3 Manifestações clínicas de hipercalcemia

Sintomas inespecíficos
Astenia
Anorexia

Manifestações neurológicas
Fraqueza muscular
Diminuição dos reflexos profundos
Aumento da pressão intracraniana
Delirium
Disfunção cognitiva
Desorientação
Discurso incoerente
Alucinação
Coma

Manifestações cardiovasculares
Intervalo PR prolongado
Complexo QRS alargado
Encurtamento do intervalo QT
Bradiarritmias
Bloqueios de ramo
Bloqueios AV
Assistolia

Manifestações gastrointestinais
Aumento da secreção gástrica
Náusea
Vômitos
Constipação

Manifestações renais
Poliúria
Diminuição da reabsorção proximal de sódio, magnésio e potássio
Insuficiência renal

Manifestações óssea
Fraturas
Deformidades esqueléticas
Dores ósseas

ABORDAGEM DIAGNÓSTICA

A abordagem diagnóstica da hipercalcemia visa, principalmente, distinguir entre as duas principais causas, que representam 90% das causas de hipercalcemia: HPP e malignidade. Os outros 10% dos pacientes devem ser avaliados individualmente.

A avaliação clínica, incluindo a presença ou não de sintomas, história familiar e uso de medicamentos, pode ser útil na determinação da etiologia da hipercalcemia, entretanto uma propedêutica mais específica necessita ser realizada.

A dosagem do PTH é importante para diferenciar hipercalcemia mediada pelo PTH de hipercalcemia independente do PTH. Uma franca elevação da concentração de PTH ou valores muito próximos do limite superior da normalidade indica hiperparatireoidismo primário.

Por outro lado, concentrações de PTH < 20pg/mL são inconsistentes com esses diagnóstico, sendo necessária a avaliação de outras causas de hipercalcemia. Essa avaliação inclui a dosagem de PTH-rp e de metabólitos da vitamina D. As doenças oncológicas passam a ser a primeira opção diagnóstica nos pacientes com valores do PTH < 20pg/dL, principalmente aqueles hospitalizados e com sintomas e sinais de consumo clínico. Em oncologia, a investigação é específica para cada tumor e deve ser individualizada.

Os níveis elevados de 1,25-diidroxivitamina D (calcitriol) podem ocorrer em linfomas, doenças granulomatosas e doenças renais, enquanto a elevação de 25-hidroxivitamina D (calcidiol) sugere intoxicação por vitamina D.

Caso os resultados do PTH-rp e dos metabólitos da vitamina D permaneçam baixos, serão necessários outros exames, como eletroforese de proteínas, TSH e dosagem de vitamina A, na tentativa de estabelecer um diagnóstico correto.

Na Figura 81.1 pode-se observar no algoritmo um modelo esquemático de avaliação das causas de hipercalcemia.

TRATAMENTO

O tratamento da hipercalcemia deve objetivar a redução da concentração do cálcio sérico e, se possível, a resolução da causa relacionada. A redução da calcemia pode ser obtida mediante inibição da reabsorção óssea, aumento da excreção urinária de cálcio ou diminuição e sua absorção intestinal.

INDICAÇÃO PARA O TRATAMENTO

O grau de hipercalcemia e a velocidade do estabelecimento do aumento da concentração sérica do cálcio

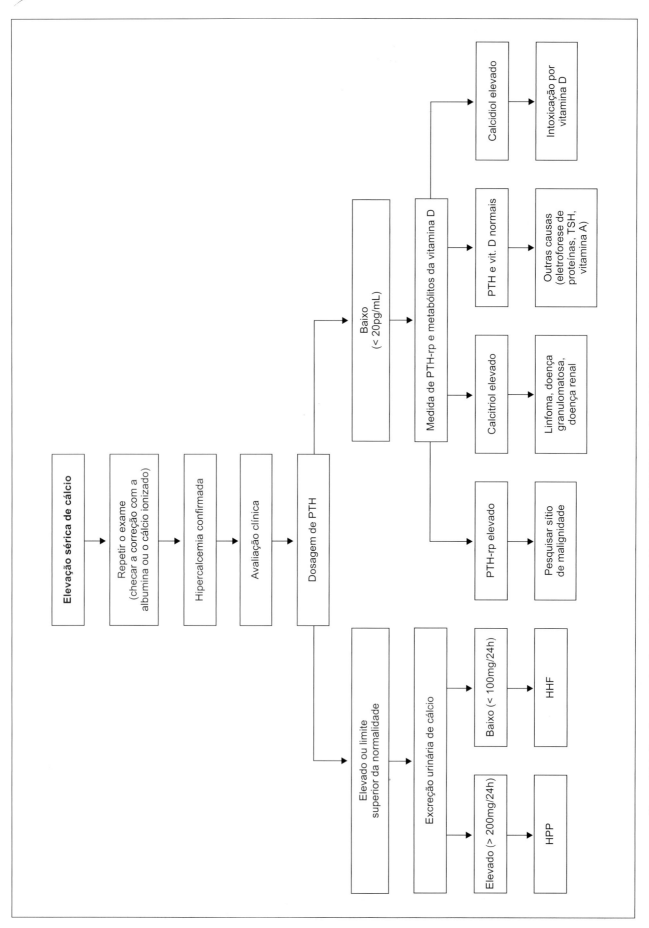

Figura 81.1 Algoritmo para abordagem diagnóstica da hipercalcemia. (HHF: hipercalcemia hipocalciúrica familiar; HPP: hiperparatireoidismo primário.)

vão determinar os sintomas e a urgência da instituição da terapêutica.

Pacientes assintomáticos ou com leves sintomas (cálcio sérico < 12mg/dL) e pacientes com calcemia de 12 a 14mg/dL bem tolerada cronicamente não necessitam de tratamento imediato. Nesses casos, a preocupação é com a correção da causa básica da hipercalcemia, o que irá levar à normalização dos níveis de cálcio.

Entretanto, nas situações descritas a seguir, o tratamento deve ser instituído o mais breve possível:

- Aumento agudo na concentração sérica com alteração do sensório (12 a 14mg/dL): exige tratamento agressivo.
- Pacientes com concentração de cálcio sérico > 14mg/dL: necessitam de tratamento, independentemente da sintomatologia.
- Em geral, os pacientes com diagnóstico de hipercalcemia resultante de doenças oncológicas também recebem o tratamento para controle da hipercalcemia, principalmente se há dor óssea associada, pois os bifosfonatos também ajudam a tratar a dor e diminuem a incidência de fraturas patológicas.

A terapia inicial para hipercalcemia grave inclui simultaneamente a administração de solução salina, calcitonina e bifosfonato.

HIDRATAÇÃO

A infusão de solução salina isotônica corrige a depleção volêmica secundária à perda urinária de sal induzida pela hipercalcemia, pelos vômitos e pela menor ingesta de alimentos e líquidos. A hipovolemia, por sua vez, exacerba a hipercalcemia por prejudicar o *clearance* renal de cálcio.

A taxa de infusão da solução salina depende de alguns fatores, como a gravidade da hipercalcemia, a idade do paciente e a presença de comorbidades, principalmente doença cardíaca ou renal. Na ausência de edema, a infusão salina pode ser iniciada a uma taxa de 200 a 300mL/h, visando manter uma taxa de excreção urinária de 100 a 150mL/h. A infusão deverá ser interrompida se o paciente apresentar edema e, nesse caso, o diurético de alça poderá ser útil.

Embora, a instituição de hidratação vigorosa, isoladamente, promova somente 10% da calciúria, a infusão de salina possibilita a correção da desidratação e favorece a eliminação de cálcio mais diluído, causando menos dano renal. O tratamento atual com bifosfonato, com ou sem calcitonina, é invariavelmente necessário para os casos de hipercalcemia de moderada a grave, pois apenas o tratamento da desidratação não é capaz de corrigir mais do que uma leve hipercalcemia.

DIURÉTICOS

Os diuréticos de alça, embora bastante utilizados na prática clínica, têm sua eficácia bastante discutida. Esses medicamentos podem induzir a calciurese, pois o sódio inibe a reabsorção tubular de cálcio. Alem disso, os diuréticos também podem ajudar a combater a sobrecarga hídrica. Os diuréticos só deverão ser introduzidos após o restabelecimento da volemia.

CALCITONINA

A calcitonina reduz a hipercalcemia mediante o aumento da excreção renal de cálcio e, principalmente, a diminuição da reabsorção óssea. É útil em combinação com a hidratação como medida terapêutica inicial para casos de hipercalcemia grave, uma vez que a calcitonina promove rápida redução da calcemia de 1 a 2mg/dL com início 2 a 6 horas após sua administração.

Provavelmente em razão do desenvolvimento de taquifilaxia, a calcitonina tem eficácia limitada as primeiras 48 horas, mesmo com repetidas doses; assim, está mais bem indicada juntamente com hidratação e o uso de bifosfonatos, uma vez que estes promovem um efeito mais duradouro.

BIFOSFONATOS

Mais potentes do que a infusão de solução salina e a administração de calcitonina em pacientes com hipercalcemia de moderada a grave, os bifosfonatos constituem, atualmente, a principal medida terapêutica na condução das hipercalcemias. São fármacos que atuam inibindo a atividade osteoclástica e diminuindo a reabsorção óssea. Portanto, estão se transformando nos agentes de escolha para o tratamento de hipercalcemia devido à excessiva reabsorção óssea secundária a diversas causas.

Devem ser iniciados tão logo seja detectada a hipercalcemia, preferindo-se a via venosa em razão da pobre absorção por via oral. Nos EUA, a preferência é pelo pamidronato e o ácido zoledrônico, enquanto em outros países, principalmente europeus, clodronato e ibandronato são os preferidos. No Brasil, os três primeiros estão disponíveis para uso comercial (Quadro 81.4).

O declínio da calcemia torna-se evidente depois de 2 a 4 dias, é progressivo e habitualmente se obtém um bom controle em 7 dias. O efeito do bifosfonato persiste por 1 a 3 semanas, e novo curso pode ser instituído se o tratamento antineoplásico não tiver sido suficiente para deter a causa da hipercalcemia.

Em pacientes com câncer e envolvimento ósseo metastático, os bifosfonatos também devem ser usados para

Quadro 81.4 Bifosfonatos

Bifosfonato	Dose/Considerações
Clodronato	**Forma de infusão**: 300mg diluídos em 500mL de solução salina em 2h por 5 dias ou dose única de 900 a 1.500 mg a cada 28 dias Potência intermediária
Pamidronato	**Forma de infusão**: 60 a 90mg diluídos em 500 mL de solução salina por 2h a cada 28 dias Pode ser utilizado em insuficiência renal até o máximo de *clearance* de creatinina de 30mL/h
Ácido zoledrônico	**Forma de infusão**: 4mg diluídos em 100mL de solução salina 15min a cada 28 dias Mais efetivo e mais cômodo do que o pamidronato, pois a infusão dura apenas 15min

alívio da dor óssea e para prevenção da hipercalcemia e do surgimento de fraturas ósseas.

A infusão de bifosfonatos deve ser seguida cuidadosamente de acompanhamento cuidadoso da função renal. Os bifosfonatos devem ser evitados em pacientes com valor da creatinina > 3mg/dL.

GLICOCORTICOIDES

Quando o excesso de calcitriol (1,25-diidroxivitamina D), o metabólito mais ativo da vitamina D, está envolvido na gênese da hipercalcemia, como nos casos de doenças granulomatosas e, ocasionalmente, nos pacientes com linfoma, o tratamento pode incluir glicocorticoides para reduzir a absorção intestinal de cálcio, recomendando-se prednisona, na dose de 40 a 60mg/dia, ou dexametasona, na dose de 4mg, repetida três vezes ao dia.

DIÁLISE

A hemodiálise (com fluido dialítico com pouco ou sem cálcio) e a diálise peritoneal são terapias efetivas para o tratamento da hipercalcemia, mas consideradas como último recurso.

A hemodiálise pode ser indicada em pacientes com hipercalcemia grave e insuficiência renal ou cardíaca, nos quais a infusão de salina pode estar contraindicada. A utilização da hemodiálise em pacientes com hipercalcemia sem insuficiência renal pode exigir alterações na composição da solução dialítica convencional para evitar exacerbação ou indução de outras alterações metabólicas, particularmente a hipofosfatemia.

Nos Quadros 81.5 e 81.6 há resumos dos possíveis tratamentos, bem como das doses a serem utilizadas.

Quadro 81.5 Tratamento da hipercalcemia

Intervenção	Modo de ação	Início da ação	Observação
Hidratação com solução salina isotônica	Restituir o volume intravascular e aumentar a excreção urinária de cálcio	Horas	Indicada até serem atingidos boa hidratação e controle da diurese
Diurético de alça	Aumentar a excreção urinária de cálcio, inibindo a reabsorção de cálcio na alça de Henle	Horas	Tem indicação com benefício duvidoso e deve ser usado após a hidratação em pacientes com edema
Calcitonina	Inibe a reabsorção óssea e promove a excreção urinária de cálcio	4 a 6h	O efeito tem início rápido e duração fugaz
Bifosfonato	Inibe a reabsorção óssea	24 a 72h	Ver Quadro 81.4
Glicocorticoide	Reduz a absorção intestinal de cálcio e diminui a produção de 1,25(OH)$_2$D$_3$	2 a 5 dias	Indicado nos casos de elevação do cálcio em pacientes com linfoma ou doença granulomatosa
Nitrato de gálio	Inibe a reabsorção óssea	3 a 5 dias	Praticamente não é utilizado na atualidade
Diálise	Diminuição do cálcio pela diálise	Horas	Indicação em pacientes graves que não podem receber líquidos ou tratamento com bifosfonatos

Quadro 81.6 Tratamento da hipercalcemia – resumo

Tratar a causa básica	O tratamento da causa básica que induz o surgimento da hipercalcemia é de fundamental importância. Cada situação clínica específica tem sua terapia recomendada
Medidas gerais	Orientar dieta pobre em cálcio
Hidratação	4 a 6L de solução salina em 24h Monitorizar diurese e funções cardíaca e renal
Diuréticos	Furosemida 40 a 80mg até 6/6h Iniciar somente após restauração da volemia. Tem benefício duvidoso
Calcitonina	6 a 8µg/kg de peso de 8/8h ou 12/12h por via subcutânea ou venosa Reduz rapidamente o cálcio Utilizar em conjunto com bifosfonato
Bifosfonato	Ver Quadro 81.4
Glicocorticoide	Prednisona 40 a 60mg/dia ou dose equivalente de outro corticoide Melhor ação em linfoma e mieloma

Leitura Recomendada

Berenson JR. Treatment of hypercalcemia of malignancy with bisphosphonates. Semin Oncol 2002; 29:12.

Bilezikian JP. Drug therapy: management of acute hypercalcemia. N Engl J Med 1992; 326:1196.

Bilezikian JP. Management of hypercalcemia. J Clin Endocrinol Metab 1993; 77:1445.

Body JJ. Hypercalcemia of malignancy. Semin Nephrol 2004; 24:48.

Burtis WJ, Wu TL, Insogna KL, Stewart AF. Humoral hypercalcemia of malignancy. Ann Intern Med 1988; 108:454.

Costa Jr JI, Sales JTOL, Mathias CN. Urgências oncológicas. In: Filgueira NA, Costa Jr JI, Lucena VG et al. Condutas em clínica médica, 4. ed. Rio de Janeiro: Medsi, 2007.

Farias MLF. A hipercalcemia nas malignidades: aspectos clínicos, diagnósticos e terapêuticos. Arq Bras Endocrinol Metab 2005; 49(5):816-24.

Gucalp R, Theriault R, Gill I, et al. Treatment of cancer-associated hypercalcemia. Double-blind comparison of rapid and slow infusion regimens of pamidronate disodium and saline alone. Arch Intern Med 1994; 154:1933.

Heath DA. Primary hyperparathyroidism. Clinical presentation and factors influencing clinical management. Endocrinol Metab Clin North Am 1989; 18:631.

Hosking DJ, Cowley A, Bucknall CA. Rehydration in the treatment of severe hypercalcaemia. Q J Med 1981; 50:473.

Hussein M, Cullen K. Metabolic emergencies. In: Filgueira NA et al. Condutas em clínica médica. 4. ed. Rio de Janeiro: Guanabara Koogan, 2007:379.

Jacobs TP, Bilezikian JP. Clinical review: rare causes of hypercalcemia. J Clin Endocrinol Metab 2005; 90:6316.

Lafferty FW. Differential diagnosis of hypercalcemia. J Bone Miner Res 1991; 6(Suppl 2):S51.

Ljunghall S. Use of clodronate and calcitonin in hypercalcemia due to malignancy. Recent Results Cancer Res 1989; 116:40.

Major P, Lortholary A, Hon J et al. Zoledronic acid is superior to pamidronate in the treatment of hypercalcemia of malignancy: a pooled analysis of two randomized, controlled clinical trials. J Clin Oncol 2001; 19:558.

Meric F, Yap P, Bia MJ. Etiology of hypercalcemia in hemodialysis patients on calcium carbonate therapy. Am J Kidney Dis 1990; 16:459.

Peacock M. Primary hyperparathyroidism and the kidney: biochemical and clinical spectrum. J Bone Miner Res 2002; 17(Suppl 2):N87.

Shane E, Dinaz I. Hypercalcemia: pathogenesis, clinical manifestations, differential diagnosis, and managment. In: Favus MJ (ed.) Primer on the metabolic bone diseases and disorders of mineral metabolism. 6. ed. Philadelphia: Lippincott, Williams and Wilkins, 2006:176.

Avaliação Laboratorial das Doenças Reumáticas

CAPÍTULO

82

Clezio Cordeiro de Sá Leitão

INTRODUÇÃO

A medicina baseada em exames laboratoriais tem passado por grandes transformações, sobretudo na área das doenças autoimunes, a partir da descoberta crescente de inúmeros autoanticorpos e do aperfeiçoamento das técnicas de detecção destes. Essas técnicas, por sua vez, têm garantido melhor desempenho em suas interpretações, mediante o refinamento da sensibilidade e especificidade, imprescindíveis para melhor valorização de seus valores preditivos positivos ou negativos.

As doenças reumáticas compreendem um grupo de doenças que, predominantemente, comprometem os sistemas muscular e esquelético, ou seja, afetam estruturas como ossos, cartilagens, tendões, ligamentos, músculos e estruturas próximas às articulações. Na verdade, o que as diferencia são as manifestações clínicas e laboratoriais, além dos achados histopatológicos.

Todas têm em comum o fato de originarem-se de distúrbios do sistema imunológico, que passa a produzir uma resposta imune a antígenos próprios, formando autoanticorpos específicos, ou não, por meio de resposta cruzada, e complexos imunes circulantes, capazes de provocar lesão tecidual.

Os fatores que levam a essa desorganização do sistema imune e a relação exata entre a presença desses autoanticorpos e o aparecimento da doença não estão bem esclarecidos, sendo alvo de intensa pesquisa.

Os exames laboratoriais têm importante papel no diagnóstico e acompanhamento das doenças reumáticas, visto que o polimorfismo de suas apresentações clínicas quase sempre dificulta o trabalho do médico.

Por outro lado, a utilização de testes laboratoriais apoiados em técnicas de determinação de autoanticorpos deve ser realizada de maneira extremamente criteriosa, pois reações cruzadas entre antígenos de diferentes naturezas podem sinalizar para a formação de falsos autoanticorpos, prejudicando o valor preditivo positivo desses exames. Desse modo, há que se ter bom senso e um profundo conhecimento semiológico para interpretação dos resultados; caso contrário, toda a sofisticação e a tecnologia envolvidas nessa temática não terão o menor valor clínico.

A alta prevalência das doenças reumáticas, que afetam 3% a 8% da população mundial, aliada ao fato de serem a terceira causa entre todas as consultas médicas, além de provocarem mais incapacidade do que as doenças cardíacas e o câncer, com consequente impacto médico, social e econômico, torna este capítulo de fundamental relevância para a formação médica.

Seu objetivo, portanto, é justamente descrever, de maneira breve, os exames usados para fins diagnósticos e de seguimento das principais doenças autoimunes sistêmicas, com ênfase em suas implicações práticas.

Optou-se, portanto, por agrupar os exames em dois seguimentos: o primeiro composto por provas de atividade inflamatória desprovidas de especificidade, mas úteis no seguimento da atividade de diversas doenças; na segunda parte, serão discutidos vários autoanticorpos de uso comum na prática médica, com variados graus de sensibilidade e especificidade, agrupados de acordo com a(s) patologia(s) em que são mais frequentemente encontrados.

PROVAS DE ATIVIDADE INFLAMATÓRIA

São testes inespecíficos solicitados com a finalidade de avaliar a existência e a intensidade de um processo inflamatório, além de monitorizar sua evolução. Encontram-se alterados em diversas patologias inflamatórias, neoplásicas e infecciosas.

Velocidade de Hemossedimentação (VHS)

Trata-se de um método milenar com relatos de que há dois mil anos, na antiga Grécia, já se observava a relação entre sedimentação do sangue total e várias doenças. Hipócrates defendia a teoria dos quatro humores corporais (sangue, fleugma, bílis amarela e bílis negra) como uma forma de entender o funcionamento do organismo humano, incluindo a personalidade. Segundo ele e seus discípulos, a quantidade desses fluidos corporais era a principal responsável pelo estado de equilíbrio ou de doença. A depender do predomínio de um desses, que representavam respectivamente o funcionamento do coração, do sistema respiratório, do fígado e do baço, o indivíduo seria considerado sanguíneo, fleugmático, colérico ou melancólico. Eles acreditavam, portanto, que a taxa de sedimentação era uma maneira de identificar certos "maus humores orgânicos".

O teste como é conhecido foi introduzido no início do século passado (1920), por Westergren, sendo aperfeiçoado e adotado como padrão-ouro até o momento atual e recomendado em 1993 pelo International Committee for Standardization in Hematology (ICSH). Consiste na colocação de sangue venoso total anticoagulado com K3 EDTA (em vez do citrato de sódio) em um tubo com 200mm de comprimento e 2,5mm de diâmetro interno. Ele deve ser preenchido até a marca zero e deixado em repouso por 1 hora na posição vertical a uma temperatura entre 20 e 25°C. Essa técnica apresenta várias vantagens. Entre elas, preserva a morfologia do eritrócito, não interfere com os mecanismos que levam à sedimentação, aumenta a estabilidade da amostra e evita problemas relacionados com a diluição do sangue com citrato de sódio, uma vez que a proporção entre o sangue total e o anticoagulante é de fundamental importância na prevenção de falsas elevações. O uso do EDTA apresenta ainda a vantagem de outros exames hematológicos, como hemograma e contagem de reticulócitos, poderem ser realizados em uma mesma amostra. Essa modificação tem boa correlação com a técnica anteriormente utilizada, além de permitir que a amostra seja analisada em até 12 horas após a coleta do sangue, enquanto o método anterior permitia um limite máximo de apenas 2 horas.

O segundo método mais utilizado é o padronizado por Wintrobe, em 1935, no qual se utiliza um tubo de 100mm e o sangue é anticoagulado com oxalato de sódio. Esse método não necessita diluição, sendo mais sensível para elevações discretas da sedimentação das hemácias. No entanto, em situações em que há aumento considerável da VHS, valores falsamente diminuídos podem ser obtidos.

Apesar de novas técnicas laboratoriais para avaliação de processos inflamatórios, a VHS continua sendo um método extremamente valioso, além de econômico e de simples reprodução, podendo ser realizado por qualquer profissional de saúde que tenha acesso ao setor de laboratório da instituição em que trabalhe.

Uma das técnicas mais utilizadas na prática médica, a VHS é útil na monitorização da atividade e da resposta ao tratamento de várias doenças em reumatologia. Reflete o grau de atividade de doenças como febre reumática, artrite reumatoide (AR) e lúpus eritematoso sistêmico (LES), mas sobretudo de arterite temporal, polimialgia reumática e arterite de Takayasu. No entanto, nem sempre sua elevação refletirá atividade clínica perceptível pelo paciente ou pelo médico, assim como seu valor poderá ser normal em pacientes com evidentes sinais de atividade clínica intensa.

Assim sendo, é importante lembrar que 5% dos pacientes com LES ou AR em atividade têm VHS normal e que nem sempre uma VHS elevada implica doença em atividade, uma vez que esse exame sofre várias influências.

Um valor de VHS normal praticamente exclui o diagnóstico de arterite temporal ou polimialgia reumática (> 50mm/h em cerca de 90% dos pacientes).

As maiores elevações da VHS são encontradas nas neoplasias (principalmente linfoproliferativas, intestinais e de mama), doenças hematológicas (mais frequentemente mieloma), doenças do colágeno (p. ex., AR, arterite temporal e LES), fases agudas das artrites microcristalinas e infecções crônicas (p. ex., osteomielite, artrite séptica e endocardite). Na esclerodermia, síndrome de Sjögren, dermatomiosite e vasculites necrosantes, a VHS pouco se altera, mesmo com doença em atividade.

Nas artropatias degenerativas e extravasculares, a VHS é normal, sendo utilizada para o diagnóstico diferencial com reumatismos verdadeiramente inflamatórios.

Independentemente do método usado, os valores de normalidade medidos na primeira hora são iguais (Quadro 82.1). No entanto, quando se utiliza o método de Wintrobe, é difícil a obtenção de valores > 60mm (lembrando que o tubo tem 100mm), porque a massa eritro-

Quadro 82.1 Valores de referência da velocidade de sedimentação das hemácias

Faixa etária	Sexo masculino	Sexo feminino
Até 50 anos	Até 15mm/h	Até 20mm/h
> 50 anos	Até 20mm/h	Até 30mm/h
> 85 anos	Até 30mm/h	Até 42mm/h

citária, por mais compactada que esteja, ocupa o volume no fundo do tubo.

Muitos artigos têm sugerido o cálculo para valores de normalidade por meio das seguintes fórmulas: idade dividida por dois para homens e idade mais dez dividida por dois para as mulheres, embora isso não tenha sido universalmente aceito.

Atenção particular deve ser dada ao valor da VHS em mulheres gestantes e com anemia, pois seus valores sofrem forte influência desses eventos (Quadro 82.2). Assim, diante de pacientes com doença reumática, seu valor deve ser interpretado de maneira criteriosa, uma vez que nem sempre implicará atividade de doença.

Além dos processos inflamatórios, infecciosos e neoplásicos, várias situações podem alterar a VHS e devem ser lembradas (Quadro 82.3).

O princípio do exame, que se baseia na velocidade de agregação das hemácias, está na dependência de três elementos: (1) a energia livre da superfície das hemácias, que se caracteriza pela força de coesão entre as células, atraindo-as entre si; (2) a carga elétrica das hemácias, que estabelece uma força de repulsão entre elas, afastando-as; e (3) a constante dielétrica determinada pelo meio, e que mede a capacidade de dissipação da carga, determinada pelo plasma no qual as hemácias estão suspensas. Estas, por sua vez, sofrem influências de proteínas de fase aguda (principalmente fibrinogênio e proteínas assimétricas, como as imunoglobulinas) presentes no sangue. Sob a influência dessas proteínas, quando essas células se alinham, formam verdadeiras pilhas de moedas (fenômeno de *rouleuax*), e por serem pesadas, afundam dentro do tubo, aumentando a VHS.

A influência das proteínas de fase aguda provoca interferência no valor da VHS quando utilizada com a finalidade de monitorizar a melhora rápida do processo inflamatório, devido ao *turnover* proteico. Dessa maneira, o fibrinogênio e as outras proteínas que influem na VHS em menor proporção têm vida média de 3 a 5 dias e, ainda que o estímulo inflamatório tenha cedido, a VHS não retornará ao normal até que todas as moléculas produzidas

Quadro 82.2 Valores de referência da VHS em gestantes sem e com anemia

Semanas de gestação	Sem anemia	Com anemia
≤ 20 semanas	Até 46mm/h	Até 62mm/h
≥ 20 semanas	Até 70mm/h	Até 90mm/h

Quadro 82.3 Fatores que influenciam a velocidade de hemossedimentação

Fatores	Aumentam a VHS	Diminuem a VHS
Relacionados com a técnica	Tubo inclinado Hemodiluição Variação de temperatura ambiental	↑ temperatura ambiente Demora em realizar o teste
Medicamentosos	Contraceptivos orais Heparina Penicilamina Procainamida Teofilinas Vitamina A	Anti-inflamatórios não esteroides Corticosteroides Quinina Etambutol
Fisiológicos/patológicos	Idade avançada Sexo feminino Gravidez *Diabetes mellitus* Hipotireoidismo Rim terminal Obesidade Anemia Macrocitose Hipergamaglobulinemia Hiperfibrinogenemia Hipoalbuminemia Menstruação Hipercolesterolemia	Cirrose, microcitose Extrema leucocitose Anemia falciforme Anemias hemolíticas Anisocitose Acantocitose Esferocitose Hipogamaglobulinemia Hipofibrinogenemia Hepatite Insuficiência hepática Icterícia obstrutiva ICC com repercussão hepática Poliglobulia

ICC: insuficiência cardíaca congestiva.

sejam metabolizadas. No tocante a esse fenômeno, outras provas, como a dosagem da proteína C reativa (PCR) e a proteína amiloide sérica A, que têm vida média mais curta do que o fibrinogênio, refletem a evolução do processo inflamatório de maneira muito mais fiel.

Atualmente, o uso desse exame como auxílio diagnóstico na área da reumatologia restringe-se a três doenças: polimialgia reumática, arterite temporal e arterite de Takayasu.

Na polimialgia reumática, valor > 40mm/h é considerado um critério diagnóstico, embora 10% a 20% dos pacientes tenham seu valor normal inalterado. Segundo o American College of Rheumatology, o valor da VHS > 50mm/h é um dos cinco critérios diagnósticos para a arterite temporal, embora a média de valor para a maioria dos pacientes esteja em torno de 90mm/h. No entanto, a exemplo da polimialgia, pode estar inalterado. Portanto, nos casos em que a suspeita clínica seja importante (sintomas específicos como cegueira unilateral súbita e claudicação de mandíbula), independente de a velocidade de sedimentação das hemácias estar normal, o tratamento deve ser instituído enquanto se aguarda o resultado de uma biópsia de artéria temporal, quando disponível.

Por fim, é importante salientar que para a interpretação desse exame, com alta sensibilidade e baixíssima especificidade, é fundamental o conhecimento de suas várias limitações, além do conhecimento clínico adequado da patologia que esteja sendo estudada e investigada.

Algumas recomendações para o uso da VHS são aqui listadas:

1. Interpretar seu resultado sempre associado à clínica.
2. Nunca utilizá-la para restreamento de doenças em indivíduos assintomáticos.
3. Diagnóstico e controle de tratamento de polimialgia reumática, arterite temporal e arterite de Takayasu.
4. Não usá-la para diagnóstico de neoplasias.
5. Empregá-la como fator prognóstico no linfoma de Hodgkin.

Proteína C Reativa (PCR)

A PCR faz parte de uma gama de proteínas relacionadas com a fase aguda da resposta inflamatória, nem todas de uso corrente na prática clínica, por não serem disponibilizadas no comércio. No entanto, devem ser citadas a título de conhecimento (Quadro 82.4). Apesar de conhecidas como proteínas de fase aguda, várias delas mantêm-se elevadas mesmo diante de processos inflamatórios crônicos, em razão do constante estímulo celular e humoral nesses processos.

De todos os biomarcadores, a PCR é a mais estudada. Produzida no fígado, promove a interação entre as imunidades humoral e celular. Sua função é ligar-se a patógenos e células lesadas, eliminando-as por meio da ativação do sistema complemento e de fagócitos (C1q e Fcγ). Essa característica coloca-a na categoria de opsonina.

A PCR é uma glicoproteína anômala do soro caracterizada por precipitar-se ante o polissacarídeo C somático isolado de pneumococo, e sua detecção sugere lesão tissular. Seu aumento começa a ocorrer aproximadamente 6 horas após o insulto celular, atingindo o pico entre 24 e 72 horas, com meia-vida de 20 a 30 horas, podendo elevar-se até mil vezes seu valor normal, e vai diminuindo com o decorrer dos dias durante a cura (Figura 82.1). Sua elevação no soro é estimulada por ação das seguintes citocinas: interleucina (IL)-1β, IL-6, fator de necrose tumoral α (TNF-α), interferon-γ (INF-γ), fator de crescimento transformador β e, possivelmente, IL-8 elaboradas por células ativadas nos tecidos lesados. Sua meia-vida curta confere-lhe grande vantagem como exame diagnóstico e para seguimento terapêutico.

A PCR é muito útil no acompanhamento de febre reumática, artrite reumatoide, espondiloartropatias soronegativas e síndromes vasculíticas.

Na artrite reumatoide, níveis elevados no momento inicial de instalação da doença guardam correlação com pior prognóstico e com doença erosiva progressiva. Há ainda boa correlação entre níveis de PCR e resposta terapêutica e progressão radiológica, muito mais do que com a VHS. Nem sempre esses dois exames guardarão correlação entre si e a doença reumática, podendo haver discordância em até 30% dos pacientes. Suas correlações podem servir de preditor da evolução da doença com relação ao grau de acometimento articular, de acor-

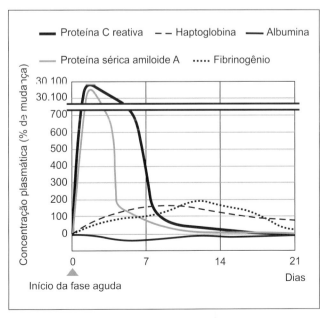

Figura 82.1 Curva de resposta de marcadores inflamatórios. (Adaptada de Gitlin e Colten – publicado por Neto NSR e Carvalho JFC em artigo de revisão da Revista Brasileira de Reumatologia, 2009; 49[4]: 415.)

Quadro 82.4 Moléculas proteicas elevadas na fase aguda da resposta inflamatória

Origem	Proteína
Sistema complemento	C3 C4 C9 Fator B Inibidor de C1 Proteína ligadora de C4b Lecitina ligadora de manose
Sistema de coagulação e fibrinolítico	Fibrinogênio Plasminogênio
	Ativador de plasminogênio tecidual Urocinase Proteína S Vitronectina Inibidor do ativador de plasminogênio 1
Antiproteases	Inibidor da α-1-protease α-1-antiquimiotripsina
Proteínas de transporte	Ceruloplasmina Haptoglobina Hemopexina
Participantes na resposta inflamatória	Fosfolipase A2 secretada Proteína ligadora de lipopolissacarídeo Antagonista do receptor de interleucina 1 Fator estimulante de colônia de granulócitos
Outras	Proteína C reativa Proteína amiloide sérica A Glicoproteína ácida α-1 Ferritina Angiotensinogênio

Adaptado de Gabay et al. para o português. Publicado no New Engl J Med, 1999; 340(6):449.

do com a seguinte ordem da forma mais grave em direção a menos grave:

1. PCR e VHS altas.
2. PCR alta e VHS baixa.
3. PCR baixa e VHS alta.
4. PCR e VHS baixas.

Por outro lado, é importante lembrar que a doença segue seu curso destrutivo independente dos níveis dessa proteína. Apesar de não disponível comercialmente, a enzima metaloproteinase da matriz (MMP)-3 guarda maior correlação com doença erosiva do que a PCR, por ser a mais específica proteína articular e por não sofrer influência sistêmica.

Na artrite idiopática juvenil, altos níveis de PCR estão associados à forma poliarticular ou sistêmica.

Na espondilite anquilosante, níveis elevados estão mais comumente associados a artrite ou uveíte, pois pode haver considerável discrepância entre seus níveis e doença axial grave. Nesses casos, a dosagem da proteína sérica amiloide A pode ser mais sensível do que a PCR e a VHS em monitorizar a atividade da doença.

Na arterite temporal e na polimialgia reumática, os valores de PCR, assim como de VHS, não são determinantes para o diagnóstico, mas representam um excelente valor preditivo negativo.

Não se eleva (ou eleva-se muito pouco) no LES, na dermatopoliomiosite (DPM), na doença mista do tecido conjuntivo, na artropatia associada à retocolite ulcerativa e na esclerodermia. Caso haja elevação dos níveis de PCR nessas patologias, deve-se suspeitar de infecção intercorrente.

Ainda em pacientes com LES, além de infecção, como o principal responsável pela elevação da PCR, as formas de poliartrite grave e formas acentuadas de serosite podem cursar com níveis absurdamente elevados dessa proteína. Quando disponível, a dosagem da IL-6 tem melhor relação com a atividade clínica da doença.

Seus valores de normalidade estão na dependência da técnica utilizada e podem ser expressos em valores qualitativos ou quantitativos. O método qualitativo possibilita inferir apenas se há presença ou não da proteína, sendo o resultado liberado em cruzes. Quando isso é observado, há que se lançar mão de método semiquantitativo, que tem seu resultado liberado em titulação (diluição progressiva do soro), o qual pode ser convertido em mg/dL. A técnica de imunonefelometria é amplamente utilizada por ter a vantagem de possibilitar a liberação de resultados quantitativos, o que facilita a interpretação clínica e promove de maneira mais objetiva o acompanhamento dos casos. Valores até 1mg/dL são considerados normais, acima de 1 e até 10mg/dl moderadamente elevados, e valores > 10mg/dL são considerados marcadamente elevados e vistos mais comumente em processos infecciosos. Níveis de bilirrubinas totais > 10mg/dL e níveis de fator reumatoide > 75UI/mL podem interferir em seus resultados.

Nos últimos anos a PCR, por meio de sua forma conhecida como ultrassensível, passou a ser utilizada como preditor de risco cardíaco coronariano. Na verdade, essa forma diz respeito à fração que pode ser detectada em níveis consideravelmente baixos, por meio de técnicas que elevam sua sensibilidade, de maneira que podem ser detectadas em pacientes aparentemente saudáveis, diante de alteração inflamatória mínima. Em pacientes com AR e lúpus, processo inflamatório persistente detectado por dosagens periódicas da PCR determina maior morbimortalidade cardiovascular precoce.

MUCOPROTEÍNAS

Consistem em frações heterogêneas de glicoproteínas que se elevam em diversos processos inflamatórios agudos e crônicos. As duas principais frações são a alfa-1-glicoproteína ácida, que corresponde à fração tirosina da mucoproteína, e a alfa-2-macroglobulina, sendo a primeira mais comumente utilizada atualmente em substituição à dosagem clássica de mucoproteínas. As mucoproteínas são mais frequentemente utilizadas no seguimento da febre reumática, pois sua dosagem seriada tem valor relativo na monitorização de resposta ao tratamento. A alfa-1-glicoproteína é útil, portanto, no *screening* de diversas enfermidades, sobretudo nos quadros infecciosos ou inflamatórios de qualquer etiologia, estando elevada em situações como doença de Hodgkin, mieloma múltiplo, coronariopatias agudas, doenças reumáticas, colagenoses e infecções de um modo geral. Na espondilite anquilosante, por exemplo, altera-se mais do que a VHS, servindo como melhor marcador de atividade da doença. Nos reumatismos extra-articulares e degenerativos, seus níveis não se modificam.

PROTEÍNA SÉRICA AMILOIDE A

Trata-se do marcador mais sensível da resposta inflamatória aguda e guarda boa correlação com atividade da AR. Em processos inflamatórios crônicos, sua produção aumentada pode levar à amiloidose sistêmica do subtipo AA.

OUTRAS PROTEÍNAS DE FASE AGUDA

Existem outras proteínas consideradas reagentes de fase aguda, mas que não são rotineiramente empregadas para esse propósito. Entre elas, destacam-se a ferritina (aumenta até 50% em processos inflamatórios), o fibrinogênio (aumenta de 200% a 400%), a alfa-1-antitripsina (eleva-se de duas a quatro vezes), a haptoglobina (eleva-se até duas a quatro vezes), beta-2-microglobulina, que se eleva em casos de lúpus, AR e Sjögren, e a ceruloplasmina.

Outro exame que reflete atividade inflamatória é a eletroforese de proteínas, mediante a elevação da fração alfa-2 e, menos comumente, da alfa-1.

ELETROFORESE DE PROTEÍNAS

Alterações nos níveis de proteínas da fase aguda podem ser indiretamente sugeridas por modificações no perfil eletroforético das proteínas totais e suas respectivas frações (Quadro 82.5).

REAGENTES DE FASE AGUDA NEGATIVOS

Várias proteínas, algumas de origem hepática, são assim denominadas porque suas concentrações diminuem durante a fase aguda do processo inflamatório. Entre elas podem ser citadas: a albumina, a transferrina, a alfafetoproteína, a globulina ligadora de tiroxina, o fator XII e o fator de crescimento insulina-símile-1 (IGF-1).

Quadro 82.5 Correlação entre proteínas de fase aguda e perfil eletroforético

Proteínas	Faixa na eletroforese
Alfa-1-glicoproteína ácida	α-1
Alfa-1-antitripsina	α-1
Alfa-1-antiquimiotripsina	α-1
Ceruloplasmina	α-2
Haptoglobina	α-2
Fibrinogênio	β
Proteína C reativa	γ

Por não terem boa sensibilidade, não são usadas com essa finalidade, mas devem ser lembradas, quando alteradas, como um reflexo do processo inflamatório.

MARCADORES SOROLÓGICOS

São testes mais específicos, com grande utilidade no diagnóstico e no seguimento de diversas doenças do colágeno. Os anticorpos serão agrupados de acordo com as doenças com as quais estão mais frequentemente relacionados.

As doenças do tecido conjuntivo têm uma característica marcante, que é a produção de autoanticorpos, com alta afinidade por constituintes intracelulares e/ou extracelulares. Esses autoanticorpos, em sua maioria, serão considerados específicos para determinada doença, embora muitas vezes possam ser encontrados em outras situações. De maneira que a ideia de especificidade deve ser considerada com extrema cautela quando for usada em momentos que possam levar a desdobramentos diagnósticos com condutas terapêuticas extremamente variáveis. Portanto, os marcadores sorológicos só terão significado clínico quando estiverem associados a outras manifestações de doença.

RELACIONADOS COM O LES

Fator antinuclear (FAN)

Apesar de consagrado com a sigla FAN ou ANA (fator ou anticorpo antinuclear), o teste detecta a presença de autoanticorpos dirigidos a vários componentes celulares não só nucleares, mas também contra estruturas do nucléolo, membrana celular, citoplasma e aparelho mitótico, motivo pelo qual há uma tendência atual para se substituir o nome do teste laboratorial para *pesquisa de anticorpos contra antígenos intracelulares*. Esses anticorpos são identificados rotineiramente por meio de imunofluorescência indireta, usando como substrato células de fígado ou rim de camundongos, ou células humanas

Hep-2 (linhagem contínua de células tumorais de origem humana), as quais apresentam maior sensibilidade e são hoje universalmente padronizadas como técnica de escolha. O exame envolve três aspectos de suma relevância: a presença ou não de anticorpos, sua concentração, traduzida pelos níveis de titulação, e o padrão de imunofluorescência por meio do qual é possível inferir o tipo mais provável de anticorpo específico ou não e, consequentemente, a doença reumática diante dos achados de anamnese. Desse modo, o padrão de imunofluorescência (IMF) relativiza a relevância clínica de um teste de FAN e norteia as próximas etapas da investigação laboratorial.

Não é exame *específico* para LES, refletindo, como referido anteriormente, apenas a presença de diversos autoanticorpos dirigidos contra estruturas celulares, podendo ser positivo em muitas patologias reumáticas e não reumáticas, processos infecciosos crônicos, durante o uso de medicações (p. ex., procainamida ou hidralazina) e em uma parcela da população saudável.

Entretanto, é o teste mais *sensível* para o diagnóstico de LES, estando presente em 95% dos casos e tornando improvável esse diagnóstico quando negativo. Lembre-se, porém, que cerca de 5% dos lúpicos têm FAN negativo, sendo boa parte desses pacientes portadora de deficiências congênitas do complemento (C2 e C4, mais comumente). Esse subgrupo de doentes tende a apresentar manifestações cutâneas graves e menor frequência de lesões renais e do sistema nervoso central (SNC).

Como mencionado previamente, um teste negativo é forte evidência contra o diagnóstico de LES. No entanto, falso-negativos podem ainda ser vistos em alguns pacientes com anti-ss-A/Ro isolado, anti-Jo-1, anti-P-ribossomal, baixos títulos de anticorpos ou presença de imunocomplexos.

O FAN tem fraca correlação com atividade de doença, sendo pouco útil no seguimento e na monitorização do tratamento, mas vale salientar que seus títulos e padrões de IMF podem variar em um mesmo indivíduo ao longo da vida, sinalizando apenas a variação da concentração de anticorpos e a variação da expressão destes contra diferentes estruturas celulares sem, contudo, traduzir maior gravidade.

Atenção deve ser dada aos títulos e ao padrão de imunofluorescência:

- Baixos títulos têm menor significado clínico e podem não estar relacionados com a sintomatologia do paciente. O ponto de corte para a primeira diluição a ser adotada durante a realização do exame é assunto controverso, embora a maioria dos laboratórios utilize a diluição inicial de 1:80 para a triagem do FAN. No entanto, esse valor pode variar para mais ou para menos de acordo com as condições laboratoriais (p. ex., tipo de microscópio e intensidade de iluminação). A frequência de ANA positivo em indivíduos saudáveis é descrita e pode variar absurdamente, dependendo da população, do ponto de corte ou do substrato estudado. Como exemplo pode ser citado que títulos de 1:40 podem responder por uma frequência de 33% em indivíduos saudáveis e 1:80 por uma frequência de 13%, enquanto títulos de 1:160 respondem por falsa positividade em relação à doença em 3% da população.
- No que diz respeito ao padrão, o número de autoanticorpos para o diagnóstico de doenças autoimunes tem aumentado progressivamente a partir do avanço tecnológico na área laboratorial, sobretudo desde que a imunofluorescência passou a ser utilizada como método de triagem. A nomenclatura utilizada no Brasil para definição dos padrões de FAN foi inserida informalmente e adaptada dos idiomas francês, inglês e espanhol, gerando, muitas vezes, uma variedade de nomes de padrões, muitos dos quais destinados a descrever o mesmo aspecto morfológico, e até bem pouco tempo rotineiramente adotados, como pode ser visto no Quadro 82.6.
- **Homogêneo:** sugere a presença de anticorpos anti--DNA nativo, anti-DNA fita simples, anti-DNA-histona e anti-histona. Presente no LES e no LES induzido por medicamentos.

Quadro 82.6 Padrões de FAN em algumas doenças reumáticas

Doença	Padrão do FAN*	% Positivo
LES	Homogêneo, periférico, pontilhado	> 95
DMTC	Pontilhado	> 95
Lúpus induzido por medicamentos	Homogêneo	> 95
ESP	Pontilhado, nucleolar	75 a 90
Sjögren	Pontilhado	> 70
Polimiosite	Pontilhado	40 a 60
CREST	Centromérico	> 70

LES: lúpus eritematoso sistêmico; DMTC: doença mista do tecido conjuntivo; ESP: esclerose sistêmica progressiva; CREST: calcinose, fenômeno de Raynaud, alteração da motilidade esofágica, esclerodactilia e telangiectasia.
*Padrões até pouco tempo utilizados pelos laboratórios, antes do III Consenso Brasileiro para Pesquisa de Autoanticorpos em Células Hep-2.

- **Periférico:** associado à presença de anti-DNA nativo, podendo também estar relacionado com a presença de anti-DNA fita simples e anti-DNA-histona. Presente no LES.
- **Pontilhado:** correlacionado com os anticorpos contra proteínas nucleares extraíveis (ENA), como anti-Ro, La, Sm e U1-RNP. Presente em casos de doença mista do tecido conjuntivo (DMTC), Sjögren, distrofias musculares progressivas (DMP) e esclerodermia (ESP) e no LES.
- **Nucleolar:** observado em pacientes com esclerose sistêmica progressiva (ESP), refletindo a presença de anticorpos anti-RNA pol I e anti-Scl-70. Presente em 8% a 40% dos pacientes com esclerose sistêmica.
- **Centromérico:** caso a imunofluorescência seja realizada com células HEp2 como substrato, esse padrão é específico para os anticorpos anticentrômero, fortemente associados à forma limitada da esclerodermia, calcinose, fenômeno de Raynaud, alteração da motilidade esofágica, esclerodactilia e telangiectasia (CREST).
- **Citoplasmático:** sugere a presença de anticorpos antiproteína ribossomal P, que estão ligados às manifestações psiquiátricas no lúpus (psicose).

Atualmente, os laboratórios no Brasil têm emitido seus resultados com base no último Consenso Brasileiro para Emissão de Laudos de FAN, sendo inevitáveis o conhecimento e a familiarização com essa nomenclatura, haja vista a tendência do desuso dos critérios descritos.

Em 2009, o *Jornal Brasileiro de Patologia e Medicina Laboratorial* publicou o III Consenso Brasileiro para Pesquisa de Autoanticorpos em Células Hep-2. Nele foram discutidas as perspectivas históricas, os mecanismos para controle de qualidade do ensaio e as atualizações das associações clínicas dos diversos padrões, além das dificuldades encontradas na implantação do II Consenso, publicado em 2002. Ficou claro que ao longo desses anos, com a utilização dos novos padrões, houve um acréscimo considerável de resultados falso-positivos para os títulos baixos (≤ 1/80), tendo em vista o aumento da sensibilidade na técnica, além da solicitação exacerbada, e não criteriosa, desse exame por profissionais das mais diversas áreas da medicina. Na verdade, a solicitação do exame só deverá ser feita quando houver suspeita convincente de doença autoimune, pois um resultado positivo em paciente com queixas vagas será um fator muito mais de confusão do que agregador de elementos com real valor diagnóstico. Em geral, pacientes com doença autoimune tendem a apresentar títulos de moderados (1/160 e 1/320) a elevados (≥ 1/640), embora títulos elevados possam estar presentes mesmo na ausência de doenças, assim como títulos baixos na ausência destas. Há que se considerar ainda o nível de flutuação desses autoanticorpos, que são influenciados por mecanismos puramente fisiológicos, ou diante de sobrecarga do sistema imunológico por infecções, medicamentos ou neoplasias.

Outro problema a ser enfrentado quanto à heterogeneidade dos laudos emitidos por diferentes laboratórios no país diz respeito à utilização de *kits* de marcas diferentes, além da variação no poder de iluminação dos microscópios utilizados nos diversos laboratórios para a leitura do padrão de imunofluorescência. Esses problemas precisam ser mais bem avaliados.

O III Consenso aconteceu em Goiânia, em 2007, e contou com a participação de vários *experts* na área (pesquisadores e especialistas de diversos centros universitários e laboratórios clínicos de diferentes regiões do Brasil), com o propósito de aprimorar a padronização e a interpretação da "pesquisa de anticorpos contra antígenos celulares" em células Hep-2 por técnica de imunofluorescência indireta (PAAC-IFI), anteriormente conhecida como FAN ou ANA.

As recomendações gerais do II Consenso, e que utilizam células Hep-2, são listadas a seguir e servem de base para a emissão de laudos:

1. As diluições de *triagem* são 1/40 a 1/160 na dependência da lâmpada do microscópio.
2. Os critérios morfológicos a serem observados durante a leitura da lâmina são:
   a. Aspecto da matriz nuclear.
   b. Aspecto do nucléolo.
   c. Observação de todos os estágios da divisão celular.
   d. Aspecto do fuso mitótico.
   e. Aspecto do citoplasma.
3. A combinação desses critérios resultou nos seguintes algoritmos de decisão:
   a. Padrões nucleares.
   b. Padrões nucleolares.
   c. Padrões relacionados com o aparelho mitótico.
   d. Padrões citoplasmáticos.
   Obs.: O III Consenso mantém os quatro padrões supracitados, no entanto recomenda que a reatividade dos nucléolos, quando em concomitância com o padrão nuclear homogêneo, deve ser considerada não reagente. Ou seja, nos casos em que o núcleo é uniformemente corado e o nucléolo não se destaca, entende-se que não há reatividade sobreposta contra o nucléolo. O nucléolo também será considerado não reagente quando não se mostrar corado. Quando houver coloração do nucléolo sobressaindo-se sobre a coloração do núcleo, ele também será considerado reagente.
4. A leitura do título final deve ser feita na última diluição em que o padrão é observado de maneira definida.

5. O laudo deve conter um campo específico para descrição do estado de coloração da marcação da placa cromossômica metafásica (dado fundamental na interpretação do padrão de imunofluorescência).

Quanto a este último item, tal aspecto se deve ao reconhecimento da importância da marcação cromossômica durante a metáfase da célula, tendo em vista que os autoantígenos (proteínas com características antigênicas) estão em grande dinamismo durante as fases de divisão celular, e este seria o melhor momento para se inferirem os possíveis autoanticorpos presentes em determinado soro e dirigidos contra essas proteínas. A placa cromossômica metafásica por sua vez é uma estrutura privilegiada nesse aspecto, pois apresenta apenas os cromossomos, compostos de cromatina (DNA e histonas) e proteínas agregadas à cromatina. Assim, autoanticorpos ligados ao cromossomo (DNA, histona, cromatina, DFS-75, NOR-90, RNA polimerase I e DNA polimerase I [Scl-70]) serão marcados na placa com padrões de coloração específicos. Por outro lado, anticorpos contra antígenos associados ao RNA (Sm, U1-RNP, SS-A/Ro, SS-B/La e Jo-1) não deverão corar a placa. Esse conhecimento coloca esses achados como um divisor de águas na pesquisa dos anticorpos contra o núcleo ou nucléolo.

Seguem dois exemplos de laudos de FAN adaptados do II Consenso Brasileiro de FAN Hep-2 com e sem presença de anticorpos nucleares e nucleolares e, consequentemente, placa metafásica reagente ou não, para melhor familiarização com a nova nomenclatura em uso pelos laboratórios no Brasil:

1. Paciente: J.S.
   - Ensaio: pesquisa de FAN com padrões de IMF e titulação.
   - Núcleo: não reagente.
   - Nucléolo: não reagente.
   - Citoplasma: reagente.
   - Aparelho mitótico: não reagente.
   - Placa metafásica cromossômica: não reagente.
   - Padrão: citoplasmático pontilhado polar.
   - Título: 1/1.280.
2. Paciente J.C.L.
   - Ensaio: Pesquisa de FAN com padrões de IMF e titulação.
   - Núcleo: reagente.
   - Nucléolo: reagente.
   - Citoplasma: não reagente.
   - Aparelho mitótico: não reagente.
   - Placa metafásica cromossômica: reagente.
   - Padrão: misto do tipo nuclear e nucleolar pontilhado com placa metafásica reagente.
   - Título: 1/1.280.

Vale lembrar que, uma vez o núcleo e o nucléolo sejam não reagentes, a placa metafásica será sempre não reagente. Contudo, quando houver reação nuclear e/ou nucleolar, a placa será reagente em virtude das explicações expostas.

Quanto aos padrões mistos, o III Consenso retificou sua definição. Foram assim categorizados todos os casos em que se observaram a coloração de compartimentos celulares distintos (núcleo, nucléolo, citoplasma ou aparelho mitótico) ou diferentes padrões de fluorescência em um mesmo compartimento celular. O padrão NuMA-1, por exemplo, é considerado misto, uma vez que cora o núcleo e o aparelho mitótico.

Os Quadros 82.7 a 82.11 mostram os padrões para emissão de laudos de FAN (padrões de PAAC-IFI) em Hep-2, postulados pelo III Consenso Brasileiro para Pesquisa de Autoanticorpos.

Na verdade, o que o Consenso, entre outros objetivos, tem tentado oferecer é uma melhor correlação entre determinado padrão e o(s) possível(eis) autoanticorpo(s) específico(s), ou não, que o(s) determina e, consequentemente, a(s) doença(s) responsável(eis) por ele. Por exemplo, enquanto no critério anteriormente utilizado um padrão *pontilhado* poderia correlacionar-se com anticorpos contra proteínas nucleares extraíveis (ENA), como anti-Ro, La, Sm e U1-RNP presentes em casos de DMTC, Sjögren, dermatopolimiosite, ESP e LES, ou seja, em uma série de doenças, levando à necessidade de pesquisa de anticorpos específicos por outras técnicas, no painel de FAN atual essas incertezas tornaram-se menores, embora seja importante frisar que a complexidade da interpretação no modelo atual também cresceu, exigindo dos profissionais maior empenho para seu aprendizado e manejo.

Anti-DNA nativo (dupla-hélice)

Também conhecido como anti-DNA de cadeia dupla, ou bicatenular, é altamente específico para LES quando determinado por técnica de IMF empregando a *Crithidia luciliae* como substrato, embora tenha menor sensibilidade por essa técnica (a mais indicada universalmente). Já o teste de ELISA (*enzyme-linked immunosorbent assay*) goza de maior sensibilidade e, por esse detalhe, pode ser falsamente positivo entre 1% a 10% para outras doenças reumáticas autoimunes, embora em baixos títulos. Encontra-se presente em apenas 40% a 80% dos pacientes (Quadro 82.12). Os níveis de anti-DNA, de modo geral, correlacionam-se com o grau de atividade lúpica, especialmente com o grau de nefrite. Essa relação torna-se particularmente confiável se, no passado, determinado paciente apresentou coincidência entre a elevação dos níveis de anti-DNA e o surto da doença, pois há doentes com níveis séricos persistentemente elevados sem sinais de doença renal ativa.

CAPÍTULO 82 Avaliação Laboratorial das Doenças Reumáticas

Quadro 82.7 Padrões nucleares, descrição, autoanticorpos mais relevantes e associações clínicas mais frequentes

Padrões nucleares	Descrição	Relevâncias clínicas por autoanticorpos
Nuclear tipo membrana nuclear	O padrão é caracterizado por fluorescência em toda a membrana nuclear (podendo ser emitida com informação adicional em aspecto contínuo ou pontilhado). Não se observa fluorescência em nucléolos e citoplasma; a célula em divisão em todos os estágios apresenta-se não fluorescente. Não confundir com o antigo padrão periférico observado em fígado de rato onde o DNA de dupla hélice se encontrava ancorado às proteínas da membrana nuclear, provocando seu aspecto característico	**Anticorpo contra proteínas do envelope nuclear** Cirrose biliar primária, hepatites autoimunes, raramente associadas a doenças reumáticas. Algumas formas de lúpus eritematoso sistêmico e esclerodermia linear, síndrome do anticorpo antifosfolipídio. Esse padrão pode ser observado em indivíduos sem evidência aparente de autoimunidade, principalmente quando em baixos títulos Anticorpo anti-gp210 é específico para cirrose biliar primária. Outros autoanticorpos associados a esse padrão: anti-p62 (nucleoporina), antilamina A, antilamina B, antilamina C, anti-LBP
Nuclear homogêneo	Nucleoplasma fluorescente de forma homogênea e regular. Não é possível distinguir a área de nucléolo e este é considerado não reagente. Placa metafásica cromossômica intensamente corada, de aspecto hialino, com decoração homogênea dos cromossomos, também positiva na anáfase e na telófase. Citoplasma normalmente não fluorescente	**Anticorpo anti-DNA nativo** Marcador de lúpus eritematoso sistêmico **Anticorpo anti-histona** Marcador de lúpus eritematoso sistêmico induzido por medicamentos, lúpus eritematoso sistêmico idiopático, artrite reumatoide, artrite idiopática juvenil, importante associação com uveíte na forma oligoarticular, síndrome de Felty e hepatite autoimune **Anticorpo anticromatina** (DNA/histona, nucleossomo) Lúpus eritematoso sistêmico
Nuclear pontilhado grosso	Nucleoplasma com grânulos de aspecto grosseiro, heterogêneos em tamanho e brilho, sobressaindo alguns poucos grânulos maiores e mais brilhantes (1 a 6/núcleo), que correspondem ao corpo de Cajal, rico em ribonucleoproteínas do spliceossomo. Nucléolo, célula em divisão e citoplasma não fluorescentes	**Anticorpo anti-Sm** Marcador para lúpus eritematoso sistêmico **Anticorpo anti-RNP** Critério obrigatório no diagnóstico da doença mista do tecido conjuntivo, também presente no lúpus eritematoso sistêmico e na esclerose sistêmica
Nuclear pontilhado fino	Nucleoplasma com granulação fina Nucléolo, célula em divisão e citoplasma não fluorescentes	**Anticorpo anti-SS-A/RO** Síndrome de Sjögren primária, lúpus eritematoso sistêmico, lúpus neonatal e lúpus cutâneo subagudo, esclerose sistêmica, polimiosite e cirrose biliar primária **Anticorpo anti-SS-B/La** Síndrome de Sjögren primária, lúpus eritematoso sistêmico, lúpus neonatal
Nuclear pontilhado fino denso	Nucleoplasma da célula em interfase apresenta-se como um pontilhado peculiar, de distribuição heterogênea, nucléolo não fluorescente. A célula em divisão apresenta decoração em pontilhado intenso e grosseiro dos cromossomos na placa metafásica, com citoplasma não fluorescente	**Anticorpo antiproteína p75 (cofator de transcrição) denominado LEDGF/p75** É um dos padrões mais frequentes encontrados na rotina, cuja correlação clínica ainda não está bem estabelecida, sendo frequentemente observado em indivíduos sem evidência objetiva de doença sistêmica. Encontrado raramente em doenças reumáticas autoimunes, processos inflamatórios específicos e inespecíficos. Existem relatos na literatura do encontro desse padrão em pacientes com cistite intersticial, dermatite atópica, psoríase e asma
Nuclear pontilhado pontos isolados	Nucleoplasma apresenta-se com pontos fluorescentes isolados (podendo ser fornecido como informação adicional o número de pontos ≥ 10 ou < 10 pontos por núcleo). Nucléolo, célula em divisão e citoplasma não fluorescentes	**Anticorpo anti-p80 coilina** Não possui associação clínica definida **Anticorpo anti-Sp100 – anti-p95** Descrito principalmente na cirrose biliar primária
Nuclear pontilhado centromérico	Nucleoplasma da célula em interfase, apresentando-se pontilhado com um número constante de 46 pontos Nucléolo normalmente não fluorescente, célula em divisão apresenta concentração dos pontos na placa metafásica. Citoplasma não fluorescente	**Anticorpo anticentrômero (proteínas CENP-A, CENP-B e CENP-C)** Esclerose sistêmica forma CREST (calcinose, fenômeno de Raynaud, disfunção motora do esôfago, esclerodactilia e telangiectasia), cirrose biliar primária e síndrome de Sjögren. Raramente observado em outras doenças autoimunes. Pode preceder a forma CREST por anos
Nuclear pontilhado pleomórfico	O nucleoplasma apresenta-se totalmente não fluorescente na célula em fase G1 da interfase, passando a pontilhado com grânulos variando de grosso, fino a fino denso na medida em que a célula evolui para as fases S e G2. Nucléolo e citoplasma não fluorescentes. Esse padrão é sugestivo de anticorpos anti-PCNA	**Anticorpo contra núcleo de células em proliferação (anti-PCNA)** Encontrado especificamente em pacientes com lúpus eritematoso sistêmico

Quadro 82.8 Padrões nucleolares, descrição, autoanticorpos mais relevantes e associações clínicas mais frequentes

Padrões nucleolares	Descrição	Relevância clínica por autoanticorpos
Nucleolar homogêneo	Nucléolo homogêneo, célula em divisão e citoplasma não fluorescentes	**Anticorpo anti-To/Th** Ocorre na esclerose sistêmica **Anticorpo antinucleolina** Muito raro, descrito em lúpus eritematoso sistêmico, doença enxerto *versus* hospedeiro e mononucleose infecciosa **Anticorpo anti-B23 (nucleofosmina)** Descrito na esclerose sistêmica, alguns tipos de câncer, síndrome do anticorpo antifosfolipídio e doença enxerto *versus* hospedeiro
Nucleolar aglomerado	O nucléolo se apresenta com grumos de intensa fluorescência (como cachos de uva). Citoplasma e núcleo não fluorescentes. A célula em divisão apresenta-se amorfa, com coloração delicada em volta dos cromossomos da placa metafásica	**Anticorpo antifibrilarina (U3-nRNP)** Associado à esclerose sistêmica, especialmente com comprometimento visceral grave, como a hipertensão pulmonar
Nucleolar pontilhado	Decoração pontilhada nucleolar e 5 a 10 pontos distintos e brilhantes ao longo da placa metafásica cromossômica. Núcleo e citoplasma não corados	**Anticorpo anti-NOR 90** Inicialmente descrito na esclerose sistêmica. Atualmente descrito em outras doenças do tecido conjuntivo, porém sem relevância clínica definida **Anticorpo anti-RNA polimerase I** Esclerose sistêmica de forma difusa com tendência para comprometimento visceral mais frequente e grave **Anticorpo anti-ASE (*anti-sense to ERCC-1*)** Frequentemente encontrado em associação a anticorpos anti-NOR-90. A associação mais frequente parece ser o lúpus eritematoso sistêmico

ENA (anticorpos contra antígenos nucleares extraíveis)

A pesquisa de autoanticorpos contra antígenos nucleares (proteínas ribonucleares) extraíveis (anti-ENA) é utilizada para detecção de um grupo de autoanticorpos, em um total de quatro: anti-Ro/SSA, anti-La/SSB, anti-Sm e anti-U1 RNP. São úteis para diagnóstico, mas inúteis no acompanhamento de atividade de doença.

O anticorpo anti-Sm é bastante específico para LES, mas carece de sensibilidade, estando presente em apenas 25% a 30% dos pacientes lúpicos. Tende a ser mais prevalente nos doentes jovens e negros. Sua presença praticamente sela o diagnóstico do lúpus. Não se deve confundir anti-Sm (de Smith, o nome do paciente no qual o anticorpo foi pela primeira vez identificado) com *anti-smooth-muscle* (antimúsculo liso), presente em doenças hepáticas autoimunes. Há estudos mostrando sua associação com envolvimento renal e do SNC no LES e sugerindo que são úteis indicadores de atividade de doença.

Dois outros representantes desse grupo são o anti-Ro e o anti-La. Em geral, aparecem juntos e sua frequência depende do método utilizado. O anti-Ro (Robert), uma proteína citoplasmática ligada ao RNA, está presente no soro de 20% a 40% dos pacientes com lúpus e em até 70% a 80% dos pacientes com a síndrome de Sjögren (SS) primária. Já na SS associada à AR é detectado em apenas 40% dos casos. Como o antígeno RO não é encontrado em tecidos de rato, substrato comumente usado por vários laboratórios para a realização do FAN, leva a FAN negativos, tornando-se positivo apenas quando se utilizam células humanas Hep-2. Há forte associação entre níveis elevados desse anticorpo e diversas manifestações, como: (a) lúpus eritematoso cutâneo subagudo (70% são anti-Ro-positivos); (b) síndrome do lúpus neonatal (crianças com bloqueio atrioventricular congênito, filhas de mães anti-Ro-positivas); (c) deficiência homozigótica de C2 e C4 com doença lúpus-símile; (d) vasculite da SS primária; (e) pacientes lúpicos com FAN negativo; (f) LES com pneumonite intersticial. Um estudo com 55 pacientes com LES mostrou que pacientes com anti-Ro/SSA isolado (anti-La-negativos) têm doença renal mais grave.

Anticorpos anti-La também são anticorpos contra partículas proteicas do RNA. Sua presença em conjun-

CAPÍTULO 82 Avaliação Laboratorial das Doenças Reumáticas

Quadro 82.9 Padrões citoplasmáticos, descrição, autoanticorpos mais relevantes e associações clínicas mais frequentes

Padrões citoplasmáticos	Descrição	Relevância clínica por autoanticorpos
Citoplasmático fibrilar linear	Fibras de estresses que constituem o citoesqueleto decoradas de forma retilínea, cruzando toda a extensão da célula e não respeitando os limites nucleares. Núcleos e nucléolos não fluorescentes	**Anticorpo antiactina** Encontrado em hepatopatias: hepatite autoimune, cirrose **Anticorpo antimiosina** Hepatite C, hepatocarcinoma, miastenia grave. Quando em títulos baixos ou moderados, pode não ter relevância clínica definida
Citoplasmático fibrilar filamentar	Decoração de filamentos com acentuação uni ou bipolar em relação à membrana nuclear. Núcleos e nucléolos não fluorescentes	**Anticorpo antivimentina e antiqueratina** Anticorpo antiqueratina é o anticorpo mais importante em doença hepática alcoólica. Descrito em várias doenças inflamatórias e infecciosas. Quando em títulos baixos ou moderados, pode não ter relevância clínica definida
Citoplasmático fibrilar segmentar	Apenas segmentos curtos das fibras de estresse se encontram fluorescentes. Núcleo e nucléolos negativos. Nas células em divisão, podem-se observar eventualmente múltiplos grânulos intensamente fluorescentes que correspondem à forma globular das proteínas do citoplasma	**Antialfa-actinina, antivinculina e antitropomiosina** Anticorpos encontrados em miastenia grave, doença de Crohn e colite ulcerativa. Quando em títulos baixos ou moderados, podem não ter relevância clínica definida
Citoplasmático pontilhado polar	Esse também é um laudo obrigatório, pois evidencia cisternas do aparelho de Golgi. A decoração é apenas citoplasmática em pontos agrupados de situação perinuclear, normalmente em apenas um polo nuclear. Núcleo, nucléolo e célula em divisão não fluorescentes	**Anticorpo antigolgina (cisternas do aparelho de Golgi)** Raro em lúpus eritematoso sistêmico, síndrome de Sjögren primária e outras doenças autoimunes sistêmicas. Relatado em ataxia cerebelar idiopática, degeneração cerebelar paraneoplásica e infecções virais pelo vírus Epstein-Barr (EBV) e pelo vírus da imunodeficiência humana (HIV). Quando em títulos baixos ou moderados, pode não ter relevância clínica definida
Citoplasmático pontilhado pontos isolados	Pontos definidos de número variável por toda a extensão do citoplasma. Núcleo, nucléolo e célula em divisão não fluorescentes	**Anticorpo anti-EEA1 e antifosfatidilserina** Não há associações clínicas bem definidas **Anticorpo anti-GWB** Associado à síndrome Sjögren primária, embora observado também em diversas outras condições clínicas
Citoplasmático pontilhado fino denso	Fluorescência de pontos finos, densos e confluentes, chegando à quase homogeneidade. O núcleo não está corado, mas pode ou não apresentar uma leve decoração homogênea na área do nucléolo. A célula em divisão é não fluorescente. No caso de haver fluorescência concomitante de citoplasma e nucléolo, o padrão é classificado como misto	**Anticorpo anti-PL7/PL12** Esse padrão de fluorescência pode raramente estar associado a anticorpos encontrados na polimiosite **Anticorpo antiproteína P ribossomal** Esse padrão ocorre no lúpus eritematoso sistêmico e está particularmente associado ao anticorpo antiproteína P ribossomal
Citoplasmático pontilhado fino	Pontos definidos em grande número e densidade, célula em divisão e nucléolo não fluorescentes	**Anticorpo anti-histidil tRNa sintetase (Jo1)** Anticorpo marcador de polimiosite no adulto. Descrito raramente na dermatomiosite. Outros anticorpos anti-tRNA sintetases podem gerar o mesmo padrão
Citoplasmático pontilhado reticulado	Ponto fluorescente isolado no citoplasma em um polo na célula em repouso (intérfase) que se divide em dois e migra ao polo oposto do núcleo à medida que a célula entra em divisão	**Anticorpo antialfa-enolase** Em baixos títulos, não tem associação clínica definida. Em altos títulos, pode estar associado à esclerose sistêmica

Quadro 82.10 Padrões mitóticos, descrição, autoanticorpos mais relevantes e associações clínicas mais frequentes

Padrões mitóticos	Descrição	Relevância clínica por autoanticorpos
Aparelho mitótico tipo centríolo	Ponto fluorescente isolado no citoplasma em um polo na célula em repouso, intérfase, que se divide em dois e migra ao polo oposto do núcleo à medida que a célula entra em divisão	**Anticorpo antialfa enolase** Em baixos títulos, não tem associação clínica definida. Em altos títulos, pode estar associado à esclerose sistêmica
Aparelho mitótico tipo ponte intercelular	Antígenos que formam a união entre células mãe/filha ao final da telófase. Podem ser observados com fluorescência intensa na ponte citoplasmática que sofrerá clivagem ao final da divisão celular	**Anticorpo antibeta tubulina** Pode ser encontrado no lúpus eritematoso sistêmico e na doença mista do tecido conjuntivo. Outros anticorpos ainda não bem definidos podem gerar o mesmo padrão. Associado a diversas condições autoimunes com baixa especificidade, tendo relevância clínica somente em altos títulos
Aparelho mitótico tipo fuso mitótico (NuMa-2)	Células em intérfase se encontram não fluorescentes em todas as suas estruturas. Há decoração extensa e grosseira nos polos mitóticos das células em metáfase e as pontes intercelulares são positivas na telófase. Citoplasma não fluorescente	**Anticorpo anti-HsEg5/NuMA-2** Associado a diversas condições autoimunes com baixa especificidade, tendo relevância clínica somente em altos títulos

Quadro 82.11 Padrões mistos, descrição, autoanticorpos mais relevantes e associações clínicas mais frequentes

Padrões mistos	Descrição	Relevância clínica por autoanticorpos
Misto do tipo nuclear pontilhado fino com fluorescência do aparelho mitótico	As células em intérfase apresentam o núcleo corado como um pontilhado bem fino, geralmente em alto título. Células mitóticas em metáfase e anáfase apresentam colocação bem definida e delicada da região pericentrossômica e das partes proximais do fuso mitótico. Na telófase já se vê novamente a coloração pontilhada dos núcleos neoformados e não se vê coloração da ponte intercelular	**Anticorpo anti-NuMa1** Associado à síndrome de Sjögren, pode ocorrer também em outras condições autoimunes ou inflamatórias crônicas. Quando em títulos baixos ou moderados, pode não estar associado à evidência objetiva de doença inflamatória sistêmica
Misto do tipo nuclear pontilhado grosso e nucleolar homogêneo	Células em intérfase apresentam o núcleo corado como pontilhado grosso e o nucléolo corado de forma homogênea. Na metáfase há coloração ao redor da placa metafásica	**Anticorpo anti-Ku** Marcador de superposição, polimiosite e esclerose sistêmica. Pode ocorrer no lúpus eritematoso sistêmico e na esclerodermia
Misto do tipo nuclear e nucleolar pontilhado fino com placa metafásica corada	Células em interfase apresentam o núcleo corado de forma pontilhada fina e o nucléolo sobressai também com padrão pontilhado fino. Na metáfase, a placa metafásica apresenta padrão pontilhado fino	**Anticorpo anti-DNA topoisomerase I (Scl-70)** Associado a esclerose sistêmica forma difusa, em que indica formas de maior comprometimento visceral. Mais raramente pode ocorrer em síndrome CREST e superposição
Misto do tipo nuclear pontilhado fino e nucleolar pontilhado	Células em intérfase apresentam o núcleo corado de forma pontilhada fina delicada e sobressaindo o nucléolo corado com padrão pontilhado (pontos individuais). O citoplasma não é corado. Na metáfase, observam-se 5 a 10 pontos isolados e brilhantes na placa metafásica, correspondentes às regiões organizadoras de nucléolo (NOR)	**Anticorpos anti-RNA polimerase I e II** Esses dois autoanticorpos usualmente aparecem em combinação, sendo a RNA pol I responsável pela distribuição nucleolar e em NOR, enquanto a RNA pol II responde pela distribuição nuclear. Anti-RNA pol I é considerado marcador de esclerose sistêmica e anti-RNA pol II aparece em diversas condições autoimunes
Misto do tipo citoplasmático pontilhado fino denso a homogêneo e nucleolar homogêneo	O núcleo é totalmente não corado e o nucléolo é corado fracamente. O citoplasma apresenta intensa coloração com pontilhado muito fino e muito denso, quase homogêneo. As células mitóticas não são coradas	**Anticorpo anti-rRNP (antiproteína P ribossomal)** Marcador de lúpus eritematoso sistêmico e mais frequentemente relacionado com psicose lúpica. Também parece estar associado à atividade da doença

to com o anti-Ro confere aos pacientes lúpicos quadros mais leves do que quando o Ro está presente isoladamente. São encontrados em 25% dos pacientes com LES, em 70% a 90% daqueles com SS primária e em aproximadamente 50% dos casos de SS secundária. Sua presença isolada em pacientes com LES sugere um curso mais leve de doença.

O anticorpo anti-U1 RNP não é sensível ou específico para LES, estando presente em torno de 40% dos pacientes com a doença, porém em baixos títulos. Os doentes com testes positivos para anti-U1 RNP, mas negativos para anti-DNA nativo, têm frequência menor de nefrite e comumente apresentam manifestações semelhantes à esclerodermia, como fenômeno de Raynaud, dismotilidade esofagiana e miosite.

A DMTC caracteriza-se sorologicamente por altos títulos de anti-U1 RNP (em mais de 95% dos pacientes) e *ausência* de outros autoanticorpos. Clinicamente, é uma mistura de LES, ESP e DMP.

Outros anticorpos

Vários outros anticorpos presentes no soro de pacientes lúpicos, apesar da baixa frequência, têm significância clínica. Entre eles podem ser citados os anticorpos antiproteína P ribossomal, presentes em quase 10% dos casos de LES, sendo altamente específicos para a doença e associados a distúrbios comportamentais graves (p. ex., psicose). Pode ser detectado pela técnica de Western immunoblotting, porém a técnica mais difundida e que possibilita análise quantitativa, sendo inclusive a de escolha, é a técnica de ELISA. Apesar de sua íntima relação com cerebrite lúpica, também pode ser encontrado em pacientes com nefrite e/ou hepatite lúpica. Apesar de sua correlação com desordens neuropsiquiátricas, sua sensibilidade é da ordem de apenas 26% e sua especificidade, 80%.

Outro que merece citação é o anticorpo antineuronal, pois sua presença (especialmente no líquido cefalorraquidiano – LCR) em pacientes lúpicos está relacionada com distúrbios neurológicos como convulsões generalizadas e síndrome cerebral orgânica.

Os anticorpos anti-histona estão presentes em 96% dos pacientes com lúpus induzido por medicamentos e em 30% dos casos de LES. O LES apresenta vários outros autoanticorpos nucleares, mas o lúpus induzido por medicamentos tem apenas anticorpos para histonas. Ocorre em 15% a 20% dos pacientes com AR, sendo muito pouco frequente em casos de ESP e DMTC. Os principais fármacos que determinam a síndrome lúpus-símile são: hidralazina, procainamida e anticonvulsivantes.

Anticorpos contra DNA de fita simples são inespecíficos e encontrados em diversas doenças do colágeno, tendo pouca utilidade clínica.

Quadro 82.12 Associações clínicas e frequências de anticorpos em LES

Anticorpo contra	Frequência (%)	Especificidade para LES*	Associação clínica
DNA nativo	40 a 80	+ +	Nefrite
Antinucleossomo	70	++	Responsável pela célula LE Doença renal (controverso)
Histona (H2A, H2B)	30	+	Em lúpus induzido por medicamentos (95%)
Ro (SS-A)	20 a 60	+	Lúpus cutâneo subagudo, BCC
La (SS-B)	15 a 40	+	Sem significado isoladamente
Sm	10 a 30	+ +	Nefrite? SNC?
U1 RNP	10 a 40	+	Doença mista do tecido conjuntivo
Ribossomal P	10 a 15 90	+ + –	Manifestações neuropsiquiátricas, hepatite e lesão renal
DNA fita simples	10 a 30	–	Nenhuma
Cardiolipina			Trombose, plaquetopenia e perda fetal
Antieritrócito	60	?	Poucos fazem hemólise
Antilinfócitos	70	?	Leucopenia e disfunção

*+ +: altamente específico; +: anticorpo presente em outras patologias autoimunes; –: anticorpo presente em outros processos inflamatórios; BCC: bloqueio cardíaco congênito.
Adaptado de Klippel JH, Dieppe PA (orgs.) Rheumatology. 2. ed. vol. 2. London: Mosby, 1998.

RELACIONADOS COM A ESCLERODERMIA

Anti-Scl-70 (antitopoisomerase I)

Encontrados em 30% a 70% dos pacientes com a forma difusa da esclerodermia e em menos de 20% dos pacientes com a forma limitada (Quadro 82.13), a presença de anti-Scl-70 na ESP sugere mau prognóstico, com doença de pele generalizada e envolvimento mais frequente de órgãos internos, aumentando em até 17 vezes o risco de desenvolvimento de fibrose pulmonar. Não parece predizer o envolvimento cardíaco ou renal. A persistência dos anticorpos Scl-70 nos pacientes com Raynaud prediz o desenvolvimento de ESP. Pode, ocasionalmente, estar presente nos pacientes com LES sem achados de esclerodermia e, mais raramente, em pacientes com DMT e AR.

Anticentrômero

Ocorre em torno de 70% dos pacientes com a forma limitada da esclerodermia (síndrome CREST), mas em apenas 2% a 5% dos pacientes com a forma difusa. Pode ser detectado em 25% dos pacientes com fenômeno de Raynaud, muito embora sua relação com o desenvolvimento de CREST não seja clara. Também pode ser visto em casos de tireoidite de Hashimoto, fenômeno de Raynaud e na cirrose biliar primária.

Anti-RNA-polimerase I, II e III

São específicos para ESP, particularmente para a forma cutânea difusa. Anticorpos anti-RNA-pol I mostram um padrão nucleolar no FAN e estão presentes em 4% dos casos de ESP, especialmente naqueles com doença cutânea difusa e envolvimento renal e cardíaco. Pacientes com anti-RNA-pol III (23% das ESP) têm as manifestações mais graves de pele, mas com menores frequências de lesão de órgãos internos. O anti-RNA-pol II carece de utilidade clínica, mas já se sabe de sua presença também em indivíduos com formas cutâneas extensas e acrosteólise.

Outros anticorpos

Entre os anticorpos com significância clínica encontra-se o anti-Ku, que pode estar presente, em proporções variáveis de até 40%, em casos de esclerodermia, polimiosite, lúpus e AR. Há também o anti-PM-Scl, que está relacionado com o aparecimento de miopatias inflamatórias nos pacientes com esclerodermia (síndrome de superposição), ocorrendo também na esclerodermia e no lúpus, embora, de modo geral, seus percentuais sejam extremamente baixos nessas patologias, variando de 5% a 25% apenas.

RELACIONADOS COM AR

Fator reumatoide (FR)

Duas técnicas são rotineiramente usadas para detecção do FR: o látex e o Waaler-Rose. Este último é mais específico, porém menos sensível para o FR. Consideram-se positivos títulos ≥ 1:32, pelo Waaler-Rose e, 1:80, pelo látex. O FR não é específico para AR e é visto também em altos títulos em doenças como SS, crioglobulinemia e DMTC. Pode ser positivo em baixas concentrações em várias infecções crônicas e em pessoas normais (Quadro 82.14).

Está presente em cerca de 80% dos pacientes com AR e altos títulos (principalmente dos tipos IgG e IgA)

Quadro 82.13 Frequências de anticorpos e suas associações clínicas na ESP*

Anticorpo contra	Frequência (%) Forma cutânea difusa	Frequência (%) Forma cutânea limitada	Associação clínica e padrão do FAN
Scl-70 (topoisomerase I)	30 a 70	< 20	Na forma difusa, fibrose pulmonar e pior prognóstico. Padrão pontilhado
Centrômero	2 a 5	70 a 80	CREST na forma limitada; possivelmente hipertensão pulmonar isolada; "proteção" para fibrose pulmonar e doença renal. Padrão centromérico
PM-Scl	4		*Overlap* entre ESP e polimiosite
RNA pol I	4		Doença difusa cutânea; acometimento renal. Padrão pontilhado
RNA pol III	23		Idem
Anti-U3 RNP (ou antifibrilarina)	8		Doença difusa. Padrão nucleolar

* ESP: esclerose sistêmica progressiva; Scl: esclerodermia; PM: polimiosite.

Quadro 82.14 Frequência do fator reumatoide em diferentes condições

Condição	Positividade (%)
Síndrome de Sjögren	90
Crioglobulinemia mista	90
Artrite reumatoide	75
LES*	30
DMTC	25
Polimiosite	20
Esclerose sistêmica progressiva	20
Fibrose pulmonar intersticial	35
Cirrose hepática	25
Hepatite infecciosa	25
Hanseníase	25
Tuberculose	15
Sífilis	10
Idosos (> 70 anos)	30
Abaixo de 60 anos	15

LES: lúpus eritematoso sistêmico; DMTC: doença mista do tecido conjuntivo.

estão relacionados com doença articular grave e manifestações extra-articulares, como a vasculite reumatoide. O prognóstico desses pacientes é pior do que o dos pacientes com baixos títulos ou negativos para o FR.

Outros anticorpos

Os anticorpos antiqueratina (AKA) e anti-RA 33 são específicos para AR, mas pouco sensíveis (30% a 59% e 6% a 36% dos pacientes, respectivamente), servindo, quando presentes, para confirmação do diagnóstico de AR. Os antifatores perinucleares são mais sensíveis (49% a 87%), porém menos específicos.

Apesar de o FR ser incluído entre os critérios diagnósticos para AR segundo o Colégio Americano de Reumatologia, sua presença em várias outras entidades clínicas torna seu valor preditivo positivo muito baixo. Recentemente tem sido utilizado novo ensaio por técnica de ELISA, o qual se encontra no Brasil para detecção do anticorpo antipeptídeo citrulinado cíclico (anti-CCP), apresentando sensibilidade e especificidade superiores às do FR. Embora sua sensibilidade não seja tão elevada (30% a 60%), sua especificidade o torna um exame de grande valor em casos duvidosos (95% a 98%). Seu surgimento precoce no sangue de pacientes portadores de AR também é um elemento relevante. Alguns estudos documentam sua presença no soro vários anos antes do início da AR.

RELACIONADOS COM A DERMATOMIOSITE/POLIMIOSITE

Anti-Jo-1 (anti-[histidil] RNA-sintetase)

Na verdade, o anti-Jo-1 faz parte do grupo dos chamados anticorpos anti-RNA-sintetases, que são anticorpos específicos dirigidos contra os produtos de reatividade citoplasmática, ou seja, anticorpos específicos relacionados com a RNA-sintetase. São representados, portanto, por FAN citoplasmático. Cinco diferentes autoanticorpos são identificados, cada qual voltado para aminoácidos diferentes: anti-Jo-1 (histidina), anti-PL-7 (treonina), anti-PL-12 (alanina), anti-EJ (glicina) e anti-OJ (isoleucina). Apesar da similaridade da representação clínica desses anticorpos, o anti-Jo-1 é o mais comum e está presente em aproximadamente 20% a 30% dos portadores de polimiosite e em menor proporção nos portadores de *overlap* e dermatomiosite, parecendo que esta última guarda maior relação com os demais anticorpos antissintetases.

Na realidade, em geral a presença desses autoanticorpos indica a *síndrome antissintetase*, que se caracteriza pela presença de artrite, fenômeno de Raynaud, esclerodactilia (com mãos em aspecto de mão de maquinista, além de ressecamento e fissuras nas pontas dos dedos), doença pulmonar intersticial, calcinose, telangiectasias faciais, hiperceratose linear e síndrome seca.

O anti-Jo-1 tem baixa sensibilidade para dermatomiosite e *não* deve ser solicitado para os pacientes em que a suspeição clínica dessa patologia é baixa. Pode, ocasionalmente, ter utilidade diagnóstica naqueles com quadro indefinido de miopatia e doença pulmonar intersticial.

Nos pacientes com polimiosite já diagnosticada, a positividade para esse anticorpo sugere um curso agressivo da doença, com envolvimento pulmonar frequente, tendência a recidivas e pior prognóstico, apontando para a necessidade de terapia inicial mais agressiva. A sobrevida dos pacientes com esse anticorpo é diminuída em relação à dos pacientes negativos para ele.

Anti-PM-Scl

Citado anteriormente neste texto, está presente em cerca de 10% dos pacientes com polimiosite e marca um subgrupo de pacientes *overlap*.

Outros anticorpos

O anticorpo anti-Mi-2 é encontrado em 5% a 10% dos pacientes com miosite e está fortemente associado ao *rash* da dermatomiosite. Os pacientes positivos para o anticorpo anti-SRP geralmente têm início agudo de doença muscular grave (polimiosite sem *rash*) e respondem pobremente à terapia.

Os principais autoanticorpos encontrados nessa condição clínica estão listados no Quadro 82.15.

RELACIONADOS COM AS VASCULITES

As vasculites sistêmicas são identificadas a partir de suas características clínicas, angiográficas e histopato-

Quadro 82.15 Autoanticorpos e suas associações clínicas em polimiosite e dermatomiosite

Anticorpo		Frequência (%)	Correlações clínicas
Anti-SRP		5	Polimiosite com início agudo. Envolvimento cardíaco. Mau prognóstico
Anti-Mi-2		5	Manifestações de DM com sinal do xale * (lesão em V). Supercrescimento de cutículas. Bom prognóstico
Anti-PM-Scl		10	*Overlap* entre ESP e PM/DM
Antissintetases	Anti-Jo-1	30 a 40	Doença pulmonar intersticial e fraqueza muscular. Febre, fenômeno de Raynaud. Mãos do maquinista. Artrite
	Anti-PL-7	50 a 100	Doença pulmonar intersticial e fraqueza muscular
	Anti-PL-12	88 a 100	Idem
	Anti-EJ	100	Idem
	Anti-OJ	100	Idem

PM: polimiosite; DM: dermatomiosite; ESP: esclerose sistêmica progressiva.
Moder KG. Use and interpretation of rheumatologic tests. Mayo Clin Proc 1996; 71:391-6.
* O *rash* em V ou sinal do xale é uma área de *rash* ao redor do pescoço e na parte anterior do tórax dos pacientes com DM.

lógicas. Na maioria delas, há pobreza de anticorpos específicos circulantes, o que dificulta ainda mais seu diagnóstico.

Os anticorpos anticitoplasma de neutrófilos são usados como instrumento complementar de diagnóstico em certas doenças específicas, sobretudo granulomatose de Wegener e poliangiite microscópica. Esses anticorpos são produzidos contra estruturas do citoplasma dos neutrófilos e monócitos. Podem ser detectados de modo inespecífico, com falso-positivos, por técnica de IMF ou por técnica de ELISA que, sendo mais específica, ajuda a identificar antígenos-alvo específicos. Os dois antígenos-alvo específicos são a proteinase 3 (PR3) e a mieloperoxidase (MPO). Ambos estão localizados nos grânulos azurófilos de neutrófilos e nos lisossomas peroxidase-positivos dos monócitos. Os anticorpos dirigidos contra esses antígenos são respectivamente chamados de ANCA-PR3 e ANCA-MPO. A identificação desses antígenos por técnica de IMF, por se processar de maneira incompleta, tem valor limitado. A acurácia na identificação desses padrões de IMF, conhecidos como ANCA-C e ANCA-P, é baseada na experiência do profissional com treinamento nessa técnica e na qualidade do microscópio utilizado para leitura das placas contendo leucócitos humanos fixados em etanol. O padrão ANCA-C indica coloração difusa contra estruturas do citoplasma, mais especificamente, dirigida à PR3. Contudo, vários antígenos citoplasmáticos, como proteínas bactericidas, sem valor clínico no contexto de vasculite, podem ser identificados e marcados pela técnica. O padrão ANCA-P indica coloração em torno do núcleo, e usualmente o anticorpo responsável por esse padrão é o MPO. Contudo, anticorpos contra elastase, catepsina G, lactoferrina, lisozima e azurofilina, também sem valor clínico no contexto de vasculite, podem ser identificados, causando uma falsa positividade do padrão ANCA-P.

Um padrão conhecido como atípico pode, algumas vezes, ser observado na IMF, em pacientes com outras condições imunomediadas além das vasculites, como doença inflamatória intestinal, doença hepática autoimune, neoplasias e outras doenças reumáticas. Esses casos e esse padrão são muitas vezes confundidos por profissionais laboratoriais como padrão ANCA-P.

Portanto, a identificação desses anticorpos pela técnica ELISA, um imunoensaio que tem a capacidade de identificar ligações antígeno-anticorpo de modo específico, deve ser o procedimento mais correto.

O valor preditivo do teste depende fortemente da apresentação clínica do paciente no qual o teste é realizado. De modo geral, ele deve ser solicitado apenas para os pacientes nos quais a avaliação clínica indique indícios de existência de granulomatose de Wegener ou poliangiite microscópica. Porém, sua solicitação no intuito de comprovar sua positividade ou não no contexto do diagnóstico diferencial das vasculites, com base no algoritmo que classifica as vasculites em ANCA positivo ou negativo, é uma ferramenta diagnóstica a ser considerada (Figura 82.2).

A granulomatose de Wegener está quase sempre associada à presença do ANCA com positividade que varia de 70% a 90%, à custa do padrão ANCA-C em razão da presença de anticorpos anti-PR3. Como o exame pode ser negativo em pelo menos 10% dos casos, o diagnóstico pode e deve ser baseado no contexto clínico e/ou anatomopatológico. A sensibilidade do ANCA-C guarda correlação com a extensão, a gravidade e a atividade da doença no momento em que o teste é realizado. Vale

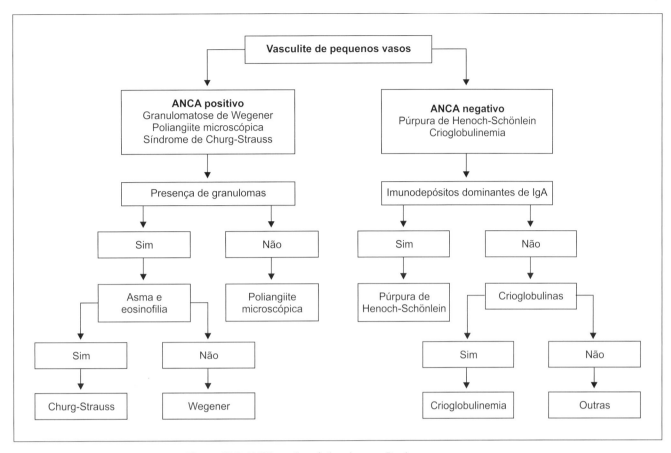

Figura 82.2 ANCA no diagnóstico de vasculite de pequenos vasos.

salientar que 5% a 20% dos pacientes portadores dessa vasculite também terão o ANCA-P positivo por anticorpos anti-MPO.

Com relação à poliangiite microscópica, 40% a 80% terão o ANCA positivo à custa do anticorpo anti-MPO.

Os dois padrões de ANCA também podem ser encontrados em pacientes portadores da síndrome de Churg-Strauss, sendo mais comum o padrão ANCA-P (MPO). O ANCA também pode estar associado ao anticorpo antimembrana basal glomerular, mas o significado dessa associação é incerto.

Vários fármacos podem ser responsáveis pela positividade do ANCA, geralmente o ANCA-P. Entre eles merecem destaque: minociclina, propiotiouracil (que pode positivar também o ANCA-C) e hidralazina.

O aumento nos títulos de ANCA pode, mas nem sempre, representar recaídas, motivo pelo qual este não deve ser o parâmetro norteador para o tratamento mais ou menos agressivo.

O p-ANCA e o a-ANCA também podem ser encontrados em uma série de diferentes doenças, como glomerulonefrites, síndrome de Goodpasture, LES, AR, síndrome de Felty, retocolite ulcerativa, doença de Crohn, doenças hepatobiliares autoimunes e infecção por HIV, entre outras.

CRIOGLOBULINAS

São imunoglobulinas que formam precipitados ou gel a baixas temperaturas. Exigem técnica rigorosa para sua detecção, pois tem de ser coletadas a uma temperatura de 37°C, levadas à estufa também a 37°C por 2 horas, centrifugadas e rapidamente levadas ao refrigerador, onde devem ser mantidas a uma temperatura de 0 a 4°C por 1 a 4 dias, até a leitura, necessitando então de um bom laboratório para sua pesquisa ou o número de falso-negativos será elevado.

Há três tipos de crioglobulinemia. No tipo I, o crioprecipitado é formado por uma proteína monoclonal (IgG ou IgM), geralmente em grandes quantidades (> 5mg/dL). Ocorre em cerca de 25% dos casos e está associada ao mieloma múltiplo e à macroglobulinemia de Waldenstrom. O tipo II é formado por proteínas monoclonais (IgM) e policlonais (IgG) e responde por aproximadamente 25% dos casos. Associa-se mais frequentemente às doenças linfoproliferativas, doenças reumáticas e infecções (especialmente hepatite C). O tipo III é composto exclusivamente por imunoglobulinas policlonais, ocorre em 50% dos casos e associa-se às mesmas doenças do tipo II.

As manifestações clínicas mais comuns da crioglobulinemia são artralgia, fadiga, púrpura de membros inferiores, neuropatia periférica e glomerulonefrite.

Anticorpos Antifosfolipídios (aPL)

Os aPL passaram a ter grande importância na prática médica uma vez que suas descobertas foram capazes de explicar os fenômenos trombóticos – ora venosos, ora arteriais, ora mistos –, assim como abortos de repetição, falso VDRL positivo e alteração de testes de coagulação de rotina, como tempo parcial de tromboplastina ativada (TTPa) sem fatores desencadeantes aparentes, tanto em indivíduos previamente hígidos como em portadores de doença reumática. Atualmente são solicitados não como exames de *check-up*, mas em indivíduos que apresentem evento trombótico, plaquetopenia, aborto recorrente sem causa aparente e prolongamento em teste de TTPa.

Esses anticorpos constituem um grupo heterogêneo de imunoglobulinas dirigidas contra fosfolipídios de membranas celulares já identificados em laboratórios de pesquisa nos últimos anos; no entanto, são de maior relevância clínica os anticorpos anticardiolipina (ACA) e anticoagulante lúpico (ACL), que podem ser detectados no soro de pacientes com várias doenças autoimunes, no lúpus induzido por medicamentos e em patologias crônicas e infecciosas. Ao lado desses dois anticorpos, antifosfatidilserina e anti- 2-glicoproteína I têm sua importância e significado clínico tão relevante quanto.

Fosfatidilserina é, na verdade, o mais importante fosfolipídio, por ser encontrado em abundância em membranas de células e em plaquetas, participando ativamente dos processos fisiológicos da cascata de coagulação, motivo pelo qual sua solicitação junto aos demais tem valor estimado na detecção da síndrome antifosfolipídio (SAF). Com relação aos ensaios utilizados para detecção de ACA, um aspecto comum é a necessidade da inclusão de uma proteína plasmática. Tem sido estabelecido, por isso, que em muitos pacientes a β2-glicoproteína 1 (β2-GP1) é o fator plasmático necessário para o ACA ligar-se. Isoladamente, a presença de qualquer dos três isotipos, IgG, IgM ou IgA, da β2-GP1 tem sido associada a trombose. Por outro lado, os ACA que não necessitem de β2-GP1 são usualmente transitórios e sem significado clínico importante. Estudos sustentam ainda que os ACA diante de quadros infecciosos tendem a não ser β2-GP1-dependentes. Esses achados reforçam a conclusão de que anti-β2-GP1 podem ser mais importantes para a SAF do que os ACA. Um teste para detecção de anti-β2-GP1 pode também definir o diagnóstico de SAF em pacientes com forte suspeita clínica e com testes para ACL e ACA negativos.

Se um antifosfolipídio é detectado no soro de um paciente, o mesmo exame deve ser repetido depois de 8 a 10 semanas para avaliação da presença permanente ou transitória do anticorpo, achado não muito raro no dia a dia da prática médica. É importante salientar que a descoberta ao acaso desses anticorpos em determinado paciente, a partir de um TTPa alterado e solicitado como rotina de exame pré-cirúrgico mas que nunca havia apresentado evento trombótico, e que, mesmo após essa descoberta, tenha se seguido de anos sem eventos trombóticos, confirma a importância da valorização dos dados de história clínica, já que um percentual da população portadora do anticorpo jamais expressará a SAF.

Sua presença *pode* ou *não* estar associada a manifestações clínicas. Quando ACA e/ou ACL estão presentes nos pacientes com sífilis, síndrome da imunodeficiência adquirida (SIDA) e outros distúrbios infecciosos, bem como no lúpus induzido por medicamentos, geralmente *não* estão associados às manifestações clínicas clássicas da síndrome do anticorpo antifosfolipídio (ver adiante).

Em outros grupos de doentes é forte a associação entre esses anticorpos e episódios trombóticos arteriais e venosos, perda fetal recorrente, trombocitopenia e livedo reticular, compondo a chamada síndrome do anticorpo antifosfolipídio (APS). A APS pode ser primária, não associada a outras patologias autoimunes, ou secundária, ocorrendo no contexto de uma colagenose, mais frequentemente o LES.

Vários testes laboratoriais podem demonstrar a existência de anticorpos aPL. O VDRL, que mostraria resultado falso-positivo, é um deles, sendo de fácil execução, porém insensível e inespecífico para os anticorpos aPL, *não* sendo recomendado para sua pesquisa.

O teste para anticoagulante lúpico, bastante usado, tem boas sensibilidade e especificidade. Em geral, é solicitado juntamente com um ELISA para aCL, promovendo a identificação e a quantificação das classes específicas do aCL (IgG, IgM e IgA). Anticorpos aCL da classe IgG são mais específicos para APS do que os da classe IgM.

Quanto ao diagnóstico da SAF, deve seguir critérios clínicos e laboratoriais concomitantemente. A simples presença dos anticorpos, como na avaliação da maioria das doenças autoimunes, não é suficiente para o diagnóstico.

Anticorpos Antiestreptolisina O (ASLO)

Esses anticorpos representam apenas uma resposta a infecções estreptocócicas atuais ou recentes, *não* sendo diagnósticos de nenhuma doença reumática. Têm valor diagnóstico direto em casos de escarlatina, erisipela e tonsilite ou amigdalite estreptocócica e valor indireto na febre reumática (FR) e na glomerulonefrite. Os valores referenciais máximos (em Unidades Todd) são de 333U/mL até os 5 anos de idade e de 500U/mL após essa idade.

Cerca de 80% dos casos de FR aguda apresentam valores elevados de ASLO. Eles sobem no final da primeira e no início da segunda semana após a infecção e atingem seus valores máximos entre a quarta e a sexta semana. Como salientado anteriormente, sua presença isolada não tem valor diagnóstico direto, devendo ser obrigatoriamente acompanhada das manifestações clínicas da FR, seguindo os critérios modificados diagnósticos de Jones.

É importante frisar que: (1) a ASLO não expressa atividade de doença; (2) não há relação direta entre elevação e normalização de títulos com a gravidade da FR; (3) os níveis de ASLO podem manter-se elevados ou com valores fixos por meses, sem causa aparente; e (4) a instituição precoce de antibioticoterapia ou uso de corticoides de 12 a 15 dias após a infecção estreptocócica pode diminuir a resposta imunológica, levando a baixos títulos de ASLO.

SISTEMA COMPLEMENTO

O sistema complemento consiste em um conjunto de proteínas plasmáticas e de membranas com a função de defesa contra microrganismos patogênicos. São reconhecidas três vias de ativação desse sistema: via clássica, via alternativa e via das lecitinas (Figura 82.3). Sua função não é apenas de lise celular, mas também contribui para a ação do macrófago, ligando-se por meio de seus componentes à partícula danosa e tornando-a presa fácil para o macrófago. Normalmente, esses componentes estão na forma inativa, mas a partir de um estímulo específico sofrem ativação em cascata. A ativação desse sistema é geralmente alcançada pela ativação individual de determinado componente do complemento, como o C3 e o C4, e pela quantificação da atividade do complemento hemolítico total (CH50). Os níveis de complemento são medidos por ensaios funcionais ou antigênicos. A determinação dos níveis de CH50 é importante ferramenta para avaliação dos nove complementos da via clássica. Ele se torna indetectável quando há deficiência completa de qualquer dos componentes do complemento. A ativação da via clássica pode ser indicada pelos baixos níveis de C3 e C4 em determinado indivíduo. Por sua vez, a ativação da via alternativa está presente quando há níveis baixos de C3, mas o nível de C4 encontra-se normal.

A causa mais comum de hipocomplementemia nas doenças glomerulares é a ativação excessiva de componentes da via clássica do sistema complemento por imunocomplexos circulantes, comumente encontrada em doenças como lúpus e glomerulonefrite difusa aguda.

A dosagem dos níveis de complementos é importante elemento em muitas desordens do tecido conjuntivo. A deficiência de complemento pode estar presente como um sinal de níveis excessivos de imunocomplexos circulantes, como no LES e na crioglobulinemia. Há uma clara associação entre níveis reduzidos de complemento e nefrite lúpica. A utilização de níveis baixos de complementos em pacientes lúpicos com deficiência congênita de complemento, como preditor de surtos de nefrite, é controversa, uma vez que alguns estudos confirmam isso e outros não. No entanto, a deficiência congênita de C1, C2 e C4 predispõe ao lúpus.

Em tese, qualquer componente do sistema complemento pode ser mensurado laboratorialmente, porém, do ponto de vista da prática clínica laboratorial, a avaliação da atividade do sistema complemento é realizada mais frequentemente com as dosagens de CH50, C3 e C4. Também é possível a avaliação da deposição tecidual de componentes do sistema complemento por meio da Imunofluorescência (IMF), como a deposição renal de C1q e C3.

O Quadro 82.16 lista as principais deficiências de complemento e suas respectivas manifestações clínicas.

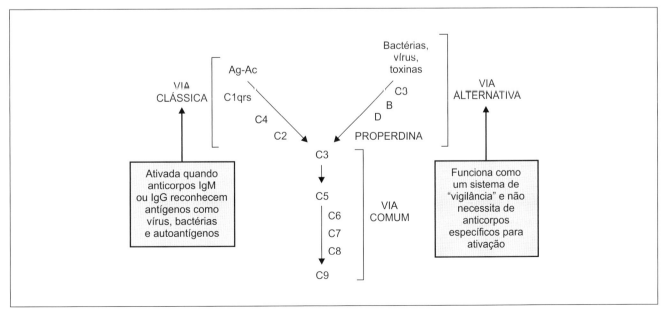

Figura 82.3 Cascata de ativação do sistema complemento.

Quadro 82.16 Sobre deficiências do complemento

Componente	Sintomatologia
Via clássica	
C1q	Doenças por imunocomplexos, como nefrite lúpica e infecções de repetição
C1r	LES, glomerulonefrite, infecções de repetição
C1s	LES
C4a	Enfermidades por imunocomplexos, infecções de repetição
C4b	Infecções de repetição
C2	LES. Mais de 90%, assintomático
Via alternativa	
Fator D	Infecções repetidas das vias respiratórias
Properdina	Meningite
C3	Infecções repetidas, enfermidades por imunocomplexos
Fase lítica	
C5	Infecções repetidas por *Neisseria*, LES
C6	Infecções repetidas por *Neisseria*, LES
C7	Infecções repetidas por *Neisseria*, LES
C8	Infecções repetidas por *Neisseria*, LES
C9	Assintomático
Reguladores	
C1-inibidor esterase	Angioedema hereditário. LES. Níveis baixos de C2 e C4
Fator I	Infecções repetidas. Valores baixos de C3 e fator B
Fator H	Meningite
CR1	Não genético. Problemas associados a imunocomplexos
CR3	Infecções repetidas. Déficit de LFA-1 e gp150, 95
DAF	Não genético. Hemoglobinúria paroxística noturna

CONSIDERAÇÕES FINAIS

Os testes para doenças reumáticas exigem um laboratório de boa qualidade técnica, visto que são de difícil execução. Isso deve sempre alertar o médico solicitante para a possibilidade de resultados falso-positivos e falso--negativos. Por esse motivo, qualquer exame deve ser solicitado à luz de achados clínicos relevantes para evitar interpretações errôneas.

Outro fato a ser lembrado é que nas diversas doenças reumáticas os níveis e até mesmo a presença dos anticorpos não são constantes, podendo flutuar com o tempo, obrigando muitas vezes o médico a solicitar os mesmos exames em situações diferentes, caso a suspeita clínica seja forte.

LEITURA RECOMENDADA

Adcock DM, Jensen R, Johns CS et al. Coagulation handbook. Espterix Coagulation, 2002.

Aho K, Paluso T, Kurky P. Marker antibodies of rheumatoid arthritis: diagnostic and pathogenic implications. Semin Arthritis Rheum 1994; 23:379.

American College of Rheumatology Ad Hoc Committee on Immunologic Testing Guidelines. Guidelines for immunologic laboratory testing in the rheumatic diseases: anti-Sm and anti-RNP antibody tests. Arthritis Rheum 2004; 51:1030-44.

Ane L et al. Interstitial lung disease and idiopathic inflammatory myopathies: progress and pitfalls. Current Opinion in Rheumatology 2010; 22:633-8.

Blanco P et al. J Dendritic cells and cytokines in human inflammatory and autoimmune diseases. Cytokyne Growth Factor Rev 2008; 19:41-52.

Bonfa E, Golombek SJ, Kaufman LD et al. Association between lupus psychosis and antiribosomal P protein antibodies: measurement of antibody using a synthetic peptide antigen. N Eng J Med 1987; 317:265-71.

Buyon JP, Winchester R. Congenital complete heart block: a human model of passively acquired autoimmune injury. Arthritis Rheum 1990; 33:609-14.

Carrera LO, Forastiero RR, Curb JD, Martinuzzo ME. Which are the best biological markers of the antiphospholipid syndrome? J Autoimmun 2000; 15(2):163-72.

Casanova P, Batista JP, Andrade MJ et al. Síndroma antifosfolípido primária catastrófica. Acta Médica Portuguesa 2003; 16:289-94.

Charles PJ, van Veenrooij WJ, Maini RN. The consensus workshops for the detection of autoantibodies to intracellular antigens in rheumatic diseases, 1989-1992. Clin Exp Rheumatol 1992; 10:507.

Dellavance A, Júnior AG, Cintra AFU et al. II Consenso Brasileiro de Fator Antinuclear em Células HEp-2. Rev Bras Reumatol mai./jun., 2003; 43(3):129-40.

Duarte A. Fator antinúcleo na dermatologia. Anais Brasileiros de Reumatologia 2005; 80(4).

Filgueira NA. Crioglobulinemia em doadores de sangue em Pernambuco com anti-HCV positivo. [Tese de Mestrado – Universidade Federal de Pernambuco – 1999].

Fritzler MJ, Kinsella TD, Garbutt E. The CREST syndrome: a distinct serologic entity with anticentromere antibodies. Am J Med 1980; 69:520.

Gabay C et al. Acute-phase proteins and other systemic responses to inflammation. New Engl J Med 1999, February 11; 340(6):448-54.

Harris EN. The Second International Anticardiolipin Standardization Workshop/The Kingston Antiphospholipid Antibody Study (KAPS) groups. Am J Clin Pathol 1990; 94:476.

III Consenso Brasileiro para Pesquisa de Autoanticorpos em Células HEp-2: perspectiva histórica, controle de qualidade e associações clínicas. J Bras Patol Med Lab Junho 2009; 45(3):185-99.

Isenberg DA, Shoenfeld Y, Madaio MP et al. Measurement of anti-DNA antibody idiotypes to monitor the course of systemic lupus erythematosus. Lancet 1984; ii:417-21.

Ishak AM et al. ANCA – Associated Small – Vessel Vasculitis. Am Fam Phisician 2002; 65(8):1615-20.

Jury EC. Autoantibodies and overlap sindromes in autoimmune rheumatic disease. J Clin Pathol 2001; 54:340-7.

Klippel JH, Dieppe PA (orgs.) Rheumatology, vol. II. 2. ed. London: Mosby, 1998.

Lane SK et al. Clinical utility of common serum rheumatologic tests. American Family Physician March 15, 2002; 65(6):1073-80.

Miyakis S, Lockshin MD, Atsumi T et al. International Consensus Statement on Update of the Classification Criteria for Definite Antiphospholipid Syndrome (APS). J Thromb Haemost 2006; 4(2):295-306.

Moder KG. Use and Interpretation of rheumatologic tests: Mayo Clin Proc; 1996; 71:391-6.

Nardi N, Brito-Zerón P, Ramos-Casals M et al. Circulating autoantibodies against nuclear and non-nuclear antigens in primary Sjögren's syndrome: prevalence and clinical significance in 335 patients. Clin Rheumatol 2006; 25:341-6.

Nishimura K, Sugiyama D, Kogata Y et al. Meta-analysis: diagnostic accuracy of anti-cyclic citrullinated peptide antibody and rheumatoid factor for rheumatoid arthritis. Ann Intern Med 2007; 146:(11):816-7.

Peter JB, Reyes HR. Use and interpretation of tests in rheumatology. 1. ed. Los Angeles: Especialty Laboratories.

van der Woude FJ, Rasmussen N, Lobatto S et al. Autoantibodies against neutrophils and monocytes: tool for diagnosis and marker of disease activity in Wegener's granulomatosis. Lancet 1985; 1:425-9.

van Veenrooij WJ, Sillekens PTG. Small nuclear RNA-associated proteins: Autoantigens in connective tissue diseases. Clin Exp Rheumatol 1989; 7:635-9.

Velayuthaprabhu S, Archinan G. Evaluation of anticardiolipin antibodies and antiphosphathidylserine antibodies in women with recurrent abortion. Indian Journal of Medical Sciences August 2005; 59(8):347-52.

von Muhlen CA, Tan EM. Autoantibodies in the diagnosis of systemic rheumatic diseases. Semin Arthritis Rheum 1995; 24:323-58.

Wallach JB. Interpretation of diagnostic tests. 6. ed. Boston: Little, Brown and Company, 1996.

Lesões Hepáticas Focais

CAPÍTULO 83

Sérgio Tavares França • Norma Arteiro Filgueira
Adolpho Pedro de Melo Medeiros

INTRODUÇÃO

O aperfeiçoamento dos métodos de imagem, bem como a facilidade de acesso a essas técnicas, contribuiu para o aumento da frequência e da precocidade de detecção das lesões hepáticas focais. O diagnóstico diferencial desse grupo de condições inclui tanto lesões benignas, para as quais nenhum tratamento é necessário, como lesões malignas de elevada morbimortalidade (Quadro 83.1). Estudos de necropsia demonstraram que de 20% a 50% da população geral apresentam algum tipo de lesão nodular no fígado, demonstrando a relevância deste tema. Neste capítulo serão abordadas, resumidamente, as principais características clínicas e radiológicas dos tipos mais comuns de nódulos hepáticos.

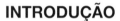

Quadro 83.1 Classificação das lesões hepáticas focais

Origem	Benignas	Malignas
Hepatócitos	Adenoma Nódulos regenerativos Hiperplasia nodular regenerativa Hiperplasia nodular focal	Hepatocarcinoma Carcinoma fibrolamelar Hepatoblastoma
Epitélio biliar	Cistos simples Cistoadenoma de ductos biliares Adenoma de ductos biliares Hamartoma de vias biliares	Colangiocarcinoma Cistoadenocarcinoma
Mesênquima	Hemangioma Angiolipoma	Angiossarcoma Linfoma primário
Heterotópico	Suprarrenal Pancreático	Metástases

LESÕES CÍSTICAS

As lesões císticas do fígado compreendem um grupo heterogêneo de condições, com etiologia, manifestações clínicas e prognóstico diferentes, das quais serão abordadas as mais comuns. A maioria delas é assintomática, sendo encontradas incidentalmente, enquanto outras podem evoluir com complicações e, até mesmo, malignização.

CISTO SIMPLES

Consiste na lesão cística mais frequente do fígado, sendo encontrada em 1% a 2,5% dos casos de necropsia. Mostra comportamento benigno, não se comunica com a árvore biliar e parece ter origem em tecido hamartomatoso. Estudo recente, avaliando 617 pacientes pela tomografia computadorizada (TC), mostrou incidência de 18% de cistos hepáticos simples, sendo maior na população idosa. Em geral, são solitários e variam desde milímetros até 30cm de diâmetro, ocorrendo tipicamente logo abaixo da superfície do fígado. São mais comuns em mulheres (1,5:1), sendo essa relação maior nos cistos complicados (9:1). Costumam ser assintomáticos e raramente evoluem com complicações, como sangramento espontâneo, infecção, torção e obstrução biliar. A presença de sintomas está usualmente associada aos cistos de maior tamanho, devido ao efeito de massa provocado nas estruturas adjacentes.

O diagnóstico por imagem pode ser estabelecido pelas modalidades disponíveis, que incluem a ultrassonografia (USG), a TC e a ressonância magnética (RM). As características que podem ser apreciadas pelos métodos de imagem mostram aspectos em comum e expressam basicamente seu comportamento histológico, ou seja, uma lesão não agressiva, com conteúdo líquido e revestida por uma camada simples de células epiteliais. Portanto, os exames de imagem demonstram uma formação arredondada ou grosseiramente ovalada, onde não se identificam paredes ou cápsula, bem delimitada e com boa relação com o parênquima hepático ao seu redor, além do material líquido que a preenche:

- **Ultrassonografia:** demonstra uma lesão anecoica homogênea, com reforço acústico posterior e sem fluxo ao estudo com Doppler, além das demais características que os métodos de imagem apresentam em comum. Quando ocorre sangramento ou infecção intralesional, podem desenvolver-se septações internas e lobulação de suas bordas, além de paredes espessas e uma possível aparência sólida da lesão, e o paciente pode apresentar febre e dor abdominal. Nesses casos, é importante a diferenciação com outras lesões com componente cístico, sejam elas primárias (cistoadenomas) ou secundárias (metástases císticas), que podem ter origem em tumores císticos primários (ovário e pâncreas) ou em tumores sólidos que produzem comprometimento secundário cístico (tumores estromais gastrointestinais e carcinoma endometrial). Indica-se, portanto, complementação do estudo com outros métodos de imagem, mas lembrando que a USG é superior à TC na caracterização de lesões hepáticas císticas.
- **Tomografia computadorizada:** mostra lesão homogênea e hipoatenuante no estudo sem contraste iodado venoso, com densidade de líquido, ou seja, < 20 Unidades Hounsfield (UH). A administração do contraste venoso não promove realce da lesão. As alterações hemorrágicas e infecciosas dos cistos promovem a perda da hipoatenuação e homogeneidade características das lesões, mas estas continuam sem apresentar realce nas imagens pós-contraste. A boa relação com o parênquima hepático e a falta de desorganização da arquitetura local circunjacente favorecem a possibilidade de uma lesão com comportamento benigno.
- **Ressonância magnética:** os cistos hepáticos simples apresentam uniformidade no sinal magnético, tanto nas sequências ponderadas em T1 como em T2, mostrando-se hipointensos no T1 e hiperintensos no T2, não se percebendo realce após a utilização do contraste venoso (gadolínio). Alterações na uniformidade do sinal magnético com irregularidades na intensidade de T1 e T2 favorecem a possibilidade de existência de complicações do cisto, mais comumente associadas à hemorragia ou à presença de septações.

O tratamento dos cistos simples raramente é necessário, sendo indicado em casos complicados ou com sintomas compressivos. Existem várias opções terapêuticas, como punção aspirativa com ou sem injeção de agentes esclerosantes (alta taxa de recorrência), drenagem interna por cistojejunostomia e ressecção parcial por laparoscopia. Nos casos assintomáticos, mas com diâmetro > 4cm, recomenda-se seguimento por USG aos 3, 6 e 12 meses, podendo ser interrompido caso não haja alterações de tamanho 2 anos após o acompanhamento.

DOENÇA POLICÍSTICA DO FÍGADO

Pode ser isolada ou associada à doença renal policística. As complicações são mais comuns do que nos cistos simples, sendo inclusive descritos casos de evolução para colangiocarcinoma.

CISTOADENOMA/CISTOADENOCARCINOMA

Lesões císticas raras, mais observadas em mulheres após a quarta década de vida, sem relação com terapia hormonal, e que representam menos de 5% das massas de origem biliar. O tamanho é variável, mas lesões volumosas são frequentes e costumam provocar sintomas, que geralmente consistem em crises dolorosas intermitentes ou sinais de obstrução biliar.

Os exames de imagem mostram padrão cístico multilocular de crescimento lento. A maioria dos casos é intra-hepática (85%), mas descrevem-se lesões extra-hepáticas. Os cistoadenomas biliares variam de 1,5 a 35cm de diâmetro e o fluido no interior dessas lesões pode ser proteináceo, mucinoso, ocasionalmente gelatinoso, purulento ou hemorrágico devido a trauma. As variações no conteúdo são passíveis de detecção pelos estudos de imagem. A presença de componentes sólidos intracísticos pode ser observada e nem sempre está associada à transformação maligna. Áreas de calcificações focais são raras. O diagnóstico diferencial inclui outras lesões císticas de grande tamanho, como metástases císticas, cistos simples ou complicados, abscessos complexos, cistos por *Echinococcus*, biloma intra-hepático e mesmo hematoma:

- **Ultrassonografia:** mostra lesão anecoica, usualmente associada a septações internas. Comumente podem ser identificadas áreas hiperecoicas no interior da lesão, que representam hemorragia, fibrose ou ainda projeções papilares. Usualmente, a combinação de septações internas e nodularidades sugere o diagnóstico de cistoadenocarcinoma, enquanto septações sem nodularidades sugerem cistoadenoma.
- **Tomografia computadorizada:** mostra uma massa cística solitária, notando-se uma cápsula fibrosa espessa com nódulos murais e septos internos. Quanto mais proeminentes os septos e as nodularidades encontradas, maior a chance de malignidade da lesão. Excrescências polipoides e pedunculadas são mais comumente observadas no citoadenocarcinoma, apesar de haver descrição de sua presença no cistoadenoma, sem indícios de malignidade. As regiões nodulares

apresentam realce após a administração do meio de contraste iodado venoso.
- **Ressonância magnética:** a aparência é típica de uma lesão que contém líquido, mostrando sinal homogêneo hipointenso no T1 e hiperintenso no T2. Variações na homogeneidade dependem da presença de componentes sólidos, hemorrágicos e proteicos. Após a administração do meio de contraste venoso, há realce das porções sólidas da lesão.

O tratamento é tipicamente cirúrgico e sua indicação baseia-se no fato de que essa lesão é considerada pré-maligna, ocorrendo transformação maligna em até 15% dos casos, associada à inabilidade dos estudos de imagem em diferenciar benignidade de malignidade, nesse contexto. A ressecção cirúrgica deve ser cuidadosa, em virtude da possibilidade de recorrência local.

LESÕES SÓLIDAS

HEMANGIOMA

O hemangioma cavernoso é o tumor benigno hepático mais frequente na população geral, com prevalência variando de 1,4% a 20% em séries de necropsias e podendo corresponder a até 70% dos nódulos incidentais. Apresentam tamanho variável, desde poucos milímetros até os > 20cm. Há predominância no sexo feminino, com proporção variando de 2 a 6:1 e 60% a 80% dos casos são diagnosticados entre os 30 e os 50 anos de idade, parecendo haver associação com multiparidade. São múltiplos em 10% a 33% dos casos e predominam no lobo direito do fígado.

São geralmente assintomáticos e descobertos de maneira incidental. Quando grandes e subcapsulares, podem provocar desconforto no hipocôndrio direito. Raramente evoluem com complicações como: sintomas inflamatórios sistêmicos (febre, anemia e perda de peso) quando ocorre trombose de lesões > 10cm, insuficiência cardíaca de alto débito e a rara síndrome de Kasabach-Merritt, que é uma coagulopatia de consumo com hipofibrinogenemia e plaquetopenia, mais frequente em crianças. Não há descrição de malignização de hemangiomas e, apesar de serem lesões vasculares, sua ruptura é extremamente rara (cerca de 30 casos descritos na literatura).

A maioria dos hemangiomas é identificada incidentalmente durante a realização de exame de imagem por outro motivo. Mostram tendência maior a se localizarem em situação subcapsular, na porção posterior do lobo direito do fígado. São geralmente únicos, mas podem ser múltiplos em até 50% dos casos, sendo conhecida sua associação com a hiperplasia nodular focal, mais do que com qualquer outra lesão hepática. Estudo recente com 247 pacientes concluiu que cerca de 20% dos portadores de hiperplasia nodular focal têm um hemangioma associado.

Os estudos de imagem mostram lesão com bordas bem definidas, ocasionalmente associada a *shunt* arterioportal e raramente focos cálcicos, que nos estudos contrastados (TC e RM) apresentam o conhecido realce periférico globular precoce e descontínuo na fase arterial (patognomônico dessa patologia). O realce do restante da lesão ocorre nas fases venosa e tardia, percebendo-se a coalescência das regiões nodulares periféricas e o preenchimento centrípeto temporal da lesão. Os aspectos de imagem que definem o diagnóstico de hemangioma por esses métodos dependem do tamanho da lesão. Os hemangiomas chamados "típicos" são comumente < 3cm. Lesões menores tendem a mostrar realce mais rápido, enquanto lesões maiores apresentam preenchimento central lento e progressivo.

O realce considerado típico de um hemangioma não ocorre em todas as lesões, devendo-se conhecer também as situações atípicas, como realce do centro para a periferia, os que se preenchem completamente já na fase arterial e o realce periférico nodular com progressão centrípeta e persistência de uma cicatriz central:

- **Ultrassonografia:** são lesões hiperecoicas em 67% a 79% dos casos, embora lesões > 5cm possam mostrar ecogenicidade mista, provavelmente em decorrência de trombose e hemorragia intralesional. O inconsistente e não específico reforço acústico posterior pode ser detectado, e tem sido relacionado com hipervascularização nos estudos por angiografia. Podem também se apresentar como lesões hipoecoicas em fígados cirróticos ou com esteatose. O Doppler ajuda pouco no diagnóstico, pois só demonstra fluxo em 10% a 50% dos casos, em razão de seu fluxo sanguíneo extremamente lento, mas a USG com contraste eleva significativamente a sensibilidade e a especificidade do método.
- **Tomografia computadorizada:** lesão geralmente isoatenuante em relação aos vasos sanguíneos (hipoatenuante em relação ao parênquima), homogênea, bem definida, esférica a ovoide que, mesmo gigante, não promove distorção da vasculatura próxima. O realce globular descontínuo periférico é sua marca diagnóstica típica, progredindo para o preenchimento central completo nas fases mais tardias. As raras calcificações são mais bem identificadas por esse método. As fases consideradas supertardias continuam demonstrando o hemangioma como lesão hiperatenuante em relação ao parênquima, devido ao fluxo sanguíneo lento nos múltiplos canais vasculares que compõem a referida lesão.
- **Ressonância magnética:** mostra um padrão de moderada elevação da intensidade do sinal magnético nas

sequências ponderadas em T2, mas menos intensa do que a encontrada nos cistos hepáticos, com bordas bem definidas, e iso a hipointenso nas sequências ponderadas em T1. O contraste também promove a aparência típica das lesões, assim como sua demonstração atípica. As cicatrizes centrais, quando presentes, não mostram realce, mantendo-se hipointensas durante o estudo. A especificidade e a sensibilidade do método para o diagnóstico do hemangioma ultrapassam a casa dos 95%.

- **Cintilografia com hemácias marcadas:** tem boa sensibilidade para lesões > 2cm, com elevada especificidade.
- **Arteriografia:** raramente é utilizada para diagnóstico, sendo reservada para casos atípicos que não puderam ser bem caracterizados por outras técnicas menos invasivas. A biópsia hepática não é indicada nesses casos, pois tem baixa acurácia diagnóstica e oferece risco significativo de hemorragia.

O diagnóstico diferencial dos hemangiomas se faz predominantemente, e principalmente, com as lesões metastáticas, havendo varias semelhanças radiológicas entre ambas. Ressalte-se em especial o padrão de realce dos implantes secundários que sofreram influência terapêutica, pois o realce centrífugo e temporal pode ser encontrado nessas. O outro representante dessa categoria é o colangiocarcinoma intra-hepático.

A história natural dessas lesões é pouco conhecida, mas a grande maioria delas permanece estável em volume após anos de seguimento, ou nota-se um padrão de crescimento lento. Alguns autores acreditam que possam sofrer influência hormonal, pois foram descritos casos de aumento de tamanho durante a gestação ou com uso de estrogênios, porém essa relação não é bem aceita, já que não foram identificados receptores estrogênicos em suas células.

Em geral, não há necessidade de nenhum tipo de tratamento, recomendando-se apenas o acompanhamento ultrassonográfico periódico das massas, principalmente daquelas > 5cm. Ressecção cirúrgica pode ser cogitada para grandes lesões que provoquem sintomas como dor e compressão de órgãos vizinhos, para as com crescimento rápido e para aquelas > 15cm (indicação questionável). Os raros casos com sangramento intralesional, hemobilia ou ruptura podem ser manejados com embolização por arteriografia.

HIPERPLASIA NODULAR FOCAL (HNF)

Consiste na segunda lesão nodular benigna sólida mais frequente do fígado, sendo encontrada em 2,5% a 8% das necropsias e ocorrendo predominantemente em mulheres (razão 8:1) na faixa etária entre 30 e 40 anos. É considerada uma reação hiperplásica do parênquima hepático à hiperperfusão decorrente de uma artéria anômala. Embora sua etiopatogenia não esteja relacionada com os estrogênios, foram descritos alguns casos de aumento de volume da massa após terapia hormonal. Em 80% dos casos a lesão é única e costuma ter entre 3 e 5cm. É assintomática na imensa maioria dos casos, sendo descoberta incidentalmente em exame de imagem ou durante cirurgias. Não há relato de malignização, e ruptura espontânea é extremamente rara.

Os exames de imagem mostram uma formação lobulada e bem delimitada, mas sem a presença de cápsula. A característica macroscópica patognomônica dessas lesões é a presença de uma cicatriz central em forma de estrela, com septos se irradiando para a periferia e que a dividem em numerosos nódulos de hepatócitos normais arranjados anormalmente. A cicatriz central contém componentes vasculares com paredes espessas, cuja origem é a artéria hepática, que proporciona uma excelente fonte de sangue arterial para a lesão. Lesões multicêntricas podem ser encontradas como parte da síndrome da HNF múltipla, que inclui outras lesões, como hemangioma hepático, meningioma, astrocitoma, telangiectasias e aneurismas cerebrais, displasia arterial sistêmica e atresia da veia porta. São descritos dois subtipos de HNF: o tipo sólido, mais comum e associado à cicatriz central, e o tipo telangiectásico, caracterizado pela presença de múltiplos espaços vasculares dilatados, com localização central. O tipo telangiectásico está mais comumente associado à síndrome da HNF múltipla:

- **Ultrassonografia:** apresenta-se usualmente como uma lesão com padrão ecogênico semelhante ao do parênquima hepático próximo, de difícil identificação, quando pode ser identificada por meio de alterações sutis no contorno e deslocamento de vasos próximos. A cicatriz central apresenta-se normalmente como uma região hipoecoica linear ou em forma de estrela, mas essa pode ser eventualmente hiperecoica. A análise pelo Doppler é altamente sugestiva, percebendo-se seus componentes venosos centrais e periféricos.
- **Tomografia computadorizada:** pode se apresentar hipoatenuante ou isoatenuante em relação ao parênquima hepático nas imagens não contrastadas. Após a administração do meio de contraste iodado venoso, na fase arterial, a lesão mostra-se tipicamente hiperatenuante em virtude de sua hipervascularização. Há um nítido decréscimo da atenuação nas fases portal e venosa, podendo se tornar praticamente isoatenuante ao parênquima adjacente. Aproximadamente um terço das HNF possui cicatriz central, que se apresenta hipoatenuante na fase pré-contraste, tornando-se hiperatenuante nas fases portal e venosa.

- **Ressonância magnética:** apresenta-se levemente hipointensa nas sequências ponderadas em T1 e discretamente hiperintensa nas sequências em T2, apesar de algumas dessas lesões também poderem se apresentar isointensas em ambas as sequências. A HNF mostra realce intenso e homogêneo durante a fase arterial do estudo dinâmico contrastado, com tendência a isointensidade nas fases mais tardias. A cicatriz central é usualmente hiperintensa nas sequências em T2 e hipointensa no T1 e mostra realce lento e progressivo nas fases tardias pós-contraste, assim como os septos que dela se irradiam. Adicionalmente, a cicatriz central pode ser mais facilmente detectada pela RM do que pela TC (78% *versus* 60%). Outra característica que a distingue de outras lesões hepáticas com nítido realce na fase arterial com gadolínio é a falta de demonstração da cápsula, como acontece com o adenoma e o carcinoma de células hepáticas.

Nos casos com apresentação radiológica atípica, a cintilografia com enxofre coloidal pode ser útil, pois, como a HNF contém células de Kupffer, a lesão se apresenta iso ou hipercaptante. Entretanto, deve ser lembrado que 50% das lesões captarão o enxofre coloidal semelhante ao parênquima hepático e 10% se apresentarão como lesões "quentes", gerando uma falta de confirmação diagnóstica em aproximadamente 40% dos casos.

O diagnóstico diferencial da HNF deve ser feito com carcinoma de células hepáticas, adenoma, metástases hipervasculares e, em alguns casos, com o hemangioma cavernoso. Como a HNF costuma manter-se estável ao longo do tempo e não apresenta riscos de malignização ou ruptura, não há necessidade de tratamento específico, sendo recomendado apenas seguimento periódico com exames de imagem.

ADENOMA

O adenoma hepático é uma neoplasia benigna que tipicamente se desenvolve em mulheres com mais de 30 anos de idade com fígados previamente sãos. Apresenta-se como lesão solitária em 70% a 80% dos casos, localizada mais comumente no lobo direito e que pode atingir de 1 a 30cm de diâmetro. Ressalte-se, entretanto, que os adenomas são classificados como lesões pré-malignas, segundo a terminologia atual.

Sua prevalência aumentou significativamente após a década de 1960, coincidentemente com o início do uso dos anticoncepcionais orais (ACO). Hoje se sabe que o uso de ACO aumenta o risco de desenvolvimento de adenomas em 30 a 40 vezes, além de estar associado a maiores número e tamanho das lesões e maior risco de sangramento. A prevalência de adenomas está relacionada com a dose e a duração de uso dos ACO, ocorrendo geralmente em mulheres que usaram esses medicamentos por mais de 2 anos. Essas lesões são também observadas em usuários de androgênios anabolizantes e nos portadores de doenças de depósito de glicogênio (nessas condições, acomete cerca de 25% a 50% dos pacientes, principalmente homens com menos de 20 anos de idade). Nestas duas últimas situações clínicas descritas, especialmente, os adenomas podem ser múltiplos. Uma entidade clínica chamada adenomatose hepática foi descrita há não muito tempo (1985), na qual dez ou mais adenomas estão presentes no fígado e que, distintamente do adenoma solitário, acomete com igual frequência homens e mulheres, não mantém correlação com medicações esteroides, promove alterações na função hepática e mostra maior incidência de hemorragia e transformação maligna.

A apresentação clínica dos adenomas é variável, podendo ser achado incidental (40% dos casos) ou manifestar-se com dor ou desconforto no hipocôndrio direito (50% dos casos) ou já como uma emergência, por hemorragia intralesional ou ruptura para o peritônio livre (10% dos casos).

A história natural dessas lesões é marcada pelo risco de hemorragia espontânea, ruptura e malignização. A ruptura com sangramento intraperitoneal acarreta mortalidade de até 20% e está associada a lesões > 5cm, subcapsulares, gravidez, mulheres com história de uso de ACO por longo tempo e pacientes que vinham apresentando dor abdominal (risco de ruptura em pacientes sintomáticos – 25% a 40%). A transformação para hepatocarcinoma ocorre em cerca de 10% dos casos e deve ser suspeitada quando ocorre aumento rápido do tamanho da lesão ou elevação da alfafetoproteína.

O diagnóstico deve ser clínico e radiológico, uma vez que a biópsia percutânea está contraindicada em razão do elevado risco de sangramento e da baixa acurácia.

Nos exames de imagem, tipicamente se manifesta como lesão solitária, esférica, bem delimitada (85%), não lobulada (95%), encapsulada em até 30% dos casos, raramente associada a calcificações, ricamente vascularizada e usualmente associada a áreas de necrose ou hemorragia. A presença de cicatriz focal no interior da lesão denota possível área de infarto prévio. Adicionalmente, o adenoma pode conter quantidades substanciais de gordura, o que pode ser um parâmetro de imagem para diferenciação com outras lesões hepáticas focais. Entretanto, a presença de fibrose central pode tornar difícil seu diagnóstico diferencial com a HNF:

- **Ultrassonografia:** as lesões podem ser hipo, iso ou mesmo hiperecoicas, sendo, em várias situações, impossível sua distinção da HNF. Os adenomas são tipicamente heterogêneos, notando-se regiões com conteúdo fluido em seu interior, e mesmo ao seu redor, de hemorragias prévias. A análise por meio do

Doppler pode demonstrar componentes vasculares peritumorais e intratumorais com uma onda contínua e retilínea, ou, menos comumente, uma onda trifásica.

- **Tomografia computadorizada:** nas imagens não contrastadas, o adenoma pode apresentar regiões com baixa atenuação, consistentes com material gorduroso intratumoral (encontradas em 10% dos casos), e áreas de elevada atenuação, compatíveis com transformação hemorrágica. Entretanto, esses achados também não são específicos dessa lesão e devem ser interpretados de acordo com o contexto clínico, especialmente considerando-se que a maioria dos adenomas é isoatenuante em relação ao parênquima próximo, pois, histologicamente, consistem em hepatócitos organizados uniformemente e com uma quantidade variável de células de Kupffer. Quando há esteatose hepática, os adenomas são percebidos como lesões hiperatenuantes, tanto na fase pré-contraste como pós-contraste. Durante e após administração do meio de contraste iodado venoso, pode-se observar um realce homogêneo ou quase homogêneo (80% dos casos) nas lesões que não apresentam alterações hemorrágicas prévias ou recentes, ou ainda componente gorduroso. Observa-se ainda realce periférico inicial, provavelmente em virtude dos componentes vasculares peritumorais e de um padrão centrípeto de captação nas fases mais tardias. As lesões menores captam mais rapidamente o meio de contraste e se mostram hiperatenuantes em relação ao parênquima próximo. O realce das lesões não é persistente, possivelmente em virtude das comunicações arteriovenosas. O padrão de realce das lesões de maior tamanho é heterogêneo e, portanto, menos específico.
- **Ressonância magnética:** nas imagens ponderadas em T1 e T2, os adenomas não diferem significativamente do sinal magnético do parênquima circunvizinho, em virtude de sua constituição histológica, sendo levemente hipointensas em T1 e sutilmente hiperintensas em T2. Apresentam realce homogêneo e nítido na fase arterial contrastada, tornando-se praticamente isointenso nas fases mais tardias do estudo dinâmico. Nos casos de coexistência com esteatose hepática, há hiperintensidade do adenoma nas sequências em T2 com supressão de gordura em relação ao parênquima adjacente. Há ainda a possibilidade de detecção da pseudocápsula desses tumores nas sequências em T1, que mostram um halo de hipointensidade, e no T2, com leve hiperintensidade.
- **Cintilografia com enxofre coloidal:** como a maioria das lesões não contém células de Kupffer, o nódulo é frio em cerca de 75% dos casos, o que pode ser útil para diferenciação com HNF.

O diagnóstico diferencial dos adenomas é feito a partir de sua comparação com o carcinoma de células hepáticas, a HNF e metástases hipervasculares.

A conduta de escolha nos adenomas hepáticos é a ressecção cirúrgica, em função dos riscos de hemorragia e malignização. Como foram descritos casos de regressão completa de lesões pequenas após a suspensão dos ACO, pacientes assintomáticas com lesões > 5cm podem ser conduzidas inicialmente de maneira conservadora, com suspensão do medicamento e acompanhamento rigoroso por métodos de imagem e dosagem de alfafetoproteína. Caso a lesão não reduza de tamanho, ocorra elevação dos níveis da alfafetoproteína, surgimento de sintomas ou a paciente deseje engravidar, a ressecção está indicada.

HIPERPLASIA NODULAR REGENERATIVA (HNR)

A HNR consiste em um processo proliferativo benigno, geralmente secundário a lesões da vasculatura intra-hepática, em que o parênquima hepático é substituído por nódulos regenerativos difusos com nenhuma ou mínima fibrose. Observada em 2% da população, sem diferença quanto ao sexo, principalmente em pessoas com mais de 60 anos de idade, costuma ser observada em várias condições clínicas, como doenças linfoproliferativas, autoimunes, vasculites, transplante de medula óssea, síndrome de Budd-Chiari e telangiectasia hemorrágica hereditária.

Os pacientes acometidos geralmente são assintomáticos, mas pode haver evolução lenta e progressiva para hipertensão porta, com preservação da função hepática. O diagnóstico é histológico, mas os exames de imagem podem considerar a possibilidade, especialmente em um contexto clínico adequado, sendo as informações oferecidas para o radiologista de vital importância para a interpretação.

Nos exames de imagem, os nódulos apresentam grande variação de tamanho, desde muito pequenos a até grandes massas. Isoladamente, essas lesões podem ser semelhantes aos adenomas, inclusive do ponto de vista histológico. A HNR mostra características de imagem inespecíficas, como heterogeneidade do parênquima hepático, transformação nodular do parênquima e achados de sequela de hipertensão porta. A hipertensão porta pode estar relacionada com a compressão das vênulas hepáticas terminais, veia porta ou sinusoides, por pequenos nódulos. Grandes nódulos na região da *porta hepatis* podem causar a compressão da veia porta principal, agravando a hipertensão. A HNR é uma entidade pouco diagnosticada, cuja apresentação radiológica é bastante variada, percebendo-se situações de quase normalidade, lesões únicas ou múltiplas, em meio à hipertensão porta. Em caso de suspeita ou dúvida diagnóstica, a cintilografia pode ser útil no ambiente da investigação radiológica, havendo relatos literários de que o tipo de captação das lesões com o enxofre coloidal é virtualmente patognomônico da HNR:

- **Ultrassonografia:** pode demonstrar a HNR como regiões isoecoicas mais homogêneas, assim como com centro levemente anecoico, possivelmente associado a alterações hemorrágicas prévias em seu interior.
- **Tomografia computadorizada:** as lesões são tipicamente hipoatenuantes na fase pré-contraste e mostram apenas leve realce após a administração do material iodado venoso. Um leve realce periférico anelar nessas lesões também pode ser encontrado.
- **Ressonância magnética:** as lesões de HNR podem se mostrar hipo, iso ou mesmo hiperintensas nas sequências ponderadas em T1 e T2. Assim como descrito nas imagens tomográficas, pode haver um leve realce anelar periférico após a administração do agente paramagnético, tornando o aspecto similar a nódulos regenerativos e mesmo metástases.

O diagnóstico diferencial da HNR deve ser feito na comparação com HNF, adenomas e metástases. Quando múltiplos, os carcinoma hepatocelulares e sarcomas também participam no diagnóstico diferencial.

HEPATOCARCINOMA (HCC)

O HCC é o tumor maligno mais frequente do fígado, sendo a terceira causa mais frequente de morte por câncer em todo o mundo. Sua distribuição geográfica e em diferentes grupos étnicos é muito variável, o que reflete a frequência das condições predisponentes ao tumor, sendo mais de 80% dos casos mundiais provenientes do Extremo Oriente (China e Japão) e da África Subsaariana. A razão homens:mulheres é, em média, de 3,7:1, provavelmente em virtude da maior frequência das hepatites virais em homens, da maior exposição a agentes ambientais e do efeito trófico dos androgênios. Nos países de baixo risco, o HCC é raramente diagnosticado antes dos 50 anos de idade, mas nos países de elevada prevalência esse tumor costuma acometer pacientes mais jovens (até mesmo antes dos 20 anos).

Fatores de risco

Cerca de 80% dos casos de HCC se desenvolvem em fígados cirróticos, sendo as hepatites virais B e C os principais fatores de risco. No Oriente, cerca de 40% a 90% dos casos de HCC estão associados à infecção crônica pelo vírus da hepatite B, enquanto que Ocidente cerca de 65% dos casos são relacionados com hepatite C.

O vírus da hepatite B (HBV) é considerado um agente oncogênico direto, pois seu DNA é incorporado ao DNA do hepatócito, o que pode causar instabilidade genômica. Os pacientes que desenvolvem HCC associado ao HBV costumam ser mais jovens, pois geralmente a contaminação se deu por via vertical ou na mais tenra idade. Estudos populacionais realizados em Taiwan mostraram que a infecção crônica pelo HBV aumenta o risco de HCC em até 98 vezes. Nos portadores crônicos do HBV, existem condições que aumentam o risco de HCC, como positividade para o HBeAg, carga viral elevada, cirrose hepática, coinfecção com o HCV, alcoolismo e raça oriental, embora mesmo os portadores inativos e até os curados apresentem risco maior do que o da população geral. Na população ocidental, o desenvolvimento do HCC associado ao HBV ocorre, principalmente, em pacientes com fibrose avançada, enquanto nos asiáticos esse risco aumenta após os 40 anos de idade, independente do grau de fibrose ou inflamação.

A incidência de HCC associado ao vírus da hepatite C (HCV) triplicou nos últimos 40 anos e a previsão é de que continue a aumentar nas próximas décadas, o que coincide com o período de latência de 30 a 40 anos após o pico de disseminação do vírus nas décadas de 1970 e 1980. Estudos populacionais mostraram que a presença de infecção crônica pelo HCV aumenta o risco de HCC em 20 vezes. Ainda não se conhece o mecanismo por meio do qual o HCV leva ao surgimento de HCC, mas este parece estar relacionado com elevado *turnover* celular e inflamação crônica, já que a imensa maioria dos casos se desenvolve em pacientes com graus avançados de fibrose. São fatores que elevam o risco de HCC em portadores crônicos do HCV: alcoolismo, *diabetes mellitus*, obesidade, coinfecção com HIV e/ou HBV, raça negra, idade elevada, plaquetopenia, varizes de esôfago e tabagismo.

Outras condições associadas ao desenvolvimento de HCC são: cirrose de qualquer etiologia (principalmente a alcoólica e a por hemocromatose), *diabetes mellitus*, consumo de alimentos contaminados por aflatoxina (micotoxina encontrada em milho, soja e amendoim) e ingestão crônica de água contaminada com microcistina (derivada do crescimento da alga verde-azulada em reservatórios de água potável). Por outro lado, alguns fatores parecem ter papel protetor contra o desenvolvimento de HCC, como o consumo regular de café e estatinas (eficácia ainda não comprovada).

O HCC é o primeiro câncer a ser comprovadamente prevenido por programas de vacinação, como demonstrado após anos de vacinação contra a hepatite B em Taiwan.

Enquanto em pacientes não cirróticos a apresentação clínica mais frequente é de desconforto no quadrante superior direito do abdome, na população cirrótica o tumor costuma ser descoberto a partir de programas de *screening* em uma fase assintomática. Além disso, a possibilidade de HCC deve ser investigada em situações de descompensação hepática sem fator precipitante evidente.

Quadro 83.2 Grupos com recomendação de *screening* semestral para HCC

Portadores do vírus B	Cirrose de outras etiologias
Homens asiáticos > 40 anos	Hepatite C
Mulheres asiáticas > 50 anos	Cirrose alcoólica
Negros > 20 anos	Cirrose por esteato-hepatite
História familiar de HCC	Hemocromatose
Todos os cirróticos por vírus B	Cirrose biliar primária
	Deficiência de alfa-1-antitripsina

Ainda não há consenso sobre indicação de *screening* em pacientes portadores de HCV com fibrose grau 3 e nos portadores de doença hepática gordurosa em fase pré-cirrótica.

O diagnóstico precoce possibilita a instituição de medidas terapêuticas efetivas, tornando esse tumor um exemplo de validade de métodos de rastreamento, já que um grande estudo chinês mostrou redução de 37% da mortalidade na população submetida a um programa de *screening* sistematizado. O Quadro 83.2 apresenta os subgrupos populacionais que devem realizar *screening* semestral para HCC por meio de exame ultrassonográfico feito por profissional experiente e dosagem dos níveis séricos de alfafetoproteína.

Quando uma nova imagem nodular é identificada durante exame de rastreamento de HCC, é imperiosa a realização de exame de imagem dinâmico contrastado, que pode ser USG com contraste de bolhas (pouco disponível no Brasil), TC, MR ou arteriografia.

O diagnóstico por imagem do HCC mostra relação e dependência com as características encontradas em seu aspecto patológico, que incluem a presença de cápsula, gordura, hemorragia, calcificações, necrose ou fibrose, e seu estadiamento baseia-se no sistema TNM, que considera o número e o tamanho dos nódulos e a presença de invasão vascular. O HCC pode ser encontrado como lesão única em até 50% dos casos, sendo multifocal em 40% e difuso em 10%; tipicamente, tem mais de 2cm por ocasião do diagnóstico por imagem.

A evolução para HCC obedece às seguintes fases de um modelo de carcinogênese: nódulo regenerativo, nódulo displásico de baixo grau, nódulo displásico de alto grau, HCC pequeno e, finalmente, HCC grande. Em algum ponto da sequência da carcinogênese acontece a angiogênese (neovascularização), que é o fator fundamental de transformação do nódulo regenerativo em displásico e HCC. A neovascularização, ou neoangiogênese, também é importante fator para manter o crescimento do HCC e pode ser usada para detecção e caracterização dessas lesões pelos exames de imagem:

- **Ultrassonografia:** a aparência do HCC à USG pode ser bastante variável (hipoecoicos, complexos e hiperecoicos), mostrando correspondência histológica com seu grau de diferenciação e presença de necrose no interior da lesão, especialmente observada nas lesões maiores. Entretanto, tumores sólidos, sem necrose e menores de 5cm normalmente são hipoecoicos. Caso haja transformação gordurosa dos tumores, a pequena lesão pode se apresentar completamente hiperecoica, sendo difícil sua distinção de áreas focais de esteatose, lipomas e mesmo hemangiomas. Sua cápsula fibrosa é demonstrada ao método como um fino halo hipoecoico. A análise com o Doppler mostra picos de alta velocidade, considerados característicos. Entretanto, esse método é especialmente útil na demonstração dos trombos tumorais no interior da veia porta, que podem levar ao diagnóstico da entidade sem a demonstração clara ou específica da lesão parenquimatosa.

- **Tomografia computadorizada:** as análise e caracterização do HCC pela TC foram aprimoradas nos últimos anos com a tecnologia helicoidal, que possibilitou a realização do exame em várias fases durante e após a administração do meio de contraste venoso. Essa mudança proporcionou a percepção do componente hipervascular do tumor na fase arterial dominante. A característica típica do HCC pela TC é uma lesão hipo a levemente isoatenuante na fase pré-contraste, com realce precoce na fase arterial, seguida de rápida perda da atenuação da lesão já na fase portal, formando o conhecido padrão do *wash-out* rápido, amplamente descrito na literatura especializada. A cápsula, quando passível de identificação, apresenta realce tardio. Esses achados de imagem encontram sua explicação na abundante neovascularização arterial do HCC *versus* o grande suprimento vascular hepático normal na fase portal. A recente inovação e introdução dos aparelhos de TC com multidetectores (MDCT) na rotina médica possibilitou ganho adicional na detecção e na caracterização desses tumores. Em virtude da rapidez de aquisição de imagens com a tecnologia MDCT e do maior poder dos tubos de raios-X utilizados, a fase arterial (indispensável na identificação dos HCC) pode adicionalmente ser dividida em dois tempos: (1) a fase arterial precoce e (2) a fase hepática arterial. Há relatos de aumento no poder de detecção dos HCC com esses equipamentos, em especial o aumento no número de diagnósticos das lesões < 2cm, com sensibilidade de 79% a 82%, na fase arterial hepática. A MDCT proporcionou ainda melhorias no estadiamento do HCC, mostrando adequadamente o número de lesões, os segmentos hepáticos comprometidos, alterações vasculares (especialmente invasão) e linfonodomegalias regionais. Atualmente, em razão das melhorias tecnológicas e da maior facilidade de acesso pela população, o MDCT tem importante papel na avaliação pós-terapêutica.

- **Ressonância magnética:** as características do HCC pela RM são bastante variáveis (dependentes da quantidade de gordura, ferro e glicogênio em seu interior), mas, usualmente, lesões < 2cm são hipo a isointensas nas imagens ponderadas em T1 e levemente hiperintensas em T2. O padrão de realce na fase arterial é nítido, com decréscimo da intensidade nas fases portal e tardia (*wash-out*). Admite-se que a hipointensidade das lesões em T1 e a hiperintensidade em T2 associam-se a maior possibilidade de que a imagem represente HCC, em comparação com nódulos displásicos. Adicionalmente, nódulos displásicos de alto grau e os HCC podem demonstrar uma aparência de nódulo-dentro-de-um-nódulo, especialmente quando focos de HCC originam-se no interior de um nódulo regenerativo siderótico. Essa aparência mostra áreas de elevada intensidade de sinal magnético em uma lesão predominantemente hipointensa nas sequências ponderadas em T2 e focos de isointensidade no interior de uma lesão hipointensa em T1. A cápsula tumoral, um sinal característico do HCC, está presente em 60% a 82% das lesões, mais frequentemente naquelas > 2cm. A cápsula é hipointensa nas sequências ponderadas em T1 e T2, exceto nas situações em que ela é mais espessa (≥ 4mm), e pode se mostrar hiperintensa nas sequências ponderadas em T2, mostrando captação tardia progressiva nas imagens pós-contraste. Extensão extracapsular pode ser identificada em aproximadamente 43% a 77% dos HCC e usualmente expressa por projeções noduliformes ou formação de nódulos satélites. A invasão vascular ocorre com maior frequência nos tumores considerados grandes, e pode ser encontrada em até 24% dos casos, macroscopicamente. O trombo tumoral intravascular (veia porta ou mesmo veias hepáticas) pode ser diferenciado dos não tumorais por apresentar realce na fase arterial e falhas no referido realce nas fases mais tardias. Semelhante aos tumores pequenos, os grandes mostram captação evidente na fase arterial e rápida perda da intensidade nas fases portal e tardia. Esse *wash-out* venoso tem sido descrito como uma das características de imagem que aumentam a especificidade do HCC, considerando-se que nódulos regenerativos e displásicos não mostram regularmente essa condição.

O prognóstico do HCC depende, basicamente, do tamanho, do número e da localização dos nódulos tumorais, assim como do grau de disfunção hepática. É condição de elevadíssima mortalidade, e os métodos terapêuticos incluem: ressecção cirúrgica, transplante hepático, ablação com radiofrequência, alcoolização, quimioembolização intra-arterial e terapia sistêmica com sorafenibe (inibidor do receptor do fator de crescimento endotelial). A escolha da modalidade terapêutica dependerá do estadiamento do tumor, da gravidade da insuficiência hepática e da presença de hipertensão porta e comorbidades, não sendo objetivo deste capítulo.

CARCINOMA FIBROLAMELAR

Esse tumor hepático constitui uma variante do HCC com apresentação clínica e fatores de risco completamente distintos, o que o leva a ser considerado uma entidade à parte. Essas características marcantes que o diferem do HCC clássico são: ocorrência em idade mais jovem (média de idade de cerca de 25 anos), pobre relação com cirrose e hepatites virais, relação entre os sexos de 1:1, ausência de produção de alfafetoproteína, alta taxa de ressecabilidade ao diagnóstico (50% a 75%) e melhor prognóstico.

A maioria dos pacientes é sintomática e apresenta-se com quadro clínico inespecífico de dor em hipocôndrio direito, mal-estar, perda de peso e, ocasionalmente, icterícia, visto que a maioria deles não apresenta doença hepática de base.

O diagnóstico por imagem mostra, caracteristicamente, massa única de tamanho considerável (5 a 20cm), bem circunscrita, não encapsulada, com margens lobuladas, calcificações (em 33% a 55% dos casos) e cicatriz fibrosa central. Em função dessa última peculiaridade, faz diagnóstico diferencial com outras lesões que podem conter uma cicatriz central, como HNF, adenoma hepático, alguns tipos de metástases e, até mesmo, colangiocarcinoma. O principal diagnóstico diferencial é feito com a HNF, já que ambos acometem faixas etárias similares e compartilham características clínicas. Apesar de ser considerado caracteristicamente sem cápsula, o carcinoma fibrolamelar, por comprimir o parênquima adjacente, pode formar uma pseudocápsula, e esse achado pode ser expresso como um realce tardio nos exames de imagem contrastados:

- **Ultrassonografia:** os tumores apresentam-se com ecogenicidade mista em aproximadamente 60% dos casos, contendo predominantemente focos hiperecoicos e isoecoicos. A cicatriz central, demonstrada em aproximadamente 33% a 60% dos casos ao método, é hiperrecogênica.
- **Tomografia computadorizada:** nos estudos não contrastados mostra-se como lesão hipoatenuante bem definida, com margens lobuladas. A cicatriz central pode ser detectada na fase não contrastada, porém é mais bem definida nas fases mais tardias, quando mostra tendência à homogeneidade. As calcificações são claramente apreciadas ao método, quando presentes. A captação pelo meio de contraste na fase arterial é proeminente, mas heterogênea. Essa apresentação provavelmente se relaciona com seu aspecto patológico, em que se percebem porções celulares vascularizadas, regiões necróticas e cicatriz fibrosa.

O realce da lesão torna-se menos proeminente nas fases portal e tardia, notando-se que, quanto mais tardia a fase pós-contraste, maior a homogeneidade, representando o *wash-out* das regiões mais vascularizadas e o realce tardio das partes fibrosas. Quando presentes, as calcificações podem ser identificadas com maior frequência em associação com a cicatriz central e menos na periferia do tumor. Há ainda a possibilidade de se perceber retração da cápsula hepática, não sendo essa uma característica específica do carcinoma fibrolamelar, mas de tumores malignos, podendo também ser observada no colangiocarcinoma.

- **Ressonância magnética:** os tumores são moderadamente hipointensos e mais homogêneos nas sequências ponderadas em T1 e propensos a hiperintensidade com heterogeneidade nas sequências em T2. Independente da sequência utilizada, a cicatriz central mostra-se predominantemente hipointensa e com pobre realce nas sequências mais tardias, sendo esse um dos pontos de distinção com a HNF. Entretanto, existem raros relatos literários de hiperintensidade da cicatriz central. O carcinoma fibrolamelar parece não acumular glicogênio e lipídios em seu interior, o que o distingue de outros tumores bem diferenciados de origem hepatocelular; portanto, não mostra perda do sinal magnético nas sequências ponderadas em T1 fora de fase. O realce nas fases arterial e portal pós-contraste, assim como na TC, é nítido e heterogêneo, tornando-se mais homogêneo nas fases tardias. A identificação da cicatriz central torna-se mais evidente nas fases mais tardias devido à homogeneização do tumor, e não verdadeiramente em razão do realce, como já exposto.

Embora de ocorrência rara, essa neoplasia se reveste de importante relevância, em virtude de seu alto potencial de ressecabilidade e do grupo jovem de pacientes acometidos, além do bom prognóstico quando tratada corretamente. Apesar do bom prognóstico após a ressecção em 5 anos, principalmente quando não há acometimento linfonodal, a recidiva alcança 80% em algumas séries de casos e a resposta à quimioterapia é pobre nesses pacientes. Por isso, a principal estratégia de tratamento constitui-se de diagnóstico precoce e ressecção cirúrgica curativa.

COLANGIOCARCINOMA

Trata-se de neoplasia rara, originada do epitélio da via biliar intra ou extra-hepática, correspondendo a cerca de 3% dos tumores do trato gastrointestinal (TGI) e sendo o segundo câncer primário do fígado em frequência (10% a 15%). Sua importância no contexto epidemiológico atual advém da alta letalidade dessa doença, tendo em vista que a maioria dos casos encontra-se localmente avançada ao diagnóstico, além da tendência mundial para o aumento de sua frequência, ainda de motivo não esclarecido. Infelizmente, até o momento, não há rastreio eficaz para a doença.

O aumento de prevalência concentra-se nos tumores intra-hepáticos, os quais são originados de pequenos ductos biliares e respondem por apenas 5% a 10% dessas neoplasias. Costumam manifestar-se como massa hepática; portanto, este capítulo enfocará esse grupo. Entretanto, apesar da frequência estável ou até de ligeira queda na apresentação extra-hepática da doença, esta permanece como a maioria dos casos e apresenta-se em 60% a 70% como tumor de Klatskin, acometimento peri-hilar na confluência dos ductos hepáticos, e em 20% a 30%, como lesão distal à formação do ducto biliar comum.

Trata-se de doença de variável distribuição mundial, mais comum no sexo masculino (1,5:1), com média de idade em torno dos 50 anos, sendo rara em menores de 40 anos. Com relação aos fatores de risco, foi demonstrada associação com: parasitas da via biliar (*Opisthorchis viverrini* e *Clonorchis sinensis*), os quais se concentram no Sudeste Asiático (maior prevalência geográfica da doença) e não são encontrados no Brasil; cirrose, principalmente secundária à HCV; SIDA; obesidade; toxinas (incluindo álcool); síndrome de Lynch; colangite esclerosante primária, a qual acomete pacientes mais jovens; outras alterações congênitas ou adquiridas que causem estase biliar e/ou inflamação, como cisto de colédoco, atresia biliar, doença de Caroli, complexo de Meyenburg e litíase intra-hepática.

Em casos de colangiocarcinomas intra-hepáticos, o surgimento de sintomas costuma ser tardio. O quadro clínico assemelha-se ao HCC, com mal-estar, perda de peso, dor abdominal e icterícia. Em casos peri-hilares e extra-hepáticos, por sua vez, a icterícia torna-se mais proeminente do que a dor abdominal; acolia fecal e colúria podem constituir o quadro, além de prurido e colangite. Marcadores como o CA 19.9 e o antígeno carcinoembrionário (CEA) mostraram-se de pouca utilidade diagnóstica nessa doença.

Em termos macroscópicos, o colangiocarcinoma intra-hepático costuma apresentar-se como grande massa única, embora possa ser multinodular, de crescimento ao longo da via biliar e hipovascularizada (por isso, sangramento é raro). Os tumores peri-hilares costumam ser consistentes, envolver os ductos hepáticos e infiltrar o parênquima, podendo ser responsáveis por múltiplos implantes hepáticos.

As características dos colangiocarcinomas aos estudos de imagem basciam-se em sua constituição patológica e localização, podendo ser classificados em três tipos (massa, periductal infiltrante e intraductal), cada um com seus achados radiológicos específicos. Os termos podem ser divididos em intra e extra-hepáticos, e os intra-hepáticos podem ainda ser subdivididos em periféricos e hilares.

O colangiocarcinoma do tipo "massa" refere-se ao tipo clássico intra-hepático, sendo a variante mais comum caracterizada morfologicamente por grande massa homogênea com bordas bem definidas, mas irregulares, associada a dilatação das vias biliares na periferia do tumor. Por ocasião do diagnóstico, são geralmente grandes, pois evocam pouca sintomatologia. HCC no paciente cirrótico, HCC esclerosante e a combinação HCC-colangiocarcinoma são os diagnósticos diferenciais, tendo em vista que os HCC podem se apresentar praticamente idênticos ao colangiocarcinoma em "massa".

O colangiocarcinoma tipo periductal infiltrante caracteriza-se por crescer ao longo de ductos biliares, os quais podem estar dilatados ou não, sem efeito de massa local grosseiro e manifesta-se como estrutura alongada, espiculada ou em forma de ramificações. O tipo intraductal caracteristicamente mostra dilatação difusa e evidente dos ductos biliares, sem a percepção de massa, notando-se uma formação polipoide intraductal localizada que gera uma constrição focal em meio à dilatação das vias biliares:

- **Ultrassonografia:** os colangiocarcinomas tipo "massa" apresentam-se como lesões homogêneas com bordas bem definidas, mas irregulares. Aproximadamente 35% dos casos mostram um halo periférico hipoecoico, que representa compressão do parênquima adjacente ou mesmo proliferação das células tumorais. Tumores pequenos, < 3cm, são hipo ou isoecoicos, enquanto os maiores são normalmente hiperecoicos. Os tumores periductais infiltrantes mostram-se como pequenas lesões ou como áreas de espessamento dos ductos biliares, com ou sem obliteração luminal, dependendo da extensão do tumor. Os intraductais são ecogênicos em relação ao parênquima hepático adjacente e identificados como lesões polipoides dentro dos ductos biliares.
- **Tomografia computadorizada:** o colangiocarcinoma tipo "massa" apresenta-se como lesão nitidamente hipoatenuante e homogênea (nas imagens não contrastadas), com bordas irregulares e retração capsular, além de nódulos satélites. Há realce periférico irregular nas fases arterial e portal com preenchimento centrípeto temporal, usualmente prolongado, nas fases mais tardias. Pode-se ainda identificar invasão vascular sem necessariamente a presença de trombo tumoral. O tipo periductal infiltrante mostra um padrão de espessamento difuso periductal associado a áreas de dilatação ou constrição irregular ductal. Os ductos biliares periféricos a essa alteração mostram-se dilatados, e a administração do contraste venoso promove realce tumoral. O diagnóstico dessa entidade rara depende da distinção entre constrições ductais focais benignas e malignas. Achados como um longo segmento irregular de constrição, estreitamento assimétrico e realce dos ductos, linfonodomegalia e a presença de um tecido de partes moles adjacente ao ducto biliar sugerem malignidade. A variante intraductal tem como uma de suas principais características a dilatação ductal difusa com projeções nodulares ou papilares murais na região de acometimento tumoral. Nas imagens pré-contraste pode-se apreciar uma lesão intraductal que é mais hiperatenuante do que a bile e mostra realce após administração do meio de contraste.
- **Ressonância magnética:** o colangiocarcinoma tipo "massa" é de uma lesão com elevada intensidade de sinal nas sequências ponderadas em T2 e hipointensidade nas sequências em T1. A percepção do realce, seja ele periférico ou centrípeto, é mais proeminente à RM do que à TC. O tipo periductal infiltrante apresenta-se morfologicamente semelhante à TC, ou seja, um espessamento difuso periductal associado a áreas de dilatação ou constrição irregular ductal. As imagens mostram uma região hiperintensa nas sequências ponderadas em T2, na região acometida, com realce periductal nas imagens pós-contraste. Deve ser relembrado que, como descrito nos achados tomográficos, é de extrema importância a distinção entre constrições benignas e malignas, fator decisivo para a correta interpretação radiológica e o diagnóstico dessa irregularidade. Isso pode ser adicionalmente avaliado pela colangiorressonância. Entretanto, a interpretação diagnóstica apenas por meio desse método pode ser insuficiente, devendo a investigação de lesões mais complexas, como é este o caso, ser feita por estudo do abdome com contraste, e a adição da colangiorressonância. O colangiocarcinoma intraductal tem características semelhantes às encontradas na TC, das quais a mais importante é a identificação de lesões nodulares, papilares ou em placa nas paredes do ducto acometido, associada a dilatação difusa dos ductos biliares. A lesão pode sofrer realce após a administração do meio de contraste venoso. As imagens pela colangiorressonância também são válidas para auxiliar a interpretação diagnóstica.

A obtenção de material do tumor para estudo pode ser realizada com USG endoscópica e aspiração por agulha fina (PAAF) – este método caracteriza a massa e o acometimento linfonodal com bastante precisão – ou colangiopacreatografia endoscópica retrógrada (CPER), a qual pode coletar material por observação direta da lesão, quando proximal, assim como material para citologia por escovado. Esse método também detalha a via biliar com a maior precisão possível por método de imagem, além de poder realizar intervenções terapêuticas.

METÁSTASES HEPÁTICAS

As metástases consistem nos tumores malignos mais frequentes do fígado, com incidência cerca de 20 vezes maior do que a dos tumores primários. O fígado ocupa o segundo local mais frequente de disseminação oncológica, atrás apenas dos linfonodos. Além disso, séries de necropsias em pacientes falecidos de câncer confirmaram metástase hepática em uma frequência entre 25% e 50% dos casos. O tumor colorretal constitui o local primário de maior importância das metástases hepáticas, não apenas pela frequência, mas também pela possibilidade de ressecção curativa das lesões. Entretanto, vários são os possíveis locais de origem: abdome superior (pâncreas, estômago e via biliar extra-hepática), trato geniturinário (rim, próstata, ovário, endométrio e colo uterino), mama, melanoma, tireoide, pulmão, sarcoma retroperitoneal e neuroendócrinos (carcinoide, feocromocitoma, gastrinomas e tumores de ilhotas pancreáticas).

Em virtude dessa variabilidade na origem dos tumores metastáticos, o quadro clínico pode apresentar-se com sintomatologia dos mais diferentes sistemas, a depender do tumor primário. No entanto, perda de peso, dor em hipocôndrio direito, mal-estar e sintomas colestáticos são comuns a todos eles.

Em termos radiológicos, costumam se apresentar como lesões múltiplas, discretas ou não, com bordas irregulares, de características variáveis, dependentes do suprimento sanguíneo hepático, graus de necrose/fibrose e diferenciação celular do tecido. Podem ainda se mostrar como massa solitária ou como massas confluentes. Esses tumores podem ainda demonstrar necrose central e transformação cística. Os objetivos primários dos estudos de imagem incluem a detecção e caracterização dessas lesões hepáticas focais. A detecção inclui a confirmação da presença da lesão e do número de segmentos hepáticos comprometidos, pois a demonstração de envolvimento hepático limitado pode ter impacto substancial na conduta terapêutica. Portanto, o papel do radiologista diante desse quadro não deve ser apenas o de confirmar a existência das lesões e sugerir o diagnóstico, mas também quantificar o grau de disseminação:

- **Ultrassonografia:** a sensibilidade descrita na literatura para a detecção de lesões metastáticas pela USG varia entre 40% e 70%. As maiores limitações do método são sua dependência da experiência do operador, a inabilidade em se observarem lesões < 1cm e sua baixa especificidade. A maioria das metástases hepáticas apresenta-se à USG como massas hipoecoicas e deriva usualmente de tumores hipovasculares. As metástases hiperecoicas geralmente se originam em malignidades do trato gastrointestinal, carcinoides e carcinomas de células renais. Outros padrões sonográficos podem ser observados, como regiões císticas, cálcicas ou um padrão completamente heterogêneo. A demonstração mais comum é a observação de múltiplas lesões hepáticas com halo hipoecoico. Embora a USG não contrastada apresente menor sensibilidade para distinguir a natureza dos nódulos, esse método pode oferecer informações importantes nas metástases hepáticas, como uma borda hipoecoica no nódulo (também denominada padrão em alvo, em razão de suas camadas alternantes de tecidos hiper e hipoecoicos), necrose central, calcificações em metástases de tumores mucinosos do TGI, metástases hiperecoicas simulando hemangiomas, bem como tumores císticos malignos (ovário) mimetizando cistos simples. Já a USG contrastada com CO_2 têm melhor sensibilidade para demonstrar os detalhes de cada lesão, sendo, no entanto, pouco utilizada no Brasil.

- **Tomografia computadorizada:** a apresentação tomográfica da metástase hepática é variada, dependente de sua origem e das condições de vascularização desse órgão. Nas imagens não contrastadas podem ser identificadas múltiplas lesões com distribuição aleatória entre os lobos hepáticos. Essas lesões podem ser hipo, iso ou hiperatenuantes. As que se apresentam calcificadas podem sugerir implantes do adenocarcinoma mucinoso do cólon, mas ainda podem ser vistas nas metástases tratadas da mama. Quando se nota um componente cístico associado, consideram-se origens como pâncreas e mesmo ovário. Após a administração do meio de contraste iodado venoso, lesões metastáticas oriundas dos tumores de mama, carcinoma de células renais, tireoide e de tumores carcinoides ou neuroendócrinos mostram rápido realce, tornando-se hiperatenuantes em relação ao parênquima hepático adjacente, especialmente na fase arterial, e podem se tornar hipo ou isoatenuantes na fase portal. Entretanto, a maioria das lesões metastáticas com origem no trato gastrointestinal, como o tumor de cólon, é mais bem identificada na fase portal como regiões hipoatenuantes. Adicionalmente, percebe-se realce periférico nessas mesmas lesões na fase arterial. A sensibilidade da TC para metástases hepáticas é de aproximadamente 75%, com valor preditivo positivo de 95% e uma taxa de falso-positivo aproximada de 4%.

- **Ressonância magnética:** as metástases hipovasculares apresentam-se hipointensas nas imagens ponderadas em T1 e quase isointensas em T2, apresentando-se com maior evidência na fase portal pós-contraste, mas podem ser claramente definidas na fase arterial como lesões arredondadas ou ovaladas com realce periférico. Tumores primários que resultam em metástases hipovasculares incluem os carcinomas colorretais e os carcinomas de células transicionais. Presume-se que as metástases hipovasculares tenham seu suprimento vascular reduzido como resultado de fibrose, necrose ou celularidade densa e confluente. Metástases hipervasculares apresentam-se, geralmente, com hiperintensidade nas sequências ponderadas em T2 e de hipo a leve isointensidade em T1 e mostram nítido realce periférico nas imagens pós-contraste, especialmente na fase arterial. As malignidades que mais comumente resultam em metástases hipervasculares são carcinomas de células renais, leiomiossarcoma, melanoma maligno e alguns tumores pancreáticos. O principal diagnóstico diferencial das lesões metastáticas < 1,5cm deve ser feito com o hemangioma, que pode apresentar características semelhantes no realce; entretanto, os hemangiomas tendem a reter o material de contraste nas fases mais tardias, enquanto as lesões metastáticas não. Outras características que podem ajudar na diferenciação são o realce anelar contínuo das lesões metastáticas, a uniformidade da espessura desse realce anelar, uma margem interna serrilhada (ao contrário da lobulada dos hemangiomas) e o *wash-out* na periferia, com persistência do realce em sua porção central.

As metástases do melanoma maligno merecem uma referência especial em razão das propriedades paramagnéticas da melanina. Nas imagens ponderadas em T1, essas lesões mostram-se hiperintensas, enquanto no T2 há hipointensidade. Na fase arterial pós-contraste há realce intenso na periferia. Para haver o padrão supracitado, o melanoma deve ser pigmentado e bem diferenciado para produzir o efeito paramagnético, enquanto os melanomas amelanocíticos não apresentam essas características à RM.

Algumas peculiaridades de certos sítios primários são importantes para avaliação diagnóstica e devem ser consideradas no plano de investigação. Nessa perspectiva, cita-se o caso de um nódulo hepático descoberto em exame de seguimento de tumor de cólon e aumento do CEA na curva de base do paciente, o qual deve ser tratado como metástase hepática. Já os tumores neuroendócrinos costumam secretar peptídeos vasoativos e de propriedades hormonais, promovendo quadros clínicos peculiares com paroxismos, alterações metabólicas, diarreia, hipertensão, cólica abdominal e taquicardia. Além da imagem e dos dados semiotécnicos, pode-se lançar mão de testes para dosagem dessas substâncias secretadas.

INVESTIGAÇÃO DIAGNÓSTICA

Lesões nodulares hepáticas podem ser detectadas em até 50% dos casos submetidos à necropsia, sendo na maioria das vezes lesões benignas sem maior significado clínico. Desse modo, é importante pesar os riscos e os enefícios de uma investigação invasiva diante da possibilidade de perder o diagnóstico precoce de uma lesão maligna.

Ante essa perspectiva, deve-se inicialmente perguntar: a imagem foi motivada por sintomas ou configura achado incidental? Qual o tamanho da massa e suas características ao método de imagem? Quantas lesões são encontradas no fígado? O paciente apresenta fatores de risco para hepatites virais ou sintomas/sinais de hepatopatias crônicas? Que outros dados clínicos desse paciente (como idade, sexo, uso de contraceptivos orais, sinais sugestivos de malignidade extra-hepática) podem sugerir a etiologia? Após análise conjunta dos dados, o diagnóstico correto é obtido na maioria dos casos.

A importância da anamnese, do exame físico e da indicação com interpretação correta dos métodos de imagem foi demonstrada por Torzilli e cols. em uma série de 160 casos, nos quais o diagnóstico clínico (clínica, laboratório e imagens) foi confirmado por biópsia em 156 deles (98%). Entre as características nodulares, o tamanho é uma das mais importantes, pois nódulos < 1cm geralmente correspondem a achados incidentais benignos, como hemangiomas, pequenos cistos ou hamartomas biliares. É importante questionar se o paciente tem exames de imagem antigos, a fim de avaliar a existência prévia da lesão, assim como se houve aumento de tamanho da lesão.

Embora o aspecto radiológico da lesão seja um ponto primordial no diagnóstico diferencial, dados da história clínica podem direcionar o raciocínio de diagnóstico diferencial e estimar o risco de o paciente ser portador de uma condição grave. A seguir serão analisados pontos importantes a serem pesquisados na anamnese:

- **Sexo:** hemangiomas e adenomas são mais frequentes no sexo feminino, enquanto o HCC predomina em homens.
- **História de malignidade extra-hepática:** por sua vascularização peculiar, o fígado é local preferencial de metástases de tumores do aparelho digestivo, além de outros, como mama, pulmão e melanoma.
- **Uso de medicamentos como estrogênios, ACO e androgênios:** que elevam sobremaneira a incidência de HCC. A exposição ao cloreto de vinila é fator de risco para angiossarcoma.
- **Comorbidades:** cirrose hepática e hepatites virais crônicas são os principais fatores de risco para HCC, enquanto colangite esclerosante primária eleva o risco de colangiocarcinoma. Dessa maneira, devem ser pesquisados sinais e sintomas de hepatopatia crônica (aranhas vasculares, ascite, edema, hepatoesplenomegalia etc.), assim como comportamentos de risco para hepatites virais (uso de substâncias injetáveis, promiscuidade sexual, passado de hemotransfusão etc.).

- Dados do exame físico podem auxiliar o raciocínio diagnóstico, como a presença de linfadenopatia periférica (linfomas, tumores metastáticos), sinais de carcinomatose peritoneal (metástases hepáticas) ou sopro hepático (hepatocarcinoma).

MARCADORES TUMORAIS E OUTROS EXAMES LABORATORIAIS

- **Investigação de hepatopatia:** testes laboratoriais, como aminotransferases, bilirrubinas, tempo de protrombina, albumina, fosfatase alcalina e gamaglutamiltransferase, devem ser solicitados para investigação de doenças hepáticas, já que a maioria dos HCC surge em fígados previamente doentes.
- **Sorologia viral:** em casos sugestivos de HCC deve-se investigar a presença de hepatites virais mediante a realização de exames sorológicos, como HBsAg, anti-HBc e anti-HCV.
- **Alfafetoproteína (AFP):** em países de elevada endemicidade de HCC, a dosagem da AFP tem sensibilidade > 90%, mas em regiões de baixa prevalência sua utilidade é baixa, com sensibilidade de 25% a 65% e especificidade de 79% a 95%. Outras condições podem estar associadas a níveis elevados de AFP, como tumores de origem endodérmica, tumores germinativos não seminomatosos e, mais raramente, colangiocarcinoma intra-hepático e metástases de tumor de cólon. Níveis > 200ng/mL em pacientes cirróticos com nódulos > 2cm são considerados diagnósticos de HCC. Atenção especial deve ser dada a pacientes que apresentam aumento progressivo dos níveis de AFP.
- **Outros marcadores tumorais:** em casos sugestivos de metástases, pode-se solicitar a dosagem de CEA, CA 19.9, CA 125, CA 15.3, a fim de direcionar a investigação do tumor primário.

EXAMES DE IMAGEM

A investigação diagnóstica por meio dos métodos de imagem tem como objetivo primário determinar se a lesão hepática é benigna ou maligna (primária ou secundária). Esta assertiva torna-se ainda mais importante quando se consideram alguns estudos recentes que demonstram que, mesmo em pacientes com doença maligna conhecida, lesões hepáticas < 15mm são benignas em mais de 80% dos casos.

Modalidades de imagens como USG, TC e RM estão cada vez mais disponíveis e acessíveis em território nacional, formando os pilares de escolha inicial para avaliação de uma lesão hepática focal detectada incidentalmente ou mesmo como parte de uma investigação ampla que tem como finalidade confirmar ou excluir a presença dessa lesão. Atualmente, considera-se que não há consenso quanto à estratégia para abordagem por imagem de uma lesão hepática focal, sendo os métodos supracitados escolhidos com base na solicitação do médico assistente, na disponibilidade da modalidade e na experiência do radiologista.

A escolha da modalidade para investigação de uma lesão hepática deve se basear nos critérios expostos anteriormente (solicitação, disponibilidade e experiência), mas há que se conhecer algumas características físicas de cada método para uma escolha mais eficiente do ponto de vista de caracterização da lesão e da relação custo-benefício.

A USG baseia-se fisicamente na emissão de ondas sonoras de alta frequência, não detectáveis pela audição humana, para gerar imagens de determinada região corporal. Para caracterização de uma lesão hepática focal, a USG dispõe de boa quantidade de recursos físicos, como a diferença de ecogenicidade entre tecidos, o Doppler, o dúplex, técnicas de otimização de imagens e mesmo a utilização do contraste venoso, este último pouco difundido no país.

Utilizando a radiação ionizante para fornecer imagens do corpo humano, a TC é, dos métodos de imagem, o que mais se beneficiou dos avanços tecnológicos nos últimos anos. Sua ampla disponibilidade e o avanço para os multidetectores tornaram essa modalidade um excelente meio para detecção e caracterização de lesões hepáticas focais. Entretanto, fisicamente, a TC conta apenas com dois parâmetros para avaliação da lesão hepática: a diferença de atenuação entre tecidos e a diferença de realce entre o órgão e a lesão.

A RM, considerada atualmente a modalidade diagnóstica mais complexa da medicina, utiliza um poderoso campo magnético para alinhar alguns átomos do corpo e frequências de rádio para alterar sistematicamente esse alinhamento, construindo as imagens da região corporal escolhida para análise. Vários parâmetros físicos estão disponíveis para a determinação da presença de uma lesão hepática focal e para auxiliar sua caracterização, podendo ser citadas: diferenças no tempo de relaxamento entre os tecidos (T1 e T2), diferenças no realce da lesão com gadolínio, técnicas de *inflow* e contraste de fase, meios de contraste específicos para o fígado, imagens com *chemical shift*, excitação e supressão seletiva de tecidos, imagens de fluidos (como na colangiorressonância), técnica da difusão, espectroscopia, imagens metabólicas e transferência de magnetização, além de outros parâmetros. Essas propriedades físicas permitem que a RM promova uma avaliação extremamente detalhada da lesão hepática focal e mesmo da doença difusa desse órgão. Até pouco tempo atrás a RM era utilizada como método para elucidar as dúvidas remanescentes dos outros métodos. No entanto, em razão de sua maior disponibilidade em todo o mundo, passou, em algumas situações, para a categoria da "primeira escolha", promovendo diagnósticos mais rápidos e precisos, abreviando o tempo para a decisão terapêutica e reduzindo o custo final da investigação por imagem. Analisando-se o aspecto do meio de contraste utilizado na TC (iodo) e na RM (gadolínio), percebem-se vantagens do segundo sobre o primeiro. As sequências em T1 são mais sensíveis ao gadolínio do que a TC ao iodo, portanto, utiliza-se menos volume de contraste na RM do que na TC. A viscosidade dos contrastes à base de gadolínio é menor do que a daqueles à base de iodo, facilitando sua administração venosa rápida, essencial para a adequada demonstração das lesões hepáticas vascularizadas e aquisição de uma série de imagens em diferentes tempos (arterial, portal, tardia). Não menos importantes são os menores riscos de nefrotoxicidade e anafilaxia do gadolínio, lembrando apenas a contraindicação para uso de gadolínio em pacientes com *clearance* de creatinina < 30mL/min, por conta do potencial desenvolvimento de fibrose sistêmica nefrogênica.

A tomografia por emissão de pósitrons (PET), utilizada na linha de pesquisa por várias décadas, teve seu uso clínico substancialmente aumentado na última década. O PET é um método de imagem que promove uma análise fisiológica quantitativa por meio de um emissor de pósitrons, como o flúor-18, e cujo radiotraçador mais comumente usado é a fluorodeoxiglicose (FDG), um análogo da glicose. Um grande avanço tecnológico ocorreu quando se desenvolveram os equipamentos híbridos, ou seja, TC acoplada ao PET (PET/CT). A imagem pelo PET baseia-se no princípio do metabolismo aumentado da glicose das células tumorais. Semelhante à glicose, a FDG é captada pelas células tumorais e, sem o metabolismo adequado, fica retida no interior das células e pode então ser visualizada pela modalidade. A FDG PET mostra-se altamente sensível na detecção de metástases hepáticas com fontes primárias diversas, como cólon, pâncreas, esôfago e sarcomas. Essa modalidade deve ser considerada especialmente quando há elevação do antígeno carcinoembrionário (CEA) para pesquisa de lesões hepáticas secundárias, tendo mostrado sensibilidade maior do que a TC nesses casos. A sensibilidade para detecção de HCC é de aproximadamente 50%. Entretanto, apesar de não demonstrar muitos dos HCC, tem sensibilidade maior nos casos com histologia pobremente diferenciada. Para lesões primárias benignas, como os hemangiomas, adenomas hepáticos e HNF, a PET também não se apresenta como uma modalidade elucidativa. Colangiocarcinomas pequenos também podem passar despercebidos ao método. Relatam-se casos de falso-positivo na PET para abscessos intra-hepáticos, empiema na vesícula biliar e lesões inflamatórias benignas (nódulos regenerativos em fígado cirrótico).

BIÓPSIA HEPÁTICA

A biópsia hepática guiada por métodos de imagem tornou-se uma das mais importantes técnicas diagnósticas nos últimos tempos, embora avanços tecnológicos nos estudos de imagem seccionais tenham reduzido a necessidade de abordagem intervencionista para elucidação diagnóstica. Com frequência, utiliza-se a USG para essas intervenções, pois o método mostra imagens em tempo real (especialmente útil em virtude da movimentação hepática decorrente das incursões respiratórias), oferece a possibilidade de acesso em vários planos anatômicos e em ângulos diversos, encontra-se disponível na grande maioria dos centros diagnósticos com ótimo custo-benefício, não utiliza radiação ionizante e conta com as imagens com Doppler, o que facilita a distinção de estruturas vasculares. A TC ocupa a lacuna em que a USG não é adequada para a realização do procedimento, especialmente quando há uma via de acesso impraticável ao segundo método citado. Apesar de a TC operar com radiação ionizante, possibilita a visualização da região em 360 graus e uma melhor percepção da ponta da agulha. Recentemente, a RM também passou a ser utilizada como ferramenta para procedimentos intervencionistas.

O fígado é o órgão abdominal em que biópsias são mais frequentemente indicadas e realizadas. As indicações consistem, de maneira ampla, na confirmação não cirúrgica de uma lesão de provável origem metastática para caracterização de uma lesão hepática focal cuja avaliação por imagem foi inconclusiva.

As contraindicações da biópsia de lesões hepáticas são: coagulopatias não tratáveis, instabilidade hemodinâmica, falta de cooperação do paciente e ausência de uma trajetória segura para realização do procedimento.

O manejo pré-biópsia deve incluir o conhecimento adequado do histórico do paciente, especialmente quanto a possíveis coagulopatias, a análise e interpretação adequadas dos estudos de imagem, a identificação do momento clínico certo para o ato, a solicitação de estudos laboratoriais para traçar o perfil de coagulação e a concordância e o consentimento do paciente e/ou responsáveis. A explanação adequada ao paciente e familiares, incluindo riscos, alternativas e benefícios, é um dos fatores singulares que mais contribuem para o sucesso da biópsia.

A biópsia deve ser realizada em ambiente adequado (hospitalar) e com pessoal devidamente qualificado. A necessidade e a execução desse procedimento intervencionista não vascular em ambiente hospitalar, especialmente com unidades de terapia intensiva e de procedimentos de intervenção vascular atuantes, devem-se ao fato de que uma situação eletiva e considerada de baixo risco pode se transformar em um evento catastrófico, com possibilidade de óbito, caso haja alguma complica-

Capítulo 83 Lesões Hepáticas Focais

ção sem uma condução organizada (especialmente hemorragia hepática).

Finalizada a biópsia hepática, o paciente deve permanecer em ambiente hospitalar, em acomodações adequadas, por período de tempo relativo (algumas horas a 1 dia), observando-se sua evolução mediante a verificação dos sinais vitais e estudos de imagem pós-biópsia. Adicionalmente, o paciente deve ser orientado a manter observação e algumas restrições (especialmente relacionadas com esforços físicos) durante 72 horas, informando qualquer anormalidade ao médico que executou o procedimento, a fim de que efetue as medidas cabíveis.

As biópsias hepáticas são consideradas procedimentos seguros, com taxas de complicação variando entre 0,2% e 0,3%, sendo a hemorragia o evento mais comum (0,03% a 0,1%). Percebe-se uma maior tendência à hemorragia nos pacientes com doenças malignas, hepatites crônicas em atividade e nos pacientes cirróticos.

A biópsia hepática percutânea por punção costuma ser pouco elucidativa em casos de hemangioma, adenoma e hiperplasia nodular focal, além de oferecer risco significativo de complicações hemorrágicas. Por isso, o diagnóstico dessas condições deve ser baseado, sempre que possível, em características clínicas e radiológicas.

Como os pacientes cirróticos apresentam comumente ascite ou coagulopatia, o que dificulta a realização de procedimentos invasivos, e existe risco potencial de disseminação tumoral do HCC no trajeto da agulha de biópsia (em cerca de 2% dos casos), procura-se alcançar o diagnóstico de HCC sem a realização de biópsia hepática. Para isso, utilizam-se exames radiológicos contrastados e a dosagem da alfafetoproteína, reservando-se a realização de biópsia para os casos de comportamento atípico (ver Figura 83.2).

O Quadro 83.3 reúne os dados significativos para diagnóstico dos nódulos hepáticos. O raciocínio de diagnóstico diferencial deve ser dirigido pelo estado prévio do fígado, podendo ser dividido em nódulos que foram descobertos incidentalmente e em nódulos que surgem em fígados cirróticos (Figuras 83.1 e 83.2).

Em um fígado não cirrótico, a lesão focal geralmente é um achado incidental, e a principal preocupação é a possibilidade de metástase de tumor extra-hepático, além da necessidade de descartar a possibilidade de adenoma hepático, o que exigiria conduta mais agressiva, já que as outras lesões benignas não necessitam de tratamento específico (Figura 83.1).

Em paciente cirrótico ou portador de hepatite B crônica, todos os esforços devem se concentrar na garantia de adesão a um programa de *screening* que vá possibilitar a detecção precoce de um HCC. Ao ser encontrado um nódulo durante o *screening*, resta definir se este realmente se trata de um HCC, para o que se preconiza seguir o protocolo da AASLD (Figura 83.2), que restringe a indicação para os casos atípicos e inconclusivos.

Quadro 83.3 Características clínicas e radiológicas dos diversos nódulos hepáticos

Diagnóstico	Características clínicas	Exames de imagem
Cisto simples	Geralmente assintomático, raramente pode apresentar sintomas compressivos	Anecoico à USG, sem paredes definidas
Cistoadenoma	Mulheres > 40 anos, risco de malignização	USG: hipoecoico, com paredes irregulares e septações. Nos exames contrastados há realce da parede
Hemangioma	Assintomático, raramente pode evoluir com dor por trombose ou coagulopatia	USG: hiperecoico. TC ou RM: realce periférico pelo contraste com enchimento centrípeto progressivo
Hiperplasia nodular focal	Assintomático	Realce arterial precoce com isointensidade na fase venosa. Cicatriz central com artéria nutridora. Hipercaptante na cintilografia
Adenoma	Mulheres jovens, associação com ACO. Dor no quadrante superior direito. Risco de ruptura e malignização	Lesão sólida hiperdensa e heterogênea, com realce arterial precoce e cápsula evidente. Hipocaptante na cintilografia
Hepatocarcinoma	Cirrose ou hepatite crônica. Níveis elevados de AFP	Hipervascular, com realce arterial intenso e *wash-out* precoce
Colangiocarcinoma	Icterícia se houver obstrução biliar	Lesão hipoatenuante, pode haver dilatação de vias biliares. Realce arterial tardio que persiste na fase venosa
Metástases	História de malignidade extra-hepática. Marcadores tumorais	Lesões hipoatenuantes com realce arterial periférico, geralmente bilobares e múltiplas

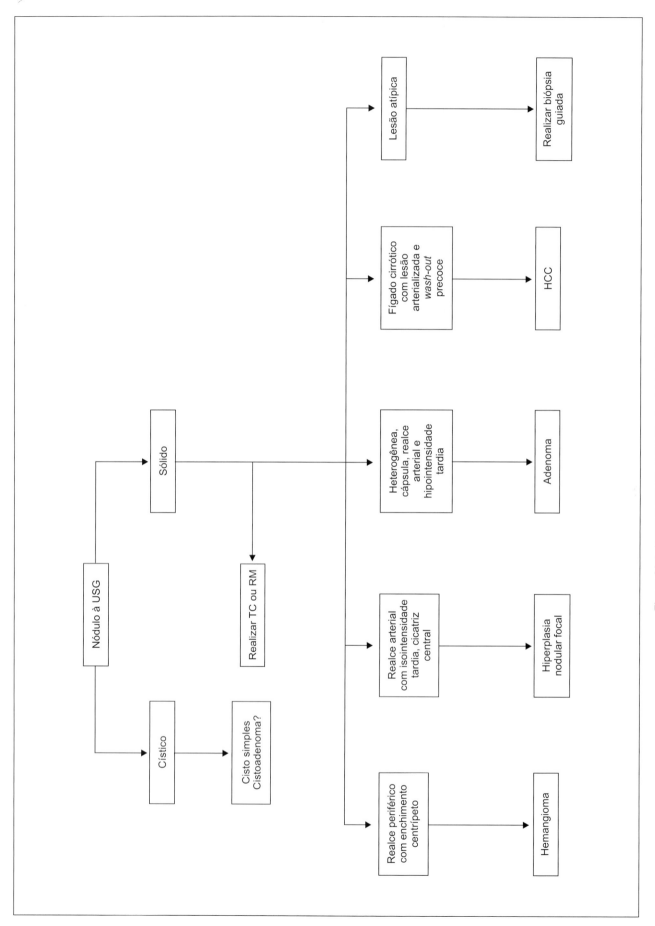

Figura 83.1 Algoritmo para investigação do nódulo incidental.

CAPÍTULO 83 Lesões Hepáticas Focais

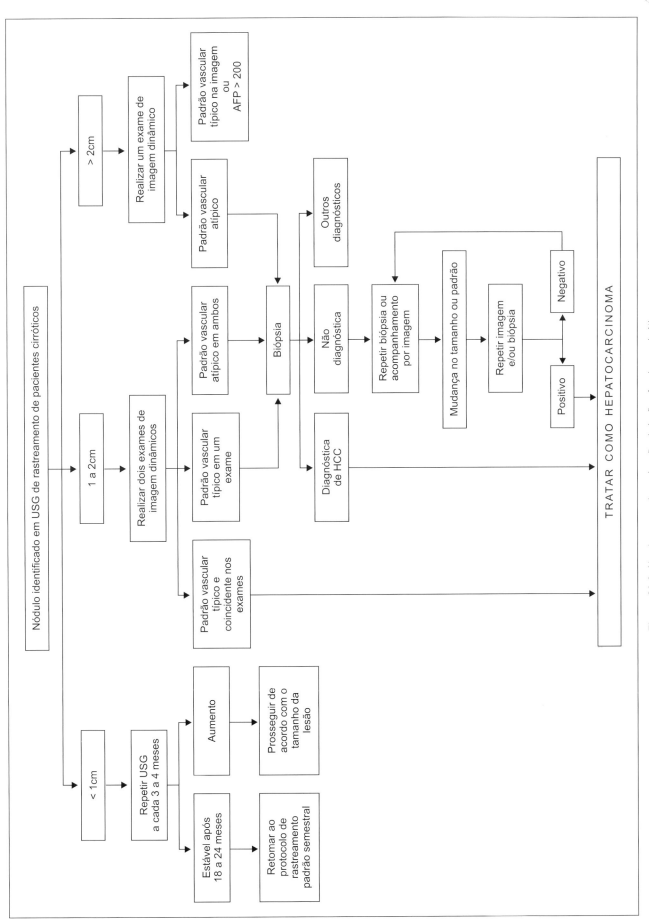

Figura 83.2 Algoritmo para investigação de lesões focais em cirróticos.

LEITURA RECOMENDADA

Anderson SW, Kruskal JB, Kane RA. Benign hepatic tumors and iatrogenic pseudotumors. Radiographics 2009; 29:211-29.

Bahirwani R, Reddy KR. Review article: the evaluation of liver solitary masses. Aliment Pharmacol Ther 2008; 28:953-65.

Boutros C, Katz SC, Espat NJ. Management of an incidental liver mass. Surg Clin N Am 2010; 90:699-718.

Bruix J, Sherman M. Management of hepatocellular carcinoma: an update. Hepatology 2011; 53(3):1020-2.

Buell JF, Tranchart H, Cannon R, Dagher I. Management of benign hepatic tumors. Surg Clin N Am 2010; 90:719-35.

D'Angelica M, Fong Y. The liver. In: Townsend Jr CM, Beauchamp RD, Evers BM, Mattox KL. Townsend: Sabiston textbook of surgery. 18. ed. Philadelphia: Saunders Elsevier, 2007.

Di Bisceglie AM, Befeler AS. Tumors and cysts of the liver. In: Feldman M, Friedman LS, Brandt LJ. Feldman: Sleisenger and Fordtran's gastrointestinal and liver disease. 9. ed. Philadelphia: Saunders Elsevier, 2010:1569-93.

Gore RM, Newmark GM, Thakrar KH, Mehta UK, Berlin JW. Hepatic incidentaloma. Radiol Clin N Am 2011; 49:291-322.

Hussain SM, Zondervan PE, Ijzermans JN, Schalm SW, Man RA, Krestin GP. Benign versus malignant hepatic nodules: MR imaging findings with pathologic correlation. Radiographics 2002; 22:1023-39.

Kamaya A, Maturen KE, Tye GA, Liu YI, Parti NN, Desser TS. Hypervascular liver lesions. Semin Ultrasound CT MRI 2009; 30:387-407.

Kemeny N, Kemeny M, Dawson L. Liver metastases. In: Abellof MD, Armitage JO, Niederhuber JE, Kastan MB, McKenna WG. Abeloff: Abeloff's clinical oncology. 4. ed. Philadelphia: Churchill Livingstone, 2008:885-924.

Lomas DJ. The Liver. In: Adam A, Dixon AK, Grainger RG, Allison DJ. Adam: Grainger & Allison's diagnostic radiology. 5. ed. Philadelphia: Churchill Livingstone Elsevier, 2008.

Lyra AC, Brim R, Lyra LGC. Nódulos hepáticos não-hemangiomatosos. In: Savassi-Rocha PR, Coelho LGV, Moretzsohn LD, Passos MCF. Afecções menos frequentes em gastroenterologia. Tópicos em Gastroenterologia 16. Rio de Janeiro: Medbook, 2007:325-41.

Regev A, Reddy KR. Diagnosis and management of cystic lesions of the liver. UpToDate 18.3.

Sahani DV, Kalva SP. Imaging the liver. The Oncologist 2004; 9:385-97.

Schwartz JM, Carithers RL. Epidemiologic and etiologic associations of hepatocellular carcinoma. UpToDate 18.3.

Schwartz JM, Kruskal JB. Approach to the patient with a focal liver lesion. UpToDate 18.3.

Silva AC, Evans JM, McCullough AE, Jatoi MA, Vargas HE, Hara AK. MR Imaging of hypervascular liver masses: a review of current techniques. Radiographics 2009; 29:385-402.

Weber S, Jarnagin W, Duffy A, O'Reilly EM, Abou-Alfa GK, Blumgart L. Liver and bile duct cancer. In: Abellof MD, Armitage JO, Niederhuber JE, Kastan MB, McKenna WG. Abeloff: Abeloff's Clinical Oncology. 4. ed. Philadelphia: Churchill Livingstone, 2008:1569-94.

Yang JD, Roberts LR. Epidemiology and management of hepatocellular carcinoma. Infect Dis Clin N Am 2010; 24:899-919.

Nódulo Pulmonar Solitário

CAPÍTULO 84

Thiago Christiano de Albuquerque Gomes
David Lopes Lima Cavalcanti Coelho

INTRODUÇÃO

O nódulo pulmonar solitário (NPS) é uma lesão esférica, única, de até 3cm de diâmetro, circundada por parênquima pulmonar e não associada a atelectasia. Lesão > 3cm de diâmetro é chamada de massa pulmonar. Nódulos subcentimétricos são aqueles com < 8mm.

A prevalência de nódulo pulmonar é baseada em estudos de *screening* de câncer de pulmão em pacientes de risco aumentado para essa patologia, usualmente por exposição tabágica. Em estudos que empregaram tomografia computadorizada (TC) de tórax, a prevalência variou de 8% a 52%; destes, 1,1% a 12% eram malignos. Estima-se uma frequência de 1 a 2 nódulos por 1.000 radiografias de tórax realizadas.

Os granulomas (curados e ativos) são a causa benigna mais comum (40% a 80% de todos os nódulos benignos). Hamartomas correspondem de 10% a 15% dos nódulos benignos (Quadro 84.1).

A maioria dos NPS malignos consiste em adenocarcinomas (47%) e carcinomas de células escamosas (20% a 25%). Outras causas malignas menos frequentes incluem: metástase solitária (8%), câncer de pulmão não pequenas células indiferenciado (7%) e carcinoma de pequenas células (4%). Raramente, linfomas malignos podem se apresentar como NPS.

Apesar de tipicamente se apresentarem como lesões endobrônquicas, os tumores carcinoides podem, em até 20% dos casos, se apresentar como NPS.

A condução adequada do NPS é de grande importância, uma vez que pode representar uma doença maligna potencialmente curável. A detecção de carcinoma broncogênico em estágio I, por exemplo, leva a uma sobrevida em 5 anos de 70% a 80%.

Quadro 84.1 Etiologia dos nódulos pulmonares

Malignos	Benignos
Carcinoma broncogênico	Granuloma infeccioso
Adenocarcinoma pulmonar	Histoplasmose
Carcinoma de células escamosas	Coccidioidomicose
	Tuberculose
Carcinoma de grandes células	Micobactérias atípicas
Carcinoma de pequenas células	Criptococose
	Blastomicose
Lesões metastáticas	**Outras infecções**
Carcinoide pulmonar	Abscesso bacteriano
	Ascaridíase
	Cisto equinocócico
	P. carinii
	Aspergiloma
	Neoplasias benignas
	Hamartoma
	Lipoma
	Fibroma
	Causas vasculares
	MAV
	Variz pulmonar
	Alteração do desenvolvimento
	Cisto broncogênico
	Causas inflamatórias
	Granulomatose de Wegener
	Nódulo reumatoide
	Outras causas
	Amiloidoma
	Atelectasia redonda
	Linfonodo intrapulmonar
	Hematoma
	Infarto pulmonar
	Pseudotumor
	Impactação mucoide

MAV: malformação arteriovenosa.

Igualmente importante é evitar um procedimento cirúrgico em nódulo benigno, uma vez que a mortalidade de uma lobectomia varia de 0,5% a 6,1%.

AVALIAÇÃO DIAGNÓSTICA

A idade definitivamente aumenta o risco de malignidade do nódulo pulmonar. Vários estudos demonstram risco de câncer acima de 50% em nódulos de pacientes com mais de 60 anos de idade. Outros fatores de risco incluem: tabagismo, exposição a asbesto, história familiar e presença de malignidade extrapulmonar.

A probabilidade de metástase é de aproximadamente 25% quando um NPS é detectado por radiografia de tórax em paciente com história de malignidade extratorácica. As metástases pulmonares apresentam-se mais comumente como múltiplos nódulos.

CARACTERÍSTICAS RADIOGRÁFICAS

Tamanho

Nódulos > 2cm têm elevada probabilidade (62% a 84%) de serem malignos. Nódulos de 1 a 2cm têm probabilidade intermediária (33% a 60%) de malignidade. Cerca de 90% das massas são malignas. Entretanto, 40% dos cânceres de pulmão se apresentam como nódulos < 2cm.

Bordos

Bordos espiculados sugerem lesão maligna, enquanto bordos bem delimitados reduzem a probabilidade de malignidade. Nódulos com bordos lobulados têm probabilidade intermediária de malignidade (cerca de 60%).

Calcificação

De modo geral, a presença de calcificação indica benignidade. Entretanto, até 14% dos nódulos malignos apresentam calcificação. Os padrões de calcificação associados à malignidade são: calcificação reticular, puntiforme e excêntrica.

Densidade

Nódulos benignos tipicamente apresentam densidade maior do que os malignos. Entretanto, 70% dos nódulos avaliados pela densidade permanecem indeterminados. Além disso, diferenças entre os equipamentos de TC, que dificultam a generalização dos resultados, levaram ao abandono de seu uso.

Tomografia computadorizada de tórax com contraste

Ausência de aumento > 15 Unidades Hounsfield (UH) na densidade do nódulo após contraste sugere fortemente benignidade (valor preditivo negativo [VPN] de malignidade de 96,5%). O aumento da densidade, entretanto, não é específico de malignidade (especificidade de 58%).

Taxa de crescimento do nódulo

Nódulos malignos apresentam tempo de duplicação de seu volume de 20 a 300 dias. Um nódulo duplica de volume quando seu diâmetro aumenta em 26% a 30%. Nódulos que crescem muito rápido ou de modo muito lento são, provavelmente, benignos. Estabilidade de 2 anos é muito sugestiva de nódulo benigno, mas não exclui completamente malignidade. O carcinoma bronquioloalveolar, por exemplo, apresenta tempo de duplicação mais longo.

Atenuação em vidro fosco

Nódulos com atenuação em vidro fosco são malignos em 18% a 60% dos casos. Eles frequentemente representam carcinoma bronquioloalveolar ou hiperplasia adenomatosa atípica.

AVALIAÇÃO DE PROBABILIDADE DE MALIGNIDADE DO NÓDULO

Em todos os pacientes com nódulo pulmonar, deve ser avaliada a probabilidade de malignidade do nódulo.

A avaliação pré-teste pode ser realizada pelo julgamento clínico ou pode ser quantificada em modelos matemáticos validados.

Modelos quantitativos podem se basear no teorema de Bayes, usando taxas de probabilidade de malignidade tanto das características clínicas como das radiológicas dos nódulos.

Existem ainda modelos alternativos de avaliação da probabilidade de malignidade do nódulo (Quadro 84.2).

MANEJO INICIAL

Realizadas a avaliação diagnóstica e a estratificação de risco de malignidade do nódulo, é possível a adoção de uma estratégia invasiva, com realização de cirurgia, biópsia transtorácica ou broncoscópica, ou observar o comportamento do nódulo com imagens seriadas.

Todos os pacientes com nódulo em radiografia de tórax necessitam de TC de tórax com cortes finos do nódulo para melhor avaliação de suas características.

Nódulos com padrão de calcificação benigno não necessitam de investigação adicional. Pacientes com nódulos pulmonares devem ser indagados sobre a existência de exames de imagem prévios para comparação.

Para os nódulos subcentimétricos (< 8mm), existe recomendação amplamente aceita proposta pela Socieda-

CAPÍTULO 84 Nódulo Pulmonar Solitário

Quadro 84.2 Avaliação de risco de câncer em paciente com nódulo pulmonar

Variáveis	Risco de malignidade do nódulo		
	Baixo	Médio	Alto
Diâmetro do nódulo	< 1,5cm	1,5 a 2,2cm	> 2,3 cm
Idade	< 45 anos	45 a 60 anos	> 60 anos
Tabagismo	Nunca fumou	Tabagista atual (< 20 maços-ano)	Tabagista atual (> 20 maços-ano)
Cessação de tabagismo	Parou há > 7 anos	Parou há < 7 anos	Nunca parou
Margens do nódulo	Lisa	Bocelada	Espiculada ou corona *radiata*

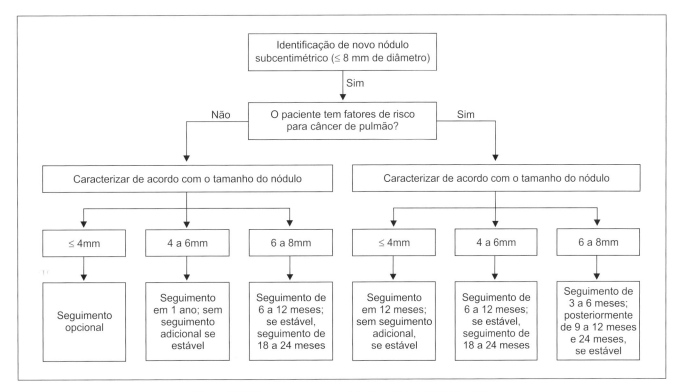

Figura 84.1 Fluxograma para conduta no nódulo pulmonar < 1cm.

de Fleischner. Ela se baseia na presença de fatores de risco clínicos e no tamanho do nódulo (Figura 84.1).

Na ausência de lesões com atenuação de vidro fosco, apresentação comum de câncer bronquioloalveolar, a estabilidade do nódulo em 2 anos em exames de imagem seriados torna desnecessária avaliação diagnóstica adicional.

Nódulos de baixo risco para malignidade podem ser avaliados com TC de tórax seriadas.

O fluordeoxiglicose (FDG) é um radiofármaco análogo da glicose, seletivamente captado em células malignas. Sua captação leva à emissão de fótons que são captados. Nódulos > 1cm com risco intermediário de malignidade podem ser avaliados com FDG-PET, especialmente em pacientes com risco cirúrgico aumentado. O exame tem alto valor para descartar malignidade (valor preditivo negativo elevado), mas especificidade limitada. Falso-negativos são vistos em carcinoma bronquioloalveolar, carcinoide, adenocarcinoma mucinoso, em nódulos < 1cm e em estados hiperglicêmicos.

Nódulos com probabilidade intermediária de câncer podem ser avaliados por meio de biópsia transbrônquica ou transtorácica. A escolha do procedimento baseia-se na localização do nódulo e na experiência do serviço com as técnicas. Um resultado não diagnóstico desses procedimentos não descarta a possibilidade de malignidade.

Nódulos com alta probabilidade de câncer deverão ser submetidos à excisão cirúrgica, se a condição clínica do paciente permitir. Confirmada malignidade do nódulo no intraoperatório, deverão ser realizados ressecção oncológica e estadiamento intraoperatório.

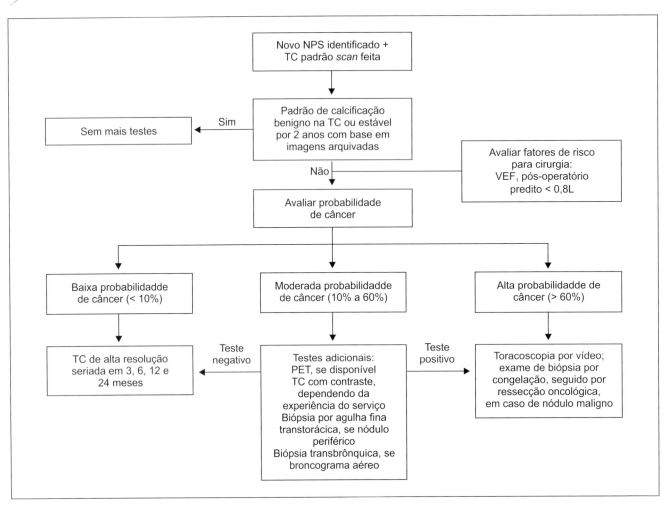

Figura 84.2 Fluxograma de conduta no NPS de acordo com a probabilidade de câncer.

As estimativas de malignidade do nódulo, assim como as alternativas possíveis na condução do caso, com seus respectivos riscos e benefícios, devem ser apresentadas ao paciente. Alguns pacientes podem ficar angustiados com uma estratégia de tomografias seriadas. Outros pacientes temem uma cirurgia a ponto de exigirem confirmação de malignidade previamente a sua realização. Assim, a preferência de manejo do paciente deve ser considerada e a decisão final compartilhada (Figura 84.2).

Leitura Recomendada

Gould MK, Fletcher J, Iannettoni MD et al. Evaluation of patients with pulmonary nodules: when is it lung cancer? ACCP Evidence-Based Clinical Practice Guidelines (2nd edition). Chest 2007; 132:108S.

Ost D, Fein AM, Feinsilver SH. Clinical practice. The solitary pulmonary nodule. N Engl J Med 2003; 348:2535.

Ost D, Fein AM. The solitary pulmonary nodule: a systematic approach. In: Fishman AP. Fishman's pulmonary diseases and disorders, 4. ed. Mc Graw Hill, 2008:1815-30.

Weinberg SE. Diagnostic evaluation and initial management of the solitary pulmonary nodule. In: Up to date 17.3, 2009.

Massas Renais

CAPÍTULO 85

Felipe da Silva Marinho • José Iran Costa Júnior
Antônio Douglas de Lima

INTRODUÇÃO

Atualmente é registrado aumento na realização de exames de imagem complementares para avaliação do abdome, o que tem aumentado a incidência de diagnósticos de problemas urogenitais. Cerca de 13% a 27% das imagens do abdome incidentalmente identificam lesões renais. A maior parte dessas lesões é de cistos simples pequenos que não demonstram reforço pelo contraste, sendo caracterizados como imagens benignas e, portanto, não necessitando de abordagem diagnóstica ou tratamento.

Da mesma maneira, a grande maioria dos tumores renais é pequena, assintomática e descoberta acidentalmente em exames de imagens de rotina. O principal desafio na interpretação das imagens e dos dados clínicos consiste em identificar um equilíbrio entre a necessidade de um procedimento cirúrgico mais agressivo nas lesões suspeitas de neoplasia maligna e a observação vigilante das lesões de características mais benignas.

EPIDEMIOLOGIA

A grande questão na avaliação de massas renais refere-se à possibilidade de ter como etiologia uma neoplasia maligna. Dados americanos do *NCI Surveillance Epidemiology and End Results Program* (SEER) revelam que, entre 1983 e 2002, a incidência de tumores renais com tamanho < 2cm, entre 2 e 4cm, entre 4 e 7cm e > 7cm aumentou, respectivamente, na ordem de 285%, 244%, 50% e 26%. A grande maioria desses tumores é detectada em pacientes assintomáticos e em torno de 50% das vezes é descoberto em pacientes com mais de 65 anos de idade.

Um artigo recente, publicado no *New England Journal of Medicine*, define como pequenos os tumores renais com tamanho, em exame contrastado, < 4cm.

Pelo menos 20% das massas renais são benignas, e incluem os oncocitomas e os angiomiolipomas. Frank et al. analisaram retrospectivamente os dados epidemiológicos de 2.935 pacientes com tumores renais sólidos de vários tamanhos, por um período de 25 anos, e reportaram os seguintes achados em relação ao tamanho e à chance de se tratar de um tumor benigno. Em torno de 46,3% dos tumores < 1cm; 22,4% dos tumores entre 1 e 2cm; 22% dos tumores entre 2 e 3cm; e 19,9% dos tumores > 4cm eram benignos.

Em outra revisão, Renzi et al. observaram que 24,6%, 20,4% e 16% das massas renais com tamanho de 2cm, entre 2 e 3cm e entre 3 e 4cm, respectivamente, eram benignas (p = 0,66). É importante observar que, mesmo com exames radiológicos mais modernos, é difícil distinguir uma massa renal de acordo com sua etiologia (benigna ou maligna).

Os tumores renais pequenos tendem a crescer com o tempo, geralmente a uma taxa < 0,5cm ao ano. A história natural das massas renais foi avaliada em metanálise de 10 estudos publicados, em que foram analisadas 234 lesões não ressecadas inicialmente. O tamanho médio foi de 2,6cm (1,7 a 4,1cm). Em um acompanhamento de 34 meses, a taxa de crescimento médio foi de 0,3cm ao ano. Dos tumores em que foram obtidas amostras para estudos patológicos (131 tumores), 92% eram carcinomas de células renais. Nessa metanálise, apesar da baixa taxa de crescimento, nem todos tiveram evolução indolente.

Mesmo nos pacientes com tumores < 4cm, em até 10,9% deles pode-se diagnosticar um carcinoma renal já em fase avançada e, em 4,7%, é possível documentar tumores de alto grau de malignidade (grau nuclear de Fuhrman).

Os pacientes com carcinomas de células claras de rim iniciais (com estadiamento classificado como pT1) submetidos a tratamento cirúrgico ainda apresentam pequena chance de recidiva e morte pela doença (3,9%). Essas evidências reforçam que uma pequena porém significativa quantidade de pacientes irá apresentar recidiva da doença após cirurgia curativa.

CLASSIFICAÇÃO RADIOLÓGICA

Com a maior utilização de exames radiológicos, os achados de lesões parenquimatosas renais incidentais tornaram-se mais comuns. As imagens são classificadas de acordo com características radiológicas específicas que obedecem à classificação de cistos renais de Bosniak. Com base em características morfológicas e de reforço de contraste, após sua utilização, essas imagens são alocadas em cinco categorias diferentes (Figura 85.1).

O reforço da lesão após administração do contraste é a principal característica que separa os grupos I, II e IIF, tipicamente benignos, dos grupos III e IV, que estão associados a malignidade em 40% a 90% das vezes. Nos casos de massas sólidas e cistos complexos, a avaliação de tamanho, forma, contorno e realce do tecido é importante para melhor definição da probabilidade de se tratar de lesão de origem neoplásica.

Para melhor avaliação das massas renais faz-se necessária a utilização de métodos radiológicos mais sensíveis, dando-se preferência à tomografia computadorizada (com e sem contraste) ou à ressonância magnética de abdome (com e sem gadolínio), obtidas com espessura de cortes entre 3 e 5mm. Contudo, apesar do avanço das técnicas radiológicas, frequentemente não se pode identificar a agressividade dos tumores renais com exames de imagens, especialmente quando essas massas são < 4cm.

Mesmo a vigilância da taxa de crescimento tumoral por meio de exames tomográficos ou por ressonância magnética mostrou ser insuficiente para predizer a real história natural das massas renais. A defasagem dessa informação deve-se ao fato de o número de carcinomas de células renais encontrados em tumores que não apresentaram crescimento durante certo período de tempo ser similar ao encontrado naqueles que apresentaram algum aumento.

DIAGNÓSTICO DIFERENCIAL

A grande maioria das massas renais é maligna, e a probabilidade aumenta de acordo com o tamanho da lesão. Mesmo assim, a proporção de lesões benignas não é desprezível, devendo sempre fazer parte da avaliação e da decisão quanto à conduta no diagnóstico diferencial das pequenas massas renais.

I	Cisto benigno simples de parede fina, não septada, sem calcificações ou componentes sólidos. Densidade líquida e não captante 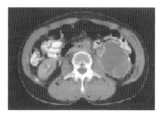
II	Cisto benigno com septos finos. Calcificações ou não na parede ou nos septos. Alta atenuação. Inferiores a 3cm com margens irregulares não captantes 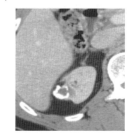
IIF	Cisto com septos finos, captação mínima de contraste nos septos e/ou paredes que podem ter espessamento mínimo. Pode conter calcificações nodulares e espessas sem captação de contraste. Não tem captação em tecidos moles. Lesões intrarrenais > 3cm são também incluídas nesta categoria, desde que sejam não captantes e bem delimitadas 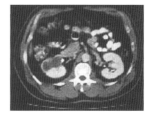
III	Lesões císticas indeterminadas com espessamento irregular da parede ou dos septos com captação bem visível
IV	Lesões císticas malignas evidentes que contêm captação em tecidos moles 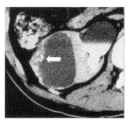

Figura 85.1 Classificação de Bosniak.

Os principais achados patológicos e suas características radiológicas estão relacionados a seguir:

- **Carcinoma de células claras:** corresponde à grande maioria das lesões evidenciadas em exames de imagem, principalmente quando > 4cm. Compreende as massas renais sólidas com captação de contraste, mas pode se apresentar como cistos complexos de paredes espessadas e captantes de contraste.
- **Oncocitoma:** tumor de células eosinofílicas, grandes e com núcleos grandes, que correspondem de 5% a 15% das neoplasias renais. Apresentam comportamento benigno, e o tratamento cirúrgico é definitivo. Em geral, são visibilizados como massa sólida bem definida, homogênea e com cicatriz central.
- **Angiomiolipoma:** lesão benigna composta por quantidades variadas de músculo liso e tecidos vascular e gorduroso. À tomografia, apresenta-se com densidade gordurosa, o que o distingue do carcinoma de células renais. Em 80% a 90% dos casos, tem relação com esclerose tuberosa, quando bilateral.
- **Adenoma metanéfrico:** lesões benignas raras, mais comumente identificadas no sexo feminino. Sua distinção histológica pode ser difícil, principalmente com o carcinoma de células renais cromofílico e o tumor de Willms epitelial.
- **Pielonefrite xantogranulomatosa:** trata-se de uma forma rara de pielonefrite crônica, usualmente relacionada com obstruções induzidas por litíase renal infectada. História clínica de infecção urinária é uma pista para o diagnóstico dessa entidade. Na tomografia, pode-se visualizar obstrução renal por litíase, associada a várias áreas arredondadas, de baixa densidade, cercadas por um halo com realce médio pelo meio de contraste, correspondente aos cálices dilatados e alinhados, com tecido necrótico xantomatoso estendendo-se ao parênquima renal.

BIÓPSIAS DAS PEQUENAS MASSAS RENAIS

Historicamente, a realização de biópsias renais não fazia parte da investigação diagnóstica de massas renais, porém, com o uso contínuo de imagens diagnóstica e, consequentemente, com o surgimento de massas renais cada vez menores, que têm maior potencial de benignidade, passou-se a identificar na literatura médica defensores da avaliação histológica prévia com biópsia.

As pequenas massas renais são definidas como lesões com realce pelo meio de contraste com dimensões de até 4cm, visibilizadas em exames de imagens abdominais, os quais constituem os achados tumorais de mais difícil avaliação pois, benignas ou malignas, são de crescimento lento e não contam com definições radiológicas claras que possam ajudar o radiologista no diagnóstico diferencial.

O papel da biópsia percutânea ou aspiração por agulha fina era tradicionalmente limitado, principalmente porque os exames de imagem apresentavam alta acurácia diagnóstica e em razão da preocupação com a alta taxa de falso-negativo e potenciais complicações associadas a esse método diagnóstico. Esses procedimentos eram reservados primariamente para pacientes com suspeita da metástase renal, com abscesso ou diagnóstico de linfoma, ou para estabelecer o diagnóstico histológico em pacientes com doença disseminada ou em enfermos com tumor primário irressecável.

Atualmente, o papel da biópsia renal percutânea para lesões renais pequenas vem sendo revisto, principalmente pelo fato de pelo menos 20% das lesões renais < 4cm terem a possibilidade de serem benignas e de possibilitar um tratamento menos agressivo. Além do mais, a precisão e a segurança das biópsias renais têm melhorado bastante, principalmente em virtude do aperfeiçoamento das técnicas guiadas por imagens. Poucos trabalhos prospectivos avaliaram o papel da biópsia em pequenos tumores renais. A acurácia da biópsia renal em definir entre tumores malignos ou benignos é de 89% a 92%, enquanto para a definição do grau histológico de Fuhrman variou entre 70% e 74%. Um estudo de Lebret documentou que a biópsia prévia poderia modificar a conduta terapêutica em até 47,8% dos pacientes.

As limitações da biópsia renal estão relacionadas com as seguintes situações clínicas:

- Tumores sincrônicos, já que a histologia de um tumor não fornece informações sobre a outra lesão.
- Tumores híbridos, que podem ter seus componentes histológicos não totalmente diferenciados, tendo em vista que somente a avaliação de toda a peça cirúrgica revelaria sua natureza híbrida.
- Tumores classificados como cistos complexos e portadores de doença policística renal adquirida ou adultos com doença policística, pois há risco de não diagnóstico histológico de hiperplasia papilar. Esse achado é frequentemente associado aos carcinomas de células renais.

As desvantagens da biópsia percutânea diagnóstica são raras. A incidência de implante tumoral na via da punção varia entre 0,003% e 0,0009%. Outras complicações são: hemorragias, hematúria e fístulas arteriovenosas.

As recomendações atuais para a realização de biópsia, principalmente nos pequenos tumores renais, são para ajudar na diferenciação entre tumores malignos e benignos, previamente ou durante tratamentos ablativos e durante o acompanhamento, após tratamento ablativo, principalmente após a ablação por radiofrequência, para definição de sucesso ou falha terapêutica.

Na prática clínica, a maioria dos serviços ainda evita realizar biópsias, mesmo de lesões pequenas. No entanto, tumores < 4cm devem ter uma abordagem diferenciada, pois existe a possibilidade, nesses pacientes, de uma cirurgia menos agressiva. Uma conduta em franco crescimento consiste na realização do procedimento cirúrgico com a disponibilidade de um patologista cirúrgico em sala para auxiliar a decisão diagnóstica e terapêutica.

Entretanto, deve ser ressaltado que diversos dados da literatura documentam que, no caso de lesões radiológicas classificadas como sólidas, nas quais a incidência de câncer renal é da ordem de 80% a 90%, a maioria dos cirurgiões continua realizando o procedimento cirúrgico diagnóstico e terapêutico sem preocupação com uma abordagem diagnóstica prévia.

MANEJO DAS LESÕES RENAIS

Opções para o correto acompanhamento de pequenas lesões que apresentam algum grau de suspeita de malignidade variam desde a vigilância ativa até procedimentos mais agressivos, como a cirurgia e terapias ablativas. Não existem dados consistentes comparando as diversas abordagens. Assim, a maioria das informações advém de dados observacionais e baseados em série de casos. Devem ser sempre levadas em conta as condições preexistentes, a expectativa de vida e a preferência do paciente, além do nível de experiência na realização dos procedimentos no serviço médico.

VIGILÂNCIA ATIVA

Envolve a monitorização do tamanho da lesão por meio de exames de imagem. Apesar da falta de dados, deve-se preferir utilizar a tomografia computadorizada ou a ressonância magnética, por apresentarem maior resolução, se comparadas à ultrassonografia. Recomenda-se a repetição dos exames em intervalos de 3 a 6 meses, sempre levando em consideração o risco associado à exposição à radiação e os custos. Uma opção atraente para essa abordagem seria em pacientes idosos e com pequena expectativa de vida. Outra opção seria para pacientes com lesões de até 1cm, independente da idade. O atraso na intervenção não parece comprometer o tratamento futuro, porém, como os dados são limitados, a vigilância geralmente não é indicada para pacientes jovens e saudáveis.

CIRURGIA

O tratamento cirúrgico é o padrão-ouro para diagnóstico e tratamento das lesões renais. Por vários anos, a nefrectomia radical era o tratamento padrão, porém a cirurgia poupadora de néfrons (ou nefrectomia parcial) ganhou espaço e é agora considerada o tratamento preferencial para os tumores < 4cm (Figura 85.2).

A cirurgia poupadora de néfrons tem o objetivo de ressecar o tumor com margens cirúrgicas livres de envolvimento neoplásico, assim como manter a porção do órgão não envolvida pela doença, preservando a função renal. Essa importância se deve ao fato de 25% dos pacientes com pequenas massas renais poderem apresentar insuficiência renal crônica não diagnosticada antes da cirurgia.

A nefrectomia parcial parece ser tão eficaz quanto a cirurgia radical em termos de mortalidade específica por câncer, todavia apresenta maiores taxas de complicação, que são: hemorragia grave (3,1% *versus* 1,2%), vazamento de urina (4,4% *versus* 0,5%) e necessidade de reabordagem cirúrgica (4,4% *versus* 2,4%).

Em estudos observacionais, quando se comparou a nefrectomia parcial à cirurgia renal radical, o procedimento parcial foi associado a menor risco de insuficiência renal (12% *versus* 22%) e proteinúria (35% *versus* 55%), depois de 10 anos de acompanhamento.

A nefrectomia parcial laparoscópica ou robótica pode ser realizada com taxas similares de complicações intraoperatórias e de margens cirúrgicas positivas. Os resultados de sobrevida câncer-específica também são similares. É importante reforçar que esse procedimento geralmente é realizado em centros de excelência. Em centros menos experientes, a nefrectomia parcial aberta deve ser a cirurgia de escolha.

ABLAÇÃO TÉRMICA

A ablação térmica é um procedimento realizado mediante a inserção de um aplicador de agulha diretamente na lesão renal, gerando uma temperatura citolítica. A crioablação e a ablação por radiofrequência são os métodos mais comumente utilizados e tipicamente indicados após diagnóstico histológico. Os dados de séries de casos em tumores renais após crioablação mostram que há redução gradual e autoabsorção, podendo ser conseguido o desaparecimento total do tumor, em exames subsequentes. A experiência com a ablação por radiofrequência percutânea também mostra bons resultados em curto prazo. Em uma média de 1,2 a 2,3 anos, o controle tumoral foi obtido em 90% dos pacientes.

As complicações são observadas em pelo menos 10% dos pacientes submetidos a crioablação ou ablação por radiofrequência (hemorragia, reoperação, complicações pulmonares e cardíacas relacionadas com condições preexistentes, lesão ou estenose ureteral, dor neuropática grave).

Após terapia ablativa, o acompanhamento, que é empiricamente recomendado, é realizado com tomografia ou ressonância de abdome a cada 6 a 12 meses. A evidência de crescimento ou captação pelo contraste pela lesão sugere a necessidade de avaliação de terapia adicional.

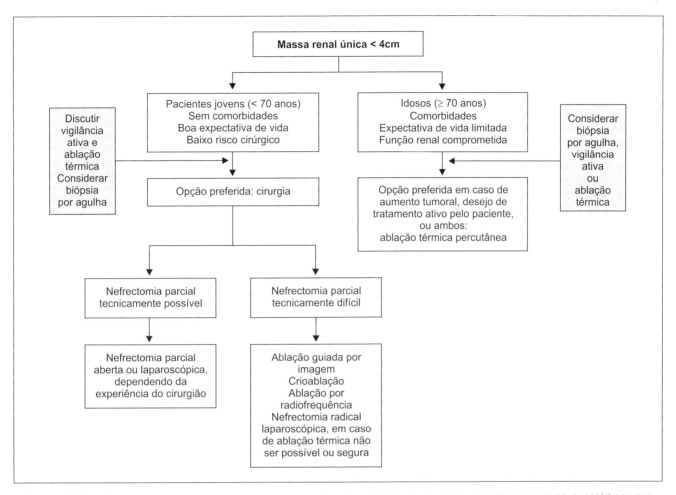

Figura 85.2 Algoritmo para manejo de pequenas massas renais. (Adaptada de Gill et al. New Engl J Med February 18, 2010; 362[7]:624-34.)

Leitura Recomendada

Breen DJ, Rutherford EE, Stedman B et al. Management of renal tumors by image-guided radiofrequency ablation: experience in 105 tumors. Cardiovasc Intervent Radiol 2007; 30:936-42.

Brierly RD, Thomas PJ, Harrison NW, Fletcher MS, Nawrocki JD, Ashton-Key M. Evaluation of fine-needle aspiration cytology for renal masses. BJU Int 2000; 85:14.

Campbell SC, Novick AC, Belldegrun A et al. Guidolino for management of the clinical T1 renal mass. J Urol 2009; 182(4):1271-9.

Campbell SC, Novick AC, Herts B et al. Prospective evaluation of fine needle aspiration of small, solid renal masses: accuracy and morbidity. Urology 1997; 50:25.

Dechet CB, Zincke H, Sebo TJ et al. Prospective analysis of computerized tomography and needle biopsy with permanent sectioning to determine the nature of solid renal masses in adults. J Urol 2003; 169:71.

Frank I, Blute ML, Cheville JC et al. Solid renal tumors: an analysis of pathological features related to tumor size. J Urol 2003; 170:2217.

Frank I, Blute ML, Cheville JC et al. Solid renal tumours: an analysis of pathological features related to tumour size. J Urol 2003; 170:2217-20.

Gervais DA, McGovern FJ, Arellano RS, McDougal WS, Mueller PR. Radiofrequency ablation of renal cell carcinoma. Part I. Indications, results and role in patient management over a 6 year period and ablation of 100 tumors. AJR Am J Roentgenol 2005; 185:64-71.

Gill IS, Kamoi K, Aron M, Desai MM. 800 Laparoscopic partial nephrectomies: a single surgeon series. J Urol 2010; 183:34-41.

Gill IS, Kavoussi LR, Lane BR et al. Comparison of 1,800 laparoscopic and open partial nephrectomies for single renal tumors. J Urol 2007; 178:41-6.

Gill IS, Remer EM, Hasan WA et al. Renal cryoablation: outcome at 3 years. J Urol 2005; 173:1903-7.

Goldberg SN, Grassi CJ, Cardella JF et al. Image-guided tumor ablation: standardization of terminology and reporting criteria. Radiology 2005; 235:728-39.

Herts BR, Baker ME. The current role of percutaneous biopsy in the evaluation of renal masses. Semin Urol Oncol 1995; 13:254.

Hollingsworth JM, Miller DC, Daignault S, Hollenbeck BK. Rising incidence of small renal masses: a need to reassess treatment effect. J Natl Cancer Inst 2006; 98:1331-4.

Huang WC, Levey AS, Serio AM et al. Chronic kidney disease after nephrectomy in patients with renal cortical tumours: a retrospective cohort study. Lancet Oncol 2006; 7:735-40.

Israel GM, Bosniak MA. An update of the Bosniak renal cyst classification system. Urology 2005; 66:484.

Klatte T, Patard JJ, de Martino M et al. Tumor size does not predict risk of metastatic disease or prognosis of small renal cell carcinomas. J Urol 2008; 179:1719-26.

Kümmerlin I, ten Kate F, Smedts F et al. Core biopsies of renal tumors: a study on diagnostic accuracy, interobserver, and intraobserver variability. Eur Urol 2008; 53:1219.

Kunkle DA, Crispen PL, Chen DY, Greenberg RE, Uzzo RG. Enhancing renal masses with zero net growth during active surveillance. J Urol 2007; 177:849-53.

Kunkle DA, Crispen PL, Chen DY, Greenberg RE, Uzzo RG. Enhancing renal masses with zero net growth during active surveillance. J Urol 2007; 177:849-540.

Lebret T, Poulain JE, Molinie V et al. Percutaneous core biopsy for renal masses: indications, accuracy and results. J Urol 2007; 178(4 Pt 1):1184.

Minardi D, Lucarini G, Mazzucchelli R et al. Prognostic role of Fuhrman grade and vascular endothelial growth factor in pT1a clear cell carcinomain partial nephrectomy specimens. J Urol 2005; 174:1208-12.

Neuzillet Y, Lechevallier E, Andre M, Daniel L, Coulange C. Accuracy and clinical role of fine needle percutaneous biopsy with computerized tomography guidance of small (less than 4.0 cm) renal masses. J Urol 2004; 171:1802-5.

Oda T, Miyao N, Takahashi A et al. Growth rates of primary and metastatic lesions of renal cell carcinoma. Int J Urol 2001; 8:473.

Reichelt O, Gajda M, Chyhrai A, Wunderlich H, Junker K, Schubert J. Ultrasound-guided biopsy of homogenous solid renal masses. Eur Urol 2007; 52:1421-7.

Remzi M, Katzenbeisser D, Waldert M et al. Renal tumour size measured radiologically before surgery is an unreliable variable for predicting histopathological features: benign tumours are not necessarily small. BJU Int 2007; 99:1002-6.

Remzi M, Marberger M. Renal tumor biopsies for evaluation of small renal tumors: why, in whom, and how? European Urology 2009; 55(2):359-67.

Richstone L, Montag S, Ost M, Reggio E, Permpongkosol S, Kavoussi LR. Laparoscopic partial nephrectomy for hilar tumors: evaluation of short-term oncologic outcome. Urology 2008; 71:36-40.

Salamanca J, Alberti N, López-Ríos F, Perez-Barrios A, Martínez-González MA, de Agustín P. Fine needle aspiration of chromophobe renal cell carcinoma. Acta Cytol 2007; 51:9.

Schmidbauer J, Remzi M, Memarsadeghi M et al. Diagnostic accuracy of computed tomography-guided percutaneous biopsy of renal masses. Eur Urol 2008; 53:1003.

Schmidbauer J, Remzi M, Memarsadeghi M et al. Diagnostic accuracy of computed tomography-guided percutaneous biopsy of renal masses. Eur Urol 2008; 53:1003-12.

Smith EH. Complications of percutaneous abdominal fine-needle biopsy. Radiology 1991; 178:253-8.

Somani BK, Nabi G, Thorpe P, N'Dow J, Swami S, McClinton S. Aberdeen Academic and Clinical Urological Surgeons (ABACUS) Group. Image-guided biopsydiagnosed renal cell carcinoma: critical appraisal of technique and long-term follow-up. Eur Urol 2007; 51:1289.

Thompson RH, Kurta JM, Kaag M et al. Tumor size is associated with malignant potential in renal cell carcinoma cases. J Urol 2009; 181:2033.

van Poppel H, Da Pozzo L, Albrecht W et al. A prospective randomized EORTC intergroup phase 3 study comparing the complications of elective nephron-sparing surgery and radical nephrectomy for low-stage renal cell carcinoma. Eur Urol 2007; 51:1606-15.

Volpe A, Kachura JR, Geddie WR et al. Techniques, safety and accuracy of sampling of renal tumors by fine needle aspiration and core biopsy. J Urol 2007; 178:379.

Volpe A, Panzarella T, Rendon RA, Haider MA, Kondylis FI, Jewett MA. The natural history of incidentally detected small renal masses. Cancer 2004; 100:738-45.

Zagoria RJ, Gasser T, Leyendecker JR, Bechtold RE, Dyer RB. Differentiation of renal neoplasms from high-density cysts: use of attenuation changes between the corticomedullary and nephrographic phases of computed tomography. J Comput Assist Tomogr 2007; 31:37.

Zagoria RJ, Traver MA, Werle DM, Perini M, Hayasaka S, Clark PE. Oncologic efficacy of CT-guided percutaneous radiofrequency ablation of renal cell carcinomas. AJR Am J Roentgenol 2007; 189:429-36.

Massas Mediastinais

CAPÍTULO 86

José Iran Costa Júnior • Arthur Maia Gomes Filho
Rodrigo Tancredi • Jurema Telles de Oliveira Lima

INTRODUÇÃO

Estudos estimam uma baixa incidência de massas mediastinais, cerca de 1 para cada 100 mil habitantes/ano. No Brasil, são esperados aproximadamente 1.857 casos por ano. No entanto, essas estatísticas levam em consideração apenas as massas diagnosticadas cirurgicamente, descartando a grande maioria das lesões benignas, como proliferação lipomatosa e os bócios, que fazem parte do diagnóstico diferencial.

Vale ressaltar ainda que cerca de 25% das massas em mediastino abordadas em adultos são malignas, sendo percebido um aumento dessa proporção em séries mais recentes.

Os diagnósticos de tumores neurogênicos, cistos de desenvolvimento e timomas, em ordem decrescente de incidência, correspondem a 60% das massas mediastinais, já os tumores germinativos e os linfomas respondem por 25% das massas (Quadro 86.1).

Consideração especial deve ser feita em relação a lesões mediastinais granulomatosas originadas do *Mycobacterium*, que no Brasil é causa importante de massa mediastinal, porém não é contemplado em estudos desenvolvidos nos EUA ou na Europa, e por isso não se conhece a incidência exata desse diagnóstico.

Ressalte-se ainda que um *status* de imunodepressão pode alterar essa tabela de incidências, sendo notada proporção maior de casos de tuberculose mediastinal e linfomas em pacientes portadores de HIV.

ANATOMIA

O mediastino é um espaço intratorácico delimitado, superiormente, pelo anel formado pela articulação do manúbrio com os primeiros arcos costais e a primeira vértebra torácica; inferiormente, pelo diafragma; anteriormente, pelo esterno, posteriormente, pela coluna torácica, e, lateralmente, pelas pleuras parietais.

Embora se apresente como um compartimento único sem divisões anatômicas nítidas internas, para facilitar o estudo o mediastino pode ser dividido em três porções: a anterior ou anterossuperior, a média ou visceral e a posterior.

O compartimento anterior contém, em indivíduos normais, o timo, linfonodos e tecido gorduroso. A divisão média apresenta o coração, o pericárdio, a aorta ascendente e sua crossa, os vasos braquiocefálicos, a veia cava, os troncos das artérias e veias pulmonares, o nervo frênico e vago, a traqueia, os brônquios-fonte e linfonodos. A região posterior é constituída por esôfago, aorta descendente, veias ázigos e hemiázigos, ducto torácico, cadeias simpáticas e linfonodos.

Na tentativa de criar um raciocínio didático, as patologias mediastinais podem ser divididas segundo o compartimento na qual se apresentam, porém deve-se ter sempre em mente que não existem fronteiras anatômicas reais que impossibilitem que, por exemplo, uma patologia reconhecidamente de compartimento anterior invada o compartimento posterior.

Quadro 86.1 Frequência das massas mediastinais conforme recentes estudos sobre a matéria

Lesão	Incidência
Tumores neurogênicos	21%
Cistos de desenvolvimento	21%
Timoma	19%
Linfoma	13%
Tumores de células germinativas	11%
Tumores mesenquimais	7%
Causas endocrinológicas	6%
Neoplasias diversas	3%

Os Quadros 86.2 a 86.4 listam as massas mediastinais segundo sua localização anatômica.

Quadro 86.2 Patologias do mediastino anterior

- **Neoplasias tímicas**
- **Tumores de células germinativas**
  - Teratoma
  - Seminoma
  - Coriocarcinoma
  - Carcinoma de células embrionárias
- **Linfoma**
  - Doença de Hodgkin
  - Linfoma não Hodgkin
- **Neoplasias tireoidianas**
- **Neoplasias de paratireoides**
- **Tumores mesenquimais**
  - Lipoma
  - Fibroma
  - Linfangioma
  - Hemangioma
  - Mesotelioma
- **Hérnia diafragmática (Morgagni)**
- **Carcinomas primários**

Quadro 86.3 Patologias do mediastino médio

- **Linfadenopatia**
  - Inflamação reativa
  - Reação granulomatosa
  - Metástase linfonodal
  - Doença de Castelman
- **Linfoma**
  - Doença de Hodgkin
  - Linfoma não Hodgkin
- **Cistos de desenvolvimento**
  - Cisto pericárdico
  - Cisto broncogênico
  - Cisto entérico
- **Ectasias vasculares**
- **Hérnia diafragmática (hiatal)**

Quadro 86.4 Patologias do mediastino posterior

- **Tumores neurogênicos**
  - Originários de nervos periféricos
  - Originários de gânglios simpáticos
  - Originários de tecido paraganglônico
- **Meningocele**
- **Lesões esofágicas**
  - Neoplasia
  - Divertículo
- **Hérnia diafragmática (Bochdalek)**
- **Outras**

AVALIAÇÃO DAS MASSAS MEDIASTINAIS

DADOS SEMIOLÓGICOS

Aproximadamente 40% das massas mediastinais são assintomáticas ao diagnóstico e descobertas incidentalmente em exames de rotina. O restante dos pacientes apresenta sintomas relacionados com a invasão ou com a compressão direta de estruturas mediastinais ou síndromes paraneoplásicas.

Os sintomas mais frequentes são: dor torácica, tosse e dispneia. A síndrome da veia cava superior, a síndrome de Horner e a rouquidão são menos comuns e costumam indicar malignidade.

Alguns tumores do mediastino estão associados a doenças sistêmicas, como os timomas com a miastenia grave, a aplasia eritroide e imunodeficiências, bócio e tireotoxicose, adenoma de paratireoide e hiperparatireoidismo.

Os pacientes assintomáticos têm maior possibilidade de apresentar lesões benignas quando comparados com aqueles que já têm alguma queixa em sua apresentação inicial.

AVALIAÇÃO LABORATORIAL

Alguns exames podem ajudar na avaliação das massas mediastinais. São exames inespecíficos que, quando utilizados de maneira racional, norteiam o diagnóstico:

1. Exames para avaliação da função tireoidiana são utilizados na suspeita clínica de bócio mergulhante como causa da massa no mediastino.
2. As dosagens de cálcio, fósforo e paratormônio séricos são úteis nos pacientes com suspeita de adenoma de paratireóide.
3. A dosagem de β-HCG e/ou alfafetoproteína (AFP) deve ser solicitada em todos os homens que se apresentam com massa no mediastino anterior, pois podem estar elevados em caso de tumor de células germinativas.

EXAMES DE IMAGEM

A avaliação diagnóstica das massas mediastinais deve incluir exames de imagem que auxiliem a descobrir a localização anatômica (mediastino anterior, médio e posterior) e as características da lesão (tamanho, presença de calcificações, invasão de estruturas):

1. **Radiografia de tórax:** serve como teste inicial na maioria dos casos. A incidência lateral pode definir sua localização no mediastino e sua relação com os vasos e com o coração. Também é importante a comparação com exames anteriores, nos quais pequenas massas podem ser vistas retrospectivamente.

2. **Tomografia computadorizada (TC) de tórax:** consiste no melhor método de imagem, pois pode definir com maior exatidão a natureza da lesão (sólido *versus* cística), a presença de gordura e calcificações, sua relação com estruturas adjacentes, e avaliar a ressecabilidade.
3. **Ressonância magnética (RM) do tórax:** na avaliação das massas mediastinais, a RM geralmente oferece pouca informação adicional, quando comparada à TC contrastada. A RM parece ser superior quando se suspeita de invasão da parede torácica e na avaliação dos vasos do mediastino. Nos casos de suspeita de tumor de origem neural, a RM é superior à TC, principalmente quando o objetivo é avaliar o componente intraespinhal do tumor.
4. **Mapeamento com radioisótopos:** alguns agentes radioisotópicos são úteis na avaliação das massas mediastinais, como cintilografia da tireoide com I-123 em caso de suspeita de bócio e a cintilografia com sestamibi nos adenomas de paratireóides.
5. **A tomografia por emissão de pósitron com 18F-fluordeoxiglicose (PET-FDG) combinada com tomografia computadorizada (PET-CT):** é o método de escolha para estadiamento e avaliação da resposta ao tratamento em pacientes com linfoma do mediastino.

Opções para Abordagem de Massa para Biópsia

Um diagnóstico histológico preciso é essencial para o tratamento apropriado de quase todas as massas mediastinais.

Em alguns pacientes, a biópsia cirúrgica aberta ainda é necessária. Entretanto, a biópsia percutânea guiada por ultrassonografia ou por TC é hoje considerada o padrão-ouro na avaliação inicial das massas no mediastino.

Apesar de os procedimentos com agulha fina usualmente serem adequados para obtenção de material na avaliação das lesões neoplásicas, as biópsias do tipo *core* são recomendadas para a maioria dos casos, especialmente em timomas e linfomas.

Séries recentes mostram uma taxa de sucesso de 90% na obtenção correta do diagnóstico mediante biópsias percutâneas.

Procedimentos cirúrgicos ocasionalmente são necessários para o diagnóstico, quando eventualmente este não foi conseguido por métodos menos invasivos.

A mediastinoscopia é um procedimento relativamente simples, com acurácia diagnóstica maior do que 90% para lesões do mediastino médio localizadas mais superiormente e, em alguns casos, lesões no mediastino anterior e posterior.

A mediastinotomia paraesternal anterior (procedimento de Chamberlain) obtém o diagnóstico preciso em 95% dos casos de massas no mediastino anterior.

A videotoracoscopia assistida (VATS) consiste em um procedimento minimamente invasivo que apresenta acurácia próxima de 100% em quase todas as áreas do mediastino.

Atualmente, a toracotomia raramente é necessária para o diagnóstico das lesões mediastinais, pois apresenta taxa maior de complicações quando comparada aos procedimentos menos invasivos, com sensibilidade e especificidades semelhantes.

Indicação Cirúrgica

O manejo dos pacientes com massa mediastinal vai depender dos diagnósticos cogitados na avaliação inicial. A conduta pode variar desde simples observação até exploração cirúrgica por toracotomia.

Por exemplo, os pacientes portadores de cistos pericárdicos, que usualmente são benignos, podem ser somente observados, se não apresentarem sintomas. Nos casos em que os principais diagnósticos são timoma e teratoma, indica-se geralmente ressecção cirúrgica completa da lesão, que servirá como método diagnóstico e terapêutico.

Nos casos em que a cirurgia faz-se necessária, dependendo da experiência do cirurgião e da natureza esperada da massa mediastinal, dois são os procedimentos mais utilizados:

- **Ressecção por videotoracospopia:** pode ser utilizada para ressecção nos casos de cistos broncogênicos, tumores neurogênicos e em timomas.
- **Toracotomia ou esternotomia:** em geral tem indicação nas ressecções de teratomas ou timomas mais extensos.

Pacientes com suspeita clínica de linfoma ou tumores de células germinativas devem ser submetidos a uma biópsia da lesão para esclarecimento diagnóstico e, caso este venha a ser confirmado, receberão tratamento específico, usualmente com quimioterapia, não tendo indicação cirúrgica na grande maioria dos casos.

Algoritmo Diagnóstico

A Figura 86.1 descreve uma sugestão para avaliação inicial dos pacientes com alargamento de mediastino.

A seguir, será realizado um estudo mais detalhado acerca das patologias mais relevantes.

PATOLOGIAS TÍPICAS DO MEDIASTINO ANTERIOR

Timoma

O termo timoma refere-se, genericamente, às neoplasias provenientes de células do timo. Histopatologica-

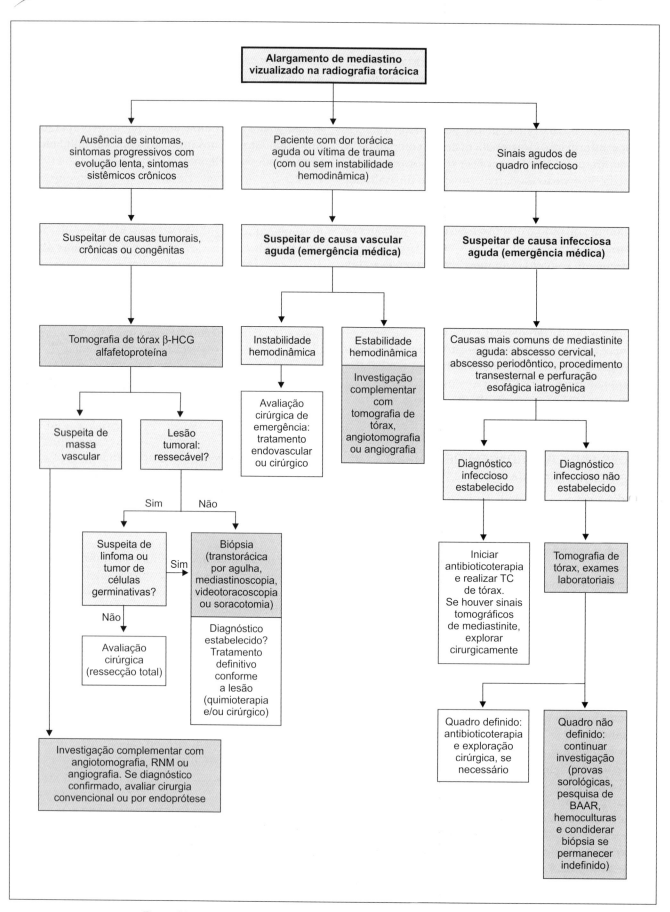

Figura 86-1 Algoritmo para avaliação de pacientes com alargamento de mediastino.

mente, existem diversos subtipos de timomas, os quais, porém, não se correlacionam com o prognóstico e, assim, não são levados em consideração na prática clínica. O nível de invasão local é o principal parâmetro na avaliação de timomas, tanto que não se dividem timomas em malignos ou benignos, mas sim em invasivos e não invasivos.

O pico de incidência dos timomas está entre a quinta e a sétima década de vida, sem predileção por gênero. A apresentação clínica mais comum no momento do diagnóstico é o paciente assintomático (65% dos casos), e os sintomas mais frequentes são inespecíficos, como tosse e dor torácica. A maioria dos pacientes apresenta alterações laboratoriais compatíveis com síndromes paratímicas, porém sem sintomas. A síndrome paratímica mais bem descrita é a mistenia grave, que ocorre durante a evolução em 10% a 50% dos casos.

Em exames de imagem, principalmente em pacientes jovens, deve ser levada em consideração a possibilidade de hiperplasia tímica, a qual costuma mostrar aumento simétrico do timo em contraste com a distorção da estrutura tímica presente no timoma. Em radiografias, os timomas se apresentam como massas arredondadas de bordos lisos ou lobulados, entre o coração e os grandes vasos. O estadiamento imagenológico exige exames mais completos, como a TC com contraste ou a RM, que irão completar o estudo, demonstrando o grau de invasão local.

O diagnóstico definitivo só pode ser obtido com estudo do tecido, porém imagens sugestivas passíveis de ressecção devem ser abordadas com procedimento definitivo, como a ressecção por VATS ou esternotomia, sendo as biópsias guiadas reservadas para os casos suspeitos de timomas não ressecáveis.

Tipicamente é oferecida adjuvância com radioterapia e a adição de quimioterapia mostra benefício em estágios mais avançados. Para doença irressecável pode ser utilizada quimioterapia neoadjuvante.

O timoma apresenta um comportamento biológico relativamente benigno, quando comparado às outras neoplasias mediastinais, de modo que para tumores encapsulados é esperada uma sobrevida compatível com uma pessoa sem história de neoplasia. Já para timomas invasivos, estima-se sobrevida de 30% a 50% em 10 anos.

TUMORES DE CÉLULAS GERMINATIVAS

Cerca de 11% das massas mediastinais correspondem a tumores germinativos, os quais são considerados neoplasias originadas de células embrionárias primitivas, que migraram inadequadamente durante o desenvolvimento. São quatro as principais histologias: teratoma e sua variante maligna (teratocarcinoma), seminoma, carcinoma de células embrionárias e coriocarcinoma.

O *teratoma*, o tipo mais comum de tumor germinativo, costuma originar-se nas células do ectoderma, sendo também possível sua gênese no mesoderma e no endoderma. Usualmente, apresenta predileção por adultos jovens sem distinção por sexo e tem comportamento benigno. Cerca de 80% dos casos, porém, apresentam a variante teratocarcinoma, que é extremamente agressiva, com metastatização precoce e prognóstico reservado.

Tendo em vista que apenas 30% dos pacientes são assintomáticos, o diagnóstico em fases assintomáticas não é a regra. Os sintomas mais comuns são inespecíficos, como tosse, dor no peito e dispneia. Pode ocorrer erosão tumoral de vias aéreas, proporcionando sintomatologia específica, como tricoptise e escarro com secreção sebácea. É também descrita a erosão para espaço pleural, produzindo derrame pericárdico com tamponamento.

Se a radiografia de tórax revelar consistência cística, terá bordos lisos. Caso apresente consistência sólida, terá bordos irregulares. Na TC, poderão ser identificadas calcificações, ossos ou dentes, com os quais é possível estabelecer o diagnóstico de teratoma sem o histopatológico, em alguns casos.

O tratamento dos teratomas é cirúrgico, uma vez que sempre pode haver componente maligno, mesmo em meio a um teratoma bem diferenciado, além de sempre existir a possibilidade de progressão da massa com compressão de estruturas adjacentes. No caso do teratocarcinoma, está indicada quimioterapia adjuvante com aumento na sobrevida.

Seminomas ocorrem quase que exclusivamente em homens na terceira década de vida. A sintomatologia mais comum inclui tosse, dispneia, dor no peito e disfagia. A apresentação inicial pode ser como síndrome da veia cava superior. Os seminomas são tumores malignos agressivos com alta taxa de metastatização óssea. Podem secretar β-HCG, mas não alfafetoproteína. Seminomas são extremamente radiossensíveis e quimiossensíveis com boas chances de resposta a esquemas baseados em platinas, mesmo já com doença metastática.

Tumores de células germinativas nao seminomatosos incluem o *carcinoma embrionário* e o *corioncarcinoma*. São tumores de alta agressividade que podem produzir sintomatologia específica, como ginecomastia, em até 50% dos casos. São percebidas associações com síndrome de Klinefelter e neoplasias hematológicas. Assim como no seminoma, esquemas quimioterápicos baseados em platinas constituem a primeira escolha, com boa taxa de resposta mesmo em caso de doença avançada.

LINFOMA

O achado de massa mediastinal incidental em radiografia de tórax é a apresentação mais comum dos linfomas, embora sintomas inespecíficos, como tosse, dispneia e dor no peito, sejam comuns. Há a possibilidade de início do quadro com síndrome da veia cava superior e obstrução de vias aéreas principais, assim como é comum a presença de doença pleural e pericárdica. Ressecção cirúrgica não faz parte da abordagem terapêutica, porém, em muitos casos, a mediastinoscopia é necessária para obtenção de material para histopatológico. O tratamento é baseado em esquemas de poliquimioterapia, que apresentam taxas de resposta variáveis, de acordo com o subtipo histológico.

LESÕES TIREOIDIANAS

Tecido tireoidiano no mediastino pode ter duas origens. A mais comum é a extensão de bócios cervicais volumosos no mediastino anterior, porém, na menor parte dos casos, pode haver bócio mediastinal primário, o qual consiste em tecido ectópico da tireoide em forma de bócio. O diagnóstico é facilmente realizado por estudos de imagem baseados em iodo, e o tratamento consiste na ressecção cirúrgica.

LESÕES DE PARATIREOIDE

A localização mais comum de tecido ectópico de paratireoide em pacientes com hiperparatireoidismo primário refratários à abordagem cirúrgica da paratireoide é o mediastino anterior. No passado, era grande a dificuldade na determinação desses focos ectópicos, sendo necessária cateterização de vasos locais para determinação de paratormônio (PTH) local, porém esse tipo de procedimento, que exigia grande habilidade e muitos recursos, foi substituído pela cintilografia com tecnécio sestamibi. O TC-sestamibi demonstra importante absorção pelo tecido paratiroidiano, possibilitando diagnósticos precisos. O tratamento é a ressecção cirúrgica em pacientes que apresentam hiperparatireoidismo.

TUMORES MESENQUIMAIS

Tumores mesenquimais são causas raras de massas mediastinais, sendo o mais comum o lipoma, que pode ser reconhecido em exames de imagem como massa com densidade gordurosa bem delimitada em mediastino. A presença de limites mal definidos nesse tipo de massa deve levantar a possibilidade de lesões malignas, como o lipossarcoma e o teratoma.

PATOLOGIAS TÍPICAS DO MEDIASTINO MÉDIO

LINFADENOPATIA

O aumento dos linfonodos é uma das principais causas de anormalidades mediastinais em radiografias de tórax. A TC de tórax, notadamente com uso de contraste venoso, tem excelente capacidade de localizar, mensurar e quantificar doença linfonodal mediastinal, porém tem baixa capacidade para determinar a presença ou a ausência de malignidade associada. É consensual que os linfonodos > 1cm de diâmetro ou a presença de conglomerados podem ter origem patológica e não apenas serem reacionais. Desse modo, as causas mais comuns de doença linfonodal mediastinal são linfoma, neoplasia metastática e doenças granulomatosas, como sarcoidose. Outras causas raras são descritas, como a hiperplasia linfoide angiofolicular e a doença de Castleman. Vale lembrar que existe grande prevalência de doença linfonodal mediastinal em pacientes HIV-positivos, estando as causas infecciosas, como tuberculose, entre as mais comuns.

CISTOS DE DESENVOLVIMENTO

Correspondem a cerca de 10% a 20% das massas mediastinais, podendo ter origem em pericárdio, brônquio ou sistema gastrointestinal. Os cistos podem ser identificados em TC e o diagnóstico deve ser confirmado por citologia aspirativa. Alguns especialistas recomendam a ressecção cirúrgica para evitar dúvidas diagnósticas e complicações, como a ruptura, que pode chegar a ser fatal em caso de cistos pericárdicos e brônquicos. Alternativas à ressecção são a observação em casos assintomáticos de baixo risco e a punção aspirativa de repetição em pacientes sintomáticos, porém sem possibilidade cirúrgica.

MASSAS VASCULARES

Embora não sejam verdadeiras massas, o aumento de estruturas vasculares no mediastino representa um importante diagnóstico diferencial com as lesões mediastinais. As lesões vasculares incluem aneurismas e tortuosidades de aorta e grandes vasos, dilatação aórtica pós-estenótica, dilatação de veia cava superior e dilatação de artérias pulmonares com hipertensão ou não. O padrão-ouro para o diagnóstico é a arteriografia, porém a TC com contraste costuma ser suficiente para o estabelecimento do diagnóstico.

HÉRNIAS DIAFRAGMÁTICAS

Gordura omental e estruturas abdominais podem sofrer protrusão por alguns trechos do diafragma, produzindo massas mediastinais em qualquer compartimento. Herniação através do forame de Morgagni produz massa em ângulo cardiofrênico, usualmente do lado direito do mediastino anterior. A hérnia de Bochdalek acomete o mediastino posterior, em geral o lado esquerdo, já que a presença do fígado à direita dificulta a gênese desse tipo de herniação. A hérnia de hiato acomete o mediastino médio e é facilmente reconhecida pela presença de nível hidroaéreo em radiografias na posição ortostática.

PATOLOGIAS TÍPICAS DO MEDIASTINO POSTERIOR

Tumores Neurogênicos

Neoplasias provenientes de tecidos neurais constituem o maior grupo de causas de massas mediastinais. Correspondem a cerca de 20% das massas mediastinais em adultos e 40% em crianças. São classificadas como provenientes de nervos periféricos, gânglios simpáticos e tecido paragangliônico. Independentemente da classificação, a apresentação usual costuma ser de massas paravertebrais unilaterais. As manifestações clínicas incluem dor torácica por invasão neural ou erosão óssea, dispneia por compressão de vias aéreas e déficits neurológicos resultantes de compressão das raízes nervosas por extensão do tumor. Além disso, diversos tipos histológicos são hormonalmente ativos.

Tumores provenientes dos nervos periféricos incluem o neurofibroma, o schwanoma e neurossarcoma. O beurofibroma é o tumor mais prevalente desse grupo e sua ocorrência está relacionada com o diagnóstico de neurofibromatose. O schwanoma e o neurossarcoma são provenientes da bainha nervosa e produzem sintomas por compressão de estruturas locais. O tratamento usual é a ressecção, já que se trata de tumores encapsulados.

Os tumores provenientes dos gânglios nervosos são divididos em um espectro, desde a forma benigna (ganglioneuroma) até a mais agressiva (neuroblastoma), passando pela forma intermediária (ganglioneuroblastoma). Os ganglioneuromas não costumam invadir tecidos adjacentes e são tratados com ressecção cirúrgica. Os ganglioneuroblastomas invadem normalmente estruturas adjacentes, porém dificilmente provocam metástases. Já o neuroblastoma tem alta capacidade de causar metástases, as quais muitas vezes estão presentes ao diagnóstico. Essa classe de tumores pode produzir catecolaminas, provocando sintomas específicos, como diarreia, febre, anorexia e perda de peso.

Neoplasias provenientes do tecido paragangliônico têm como principal representante o feocromocitoma, raramente encontrado no mediastino. Histologicamente, e em termos de apresentação clínica, são iguais às formas intra-abdominais, porém a apresentação mediastinal ocorre com sintomas compressivos locais. Raramente provocam metástases, porém têm a capacidade de extensão local. Secretam catecolaminas, o que torna útil o uso de MIBG para estadiamento.

Leitura Recomendada

Adegboye VO, Brimmo AI, Adebo OA et al. The place of clinical features and standard chest radiography in evaluation of mediastinal masses. West Afr J Med 2003; 22:156-60.

Adkins RBJ, Maples MD, Hainsworth JD. Primary malignant mediastinal tumors. Ann Thorac Surg 1984; 38:648-53.

Boleti E, Johnson P. Primary mediastinal B-cell lymphoma. Hematol Oncol 2007; 25:157-63.

Caixas A, Berna L, Hernandez A et al. Efficacy of preoperative diagnostic imaging localization of technetium 99m-sestamibi scintigraphy in hyperparathyroidism. Surgery 1997; 121:535-41.

Chin SC, Rice H, Som PM: Spread of goiters outside the thyroid bed: a review of 190 cases and an analysis of the incidence of the various extensions. Arch Otolaryngol Head Neck Surg 2003; 129:1198-202.

Cioffi U, Bonavina L, De Simone M et al. Presentation and surgical management of bronchogenic and esophageal duplication cysts in adults. Chest 1998; 113:1492-6.

Cordeiro AC, Montenegro FL, Kulcsar MA et al. Parathyroid carcinoma. Am J Surg 1998; 175:52-5.

De Giorgi U, Pupi A, Fiorentini G et al. FDG-PET in the management of germ cell tumor. Ann Oncol 2005; 16:90-4.

Dehner LP. Germ cell tumors of the mediastinum. Semin Diagn Pathol 1990; 7:266-84.

Demmy TL, Krasna MJ, Detterbeck FC et al. Multicenter VATS experience with mediastinal tumors. Ann Thorac Surg 1998; 66:187-92.

Dulmet EM, Macchiarini P, Suc B et al. Germ cell tumors of the mediastinum: a 30-year experience. Cancer 1993; 72:1894-901.

Fayet P, Hoeffel C, Fulla Y et al. Technetium-99m sestamibi scintigraphy, magnetic resonance imaging and venous blood sampling in persistent and recurrent hyperparathyroidism. Br J Radiol 1997; 70:459-64.

Filly R, Blank M, Castellino RA. Radiographic distribution of intrathoracic disease in previously untreated patients with Hodgkin's disease and non-Hodgkin's lymphoma. Radiology 1976; 120:277-81.

Genereux GP, Howie JL. Normal mediastinal lymph node size and number: CT and anatomic study. AJR Am J Roentgenol 1984; 142:1095-100.

Glazer GM, Gross BH, Quint LE et al. Normal mediastinal lymph nodes: Number and size according to American Thoracic Society mapping. AJR Am J Roentgenol 1985; 144:261-5.

Glazer HS, Molina PL, Siegel MJ et al. High-attenuation mediastinal masses on unenhanced CT. AJR Am J Roentgenol 1991; 156:45-50.

Haramati LB, Choi Y, Widrow CA et al. Isolated lymphadenopathy on chest radiographs of HIV-infected patients. Clin Radiol 1996; 51:345-9.

Jennings A. Evaluation of substernal goiters using computed tomography and MR imaging. Endocrinol Metab Clin North Am 2001; 30:401-14.

Judson BL, Shaha AR. Nuclear imaging and minimally invasive surgery in the management of hyperparathyroidism. J Nucl Med 2008; 49:1813-8.

Knapp RH, Hurt RD, Payne WS et al. Malignant germ cell tumors of the mediastinum. J Thorac Cardiovasc Surg 1985; 89:82-9.

Kohman LJ. Controversies in the management of malignant thymoma. Chest 1997; 112:296S-300S.

LeRoux BT, Kallichurum S, Shama DM. Mediastinal cysts and tumors. Curr Probl Surg 1984; 21:1-76.

Lewis BD, Hurt RD, Payne WS et al. Benign teratomas of the mediastinum. J Thorac Cardiovasc Surg 1983; 86:727-31.

Mueller S, Matthay KK. Neuroblastoma: biology and staging. Curr Oncol Rep 2009; 11:431-8.

Naidich DP, Zerhouni EA, Siegelman SS. Computed tomography and magnetic resonance of the thorax. 2. ed. New York: Raven Press, 1991.

Ng AF, Olak J. Pericardial cyst causing right ventricular outflow tract obstruction. Ann Thorac Surg 1997; 63:1147-8.

Nichols CR. Mediastinal germ cell tumors. Semin Thorac Cardiovasc Surg 1992; 4:45-50.

Nilubol N, Beyer T, Prinz R et al. Mediastinal hyperfunctioning parathyroids: incidence, evolving treatment, and outcome. Am J Surg 2007; 194:53-6.

Park HM, Tarver RD, Siddiqui AR et al. Efficacy of thyroid scintigraphy in the diagnosis of intrathoracic goiter. AJR Am J Roentgenol 1987; 148:527-9.

Shields TW, Reynolds M. Neurogenic tumors of the thorax. Surg Clin North Am 1988; 68:645-68.

Silverman NA, Sabiston Jr DC. Mediastinal masses. Surg Clin North Am 1980; 60:757-77.

Straus DJ. Human immunodeficiency virus-associated lymphomas. Med Clin North Am 1997; 81:495-510.

Sugarbaker DJ. Thoracoscopy in the management of anterior mediastinal masses. Ann Thorac Surg 1993; 56:653-6.

Taggart D, Dubois S, Matthay KK. Radiolabeled MIBG for imaging and therapy of neuroblastoma. Q J Nucl Med Mol Imaging 2008; 52:403-18.

Taggart DR, Han MM, Quach A et al. Comparison of I123 MIBG scan and FDG-PET to evaluate response after I131 MIBG therapy for relapsed neuroblastoma. J Clin Oncol 2009; 27:5343-9.

Tanaka O, Kiryu T, Hirose Y et al. Neurogenic tumors of the mediastinum and chest wall: MR imaging appearance. J Thorac Imaging 2005; 20:316-20.

Thomas DL, Bartel T, Menda Y et al. Single photon emission computed tomography should be routinely performed for the detection of parathyroid abnomalities utilizing Tc-99m sestamibi parathyroid scintigraphy. Clin Nucl Med 2009; 34:651-5.

Wang CY, Snow JL, Su WP. Lymphoma associated with human immunodeficiency virus infection. Mayo Clin Proc 1995; 70:665-72.

Woo O, Yong H, Shin B et al. Wide spectrum of thoracic neurogenic tumors: A pictoral review of CT and pathological findings. Br J Radiol 2008; 81:668-76.

Lesões Osteolíticas

CAPÍTULO 87

Márcio Sanctos Costa • Eduardo Andrada Pessoa de Figueiredo
Arthur Maia Gomes Filho

INTRODUÇÃO

As lesões ósseas líticas são caracterizadas por destruição de um osso normal. São achados frequentes em pacientes que procuram assistência medica por dor localizada, habitualmente em região óssea, com semanas a meses de duração.

As lesões podem ser primárias ou metastáticas. O achado de uma lesão óssea merece estudo cuidadoso à procura de sinais e sintomas clínicos, laboratoriais e radiológicos que ajudem a definir o sítio primário de acometimento.

Dados dos EUA apontam para o fato de que, embora a incidência de metástase óssea na população geral não seja conhecida, 50% das pessoas que falecem por câncer apresentem o diagnóstico de metástase óssea.

Com frequência, as lesões são múltiplas, mas o achado de lesões solitárias metastáticas provindas de carcinomas ocorre em até 9% dos casos de metástases; desse modo, as lesões únicas, depois das lesões múltiplas, são também mais frequentes do que as lesões tumorais primariamente ósseas.

Habitualmente, as metástases ósseas ocorrem como forma tardia de manifestação tumoral, tendo em vista que o pulmão funciona como armadilha para a maior parte das lesões metastáticas.

As lesões metastáticas ósseas são mais comuns nos tumores de mama, brônquios, próstata, rim e tireoide. Neste capítulo serão abordados os tipos de lesões metastáticas, se líticas ou blásticas, a forma de diferenciação radiológica e a abordagem terapêutica de maneira simplificada.

INCIDÊNCIA

Um estudo de prevalência da Escola Paulista de Medicina investigou padrões de incidência dos tumores primários que apresentaram metástase óssea, os quais são mostrados no Quadro 87.1. Esses locais são praticamnte os mesmos encontrados nos estudos internacionais de prevalência das metástases ósseas. Os locais mais comuns de metástases ósseas são mostrados no Quadro 87.2.

Quadro 87.1 Padrão de incidência de metástase óssea por sítio primário metastático

49,6%	Mama
10,5%	Mieloma
9,6%	Rim
9,0%	Pulmão
4,9%	Próstata
3,7%	Tireoide
3,0%	Desconhecido
1,5%	Linfoma
1,5%	Cólon
0,8%	Bexiga
0,8%	Leucemia
0,6%	Útero
0,5%	Estômago
0,5%	Nasofaringe
0,5%	Parótida

Quadro 87.2 Locais mais prevalentes de metástases ósseas

Vértebras	69,%
Pelve	41%
Fêmur	25%
Costelas	25%
Crânio	14%
Úmero proximal	9,6%
Escápula	5,7%
Clavícula	4,1%

Extraído Jesus-Garcia Filho R. Tumores ósseos – Lesões metastáticas do osso. Capítulo 1: Metástases ósseas de carcinomas.

Quadro 87.3 Resposta primária metastática por tipo de sítio da neoplasia primária

Predominantemente osteoblástica
Próstata
Carcinoide
Gastrinoma
Câncer pulmonar de pequenas células
Linfoma de Hodgkin
Câncer de células renais
Meduloblastoma
Predominantemente osteolítica
Renal
Melanoma
Carcinomas de células escamosas do trato aerodigestivo
Mieloma múltiplo
Carcinoma pulmonar não pequenas células
Câncer de tireoide
Linfoma não Hodgkin
Lesões mistas osteolíticas e osteoblásticas
Câncer de mama
Câncer gastrointestinal
Carcinoma escamoso da maioria dos tumores primários

Os dados do Quadro 87.2 falam a respeito das lesões ósseas metastáticas líticas ou blásticas. Entre as lesões blásticas podem ser destacados os seguintes tumores: carcinoma pulmonar de pequenas células, linfoma de Hodgkin e câncer de próstata.

As metástases por neoplasias de pulmão (não pequenas células), mieloma múltiplo, linfoma não Hodgkin, câncer de tireoide e câncer gastrointestinal são mais frequentemente encontradas com lesões líticas (Quadro 87.3).

A maioria dos tumores que originam metástases ósseas expressa os dois tipos de metástases, portanto, o clínico deve sempre considerar a busca dos tumores supracitados. As lesões metastáticas costumam ocorrem, com maior frequência em áreas muito vascularizadas do osso; consequentemente, a medula óssea vermelha do esqueleto axial será mais comumente acometida por metástases do que as regiões apendiculares do esqueleto.

Assim sendo, as metástases ósseas envolvem mais facilmente as vértebras, a pelve, a região proximal do fêmur, o crânio e as costelas. As lesões metastáticas periféricas são mais raras, com a grande maioria originária da região pulmonar.

MECANISMO DA LESÃO ÓSSEA POR METÁSTASES

A destruição óssea é decorrente do aumento da atividade osteoclástica, e não da destruição primária pela célula neoplásica metastática. O protótipo desse tipo de lesão é o mieloma múltiplo, que leva a aumento na produção das proteínas como interleucina-6, fator RANKL, proteína de atividade do macrófago-1a e interleucina-3, acarretando disfunção osteoblástica. Nas lesões de origem pulmonar há aumento da atividade osteoclástica associado à destruição tumoral.

AVALIAÇÃO INICIAL

Paciente com dor óssea de longa data, principalmente quando localizada ou acompanhada de fratura óssea, cuja investigação levou ao achado de uma lesão óssea, merece uma investigação enfocando os principais órgãos primários de lesões metastáticas. Não existe uma abordagem específica, mas, após o conhecimento da incidência dos locais que mais produzem metástases ósseas, o clínico poderá adotar o seguinte padrão de abordagem:

ANAMNESE

Na anamnese deve-se dar ênfase a sintomas respiratórios crônicos, história de tabagismo e histórias ocupacional e familiar e investigar lesão cutânea, história de perda de peso, fadiga, alterações urinárias, aumento de volume abdominal, massa cervical, prurido e febre intermitente (febre de *Pel-Ebstein*).

São sinais de alerta para a necessidade de investigação de metástases ósseas: pacientes com dor em região óssea de modo progressivo, principalmente quando não cede a medicamentos analgésicos; dor em região óssea no repouso, à noite ou quando em pé; associação da dor com sintomas constitucionais; pacientes com dor torácica, dor pleurítica, hemoptise, intolerância ao frio ou ao calor; dor ao urinar ou aumento da frequência da micção; alterações dos hábito intestinal ou sangramentos intestinais e novas lesões de pele ou alterações do volume de partes moles devem alertar para uma investigação focada em lesão óssea metastática.

No exame físico, deve-se procurar aumento cervical ou massa palpável em topografia de tireoide, linfonodomegalias e alterações respiratórias, proceder ao exame prostático e buscar massa abdominal palpável.

Edema ou aumento de partes moles deverá também ser investigado. Os pacientes que apresentem uma marcha diferente, aqueles com diminuição da amplitude de movimento dos membros ou do eixo axial e aqueles com déficit motor ou neurológico também devem ser investigados para possível quadro de metástase óssea.

Na investigação laboratorial, deve-se realizar uma triagem baseada na frequência dos tumores que originam metástases, considerando-se sintomas clínicos associados, exames laboratoriais e de imagem, complementando-se a investigação de acordo com a suspeita clínica do sítio primário, como descrito a seguir:

- **Mieloma:** eletroforese de proteínas (sanguínea e urinária), mielograma, radiografias de ossos longos, pesquisa da proteína de Bence Jones, hemograma, cálcio, função renal, sumário de urina e fosfatase alcalina.
- **Pulmão:** radiografia simples de tórax, tomografia de tórax de alta resolução ou tomografia de tórax com contraste.
- **Tireoide:** TSH e T4 livre; ultrassonografia da tireoide, pois muitos tumores não são produtores de hormônio tireoidiano.
- **Linfoma:** radiografia de tórax, hemograma.
- **Rim:** função renal e sumário de urina.
- **Mama:** mamografia.

EXAMES DE IMAGENS NAS LESÕES ÓSSEAS

Alguns padrões de acometimento ósseo podem ajudar no diagnóstico diferencial entre metástase óssea e lesão lítica primária. Os achados compatíveis com metástases ósseas são os seguintes: localização na diáfise do osso, envolvimento do corpo vertebral e envolvimento dos pedículos (Quadro 87.4)

A radiografia deve ser o primeiro exame a ser solicitado, dando-se preferência às áreas sintomáticas. Os exames de varredura completa radiológica são ineficazes no diagnóstico da metástase óssea em que ainda não se saiba o sítio ou na procura de outras lesões metastáticas além da conhecida pelos exames previamente solicitados.

A cintilografia óssea tem boa sensibilidade para o diagnóstico de metástases ósseas. Nas lesões líticas será encontrada hipocaptação, uma mancha branca na área da metástase, e nas lesões blásticas, hipercaptação na área afetada.

A literatura refere-se à ressonância nuclear magnética (RM) como o melhor exame para varredura de metástases ósseas, mas na prática médica a cintilografia tem assumido o papel como exame de varredura das metástases.

Após o achado de metástase, para melhor estudo da lesão pode-se complementar a investigação com RM da região afetada, a qual é mais sensível do que a radiografia e mais específica do que a cintilografia.

O exame 18F-fluoride PET/CT (18F PET SCAN) tem sido considerado de boas sensibilidade e especificidade para varredura de metástases ósseas, mais ainda é um exame muito caro e nem todos os centros contam com a disponibilidade técnica para sua utilização na clínica.

A biópsia óssea habitualmente não estará indicada, a menos que uma lesão solitária tenha aspecto ou comportamento radiológico diferente; nesses casos, a biópsia poderá demonstrar outro tipo histológico que não o esperado e levar a um estadiamento diferente e a um prognóstico também diverso.

Para as lesões isoladas é recomendado o estadiamento clínico com RM no pré-operatório. Em muitos casos, o diagnóstico de lesão solitária poderá ser feito por biópsia, pois a procura pelo sítio primário poderá não fornecer o diagnóstico do tumor originário, mesmo após a realização de todos os exames possíveis e indicados. Nesses casos, o prognóstico do paciente será determinado pelo tipo histológico do tumor primário revelado pela biópsia.

Além da pesquisa das lesões secundárias, existem algumas lesões que podem fechar o diagnóstico pela característica radiológica imposta e a história clínica sugestiva, como descrito no Quadro 87.5.

RESUMO CLÍNICO SUGESTIVO DO ESTADIAMENTO DOS PACIENTES COM METÁSTASES

O Quadro 87.6 oferece uma sugestão de estadiamento dos pacientes com quadro clínico de metástases

BIÓPSIA

A biópsia óssea estará indicada, nas lesões metastáticas, somente nos casos em que não se consiga definir a lesão primária, após o estadiamento, tendo em vista a necessidade da avaliação da histologia para condução do tratamento oncológico (quimioterapia, radioterapia, cirurgia ou paliação).

O exame histológico da lesão óssea poderá ser feito de maneira aberta (cirurgicamente) ou fechada, mas a biópsia deve, preferencialmente, ser realizada somente depois de o estadiamento clínico ter sido finalizado.

TRATAMENTO

O tratamento deve ser fundamentado na doença de base. Grande parte das neoplasias, quando surge a le-

Quadro 87.4 Características diagnósticas que favorecem o diagnóstico de metástase mais do que envolvimento primário do osso

Achados positivos sugestivos de metástase	Achados sugestivos de outro diagnóstico
Localização da lesão em diáfise de ossos longos Envolvimento do corpo vertebral Envolvimento dos pedículos	Ausência de expansão óssea Ausência de reação periosteal florida Ausência de formação tumoral óssea Ausência de grande massa de parte mole

Quadro 87.5 Caracteríticas das metástases segundo o sítio primário tumoral

Sítio primário	Características principais
Mama	A maioria das lesões são líticas, mas é a causa mais comum de lesões blásticas nas mulheres As lesões comumente envolvem as vértebras, a pelve e as costelas O principal diagnóstico diferencial se faz com colapso vertebral A cintilografia tem baixa sensibilidade (24%) para casos precoces, mas alta sensibilidade para casos avançados (84%)
Próstata	As lesões são predominantemente osteoblásticas ou mistas Lesões puramente osteolíticas são raras Lesões isoladas podem levar a uma reação conhecida como *sunburst* (reatividade exacerbada periosteal)
Pulmão	Acomete mais comumente o esqueleto axial Casos com metástases para os pés, ou as mãos, podem ocorrer e têm como origem metástases de foco brônquico A maioria das lesões são líticas, originalmente de carcinoma de células escamosas ou carcinoma de pequenas células Carcinoide brônquico e adenocarcinomas normalmente produzem lesões osteoblásticas focais ou difusas
Rim	Comumente as lesões são líticas
Tireoide	Comumente as lesões são líticas A combinação de lesão lítica metastática com envolvimento pulmonar difuso, miliariforme, é sugestiva de origem tireoidiana
Trato gastrointestinal	Podem ser encontradas lesões líticas ou escleróticas O achado de calcificação é comum
Bexiga	Lesões comumente líticas, ocasionalmente osteoblásticas com osso novo periosteal exuberante Poderá ser encontrada predominância da lesão em região de membros inferiores
Útero	O carcinoma de colo uterino envolve o osso – pelve – por contiguidade direta da lesão Nesses tumores, lesões ósseas de origem hematogênica são incomuns e habitualmente líticas, mas podem ser raramente osteoblásticas ou mistas Carcinoma do corpo do útero é um adenocarcinoma e, como o de ovário, pode produzir lesões blásticas, particularmente da região vertebral
Pâncreas	Lesões osteoblásticas vertebrais são mais comuns do que habitualmente reconhecidas. Podem também causar lesões líticas
Melanoma	Disseminação óssea é rara e geralmente ocorre para o esqueleto axial O tumor primário pode ser insignificante ou ter sido removido nos anos anteriores As metástases são geralmente líticas

Adaptado de Grainger & Allison's Diagnostic Radiology.

Quadro 87.6 Exames a serem considerados de rotina na avaliação de paciente com lesão óssea metastática

Testes laboratoriais sugeridos	Exames de imagem
Hemograma Dosagem de eletrólitos (inograma, cálcio, fósforo, magnésio) Dosagem de fosfatase alcalina, fosfatase ácida e desidrogenase lática Dosagem de marcadores tumorais específicos (p. ex., CEA e PSA) Dosagem de imunoglobulinas Dosagem de proteínas específicas (Bence Jones) Dosagem hormonal (p. ex., PTH)	Cintilografia óssea com Tc 99m-MDP Tomografia axial computadorizada de tórax, abdome e pelve RM, com gadolínio, da região acometida

são óssea, torna-se incurável por definição (estágio IV), apresentando como sintoma principal a dor como limitante da qualidade de vida.

Para melhor compreensão, a conduta a ser tomada diante de lesão óssea será dividida por cenários (Quadro 87.7).

O tratamento da dor se baseia em protocolos já bem estabelecidos de pacientes oncológicos, devendo ser realizado prioritariamente. De modo padrão, o tratamento consiste ao escalonamento da analgesia, desde o uso de analgésicos comuns até a utilização de morfina (Quadro 87.8). Pode-se utilizar também costicosteroide, como dexametasona, ou inibidores de osteoclastos, como os bifosfonatos.

Se a dor se tornar incapacitante, ou se ainda houver sinais de compressão medular, pode ser tentado trata-

Quadro 87.7 Conduta diante dos diferente cenários de metástase óssea

Tipo de lesão	Conduta a ser tomada
Lesão óssea solitária em indivíduo sem história de câncer	Radiografia em dois planos da lesão TAC de tórax, abdome e pelve Cintilografia óssea Biópsia por agulha ou aberta Consultar cirurgião ortopédico
Lesão óssea solitária em indivíduo com história de câncer	Radiografia em dois planos da lesão TAC de tórax, abdome e pelve Cintilografia óssea Biópsia por agulha ou aberta Consultar cirurgião ortopédico
Múltiplas lesões viscerais e ósseas metastáticas em indivíduo com história de câncer	Tratamento cirúrgico, sem necessidade de biópsia prévia; o material da biópsia transoperatória deverá ser enviado para a patologia
Fratura femoral possivelmente patológica	Reavaliar como ocorreu a fratura Radiografias da lesão TAC de tórax, abdome e pelve TAC de fêmur, preferencialmente, por ser um exame mais rápido Consultar cirurgião ortopédico
Colapso vertebral	Radiografia da coluna em dois planos TAC da coluna afetada ou RM

TAC: tomografia axial computadorizada.

Quadro 87.8 Tipos de analgésicos utilizados no tratamento da dor óssea

Analgésicos	Dose
Dipirona VO ou EV	1 a 2g 6/6h (dose máx.: 6 a 8g/dia)
Paracetamol VO	750mg 6/6h (dose máx.: 3 a 4g/dia)
Tramadol VO ou IV	100mg 8/8 a 6/6h (dose máx.: 400mg/dia)
Codeína VO	30mg 8/8 a 6/6h (dose máx.: 120mg/dia)
Morfina EV	0,1mg/kg dose 4/4h (dose máx.: até paciente assintomático)
Dexametasona EV	4 a 10mg 6/6h

mento radioterápico, neurocirúrgico ou ortopédico, obtendo-se sucesso em grande parcela dos casos. Deve ser lembrado que todos os tratamentos propostos visam à melhora da qualidade de vida e devem ter sempre seu custo-benefício avaliado em prol do paciente. Em algumas neoplasias, como os linfomas, pode-se ter ainda proposta curativa a despeito da metástase óssea.

Alguns tumores primários ósseos cursam com resolução espontânea, enquanto outros têm resolução completa após sua retirada cirúrgica e ainda com proposta curativa em casos complicados por osteomielite, por exemplo.

TRATAMENTO ORTOPÉDICO

No caso de ossos longos responsáveis por suportar peso, como o fêmur, a fixação ortopédica profilática é o tratamento de escolha para metástase óssea volumosa com grande risco de fratura patológica.

Sistemas de pontuação baseados nas características da lesão, na localização, na extensão do envolvimento cortical e na dor estão indicados para prever a chance de ocorrência de fratura patológica. Usualmente, após fixação ortopédica, ocorre melhora importante da dor, sendo esse o método mais rápido e duradouro de controle sintomático. Após a fixação cirúrgica, a radioterapia está muitas vezes indicada.

A decisão de fixar uma fratura patológica depende de fatores adicionais, como expectativa de vida e *status* funcional do paciente. Na maioria dos pacientes, alívio efetivo da dor e preservação da função justificam a abordagem cirúrgica.

RADIOTERAPIA

A indicação para radioterapia inclui dor localizada com pobre resposta à analgesia em área acometida por metástase óssea confirmada por exame de imagem. Cerca de 80% dos pacientes apresentam melhora da dor após radiação.

Nenhum trabalho conseguiu provar o benefício da irradiação de metástases ósseas assintomáticas, e o risco combinado comprovado de perda da função de medula óssea contraindica essa abordagem.

RESUMO DA TERAPIA DE MODO GERAL

Ver Quadro 87.9.

Quadro 87.9 Resumo das indicações terapêuticas

Indicações de radioterapia	Para tratamento paliativo, para melhora do tratamento da dor Naqueles paciente sem condições de cirurgia, para potencializar analgesia Como principal método adjuvante à cirurgia
Indicações cirúrgicas gerais Condições pré-operatórias: Estado geral de sáude adequado para cirurgia Estoque ósseo remanescente que suporte o implante ortopédico	Fratura patológica iminente ou naquelas já estabelecidas Fratura de osso que sustenta carga com expectativa de vida > 1 mês Fratura de osso que não sustenta carga com expectativa de vida 3 meses Pode ser considerado ainda o escore desenvolvido por Mirels
Indicações cirúrgicas para quadros compressivos neurais e para estabilização biomecânica	Mielopatia Obstrução óssea do canal vertebral, produzindo compressão tecal Instabilidade vertebral com dor mecânica renitente Fratura-luxação da coluna Radiculopatia com sintomas progressivos e incontroláveis Crescimento tumoral não responsivo à radioterapia Expansão direta de tumor de lesões primárias para a vértebra
Tratamentos coadjuvantes	Uso de cimento ósseo (polimetil metacrilato) – Crioterapia Angiografia e embolização Imobilizadores e amputação

LEITURA RECOMENDADA

http://www.unifesp.br/dorto-onco/livro/tumo12p1.htm (acessado em 20/8/2011)

Jesus GFR. Tumores ósseos e aparelho locomotor – Tumores ósseos e sarcomas dos tecidos moles. Einstein 2008; 6(Supl 1):S102-S19.

Jesus GFR. Tumores ósseos – Uma abordagem ortopédica ao estudo dos tumores ósseos.

Meohas1 W, Probstner D, Vasconcellos RAT, Lopes AC de S, Rezende JFN. Metástase óssea: revisão da literatura. Revista Brasileira de Cancerologia 2005; 51(1):43-7.

Roodman GD. Mechanisms of bone metastases. Up to Date 19,2; 2011.

Roodman GD. Mechanisms of bone metastasis, mechanisms of disease. Review article. N Engl J Med April 15, 2004; 350:1655-64.

Stoker DJ, Saifuddin A. Bone Tumours (2): malignant lesions bone metastases, primary malignant neoplasms of bone. In: Grainger & Allison's diagnostic radiology, a textbook of medical imaging. 5. ed., 2008.

Weber KL. Evaluation of the adult patient (aged >40 years) with a destructive bone lesion. Am Acad Orthop Surg 2010; 18(3):169-79.

SEÇÃO V

Situações Especiais

Álcool: Tratamento do Abuso, Dependência e Síndrome de Abstinência

CAPÍTULO 88

Eduardo Andrada Pessoa de Figueiredo
Roberto Borges Bezerra

INTRODUÇÃO

O consumo de álcool é considerado um dos principais problemas de saúde pública, impondo às sociedades gastos financeiros adicionais e agravos à saúde da população.

O conhecimento da magnitude do problema é fundamental para que se ampliem tanto o aprimoramento técnico dos profissionais no diagnóstico como o reconhecimento da necessidade, por parte desses, de uma abordagem multiprofissional com apoio familiar, não centrada apenas em medidas pontuais.

Para uma política de saúde pública considera-se bebida alcoólica toda bebida que contenha concentrações > 0,5 grau Gay-Lussac, incluindo bebidas destiladas, fermentadas, além de preparações farmacêuticas que contenham teor alcoólico significativo.

O álcool é a substância mais consumida no mundo, e seu uso varia do social ao problemático/abusivo. Em 2004, a Organização Mundial de Saúde (OMS) divulgou que aproximadamente 2 bilhões de pessoas consumiram bebidas alcoólicas.

O uso abusivo é um dos fatores que contribuem para diminuição da saúde mundial, respondendo por 3,2% de todas as mortes e por 4% de todos os anos perdidos de vida útil no mundo.

Na América Latina, os números são mais alarmantes, sendo quatro vezes maiores do que a média mundial no que se refere a anos de vida perdidos. O Segundo Levantamento Domiciliar sobre o Uso de Drogas Psicotrópicas no Brasil, promovido pela Secretaria Nacional Antidrogas (SENAD) em 2005, em parceria com o Centro Brasileiro de Informações sobre Drogas (CEBRID), da Universidade Federal de São Paulo (UNIFESP), aponta que 12,3% das pessoas pesquisadas, com idades entre 12 e 65 anos, preenchem critérios para a dependência do álcool.

Sabendo que habitualmente o primeiro contato do indivíduo com os serviços de saúde ocorre por intermédio de consultas com o clínico geral, em virtude da alta prevalência do consumo de álcool e dos potenciais efeitos danosos à saúde, é imperioso que esses profissionais estejam aptos a diagnosticar e referenciar os pacientes para tratamento integral, visando não apenas à atenção a doenças clínicas decorrentes do consumo geral (p. ex., cirrose, desnutrição, hipovitaminose), mas, sobretudo, à reinserção do indivíduo no contexto social.

Assim, para a abordagem da questão referente ao uso abusivo ou à dependência do álcool deve-se desfazer da visão predominantemente médica ou psiquiátrica, contemplando as implicações sociais, econômicas e políticas como parte integral do problema.

PATOGÊNESE

A patogênese do abuso e dependência do álcool ainda não está totalmente esclarecida. Fatores biológicos, psicossociais e ambientais são responsáveis por manifestações do uso. Alterações macro e microscópicas do sistema nervoso central (SNC) e fatores genéticos são observados nesses indivíduos.

Estudos evidenciam que o envolvimento dos neurotransmissores e seus receptores, com incremento ou depleção destes, participa do processo patológico e pode orientar para possíveis caminhos na abordagem farmacológica.

O abuso e a dependência de álcool são quatro vezes mais prevalentes em indivíduos com história familiar positiva. Em gêmeos homozigotos, a presença em um dos indivíduos traz risco de 50% de afecção no irmão. Indivíduos filhos de famílias com genitores dependentes que são criados por famílias sem o problema mantêm risco de dependência aumentado.

Determinados polimorfismos da enzima álcool-desidrogenase, como a presença de homo ou heterozigose da enzima aldeído-desidrogenase, foram observados e contribuem para essas constatações.

SCREENING, AVALIAÇÃO INICIAL E DIAGNÓSTICO

SCREENING

Várias ferramentas foram avaliadas para a detecção de riscos do consumo de álcool quando se fala em atenção primária à saúde. Questionários foram criados com o objetivo de identificar e intervir precocemente nesses pacientes. Os mais conhecidos e utilizadas são o CAGE (mnemônico de quatro perguntas) e o AUDIT (*Alcohol Use Disorder Identification Test*). O AUDIT parece ser mais qualificado nessa avaliação, porém, por ter 10 questionamentos, é mais extenso e menos utilizado. Pode-se ter acesso a todo o questionário no endereço eletrônico: http://www.niaaa.nih.gov/Publications/EducationTrainingMaterials/Documents/Audit.pdf.

O CAGE (*Cut down, Annoyed by criticism, Guilty* e *Eye-opener*) deve ser incorporado a rotina da história clínica e é composto por quatro perguntas. Questiona-se sobre a percepção da necessidade de diminuir a ingestão de bebida, aborrecimento pelo fato de as pessoas criticarem sua forma de beber, sentimento de culpa por beber e a necessidade de beber pela manhã.

O uso do questionário CAGE é recomendado pelo Ministério da Saúde (desde 1994) e tem como ponto de corte duas ou mais respostas positivas. Quando duas respostas são positivas, o teste apresenta sensibilidade de 77% e especificidade de 80% para dependência de álcool. A principal vantagem em relação aos demais testes é sua brevidade. Críticas ocorrem por não detectar indivíduos que não desenvolveram os estigmas sociais e psicológicos incluídos nas perguntas do questionário, não contemplando quadros precoces.

ABORDAGEM INICIAL

A anamnese deve incluir questionamentos sobre uso atual de álcool, história familiar de problemas relacionados com o álcool, detalhes sobre a quantidade e a frequência do uso do álcool, perguntas ao paciente sobre sintomas e comportamentos para que se possa classificá-lo em quadro de abuso ou dependência, perguntas sobre a presença de sintomas ou complicações orgânicas e perguntas sobre alterações psíquicas e uso abusivo de outras substâncias.

O exame físico pode ser completamente normal, apresentar alterações que indiquem abstinência ou evidenciar sinais de lesões orgânicas decorrentes do consumo crônico da substância.

Os exames laboratoriais em geral são limitados para o diagnóstico de abuso e dependência de álcool. Algumas alterações podem ser observadas, porém sem alta especificidade para o diagnóstico. Podem-se observar no hemograma anemia com macrocitose (90% dos dependentes de álcool apresentam VCM entre 100 e 110fL), alterações de gama-glutamiltransferase (γ-GT) e aminotransferases, sendo a razão AST/ALT superior a duas vezes. Pode-se encontrar aumento de transferrina deficiente de carboidrato com especificidade de 80% a 90% em ingestões significativas.

DIAGNÓSTICO

O Comitê Nacional do Conselho de Alcoolismo e Dependência de Drogas da Sociedade Americana (Joint Committee of the National Council on Alcoholism and Drug Dependence e a American Society of Addiction) define alcoolismo como uma doença primária e crônica com desenvolvimento e manifestações dependentes de fatores genéticos, psicossociais e ambientais, sendo a doença geralmente progressiva e fatal.

Pode ser preferível a utilização dos termos abuso e dependência de álcool em razão do preconceito relacionado com o termo alcoolismo. Independentemente do termo utilizado, características típicas da condição incluem: pouco controle sobre o consumo, preocupação com a bebida, uso do álcool apesar das consequências e distorções do pensamento, sobretudo a negação.

A base para classificação de abuso e dependência de substâncias incluindo o álcool é caracterizada por critérios segundo o DSM-IV (*Manual de Diagnóstico e Estatística das Perturbações Mentais, CID-10*). Os critérios listados são definidos para consumo de drogas em geral, sendo o álcool uma delas.

O abuso caracteriza-se por padrão maladaptativo de uso de substância, levando a prejuízo ou sofrimento clinicamente significativo, manifestado por um (ou mais) dos seguintes aspectos, ocorrendo dentro de um período de 12 meses:

- (1) Uso recorrente da substância, resultando em fracasso em cumprir obrigações importantes relativas ao papel no trabalho, na escola ou em casa; (2) uso recorrente da substância em situações nas quais isso representa perigo físico; (3) problemas legais recorrentes relacionados com a substância; (4) uso continuado da substância, apesar de problemas sociais ou interpessoais persistentes ou recorrentes, causados, ou exacerbados, pelos efeitos da substância.
- Os sintomas jamais satisfizeram os critérios para dependência de substância.

A dependência caracteriza-se por um padrão maladaptativo de uso de substância, levando a prejuízo ou sofrimento clinicamente significativo, manifestado por três (ou mais) dos seguintes critérios, ocorrendo a qualquer momento no mesmo período de 12 meses:

- **Tolerância, definida por qualquer um dos seguintes aspectos:**
  - necessidade de quantidades progressivamente maiores da substância para adquirir a intoxicação ou o efeito desejado;
  - acentuada redução do efeito com o uso continuado da mesma quantidade de substância.
- **Abstinência, manifestada por qualquer dos seguintes aspectos:**
  - síndrome de abstinência característica para a substância;
  - a mesma substância (ou uma substância estreitamente relacionada) é consumida para aliviar ou evitar sintomas de abstinência.
- **A substância é frequentemente consumida em maiores quantidades ou por um período mais longo do que o pretendido.**
- **Existe um desejo persistente ou esforços malsucedidos no sentido de reduzir ou controlar o uso da substância.**
- **Muito tempo é gasto em atividades necessárias para a obtenção da substância, na utilização da substância ou na recuperação de seus efeitos.**
- **Importantes atividades sociais, ocupacionais ou recreativas são abandonadas ou reduzidas em virtude do uso da substância.**
- **O uso da substância continua, apesar da consciência de ter um problema físico ou psicológico persistente ou recorrente que tende a ser causado ou exacerbado por ela.**

CONSEQUÊNCIAS

Os riscos do consumo de álcool não estão necessariamente relacionados com o uso crônico. Intoxicações agudas podem causar danos imediatos à saúde, tornando os indivíduos mais predispostos a acidentes, e a abordagem imediata torna-se necessária nesses casos.

O abuso e a dependência de álcool estão associados a aumento de taxa de mortalidade e morbidade. Dados norte-americanos revelam que o consumo dessa substância representa a terceira causa de morte evitável, respondendo por cerca de 80 mil óbitos entre os anos de 2001 e 2005, em grande parte por acidentes. O consumo de álcool é mais prevalente em pacientes envolvidos em acidentes de trânsito, afogamentos e tentativas de suicídio.

O consumo de álcool está relacionado com afecções clínicas, contribuindo para o incremento de inúmeras patologias e, no Brasil, apresentando importante relação com cirrose, pancreatite e tuberculose.

Foi estabelecida sua contribuição para cânceres de boca, esôfago, faringe, laringe e mama, bem como doenças neurológicas, como demência, acidente vascular, neuropatia e miopatia. Os pacientes que utilizam álcool apresentam ainda maior prevalência de transtornos psiquiátricos, como transtornos alimentares, depressão e ansiedade. O Quadro 88.1 resume as principais síndromes clínicas associadas ao uso de álcool.

CONDUTA

O tratamento do abuso ou da dependência de álcool consiste em tratamento não farmacológico e farmacológico. O tratamento não farmacológico passa pela avaliação psicossocial, que deve ser iniciada na primeira consulta, ainda na atenção básica, por meio de entrevista motivacional e terapia cognitivo-comportamental. Essas medidas têm efeito comprovado por ensaios clínicos randomizados, demonstrando a eficácia de suas ações.

O papel do clínico é identificar os indivíduos com o transtorno e apresentar o diagnóstico ao paciente, promovendo a aceitação e adesão ao tratamento.

A apresentação do diagnóstico é tarefa difícil e de fundamental importância. Para alcançar êxito, o médico deve explicar as consequências do problema a curto e longo prazos, envolver o paciente em grupos (Centros de Atenção Psicossocial [CAPS], Alcoólicos Anônimos [AA]) e apresentar fatos específicos, como alterações no exame físico e/ou laboratoriais demonstrando alterações concretas na saúde do paciente.

Durante a consulta, o médico deverá manter atitude empática, porém firme. O envolvimento de membros da família, caso autorizado pelo paciente, poderá ser útil na abordagem inicial. Ao final da consulta, deve ficar claro para o paciente que a dependência de álcool, se não tratada, é uma doença fatal.

O objetivo da literatura tradicional é a abstinência. Contudo, já existem evidências que indicam que a redução do consumo (consumo controlado) pode ser, muitas vezes, satisfatória. A prática de redução de danos consiste em minimizar ou prevenir os comportamentos de alto risco, sem, contudo, objetivar primariamente a abstinência imediata.

No Recife, em agosto de 2002, foi realizada a 1ª Conferência sobre Álcool e Redução de Danos e, ao fim da conferência, foi criada a Coalizão Internacional sobre Álcool e Redução de Danos (ICAHRE), em que é discutido com profundidade o tema.

O diagnóstico clínico deve considerar a necessidade de desintoxicação (ambulatorial, hospitalar, hospital-dia), a avaliação do presença de comorbidades, ação conjunta com Alcoólicos Anônimos ou outros grupos de apoio e farmacoterapia.

Quadro 88.1 Principais síndromes clínicas associadas ao uso de álcool por sistema envolvido

Sistema nervoso central (SNC) 　Apagamentos (amnésia lacunar) 　Convulsão 　Diminuição da habilidade motora e transtornos motores 　Diminuição da capacidade cognitiva 　Neuropatia sensorimotora periférica 　Síndrome de Wernicke-Korsakoff: oftalmoplegia + ataxia+ confusão mental + alterações de memória 　Degeneração cerebelar 　Encefalopatia hepática 　Demência relacionada ao álcool 　Transtornos neuropsicológicos relacionados ao álcool 　Traumatismo cranioencefálico **Sistema gastrointestinal** 　Pancreatite crônica 　Esteatose hepática 　Hepatite alcoólica 　Hemorragia digestiva 　Cirrose hepática com ou sem hepatite alcoólica 　Gastrite 　Esofagite de refluxo 　Tumores **Sistema osteomuscular** 　Fraqueza muscular proximal 　Miopatia generalizada 　Osteopenia 　Quedas frequentes e fraturas **Anormalidades hematológicas** 　Distúrbios de coagulação 　Anemias por deficiência nutricional **Sistema cardiovascular** 　*Holiday Heart Syndrome*: episódios de arritmia supraventricular após grande ingestão alcoólica 　Arritmias: fibrilação atrial, *flutter* atrial, extrassistolia 　Insuficiência cardíaca 　Miocardiopatia alcoólica 　Hipertensão arterial	**Sistema endócrino** 　Hipoparatireoidismo transitório 　Alteração do ritmo menstrual 　Impotência sexual (por diminuição de testosterona) 　Ginecomastia 　Diabetes 　Infertilidade 　Diminuição da libido 　Diminuição dos caracteres sexuais masculinos **Alterações metabólicas** 　Hipomagnesemia 　Hipoglicemia 　Hipopotassemia 　Cetoacidose **Renal** 　Rabdomiólise/insuficiência renal aguda **Dermatológico** 　Pelagra 　Afecções secundárias de pele 　Eczemas 　Queda de cabelo 　Aranhas vasculares 　Eritema palmar 　Dermatite seborreica, rinofima 　Prurido 　Rubor facial 　Equimoses 　Xerodermia **Alterações nutricionais** 　Deficiências vitamínico-minerais 　Deficiências proteicas **Transtornos psiquiátricos** 　Alterações do sono 　Transtornos de personalidade 　Suicídio e ideação 　Transtornos depressivos 　Transtornos ansiosos

Intervenções psicossociais não são suficientes para pacientes que preenchem critérios para dependência de álcool. Assim, a desintoxicação é necessária, podendo, ser hospitalar ou ambulatorial dependendo da gravidade do caso. A avaliação clínica periódica deve ser realizada em pacientes nessa fase e sintomas de abstinência devem ser considerados, indicando-se alterações na terapêutica e na necessidade de internamento. Os escores utilizados para guiar o médico podem ser consultados no endereço eletrônico: www.ireta.org/ireta_main/webinarOnDemand-files/CIWA-Ar.pdf.

Existem 88 grupos do Alcoólicos Anônimos em Pernambuco, sendo 43 na cidade de Recife. O médico deve saber orientar o paciente quanto à necessidade e à importância das reuniões. No *site* www.alcoolicosanonimos.org.br podem ser encontrados os locais de reuniões e os horários para a orientação dos pacientes. Essa abordagem mostrou-se mais efetiva do que o tratamento ambulatorial isolado.

Os Centros de Atenção Psicossocial (CAPS) são estruturas cujo objetivo é oferecer atendimento à população, realizando atendimento e acompanhamento clínico e reinserção do usuário na sociedade. O CAPS – álcool e droga (CAPSad) – é uma estrutura voltada para o atendimento de pacientes com necessidade de tratamento específico por envolvimento com substâncias psicoativas.

A relação dos CAPS que podem ser utilizados pelos pacientes nos casos de alcoolismo pode ser encontrada em http://portal.saude.pe.gov.br/programas-e-acoes/dasdasd/saude-mental.

O tratamento farmacológico considera ensaios clínicos que em sua maioria, trataram, de pacientes com critérios de dependência. O tratamento farmacológico deve ser associado à terapia psicossocial em indivíduos com esse diagnóstico que estejam motivados a se tratar e que não apresentem contraindicações às medicações.

A duração do tratamento medicamentoso ainda é discutida. Estudos relatam que ele deve durar de 2 a 6

Quadro 88.2 Principais medicamentos no tratamento da dependência e uso abusivo do álcool

Medicamento	Dose inicial e manutenção	Efeitos colaterais e recomendações
Nome genérico Naltrexona **Nome comercial** Revia® **Apresentação** Compr. 50mg. – fr. 30 compr. Obs: na forma de aplicação intramuscular pode ser feita na dose de 380mg IM 1×/semana	**Dose inicial:** 25mg/dia VO **Esquema principal** manutenção 50mg/dia por até 12 semanas, VO **Esquemas alternativos (VO)** 50mg nos dias de semana e 100mg nos sábados ou 100mg a cada 2 dias ou 150mg a cada 3 dias Obs.: a progressão da dose ocorre se a dose de 25mg não levar à síndrome de abstinência alcoólica	Dano hepatocelular Contraindicado na hepatite aguda e na insuficiência hepática aguda Outros: síncope, cefaleia, tontura, insônia, ansiedade e nervosismo
Nome genérico Acamprosato **Nome comercial** Campral® **Apresentação** 333mg/comp Embalagem com 84 comprimidos revestidos	**Adultos (VO)** Peso < 60kg: 2 comprimidos pela manhã, 1 à tarde e 1 à noite Peso > 60kg: 2 comprimidos pela manhã, 2 à tarde e 2 à noite	Principalmente efeitos gastrointestinais Contraindicado em pacientes com *clearance* de creatinina < 30
Nome genérico Dissulfiram **Nome comercial** Antietanol® Sarcoton® **Apresentação** 250mg/comp	**Inicial (VO)** 500mg/dia VO, em dose única, por 1 a 2 semanas **Dose de manutenção habitual** 125 a 500mg **Duração do tratamento:** meses a anos	Contraindicado em hepatite aguda, miocardiopatia grave, insuficiência coronariana e hipertensão porta Não administrar até que o paciente esteja 12h sem ingerir álcool

meses, sendo menos eficaz quando ocorrem interrupções na terapêutica.

Entre os medicamentos que podem ser usados, a naltrexona é o mais estudado. Trata-se de um antagonista opioide cujo efeito no tratamento da dependência do álcool ocorre por provável bloqueio dos efeitos dos opioides endógenos. A dose de cloridrato de naltrexona é de 50mg/dia. Deve ser evitada em pacientes com doença hepática (Quadro 88.2).

O acamprosato é um agonista GABA/antagonista glutamato (666mg três vezes ao dia, assim que o paciente alcançar a abstinência) alternativo ao uso da naltrexona, podendo ser utilizado para manutenção da abstinência. Tem efeito agonista do neurotransmissor inibidor GABA no SNC. A evidência de sua eficácia ainda não está clara. Estudos realizados nos EUA mostraram resultados divergentes de estudos europeus. Assim, mais estudos são necessários para esse esclarecimento. O acamprosato pode ser utilizado em pacientes com doença hepática mais importante.

Outro fármaco é o dissulfiram, que atua mediante inibição da aldeído-desidrogenase, fazendo acumular o acetaldeído, um metabólito do álcool responsável por efeitos indesejáveis, como sudorese, cefaleia, dispneia, hipotensão arterial, náusea, vômitos, rubor facial e hiperatividade simpática. Ensaios sistemáticos evidenciaram que a utilização dessa medicação, comparada ao placebo, não aumentou o tempo de abstinência. A duração da terapia deverá ser guiada pela recuperação completa do paciente e a ressocialização com reintegração das atividades. O tratamento poderá durar de meses a anos.

O topiramato parece ser um agente promissor. Estudos iniciais mostram bons efeitos em aumentar o tempo de abstinência e redução das doses utilizadas por dia.

SÍNDROME DE ABSTINÊNCIA ALCOÓLICA

A síndrome de abstinência alcoólica (SAA) constitui-se de um conjunto de sinais e sintomas encontrados em indivíduos que suspendem o consumo de álcool após uso prolongado. Diversos fatores influenciam o surgimento da síndrome, entre eles: a vulnerabilidade genética, o gênero, o padrão de consumo, as características individuais biológicas e psicológicas, além de fatores socioculturais.

Os sinais e sintomas podem se apresentar com diferentes níveis de gravidade e de maneira abrupta ou insidiosa. O médico deve estar atento para observá-los e atuar de modo precoce. As manifestações mais comuns estão resumidas no Quadro 88.3, sendo habitualmente manifestações inespecíficas.

Para o diagnóstico de SAA é necessário que haja diminuição ou suspensão do consumo de álcool. A SAA inicia em horas ou dias, com no mínimo dois dos sintomas do Quadro 88.3 (sendo estes não atribuíveis a outras entidades clínicas ou explicados por outro transtorno mental).

Quadros repetidos de SAA conferem maior gravidade aos episódios subsequentes e a atuação médica deve prevenir o agravamento do quadro e as complicações, além de utilizar esse momento para motivar o paciente a seguir o tratamento da dependência.

As dificuldades em estabelecer um tratamento farmacológico mais eficaz para a SAA estão ligadas ao, ainda incompleto, entendimento do funcionamento dos neurotransmissores associados à dependência e à SAA. Dependendo de sua gravidade (leve a moderada), a SAA pode ser manejada ambulatorialmente, sendo essa discussão um dos objetivos deste capítulo.

São definidos como casos leves a moderados aqueles que apresentam sintomas como tremores finos em extremidades, sudorese facial discreta, náusea sem vômitos, cefaléia e sensibilidade visual sem alterações tátil ou auditiva. Nesses casos, o paciente deve preservar o juízo crítico da realidade, a orientação temporoespacial e a apresentar alterações clínicas que possam indicar o internamento hospitalar (Quadro 88.4).

O tratamento no ambulatório é uma intervenção não intensiva, com estrutura menor em comparação com a internação, pois utiliza menos recursos, mas é seguro e menos dispendioso. Essa modalidade de tratamento é considerada a mais popularmente difundida, tratando 90% dos pacientes dependentes de álcool. Trata-se de um tratamento menos estigmatizante, promovendo a manutenção do indivíduo em seu sistema familiar, social e profissional, além de possibilitar a participação mais ativa da família no tratamento.

O tratamento hospitalar vai depender da presença de sintomas descritos no Quadro 88.5, bem com da utilização e gradação da escala Clinical Institute Withdrawal Assessment of Alcohol Scale, Revised (CIWA-Ar). Nessa escala, escores > 20, para alguns centros > 15, são indicativos de internamento hospitalar. Assim, no tratamento da síndrome de abstinência é importante que se faça a graduação do paciente na escala de abstinência do álcool conhecida como CIWA-Ar (disponível em: http://www.ireta.org/ ireta_ma in/webinarOnDemand-files/CIWA-Ar.pdf). O Quadro 88.5 mostra a escala CIWA-Ar e o monitoramento que pode ser feito a partir da escala.

O escore acumulativo da CIWA-Ar provê a base do tratamento do paciente que está em processo de desmame do álcool. O Quadro 88.6 lista as recomendações de acordo com cada escore.

TRATAMENTO

Os objetivos do tratamento da SAA são: alívio dos sintomas, prevenção do agravamento do quadro de convulsões e *delirium*, vinculação e engajamento do paciente no tratamento da dependência propriamente dita e a possibilidade de que o tratamento adequado da SAA previna a ocorrência de síndromes de abstinência mais graves no futuro.

O tratamento da síndrome de abstinência, assim como o tratamento da dependência de álcool, é dividido em não farmacológico e farmacológico. Entre as medidas não farmacológicas destaca-se a atenção à nutrição e à reposição de fluidos, além da manutenção do paciente em ambiente adequadamente tranquilo, não estimulante, o que muitas vezes é impossibilitado no tratamento ambulatorial.

O tratamento farmacológico visa, basicamente, à melhora da sintomatologia e à prevenção de complicações.

ABORDAGEM NÃO FARMACOLÓGICA

- Orientação da família e do paciente quanto à natureza do problema, ao tratamento e à possível evolução do quadro.
- Propiciar ambiente calmo, confortável e com pouca estimulação audiovisual.

Quadro 88.3 Sinais e sintomas mais comuns da SAA

Agitação psicomotora
Ansiedade
Alterações de humor (irritabilidade, disforia)
Alterações do sono (insônia)
Tremores aumentados de extremidade
Náuseas e/ou vômitos
Hiperatividade do sistema nervoso autônomo: taquicardia, hipertensão arterial
Complicações como alucinações transitórias (visuais, táteis ou auditivas), *delirium tremens* e convulsões tônico-clônicas generalizadas

Quadro 88.4 Indicações de internamento hospitalar na SAA

Presença de distúrbios autonômicos mais intensos
Tremores generalizados intensos
Alucinações auditivas e visuais
Desorientação temporoespacial
Delirium tremens
Convulsões tônico-clônicas generalizadas do tipo grande mal

CAPÍTULO 88   Álcool: Tratamento do Abuso, Dependência e Síndrome de Abstinência

Quadro 88.5 Abstinência de álcool: avaliação e diretrizes de pontuação (CIWA-Ar)

Náuseas/vômitos – Classifique na escala 0 a 7 0 – Nenhum sintoma ou sinal 1 – Uma leve náusea sem vômitos 2 – 3 – 4 – Náuseas intermitentes 5 – 6 – 7 – Náuseas constantes e frequentes e vômitos	Tremores – Paciente estende os braços com os dedos abertos. Taxa na escala 0 a 7 0 – Sem tremor 1 – Não visível, mas pode ser sentido na ponta dos dedos 2 – 3 – 4 – Moderado, com os braços do paciente estendidos 5 – 6 – 7 – Grave, mesmo que os braços não estejam estendidos
Ansiedade – Classifique na escala 0 a 7 0 – Sem ansiedade do paciente, à vontade 1 – Levemente ansioso 2 – 3 – 4 – Moderadamente ansioso ou reservado, então a ansiedade é inferida 5 – 6 – 7 – Equivalente aos estados agudos de pânico, atendidos em delírio grave ou reações agudas esquizofrênicas	Agitação – Classifique na escala 0-7 0 – Atividade normal 1 – Atividade um tanto normal 2 – 3 – 4 – Moderadamente agitado e inquieto 5 – 6 – 7 – Passos para trás e para a frente, ou constantemente se debate sobre si próprio
Sudorese paroxística – Classifique na escala 0 a 7 0 – Sem suor 1 – Sudorese quase imperceptível; palmas das mãos úmidas 2 – 3 – 4 – Gotas óbvias de suor na testa 5 – 6 – 7 – Sudorese	Orientação e turvação da sensório – Pergunte: "Que dia é hoje?" "Onde você está?" "Quem sou eu?" – escala 0 a 4 0 – Orientado 1 – Não pode fazer adições em série ou tem dúvida sobre a data 2 – Desorientado até agora por não mais de 2 dias 3 – Desorientado até agora por mais de 2 dias 4 – Desorientado para lugar e/ou pessoa
Distúrbios táteis – Pergunte: "Você já experimentou alguma coceira, alfinetadas e agulhadas pelo corpo, sensação de ardor ou dormência pelo corpo, ou uma sensação de insetos rastejando sobre ou sob a sua pele?" 0 – Nunca 1 – Coceira, alfinetadas e agulhadas, ardor, dormência muito leves ou 2 – Coceira, alfinetadas e agulhadas, ardor, dormência ou 3 – Prurido moderado, alfinetadas e agulhadas, ardor, dormência ou 4 – Alucinações moderadas 5 – Alucinações graves 6 – Alucinações extremamente graves 7 – Alucinações contínuas	Distúrbios auditivos – Pergunte: "Você está mais consciente dos sons ao seu redor? São ásperos? Será que eles assustam você? Você ouve algo que o perturbe ou que você sabe que não existe?" 0 – Não está presente 1 – Muito leve a aspereza ou habilidade para assustar 2 – Aspereza leve ou capacidade para surpreender 3 – Aspereza moderada ou habilidade para surpreender 4 – Alucinações moderadas 5 – Alucinações graves 6 – Alucinações extremamente graves 7 – Alucinações contínuas
Distúrbios visuais – Pergunte: "Será que a luz parece ser muito brilhante?" "É a sua cor diferente do normal?" "Doem os olhos?" "Você está vendo algo que o perturbe ou que você sabe que não existe?" 0 – Não está presente 1 – Sensibilidade muito leve 2 – Sensibilidade leve 3 – Sensibilidade moderada 4 – Alucinações moderadas 5 – Alucinações graves 6 – Alucinações extremamente graves 7 – Alucinações contínuas	Dor de cabeça – Pergunte: "Será que a sua cabeça se sente diferente do normal?" "Sente-se como se existisse uma banda em torno de sua cabeça?" – Não pontue tontura ou sensação de tontura 0 – Não está presente 1 – Muito leve 2 – Leve 3 – Moderada 4 – Moderadamente grave 5 – Grave 6 – Muito grave 7 – Extremamente grave

(continua)

Quadro 88.5 Abstinência de álcool: avaliação e diretrizes de pontuação (CIWA-Ar) (*continuação*)

Procedimento:
1. Avalie e classifique cada um dos 10 critérios da escala CIWA. Cada critério é avaliado em uma escala de 0 a 7, com exceção de "Orientação e turvação do sensório", que é avaliada na escala de 0 a 4. Some as pontuações para todos os 10 critérios. Esta é a pontuação CIWA-Ar total para o paciente naquele momento. Medicação profilática deve ser iniciada em qualquer paciente com pontuação CIWA-Ar total = 8 ou mais (ou seja, deve-se começar a medicação para a retirada da dependência do álcool). Se iniciada a administração de medicação na forma agendada (veja o protocolo de tratamento da SAA exemplificado no capítulo), medicação adicional deve ser dada guiando-se por um escore CIWA-Ar (escore total de 15 ou mais) na forma de medicação se necessária (S/N).
2. Documente os sinais vitais, a CIWA-Ar e a administração de medicamentos na tabela abaixo.
3. A escala CIWA-Ar é a ferramenta mais sensível para avaliação da abstinência do álcool que o paciente esteja experimentando. A avaliação de enfermagem é de vital importância. A intervenção precoce para CIWA-Ar – pontuação de 8 ou superior – fornece os melhores meios para impedir a progressão da SAA.

Protocolo de avaliação a. **Avalie os sinais vitais, avaliação atual.** b. **Escore CIWA-Ar > 8, repita a avaliação a cada 1h por 8h; em seguida, se estável, avalie a cada 2h por mais 8h, se continuar estável, passe a avaliar a cada 4h.** c. **Se escore inicial for < 8, avalie a cada 4h por 72h. Se escore < 8 para 72h, pare a avaliação. Se escore > 8 a qualquer momento, volte para (b).** d. **Se indicado (veja indicações no protocolo de tratamento da SAA no texto do capítulo), administre medicamentos ACM ou S/N como orientado e registre no mapa ao lado.**	Data						
	Tempo						
	Pulso						
	FC						
	SaO_2						
	PA						
Náusea/vômito (0 a 7)							
Tremores (0 a 7)							
Ansiedade (0 a 7)							
Sudorese paroxística (0 a 7)							
Orientação (0 a 4)							
Distúrbios táteis (0 a 7)							
Distúrbios auditivos (0 a 7)							
Distúrbios visuais (0 a 7)							
Cefaleia (0 a 7)							
Escore total: CIWA-Ar							
Medicação (Med) se necessária ou ACM Med: (circule a usada) Diazepam ou Lorazepam	Dose dada em MG:						
	Via:						
Horário em que foi usada a medicação							
Avaliação da resposta (escore CIWA-Ar 30 a 60 minutos após administração da medicação)							

Adaptado de: http://www.ireta.org/ireta_main/webinarOnDemand-files/CIWA-Ar.pdf

CAPÍTULO 88 Álcool: Tratamento do Abuso, Dependência e Síndrome de Abstinência

Quadro 88.6 Escore cumulativo CIWA-Ar

Pontuação	Conduta
0 a 7	Nenhum medicamento
8 a 14	Medicação opcional
15 a 20	Exige tratamento medicamentoso. Considerar hospitalização
> 20	Grande risco de *delirium*; hospitalizar o paciente
67	Escore máximo possível

- A dieta é livre, salvo em caso de comorbidades específicas, com atenção especial à hidratação.
- O paciente e a família devem ser orientados sobre a proibição de dirigir veículos.
- As consultas devem ser marcadas o mais brevemente possível para reavaliação.

ABORDAGEM FARMACOLÓGICA

- **Reposição vitamínica:** tiamina intramuscular ou endovenosa, nos primeiros 7 a 15 dias; após esse período, a via passa a ser a oral. Doses de 300mg/dia de tiamina são recomendadas com o objetivo de evitar a síndrome de Wernicke, que cursa com ataxia, confusão mental e anormalidades de movimentação ocular extrínseca (esta última nem sempre presente).
- **Benzodizepínicos (BDZ):** a prescrição deve ser baseada em sintomas. Desse modo, as doses recomendadas são as que, em média, o paciente pode receber em um determinado dia. O paciente e os familiares devem ser informados a respeito dos sintomas a serem monitorizados e orientados sobre a conveniência de utilizar a maior dosagem da medicação à noite. Se houver qualquer sintoma de dosagem excessiva de BZD, como sedação, deve-se proceder à interrupção da medicação.

Em caso de falha (recaída ou evolução desfavorável) dessas abordagens, a indicação de ambulatório deve ser revista, com encaminhamento para modalidades de tratamento mais intensivas e estruturadas.

Como indicação de tratamento, o Quadro 88.8 mostra protocolo de tratamento para a SAA utilizado no Indian Health Service in the U.S. Department of Health and Human Services (adaptado). Esse protocolo poderá ser utilizado por equipes experientes que tenham por interesse comum o tratamento do abuso ou dependência de álcool, podendo ainda ser adaptado à realidade de cada região, respeitando-se as doses e o esquema de monitoramento.

PROGRAMA CAPS DO MINISTÉRIO DA SAÚDE

Os CAPS são parte integrante do programa de atenção à saúde mental do Governo Federal. Material informativo completo está disponível no endereço eletrônico: http://www.proje todiretrizes.org. br/projeto_diretrizes/002.pdf.

Os CAPS consistem em programas de reintegração social dos pacientes com distúrbios mentais. Nessa classificação se enquadra o paciente com dependência ou abuso de álcool. No atendimento desses pacientes existem na rede os seguintes níveis de CAPS: CAPS I, CAPS II, e o CAPS III para atendimento de indivíduos em que o abuso/dependência de álcool seja um problema secundário, o CAPSi, que atende a infância e a adolescência, e o CAPSad, centro de atenção psicossocial para pacientes com abuso/dependência de álcool ou drogas como problema primário de saúde.

Para ser atendido no CAPS basta o paciente ser encaminhado pelo médico assistente, bem como por clínicas públicas ou privadas, por hospitais ou pelo familiar, ou até mesmo por iniciativa do próprio paciente. A unidade mais próxima da residência do paciente poderá ser procurada para que seja apresentado o problema à equipe do CAPSad.

Para saber qual a unidade mais próxima do CAPS da sua localidade, devem ser seguidos os seguintes passos:

1. Acessar: http://portal.saude.gov.br/portal/saude/area.cfm?id_area=925.
2. Procurar na página a palavra CAPS em destaque.
3. Acessar "**Veja aqui os endereços e telefones dos CAPS**".
4. Outra opção é ir direto à página http://www.ccs.saude.gov.br /saúde mental/capsacre.php.

Na Figura 88.1 identifica-se como a rede se comporta dentro do Sistema Único de Saúde (SUS), onde a porta de entrada do CAPS pode ser acessada por diversas formas. Pode-se observar toda a integração e os cuidados com a saúde do dependente.

Pode-se observar, ainda, a participação dos centros comunitários, dos hospitais, do Programa de Saúde da Família, dos prontos-socorros gerais, das unidades bási-

Quadro 88.7 Tratamento farmacológico da SAA

Diazepam: 20mg/dia VO, com retirada gradual ao longo de 1 semana

Alternativa: **clordiazepóxido**: até 100mg/dia VO, com retirada gradual ao longo de 1 semana

Obs: nos casos de hepatopatias graves: **lorazepam** – 4mg/dia VO, com retirada gradual em 1 semana

Quadro 88.8 Protocolo de tratamento da SAA

Somente proceder aos itens marcados com X

Comece o protocolo de avaliação do desmame do álcool (todos os pacientes – veja o protocolo na próxima página)
- ❑ A equipe de enfermagem avalia se o caso é de encaminhamento para os Serviços Sociais: "Avaliar para reabilitação de álcool."
- ❑ Laboratórios de base: perfil metabólico – glicose, ureia, creatinina, ionograma, albumina, colesterol total e frações; perfil hepático – INR – TPAE, TGO e TGP; magnésio e fósforo, dosagem do álcool no sangue, hemograma, exame de *screening* para tóxicos na urina.
- ❑ Laboratórios subsequentes: perfil metabólico+ perfil hepático, magnésio e fósforo, diariamente por 2 dias (recomendado para todos os pacientes)
- ❑ Tiamina 100mg EV em 100mL ou mais de diluente apropriado, agora (recomendado para todos os pacientes no momento da apresentação inicial)
- ❑ Tiamina 100mg VO (ou EV em 100mL ou mais de diluente apropriado) diariamente durante 2 dias (recomendado para todos os pacientes)
- ❑ Multivitamínico com minerais VO diariamente quando o paciente conseguir ingerir.
- ❑ Realizar PPD agora, avaliar em 48 e 72 horas – documento no registro de imunização
- ❑ Vacina pneumocócica 0,5mL IM ou SC agora – documento no registro de imunização

Recomendações das prescrições no desmame do álcool	**Fatores de alto risco para a abstinência grave (marcar com X)**
Método ACM: todos os pacientes (medicar os sintomas somente sob ordens médicas)	Pontuação CIWA-Ar inicial 15 ou superior
Método S/N: todos os pacientes (medicar os sintomas de acordo com o aparecimento, usando a escala CIWA-Ar)	História de abstinência alcoólica grave
Método agendado: se houver fatores de alto risco (listados à direita)	História de retirada do álcool relacionada com convulsões
Método ACM ou S/N, em terapia intensiva (UTI), altas doses: limitado a pacientes internados em UTI	Aumento do CIWA-Ar, enquanto pontuação, durante o tratamento
	História de ingesta de bebida alcoólica pesada, diariamente
Data e momento da última ingesta de bebida:	

Primeiro passo: escolha um medicamento (diazepam ou lorazepam); segundo passo: selecione um método.
Obs: se o método "esquema de horário" for escolhido, deve-se também escolher, pelo menos, o método ACM ou o S/N.

Diazepam (Valium®) Atenção: pode acumular-se e causar sedação prolongada nos idosos e nos hepatopatas crônicos
- ❑ "ACM ou ❑ S/N" Diazepam _____mg (recomendados 5 a 20mg) **VO ou EV a cada 1h, S/N caso escore CIWA-Ar 8 ou mais**
- ❑ "Esquema de horário" Diazepam _____mg (recomendados 10 ou 20mg) **VO ou EV a cada 6h, no total de 4 doses, e depois passar para 8/8h no total de 3 doses,** seguir esquema de 12/12h até o total de 2 doses; após esse esquema, finalizar com 1 dose em 24h, finalizando o tratamento de horário. Atenção: se sedação ou frequência respiratória < 12, parar o esquema e considerar continuidade do tratamento em UTI
- ❑ "UTI altas doses de medicação ACM ou S/N" Diazepam _____ a _____ mg (20 a 100mg; recomenda-se manter dose total no máximo dentro desses parâmetros) lento, na forma de *bolus*, a cada 1h S/N caso **escore CIWA-Ar 8 ou mais → esquema estritamente para pacientes internados em Unidade de Terapia Intensiva(UTI)****

Lorazepam (Lorax®)
- ❑ "ACM ou ❑ S/N" Lorazepam _____mg (recomendados 1 a 4mg) **VO ou EV ou IM a cada 30min, S/N, caso escore CIWA-Ar 8 ou mais**
- ❑ "Esquema de horário" Lorazepam _____mg (recomendados 2 ou 4mg) **VO, ou EV ou IM 4/4h em 6 doses no total; passar então para 6/6h em 4 doses no total; passar então para 8/8h em 3 doses no total; passar então para 12/12h em 2 doses no total; parar então.** Suspender o tratamento caso sedação ou frequência respiratória < 12
- ❑ "UTI altas doses de medicação ACM ou S/N" Lorazepam _____ a _____mg (4 a 20mg de amplitude da dose é o recomendado) na forma de *bolus* lento EV a cada 30min de acordo com o **escore CIWA-Ar 8 ou mais. Exclusivamente para pacientes em UTI****

Medicação adjuvante: (opcional – chamar o médico para verificar se for o caso) Nota: haloperidol (Haldol®) pode induzir arritmia, especialmente em caso de magnésio ou potássio séricos baixos, ou com terapia em doses altas (> 35mg/24h).
- ❑ **Haloperidol 2,5 a 5mg VO, EV, ou IM, a cada 2h, em caso de agitação ou ACM. Confirmar dosagem de magnésico e potássio antes da administração!**
- ❑ **Atenolol 50mg VO diariamente. Parar caso FC < 60 ou pressão sistólica < 100**

Assinatura do responsável

(continua)

Capítulo 88 Álcool: Tratamento do Abuso, Dependência e Síndrome de Abstinência

Quadro 88.8 Protocolo de tratamento da SAA (*continuação*)

Abstinência de Álcool/Avaliação de Protocolo

a. Sinais vitais, CIWA-Ar pontuação agora. Use ficha de avaliação associada com toda identificação.
b. Se pontuação CIWA-Ar inicial = 8 ou superior, continue avaliação dos sinais vitais a cada 1h durante 8h; em seguida, se estável, a cada 2h por mais 8h; em seguida, se estável, avaliar a cada 4h em diante.
c. Se a pontuação CIWA-Ar inicial < 8, continue avaliação a cada 4h por 72h. Se CIWA-Ar com pontuação < 8 por 72h, pare a avaliação. Se pontuação CIWA-Ar = 8 ou mais a qualquer momento, vá para (b).
d. Se indicado, administrar medicamentos como ordenado acima.
e. Chame o médico para avaliação e considere a transferência para a UTI para qualquer um dos seguintes: (I) CIWA-Ar pontuação > 35; (II) avaliações a cada 1h que necessitem prorrogar por mais de 8h; (III) necessidade de doses de 4mg/h de lorazepam por 3h; (IV) ou 20mg/h de diazepam por mais de 3h; (V) ou a ocorrência de insuficiência/depressão respiratória

Data_____ Hora_____ AM PM   Assinatura médica:_____

Revisado em abril de 2005

Adaptado do Indian Health Service in the U.S. Department of Health and Human Services.

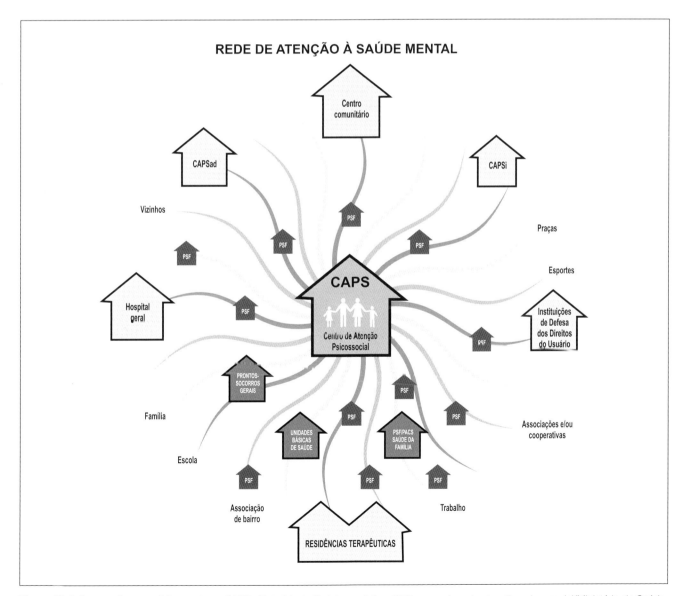

Figura 88.1 Formas de encaminhamento ao CAPS. (Extraída de Saúde mental no SUS: os centros de atenção psicossocial/Ministério da Saúde, Secretaria de Atenção à Saúde, Departamento de Ações Programáticas Estratégicas. Brasília: Ministério da Saúde, 2004.)

cas de saúde, das residências terapêuticas e de outras entidades que compõem a rede de saúde pública e privada, além do meio social do dependente.

Para uma compreensão mais ampla do programa CAPSad, o Quadro 88.9 apresenta as principais características de um CAPS, como tipo de atendimento, grupo de trabalho e instalações físicas.

LEGISLAÇÕES E NORMAS RELACIONADAS COM O TEMA SÁUDE MENTAL-ÁLCOOL E DEPENDÊNCIA

- Endereço eletrônico: http://www.ccs.saude.gov.br/saudemental/legislacao.php.

Quadro 88.9. Entendendo os Centros de Atenção Psicossocial

Centros de Atenção Psicossocial Álcool e Drogas (CAPSad)
Definição

Serviço instituído pela Portaria Ministerial 336/02, destinado a prestar assistência psicossocial a pacientes dependentes ou em uso abusivo de álcool e/ou outras substâncias ilícitas, privilegiando a reabilitação e reinserção integral, social, dos usuários do CAPSad

Tipos de atendimento

Os tipos de atendimentos disponibilizados pelo CAPS podem ser subdivididos em:

Atendimento intensivo: trata-se de atendimento diário. Esse atendimento pode ser domiciliar, se necessário

Atendimento semi-intensivo: nessa modalidade de atendimento, o usuário pode ser atendido até 12 dias no mês. Esse atendimento pode ser domiciliar, se necessário

Atendimento não intensivo: o usuário pode ser atendido até 3 dias no mês. Esse atendimento também pode ser domiciliar

Cada CAPS, por sua vez, deve ter um projeto terapêutico do serviço, que leve em consideração as diferentes contribuições técnicas dos profissionais dos CAPS, as iniciativas de familiares e usuários e o território onde se situa, com sua identidade e sua cultura local e regional

Composição da equipe

1 médico psiquiatra
1 enfermeiro com formação em saúde mental
1 médico clínico, responsável pela triagem, avaliação e acompanhamento das intercorrências clínicas
4 profissionais de nível superior entre as seguintes categorias profissionais: psicólogo, assistente social, enfermeiro, terapeuta ocupacional, pedagogo ou outro profissional necessário ao projeto terapêutico
6 profissionais de nível médio: técnico e/ou auxiliar de enfermagem, técnico administrativo, técnico educacional e artesão

Recursos terapêuticos disponíveis

Atendimento individual: prescrição de medicamentos, psicoterapia, orientação

Atendimento em grupo: oficinas terapêuticas, oficinas expressivas, oficinas geradoras de renda, oficinas de alfabetização, oficinas culturais, grupos terapêuticos, atividades esportivas, atividades de suporte social, grupos de leitura e debate, grupos de confecção de jornal

Atendimento para a família: atendimento nuclear e a grupo de familiares, atendimento individualizado a familiares, visitas domiciliares, atividades de ensino, atividades de lazer com familiares

Atividades comunitárias: atividades desenvolvidas em conjunto com associações de bairro e outras instituições existentes na comunidade, que têm como objetivos as trocas sociais e a integração do serviço e do usuário com a família, a comunidade e a sociedade em geral. Essas atividades podem ser: festas comunitárias, caminhadas com grupos da comunidade, participação em eventos e grupos dos centros comunitários

Assembleias ou reuniões de organização do serviço: a assembleia é um instrumento importante para o efetivo funcionamento dos CAPS como um lugar de convivência. É uma atividade, preferencialmente semanal, que reúne técnicos, usuários, familiares e outros convidados que, juntos, discutem, avaliam e propõem encaminhamentos para o serviço. Discutem-se os problemas e sugestões sobre a convivência, as atividades e a organização do CAPS, ajudando a melhorar o atendimento oferecido

Estrutura física

Deverão contar, no mínimo, com os seguintes recursos físicos:

Consultórios para atividades individuais (consultas, entrevistas, terapias)
Salas para atividades grupais
Espaço de convivência
Oficinas
Refeitório (o CAPS deve ter capacidade para oferecer refeições de acordo com o tempo de permanência de cada paciente na unidade)
Sanitários
Área externa para oficinas, recreação e esportes

Extraído e adaptado de: Saúde mental no SUS: os centros de atenção psicossocial. Ministério da Saúde, Secretaria de Atenção à Saúde, Departamento de Ações Programáticas Estratégicas. – Brasília: Ministério da Saúde, 2004.

LEGISLAÇÃO ESTRUTURANTE

- **Lei 8.080, de 19/9/1990:** dispõe sobre as condições para promoção, proteção e recuperação da saúde, organização e funcionamento dos serviços correspondentes e fornece outras providências.
- **Lei 8.142, de 18/12/1990:** dispõe sobre a participação da comunidade na gestão do SUS e sobre as transferências intergovernamentais de recursos financeiros na área da saúde e fornece outras providências.
- **Portaria 2203 GM/MS, de 5/11/1996:** aprova, nos termos do texto dessa portaria, a NOB 1/96, a qual redefine o modelo de gestão do SUS.
- **Portaria 373 GM/MS, de 27/2/2002:** aprova a Norma Operacional da Assistência à Saude – NOAS-SUS 01/2002 – que amplia as responsabilidades dos municípios na atenção básica.
- **Portaria 399 GM/MS, de 22/2/2006:** divulga o pacto pela saúde 2006 (consolidação do SUS) e aprova as diretrizes operacionais do referido pacto.
- **Portaria 2.197, de 14/10/2004:** redefine e amplia a atenção integral para usuários de álcool e outras drogas, no âmbito do SUS, e fornece outras providências.
- **Portaria 2.197/GM de 14/10/2004:** institui os Serviços Hospitalares de Referência para a Atenção Integral aos Usuários de Álcool e outras Drogas em Hospitais Gerais.
- **Portaria 1.612/GM de 9/9/2005:** aprova as Normas de Funcionamento e Credenciamento/Habilitação dos Serviços Hospitalares de Referência para a Atenção Integral aos Usuários de Álcool e outras Drogas.

LEGISLAÇÃO RELACIONADA

- **Lei 10.708, de 31/7/2003:** institui o auxílio-reabilitação psicossocial para pacientes acometidos de transtornos mentais egressos de internações.
- **Decreto 0, de 28/5/2003:** institui grupo de trabalho interministerial para os fins que especifica e fornece outras providências
- **Lei 10.216, de 6/4/2001:** dispõe sobre a proteção e os direitos das pessoas portadoras de transtornos mentais e redireciona o modelo assistencial em saúde mental.
- **Lei 9.867, de 10/11/1999:** dispõe sobre a criação e o funcionamento de Cooperativas Sociais, visando à integração social dos cidadãos.

NORMAS RECENTES

- **Decreto 7.427 de 13/1/2011:** dá nova redação aos arts. 10 e 12 do Decreto 7.426, de 7 de janeiro de 2011, que dispõe sobre a transferência da Secretaria Nacional de Políticas sobre Drogas, do Conselho Nacional de Políticas sobre Drogas – CONAD – e da gestão do Fundo Nacional Antidrogas – FUNAD – do Gabinete de Segurança Institucional da Presidência da República para o Ministério da Justiça, bem como sobre remanejamento de cargos para a Defensoria Pública da União.
- **Portaria GM/MS 4.252 de 29/12/2010:** destina recursos financeiros emergenciais para ações de qualificação da Rede de Atenção Integral em Álcool e outras Drogas, no âmbito do Decreto 7.179, de 20 de maio de 2010.
- **Portaria GM/MS 4.135 de 17/12/2010:** destina recursos financeiros emergenciais para ações de qualificação da Rede de Atenção Integral em Álcool e outras Drogas em Municípios de pequeno porte, no âmbito do Plano Integrado de Enfrentamento ao Crack e outras Drogas.
- **Portaria GM/MS 4.066 de 17/12/2010:** estabelece recursos a serem destinados aos Serviços Hospitalares de Referência para Atenção Integral aos Usuários de Crack e outras Drogas.
- **Portaria SAS/MS 693 de 16/12/2010:** habilita os Centros de Atenção Psicossocial – CAPS – para realizar os procedimentos previstos na Portaria SAS/MS 189, de 20 de março de 2002.
- **Portaria Conjunta SGTES/MS 10 de 14/12/2010:** homologa o resultado do processo de seleção dos Projetos que se candidataram ao Programa de Educação pelo Trabalho para a Saúde – PET – Saúde/Saúde Mental/Crack 2011, de acordo com o Edital Conjunto 27, de 17 de setembro de 2.010.
- **Portaria GM/MS 3.796 de 6/12/2010:** institui o Colegiado Nacional de Coordenadores de Saúde Mental e define sua composição.
- **Portaria SAS/MS 3.684 de 25/11/2010:** habilita Municípios no Programa "De Volta para Casa".

LEITURA RECOMENDADA

Gold MS, Aronson MD. Alcohol abuse and dependence: epidemiology, clinical manifestations, and diagnosis. Last literature review version Up to Date 19.1: Janeiro 2011.

Laranjeira R, Nicastri S, Jerônimo C Marques A C et al. Consenso sobre a Síndrome de Abstinência do Álcool (SAA) e o seu tratamento. Revista Brasileira de Psiquiatria 2000; 22(2):62-71.

Marques ACPR, Ribeiro M. Abuso e dependência do álcool – Consenso. Elaboração Final: 21 de agosto de 2002. Associação Brasileira de Psiquiatria.

Marques PP, Namora J, Carvalho A. Síndroma de abstinência alcoólica – a propósito de um estudo retrospectivo. Medicina Interna 2001; 8(3):159-64.

Mayfield D, McLeod G, Hall P. The CAGE questionnaire: validation of new alcoholism screning instrument. Am J Psychiat 1974; 131:1121-3.

Santos CA, Doneda D, Gandolfi D et al. Política do Ministério da Saúde para a atenção integral a usuários de álcool e outras drogas – 2003. Grupo de Trabalho em Álcool e Outras Drogas; Abuso e Dependência do Álcool, Elaboração Final: 21 de agosto de 2002.

Sullivan JT, Sykora K, Schneiderman J, Naranjo CA, Sellers E M. Assessment of alcohol withdrawal: the revised Clinical Institute Withdrawal Assessment for Alcohol scale (CIWA-Ar). British Journal of Addiction ,1989; 84:1353-1357.

www.ccs.saude.gov.br/saude_mental/pdf/SM_Sus.pdf

www.ccs.saude.gov.br/saudemental/capsacre.php

www.cratod.saude.sp.gov.br/apresentacoes/1%AA%20Apres%20modelo%20CAPS.pdf. acessado em 15/6/2011.

www.projetodiretrizes.org.br/projeto_diretrizes/002.pdf

www.psicosite.com.br/tra/drg/alcoolismo.htm

www.ireta.org/ireta_main/webinarOnDemand-files/CIWA-Ar.pdf. acessado em 19/6/2011.

Tabagismo e Cessação do Tabagismo

CAPÍTULO 89

Guilherme Jorge Costa

INTRODUÇÃO

A Organização Mundial de Saúde (OMS) considera o tabagismo uma pandemia em todo o mundo, com cerca de 5 a 6 milhões de mortes por ano, sendo esse hábito de vida um importante problema de saúde pública e de prevenção possível. Estima-se que em 2020, caso permaneça a tendência atual de consumo, ocorrerão 10 milhões de mortes por ano, com custo elevado de assistência à saúde e importante morbidade entre as pessoas economicamente ativas.

O cigarro mata mais do que a soma de outras causas de mortes evitáveis, como consumo de cocaína, álcool e heroína, incêndios, suicídios e a síndrome da imunodeficiência adquirida (SIDA), nos países desenvolvidos. Acredita-se que de cada dois fumantes, um morrerá de doença relacionada com o tabaco com redução, em média, de 8 a 10 anos em sua expectativa de vida.

O hábito de fumar instala-se precocemente: 80% dos fumantes o iniciaram antes dos 18 anos de idade. O consumo de cigarros frequentemente se inicia nos jovens influenciados pelos companheiros de seu grupo social, sendo também prevalente o exemplo familiar, entre os filhos de pais fumantes, principalmente quando a mãe fuma.

A nicotina é a substância responsável pela dependência química. O fumante precisa consumir diariamente determinada quantidade de nicotina, abaixo da qual sintomas de abstinência se apresentam, configurando a dependência física causada pelo cigarro e tão temida pelo fumante. Contudo, o fumante ainda utiliza o cigarro para "amenizar" a ansiedade em seu cotidiano emocional, como em situações de estresse, melancolia e em momentos difíceis, caracterizando a dependência psicológica. Há ainda os condicionamentos, como fumar depois do café, do almoço, ao dirigir, ao telefone, ou com os amigos, consumindo bebidas alcoólicas.

Assim, é preciso entender o tabagismo como uma doença crônica provocada pela dependência de substâncias psicoativas, cujo tratamento necessita "quebrar essas barreiras físicas, psicológicas e de condicionamentos" com mudanças de comportamento ao consumo do tabaco. O tratamento do tabagismo deve ser realizado mediante apoio e intervenções motivacionais – a denominada terapia cognitivo-comportamental – associados a medicações para facilitar o sucesso da abordagem.

Nenhuma forma de consumo do tabaco pode ser considerada segura, apenas tipos de fumo diferentes apresentam propriedades e características diferentes. Assim, o cigarro industrializado tem pH ácido, e a nicotina precisa ser absorvida por uma membrana fina, como a membrana alveolar pulmonar, desse modo, o fumante precisa "tragar" o cigarro industrial. O cigarro de "palha" ou natural (existente no charuto, no cachimbo etc.) tem pH básico e é facilmente absorvido pela mucosa de boca, faringe e laringe, não precisando ser "tragado" e dando a falsa ideia de ser saudável ou menos tóxico. A quantidade de nicotina liberada por um cigarro natural pode corresponder à de quatro a sete cigarros industriais, visto que a dosagem da nicotina predeterminada existe apenas no cigarro industrial.

A maioria das pessoas sabe que fumar causa doenças potencialmente fatais e de alta morbidade. Contudo, o que elas precisam saber é o quanto parar de fumar pode trazer benefícios à saúde, independentemente da idade do paciente, da quantidade de cigarros fumados e, até mesmo, da presença de doenças relacionadas com o tabagismo. Isso deve ser bem enfatizado ao fumante e a seus familiares para que seja possível motivá-lo a parar de fumar (Quadro 89.1).

Quadro 89.1 Principais benefícios em parar de fumar

20min – Pressão arterial e frequência cardíaca retornam ao nível basal
8h – Taxas de monóxido de carbono retornam ao normal
3 dias – melhora a capacidade respiratória
2 a 12 semanas – melhora a circulação
1 a 9 meses – melhoram tosse, infecções e respiração
1 ano – redução de 50% do risco de IAM
15 a 20 anos – o risco de câncer de pulmão se aproxima daquele de quem nunca fumou
Economia por não comprar cigarro
Melhora do paladar e do olfato
Vitalidade da pele
Melhora da autoestima
Redução dos gastos com a saúde
Melhora do desempenho sexual
Melhora da disposição física
Aumento da expectativa de vida em cerca de 8 a 10 anos

IAM: infarto agudo do miocárdio.

TABAGISMO PASSIVO

O tabagismo passivo consiste na inalação por não fumantes dos produtos da queima do tabaco, também chamado exposição involuntária ao fumo. Essa exposição é importante poluente de ambientes fechados, sendo o tabagismo passivo a terceira causa de morte evitável no mundo.

Em adultos, o tabagismo passivo está relacionado com o surgimento de doença pulmonar obstrutiva crônica (DPOC), câncer de pulmão, doenças cardiovasculares, tuberculose, exacerbação da asma e piora da qualidade de vida do asmático. Na criança, o tabagismo passivo afeta o desenvolvimento neurológico e cognitivo, comprometendo o aprendizado, a linguagem, as habilidades manuais e a atenção. No adolescente, há maiores relatos de distúrbio de conduta e delinquência.

AVALIAÇÕES NECESSÁRIAS PARA O TRATAMENTO DO TABAGISMO

AVALIAÇÃO CLÍNICA DO FUMANTE

Inicialmente, todo fumante deve ser avaliado inicialmente clinicamente quanto à possibilidade de alguma doença relacionada com o tabaco. São sugeridos: anamnese completa na busca de sintomas clínicos, investigação de comorbidades, uso de medicamentos, alergias, exame físico completo para avaliação da possibilidade de contraindicação e melhores estratégias para parar de fumar.

História pregressa do tabagismo: idade de início do tabagismo, tipo de fumo utilizado, quantidade consumida, fatores associados ao uso do tabaco (café, bebida alcoólica, estresse, refeições etc).

Sugere-se a realização exames de rotina básicos: prova de função pulmonar completa com broncodilatador, radiografia de tórax posteroanterior/perfil, eletrocardiograma, hemograma completo e bioquímica sérica e urinária. A partir da complexidade da doença encontrada, investigação mais profunda deve ser realizada.

A identificação ou não de patologias relacionadas com o tabaco devem ser conduzida com ênfase na importância real de parar de fumar, seja para melhor controle das patologias, ou seja para sua prevenção respectivamente.

AVALIAÇÃO DOS ESTÁGIOS DE MOTIVAÇÃO TABÁGICA

Antes de tomar a decisão de cessar o tabagismo, o fumante passa por vários estágios de comportamento que precisam ser esclarecidos e determinados. A base do tratamento consiste na motivação e na predisposição para a mudança de comportamento em direção à cessação. Os estágios de motivação, avaliados de acordo com as recomendações de Prochasca e Di Clemente, são descritos a seguir:

- **Pré-contemplação:** nesse estágio, o fumante não considera a possibilidade de parar de fumar. Assim, deve-se inicialmente enfatizar e orientar sobre os benefícios de cessação do tabagismo, esclarecer os riscos da manutenção do tabagismo, informar os tratamentos disponíveis e oferecer ajuda para auxiliar, caso ele manifeste intenção de parar de fumar.
- **Contemplação:** o fumante considera a necessidade de parar de fumar, porém ainda não está pronto para ação. Nesse estágio, a reflexão sobre o tabagismo aconteceu a partir de algum problema de saúde pessoal ou familiar ou de informações recebidas de diferentes origens. O fumante ainda convive com a ambivalência de manter o vício ou a importância de parar de fumar. Esse é um momento importante para estimular a motivação, reduzir a resistência para continuar fumando e oferecer fontes de informações acerca do tratamento para auxiliar esse processo de mudança de pensamento e atitude.
- **Preparação para ação:** o fumante está disposto a parar de fumar. Ele reconhece a necessidade e aceita planejar ações para parar de fumar. Consegue determinar uma data futura para parar de fumar. Nesse momento, é fundamental que o profissional de saúde apresente uma abordagem calma, esclarecedora e motivadora, facilitando e apoiando o fumante para passar para o estágio de ação. Algumas abordagens agressivas e inadequadas podem favorecer a volta à fase de contemplação, já que essa é uma fase de muitos conflitos.

- **Ação:** essa fase se caracteriza pela tomada de decisão e, assim, o fumante se compromete com as ações para efetivar a cessação do tabagismo na data determinada. O aconselhamento profissional e a associação de medicamento serão fundamentais para que o fumante chegue a se abster do cigarro da maneira mais tranquila possível. Por falta de informação, uma pequena porcentagem dos fumantes tenta e consegue transpor esse estágio sozinha, porém muitos fracassam posteriormente porque não aprenderam, junto aos profissionais de saúde, como criar habilidades para transpor o período das crises associadas à abstinência, e por isso, ao tentar parar de fumar de modo isolado, a maioria apresenta recaídas precoces.
- **Manutenção:** as recaídas são freqüentes: por isso, os ex-fumantes devem ser constantemente advertidos e novas habilidades devem ser incorporadas para a manutenção da abstinência. O profissional de saúde deve oferecer tranquilidade e apoio nas recaídas, mostrar que a recaída não determina fracasso do tratamento e planejar nova estratégia, fortalecendo o fumante quanto à causa que o levou à recaída.

Deve ficar entendido que esses estágios não são estáticos e que a dinâmica do tratamento e a percepção do paciente podem ocorrer em velocidades diferentes entre os estágios, assim como pode ocorrer o retorno a estágios anteriores, devendo a postura do terapeuta ser acolhedora e conduzir o paciente à parar de fumar com tranquilidade.

A importância do profissional de saúde em ajudar o paciente a parar de fumar é fundamental, principalmente porque a maioria dos fumantes planeja parar de fumar, porém não consegue fazê-lo sozinha. O profissional precisa ser devidamente treinado por instituição que realize a terapia cognitivo-comportamental e entenda as necessidades individuais de cada paciente, para auxiliá-lo de modo tranquilo e seguro.

AVALIAÇÃO DO GRAU DE DEPENDÊNCIA DA NICOTINA

A intensidade da dependência da nicotina precisa ser avaliada individualmente por meio do teste de Fargerstom, que foi validado pela OMS. Teste rápido, de fácil aplicação e preciso, seu resultado está associado à intensidade dos sintomas da abstinência. A intensidade da dependência pode ser classificada de acordo com a soma dos pontos obtidos em cada questão do teste de Fargerstom (Quadro 89.2).

TRATAMENTO DO TABAGISMO

O tratamento ideal a ser oferecido ao paciente com dependência ao cigarro é dividido em duas formas de abordagens: intervenções de caráter motivacional e tratamento farmacológico.

Quadro 89.2 Classificação da intensidade da dependência: teste de Fargerstom

1. **Quanto tempo após acordar você fuma seu primeiro cigarro?**   Menos de 5min (3 pontos)   Entre 6 e 30min (2 pontos)   Entre 31 e 60min (1 ponto)   Mais de 60min (0 ponto)
2. **Quantos cigarros você fuma por dia?**   Menos de 10 cigarros (0 ponto)   Entre 11 e 20 cigarros (1 ponto)   Entre 21 e 30 cigarros (2 pontos)   Mais de 60 cigarros (3 pontos)
3. **Você acha difícil não fumar em lugares proibidos, como igrejas, hospitais etc.?**   Sim (1 ponto)   Não (0 ponto)
4. **Qual cigarro do dia traz mais satisfação?**   O primeiro da manhã (1 ponto)   Outros (0 ponto)
5. **Você fuma mais frequentemente pela manhã?**   Sim (1 ponto)   Não (0 ponto)
6. **Você fuma mesmo doente, quando precisa ficar acamado a maior parte do tempo?**   Sim (1 ponto)   Não (0 ponto)
Muito baixa: 0 a 2 pontos   Baixa: 3 a 4 pontos   Alta: 6 a 7 pontos   Média: 5 pontos   Muito alta: 8 a 10 pontos

INTERVENÇÕES MOTIVACIONAIS

O tabagismo deve ser entendido como uma doença crônica mental de dependência a uma substância exógena, necessitando de intervenção motivacional semelhante à adotada em casos de dependentes de álcool ou substâncias ilícitas.

Intervenções motivacionais consistem em orientações verbais com o objetivo de modificar comportamentos relacionados com a saúde e são comumente utilizadas para a cessação do tabagismo. A intervenção tem como objetivos oferecer orientação, remover barreiras e mitos, proporcionar escolhas e reflexões, esclarecer o risco e os benefícios da manutenção da terapia antitabagismo e da cessação da dependência, estabelecer empatia, paciência e acolhimento para ajudar ativamente o fumante. O profissional de saúde deve ser um terapeuta

Quadro 89.3 Orientações motivacionais aos pacientes para cessação do tabagismo

- Esclarecer os benefícios emocionais, financeiros e de saúde ao parar de fumar
- Orientar o indivíduo a questionar e refletir antes de fumar qualquer cigarro, o que propicia a mudanças do hábito de fumar para um ato consciente e controlável
- Proibir fumar em seus locais preferidos, estimulando a mudança dos hábitos básicos
- Marcar o dia "D" para parar de fumar, ou seja, o dia estabelecido como o dia em que irá cessar o ato de fumar
- Fazer uma despedida consciente do último cigarro fumado antes do dia "D" – tornar o fim do tabagismo um ato bem resolvido emocionalmente
- Esclarecer sobre o papel das medicações e a importância da decisão e da motivação do paciente durante o tratamento
- Estabelecer estratégias para evitar ganho de peso e recaídas. Ensinar e estimular medidas para manter a motivação
- Estabelecer pontos fortes e fracos na decisão de parar de fumar
- Entender que o desafio é manter os pacientes motivados a cada dia sem cigarro
- Estabelecer estratégias de mudanças de atitude e psicológicas em situações de alto consumo de cigarro do paciente (p. ex., estresse, emoções fortes, durante o trabalho, entre outros)
- Esclarecer e orientar sobre as sensações fortes de vontade de fumar, as chamadas fissuras. Essas fissuras consistem em momentos de um desejo extremo de voltar ao ato de fumar e são frequentemente uma das causas de recaída

ativo, motivador e condutor das mudanças, porém respeitando a velocidade destas e as decisões do paciente.

Durante o atendimento de saúde, o fumante deve ser questionado sobre temas e reflexões no sentido de estimular a cessação do tabagismo. Cerca de 10 minutos por consulta, no mínimo, podem ajudar um fumante a mudar de estágio motivacional ou, até mesmo, a parar de fumar. Essa abordagem clínica mínima deve ser individualizada, levando em consideração as crenças, o estado de saúde, as experiências prévias de parar de fumar e o estagio de mudança do paciente. Essa técnica aumenta em 13,4% as taxas de cessação de tabagismo.

Intervenções repetitivas individuais ou em grupo se destinam aos pacientes com mais dificuldade para parar de fumar ou que queiram um tratamento mais intensivo, realizado por terapeuta treinado em terapia cognitivo-comportamental. As intervenções motivacionais mais intensivas consistem em: inicialmente, são realizadas seis sessões, quatro das quais são sessões semanais e outras duas devem ser realizadas a cada 15 dias, totalizando 2 meses de tratamento intensivo. Posteriormente, os pacientes permanecem comparecendo a uma sessão mensal pelo período de 1 ano de tratamento de manutenção. Com o uso de todas as formas de abordagem terapêutica, 70% a 75% dos pacientes conseguem se tornar abstêmios nos primeiros 2 meses de intervenção e 35% a 45% dos pacientes cessam o tabagismo ao final de 1 ano.

TRATAMENTO FARMACOLÓGICO

Há evidências inequívocas de que esses medicamentos melhoram a possibilidade de sucesso na cessação do tabagismo e/ou diminuem os sintomas de abstinência, especialmente naqueles que fumam > 10 cigarros/dia. Contudo, a maioria dos estudos conclui que a associação da intervenção motivacional ao tratamento farmacológico oferece os melhores resultados nas taxas de cessação do tabagismo. Dessa maneira, deve-se avaliar o fumante e oferecer-lhe a possibilidade de associar terapia comportamental a um ou mais medicamentos para tornar a terapia mais tranquila e com melhores resultados.

O profissional de saúde precisa conhecer melhor os principais medicamentos utilizados no tratamento para cessação do tabagismo, suas indicações e contraindicações, posologia e interações medicamentosas. As terapias de reposição da nicotina, a bupropiona e a vareniclina são consideradas os medicamentos de primeira linha de tratamento antitabagismo, sendo usados isoladamente ou em associação. A nortritilina e a clonidina são medicamentos de segunda linha.

Ainda não há consenso na literatura quanto aos critérios para que o clínico possa escolher qual o melhor medicamento ou associação para um paciente em particular, nem qual deve ser o fármaco inicial, ficando a critério do médico a indicação, respeitando as comorbidades e as contraindicações

Terapia de reposição nicotínica (TRN)

O uso de reposição da nicotina, sob a forma de adesivos contendo nicotina ou gomas de mascar com nicotina, está disponível no Brasil e reduz a intensidade da síndrome de abstinência e ajuda o fumante nos momentos de extrema vontade de fumar (nos momentos de fissura). Deve ser iniciado do dia D, e os pacientes devem ser orientados a não fumar com seu uso para evitar doses elevadas de nicotina sérica. As TRN duplicam as taxas de sucesso em comparação com o placebo (OR = 2,2; IC 95% = 1,5 a 3,2). As populações que melhor respondem as TRN são aquelas que consomem > 20 cigarros/dia e as do sexo masculino. Não há necessidade de prescrição médica para sua aquisição.

Adesivo de nicotina

Os adesivos de TRN liberam a nicotina de modo lento e contínuo, devendo ser aplicados em região da pele que não contenha pelos e que esteja livre da luz solar. O adesivo deve ser trocado a cada 24 horas. Os ombros e os antebraços são os locais mais comumente usados para colocação do adesivo, sempre se procedendo ao rodízio dos locais para evitar irritação na pele provocada pela cola adesiva. Níveis plasmáticos constantes são obtidos 2 a 4 horas após o inicio da aplicação e duram de 18 a 24 horas.

Estudos recentes mostraram que esses medicamentos são seguros em pacientes com doenças cardiovasculares nas doses recomendadas, não havendo associação com eventos cardiovasculares agudos. Os adesivos de nicotina encontram-se disponíveis nas doses de 21, 14 e 7mg. A dose inicial deve ser baseada no números de cigarros fumados ao dia.

Esquema para tratamento com adesivo de nicotina

- Pacientes que fumam mais de 20 cigarros ao dia devem iniciar com a dose de 21mg/dia por 2 a 6 semanas e depois reduzir progressivamente para 14mg ao dia de 2 a 4 semanas e posteriormente para 7mg pelo período de 2 a 4 semanas.
- Pacientes que fumam menos de 20 cigarros ao dia, que tenham menos de 45kg ou com cardiopatia grave devem iniciar na dose 14mg/dia por 2 a 4 semanas e depois reduzir progressivamente para 7mg e manter pelo período de 2 a 4 semanas.

Goma de mascar com nicotina

As gomas de mascar são produtos de ação mais rápida e devem ser utilizadas nos momentos de vontade extrema de fumar (durante o momento das fissuras), pois esse produto eleva os níveis plasmáticos rapidamente, em cerca de 10 a 20 minutos. Os fumantes são orientados a ajustar a dose de acordo com sua necessidade pessoal, segundo a recomendação do terapeuta. A goma de mascar não é adequada para pacientes com problemas periodontais, na articulação temporomandibular ou com próteses dentárias. Os efeitos adversos costumam ser decorrentes da própria mastigação e incluem salivação excessiva, náuseas, diarreia e flatulência.

Esquema para tratamento com goma de mascar com nicotina

- Existem tabletes com 2 e 4mg, os quais podem ser utilizados sempre no momento de vontade extrema de fumar, até uma dose máxima de 40mg.

Bupropiona

Trata-se de um antidepressivo de liberação lenta com evidência A de eficácia no tratamento do tabagismo, duplicando as chances de parar de fumar em relação ao placebo. Nem todos os antidepressivos apresentam benefício na cessação do tabagismo. O mecanismo de ação da bupropiona não está totalmente elucidado. Admite-se que iniba a recaptação da dopamina no *nucleus accubens* e de noradrenalina no *loccus ceruleus*. Age ainda como bloqueador dos receptores acetilcolinérgicos do SNC.

O cloridrato de bupropiona é facilmente absorvido pelo trato gastrointestinal, atingindo pico de ação em 3 horas e com meia-vida de 21 horas. Inicia-se com a dose de 150mg uma vez ao dia por 3 dias, aumentando-se em seguida para duas tomadas diárias, totalizando 300mg/dia, com intervalo mínimo de 8 horas, durante 5 a 12 semanas, podendo ser estendido para 6 meses, se necessário. A dose deve ser reduzida em pacientes idosos, com insuficiência renal ou hepática e em diabéticos com controle glicêmico inadequado. Seus efeitos colaterais mais comuns são boca seca, insônia, náuseas e cefaleia. As populações que mais se beneficiam da bupropriona são tabagistas depressivos, mulheres e afrodescendentes. Parece ser eficaz na redução do ganho de peso dos pacientes em abstinência tabágica.

- **Bupropriona:** nome comercial: Wellbutrin®, Zyban®. Apresentado na forma de comprimidos de liberação lenta contendo 150mg de cloridrato de bupropiona, acondicionados em blíster e embalados em cartuchos com 30 e 60 comprimidos.

Vareniclina

A vareniclina é a primeira medicação antitabagismo não nicotínica com ação direta nos receptores nicotínicos do SNC. Seu mecanismo de ação consiste em efeitos agonista e antagonista nos receptores nicotínicos. Essa medicação reduz a vontade de fumar e diminui os sintomas que levam à recaída no tabagismo.

Recomenda-se a dose de 2mg/dia por 12 semanas, podendo ser estendida para diminuição das chances de recaída. A dose inicial é de 0,5mg/dia por 3 dias consecutivos, seguida de 0,5mg em duas tomadas por 4 dias e, a seguir, 1mg em duas tomadas por 2 semanas. A medicação deve ser iniciada 1 ou 2 semanas antes do dia D. Não há necessidade de redução progressiva da dose quando da suspensão do medicamento. O medicamento é bem tolerado e apresenta maiores resultados de abstinência quando comparado à bupropriona e à TRN, segundo vários ensaios clínicos randomizados.

- **Vareniclina:** nome comercial: Champix®. Para o início de tratamento existem embalagens contendo 11 comprimidos revestidos de 0,5mg e 42 comprimidos revestidos de 1mg. Para a fase de manutenção do tratamento, o Champix® se encontra disponível em embalagens contendo 112 comprimidos revestidos de 1mg.

Tratamento combinado

Na tentativa de melhorar as taxas de sucesso de alguns pacientes, a combinação de medicamentos pode ser recomendada nas seguintes situações: (1) falha(s) anterior(es) com monoterapia; (2) sintomas de abstinência intensos; (3) momentos de fissura (muita vontade de fumar) graves e de difícil controle e (4) alta dependência nicotínica.

O esquema preconizado, com comprovação de eficácia, para abordagem na primeira etapa consiste na associação de TRN (goma + adesivo), que apresenta excelentes taxas de sucesso e segurança, estando indicada para pacientes com momentos de fissura graves ou de difícil controle. A combinação por mais de 14 semanas tem OR de 3,6 (2,5 a 5,2) e taxa de sucesso de 35,1% ao final do primeiro ano de tratamento.

Outro esquema adotado consiste na associação concomitante de TRN e bupropriona. Essa associação é indicada, principalmente, para pacientes com dependência grave e produz taxas de abstinência no controle do tabagismo estimadas em torno de 23% a 37,1% ao final do primeiro ano.

LEITURA RECOMENDADA

DiClemente CC, Prochaska JO. Self-change and therapy change of smoking behavior: a comparison of processes of change in cessation and maintenance. Addict Behav 1982; 7(2):133-42.

Diretrizes para cessação do tabagismo. J Bras Pneumol 2008; 34(10): 845-80.

Lancaster T, Stead L. Physician advice for smoking cessation. Cochrane Database Syst Rev 2004; (4):CD000165. Review. Update in: Cochrane Database Syst Rev 2008; (2):CD000165.

Ministério da Saúde. Instituto Nacional de Câncer. Coordenação de Prevenção e Vigilância. Deixando de fumar sem mistérios: manual do participante. Rio de Janeiro: MS/INCA, 2004.

Ministério da Saúde. Instituto Nacional do Câncer. Coordenação Nacional de Controle do Tabagismo e Prevenção Primária do Câncer. Deixando de fumar sem mistérios. manual do coordenador. Rio de Janeiro: MS/INCA, 2005.

Rosemberg J, Rosemberg AM, Moraes MA. Nicotina: droga universal. São Paulo: Secretaria da Saúde. Centro de Vigilância Epidemiologica, 2003.

Transtornos Decorrentes do Uso de Drogas Psicoativas

CAPÍTULO 90

Marcello Cavalcanti Borges
Carla Novaes Carvalho

"A vida, tal como a encontramos, é árdua demais para nós; proporciona-nos muitos sofrimentos, decepções e tarefas impossíveis. A fim de suportá-la, não podemos dispensar as medidas paliativas. Existem, talvez, três medidas deste tipo: derivativos poderosos, que nos fazem extrair luz de nossa desgraça; satisfações substitutivas, que a diminuem; e substâncias tóxicas, que nos tornam insensíveis a ela."
Sigmund Freud

CONSIDERAÇÕES GERAIS

Denomina-se droga qualquer substância com propriedade de atuar sobre um ou mais sistemas do organismo, provocando alterações em seu funcionamento. Quando essas substâncias atuam sobre o sistema nervoso central (SNC), são chamadas drogas psicotrópicas ou substâncias psicoativas e, quando administradas para fins terapêuticos, são denominadas psicofármacos. A ingestão de drogas pelo homem com intenção de transcendência ou como busca pelo prazer ou para alívio temporário de algum mal-estar já foi relatada em quase todas as sociedades há milhares de anos no mundo. Estudos epidemiológicos diversos revelam que não é desprezível o uso de drogas pelo homem no planeta. Um importante estudo de levantamento domiciliar de uso de drogas no Brasil, realizado em 2005 (CEBRID),* revelou que 22,8% da população brasileira já fez uso na vida de alguma substância ilícita (exceto tabaco e álcool), contra 45,4% da população dos EUA, segundo pesquisa semelhante. Seja mediante a administração lícita (p. ex., álcool ou tabaco), seja pelo consumo de drogas ilícitas, a sociedade contemporânea encontra-se imersa no problema cada vez mais grave do comprometimento biopsicossocial do sujeito, tornando-se uma crise no âmbito da saúde pública.

Para fins didáticos, essas drogas serão divididas em três grandes grupos, que podem apresentar características físico-químicas diversas, mas compartilham semelhanças em seus efeitos gerais:

1. Drogas depressoras da atividade do SNC ou psicolépticos (álcool, barbitúricos, benzodiazepínicos, opioides, inalantes/solventes).
2. Drogas estimulantes da atividade do SNC ou psicoanalépticos ou timolépticos (anfetaminas, cocaína, *crack*, nicotina).
3. Drogas perturbadoras da atividade do SNC ou psicoticomiméticos ou psicodélicos (mescalina, maconha, psilocibina, lírio, LSD, *ecstasy*, anticolinérgicos).

O objetivo deste capítulo é orientar o médico a identificar um provável usuário de droga e conduzir seu tratamento, adequadamente, de acordo com a realidade ambulatorial e a prioridade sintomatológica. Portanto, nem todas as drogas serão abordadas detalhadamente. Serão priorizadas as substâncias lícitas que, inclusive, são amplamente prescritas pela classe médica, não só pelo caráter iatrogênico de induzir o uso indiscriminado, levando a situações de risco, como pela possibilidade de intervenção primária e secundária.

MODELO NEUROBIOLÓGICO NA DEPENDÊNCIA QUÍMICA

Sabe-se que existem duas características fundamentais implicadas no potencial de abuso de uma droga, são

---
*CEBRID – Centro Brasileiro de Informações sobre Drogas Psicotrópicas.

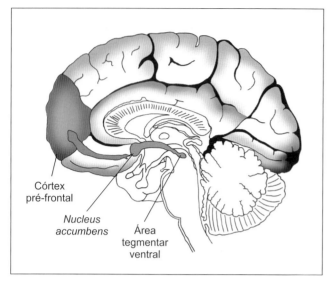

Figura 90.1 Circuito de recompensa cerebral. (Fonte: Silva.)

elas: aliviar a dor (física ou psíquica) ou produzir um estado de espírito agradável associado a um rápido início da sensação de seu efeito. Essas substâncias agem no sistema de recompensa cerebral, cujo centro encontra-se no *nucleus accumbens* (sistema límbico), induzindo a liberação de dopamina (Figura 90.1). Essa área cerebral guarda padrões comportamentais relacionados com a memória de respostas condicionadas a estímulos essenciais, como alimentação, sexualidade e fuga de situações ameaçadoras. A estimulação desse sistema produz sensações de bem-estar e euforia, intensificando o desejo por repeti-las e tornando-o o principal responsável pelo desenvolvimento da dependência. Sendo assim, o cérebro passa a interpretar os efeitos das drogas como biologicamente necessários.

CONCEITOS BÁSICOS PARA O DIAGNÓSTICO DE DEPENDÊNCIA QUÍMICA

De maneira geral, a definição dos padrões de utilização das substâncias não apresenta um limite preciso entre uso, abuso (uso nocivo) e dependência. O uso é definido como qualquer consumo de uma substância, de modo esporádico ou por experiência. O abuso ou uso nocivo implica o uso associado a algum tipo de prejuízo biológico, psicológico e/ou social, enquanto a dependência consiste no uso compulsivo, geralmente causando problemas graves para o usuário. Um dos critérios que um indivíduo dependente pode apresentar é o de tolerância, definida como a perda do efeito de uma droga em razão da administração repetida ou da necessidade de aumentar a dose a fim de obter o mesmo efeito. Outro critério para o diagnóstico de dependência química é o de abstinência, conjunto de sinais e sintomas que, em geral, são inversos aos efeitos da droga, resultante da interrupção ou diminuição dos padrões de uso.

ATENDIMENTO AO PACIENTE

Os motivos pelos quais um provável usuário de droga irá procurar atendimento médico ambulatorial serão decorrentes dos efeitos físicos e psíquicos das substâncias sobre os diversos órgãos. O examinador deve estar atento a uma série de queixas que indicam a possibilidade de ter diante de si um usuário de droga, uma vez que essas podem ser inespecíficas (Quadros 90.1 e 90.2) ou podem estar relacionadas com complicações clínicas decorrentes dos efeitos do uso crônico, o que será, muitas vezes, a demanda de um serviço ambulatorial.

A abordagem desse paciente envolve situações de intoxicação aguda, abstinência e dependência. Trata-se de um assunto complexo e multifatorial no qual o médico generalista estará inserido, assim como outros profissionais da área de saúde. Como o objetivo deste capítulo é a abordagem do tratamento ambulatorial, os quadros decorrentes de intoxicação aguda não se enquadram nesse perfil, devendo, nesses casos, o paciente ser encaminhado para um serviço de emergência hospitalar (clínica/psiquiátrica). Cabe ao médico, após a avaliação clínica, identificar a hierarquia da gravidade dos sintomas (físicos ou psíquicos) para encaminhamento adequado.

Todos sabem que a base para um tratamento eficaz é a confiança estabelecida na relação médico-paciente,

Quadro 90.1 Sinais físicos

Tremor leve
Pressão arterial lábil
Hipertensão arterial
Taquicardia e/ou arritmia cardíaca
Hepatomegalia
Irritação nasal
Irritação das conjuntivas
"Síndrome da higiene bucal" (disfarçar o hálito)
Uso frequente de colírio

Quadro 90.2 Sintomas

Alterações do sono
Humor deprimido ou instável
Ansiedade
Irritabilidade exagerada
Alterações da memória e da percepção da realidade
Faltas frequentes nas atividades laborativas e escolares ou em compromissos sociais
Queixas gastrointestinais
História de traumatismo e acidentes frequentes
Disfunção sexual

o que não difere em relação ao atendimento do usuário de drogas. Portanto, ao atendê-lo deve-se ter um discurso positivo que o estimule à aderir ao tratamento.

AGENTES PSICOATIVOS

SEDATIVO-HIPNÓTICOS

Incluem-se nessa categoria os benzodiazepínicos (BZD), os barbitúricos e os hipnóticos não benzodiazepínicos. Os BZD estão entre os fármacos mais prescritos no mundo, dadas as suas propriedades sedativas, ansiolíticas, hipnóticas, anticonvulsivantes e de relaxamento muscular. Ocupam o sétimo lugar entre os medicamentos mais vendidos no Brasil, ficando o clonazepam (Rivotril®) em segundo lugar, atrás apenas de um anticoncepcional. Segundo os dados do II Levantamento Domiciliar sobre o Uso de Drogas Psicotrópicas, em 2005, 5,6% da população brasileira já fizeram uso na vida de BZD sem prescrição médica. Com o surgimento dos BZD, considerados medicamentos mais seguros, houve uma queda substancial nas indicações dos barbitúricos, os quais, atualmente, quase só são utilizados para indução anestésica e quadros epilépticos. Novos indutores do sono, não BZD, como zolpidem e zolpiclone, têm, recentemente, sido relacionados com o risco de abuso, principalmente em usuários de outras substâncias. Em se tratando de situações decorrentes do uso de barbitúricos e dos novos indutores do sono não BZD, deve-se encaminhar para o especialista. No Quadro 90.3 observam-se os principais benzodiazepínicos e suas meias-vidas.

O médico deve estar atento ao alto potencial de abuso e dependência dos BZD, uma vez que muitas pessoas que iniciam seu uso por indicação terapêutica passam a fazer uso abusivo dessas substâncias, o que pode ser prevenido, por um lado, pela adesão às recomendações para o curto período de tratamento e com a mínima dose eficaz. Por outro lado, o médico deve escutar a dor e o sofrimento de seu paciente, resguardando uma distância necessária para apoiá-lo, sem cair na fácil tentação de medicar qualquer dor.

Na anamnese desses pacientes são três as perguntas-chave que auxiliarão a compreensão do padrão de uso das drogas e a identificação de uma possível síndrome de abstinência/dependência:

- Qual o medicamento que estava/está usando?
- Com que frequência e dose?
- Se interrompeu o uso, de que forma (gradual ou abrupta)? Se não interrompeu, aumentou a dose?

A síndrome de abstinência (SA) de BZD caracteriza-se pelos efeitos opostos aos terapêuticos, como ansiedade, insônia e, em casos mais graves, crises convulsivas e aluci-

Quadro 90.3 Meia-vida dos benzodiazepínicos

Benzodiazepínico	Meia-vida (horas)
Meia-vida muito curta	
Midazolam	1,5 a 2,5
Meia-vida curta	
Alprazolam	6 a 20
Bromazepam	12
Oxazepam	5 a 20
Lorazepam	9 a 22
Clorazepato	6 a 8
Estazolam	8 a 24
Meia-vida intermediária	
Clordiazepóxido	10 a 29
Clonazepam	19 a 42
Diazepam	14 a 61
Nitrazepam	16 a 48
Meia-vida longa	
Cloxazolam	20 a 90
Clobazam	50
Flurazepam	36 a 120

Fonte: Cordioli, 2005.

nações (Quadro 90.4). Acontece cerca de 2 a 3 dias após a suspensão ou diminuição da dose de um BZD de meia-vida curta e pode permanecer por até 10 dias, no caso de um BZD de meia-vida longa. Quase a metade dos pacientes que fazem uso de BZD por mais de 12 meses desenvolvem quadros de abstinência. Atualmente, sabe-se que a SA pode ocorrer de 4 a 6 semanas após o uso contínuo da medicação. Por isso, preconiza-se seu uso, sempre que possível, por no máximo 4 semanas, evitando a administração diária.

A gravidade da SA está associada a três aspectos:

1. Tempo de uso da medicação (quanto maior o tempo, mais intensa ou de maior duração será a SA.
2. Dose média utilizada (quanto maior a dose, mais intensa ou de maior duração a SA).
3. Meia-vida do benzodiazepínico (quanto maior a meia-vida, mais intensa ou de maior duração a SA).

Em pacientes usando altas doses de BZD e por longos períodos podem aparecer condições mais graves, como *delirium* (síndrome confusional aguda), despersonalização (sensação de estranheza de si próprio), ilusões, alucinações e, até mesmo, convulsões e coma.

Quadro 90.4 Sintomas da síndrome de abstinência dos benzodiazepínicos

Físicos	Psíquicos
Quadro semelhante ao da gripe	Ansiedade
Sudorese	Irritabilidade
Palpitações	Inquietação ou agitação psicomotora
Tremores	Insônia
Letargia	Pesadelos
Cefaleia	Diminuição da memória e da concentração
Perda de apetite	Intolerância a ruídos altos e luzes fortes
Contrações e dores musculares	Sintomas depressivos
Náuseas e vômitos	

Quadro 90.5 Doses terapêuticas e equivalências dos benzodiazepínicos

	Dose terapêutica (mg)	Dose equivalente ao diazepam de 10mg
Midazolam		15
Alprazolam	0,75 a 4	1
Bromazepam	1,5 a 1,8	6
Lorazepam	2 a 6	2
Clordizepóxido	15 a 100	25
Clonazepam	1 a 3	2
Diazepam	4 a 40	10
Nitrazepam	5 a 10	10

Fonte: Cordioli, 2005.

Vale ressaltar a importância do diagnóstico diferencial entre uma SA por BZD e uma exacerbação ou reagudização de sintomas ansiosos (ansiedade de rebote). Na SA, os sintomas aparecem alguns dias após a redução ou parada do medicamento, são mais graves no início e tendem a melhorar com o tempo, além de serem mais intensos e polimórficos, ao passo que na ansiedade de rebote os sintomas se assemelham aos anteriores quando do início do uso do medicamento, persistindo ou piorando com o tempo.

Tratamento

O tratamento da dependência dos BZD mediante o manejo dos sintomas de abstinência tem como base três possibilidades:

1. **Redução gradual da dose:** como princípio básico indica-se a diminuição de 25%, com intervalos, buscando-se maiores reduções a partir daí. Na vigência de desconforto insuportável pode-se titular a dose individualmente para uma mais alta:
   - **Pacientes com menos de 6 semanas de uso:** reduzir a dose em 25% a cada período de 7 a 10 dias (em um total de três etapas).
   - **Pacientes com 6 semanas a 6 meses de uso:** reduzir a dose em 25% a cada período de 10 a 20 dias, progressivamente, até a retirada completa.
   - **Pacientes com mais de 6 meses de uso:** reduzir a dose em 25% a cada período de 6 a 8 semanas e apenas recorrer a intervalos maiores se os sintomas da SA forem muito intensos.
2. **Substituição por outro BZD:** essa estratégia é utilizada quando o paciente experimenta sintomas de SA com a abordagem anterior. Nesse caso, substitui-se por um BZD de meia-vida mais longa com equivalência de dose. Recomenda-se diazepam como referência (Quadro 90.5). Daí em diante, segue-se o protocolo de redução gradual da dose.
3. **Substituição por outra droga** nos casos em que os esquemas anteriores não forem bem-sucedidos, pode ser necessária a substituição por outra droga, havendo, então, a indicação de encaminhamento ao psiquiatra.

A SA por barbitúricos é considerada uma emergência psiquiátrica, devendo ser tratada em regime de internamento hospitalar.

Opioides

Os opioides são substâncias depressoras do SNC com atividade agonista ou similar à morfina, com efeitos analgésicos potentes, antitussígenos e antidiarreicos. São usados no tratamento da dor, sobretudo em neoplasias malignas, cólicas biliares ou renais e estados pós-operatórios. O Brasil é o maior consumidor de analgésicos opioides da América do Sul e, entre os médicos, a dependência de opioides chega a 22%. O usuário pode procurar atendimento ambulatorial em duas situações:

1. **Abstinência:** sudorese, lacrimejamento, rinorreia, bocejos, ansiedade, mialgias, cólicas intestinais, midríase, piloereção, tremores, insônia, ondas de calor e frio, inquietação, náusea e/ou vômitos, diarreia, hipertensão e taquicardia (hiperatividade autonômica).
2. **Intoxicação:** apatia, letargia, sonolência, disforia, retardo psicomotor, miose, fala ininteligível, prejuízo do julgamento, da atenção e da memória.

Quadro 90.6 Principais opioides de uso comercial no Brasil

Substância	Nome comercial
Buprenorfina	Tangesic®
Codeína	Belacocid®, Bromalgina®, Codein®, Codaten®, Tylex®
Diidrocodeína	Synalgos-DC®
Diidrocodeinona	Hycodan®
Fentanila	Inovan®
Meperidina	Demerol®, Dolantina®
Morfina	Dimorf®, Morfina®
Propoxifeno	Alfagan®, Doloxene®

São opioides sintéticos de uso corriqueiro na prática médica: meperidina, fentanila, propoxifeno e metadona, entre outros (Quadro 90.6).

A SA inicia-se após 6 horas para os opioides de curta ação (heroína) e após 1 a 2 dias para os de ação longa (metadona).

O tratamento dos casos de intoxicação por opioides deve ser realizado em ambiente hospitalar. Uma vez identificada a abstinência/e ou dependência, o paciente deverá ser encaminhado a um serviço especializado psiquiátrico.

ANFETAMINAS

As anfetaminas são aminas simpatomiméticas usadas clinicamente para tratamento da obesidade, narcolepsia, transtorno do déficit de atenção e hiperatividade (TDAH), entre outras condições clínicas. Seus efeitos de euforia, diminuição da fadiga e aumento do estado de alerta estão diretamente associados ao potencial de abuso. São de simples fabricação – inclusive em laboratórios clandestinos – e de ampla difusão comercial, sendo a internet um meio de acesso fácil e rápido. A epidemia do consumo de anfetaminas continua aumentando globalmente, sendo elas consideradas as drogas mais populares depois da maconha. Em 2008, o Brasil apareceu como o terceiro maior consumidor mundial de anfetaminas legalmente produzidas (Quadro 90.7).

Destacam-se três tipos de usuários de anfetaminas:

- **Instrumentais:** as utilizam para ganhos específicos, como melhorar o desempenho intelectual e perder peso.
- **Recreativos:** consomem eventualmente em busca de seus efeitos estimulantes.
- **Crônicos:** não interrompem o uso afim de evitar os sintomas da SA.

Quadro 90.7 Substâncias anfetamínicas mais conhecidas, nome comercial e alguns nomes populares

Anfetamina	Nome comercial	Nome popular
Anfepramona ou dietilpropriona	Dualid S®; Hipofagin S®; Inibex S®; Moderine®	
Femproporex	Desobesil-M®	
Metilfenidato	Ritalina®	
Mazindol	Fagolipo®; Absten-Plus®	
Metanfetaminas	Pervitin® *Ecstasy*	ICE, nos EUA, fabricação ilegal no Brasil, pílula do amor, cápsula do vento, bala

Adaptado de Diehl e colaboradores.

Quadro 90.8 Efeitos sistêmicos das anfetaminas

Doses	Físicos	Psíquicos
Baixas doses ↓ Altas doses	↑FC ↑ PA ↓ apetite ↑ FR Dificuldade para dormir Sudorese Xerostomia Tremor muscular Convulsões Febre Dor torácica Arritmia cardíaca Morte por *overdose*	↓ da fadiga ↑ da confiança ↑ estado de alerta Inquietação psicomotora Fala excessiva Medo e apreensão Desconfiança Comportamento estereotipado Alucinações Psicose

- Infelizmente, muitos dos usuários instrumentais e recreativos tornam-se crônicos. No Quadro 90.8 são listados os principais efeitos dessas substâncias.

Quadros caracterizados por sintomas de pânico e psicose semelhante à sintomatologia da esquizofrenia paranoide podem ser induzidos pelas anfetaminas. A intoxicação aguda por *ecstasy* apresenta aspectos clínicos peculiares e graves: hipertermia e desidratação, levando a rabdomiólise e mioglobinúria associadas à falência renal e/ou cardiovascular, além de arritmias ventriculares e insuficiência hepática aguda. Essa substância, diferentemente de outras anfetaminas, tem propriedades alucinógenas.

A SA se caracteriza por fadiga, fissura ou *craving* (desejo intenso de consumir a substância, preditor de recaída), cefaleia, ansiedade, agitação, pesadelos, anedonia (perda do prazer), humor deprimido e hiperfagia. Pode ser dividida em duas fases:

- **Fase aguda:** surge 24 horas após a última dose e dura cerca de 7 a 10 dias. Caracteriza-se por aumento do sono e do apetite, sintomas semelhantes ao de depressão, ansiedade e fissura.
- **Fase subaguda:** a sintomatologia da fase aguda diminui e os sintomas se estabilizam, podendo durar até 2 semanas. Nessa fase, o risco de depressão clínica é alto. A SA pode se prolongar por 30 a 90 dias, fase chamada de protraída, quando estão presentes a fissura (*craving*), e a depressão e letargia persistentes podem levar ao suicídio.

TRATAMENTO

No que diz respeito à intoxicação aguda, o paciente deverá ser encaminhado para tratamento hospitalar emergencial. O tratamento da SA por anfetaminas é sintomático, por não haver medicamentos específicos. Usualmente, os sintomas são autolimitados e mesmo os casos mais graves não necessitam de internação, mas de observação e de cuidados gerais (ver tópico sobre o tratamento psicofarmacológico no final deste capítulo).

COCAÍNA E *CRACK*

A cocaína é um agente estimulante do SNC e, entre as substâncias ilícitas, é a principal responsável pela demanda de tratamento, apesar de não ser a mais consumida, fato revelador da magnitude do impacto pessoal e familiar dessa dependência. O *crack* consiste em uma nova forma de apresentação da cocaína, cuja via de administração é a pulmonar (fumada), o que torna sua absorção mais rápida e o efeito imediato, conferindo-lhe um poder maior de causar dependência, quando comparado às formas de administração oral e nasal da cocaína. O uso do *crack* está associado a mortes mais frequentes por complicações decorrentes de infecção por HIV e homicídio. A dependência do *crack* relaciona-se a graves problemas socioeconômicos: maior taxa de hospitalização, subemprego e desemprego, violência, vitimização e gastos com o sistema carcerário.

O abuso/dependência de cocaína e *crack* está associado ao uso nocivo concomitante de outras substâncias, sendo esta mais a regra do que a exceção. O uso simultâneo de cocaína/*crack* com álcool se constitui em problema sério por levar à produção de um metabólito ativo, o cocaetileno, responsável pelo maior risco de agravos à saúde e casos de *overdose*.

Efeitos agudos, semelhantes aos das anfetaminas, embora bem mais intensos e danosos, são caracterizados por euforia, autoconfiança elevada, aumento do senso de energia e da cognição, hipervigilância, redução do apetite, ansiedade e desconfiança exagerada, que pode atingir sintomas persecutórios e paranoides. Os sintomas físicos decorrem da descarga simpática generalizada, como aumento do trabalho cardíaco e da temperatura corporal, sudorese, tremores, hiperventilação, midríase, cefaleia, espasmos musculares, principalmente da língua e mandíbula, e convulsões. Comportamentos impulsivos e violentos (auto e heteroagressividade) podem ocorrer.

O dependente de cocaína/*crack* pode, muitas vezes, procurar atendimento médico devido a algum dano sistêmico do uso crônico dessas substâncias (Quadro 90.9).

A SA por cocaína/*crack* divide-se em três fases:

- ***Crash* (da primeira hora após a cessação do consumo até 3 ou 4 dias):** hipersonia, fadiga, depressão, irritabilidade, ansiedade, ideação suicida, fissura (*craving*).
- **Abstinência (de 12 a 96 horas após o *crash*, podendo durar de 2 semanas a 3 ou 4 meses):** humor disfórico e anedonia importante são seguidos pelo desaparecimento da memória dos efeitos negativos da subs-

Quadro 90.9 Complicações sistêmicas decorrentes do uso crônico de cocaína/*crack*

Cardiovasculares
HAS, arritmias, isquemia e/ou infarto do miocárdio, endocardite, miocardite (pelo uso endovenoso – EV)

Sistema nervoso central
Convulsões
AVCI e AVCH
Encefalopatia tóxica
Transtornos dos movimentos (tiques, coreias, reações distônicas)
Encefalites fúngicas e abscessos cerebrais (pelo uso EV)

Gastrointestinais
Má nutrição
Isquemia intestinal
Perfuração de duodeno

Cabeça e pescoço
Ulceração de gengiva/erosões do esmalte dentário
Rinite crônica – alérgica e vasomotora
Perfuração do septo nasal

Sistema endócrino
Diminuição dos níveis de prolactina
Elevação dos níveis de tirosina

Sistema respiratório
Lesões pulmonares variadas, principalmente pelo uso do *crack* – dores torácicas, hemoptise, pneumotórax, hemorragia pulmonar

Sistema reprodutor feminino
Aborto espontâneo, placenta prévia, descolamento prematuro da placenta (DPP), lesões fetais
Infecções (decorrentes do compartilhamento de seringas)
HIV, hepatite B/C, tétano

Adaptado de Fuglie, 2010.

tância, e a fissura tende a ficar mais forte, sobretudo quando em contato com o mesmo ambiente em que se usava a substâncias.

- **Extinção (desaparecimento gradual, podendo durar de meses a anos):** ocorre a resolução completa do quadro anterior. O *craving* é o sintoma residual, havendo risco de se recorrer à substância.

TRATAMENTO

A intoxicação aguda por cocaína/*crack* consiste em uma situação de emergência clínica em que é indicado o atendimento em serviço de emergência clínica geral.

O tratamento da dependência e da abstinência da cocaínca/*crack* é essencialmente de suporte e sintomático. Não há medicamentos específicos para isso. Nesses casos, o médico precisa diagnosticar as complicações clínicas decorrentes do uso crônico dessas substâncias e providenciar as condutas adequadas. Uma vez identificada sintomatologia psiquiátrica, o paciente deve ser referenciado para um serviço especializado. O médico poderá iniciar o tratamento para os quadros de depressão, agitação e psicose seguindo o esquema terapêutico que será descrito no final deste capítulo.

MACONHA

A *Cannabis sativa* (maconha) tem como principal princípio ativo o Δ-tetra-hidrocanabinol, responsável por seus efeitos psicoativos. No Brasil, segundo o CEBRID, 8,8% da população brasileira referiu uso da maconha durante a vida. Trata-se da substância ilícita mais consumida no mundo. Todas as vias de administração já foram tentadas, mas a via pulmonar (fumada) é a mais comum. Seus efeitos podem ser observados no Quadro 90.10.

Normalmente, a intoxicação aguda pela *Cannabis* não leva à procura por atenção médica, tendo em vista que o reasseguramento psicológico e a orientação para a realidade fornecidos por amigos e familiares costumam ser suficientes. O paciente pode procurar o serviço médico com sintomatologia semelhante a transtorno do pânico, transtorno depressivo e outros quadros ansiosos ou psicóticos. Nesses casos, o paciente deverá ser encaminhado para um serviço especializado.

INALANTES/SOLVENTES

Consistem em substâncias com diferentes estruturas químicas extremamente voláteis que, quando inaladas, produzem rapidamente sensações agradáveis e excitatórias, como euforia e desinibição, dando a impressão de um melhor desempenho sexual. São divididos em quatro classes – solventes voláteis, aerossóis, anestésicos e nitratos voláteis – e encontrados em produtos como gasolina, cola, solventes, vernizes, esmaltes, aerossóis, tintas, corretivos líquidos para texto, colas, lança-perfume, "loló", propano encontrado em isqueiros, gasolina, limpadores de cabeçotes, purificadores de ar, odorizantes de ambientes etc.

Os efeitos agudos provocados pela intoxicação são semelhantes aos produzidos pelo álcool, com euforia inicial seguida de depressão do SNC, que se agrava à medida que o consumo aumenta. Inúmeras evidências indicam que o uso abusivo dos solventes causa mais danos ao cérebro e outros órgãos (coração, pulmões, rins, fígado e nervos periféricos) do que o de substâncias mais populares (como cocaína e maconha). O risco de ocorrer uma fatalidade é muito maior, resultante de "morte súbita" por complicação cardíaca. Transtornos psiquiátricos, como depressão, alterações de personalidade, distúrbio de conduta e quadros psicóticos e neurológicos (demência, epilepsia, síndrome cerebelar), podem ocorrer com o uso crônico.

TRATAMENTO

Assim como na maioria dos casos, o tratamento baseia-se em medidas de suporte e no tratamento dos

Quadro 90.10 Efeitos da maconha no organismo

Gerais	Neurológicos	Cardiológicos	Psíquicos
Relaxamento	Distração	↑FC	Euforia
Midríase	Alteração da percepção	↑PA	Despersonalização
Hiperemia conjuntival	Alteração da coordenação motora		Ansiedade
Boca seca	Maior risco de acidentes		Alucinações
Aumento do apetite	Fala pastosa		Perda da capacidade de *insight*
Rinite			↑Risco de sintomas psicóticos naqueles com antecedentes familiares
Faringite			

sintomas, sendo de fundamental importância o diagnóstico preciso das complicações clínicas associadas e a conduta adequada. Caso predominem os sintomas psiquiátricos de depressão, agitação e psicose, deve ser adotado o esquema de tratamento descrito a seguir. A dependência deve ser tratada em serviço especializado.

TRATAMENTO SINTOMÁTICO DOS TRANSTORNOS PSIQUIÁTRICOS RELACIONADOS COM O USO DE SUBSTÂNCIAS PSICOATIVAS

O tratamento psicofarmacológico das complicações psiquiátricas causadas pelo consumo de substâncias psicoativas é sintomático. Portanto, será realizado de acordo com o quadro clínico apresentado, independentemente da substância que o produziu. As principais síndromes são:

- **Depressão:** há evidências de que a fluoxetina reduz a fissura e de que a imipramina contribui para a adesão ao tratamento.
    - Fluoxetina: dose inicial de 20mg, 1 comprimido, pela manhã, podendo chegar a 60mg/dia.
    - Imipramina: dose inicial de 25mg, aumentando 25mg a cada 3dias, até a dose máxima de 150mg/dia.
    - Paroxetina: 20 a 60mg/dia.
    - Citalopram: 20 a 60mg/dia.
    - Bupropiona: 150mg pela manhã, podendo chegar a 300mg/dia, sendo a segunda dose administrada até, no máximo, às 16 horas.

Durante o acompanhamento do quadro depressivo, deve-se ficar atento às ideias suicidas, pois nesses casos o internamento psiquiátrico está formalmente indicado.

- **Agitação/psicose (delírios, alucinações)/*delirium*:**
    - Agitação intensa e *delirium*: encaminhar para emergência psiquiátrica.
    - Psicose: haloperidol 5mg, em dose única à noite, chegando a 10mg/dia, 5mg a cada 12 horas. Usa-se prometazina 25mg associada a cada tomada do haloperidol, para evitar efeitos colaterais extrapiramidais. Risperidona: 2mg, VO, inicialmente, podendo aumentar para 4mg/dia, em duas tomadas de 2mg.

Caso não ocorra melhora da sintomatologia em até 72 horas, ou se houver piora do quadro, o paciente deve ser encaminhado para a emergência psiquiátrica.

LEITURA RECOMENDADA

Carlini EA, Gualduróz JCF, Noto AR, Nappo SA. II Levantamento Domiciliar sobre o Uso de Drogas Psicotrópicas no Brasil: estudo envolvendo as 108 maiores cidades do país. São Paulo: CEBRID – Centro Brasileiro de Informações Sobre Drogas Psicotrópicas: UNIFESP – Universidade Federal de São Paulo, 2005.

Cordioli AV. Psicofármacos: consulta rápida. 3. ed. Porto Alegre: Artmed, 2005:102-5, 352-5.

Diehl A, Cordeiro DA, Laranjeira R et al. Tratamentos farmacológicos para dependência química – da evidência científica à prática clínica. Porto Alegre: Artmed, 2010.

Diehl A, Cordeiro DA, Laranjeira R et al. Dependência química: prevenção, tratamento e políticas públicas. Porto Alegre: Artmed, 2011.

Figlie NB, Bordin S, Laranjeira R. Aconselhamento em dependência química. 2. ed. São Paulo: Roca, 2010.

Freud S. Obras psicológicas completas de Sigmund Freud: edição standard brasileira. 2. ed. Vol XXI. Rio de Janeiro: Imago, 1987:83.

OMS. Classificação de Transtornos Mentais e de Comportamento da CID-10: Descrições clínicas e diretrizes diagnósticas. Porto Alegre: Artes Médicas, 1993.

Silva CJ. Animações em dependência química. São Paulo: Universidade Federal de São Paulo. [Internet]. 2010 [acesso em 2010 out 20]. Disponível em: http://www.virtual.epm.br/material/depquim/animacoes.htm#

Corticoterapia – Indicações, Dosagens e Cuidados com o Usuário

CAPÍTULO 91

Renata Carneiro de Menezes
Eduardo Andrada Pessoa de Figueiredo
Marclébio Manuel Coêlho Dourado

INTRODUÇÃO

Os corticosteroides (CE) representam a classe de agentes anti-inflamatórios e imunomoduladores mais importante e mais frequentemente utilizada desde sua introdução na prática clínica. Sua potência e custo-efetividade são as principais razões para a disseminação de seu uso. Simultaneamente, apresentam alto potencial para efeitos colaterais sérios e frequentes em praticamente todo o organismo, especialmente quando administradas incorretamente. Sua importância está relacionada não só com a melhora da qualidade de vida, mas também com a sobrevida dos pacientes com doenças que apresentam características imunológicas em sua etiopatogênese.

Os CE são hormônios produzidos fisiologicamente pelo córtex da suprarrenal e regulados pela produção do hormônio adrenocorticotrópico (ACTH ou corticotropina), liberado pela adeno-hipófise sob o controle do hipotálamo por meio do hormônio liberador de corticotrópico (CRH), em função de diversos estímulos (ritmo circadiano, estímulos dolorosos e situações de estresse).

Os CE têm ação *glicocorticoide* (CE), desejável do ponto de vista terapêutico, com importantes efeitos metabólicos, agindo em todos os tecidos e sistemas do organismo e sendo utilizados na prática médica em virtude de seus potentes efeitos anti-inflamatórios e imunossupressores, e ação *mineralocorticoide*, não desejável, relacionada com a manutenção do equilíbrio de sódio e água no organismo.

Apesar das controvérsias ainda existentes com relação às suas indicações, dose, tempo de uso e tipo de CE a ser prescrito, não há dúvida de que são fármacos de extrema importância na prática clínica e que o conhecimento de suas indicações e efeitos indesejáveis pode orientar seu uso correto. Assim, é importante ter os conhecimentos necessários para o uso seguro dos CE, bem como saber os cuidados a serem tomados com os usuários de corticosteroides.

CONSIDERAÇÕES SOBRE O USO TERAPÊUTICO DOS CE

- Ao se indicar a terapia com CE é importante, em primeiro lugar, haver um diagnóstico. O medicamento pode modificar o quadro clínico inicial e dificultar, ou mesmo impossibilitar o estabelecimento diagnóstico após sua utilização.
- A indicação de CE deve ser individualizada, a fim de se obter o maior benefício terapêutico com menores efeitos colaterais.
- Verificar a possibilidade de outro fármaco alternativo, com menos efeitos colaterais. Não se deve fazer "teste terapêutico" com CE.
- Para os pacientes com programação de dose imunossupressora (> 0,5mg/kg/dia) deve-se considerar a realização de radiografia de tórax, teste de Mantoux e terapia empírica para estrongiloidíase (com uso de ivermectina, albendazol ou tiabendazol), como forma de prevenir recidiva de tuberculose ou desenvolvimento de estrongiloidíase disseminada, respectivamente. A profilaxia de estrongiloidíase disseminada pode ser feita com as seguintes alternativas: ivermectina (Revectina®, 6mg por comprimido) 200µg/kg em dose única via oral (habitualmente dois comprimidos de 6mg para um adulto de 70kg), ou albendazol (Zolben®, Zentel®, 400mg por comprimido) 400mg/dia por 3 dias, ou tiabendazol (Thiaben®, 500mg por comprimido) 25mg/kg/dose, máximo de 1.500mg/dose a cada 12 horas por 3 dias.
- Os CE sintéticos são mais potentes do que o cortisol natural, exceto pela hidrocortisona, que apresenta

Quadro 91.1 Potência e equivalência dos glicocorticoides

Corticosteroide	Potência anti-inflamatória	Dose equivalente (mg)	Meia-vida plasmática (minutos)	Meia-vida biológica (horas)
Hidrocortisona	1	20	90	8 a 12
Cortisona	0,8	25	30	8 a 12
Prednisona	4	5	60	12 a 36
Prednisolona	4	5	200	12 a 36
Metilprednisolona	5	4	180	12 a 36
Triancinolona	5	4	350	12 a 36
Betametasona	23 a 30	0,6	100 a 300	36 a 54
Dexametasona	20 a 30	0,75	100 a 300	36 a 54
Deflazacort	3	7,5	–	–

potência semelhante. A equivalência dos CE pode ser observada no Quadro 91.1.

- Deve-se considerar a evidência de eficácia do CE na patologia indicada, que preparação utilizar, a dose, a frequência e a via de administração, bem como os índices da doença a serem monitorizados para avaliação da eficácia terapêutica. A dose e a via de administração dependem da patologia a ser tratada. Os Quadros 91.2 e 91.3 resumem as informações para o uso da prednisona e metilprednisolona, os CE geralmente mais utilizados na prática clínica diária.

PREDNISONA

- **Apresentação:** Prednisona®, Meticorten®, genéricos, comprimidos de 5 e 20 mg.
- **Posologia:** oral: iniciar com 5 a 60mg/dia, dependendo da condição a ser tratada. Deve ser baseada na gravidade da doença e na resposta do paciente (Quadro 91.2).

METILPREDNISOLONA (Quadro 91.3)

- Apresentação:
  - Depo-Medrol® (acetato de metilprednisolona): solução de 40mg/frasco 2mL.
  - Alergolon®: 4mg – comprimido.
  - Solu-Medrol® (succinato sódico de metilprednisolona) – pó liofilizado de 40, 125 e 500mg e 1 g: 1 frasco-ampola (FA) + 1 FA de diluente de 1, 2, 8 e 16mL, respectivamente.

Apenas o succinato sódico pode ser administrado EV. Em virtude da alta solubilidade, apresenta rápido início de ação EV ou IM. O acetato tem baixa solubilidade e efeito IM sustentado.

- **Pulsoterapia com CE:** administração de altas doses de CE endovenoso por curtos períodos de tempo. Apresenta rápido início de ação anti-inflamatória e imunossupressora, porém com efeito curto (< 30 dias).
  - **Indicações:** exacerbações de doença, pacientes com doença grave e risco de vida ou com lesão de órgão-alvo nobre, pacientes que apresentem intensa atividade inflamatória não controlada com CE oral em doses baixas associada a imunossupressores, ou quando o aumento da dose do CE não for desejado.
  - **Dose:** geralmente se utiliza a metilprednisolona, 15 a 20mg/kg/dose/dia (máximo 1g/dose), por 3 a 5 dias.
  - **Modo de administração:** deve ser administrado associado a SG5% e em tempo não inferior a 120 minutos, em 2 a 3 horas. Deve ser realizada em ambiente hospitalar ou ambulatorial com supervisão médica durante e após sua realização, pois efeitos colaterais podem ocorrer, não havendo necessidade de internação, a menos que a gravidade da doença exija.
  - **Efeitos colaterais:** durante a infusão, podem ocorrer retenção hídrica, distúrbios hidroeletrolíticos (especialmente hipopotassemia), arritmias cardíacas, hipertensão arterial, insuficiência cardíaca congestiva, hiperglicemia transitória, distúrbios de comportamento, labilidade emocional, insônia e, mais tardiamente, predisposição a infecções. Atenção especial durante o procedimento com o aumento da pressão arterial. Se necessário, utilizar furosemida e diminuir o tempo de gotejamento da infusão.

COMO MINIMIZAR OS EFEITOS INDESEJÁVEIS DOS CE?

- Os efeitos indesejáveis dos CE são comuns, particularmente quando utilizados em doses elevadas ou por

Quadro 91.2 Dose específica de prednisona de acordo com a indicação

Indicação	Dose específica
Asma aguda	40 a 60mg/dia VO por 3 a 10 dias, em dose única ou divididos em duas doses ao dia
Anafilaxia, tratamento adjuvante	0,5mg/kg VO em dose única ou diária
Antineoplásico	10mg/dia a 100mg/m^2/dia VO, dependendo da indicação. Dose em regimes de combinação deve ser consultada
Hepatite autoimune	60mg/dia por 1 semana, seguidos de 40mg/dia por 1 semana, 30mg/dia por 2 semanas e 20mg/dia. Quando usada com azatioprina, dar metade dessa dose
Dermatomiosite/polimiosite	Oral: 1mg/kg/dia (0,5 a 1,5mg/kg/dia), geralmente associado a um agente poupador de CE; dependendo da resposta/tolerância, considerar desmame lento após 2 a 8 semanas, progredir com o desmame por 6 a 12 meses até alcançar uma dose baixa que previna exacerbações
Herpes zoster	Oral: 60mg/dia por 7 dias, seguidos de 30mg/dia por 7 dias e 15mg/dia por mais 7 dias; iniciar naqueles com menos de 72h de doença
Púrpura trombocitopênica idiopática	Oral: 1 a 2mg/kg/dia; duração a depender da evolução
Pneumonia por *Pneumocytis carinii* (PPC)	Iniciar dentro de 72h da terapia de PPC: 40mg 2×/dia por 5 dias, seguidos de 40mg 1×/dia por 5 dias, 20mg 1×/dia por 11 dias ou até completar o esquema antibiótico
Artrite reumatoide	Oral: ≤10mg/dia em esquema de manutenção; doses maiores em casos de artrite aguda (1mg/kg/dia) até a resolução do processo da artrite aguda
Lúpus eritematoso sistêmico (LES)	Oral: LES leve: ≤10mg/dia; refratário ou grave com lesão de órgão: 20 a 60mg/dia
Gota	Oral: 30 a 50mg/dia por 1 ou 2 dias, desmamar em 7 a 10 dias Endovenoso (EV): 20mg de metilprednisolona 2×/dia, redução progressiva de metade da dose após início da melhora, manter 4mg 2×/dia por 5 dias Considerar o uso principalmente nos hipersensíveis aos anti-inflamatórios ou nos pacientes com lesão renal
Arterite temporal	Não complicada: 40 a 60mg/dia; após melhora, desmame progressivo até 10mg/dia, mantendo no total por 9 a 12 meses Perda visual: metilprednisolona 1g/dia EV por 3 dias, manter 1mg/kg/dia de prednisona como nos casos não complicados
Tireotoxicose (tipo II induzido por amiodarona)	Oral: 30 a 40mg/dia por 7 a 14 dias; desmame gradual por 3 meses
Tuberculose, grave, reações paradoxais	Oral: 1mg/kg/dia; reduzir gradualmente após 1 ou 2 semanas

longo período de tempo, ou quando o paciente é criança ou idoso. No entanto, mesmo com doses baixas administradas por longo período de tempo, efeitos colaterais graves podem ocorrer.

- Deve-se dar preferência aos compostos de curta duração, como prednisona ou prednisolona, na menor dose efetiva e pelo menor tempo possível, administrada em dose única diária, pela manhã, para tentar simular a secreção fisiológica do cortisol pela suprarrenal. A secreção fisiológica do cortisol apresenta um ciclo circadiano e sofre alterações de acordo com o período do dia, atingindo o máximo durante as primeiras horas da manhã.
- Assim que possível, deve-se reduzir a dose do CE de modo a minimizar os efeitos colaterais e manter o eixo hipotálamo-hipófise-adrenal (HHA) funcionante. A supressão do eixo HHA ocorre devido ao *feedback* negativo do CE exógeno ou endógeno sobre o hipotálamo e a hipófise, suprimindo a produção do hormônio hipotalâmico liberador de corticotropina (CRH) e a secreção do ACTH, respectivamente.
- O deflazacort pode ser usado com opção, pois é um CE desenvolvido com o objetivo de minimizar os efeitos colaterais da prednisona. Apresenta menor potência anti-inflamatória e imunossupressora, e quando utilizado em doses eficazes, apresenta os mesmos efeitos dos demais. Assim, há ganho de potência com os mesmos efeitos colaterais, porém o custo financeiro é mais alto.
- O tempo necessário para que ocorra a supressão depende da dose e do tempo de uso do CE, variando entre os pacientes e devendo ser considerados:

Quadro 91.3 Posologia e esquemas terapêuticos da metilprednisolona

Dose anti-inflamatória e imunossupressora
Oral: 2 a 60mg/dia divididos em 1 a 4 doses inicialmente; desmame gradual até a menor dose possível consistente com a manutenção de uma resposta clínica adequada
IM (succinato sódico): 10 a 80mg/dia 1×/dia
IM (acetato): 10 a 80mg a cada 1 ou 2 semanas
EV (succinato sódico): 10 a 40mg em 5min e repetir EV ou IM em intervalos a depender da resposta clínica; em caso de necessidade de doses maiores, administrar 30mg/kg em ≥ 30min, podendo repetir a cada 4 a 6h por 48h

Condições alérgicas: oral – esquema de desmame
Dia 1: 24mg (8mg antes do café da manhã, 4mg após o almoço e o jantar e 8mg ao deitar ou 24mg em dose única ou dividida em 2 ou 3×/dia)
Dia 2: 20mg (4mg antes do café da manhã, após o almoço e o jantar e 8mg ao deitar)
Dia 3: 16mg (4mg antes do café da manhã, após o almoço e o jantar, e ao deitar)
Dia 4: 12mg (4mg antes do café da manhã, após o almoço e ao deitar)
Dia 5: 8mg (4mg antes do café da manhã e ao deitar)
Dia 6: 4mg antes do café da manhã

Dermatomiosite/polimiosite
EV (*succinato sódico*): 1g/dia por 3 a 5 dias em caso de fraqueza muscular grave, seguido de conversão para prednisona oral

Estado asmático
EV (*succinato sódico*): dose inicial de 2mg/kg/dose; depois, 0,5 a 1mg/kg/dose a cada 6h por até 5 dias

Lesão medular aguda
EV (*succinato sódico*): 30mg/kg em 15min, seguidos por 45min de infusão contínua de 5 a 4mg/kg/h por 23h

Dermatite grave aguda
IM (acetato): 80 a 120mg em dose única

Dermatite crônica
IM (acetato): 40 a 120mg a cada 5 a 10 dias

Nefrite lúpica
EV (*succinato sódico*), alta-dose "pulsoterapia": 1g/dia, EV, por 3 dias

Anemia aplásica
EV (*succinato sódico*): 1mg/kg/dia ou 40mg/dia (a maior dose), por 4 dias; posteriormente, passar para oral e manter por 10 dias ou até a resolução dos sintomas; reduzir rapidamente por ± 2 semanas

Pneumonia por *Pneumocystis* em paciente com SIDA
EV: 30mg 2×/dia por 5 dias, posteriormente 30mg 1×/dia por 5 dias, 15mg 1×/dia por 11 dias

Artrite
Intra-articular (acetato): grande articulação (joelho, tornozelo, ombro): 0,5 a 2mL (20 a 80mg); mediana (cotovelo): 0,25 a 1mL (10 a 40mg de esteroide); pequena (MCF, IF, esternoclavicular, acromioclavicular): 0,1 a 0,25mL (4 a 10mg de esteroide)

Intralesional
Acetato: 20 a 60mg a cada 1 a 5 semanas

SIDA: síndrome da imunodeficiência adquirida; MCF: metacarpofalangiana; IF: interfalangiana.

- **Suprimidos:** pacientes que receberam > 20mg/dia de prednisona por > 3 semanas nos últimos 12 meses; qualquer paciente com clínica de síndrome de Cushing. Conduta nestes casos: não necessitam de avaliação da função do eixo HHA, devendo ser tratados como qualquer paciente com insuficiência suprarrenal secundária, incluindo o uso de bracelete ou colar de alerta médico, cartão de informação médica e, o que é discutível, portar seringa preenchida com 4mg de fosfato de dexametasona para emergências. O CE deve ser desmamado gradualmente para promover a recuperação da função do eixo HHA.
- **Não suprimidos:** pacientes tratados com qualquer dose de CE não parenteral por < 3 semanas nos últimos 12 meses; pacientes com corticoterapia em dias alternados e em doses fisiológicas (5 a 7mg de dose equivalente da prednisona).
- **Intermediários:** pacientes em uso de 10 a 20mg/dia de prednisona por > 3 semanas nos últimos 12 meses; pacientes em uso de < 10mg/dia de prednisona ou equivalente, que não tomada única à noite,

por mais que algumas semanas. Conduta: não necessitam avaliar a função do eixo HHA, a menos que a terapia deva ser suspensa abruptamente ou que tenham passado por estresse agudo, como cirurgia.

COMO SUSPENDER O USO DO CE?

- Em usuários crônicos (aqueles em uso por mais de 3 semanas, no mínimo, e mais de 20mg/dia), a dose deve ser reduzida lenta e progressivamente, com o objetivo de prevenir a recidiva da atividade da doença de base e os sintomas de insuficiência adrenal devido à supressão persistente do eixo.
- Em geral, objetiva-se uma retirada estável de 10% a 20% da dose (Quadro 91.4), acomodando-se à conveniência e à resposta individual do paciente:
  - 10mg a cada 1 ou 2 semanas em dose inicial > 60mg/dia de prednisona ou equivalente;
  - 5mg a cada 1 ou 2 semanas em doses de prednisona entre 20 e 60mg/dia;
  - 2,5mg a cada 1 ou 2 semanas em doses de prednisona entre 10 e 19mg/dia;
  - 1mg a cada 1 ou 2 semanas em doses de prednisona entre 5 e 9 mg/dia;
  - 0,5mg a cada 1 ou 2 semanas em doses de prednisona < 5mg/dia, o que pode ser conseguido alternando-se as doses diárias.
- Embora não haja evidências quanto à retirada de CE em regime de dias alternados, em alguns pacientes utiliza-se a conduta de, uma vez que a dose de prednisona esteja em 20 a 30mg/dia, reduzir 5mg/dia da dose em dias alternados (D1/D2) por 1 a 2 semanas até a dose de 10mg/dia alternada com 20 a 30mg/dia. A partir daí, são reduzidos 2,5mg/dia a cada 1 a 2 semanas até zero. Posteriormente, reduzi-se da maneira recomendada para o regime diário (o paciente toma a dose de desmame no D1 e mantém a dose de 20 a 30mg/dia no D2, desmama até a dose zero no D1; a partir desse ponto, reduz a dose do D2 da mesma maneira). Deve ser lembrado que embora esse regime seja efetivo na maioria das doenças, pacientes com artrite reumatoide geralmente não vão tolerar a dose em dias alternados, permanecendo com doses diárias de manutenção.

USO DOS CE EM SITUAÇÕES ESPECIAIS

- Em casos de cirurgia em paciente usuário de CE, recomenda-se que:
  - Pacientes em uso de CE por menos de 3 semanas devem manter sua dose usual de CE no perioperatório.
  - Para procedimentos menores ou cirurgia sob anestesia local (p. ex., hernioplastia inguinal), mantém-se a dose usual do CE. Não há necessidade de suplementação extra.
  - Para estresse cirúrgico moderado (p. ex., revascularização de extremidade inferior, artroplastia), tomar a dose usual pela manhã e administrar 50mg de hidrocortisona endovenosa antes do procedimento e 25mg a cada 8 horas por 24 horas. Retornar à dose usual posteriormente.
  - Para estresse cirúrgico maior (p. ex., esofagogastrectomia, colectomia), tomar a dose usual pela manhã e administrar 100mg de hidrocortisona endovenosa antes da indução da anestesia e 50mg a cada 8 horas por 24 horas. Reduzir a dose pela metade diariamente até o nível de manutenção.
- Quanto à vacinação em pacientes em uso de CE:
  - A imunossupressão decorrente do uso crônico de CE é uma contraindicação para a administração de vacinas com vírus vivo, como sarampo, caxumba, rubéola (MMR), varicela e varíola (Quadro 91.5).
  - Com relação à resposta à vacinação, a dose e a duração do uso do CE, bem como a doença de base do paciente, são importantes fatores determinantes na predição da resposta:
- Pacientes com doença grave ou muito frágeis, como os recém-transplantados ou com malignidade, podem não responder adequadamente à vacinação.

Quadro 91.4 Desmame da corticoterapia

Dose inicial de prednisona ou equivalente	Retirada do CE
Uso até 3 semanas	Não necessita desmame (independente da dose administrada)
> 60mg/dia	10mg a cada 1 ou 2 semanas
Entre 20 e 60mg/dia	5mg a cada 1 ou 2 semanas
Entre 10 e 19mg/dia	2,5mg a cada 1 ou 2 semanas
Entre 5 e 9mg/dia	1mg a cada 1 ou 2 semanas
< 5mg/dia	0,5mg a cada 1 ou 2 semanas (pode ser conseguido alternando-se a dose diária)

Quadro 91.5 Vacinas contraindicadas para pacientes em corticoterapia crônica

Sarampo
Caxumba
Rubéola
Varicela
Varíola

- Vacinas para pneumococo e influenza são imunogênicas (estimularão a resposta humoral) na maioria dos pacientes em corticoterapia para doença reumatológica, renal ou pulmonar, embora os títulos do anticorpo (Ac) possam ser reduzidos.
- Em pacientes com resposta comprometida à vacinação, remoção do CE de uso crônico em dose baixa pode melhorar a produção de Ac.

EFEITOS COLATERAIS

Embora sejam extremamente úteis em uma variedade de doenças e especialidades, agindo em todos os tecidos e sistemas do organismo, os CE apresentam uma variedade de efeitos colaterais (EC), que variam dos aspectos esteticamente incômodos para o paciente (p. ex., aspecto cushingoide) até aqueles com risco de vida (p. ex., infecção grave). Deve-se atentar para o fato de que muitos EC precoces são assintomáticos (p. ex., osteoporose vertebral, catarata precoce) até que os pacientes desenvolvam manifestações tardias que necessitem de cuidado médico (colapso vertebral, extração cirúrgica da catarata). A toxicidade dos CE é uma das causas mais comuns de iatrogenia associada à doença inflamatória crônica.

Os EC estão intimamente relacionados com a dose e o tempo de uso dos CE, embora na maioria dos casos uma dose ou duração "limite" não esteja estabelecida. A maior controvérsia é em relação à segurança relativa do uso do CE em dose baixa (< 10mg/dia de prednisona ou equivalente) em doenças crônicas, visto que vários estudos demonstraram que o uso de dose baixa a longo prazo é um preditor independente significativo de EC sérios. Além dos EC relacionados com o uso crônico dos CE, a suspensão brusca, ou a rápida diminuição da dose, pode ocasionar a síndrome da retirada rápida de CE: artralgias, mialgias, fadiga, adinamia e instabilidade emocional.

Os principais efeitos colaterais dos CE estão relacionados no Quadro 91.6.

ALTERAÇÕES HEMATOLÓGICAS ASSOCIADAS AO USO DE CORTICOIDE

- O uso de CE, em relação à série branca do hemograma, pode induzir uma leucocitose, principalmente à custa de polimorfonucleares, além de concomitantes eosinopenia, ou anaeosinopenia, e linfopenia. Essa leucocitose, dose-dependente, pode atingir valores $\geq 20.000/mm^3$ logo nas primeiras 6 horas após a administração do medicamento, reduzindo esses níveis ao longo dos primeiros 15 dias, mas sem retornar aos níveis prévios ao tratamento, caso não se descontinue sua administração.
- Raramente, pode ocorrer desvio à esquerda, mas não ultrapassando os 6% de bastonetes; valores maiores do que esse e/ou a presença de granulações tóxicas em glóbulos brancos periféricos indicam a possibilidade de infecção associada.
- A leucocitose induzida por esse tipo de medicamento não é totalmente esclarecida, mas sabe-se que ocorrem diminuição da adesão de neutrófilos circulantes marginalizados e maiores produção e liberação de neutrófilos da medula óssea mediante o aumento sérico do fator estimulador de colônia induzido pelo corticoide.

Quadro 91.6 Efeitos colaterais dos corticosteroides

Renais Hipopotassemia Retenção de sódio e água, aumento da calciúria	**Oculares** Glaucoma, exoftalmia Catarata subcapsular posterior Cegueira	**Neuropsiquiátricos** Euforia Disforia/depressão Insônia Psicose Pseudotumor cerebral
Ósseos Osteoporose Necrose avascular	**Cardiovasculares** Dislipidemia Doença aterosclerótica prematura Hipertensão Arritmias nas pulsoterapias	
Geniturinários e reprodutivos Amenorreia/infertilidade Restrição do crescimento intrauterino		**Doenças infecciosas** Infecções oportunistas Risco aumentado de infecções típicas Herpes zoster
Pele e tecidos moles Aparência cushingoide Afinamento da pele e púrpura Alopecia Acne Hirsutismo Estria Hipertricose	**Gastrointestinal** Doença ulcerosa péptica Gastrite Pancreatite Esteato-hepatite Perfuração visceral	**Endócrinos** Hiperglicemia e *diabetes mellitus** Aumento de peso Insuficiência hipotálamo-hipófise-adrenal Retardo do crescimento Insuficiência adrenal Modificação nos depósitos de gordura
	Musculares Miopatia	

* Os corticosteroides não induzem diabetes, apenas exacerbam uma tendência individual para o desenvolvimento ou pioram o controle do diabetes instalado.

OSTEOPOROSE INDUZIDA PELO CORTICOSTEROIDE (OICE)

- Causa mais frequente de osteoporose secundária, e provavelmente o efeito adverso mais comum da corticoterapia crônica em baixa dose, sendo sua incidência tempo e dose-dependentes. A perda óssea é mais rápida nos primeiros 6 meses de uso e atinge, principalmente, o osso trabecular em relação ao cortical, com ocorrência de fraturas em valores mais altos de densidade mineral óssea (DMO) do que as que ocorrem na osteoporose pós-menopáusica. Metade dos pacientes que fazem uso de CE por mais de 6 meses têm osteoporose, com o desenvolvimento de fraturas em cerca de um terço dos casos, caso o tratamento se prolongue por 1 ano.
- Os mecanismos pelos quais os CE conduzem a uma diminuição da massa mineral óssea são multifatoriais, provocando, principalmente, desequilíbrio no metabolismo de remodelação óssea, aumento da reabsorção e diminuição da formação. O papel fundamental parece ser o do sistema constituído pelo RANK (*receptor activador do factor nuclear kappaB*), RANKL (*RANK ligant*) e OPG (osteoprotegerina) que, estimulando a osteoclastogênese, potencializa a reabsorção óssea.
- Alguns princípios gerais devem ser seguidos por todos os pacientes em terapia com CE para a prevenção de perda de massa óssea e fraturas e o tratamento da OICE (Quadro 91.7).

MIOPATIA INDUZIDA PELO CORTICOSTEROIDE

- Infrequente em pacientes tratados com < 10mg/dia de prednisona ou equivalente. Quanto maior a dose, maior a chance de desenvolvimento e mais rápida a instalação.
- Não existe um teste diagnóstico definitivo. As enzimas musculares serão normais. Eletroneuromiografia é geralmente normal (pode mostrar potenciais de baixa amplitude). Biópsia muscular revela atrofia inespecífica de fibras tipo IIb sem sinais de necrose ou inflamação.
- O diagnóstico é de exclusão, baseado na história, no tempo de exposição ao CE e na ausência de outras causas de miopatia, sendo mais definitiva a redução da dose do CE e a observação da resposta da força muscular. O diagnóstico é estabelecido demonstrando-se a melhora da força dentro de 3 a 4 semanas da redução apropriada da dose, enquanto sintomas decorrentes de uma miopatia inflamatória devem piorar.
- Caso o paciente não possa suspender o CE, deve-se manter a menor dose efetiva e substituir um CE fluorado, como dexametasona, por um CE não fluorado, como prednisona.

INSUFICIÊNCIA ADRENAL AGUDA INDUZIDA PELO CORTICOIDE

- A retirada abrupta do CE é uma das causas de insuficiência adrenal aguda e seu tratamento está descrito no Quadro 91.8.

Quadro 91.7 Recomendações para prevenção e tratamento da osteoporose induzida por CE

Usar o CE nas menores dose e duração possíveis. Até doses de reposição podem causar perda óssea. Terapia alternativa deve ser usada sempre que possível
Terapia tópica (CE inalatório para asma, como budesonida, ou enemas para doença intestinal) deve ser preferida
Considerar pulsoterapia, alta dose por curto tempo, em vez de terapia contínua por semanas ou meses
Encorajar o paciente a manter-se ativo, com exercícios que utilizem carga diariamente por 30 a 60 minutos, para proteção óssea e prevenção de atrofia muscular induzida pelo CE
Eliminar fatores de risco, como fumo e excesso de álcool, e prevenir quedas
Pacientes iniciando prednisona ≥ 5mg/dia por ≥ 3 meses e pacientes em uso de CE prolongado com *T-score* < – 1 devem iniciar simultaneamente à terapia (American College of Rheumatology – ACR):
Cálcio 1.000 a 1.500mg/dia e vitamina D 800UI/dia por dieta ou suplemento (necessários mas geralmente insuficientes como monoterapia na prevenção de perda óssea e fraturas; terapia com bifosfonato ou outro medicamento frequentemente é necessária)
Bifosfonato – usar com cuidado em mulheres pré-menopausadas:
Prevenção: alendronato 35mg/semana ou risedronato 35mg/semana
Tratamento: alendronato 70mg/semanal ou risedronato 35mg/semana
Reposição de testosterona em homens com hipogonadismo
Calcitonina nos casos de contraindicação ou intolerância aos bifosfonatos
Seguimento anual com densitometria óssea para determinar se a perda óssea persiste

Quadro 91.8 Tratamento da insuficiência adrenal aguda

Medidas emergenciais

1. Estabelecer acesso EV com agulha de grosso calibre
2. Dosagem sérica de eletrólitos, glicose, cortisol basal e ACTH plasmático. Não aguardar resultados dos exames para iniciar o tratamento
3. Infusão de 2 a 3 litros de salina isotônica a 0,9%, ou dextrose a 5% na salina isotônica, o mais rápido possível. Monitorizar sinais de sobrecarga hídrica (pressão venosa central ou periférica e crepitantes pulmonares). Reduzir taxa de infusão caso necessário
4. Fosfato de dexametasona 4mg EV. Hidrocortisona EV (100mg imediatamente e a cada 6h) pode ser usada, mas irá interferir no cortisol plasmático durante o teste de estimulação com ACTH. Mineralocorticoides são desnecessários nesse momento
5. Medidas de suporte se necessárias

Medidas subagudas após estabilização do paciente (após a primeira hora)

1. Continuar com soro fisiológico EV em uma taxa mais lenta pelas próximas 24 a 48 horas
2. Procurar e tratar uma possível causa infecciosa precipitante
3. Realizar teste de estimulação com ACTH para confirmar o diagnóstico caso o paciente não apresente antecedente de insuficiência adrenal
4. Determinar o tipo de insuficiência adrenal e sua causa, se ainda não estabelecido
5. Desmamar CE para dose de manutenção em 1 a 3 dias, caso a doença precipitante ou complicante permita
6. Iniciar reposição de mineralocorticoide com fludrocortisona (0,1mg/dia VO) quando a infusão de solução salina for suspensa

Leitura Recomendada

Buttgereit F, Burmester GR. Glucocorticoids. In: Klippel JH, Stone JH, Crofford LJ, White PH (eds.) Primer on rheumatic diseases. New York: Springer Science, 2008:644-50.

Buttgereit F, Spies C, Kirwan J. Glucocorticoids. In: Bijlsma JWJ, Burmester GR, da Silva JAP, Faarvang KL, Hachulla E, Mariette X (eds). EULAR compendium on rheumatic diseases. London: BMJ Publishing Group Ltd, 2009:601-15.

Cossermelli W, Pastor E H, Cossermelli-Messina C, Fuller R. Antiinflamatórios esteróides ou corticosteróides (CE). In: Cossermelli W (ed.) Terapêutica em reumatologia. São Paulo: Lemos Editorial, 2000:93-109.

Coursin DB, Wood KE. Corticosteroid supplementation for adrenal insufficiency. JAMA 2002; 287(2):236-40.

Crockard AD, Boylan MT, McMillan SA, Droogan AG, Hawkins SA. Methylprednisolone-induced neutrophil leukocytosis - downmodulation of neutrophil L-selectin and Mac-1 expression and induction of granulocyte-colony stimulating factor. Int J Clin Lab Res 1998.

Pimenta ME. Atualização de fármacos utilizados em reumatologia – glicocorticóides. Temas de Reumatologia Clínica 2006; 7(3):88-95.

Recommendations for the prevention and treatment of glucocorticoid-induced osteoporosis: 2001 update. American College of Rheumatology Ad Hoc Committee on Glucocorticoid-Induced Osteoporosis. Arthritis Rheum 2001; 44(7):1496-503.

Rosen HN. Prevention and treatment of glucocorticoid-induced osteoporosis. UpToDate, 2010.

Saag KG, Furst DE. Glucocorticoid withdrawal. UpToDate, 2010.

Saag KG, Furst DE. Major side effects of systemic glucocorticoids. UpToDate, 2010.

Salem M, Tainsh RE, Bromberg J et al. Perioperative glucocorticoid coverage: a reassessment 42 years after the emergence of a problem. Ann Surg 1994; 219(4):416-25.

Shoenfeld Y, Gurewich Y, Gallant LA, Pinkhas J. Prednisone-induced leukocytosis: influence of dosage, method and duration of administration on the degree of leukocytosis. Am J Med 1981 Nov.

Van Staa TP, Leufkens HGM, Cooper C. The epidemiology of corticosteroid-induced osteoporosis: a meta-analysis. Osteoporos Int 2002; 13:777-87.

Welsh GA, Manzullo EF, Nieman LK. The surgical patient taking glucocorticoids. UpToDate, 2010.

Manejo da Anticoagulação Oral

CAPÍTULO 92

Antonio Carlos Bacelar Nunes Filho
Paulo de Lara Lavítola • Max Grinberg

INTRODUÇÃO

O anticoagulante oral (ACO) varfarina consiste na terapia padrão para prevenção e tratamento de fenômenos tromboembólicos há mais de 50 anos. É uma das principais medicações prescritas na prática clínica. Anualmente, 2 milhões de americanos iniciam o tratamento com varfarina e, com o envelhecimento progressivo da população, a tendência é que seu uso se torne ainda maior.

A principal utilização da varfarina é na prevenção de tromboembolismo (TE) em pacientes com fibrilação atrial (FA), arritmia cardíaca mais comum. Outras indicações para seu uso incluem: tratamento de trombose venosa profunda e embolia pulmonar, doença valvar com episódio prévio de TE, próteses valvares, estados de hipercoagulabilidade (trombofilias adquiridas e hereditárias, síndrome do anticorpo antifosfolipídio) e casos selecionados de miocardiopatia dilatada e doença arterial coronária.

A varfarina é um fármaco seguro e eficaz, desde que a dose administrada seja rigorosamente controlada. No entanto, a manutenção da relação normatizada internacional INR na sigla em inglês) na faixa terapêutica é difícil e dependente de inúmeros fatores, como idade, peso, dieta, uso concomitante de medicações e variabilidade genética. A maioria dos efeitos adversos está relacionada com o ajuste da dose e o período no qual o paciente fica exposto à fenômenos trombóticos e hemorrágicos.

ANTICOAGULAÇÃO

Na prática diária, dispõe-se de dois grupos antitrombóticos:

- **Anticoagulantes de administração oral:** fenprocumona (Marcoumar®), acenocumarol (Sintron®), fenindiona (Dindevan®), varfarina sódica cristalina (Cumadin®) e varfarina sódica (Marevan®).
- **Anticoagulantes de uso parenteral:** heparinas. Nesse grupo são conhecidas as heparinas não fracionadas (HNF – Liquemine®) e as heparinas de baixo peso molecular (HBPM): dalteparina (Fragmin®), nadroparina (Fraxiparina®) e enoxaparina (Clexane®).

Dos compostos utilizados por via oral, a varfarina, tanto na composição sódica como na sódica cristalina, é a mais utilizada em virtude de suas propriedades favoráveis: boa disponibilidade e início e duração de ação previsíveis com alta eficácia clínica.

Absorvida pelo trato gástrico e transformada em metabólitos inativos no retículo sarcoplasmático dos hepatócitos, a varfarina apresenta grande fixação à albumina e somente pequena quantidade inativa é eliminada pelos rins.

O pico de concentração do medicamento varia de 2 a 8 horas, com início de ação em 1 hora. Entretanto, a ação eficaz somente é percebida ao final de 5 dias, em função da meia-vida diferente dos fatores de coagulação. As proteínas C e S (anticoagulantes) têm meia-vida efêmera, de apenas 4 horas, mas os fatores X e II têm meia-vida estimada em 40 a 100 horas, respectivamente. Esse fato explicaria a ação paradoxal procoagulante da varfarina, que pode ocorrer no início do tratamento.

A varfarina atua inibindo a ação do complexo enzimático vitamina K-redutase (VKORC1), particularmente da vitamina K epóxido-redutase, diminuindo a formação da vitamina K reduzida (cofator da ativação dos fatores de coagulação vitamina K-dependentes através da enzima γ-glutamilcarboxilase). Na presença de menor proporção da vitamina K ativa, são geradas formas parcialmente carboxiladas dos fatores II, VII, IX e X, os quais se tornam menos ativos.

ESQUEMA TERAPÊUTICO

Os agentes antitrombóticos de uso endovenoso ou subcutâneo (heparinas) e os de uso oral (varfarina) são empregados de modo isolado ou associados conforme situações clínicas bem definidas para início do tratamento. Diante da necessidade de proteção antitrombótica rápida, a escolha do tratamento recai sobre o uso concomitante dos medicamentos, protocolo sugerido, por exemplo, no início do tratamento de embolia pulmonar e no pós-operatório imediato de implante de prótese valvar mecânica. No uso concomitante de medicamentos, a heparina é suspensa no momento em que os valores do INR estão próximos do ideal.

O ACO é utilizado de maneira isolada para início do tratamento, quando a prevenção do TE pode ser alcançada não imediatamente. É situação mais cômoda e empregada na prevenção do TE nos portadores de FA permanente/persistente ou paroxística na ausência de prótese mecânica.

A heparina é utilizada de maneira isolada como substituta do tratamento oral durante o preparo pré-operatório de cirurgias com risco de sangramento. Em função da meia-vida mais curta da heparina, ela deve ser suspensa próximo à cirurgia, a fim de que o paciente permaneça por mais tempo sob efeito protetor.

POSOLOGIA

Início do Tratamento

No InCor HC-FMUSP, adota-se a estratégia para uso do anticoagulante oral na dose de 2,5 a 5mg/dia associado a heparina. A enoxaparina (heparina de baixo peso molecular [HBPM]) tem se mostrado eficiente e segura nas doses de 1mg/kg a cada 12 horas.

Os valores de INR devem ser avaliados diariamente a partir do terceiro dia da associação medicamentosa, a qual deve ser mantida até que sejam atingidos os valores-alvo do INR. Desse modo, evita-se a suspensão precoce (risco de TE) ou tardia (anticoagulação excessiva e sangramento) da heparina.

Diante de FA persistente ou paroxística, a varfarina é prescrita isoladamente. A exceção ocorre nos casos de pacientes com história prévia de trombofilia (maior risco de efeito pró-trombótico paradoxal da varfarina).

Dosagem

Durante algum tempo, houve dúvidas quanto à posologia ideal da varfarina. A intensidade da anticoagulação era resultado de opção pessoal e as doses eram prescritas de maneira empírica, sem o apoio de evidências sólidas.

Atualmente, é seguro e eficaz o início do tratamento com o anticoagulante na dose de 5mg, mantida por 5 dias para paciente com idade igual ou inferior a 65 anos. No quinto dia de tratamento, deve ser feito ajuste da dose do medicamento, se necessário, com base no controle laboratorial. Exames laboratoriais devem ser repetidos a cada 5 a 7 dias para conhecimento do valor do INR e ajustes da dose, até que se encontre a dose que mantenha o valor-alvo de INR. Depois, os exames podem ser repetidos a intervalos de 30 a 60 dias.

A dose inicial de 5mg/dia impede a anticoagulação excessiva, reduzindo riscos potenciais de formação de um estado intermediário de hipercoagulação paradoxal, consequente à redução dos níveis das proteínas C e S nas primeiras 36 horas após administração do ACO. A dose de manutenção é individual e pode variar ao longo do tempo.

Há maior sensibilidade à varfarina em pacientes idosos (> 65 anos), pacientes com disfunção renal e naqueles que fazem uso concomitante de medicação com efeito agonista à varfarina (principal exemplo, amiodarona). Nesses casos, doses iniciais menores (2,5mg/dia) foram suficientes para alcançar níveis de INR preditos sem intercorrências. A maior sensibilidade à varfarina entre aqueles com idade mais avançada é atribuída à menor capacidade de eliminação renal.

O Quadro 92.1 mostra os níveis terapêuticos adequados em diversas situações.

Quadro 92.1 Níveis recomendados de INR para anticoagulação adequada

Condição clínica	INR
Fibrilação atrial paroxística ou persistente	2,0 a 3,0
Trombose venosa profunda/embolia pulmonar	2,0 a 3,0
Flutter atrial	2,0 a 3,0
Doença valvar mitral reumática com evento tromboembólico prévio (independente do ritmo)	2,0 a 3,0
Prótese mecânica mitral	2,5 a 3,5
Prótese mecânica aórtica sem FR Prótese mecânica aórtica com FR	2,0 a 3,0 2,5 a 3,5
Trombofilias	2,0 a 3,0

FR: fatores de risco: disfunção ventricular, evento embólico prévio (acidente vascular encefálico, embolia pulmonar, embolia arterial) e estados de hipercoagulabilidade.

DIFICULDADE DE CONTROLE

No ambulatório de anticoagulação do InCor HC-FMUSP percebeu-se que entre os idosos, desde o início do tratamento, uma menor proporção de pacientes apresenta valores adequados do INR (espelho da concentração plasmática efetiva do ACO) ao final do primeiro ano, quando comparados ao grupo de menor idade, com redução progressiva até o final da observação.

A partir de questionário aplicado a esse grupo de pacientes mais idosos, durante consultas de rotina, encontraram-se causas diversas que justificaram a dificuldade de anticoagulação: dependência de familiares para a administração da medicação; cardápios variados, favorecendo maior flutuação na ingestão de vitamina K; viagens frequentes, o que facilita o esquecimento da ingestão do fármaco; dificuldade financeira em adquirir o medicamento; dificuldade em acessar o laboratório; frequente inadaptação da dinâmica cardíaca responsável pela menor absorção gástrica do fármaco; polifarmácia, resultando em autorredução do fármaco por meio de interação medicamentosa.

DINÂMICA DE USO DA VARFARINA

Deve ser preocupação constante conhecer os valores do INR do paciente em uso de ACO. Um estreito acompanhamento da eficácia da dose prescrita a partir dos valores de INR possibilita ajustes da posologia, tornando o tratamento com ACO mais efetivo e seguro.

Para a obtenção dos benefícios da medicação com varfarina não basta a ingestão de comprimidos nas doses recomendadas, sendo necessário obedecer a algumas normas bem definidas que envolvem participação conjunta do paciente e, idealmente, uma equipe multiprofissional de saúde. Para isso, os pacientes eleitos necessitam conhecer bem as normas e obedecer-lhes, pois possíveis modificações na qualidade de vida durante o período de tratamento podem refletir-se na manutenção da qualidade da saúde. À equipe de saúde cabe, igualmente, conhecer as normas de tratamento para poder cobrá-la de seus usuários.

Entre as normas complexas cobradas do paciente está a obediência à pequena variação de cardápios. Assim, evita-se a flutuação no consumo de vitamina K. A atenção deve ser voltada para a necessidade de ingestão constante de vegetais, em pequena quantidade, pois eles reduzem o efeito anticoagulante.

Dose fracionada prescrita e modificada com frequência, manutenção do paciente constantemente alerta para não interromper o ACO por determinação própria

Quadro 92.2 Interações medicamentosas com varfarina

Agonistas	Antagonistas	Não interferem
Amiodarona	Azatioprina	Digital
Ácido acetilsalicílico	Carbamazepina	Betabloqueador
Anti-inflamatórios não esteroides	Barbitúricos	Bloqueador dos canais de cálcio
Omeprazol	Penicilina	Inibidor da enzima conversora de angiotensina
Ciprofloxacino	Rifampicina	
Norfloxacino	Ciclosporina	
Fluconazol		
Itraconazol		
Isoniazida		
Cimetidina		
Fenitoína		
Metronidazol		
Gingko biloba		
Eritromicina		

e lembrança do compromisso da comunicação compulsória à equipe médica antes da inclusão de nova medicação ajudam no bom controle anticoagulante.

Vários medicamentos interagem com os ACO, potencializando ou inibindo sua ação, ou mesmo reduzindo sua absorção. No Quadro 92.2 são apresentados alguns fármacos utilizados frequentemente com ação agonista ou antagonista para atuação do ACO.

EFEITOS ADVERSOS DA VARFARINA

A varfarina é o segundo fármaco relacionado à procura hospitalar em razão de efeitos adversos e a principal causa de óbito secundário a medicação.

Vários são os efeitos colaterais dos ACO, como sangramento, necrose cutânea, distúrbio gastrointestinal, púrpura, dermatite urticariforme e alopecia.

SANGRAMENTO

Costuma ocorrer sangramento com o uso de ACO, que pode chegar, em algumas séries, a 20%. O risco de sangramento depende da intensidade da anticoagulação, espelhada pelos valores do INR, e de características relacionadas com o paciente. À medida que os valores de INR aumentam em relação às taxas-alvo (2 a 3), a probabilidade de ocorrência de sangramento triplica (INR 3 a 3,9) ou quadruplica (INR 4 a 4,9). Sangramentos com INR < 4 estão, frequentemente, associados a doenças subclínicas relacionadas com predisposição para sangramento. Por exemplo, em um paciente que apresenta melena com INR entre 2 e 3, tem-se a obrigação de descartar patologias do trato gastrointestinal por meio de estudo endoscópico.

Quadro 92.3 Escore de risco para sangramento ambulatorial

Fatores de risco de sangramento	Pontos
Idade > 65 anos História de AVE História de sangramento GI Anemia (hematócrito < 30%) Diabetes *mellitus* Insuficiência renal (Cr > 1,5mg/dL) IAM recente	1 1 1 máximo de 1 ponto em caso de presença de alguma das condições
Categorias de risco de sangramento (probabilidade de sangramento)	**Total de pontos**
Baixo risco (0,8%) Risco intermediário (2,5%) Alto risco (10,6%)	0 1 a 2 3 a 4

AVE: acidente vascular encefálico; GI: gastrointestinal; Cr: creatinina; IAM: infarto agudo do miocárdio.

Para melhor estratificação do risco de sangramento e diminuição de sua ocorrência, foram criados diversos escores. Desses, um dos mais difundidos, simples e que apresenta grande validação na literatura foi criado por Beyth e cols. (Quadro 92.3). Esse escore classifica os pacientes como de baixo (0 ponto), intermediário (1 ou 2 pontos) ou alto risco para sangramentos maiores (3 ou 4 pontos). As taxas de sangramento entre os grupos são: baixo risco: 0,8% por pacientes/ano; risco intermediário: 2,5% por pacientes/ano; alto risco: 10,6% de pacientes/ano. Os pacientes considerados de alto risco têm taxas de sangramento 14 vezes maior do que aqueles de baixo risco.

Condutas práticas durante o sangramento

Diante de sangramentos de pequena gravidade, como epistaxe, metrorragia e hamatúrias discretas, recomenda-se a diminuição da dose do ACO. Procura-se manter índices de INR não superiores a 2 durante todo o período de sangramento. Com a subdose do ACO, a eficácia antitrombótica está reduzida, porém não é nula, mantendo-se alguma proteção antitrombótica.

Se houver sangramento de maior magnitude ou em área nobre (acidente vascular encefálico), tornam-se necessárias internação hospitalar e suspensão imediata do ACO. A persistência de sangramento grave implica infusão de plasma fresco congelado (2 a 4 unidades) para reposição de fator VIII, além de fibrinogênio e alfa-2-antiplasmina. Mantendo-se o quadro hemorrágico, acrescenta-se infusão de 10 unidades (adulto com peso próximo de 70kg) de crioprecipitado para reposição de fibrinogênio e fator VII, além de vitamina K1 em infusão venosa lenta. A dose recomendada é de 1 a 2 ampolas, equivalente a 10 a 20mg (1 ampola = 1mL = 10mg). O efeito máximo da vitamina K1 é esperado entre 1 e 2 horas após sua infusão parenteral.

Mais recentemente, tem sido utilizado concentrado de complexos protrombínicos (Prothromplex® e Beriplex®) ou fator VII recombinante (NovoSeven®), com reversão rápida e eficaz da coagulopatia induzida pela varfarina.

CONDUTAS NA SUPERDOSAGEM DE ANTICOAGULANTE ORAL

Doses elevadas de ACO, mesmo na ausência de sangramento, são percebidas por índices inadequados de INR, causando coagulopatia. Alguns procedimentos tornam-se obrigatórios, ainda que não haja sangramento (Quadro 92.4).

Para valor de INR entre 3,5 e 5, sugere-se a suspensão da próxima tomada do ACO e sua reintrodução em dose menor (0 a 20% da dose semanal). Em geral, é suficiente a retirada de 1,25mg de varfarina em dias alternados. Repete-se o controle laboratorial para conhecer o valor do INR após 1 semana.

Para índices de INR entre 5 e 9, recomenda-se a suspensão do ACO em duas a três doses. Segue-se tratamento menos intenso com varfarina (redução da dose semanal de 5% a 20%) e repete-se o exame laboratorial no prazo máximo de 7 dias.

Para valor de INR entre 10 e 15, sem sangramento macroscópico, impõem-se a suspensão da medicação e a administração de vitamina K oral ou endovenosa. A internação hospitalar é necessária diante de algum fator de risco associado, como hematomas espontâneos,

Quadro 92.4 Ajuste de dose de varfarina de acordo com o INR

INR	Ajuste sugerido da dose da varfarina
< 1,5	Aumentar a dose semanal em 10% a 20%. Considerar uma dose extra. Repetir o exame com 1 semana
1,5 a < 2,0	Aumentar a dose semanal em 5% a 10%. Repetir o exame com 1 semana
2,0 a 3,0	Sem alterações
> 3,0 a 3,5	Diminuir dose semanal em 0% a 20%. Repetir a critério médico
> 3,5 a 5,0	Suspender 1 dose. Diminuir dose semanal em 0% a 20%. Repetir o exame com 1 semana
5,0 a 9,0	Suspender 2 a 3 doses. Diminuir dose semanal em 5% a 20%. Repetir o exame com 1 semana
10 a 15	Suspender a medicação e administrar vitamina K oral ou endovenosa. INR diário e reintroduzir varfarina quando INR < 3 com diminuição da dose 5% a 25%
> 15	Internação hospitalar. Conduta semelhante para INR entre 10 e 15

artralgias, síndrome purpúrica dos pés, hipertensão arterial sistêmica e moradia distante de algum serviço hospitalar. A monitorização diária do INR apontará o momento adequado da reintrodução do ACO em menor intensidade (redução de 10% a 25% da dose semanal) e com ajuste individual.

Aqueles com índices de INR superiores a 15, mesmo na ausência de sangramento evidente, devem ter a medicação suspensa e ser observados em algum serviço hospitalar. A seguir, a conduta deve ser adotada sugerindo raciocínio análogo ao nível acima de 10.

Diante de aumentos inesperados de INR, é importante identificar a presença de algum fator externo com ação agonista ao ACO, além de ingestão inapropriada ou distraída do medicamento.

CONDUTAS EM PACIENTES SUBMETIDOS A PROCEDIMENTOS INVASIVOS

O aparecimento de patologia que exija tratamento cirúrgico ou procedimento invasivo (cineangiocoronariografia) coloca o médico em situação conflitante. Na postura conservadora, com permanência do ACO, o sangramento inerente ao ato cirúrgico pode ser exacerbado, tornando o resultado da cirurgia abaixo do esperado. A suspensão do ACO, ação mais radical, certamente dá ao cirurgião maior segurança no procedimento proposto, mas deixa o paciente exposto ao fenômeno da trombogênese, com consequente evento embólico. A redução do medicamento, que caracteriza a postura intermediária, pode ser igualmente desastrosa. É preciso cuidado ao definir quanto se deve reduzir do ACO para evitar sangramento e, simultaneamente, manter a proteção contra o TE. Antes de ser alterada a medicação, deve se, em perfeito entrosamento com a equipe cirúrgica, conhecer os riscos de sangramento esperados para o procedimento, mesmo na ausência de ACO, e contrapô-los à probabilidade de TE.

PROCEDIMENTOS CIRÚRGICOS MENORES

Incluem-se nesse grupo: correções de doença na pele, como suturas, exérese de tumores ou cistos de drenagem de abscesso; exodontia; biópsias – mesmo a céu fechado – de cólon e escopias de cólon, esôfago e brônquios. Diante desses procedimentos, sugere-se manter o ACO, com valores mais bem controlados de INR, para evitar a hipercoagulação (INR < 3), e proceder à adequada hemostasia.

PROCEDIMENTOS CIRÚRGICOS MAIORES

Considerando-se como população-alvo em uso do ACO aquela com FA, recomenda-se suspender o ACO no quinto dia antes do procedimento, diante da necessidade de cirurgias extracardíacas maiores. No quarto dia pré-operatório, deve-se iniciar tratamento com heparina não fracionada (HNF) ou HBPM (primeira escolha) subcutâneas (esquema ambulatorial – redução de custos com hospitalização). No dia da cirurgia, realiza-se controle laboratorial do INR e considera-se a suspensão do procedimento caso o INR esteja ≥ 1,5. As doses recomendadas variam de acordo com o fármaco escolhido (Quadro 92.5). A aplicação da HNF deve ser interrompida no mínimo 8 horas e a HBPM pelo menos 12 horas antes do procedimento. A anticoagulação com a heparina escolhida deve ser reiniciada, isolada ou em associação com ACO, no pós-operatório, logo após a liberação pelo cirurgião (primeiro ou segundo dia pós-operatório). A associação de medicamentos é mantida até que seja atingido INR ≥ 1,8. Essa estratégia é conhecida como "ponte com heparina".

Nos pacientes com prótese valvar mecânica, independente do ritmo cardíaco, recomendam-se internação hospitalar, suspensão do ACO no quinto dia pré-operatório e introdução de HNF endovenosa contínua a partir do quarto dia com controle adequado do tempo de tromboplastina parcial ativada (TTPa), que deverá permanecer entre 2 e 2,5 vezes o valor basal. A infusão é interrompida 6 horas antes da cirurgia. Para reintrodução da anticoagulação, segue-se o escrito anteriormente descrito com HNF endovenosa.

Quadro 92.5 Dose e apresentação das heparinas subcutâneas

Fármaco	Dose	Apresentação
Heparina não fracionada (Liquemine®)	10.000UI (2 ampolas) 12/12h SC	1 amp = 0,25mL = 5.000UI
Enoxaparina (Clexane®)	1mg/kg 12/12h SC	Seringa: 20, 40, 60 e 80mg
Dalteparina (Fragmin®)	100UI/kg 12/12h SC	1 amp = 5.000UI
Nadroparina (Fraxiparina®)	86UI/kg 12/12 h SC	Seringa 1mL = 9.500UI

SC: subcutâneo; amp: ampola.

LEITURA RECOMENDADA

Aspinall SL, DeSanzo BE, Trilli LE, Good CB. Bleeding risk index in an anticoagulation clinic. assessment by indication and implications for care. J Gen Intern Med 2005; 20:1008-13.

Du Breuil AL, Umland EM. Outpatient management of anticoagulation therapy. Am Fam Physician 2007; 75:1031-42.

Epstein RS, Moyer TP, Aubert RE et al. Warfarin genotyping reduces hospitalization rates: results from the MM-WES (Medic-Mayo Warfarin Effectiveness Study). J Am Coll Cardiol 2010; 55:2804-12.

Garcia D, Regan S, Crowther M, Hughes RA, Hylek EM. Warfarin maintenance dosing patterns in clinical practice. Implications for safer anticoagulation in the elderly population. Chest 2005; 127:2049-56.

Hirsh J, Guyatt G, Albers GW, Harrington R, Schünemann HJ, American College of Chest Physician. Antithrombotic and thrombolytic therapy: American College of Chest Physicians Evidence-Based Clinical Practice Guidelines (8th Edition). Chest 2008; 133:110S.

Lavítola PL, Spina GS, Sampaio RO, Tarasoutchi F, Grinberg M. Bleeding during oral anticoagulant therapy: warning against a greater hazard. Arq Bras Cardiol 2009; 93:174-9.

Lavítola PL. Anticoagulação nas disfunções valvares. In: Grinberg M, Sampaio RO. Doença valvar. Barueri: Manole, 2006:126-35.

Moyer TP, O'Kane DJ, Baudhuin LM et al. Warfarin sensitivity genotyping: a review of the literature and summary of patient experience. Mayo Clin Proc 2009; 84(12):1079-94.

Pengo V, Cucchini G, Denas G et al. Standardized low-molecular-weight heparin bridging regimen in outpatients on oral anticoagulants undergoing invasive procedure or surgery: an inception cohort management study. Circulation 2009; 119:2920-7.

Wysowski DK, Nourjah P, Swartz L. Bleeding complications with warfarin use: a prevalent adverse effect resulting in regulatory action. Arch Intern Med 2007; 167:1414-9.

CAPÍTULO 93

Fármacos no Idoso

Maria Magalhães Vasconcelos Guedes

INTRODUÇÃO

A terapia farmacológica é um componente essencial do cuidado com idosos no ambiente ambulatorial. A prescrição para essa população exige atenção maior no que diz respeito à interação medicamentosa em virtude do uso frequente de vários medicamentos. Além disso, ocorrem alterações fisiológicas nas farmacocinéticas e farmacodinâmicas dos fármacos nessa faixa etária, com consequente aumento do risco de toxicidade.

Apesar de indivíduos com idade maior ou igual a 65 anos representarem apenas 12% da população americana, eles consomem cerca de um terço de todos os fármacos prescritos nos EUA. Adicionalmente, mais de 80% de todos os idosos usam pelo menos uma medicação de modo contínuo. Pesquisa realizada em São Paulo, em 1995, evidenciou que cerca de 23% dos brasileiros consomem 60% da produção nacional de medicamentos. Estudo prévio realizado no Rio de Janeiro, em 1994, verificou que 80,19% dos idosos faziam uso regular de medicações.

Quanto maior o número de substâncias em uso, maior o risco de reações adversas, sendo de 3% naqueles que usam os medicamentos e podendo chegar a 82% nos pacientes que utilizam sete ou mais fármacos continuamente. Estudo realizado em Maringá no ano de 2001 evidenciou um consumo médio de 3,6 medicamentos por idoso, variando de uma a oito especialidades farmacêuticas.

As reações adversas às medicações constituem a principal forma de iatrogenia em idosos e estão intrinsecamente associadas à polifármacia, que é definida como o uso simultâneo de mais de quatro fármacos. A polifarmácia está relacionada com alguns fatores, como idade avançada, sexo feminino, cor branca, número elevado de comorbidades, alta dependência funcional, fragilidade, quedas, consultas com múltiplos médicos e internamento recente.

ALTERAÇÕES FISIOLÓGICAS NOS IDOSOS

As alterações fisiológicas que acompanham o envelhecimento afetam os diversos processos farmacológicos de absorção, distribuição, metabolização e eliminação das substâncias. Em geral, deve-se considerar o indivíduo isoladamente com seu estado fisiológico (nutricional, hidratação, débito cardíaco) e como suas características afetam cada medicamento de maneira específica (Quadro 93.1).

A absorção ocorre, principalmente, em razão de um processo de difusão passiva e altera-se pouco com a idade. No entanto, quando há associação de medicamentos, um deles pode influenciar a absorção do outro. Por exemplo, com o avançar da idade, há naturalmente um aumento no pH gástrico, que geralmente não causa impacto na absorção de fármacos individualmente. No entanto, quando um paciente idoso é usuário de antiácidos, a absorção de alguns antibióticos, assim como de ácido acetilsalicílico e digoxina, pode ficar muito comprometida.

A distribuição do fármaco pode ficar bastante alterada devido às mudanças na composição corpórea que ocorrem com o envelhecimento. Há diminuição da quantidade corporal total de água e da massa muscular, além de aumento proporcional do tecido adiposo no idoso. Essas alterações levam a diminuição no volume de distribuição e ao aumento nas concentrações séricas dos medicamentos. Fármacos hidrossolúveis, como digoxina, varfarina e propranolol, atingem maiores concentrações séricas em idosos com suas doses habituais para adultos. Por outro lado, para os agentes lipossolúveis, o aumento do volume de distribuição pode resultar em aumento de meia-vida e de duração de ação.

Quadro 93.1 Modificações farmacológicas relacionadas com a idade

Processo farmacocinético	Alteração fisiológica	Significado clínico
Absorção	↓ superfície absortiva ↓ fluxo sanguíneo esplâncnico ↑ pH gástrico Motilidade TGI alterada	Pouca alteração na absorção com a idade
Distribuição	↓ água corporal total ↓ massa proteica corporal ↑ gordura corporal Ligação proteica alterada ↓ albumina sérica	↑ concentração de medicamentos nos fluidos corporais; ↑ distribuição; ↑ tempo de meia-vida de fármacos lipossolúveis; ↑ fração livre de medicamentos que se ligam às proteínas
Metabolismo	↓ massa hepática ↓ fluxo sanguíneo hepático ↓ metabolismo de fase I	↓ metabolismo hepático de primeira passagem; ↓taxa de biotransformação
Eliminação	↓ fluxo plasmático renal ↓ taxa de filtração glomerular ↓ secreção tubular	↓ eliminação renal de alguns fármacos e metabólitos
Sensibilidade tecidual	Alterações no número de receptores Alterações na afinidade ao receptor Alterações na resposta nuclear	Maior ou menor sensibilidade individual a certos medicamentos

Adaptado de Beyth RJ, Shorr RI. Clin Geriatr Med 2002; 18:577-92.
TGI: trato gastrointestinal.

As proteínas séricas, em especial a albumina, também diminuem com a idade, o que leva à redução dos sítios de ligação proteicos e ao aumento dos níveis séricos das substâncias. Portanto, o idoso torna-se mais suscetível a reações adversas agudas quando dois ou mais medicamentos com alta afinidade proteica são prescritos em conjunto.

Se o idoso for institucionalizado ou portador de demência, será maior a chance de haver desnutrição associada a níveis ainda menores de albumina. Uma coorte realizada em dois institutos de longa permanência em Ontário, no Canadá, evidenciou uma taxa de eventos adversos a medicamentos de 9,8 por 100 residentes-mês. Nesse estudo, houve uma associação significativa entre a taxa de eventos adversos e o número de classes de medicamentos utilizados pelos pacientes, incluindo aqueles que utilizavam anticoagulantes, diuréticos, antipsicóticos e antiepilépticos.

Alterações no metabolismo de algumas substâncias também podem contribuir para aumentos de suas concentrações séricas e alguns afeitos adversos em idosos. Apesar de não haver comprovação histológica de alterações nos hepatócitos com o passar da idade, há diminuição comprovada de cerca de 40% no fluxo sanguíneo hepático em idosos. Além disso, o metabolismo catalisado pelo citocromo P450 reduz com a idade. Consequentemente, o metabolismo hepático de primeira passagem encontra-se naturalmente diminuído em idosos saudáveis. Acrescentem-se a isso mudanças relacionadas com o estilo de vida (p. ex., uso de cigarros, álcool ou cafeína), genótipo e doenças hepáticas prévias. Portanto, fármacos que são metabolizados nessa etapa apresentam prolongamento de suas meias-vidas, com aumento do risco de efeitos adversos em idosos (Quadro 93.2). Ainda não há uma maneira segura de prever as repercussões que o uso dessas medicações podem causar no indivíduo, assim como ajustar suas doses de acordo com a função hepática. O metabolismo hepático de fase II é minimamente afetado pela idade.

O fluxo sanguíneo renal diminui cerca de 1% ao ano após os 50 anos de idade, com queda na função renal progressiva com o avançar da idade. Em geral, não há aumento nos níveis de creatinina proporcional à insuficiência renal decorrente da diminuição da massa muscular. Portanto, a fórmula de Cockcroft-Gault, comu-

Quadro 93.2 Fármacos com metabolismo hepático prolongado em idosos

Paracetamol	Meperidina
Amitriptilina	Nortriptilina
Barbitúricos	Fenitoína
Clordiazepóxido	Prazosina
Diazepam	Propranolol
Difenidramina	Quinidina
Flurazepam	Salicilatos
Ibuprofeno	Teofilina
Labetalol	Tolbutamina
Lidocaína	Varfarina

Quadro 93.3 Fármacos com *clearance* diminuído em idosos

Metabolismo	Fármacos
Renal	Cardiovasculares: atenolol, digoxina, furosemida, hidroclorotiazida, procainamida, enalapril, lisinopril Antibióticos: ampicilina, ceftriaxona, gentamicina, penicilina, ciprofloxacino, levofloxacino, ofloxacino Gastrointestinal: cimetidina, ranitidina, famotidina Neurológicos: amantadina, lítio, pancurônio, fenobarbital Hipoglicemiantes: clorpropramida, gliburida
Hepático	Cardiovasculares: labetalol, lidocaína, prazosina, propranolol, quinidina, salicilatos, varfarina Analgésicos: paracetamol, ibuprofeno, meperidina, codeína Pulmonar: teofilina Neurológicos: amitriptilina, barbitúricos, fenitoína, benzodiazepínicos

Adaptado de Blanda MP. Emerg Med Clin N Am 2006; 24:449-65.

Quadro 93.4 Fármacos que induzem maior risco de internamento hospitalar (em ordem de frequência)

Diuréticos
Varfarina
Anti-inflamatórios não esteroides (incluindo AAS)
Quimioterápicos
Hipoglicemiantes orais
Antiepilépticos
Imunossupressores
Antibióticos

Adaptado de Postgrad Med J 1996; 72:671-6; Bandolier Extra 2002; 1:1-15.
AAS: ácido acetilsalicílico.

mente usada para estimativa do *clearance* de creatinina, pode superestimar a função renal em idosos frágeis ou em anasarca. Consequentemente, pode haver aumento no tempo de meia-vida das medicações excretadas pelos rins, aumento em seus níveis séricos e prolongamento dos efeitos clínicos (Quadro 93.3).

O envelhecimento também está associado a alterações na resposta de alguns sistemas aos medicamentos no nível dos receptores celulares. Há diminuição na sensibilidade dos receptores beta-adrenérgicos associada a uma possível diminuição da resposta clínica aos betabloqueadores e aos beta-agonistas.

REAÇÕES ADVERSAS

Reação adversa (RA) à medicação é definida pela Organização Mundial da Saúde como "qualquer efeito nocivo, não desejado e não intencionado de uma droga que ocorre no uso de suas doses corretas, seja para profilaxia, tratamento ou diagnóstico". Os idosos encontram-se sob risco maior de apresentar alguma reação adversa à medicação do que a população geral. Isso se deve a vários fatores, como presença de maior número de comorbidades, alterações de memória e uso de múltiplos fármacos prescritos e não prescritos.

As consequências de RA em idosos podem ser catastróficas. Atualmente, estão relacionadas com até 28% das causas de internamento hospitalar, sendo cerca de dois terços dos casos potencialmente preveníveis. Se fosse possível classificar as RA fatais como causa de óbito, seriam a quarta causa de óbito nos EUA, acima de pneumonia e *diabetes mellitus*. Alguns fármacos estão mais frequentemente associados a risco de internamento hospitalar em idosos (Quadro 93.4).

Em pacientes institucionalizados é elevada a prevalência de RA, pois eles agregam vários fatores predisponentes, como elevado número de comorbidades, polifarmácia, baixo índice de massa corporal e uma RA prévia. Outro subgrupo altamente suscetível é o dos idosos atendidos em emergência, tendo em vista sua fragilidade clínica e o desconhecimento por parte da equipe de saúde de suas comorbidades prévias e das medicações de uso regular. Estudos com esse subgrupo de pacientes evidenciam uma utilização média de 8,6 medicações, e 29% deles usam pelo menos um fármaco potencialmente inapropriado.

A maioria das RA é potencialmente prevenível, quando avaliadas as indicações de uso de cada medicamento e as interações com outras medicações em uso. Os sintomas mais comuns são os neuropsiquiátricos, hemorrágicos, gastrointestinais e distúrbios hidroeletrolíticos. Os Quadros 93.5 e 93.6 mostram algumas interações medicamentosas relevantes na prática clínica.

O profissional de saúde deve estar atento para avaliar se seu paciente é aderente ao tratamento prescrito, além de explicar de maneira clara o uso de cada novo medicamento para o paciente e pelo menos um familiar. Desse modo, evita-se a adição de novos fármacos desnecessários, o que aumentaria a polifarmácia e também o risco de RA. A má aderência ao esquema medicamentoso é mais comum na população senil em razão de alguns fatores, como déficit de memória, déficits sensoriais e uso de vários medicamentos. Más condições socioeconômicas também podem interferir na aderência. Estudos evidenciaram que apenas um em cada seis pacientes é capaz de manter intervalos e doses corretos continuamente, sem perder uma dose ou usar uma dose extra ocasionalmente.

A polifarmácia no idoso é muito frequente e se deve às múltiplas comorbidades comuns nessa população, assim como ao elevado índice de uso indiscriminado de

Quadro 93.5 Interações medicamentosas relevantes em idosos

Medicação	Interação	Efeitos potenciais
Digoxina	Antiácido e colestiramina	↓ Efetividade do medicamento
Digoxina	Amiodarona, verapamil, espironolactona, quinidina, itraconazol, eritromicina, diltiazem, propafenona, diuréticos	Intoxicação digitálica
Varfarina	Barbitúricos, carbamazepina, benzodiazepínicos, rifampicina, sucralfato, trazodona, vitamina K, metimazol, PTU	↓ Efeito do medicamento
Varfarina	AINE, sulfas, macrolídeos, quinolonas, fenitoína, paracetamol, omeprazol, ranitidina, cimetidina, álcool, alopurinol, amiodarona, heparina, AAS, tramadol, levotiroxina, metildopa, propranolol, pentoxifilina, sinvastatina, clofibrato, estreptocinase, cefalosporina, cloranfenicol, imidazólicos, metronidazol, isoniazida, valproato, IRSS, tamoxifeno e vacina contra influenza	↑ Efeito do medicamento com ↑ do risco de sangramento
AINE	Diuréticos	↑ Toxicidade renal
Lítio	Diuréticos	↑ Toxicidade do medicamento
IECA	Espironolactona e suplementos de potássio	Hiperpotassemia
Teofilina	Quinolonas, cimetidina e eritromicina	↑ Toxicidade do medicamento
Fenitoína	Barbitúricos e carbamazepina	Menor efeito anticonvulsivo
Isoniazida	Antiácidos	↓ Efetividade do medicamento

AINE: anti-inflamatórios não esteroides; AAS: ácido acetilsalicílico; PTU: propiltiouracil; IRSS: inibidor da recaptação seletiva de serotonina.

Quadro 93.6 Interações fármaco-doença em idosos

Demência	Anticolinérgicos, amantadina, levodopa, psicotrópicos e anticonvulsivantes	*Delirium* e confusão mental
Depressão	Benzodiazepínicos, álcool, corticosteroides, betabloqueadores e anti-hipertensivos de ação central	Precipitação ou exacerbação do quadro depressivo
Diabetes mellitus	Corticosteroides e diuréticos	Hiperglicemia
Distúrbio de condução cardíaca	Diltiazem, betabloqueadores, tricíclicos, digoxina e verapamil	Bloqueio cardíaco
DPOC	Betabloqueadores e opioides	Broncoconstrição e depressão respiratória
Doença vascular periférica	Betabloqueadores	Claudicação intermitente
Glaucoma	Anticolinérgicos	Piora do glaucoma
Hipopotassemia	Digoxina	Arritmia cardíaca
Hipotensão ortostática	Anti-hipertensivos, antipsicóticos, tricíclicos, diuréticos e levodopa	Queda, tontura e síncope
ICC	Betabloqueadores, verapamil e diltiazem	Exacerbação da ICC
IRC	Aminoglicosídeos, AINE e contraste	IRA
Úlcera péptica	AINE e anticoagulantes	Hemorragia TGI
Osteopenia	Corticosteroides	Fraturas
Prostatismo	Anticolinérgicos e agonistas alfa-adrenérgicos	Retenção urinária
HAS	AINE	Aumento pressórico

DPOC: doença pulmonar obstrutiva crônica; ICC: insuficiência cardíaca congestiva; IRC: insuficiência renal crônica; IRA: insuficiência renal aguda; AINE: anti-inflamatórios não esteroides; TGI: trato gastrointestinal; HAS: hipertensão arterial sistêmica.

medicações não prescritas. Dados americanos revelam que pessoas com mais de 65 anos de idade consomem cerca de um terço de todos os fármacos prescritos e mais da metade das medicações que não exigem prescrição médica. Os principais fármacos utilizados sem indicação de um profissional de saúde são: analgésicos, benzodiazepínicos, antiácidos, homeopáticos e suplementos alimentares.

O uso de homeopáticos tem aumentado bastante entre os idosos, com um forte apelo de serem "naturais" e considerados por leigos medicações sem potencial maléfico. No entanto, alguns podem interagir com outros medicamentos já utilizados pelo paciente e produzir RA graves. Os pacientes não costumam relatar espontaneamente que utilizam chás e ervas por não os considerarem medicações. Portanto, o profissional atento deve questionar ativamente sobre seu uso e dosagem. Exemplos importantes inclue: o extrato de ginkgo biloba, que pode interagir com a varfarina e aumentar o risco de sangramento, e a erva-de-são-joão que, ao ser utilizada em conjunto com inibidores da recaptação de serotonina (IRSS), aumenta o risco de síndrome serotoninérgica em idosos.

A ocorrência de efeito adverso pode levar à prescrição de um novo medicamento para aliviar os sintomas do uso indiscriminado da primeira medicação. Isso se chama cascata de prescrição. A RA não é identificada prontamente e seus sintomas são tratados com o uso de outro fármaco, aumentando o risco de interação medicamentosa e de novos sintomas secundários ao uso da nova medicação desnecessária. Um exemplo comum é o início do uso de antiparkinsonianos para a rigidez motora que pode ocorrer após o uso de antipsicóticos.

MEDICAÇÕES INAPROPRIADAS PARA IDOSOS

O uso inapropriado de um medicamento é definido como o uso de uma medicação que introduz risco significativo de apresentar efeito adverso. Engloba o uso de medicações que apresentem perfil de efeitos colaterais inaceitáveis para o público em questão, o uso de doses acima do tolerado pelo paciente ou por período maior do que o indicado, assim como o uso de doses abaixo das terapêuticas.

Idosos estão sob risco maior de serem prejudicados pelo uso crônico de um maior número de substâncias, além de maior sensibilidade aos efeitos adversos. Nesse subgrupo, a exposição a medicações potencialmente tóxicas está associada a maiores morbidade e mortalidade, além de maior uso dos sistemas de saúde. No entanto, a descontinuação de um medicamento nem sempre é exigida se o paciente já a utiliza há longo período sem evidência clara de dano, tentando-se sempre diminuir sua dose para a mínima efetiva, considerando sempre sua retirada futura.

Alguns critérios foram desenvolvidos para avaliar a qualidade das prescrições e o uso de medicações por idosos. Os critérios de Beers criados em 1991 e revisados em 1997 e em 2002, são os mais difundidos na comunidade médica. Propostos inicialmente apenas para idosos institucionalizados, após sua última revisão foram adaptados também para pacientes da comunidade, além da inclusão de medicações inapropriadas para diagnósticos específicos (Quadros 93.7 e 93.8). Alguns estudos avalia-

Quadro 93.7 Adaptação aos fármacos mais comuns presentes nos Critérios de Beers modificados em 2002 – Independente do diagnóstico ou da condição clínica

Fármaco	Gravidade
Indometacina	Alta
Relaxantes musculares – carisoprodol, ciclobenzaprina, oxibutinina	Alta
Benzodiazepínicos	Alta
Amitriptilina	Alta
Digoxina (em doses > 0,125mg/dia, exceto quando há arritmias atriais)	Baixa
Metildopa	Alta
Clorpropramida	Alta
Antiespasmódicos do TGI – hioscina	Alta
Anticolinérgicos e anti-histamínicos – difenidramina, hidroxizina, prometazina, desclorfeniramina	Alta
Barbitúricos (exceto fenobarbital ou quando houver convulsão)	Alta
Meperidina	Alta
Ticlopidina	Alta
Anfetaminas e outros agentes anorexígenos	Alta
AINE não seletivos em uso crônico	Alta
Fluoxetina	Alta
Amiodarona	Alta
Laxativos estimulantes – bisacodil, cáscara sagrada	Alta
Orfenadrina	Alta
Nitrofurantoína	Alta
Doxazosina	Baixa
Nifedipina de rápida ação	Alta
Clonidina	Baixa
Óleo mineral	Alta
Cimetidina	Baixa
Estrogênios orais isolados	Baixa

Quadro 93.8 Critérios de Beers modificados em 2002 – Considerando diagnósticos e condições clínicas

Doença ou condição	Medicamento	Gravidade
ICC	Fármacos com alto teor de sódio	Alta
HAS	Pseudoefedrina, anfetaminas	Alta
Úlceras gástricas ou duodenais	AINE, AAS (> 325mg/dia)	Alta
Convulsão ou epilepsia	Clozapina, clorpromazina	Alta
Distúrbio de coagulação ou tratamento anticoagulante	AAS, AINE, ticlopidina, clopidogrel	Alta
Obstrução urinária	Anticolinérgicos, anti-histamínicos, antiespasmódicos, relaxantes musculares, antidepressivos, descongestionantes	Alta
Incontinência urinária	Alfabloqueadores, anticolinérgicos, antidepressivos tricíclicos	Alta
Arritmias	Antidepressivos tricíclicos	Alta
Insônia	Descongestionantes, iMAOS, anfetaminas	Alta
Parkinson	Metoclopramida, antipsicóticos típicos	Alta
Déficit cognitivo	Barbitúricos, anticolinérgicos, antiespasmódicos, relaxantes musculares e estimulantes do SNC	Alta
Depressão	Benzodiazepínicos em uso crônico, metildopa	Alta
Anorexia e desnutrição	Estimulantes do SNC, fluoxetina, metilfenidato	Alta
Síncope ou quedas	Benzodiazepínicos de meia-vida curta ou intermediária, antidepressivos	Alta
SIADH/ hiponatremia	Antidepressivos IRSS	Baixa
Epilepsia	Bupropiona	Alta
Obesidade	Olanzapina	Baixa
DPOC	Benzodiazepínicos de meia-vida longa, betabloqueadores	Alta
Constipação crônica	Bloqueadores do canal de cálcio, anticolinérgicos, antidepressivos tricíclicos	Baixa

iMaos: inibidores da monoamino-oxidase; SNC: sistema nervoso central; SIADH: secreção inapropriada de ADH.

ram a eficácia do cuidado com idosos por meio dos critérios de Beers, e houve evidência de risco maior de hospitalização e morte naqueles pacientes que usaram os medicamentos classificados como inapropriados.

Os anticolinérgicos estão associados a múltiplos efeitos colaterais e relacionados isoladamente com aumento do risco de internamento hospitalar em idosos, além de diminuição na mobilidade e na pontuação em testes cognitivos. Podem causar desde sintomas leves, como visão borrada, boca seca, náusea e constipação intestinal, até sintomas graves e potencialmente letais, como arritmias, retenção urinária, convulsão, alucinação e parada cardíaca. Em idosos, há risco aumentado de declínio cognitivo e *delirium*, com diminuição dos sintomas após a retirada do medicamento. Exemplos de fármacos com elevado efeito anticolinérgico são: antiparkinsonianos, antidepressivos tricíclicos e anti-histamínicos de primeira geração.

Anti-inflamatórios não esteroides (AINE) são medicamentos comumente usados como sintomáticos e geralmente sem prescrição médica. Seus efeitos colaterais são mais frequentes nos idosos em virtude do maior acúmulo nos tecidos (elevada lipossolubilidade), além de aumento de seus níveis séricos livres (diminuição proteica e do *clearance* de creatinina). As manifestações mais comuns são as hemorragias digestivas, mais frequentes nos pacientes em uso concomitante de corticóides e anticoagulantes. Outros efeitos adversos comuns são: hipertensão, hiperpotassemia, insuficiência renal e anasarca.

Existem outros escores que avaliam o uso de fármacos inapropriados para idosos. O IPET (*Improved Prescribing in The Elderly Tool*) consiste em uma lista de 14 erros mais comuns na prática médica. Criado em 1997 no Canadá e conhecido como "critérios canadenses", foi validado para uso hospitalar e carece de comprovação científica para diminuição da incidência de RA com sua adoção. Além disso, não foi atualizado e ainda inclui recomendação contrária ao uso de betabloqueadores em insuficiência cardíaca.

O STOPP (*Screening Tool of Older Persons*), criado em 2008 por um grupo de geriatras irlandeses, contempla algumas lacunas deixadas pelos critérios de Beers. Amplia a abordagem das interações medicamentosas, uso indevido de fármacos em determinadas patologias, medicações que aumentam o risco de quedas e classes de medicamentos que não devem ser prescritas em conjunto. Alguns estudos evidenciam que o STOPP identifica melhor os pacientes sob risco de apresentar RA comparado com os critérios de Beers. No entanto, ainda há necessidade de avaliar a reprodutibilidade dessas respostas em outras populações fora da Europa.

PREVENÇÃO

Apesar dos muitos avanços na identificação de medicações potencialmente danosas para idosos e da criação de escores para auxiliar a prática clínica diária, a incidência de erros de prescrição e de internamentos secundários a efeitos adversos a medicamentos ainda é elevada. Percebe-se que muitas RA identificadas não são secundárias ao uso das medicações consideradas maléficas, e sim ao uso indevido de substâncias com menor efeito tóxico. Além disso, alguns médicos tendem a submedicar o paciente com mais de 65 anos de idade, ou ainda a utilizar subdoses, o que também constitui uma prescrição indevida.

Em geral, o idoso é acompanhado por médicos de várias especialidades que prescrevem sua terapêutica sem o conhecimento de que outras medicações já estão em uso. O uso de sistemas informatizados para registro do histórico do paciente, de resultados de exames laboratoriais e de sua prescrição constitui uma ferramenta útil para evitar trocas e duplicidades de tratamentos. Infelizmente, esse instrumento ainda não é uma realidade no Brasil.

De maneira geral, algumas atitudes simples podem ser tomadas para evitar o uso indevido de medicações. *Primum non nocere* (primeiro, não causar dano) é uma assertiva especialmente aplicada para idosos. Deve-se sempre avaliar a real indicação na introdução de um novo fármaco e suas possíveis consequências. Ao ser diagnosticada uma patologia, devem ser sempre definidas suas metas terapêuticas e que respostas esperar após o início do tratamento.

Algumas recomendações finais são úteis para reduzir erros:

- Fornecer uma lista das medicações prescritas de maneira clara e simples, com desenhos se necessário (para pacientes analfabetos).
- Recomendar ao paciente que sempre traga essa lista à consulta, assim como a todos os médicos com os quais for se consultar e ao hospital quando for internado.
- Informar os nomes comerciais e genéricos de cada medicamento, a fim de evitar duplicidades.
- Desprender cerca de um terço do tempo da consulta na orientação da terapêutica ao paciente e seu cuidador, sempre pedindo para que seja repetido como foi compreendida a informação.
- Tentar otimizar os tratamentos não farmacológicos.
- *Start low and go slow.* Iniciar o tratamento com as menores doses e incrementar lentamente, avaliando a resposta clínica.
- Sempre assegurar se o paciente vem utilizando as medicações da maneira correta antes de adicionar um novo medicamento.
- Considerar a possibilidade de uma RA a cada novo sintoma.
- Revisar a cada consulta as doses e os fármacos em uso. Usar a mínima dose requerida para atingir a resposta clínica, além de verificar se suas indicações ainda existem. Sempre tentar retirar um medicamento em vez de adicionar.

LEITURA RECOMENDADA

Beyth RJ, Shorr RI. Principles of drug therapy in older patients: rational drug prescribing. Clin Geriatr Med 2002; 18:577-92.

Blanda MP. Pharmacology issues in geriatric emergency medicine. Emerg Med Clin N Am 2006; 24:449-65.

Cooney D, Pascuzzi K. Polypharmacy in the elderly: focus on drug interactions and adherence in hypertension. Clin Geriatr Med 2009; 25:221-33.

Fick DM, Cooper JW, Wade WE, Waller JL, MacLean R, Beers MH. Updating the Beers Criteria for potentially inappropriate medication use in older adults. Arch Intern Med 2003; 163:2716-23.

Gurwitz JH et al. The incidence of adverse drug events in two large academic long-term care facilities. Am J Med 2005; 118(3):251-8.

Hayes BD, Klein-Schwartz W, Barrueto Jr F. Polypharmacy and the geriatric patient. Clin Geriatr Med 2007; 23:371-90.

Irikawa AT, Figueiredo A. Uso de medicamentos em idosos. In: Toniolo Neto J, Pintarelli VI, Yamato TH. À beira do leito: geriatria e gerontologia na prática hospitalar. 1. ed. Barueri: Manole, 2007. 155-65.

Nixdorff NBS, Husley FM, Brady RA, Vaji KRN, Messinger-Rapport BJ. Potentially inappropriate medications and adverse drug effects in elders in the ED. Am J Emerg Med 2008; 26:697-700.

Page RL, Linnebur AS, Bryant LL, Ruscin JM. Inappropriate prescribing in the hospitalized elderly patient: defining the problem, evaluation tools, and possible solutions. Clin Interv Aging 2010; 5:75-87.

Pham CB, Dickman RL. Minimizing adverse drug events in older patients. Am Fam Phys 2007; 76(12):1837-44.

Rochon PA, Schmader KE, Sokol HN. Drug prescribing for older adults. Uptodate®. 2010. Disponível em: www.uptodate.com

Teixeira JJV, Lefèvre F. A prescrição medicamentosa sob a ótica do paciente idoso. Rev Saúde Pública 2001; 35(2):207-13.

Veras RP. País jovem com cabelos brancos: a saúde do idoso no Brasil. Rio de Janeiro: Relume-Dumará/UERJ, 1994.

Uso de Fármacos na Gestação

CAPÍTULO 94

Ana Maria Feitosa Porto

INTRODUÇÃO

Quando se trata da questão da prescrição na gestação, o princípio há muito existente na obstetrícia tem sido o de niilismo terapêutico. Essa abordagem minimiza a exposição fetal a agentes farmacológicos potencialmente danosos, mas, sem dúvida, compromete em certo grau o cuidado materno.

Grávidas podem depender do uso de medicações para controle de doenças preexistentes ou intercorrentes, e a gravidez por si só pode causar situações que comprometem o bem-estar materno, necessitando tratamento. Nesses casos, o médico depara com um conflito: enquanto muitos medicamentos prescritos aumentam os riscos de danos fetais, existem situações patológicas maternas, como diabetes, epilepsia, hipertensão e doenças da tireoide, que, se não tratadas, podem levar ao comprometimento da gestação com maiores riscos fetais e maternos. Nesses casos, os benefícios para a mãe devem ser pesados contra o potencial risco para o feto.

O uso de medicações durante a gestação é comum: dois terços de todas as gestantes usam pelo menos uma medicação no período gestacional, com média de 1,3 medicação. Os cuidados de aconselhamento deveriam começar no período pré-concepcional. O uso de medicações potencialmente teratogênicas por mulheres em idade reprodutiva é identificado em uma de cada 13 visitas ambulatoriais realizadas. Por outro lado, contraceptivos são fornecidos a menos de 20% das mulheres em uso documentado de medicações teratogênicas.

O aumento no arsenal farmacológico e o número crescente de mulheres de alto risco clínico que engravidam exigem que o obstetra assuma cotidianamente decisões, equilibrando os riscos potenciais dos diversos medicamentos com seus benefícios.

Poucos fármacos foram avaliados adequadamente durante a gravidez. As companhias farmacêuticas raramente testam novas substâncias nas gestantes.

TERATOLOGIA

A teratologia consiste no estudo das causas, mecanismos e manifestações dos desvios de desenvolvimento tanto estrutural como funcional do concepto. Um agente teratogênico é definido como qualquer substância, organismo, agente físico ou estado de deficiência que, estando presente durante a vida embrionária ou fetal, produz alteração na estrutura ou função da descendência.

Malformações congênitas podem ser causadas por fatores genéticos ou ambientais ou pela combinação de ambos. Embora a etiologia da maioria dos defeitos ao nascimento não seja conhecida, aproximadamente 5% a 10% dos defeitos congênitos estruturais clinicamente significativos em humanos são causados por agentes ambientais, os teratógenos, que incluem medicações, infecções e agentes físicos, como as radiações ionizantes.

A partir da segunda metade do século XX instalou-se uma preocupação crescente quanto ao possível efeito sobre o embrião ou feto em desenvolvimento de substâncias a que uma mulher grávida pudesse estar exposta. A identificação da síndrome da rubéola congênita, em 1941, derrubou a ideia de que a placenta era uma barreira eficaz de proteção contra organismos exógenos (Webster, 1998). Entretanto, o fato mais marcante foi realmente a tragédia da talidomida, no início da década de 1960, provocada pelo uso do fármaco durante a gravidez.

O médico deve estar atento à transferência placentária dos medicamentos e à exposição do feto a agentes teratogênicos que possam comprometer o seu desenvolvimento ou mesmo sua vida futura. O transporte através da placenta envolve o movimento de moléculas en-

CAPÍTULO 94 Uso de Fármacos na Gestação

tre três compartimentos: sangue materno, citoplasma do sinciciotrofoblasto e sangue fetal.

O princípio básico da teratologia depende da dose, da duração da exposição, da sensibilidade individual, da interação desse agente com outros fatores ambientais e da fase do desenvolvimento do produto conceptual no momento da exposição. Todos esses fatores devem ser considerados em caso de necessidade de prescrição para uma grávida.

A gestação pode ser dividida em três períodos:

- **Pré-implantação:** período chamado "tudo ou nada", quando o embrião é exposto ao dano até 2 semanas depois da fecundação. Se o insulto danificar um grande número de células, usualmente provocará a morte do embrião. Se apenas algumas células forem atingidas, será possível uma compensação e o desenvolvimento continuará normal.
- **Período embrionário:** da segunda à oitava semana após a concepção, a exposição coincide com a organogênese, com possibilidade de malformações estruturais maiores de diversos órgãos no momento de sua formação.
- **Período fetal:** após a nona semana, alguns órgãos permanecem vulneráveis e suscetíveis a alterações em sua maturação ou função. Por exemplo, o cérebro permanece suscetível por toda a gestação a influências ambientais, como a exposição ao álcool.

Os desfechos gestacionais adversos, que resultam de exposição a um teratógeno, incluem: aborto ou óbito fetal, malformação estrutural, perturbação no crescimento fetal e déficit funcional. É importante salientar que algumas medicações podem não ter a capacidade de provocar malformações estruturais, mas repercussões funcionais temidas, como no caso de oligoidrâmnio pelos anti-inflamatórios.

O período do desenvolvimento em que ocorre a exposição determina quais estruturas são mais suscetíveis aos efeitos adversos do agente. A avaliação do risco das medicações não é tarefa fácil, pois idealmente as evidências clínicas deveriam originar-se de ensaios clínicos controlados (considerados o padrão-ouro), os quais, por motivos óbvios, não são realizados em gestantes.

Para proteção das gestantes dos desfechos adversos relacionados com o uso de certas medicações foi instituído um sistema de classificação das drogas, em 1979, pelo Food and Drug Administration (FDA). Embora esse seja um sistema para obtenção rápida de informações sobre a segurança das medicações, alguns *experts* em teratologia consideram seu valor limitado. A maioria dos índices dos fármacos têm se baseado em relatos de casos ou dados de estudos em animais, e sua atualização na reclassificação dos medicamentos às vezes é lenta, mesmo quando a teratogenicidade tiver sido refutada. Atualmente, entretanto, as categorias da FDA são encontradas em todos os produtos (Quadro 94.1).

Quadro 94.1 Classificação do risco fetal pelo FDA

Classe	Risco fetal
A	Estudos bem controlados em gestantes não demonstram risco aumentado de anormalidades fetais
B	Nenhuma evidência de risco em humanos. Estudos em animais não evidenciaram risco para o feto; entretanto, não há estudo bem controlado em grávidas. Ou estudos em animais mostraram efeitos adversos, mas estudos bem controlados em grávidas não demonstraram riscos para o feto
C	O risco não pode ser descartado em humanos. Estudos em animais mostraram efeitos para os fetos, mas não há estudos bem controlados em gestantes ou não há estudos bem controlados em animais ou nenhum estudo bem controlado em grávidas
D	Clara evidência de riscos em humanos. Estudos observacionais ou bem controlados em grávidas demonstram risco para o feto. Porém, os benefícios da terapia podem superar os riscos potenciais
X	Medicações contraindicadas na gravidez. Estudos observacionais ou bem controlados em animais ou gestantes mostram evidência de risco fetal que supera qualquer benefício possível para a paciente

A frequência de uso de medicações por cada categoria de risco é distribuída em: 2% das prescrições para a classe A, 50% para a classe B, 38% para a classe C e 3% a 5% para a classe D.

ALGUNS DOS FÁRMACOS FREQUENTEMENTE USADOS NA GESTAÇÃO

Poucas são as medicações (sulfato ferroso, ácido fólico, levotiroxina e vitamina A) de uso liberado com segurança na gestação, principalmente no primeiro trimestre, e mesmo essas, se usadas em dose inadequada, podem levar riscos para o feto. A maioria é classificada como classe B ou C da FDA (Quadro 94.2).

Com relação à profilaxia tromboembólica na gestação, pode ser adotada uma das duas opções: heparina durante toda a gestação, ou heparina no primeiro trimestre e na última metade do terceiro trimestre, e varfarina da 14ª à 34ª semana.

Merecem destaque as medicações anticonvulsivantes na gestação. Os distúrbios convulsivos representam o quadro neurológico mais encontrado na gravidez, levando a risco aumentado de complicações, tanto para a mãe como para o feto. Uma abordagem integrada, envolvendo o obstetra, o neurologista, o pediatra e a paciente, pode minimizar o risco. Apesar das limitações e dos riscos dos anticonvulsivantes, a terapia adequada, preferencialmente a monoterapia, na menor dose diá-

Quadro 94.2 Classificação de segurança de alguns medicamentos na gestação

Analgésicos	Risco (FDA)	Comentários
Ácido acetilsalicílico	C/D	Apesar de alguns estudos encontrarem associação de doses elevadas com gastrósquise, fechamento precoce do ducto arterioso e oligoidrâmnio, a maioria não encontrou efeitos adversos
Acetaminofeno	B/D	Possível ligação com gastrósquise e atresia intestinal quando usada em gestantes geneticamente predispostas que usaram a medicação em fase precoce da gestação
Dipirona	C	Quando utilizada em doses altas no terceiro trimestre, pode levar ao fechamento precoce do canal arterioso (inibição das prostaglandinas)
Anticoagulante		
Heparina	B	É o anticoagulante de escolha, não atravessa a placenta e não está associado a risco fetal
Antieméticos		
Meclizina	C	Frequentemente usada e não associada a anomalias fetais
Metoclopramida	B	Frequentemente usada e não associada a anomalias fetais
Ondansetrona	C	Não é embriotóxica ou teratogênica em animais de experimentação. Não há estudos controlados no ser humano que confirmem sua segurança
Anti-hipertensivos		
β-bloqueadores	C	Poucas informações sobre seu uso em fase precoce da gestação. Parece haver poucos efeitos adversos no 2º e 3º trimestres. Poucos relatos de associação com retardo do crescimento intrauterino e hipoglicemia neonatal
Hidralazina	C	Sem relatos de efeitos fetais adversos. Os riscos fetais estão relacionados com hipotensão materna grave
Metildopa	B	É o agente de uso mais disseminado na gestação, e sua utilização por tantos anos atesta sua segurança
Nifedipina	C	Nenhum relato de efeitos adversos. É teratogênica em ratos, quando utilizada em doses elevadas, e em macacos vem sendo associada a hipoxemia e acidose fetal
Antimicrobianos		
Penicilinas	B	Provavelmente os antimicrobianos mais seguros para uso na gestação
Cefalosporinas	B	Nenhum efeito embriofetal relatado após tantos anos de uso
Azitromicina	C	Menos de 3% atravessam a placenta; nenhum efeito adverso relatado em humanos
Nitrofurantoína	B	Nenhuma evidência de teratogenicidade. Casos não bem documentados de reação hemolítica nos recém-nascidos; recomenda-se que seja evitada próximo ao parto
Quinolonas	C	Não recomendada para uso na gestação. Estudos em animais a associam a danos ósseos, artropatia e erosão de cartilagens
Sulfonamidas	C/D	Uso desaconselhável no 1º trimestre por inibir o ácido fólico; no 3º trimestre, compete com a bilirrubina na ligação com a albumina, aumentando os níveis séricos de bilirrubina livre, com consequente risco de *kernicterus* para o recém-nascido
Metronidazol	B/X	Não parece haver risco quando usado nas doses recomendadas. Não recomendado no 1º trimestre
Antidepressivo		
Fluoxetina	B	É o mais usado na gestação, não havendo relato de anomalias fetais em animais ou humanos, sendo boa escolha para grávidas
Antitireoideanos		
Propiltiouracila	C/D	É o medicamento de escolha na gestação por não promover malformações. Há risco potencial de bócio e hipotireoidismo neonatal se ultrapassada a dose indicada de até 400mg/dia

Capítulo 94 Uso de Fármacos na Gestação

Quadro 94.3 Medicações teratogênicas e anomalias relacionadas

Fármaco	FDA (risco)	Efeitos desenvolvidos
Ácido valproico	D	Defeitos do tubo neural, cardiovasculares e das vias urinárias, dismorfismo facial, hidrocefalia e braquicefalia
Captopril	D	A partir do segundo trimestre, inibe efeito vasoconstritor da angiotensina. A hipotensão arterial determina diminuição do fluxo renal do concepto, provocando anúria e oligoâmnio
Carbamazepina	D	Pode promover malformações múltiplas, como dismorfismos faciais, defeito do tubo neural e hipoplasia das falanges distais
Ciclofosfamida	D	Impede a replicação do DNA
Diazepam	D	Pode produzir hérnia inguinal, malformações cardiovasculares, fenda palatina, lábio leporino, restrição do crescimento fetal
Enalapril	D	A partir do segundo trimestre, inibe efeito vasoconstritor da angiotensina. A hipotensão arterial determina diminuição do fluxo renal do concepto, provocando anúria e oligoâmnio
Estreptomicina	D	Ototóxica
Fenobarbital	D	Abstinência neonatal, coagulopatia neonatal
Isotretinoína	X	Altamente teratogênica, podendo afetar vários sistemas: SNC, cardiovascular e endócrino
Lítio	D	Defeitos cardiovasculares diversos
Metotrexato	X	Bloqueia a síntese do DNA
Misoprostol	X	Defeitos cranianos, defeitos do tubo neural, malformações faciais, deformidades de extremidades e abortamentos
Paroxetina	D	Malformações cardiovasculares (CIV)
Tetraciclina	X	Descoloração do esmalte dentário na primeira dentição, prematuridade e óbito intrauterino
Talidomida	X	Focomelia, encurtamento e ausência de extremidades
Varfarina	X	Síndrome varfarínica: hipoplasia nasal, microftalmia, hipoplasia de extremidades, restrição do crescimento fetal, escoliose e retardo mental

CIV: comunicação interventricular.

ria eficaz, é preferível às convulsões descontroladas. A administração suplementar de ácido fólico pode minimizar o risco de defeitos do tubo neural.

A essência da prevenção de defeitos congênitos em virtude da exposição aos teratógenos consiste na exclusão desses agentes do ambiente pré-natal. As informações disponíveis na literatura médica na maioria das vezes são insuficientes. Ao se prescrever um medicamento a uma gestante, deve-se sempre ter em mente seus reais benefícios e pesá-los em relação aos possíveis riscos para a mãe e o feto. Seguem referências de banco de dados para informações sobre teratogenicidade:

- National Library of Medicine (www.nlm.nih.gov).
- Organization of Teratogen Information Services (www.otis.pregnancy.org).
- Pregnancy Exposure Registries (www.fda.gov/womens/registries/default.htm).
- Reproductive Toxicology Center (http://reprotox.org).

PRESCRIÇÃO NÃO ROTULADA DURANTE A GRAVIDEZ

Uma questão também importante refere-se ao emprego não rotulado dos medicamentos, que ocorre quando os médicos os prescrevem para outras indicações, além daquelas listadas na bula do produto. Apesar de o emprego não rotulado geralmente basear-se em estudos clínicos, essas terapias potencialmente úteis não foram aprovadas pela FDA, e mesmo sendo utilizadas com frequência na prática obstétrica, raramente as pacientes são informadas disso. Alguns exemplos são mostrados no Quadro 94.4.

Por fim, vale salientar que o médico tem o direito legal de prescrever medicamentos para indicações não formuladas, apesar de limitações regulatórias dos fabricantes. Esses hábitos de prescrição não são considerados experimentais, se baseados em evidências científicas sólidas.

Quadro 94.4 Indicações não rotuladas de alguns fármacos

Fármaco	Indicação não rotulada
Ampicilina	Prevenção da sepse neonatal por ruptura prematura das membranas
Ácido acetilsalicílico	Prevenção da pré-eclâmpsia e abortamentos de repetição
Betametasona	Aceleração do amadurecimento pulmonar fetal
Digoxina	Controle da taquicardia fetal
Indometacina	Reversão do polidrâmnio
Misoprostol	Promover amadurecimento cervical
Nifedipina	Inibição do trabalho de parto prematuro
Penicilina	Prevenção de sepse neonatal pela infecção com o estreptococo do grupo B
Sulfato de magnésio	Prevenção das convulsões eclâmpticas

Leitura Recomendada

ACOG Practice Bulletin – Clinical management guidelines for obstetrician-gynecologists. Use of psychiatric medications during pregnancy and lactation 2008; 111:1001-20.

Buhimschi CS, Weiner CP. Medications in pregnancy and lactation. Part 1. Teratology. Obstet Gynecol 2009; 113:166-88.

Buhimschi CS, Weiner CP. Medications in pregnancy and lactation. Part 2. Drugs with minimal or unknown human teratogenic effect. Obstet Gynecol 2009; 113:417-32.

Cavalli RC, Baraldi CO, Cunha SP. Transferência placentária de drogas. Rev Bras Ginecol Obstet 2006; 28:557-64.

Cunningham FG, Leveno KJ, Bloom SL, Hauth JC, Gilstrap LC, Wenstrom KD. Teratology, drugs and other medications, in williams obstetrics. 22. ed. USA: McGraw-Hill Companies, 2005:341-71.

Della-Giustina K, Chow G. Medications in pregnancy and lactation. Emerg Med Clin N Am 2003; 21:585-613.

Federação Brasileira das Sociedades de Ginecologia e Obstetrícia. Drogas na gravidez. Manual de orientação. São Paulo, 2003.

Fisher B, Rose NC, Carey JC. Principles and practice of teratology for the obstetrician. Clin Obstet Gynecol 2008; 51:106-18.

Food and Drug Administration. Pregnancy categories for prescription drug. FDA Drug Bull 1982; 12:24-5.

Newman RB. Prescrição na gravidez. Clínicas Obstétricas e Ginecológicas da América do Norte, 1997 (3).

Rayburn WF, Amanze AC. Prescribing medications safely during pregnancy. Med Clin N Am 2008; 92:1227-37.

Schüler-Faccini L, Leite JCL, Sanseverino MTV, Peres RM, Mizunski R. Avaliação de teratógenos potenciais na população brasileira. Ciênc Saúde Coletiva 2002; 7:65-71.

Schwarz EB, Maselli J, Norton M, Gonzales R. Prescription of teratogenic medications in United States ambulatory practices. Am J Med 2005; 118:1240-9.

Imunizações em Adolescentes e Adultos

CAPÍTULO 95

Heloisa Ramos Lacerda de Melo
Maria de Fátima Silva de Lima

INTRODUÇÃO

A vacinação em massa das populações tem modificado radicalmente o perfil das doenças transmissíveis, como a poliomielite, o sarampo, a rubéola, a hepatite B e a infecção pelo vírus da influenza. Por outro lado, um grande investimento em vacinas contra doenças bacterianas, como as infecções pneumocócicas e por *Haemophilus*, tem resultado em vacinas cada vez mais efetivas e seguras para adultos e crianças. O calendário vacinal brasileiro tem sofrido importantes mudanças nos últimos anos. As mais importantes foram a introdução de vacinas contra rotavírus, pneumococos e meningococos tipo C no calendário vacinal infantil. A implementação de um calendário vacinal para adolescentes e adultos que visa corrigir falhas da vacinação na infância e reforçar imunizações com importância específica para faixas etárias mais avançadas, como a vacinação contra rubéola, influenza e pneumococos, também se constituiu em avanço importante.

Imunização é o ato de introduzir artificialmente imunidade ou promover proteção contra determinada doença. Pode ser ativa ou passiva. A imunização ativa consiste em induzir o organismo a desenvolver defesa contra determinada doença, sendo representada pela administração de vacinas ou toxoides e pela infecção natural de agente infeccioso.

A imunização passiva consiste no oferecimento de proteção temporária mediante a administração de anticorpos produzidos exogenamente ao indivíduo. Acontece, por exemplo, na transmissão via placentária de anticorpos da mãe para o recém-nascido (RN) e mediante o uso de imunoglobulinas em situações específicas.

Cabe aos médicos sensibilizar as famílias quanto à adesão às vacinas para evitar a perda da oportunidade da prevenção de doenças importantes. O calendário vacinal de crianças, adolescentes, adultos e idosos estão dispostos no Quadro 95.1.

CONTRAINDICAÇÕES VERDADEIRAS ÀS VACINAS

As vacinas produzidas com vírus ou bactérias atenuados não devem ser administradas a gestantes ou imunossuprimidos, como pacientes portadores da síndrome da imunodeficiência adquirida (SIDA), em quimioterapia e transplantados, salvo em situações excepcionais e por indicação de especialistas. Todas as outras vacinas não contêm organismos vivos e, por isso, não são capazes de induzir doença vacinal.

VACINAS COM GERMES VIVOS ATENUADOS

- **BCG:** vacina contra a tuberculose.
- **MMR ou SRC (tríplice viral):** sarampo, rubéola e caxumba.
- **Varicela:** catapora.
- **Vacina contra febre amarela.**

Algumas pessoas têm alergia a alguns componentes das principais vacinas. É importante realçar que pequenas reações, como dor, febre baixa e mal-estar, após as vacinas não são consideradas graves e não contraindicam posteriores reforços vacinais.

Há casos especiais que devem ser consultados por alergologista antes das vacinações para avaliação da gravidade da reação alérgica. São eles:

- **Pessoas com alergia grave a ovo**, no caso das seguintes vacinas: influenza, febre amarela, MMR ou SRC (tríplice viral).
- **Pessoas com alergia à gelatina podem apresentar reações às vacinas contra:** influenza, febre amarela, MMR ou SRC (tríplice viral), raiva, varicela e DTP (tríplice bacteriana).

Quadro 95.1 Calendário vacinal da criança, adolescente e idoso

Idade	Vacinas	Doses	Doenças evitadas
Ao nascer	**BCG-ID**[1] Vacina BCG	Dose única	Formas graves de tuberculose (principalmente nas formas miliar e meníngea)
	Hepatite B[2] Vacina hepatite B (recombinante)	1ª dose	Hepatite B
1 mês	**Hepatite B**[2] Vacina hepatite B (recombinante)	2ª dose	Hepatite B
2 meses	**Tetravalente (DTP + Hib)**[3] Vacina adsorvida difteria, tétano, *pertussis* e *Haemophilus influenzae* b (conjugada)	1ª dose	Difteria, tétano, coqueluche, meningite e outras infecções causadas por *Haemophilus influenzae* tipo b
	Vacina oral poliomielite (VOP)[4] Vacina poliomielite 1, 2 e 3 (atenuada)		Poliomielite ou paralisia infantil
2 meses	**Vacina oral de rotavírus humano (VORH)**[5] Vacina rotavírus humano G1P1(8) (atenuada)	1ª dose	Diarreia por rotavírus
	Vacina pneumocócica 10 (conjugada)[6] Vacina pneumocócica 10-valente conjugada)		Pneumonia, otite, meningite e outras doenças causadas por pneumococo
3 meses	**Vacina meningocócica C (conjugada)**[7] Vacina meningocócica C (conjugada)	1ª dose	Doença invasiva causada por *Neisseria meningitidis* do sorogrupo C
4 meses	**Tetravalente (DTP + Hib)**[3] Vacina adsorvida difteria, tétano, *pertussis* e *Haemophilus influenzae* b (conjugada)	2ª dose	Difteria, tétano, coqueluche, meningite e outras infecções causadas por *Haemophilus influenzae* tipo b
	Vacina oral poliomielite (VOP)[4] Vacina poliomielite 1, 2 e 3 (atenuada)		Poliomielite ou paralisia infantil
	Vacina oral de rotavírus humano (VORH)[5] Vacina rotavírus humano G1P1(8) (atenuada)		Diarreia por rotavírus
	Vacina pneumocócica 10 (conjugada)[6] Vacina pneumocócica 10-valente (conjugada)		Pneumonia, otite, meningite e outras doenças causadas por pneumococo
5 meses	**Vacina meningocócica C (conjugada)**[7] Vacina meningocócica C (conjugada)	2ª dose	Doença invasiva causada por *Neisseria meningitidis* do sorogrupo C
	Hepatite B[2] Vacina hepatite B (recombinante)		Hepatite B
	Vacina oral poliomielite (VOP)[4] Vacina poliomielite 1, 2 e 3 (atenuada)		Poliomielite ou paralisia infantil
6 meses	**Tetravalente (DTP + Hib)**[3] Vacina adsorvida difteria, tétano, *pertussis* e *Haemophilus influenzae* b (conjugada)	3ª dose	Difteria, tétano, coqueluche, meningite e outras infecções causadas por *Haemophilus influenzae* tipo b
	Vacina pneumocócica 10 (conjugada)[6] Vacina pneumocócica 10-valente (conjugada)		Pneumonia, otite, meningite e outras doenças causadas por pneumococo
9 meses	**Febre amarela**[8] Vacina febre amarela (atenuada)	Dose inicial	Febre amarela
12 meses	**Tríplice viral (SCR)**[9] Vacina sarampo, caxumba e rubéola (atenuada)	1ª dose	Sarampo, caxumba e rubéola
	Vacina pneumocócica 10 (conjugada)[6] Vacina pneumocócica 10-valente (conjugada)	Reforço	Pneumonia, otite, meningite e outras doenças causadas por pneumococo

(continua)

CAPÍTULO 95 Imunizações em Adolescentes e Adultos

Quadro 95.1 Calendário vacinal da criança, adolescente e idoso (*continuação*)

Idade	Vacinas	Doses	Doenças evitadas
15 meses	**Tríplice bacteriana (DTP)** Vacina adsorvida difteria, tétano e *pertussis*	1º reforço	Difteria, tétano e coqueluche
	Vacina oral poliomielite (VOP)[4] Vacina poliomielite 1, 2 e 3 (atenuada)	Reforço	Poliomielite ou paralisia infantil
	Vacina meningocócica C (conjugada)[7] Vacina meningocócica C (conjugada)		Doença invasiva causada por *Neisseria meningitidis* do sorogrupo C
4 anos	**Tríplice bacteriana (DTP)** Vacina adsorvida difteria, tétano e *pertussis*	2º reforço	Difteria, tétano e coqueluche
	Tríplice viral (SCR)[9] Vacina sarampo, caxumba e rubéola (atenuada)	2ª dose	Sarampo, caxumba e rubéola
10 anos	**Febre amarela[8]** Vacina febre amarela (atenuada)	Uma dose a cada 10 anos	Febre amarela
11 a 19 anos	**Hepatite B[10]** Vacina hepatite B (recombinante)	1ª dose	Hepatite B
	Hepatite B[10] Vacina hepatite B (recombinante)	2ª dose	Hepatite B
	Hepatite B[10] Vacina hepatite B (recombinante)	3ª dose	Hepatite B
	Dupla tipo adulto (dT)[11] Vacina adsorvida difteria e tétano adulto	Uma dose a cada 10 anos	Difteria e tétano
	Febre amarela[12] Vacina febre amarela (atenuada)	Uma dose a cada 10 anos	Febre amarela
	Tríplice viral (SCR)[13] Vacina sarampo, caxumba e rubéola (atenuada)	Duas doses	Sarampo, caxumba e rubéola
20 a 59 anos	**Hepatite B[14] (grupos vulneráveis)** Vacina hepatite B (recombinante)	Três doses	Hepatite B
	Dupla tipo adulto (dT)[15] Vacina absorvida difteria e tétano adulto	Uma dose a cada 10 anos	Difteria e tétano
	Febre Amarela[16] Vacina febre amarela (atenuada)	Uma dose a cada 10 anos	Febre amarela
	Tríplice viral (SCR)[17] Vacina sarampo, caxumba e rubéola (atenuada)	Duas doses	Sarampo, caxumba e rubéola
60 anos e mais	**Hepatite B[14] (grupos vulneráveis)** Vacina hepatite B (recombinante)	Três doses	Hepatite B
	Febre amarela[16] Vacina febre amarela (atenuada)	Uma dose a cada 10 anos	Febre amarela
	Influenza sazonal[18] Vacina influenza (fracionada, inativada)	Dose anual	Influenza sazonal ou gripo
	Pneumocócica 23-valente (Pn-23)[19] Vacina penumocócica 23-valente (polissacarídica)	Dose única	Infecções causadas por pneumococo
	Dupla tipo adulto (dT)[15] Vacina adsorvida difteria e tétano adulto	Uma dose a cada 10 anos	Difteria e tétano

[1]Vacina BCG: administrar o mais cedo possível, preferencialmente após o nascimento. Nos prematuros com menos de 36 semanas, administrar a vacina após completar 1 mês de vida e atingir 2kg. Administrar uma dose a crianças menores de 5 anos de idade (4 anos, 11 meses e 29 dias) sem cicatriz vacinal. Contatos intradomiciliares de portadores de hanseníase menores de 1 ano de idade, comprovadamente vacinados, não necessitam da administração de outra dose de BCG. Em contatos de portadores de hanseníase com mais de 1 ano de idade, sem cicatriz, administrar uma dose. Em contatos comprovadamente vacinados com a primeira dose, administrar outra dose de BCG. Manter o intervalo mínimo de 6 meses entre as doses da vacina. Em contatos com duas doses, não administrar nenhuma dose adicional. Em caso de incerteza da existência de cicatriz vacinal ao exame dos contatos intradomiciliares de portadores de hanseníase, aplicar uma dose, independentemente da idade. Para criança HIV-positiva a vacina deve ser administrada ao nascimento ou o mais precocemente possível. Para as crianças que chegam aos serviços ainda não vacinadas, a vacina está contraindicada em caso de existência de sinais e sintomas de imunodeficiência e não está indicada a revacinação de rotina. Para os portadores de HIV (positivo) a vacina está contraindicada em qualquer situação.

(*As notas de rodapé do Quadro 95.1 continuam na página seguinte*)

[2] Vacina hepatite B (recombinante): administrar, preferencialmente, nas primeiras 12 horas de nascimento, ou na primeira visita ao serviço de saúde. Nos prematuros, menores de 36 semanas de gestação ou em RN a termo de baixo peso (< 2kg), seguir esquema de quatro doses: 0, 1, 2 e 6 meses de vida. Na prevenção da transmissão vertical em RN de mães portadoras da hepatite B, administrar a vacina e a imunoglobulina humana anti-hepatite B (HBIG), disponível nos Centros de Referência para Imunobiológicos Especiais (CRIE), nas primeiras 12 horas ou, no máximo, até 7 dias após o nascimento. A vacina e a HBIG devem ser administradas em locais anatômicos diferentes. A amamentação não causa riscos adicionais ao RN que tenha recebido a primeira dose da vacina e a imunoglobulina.

[3] Vacina adsorvida difteria, tétano, *pertussis* e *Haemophilus influenzae* B (conjugada): administrar aos 2, 4 e 6 meses de idade. Intervalo entre as doses de 60 dias, no mínimo de 30 dias. São indicados dois reforços da vacina adsorvida difteria, tétano e pertussis (DTP): o primeiro aos 15 meses de idade e o segundo aos 4 anos. Importante: a idade máxima para administração dessa vacina é 6 anos, 11 meses e 29 dias. Diante de um caso suspeito de difteria, avaliar a situação vacinal dos comunicantes. Para os não vacinados menores de 1 ano iniciar esquema com DTP + Hib; em não vacinados na faixa etária entre 1 e 6 anos, iniciar esquema com DTP. Nos comunicantes menores de 1 ano com vacinação incompleta deve-se completar o esquema com DTP + Hib; em crianças na faixa etária de 1 a 6 anos com vacinação incompleta, completar esquema com DTP. Crianças comunicantes que tomaram a última dose há mais de 5 anos e que tenham 7 anos ou mais devem antecipar o reforço com dT.

[4] Vacina poliomielite 1, 2 e 3 (atenuada): administrar três doses (2, 4 e 6 meses). Manter o intervalo entre as doses de 60 dias, no mínimo 30 dias. Administrar o reforço aos 15 meses de idade. Considerar para o reforço o intervalo mínimo de 6 meses após a última dose.

[5] Vacina oral rotavírus humano G1P1 [8] (atenuada): administrar duas doses seguindo rigorosamente os limites de faixa etária: primeira dose – 1 mês e 15 dias a 3 meses e 7 dias; segunda dose – 3 meses e 7 dias a 5 meses e 15 dias. O intervalo mínimo preconizado entre a primeira e a segunda dose é de 30 dias. Nenhuma criança poderá receber a segunda dose sem ter recebido a primeira. Se a criança regurgitar, cuspir ou vomitar após a vacinação, não repetir a dose.

[6] Vacina pneumocócica 10 (conjugada): no primeiro semestre de vida, administrar três doses, aos 2, 4 e 6 meses de idade. O intervalo entre as doses é de 60 dias, no mínimo de 30 dias. Fazer um reforço, preferencialmente, entre 12 e 15 meses de idade, considerando o intervalo mínimo de 6 meses após a terceira dose. Em crianças de 7 a 11 meses de idade, o esquema de vacinação consiste em duas doses com intervalo de pelo menos 1 mês entre as doses. O reforço é recomendado, preferencialmente, entre 12 e 15 meses, com intervalo de pelo menos 2 meses.

[7] Vacina meningocócica C (conjugada): administrar duas doses aos 3 e 5 meses de idade, com intervalo entre as doses de 60 dias, no mínimo 30 dias. O reforço é recomendado, preferencialmente, entre 12 e 15 meses de idade.

[8] Vacina febre amarela (atenuada): administrar aos 9 meses de idade. Durante surtos, antecipar a idade para 6 meses. Indicada aos residentes ou viajantes para as seguintes áreas com recomendação da vacina: estados do Acre, Amazonas, Amapá, Pará, Rondônia, Roraima, Tocantins, Maranhão, Mato Grosso, Mato Grosso do Sul, Goiás, Distrito Federal e Minas Gerais e alguns municípios dos estados do Piauí, Bahia, São Paulo, Paraná, Santa Catarina e Rio Grande do Sul. Para informações sobre os municípios desses estados, consultar as Unidades de Saúde específicas. No momento da vacinação, considerar a situação epidemiológica da doença. Para os viajantes que se deslocarem para os países em situação epidemiológica de risco, buscar informações sobre administração da vacina nas Embaixadas dos respectivos países a que se destinam ou na Secretaria de Vigilância em Saúde do estado em questão. Administrar a vacina 10 dias antes da data da viagem. Administrar dose de reforço a cada 10 anos após a data da última dose.

[9] Vacina sarampo, caxumba e rubéola: administrar duas doses, a primeira aos 12 meses de idade e a segunda aos 4 anos de idade. Em situação de circulação viral, antecipar a administração de vacina para os 6 meses de idade, porém devem ser mantidos o esquema vacinal de duas doses e a idade preconizada no calendário. Considerar o intervalo mínimo de 30 dias entre as doses.

[10] Vacina hepatite B (recombinante): administrar em adolescentes não vacinados ou sem comprovante de vacinação anterior, seguindo o esquema de três doses (0, 1 e 6) com intervalo de 1 mês entre a primeira e a segunda dose e de 6 meses entre a primeira e a terceira dose. Aqueles com esquema incompleto, devem completar o esquema. A vacina é indicada para gestantes não vacinadas e que apresentem sorologia negativa para o vírus da hepatite B após o primeiro trimestre de gestação.

[11] Vacina adsorvida difteria e tétano – dT (dupla tipo adulto): Em adolescente sem vacinação anteriormente ou sem comprovação de três doses da vacina, seguir o esquema de três doses. O intervalo entre as doses é de 60 dias, no mínimo de 30 dias. Nos vacinados anteriormente com três doses das vacinas DTP, DT ou dT, administrar reforço a cada 10 anos após a data da última dose. Em caso de gravidez e ferimentos graves, antecipar a dose de reforço, se a última dose for administrada há mais de 5 anos. A dose deve ser administrada pelo menos 20 dias antes da data provável do parto. Diante de um caso suspeito de difteria, avaliar a situação vacinal dos comunicantes. Para os não vacinados, iniciar esquema de três doses. Nos comunicantes com esquema de vacinação incompleto, este deve ser completado. Nos comunicantes vacinados que receberam a última dose há mais de 5 anos, deve-se antecipar o reforço.

[12] Vacina febre amarela (atenuada): indicada uma dose aos residentes ou viajantes para as seguintes áreas com recomendação da vacina: estados do Acre, Amazonas, Amapá, Pará, Rondônia, Roraima, Tocantins, Maranhão, Mato Grosso, Mato Grosso do Sul, Goiás, Distrito Federal e Minas Gerais e alguns municípios dos estados do Piauí, Bahia, São Paulo, Paraná, Santa Catarina e Rio Grande do Sul. Para informações sobre os municípios desses estados, buscar as respectivas Unidades de Saúde. No momento da vacinação, considerar a situação epidemiológica da doença. Para os viajantes que se deslocarem para os países em situação epidemiológica de risco, buscar informações sobre administração da vacina nas Embaixadas dos respectivos países a que se destinam ou na Secretaria de Vigilância em Saúde do estado em questão. Administrar a vacina 10 dias antes da data da viagem. Administrar dose de reforço a cada dez anos após a data da última dose.

Precaução: a vacina é contraindicada para gestantes e mulheres que estejam amamentando. Nesses casos, buscar orientação médica quanto ao risco epidemiológico e à indicação da vacina.

[13] Vacina sarampo, caxumba e rubéola (SCR): considerar vacinado o adolescente que comprovar o esquema de duas doses. Caso apresente comprovação de apenas uma dose, administrar a segunda dose. O intervalo entre as doses é de 30 dias.

[14] Vacina hepatite B (recombinante): oferecer aos grupos vulneráveis não vacinados ou sem comprovação de vacinação anterior, a saber: gestantes, após o primeiro trimestre de gestação; trabalhadores da saúde; bombeiros, policiais militares, civis e rodoviários; caminhoneiros, carcereiros de delegacia e de penitenciárias; coletores de lixo hospitalar e domiciliar; agentes funerários, comunicantes sexuais de pessoas portadoras do vírus da hepatite B; doadores de sangue; homens e mulheres que mantêm relações sexuais com pessoas do mesmo sexo (HSH e MSM); lésbicas, *gays*, bissexuais, travestis e transexuais, (LGBT); pessoas reclusas (presídios, hospitais psiquiátricos, instituições de menores, forças armadas etc.); manicures, pedicures e podólogos; populações de assentamentos e acampamentos; potenciais receptores de múltiplas transfusões de sangue ou politransfundidos; profissionais do sexo/prostitutas; usuários de substâncias injetáveis, inaláveis e pipadas; portadores de doenças sexualmente transmissíveis. A vacina está disponível nos CRIE para pessoas imunodeprimidas e portadoras de deficiência imunogênica ou adquirida, conforme indicação médica.

[15] Vacina adsorvida difteria e tétano – dT (dupla tipo adulto): Em adultos e idosos não vacinados ou sem comprovação de três doses da vacina, seguir o esquema de três doses. O intervalo entre as doses é de 60 dias, no mínimo de 30 dias. Nos vacinados anteriormente com três doses das vacinas DTP, DT ou dT, administrar reforço 10 anos após a data da última dose. Em caso de gravidez e ferimentos graves, antecipar a dose de reforço, se a última dose foi administrada há mais de 5 anos. A dose deve ser administrada no mínimo 20 dias antes da data provável do parto. Diante de um caso suspeito de difteria, avaliar a situação vacinal dos comunicantes. Para os não vacinados, iniciar esquema com três doses. Nos comunicantes com esquema incompleto de vacinação, este deve ser completado. Nos comunicantes vacinados que receberam a última dose há mais de 5 anos, deve-se antecipar o reforço.

(As notas de rodapé do Quadro 95.1 continuam na página seguinte)

[16]Vacina febre amarela (atenuada): indicada aos residentes ou viajantes para as seguintes áreas com recomendação da vacina: estados do Acre, Amazonas, Amapá, Pará, Rondônia, Roraima, Tocantins, Maranhão, Mato Grosso, Mato Grosso do Sul, Goiás, Distrito Federal e Minas Gerais e alguns municípios dos estados do Piauí, Bahia, São Paulo, Paraná, Santa Catarina e Rio Grande do Sul. Para informações sobre os municípios desses estados, buscar as respectivas Unidades de Saúde. No momento da vacinação, considerar a situação epidemiológica da doença. Para os viajantes que se deslocarem para os países em situação epidemiológica de risco, buscar informações sobre administração da vacina nas Embaixadas dos respectivos países a que se destinam ou na Secretaria de Vigilância em Saúde do estado em questão. Administrar a vacina 10 dias antes da data da viagem. Administrar dose de reforço a cada 10 anos após a data da última dose.

Precaução: a vacina é contraindicada para gestantes e mulheres que estejam amamentando; nos casos sob risco de contrair o vírus, buscar orientação médica. A aplicação da vacina para pessoas a partir de 60 anos depende da avaliação do risco da doença e do benefício da vacina.

[17]Vacina sarampo, caxumba e rubéola (SCR): administrar uma dose em mulheres de 20 a 49 anos de idade e em homens de 20 a 39 anos de idade que não apresentarem comprovação vacinal.

[18]Vacina influenza sazonal (fracionada, inativada): oferecida anualmente durante a Campanha Nacional de Vacinação do Idoso.

[19]Vacina pneumocócica 23-valente (polissacarídica): administrar uma dose durante a Campanha Nacional de Vacinação do Idoso, nos indivíduos de 60 anos ou mais que vivem em instituições fechadas, como casas geriátricas, hospitais, asilos, casas de repouso, com apenas um reforço 5 anos após a dose inicial.

NÃO SÃO CONTRAINDICAÇÕES À VACINAÇÃO

- Doenças benignas com febre inferior a 38,5°C, como diarreia e infecções respiratórias.
- Doenças neurológicas não evolutivas, como a síndrome de Down e a paralisia cerebral.
- Doenças crônicas cardiovasculares, pulmonares, renais e hepáticas.
- Diabetes.
- Dermatoses, eczemas ou infecções cutâneas localizadas.
- Reações localizadas, ligeiras ou moderadas, após vacinação prévia.
- Terapêutica com antibióticos, corticosteroides (até 20mg/dia) e esteroides tópicos.
- Antecedentes familiares e pessoais de alergia à penicilina, rinite alérgica, febre dos fenos, asma e outras manifestações atópicas.
- História familiar de complicações e reações graves pós-vacinais.
- Antecedentes familiares de convulsões.
- Períodos de convalescença das doenças.
- Períodos de incubação de doenças infecciosas.
- Gravidez da mãe ou de outros contatos.
- Prematuridade e baixo peso ao nascer.
- História de icterícia neonatal.
- Aleitamento materno.
- Gravidez (para as vacinas inativadas).

ADMINISTRAÇÃO COMBINADA E SIMULTÂNEA DE VACINAS

As vacinas podem ser administradas simultaneamente ou de maneira combinada, desde que a combinação, tenha sido previamente aprovada para esse uso. É incorreto associar, em uma mesma seringa, vacinas que não foram previamente aprovadas para combinação.

A *vacinação simultânea* consiste na administração de duas ou mais vacinas em diferentes locais ou vias. Todas as vacinas de uso rotineiro podem ser administradas simultaneamente sem que isso interfira na resposta imunológica. Essa conduta não aumenta as chances de reações adversas, sejam elas locais ou sistêmicas. A única exceção é a administração simultânea das vacinas contra febre amarela e cólera, que reduz a resposta imunológica para ambas as vacinas. A *vacinação combinada* consiste na aplicação conjunta de várias vacinas diferentes. Algumas já são conhecidas e vêm sendo usadas há muitos anos: DT (difteria e tétano, versões adulta e infantil), DPT (difteria, coqueluche e tétano), tríplice viral (sarampo, caxumba e rubéola), pólio oral (cepas de pólio 1, pólio 2 e pólio 3), meningo-BC e meningo-AC. Essa estratégia diminui a quantidade de injeções e aumenta a adesão à vacinação.

Algumas limitações para essa rotina devem ser lembradas:

- Vacinas de vírus vivos devem ser administradas no mesmo dia ou com intervalo mínimo de 1 mês para evitar risco teórico de que a resposta imune a uma ou ambas seja prejudicada. O intervalo entre elas deve ser:
    – SCR e febre amarela: 15 dias.
    – Pólio oral e rotavírus: 15 dias.
    – SCR e varicela: 28 dias.
    – Febre amarela e varicela: 28 dias.
    – Pólio oral e demais vacinas atenuadas: nenhum intervalo.
- Imunoglobulinas (IG) não devem ser administradas simultaneamente nem nos próximos 14 dias após a vacina de vírus vivos porque os anticorpos passivamente transferidos podem interferir na eficácia imune da vacina (essa limitação não se estende às vacinas de vírus inativados nem à vacina de pólio oral, de febre amarela ou da hepatite B).

Atualmente, estão disponíveis as seguintes vacinas combinadas:

- DPT + Hib.
- DPT acelular + Hib.

- DPT acelular + hepatite B.
- Pólio inativada (Salk) + DPT acelular + Hib.
- Salk + DPT acelular + Hib + hepatite B.
- Salk + DTP acelular.
- Meningococo C conj. + Hib.
- Hepatite A + hepatite B.

PROFILAXIA DO TÉTANO APÓS FERIMENTO

A profilaxia do tétano após ferimento é de fundamental importância e consiste, primordialmente, na limpeza extensiva do ferimento e na imunização do paciente. O tipo de profilaxia a ser indicada baseia-se no tipo de ferimento e na história vacinal do indivíduo e está descrita no Quadro 95.2.

PROFILAXIA DA RAIVA APÓS EXPOSIÇÃO

A profilaxia pós-exposição é efetuada segundo esquemas estabelecidos, considerando-se o tipo de exposição, particularmente a localização e a gravidade do ferimento, a espécie e o estado clínico do animal que provocou o acidente.

São considerados de maior risco os ferimentos localizados próximos à cabeça (cabeça e pescoço) e em áreas de maior inervação (pontas dos dedos de mãos e pés), e os ferimentos múltiplos profundos e/ou dilacerantes situados em qualquer parte do corpo, provocados por mordeduras de cães e de outros animais.

Considera-se acidente leve quando houve apenas arranhadura ou mordedura superficial no tronco e/ou membros. Considera-se acidente grave quando houve mordedura, arranhadura ou lambedura de ferimentos em face, cabeça, mãos ou pés. Ferimentos puntiformes e mordeduras múltiplas e/ou profundas e lambeduras de mucosas também são considerados graves.

Há dois tipos de vacina contra a raiva: vacinas produzidas em substratos isentos de tecido nervoso, que são obtidas a partir da inativação de vírus cultivados em culturas celulares; e vacina Fuenzalida-Palacios, obtida mediante a inativação de vírus da raiva cultivados em cérebro de camundongos recém-nascidos. A vacina é indicada, basicamente, em duas situações: na prevenção da raiva em indivíduos expostos a risco de contaminação, como veterinários, pessoal de laboratório e pessoal de abatedouro, entre outros, e na profilaxia pós-exposição.

Quanto aos animais capazes de transmitir o vírus da raiva, os morcegos e os mamíferos silvestres (raposas, onças, macacos, gorilas, saguis etc.) associam-se habitualmente aos acidentes de alto risco; as lesões provocadas por morcegos são geralmente discretas. Cães e gatos provocam acidentes de alto risco em regiões onde a raiva não está sob controle. Nas áreas em que a raiva está controlada, os cães e os gatos associam-se a acidentes de médio risco, assim como os bovinos, os equinos, os caprinos, os suínos e os ovinos, também sendo incluídos aqui os macacos mantidos em cativeiro. Ratos, camundongos, cobaias, hâmsters, coelhos e outros roedores urbanos provocam habitualmente ferimentos considerados de baixo risco e não exigem imunoprofilaxia antirrábica.

É indispensável manter o cão ou o gato que provocou o acidente em rigorosa observação, sob supervisão de profissional de saúde, de preferência um veterinário. Nunca se deve sacrificar o cão ou o gato que provocou o acidente, exceto quando já apresenta sintomatologia característica ou sugestiva de raiva. Caso ocorra a morte do cão ou do gato, ou sendo ele sacrificado, a cabeça deve ser encaminhada para exame, em laboratório de diagnóstico de raiva, envolvida em saco plástico, dentro de isopor contendo gelo, este também envolvido em saco plástico. O isopor deve ser adequadamente identificado.

Quadro 95.2 Profilaxia de tétano

História de imunização contra o tétano	Ferimento limpo e superficial		Outros ferimentos	
	Vacina	Imunização passiva	Vacina	Imunização passiva
Incerta ou menos de três doses	sim	não	sim	sim
Três doses ou mais:*				
Última dose há menos de 5 anos	não	não	não	não
Última dose entre 5 e 10 anos	não	não	sim	não
Última dose há mais de 10 anos	sim	não	sim	não

*Aproveitar a oportunidade para indicar a complementação do esquema vacinal.
Vacina: DPT, DT ou dT, dependendo da idade; na falta dessas, usar o toxoide tetânico (TT).
Imunização passiva: com soro antitetânico e teste prévio, na dose de 5.000 unidades, por IM, ou imunoglobulina humana antitetânica na dose de 250 unidades (IM).

CAPÍTULO 95 Imunizações em Adolescentes e Adultos

Quando o animal é de pequeno porte, pode-se enviá-lo inteiro. Algumas considerações são importantes:

1. O período de observação (de 10 dias) aplica-se apenas a cães e gatos.
2. A situação vacinal (ter sido vacinado anteriormente ou não) do cão ou do gato agressor não deve ser levada em consideração no estabelecimento da conduta imunoprofilática, uma vez que nunca se tem a certeza absoluta de que o animal se encontra efetivamente imunizado.
3. Não se deve recomendar imunoprofilaxia antirrábica (uso de vacina ou de soro antirrábico) em acidentes causados pelos seguintes animais roedores e lagomorfos: ratazana de esgoto (*Rattus norvegicus*), rato de telhado (*Rattus rattus*), camundongo (*Mus musculus*), cobaia ou porquinho-da-índia (*Cavia porcellus*), hâmster (*Mesocricetus auratus*) e coelho (*Orietolagus cuniculum*).
4. De acordo com as condições da exposição, além da adoção de outras medidas preconizadas, pode ser necessário o emprego de soro e/ou de vacina antirrábicos em acidentes causados por outros animais domésticos (bovinos, caprinos, equídeos, ovinos e suínos).
5. A profilaxia pós-exposição deve ser indicada sistematicamente nos acidentes causados por animais de alto risco (ver texto), mesmo quando domiciliados.
6. Nos acidentes provocados por morcegos, sempre se deverá proceder à sorovacinação, independentemente do tempo decorrido desde o momento em que se deu o acidente, exceto se o paciente tiver recebido anteriormente esquema completo de vacinação antirrábica (nesse caso, será usada somente a vacina, dispensando-se o emprego do soro antirrábico).
7. A administração da vacina e do soro antirrábicos, quando indicada, deve ser efetuada o mais precocemente possível.
8. Nos casos em que se admite a ocorrência de risco de contato indireto com vírus da raiva (contato da pele íntegra com objetos ou utensílios contaminados com secreções de animal suspeito), não será indicado o uso de vacina ou soro antirrábicos, devendo-se apenas lavar cuidadosamente o local com água e sabão.

A orientação para o uso da vacina e do soro antirrábicos na profilaxia pós-exposição encontra-se nos Quadros 95.3 e 95.4.

PROFILAXIA PARA HEPATITE B

A imunoglobulina para hepatite B (HBIG), sozinha ou em combinação com a vacina, é usada para profilaxia após exposição de pessoas que não foram previamente vacinadas ou que sabidamente não responderam à vacinação. A vacina e a HBIG podem ser administradas simultaneamente em diferentes sítios. Não há contraindicação ao uso de HBIG, e a única reação adversa conhecida é o desconforto no local de aplicação. Nos Quadros 95.5 e 95.6 encontram-se as orientações quanto à profilaxia após exposição e por acidente ocupacional.

Quadro 95.3 Profilaxia contra raiva com a vacina de cultivo celular

Animal agressor	Acidente	Conduta
Cão ou gato sadio	Leve	Observar o animal por 10 dias após a exposição: se permanecer sadio, encerrar o caso; se adoecer, morrer ou fugir, iniciar vacinação com 5 doses
	Grave	Iniciar vacinação com 3 doses (D0, D3, D7) Observar o animal por 10 dias após a exposição: se permanecer sadio, encerrar o caso; se adoecer, morrer ou fugir, completar vacina para 5 doses (D14 e D28) + imunoglobulina[1]
Cão ou gato suspeito	Leve	Iniciar vacinação (5 doses) Interromper o tratamento se o animal estiver sadio após 10 dias
	Grave	Iniciar vacinação (5 doses) + imunoglobulina[1] Interromper o tratamento se o animal estiver sadio após 10 dias
Outros animais domesticados, como cavalo, boi, porco ou cabra	Leve	Vacinação (5 doses)
	Grave	Vacinação (5 doses) + imunoglobulina
Animais silvestres ou morcegos	Independe	Vacinação (5 doses) + imunoglobulina

[1] A imunização passiva pode ser feita com o soro heterólogo de cavalo ou com imunoglobulina humana antirrábica hiperimune. No caso do soro heterólogo, a dose é de 40UI/kg de peso. No caso da imunoglobulina humana, a dose é de 20UI/kg de peso. Em ambos os casos, a aplicação deve ser feita no local da lesão. Apenas se não houver possibilidade, parte deve ser aplicada por via intramuscular, em local separado da vacina. Caso a imunoglobulina não tenha sido administrada no início do esquema e esteja indicada, esta deve ser feita antes da terceira dose da vacina. O cérebro do animal morto deve ser encaminhado para exame de imunofluorescência para diagnóstico de raiva. Resultados negativos, fornecidos por laboratório credenciado, tornam possível a dispensa ou suspensão do esquema vacinal. Entretanto, não se deve aguardar o resultado do exame por mais de 48 horas após o acidente para iniciar a vacinação, quando indicada.

Quadro 95.4 Profilaxia contra raiva com a vacina Fuenzalida-Palácios

Animal agressor	Acidente	Conduta
Cão ou gato sadio	Leve	Observar o animal por 10 dias após a exposição: se permanecer sadio, encerrar o caso; se adoecer, morrer ou fugir, iniciar vacinação. Esquema 7 + 2 doses
	Grave	Iniciar vacinação com 3 doses (D0, D2, D4) Observar o animal por 10 dias após a exposição: se permanecer sadio, encerrar o caso; se adoecer, morrer ou fugir, completar vacina para 10 doses + 3 doses + Imunoglobulina[1]
Cão ou gato suspeito	Leve	Iniciar vacinação (7 + 2 doses) Interromper o tratamento se o animal estiver sadio após 10 dias
	Grave	Iniciar vacinação (10 + 3 doses) + imunoglobulina[1] Interromper o tratamento se o animal estiver sadio após 10 dias
Outros animais domesticados, como cavalo, boi, porco e cabra	Leve	Vacinação (7 + 2 doses)
	Grave	Vacinação (10 + 3 doses) + imunoglobulina
Animais silvestres ou morcegos	Independe	Vacinação (10 + 3 doses) + imunoglobulina

[1] A imunização passiva pode ser feita com o soro heterólogo de cavalo ou com imunoglobulina humana antirrábica hiperimune. No caso do soro heterólogo, a dose é de 40UI/kg de peso. No caso da imunoglobulina humana, a dose é de 20UI/kg de peso. Em ambos os casos, a aplicação deve ser feita no local da lesão. Apenas se não houver possibilidade, parte deve ser aplicada por via intramuscular em local separado da vacina. Caso a imunoglobulina não tenha sido administrada no início do esquema e esteja indicada a sua administração, esta deve ser feita antes da terceira dose da vacina.
Esquema 7 + 2 doses: aplicar 1mL IM diariamente em 7 dias consecutivos e duas doses de reforço, 10 e 20 dias após a administração da sétima dose.
Esquema 10 + 3 doses: aplicar 1mL IM diariamente em 10 dias consecutivos e três doses de reforço, 10, 20 e 30 dias após a administração da décima dose.

Quadro 95.5 Profilaxia de hepatite B após exposição

Tipo de exposição	Profilaxia
Contato doméstico – portador crônico	Vacinação
Contato doméstico – caso agudo com exposição a sangue	Vacinação + HBIG
Contato doméstico – caso agudo – outros	Vacinação
Perinatal	Vacinação + HBIG
Sexual – portador crônico	Vacinação
Sexual – infecção aguda	Vacinação + HBIG

HBIG: imunoglobulina hiperimune contra hepatite B (dose = 0,06mL/kg IM, assim que possível e antes de completar 14 dias do contato).
Dose para recém-nascido de HBIG = 0,5mL IM, devendo ser administrada dentro das primeiras 12 horas após o parto.

Quadro 95.6 Profilaxia após exposição percutânea para hepatite B

Situação Sorológica do Acidentado	Sorologia do paciente-fonte		
	HBsAg-positivo	HBsAg-negativo	Desconhecida
Não vacinado	HBIG + vacinação	Vacinação	Se contato de risco: HBIG + vacinação Caso contrário: vacinação
Vacinado anti-HBs > 10UI/mL	Nada	Nada	Nada
Vacinado anti-HBs < 10UI/mL	HBIG – 2 doses com intervalo de 1 mês *ou* HBIG – 1 dose + revacinação	Nada	Se contato de risco: HBIG + vacinação Caso contrário: vacinação
Vacinado com resposta desconhecida	Testar resposta Se inadequada: HBIG + vacinação Se adequada: nada	Nada	Testar resposta Se inadequada: revacinação + HBIG se contato de risco Se adequada: nada

HBIG: imunoglobulina hiperimune contra hepatite B (dose = 0,06mL/kg IM, assim que possível e antes de completar 14 dias do contato).
Obs.: o intervalo mínimo entre a primeira e a segunda dose é de 1 mês e entre a segunda e a terceira é de 2 meses, desde que o intervalo entre a primeira e a terceira seja de pelo menos 4 meses. Quando há atrasos, não é necessário que o esquema seja recomeçado.

IMUNIZAÇÃO EM SITUAÇÕES ESPECIAIS

IMUNIZAÇÃO EM GESTANTES

O risco para o desenvolvimento fetal decorrente da vacinação materna durante a gestação é, a princípio, teórico. Benefícios da vacinação em gestante usualmente ultrapassam potenciais riscos quando a probabilidade de exposição à doença é alta. No entanto, deve-se ponderar bastante quanto aos potenciais riscos e, quando a vacina estiver indicada, observar, sempre que possível, que o mais seguro é retardar a vacinação até o segundo ou terceiro trimestre de gestação, para reduzir o risco de teratogenicidade.

O *toxoide tetânico* é rotineiramente indicado em gestantes. Reforço deve ser oferecido àquelas pacientes com vacinação completa, porém com espaço de tempo inferior a 10 anos entre a dose anterior e a atual. O intervalo da dose de reforço deve ser antecipado para 5 anos se ocorrer nova gestação. As gestantes não imunizadas ou parcialmente imunizadas devem iniciar e/ou completar o esquema vacinal.

Vacina para *influenza* é recomendada para a mulher após o primeiro trimestre de gestação (≥ 14 semanas) durante o período epidêmico da influenza. Isso se deve ao fato de mulheres grávidas no segundo ou terceiro trimestre de gestação ou no puerpério apresentarem risco aumentado de complicações com a gripe. Além disso, a vacinação da gestante confere proteção ao bebê nos primeiros 6 meses de vida.

Algumas vacinas podem ser utilizadas em gestantes, como a vacina contra *raiva*, *febre amarela* (lembrar que a pode aumentar o risco de abortamento quando administrada no primeiro trimestre), *antipneumocócica*, *antimeningocócica polissacarídica* e contra *hepatites A e B*.

De modo geral, todas as vacinas de vírus vivo atenuado ou bactéria viva atenuada estão contraindicadas na gestação. São elas: pólio oral; sarampo, caxumba e rubéola; varicela; e BCG.

Deve ser lembrado que, de modo geral, após qualquer vacina com vírus vivo, recomenda-se evitar a gravidez por 1 mês.

IMUNIZAÇÕES EM IMUNODEPRIMIDOS

Imunossupressão pode ser resultado de imunodeficiência congênita, infecção pelo HIV, leucemia, linfoma, malignidade generalizada ou terapia com agentes antimetabólitos, radiação ou ainda depressão imunológica em virtude do curso prolongado de altas doses de corticoide.

De maneira geral sabe-se que graves complicações podem surgir em razão da administração de vacinas de vírus vivos e de bactérias vivas atenuadas em pacientes imunocomprometidos. As principais vacinas de vírus vivo atenuado são: pólio oral (Sabin), sarampo, caxumba, rubéola, varicela, febre amarela e rotavírus. A principal vacina de bactéria viva atenuada é a BCG.

Vacinas inativadas, recombinantes, polissacarídicas ou conjugadas, além de toxoides, podem ser administradas em todos os pacientes imunocomprometidos, embora a resposta imune às vezes seja inadequada. Além disso, vacinas como Hib, pneumocócica e a meningocócica são recomendadas especificamente para certos grupos de pacientes imunocomprometidos, incluindo aqueles com asplenia anatômica ou funcional.

Importante também lembrar a vacinação dos contatos domiciliares dos pacientes imunodeprimidos. A vacina contra a poliomielite oral (tipo Sabin) é contraindicada para todos os contatos domiciliares de pacientes imunodeprimidos porque o vírus vacinal pode ser transmitido para o imunodeprimido.

Quanto aos pacientes com HIV, a vacina contra a varicela estará indicada se a contagem de CD4 for superior a 25%. As vacinas tríplice (difteria, coqueluche e tétano) e contra hepatite A, hepatite B e *Haemophilus influenzae* podem ser utilizadas normalmente. Para a poliomielite, deve-se utilizar a vacina de vírus inativado (tipo Salk), não somente no paciente, como também nos contatos domiciliares.

São consideradas doses imunossupressoras de corticoide aquelas > 2mg/kg de peso para crianças e > 20mg/dia de prednisona para adultos, quando administrado por mais de 2 semanas, o que diminui a segurança na administração das vacinas de vírus vivos.

Pacientes vacinados enquanto recebem terapia imunossupressora ou 2 semanas antes do começo da terapia devem ser considerados não imunizados e revacinados, no mínimo, 3 meses após o término da terapia.

Os pacientes pós-transplante de medula óssea devem ser revacinados com todo o esquema vacinal algum tempo depois do transplante. O tempo pós-transplante de medula óssea é o fator mais importante para a resposta imune às vacinas e cada vacina tem sua particularidade.

Os pacientes poderão receber vacinas de bactérias inativadas, vírus inativados, frações de bactérias ou toxoides 1 ano após transplante de medula óssea, recomendando-se a tríplice (difteria, coqueluche e tétano, nas crianças < 7 anos) ou a dupla (difteria e tétano, para > 7 anos). Além de hepatite B, hepatite A, anti-*Haemophilus*, pólio inativada, pneumocócica e meningocócica. Só 2 anos depois do transplante de medula óssea os pacientes poderão receber as vacinas de vírus vivo atenuado, se o estado imunológico se mostrar competente. A vacina contra varicela é contraindicada, e a vacina BCG não deve ser aplicada.

Exceto pela vacina influenza, que deve ser administrada anualmente, vacinação durante quimioterapia ou radiação deve ser evitada em razão do baixo potencial imunogênico.

IMUNIZAÇÃO PASSIVA

Consiste na estratégia de fornecimento de anticorpos (imunoglobulinas humanas homólogas ou heterólogas – os soros) previamente produzidos para proteção após contato de alto risco. Muitas vezes são administrados concomitantemente com as vacinas, mas em locais diferentes, com o intuito de proteger durante um período vulnerável, ou seja, no período em que a indução de proteção vacinal ainda não ocorreu. Entretanto, a possibilidade de uso concomitante com a vacina deve ser avaliada para cada produto, pois pode ocorrer incompatibilidade (inativação de um deles).

IMUNOGLOBULINA NORMAL PARA USO INTRAMUSCULAR

É obtida a partir de *pool* de doadores e, de maneira geral, as concentrações de anticorpos refletem as doenças mais prevalentes do meio em que vivem. Após injeção intramuscular, o pico da concentração sérica é atingido em 48 a 72 horas, e a meia-vida é de 3 a 4 semanas.

A imunoglobulina para uso intramuscular não pode ser utilizada por via endovenosa, mas, excepcionalmente, poderá ser administrada por via subcutânea. Está indicada, basicamente, na profilaxia do sarampo e da hepatite A.

Imunoglobulina normal para uso intramuscular na profilaxia do sarampo

Quando administrada até 6 dias após a exposição, pode prevenir ou atenuar o sarampo em pessoas suscetíveis. Está indicada nos comunicantes domiciliares de sarampo, principalmente imunodeprimidos e gestantes suscetíveis. Também pode ser utilizada nas crianças menores de 1 ano de idade. A dose nos pacientes imunocompetentes é de 0,25mL/kg, e nos imunodeprimidos, 0,5mL/kg. A dose máxima é de 15mL. Nas crianças, não mais do que 3mL devem ser aplicados no mesmo músculo e, nos adultos, não mais do que 5mL. Até 72 horas após a exposição, deve-se dar preferência à vacina, exceto para os imunodeprimidos e as gestantes.

Imunoglobulina normal para uso intramuscular na profilaxia da hepatite A

A eficácia da imunoglobulina normal para profilaxia da hepatite A varia de 80% a 95%, quando administrada até 15 dias após a exposição. Está indicada para:

- Pessoas suscetíveis com contato domiciliar ou sexual.
- Em creches ou escolas em classes de crianças pequenas, sem controle esfincteriano, e quando existe relato de pelo menos um caso secundário com contato íntimo.
- Viajantes para áreas endêmicas.

A dose recomendada é de 0,02mL/kg. Nos pacientes não vacinados, com mais de 1 ano de idade, pode-se aplicar concomitantemente a vacina, desde que em outro local, uma vez que a utilização concomitante da imunoglobulina não reduz a resposta imune à vacina.

IMUNOGLOBULINA NORMAL PARA USO ENDOVENOSO

A maioria das indicações da imunoglobulina normal para uso endovenoso não é para doenças comprovadamente infecciosas, como imunodeficiências primárias, leucemia linfocítica crônica de célula B, trombocitopenia imunomediada, transplante de medula óssea recente em adultos, doença de Kawasaki e polineuropatia desmielinizante inflamatória crônica. A única indicação para doença infecciosa é na infecção por HIV nas crianças.

Na criança com infecção pelo vírus HIV, a imunoglobulina normal para uso endovenoso está indicada em:

- Infecções bacterianas significativas recorrentes.
- Ausência de resposta imune à vacinação para sarampo.
- Trombocitopenia refratária apesar de terapia antirretroviral.
- Bronquiectasia pulmonar crônica.

A dose recomendada é de 400mg/kg, administrada a cada 4 semanas.

IMUNOGLOBULINAS HIPERIMUNES

No preparo das imunoglobulinas hiperimunes são selecionados doadores com altos títulos de anticorpos específicos. Nesse grupo estão incluídas as imunoglobulinas hiperimunes para hepatite B, tétano, raiva, varicela zoster e citomegalovírus. Os eventos adversos com as imunoglobulinas hiperimunes são semelhantes aos das imunoglobulinas normais.

Imunoglobulina hiperimune para hepatite B

Estudos realizados com a imunoglobulina hiperimune para hepatite B (HBIG) mostraram redução significativa da incidência e da gravidade da hepatite B nas pessoas expostas. Para melhorar sua eficácia, quando indicada, a HBIG deverá ser aplicada imediatamente após a exposição; no caso da exposição perinatal, até 12 horas após o parto.

Imunoglobulina hiperimune para tétano

A imunoglobulina hiperimune para o tétano pode ser utilizada para profilaxia pós-exposição ou para tratamento do tétano. Sempre que possível, deve-se dar preferência à imunoglobulina hiperimune para o tétano de origem humana no lugar do soro antitetânico, que tem origem no soro de cavalo e apresenta maiores risco e gravidade para eventos adversos. Para o tratamento do tétano, a dose de imunoglobulina hiperimune é de 3.000 a 6.000UI. No tétano neonatal, a dose é de 500UI. Uma parte deve ser aplicada ao redor do ferimento e o restante por via intramuscular. Para a profilaxia do tétano, a dose é de 250UI por via intramuscular. As indicações para utilização da imunização passiva na profilaxia do tétano estão descritas no ítem profilaxia do tétano após ferimento.

Imunoglobulina hiperimune para raiva

A imunoglobulina hiperimune para raiva é utilizada para profilaxia pós-exposição e, quando utilizada adequadamente, é eficaz na prevenção da doença. De preferência, sempre que possível, deve-se utilizar a imunoglobulina humana hiperimune para raiva em vez do soro antirrábico, que também é eficaz, mas apresenta maiores frequência e gravidade de eventos adversos. A dose da imunoglobulina hiperimune para raiva é de 20UI/kg de peso. O volume total ou o máximo possível deve ser aplicado próximo ao ferimento e o restante por via intramuscular. A vacinação antirrábica é feita concomitantemente com injeção em outro local.

Imunoglobulina hiperimune para varicela

A imunoglobulina hiperimune para varicela (VZIG) deve ser utilizada, basicamente, para pacientes suscetíveis pertencentes aos seguintes grupos de risco: imunodeprimidos (portadores de imunodeficiências primárias, infecção pelo HIV, processos neoplásicos, tratamento com medicação imunossupressora – incluindo corticosteroides), gestantes e RN. As exposições consideradas de risco são: contato domiciliar, contato face a face por pelo menos 1 hora em ambientes fechados e contato hospitalar com leito contíguo no mesmo quarto. Para o RN, a exposição ocorre quando a mãe apresenta sintomas de varicela entre 5 dias antes e 2 dias após o parto. A dose indicada é de 125UI para cada 10kg de peso. A dose máxima é de 625UI e a mínima, 125 UI. Deve ser aplicada por via intramuscular. Nos pacientes com trombocitopenia, ou quando a VZIG não estiver disponível, pode-se utilizar a imunoglobulina humana normal para uso endovenoso na dose de 200 a 300mg/kg.

Imunoglobulina hiperimune para citomegalovírus – uso endovenoso

A utilização da imunoglobulina humana hiperimune para citomegalovírus pode prevenir ou modificar o curso das infecções por citomegalovírus em pacientes com imunodeficiências primárias ou secundárias e transplantados renais ou de medula óssea. A dose é de 100 a 150mg/kg a cada 3 semanas por um período variável, dependendo da imunodepressão. Nos pacientes que serão submetidos a transplante, o tratamento deve ser iniciado no dia que antecede o transplante.

ANTICORPO MONOCLONAL ESPECÍFICO PARA VÍRUS RESPIRATÓRIO SINCICIAL (VRS)

Trata-se de anticorpo monoclonal composto de 95% de sequência de aminoácidos humanos e 5% de aminoácidos muríninicos. Nas crianças de risco, sua utilização reduz a incidência de hospitalização por doença do trato respiratório pelo VRS em 55%. Sua principal indicação é na prevenção de doença pulmonar grave por VRS em crianças de risco. Está indicado nas seguintes situações:

- RN com idade gestacional inferior a 28 semanas devem receber profilaxia até 1 ano de idade.
- RN com idade gestacional de 29 a 32 semanas devem receber profilaxia até 6 meses de vida.
- Crianças com doença pulmonar crônica, que necessitem de suporte com oxigênio nos 6 meses anteriores à época epidêmica (de março a setembro), devem receber profilaxia até 2 anos de idade.

A dose é de 15mg/kg por via intramuscular uma vez por mês. O fator limitante de seu uso é o alto custo.

SOROS E ANTITOXINAS ANIMAIS

Em geral, são derivados dos soros de cavalos. Atualmente, encontram-se disponíveis os seguintes: antitoxina tetânica, antitoxina diftérica, antitoxina botulínica e soro antirrábico. Todos esses produtos, preparados com soro animal, apresentam risco elevado e só deverão ser utilizados em caso de indicação precisa (antitoxina diftérica e antitoxina botulínica) ou quando as imunoglobulinas de origem humana não estiverem disponíveis (antitoxina tetânica e soro antirrábico). Antes da utilização, deve-se realizar anamnese clínica cuidadosa, com ênfase nos antecedentes. Pacientes com história de asma, rinite, urticária, exposição anterior a soro heterólogo ou sintomas após exposição a cavalos têm risco aumentado. Em todos os pacientes, os testes de hipersensibilidade devem ser realizados por pessoal experiente e em locais onde haja disponibilidade de recursos materiais e humanos para atendimento das reações anafiláticas.

Muitas das imunoglobulinas hiperimunes ou soros heterólogos não são facilmente disponíveis, mas podem ser encontrados nos Centros de Referência para Imunobiológicos Especiais (CRIE).

LEITURA RECOMENDADA

Gilio AE (coordenador). Manual de imunizações: Centro de Imunizações Hospital Israelita Albert Einstein. 4. ed. Rio de Janeiro: Elsevier, 2009. 76p.

Ministério da Saúde do Brasil. Calendários de vacinação. Disponível em: http://portal.saude.gov.br/portal/saude/profissional/area.cfm. Acessado em 21 de janeiro de 2011.

Vitaminas e Antioxidantes

CAPÍTULO 96

Daniel Christiano de Albuquerque Gomes
Karine Henriques de Miranda

INTRODUÇÃO

Vitaminas são substâncias orgânicas essenciais ao metabolismo normal. À exceção da vitamina D, não podem ser produzidas pelo organismo e, portanto, precisam ser ingeridas na dieta.

Deficiências graves de vitaminas podem ser facilmente reconhecidas por síndromes clínicas clássicas, como escorbuto, pelagra e beribéri. Embora atualmente incomuns, essas deficiências ainda ocorrem, predominantemente em regiões muito pobres e em populações especiais, como as de idosos, vegetarianos, alcoolistas, pacientes portadores de síndromes de má absorção, erros inatos do metabolismo, e naqueles submetidos a gastroplastias, hemodiálise ou nutrição parenteral.

O Quadro 96.1 reúne as principais síndromes de deficiência vitamínica.

Deficiências sutis de vitaminas, todavia, têm sido associadas em estudos observacionais à maior ocorrência de doenças crônicas, como câncer, aterosclerose, demência e osteoporose. Permanece incerto, entretanto, se a suplementação vitamínica pode prevenir ou reverter essas doenças.

Um grande número de indivíduos consome suplementos vitamínicos por acreditar que esses os farão sentir-se melhor e promoverão mais energia, melhorarão a saúde e previnirão ou tratarão doenças. Essa crença é reforçada pelo significativo e constante apelo comercial veiculado na mídia e tem resultado em crescente e expressivo consumo desses produtos. Nos

Quadro 96.1 Síndromes relacionadas com deficiências vitamínicas

Vitamina	Síndrome	Sinais/sintomas
A	Xeroftalmia	Olhos e pele secos, cegueira
D	Raquitismo/osteomalacia	Deformidade e dor óssea, baixa estatura, fraqueza muscular
E		Anemia
K		Diátese hemorrágica
C	Escorbuto	Fragilidade capilar, sangramentos
Tiamina (B_1)	Beribéri	Neuropatia, cardiomiopatia, encefalopatia
Riboflavina (B_2)		Queilite angular, dermatite
Niacina	Pelagra	Dermatite, demência, diarreia
Piridoxina (B_6)		Glossite, neuropatia
Folato		Anemia macrocítica
Cobalamina (B_{12})		Anemia, demência, degeneração de medula espinhal

Adaptado do UptoDate 2011, versão 19.1.

EUA, cerca de metade dos adultos utiliza esses suplementos, o que gera um gasto anual de aproximadamente 23 bilhões de dólares. Deve-se ressaltar que a maioria dos pacientes não considera as vitaminas e minerais uma medicação e, portanto, não refere seu uso se não for questionada.

Ainda faltam evidências científicas claras para recomendar suplementos vitamínicos a pacientes saudáveis, sem qualquer patologia ou carência alimentar. Apesar disso, não há uma política de controle para a venda desses medicamentos, e uma parcela da população ingere suplementos vitamínicos sem prescrição médica.

Torna-se difícil a realização de ensaios clínicos randomizados que avaliem o uso preventivo dessas substâncias, uma vez que sempre há um consumo através da dieta e a quantidade de vitaminas ingeridas não pode ser calculada com exatidão. Além disso, seria necessário um período de tempo muito longo para avaliação dos efeitos da suplementação, particularmente quando se trata da investigação da prevenção de doenças crônicas como câncer e demência.

Este capítulo traz uma visão geral sobre as diversas vitaminas e revisa as evidências científicas da suplementação vitamínica para a prevenção de doenças crônicas.

TIAMINA (B$_1$)

Encontrada em cereais, legumes, arroz, leveduras e carne suína, sua molécula é desnaturada em pH elevado e altas temperaturas. É absorvida no intestino delgado, principalmente no jejuno e no íleo. As maiores concentrações são encontradas na musculatura esquelética, no fígado, no coração, nos rins e no cérebro. A meia-vida da tiamina é de aproximadamente 10 a 20 dias.

Trata-se de um importante cofator para as enzimas envolvidas no metabolismo de aminoácidos e carboidratos. Também participa da iniciação da propagação do impulso nervoso.

Sua deficiência está associada a três desordens: beribéri, síndrome de Wernicke-Korsakoff e síndrome de Leigh.

A beribéri no adulto é descrita como seca ou molhada. A beribéri seca é caracterizada por neuropatia periférica simétrica, com desordem sensitiva e motora, mais comum nas extremidades distais. A beribéri molhada inclui neuropatia e sinais de envolvimento cardíaco, como cardiomegalia, cardiomiopatia, insuficiência cardíaca congestiva, edema periférico e taquicardia. Beribéri também é descrita como uma das complicações da cirurgia bariátrica, apresentando-se com polineuropatia, sensação de queimação, fraqueza e quedas. Pode ocorrer como complicação da nutrição parenteral total e em pacientes que usam diurético de alça.

A síndrome de Wernicke-Korsakoff é a complicação neurológica mais conhecida em virtude da deficiência de vitamina B1 e se refere a duas síndromes diferentes, cada uma representando um estágio da doença. A encefalopatia de Wernicke (EW) é uma síndrome aguda que exige tratamento de emergência. Consiste na tríade nistagmo, oftalmoplegia e ataxia, além de confusão mental. A síndrome de Korsakoff é uma condição neurológica crônica que ocorre em consequência da encefalopatia de Wernicke e é caracterizada por prejuízo da memória recente e confabulação, com períodos de cognição normal. Nos pacientes com suspeita de EW é necessária a administração parenteral imediata de tiamina. Recomenda-se a infusão endovenosa de 500mg, três vezes ao dia por 2 dias consecutivos, e em seguida 500mg uma vez ao dia por mais 5 dias. A administração de glicose sem tiamina pode precipitar ou piorar a EW. Uma vez que a absorção gastrointestinal da tiamina é errática em pacientes alcoolistas e desnutridos, sua administração oral não é confiável para o tratamento inicial da EW.

A síndrome de Leigh é uma condição em que ocorre encefalopatia necrosante subaguda. Trata-se de uma desordem mitocondrial esporádica com curso neurológico subagudo, levando a necrose esponjosa simétrica e desmielinização do tálamo, pedúnculos cerebrais, ponte e, até mesmo, nervos periféricos. Os sinais e sintomas são ataxia, disartria, movimentos anormais, arreflexia, atrofia muscular e fraqueza. Apenas 100 casos são descritos na literatura. O tratamento é feito com glicose e altas doses de tiamina (50 a 200mg/dia).

Necessidade basal diária: 1,1 a 1,4mg/dia.

Não há relato de toxicidade por tiamina, uma vez que o excesso pode ser eliminado rapidamente pelos rins.

Principais apresentações comerciais: Benerva® (comprimido com 300mg de tiamina) e Citoneurin® (drágea ou solução injetável com 100mg de tiamina).

RIBOFLAVINA (B$_2$)

Encontrada em carnes, peixes, ovos, leite, vegetais verdes e leveduras, sua absorção se dá no intestínio delgado, sendo metabolizada principalmente no fígado, no coração e nos rins, sendo componente essencial de coenzimas envolvidas em múltiplas vias metabólicas.

A deficiência de riboflavina é comum, mas pouco diagnosticada em virtude da inespecificidade dos sintomas: dor de garganta, hiperemia da mucosa faríngea, edema de mucosas, queilite, estomatite, glossite, dermatite seborreica e anemia normocítica e normocrômica. A deficiência isolada é rara, pois geralmente é acompanhada da carência de outras vitaminas hidrossolúveis.

São mais suscetíveis à deficiência da riboflavina os pacientes em uso prolongado de fenobarbital e outros barbitúricos, portadores de erros inatos do metabolismo, com síndromes disabsortivas, anorexia nervosa e intolerância à lactose.

Pacientes com infecção por HIV tratados com zidovudina ou estavudina podem desenvolver acidose lática, que é revertida por suplementação de B_2.

Necessidade basal diária: 1,3 a 1,6mg/dia.

Não é comum toxicidade por riboflavina, uma vez que sua absorção é limitada.

Um ensaio clínico conduzido na China mostrou que a suplementação de riboflavina e niacina diminuiu o risco de catarata nuclear. Nenhum benefício foi identificado, contudo, para redução de catarata cortical, mortalidade, acidente vascular encefálico ou câncer. Um pequeno ensaio clínico com 55 pacientes mostrou que a riboflavina em altas doses (400mg/dia) reduziu a frequência e a intensidade dos episódios de enxaqueca.

NIACINA (B_3)

A niacina é amplamente encontrada em carnes e vegetais (leveduras, carnes, especialmente fígado, cereais, legumes e sementes); NAD e NADP são as formas ativas da niacina. Essas são primeiramente hidrolisadas no lúmen intestinal e armazenadas em tecidos com alta atividade metabólica, como músculos e fígado.

NAD e NADP são cruciais para síntese e metabolismo de carboidratos, ácidos graxos e proteínas.

A deficiência de B_3 causa a pelagra, uma dermatite pigmentada, fotossensível, tipicamente localizada em áreas expostas ao sol. Outros sintomas são diarreia, demência, insônia, ansiedade, desorientação e encefalopatia. Ainda é comum em países pobres, por carência alimentar. Em países desenvolvidos, é observada em pacientes etilistas, com anorexia nervosa, ou como complicação da cirurgia bariátrica. Outras situações em que ocorre deficiência de B_3 são síndrome carcinoide e uso prolongado de isoniazida.

Necessidade basal diária: 14 a 18mg. A necessidade pode ser maior em pacientes em diálise ou com síndromes malabsortivas.

Os efeitos colaterais da reposição de niacina são *flushing*, náuseas, vômitos, prurido, constipação intestinal e elevação das transaminases e do ácido úrico. Em altas doses, de 1 a 3g/dia, a niacina é hipolipemiante (diminui os níveis de colesterol LDL e eleva os de HDL), porém está associada a efeitos adversos gastrointestinais e hepáticos.

ÁCIDO PANTOTÊNICO (B_5)

Os alimentos mais ricos em B_5 são gema de ovo, fígado, rim, brócolis e leite. Há concentrações substanciais em aves, carne vermelha, batatas e grãos. Também é produzido pelas bactérias do cólon.

A principal forma do ácido pantotênico da dieta é a coenzima A (CoA). Uma vez ingerida e quebrada, a CoA é hidrolisada no intestino delgado para formar o ácido pantotênico, o qual é absorvido no jejuno e levado à corrente sanguínea. Uma vez dentro da célula, o ácido pantotênico passa por fosforilação e se transforma em CoA.

A CoA participa da síntese de vitaminas A e D, colesterol, hormônios esteroides, heme, ácidos graxos, aminoácidos e proteínas.

A deficiência do ácido pantotênico é rara em humanos, a não ser em situações de fome extrema e guerra. As manifestações clínicas incluem parestesia distal e disestesia, denominada "síndrome de queimor dos pés".

Necessidade basal diária: 5 a 7mg/dia. Não há relato de toxicidade do ácido pantotênico. O excesso ingerido é excretado pelos rins.

PIRIDOXINA (B_6)

Predominantemente encontrada em vegetais, carnes, grãos e castanhas, a piridoxina atua no metabolismo de aminoácidos, na gliconeogênese, na conversão de triptofano em niacina, na síntese de neurotransmissor, na atividade imune e na modulação de hormônio esteroide.

A deficiência de B_6 causa anemia, estomatite, glossite, queilose, irritabilidade, confusão mental e depressão. Na gestação e em algumas doenças, como asma, diabetes, alcoolismo, doença cardíaca, câncer de mama, linfoma de Hodgkin e anemia falciforme, ocorre depleção de B_6. Pacientes em uso de isoniazida necessitam de suplementação de piridoxina (10mg/dia), a qual é utilizada para metabolização do tuberculostático.

Pacientes com síndrome de Down, autismo, diabetes gestacional, síndrome do túnel do carpo, tensão pré-menstrual, depressão e neuropatia diabética têm sido tratados com piridoxina, apresentando resultados variáveis.

Necessidade basal diária: 1,3 a 2mg. Em doses tóxicas (> 250mg/dia), causa neuropatia periférica, dermatose, fotossensibilidade, náuseas e vômitos.

A suplementação de piridoxina, bem como de ácido fólico e vitamina B_{12}, pode reduzir os níveis de homocisteína, os quais têm sido associados a risco aumentado de doença cardiovascular. Todavia, em ensaios clínicos controlados e randomizados, a suplementação dessas vitaminas não se mostrou útil na prevenção secundária de eventos cardiovasculares.

A piridoxina pode reduzir o risco de câncer colorretal. Em recente metanálise de nove estudos prospectivos, a ingesta da vitamina e os níveis séricos de piridoxal

5'-fosfatase (forma ativa da piridoxina) foram inversamente associados ao risco de câncer colorretal.

Análise do *Nurse's Health Study* mostrou tendência de menor risco de câncer de mama em mulheres com níveis séricos mais elevados de vitamina B_6.

Em síntese, as evidências científicas atuais não dão suporte à suplementação de piridoxina com o propósito de reduzir o risco cardiocardiovascular. Permanece, porém, duvidosa sua eficácia na redução do risco de câncer, em virtude da inexistência de estudos com maior poder analítico voltados para esse tema.

BIOTINA

Fígado, gema de ovo, soja e levedura são as principais fontes de biotina. Além do que é adquirido através da ingesta, a biotina também é produzida por bactérias da flora intestinal, sendo absorvida na parte proximal do intestino delgado e em menor quantidade no ceco.

A biotina é essencial em vários complexos enzimáticos envolvidos no metabolismo de carboidratos e lipídios, na síntese de proteínas e DNA e na replicação celular.

Sua deficiência pode ser adquirida ou congênita (em virtude da deficiência de biotinidase e holocarboxilase-sintetase) e se manifesta com sintomas inespecíficos: mialgia, confusão mental, disestesia, anorexia e náuseas.

Deficiência crônica de biotina causa defeito no metabolismo de ácidos graxos de cadeia longa, o que ocasiona alterações dermatológicas, como dermatite maculoescamosa, dermatite seborreica e alopecia.

Necessidade basal diária: 30µg. Não há relato de toxicidade.

VITAMINA B_{12} (COBALAMINA)

Fontes: levedo de cerveja, cereais integrais, leite, vegetais verdes, batatas, peixes, ovos e carnes.

A deficiência de cobalamina (B_{12}) e a de ácido fólico geralmente coexistem e não são clinicamente diferenciadas com facilidade.

Para que haja absorção adequada de cobalamina são necessários: ingesta em quantidade apropriada, pepsina ácida no estômago, protease pancreática, secreção de fator intrínseco pelas células parietais gástricas e receptores de fator intrínseco no íleo.

A deficiência de B_{12} geralmente está relacionada com a dificuldade de absorção. As principais causas de má absorção são: anemia perniciosa (secundária a gastrite atrófica e formação de autoanticorpo contra o fator intrínseco), gastrectomia, cirurgia bariátrica, acloridria, infecção por *Helicobacter pylori*, destruição da flora intestinal pelo uso de antibióticos, uso de medicação (biguanidas, antiácidos, inibidores de bomba de prótons e bloqueadores H_2), síndrome de Sjögren, etilismo crônico, falência pancreática exócrina e doença ileal.

A principal alteração hematológica da deficiência de vitamina B_{12} é a anemia macrocítica associada a elevações dos níveis séricos de DHL e bilirrubina, que refletem eritropoese ineficaz. Podem ocorrer leucopenia e plaquetopenia. O esfregaço de sangue periférico pode revelar macro-ovalócitos, megaloblastos e neutrófilos hipersegmentados.

A complicação neurológica clássica da deficiência de cobalamina é a degeneração subaguda combinada das colunas dorsal e lateral da medula espinhal. Manifesta-se inicialmente por parestesias e ataxia, associada à redução da sensibilidade profunda, e pode progredir para fraqueza muscular grave, espasticidade, paraplegia e, até mesmo, incontinências urinária e fecal. Outras alterações incluem déficit de memória, irritabilidade e, até mesmo, demência. Essas complicações podem ocorrer mesmo na ausência de alterações hematológicas.

Idosos, etilistas, vegetarianos, pacientes pós-gastroplastia e HIV-positivos estão sob maior risco de deficiência de B_{12}. Na gestação, os níveis de cobalamina caem sem que haja necessariamente evidência hematológica de deficiência.

A dosagem de homocisteína e ácido metilmalônico, metabólitos intermediários do ácido fólico e da B_{12}, são mais sensíveis para detecção de deficiência dessas vitaminas. As concentrações séricas de homocisteína e as concentrações urinárias de ácido metilmalônico encontram-se elevadas na deficiência de B_{12}.

O tratamento inicialmente é feito com reposição parenteral de B_{12}, especialmente se há sintomas neurológicos. A dose é de 1mg/dia por 1 semana, e em seguida 1mg/semana por 4 semanas. Se persistirem os sintomas, deve-se administrar 1mg/mês continuamente. A terapia de manutenção pode ser por via oral em altas doses (1 a 2mg/dia). Para aqueles pacientes com dificuldade de absorção de B_{12}, o tratamento contínuo está indicado.

Necessidade basal diária: 2,4 a 2,6µg.

A deficiência de vitamina B_{12} parece estar associada a aumento do risco de osteoporose e fraturas de coluna e quadril, possivelmente em razão da supressão da atividade osteoblástica. Todavia, ainda não há dados suficientes na literatura para que se recomende suplementação rotineira dessa vitamina com o objetivo de reduzir a ocorrência de fraturas.

A deficiência de cobalamina também pode resultar em hiper-homocisteinemia. Entretanto, como já previamente relatado, sua reposição não tem implicado a redução de eventos cardiovasculares.

Apresentações comerciais: Citoneurim® (drágeas com 50 e 5.000µg e ampolas com 1.000 e 5.000µg), Rubranova® (ampolas com 5.000 e 15.000µg) e Bedozil® (ampolas com 1.000 e 5.000µg).

ÁCIDO FÓLICO

As principais fontes são fígado, feijão, folhas verdes, carne bovina e batata.

Atua na síntese de DNA e RNA e na formação e maturação das hemácias e leucócitos.

São situações em que há carência de folato: gestação, consumo de álcool e uso de alguns anticonvulsivantes.

Os níveis séricos de ácido fólico sofrem grande flutuação e por isso a concentração de folato nos eritrócitos é o indicador mais fidedigno. Entretanto, por ser um teste mais caro, está reservado para situações particulares, e não para *screening*. Para o diagnóstico podem ser utilizadas a dosagem sérica de homocisteína e a dosagem urinária de ácido metilmalônico, metabólitos do ácido fólico e cobalamina. Se apenas os níveis séricos de homocisteína estão elevados, há deficiência de folato, pois este não participa do metabolismo do ácido metilmalônico. Contudo, o valor da dosagem de folato é incerto, uma vez que sua sensibilidade é baixa.

A deficiência de folato manifesta-se por anemia megaloblástica.

Para reposição de folato a via oral é suficiente, mesmo nos pacientes com má absorção. A dose recomendada é de 1 a 5mg/dia, de 1 a 4 meses, ou até recuperação hematológica.

Na gestação, o uso de ácido fólico previne defeitos do tubo neural. Esse efeito preventivo foi constatado em vários estudos observacionais e comprovado em grande ensaio clínico randomizado. Recomenda-se suplementação de ácido fólico (400µg/dia) para todas as mulheres em idade fértil. Àquelas que estão planejando engravidar, são recomendados 400 a 800µg/dia (além do consumo pela dieta), iniciados 3 meses antes da concepção e mantidos pelo menos até o término do primeiro trimestre de gestação.

Embora estudos observacionais tenham apontado uma associação entre ingesta elevada de folato e risco reduzido de câncer de cólon e mama, ensaios clínicos não comprovaram esse benefício, e alguns mostraram inclusive aumento do risco de neoplasia com a suplementação da vitamina.

A suplementação de ácido fólico, com ou sem vitamina B_{12}, não tem se mostrado eficaz na prevenção de declínio cognitivo em idosos ou de eventos cardiovasculares.

VITAMINA D

Os alimentos ricos em vitamina D são: leite, ovos, peixes com alto teor de gordura, óleo de fígado de bacalhau e cereais.

A vitamina D e seus metabólitos têm papel importante na homeostase do cálcio e na mineralização óssea.

A vitamina D ingerida (colecalciferol, ou vitamina D_3, e ergocalciferol, ou D_2) é absorvida no intestino delgado e transportada ao fígado, onde sofre hidroxilação e é transformada em 25-hidroxivitamina D (calcidiol). No rim ocorre nova hidroxilação, transformando calcidiol em calcitriol (1,25-diidroxivitamina D), que é a forma ativa da vitamina D. São os níveis de calcitriol que regulam a absorção intestinal de cálcio, a reabsorção óssea e a excreção renal de cálcio e fosfato.

Os níveis séricos são mensurados por meio da dosagem de 25-hidroxivitamina D (25OHD). Grande parte dos autores concorda que o nível mínimo necessário de 25OHD é de 30ng/mL (75nmol/L), concentração abaixo da qual começa a se elevar anormalmente o nível de paratormônio (PTH). Mesmo em países tropicais observa-se com grande frequência a insuficiência dessa vitamina, sobretudo em adolescentes e idosos. São causas de carência de vitamina D: dieta insuficiente, disabsorção de gorduras, falta de exposição à luz solar, falta de hidroxilação hepática e falta de hidroxilação renal e de receptores para vitamina D nos órgãos em decorrência de fatores genéticos. O tempo de exposição solar necessário depende da cor da pele (30 minutos/semana para caucasianos e três vezes por semana para afro-americanos).

A deficiência grave de vitamina D (25OHD < 10ng/mL) resulta em redução da absorção intestinal de cálcio e fósforo. A hipocalcemia persistente causa hiperparatireoidismo secundário, que leva a fosfatúria e desmineralização óssea, ocasionando raquitismo na criança e osteomalacia no adulto.

Nos últimos anos, porém, muita atenção tem sido dada às possíveis consequências da insuficiência de vitamina D (25OHD entre 10 e 30ng/mL). Adiante, serão abordadas algumas das mais estudadas associações a essa insuficiência.

VITAMINA D, OSTEOPOROSE E FRATURAS

O consumo adequado de vitamina D resulta em redução de perda óssea. Embora menos claro, a suplementação de vitamina D parece também reduzir o risco de fraturas. Embora a concentração sérica adequada de 25OHD em indivíduos com osteoporose ainda não esteja firmemente estabelecida, muitos autores concordam que níveis entre 28 e 32ng/mL sejam ideais. Para mulheres na pós-menopausa com osteoporose, sugere-se a ingesta de

800UI/dia. Para homens e mulheres na pré-menopausa com osteoporose, embora ainda incerto, tem sido sugerida a dose de 400 a 600UI/dia.

Vitamina D e Quedas

Idosos com baixos níveis séricos de 25OHD tendem a apresentar diminuição da força muscular. Vários estudos realizados nos últimos anos têm evidenciado diminuição do risco de quedas nessa população com a suplementação de vitamina D. Entretanto, a eficácia da vitamina parece depender da dose administrada e dos níveis séricos atingidos de 25OHD. Se utilizada para essa finalidade, a suplementação deve ser em doses de pelo menos 700 a 800UI/dia, objetivando concentração sérica de 25OHD ≥ 25ng/mL. Doses menores mostraram-se ineficazes. Por outro lado, doses muito elevadas, porém infrequentes (p. ex., 500.000UI/ano), não apresentaram efeito protetor.

Vitamina D e Câncer

Estudos *in vitro* demonstram que a vitamina D promove a diferenciação celular, inibe a proliferação celular e exibe propriedades anti-inflamatórias, proapoptóticas e antiangiogênicas. Vários estudos observacionais em humanos têm associado a deficiência de vitamina D à maior incidência e ao pior prognóstico de vários tipos de câncer, em especial as neoplasias de mama, próstata e cólon. Entretanto, esses estudos não podem estabelecer relação de causa e efeito. Além disso, os estudos de intervenção realizados até o momento não mostraram benefícios consistentes da suplementação de vitamina D na prevenção ou no tratamento de câncer.

Vitamina D e Doença Cardiovascular

Estudos observacionais têm mostrado relação inversa entre concentração de 25OHD e pressão arterial. Todavia, estudos de intervenção com suplementação da vitamina para redução de níveis tensionais têm obtido resultados discordantes. Além disso, a maioria dos ensaios clínicos não evidenciou benefícios significativos da vitamina D na prevenção de eventos cardiovasculares.

Vitamina D e Doença Neuropsiquiátrica

Pacientes com depressão e doença de Alzheimer parecem apresentar níveis mais baixos de 25OHD. Entretanto, ainda não pode ser estabelecida relação de causa e efeito. Deficiência de vitamina D nessa população pode ser resultado da pouca mobilidade e exposição solar.

Vitamina D e Mortalidade

Alguns estudos observacionais têm associado baixos níveis séricos de 25OHD (especialmente < 10ng/mL) a maior mortalidade em geral. Contudo, ainda faltam ensaios clínicos randomizados com suplementação de vitamina D que avaliem a mortalidade como desfecho primário. Em metanálise com ensaios clínicos desenhados primariamente para avaliar o efeito da vitamina D na prevenção de fraturas, houve redução significativa da mortalidade geral. Esses achados, porém, não foram confirmados em outra metanálise.

Tratamento da Deficiência de Vitamina D

Para o tratamento da deficiência de vitamina D utilizam-se as preparações com vitamina D_2 ou vitamina D_3, por serem menos custosas. Esta última, de acordo com alguns estudos, parece ser mais eficaz em elevar os níveis de 25OHD, sendo portanto a mais recomendada.

A dose da vitamina a ser administrada depende da natureza e do grau da deficiência. Múltiplos esquemas têm sido sugeridos.

Pacientes com concentrações séricas de 25OHD <20 ng/mL são comumente tratados com o esquema de vitamina D_3 por via oral, na dose de 50.000UI/semana por 6 a 8 semanas, seguida da dose necessária para manter a concentração-alvo de 25OHD (geralmente 800UI/dia). Naqueles com concentrações basais entre 20 e 30ng/mL, 800 UI/dia são habitualmente suficientes. Os níveis de 25OHD devem ser rotineiramente monitorizados, a fim de se realizarem eventuais ajustes na posologia.

Toxicidade é rara, sendo descrita apenas com megadoses a partir de 60.000UI/dia. Os sinais e sintomas são hipercalcemia, calciúria, confusão mental, poliúria, polidipsia, anorexia, vômitos, fraqueza muscular, desmineralização óssea e dor.

VITAMINA K

Fonte: folhas verdes (filoquinona) e microflora do intestino delgado (menaquinona).

Para sua absorção são necessários funções pancreática e biliar e mecanismos de absorção de gorduras intactos. Ocorre na porção distal do intestino delgado.

A vitamina K tem como principal função participação na cascata de coagulação. Ela é essencial para ativação dos fatores VII, IX, X e protrombina, mediante a carboxilação desses fatores. As proteínas C e S, anticoagulantes naturais, necessitam de vitamina K para exercer sua atividade. Os cumarínicos, que têm estrutura similar à da vitamina K, atuam bloqueando a ação dessa vitamina. É importante lembrar que a ativação da vitamina K ocorre no fígado e portanto, em caso de disfunção hepática grave, a simples reposição dessa vitamina não reverte a coagulopatia. É necessária a reposição de plasma fresco e/ou fatores de coagulação. Ela também é cofator para algumas proteínas envolvidas na mineralização óssea, incluindo osteocalcina.

Os sintomas da deficiência de vitamina K incluem sangramento de mucosa, melena, hematúria e distúrbio de coagulação. Sua deficiência é rara em adultos saudáveis, uma vez que há grande oferta nos alimentos e produção pela microflora do íleo terminal. Contudo, pode ocorrer hipovitaminose após o uso de alguns medicamentos, como os antibióticos, e nutrição parenteral total. Certos antibióticos estão associados com hipoprotrombinemia e efeito *coumarin-like* em pacientes com baixa reserva de vitamina K. Os antibióticos, além de destruírem a microflora intestinal, ainda interferem na ativação da vitamina K no fígado. O jejum prolongado diminui os níveis séricos de vitamina K. Esses pacientes são mais sensíveis ao tratamento com cumarínicos. Doses extremamente elevadas de vitaminas A e E antagonizam a vitamina K.

Em recém-nascidos é comum hipovitaminose K, que está associada a sangramento cutâneo, gastrointestinal e intracraniano na primeira semana de vida. Por isso, recomenda-se a reposição parenteral logo após o nascimento.

Necessidade basal diária: 90 a 120µg.

Tratamento de hipovitaminose: 25mg/dia por via oral, intramuscular, subcutânea ou endovenosa.

Toxicidade por excesso de vitamina K é muito rara, e não há definição de dose tóxica.

VITAMINAS ANTIOXIDANTES

VITAMINA C (ÁCIDO ASCÓRBICO)

A vitamina C tem importante papel na História. As manifestações clínicas do escorbuto foram descritas desde a Antiguidade pela literatura egípcia, grega e romana.

As fontes principais são frutas cítricas, tomate, batata, couve-flor, brócolis, espinafre, morangos e repolho.

O ácido ascórbico é absorvido na parte distal do intestino delgado. Dietas com até 100mg/dia têm absorção quase completa, porém, à medida que essa concentração aumenta, uma pequena fração é absorvida. Dosagens > 1.000mg/dia têm absorção menor do que 50%.

O ácido ascórbico é um redutor reversível em várias reações bioquímicas envolvendo ferro e cobre, sendo, portanto, um forte antioxidante no metabolismo.

Também atua como cofator no transporte de ácidos graxos de cadeia longa, na síntese de colágeno, na síntese de noradrenalina e no metabolismo de prostaglandinas e prostaciclinas. O ácido ascórbico é capaz de diminuir a resposta inflamatória.

O escorbuto consiste na síndrome clínica causada pela deficiência de vitamina C e está relacionado com má produção de colágeno e desordem do tecido conjuntivo. Os sintomas incluem equimoses, sangramento gengival, petéquias, alteração dos cabelos, hiperqueratose, síndrome de Sjögren, artralgia e dificuldade de cicatrização. Sintomas gerais, como astenia, náuseas, edema articular, depressão, neuropatia e instabilidade vasomotora, também podem estar presentes.

O tratamento do escorbuto em adultos é feito com reposição de 300 a 1.000mg/dia de ácido ascórbico durante 1 mês. Muitos dos sintomas constitucionais melhoram 24 horas após o início do tratamento. Equimoses e sangramento gengival são resolvidos após algumas semanas.

São descritas ações terapêuticas e profiláticas da vitamina C em casos de aterosclerose, câncer e resfriado comum. Contudo, ainda não há evidência científica desses benefícios. Ensaios randomizados não mostraram benefício significativo da suplementação de vitamina C na prevenção primária ou secundária de eventos cardiovasculares nem na prevenção de câncer. Assim, não se justifica o uso rotineiro dessa vitamina com essas finalidades. Alguns estudos sugeriram que o uso de vitamina C pode reduzir o risco de catarata e degeneração macular.

Pacientes com predisposição para nefrolitíase ou em tratamento dialítico devem evitar o uso excessivo de vitamina C.

Necessidade basal diária: 75 a 90mg/dia.

VITAMINA A

Existem duas formas principais de vitamina A: provitamina A (betacaroteno e outros carotenoides), encontrada nas plantas (folhas verdes), e vitamina A preformada (retinol, retinal, ácido retinoico e retinil éster), encontrada em fontes animais (fígado, rins, gema de ovo e manteiga).

O único caroteno metabolizado pelos mamíferos é o betacaroteno. Sua absorção ocorre no intestino delgado. É importante a presença de enzimas pancreáticas e sais biliares para haver essa assimilação. Atua na diferenciação celular e na visão.

A deficiência de vitamina A ainda é a terceira carência vitamínica mais comum no mundo. Cegueira noturna, amaurose, xeroftalmia, crescimento ósseo deficiente, problemas dermatológicos inespecíficos, como hiperqueratose e destruição do folículo capilar e prejuízo do sistema imune (mediante sua ação nos fagócitos e nas células T) são consequências da carência de vitamina A.

Além da desnutrição, outra causa de carência de vitamina A são as desordens na absorção de gorduras, como fibrose cística, doença celíaca, colestase, doença de Crohn e insuficiência pancreática.

O excesso de vitamina A pode ser tóxico. A toxicidade aguda, causada por uma única dosagem de mais de 660.000UI (> 200.000µg), tem como sintomas náuseas, vômitos, vertigem e visão borrada. Com doses muito altas podem ocorrer astenia e vômitos recorrentes. A toxicidade crônica, que ocorre com a ingestão prolongada de doses 10 vezes acima do recomendado, manifesta-se por ataxia, alopecia, hiperlipidemia, hepatotoxicidade, dores óssea e muscular, problemas de visão, além de outros sintomas inespecíficos, como pele ressecada, náuseas, cefaleia, fadiga e irritabilidade. Pode ocorrer hipertensão intracraniana (pseudotumor cerebral). A hepatotoxicidade pode levar à cirrose hepática.

Dose recomendada: máximo de 10.000UI/dia ou 25.000UI/semana (1µg de retinol = 3,3UI).

Vitamina A e câncer

Dois grandes ensaios clínicos randomizados mostraram que a suplementação de betacaroteno aumentou significativamente o risco de câncer de pulmão em homens fumantes e/ou expostos a asbesto. Do mesmo modo, o *ATBC Cancer Prevention Study* mostrou aumento na incidência e na mortalidade de câncer de próstata nos pacientes randomizados para betacaroteno. Em contrapartida, no *Physicians Health Study*, que incluiu poucos fumantes, a suplementação de betacaroteno não resultou em aumento ou diminuição significativos na incidência de neoplasias malignas.

Vitamina A e doença cardiovascular

Nenhum ensaio clínico mostrou benefício importante da vitamina A e do betacaroteno na prevenção primária ou secundária de doença cardiovascular.

Vitamina A e fraturas

Estudos observacionais têm apontado a ingesta elevada de vitamina A como fator de risco para osteopenia e fraturas em mulheres após a menopausa.

VITAMINA E (TOCOFEROL)

Fontes: óleos, carnes, ovos e folhas.

Como outras vitaminas lipossolúveis, a biodisponibilidade dessa substância depende dos mecanismos de absorção de gorduras e da ação de enzimas pancreáticas e hepáticas.

Os níveis séricos de vitamina E são fortemente influenciados pela concentração de lipídios e não traduzem com acurácia a concentração de vitamina E nos tecidos. Os níveis efetivos de vitamina E são calculados por meio da seguinte fórmula:

Nível sérico efetivo de vitamina E = alfatocoferol/(colesterol + triglicerídeos).

Essa relação deve ser > 0,8.

São descritos oito componentes do tocoferol, entre eles: alfa, beta, gama e deltatocoferol. Apenas quatro isômeros do alfatocoferol são mantidos de maneira eficiente no plasma humano. Desses quatro isômeros, apenas um está presente nos alimentos e tem o dobro da atividade dos isômeros sintéticos. Apesar disso, têm potencial para causar efeitos adversos e devem ser calculados na quota diária de suplementação de vitamina E.

A vitamina E tem ação antioxidante, protegendo os ácidos graxos poli-insaturados, principal componente das membranas celulares, da peroxidação. O gamatocoferol tem ação anti-inflamatória, pois reduz os níveis de prostaglandina E. Outras funções dessa vtamina, como redução da proliferação celular, antiagregação plaquetária e adesão de monócitos, independem de sua atividade antioxidante.

Como há grande quantidade de tocoferóis na dieta, a deficiência de vitamina E é incomum. Indivíduos com colestase, cirrose, fibrose cística, doença de Crohn, doença celíaca, insuficiência pancreática e supercrescimento bacteriano no intestino delgado, por apresentarem esteatorreia e má absorção de gorduras, estão sob risco de hipovitaminose E. O grau de deficiência depende da duração e da magnitude da esteatorreia. Existem também algumas desordens genéticas que causam deficiência dessa vitamina por defeito na A-TTP (*alpha tocopherol transfer protein*). As manifestações clínicas são hemólise, desordens neuromusculares, ataxia e neuropatia periférica. Podem ser pouco significativas ou ter aparecimento súbito, com ataxia, perda da propriocepção e da sensibilidade vibratória, síndrome espinocerebelar com envolvimento variável dos nervos periféricos, sintomas de miopatia esquelética e retinopatia pigmentada.

Os efeitos a longo prazo e a segurança com o uso de vitamina E permanecem incertos.

Vitamina E e demência

Embora estudos observacionais tenham apontado para a associação entre ingesta aumentada e/ou suplementação de vitamina E e menor risco de desenvolvimento de doença de Alzheimer e demência vascular, ensaios clínicos randomizados não confirmaram esses achados.

Vitamina E e doença cardiovascular

Nas últimas décadas, muitos estudos tentaram comprovar a ação dos antioxidantes, sobretudo da vitamina E, na prevenção de aterosclerose. Contudo, ainda não há evidência de que a suplementação dessa vitamina seja capaz de prevenir doença cardíaca. Praticamente todos os estudos de intervenção com vitamina E mostraram ineficácia tanto na prevenção primária como na secundária de eventos cardiovasculares. Além disso, o uso da vitamina pode aumentar o risco de insuficiência cardíaca.

Vitamina E e infecção

Ensaios clínicos não mostraram benefícios clínicos significativos da vitamina na prevenção de infecções em idosos.

Vitamina E e câncer

A maioria dos estudos randomizados não identificou redução do risco de câncer com a suplementação de vitamina E. O *Physicians Health Study*, por exemplo, que acompanhou mais de 14 mil médicos do sexo masculino com idade acima de 50 anos, mostrou que o uso de tocoferol, quando comparado ao de placebo, não reduziu a incidência de câncer de próstata ou de câncer em geral.

Vitamina E e tromboembolismo venoso (TEV)

A vitamina E pode interferir com a vitamina K e alterar a coagulação. No *Women's Health Study*, o uso de vitamina E foi associado a menor risco de TEV. Todavia, ainda não se pode recomendar o uso da vitamina para tromboprofilaxia. Por outro lado, alguns estudos evidenciaram maior incidência de hemorragia subaracnóidea nos grupos que utilizaram a vitamina E. Por isso, pacientes em uso de anticoagulantes devem ser particularmente desencorajados a consumir a vitamina.

Vitamina E e NASH

Um ensaio clínico com 247 adultos não diabéticos com esteato-hepatite não alcoólica (NASH) mostrou que a suplementação com tocoferol (800U/dia), quando comparada a placebo, associou-se a significativa melhora histológica após 96 semanas de uso.

Vitamina E e mortalidade

Uma metanálise com 19 ensaios clínicos mostrou que a suplementação de tocoferol em altas doses (> 400UI/dia) foi associada a aumento significativo da mortalidade. Portanto, pacientes que não tenham indicação específica para o uso da vitamina E devem ser aconselhados a não consumir a substância.

Embora controverso, existem evidências de benefício da suplementação dessa substância para tratar catarata e degeneração macular relacionada com o envelhecimento.

A suplementação, quando indicada, deve ser feita com dose máxima de 1.000mg/dia de alfatocoferol para pacientes adultos e sem má aborção de gorduras.

Dose diária recomendada: 15mg.

LEITURA RECOMENDADA

Bouillon R. Vitamin D and extraskeletal health. UptoDate, 2011:19.1.

Fletcher RH, Fairfield KM. Vitamin supplementation in disease prevention. UptoDate, 2011:19.1.

Gaziano JM, Glynn RJ, Christen WG, Kurth T et al. Vitamins E and C in the prevention of prostate and total cancer in men: the Physicians' Health Study II randomized controlled trial. JAMA 2009; 301(1):52.

Glynn RJ, Ridker PM, Goldhaber SZ, Zee RY, Buring JE. Effects of random allocation to vitamin E supplementation on the occurrence of venous thromboembolism: report from the Women's Health Study. Circulation 2007; 116(13):1497.

Institute of Medicine. Dietary reference intakes for calcium and vitamin D. Washington, DC: National Academies Press, 2011.

Kalyani RR, Stein B, Valiyil R et al. Vitamin D treatment for the prevention of falls in older adults: systematic review and meta-analysis. J Am Geriatr Soc 2010; 58(7):1299.

Kris-Etherton PM, Lichtenstein AH, Howard BV, Steinberg D, Witztum JL, Nutrition Committee of the American Heart Association Council on Nutrition, Physical Activity, and Metabolism. Antioxidant vitamin supplements and cardiovascular disease. Circulation 2004; 110(5):637.

Manson JE, Mayne ST, Clinton SK. Vitamin D and prevention of cancer – Ready for prime time? N Engl J Med 2011; 364:1385-7.

Omenn GS, Goodman GE, Thornquist MD et al. Effects of a combination of beta carotene and vitamin A on lung cancer and cardiovascular disease. N Engl J Med 1996; 334(18):1150.

Pazirandeh S, Lo CW, DL Burns. Overview of water-soluble vitamins. UptoDate, 2011:19.1.

Rosen CJ. Vitamin D insufficiency. N Engl J Med 2011; 364:248-54.

Sanyal AJ, Chalasani N, Kowdley KV et al. Pioglitazone, vitamin E, or placebo for nonalcoholic steatohepatitis. N Engl J Med 2010; 362:1675-85.

Vivekananthan DP, Penn MS, Sapp SK, Hsu A, Topol EJ. Use of antioxidant vitamins for the prevention of cardiovascular disease: meta-analysis of randomised trials. Lancet 2003; 361(0374):2017.

Acupuntura

CAPÍTULO 97

Dirceu de Lavôr Sales • Elba Lúcia Wanderley
Viviann Albuquerque

INTRODUÇÃO

A acupuntura é um dos ramos da tradicional medicina chinesa e refere-se às descobertas gradual e minuciosamente colecionadas pelos antigos médicos chineses de que por meio de determinados estímulos em regiões do corpo – com penetrações de agulhas – podem ser obtidos resultados de melhora ou desaparecimento de dores, inflamações e um variado número de disfunções orgânicas, em consequência do restabelecimento do funcionamento adequado de unidades musculoesqueléticas e de órgãos corporais, inclusive de glândulas endócrinas e do sistema nervoso autônomo, bem como do sono, do humor e das atividades intelectivas – enfim, efeitos que, conjuntamente, acabam também por resultar em melhora global da qualidade de vida. Apesar de a palavra acupuntura, etimologicamente, significar "o ato de inserir agulhas na superfície corporal", do latim *acuns* (agulha) e *punctura* (puntura), esse termo engloba outras formas de estimulação físico-químicas, como a passagem de corrente elétrica através da agulha (eletroacupuntura), o uso dessa corrente por via transcutânea utilizando eletrodos, o uso de calor ou a injeção de substâncias farmacológicas nos pontos de acupuntura.

Achados arqueológicos permitem supor que o início dessas descobertas remontam há, pelo menos, 30 ou 40 séculos. Certamente, as primeiras descobertas foram casuais, mas os antigos médicos chineses, interessados naqueles efeitos terapêuticos, foram aos poucos acrescentando novos conhecimentos sobre regiões estimuladas e seus efeitos corporais, por séculos e séculos. A partir da segunda metade do século XX, com a assimilação dessa metodologia de tratamento pela medicina contemporânea, e graças às pesquisas científicas empreendidas pelos próprios médicos chineses atuais e por pesquisadores ocidentais, os efeitos relacionados com a acupuntura encontraram sua explicação com uma linguagem e conceitos próprios da época atual, e seus fundamentos terapêuticos passaram a ser compreendidos pelos conhecimentos atuais da neurologia, da imunologia e da endocrinologia; além disso, e graças a essa compreensão por meio desses fundamentos científicos, a prática médica da acupuntura aumentou muito sua potência de ação, sua segurança e a especificidade de suas indicações clínicas.

MECANISMO DE AÇÃO

Os efeitos da acupuntura vêm sendo estudados e são explicados por princípios e mecanismos fisiológicos: os estímulos, aplicados em regiões específicas do corpo, os chamados pontos de acupuntura, por meio da rede neural periférica, alcançam o sistema nervoso central (SNC). Dessa maneira, provocam um fenômeno de neuromodulação em três níveis – local, espinhal e supraespinhal – resultando em liberação de variadas substâncias (principalmente neurotransmissores) e em normalização de funções motoras, sensoriais, autonômicas, neuroendócrinas, de controle e expressões emocionais, além das corticais cerebrais. Observações e pesquisas posteriores levaram ao surgimento de novas formas de estimulação das agulhas, entre elas a "estimulação elétrica". Era o surgimento da eletroacupuntura, técnica que implica a passagem de uma corrente de pulso através dos tecidos do corpo por meio de agulhas de acupuntura com fins terapêuticos e analgésicos. Usada desde 1958, chamou a atenção do Ocidente na década de 1970, quando médicos americanos visitaram a China e ficaram maravilhados com o fato de a acupuntura ser usada como único agente anestésico em cirurgias de grande porte. No início, os anestesistas manipulavam as agulhas durante todo o procedimento cirúrgico, mas, além de ser este

CAPÍTULO 97 Acupuntura

um procedimento extremamente cansativo, atrapalhava o cirurgião. Os geradores de pulsos elétricos foram então desenvolvidos para substituição da estimulação manual. A partir daí, a eletroacupuntura passou a ser usada em toda a China, propagando-se para o mundo. Atualmente, é uma das técnicas de maior relevância no tratamento de um grande número de condições agudas e crônicas ligadas aos vários sistemas orgânicos.

Os neurotransmissores, como os peptídeos opioides (encefalina, dinorfina e betaendorfina) e as monoaminas (serotonina, noradrenalina, histamina e dopamina), configuram-se nas substâncias mais importantes para a ação da acupuntura. As estruturas do SNC preferencialmente envolvidas nesse mecanismo são a substância gelatinosa do corno posterior medular, o trato espinotalâmico, o sistema reticular ascendente e seus núcleos liberadores de neurotransmissores, representados pelas monoaminas, compreendendo o sistema chamado inibidor descendente da dor, como também o núcleo arqueado hipotalâmico, a hipófise e o córtex frontal, fazendo parte da ação denominada sistêmica, que modula o estímulo doloroso por meio do líquido cefalorraquidiano (LCR) e do sistema venoso porta hipofisário, tendo como principal representante o neurotransmissor betaendorfina.

Os efeitos da acupuntura manual sobre o sistema nervoso autônomo foram avaliados em humanos a partir da estimulação dos aferentes vasculares do nervo perôneo sobre a pressão arterial (PA) e a frequência cardíaca (FC). Nesses estudos, foi demonstrado que os efeitos da acupuntura manual podem ser induzidos (isto é, aumento na atividade cardíaca vagal e redução na atividade simpática), resultando em redução de quadros dolorosos, tanto agudos como crônicos, não existindo dúvidas de que ela reduz as respostas nociceptivas.

Quanto ao uso da eletroacupuntura (EA) na modulação visceral, sabe-se que ela atenua o reflexo simpático excitatório vesical e cardíaco, induzido pela administração de bradicinina. Esse mecanismo ocorre através dos nervos convergentes dos neurônios rostrais ventrolaterais da medula, por inibição de um neutransmissor excitatório, o glutamato, e é realizado pelas endorfinas (nos deltarreceptores) liberadas por estímulo em um ponto localizado no nervo mediano.

Em 1965, Melzack e Wall propuseram a "teoria do portão da dor", e os mecanismos de ação da acupuntura começaram a ser mais bem compreendidos. Segundo essa teoria, os mecanismos neurais, no corno posterior da substância cinzenta da medula espinhal, agiriam como comporta aumentando o fluxo de impulsos nervosos oriundos das fibras periféricas. Os impulsos veiculados pelas fibras grossas (A) fecham a comporta, ao passo que os impulsos das fibras de pequeno diâmetro (C) a abrem. Portanto, a sensação de dor seria dependente da ação dominante das fibras C, em relação às fibras A, e a analgesia seria o oposto. Com base nessa teoria, a acupuntura teria ação fisiológica segmentar. Para melhorar o efeito, os estímulos das fibras inibitórias A devem atuar no mesmo segmento, ou seja, naquele onde é aplicada a acupuntura. Melzack também considerou que a analgesia gerada pela acupuntura poderia, assim, ser induzida por estímulos aplicados em locais distantes. Em estudos posteriores, sugeriu que o alívio da dor crônica por estímulos periféricos devia-se, por outro lado, à ativação de elementos neurais supraespinhais, ou seja, mobilizaria outros mecanismos centrais.

Para que se tenha um melhor entendimento do que acontece a partir do momento em que uma agulha de acupuntura é inserida em um ponto específico do corpo, serão descritos os vários mecanismos conhecidos relacionados com a ação da acupuntura.

MECANISMO PERIFÉRICO

A agulha de acupuntura, inserida através da pele, ultrapassa o tecido celular subcutâneo e, no músculo, estimula as terminações nervosas livres – receptores específicos para dor e temperatura, que nada mais são do que os dendritos das fibras nervosas A delta e C. Os terminais desse axônio irão fazer sinapse no corno posterior da medula, ou seja, as fibras A delta e C ligam a pele ao corno posterior da medula e correspondem ao primeiro neurônio da via da dor. As fibras A delta são responsáveis pela vinculação da chamada primeira dor, ou dor aguda, e as fibras C respondem pela segunda dor, ou dor crônica. Por conta da lesão tecidual desencadeada pela inserção da agulha, ocorre nesse nível uma série de reações químicas, algumas delas determinantes do efeito periférico da acupuntura: estímulo à liberação de óxido nítrico periférico, promovendo vasodilatação local e a consequente melhora da sintomatologia dolorosa. Também há a diminuição da liberação do fator de necrose tumoral (TNF) e outras substâncias proinflamatórias responsáveis pela iniciação e manutenção dos sinais inflamatórios locais. Isso ocorre por meio da estimulação de vias colinérgicas, possivelmente ativadas pela acupuntura. Os pesquisadores acreditam que a principal fibra estimulada quando da inserção de uma agulha de acupuntura seja a fibra A delta, pois o estímulo adequado é a picada da agulha, enquanto a frequência da resposta é de 2 a 3Hz, duas características das fibras A delta primárias.

MECANISMO SEGMENTAR ESPINHAL

Inicialmente, é importante lembrar que as fibras A delta fazem sinapse prioritariamente na lâmina I de Rexed e as fibras C, nas lâminas II e V. Na lâmina I existe maior proporção de células marginais, ou neurônios nociceptivos específicos (NS), enquanto na lâmina V existe maior concentração dos neurônios de ampla variação dinâmica (AVD), que são células participantes da facilitação da transmissão nervosa do primeiro para o segundo neurônio da via da dor. As fibras A delta respondem pela chamada primeira dor, ou dor aguda, cujo estímulo dura apenas alguns segundos; as fibras C, por sua vez, são responsáveis pela segunda dor, ou dor crônica. Portanto, a totalidade das disfunções álgicas persistentes é vinculada às fibras C, e a ação da acupuntura nesse nível inibe os estímulos que chegam ao corno posterior da medula pelas fibras C e transmitem a sensação dolorosa. Como isso acontece? Após a inserção da agulha de acupuntura e o desencadeamento do efeito periférico, relatado anteriormente, o estímulo transmitido às fibras A delta chega ao corno posterior da medula, mais precisamente na lâmina I de Rexed, e através de interneurônios alcança a lâmina II, sede da substância gelatinosa (região rica em interneurônios produtores de neurotransmissores, entre eles o GABA e a encefalina, que são inibitórios). Nessa estrutura funciona o chamado "portão da dor", descoberto por Melzack e Wall em 1965. A seguir, o estímulo gerado faz com que os neurônios encefalinérgicos inibitórios da substância gelatinosa entrem em ação e produzam encefalina. Ela irá atuar tanto na lâmina II como na V, onde chega através dos interneurônios, inibindo as células da AVD e bloqueando, assim, a passagem do estímulo das fibras C do primeiro para o segundo neurônio da via da dor, com uma consequente minimização da sensação dolorosa.

Mecanismo de Ação sobre o Tônus e o Relaxamento Muscular

Esse é um importante efeito desencadeado pela inserção das agulhas de acupuntura e se refere ao controle do sistema motor de arco reflexo – ação sobre o tônus e o relaxamento muscular. Nesse mecanismo fica estabelecido que, quando são acupunturados fusos musculares, acionam-se fibras aferentes sensoriais que, ao serem conduzidas até a medula, estimulam reflexamente efetores miorrelaxantes e, como consequência, é causada a distensão dos tendões correspondentes.

Controle do Sistema Nervoso Autônomo Segmentar

Em condições normais, as terminações sensitivas periféricas sofrem pouca influência das fibras simpáticas, porém, após lesão, os terminais simpáticos constituem uma fonte complementar de mediadores proinflamatórios e algogênicos. Esse estímulo, atuando por longo tempo, provoca alterações plásticas medulares que mantêm e intensificam a sensação dolorosa. A atuação neuromoduladora da acupuntura sobre o sistema nervoso autônomo sugere sua utilização nesse tipo de distúrbio.

Mecanismo Suprassegmentar ou Supraespinhal

Efeito suprassegmentar é aquele que envolve o tronco encefálico, o diencéfalo e o telencéfalo. Ele é responsável pelos efeitos mais elaborados, sistêmicos e duradouros da acupuntura. *Divide-se em: mecanismo suprassegmentar serotoninérgico, noradrenérgico e de controles inibitórios difusos a partir de agentes nocivos (DNIC).* São esses mecanismos que explicam, entre outras coisas, como a inserção de agulhas em determinados pontos é capaz de aliviar a dor em regiões distantes, supridas por nervos originados de segmentos totalmente diferentes.

Mecanismo Suprassegmentar Serotoninérgico

Os receptores aferentes A delta, além de se projetarem para a substância gelatinosa na lâmina II de Rexed, no corno posterior da medula, onde desencadeiam o mecanismo segmentar ou espinhal descrito anteriormente, projetam-se também para as células marginais ou neurônios nociceptivos específicos, de onde, através do trato espinotalâmico, alcançam o tálamo em seu núcleo ventroposterolateral (NVPL). Daí, lançam-se para zona somestésica primária do córtex cerebral, onde a sensação de ferroada da agulha se torna consciente. Antes que essa informação chegue no tálamo (mais precisamente na altura do mesencéfalo), todavia, os axônios do trato espinotalâmico dão origem a uma ramificação colateral que vai até a substância cinzenta periaqueductal (SCPA), um dos núcleos da formação reticular mensencefálica de enorme importância na modulação da sensação dolorosa. Quando o estímulo originado pela picada da agulha atinge a SCPA, através de uma ramificação do trato espinotalâmico, é acionado o mecanismo inibitório descendente da dor, citado anteriormente. Esse trajeto descendente, que se inicia na SCPA* e cuja substância transmissora é, pro-

---

* Em 1964, Tsou e Jang demonstraram que a SCPA é a área mais eficaz de todo o sistema nervoso para abolição da dor por meio de microinjeções de morfina e, em 1969, o psicólogo americano David Reynolds, em brilhante experimento, provou que a estimulação elétrica da SCPA produzia uma potente analgesia em ratos acordados, os quais se tornavam capazes de suportar uma cirurgia abdominal sem manifestações comportamentais ou motoras de dor. Posteriormente, observou-se que a ativação da SCPA em diferentes espécies, incluindo o homem, também produzia analgesia. Mais recentemente, verificou-se que outras estruturas do tronco encefálico, como o Núcleo Magno da Rafe (NMR), a formação reticular bulbar, o *locus ceruleus* e algumas regiões do diencéfalo e do telencéfalo, como o hipotálamo lateral e a amígdala, também produzem analgesia quando estimuladas. Em 1974, Mayer e Liebeskind demonstraram que um trajeto inibitório descendente, passando da SCPA até a medula espinhal, era responsável pela inibição de neurônios com axônios ascendentes, que conduzem estímulos dolorosos na periferia.

vavelmente, a neurotensina tem em sua etapa posterior o núcleo magno da rafe, para onde descendem as fibras oriundas da SCPA. Acionado, esse núcleo, mediado principalmente pela serotonina, envia fibras serotoninérgicas descendentes através do funículo dorsolateral (FDL) da medula espinhal para os interneurônios encefalinérgicos da substância gelatinosa na lâmina II de Rexed, onde existe o "portão da dor". A chegada desse estímulo aciona a produção de encefalina pelos neurônios encefalinérgicos, que bloqueiam a informação nociceptiva que chega pelos aferentes primários C, impedindo a passagem do estímulo nervoso para as células da AVD*, localizadas profundamente na substância cinzenta da medula, impedindo, assim, a passagem do estímulo doloroso do primeiro para o segundo neurônio da via da dor.

O mecanismo supressegmentar da acupuntura, no entanto, não se limita ao mecanismo iniciado na SCPA, mas também mobiliza outras importantes áreas do SNC. Pesquisas têm demonstrado que a inserção das agulhas de acupuntura faz com que a SCPA, além de receber impulsos provenientes de ramificações diretas do trato espinotalâmico, receba fibras contendo betaendorfina, substância semelhante à morfina, produzida normalmente no organismo e que é responsável pela condução do estímulo nervoso do hipotálamo até o SCPA. Essas fibras descendem da região arqueada do hipotálamo, relacionada não apenas com a regulação de funções corpóreas, como também com as emoções. Nos seres humanos, por sua vez, o hipotálamo está sob controle da região pré-frontal do córtex, região cujo fluxo sanguíneo aumenta por estímulos dolorosos. Dentro da SCPA existem neurônios inibitórios que, por ocasião do estímulo que chega através das longas fibras descendentes do trajeto hipotálamo-SCPA, são inibidos, liberando, assim, a atividade SCPA-núcleo magno da rafe NMR. Por outro lado, observa-se que a mesma mensagem dolorosa que chega ao córtex pré-frontal e aciona o hipotálamo é a responsável por induzi-lo a produzir o CRH, que estimula a hipófise a sintetizar o ACTH e enviá-lo para a glândula suprarrenal que, por sua vez, produz e libera o cortisol na corrente sanguínea, o qual irá se configurar em um dos responsáveis pelo efeito anti-inflamatório da acupuntura.

MECANISMO SUPRASSEGMENTAR NORADRENÉRGICO

Takeshige acredita que o sistema noradrenérgico descendente seja controlado a partir do córtex pré-fron-

Quadro 97.1 As 12 etapas do mecanismo suprassegmentar serotoninérgico

1. A ferroada da agulha de acupuntura estimula terminações nervosas livres existentes na pele e no músculo
2. O estímulo caminha pelas fibras A delta, sendo levado às células marginais ou neurônios nociceptivos específicos do corno posterior da medula
3. O estímulo nervoso atinge o trato espinotalâmico lateral e é transportado até o tálamo, em seu núcleo posteroventrolateral
4. No tálamo, o estímulo projeta-se para a zona somestésica primária do córtex cerebral
5. O estímulo é percebido pelo córtex pré-frontal, que envia fibras descendentes para a região arqueada do hipotálamo
6. Do hipotálamo, descendem fibras contendo betaendorfina para a SCPA
7. Na SCPA, a betaendorfina inibe os neurônios inibitórios aí existentes, liberando o trajeto SCPA-NMR
8. Além de liberação de betaendorfina pelo hipotálamo e a hipófise, ocorre também liberação do CRH hipotalâmico, que estimula a produção de ACTH pela hipófise
9. O ACTH é enviado para a glândula suprarrenal, induzindo-a a produzir o cortisol que, liberado na corrente sanguínea, será responsável por parte do efeito anti-inflamatório da acupuntura
10. Do núcleo magno da rafe (NMR), as fibras, cujo neurotransmissor é a serotonina, descem no funículo dorso lateral da medula espinhal para terminar diretamente nos neurônios encefalinérgicos da substância gelatinosa do corno dorsal da medula espinhal
11. Estimulados, os neurônios encefalinérgicos produzem encefalina que, na própria lâmina II e na lâmina V, inibe de modo pré e pós-sináptico o impulso nervoso das fibras C
12. A inibição do impulso nervoso faz com que o estímulo seja bloqueado e não passe do primeiro para o segundo neurônio da via da dor, minimizando, assim, a percepção da sensação dolorosa

tal e dos núcleos arqueados do hipotálamo, assim como acontece com o mecanismo serotoninérgico. No entanto, esse mecanismo encontra-se apenas parcialmente esclarecido, existindo várias dúvidas a seu respeito.

Com base nas 12 etapas descritas no Quadro 97.1 para o mecanismo serotoninérgico, pode-se dizer que até a etapa 7, da SCPA, o mecanismo é exatamente o mesmo. Só que aqui, a partir da SCPA, partem interneurônios colaterais para o *locus ceruleus* que é a principal fonte do pedúnculo cerebral de axônios produtores de noradrenalina. Ao contrário do mecanismo encefalinérgico, as fibras noradrenérgicas não estimulam os neurônios encefalinérgicos do corno posterior da medula, mas fazem a inibição direta sobre os muitos tipos de células espinhais com as quais mantêm contato sináptico. Takeshige e cols. acreditam que o núcleo reticular paragicantocelular esteja também envolvido no sistema adrenérgico descendente, cuja atividade é evocada pela estimulação da acupuntura. No entanto, chamam a atenção para o fato de que esse núcleo não produz nenhum tipo

---

*Células de ampla variação dinâmica (AVD): localizadas profundamente na substância cinzenta da medula, enviam axônios em direção ao trato ascendente espinorreticular, inibindo, desse modo, a transmissão nervosa da fibra C do primeiro para o segundo neurônio da via da dor.

de célula noradrenérgica, tampouco se projeta para a medula espinhal. Deve haver, portanto, um revezamento com uma estrutura noradrenérgica para influenciar diretamente a atividade espinhal. Essa estrutura pode ser o *locus ceruleus* ou algum outro grupo celular noradrenérgico do pedúnculo cerebral inferior, cujos axônios se projetem para a medula espinhal. De maneira esquemática, pode-se dizer que os neurônios noradrenérgicos descendentes oriundos do *locus ceruleus* se projetam para o corno posterior da medula, onde inibem diretamente os neurônios espinhais, com os quais têm contato sináptico, minimizando a percepção da sensação dolorosa.

TEORIA DA TRADICIONAL MEDICINA CHINESA

A teoria clássica chinesa para o mecanismo de ação de acupuntura se alicerça em dois pilares básicos: os meridianos e os pontos de acupuntura. Os primeiros seriam canais por onde circularia o Qi (ATP, energia) pelo corpo. Não há evidências da existência real dessas estruturas. Acredita-se que os chineses, quando falavam dos meridianos, referiam-se ao sistema nervoso periférico. Nesses meridianos existem os pontos de acupuntura, através dos quais a inserção da agulha desencadeia seus efeitos.

O estudo dos pontos de acupuntura os caracteriza como o local de início da aferência sensitiva. Gunn, em 1976, classificou os pontos de acupuntura de acordo com suas relações com o sistema nervoso periférico; descreveu anatômica e funcionalmente essas estruturas neurais em 70 pontos usados classicamente. Eles podem ser divididos em pontos motores musculares, grupos de nociceptores em diferentes tecidos ou nervos no plano sagital e nervos ou plexos superficiais.

Melzack, em 1977, constatou que havia elevada concordância dos pontos de acupuntura com os pontos de gatilhos: essas regiões apresentam grande densidade de fibras nervosas e algumas características físico-químicas comuns.

Croley, em 1991, e Kwok, em 1998, observaram maior concentração de terminações nervosas livres e baixa resistência elétrica nos locais de acupuntura.

Chan, em 1998, observou maior concentração de substância P nos pontos de acupuntura em cães, o que sugere perfil neuroquímico particular nesses locais. Esses achados indicam que os pontos de acupuntura apresentam peculiaridades particulares anatomofísico-químicas: coincidência anatômica frequente com os pontos motores musculares e pontos gatilhos, baixa resistência elétrica local, elevada concentração de terminações nervosas livres e perfil neouroquímico especial. O agulhamento, portanto, deve promover modificações de caráter multifatorial, como o desencadeamento de potenciais elétricos e alterações bioquímicas localizadas, devendo ser importantes na gênese dos mecanismos que originam alterações biológicas relacionadas com o efeito da acupuntura.

EVIDÊNCIAS DO USO CLÍNICO DA ACUPUNTURA

Pelas próprias características de seu abrangente mecanismo de ação, a acupuntura encontra-se indicada no tratamento de disfunções de vários sistemas orgânicos. Nas últimas décadas, pesquisadores de várias partes do mundo se dedicaram a investigar a efetividade da técnica e relataram importantes evidências favoráveis a seu uso clínico.

GASTROENTEROLOGIA

Secreção ácida gástrica

Seis estudos clínicos randomizados com grupos de controle usando placebo foram realizados no Departamento de Pesquisa de Ontário para avaliação do efeito da EA na secreção ácida em voluntários saudáveis. O uso da EA no ponto E36 reduziu substancialmente a secreção ácida basal, ao contrário da estimulação idêntica em ponto placebo. Sadipo e Falaiye, em 1979, demonstraram que a acupuntura inibia de maneira considerável a produção ácida máxima estimulada pela pangastrina em pacientes com úlcera duodenal.

Motilidade

Vários estudos fisiológicos demonstraram que a acupuntura tem efeito sobre a motilidade gastrointestinal. Li e cols., em 1992, classificaram e resumiram trabalhos envolvendo animais e seres humanos, e todos os estudos concluíram que a acupuntura afetava a motilidade gástrica. Iwa e Sakiya, em 1994, estudaram a motilidade gastrointestinal em ratos – que receberam acupuntura para medição do período do trânsito de carbono – e constataram que, ao ser aplicada no abdome, ela reduziu de modo significativo a motilidade gastrointestinal.

Náuseas e vômitos

Talvez as evidências mais fortes e consistentes sobre a eficácia da acupuntura sejam relativas ao tratamento de náuseas e vômitos. Dos 29 estudos em que a acupuntura foi utilizada, 27 apresentaram resultados positivos. Quando selecionados apenas os estudos de alta qualidade metodológica, 11 entre 12 deles, representando quase 2.000 pacientes, apresentaram resultados positivos. Esses achados estão resumidos no painel de consenso do NIH, em sua afirmação de que: "há provas claras de que a agulha de acupuntura é eficaz para náusea e vômitos pós-operatórios e decorrentes de quimioterapia em adultos e provavelmente para náusea de gravidez."

Várias outras situações gastrointestinais são passíveis de tratamento por meio da acupuntura, como gastrite, úlcera péptica, diarreia, cólon irritável, mas, apesar de algumas evidências, ainda não existem trabalhos conclusivos a respeito.

PSIQUIATRIA

Depressão

Existem inúmeros trabalhos controlados que referendam o uso da acupuntura como técnica auxiliar no tratamento da depressão, como os de Luo, Jia e Zhan (1985), Lou e cols. (1990), Yang (1994) e Han (1996). No trabalho de Luo, em estudo randomizado prospectivo que contou com 241 pacientes foi comparado o efeito da eletroacupuntura com o da amitriptilina no tratamento da psicose depressiva. Nos dois grupos estudados houve melhora substancial da doença depressiva, sem qualquer diferença nos índices de recorrência a longo prazo. Várias outras disfunções emocionais, como ansiedade generalizada, pânico e distúrbio bipolar, parecem responder satisfatoriamente ao tratamento por acupuntura. Pesquisas clínicas vêm sendo realizadas, demonstrando níveis de evidência variáveis.

PNEUMOLOGIA

Asma

Apesar da existência de um grande número de trabalhos e de várias revisões sistemáticas, os dados sobre o tratamento da asma com acupuntura permanecem conflitantes.

OTORRINOLARINGOLOGIA

Rinite

A experiência clínica mostra que a rinite é uma condição particularmente propensa a responder ao tratamento por acupuntura, mas, até o momento, os trabalhos não são conclusivos.

Sinusite crônica

Existem fortes evidências de que a acupuntura é uma indicação eficaz no tratamento da sinusite crônica. Pothman e Yen e Lundeberg e cols. mostraram em seus trabalhos que, no combate à sinusite crônica, a acupuntura revelou-se consideravelmente superior aos controles.

O saldo das comprovações indica que a acupuntura pode ser eficaz no cuidado com a sinusite crônica, do enjoo pelo movimento e da xerostomia. Parece ser útil no tratamento do zumbido, mas faltam provas de que seja eficaz no tratamento da rinite.

IMUNOLOGIA

Já existem dados que sugerem que a acupuntura possa ter um papel útil na modificação dos processos imunológicos, justificando estudos clínicos adicionais cujos resultados são aguardados com muito interesse.

DERMATOLOGIA

Coceira experimental

Existem semelhanças entre a neurofisiologia da dor e a da coceira. Ambas as sensações dependem da estimulação das fibras C (p. ex., por histamina ou prostaglandinas). Há dois importantes trabalhos sobre o efeito da acupuntura na coceira induzida pela injeção intradérmica de histamina: o de Belgrade, Solomon e Lichter (1984) e o de Lundeberg, Bondesson e Thomas (1987). Os dois trabalhos, realizados com voluntários saudáveis, indicam que a acupuntura é uma técnica promissora no tratamento da coceira.

Verificam-se algumas séries de casos otimistas quanto ao uso da acupuntura em uma variedade de condições dermatológicas; no entanto, outros estudos clínicos controlados são necessários para que a acupuntura venha a ser considerada, definitivamente, uma terapia eficaz nas doenças de pele.

GINECOLOGIA

Os dados existentes deixam clara a importância da acupuntura no tratamento de condições ginecológicas e obstétricas.

Dismenorreia

Revisões têm caracterizado a eficácia da acupuntura para o tratamento da dismenorreia. Claudia e cols., da Universidade de Charité, em Berlim, concluíram em 2007 um estudo randomizado sobre o tratamento da dismenorreia com acupuntura, no qual ela foi associada a melhora na dor e na qualidade de vida em relação ao tratamento com os cuidados habituais sozinhos. Em outro trabalho, do HC de Osijek, na Croácia, Dubravko e cols. (2003) testaram durante 1 ano a boa capacidade da acupuntura no tratamento da dismenorreia em 57 mulheres, demonstrando que as taxas de sucesso da acupuntura para o tratamento dos sintomas da dismenorreia primária, dentro de 1 ano, foram de 93,3% no primeiro grupo e de 3,7% no grupo placebo.

Incontinência urinária

São significativos os resultados dos trabalhos sobre o efeito da acupuntura no tratamento da bexiga hiperativa. Emmons e cols., do Colégio Americano de Ginecologia-Obstetrícia, concluíram, no trabalho "Acupuntura para bexiga hiperativa: uma experimentação controlada e randomizada", que mulheres que receberam quatro tratamentos semanais de acupuntura apresentaram melhora significativa na capacidade da bexiga, na urgência e na frequência urinárias e nos índices de qualidade de vida, em comparação com outras que receberam tratamento de acupuntura placebo. Kima Youn e cols., da Faculdade de Medicina da Coreia do Sul, estudaram os efeitos da acupuntura sobre a pressão abdominal, o ponto de vazamento e a expressão de c-Fos no cérebro de ratos com incontinência urinária e concluíram que a acupuntura tem efeito terapêutico sobre os sintomas da incontinência urinária, o qual está associado à modulação da expressão de c-Fos no cérebro.

Existem, ainda, indicativos importantes do efeito da acupuntura no tratamento da infertilidade feminina, dos fogachos da menopausa e da depressão pós-parto, além de contribuir no trabalho de parto.

TRATAMENTO DA DOR

Com certeza, o tratamento das condições dolorosas tem sido o aspecto de maior relevância da prática da acupuntura no mundo ocidental. Atualmente, grande parte dos maiores serviços mundiais especializados no tratamento da dor dirige particular interesse ao tratamento por meio da acupuntura, existindo inúmeras evidências de seu efeito no tratamento das disfunções álgicas.

Dor-Inflamação

Pesquisas recentes vêm sinalizando para a importância da atividade colinérgica nos mecanismos controladores do processo inflamatório periférico. Pavlov e Tracey demonstraram a diminuição da produção de TNF e outras citocinas proinflamatórias, por meio da estimulação elétrica vagal, com consequente liberação de acetilcolina. Os macrófagos e outras células produtoras de citocinas expressam receptores nicotínicos que, induzidos pela acetilcolina liberada, diminuem a produção de TNF, controlando a hiper-reatividade dessas respostas. A ativação vagal, por meio da estimulação por acupuntura, poderia explicar um dos mecanismos dessa técnica para controle da dor e as respostas inflamatórias excessivas. Outro mecanismo a ser considerado refere-se ao aumento da produção de óxido nítrico (NO). Como a isquemia é um fator patogênico importante no desenvolvimento e na persistência de alguns tipos de dor (como nas síndromes dolorosas complexas regional e miofascial), o aumento dos níveis de NO contribui para explicar o mecanismo da acupuntura no alívio da dor por aumento do fluxo sanguíneo local.

Dor Neuropática

Estudos utilizando a acupuntura no tratamento de lesados medulares, distrofia simpático-reflexa ou neuropatia diabética e outros reforçam sua utilização como terapêutica adjuvante na dor neuropática. Trabalhos científicos que demonstram a redução do aparecimento da expressão do gene c-fos em ratos submetidos à eletroacupuntura reiteram os resultados clínicos satisfatórios descritos no tratamento da síndrome do membro-fantasma pela acupuntura.

Dor Lombar

Molsberg et al., analisando revisão sistemática de Patel et al., concluíram que o grupo que realizava tratamento com a acupuntura verdadeira teve 76,6% de resultados satisfatórios, com a acupuntura falsa, 29,3%, e com terapia ortopédica conservadora, 13,9%. Além disso, para pacientes com dor na região lombar por mais de 5 anos, o tratamento com acupuntura foi dez vezes superior na acupuntura verdadeira do que na falsa.

Cefaleia

Melchart et al., conduziram uma revisão sistemática, analisando a eficácia da acupuntura no tratamento da cefaleia tensional e da enxaqueca. Os resultados gerais, comparando a acupuntura verdadeira com a acupuntura falsa, mostraram nítida tendência a favor da acupuntura verdadeira.

Fibromialgia

Apesar da existência de algumas evidências favoráveis ao tratamento da fibromialgia com acupuntura, recente revisão sistemática concluiu que, por conta de falhas metodológicas em vários trabalhos analisados, é necessário aguardar futuras pesquisas para melhor posicionamento a respeito.

OUTRAS TÉCNICAS RELACIONADAS COM A PRÁTICA DA ACUPUNTURA

Terapia Auricular

A terapia auricular é um segmento da acupuntura que utiliza a estimulação de pontos específicos do pavilhão auditivo externo com objetivo terapêutico. Novas comprovações científicas sustentam a compreensão de seus mecanismos de ação, assim como sua indicação em muitos distúrbios clínicos dolorosos.

A inervação auricular da concha, realizada pelos nervos vago (sistema nervoso autônomo) e glossofaríngeo, fundamenta a preconização de seu uso nos distúrbios viscerais. A inervação da hélice, do trágus e do lóbulo por ramos do nervo trigêmeo, do auriculotemporal e do occipital sugere sua utilização em patologias somáticas musculoligamentares e neuropáticas.

ELETROACUPUNTURA

A EA baseia-se na aplicação de uma corrente de pulso por meio de agulhas inseridas nos pontos de acupuntura. Inicialmente, sua utilização foi relatada para a realização de cirurgias, em virtude da potencialização de seus efeitos analgésicos. A possibilidade de registro e reprodução dos parâmetros de estimulação fez com que a EA fosse amplamente estudada em pesquisas laboratoriais.

RECOMENDAÇÕES TÉCNICAS E NORMAS SANITÁRIAS

A acupuntura consiste em um procedimento invasivo em que a agulha, para exercer seu efeito pleno, deve ultrapassar a pele, o tecido celular subcutâneo e, em nível muscular, acessar terminações nervosas livres. Além disso, para realização do tratamento é fundamental a obtenção prévia do diagnóstico nosológico.

A prática da acupuntura por profissionais não médicos tem se revelado extremamente danosa aos pacientes, existindo inúmeros relatos de complicações, algumas de grande gravidade: lesões de nervos periféricos, pneumotórax, hemotórax, encefalite, meningite e até óbitos. A legislação brasileira estabelece que as únicas profissões da área da saúde aptas ao diagnóstico nosológico, ao estabelecimento de prognóstico das doenças e execução de técnicas invasivas são as de médicos, cirurgiões dentistas e médicos veterinários. O Colégio Médico Brasileiro de Acupuntura (CMBA) defende que a prática da acupuntura seja exercida por esses profissionais em seus respectivos campos de atuação. No site do CMBA (www.cmba.org.br) há importantes relatos de complicações provocadas pela prática não médica da acupuntura.

As agulhas de acupuntura são definidas pela legislação sanitária brasileira como "produto médico invasivo, de uso único e com prazo de utilização transitória". O estabelecimento médico que presta o serviço de acupuntura está subordinado às normas do gerenciamento de resíduos sólidos (agulhas), aprovadas pela Resolução RDC 306 de 7 de dezembro de 2004 do Ministério da Saúde.

LEITURA RECOMENDADA

Ahsin S, Saleem S, Bhatti AM, Iles RK, Aslam M. Clinical and endocrinological changes after electro-acupuncture treatment in patients with osteoarthritis of the knee. Pain 2009 Dec 15; 147(1-3):60-6.

Behbehani MM, Fields HL. Evidence that an excitatory connection between the periaqueductal gray and nucleus raphe magnus mediates stimulation produced analgesia. Brain Res 1979 Jul 6; 170(1):85-93.

Borud EK, Alraek T, White A et al. The Acupuncture on Hot Flushes Among Menopausal Women (ACUFLASH) study, a randomized controlled trial. Menopause 2009 May-Jun; 16(3):484-93.

Borup L, Wurlitzer W, Hedegaard M, Kesmodel EU, Hvidman L. Acupuncture as pain relief during delivery: a randomized controlled trial. Birth. 2009 Mar; 36(1):5-12.

Chan W, Weissenteiner H, Rauch WD, Chen KY, Wu LS, Lin JH. Comparison of substance p concetration in acupuncture points in different tissues in dogs. Am J Chin Med 1998; 26:13-8.

Cheng RS, Pomeranz B. Electroacupuncture analgesia is mediated by stereospecific opiate receptors and is reversed by antagonists of type 1 receptors. Life Sci 1979; 26:613-39.

Cho SH, Hwang EW. Acupuncture for primary dysmenorrhoea: a systematic review. BJOG 2010 Apr; 117(5):509-21.

Clement-Jones V et al. Increased beta endorphin but not metenkephalin levels in human cerebrospinal fluid after acupunture for recurrent pain. Lancet 1980; 8201(2):946-9.

Croley TE. Histology of the acupuncture point. Am J Acupunct 1991; 19:247-53.

Cirilo ACM. Acupuntura: ciência, legalidade e pratica médica. Goiânia: Kelps, 2006.

Dundee JW. Local anesthesia. Block the antiemetic action of P6 acupuncture. Chin Phamacol Ther 1991; 50(1):78-80.

Ezze JM et al. Acupuncture point stimulation for chemotherapy induced nausea and vomiting. Cochrane Database Syst Rev 2006; n.2, CD002285.

Filshie J, White A. Acupuntura médica um enfoque cientifico do ponto de vista ocidental.1. ed. São Paulo: Roca, 2002.

Guo ZL, Muozzarmi A, Lonhurst JC. Eletroacupunture induces c-fos expression in the rostral ventrolateral medula and periaqueductal Gray in cat: relation to opioid containing neurons. Brain Res 2004; 1030(1):103-15.

Haker E, Egekvist EH, Bjerring PJ. Effect stimulation (acupuncture) on sympathetic and parasympathetic activies in healthy subjects. J Auton Nerv Syst 2000; 79(1):52-9.

Huang Y, Jiang X, Zhuo Y, Tang A, Wik G. Complementary acupuncture treatment increases cerebral metabolism in patients with Parkinson's disease. Int J Neurosci 2009; 119(8):1190-7.

Kim KH, Kang KW, Kim DI et al. Effects of acupuncture on hot flashes in perimenopausal and postmenopausal women - a multicenter randomized clinical trial. Menopause 2010 Mar; 17(2):269-80.

Korinenko Y, Vincent A, Cutshall SM, Li Z, Sundt TM 3rd. Efficacy of acupuncture in prevention of postoperative nausea in cardiac surgery patients. Ann Surg Thorac Aug 2009; 88(2):537-42.

Manber R, Schnyer RN, Lyell D et al. Acupuncture for depression during pregnancy: a randomized controlled trial. Obstet Gynecol 2010 Mar; 115(3):511-20.

Manheimer E, Cheng K, Linde K et al. Acupuncture for peripheral joint osteoarthritis. Cochrane Database Syst Rev 2010 Jan 20; (1): CD001977.

Melzack R. Acupuncture and musculoeskeletal pain. J Rheumatology 1978; 5:119-20.

Melzack R. Myofascial trigger pointes:relation to acunouture and mechanisms of pain. Arch Phys Med Rehabil 1981; 62:114-7.

Melzack R, Stillwell DM, Fox EJ. Trigger points and acupuncture points for pain: correlations and implications. Pain 1977; 3:3-23.

Melzack R, Wall P. Pain mechanisms: a new theory. Science 1965; 150(699):971-9.

Melzack R, Wall P. Relief of pain by brief intense transcutaneos somatic stimulation. Pain 1975; 1:357-74.

Olesen J. Bases neurofisiológicas da acupuntura auricular. In: Stux G, Hammershilag R. Acupuntura clínica: base científica. São Paulo: Manole, 2005:107-12.

Plummer JP. Anatomical findings at acupuncture loci. Am J Chin Med 1980 Spring-Summer; 8(1-2):170-80.

Pomeranz B, Chiu D. Naloxone blocks acupuncture analgesia and causes hyperalgesia: endorphins implicated. Life Sci 1975; 19:1757-62.

Pomeranz B, Chun D. Naxolone blocks acupuncture analgesia and causes hiperalgesia: endorphin implicated. Life Science 1976; 19:1757-62.

Ruan JW, Wang CH, Liao XX et al. Electroacupuncture treatment of chronic insomniacs. Chin Med J (Engl) 2009 Dec 5; 122(23):2869-73.

Shen E, Ts'ai TT, Lan C. Supraspinal participation in the inhibitory effect of acupuncture on viscero-somatic reflex discharges. Chin Med J (Engl) 1975; 1:431-40.

Shen YF, Younger J, Goddard G, Mackey S. Randomized clinical trial of acupuncture for myofascial pain of the jaw muscles. J Orofac Pain 2009 Fall; 23(4):353-9.

Sim J, Adams N. Systematic review of randomized controlled trials of nonpharmacological interventions for fibromyalgia. Clin J Pain 2002; 1(5):324-36.

Stux G, Hammershlag R. Acupuntura: base científica. São Paulo: Manole, 2005.

Sjound B, Terenius L, Ericksson M. Increased cerebrospinal fluid levels of endorphins after electroacupuncture. Acta Phisiol Scand 1977; 100:382-2.

Takeshige C, Nakamura A, Asamoto S, Arai T. Positive feedback action of pituirary b-endorphin on acupuncture analgesia afferent pathway. Brain Res Bull 1992; 29:37-44.

Takeshige C, Sato Mera T, Hisamitsu T, Fang J. Descending pain inhibitory system involved in acupuncture analgesia. Brain Res Bull 1992; 29:617-34.

Toda K, Ishioka M. Afferent nerve information underlying the effects of electroacupuncture in rat. Exp Neurol 1979: 65:457-61.

Tsuchita M et al. Acupuncture enhances generation of nitric oxide and increases local circulation. Anesth Analg 2007; 104(2):301-7.

Walker EM, Rodriguez Al, Kohn B et al. Acupuncture versus venlafaxine for the management of vasomotor symptoms in patients with hormone receptor-positive breast cancer: a randomized controlled trial. J Clin Oncol 2010 Feb 1; 28(4):634-40.

Wong JY, Rapson L. Acupuncture in the management of pain of musculoskeletal and neurologic origin. Phys Med Rehabil Clin N Am 1999; 10:531-45.

Zhang WJ, Yang XB, Zhong BL. Combination of acupuncture and fluoxetine for depression: a randomized, double-blind, sham-controlled trial. J Altern Complement Med 2009 Aug; 15(8): 837-44.

Zhou L, Jiang JW, Wu GC, Cao XD. Changes of endogenous opioid peptides content in RPGL during acupuncture analgesia Sheng Li Xue Bao 1993; 45;36-43.

Orientações para Uso dos Principais Analgésicos em Ambulatório

CAPÍTULO 98

José Iran Costa Júnior • Jurema Telles de Oliveira Lima
Raphael Santos Bruno

INTRODUÇÃO E EPIDEMIOLOGIA

Em medicina ambulatorial, a dor crônica prevalece em relação à dor aguda, vista com maior frequência nas urgências médicas. A prevalência da dor crônica em pacientes adultos que frequentam ambulatóros é muito alta. Dor crônica é definida pela própria Organização Mundial de Saúde (OMS), pela International Association for the Study of Pain (IASP) e pelo American College of Rheumatology (ACR) como a dor com duração igual ou superior a 3 meses.

Dados dos serviços de epidemiologia dos EUA documentam que a dor é responsável por cerca de 25% das consultas médicas ambulatoriais e 12% das prescrições de medicamentos em pacientes não internados e consome um gasto de aproximadamente 100 bilhões de dólares/ano. Evidentemente, a incidência da dor irá variar muito de acordo com a especialidade médica.

Nas consultas em ambulatórios dos EUA, até 15% dos paciente se queixam de dor lombar, 14% têm problemas de dor nas pernas e 13% se queixam de cefaleia ou de dor no ombro ou na mão, enquanto 8% têm algum tipo de dor neuropática crônica. Dados de uma pesquisa relizada por telefone na região de Wasghinton, DC, que avaliava a prevalência de dor crônica, revelaram que, dos pacientes que responderam ao questionário, 41% tinham dor lombar, 26% tinham cefaleia, 17% tinham dor abdominal ou pélvica crônica e 12% tinham dor articular.

A própria OMS demonstra, em suas publicações, que somente em decorrência do tratamento de pacientes com câncer há uma prevalência de cerca de 5 milhões de pessoas sofrendo de dor diariamente, e cerca de 80% delas são atendidas de moco ambulatorial. Em pacientes idosos, a prevalência de dor é da ordem de 40% a 80%, dependendo da idade.

CONSIDERAÕES SOBRE AS PRINCIPAIS CAUSAS DE DOR CRÔNICA

Do ponto de vista etiológico, a dor crônica é classificada em quatro síndromes principais, apresentadas no Quadro 98.1.

Quadro 98.1 Etiologia das principais causas de dor observadas em ambulatório

Dor por dano sobre o sistema nervoso	Inclui dores neuropáticas periféricas ou dores neuropáticas de origem central	Neuralgias secundárias por diabetes, herpes zoster, HIV, etilismo ou outras causas. Neurites isoladas, dor central pós-AVE. Dor lombar neuropática por hérnias de disco, ciatalgia, distúrbio do femoral
Dor musculoesquelética	Os eventos álgicos são decorrentes de danos ou da degeneração do sistema musculoesquelético	Dor lombar osteomuscular, cervicalgia, Dor em membros superiores, Dor em membros inferiores
Dor inflamatória	Decorrente de doenças osteoarticulares inflamatórias e doenças infecciosas	Dor musculoesquelética, incluindo artrites, serosites, tendinites, fraturas, artroses e degeneração óssea
Dor mecânica ou compressiva	As dores são decorrentes de obstrução ou compressão visceral	Dor visceral por: pancreatite, HIV, hepatite, nefrite, pleurite, peritonite, ou dor produzida por obstrução ou compressão visceral

PRINCIPAIS DESAFIOS PARA MELHORAR O CONTROLE DA DOR

Várias hipóteses são encontradas na literatura para explicar o tratamento inadequado da dor, a saber: a dificuldade da equipe médica para avaliar corretamente a dor do paciente; as deficiências no ensino médico a respeito do uso de opioides e do tratamento da dor; a falta ou dificuldade na obtenção de opioide; as dificuldades legais para a prescrição desses medicamentos encontradas em alguns países; a presença de uma cultura entre os profissionais de saúde de que a dor é um sintoma "normal" nos pacientes oncológicos, em pós-operatório ou trauma, ou ainda que sua queixa tem como causa problemas psicológicos ou psiquiátricos; e a opiofobia, descrita como o medo dos profissionais de saúde e dos próprios pacientes de usarem opioides, temendo o desenvolvimento de dependência física ou psíquica do paciente e os distúrbios respiratórios.

Está bem caracterizado que o principal motivo para o tratamento inadequado da dor é o total desconhecimento dos profissionais de saúde em manejar os pacientes com dor. Há despreparo para lidar com o sofrimento e falta de conhecimento técnico básico sobre os tipos de dor e sobre o manejo e uso dos analgésicos.

AVALIAÇÃO DO PACIENTE COM DOR

Na avaliação dos pacientes com dor é fundamental que alguns princípios básicos sejam obedecidos, pois, quando seguidos adequadamente, ajudam no tratamento adequado da dor:

- **Acreditar e confiar no paciente:** afinal, como um sintoma subjetivo, a informação do paciente é o ponto mais importante da semiologia. Se ele tem algum distúrbio psiquiátrico, ou dependência da dor ou de analgésicos, isso deve ser avaliado de modo multidisciplinar e com tempo.
- Principalmente no que se refere a dor de ambulatório, é fundamental que se possa criar um núcleo **multidisciplinar da dor, com diversos profissionais de saúde habilitados e treinados na abordagem dos pacientes com essa queixa.**
- Com a anamnese, o exame físico e os exames complementares, deve-se estabelecer a **causa da dor**, que deve ser estabelecida e devidamente tratada, pois esse é o evento terapêutico mais eficiente no combate ao sintoma.
- Todos os pacientes com dor precisam ter esse **sintoma caracterizado** quanto a: duração, topografia, distribuição, evolução nos últimos tempos e fatores (eventos ou medicamentos) que aliviam ou precipitam a dor.

- **É fundamental a classificação da dor em nociceptiva (somática, ou visceral) ou neuropática**, uma vez que a dor de caráter neuropático responde melhor aos anticonvulsivantes e aos antidepressivos tricíclicos, enquanto as dores de origem noceptiva respondem muito bem a analgésicos anti-inflamatórios e a opioides. A dor nociceptiva compreende a dor somática e a visceral. Na dor nociceptiva há estimulação das terminações nervosas pelos mecanismos fisiológicos, resultantes da resposta inflamatória, e não há lesão das estruturas nervosas. Já na dor neuropática ocorre o dano de alguma esrutura que compõe o sistema nervoso:
  - **Dor nociceptiva somática:** decorrente da estimulação de terminações nervosas localizadas nas estruturas que compõem o esqueleto (ossos, articulações, músculos e pele). As dores são localizadas e não estão associadas a sintomas autonômicos. São muito bem tratadas com os anti-inflamatórios não esteroides (AINE).
  - **Dor nociceptiva visceral:** decorrente dos estímulos captados por terminações nervosas localizadas nas paredes das vísceras, é de difícil localização, podendo irradiar-se para diversos locais e ser acompanhada de sintomas autonômicos, como vômitos, taquicardia, sudorese e palidez cutânea, entre outros (p. ex., infarto agudo do miocárdio).
  - **Dor neuropática:** resulta da lesão direta de uma estrutura própria do sistema nervoso, seja por infiltração, compressão ou corte de um nervo ou raiz nervosa. Os pacientes com esse tipo de dor queixam-se de queimor, sensação de calor ou frio, sensação de "alfinetadas", cãibras ou formigamentos. Essa dor pode ser descrita como parestesia (sensação anormal), hiperestesia (sensação exacerbada), disestesia ou alodinia (sensação de dor por estímulos que geralmente não produzem dor) ou hiperalgesia (resposta exagerada a um estímulo normalmente doloroso) (Quadro 98.2).

Quadro 98.2 Características da dor neuropática

Pode apresentar-se algum tempo depois em relação ao evento que a provocou (p. ex., dor neuropática alguns meses após uma mastectomia)

Comumente não se encontram no local referido com dor, sinais de dano a estruturas orgânicas. A dor não se expressa claramente e o paciente muitas vezes a define como queimação, pressão, sensação de toque, pontada, sensação de calor ou frio ou formigamento

A dor pode surgir espontaneamente, de maneira aguda, mudando de característica ou de local, fazendo, muitas vezes, o médico desacreditar no paciente

A identificação dos pacientes com dor neuropática é fundamental para o tratamento adequado, pois essa dor é bem tratada com antidepressivos e anticonvulsivantes, enquanto a resposta a opioides e anti-inflamatórios é pobre

Dor produzida por estímulos que normalmente não produzem dor

- **Estabelecer a intensidade da dor** é uma tarefa relativamente difícil devido ao caráter subjetivo desse sintoma. Durante muito tempo foi quase impossível quantificar um sintoma tão impalpável quanto a dor. A OMS criou uma escala pela qual o paciente pode quantificar sua dor, ou seja, o paciente é solicitado a classificar a intensidade da dor, comparando-a com a maior dor que ele já teve. A ausência de dor é indicada o ponto "zero" e a maior dor, pelo ponto "dez" (Figura 98.1). Assim, é necessária uma breve explicação sobre este procedimento e também que se acredite no paciente e que ele tenha um mínimo de compreensão cognitiva.

dor leve	dor moderada	dor grave
1 2 3	4 5 6 7	8 9 10
Sem dor		Pior dor possível

Figura 98.1 Escala da dor (OMS).

- A dor classificada de 1 a 4 corresponderia à dor leve, e possivelmente os pacientes não teriam limitação de suas atividades diárias.
- A dor classificada entre 5 e 6 corresponde à dor moderada e necessitará de opioides em sua prescrição; possivelmente, os pacientes já encontram dificuldades para desempenhar suas funções normais.
- Os pacientes com dor entre 7 e 10 terão quase todas as suas atividades limitadas e grande sofrimento físico e mental causado por uma dor grave.

Conhecer essa escala será de fundamental importância também para a compreensão dos famosos "três passos" elaborados pela OMS para a escolha da terapêutica ideal da dor.

PRINCÍPIOS GERAIS DE CONTROLE DA DOR

Os princípios do controle da dor em pacientes com câncer têm sido sumarizados pela OMS por meio de um método eficaz, tornando possível aliviar a dor do câncer em 80% dos casos. Esse método pode ser resumido em seis princípios:

- **Via de administração:** a via oral é, sempre que possível, a via de escolha para administração de medicação analgésica. Poupa o paciente do incômodo de injeções e promove mais autonomia para o autocuidado. No entanto, poucas classes de medicamentos têm tantas vias disponíveis para administração como os analgésicos.
- **Respeito aos intervalos:** medicação analgésica para dor de moderada a intensa deve ser administrada a intervalos fixos de tempo. Dessa maneira, assegura-se que a próxima dose seja fornecida antes que o efeito da anterior tenha passado. Há uma cultura entre médicos e pacientes de que o medicamento deva ser oferecido somente quando a dor já estiver instalada, o que causa muito sofrimento.
- **Obedecer à escada da OMS:** a OMS desenvolveu uma escala analgésica de três degraus para guiar o uso sequencial de medicamento para o tratamento da dor no câncer (ver adiante).
- **Respeito a cada indivíduo:** as necessidades individuais para analgesia variam muito (a metade dos pacientes vai necessitar do equivalente a 60 a 120mg de morfina oral por dia; alguns vão necessitar de doses menores e uma pequena porcentagem poderá solicitar doses altas, > 2.000mg/dia). A dosagem e a escolha do analgésico devem ser definidas de acordo com a característica da dor no paciente. *A dose certa de morfina é aquela que alivia a dor do paciente sem efeitos colaterais intoleráveis.*
- **Uso de adjuvantes:** sua utilização pode ser guiada para aumentar a analgesia (corticosteroides, anticonvulsivantes ou antidepressivos), para controlar os efeitos adversos dos opiáceos (antieméticos, laxativos) ou controlar os sintomas que estão contribuindo para a dor do paciente, como ansiedade, depressão e insônia.
- **Atenção aos detalhes:** os pacientes e cuidadores devem receber instruções precisas, tanto por escrito como orientadas verbalmente, sobre os nomes dos medicamentos, sua indicação, dosagem, intervalo entre as tomadas e possíveis efeitos colaterais.

TRATAMENTO DA DOR

Para o sucesso no alívio da dor é necessária a avaliação criteriosa da causa desse sintoma e de seu impacto na vida social, familiar e emocional. Atualmente, esse sintoma tem sido abordado de modo multidisciplinar, por médicos, enfermeiros, assistente social e psicólogo.

O arsenal terapêutico disponível inclui uma grande variedade de medicamentos e de recursos auxiliares para o controle da dor. Entre estes últimos, dispõe-se de radioterapia antiálgica, quimioterapia e procedimentos anestésicos, como o bloqueio neural.

ESCADA ANALGÉSICA PARA DOR

Esse protocolo para o tratamento da dor no câncer é baseado em três passos principais para o escalonamen-

Quadro 98.3 Escada da dor em três passos e orientação para início dos analgésicos (OMS)

Degrau	Limitação	Categoria	Medicamentos
1 – Leve a moderada	Sem limitação das atividades	AINE	AINE/paracetamol/AAS
2 – Moderada	Alguma limitação das funções	Opioide fraco	Codeína, tramadol ou propoxifeno*
3 – Intensa	Grande sofrimento físico e limitação de todas as atividades	Opioide forte	Morfina, fentanila, meperidina, metadona, oxidona*

*Fármacos adjuvantes podem ser usados em qualquer desses passos, a depender da indicação.

to progressivo dos analgésicos, conhecido como escada analgésica da OMS. O conceito principal é que os medicamentos empregados nos três primeiros passos incluam medicamentos administrados por via oral, em horários predeterminados, obedecendo à farmacocinética dos fármacos, com doses individualizadas baseadas na idade, no peso, no estado físico, nas condições clínicas, nas doenças de base que possam alterar sua eliminação, além de efeitos colaterais que possam apresentar (Quadro 98.3).

Considerações sobre os Opioides

Os opioides estão classificados entre os primeiros medicamentos usados em farmacologia. No século III a.C., o suco da papoula da planta *Papaver somniferum* foi descrito por Theophrastus como uma substância que apresentava ação sobre o sistema nervoso central, a qual foi denominada ópio (do grupo *opium*, que significa suco). Essa planta contém mais de 200 alcaloides, um dos quais foi isolado por Serturner, em 1806, e denominado morfina. O nome faz referência ao deus do sono, Morfeu.

Mecanismo de ação dos opioides

Os agentes opioides produzem efeitos farmacológicos mediante sua ligação aos receptores mu, kappa, delta e sigma. Quanto à atuação, os agentes opioides são divididos em agentes antagonistas (que bloqueiam receptores por inibição competitiva), agentes agonistas (estimulam parcial ou totalmente a função dos receptores) e agentes antagonistas-agonistas (produzem ambos os efeitos, dependendo dos receptores aos quais se ligam).

Morfina, oxicodona, meperidina, fentanila, codeína e metadona são agonistas puros com atuação analgésica sobre os receptores mu. A nalbufina (Nubaim®), um exemplo de opioide da classe dos agonistas-antagonistas, age como agonista sobre os receptores kappa e como antagonista sobre os receptores mu. Quando a nalbufina se liga aos receptores mu, ela os bloqueia e outros opioides não poderão atuar nos receptores saturados por ela. *Portanto, jamais se deve utilizar a nalbufina associada a outro opioide agonista puro, pois os receptores onde este iria atuar estariam bloqueados pela nalbufina.* O tramadol atua ligando-se aos receptores mu e também impedindo a recaptação nas sinapses da serotonina e da noradrenalina.

Para maior alívio da dor é importante que um número máximo de receptores opioides esteja saturado; *para isso, é fundamental que os opioides sejam usados nas doses recomendadas, observando os intervalos de administração corretos.* Por outro lado, não existe consenso quanto ao uso associado de dois ou mais opioides. Essa associação não é recomendada pelo fato de os opioides competirem pelo mesmo receptor, além de aumentarem os riscos de efeitos adversos e os custos. *Se um certo opioide não está sendo efetivo, pode-se aumentar sua dose, diminuir intervalos ou trocar por outro mais potente.*

Agentes opioides

O termo opioide abrange todos os fármacos que têm ação *morphine-like* nos receptores opiáceos endógenos. Costuma-se subdividir os opiáceos em duas categorias gerais: opiáceos fracos (codeína, tramadol) e opiáceos fortes (morfina, metadona, fentanila, oxicodona). *A analgesia com opiáceo é mediada por receptores centrais e não há teto máximo de ação. A dose pode ser aumentada virtualmente, sem limite, obviamente respeitando a tolerância e os efeitos adversos em cada paciente:*

- **Codeína:** opiáceo "fraco", não utilizado por via parenteral, tem em torno de 1/10 da potência da morfina. Existe tanto na forma de associação com o paracetamol como na forma isolada. A dose utilizada é de 30 a 120mg a cada 4 horas. Quando em associação com o paracetamol, tem sua dose limitada pela presença desse medicamento.
- **Tramadol:** utilizado para os casos de dor de leve a moderada, encontra-se disponível para administração pelas vias oral e parenteral. Também apresenta potência equivalente a 1/10 da morfina, quando utilizado por via parenteral. A dose por via oral varia entre 200 e 400mg/dia e a dose por via endovenosa é em torno de 600mg, divididos em 4 a 6 horas. Doses > 600mg estão relacionadas com crise convulsiva.
- **Morfina:** é o clássico exemplo de opioide. Derivado natural da papoula, tem rápida absorção após ingesta

oral, na porção superior do intestino delgado superior, e é metabolizada no fígado em M3G e M6G, que é um metabólito ativo mais potente do que a morfina. É excretada por via renal, e a administração a cada 4 horas, por qualquer via, é necessária para alcançar concentração terapêutica adequada.

Existe também a forma de liberação lenta, quer poderá ser utilizada a cada 8 ou 12 horas. Os pacientes que não apresentam controle adequado da dor, no segundo degrau da escada analgésica, devem iniciar o tratamento com morfina nas doses ideais de 5 a 10mg, a cada 4 horas, aumentando-as de acordo com a necessidade. Dois terços dos pacientes com câncer necessitam de dosagem > 180mg/dia.

A morfina é de certo modo estigmatizada, o que leva profissionais de saúde e familiares a recearem seu uso. Esses medos são infundados pois, com o conhecimento acerca do medicamento e seu uso criterioso, as complicações são mínimas. A dependência psicológica ocorre raramente (4 casos/12.000) e a dependência física é uma propriedade das substâncias opiáceas e não é importante clinicamente, desde que os pacientes sejam instruídos a não descontinuar a medicação abruptamente. Com relação à depressão respiratória, ocorre mais em pacientes com metástase cerebral e em idosos.

- **Fentanila:** analgésico sintético opiáceo, disponível na forma de adesivos (*patches*) para administração transdérmica. Os adesivos devem ser colocados em local seco, plano, limpo, sem pelos e que nunca tenha sido irradiado, para aderência ideal. Caso haja pelos, estes devem ser cortados e nunca raspados. Causa os mesmos efeitos colaterais da morfina, mas constipação intestinal, sedação e náusea são considerados menos intensos em alguns pacientes. Seu uso é mais apropriado quando o paciente é incapaz de tolerar a morfina (efeitos colaterais) e impossibilitado de usar a via oral. Não é utilizado como analgésico nos quadros agudos, em que rápida titulação é necessária. Encontra-se disponível nas doses de 25, 50, 75 e 100µg/h; a dose inicial é calculada pela equivalência com base na necessidade de morfina. Seu efeito analgésico tem início em 12 horas e por isso deve-se manter outro analgésico durante esse período inicial. O adesivo permanece no organismo durante 3 dias.
- **Metadona:** opioide com ação prolongada, o que a torna uma exceção entre esses, podendo permanece por até 12 horas no organismo. Seus efeitos analgésicos são conseguidos com maior eficácia com doses dadas a cada 8 ou 12 horas. Além do controle da dor grave, é utilizada para tratar casos de dependência de heroína ou cocaína ou dos próprios opioides. Deve ser utilizada com extremo cuidado nos idosos, justamente por ter meia-vida mais longa, o que significa que pode ocorrer acúmulo.

Como salientado anteriormente, não há dose ideal para o tratamento da dor crônica com opioides, pois a dose deve ser estabelecida com base no equilíbrio entre o alívio dos sintomas e o incômodo dos efeitos colaterais. Os aumentos das doses devem ser de 25% a 50% para pacientes com dor moderada e de 50% a 100% para aqueles com dor grave. Para alteração da via de administração ou troca por outro medicamento, devem ser utilizadas as tabelas de equivalência de doses. A retirada da medicação também é gradual, devendo ser diminuídos em torno de 25% a cada 24 ou 48 horas.

Os medicamentos meperidina (Dolantina®, Dolosal®) e nalbufina (Nubain®) não foram citados porque os órgãos internacionais que estudam a dor consideram que ambos não devem ser usados na terapia analgésica em processos crônicos. Trata-se de medicamentos de meia-vida curta e, por isso, induzem dependência com maior frequência e produzem alívio da dor por menos tempo.

Os fármacos disponíveis no Brasil estão dispostos no Quadro 98.4 (ver também no Quadro 98.5 como iniciar um opioide).

Efeitos colaterais dos opioides

Assim como acontece com o efeito antiálgico, os efeitos colaterais também estão associados à interação com os receptores. Os receptores *mu* estão relacionados com surgimento de depressão respiratória, miose, entorpecimento ou euforia, constipação intestinal e dependência física. A estimulação dos receptores *kappa* produz euforia, náuseas e vômitos. A constipação intestinal é um dos problemas mais comuns, e o médico deve antecipar e orientar o paciente para a necessidade de ingerir dietas laxantes e, até mesmo, usar fármacos laxativos. As náuseas e os vômitos podem ser tratados com metoclopramida, bromoprida ou haloperidol. Sedação, alterações das funções cognitivas e delírios podem ocorrer com doses mais elevadas. O efeito sedativo inicial geralmente cede após poucos dias. A depressão respiratória é o efeito mais temido em virtude de sua gravidade. Pacientes com entorpecimento, pupilas puntiformes e depressão respiratória têm, até que se prove o contrário, intoxicação pelos opioides e devem ser tratados com naloxona, na dose de 0,2 a 0,4mg diluídos em 10mL de solução salina, para aplicação endovenosa de maneira lenta, ou por via subcutânea, dose que pode ser repetida a cada 3 ou 4 minutos até o despertar do paciente. A tolerância (necessidade de infusão de maior quantidade de opioide para se atingir o mesmo efeito) é uma situação constante e não deve ser confundida com dependência psicológica do medicamento (Quadro 98.6).

Quadro 98.4 Agentes opioides disponíveis no Brasil

Fármaco	Dose (mg) equianalgésica à morfina VO 30mg EV 10mg		Meia-vida	Intervalo	Observações
	EV	VO			
Morfina	–	30mg	2 a 3h	4 a 6h	Dose: 0,1 a 0,3mg/kg/dose. Nome comercial: Dimorf®. Apresentação: comp. de 10 e 30mg
Morfina injetável	10mg	–	2 a 3h	4h ou 6h	Dose e nome comercial: idem acima. Apresentação: ampolas de 1, 2, 5, 10 e 100mg
Morfina de liberação lenta	30mg	–	12 a 24h	12h	Nome comercial: MS Continus® com comp. de 10, 30, 60 e 100mg. MS Long® com comp. de 10, 60 e 100mg
Meperidina	300mg	–	2 a 3h	2 a 4h	Nome comercial: Dolantina® ou Dolosal® com amp. de 100mg. Dose: 1mg/kg/dose
Oxicodona	–	20mg	2 a 3h	8 a 12h	Nome comercial: Oxycontin® com comp. de 10, 20 e 40mg
Nalbufina	–	15mg	2h	4h	Nome comercial: Nubain® com amp. de 10 e 20mg. Dose: 0,07 a 0,5mg/kg/dose
Metadona	10	20	12 a 19h	4 a 12h	Nome comercial: Metadon® com comp. de 5 e 10mg e amp. com 10mg
Tramadol	100mg		3 a 4h	6h	Nome comercial: Tramal® ou Tramadol® com cápsula de 50mg, comp. de 100mg, supositório de 100mg, amp. de 50 e 100mg. Sylador® comp. de 50mg, amp. de 50mg e 100mg e supositório de 100mg
Propoxifeno	30 a 50	100 a 180	6 a 12h	4h	Nome comercial: Doloxene A® com cápsulas de 77mg de propoxifeno e 325mg de paracetamol. Dose máxima: 600mg
Fentanila	–	–	–	O adesivo deve ser trocado a cada 72h	Nome comercial: Durogesic® adesivos com 25picog/h, 50µg/h, 75µg/h, 100µg/h. Equivalência: 100µg/h de fentanila equivale às seguintes doses de morfina: 60mg/dia/EV ou 360mg/dia/VO
Codeína	200mg	120mg	3 a 4h	4 a 6h	Nome comercial: Tylex® com comp. de 7,5 e 30mg, ambos associados a 500mg de paracetamol. Codein® com comp. de 30 e 60mg e amp. de 60mg

Quadro 98.5 Como iniciar um opioide?

- Defina a necessidade de qual opioide será usado de acordo com a escala analgésica da dor (OMS)
- Calcule a dose com base na necesidade de morfina (e transforme para o opioide escolhido) ou calcule pela dose própria de cada analgésico
- Avalie a resposta da dor aos analgésicos opioides e aumente na velocidade de 25% a 50% da dose no caso de dor moderada e na velocidade de 50% a 100% nos pacientes com dor grave
- A dose máxima é individual e determinada pelos efeitos colaterais
- Suspenda o medicamento paulatinamente

TERAPIA COM AGENTES NÃO OPIOIDES

A terapia com agentes não opioides, também chamada de adjuvante ou coanalgesia, corresponde ao uso dos analgésicos comuns, anti-inflamatórios não esteroides, corticosteroides, antidepressivos e anticonvulsivantes e anestésicos tópicos, no intuito de potencializar a terapia antiálgica, tratar efeitos adversos dos opioides ou substituí-los em situações específicas.

Quadro 98.6 Efeitos colaterais dos opioides

Efeito colateral	Observação	Conduta e tratamento
Constipação intestinal	É o efeito colateral mais comum. Exacerbada em pacientes que já são constipados	Dieta laxante. Laxativos. Cerca de 5% irão necessitar de enemas
Sedação	Geralmente é um efeito colateral muito visto no início do tratamento, mas com possibilidade de melhora após alguns dias	Retirar agentes sedativos desnecessários. Corrigir distúrbios metabólicos. Reduzir opioides sem comprometer a analgesia
Náuseas e vômitos	Constituem outro efeito colateral muito comum, porém não costumam ser persistentes	Usar antieméticos. O haloperidol e a clorpromazina podem ser usados em situações de difícil controle
Confusão mental	Está muito associada à sedação	Seu controle é semelhante ao usado para o tratamento da sedação
Mioclonias	Habitualmente provocam muita ansiedade nos pacientes	Usar clonazepam e diminuir opioides
Prurido	Sintoma que geralmente ocorre após o uso crônico	Pode ser controlado com difenidramina
Retenção urinária	Também é um sintoma que se inicia com o uso continuado de opioides	Deve ser tratada com agentes colinomiméticos
Depressão respiratória	É o sintoma mais temido. Não é comum, principalmente nos pacientes que já usam opioides de modo crônico	Usar Narcan® (naloxona) na dose de 0,2 a 0,4mg. Em função de sua meia-vida curta, pode ser necessário repeti-lo a cada 3 ou 4 minutos

ANTI-INFLAMATÓRIOS NÃO ESTEROIDES (AINE)

Os AINE são medicamentos com ação analgésica, anti-inflamatória e antipirética que ocorre por meio de inibição da atividade da enzima ciclo-oxigenase (COX), envolvida na síntese de prostaglandinas. Sua atuação ocorre quase que por completo no tecido lesado. Essas características os tornam opções terapêuticas efetivas contra a dor resultante de lesão lenta e prolongada ao tecido, além de não associá-los à dependência, como no caso dos opioides. A principal indicação dos AINE é nas dores nociceptivas de origem somática, a maioria das quais é citada no Quadro 98.7.

Os AINE atuam como:

- **Antipiréticos:** como resultado da inibição da formação de prostaglandina E2 pela COX-1. Essa prostaglandina é importante para ativação dos mecanismos de controle da temperatura localizados no hipotálamo.

Quadro 98.7 Principais indicações dos AINE

Na dor musculoesquelética, incluir artrites, serosites, tendinites, fraturas, artroses e degeração óssea
Infiltração de partes moles por tumor ou infecção
Pós-operatório ou traumas
Metástases ósseas, nas quais a dor é mediada pela produção de prostaglandinas
Podem ser utilizados em associação com os opioides como terapia adjuvante na dor de pacientes oncológicos

- **Analgésicos:** o efeito analgésico se deve à inibição da produção de prostaglandinas e de vários indutores da inflamação. As prostaglandinas são os principais mediadores que ativam as terminações nervosas que produzem dor.
- **Anti-inflamatórios:** ao inibirem a produção de prostaglandinas, diminuem diversos mecanismos da resposta inflamatória, como vasodilatação, migração de células e mediadores da inflamação, e assim reduzem a dor e a inflamação.

Dados históricos mostram que Edmund Stone, um reverendo da Inglaterra, ainda no século XVIII, escreveu às autoridades médicas da época sobre as propriedades antipiréticas da planta salgueiro. O salgueiro é rico na substância química salicina, que foi isolada por Leroux em 1829. Após um processo de hidrólise, a salicina produz glicose e álcool salicílico. Em 1875, o salicilato de sódio foi utilizado pela primeira vez para tratar febre reumática e para reduzir a febre. Com o sucesso do anti-inflamatório, Heinrich Dreser batizou o produto na medicina com o nome de ácido acetilsalicílico. A partir de então, foram desenvolvidos diversos outros tipos de anti-inflamatórios. Quimicamente, os anti-inflamatórios são classificados de acordo com a estrutura do radical em:

- **Salicilatos:** ácido acetilsalicílico, clonixinato de lisina, salicilamida.

- **Derivados indolacéticos:** indometacina, proglumetacina, oxametacina, sulindac, tolmetina, difenpiramida.
- **Derivados ariloacéticos:** aceclofenaco, diclofenaco, etodolaco, ketorolaco, bufexamaco, lonazolaco, alclofenaco, zomepiraco.
- **Derivados arilpropiônicos:** butibufeno, fenoprofeno, fenbufeno, benoxaprofeno, suprofeno, ibuprofeno, ibuproxam, ketoprofeno, pirprofeno, indoprofeno, naproxeno, oxaprozina.
- **Coxibes:** celecoxibe, rofecoxibe, parecoxibe, valdecoxibe, etoricoxibe.
- **Para-aminofenol:** paracetamol (conhecido na América do Norte como acetaminofeno), dexibuprofeno, fenoprofeno, flunoxaprofeno, alminoprofeno.
- **Derivados dos ácidos enólicos:**
  - **Oxicans:** droxicam, meloxicam, piroxicam, tenoxicam, oxaprocina.
  - **Pirazolonas:** fenilbutazona, mofebutazona, oxifenbutazona, clofezona, kebuzona, metamizol (dipirona), feprazona, nifenazona, suxibuzona.

Clinicamente, e em decorrência de seus mecanismos de ação, os anti-inflamatórios são classificados em:

- **Inibidores da ciclo-oxigenase 1 (COX-1):** não são seletivos a uma enzima e inibem ambas. Os medicamentos mais conhecidos dessa classe são: paracetamol, ácido acetilsalicílico, ibuprofeno, naproxeno, diclofenaco, indometacina e piroxicam.
- **Inibidores seletivos da ciclo-oxigenase 2 (COX-2):** denominados coxibes, os mais estudados são o celecoxibe, o rofecoxibe, o parecoxibe, o valdecoxibe e o etoricoxibe.

A ciclo-oxigenase (COX) é uma enzima que metaboliza o ácido araquidônico e o transforma em mediadores químicos, dos quais os principais são as prostaglandinas e os tromboxanos, que são mediadores e produtores de resposta inflamatória e da febre. A COX tem duas formas com ações específicas diferentes, a saber: a COX-1 e a COX-2.

A COX-1 é descrita como uma enzima com a função fisiológica de proteger os tecidos orgânicos, sendo produzida de modo constante e sem a necessidade de mediadores inflamatórios. A COX-2, por sua vez, é uma enzima produzida pela resposta inflamatória e pode ser lesiva aos tecidos. Assim, quando no início dos anos 1990 surgiram medicamentos capazes de inibir seletivamente a COX-2, tornou-se possível demonstrar uma significativa diminuição dos efeitos colaterais, principalmente nos tecidos gastrointestinais. Entretanto, recentemente, a teoria de que a COX-2 seria uma enzima somente com ação anti-inflamatória, sem ação protetora, passou a ser questionada.

A Agência de Vigilância Sanitária (ANVISA) proibiu, em 2005, a comercialização do rofecoxibe e, em 2007, tornou proscrito o valdecoxibe. Desde então, controla a venda dos inidores de COX-2 com receituário de controle especial. A justificativa para essas proibições foi a marcada associação dessa classe de medicamentos com eventos cardiovasculares. Não se recomenda o uso desses fármacos em pacientes com história de coronariopatia e naqueles em uso concomitante de ácido acetilsalicílico. Reserva-se o uso dessa classe de medicamentos para os pacientes sem essas contraindicações e com risco marcante e/ou histórico de doença ulcerosa.

O principal efeito adverso dos AINE não seletivos é a gastroduodenopatia, que aflige 10% dos pacientes e é responsável por doença ulcerosa em 2% deles. O risco é significativamente mais baixo com os inibidores da COX-2, mas não está totalmente afastado. Os fatores preditores para a complicação incluem: idade avançada, doses altas, administração concomitante de corticosteroides, história de doença ulcerosa péptica, complicações gastrointestinais prévias com uso de AINE, uso de álcool e tabagismo. O uso de misoprostol (análogo da prostaglandina) ou de inibidor da bomba de prótons promove algum grau de proteção. Os antiácidos e o sucralfato, por sua vez, não diminuem o risco e não devem ser administrados de rotina como profilaxia. O Quadro 98.9 apresenta os principais efeitos colaterais dos AINE.

CORTICOSTEROIDES

Os corticosteroides estão indicados no manejo da dor em diversas situações clínicas, como nos eventos álgicos provocados:

- por metástase óssea;
- por infiltração de partes moles (parede torácica, parede abdominal ou pélvica e também nas infiltrações na base do crânio);
- por dor neuropática (compressão nervosa aguda pela massa tumoral, principalmente de nervos e medula espinhal);
- em casos de cefaleia por aumento da pressão intracraniana;
- por distensão visceral (p. ex., metástase hepática com distensão da cápsula ou obstrução intestinal).
- Nos pacientes com câncer destacam-se também por melhorar o apetite, diminuir a fadiga e ajudar no controle das náuseas e vômitos.

A dexametasona é o agente mais usado para esses fins em razão da maior experiência clínica com seu emprego, sua baixa atividade mineralocorticoide, sua disponibilidade em várias regiões do mundo, além de seu longo período de meia-vida, o que possibilita tratamentos com doses únicas diárias. Sua dose varia de acordo com o grau dos sintomas, podendo ir de 2mg/dia até in-

CAPÍTULO 98 Orientações para Uso dos Principais Analgésicos em Ambulatório

Quadro 98.8 Agentes analgésicos não opioides

Fármaco	Dose	Apresentações
Paracetamol	500mg a 1g 3 ou 4x/dia	Tylenol® e Dorico®: comp. de 500 e 750mg
Ácido acetilsalicílico	500mg a 1g 4/4h	AAS®: comp. de 500mg
Diclofenaco	50mg 3x/dia 75mg 2x/dia	Flogan®: comp. de 50mg, amp. de 75mg Cataflan®: comp. de 50mg, sup. de 12,5 e 75mg
Indometacina	25 a 50mg 2 ou 3x/dia	Indocid®: comp. de 25 e 50mg
Cetoprofeno	50 a 100mg 1 ou 2x/dia; máx. 300mg/dia	Profenid®: comp. de 50 e 100mg, supositório de 100mg, ampolas de 100mg
Piroxicam	10 a 30mg/dia 1x/dia	Feldene®: caps. de 10 e 20mg Flogoxen®: caps. de 10 e 20mg
Tenoxicam	20 a 40mg 1x/dia	Tilatil®: comp. de 20mg, sup. de 20mg, FA de 20 e 40mg
Nimesulida	500 a 100mg 2x/dia	Nisulid®: comp. de 100mg, sup. de 50mg e 100mg Scaflan®: comp. de 100mg, sup. de 50 e 100mg
Meloxicam	7,5 a 15mg 1x/dia	Movatec®: comp. de 7,5 e 15mg Movoxican®: comp. de 7,5 e 15mg Inicox®: comp. de 15mg
Etoricoxibe*	60mg 1x/dia	Arcoxia®: comp. de 60 e 90mg
Celecoxibe*	100 a 200mg 1 ou 2x/dia	Celebra®: caps. de 100 e 200mg
Lumaricoxibe*	100mg/dia	Prexige®: comp 100mg
Parecoxibe	40mg 1 ou 2x/dia	Bextra® amp de 40mg IM/EV

*A apresentação de 120mg de etoricoxibe, assim como a de 400mg do lumaricoxibe, é proscrita no Brasil. A ANVISA também não indica doses de celecoxibe > 400mg/dia.

Quadro 98.9 Principais efeitos colaterais dos AINE

Dispepsia e hemorragia gástrica por úlcera gástrica
Náuseas e vômitos
Urticária na pele, eritemas e, até mesmo, raros casos de choque anafilático. Pacientes com alergia a paracetamol, dipirona ou ácido acetilsalicílico devem evitar o uso dos AINE
Insuficiência renal reversível com a cessação da medicação
Nefropatia associada aos analgésicos: Irreversível, associada ao uso prolongado de paracetamol e ácido acetilsalicílico (AAS)
Síndrome de Reye: grave condição causada, raramente, pela administração de AAS em crianças (o AAS não é aconselhado para crianças)
A *overdose* de AAS causa acidose metabólica e a de paracetamol pode produzir insuficiência hepática

duções com 100mg, seguidas de doses diárias de 24mg, em casos de dores secundárias à síndrome de compressão medular.

Apesar de a dexametasona ser o agente mais empregado, é possível lançar mãos de outros fármacos em doses equivalentes, como prednisona, prednisolona e metilprednisolona, sem prejuízo dos efeitos terapêuticos.

Com isso, opta-se pelo melhor medicamento para o paciente, considerando sua condição clínica e as comorbidades presentes.

Os efeitos colaterais da classe de medicamentos, como hiperglicemia, ganho ponderal e hipertensão, podem limitar seu uso em pacientes obesos, hipertensos e diabéticos.

ANTIDEPRESSIVOS E ANTICONVULSIVANTES

Os antidepressivos são de grande valia para os casos de dor constante, com sensação de queimação ou parestesia, embora também tenham papel importante nas dores neuropáticas lancinantes. Muitos dos neurotransmissores envolvidos na nocicepção têm sua metabolização alterada pela ação dos antidepressivos, bloqueando a recaptação de serotonina e noradrenalina. Também aumentam os níveis plasmáticos de morfina. Além do efeito analgésico, atuam no combate à depressão (sintoma frequentemente associado ao câncer) e à insônia, o que por si só diminui a percepção de dor e melhora o *performance status*.

Os antidepressivos tricíclicos, como a amitriptilina, são muito utilizados, mas têm como limitações a indução de sonolência, o alargamento do intervalo QTc no ECG e os efeitos anticolinérgicos, estes são menos intensos com o uso de nortriptilina, que deve ser o fármaco de escolha em idosos. As doses geralmente são menores do que aquelas usadas para tratar depressão. Doses entre 25 e 50mg/dia são suficientes para o tratamento da dor. O efeito benéfico inicial pode demorar até 2 semanas para ser percebido, porém as doses devem ser aumentadas de acordo com as necessidades. Os antidepressivos mais novos, que ganharam grande espaço na terapia psiquiátrica, não têm mostrado a mesma efetividade ou não foram bem estudados no controle da dor. Contudo, existem relatos de benefício com o uso da duloxetina, um inibidor da recaptação da noradrenalina-serotonina, e da bupropiona, inibidor da recaptação da dopamina-noradrenalina.

Os agentes anticonvulsivantes têm ação na dor neuropática, particularmente na dor lancinante, como em caso de neuralgia do trigêmeo, dor pós-herpética e dor associada à compressão medular e à esclerose múltipla. Atuam em associação com os antidepressivos. Agem no alívio da dor mediante a supressão de circuitos hiperativos da medula e do córtex cerebral e a estabilização das descargas neuronais nas membranas das vias aferentes primárias. Carbamazepina, gabapentina, pregabalina e clonazepam são os mais utilizados. Atualmente, a gabapentina é um dos medicamentos mais utilizados no mundo. A experiência clínica mais extensa é com a carbamazepina, porém sua utilidade é reduzida, pois pode produzir supressão da medula óssea, particularmente leucopenia, além de náuseas, vômitos, ataxia e letargia. Por isso, têm sido usadas com mais frequência a pregabalina e a gabapentina, as quais não são tão mielotóxicas.

Os neurolépticos e os benzodiazepínicos atuam como ansiolíticos, melhorando o sono e proporcionando bem-estar aos pacientes. Esses fármacos são muito eficientes, em associação aos antidepressivos, no combate à dor neuropática. Pacientes com dor costumam apresentar ansiedade e espasmos musculares, os quais podem exacerbar a intensidade da dor e respondem bem aos benzodiazepínicos (Quadro 98.10).

TERAPIA TÓPICA E OUTROS MEDICAMENTOS

Adesivos de lidocaína a 5%, usados em conjunto com outros analgésicos, podem também ser uilizados como alternativa analgésica. Agonistas 2-adrenérgicos, como a clonidina, anestésicos locais orais e até mesmo canabinoides (disponíveis no Canadá) apresentam-se como opções de terapia adjuvante.

ANALGÉSICOS ADJUVANTES PARA DOR ÓSSEA

A dor óssea pode melhorar com a combinação de opioides com AINE e corticoides. A radioterapia é uma opção para a dor localizada e não responsiva aos opioides ou associada a fratura. A dor óssea multifocal pode responder a um analgésico adjuvante. Esses medicamentos incluem bifosfonatos, calcitonina de salmão, nitrato de gálio e radionuclídeos (estrôncio-89 e samário-153).

Os bifosfonatos são, de maneira geral, os agentes de escolha. Existem evidências de ações analgésicas nessa classe de medicamentos, os quais reduzem o risco de fraturas e a necessidade de radioterapia antiálgica e melhoram a qualidade de vida. O pamidronato é usado na dose de 60 ou 90mg, mensalmente. Atualmente, o zolendronato é o bifosfonato mais efetivo, usado na dose de 4mg, administrados em doses mensais endovenosas. Tem como contraindicação a sua utilização um nível de creatinina sérica > 3mg/dL. Existem também o ibandronato e o clodronato, medicamentos menos usados para esse fim.

Os radionuclídeos consistem em opções terapêuticas para pacientes com dor multifocal refratária, causada por lesões com componente osteoblástico. Os candidatos a esse tratamento devem ter expectativa de vida superior a 3 meses, reserva medular adequada e não devem receber outras terapias mielossupressoras. O efeito adverso marcante é a mielossupressão, com trombocitopenia, que pode ser irreversível. A calcitonina de salmão constitui-se em terapia de menor impacto, sendo uma opção de baixa utilidade na prática clínica.

TÉCNICAS ALTERNATIVAS

A utilização adequada dos medicamentos citados tem o poder de controlar 90% a 95% dos episódios álgicos em pacientes portadores de neoplasia; por isso, a utilização de técnicas antiálgicas invasivas deve ser entendida e praticada como uma exceção.

A administração de fármacos via intra-axial (técnicas intraespinhais) vem ocupando um espaço cada vez mais importante na prática médica atual e tem sido usada com sucesso no manejo pós-operatório de grandes cirurgias e no combate à dor oncológica. Os fármacos são em torno de 50 a 100 vezes mais efetivos por essa via, e o paciente deverá ser cuidadosamente monitorizado para que sejam evitadas as superdosagens. A manipulação do cateter posicionado na via espinhal precisa ser executada com todo rigor antisséptico.

Quadro 98.10 Terapia analgésica adjuvante

Classe de medicamentos	Fármaco	Dose	Apresentações
Corticoides	Dexametasona Prednisona	L a 2mg 1 ou 2×/dia 5 a 10mg 1×/dia	Decadron®: comp. 0,5, 0,75 e 4mg Meticorten®: comp. 5 e 20mg
Antidepressivos	Amitriptilina Clomipramina Imipramina Nortriptilina	25mg 3×/dia 50 a 150mg/dia div. em 4 a 6× 25 a 50mg 3 ou 4×/dia 10 a 75mg/dia	Tryptanol®: 25mg e 75mg Anafranil®: comp. 25mg; amp. 75mg Tofranil®: comp. 10 e 25mg Pamelor®: caps. 10, 25, 50 e 75mg
Anticonvulsivantes	Gabapentina Carbamazepina Lamotrigina Baclofen Pimozida	900 a 1.800mg/dia Iniciar 300mg 1×/dia e aumentar progressivamente 200mg 2 ou 3×/dia, máx. 1,2g/dia 50mg no início; aumentar progressivamente e manter 200 a 400mg/dia 1 a 2mg/dia	Neurontin®: caps. 300 e 400mg Tegretol®: comp. 200 e 400mg Lamictal®: comp. 25, 50 e 100mg Neurum®: comp. 25, 50 e 100mg Lioresal®: comp. 10mg Orap®: comp. 1 e 4mg
Agonistas α-2-adrenérgicos	Clonidina (para dor fantasma) Tizanidina	1mL 3×/dia no membro que permaneceu 2 a 36mg/dia	Creme a 0,2% (2mg/mL) Sirdalud®: comp. 2mg
Neurolépticos	Flufenazida Haloperidol Levopromazina	0,5 a 2,5mg 1 a 4×/dia, máx. 20mg/dia 1 a 5mg 1 a 3×/dia 50 a 150mg/dia	Anatensol®: comp. 1mg Flufenan®: comp. 5mg Haldol®: comp. 1 e 5mg Neozine®: comp. 25 a 100mg
Benzodiazepínicos	Clonazepam Alprazolam	0,5mg 3×/dia 0,5mg 2×/dia ou 1 a 2mg/noite	Rivotril®: comp. 0,5 a 2mg Rivotril sublingual®: comp. 0,25mg Frontal®: comp. 0,25, 0,5 e 1mg
Anestésico local oral	Mexiletina	150mg/dia e aumentar progressivamente; máx. 900mg/dia	Mexitil®: comp. 100 e 200mg

Os bloqueios de nervos podem ser obtidos por meio de neurólise, procedimento em que se destrói quimicamente o nervo com soluções de álcool ou fenol, ou mediante a aplicação local direta de agentes anestésicos sobre os nervos (lidocaína ou procaína). O bloqueio do plexo celíaco tem indicação no tratamento de dores intensas por câncer de pâncreas e neoplasias localizadas na parte superior do abdome. O bloqueio do plexo hipogástrico é efetivo no controle de sintomas álgicos oriundos dos tumores pélvicos.

A cordotomia só está indicada para um pequeno grupo de pacientes refratários às outras técnicas menos agressivas. O princípio da analgesia consiste na destruição do cordão posterior da medula, por onde ascendem os plexos nervosos condutores da dor. Técnicas neurocirúrgicas mais agressivas, como ablação da pituitária ou lobotomia, são, na atualidade, dificilmente utilizadas devido aos riscos e sequelas inerentes a esses procedimentos.

A neuroestimulação elétrica transcutânea (TENS) se utiliza de baixas voltagens transmitidas aos nervos e tem resultados de até 60% na melhora da dor nesses pacientes. Há, atualmente, grupos de fisioterapeutas com especialização em combate à dor que se utilizam de diversas técnicas.

O tratamento psicoterápico, individual, em grupo ou familiar, tem importância comprovada e fundamental tanto no manejo da dor como em uma abordagem mais holística do indivíduo com câncer. Controlar o nível de ansiedade e estimular uma qualidade de vida adequada é importantíssimo no manejo de qualquer sintoma. Durante o tratamento multidisciplinar da dor faz-se necessário um acompanhamento psicoterapêutico.

A acupuntura consiste em uma especialidadde médica extremamente eficiente no controle da dor e pode ser usada como estratégia adjuvante na tentativa de poupar opioide.

A Figura 98.2 mostra um algoritmo para terapia analgésica em pacientes oncológicos com dor crônica.

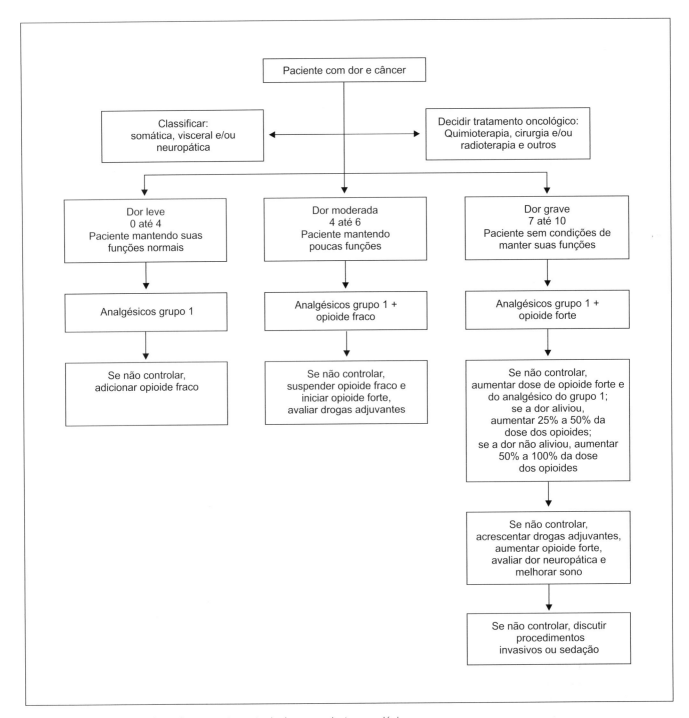

Figura 98.2 Algoritmo de orientação para tratamento da dor em pacientes oncológicos.
Drogas grupo 1: paracetamol, AAS, AINE.
Opioide fraco: tramadol, codeína.
Opioide forte: morfina, metadona, oxicodona, fentanila.
Drogas adjuvantes: antidepressivos tricíclicos, anticonvulsivantes, corticoide, bifosfonato (dor óssea) etc.
Quando for necessário alterar a via de administração ou trocar por outra droga, devem ser utilizadas as tabelas de equivalência de doses.

Leitura Recomendada

Agência Nacinal de Vigilância Sanitária. Câmara técnica de medicamentos 2008.www.anvisa.gov.br

Allan L, Hays H, Jensen NH et al. Randomised crossover trial of transdermal fentanyl and sustained release oral morphine for treating chronic non-cancer pain. BMJ 2001; 322:1154.

Ballantyne JC, Mao J. Opioid therapy for chronic pain. N Engl J Med 2003; 349:1943.

Brunton LL. Goodman & Gilman's the pharmacological basis of therapeutics. 11. ed. ed. [S.l.]: McGraw-Hill, 2006.

Daudt AW, Hadlich E et al. Opióides no manejo da dor – uso correto ou subestimado? Rev Assoc Med Bras 1998; 44(2).

Eisenberg E, McNicol ED, Carr DB. Efficacy and safety of opioid agonists in the treatment of neuropathic pain of nonmalignant origin: systematic review and meta-analysis of randomized controlled trials. JAMA 2005; 293:3043.

Foley KM. Opioids and chronic neuropathic pain. N Engl J Med 2003; 348:1279.

Fukshansk M, Burton A et al. The role of opiods in cancer pain manegement. Pain Practice 2005; 5 73(89).

Furlan AD, Sandoval JA, Mailis-Gagnon A, Tunks E. Opioids for chronic noncancer pain: a meta-analysis of effectiveness and side effects. CMAJ 2006; 174:1589.

Instituto Nacional de Câncer. Cuidados paliativos oncológicos – Controle da dor. 2. ed. Rio de Janeiro: INCA, 2002.

Joranson DE, Ryan KM, Gilson AM, Dahl JL. Trends in medical use and abuse of opioid analgesics. JAMA 2000; 283:1710.

Kalso E, Allan L et al. Recommendations for using opioids in chronic non-cancer pain. European Journal of Pain 2003; 7:381-6.

Lesage P, Portenoy RK. Trends in cancer pain management. Cancer Control 1999; 6(2):136-45.

Lima L. Pain relief and palliative care programs: The WHO and IAHPC approach in developing countries. Pain Practice 2003; 3(1).

Martell BA, O'Connor PG, Kerns RD et al. Systematic review: opioid treatment for chronic back pain: prevalence, efficacy, and association with addiction. Ann Intern Med 2007; 146:116.

McCormack K. Non-steroidal anti-inflammatory drugs and spinal nociceptive processing. Pain 1994; 59:9.

NCCN Guidelines: Adult Cancer Pain – NCCN Practice guidelines in oncology V.01-2011. www.nccn.org

Oliveira AS, Torres HP. O papel dos bloqueios anestésicos no tratamento da dor de origem cancerosa. Rev Bras Anestesiol 2003; 53(5).

Portenoy RK. Adjuvant analgesics in pain management. In: Hanks G, Cherny NI, Christakis N, Fallon M, Kaasa S, Portenoy RK (eds.). Oxford textbook of palliative medicine. 4. ed. Oxford: Oxford University Press, 2010:361.

Portenoy RK. Opioid therapy for chronic nonmalignant pain: a review of the critical issues. J Pain Symptom Manage 1996; 11:203.

Rowbotham MC, Twilling L, Davies PS et al. Oral opioid therapy for chronic peripheral and central neuropathic pain. N Engl J Med 2003; 348:1223.

Suleyman H, Demircan B, Karagöz Y. Anti-inflammatory and side effects of cyclooxygenase inhibitors. Pharmacological Reports PR 2007; 59(3):247-58.

World Health Organization. Cancer pain relief. 2. ed., Geneva: World Health Organization, 1996.

Índice Remissivo

A

AAS (ácido acetilsalicílico), 305
- *diabetes mellitus*, 382
Abacavir, 802
- apresentação, 806
- efeitos, 803
- interações com alimentos, 806
- meia-vida plasmática, 806
- posologia, 806
- sigla, 806
Abdome, dor, 149-159
- aguda, 151
- angina mesentérica, 155
- avaliação, 150
- causas raras, 158
- colecistite crônica, 154
- crônica, 152
- dispepsia funcional, 154
- doença
- - celíaca, 156
- - inflamatória intestinal, 156
- endometriose, 157
- internamento, 158
- intolerância à lactose, 157
- mecanismos, 149
- neoplasias, 155
- pancreatite crônica, 155
- parietal, 149
- síndrome do intestino irritável, 153
- tratamento, 158
- visceral, 149
Abscesso hepático amebiano, 559
Abuso de substâncias e medicamentos, perda de peso, 40
Acetaminofeno, 47
- gravidez, 1022
Acetazolamida, 181
Ácidos
- acetilsalicílico
- - apresentações, 1063
- - dose, 1063
- - gravidez, 1022, 1024
- - fólico, 1041
- - graxos ômega-3, 449
- - pantotênico, 1039
- - ursodesoxicólico (AUDC), 101

- valproico
- - demência, 689
- - gravidez, 1023
Acne nodular, 617
Acupuntura, 1046
- dermatologia, 1051
- eletroacupuntura, 1053
- fibromilagia, 476, 1052
- gastroenterologia, 1050
- ginecologia, 1051
- imunologia, 1051
- mecanismo de ação, 1046
- otorrinolaringologia, 1051
- pneumologia, 1051
- psiquiatria, 1051
- recomendações técnicas, 1053
- teoria da tradicional medicina chinesa, 1050
- terapia auricular, 1052
- tratamento da dor, 1052
Adalimumabe, doença inflamatória intestinal, 608
Adefovir, 784
Ademetionina, 101
Adenoma, fígado, 930
Adesivo de nicotina, 988
Adsorventes, 173
Agomelatina, depressão, 669
Agorafobia, 658
Álcool, abuso, 580, 971-982
- avaliação inicial, 972
- conduta, 973
- consequências, 973
- diagnóstico, 972
- legislações e normas relacionadas, 982
- patogênese, 971
- *screening*, 972
- síndrome de abstinência alcoólica, 975
- tratamento, 976
Alergias, eosinofilia, 849
Alfabloqueadores, 280
Alfafetoproteína (AFP), 890
Alfametildopa, hipertensão arterial, 275
Alfatalassemia, 859
Alimentos, urticária, 632
Alopurinol, gota, 430

Alprazolam, 108
- ansiedade, 662
Alterações de enzimas hepáticas, 871-880
- aminotransferases, 872
- avaliação da função hepática, 875
- cirrose, 879
- enzimas colestáticas, 873
- hepatites
- - agudas, 875
- - autoimune, 878
- - crônicas, 877
- - isquêmica, 877
- - medicamentos, indução, 876, 878
- - metabólica, 879
- - viral, 875, 877
Amebíase, 557
- diagnóstico diferencial, 603
Amilase, ascite, 140
Amilorida, 183
- hipertensão arterial, 275
Aminofilina, 241
Aminotransferases, 872
Amiodarona, fibrilação atrial, 303
Amitriptilina, 108
- ansiedade, 662
- cefaleias, 223
- depressão, 669
- fibromialgia, 477
Ampicilina, gravidez, 1024
Analgésicos, 490
- adjuvantes para dor óssea, 1064
Análise
- fecal, testes, 16
- - DNA, 16
- líquido ascítico, 138
Anasarca, 175
Ancilostomíase, 565
Anemia(s), 854-869
- aplástica, 861
- classificação, 854
- conceitos, 854
- definição, 854
- doença crônica, 859
- doença inflamatória intestinal, 612
- falciforme, 159
- ferropriva, 857

Índice Remissivo

- hemolíticas, 866
- - autoimunes, 867
- - defeitos da membrana, 868
- - defeitos enzimáticos, 868
- hiperproliferativas, 855
- hipoproliferativas, 854
- intoxicação por chumbo, 860
- lúpus eritematoso sistêmico, 510
- macrocíticas, 864
- manifestações clínicas, 856
- megaloblástica, 864
- microcíticas, 857
- normocítica, 861
- secundária a medicamentos, 865
- sideroblástica, 860
- talassemia, 859
Aneurisma aórtico roto, 152
Anfepramona, 399
Anfetaminas, 995
Angina cardíaca, 155, 307-323
- classificação, 308
- diagnóstico, 308
- - angiotomografia, 315
- - cineangiografia coronariana, 316
- - cintilografia miocárdica, 313
- - ecocardiograma-estresse, 314
- - eletrocardiograma, 312
- - radiografia de tórax, 312
- - ressonância nuclear magnética, 315
- - teste ergométrico, 312
- estratificação de risco, 309
- fisiopatologia, 307
- isquemia silenciosa, 320
- síndrome X, 320
- tratamento, 316
- vasoespástica, 321
Angioedema, 177
- definição, 632
- hereditário, 158
Angiotomografia, 315
Anlodipino, 280
- hipertensão arterial, 275
Anorexia nervosa, 673
Ansiedade, 658-664
- acompanhamento, 661
- investigação, 658
- tratamento, 660, 662
Antagonistas da aldosterona, insuficiência cardíaca, 296
Anti-DNA nativo (dupla hélice), 912
Anti-HBc, 773
Anti-HBe, 773
Anti-HBs, 773
Anti-hipertensivos, 275-278
Anti-histamínicos, rinite, 372
Anti-inflamatórios não esteroides (AINE), 1061
- gota, 428
Anti-Jo-1, 919
Anti-RNA-polimerase I, II e III, 918
Anti-Scl-70 (antitopoisomerase I), 918
Antiarrítmicos, 297
Antibióticos, doença inflamatória intestinal, 607
Anticentrômero, 918
Anticoagulação oral, 1007-1011
- dificuldade de controle, 1009
- esquema terapêutico, 1008
- pacientes submetidos a procedimentos invasivos, 1011

- posologia, 1008
- superdosagem, 1010
Anticolinérgicos, 329
- asma, 338
- perda urinária, 92
- rinite, 374
Anticonvulsivantes, 1063
Anticorpos
- antiestreptolisina O (ASLO), 922
- antifosfolipídios (aPL), 922
- monoclonal específico para vírus respiratório sincical (VRS), 1035
Antidepressivos, 1063
- fibromialgia, 476
Antidiabéticos orais, 384
Antígenos
- carcinoembrionário (CEA), 887
- prostático específico (PSA), 889
Antileucotrienos
- asma, 341
- rinite, 374
Antimaláricos, 470
- artrite reumatoide, 491
- lúpus eritematoso sistêmico, 528
Antioxidantes, 1043
Antipiréticos, 47
Antitoxinas animais, 1035
Antraz, 624
Apendagite epiploica, 158
Apendicite aguda, 152
Aplasia medular, lúpus eritematoso sistêmico, 511
Apneia obstrutiva do sono, 336
Aripiprazol, demência, 689
Arritmias cardíacas, síndrome da apneia obstrutiva do sono, 84
Articulações, dores, 198-207
- anamnese, 199
- distribuição do envolvimento articular, 201
- investigação, 198
- localização, 201
- modos de apresentação, 200
- monoartrites, 201
- oligoartrites, 204
- poliartrites, 205
- sequência de envolvimento articular, 201
- sintomas, 200
Artralgia, 198
- lúpus eritematoso sistêmico, 501
Artrite, 198
- doença inflamatória intestinal, 599
- gotosa crônica, 425
- lúpus eritematoso sistêmico, 501
- psoriásica, 488
- reumatoide, 480-495
- - achados clínicos, radiológicos e laboratoriais, 489
- - articulações envolvidas, 489
- - complicações, 481
- - diagnóstico, 486
- - exames, 484, 485
- - gravidez, 493
- - início, 489
- - manifestações, 480
- - - articulares, 480
- - - cardíacas, 482
- - - hematológicas, 483
- - - musculares, 483
- - - nódulos subcutâneos, 482
- - - oculares, 482
- - - osteopenia, 483

- - - pulmonares, 482
- - - renais, 483
- - - vasculite, 483
- - sintomas, 489
- - tratamento, 487
- - - analgésicos, 490
- - - anti-inflamatórios não esteroides, 490
- - - antimaláricos, 491
- - - azatioprina, 492
- - - ciclofosfamida, 492
- - - ciclosporina A, 492
- - - cirurgia, 493
- - - DARMD biológicas, 492
- - - glicocorticoides, 491
- - - leflunomida, 491
- - - metotrexato, 491
- - - não farmacológico, 490
- - - sulfassalazina, 492
- séptica, 488
Artropatia por cristais, 488
Ascaridíase, 566
Ascite, 136-147
- cardíaca, 143
- cirrótica, 141
- diagnóstico, 136
- edema, 177
- lúpus eritematoso sistêmico, 506
- neoplásica, 143
- peritonite bacteriana espontânea, 144
- refratária, 144
- tuberculose, 144
Asma brônquica, 334-347
- acupuntura, 1051
- classificação, 335
- diagnóstico, 334
- difícil controle, 347
- doença do refluxo gastroesofágico, 537
- epidemiologia, 334
- especialista, indicação, 347
- gravidade, 337
- gravidez, 346
- idoso, 345
- induzida pelo exercício, 346
- patogenia, 334
- patologia, 334
- refluxo gastroesofágico, 345
- tratamento, 338
Aspart, 383
Aspartato-alanina-aminotransferase (ALT), 872
Aspartato-aminotransferase (AST), 872
Aspergilose broncopulmonar alérgica, 336
Atazanavir
- apresentação, 806
- efeitos, 804
- interação com alimentos, 806
- meia-vida plasmática, 806
- posologia, 806
- sigla, 806
Atenolol
- cefaleia, 223
- hipertensão arterial, 275
Aterosclerose
- lúpus eritematoso sistêmico, 504
- síndrome da apneia obstrutiva do sono, 85
Atletas, rinite, 374
Atorvastatina, 446
Audição dos idosos, 32
Autoanticorpos, urticária, 634
Avaliação clínica
- idoso, 26-33

Índice Remissivo

- - audição, 32
- - cognitiva, 28
- - continência, 32
- - cuidados no fim da vida, 33
- - funcional, 27
- - humor, 30
- - instrumentos, 27
- - medicamentos, revisão, 33
- - nutricional, 30
- - quedas, investigação, 27
- - sarcopenia, 31
- - suporte financeiro e social, 33
- - visão, 32
- preventiva, 8-25
- - câncer
- - - colo de útero, 13
- - - cólon, 15
- - - endométrio, 14
- - - mama, 11
- - - ovário, 13
- - - pele, 15
- - - próstata, 14
- - - pulmão, 15
- - - testículo, 15
- - controvérsias, 8
- - *diabetes mellitus*, 21
- - exame periódico de saúde-*check-up*, 11
- - hipertensão arterial sistêmica (HAS), 21
- - hipertireoidismo, 22
- - hipotireoidismo, 22
- - osteoporose, 20
- - *screening*
- - - barreiras, 10
- - - dislipidemia, 22
- - - doença coronariana, 19
- - - doenças cardiovasculares, 18
- - - princípios, 10
- AVE, lúpus eritematoso sistêmico, 515
- Axilas, prurido, 98
- Azatioprina
- - artrite reumatoide, 492
- - doença inflamatória intestinal, 606
- Azelastina, rinite, 373
- Azitromicina, gravidez, 1022
- AZT, ver Zidovudina

B

Baclofeno, 61
Baço errante, 158
Bactérias, exame de urina, 884
Bacteriúria assintomática, 700
- tratamento, 702
Balneoterapia, fibromialgia, 476
Bamifilina, 241
BCL-2, marcador, 894
BCR-ABL, marcador, 894
Beclometasona
- asma, 341
- rinite, 373
Benazepril, hipertensão arterial, 275
Benzodiazepínicos, 993
Benzonidazol, 842
Beta2-microglobulina, 891
Betabloqueadores, 279
- insuficiência cardíaca, 295
- na gravidez, 1022
Betametasona
- asma, 340
- gravidez, 1024
Betatalassemia, 860

Bifosfonatos, 461
- hipercalcemia, 901
Bilirrubina
- exame de urina, 883
- metabolismo, 128
Biofeedback
- constipação intestinal, 196
- fibromialgia, 476
Biópsia(s)
- hepática, 134, 578, 940
- linfonodo, 52
- massas
- - mediastino, 957,
- - renais, 951
- ósseas, 965
- renal, lúpus eritematoso sistêmico, 518
Biotina, 1040
Bisoprolol, hipertensão arterial, 275
Bloqueadores
- canais de cálcio, insuficiência cardíaca, 297
- receptor da angiotensina (BRA), insuficiência cardíaca, 295
Bócio nodular tóxico, 414
Bromazepam
- ansiedade, 662
- demência, 689
Brometo de ipratrópio, 241
Broncodilatadores, 329
Bronquite
- aguda, 360
- crônica, 336
- eosinofílica não asmática (BENA), 262
Budesonida
- asma, 341
- rinite, 373
Bulectomia, 332
Bulimia, 674
- complicações, 675
- epidemiologia, 675
- etiologia, 674
- tipos, 674
Bumetanida, 181
Bupropiona
- depressão, 669
- tabgismo, 989
Buspirona, demência, 689

C

CA 125, marcador, 889
CA 15.3, marcador, 888
CA 19.9, marcador, 888
CA 72.4, marcador, 889
CA-125, ascite, 141
Cafeína, perda urinária, 92
Cãibras, 56-62
- abordagem diagnóstica, 58
- acompanhamento, 62
- etiologia, 56
- tratamento
- - baclofeno, 61
- - diltiazem, 61
- - gabapentina, 61
- - não farmacológico, 60
Cálcio, 459
Calcitonina, 891
- hipercalcemia, 901
Cálculos renais, 704
Campylobacter, diarreia, 161
Câncer
- colo de útero, 13

- cólon, 15
- - rastreamento, 611
- colorretal, *screening*, 18
- dor torácica, 249
- endométrio, 14
- *Helicobacter pylori*, 552
- mama, 11
- menopausa, 725
- ovário, 13
- pele, 15
- perda de peso, 38
- próstata, 14
- pulmão, 15
- testículo, 15
- vitamina
- - A, 1044
- - D, 1042
Cancro mole, 644
- diagnóstico, 644
- manifestações clínicas, 644
- tratamento, 645
Candesartana
- hipertensão arterial, 275
- insuficiência cardíaca, 295
Candidíase, 628
- cutânea, 628
- fralda, 628
- oral, 629
Capsaicina, 100
Captopril
- gravidez, 1023
- hipertensão arterial, 275
- insuficiência arterial, 295
Carbamazepina
- cefaleias, 223
- gravidez, 1023
Carbonato de lítio, cefaleias, 223
Carcinoma fibrolamelar, fígado, 934
Cardiopatia chagásica, 840
Carvão ativado, 100
Carvedilol, hipertensão arterial, 275
Cateterismo vesical, 881
Cefaleias, 219-226
- acupuntura, 1052
- associadas a distúrbios vasculares, 222
- classificação, 220
- em salvas, 221
- - tratamento, 225
-   internação, 226
- investigação, 219
- lúpus eritematoso sistêmico, 514
- migrânea, 220
- - tratamento, 223
- neuralgia do trigêmeo, 221
- - tratamento, 225
- primárias, 220
- tosse e esforço físico, 221
- secundária, 220
- tipo tensional, 220
- - tratamento, 222
- tratamento medicamentoso
- - amitriptilina, 223
- - atenolol, 223
- - carbamazepina, 223
- - carbonato de lítio, 223
- - cetoprofeno, 223
- - diclofenaco sódico, 223
- - dipirona, 223
- - domperidona, 223
- - flunarizina, 223
- - fluoxetina, 223

- - gabapentina, 223
- - ibuprofeno, 223
- - indometacina, 223
- - meloxicam, 223
- - metoclopramida, 223
- - metoprolol, 223
- - mirtazapina, 223
- - nadolol, 223
- - naproxeno, 223
- - naratriptano, 223
- - nortriptilina, 223
- - oxcarbazepina, 223
- - paracetamol, 223
- - paroxetina, 223
- - prednisona, 223
- - propranolol, 223
- - rizatriptano, 223
- - sertralina, 223
- - sumatriptano, 223
- - tartarato de ergotamina, 223
- - timolol, 223
- - topiramato, 223
- - trazodona, 223
- - valproato de sódio, 223
- - venlafaxina, 223
- - verapamil, 223
- - zolmitriptano, 223
- uso excessivo de medicamentos, 222
- - tratamento, 226
Cefalosporinas, gravidez, 1022
Celecoxibe
- artrite reumatoide, 490
- dor, tratamento, 1063
- osteoartrite, 471
Celularidade na ascite, 139
Células epiteliais, exame de urina, 884
Cervicite, 653
Cestódeos, 568
Cetirizina, 107
- rinite, 373
- urticária, 636
Cetoconazol, candidíase vulvovaginal, 652
Cetonas, exame de urina, 883
Cetoprofeno
- artrite reumatoide, 490
- cefaleias, 233
- dor, tratamento, 1063
Cetotifeno, 373
Chá de quebra-pedra, 708
Check-up, exame periódico de saúde, 11
Chumbo, intoxicação, 860
Ciclesonida
- asma, 341
- rinite, 373
Ciclobenzaprina, fibromialgia, 477
Ciclofosfamida
- artrite reumatoide, 492
- gravidez, 1023
- lúpus eritematoso sistêmico, 530
Ciclopiroxolamina, candidíase vulvovaginal, 652
Ciclosporina A, artrite reumatoide, 492
Cilindros, exame de urina, 885
Cineangiografia coronariana (CATE), 316
Cintilografia
- com estresse, 20
- miocárdica, 313
- óssea, 213
Ciproheptadina, urticária, 636
Cirrose, 133, 879
- achados, 142

- biliar primária, 455
- hepática, 575-594
- - complicações, 583
- - cuidados, 579
- - diagnóstico, 575
- - etiologia, 579
- - história natural, 578
- - prognóstico, 578
- - queixas comuns, 582
Cirurgia
- artrite reumatoide, 493
- constipação intestinal, 196
- doença inflamatória intestinal, 614
- obesidade, 402
- redução pulmonar, 332
Cisticercose, 569
Cistinúria, 709
Cistite, 700
- aguda, tratamento, 702
- complicada, 701
- recorrente, 701
Cistoadenocarcinoma, fígado, 927
Cistoadenoma do fígado, 927
Cisto
- epidérmico roto, 617
- fígado, 926
- mediastino, 960
Citalopram
- ansiedade, 662
- demência, 689
- depressão, 669
- fibromialgia, 477
Citomegalovírus, 777
Clemastina
- rinite, 373
- urticária, 636
Climatério, 720-730
- abordagem clínica, 723
- conceitos relevantes, 720
- diagnóstico, 723
- etiopatogenia, 721
- manifestações clínicas, 721
- tratamento, 726
Clofazimina, 828
Clomipramina, ansiedade, 662
Clonazepam, 108
- ansiedade, 662
- demência, 689
Clonidina, hipertensão arterial, 275
Clonixinato de lisina, artrite reumatoide, 490
Clopidogrel, 305
Cloridrato de bambuterol, 241
Cloroquina, artrite reumatoide, 491
Clortalidona, 275, 276
Clostridium difficile, diarreia, 162
Clotrimazol, candidíase vulvovaginal, 652
Cloxazolam, ansiedade, 662
Clozapina, demência, 689
Coarctação da aorta, 283
Cobalamina, 1040
Cocaína, 996
Colangite, 152
- diagnóstico, 777
- esclerosante, 580
- - primária, 599
Colchicina, gota, 428
Colecistite, 152
- crônica, 154
Colelitíase, 571-574
- complicações, 573
- diagnóstico, 572

- exames, 572
- fatores de risco, 571
- quadro clínico, 571
- situações especiais, 573
- tratamento, 573
Colesteatoma, 233
Colestipol, 101
Colestiramina, 100, 101
Cólica biliar, 152
Colite, diagnóstico diferencial, 603
Colangiocarcinoma, fígado, 935
Colonoscopia, 17, 193
- doença inflamatória intestinal, 600
- virtual, 17
Condiloma acuminado, 655
- quadro clínico, 656
- tratamento, 656
Constipação
- intestinal, 191-197
- - definição, 191
- - diagnóstico, 192
- - epidemiologia, 191
- - etiologia, 191
- - fatores de risco, 191
- - idosos, 197
- - tratamento, 194
- - - agentes formadores de massa, 195
- - - antagonistas opioides, 196
- - - *biofeedback*, 196
- - - cirurgia, 196
- - - dieta, 194
- - - enemas, 196
- - - laxativos, 195
- - - procinéticos, 196
- - - psicoterapia, 196
- - - supositórios, 196
- perda urinária, 92
Continência dos idosos, 32
Continuous positive airway pressure (CPAP), 86
Contratura muscular, 58
Convulsão, lúpus eritematoso sistêmico, 514
Coreia, lúpus eritematoso sistêmico, 514
Corrimento genital, 649
Corticoides
- doença inflamatória intestinal, 605
- osteoartrite, 470
- rinite, 372
Corticosteroides (CE), 999
- alterações hematológicas, 1004
- asma, 339
- efeitos
- - colaterais, 1004
- - indesejáveis, 1000
- gota, 428
- insuficiência adrenal aguda induzida, 1005
- lúpus eritematoso sistêmico, 528
- miopatia induzida, 1005
- osteoporose induzida, 1005
- potência, 1000
- situações especiais, 1003
- suspensão do uso, 1003
- tratamento na dor, 1062
Corticoterapia, 999-1006
Couro cabeludo, prurido, 98
COX, inibidores da ciclo-oxigenase, 1062
Crack, 996
Crianças, hipertensão arterial, 287
Crioglobulinas, 921
Criptosporidiose, 561
Cristais na urina, 884
- ácido úrico, 885

Índice Remissivo

- cistina, 885
- fosfato amônio-magnesiano (estruvita), 885
Cromogranina A, 891
Cromomas
- asma, 342
- rinite, 374
Cuidados no fim da vida, 33
Cultura, ascite, 139

D

Dapsona, 828
DARMD biológicas, artrite reumatoide, 492
Darunavir
- administração, 807
- dose, 807
- efeitos, 804
Defecografia, 193
Deficiência de ferro, prurido, 102
Deflazacort, asma, 340
Delirium, 679
Demências, 678-698
- avaliação cognitiva, 682
- diagnóstico, 679
- - diferencial, 681
- doenças
- - Alzheimer, 685
- - Lewy, 685, 696
- epidemiologia, 678
- escore clínico, 694
- estratégias de abordagem, 686
- exames, 682, 683
- frontotemporais, 686
- idosos, 28
- miniexame do estado mental, 693
- reconhecendo o comprometimento cognitivo leve, 690
- síndrome demencial, 679
- teste do desenho do relógio, 694
- tratamento, 687
- - antidepressivos, 689
- - antiepilépticos, 689
- - donepezil, 688
- - galantamina, 688
- - hipnóticos e ansiolíticos, 689
- - memantina, 688
- - neurolépticos, 689
- - rivastigmina, 688
- vasculares, 685
  vitamina E, 1044
Dengue, 777
Densitometria óssea, 457
Depressão, 665-672
- acupuntura, 1051
- internação, 671
- investigação, 665
- tratamento, 668
Dermatite herpetiforme, urticária, 634
Dermatofitoses, 627
Dermatoses infecciosas, 623-631
- antraz, 624
- candidíase, 628
- dermatofitoses, 627
- erisipela, 624
- escabiose, 629
- foliculite, 624
- furúnculo, 624
- herpes
- - simples, 625
- - zoster, 625

- impetigo, 623
- neuralgia pós-herpética, 626
- pediculose, 630
- piodermites, 623
- pitiríase versicolor, 629
Descongestionantes, 374
Desequilíbrio, 235
Desidrogenase lática (DHL), 890
- ascite, 140
Desloratadina, 107
- rinite, 373
- urticária, 636
Desnutrição, edema, 179
Desvenlafaxina
- ansiedade, 663
- demência, 689
- depressão, 669
Dexametasona, asma, 340
Dexclorfeniramina, 107
- rinite, 373
- urticária, 636
Diabetes mellitus, 21, 377-388
- complicações microvasculares, 389-395
- - nefropatia diabética, 389
- - neuropatia diabética, 391
- - retinopatia diabética, 393
- diagnóstico laboratorial, 378
- dislipidemias, 450
- estados pré-diabetes, 379
- hipertensão arterial, 286
- lúpus eritematoso sistêmico, 512
- perda
- - de peso, 38, 39
- - urinária, 92
- prurido, 102
- quadro clínico, 378
- tipo
- - 1, 377
- - 2, 378
- tratamento, 380
Diacereína, 469
Diálise, hipercalcemia, 902
Diarreia, 160-173
- aguda, 160
- - tratamento, 170
- alta, 163
- baixa, 163
- *Campylobacter*, 161
- *Clostridium difficile*, 162
- crônica, 162
  conduta, 168
- - tratamento, 173
- diagnóstico, 164
- *Escherichia coli*, 161
- inflamatória, 163
- motora, 163
- osmótica, 162, 163
- rotavírus, 162
- *Salmonella*, 161
- secretória, 163
- - conduta, 169
- *Shigella*, 161
- *Staphylococcus*, 160
- *Vibrio cholerae*, 162
- *Yersinia* enterocolítica, 162
Diazepam
- ansiedade, 662
- demência, 689
- gravidez, 1023
Diclofenaco
- apresentações, 1063

- artrite reumatoide, 490
- cefaleias, 223
- dose, 1063
- osteoartrite, 471
Didanosina
- apresentação, 806
- efeitos, 803
- interações com alimentos, 806
- meia-vida plasmática, 806
- posologia, 806
- sigla, 806
Difilobotríase, 569
Digitálicos, insuficiência cardíaca, 297
Digoxina
- fibrilação atrial, 303
- gravidez, 1024
Diidropiridinas, 280
Diltiazem, 61
- fibrilação atrial, 303
- hipertensão arterial, 275
Dipirona, 47
- cefaleias, 223
- gravidez, 1022
Discografia, 213
Disfagia, lúpus eritematoso sistêmico, 505
Disfunção da glote, 336
Dislipidemias, 438-453
- classificação, 438
- *diabetes mellitus*, 450
- diagnóstico, 439
- doença renal crônica, 450
- gravidez, 451
- hipotireoidismo, 450
- idosos, 451
- prevenção, 441
- redução da morbimortalidade, 451
- *screening*, 22
- tratamento, 441
- - ácido nicotínico, 447
- - ácidos graxos ômega-3, 449
- - agentes hipolipemiantes, 448
- - atividade física, 445
- - estatinas, 446
- - ezetimiba, 447
- - fibratos, 447
- - nutricional, 444
- - resinas sequestradas de ácidos biliares, 447
Dismenorreia, acupuntura, 1051
Dismotilidade esofágica, 250
Dispepsia funcional, 154
- *Helicobacter pylori*, 552
Dispneia, 237-243
- acompanhamento, 240
- anamnese, 237
- caráter persistente ou progressivo, 237
- causas, 238
- exames, 238, 239
- - cintilografia pulmonar ventilação-perfusão, 239
- - D-dímero, 239
- - ecocardiograma (ETT), 239
- - eletrocardiograma, 239
- - espirometria, 239
- - gasometria arterial, 239
- - hemograma, 239
- - marcadores de isquemia miocárdica, 239
- - peptídeo natriurético cerebral (BPN), 239
- - radiografia de tórax, 239

- - teste ergométrico/cintilografia miocárdica, 239
- - tomografia de tórax, 239
- - ultrassonografia de tórax, 239
- noturna, 237
- paroxística noturna (DPN), 237
Dissecção aórtica, 251
Distonia focal, 58
Distúrbios
- menstruais, 721
- paranoides, perda de peso, 39
Diuréticos, 181
- acerazolamida, 181
- amilorida, 183
- bumetanida, 181
- espironolactona, 183
- furosemida, 181
- hipercalcemia, 901
- hipertensão arterial sistêmica, 274
- insuficiência cardíaca, 296
- manitol, 181
- perda urinária, 92
- tiazídicos, 183
- trianterero, 183
Diverticulite aguda, 152
DNA fecal, análise, 16
Doença(s)
- Alzheimer, 685
- - critérios para diagnóstico, 696
- cardíaca, perda de peso, 39
- cardiovasculares
- - osteoporose, 724
- - *screening*, 18
- - vitamina D, 1042
- celíaca, 156, 455
- cerebrovascular, 233
- - síndrome da apneia do sono, 85
- Chagas, 835-843
- - complicações, 841
- - diagnóstico, 842
- - epidemiologia, 835
- - fisiopatologia, 839
- - investigação de casos, 839
- - prognóstico, 842
- - quadro clínico, 840
- - tratamento, 842
- coronária, síndrome apneia obstrutiva do sono, 85
- coronariana, *screening*, 19
- Crohn, 597
- - achados, 602
- - tratamento, 609
- crônica, perda de peso, 39
- dermatológicas, prurido, 103
- endobrônquica, 336
- entéricas perdedoras de proteínas, edema, 179
- gastrointestinais, perda de peso, 39
- Graves, 412
- hepática
- - edema, 179
- - gordurosa, 878
- inflamatória intestinal, 156, 455, 596-615
- - associações com neoplasias, 599
- - calendário de vacinação, 613
- - cirurgia, 614
- - diagnóstico, 597
- - - diferencial, 602
- - encaminhamento ao especialista, 614
- - exame(s)
- - - endoscópicos, 600

- - - histológico, 601
- - - laboratoriais, 599
- - - radiológicos, 601
- - gravidez, 613
- - internação, 614
- - manifestções
- - - articulações, 599
- - - desordens tromboembólicas, 599
- - - doença de Crohn, 597
- - - fígado e vias biliares, 599
- - - olhos, 598
- - - pele, 598
- - - retocolite ulcerativa, 597
- - - sistema urinário, 599
- - rastreamento para câncer de cólon, 611
- - *screening*, 18
- - tratamento, 603
- - - antibióticos, 607
- - - derivados salicílicos, 605
- - - imunossupressores, 606
- - - probióticos, 607
- - - terapia biológica, 607
- Lewwy, 685
- - critérios para diagnóstico, 696
- Ménière, 233
- neurológicas, prurido, 102
- osteomusculares, 250
- Plummer, 413
- psiquiátricas, prurido, 103
- pulmonar
- - obstrutiva crônica (DPOC), 324-333
- - - acompanhamento, 326
- - - comorbidades, 327
- - - exacerbação, 327
- - - gravidez, 327
- - - internação, 333
- - - investigação, 324
- - - prognóstico, 327
- - - tratamento, 328
- - perda de peso, 39
- refluxo gastroesofágico, 250, 536-543
- - acompanhamento, 541
- - complicações, 541
- - diagnóstico, 536, 538
- - *Helicobacter pylori*, 552
- - manifestações, 537
- - - asma, 537
- - - síndrome da dor torácica não cardíaca, 537
- - - tosse, 537
- - tratamento, 539
- renal
- - crônica, 710-717
- - - complicações, 715
- - - diagnóstico, 711
- - - encaminhar ao nefrologista, 717
- - - internação, 717
- - - manejo do paciente, 712
- - - população de risco, 711
- - - retardo da progressão da doença, 713
- - dislipidemias, 450
- - edema, 178
- - hipertensão arterial, 283
- - reumáticas, avaliação laboratorial, 904-924
- - marcadores sorológicos, 909
- - provas de atividade inflamatória, 904
- sexualmente transmissíveis, 641-657
- - abordagem sistêmica, 648
- - aconselhamento, 657
- - cancro mole, 644
- - condiloma acuminado, 655
- - diagnóstico, 641

- - donovanose, 647
- - herpes genital, 645
- - linfogranuloma venéreo, 646
- - sífilis, 641
- soro, urticária, 634
- veno-oclusiva pulmonar, 509
- Wilson, 580, 777
Domperidona, cefaleias, 223
Donezepil, demência, 688
Donovanose, 647
- diagnóstico laboratorial, 648
- manifestações clínicas, 648
- tratamento, 648
Dor(es)
- abdominal, 149-159
- - aguda, 151
- - angina mesentérica, 155
- - avaliação, 150
- - causas raras, 158
- - colecistite crônica, 154
- - crônica, 152
- - dispepsia funcional, 154
- - doença
- - - celíaca, 156
- - - inflamatória intestinal, 156
- - endometriose, 157
- - internação, 158
- - intolerância à lactose, 157
- - lúpus eritematoso sistêmico, 505
- - mecanismos, 149
- - pancreatite crônica, 155
- - parede, 158
- - parietal, 149
- - relacionada com neoplasias, 155
- - síndrome do intestino irritável, 153
- - tratamento, 158
- - visceral, 149
- articular, 198-207
- - anamnese, 199
- - considerações finais, 207
- - distribuição do envolvimento articular, 201
- - investigação, 198
- - localização, 201
- - modos de apresentação, 200
- - monoartrites, 201
- - oligoartrites, 204
- - poliartrites, 205
- - sequência de envolvimento articular, 201
- - sintomas, 200
- avaliação do paciente, 1056
- cardíaca
- - insuficiência cardíaca, 248
- - isquêmica, 248
- - miocardite, 248
- - pericardite, 247
- - síndrome X, 248
- - valvulopatia, 248
- causas, 1055
- controle, 1056, 1057
- epidemiologia, 1055
- lombar, 209-218
- - anamnese, 210
- - associada com espasmos musculares, 210
- - encaminhamento ao especialista, 218
- - etiologia, 209
- - exame, 211
- - inflamatória, 210
- - local, 210
- - origem na coluna, 210
- - prognóstico, 218

Índice Remissivo

- - radicular, 210
- - referida, 210
- - tratamento, 215
- pernas, 110-120
- - diagnóstico, 110
- - etiologia, 110
- - sistema
- - - articular, 110, 114
- - - neurológico, 111, 115
- - - vascular, 112
- - tratamento, 116
- torácica, 244-256
- - analgésicos, 255
- - anamnese, 244
- - avaliação diagnóstica, 252
- - câncer, 249
- - costocondrite, 250
- - dismotilidade esofágica, 250
- - doença(s)
- - - do refluxo gastroesofágico, 250
- - - intra-abdominais, 250
- - - osteomusculares, 250
- - - pleura, 248
- - esofagite induzida por medicamentos, 250
- - etiologia, 245
- - fibromialgia, 250
- - hipertensão arterial pulmonar, 249
- - infecções, 249
- - insuficiência cardíaca, 248
- - miocardite, 248
- - pericardite, 247
- - potencialmente catastrófica, 251
- - psicogênica, 252
- - referida, 252
- - síndrome
- - - de Tietze, 250
- - - X, 248
- - valvulopatia, 248
- tratamento, 1055
- - acupuntura, 1052, 1066
- - analgésicos, 1064
- - anti-inflamatórios não esteroides (AINE), 1061
- - anticonvulsivantes, 1063
- - antidepressivos, 1063
- - coanalgesia, 1060
- - corticosteroides, 1062
- - escada analgésica, 1057, 1058
- - opioides, 1058
  tópico, 1064
Doxazosina, hipertensão arterial, 275
Doxepina, 107, 108
Drogas psicoativas, transtornos decorrentes, 991-998
- anfetaminas, 995
- atendimento ao paciente, 992
- cocaína, 996
- *crack*, 996
- diagnóstico, 992
- inalantes, 997
- maconha, 997
- modelo neurobiológico, 991
- opioides, 994
- sedativo-hipnóticos, 993
- solventes, 997
Duloxetina
- ansiedade, 663
- demência, 689
- depressão, 669
- fibromialgia, 477

E

Ebastina, 107
- rinite, 373
- urticária, 636
Ecocardiograma com estresse, 20
Ecocardiograma-estresse, 314
Edema, 175-183
- angioedema, 177
- ascite, 177
- avaliação laboratorial, 180
- classificação, 175
- desnutrição, 179
- diagnóstico, 176
- doença(s)
- - entéricas perdedoras de proteínas, 179
- - hepática, 179
- - renal, 178
- estase venosa periférica, 176
- generalizado, 175, 178
- gravidez, 179
- hipotireoidismo, 180
- idiopático, 179
- inflamatório, 177
- insuficiência
- - cardíaca, 178
- - renal, 179
- internação hospitalar, 180
- linfedema, 177
- localizado, 175
- medicamentos causadores, 178, 180
- síndrome
- - extravasamento capilar, 180
- - nefrítica, 178
- - nefrótica, 178
- tratamento, 180
Efavirenz, 802
- apresentação, 806
- efeitos, 803
- interações com alimentos, 806
- meia-vida plasmática, 806
- posologia, 806
- sigla, 806
Eletroacupuntura, 1053
Eletroconvulsoterapia (ECT), 671
Eletroforese de proteínas, 909
Eletroneuromiografia, 213
Emagrecimento, 37-41
- avaliação, 40
- câncer, 38
- *diabetes mellitus*, 38, 39
- doença(s)
- - cardíaca, 39
- - crônica, 39
- - gastrointestinais, 39
- - pulmonar, 39
- febre, 39
- feocromocitoma, 38
- hipercalcemia, 39
- hipertireoidismo, 38, 39
- história clínica, 37
- infecção pelo HIV, 39
- insuficiência adrenal, 39
- má absorção, 38
- transtornos psiquiátricos, 39
Embolia pulmonar recidivante, 336
Emedastina, rinite, 373
ENA (anticorpos contra antígenos nucleares extraíveis), 914
Enalapril
- gravidez, 1023
- hipertensão arterial, 275
- insuficiência cardíaca, 295
Encefalopatia hepática, 587
Endocardite de Libman-Sacks, 504
Endométrio, câncer, 14
Endometriose, 157
Endoscopia
- digestiva alta, 601
- - ascite, 141
- intestino delgado, 601
Enema, 196
- baritado com duplo contraste, 17
Enfuvirtida
- administração, 807
- dose, 807
- efeitos, 805
Entecavir, 784
Enterobíase, 568
Enxaqueca, migrânea, 220
- com aurea, 221
- crônica, 221
- estado migranoso, 221
- infarto migranoso, 221
- sem aura, 221
Enzimas hepáticas, alterações, 871-880
- aminotransferases, 872
- avaliação da função hepática, 875
- cirrose, 879
- colestáticas, 873
- doença hepática gordurosa, 878
- hepatites
- - agudas, 875
- - alcoólica, 877
- - autoimune, 878
- - crônicas, 877
- - isquêmica, 877
- - medicamentos que induzem, 876, 878
- - metabólica, 879
- - viral, 875, 877
Eosinofilia, 847-853
- alergias, 849
- alterações
- - cutâneas e tecidos cutâneos, 850
- - gastrointestinais, 850
- - pulmonares, 850
- classificação, 847
- clonal, 851
- conceito, 847
- diagnóstico, 851
- doenças inflamatórias e imunológicas, 849
- infecções, 848
- neoplasias, 849
- primária, 848
- secundária, 848
- síndromes hipereosinofílicas, 851
- tratamento, 853
- viajante, 851
Epilepsia abdominal, 159
Epinastina
- rinite, 373
- urticária, 636
Erisipela, 620, 624
- diagnóstico, 621
- tratamento, 621, 625
Eritema multiforme, 634
Escabiose, 629
Escala
- depressão geriátrica de Yessavage, 30
- fecal de Bristol, 192
Escherichia coli, diarreia, 161
Escitalopram
- ansiedade, 662

- - demência, 689
- - depressão, 669
Esclerose múltipla, 233
Escore clínico de demência, 682
Esforço físico, cefaleia, 221
Esofagite induzida por medicamentos, 250
Espirometria, 335
Espironolactona, 183
- hipertensão arterial, 275
Espondilite anquilosante, 488
- doença inflamatória intestinal, 599
Esquistossomose mansônica, 811-815
- controle de cura, 815
- diagnóstico, 813
- - diferencial, 603
- epidemiologia, 812
- formas, 811
- - assintomática, 812
- - ectópicas, 812
- - hepática, 812
- - hepatoesplênica, 812
- - hepatointestinal, 812
- - neurológica, 812
- - pseudotumoral, 812
- - vasculopulmonar, 812
- seguimento, 815
- tratamento, 814
Estatinas, 446
Estavudina, 802
- apresentação, 806
- efeitos, 803
- interação com alimentos, 806
- meia-vida plasmática, 806
- posologia, 806
- sigla, 806
Estazolam, demência, 689
Estearase leucocitária, exame de urina, 884
Esteato-hepatite não alcoólica, 580, 778
Esteatorreia, 163
- tratamento, 170
Estenose carotídea, *screening*, 20
Estreptomicina, gravidez, 1023
Estrongiloidíase, 562
- diagnóstico diferencial, 603
Estudos da motilidade anorretal, 193
Etoricoxibe
- artrite reumatoide, 490
- dor, tratamento, 1063
Etravirine, efeitos, 804
Exames
- periódico de saúde, *check-up*, 11
- urina, 881-885
- - análise
- - - física, 882
- - - química, 882
- - coleta do material, 881
- - sedimento, 884
Exercício
- asma induzida, 346
- dislipidemia, 445
- fibromialgia, 476
- obesidade, 398
- osteoporose, 459
- urticária, 633
Ezetimiba, 447

F

Fadiga, 64-80
- achados clínicos de maneira geral, 64
- causas
- - diversas, 76

- - hematológicas, 71
- - hidroeletrolíticas, 75
- - infecciosas, 66
- - neuroendócrinas, 69
- - neurológicas, 75
- - psiquiátricas, 71
- - respiratórias, 74
- - reumatológicas, 72
- diagnóstico diferencial, 66
- exame físico, 65
- síndrome da fadiga crônica, 78
Faringotonsilites, 356
- complicações, 356
- diagnóstico, 356
- - diferencial, 357
- quadro clínico, 356
- tratamento, 356
Fator
- antinuclear (FAN), 909
- reumatoide (FR), 918
Febre, 42-47
- amarela, 777
- anamnese, 42
- associada a medicamentos, 44
- bifásica, 43
- contínua, 43
- diagnóstico diferencial, 44
- doenças autoinflamatórias, 46
- exame
- - físico, 43
- - laboratorial, 43
- familiar do mediterrâneo, 158
- intermitente, 43
- internação, 47
- origem obscura, 44
- perda de peso, 39
- remitente, 43
- tifoide, 77
- tratamento, 46
Febuxostate, 429
Felodipino, 280
- hipertensão arterial, 275
Femproporex, 399
Fenelzina, depressão, 669
Fenilalquilaminas, 280
Fenitoína, demência, 689
Fenobarbital, gravidez, 1023
Fenofibrato, gota, 431
Fenômeno de Raynaud, 501
Fenoterol, 241
- asma, 339
Fenticonazol, candidíase vulvovaginal, 652
Feocromocitoma, 284
- perda de peso, 38
Ferro, deficiência, prurido, 102
Fexofenadina, 107
- rinite, 373
- urticária, 636
Fezes, teste de análise, 16
- DNA, 16
Fibratos, 447
Fibrilação atrial, 300-306
- classificação, 301
- definição, 300
- diagnóstico, 300
- epidemiologia, 300
- investigação clínica, 301
- prognóstico, 305
- tratamento, 302
- tromboembolismo, prevenção, 304

Fibromialgia, 250, 472-479
- acompanhamento, 479
- diagnóstico, 475
- quadro clínico, 472
- *tender points*, 474
- tratamento, 476
- - acupuntura, 476, 1052
- - amitriptilina, 477
- - antidepressivos, 476
- - balneoterapia, 476
- - *biofeedback*, 476
- - ciclobenzaprina, 477
- - duloxetina, 477
- - exercícios, 476
- - fluoxetina, 477
- - gabapentina, 477
- - hipnoterapia, 476
- - milnaciprana, 477
- - paroxetina, 477
- - pregabalina, 477
- - suporte psicoterápico, 476
- - terapia cognitivo-comportamental, 476
- - tramadol, 479
- - venlafaxina, 477
Fígado, lesões focais, 926-943
- adenoma, 930
- carcinoma fibrolamelar, 934
- cisto simples, 926
- cistoadenocarcinoma, 927
- cistoadenoma, 927
- colangiocarcinoma, 935
- diagnóstico, 938
- doença policística do fígado, 927
- hemangioma, 928
- hepatocarcinoma, 932
- hiperplasia nodular
- - focal, 929
- - regenerativa, 931
- metástases hepáticas, 937
Fístula perilinfática, 233
Fitoestrógenos, 462
Fluconazol, candidíase vulvovaginal, 652
Flunarizina, cefaleias, 223
Fluoxetina
- ansiedade, 662
- cefaleias, 223
- demência, 689
- depressão, 669
- fibromialgia, 477
- gravidez, 1022
Fluticasona, asma, 341
Fluvastatina, 446
Fluvoxamina
- ansiedade, 662
- depressão, 669
Fobias, 659
Fogachos, 721
Foliculite, 624
Fosamprenavir, efeitos, 804
Fosinopril, hipertensão arterial, 275
Fototerapia com UVB, 100
Fungos, urticária, 633
Furoato de fluticasona, rinite, 373
Furosemida, 181
- hipertensão arterial, 275
Furúnculo, 624
Furunculose de repetição, 616
- diagnóstico, 616
- - diferencial, 617
- tratamento, 617

G

Gabapentina, 61
- cefaleias, 223
- fibromialgia, 477
Galantamina, demência, 688
Gastrectomia, 455
Gastrite, *Helicobacter pylori*, 551
Gastroenterite eosinofílica, 158
Giardíase, 559
Glicocorticoides, 330, 1000
- artrite reumatoide, 491
- hipercalcemia, 902
Glicose
- ascite, 140
- exame de urina, 883
Glomerulonefrite, lúpus eritematoso sistêmico, 517
Glote, disfunção, 336
Glulisina, 383
Goma de mascar com nicotina, 989
Gota, 424
- aguda, 424
- axial, 426
- diagnóstico, 426
- idoso, 426
- intercrítica, 425
- jovens, 426
- manifestações, 426
- saturnina, 426
- tratamento, 427
- - ACTH, 428
- - alopurinol, 430
- - antagonista de interleucina-1, 428
- - anti-inflamatórios não esteroides, 428
- - colchicina, 428
- - corticosteroides, 428
- - febuxostate, 429
- - fenofibrato, 431
- - losartana, 431
- - uricase, 430
- - uricosúricos, 430
Gradiente de albumina soro-ascite (GASA), 139
Gram, ascite, 140
Gravidez
- artrite reumatoide, 493
- asma, 346
- dislipidemias, 451
- doença inflamatória intestinal, 613
- edema, 179
- fármacos, uso, 1020-1024
- - acetaminofeno, 1022
- - ácido
- - - acetilsalicílico, 1022
- - - valproico, 1023
- - azitromicina, 1022
- - betabloqueadores, 1022
- - captopril, 1023
- - carbamazepina, 1023
- - cefalosporinas, 1022
- - ciclofosfamida, 1023
- - diazepam, 1023
- - dipirona, 1022
- - enalapril, 1023
- - estreptomicina, 1023
- - fenobarbital, 1023
- - fluoxetina, 1022
- - heparina, 1022
- - hidralazina, 1022
- - isotretinocina, 1023
- - lítio, 1023
- - meclizina, 1022
- - metildopa, 1022
- - metoclopramida, 1022
- - metotrexato, 1023
- - metronidazol, 1022
- - misoprostol, 1023
- - nifedipina, 1022
- - nutrofurantoína, 1022
- - ondansetrona, 1022
- - paroxetina, 1023
- - penicilinas, 1022
- - prescrição não rotulada, 1023
- - propiltouracila, 1022
- - quinolonas, 1022
- - sulfonamidas, 1022
- - talidomida, 1023
- - teratologia, 1020
- - tetraciclina, 1023
- - varfarina, 1023
- hanseníase, 827
- herpes genital, 646
- hipertireoidismo, 419
- hipotireoidismo, 410
- imunizações, 1033
- lúpus eritematoso sistêmico, 521
- rinite, 374
- tuberculose, 749
Gripe, 349
- diagnóstico, 350
- epidemiologia, 349
- quadro clínico, 349
- tratamento, 350

H

Halitose, 124
Hanseníase, 817-833
- classificação, 817
- diagnóstico, 821
- - baciloscopia, 824
- - exames auxiliares, 823
- - teste de Mitsuda, 824
- dimorfa, 820
- doença autoagressiva, 827
- estados reacionais, 825
- forma neural pura, 819
- gravidez, 827
- HIV/SIDA, 827
- indeterminada, 819
- profilaxia, 832
- prognóstico, 832
- tratamento, 828
- tuberculoide, 819
- tuberculose, 828
- virchowiana, 820
HBeAg, 773
HBsAg, 773
HBV-DNA, 773
Helicobacter pylori, doenças associadas, 550-555
- câncer gástrico, 552
- diagnóstico, 552
- dispepsia funcional, 552
- doença do refluxo gastroesofágico, 552
- epidemiologia, 550
- gastrite, 551
- linfoma MALT, 551
- patogênese, 550
- tratamento, 553
- úlcera péptica, 551
Heloperidol, demência, 689
Hemácias, exame de urina, 884
Hemangioma, fígado, 928
Hemocromatose, 580
Hemoglobina, exame de urina, 883
Hemoglobinopatias, 869
Hemoglobinúria paroxística noturna, 867
Hemorragia pulmonar, lúpus eritematoso sistêmico, 508
Heparina, gravidez, 1022
Hepatites
- alcoólica, 877
- autoimune, 878
- isquêmica, 877
- medicamentos que induzem, 876, 878
- metabólica, 879
- virais, 133, 580, 768-793
- - A, 768
- - - bimodal, 772
- - - colestática, 772
- - agudas, 771, 875
- - avaliação pré-tratamento, 775
- - B, 768
- - - fases evolutivas, 776
- - - risco de cronificação, 776
- - C, 769, 779
- - crônica, 772, 877
- - D, 771
- - diagnóstico sorológico, 773
- - E, 771
- - história natural, 776
- - isolamento, 792
- - profilaxia, 792, 1031
- - profissionais de saúde, prevenção da transmissão, 793
- - reativação viral antes de terapia imunossupressora, prevenção, 793
- - *screening*, 771
- - transmissão materno-fetal, prevenção, 793
- - tratamento, 779
- - vacinação, 792
Hepatocarcinoma, 591, 932
Hepatomegalia, lúpus eritematoso sistêmico, 507
HER-2, marcador, 894
Hérnias diafragmáticas, 960
Herpes
- genital, 645
- - diagnóstico laboratorial, 645
- - infecções recorrentes, 645
- - tratamento, 646
- simples, 625
- zoster, 625
- - auditivo, 233
Hidradenite supurativa, 617
Hidralazina
- gravidez, 1022
- hipertensão arterial, 275
Hidroclorotiazida, 275, 276
Hidroxicloroquina, artrite reumatoide, 491
Hidroxizina, 107
- rinite, 373
- urticária, 636
Himenolepíase, 569
Hiperaldosteronismo primário, 284
Hiperalgesia visceral, 250
Hiperatividade vesical, 91
Hipercalcemia, 896-903
- causas, 896
- diagnóstico, 899
- fisiopatologia, 898

- hipocalciúrica familiar, 897
- manifestações clínicas, 899
- perda de peso, 39
- secundárias
-- doenças oncológicas, 897
-- uso de medicamentos, 898
- tratamento, 899
-- bifosfonatos, 901
-- calcitonina, 901
-- diálise, 902
-- diuréticos, 901
-- glicocorticoides, 902
-- hidratação, 901
Hipercalciúria, tratamento, 708
Hiperoxalúria, 708
Hiperparatireoidismo primário, 896
Hiperplasia nodular
- focal, fígado, 929
- regenerativa, fígado, 931
Hiperprolactinemia, lúpus eritematoso sistêmico, 512
Hipertensão
- arterial sistêmica, 21, 269-288
-- avaliação, 270
-- *diabetes mellitus*, 286
-- diagnóstico, 269
-- obesidade, 286
-- resistente, 287
-- secundária, 282
--- coarctação da aorta, 283
--- doença renal crônica, 283
--- doenças da tireoide e paratireoide, 285
--- feocromocitoma, 284
--- hiperaldosteronismo primário, 284
--- hipertensão renovascular, 283
--- paragangliomas, 284
--- síndrome da apneia e hipopneia obstrutiva do sono, 285
--- síndrome de Cushing, 284
--- uso de medicamentos e drogas, 286
-- síndrome da apneia obstrutiva do sono, 84
-- síndrome metabólica, 286
-- tratamento, 273
--- alfabloqueadores, 280
--- antagonistas dos canais de cálcio, 280
--- betabloqueadores, 279
--- bloqueadores dos receptores AT1 da angiotensina II, 281
--- diuréticos, 274
--- inibidor direto da renina, 281
--- inibidores da enzima conversora da angiotensina, 281
--- não medicamentoso, 273
--- vasodilatadores, 280
- lúpus eritematoso sistêmico, 505
- porta, 584
- pulmonar, 21
-- lúpus eritematoso sistêmico, 509
Hipertireoidismo, 411
- avaliação, 22
- diagnóstico, 415
- dor abdominal, 158
- etiologia, 412
- gravidez, 419
- induzido por excesso de iodo, 413
- perda de peso, 38, 39
- prevalência da doença, 411
- quadro clínico, 412
- subclínico, 418
- tratamento, 417

Hiperuricemia assintomática, 422
Hiperuricosúria, 708
Hipnoterapia, fibromialgia, 476
Hipnóticos, perda urinária, 92
Hipocitratúria, tratamento, 708
Hipotireoidismo, 22
- central, 406, 407
- classificação, 406
- definição, 406
- diagnóstico, 408
- dislipidemias, 450
- dor abdominal, 158
- edema, 180
- etiologia, 406
- gravidez, 410
- prevalência da doença, 406
- primário, 406
- quadro clínico, 407
- rastreamento, 410
- subclínico, 409
- tratamento, 408
Histoplasmose, 603
História familiar, *screening*, 18
HIV, infecção, 795-810
- artrite, 199
- atendimento inicial, 797
- diagnóstico, 603, 795
- doença de Chagas, 841
- exposição a patógenos oportunistas, prevenção, 798
- hanseníase, 827
- imunizações, 799
- perda de peso, 39
- profilaxia de infecções oportunistas, 802
- prurido, 102
- síndrome inflamatória da reconstituição imune, 805
- tratamento, 799
-- abacavir, 802, 803, 806
-- atazanavir, 804, 806
-- AZT, 802
-- darunavir, 804, 807
-- didanosina, 803, 806
-- efavirenz, 802, 803, 806
-- enfuvirtida, 805, 807
-- estavudina, 802, 803, 806
-- etavirine, 804
-- fosamprenavir, 804
-- indinavir, 804, 807
-- lamivudina, 803, 806
-- lopinavir, 807
-- maraviroc, 805, 807
-- nelfinavir, 804, 807
-- nevirapina, 804, 806
-- raltegravir, 805, 807
-- ritonavir, 804, 807
-- saquinavir, 805, 807
-- tenofovir, 803, 806
-- zidovudina, 803, 806
- tuberculose, 748
- vacinas recomendadas, 801
Homocisteína, 19
HPV, vacinas, 656
Humor dos idosos, avaliação, 30

I

Ibuprofeno
- artrite reumatoide, 490
- cefaleias, 223
- osteoartrite, 471

Icterícia, 128-135
- definição, 128
- diagnóstico diferencial, 130
- etiopatogenia, 128
- flavínica, 131
- melânica, 131
- metabolismo da bilirrubina, 128
- rubínica, 131
- tratamento, 134, 135
- verdínica, 131
Idoso, avaliação clínica, 26-33
- asma, 345
- audição, 32
- cognitiva, 28
- constipação intestinal, 197
- continência, 32
- cuidados no fim da vida, 33
- dislipidemias, 451
- fármacos, 1013-1019
-- alterações fisiológicas, 1013
-- inapropriados, 1017
-- prevenção, 1019
-- reações adversas, 1015
- funcional, 27
- gota, 426
- hipertensão arterial, 286
- humor, 30
- instrumentos, 26
- lúpus eritematoso sistêmico, 523
- medicamentos, revisão, 33
- nutricional, 30
- quedas, investigação, 27
- rinite, 374
- sarcopenia, investigação, 31
- suporte financeiro e social, 33
- tuberculose, 751
- visão, 32
IECA (inibidores da enzima conversora da angiotensina)
- angina cardíaca, 319
- insuficiência cardíaca, 294
- perda urinária, 92
- tosse induzida, 262
Imipramina, 108
- ansiedade, 662
Imobilidade, perda urinária, 92
Impetigo, 623
- complicações, 624
- diagnóstico, 623
- tratamento, 624
Imunizações, 1025-1035
- calendário, 1026
- contraindicações, 1025
- gestantes, 1033
- imunodeprimidos, 1033
- passiva, 1034
- vacinas, 1025
Imunoglobulina
- endovenoso, 1034
- hiperimunes, 1034
- intramuscular, 1034
Inalantes, 997
Incontinência urinária, 88-97
- acupuntura, 1051
- causas, 92
- diagnóstico, 89
- estresse, 90
- esvaziamento incompleto da bexiga, 90
- mista, 90
- pacientes com comprometimento cognitivo, 95

Índice Remissivo

- persistente, 90
- transbordamento, tratamento, 93
- transitória, 90
- tratamento, 91
- - recomendações, 95
Indapamida, 275
Indinavir
- administração, 807
- doses, 807
- efeitos, 804
Indometacina
- artrite reumatoide, 490
- cefaleia, 223
- dor, tratamento, 1063
- gota, 431
- gravidez, 1024
Infecções
- broncopulmonares, 360-366
- - bronquite aguda, 360
- - influenza, 360
- - pneumonias adquiridas na comunidade em imunocompetentes, 361
- cirrose, 589
- dor torácica, 249
- eosinofilia, 848
- HIV, 795-810
- - atendimento inicial, 797
- - diagnóstico, 795
- - exposição a patógenos oportunistas, prevenção, 808
- - imunizações, 799
- - perda de peso, 39
- - profilaxia de infecções oportunistas, 802
- - prurido, 102
- - síndrome inflamatória da reconstituição imune, 805
- - tratamento, 799
- - - abacavir, 802, 803, 806
- - - atazanavir, 804, 806
- - - AZT, 802
- - - darunavir, 804, 807
- - - didanosina, 803, 806
- - - efavirenz, 802, 803, 806
- - - enfuvirtida, 805, 807
- - - estavudina, 802, 803, 806
- - - etavirine, 804
- - - fosamprenavir, 804
- - - indinavir, 804, 807
- - - lamivudina, 803, 806
- - - lopinavir, 807
- - - maraviroc, 805, 807
- - - nelfinavir, 804, 807
- - - nevirapina, 804, 806
- - - raltegravir, 805, 807
- - - ritonavir, 804, 807
- - - saquinavir, 805, 807
- - - tenofovir, 803, 806
- - - zidovudina, 803, 806
- - vacinas recomendadas, 801
- trato urinário, 699-703
- - agentes etiológicos, 700
- - bacteriúria assintomática, 700
- - cistite, 700
- - diagnóstico, 701
- - epidemiologia, 699
- - patogênese, 699
- - pielonefrite aguda, 701
- - profilaxia, 703
- - quadro clínico, 700
- - tratamento, 702
- - uretrite aguda, 701

- urticárias, 633
- vias aéreas superiores, 349-358
- - faringotonsilites, 356
- - gripe/resfriado comum, 349
- - otite média, 353
- - rinossinusite bacteriana, 350
- vírus herpes, 759-767
- - simples, 759
- - zoster, 764
Infliximabe, doença inflamatória intestinal, 608
Influenza, 360, 1033
Instrumentos de avaliação dos idosos, 26
Insuficiência
- adrenal
- - lúpus eritematoso sistêmico, 512
- - perda de peso, 39
- cardíaca, 289-299
- - classificação, 290
- - definição, 289
- - diagnóstica, 290
- - dor torácica, 248
- - edema, 178
- - epidemiologia, 289
- - etiologia, 290
- - exames, 291
- - - cineangiocoronariografia, 292
- - - ecocardiografia, 292
- - - eletrocardiograma (ECG), 292
- - - laboratorial, 291
- - - medicina nuclear, 292
- - - radiografia de tórxa, 292
- - - ressonância magnética, 292
- - - teste de esforço, 292
- - - seguimento clínico, 292
- - sintomas, 291
- - tratamento
- - - antagonistas da aldosterona, 296
- - - antiarrítmicos, 297
- - - betabloqueadores, 295
- - - bisoprolol, 296
- - - bloqueadores do receptor da angiotensina (BRA), 295
- - - bloqueadores dos canais de cálcio (BCC), 297
- - - captopril, 295
- - - carvedilol, 296
- - - digitálicos, 297
- - - diuréticos de alça e tiazídicos, 296
- - - enalapril, 295
- - - furosemida, 297
- - - IECA, 294
- - - lisinopril, 295
- - - metoprolol, 296
- - - não farmacológico, 293
- - - nebivolol, 296
- - - perindopril, 295
- - - ramipril, 295
- - renal, edema, 179
Insulina, 383
Interferon-alfa, 783
Internação, febre, 47
Intestino, doença inflamatória, 156, 455, 596-615
- associações com neoplasias, 599
- calendário de vacinação, 613
- cirurgia, 614
- diagnóstico, 597
- - diferencial, 602
- - encaminhamento ao especialista, 614

- exames
- - endoscópicos, 600
- - histológico, 601
- - laboratoriais, 599
- - radiológicos, 601
- gravidez, 613
- internação, 614
- manifestções
- - articulações, 599
- - desordens tromboembólicas, 599
- - doença de Crohn, 597
- - fígado e vias biliares, 599
- - olhos, 598
- - pele, 598
- - retocolite ulcerativa, 597
- - sistema urinário, 599
- rastreamento para câncer de cólon, 611
- *screening*, 18
- tratamento, 603
- - antibióticos, 607
- - derivados salicílicos, 605
- - imunossupressores, 606
- - probióticos, 607
- - terapia biológica, 607
Intolerância à lactose, 157
Intoxicação por chumbo, 860
Iodo radioativo, 418
Irbersartana, hipertensão arterial, 275
Isoconazol, candidíase vulvovaginal, 652
Isosporíase, 560
Isotretinoína, gravidez, 1023
Isquemia
- mesentérica, 152
- silenciosa, 320
Itraconazol, candidíase vulvovaginal, 652

J

Jarisch-Herxheimer, reação, 644
Joelhos (articulações), artrite gonocócica, 654
Junção ureterovesical, urolitíase, 705

K

K-RAS, marcador, 894
Kerion celsi, 617

L

Labirintite aguda, 233
Lactose, intolerância, 157
Lamivudina, 784
- apresentação, 806
- efeitos, 803
- interações com alimentos, 806
- meia-vida plasmática, 806
- posologia, 806
- sigla, 806
Laparoscopia, ascite, 141
Laringe, tumor, 336
Larva migrans, 631
Látex, urticária, 634
Laxativos, 195
Leflunomida, artrite reumatoide, 491
Leptospirose, 777
Lercarnidipino, hipertensão arterial, 275
Lesões
- hepáticas focais, 926-943
- - adenoma, 930
- - carcinoma fibrolamelar, 934
- - cisto simples, 926

- - cistoadenocarcinoma, 927
- - cistoadenoma, 927
- - colangiocarcinoma, 935
- - diagnóstico, 938
- - doença policística do fígado, 927
- - hemangioma, 928
- - hepatocarcinoma, 932
- - hiperplasia nodular focal, 929
- - hiperplasia nodular regenerativa, 931
- - metástases hepáticas, 937
- osteolíticas, 963-967
- - avaliação inicial, 964
- - biópsia, 965
- - incidência, 963
- - metástases, 964
- - tratamento, 965
Leucemias, prurido, 102
Leucócitos, exame de urina, 884
Leucopenia, lúpus eritematoso sistêmico, 511
Levocetirizina, 107
- rinite, 373
- urticária, 636
Linfadenite tuberculosa, 743
Linfadenomegalia, lúpus eritematoso sistêmico, 512
Linfadenopatia, 961
Linfedema, 177
Linfogranuloma venéreo, 646
Linfomas
- MALT, *Helicobacter pylori*, 551
- mediastino, 959
- prurido, 102
Linfonodomegalia, 48-55
- abdominal ou retroperitoneal isolada, 50
- avaliação da presença de sinais flogísticos, 50
- axilar localizada, 49
- biópsia de linfonodo, 52
- características do linfonodo, 50
- cervical ou submandibular localizada, 49
- doenças autoimunes, 49
- epidemiologia, 48
- exames complementares, 51
- generalizada, 49
- hilar, 49
- história clínica, 48
- idade do paciente, 50
- infecções, 49
- inguinal localizada, 49
- localizadas, 49
- mediastinal isolada, 50
- medicamentos, 49
- retroauricular ou suboccipital, 49
- sinais e sintomas, 50
- supraclavicular, 49
- tempo de evolução, 48
- tumores, 49
Lipoproteína A (Lpa), 19
Líquido ascítico, análise, 138
Lisinopril
- hipertensão arterial, 275
- insuficiência cardíaca, 295
Lispro, 383
Lítio, gravidez, 1023
Lombalgia, 209-218
- anamnese, 210
- causas, 209
- dor
- - associada com espasmos musculares, 210
- - inflamatória, 210
- - local, 210

- - origem na coluna, 210
- - radicular, 210
- - referida, 210
- encaminhamento ao especialista, 218
- etiologia, 209
- exame(s), 212
- - físico, 211
- investigação, 210
- prognóstico, 218
- sinais não orgânicos, 212
- síndrome da cauda equina, 210
- tratamento, 215
Lombar, dor, 209-218
- anamnese, 210
- associada com espasmos musculares, 210
- encaminhamento ao especialista, 218
- etiologia, 209
- exame, 211
- inflamatória, 210
- local, 210
- origem na coluna, 210
- prognóstico, 218
- radicular, 210
- referida, 210
- tratamento, 215
Lombociatalgia, 210
Lopinavir
- administração, 807
- doses, 807
- efeitos, 804
Loratadina, 107
- rinite, 373
- urticária, 636
Lorazepam
- ansiedade, 662
- demência, 689
Losartana
- gota, 431
- hipertensão arterial, 275
- insuficiência cardíaca, 295
Lovastatina, 446
Lumaricoxibe, tratamento da dor, 1063
Lúpus eritematoso sistêmico, 497-533
- achados laboratoriais, 524
- avaliação da atividade da doença, 525
- dano tecidual, avaliação, 527
- diagnóstico, 497
- gravidez, 521
- idosos, 523
- manifestações
- - anemia, 510
- - aplasia medular, 511
- - artralgia e artrite, 501
- - ascite, 506
- - cefaleia, 514
- - colite ulcerativa, 506
- - convulsão, 514
- - coreia, 514
- - cutâneas, 498
- - disfagia, 505
- - disfunção cognitiva, 515
- - doença arterial coronariana, 504
- - doença intersticial do pulmão, 508
- - dor abdominal, 505
- - endocardite de Libman-Sacks, 504
- - endócrinas, 512
- - enteropatia perdedora de proteína, 506
- - hemorragia pulmonar, 508
- - hepatomegalia, 507
- - hipertensão pulmonar, 509
- - ileíte regional, 506

- - lesões em válvulas cardíacas, 504
- - leucopenia, 511
- - linfadenomegalia, 512
- - meningite, 515
- - mielofibrose, 511
- - mielopatia, 514
- - miocardite, 503
- - miopatia, 502
- - náuseas, vômitos e diarreia, 506
- - necrose óssea avascular, 502
- - neuropatia, 514
- - neuropsiquiátricas, 513
- - nódulos subscutâneos, 502
- - oculares, 512
- - osteoporose, 502
- - pancitopenia, 511
- - pancreatite, 506
- - pericardite, 503
- - pleurite, 507
- - pneumonia aguda, 507
- - psicose, 515
- - renais, 516
- - síndrome de Budd-Chiari, 506
- - trombocitopenia, 511
- - tromboembolismo pulmonar, 508
- - urológicas, 512
- - vasculite mesentérica, 506
- sinais e sintomas, 497
- tratamento, 528
- - AINE, 528
- - antimaláricos, 528
- - azatioprina, 530
- - ciclofosfamida, 530
- - corticosteroides, 528
- - metotrexato, 530
- - micofenolato de mofetil, 531
- - rituximabe, 531
- - vacinação, 528

M

Má absorção, perda de peso, 38
Maconha, 997
Mama, câncer, 11
Manidipino, hipertensão arterial, 275
Manitol, 181
Manobra de Dix-Halpike, 233
Mãos, prurido, 98
Maraviroc
- administração, 807
- doses, 807
- efeitos, 805
Marcadores
- doença inflamatória intestinal
- - fecais de inflamação, 600
- - moleculares, 600
- imuno-histoquímicos, 893
- tumorais e biológicos, 886-894
- - dados históricos, 886
- - genéticos, 887, 894
- - ideais, 886
- - séricos, 887
- - - alfafetoproteína, 890
- - - antígeno prostático específico (PSA), 889
- - - antígenos carcinoembrionário (CEA), 887
- - - beta2-microglobulina, 891
- - - CA 15.3, 888
- - - CA 19.9, 889
- - - CA 72.4, 889

Índice Remissivo

- - - CA, 125
- - - calcitonina, 891
- - - cromogranina A, 891
- - - desidrogenase lática (DHL), 890
- - - subunidade beta da gonadotrofina coriônica humana (beta-HCG), 891
- - superfície celular, 887, 892
- - teciduais, 892
Massas
- mediastinais, 955-961
- - avaliação, 956
- - células germinativas, 959
- - cistos de desenvolvimento, 960
- - hérnias diafragmáticas, 960
- - lesões
- - - paratireoide, 960
- - - tireoidianas, 960
- - linfadenopatia, 960
- - linfoma, 959
- - massas vasculares, 960
- - mesenquimais, 960
- - timoma, 957
- - tumores neurogênicos, 961
- renais, 949-953
- - biópsias, 951
- - classificação radiológica, 950
- - diagnóstico, 951
- - epidemiologia, 949
- - manejo das lesões, 952
Mastocitose cutânea, 634
Mazindol, 400
Meato acústico, prurido, 104
Meclizina, gravidez, 1022
Mediastino, 955
- massas, 955
Medicamentos
- cefaleia por uso excessivo, 222
- edemas induzidos, 178, 180
- esofagite induzida, 250
- febre associada, 44
- gravidez, uso, 1020-1024
- - acetaminofeno, 1022
- - ácido
- - - acetilsalicílico, 1022
- - - valproico, 1023
- - azitromicina, 1022
- - betabloqueadores, 1022
- - captopril, 1023
- - carbamazepina, 1023
- - cefalosporinas, 1022
- - ciclofosfamida, 1023
- - diazepam, 1023
- - dipirona, 1022
- - enalapril, 1023
- - estreptomicina, 1023
- - fenobarbital, 1023
- - fluoxetina, 1022
- - heparina, 1022
- - hidralazina, 1022
- - isotretinocina, 1023
- - lítio, 1023
- - meclizina, 1022
- - metildopa, 1022
- - metoclopramida, 1022
- - metotrexato, 1023
- - metronidazol, 1022
- - misoprostol, 1023
- - nifedipina, 1022
- - nutrofurantoína, 1022
- - ondansetrona, 1022
- - paroxetina, 1023

- - penicilinas, 1022
- - prescrição não rotulada, 1023
- - propiltouracila, 1022
- - quinolonas, 1022
- - sulfonamidas, 1022
- - talidomida, 1023
- - teratologia, 1020
- - tetraciclina, 1023
- - varfarina, 1023
- idoso, uso, 33
- prurido associado ao uso, 104
- urticária induzida, 632
- uso abusivo e perda de peso, 40
- vertigem induzida, 233
Médico-paciente, relação no atendimento ambulatorial, 3-7
Meloxicam
- artrite reumatoide, 490
- cefaleias, 223
- dor, tratamento, 1063
- osteoartrite, 471
Memantina, demência, 688
Meningite, lúpus eritematoso sistêmico, 515
Meningoencefalite tuberculosa, 745
Menopausa, 720
- abordagem clínica, 723
- alterações atróficas, 721
- câncer rastreamento, 725
- diagnóstico, 723
- distúrbios
- - menstruais, 721
- - sexuais, 722
- endocrinopatias, 725
- etiopatogenia, 721
- exame físico, 724
- instabilidade vasomotora, 721
- manifestações
- - clínicas, 721
- - metabólicas, 722
- - neuropsíquicas, 722
- - pele e anexos, 722
- osteoporose, 724
- rastreamento de doenças crônicas, 724
- tratamento, 726
Menstruação, irregularidade no lúpus eritematoso sistêmico, 512
6-mercaptopurina, doença inflamatória intestinal, 606
Metabolismo da bilirrubina, 128
Metástases hepáticas, 937
Metildopa, gravidez, 1022
Metilprenisolona
- apresentação, 1000
- asma, 340
Metilxantinas, 329
Metoclopramida
- cefaleias, 223
- gravidez, 1022
Metoprolol
- cefaleia, 223
- fibrilação atrial, 303
- hiprtensão arterial, 275
Metotrexato
- artrite reumatoide, 491
- doença inflamatória intestinal, 607
- gravidez, 1023
- lúpus eritematoso sistêmico, 530
Metronidazol, gravidez, 1022
Mialgia, 58
Mianserina, depressão, 669
Miconazol, candidíase vulvovaginal, 652

Mielodisplasias, 865
Mielofibrose, 862
- lúpus eritematoso sistêmico, 511
Mielografia, 213
Mielopatia, lúpus eritematoso sistêmico, 514
Mieloptise, 864
Migrânea abdominal, 158
Miíase furunculoide, 617
Milnaciprana, fibromialgia, 477
Miniexame do estado mental (MEEM), 682, 693
Minoxidil, hipertensão arterial, 275
Miocardite, 248
- lúpus eritematoso sistêmico, 503
Miopatia, lúpus eritematoso sistêmico, 502
Mirtazapina, 108
- ansiedade, 663
- demência, 689
- depressão, 669
Mirtazapina, cefaleias, 223
Misoprostol, gravidez, 1023, 1024
Moduladores seletivos dos receptores de estrogênio (SERM), 460
Mometasona
- asma, 341
- rinite, 373
Monoartrites, 201
Mononucleose infecciosa, 777
Motilidade gastrointestinal, acupuntura, 1050
Moxonidina, hipertensão arterial, 275
Mucoproteínas, 908

N

Nadolol
- cefaleia, 223
- hipertensão arterial, 275
Naltrexona, 100
Naproxeno
- artrite reumatoide, 490
- cefaleias, 223
- osteoartrite, 471
Naratriptano, cefaleias, 223
Náuseas e vômitos, acupuntura, 1050
Nebivolol, hipertensão arterial, 275
Necrose óssea avascular, lúpus eritematoso sistêmico, 502
Nefropatia diabética, 389
- classificação, 389
- diagnóstico, 390
- epidemiologia, 389
- fatores de risco, 390
- história natural, 389
- tempo de duração do diabetes, 390
- tratamento, 391
- triagem, 390
- tuberculose, 751
Nelfinavir
- administração, 807
- doses, 807
- efeitos, 804
Neoplasias
- doença inflamatória intestinal, 599
- dor abdominal, 155
- eosinofilia, 849
- osteoporose, 455
Neuralgia
- pós-herpética, 626
- trigêmeo, 221

Neurolépticos, retirada abrupta, perda de peso, 39
Neuronite vestibular aguda, 233
Neuropatia
- diabética, 391
-- autonômica, 392
-- classificação, 391
-- diagnóstico, 392
-- focal ou multifocal, 392
-- hipoglicemias, risco, 392
-- manifestações, 392
-- patogênese, 391
-- periférica, 392
-- prevenção, 392
-- proximal, 392
-- quadro clínico, 392
-- sudorese, 392
-- tratamento, 392
-- triagem, 392
- lúpus eritematoso sistêmico, 514
Neurossífilis, 643
Nevirapina
- apresentação, 806
- efeitos, 804
- interação com alimentos, 806
- meia-vida plasmática, 806
- posologia, 806
- sigla, 806
Niacina, 1039
Nifedipino, 280
- gravidez, 1022, 1024
- hipertensão arterial, 275
Nifurtimox, 842
Nimesulida
- artrite reumatoide, 490
- tratamento da dor, 1063
Nitazoxanida, 562
Nitredipino, 280
- hipertensão arterial, 275
Nitritos, exame de urina, 884
Nitrofurantoína, gravidez, 1022
Noctúria, 91
Nódulos
- lúpus eritematoso sistêmico, 502
- pulmonar solitário, 945-948
-- diagnóstico, 946
-- manejo inicial, 946
- tireoidianos, 432-437
-- investigação, 432
-- tratamento, 435
Nortriptilina
- ansiedade, 662
- cefaleias, 223
- demência, 689
Notalgia parestética, 104
Nutrição dos idosos, avaliação, 30

O

Obesidade, 397-405
- avaliação laboratorial, 398
- diagnóstico, 397
- exames, 398
- hipertensão arterial, 286
- perda urinária, 92
- tratamento, 398
-- anfepramona, 399
-- atividade física, 398
-- cirúrgico, 402
-- dieta, 398
-- femproporex, 399

-- fentermina, 400
-- mazindol, 400
-- orlistate, 400, 401
-- rimonabant, 400
-- sibutramina, 400
Obstrução
- biliar, 133
- intestinal, 152
Octreotida, 173
Olanzapina, 108
- demência, 689
Olhos, doença inflamatória intestinal, 598
Oligoartrites, 204
Olmesartana, hipertensão arterial, 275
Olopatadina, rinite, 373
Omalizumabe, asma, 342
Ondansetrona, 100, 101
- gravidez, 1022
Ondas de calor, 721
Onicomicose, 627, 628
Opiáceos, diarreia, 173
Opioides, 994, 1058
- codeína, 1058
- efeitos colaterais, 1059, 1061
- fentanila, 1059
- mecanismo de ação, 1058
- metadona, 1059
- morfina, 1058
- tramadol, 1058
Orais, queixas, 122-127
- halitose, 124
- síndrome da boca ardente, 125
- úlceras, 122
- xerostomia, 123
Orlistate, 400, 401
Ortopneia, 237
Ossos, lesões osteolíticas, 963-967
- avaliação inicial, 964
- biópsia, 965
- incidência, 963
- metástases, 964
- tratamento, 965
Osteoartrite, 464-471
- achados clínicos, radiológicos e laboratoriais, 489
- articulações envolvidas, 489
- diagnóstico, 464
- erosiva, 488
- início, 489
- investigação, 464
- quadro clínico, 465
- sintomas precoces, 489
- tratamento, 467
Osteocondrite, 250
Osteopenia, doença inflamatória intestinal, 612
Osteoporose, 20, 454-463
- avaliação disgnóstica, 455
- classificação, 454
- doença inflamatória intestinal, 612
- investigação, 454
-- laboratorial, 456
- lúpus eritematoso sistêmico, 502
- menopausa, 722, 724
- quadro clínico, 455
- secundária, 455
- tratamento, 459
- vitamina D, 1041
Otite média, 353
- aguda, 353
-- diagnóstico, 354

-- patogenia, 355
-- quadro clínico, 354
-- recorrente, 355
-- tratamento, 354
- crônica, 356
- secretora, 355
Otoesclerose, 233
Ovário, câncer, 13
Oxamniquina, 814
Oxcarbazepina, cefaleias, 223
Oxicans, artrite reumatoide, 490

P

Pancitopenia, lúpus eritematoso sistêmico, 511
Pancreatina, 173
Pancreatite
- aguda, 152
- crônica, 155
- lúpus eritematoso sistêmico, 506
Pânico, 658
Paracentese na ascite, 137
Paracetamol
- apresentação, 1063
- cefaleias, 223
- dose, 1063
- osteoartrite, 471
Paragangliomas, 284
Parasitas, urticária, 633
Parasitoses intestinais, 557-570
- amebíase, 557
- ancilostomíase, 565
- ascaridíase, 566
- cestódeos, 568
- criptosporidiose, 561
- enterobíase, 568
- estrongiloidíase, 562
- giardíase, 559
- isosporíase, 560
- tricuríase, 566
Parecoxibe, tratamento da dor, 1063
Paroníquia, 628
Paroxetina, 108
- ansiedade, 662
- cefaleias, 223
- demência, 689
- depressão, 669
- fibromialgia, 477
- gravidez, 1023
PCR, exame
- cancro mole, 644
- doença inflamatória intestinal, 600
Pediculose
- corpo, 630
- couro cabeludo, 630
- pubiana, 630
Pele
- câncer, 15
- doença inflamatória intestinal, 598
- lúpus eritematoso sistêmico, 498
Pênfigo bolhoso, urticária, 634
Penicilinas, gravidez, 1022, 1024
Perda da urina (incontinência urinária), 88
- causas, 92
- classificação, 90
- diagnóstico, 89
- pós-miccional, 92
- sem urgência, 92
- tratamento, 91
-- farmacoterapia, 93
-- órteses, 93

Índice Remissivo

Perfil lipídico, 440
Pericardite, 248
- lúpus eritematoso sistêmico, 503
Perindopril
- hipertensão arterial, 275
- insuficiência cardíaca, 295
Peritonite
- bacteriana espontânea, 144
- - diagnóstico, 145
- - fatores predisponentes, 145
- - profilaxia, 147
- - tratamento, 146
- tuberculosa, teste, 140
Pernas
- dores, 110-120
- - diagnóstico, 110
- - etiologia, 110
- - sistema
- - - articular, 110, 114
- - - neurológico, 111, 115
- - - vascular, 112
- - tratamento, 116
- prurido, 98
Pés, prurido, 98
Peso corporal, 37
Pesquisa de sangue oculto nas fezes (PSOF), 16
pH urinário, 882
Picadas de insetos, 633
Pielonefrite aguda, 701
- tratamento, 702
Pimozida, 108
Pindolol, hipertensão arterial, 275
Piodermites, 623
Piridoxina, 1039
Piroxicam
- dor, tratamento, 1063
- osteoartrite, 471
Pitiríase versicolor, 629
Platipneia, 237
Pleura, doenças, 248
Pleurite, 249
- lúpus eritematoso sistêmico, 507
Pneumonias adquiridas na comunidade, 361
- etiologia, 362
- internação, 363
- prevenção, 365
- quadro clínico, 362
- tratamento ambulatorial, 364
Pneumonite, lúpus eritematoso sistêmico, 507, 508
Pneumotórax
- espontâneo, 249
- hipertensivo, 251
Poliartrites, 205
- autolimitadas, 488
Policitemia vera, prurido, 101
Polimialgia reumática, 488
Pólipo adenomatoso, *screening*, 18
Polipose adenomatosa familiar, *screening*, 18
Porfiria intermitente aguda, 158
Pravastatina, 446
Praziquantel, 814
Prazosina, hipertensão arterial, 275
Prednisona
- apresentação, 1000
- asma, 340
- cefaleias, 223
- gota, 431
- posologia, 1000

Pregabalina, fibromialgia, 477
Prevenção, avaliação clínica, 8-25
- câncer
- - colo de útero, 13
- - cólon, 15
- - endométrio, 14
- - mama, 11
- - ovário, 13
- - pele, 15
- - próstata, 14
- - pulmão, 15
- - testículo, 15
- controversias, 8
- *diabetes mellitus*, 21
- exame periódico de saúde (*check-up*), 11
- hipertensão arterial sistêmica, 21
- hipertireoidismo, 22
- hipotireoidismo, 22
- osteoporose, 20
- *screening*
- - avaliação dos programas, 11
- - barreiras, 10
- - dislipidemia, 22
- - doenças cardiovasculares, 18
- - princípios, 10
Probióticos, doença inflamatória intestinal, 607
Procinéticos, 196
Proctite gonocócica, diagnóstico diferencial, 603
Progestagênios, 728
Prometazina
- rinite, 373
- urticária, 636
Propiltiouracila, gravidez, 1022
Propranolol
- cefaleias, 223
- fibrilação atrial, 303
- hipertensão arterial, 275
Próstata, câncer, 14
Proteínas
- ascite, 140
- C reativa (PCR), 19, 907
- exame de urina, 882
- sérica amiloide A, 909
- Tamm-Horsfall, 885
Prurido, 98-109
- anamnese, 105
- anogenital, 104
- aquagênico, 103
- asteatósico, 103
- avaliação laboratorial, 105
- axilas, 98
- braquirradial, 104
- causas, 99
- classificação, 98
- colestase, 134
- conceito, 98
- couro cabeludo, 98
- deficiência de ferro, 102
- *diabetes mellitus*, 102
- doenças
- - dermatológicas, 103
- - psiquiátricas, 103
- essencial ou idiopático, 99
- etiologia, 98
- exame físico, 105
- hepático ou colestático, 100
- infecção pelo HIV, 102
- mãos, 98
- meato acústico, 104

- neuropático, 102
- notalgia parestética, 104
- pernas, 98
- pés, 98
- policitemia vera, 101
- região
- - anal, 98
- - inguinal, 98
- renal ou urêmico, 99
- síndrome carcinoide, 102
- tireoidopatias, 102
- tratamento, 105
- tumores malignos, 102
- uso de medicações, 104
Prurigo, 98
Pseudoicterícia, 130
Psicoterapia, constipação intestinal, 196
Pulmão
- câncer, 15
- nódulo solitário, 945
Punção suprapúbica, 881

Q

Quedas, idosos, 27
Queixas orais, 122-127
- halitose, 124
- síndrome da boca ardente, 125
- úlceras, 122
- xerostomia, 123
Quelantes, 173
Quetiapina
- demência, 689
- depressão, 669
Quinolonas, gravidez, 1022

R

Raiva, profilaxia, 1030
Raltegravir
- administração, 807
- doses, 807
- efeitos, 805
Ramipril
- hipertensão arterial, 275
- insuficiência cardíaca, 295
Ranelato de estrôncio, 462
Rboflavina, 1038
Refluxo gastroesofágico, 250, 336, 536-543
- acompanhamento, 541
- asma, 345
- complicações, 541
- diagnóstico, 536, 538
- *Helicobacter pylori*, 552
- manifestações, 537
- - asma, 537
- - síndrome da dor torácica não cardíaca, 537
- - tosse, 537
- tratamento, 539
Região
- anal, prurido, 98
- inguinal, prurido, 98
Relação médico-paciente ambulatorial, 3-7
Reserpina, hipertensão arterial, 275
Resfriado comum, 349
- diagnóstico, 350
- epidemiologia, 349
- quadro clínico, 349
- tratamento, 350
Ressonância nuclear magnética, 315

Retinopatia diabética, 393
- classificação, 393
- diagnóstico, 394
- fatores de risco, 393
- tratamento, 394
- triagem, 393
Retocolite ulcerativa (RCUI), 597
- achados, 602
- tratamento, 610
Retossigmoidoscopia (RSG), 16, 193, 600
Reumatismo palindrômico, 488
Rifampicina, 101, 808
Rinite alérgica, 367-375
- acupuntura, 1051
- atleta, 374
- comorbidades, 368
- controle ambiental, 371
- gravidez, 374
- idoso, 374
- investigação, 369
- qualidade de vida, 368
- terapia farmacológica, 372
-- anti-histamínicos, 372
-- anticolinérgicos, 374
-- antileucotrienos, 374
-- corticoides, 372
-- cromonas, 374
-- descongestionantes, 374
-- imunoterapia, 374
- tratamento, 371
Rinossinusite bacteriana, 350
- diagnóstico, 351
- fisiopatologia, 350
- patogenia, 350
- quadro clínico, 351
- tratamento, 352
Rins, massas, 949
- classificação radiológica, 950
- diagnóstico, 950
- epidemiologia, 949
Risperidona, demência, 689
Ritonavir
- administração, 807
- doses, 807
- efeitos, 804
Rituximabe, lúpus eritematoso sistêmico, 531
Rivastigmina, demência, 688
Rizatriptano, cefaleias, 223
Rosuvastatina, 446
Rotavírus, diarreia, 162
Rupatadina, 107
- rinite, 373
Ruptura esofágica, 251

S

Sacroileíte, doença inflamatória intestinal, 599
Salbutamol, 241
- asma, 339
Salmonella, diarreia, 161
Saquinavir
- administração, 807
- doses, 807
- efeitos, 805
Sarcopenia, idosos, 31
Sarna, 629
Saúde, exame periódico (*check-up*), 11
Screening, 8
- alcoolismo, 972
- aneurisma de aorta abdominal, 20

- barreiras, 10
- câncer
-- colo de útero, 13
-- cólon, 15
-- colorretal, 18
-- endométrio, 14
-- mama, 12
-- ovário, 13
-- próstata, 14
- colonoscopia, 17
- *diabetes mellitus*, 21
- dislipidemia, 22
- doença(s)
-- coronariana, 19
-- cardiovasculares, 18
-- estenose carotídea, 20
-- grupo de risco médio, 17
-- hepatites, 771
-- hipertensão arterial sistêmica, 21
-- hipertireoidismo, 22
-- hipotireoidismo, 22
Secreção ácida gástrica, acupuntura, 1050
Sedativo-hipnóticos, 993
Sedativos, perda urinária, 92
Sertralina
- ansiedade, 662
- cefaleias, 223
- demência, 689
- depressão, 669
Shigella, diarreia, 161
Shiguelose, diagnóstico diferencial, 603
Sibutramina, 400
Sífilis, 641
- congênita, 643
- diagnóstico laboratorial, 642
- primária, 642
- recente latente, 642
- secundária, 642
- tratamento, 643
Síncope, 228
- avaliação, 228
-- psiquiátrica, 230
- cardíaca, 229
- cerebrovascular, 229
- classificação, 228
- hospitalização, 231
- neurocardiogênica, 231
- ortostática, 229
- reavaliação, 231
- reflexa ou naturalmente mediada, 229
- situacional, 231
- tratamento, 231
Síndrome
- abstinência alcoólica, 975
- angústia respiratória aguda, 509
- antifosfolipídio, 510
- apneia obstrutiva do sono, 82-86
-- arritmias cardíacas, 84
-- aterosclerose, 85
-- ativação do sistema nervoso simpático, 84
-- despertar do sono, 84
-- diagnóstico, 85
-- doenças
--- cerebrovascular, 85
--- coronária, 85
-- fisiopatologia, 83
-- hipertensão arterial sistêmica, 84
-- hipoxia intermitente, 84
-- perda urinária, 92
-- pressão intratorácica negativa, 83
-- tratamento, 86

- boca ardente, 125
-- fatores
--- locais, 126
--- psicológicos, 126
--- sistêmicos, 126
-- tratamento, 126
- Budd-Chiari, lúpus eritematoso sistêmico, 506
- cauda equina, 210
- Churg-Strauss, 336
- compartimental abdominal, 158
- compressão da artéria celíaca, 158
- Cushing, 284
- demencial, 679
- dor
-- miofascial, 474
-- torácica não cardíaca, 537
- extravasamento capilar, edema, 180
- fadiga crônica, 78, 474
-- diagnóstico, 79
-- tratamento, 79
- Fitz-Hugh-Curtis, 158
- Gilbert, 133
- hipereosinofílicas, 851
- inflamatória da reconstituição imune (SRI), 805
- intestino irritável, 153, 544-548
-- diagnóstico, 545
-- manifestações clínicas, 544
-- tratamento, 546
- Löeffler, 336
- metabólica, hipertensão arterial, 286
- Munchausen, perda de peso, 39
- nefrítica, edema, 178
- nefrótica, edema, 178
- paraneoplásica, 488
- pulmão murcho, 510
- seio carotídeo, 230
- Sjögren, lúpus eritematoso sistêmico, 513
- Tietze, 250
- X, 248, 320
Sinovite simétrica soronegativa remitente com edema, 488
Sinusite, acupuntura, 1051
Sinvastatina, 446
Sistema complemento, 923
Soluço, 185-189
- complicações, 187
- definição, 185
- diagnóstico, 186
- epidemiologia, 185
- etiologia, 185
- fisiopatologia, 185
- prognóstico, 189
- tratamento, 187
Solventes, 997
Sono, 83
Soros, 1035
Staphylococcus
- diarreia, 160
- furunculose, 616
Subsalicilato de bismuto, 173
Substâncias, abuso e perda de peso, 40
Subunidade beta da gonadotrofina coriônica humana (beta-HCG), 891
Sulfassalazina, artrite reumatoide, 492
Sulfonamidas, gravidez, 1022
Sumário de urina, 881-885
- coleta do exame, 881
- método do exame, 881
Sumatriptano, cefaleias, 223
Supositórios, constipação intestinal, 196

Índice Remissivo

T

Tabagismo, 985-990
- passivo, 986
- tratamento, 986
- - terapia de reposição nicotínica, 988
- - vareniclina, 989

Talassemia, 859
Talidomida, 100
- gravidez, 1023
Tartarato de ergotamina, cefaleias, 223
Telmisartana, hipertensão arterial, 275
Temperatura
- corporal, 42
- retal, 42
Tempo de trânsito colônico, 193
Tender points, 251, 474
Teníase, 569
Tenofovir, 784
- apresentação, 806
- efeitos, 803
- interação com alimentos, 806
- meia-vida plasmática, 806
- posologia, 806
- sigla, 806
Tenoxicam, tratamento da dor, 1063
Teofilina, 241
Terapia de reposição
- hormonal, 460, 726
- - contraindicações, 727
- - dose e tempo de uso, 728
- - esquemas terapêuticos, 728
- - indicações, 727
- - vias de administração, 727
- nicotínica, 988
Terazosina, hipertensão arterial, 275
Terbutalina, asma, 339
Terconazol, candidíase vulvovaginal, 652
Teriparatida, 461
Testes
- análise fecal, 16
- desenho do relógico, 682, 694
- ergométrico, 19, 312
- peritonite tuberculosa, 140
- tuberculínico, 736
Testículo, câncer, 15
Tetania, 58
Tétano, profilaxia, 1030
Tetraciclina, gravidez, 1023
Tiamina, 1038
Tiazídicos, 183
Tibolona, 462, 729
Timolol, cefaleias, 223
Timoma, 957
Tinha
- *capitis*, 617, 627
- *corporis*, 627
- *cruris*, 627
- *pedis interdigitalis*, 627
- *unguium*, 628
Tioconazol, candidíase vulvovaginal, 652
Tionamidas, 417
Tireoide, lúpus eritematoso sistêmico, 512
Tireoidites, 414
Tireoidopatias, prurido, 102
Tireotoxicose factícia, 415
Tomografia computadorizada por feixe de elétrons, 20
Tonturas, 228
- não específica, 235
Topiramato, cefaleias, 223
Toque retal, 17

Tórax, dor, 244-256
- analgésicos, 255
- anamnese, 244
- avaliação diagnóstica, 252
- câncer, 249
- costocondrite, 250
- dismotilidade esofágica, 250
- doença do refluxo gastroesofágico, 250
- doenças
- - intra-abdominais, 250
- - osteomusculares, 250
- - pleura, 248
- esofagite induzida por medicamentos, 250
- etiologia, 245
- fibromialgia, 250
- hipertensão arterial pulmonar, 249
- infecções, 249
- insuficiência cardíaca, 248
- miocardite, 248
- pericardite, 247
- potencialmente catastrófica, 251
- psicogênica, 252
- referida, 252
- síndrome de Tietze, 250
- síndrome X, 248
- valvulopatia, 248
Tosse, 257-265
- abordagem diagnóstica, 257
- aguda, 257
- associada à doença do refluxo gastroesofágico, 261
- bronquite eosinofílica não asmática, 262
- cefaleia, 221
- complicações, 263
- crônica, 257, 259
- doença do refluxo gastroesofágico, 537
- IECA, 262
- inexplicada, 262
- pós-infecciosa, 258
- subaguda, 257, 258
- tratamento supressivo, 264
- variante de asma, 260
- via aérea superior, 259
Toxoide tetânico, 1033
Toxoplasmose, 777
Tramadol
- fibromialgia, 479
- osteoartrite, 471
Trandolapril, hipertensão arterial, 275
Transaminase glutâmico
- oxalacética (TGO), 872
- pirúvica (TGP), 872
Transplante hepático, 592
Transtornos
- drogas psicoativas, 991-998
- - anfetaminas, 995
- - atendimento ao paciente, 992
- - cocaína, 996
- - *crack*, 996
- - diagnóstico, 992
- - inalantes, 997
- - maconha, 997
- - modelo neurobiológico, 991
- - opioides, 994
- - sedativo-hipnóticos, 993
- - solventes, 997
- psiquiátricos
- - ansiedade, 658
- - estresse pós-traumático, 659

- - obsessivo-compulsivo, 659
- - pânico, 663
- - perda de peso, 39
Trato urinário, infecção, 699-703
- agentes etiológicos, 700
- bacteriúria assintomática, 700
- cistite, 700
- diagnóstico, 701
- epidemiologia, 699
- patogênese, 699
- pielonefrite, 701
- profilaxia, 703
- quadro clínico, 700
- tratamento, 702
- uretrite aguda, 701
Trazodona
- cefaleias, 223
- demência, 689
- depressão, 669
Trepopneia, 237
Triancinolona
- asma, 341
- rinite, 373
Triantereno, 183
- hipertensão arterial, 275
Tricomoníase, 653
Tricuríase, 566
Tripanossomíase americana, ver Doença de Chagas
Trombocitopenia, lúpus eritematoso sistêmico, 511
Tromboembolismo pulmonar, 249, 251
- lúpus eritematoso sistêmico, 508
Tuberculose, 731-757
- antifator de necrose tumoral, 752
- cutânea, 747
- definições importantes, 738
- diagnóstico, 732
- - baciloscopia, 734
- - broncoscopia de fibra óptica, 736
- - cultura, 736
- - diferencial, 603
- - histopatológico, 736
- - novas técnicas, 737
- - radiológico, 736
- - teste tuberculínico, 736
- disseminada, 747
- endobrônquica, 748
- extrapulmonar, 743
- gastrointestinal, 746
- geniturinária, 744
- gravidez, 749
- hanseníase, 828
- hepatopata, 752
- HIV, 748
- idosos, 751
- linfadenite tuberculosa, 743
- lista de interações medicamentosas dos tuberculostáticos, 753
- meningoencefalite tuberculosa, 745
- nefropata, 751
- osteoarticular, 745
- pericárdica, 746
- peritoneal, 746
- pleural, 744
- prevenção, 753
- tratamento, 738
Tumor(es)
- ângulo cerebelopontino, 233
- laringe, 336
- malignos, prurido, 102

- mediastino, 959, 961
Tunguíase, 630

U
Úlceras
- genitais, 649
- orais, 122
- péptica, *Helicobacter pylori*, 551
Ultrassonografia, ascite, 141
Uretrites, 653
- aguda, 701
- - tratamento, 702
- não gonocócicas, 654
Urgeincontinência, 91
- características, 92
- estratégia, 92
Urgência miccional, 91
Uricase, 430
Uricosúricos, 430
Urina
- perda, ver Incontinência urinária
- sumário, 881
- - coleta do exame, 881
- - método do exame, 881
Urobilinogênio, exame de urina, 883
Urolitíase, 152, 704-709
- anamnese, 705
- apresentação clínica, 705
- avaliação laboratorial, 706
- crise aguda, tratamento, 707
- diagnóstico, 705
- doença inflamatória intestinal, 599
- estudo metabólico, 706
- exame físico, 705
- fisiopatologia, 704
- internação, 709
- seguimento, 709
- tipos de cálculos renais, 704
- tratamento
- - cálculos de estruvita, 709
- - cistinúria, 709
- - hipercalciúria, 708
- - hiperoxalúria, 708
- - hiperuricosúria, 708
- - hipocitratúria, 708
- - preventivo, 707
Urticária, 632-640
- aguda, 634
- - exame, 635
- - tratamento, 635
- alimentos, 633
- autoanticorpos, 634
- corantes e aditivos alimentares, 633
- crônica, 635
- - diagnóstico diferencial, 637
- - tratamento, 638
- doença do soro, 634
- etiologia emocional, 634
- exercício, 633
- expressão de doenças sistêmicas, 633
- física, 633
- fungos, 633
- idiopática, 634
- inalantes, 633
- infecções bacterianas, 633
- látex, 634
- medicamentos, indução, 632
- parasitas, 633
- picadas de abelhas e vespas, 633
- vasculite
- - autoimune, 633
- - infecciosa, 633
- vírus, 633
Útero, câncer de colo, 13

V
Vacinas, 1025-1036
- administração combinada e simultânea, 1030
- anti-herpes zoster, 626
- calendário, 1026
- contraindicações, 1025
- gravidez, 1033
- hepatite B, 1031
- hepatites, 792
- HIV, pacientes com infecção, 799, 801
- HPV, 656
- imunodeprimidos, 1034
- raiva, 1030
- tétano, 1030
- tuberculose, 753
Vaginose bacteriana, 651
Valproato de sódio, cefaleias, 223
Valsartana
- hipertensão arterial, 275
- insuficiência cardíaca, 295
Válvulas cardíacas, lesões no lúpus eritematoso sistêmico, 504
Valvulopatia, 248
Vareniclina, 989
Varfarina, 1007
- controle, dificuldade, 1009
- dinâmica do uso, 1009
- dosagem, 1008
- efeitos, 1009
- esquema terapêutico, 1008
- gravidez, 1023
- início do tratamento, 1008
Varizes esofágicas, 584
Vasculite
- autoimune, urticária, 633
- mesentérica, lúpus eritematoso sistêmico, 506
Vasodilatadores, 280
Velocidade de hemossedimentação (VHS), 905
Venlafaxina
- ansiedade, 663
- cefaleias, 223
- demência, 689
- depressão, 669
- fibromialgia, 477
Verapamil, 61
- cefaleia, 223
- fibrilação atrial, 303
- hipertensão arterial, 275
Vertigem, 232
- avaliação, 232
- causas, 233
- central, 233
- classificação, 232
- encaminhamento ao especialista, 234
- induzida por medicamento, 233
- posicional paroxística benigna, 233
- psicológica, 233
- tratamento, 234
VHS, 600
Vias aéreas superiores, infecções, 349-358
- faringotonsilites, 356
- gripe/resfriado comum, 349
- otite média, 353
- rinossinusite bacteriana, 350
Vibrio cholerae, diarreia, 162
Vírus
- herpes, infecções, 759
- - labial recorrente, 763
- - simples, 759
- - - diagnóstico, 760
- - - epidemiologia, 759
- - - etiopatogenia, 759
- - - manejo e tratamento, 761
- - zoster, 764
- - - complicações, 764
- - - diagnóstico, 764
- - - epidemiologia, 764
- - - história natural, 764
- - - tratamento, 765
- urticária, 633
Visão dos idosos, 32
Viscossuplementação, 470
Vitaminas, 1037-1045
- A, 1043
- ácido
- - fólico, 1041
- - pantotênico, 1040
- B12 (cobalamina), 1040
- biotina, 1040
- C, 1043
- D, 459, 1041
- - deficiência, 1042
- deficiências, 1037
- E (tocoferol), 1044
- K, 1042
- niacina, 1039
- piridoxina, 1039
- riboflavina, 1038
- tiamina, 1038

X
Xantinas, asma, 342
Xerostomia, 123
Xolair, 342

Y
Yersinia enterocolitica, diarreia, 162
Yersiniose, diagnóstico diferencial, 603

Z
Zidovudina (AZT), 802
- apresentação, 806
- efeitos, 803
- interação com alimentos, 806
- meia-vida plasmática, 806
- posologia, 806
Zolmitriptano, cefaleias, 223
Zolpidem, demência, 689
Zostavax, 626